LEHRBUCH DER NERVENKRANKHEITEN

ZWEITE AUFLAGE

BEARBEITET VON

H. v. BAEYER-Heidelberg, H. CURSCHMANN-Rostock, R. GAUPP-Tübingen, R. GREVING-Erlangen, A. HAUPTMANN-Freiburg F. KRAMER-Berlin, F. KRAUSE-Berlin, H. LIEPMANN-Berlin F. QUENSEL-Leipzig, H. STARCK-Karlsruhe, G. STERTZ-Marburg F. K. WALTER-Rostock-Gelsheim

HERAUSGEGEBEN VON

Dr. HANS CURSCHMANN UND Dr. FRANZ KRAMER

PROFESSOR, DIREKTOR DER MEDIZINISCHEN
UNIVERSITÄTSKLINIK IN ROSTOCK

PROFESSOR
AN DER UNIVERSITÄT BERLIN

MIT 301 ZUM TEIL FARBIGEN ABBILDUNGEN

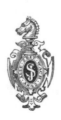

SPRINGER-VERLAG BERLIN HEIDELBERG GMBH 1925

ISBN 978-3-662-40636-6   ISBN 978-3-662-41116-2 (eBook)
DOI 10.1007/978-3-662-41116-2

Aus dem Vorwort zur ersten Auflage.

Wenn wir den Ärzten und Studierenden ein neues Sammellehrbuch der Nervenheilkunde unterbreiten, so folgen wir damit nicht blindlings der Mode, die diese Art der Lehrbuchproduktion in den letzten Jahren auffällig bevorzugt hat, sondern entsprechen bis zu einem nicht geringen Grade der eben charakterisierten Eigenart unseres Faches. Unsere Absicht war, ein Altes und längst Gesichertes ebensowohl, wie neue und neueste Erwerbungen der Nervenheilkunde zusammenfassendes Lehrbuch für Studierende und Praktiker, also im wesentlichen für Nichtspezialisten, zu schaffen. Es sollte diesen, denen die Zeit für ein einzelnes Spezialfach spärlich bemessen zu sein pflegt, ein das Wesentliche umfassendes, aber doch auf die Fülle der Kasuistik verzichtendes, knappes und lebendig lehrendes Buch geboten werden. Wie konnten diese Forderungen besser erfüllt werden, als wenn man die einzelnen Abschnitte von Autoren bearbeiten ließ, die durch eigene erprobte Arbeit mitten in den Ergebnissen und der Literatur des betreffenden Gebietes stehen!

Wenn es uns durch das vorliegende Lehrbuch gelingen sollte, weiteren Kreisen von nichtspezialistischen Medizinern Interesse und Verständnis für die Neurologie als gleichberechtigtes und wichtiges Sondergebiet unter den anderen in ihrer Bedeutung längst offiziell anerkannten Spezialfächern erweckt zu haben, so würden wir darin die Erreichung unseres Zieles und unseren Lohn erblicken.

Mainz im April 1909.

Der Herausgeber.

Vorwort zur zweiten Auflage.

Die zweite Auflage dieses Buches folgt der ersten erst nach 15 Jahren. Der Krieg und die schwierigen Verhältnisse der Nachkriegszeit waren die wesentliche Veranlassung dieser Verzögerung. Von den ehemaligen Mitarbeitern sind drei inzwischen verstorben: HANS STEINERT, MAX ROTHMANN und MAX LEWANDOWSKY, Männer, von denen die Neurologie viel Wertvolles empfangen hat und erwarten durfte. Wir gedenken ihrer auch an dieser Stelle mit Dankbarkeit und Wehmut.

Die Neuauflage zeigt in personalibus auch sonst viele Veränderungen. Der erste Herausgeber sah sich — der Entwicklung der Neurologie folgend — veranlaßt, seine Tätigkeit mit einem psychiatrischen Neurologen, mit FRANZ KRAMER, zu teilen. Auf so manche wertvolle Mitarbeiter der ersten Auflage

mußten wir mit aufrichtigem Bedauern verzichten, um eine wesentliche Verminderung der Arbeitsteilung gegenüber der ersten Auflage und damit eine
größere Einheitlichkeit zu erreichen. Wir bitten die ausgezeichneten Männer,
die nun dem Mitarbeiterkreis der zweiten Auflage nicht mehr angehören, uns
deshalb nicht gram zu sein.

Die Herausgabe dieser zweiten Auflage, die bereits seit 1921 in Bearbeitung
ist, hat sich in diesen Notzeiten der deutschen Wirtschaft und Wissenschaft
leider verzögert. Trotzdem hoffen wir dem Leser, vor allem dem nichtspezialistischen Arzt mit wissenschaftlichem Interesse, ein leidlich erschöpfendes,
dabei nicht durch die Fülle der Kasuistik ermüdendes Buch zu bieten, das den
großen Fortschritten der Neuropathologie in den letzten $1^{1}/_{2}$ Jahrzehnten
einigermaßen gerecht wird.

Rostock und Berlin im Dezember 1924.

Die Herausgeber.

Inhaltsverzeichnis.

Allgemeine Diagnostik der Nervenkrankheiten.
Von Professor Dr. F. Kramer-Berlin.

Die Erkrankungen der peripheren Nerven.
Von Professor Dr. F. Kramer-Berlin.

Die Krankheiten des Rückenmarks und verlängerten Marks.
Von Professor Dr. F. K. WALTER-Rostock-Gehlsheim.

Die Myopathien ohne nachweisbare Veränderung des Nervensystems.
Von Professor Dr. HANS CURSCHMANN-Rostock.

Andere nichteitrige Hirnerkrankungen.
(Encephalitis non purulenta.)
Von Professor Dr. G. STERTZ-Marburg.

Die Syphilis des Gehirns und seiner Häute.
Von Professor Dr. R. GAUPP-Tübingen.

Neurasthenische und hysterische Äußerungen und Konstitutionen.
Von Professor Dr. A. HAUPTMANN-Freiburg i. Br.

Die Erkrankungen des vegetativen Nervensystems.
Von Privatdozent Dr. R. GREVING-Erlangen.

Nervenerkrankungen endokrinen Ursprungs.

Von Professor Dr. Hans Curschmann-Rostock.

Vasomotorische und trophische Neurosen.

Von Professor Dr. Hans Curschmann-Rostock.

Die wichtigsten Vergiftungskrankheiten des Nervensystems.

Von Professor Dr. F. Quensel-Leipzig.

Orthopädische Behandlung der Nervenkrankheiten.

Von Professor Dr. H. v. Baeyer-Heidelberg.

Operative Therapie der Nervenkrankheiten.

Von Geheimrat Professor Dr. FEDOR KRAUSE.

Allgemeine Diagnostik der Nervenkrankheiten.

F. Kramer - Berlin.

Allgemeines.

Die Diagnostik der Nervenkrankheiten erhält dadurch ihr besonderes Gepräge, daß die Organe, deren pathologische Veränderungen festgestellt werden sollen, der unmittelbaren Untersuchung wenig zugänglich sind. An den peripheren Nerven ist an manchen Stellen Palpation und Prüfung auf Druckempfindlichkeit möglich. Durch den Augenspiegel können wir den Opticus betrachten, durch Lumbal- und Hirnpunktion können wir Veränderungen des Nervensystems unmittelbar feststellen. Im übrigen aber sind wir darauf angewiesen, den Krankheitsprozeß aus den bestehenden Funktionsstörungen zu erschließen. Die Diagnostik der Nervenkrankheiten ist daher in erster Linie Funktionsprüfung. Genaue Kenntnis der Verrichtungen des Nervensystems in ihrer ganzen Mannigfaltigkeit ist Grundlage der Untersuchung. Die Funktionsprüfung gibt uns jedoch im wesentlichen nur Aufschluß, welche Apparate im Nervensystem in ihrer Leistung geschädigt sind. Wir können daher in der Regel zunächst nur angeben, welche Lokalisation der Krankheitsprozeß hat. Dies können wir jedoch oft mit großer Präzision; denn bei der Mannigfaltigkeit der Leistungen des Nervensystems, in welchem Apparate ganz verschiedener Aufgaben auf engem Raume zusammenliegen, erlaubt das Ergebnis der Funktionsprüfung vielfach eine Lokaldiagnose von außerordentlicher Genauigkeit. Die Art des Krankheitsprozesses und seine Ätiologie ist oft viel schwieriger festzustellen, und die Diagnose ist in dieser Beziehung meist erheblich unsicherer. Hier müssen Hilfsmittel verschiedener Art herangezogen werden. Ein Schluß auf die Art des Krankheitsprozesses läßt sich häufig daraus ziehen, daß bestimmte Erkrankungen bestimmte Lokalisationen bevorzugen und daher auch einheitliche Symptombilder ergeben. Von besonderer Wichtigkeit ist jedoch meist die Art des Krankheitsverlaufes, wie er sich aus der Vorgeschichte des Kranken und der weiteren Beobachtung ergibt. In anderen Fällen bringen Untersuchungsmethoden, die außerhalb der Neurologie im engeren Sinne liegen, die gewünschte Aufklärung (z. B. Wassermannsche Reaktion, Nachweis von Tuberkelbacillen im Liquor cerebrospinalis u. ä.).

Aus dem Angeführten geht hervor, daß wir der Erhebung der Anamnese große Sorgfalt zuwenden müssen. Es genügen hierbei fast niemals die Angaben, die der Kranke von selbst macht; wir müssen durch zweckmäßiges Befragen die notwendigen Aufschlüsse uns geben lassen. Man muß jedoch mit Vorsicht vermeiden, etwas in den Kranken hineinzufragen, eine Gefahr, die bei der suggestiblen Natur vieler Nervenkranker besonders groß ist.

Wir beginnen die Anamnese, indem wir den Kranken nach seinen Beschwerden fragen und uns diese möglichst eingehend schildern lassen. Gleichzeitig lassen wir uns berichten, seit welcher Zeit sie bestehen, in welcher zeitlichen Reihenfolge sie sich entwickelt haben, ferner ob sie allmählich zugenommen oder unter abwechselnden Besserungen und Verschlimmerungen verlaufen sind. Aus dem mehr akuten oder chronischen Charakter des Leidens, aus dem Vorkommen von Remissionen lassen sich oft für die Diagnose wertvolle, manchmal sogar entscheidende Schlüsse ziehen. Hierbei ist darauf zu achten, daß der Kranke seine Klagen auch tatsächlich vom ersten Beginn an schildert. Man begegnet vielfach der Neigung, die subjektiven Beschwerden erst von da an zu datieren, wo sie einen störenden Charakter angenommen haben; aber gerade die ersten Anzeichen des Krankheitsprozesses sind mitunter von Bedeutung. Man wird sich vielfach nach der Schilderung der subjektiven Beschwerden schon ein Bild davon gemacht haben, welche Krankheiten in Betracht kommen und wird noch besonders nach Anzeichen fragen, die für diese Prozesse charakteristisch sind. So wird man sich, wenn die Anamnese den Verdacht der Tabes nahelegt, nach Blasenstörungen, nach Doppeltsehen u. ä. erkundigen. Dabei muß jedoch vermieden werden, die Anamnese unter einer vorgefaßten Meinung zu erheben.

Da viele Nervenleiden sich über Jahre und Jahrzehnte hinziehen, muß nachgeforscht werden, inwieweit in scheinbar ganz unerheblichen Erkrankungen früherer Jahre schon die ersten Anzeichen des gegenwärtigen Leidens vorliegen. So kann eine nur kurze Zeit andauernde, lange zurückliegende Sehstörung das erste Symptom der jetzt bestehenden multiplen Sklerose gewesen sein. Wir erkundigen uns danach, ob früher Erscheinungen von seiten des Nervensystems bestanden haben, wie Krämpfe, Kopfschmerzen, Schwindelanfälle, Ohnmachten usw. Sodann wird der Kranke nach seinen sonstigen früheren Erkrankungen gefragt. Bei den engen Beziehungen, die zwischen den Nervenleiden und den Erkrankungen anderer Organe bestehen, ist allen außerhalb des Nervensystems liegenden Affektionen Aufmerksamkeit zuzuwenden. Die Feststellung, ob Lues vorangegangen ist, muß mit besonderer Sorgfalt geschehen in Anbetracht der großen Häufigkeit der syphilitischen Erkrankungen des Nervensystems und der oft erheblichen Schwierigkeit aus dem Befunde allein die spezifische Natur des Leidens festzustellen. Der Frage nach Infektion mit Schanker und nach antiluetischen Kuren müssen Erkundigungen nach syphilitischen Erkrankungen in der Familie, nach Aborten bzw. Aborten der Ehefrau nachfolgen. Auch anderen Infektionskrankheiten chronischen (Tuberkulose) und akuten Charakters (z. B. Diphtherie, Typhus) ist nachzuforschen und dabei zu berücksichtigen, daß die Folgen solcher Erkrankungen sich häufig erst längere Zeit nach dem Ablauf der akuten Erscheinungen geltend machen. Sodann ist nach toxischen Einflüssen zu fragen. Hier kommen besonders Alkohol, Nicotin, Mißbrauch von Arzneimitteln (Morphin, Opium, Cocain) in Frage. Vielfach kann es auch von Bedeutung sein, ob der Kranke in seiner Beschäftigung oder bei sonstigen Gelegenheiten dem Einflusse von Giften (Blei, Arsen usw.) ausgesetzt ist. Die Frage nach dem Beruf des Kranken gibt uns in dieser Hinsicht oft schon wertvolle Hinweise.

Bei vielen unserer Kranken, besonders denen mit funktionellem Nervenleiden handelt es sich um Menschen, bei denen von Jugend an eine psychopathische Anlage besteht. Die Anzeichen dieser äußern sich oft schon in der Kindheit, und wir werden darum auch dem Verhalten in den ersten Lebensjahren die nötige Beachtung schenken. Anomalien der geistigen Entwicklung, Verzögerung des Laufen- und Sprechenlernens, Krämpfe in der Kindheit, Nachtwandeln, Bettnässen, nächtliches ängstliches Aufschrecken, Schwierigkeiten in der Schule und in der Erziehung geben hier wichtige Hinweise. Auch die spätere Berufsentwicklung, der Lebenslauf des Kranken und seine allgemeine Lebensführung sind wesentlich für die Beurteilung der gesamten Persönlichkeit.

Den Schluß bilden die Fragen nach den hereditären Verhältnissen. Wir erkundigen uns, ob bei Eltern, Geschwistern oder sonstigen Verwandten Nerven- und Geisteskrankheiten, Epilepsie, abnorme Charaktere vorgekommen sind. Diese Fragen wird man dann mit besonderer Sorgfalt vornehmen, wenn die Anamnese und die Untersuchung den Verdacht einer hereditären oder familiären Erkrankung erweckt. Wir werden uns dann nicht mit allgemeinen Fragen begnügen, sondern uns die Gesundheitsverhältnisse und die eventuellen Todesursachen jedes einzelnen Familienmitgliedes schildern lassen.

Die Erhebung der Anamnese nach den skizzierten Gesichtspunkten soll möglichst vollständig, jedoch nicht schematisch erfolgen, sondern den Bedürfnissen des Einzelfalles angepaßt sein. Häufig werden wir auch noch nach dem Ergebnis der objektiven Untersuchung genötigt sein, die Anamnese in dem einen oder anderen Punkte zu ergänzen. Die Erhebung einer guten Vorgeschichte setzt voraus, daß der Untersucher Übersicht über die Krankheitsbilder besitzt, um in jedem Augenblick beurteilen zu können, welche Momente in den Angaben des Kranken von Bedeutung sind und wonach gefragt werden muß.

Bei Kindern, bei bewußtlosen oder bei benommenen Patienten ist es naturgemäß nicht möglich, die Anamnese von dem Kranken selbst zu erhalten. Wir werden dann, wenn es möglich ist, die Vorgeschichte von den Angehörigen erheben. Das gleiche gilt von allen denjenigen Kranken, die psychische Anomalien zeigen. Bei solchen Patienten ist es auch, wenn sie selbst Angaben machen können, wichtig, eine objektive Schilderung ihres Verhaltens und ihrer gesamten Persönlichkeit zu erhalten. Die Angaben der Angehörigen sind auch dann von Bedeutung, wenn Symptombilder vorliegen, die sich der Erinnerung des Kranken entziehen, wie epileptische Anfälle, Dämmerzustände und andere Bewußtseinsstörungen.

Bei der Untersuchung ist das psychische Verhalten des Kranken mit besonderer Sorgfalt zu beobachten. Organische Nervenkrankheiten sind nicht selten mit psychischen Symptomen verknüpft. Die funktionellen Neurosen äußern sich zu einem erheblichen Teil in psychischen Symptomen und zeigen ganz allmähliche Übergänge zu den Geisteskrankheiten im engeren Sinne. Für die Differentialdiagnose sind nicht selten die psychischen Symptome das Ausschlaggebende, so etwa für die Unterscheidung von Lues cerebri und progressiver Paralyse. Ferner ist für die Trennung organischer und funktioneller Nervenkrankheiten vielfach das psychische Verhalten des Kranken von nicht geringerer Bedeutung als der somatische Befund. Manche Erkrankungen des Nervensystems sind mit Störungen des Bewußtseins verbunden. Völlige Bewußtlosigkeit, Benommenheit oder Schlafsucht geben sich bei der Untersuchung alsbald zu erkennen. Hinweise auf die psychische Eigenart der Patienten erhalten wir vielfach schon bei der Erhebung der Anamnese. Wir beobachten dabei, wie der Kranke seine Beschwerden schildert, inwieweit er ihnen objektiv gegenübersteht, ob er sich wehleidig verhält, zu übertriebener oder hypochondrischer Bewertung neigt. Alles dies ist für die Beurteilung wichtig. Auf die Bedeutung der Kindheitsgeschichte und des gesamten Lebenslaufes für die Feststellung der Gesamtpersönlichkeit des Kranken ist bereits hingewiesen worden. Es ist ferner zu beachten die Affektlage, in welcher sich der Kranke befindet, ob er traurig oder reizbar ist, ob er gehobener oder abnorm euphorischer Stimmung ist. Auch in dieser Beziehung ist in der Vorgeschichte nachzuforschen, welches die habituelle Stimmungslage des Kranken ist, ob diese gleichmäßig oder wechselnd ist, zwischen Gehobenheit und depressiver Verstimmung schwankt. Bei den engen Beziehungen, die zwischen den funktionellen Nervenleiden und

den manisch-depressiven Erkrankungen bestehen, ist auf diese Feststellung
besonderes Gewicht zu legen. Die Angehörigen des Kranken werden uns auch
darüber Aufschlüsse zu geben haben, ob seit dem Beginn der Erkrankung Veränderungen in der Gesamtpersönlichkeit bestehen, wie wir sie etwa bei progressiver Paralyse, bei Hirnarteriosklerose, bei Epilepsie und bei Encephalitis
epidemica beobachten. In denjenigen Fällen, in denen psychische Anomalien
vorliegen, ist dann in der Regel eine genaue Erhebung des psychischen Status
geboten, sind Prüfungen der Intelligenz, der Merkfähigkeit, des Gedächtnisses
erforderlich. Über die Methodik dieser Untersuchungen muß hier auf die Lehrbücher der Psychiatrie verwiesen werden.

Die körperliche Untersuchung des Kranken beginnt mit der allgemeinen
Betrachtung. Wir beobachten den Gesichtsausdruck (verstimmt, apathisch,
starr, benommen, schmerzverzogen), die Körperhaltung, die Hautfarbe, den
Ernährungszustand. Anomalien des Bewegungsapparates geben sich schon
bei der ersten Betrachtung in der Haltung der Gliedmaßen, in Gangstörungen
usw. zu erkennen. Auf endokrine Erkrankungen erhalten wir oft schon unmittelbare Hinweise. Hier ist z. B. zu nennen der Exophthalmus bei Basedow, das
abnorme Fettpolster bei der Dystrophia adiposogenitalis, die Vergrößerung des
Kopfes und der Gliedmaßen bei der Akromegalie; ebenso stellen wir Anomalien
des Schädels (Hydrocephalus, Turmschädel) fest. Dem Zustande der Haut ist
Beachtung zu schenken. Es zeigen sich hier Ödeme, Exantheme (z. B. Herpes
zoster), Anzeichen frischer oder überstandener Lues, trophische und vasomotorische Störungen, Cyanose, Decubitus, Dermographie, auch Mißbildungen,
z. B. Hasenscharte, Wolfsrachen, Polydaktylie, Hypospadie, Spina bifida.

Die Untersuchung darf sich nicht allein auf das Nervensystem erstrecken,
sondern muß in vielen Fällen die Untersuchungsmethoden anderer Disziplinen
zu Rate ziehen. Bei den engen Beziehungen, die zwischen dem Nervensystem
und den anderen Organen bestehen, sind die Nervenleiden nicht selten mit
anderen, insbesondere internen Erkrankungen verknüpft, deren Nichtberück-
sichtigung für den Kranken bedenkliche Folgen haben kann. Hier sei nur auf
die Beziehung der Ischias zum Diabetes, der Hirnblutungen zur Arteriosklerose,
zur chronischen Nephritis, auf die Hirn- und Rückenmarksmetastasen bei
malignen Tumoren, auf die Beziehungen zwischen Wirbelleiden und spinalen
Prozessen als Beispiele hingewiesen. Ferner können auch Erkrankungen anderer
Organe in ihren subjektiven Symptomen zunächst den Anschein von Nervenleiden erwecken und infolgedessen den Kranken zum Neurologen führen, so
die Kopfschmerzen bei chronischer Nephritis, die wie Plexusneuralgien anmuten-
den Armschmerzen bei Herzleiden; ferner können Gelenkerkrankungen als
Ischias, Katarrhe der Stirnhöhle als Supraorbitalneuralgien imponieren. In
neuerer Zeit ist auf dem Gebiete der endokrinen Erkrankungen die Wechsel-
beziehung zwischen Neurologie und innerer Medizin besonders eng geworden.
Alles dies setzt voraus, daß der Neurologe die Untersuchungsmethoden der
anderen Gebiete in ihren wesentlichen Zügen beherrscht und daß er nötigenfalls die Vertreter der anderen Fächer zu Rate zieht.

Prüfung der Motilität.

Die Untersuchung der Motilität zerfällt in die Prüfung der aktiven und
passiven Beweglichkeit. Die passive Beweglichkeit der Gliedmaßen hängt
ab vom Muskeltonus. Normalerweise besteht immer, auch wenn keinerlei
willkürlicher Impuls vorliegt, eine gewisse Anspannung der Muskulatur, die sich
in einem leichten Widerstande bei passiven Bewegungen äußert. Wir prüfen
den Muskeltonus, indem wir den Patienten auffordern jede willkürliche

Anspannung zu vermeiden, und dann passive Bewegungen mit den Gliedmaßen ausführen. An den Beinen muß die Untersuchung naturgemäß in Rückenlage stattfinden. Manchen Menschen bereitet die willkürliche Entspannung der Muskulatur erhebliche Schwierigkeiten, und man beobachtet nicht selten, daß sie, je mehr man sie auffordert die Glieder erschlaffen zu lassen, um so mehr die Muskeln innervieren. Man gelangt dann nur zum Ziele, wenn man auf andere Weise, ähnlich wie bei der Reflexprüfung, die Aufmerksamkeit des Kranken ablenkt, indem man sich mit ihm unterhält, ihn Rechenaufgaben lösen läßt usw. Bei Kindern, bei dementen Patienten z. B. Paralytikern ist es infolge dieser Schwierigkeit manchmal nicht möglich, zu einem Ergebnis zu gelangen. Auch schwankt beim Normalen die passive Beweglichkeit in gewissen Grenzen. Menschen, die infolge Sports und Turnen ihre Muskeln gut in der Gewalt haben, können diese infolgedessen gut entspannen und dadurch den Muskeltonus auf einen verhältnismäßig geringen Grad herabsetzen. Mit einiger Übung eignet man sich ein Urteil darüber an, welches der normale Widerstand ist und auch darüber, ob eine Behinderung der passiven Bewegungen auf aktives Spannen oder auf eine krankhafte Steigerung des Muskeltonus zurückzuführen ist.

Der Tonus der Muskulatur wird bedingt durch sensible Reize, die aus der Muskulatur zu den Zentralorganen gelangen und dort auf dem Wege eines spinalen Reflexmechanismus eine Dauerinnervation der Muskulatur bedingen. In gleicher Weise dienen auch die aus dem Bogengangsapparate des Ohres stammenden sensiblen Eindrücke der Regulierung des Muskeltonus. Sie gelangen durch den Nervus vestibularis und dessen zentrale Bahnen in die Medulla oblongata, in das Kleinhirn und wirken durch die von dort ausgehenden extrapyramidalen zentrifugalen Bahnen zum Teil unter Vermittlung des Streifenhügelsystems auf den Muskeltonus ein (s. das Kapitel über Gehirnkrankheiten). Unter den pathologischen Veränderungen der passiven Beweglichkeit unterscheiden wir Erhöhungen und Herabsetzungen. Die ersteren beruhen auf einer Verminderung, die letzteren auf einer Steigerung des Muskeltonus. Die Herabsetzung des Muskeltonus äußert sich darin, daß man bei passiven Bewegungen einen geringeren Widerstand findet als normal; die Glieder lassen sich dann schlaff hin- und herbewegen. Auch ist häufig eine abnorme Überstreckung der Gelenke möglich; das Knie kann über 180° gestreckt werden, das gestreckte Bein kann passiv bis zu einem sehr spitzen Winkel des Hüftgelenks flektiert werden; die Finger können weiter als normal nach dem Handrücken zu gebeugt werden. Es fällt oft schon bei der Beobachtung der Patienten beim Gehen und bei sonstigen Verrichtungen ein schlenkriges Hin- und Herpendeln der Glieder auf.

Herabsetzungen des Muskeltonus beobachten wir vor allem, wenn die oben erwähnten sensiblen Apparate bzw. die Reflexmechanismen gestört sind, so bei Erkrankung der sensiblen Nerven, der hinteren Wurzeln, der Hinterstränge (Tabes), bei Erkrankungen des Kleinhirns und des Streifenhügelsystems. Läsionen der motorischen Nerven sowie der Vorderhörner des Rückenmarks sind ebenfalls mit einer Herabsetzung des Muskeltonus verbunden.

Die Herabsetzung der passiven Beweglichkeit äußert sich in einer Vermehrung des Widerstandes bei passiven Bewegungen. Wir unterscheiden hierbei Spasmus und Rigor. Von Spasmus reden wir, wenn der Widerstand federnd ist. Bei schnellen Bewegungen findet sich dann eine momentan sehr starke, jedoch schnell wieder abnehmende Muskelanspannung, die bei langsamen Bewegungen in geringerem Grade vorhanden ist oder auch ganz fehlen kann. Beim Spasmus pflegt auch der Widerstand in einer Bewegungsrichtung größer zu sein als in der antagonistischen. Beim Rigor ist dagegen der Widerstand gleichmäßig, teigig, oft von kleinen Sakkaden unterbrochen; er ändert sich bei verschiedener Schnelligkeit der Bewegungen nicht wesentlich und ist auch in der Regel in entgegengesetzten Bewegungsrichtungen nicht verschieden. Die Herabsetzung der passiven Beweglichkeit äußert sich in der Regel auch in einer Behinderung der Willkürbewegungen, in Abnormitäten der Haltung und Stellung; die Gliedmaßen werden steif gehalten, die Arme pendeln nicht beim Gehen, die Beine werden beim Gehen nicht in der normalen Weise in ihren Gelenken gebeugt. Spasmus findet sich bei Erkrankungen der Pyramidenbahn, von der wir annehmen müssen, daß sie normalerweise einen hemmenden Einfluß auf den den Tonus regulierenden Reflexmechanismus ausübt. Rigor finden wir bei den Erkrankungen des Streifenhügelsystems.

Bei der Prüfung der passiven Beweglichkeit wird auch festgestellt, ob örtliche mechanische Veränderungen vorliegen, die die Beweglichkeit der Glieder hindern, so Gelenkerkrankungen, Narben, Muskelschwielen und ähnliches.

Bei der Prüfung der aktiven Bewegungen ist zu beachten, daß der Bewegungsapparat des Menschen ein kompliziertes System ist. An jeder, auch der einfachsten Bewegung sind eine Reihe von Muskeln beteiligt, auf deren exaktem Zusammenarbeiten die Präzision der Ausführung beruht. Wir unterscheiden die Muskeln, welche die Bewegungen in erster Linie ausführen, die Agonisten, von den mitwirkenden Muskeln, den Synergisten. Diese haben die Aufgabe, die notwendige Korrektur an dem durch die Agonisten herbeigeführten lokomotorischen Effekt zu bewirken; so wird z. B. beim Hochheben des Beines die auswärts rotierende Wirkung des Iliopsoas durch den Tensor fascia latae, der eine Innenrotation ausübt, korrigiert. Ferner werden, um seitliche Abweichungen zu vermeiden, bei der erwähnten Bewegung die Adduktoren und Abduktoren des Beines gleichmäßig innerviert (kollaterale Synergisten). Außerdem ist es häufig erforderlich, daß der Gliedabschnitt, von dem die Agonisten entspringen, fixiert bzw. in eine für die Wirkung zweckmäßige Stellung gebracht wird. So muß z. B. beim Heben oder bei der Auswärtsrotation des Oberarmes das Schulterblatt durch die vom Rumpf zu ihm ziehenden Muskeln fixiert werden, um eine zweckmäßige Wirkung des Delta bzw. des Infraspinatus auf den Oberarm zu ermöglichen. So muß beim Faustschluß das Handgelenk durch die Extensoren gestreckt werden, um eine kräftige Wirkung der Fingerbeuger herbeizuführen. Ferner müssen im allgemeinen bei einer Bewegung die Antagonisten erschlaffen, damit kein störender Widerstand hindernd wirkt; doch wird in anderen Fällen auch durch eine Innervation der Antagonisten die gewünschte Langsamkeit und Präzision der Bewegung garantiert.

Aus allem diesem geht hervor, daß zu jeder Bewegung ein komplizierter Muskelmechanismus in Tätigkeit gesetzt werden muß. Von der Genauigkeit des Zusammenarbeitens hängt es ab, ob die gewollte Bewegung auch in der beabsichtigten Weise zustande kommt. Die Zweckbewegungen des Alltagslebens (Greifen, Gehen, Laufen, Schreiben usw.) stellen in hohem Grade komplizierte Bewegungskombinationen dar, bei denen große Reihen an Umfang und Richtung genau abgestufter Elementarbewegungen in bestimmtem Zusammenwirken und bestimmter Aufeinanderfolge ablaufen müssen. Bei Lokomotionen des Körpers sind insbesondere auch verwickelte Mechanismen nötig, um das Gleichgewicht des Körpers aufrecht zu erhalten. Das gleiche gilt vom ruhigen Stehen. Auch sonst sind schon in der Ruhe eine Reihe von Innervationen erforderlich, um die Ruhelage des Körpers sicherzustellen. Eine Reihe von Muskeln befindet sich in wachem Zustande in der Ruhelage in dauernder Innervation, so z. B. der Levator palpebrae.

Das zweckmäßige Zusammenarbeiten der Muskeln im Dienste einer Bewegung wird als Koordination bezeichnet. Sie ist im wesentlichen das Werk eines Reflexmechanismus. Diesem dienen die aus der Peripherie stammenden sensiblen Nachrichten, so die Berührungsempfindungen, insbesondere aber die

Lage- und Bewegungsempfindungen, die dem Zentrum Nachricht geben von der jeweiligen Lage der Gliedmaßen, von dem Effekt, den die Muskelinnervation gehabt hat. Für die Aufrechterhaltung des Gleichgewichts, für die Bewegungen des gesamten Körpers spielen ferner die aus dem Bogengangsapparat stammenden Nachrichten eine wesentliche Rolle. Als unterstützendes Moment kommen auch die optischen Wahrnehmungen in Betracht. Die Verwertung dieser Merkmale für die Zwecke der Koordination geschieht durch eine Reihe übereinander gelagerter Reflexmechanismen, die im Rückenmark, im Kleinhirn, in den Großhirnganglien, in der Rinde liegen, von denen aus die Innervation der Muskeln durch die motorischen Apparate (Pyramidenbahn, extrapyramidale motorische Bahnen, Vorderhornzellen, vordere Wurzeln, peripherer motorischer Nerv) geschieht.

Bei den Störungen der Motilität unterscheiden wir:

1. Lähmung (Paralyse), die sich darin äußert, daß die Bewegung überhaupt nicht zustande kommt. Der geringere Grad dieser Störung, der sich nur in einer Herabsetzung der Kraft kundgibt, wird als Schwäche oder Parese bezeichnet.

2. Koordinationsstörungen: die Bewegung kommt zustande, sie weicht jedoch qualitativ von der gewollten Bewegung ab.

3. Unwillkürliche Bewegungen: es kommen Bewegungen zustande, ohne daß sie willkürlich beabsichtigt werden.

Lähmungen oder Paresen werden bewirkt durch Schädigung der motorischen Bahnen. Wir unterscheiden das zentrale motorische Neuron (motorische Rinde in der vorderen Zentralwindung, Pyramidenbahn) und das periphere motorische Neuron (Vorderhornzelle, vordere Wurzel, periphere Nerven), deren Störungen sich symptomatologisch unterscheiden (vgl. unten). Die Koordinationsstörungen (Ataxie) kommen zustande durch Läsionen des geschilderten Mechanismus, der das zweckmäßige Zusammenwirken der Muskeln vermittelt; und zwar kann die Störung lokalisiert sein in den zuführenden sensiblen Bahnen (peripherer sensibler Nerv, sensible Bahnen im Rückenmark und Gehirn) oder in den Zentralstätten der Koordinationsmechanismen (Kleinhirn, subcorticale Ganglien). Störungen der letzterwähnten zentralen Systeme sind auch die Ursache der unwillkürlichen Bewegungen (Tremor, Chorea, Athetose).

Die Prüfung der Motilität beginnt mit der Beobachtung in der Ruhe. Es wird geprüft, ob Stellungsanomalien bestehen, die auf Muskelausfälle hindeuten. So kann die Ptosis des Auges auf eine Lähmung des Levator palpebrae, Asymmetrie des Gesichts auf Facialislähmung, Abstehen des Schulterblattes auf Serratusausfall, Lordose der Lendenwirbelsäule auf Bauchmuskelschwäche hindeuten. Beobachtung des Kranken im Stehen, Sitzen und Liegen können Stellungsanomalien verschiedener Art enthüllen. Auch wird die Beobachtung in der Ruhe das Vorhandensein unwillkürlicher Bewegungen erkennen lassen. Durch Inspektion stellen wir fest, ob Muskelatrophien bestehen. Durch Palpation überzeugen wir uns, ob die Muskeln normal straff oder schlaff und welk bzw. abnorm angespannt sind. Wir beobachten dabei, ob die Atrophien allgemein sind oder sich auf einzelne Muskeln und auf welche erstrecken (Messung des Umfanges der Extremitäten).

Die Prüfung der Bewegungen beginnt in der Regel damit, daß wir den Kranken kompliziertere motorische Akte ausführen lassen. Wir lassen ihn gehen, greifen u. ä. und werden dabei schon darauf hingewiesen, in welchen Muskelgebieten Bewegungsausfälle zu vermuten sind. Wir gehen dann zur Prüfung elementarer Bewegungen über, lassen den Patienten in den Gelenken die verschiedenen dort möglichen Einzelbewegungen ausführen und sehen so systematisch den gesamten Bewegungsapparat durch. Wir stellen fest, ob die Bewegung überhaupt zustande kommt und ob sie in normaler Weise ausgeführt

wird. Da, wie erwähnt, an einer Bewegung in der Regel mehrere Muskeln beteiligt sind, so ist bei der Prüfung darauf zu achten, ob alle Muskeln in Aktion
treten. Es wird durch Inspektion oder Palpation festgestellt, ob die Bäuche
der Muskeln infolge der Kontraktion in normaler Weise vorspringen und ob ihre
Sehnen sich anspannen. Völlige Lähmung eines Muskels äußert sich durchaus
nicht immer darin, daß eine Bewegung ganz ausfällt, sondern sie gibt sich
oft nur dadurch kund, daß die Bewegung, an der er beteiligt ist, schwächer
als normal oder in unvollkommener Weise mit Abweichen von der normalen
Bewegungsrichtung erfolgt. Nur durch sorgfältige Analyse der Störungen und
Beobachtung der Verhältnisse der einzelnen Muskeln kann man feststellen,
auf dem Ausfalle welcher Muskeln die Bewegungsstörung beruht[1]).
    Die Feststellung von Paresen erfolgt durch Prüfung der Kraft der Bewegungen.
Dies geschieht in der Weise, daß man der Bewegung Widerstand leistet oder daß
man den Kranken auffordert den Gliedabschnitt in einer Stellung festzuhalten,
etwa den Arm in Beugung, und dann versucht, das Glied aus dieser Stellung
herauszubringen. Zur Prüfung der Kraft der Fingerbeuger läßt man sich von
dem Kranken die Hand drücken; man kann sich hierbei zur quantitativen
Messung eines Dynamometers bedienen. Die Beurteilung, ob die Kraftleistung
normal ist, ist nicht immer ganz einfach. Bei einseitigen Affektionen ist die
Feststellung mittels Vergleichs mit der anderen Seite meist leicht. Hierbei ist
nur die normalerweise bestehende leichte Differenz zuungunsten des linken
Armes zu beachten. Bei der Beurteilung beiderseitiger Affektionen ist man
auf die Erfahrung angewiesen, wobei jedoch das Alter, Geschlecht des Kranken
und die Entwicklung seiner Muskulatur berücksichtigt werden müssen. Bei der
Feststellung der Bewegungsausfälle ist natürlich auch darauf zu achten, ob diese
nicht auf Affektionen anderer Art wie Gelenk- und Knochenerkrankungen,
schmerzhafte Affektionen und ähnliches zurückzuführen sind.
    Bei den Lähmungen unterscheiden wir symptomatologisch, wie erwähnt,
diejenigen, die durch Läsionen des zentralen von denen, die durch Schädigung
des peripheren motorischen Neuron bedingt sind. Die peripheren sind mit
einer Herabsetzung des Muskeltonus (Hypotonie) verbunden, von Muskelatrophien und Veränderungen der elektrischen Erregbarkeit (Entartungsreaktion) begleitet. Die Reflexe sind in den gelähmten Muskeln aufgehoben. Die
Lähmungen betreffen eine mehr oder minder große Anzahl von Muskeln, die für
alle Bewegungen, an denen sie beteiligt sind, ausgefallen sind. Zentrale Lähmungen sind im Gegensatz dazu mit Spasmen verbunden, zeigen keine Atrophien und Veränderungen der elektrischen Erregbarkeit. Die Reflexe sind
gesteigert. Die Lähmungen betreffen nicht einzelne Muskeln oder Muskelgruppen,
sondern Bewegungsmechanismen, so daß die gleichen Muskeln im Rahmen des
gestörten Mechanismus ausfallen, im Rahmen eines anderen Mechanismus
funktionieren können.
    Die Prüfung auf K o o r d i n a t i o n geschieht in der Weise, daß man Bewegungs-
akte ausführen läßt, zu deren Zustandekommen eine Präzision des Zusammenarbeitens der Muskeln erforderlich ist. Man läßt mit der Zeigefingerspitze nach
der Nasenspitze fassen, die Zeigefingerspitzen beider Arme bis zur gegenseitigen
Berührung nach vorn zusammenführen. Man läßt den Kranken in Rückenlage
das Bein gerade in die Höhe heben, mit der Ferse nach der Kniescheibe des
anderen Beines fahren, mit der Fußspitze einen Kreis in der Luft beschreiben.
Man beobachtet, ob diese Bewegungen mit der normalen Genauigkeit ausgeführt werden. Besteht Ataxie, so erfolgt die Bewegung mit ungleichförmiger

---

[1]) Eine Übersicht über die Prüfung der einzelnen Bewegungen, über die an ihnen beteiligten Muskeln, und die durch die Lähmungen der einzelnen Muskeln bewirkten Ausfälle
wird in dem Abschnitte über die Erkrankungen der peripheren Nerven gegeben.

Geschwindigkeit, oft ausfahrend, unter seitlichen Abweichungen und Rotationen; bei schwerer Ataxie gelangt der Kranke überhaupt nicht zu dem gesteckten Ziel. Die Ataxie verstärkt sich oft, wenn die Augen gleichzeitig geschlossen werden; mitunter tritt sie überhaupt erst dann zutage. Beim Stehen tritt Schwanken des Körpers ein, insbesondere wenn die Aufgabe noch durch Zusammennehmen der Füße und Schließen der Augen erschwert wird (ROMBERGscher Versuch). Beim Gehen treten schleudernde Bewegungen der Beine, Schwanken, Abweichen von der normalen Bewegungsrichtung ein, auch hier meist verstärkt bei Ausschluß des Sehens. Die Störungen der Koordination, die durch Erkrankungen des Kleinhirnapparates hervorgerufen sind, äußern sich vor allem in der Beeinträchtigung der Aufrechterhaltung des Gleichgewichts. Dabei ist das Gehen und Stehen meist stärker gestört als die elementaren Bewegungen; auch tritt hier der Unterschied zwischen der Prüfung bei offenen und geschlossenen Augen nicht erheblich hervor. Bei der durch Läsion der spinalen Reflexmechanismen bedingten Ataxie tritt dagegen die Koordinationsstörung bei den elementaren Bewegungen stärker zutage. Der Unterschied zwischen der Prüfung bei geschlossenen und offenen Augen ist hier besonders in die Augen fallend.

Bei den u n w i l l k ü r l i c h e n B e w e g u n g e n unterscheiden wir Zittern (Tremor), Chorea und Athetose. Bei dem Tremor handelt sich um rhythmische pendelartige Bewegungen von wechselndem, doch niemals sehr erheblichem Ausschlag. Der Tremor kann in der Ruhelage bestehen (Ruhetremor); in anderen Fällen tritt er erst hervor, wenn die Ruhelage unter Anspannung von Muskeln erzielt wird, z. B. beim Ausstrecken der Finger oder er tritt erst bei intendierten Bewegungen auf (Intentionstremor). Unter choreatischen Bewegungen verstehen wir unwillkürliche Bewegungen, die schnell ausfahrend mit großer Exkursion erfolgen. Sie tragen in der Regel einen stark wechselnden Charakter, können aber in anderen Fällen auch monotoner sein. Unter Athetose verstehen wir langsame wurmförmige Bewegungen, vor allem der Finger, die in wechselnden Beugungen und Streckungen der verschiedenen Finger, oft mit Überstreckungen verbunden, bestehen. Für die Entstehung der unwillkürlichen Bewegungen kommen Reizerscheinungen in den motorischen Apparaten in Betracht. In der Regel handelt es sich aber wohl auch hierbei um Ausfallssymptome, die durch Störungen in dem Regulationsmechanismus der subcorticalen Ganglien bedingt sind.

Über die besonderen Formen der amyostatischen Bewegungsstörungen vergleiche das Kapitel über Gehirnkrankheiten, desgleichen über die apraktischen Störungen und deren Prüfung.

Störungen der S t i m m e und der S p r a c h e können bedingt sein durch Lähmungen in den Muskelgebieten, die den Sprachbewegungen dienen. Es kommen hierfür in Betracht die Muskeln des Kehlkopfes, des Gaumens, der Zunge und der Lippen. Die Ausfälle dieser Muskelgebiete können durch periphere Schädigung des sie versorgenden Hirnnerven oder durch Läsionen ihrer Kerngebiete in der Medulla oblongata hervorgerufen sein. Lähmungen der Stimmbänder bedingen Heiserkeit oder Stimmlosigkeit. Lähmungen des weichen Gaumens bewirken eine nasale Sprache. Lähmungen der Zunge und·der Lippen bewirken, daß bestimmte Laute gar nicht oder nur unvollkommen gesprochen werden können. So beeinträchtigt eine Abschwächung des Lippenschlusses vor allem das Aussprechen der Explosivlaute, Lähmungen der Zunge insbesondere das Aussprechen des s und t. In ähnlicher Weise wird auch die Sprache gestört, wenn es sich nicht um Lähmungen der genannten Muskelgebiete von peripherem Charakter handelt, sondern wenn die zentrale, von der Rinde zu den Kernen der betreffenden Muskeln führende Bahn geschädigt ist. Auch hier finden wir vor allem die Deutlichkeit der Aussprache der einzelnen Laute beeinträchtigt. Von diesen dysarthrischen Störungen sind die aphasischen Störungen zu unterscheiden. Bei diesen erweisen sich die Muskeln, welche das Sprechen vermitteln, an sich als intakt, wie man an ihrer Mitbeteiligung bei anderen Bewegungen erkennen kann. Die Sprachstörung beruht hier auf der Schädigung der besonderen im Gehirn liegenden Sprachmechanismen. (Genaueres siehe in dem Kapitel über Gehirnkrankheiten.)

Von anderen Sprachstörungen ist noch das Stottern zu erwähnen. Es treten hier beim Sprechen krampfhafte Innervationen der Lippen und Zungenmuskeln auf, die das Sprechen verhindern. Der Kranke bleibt dann häufig an einem Laut, insbesondere an einem Konsonanten hängen, wiederholt diesen öfters, es gelingt ihm nicht, den Übergang zu dem Vokal zu finden. Charakteristisch für das Stottern ist außerdem die starke Abhängigkeit von psychischen Einflüssen. Es tritt besonders dann hervor, wenn der Kranke befangen ist und die Furcht nicht sprechen zu können ihn besonders stark beherrscht. Beim Singen, auch mit Worten, besteht in der Regel dabei keine Störung.

Elektrodiagnostik.

Die Bedeutung der Elektrodiagnostik liegt vor allem darin, daß sie uns gestattet, auf Grund der Ergebnisse der elektrischen Reizung der Muskeln und Nerven einen Schluß auf die Art und die Lokalisation der einer Lähmung zugrunde liegenden Affektion zu ziehen, besonders uns ein Urteil darüber zu bilden, ob sie zentraler oder peripherer Natur, ob sie im Nervensystem oder Muskelapparat gelegen ist. Ferner erhalten wir auch Anhaltspunkte bezüglich der Schwere und Prognose des Leidens. Zur Erzielung gesicherter Resultate ist eine gute Kenntnis der physiologischen Grundlagen der Elektrodiagnostik, ferner eine gute Beherrschung des Instrumentariums und eine ausreichende praktische Erfahrung erforderlich.

Da der elektrische Strom nur im Augenblick seines Beginnes und im Augenblick des Aufhörens eine Wirkung ausübt, dagegen während seines konstanten Verlaufs unwirksam ist — jedenfalls gilt dies für die gewöhnlich angewandten geringen und mittleren Stromstärken —, so benutzen wir in der Elektrodiagnostik vorwiegend Apparate, welche Stromschlüsse und Stromöffnungen bewirken. Entweder verwenden wir einen konstanten (galvanischen) Strom, bei welchem wir durch eine für diesen Zweck konstruierte Unterbrecherelektrode nach Belieben Stromöffnungen und Stromschließungen vornehmen können; oder wir benützen einen Wechselstrom, der aus einer fortlaufenden Reihe von Stromwendungen besteht, so daß eine ununterbrochene Folge von Einzelreizen in einer von der Wechselzahl des Stromes abhängigen Geschwindigkeit ausgeübt wird. Die Schnelligkeit der Reizfolge wird hierbei zweckmäßig auf einer Frequenz gehalten, die genügt, um mit Sicherheit einen Tetanus auszulösen.

Das Instrumentarium der Elektrodiagnostik besteht:

1. aus der Stromquelle,

2. aus einer Vorrichtung, die Wechselstrom von zweckentsprechender Art liefert,

3. den Apparaten, die der Dosierung und Messung des Stromes dienen,

4. aus Vorrichtungen, die die Applikation des Stromes auf den Körper vermitteln.

Als Stromquelle benutzt man Elemente, Akkumulatoren oder die Starkstromleitung. Im ersten Falle sind ungefähr 50 Leclanché-Elemente nötig. Die Akkumulatoren sollen eine Spannung von 50—60 Volt liefern. Die Spannung der Starkstromleitung (110—220 Volt) muß wegen ihrer Lebensgefährlichkeit auf einen entsprechend niedrigeren Grad herabgesetzt werden, und zwar geschieht dies durch Vorschaltung eines Widerstandes. Liefert die Starkstromleitung Wechselstrom, so muß dieser durch einen Transformator in Gleichstrom umgewandelt werden.

Moderne Apparate (Pantostaten, Multostaten o. ä. genannt) vermeiden es, den Patienten mit der Starkstromleitung überhaupt in Berührung zu bringen, um zu verhüten, daß durch Erdschluß bedrohliche Spannungen in den Körper gelangen. Es wird durch einen Transformator der hochgespannte Gleich- oder Wechselstrom in einen Gleichstrom niedrigerer und ungefährlicher Spannung umgewandelt, so daß der Patient nur mit dieser in Berührung kommen kann. Bei gewöhnlichen, diese Vorrichtung nicht besitzenden Apparaten ist zur Vermeidung von Erdschluß darauf zu achten, daß der Kranke oder der untersuchende Arzt nicht mit der Wasserleitung, Gasleitung und ähnlichen Erdschluß vermittelnden Teilen in Berührung kommt. Bei leitendem Fußboden (feuchtem Terrazzo usw.) ist am besten eine nicht leitende Unterlage vor dem Apparat anzubringen. Bei Beobachtung dieser Vorsichtsmaßregeln sind auch die gewöhnlichen Anschlußapparate als ungefährlich anzusehen.

Die Regulierung der Stärke des galvanischen Stromes kann auf zweierlei Weise geschehen. Da die Stromstärke nach dem OHMschen Gesetz

$$J = \frac{E \text{ (elektromotorische Kraft)}}{W \text{ (Widerstand)}},$$

ist, so können wir sie durch Veränderung beider Faktoren verändern. Die Regulierung der elektromotorischen Kraft geschieht bei den Elementenapparaten durch den Elementenzähler, der gestattet, eine beliebige Zahl von Elementen einzuschalten. Die elektromotorische Kraft ist dann gleich der Zahl der benützten Elemente, multipliziert mit der elektromotorischen Kraft (in Volt) jedes einzelnen Elementes. Bei den Starkstromanschlußapparaten geschieht es durch einen Voltregulator, einen im Nebenschluß befindlichen regulierbaren Widerstand, bei welchem durch die Verschiebung eines Schiebers die elektromotorische Kraft des zum Apparat abgezweigten Stromes abgestuft werden kann. Zur Veränderung des Widerstandes bedient man sich eines in den Stromkreis eingeschalteten regulierbaren Widerstandes in Form eines Schieber- oder Kurbelrheostaten, durch dessen Verschiebung eine sehr feine Abstufung erfolgen kann. Dieser Apparat ist bei den Elementenapparaten unerläßlich, da hier der Sprung von Element zu Element im Elementenzähler eine feinere Abstufung der Stromstärke nicht erlaubt. Dagegen ist er bei den Anschlußapparaten nicht unbedingt nötig, da hier der Voltregulator schon eine genügend feine Regulierung gestattet. Die Bestimmung der angelegten elektromotorischen Kraft und des vorgeschalteten Widerstandes genügt nicht zur Messung der angewandten Stromstärke, da hierbei der wechselnde Widerstand des menschlichen Körpers nicht berücksichtigt wird. Die Stromstärke wird gemessen durch ein in den Stromkreis eingeschaltetes Galvanometer, das diese in absolutem Maß (in Milliampère) angibt.

Zur Erzeugung des Wechselstromes benützen wir in der Regel einen Induktionsapparat (Induktionsstrom, faradischer Strom). Der Strom wird von den Elementen bzw. der Starkstromquelle durch eine Spirale mit zahlreichen Windungen eines verhältnismäßig dicken Kupferdrahtes geleitet. Über diese Spirale ist eine andere Spirale mit größerem Durchmesser geschoben, die aus einer noch größeren Zahl von Windungen eines feineren Drahtes besteht. In den primären Stromkreis ist ein automatischer Unterbrecher (WAGNERscher Hammer) eingeschaltet. Durch die abwechselnde Öffnung und Schließung des primären Stromes wird in der sekundären Spirale mittels Induktion ein Wechselstrom erzeugt. Da die Stärke des Induktionsstromes von der Entfernung der beiden Spiralen voneinander abhängig ist, so kann die Stromstärke dadurch verändert werden, daß die sekundäre Spirale auf einem Schlitten verschoben wird. Ist die sekundäre

Rolle ganz über die primäre herübergeschoben, so ist der Strom am stärksten; je weiter sie von ihr entfernt wird, um so schwächer ist der Strom. Die Entfernung beider Rollen kann an einem Maßstabe in Millimetern abgelesen werden. In der primären Rolle befindet sich zur Verstärkung des Stromes noch ein Eisenkern, durch dessen Herausziehen ebenfalls eine Abschwächung des Stromes erzielt werden kann. Eine Methode, die Stärke des faradischen Stromes in absolutem Maße zu bestimmen, besitzen wir nicht. Der Rollenabstand gibt einen gewissen Anhalt, jedoch keine vergleichbaren Resultate, da nur für den gleichen Apparat und auch für diesen nur unter gleichen Bedingungen (bei gleicher Stärke des Speisestromes und bei gleichem Zustande des Unterbrechers) die erhaltenen Werte übereinstimmen. Die Rollenabstände verschiedener Apparate sind daher gar nicht, die des gleichen Apparates nur dann vergleichbar, wenn kein großer Zeitabstand zwischen den Messungen liegt und an dem Instrument keinerlei Veränderungen vorgenommen worden sind.

An Stelle des Induktionsstromes liefern manche Apparate, so z. B. die meisten der genannten erdschlußfreien Instrumente einen Wechselstrom anderen Verlaufs (siehe Ab-

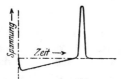

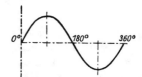

Abb. 1. Stromkurve des Induktionsstromes.   Abb. 2.   Stromkurve des sinusoidalen
                                                          Wechselstromes.

bildung) den sogenannten Sinusstrom; infolge des weniger steilen Verlaufes der Stromschwankungen sind die Reizwirkungen geringer, so daß zur Erzielung des gleichen Effektes eine größere Stromstärke erforderlich ist.

Bei dem Induktionsstrom ist zu beachten, daß er, wie aus der Kurve hervorgeht, nicht symmetrisch ist, so daß die beiden Pole nicht gleichwertig sind und an dem einen Pole immer der Anoden-, an dem anderen der Kathodencharakter mehr hervortritt.

Der Strom wird dann zu Klemmen abgeleitet, von denen aus die Zuführung zum Körper durch Schnüre erfolgt. Diese Klemmen tragen die Bezeichnung Kathode (—) und Anode (+). An dem Apparat ist ein Stromwender angebracht, der es ermöglicht, die Stromrichtung umzukehren, so daß die gewöhnlich als Anode geltende Klemme jetzt Kathode wird und umgekehrt. Vermittels eines Stromwählers kann der faradische oder galvanische Strom, je nach Bedarf, oder auch beide kombiniert zu den Klemmen geleitet werden. Die Schnüre bestehen aus isoliertem Kupferdraht und werden durch Klemmschrauben an den Elektroden angebracht. Da die Untersuchung in der Regel unipolar erfolgt, so sind die beiden Elektroden von verschiedener Größe. Als indifferente Elektrode dient eine Metallplatte von 50—100 qcm Größe, als Reizelektrode eine Platte von entweder 10 qcm Größe (ERB) oder 3 qcm (STINTZING). Da der Effekt nicht allein von der Stromstärke, sondern von der Stromdichte abhängt, so konzentriert sich die Wirkung im wesentlichen auf die kleine Reizelektrode, an der die Stromdichte groß ist, während an der großen indifferenten Elektrode nur eine geringe Wirkung auftritt. Wegen der Bedeutung der Stromdichte für den Reizeffekt sind die quantitativen Werte nur dann vergleichbar, wenn die Untersuchungen mit Reizelektroden von gleicher Größe stattfinden.

Die Elektrodenplatten müssen mit Polsterung und Stoff überzogen sein, damit eine ätzende Wirkung des Metalls beim Stromdurchgang vermieden wird. Bei Anwendung stärkerer und länger dauernder konstanter Ströme, wie sie in der Elektrotherapie stattfindet, ist auf eine genügende Dicke der

Polsterung besonders zu achten, damit keine Verbrennung an der Haut auftritt. Die Überzüge werden mittels Durchfeuchtung mit warmem Wasser leitfähig gemacht. Hierdurch wird auch die Haut, auf welche die Elektrode aufgesetzt wird, durchfeuchtet und damit der Widerstand herabgesetzt. An der Reizelektrode ist eine Unterbrechervorrichtung angebracht, welche es ermöglicht, den Strom nach Bedarf zu öffnen und zu schließen. Hierdurch werden bei den galvanischen Strömen die für die Reize nötigen Stromschlüsse und Öffnungen erzielt. Bei der Untersuchung mit dem faradischen Strom wird es hierdurch ermöglicht den Strom nur so lange einwirken zu lassen, als es für die Feststellung der Muskelkontraktion erforderlich ist.

Bei der Untersuchung wird die indifferente Elektrode am besten in der Mittellinie des Körpers (Nacken, Sternum, Kreuz) aufgesetzt, um für symmetrische Punkte des Körpers gleiche Reizbedingungen zu schaffen. Die Reizelektrode wird auf den Nerven oder Muskel aufgesetzt, auf welchen die Wirkung ausgeübt werden soll. Der Erfolg der Reizung äußert sich in der Kontraktion des Muskels. Je nachdem die Erregung vom Muskel selbst oder vom Nerven aus erfolgt, unterscheiden wir eine direkte und indirekte Reizung. Unter normalen Verhältnissen bringt jedoch auch die direkte Reizung nicht den Muskel unmittelbar zur Kontraktion, sondern dadurch, daß sie den versorgenden Nerven bei seinem Eintritte in den Muskel erregt. Unter pathologischen Verhältnissen ist dies jedoch, wie wir sehen werden, anders. Die Stellen, an welchen die Reizwirkungen am besten erzielt werden, bezeichnet man als die Reizpunkte der Nerven und Muskeln. Die Nerven sind in ihrem ganzen Verlaufe in gleicher Weise erregbar. Ihre Reizpunkte sind diejenigen Stellen, an welchen sie der Haut am nächsten liegen und dadurch der Reizung am besten zugänglich sind. Die langen Nerven der Gliedmaßen haben meist mehrere Reizpunkte, da sie an verschiedenen Stellen diese Vorbedingungen erfüllen. Auch können Nerven infolge Schwundes der darüber gelegenen Muskeln an Stellen der Reizung zugänglich werden, wo sie es sonst nicht sind. Die Reizpunkte der Muskeln sind die Stellen, an denen der motorische Nerv eintritt. Muskeln, deren einzelne Portionen von je einem Nerven versorgt werden, haben daher mehrere Reizpunkte (Delta, Pectoralis u. a.). Das genaue Aufsuchen der Reizpunkte ist für die Praxis der Elektrodiagnostik von großer Bedeutung, da hiervon der Erfolg der Untersuchung wesentlich abhängt. Insbesondere ist es für die quantitative Feststellung wichtig; denn nur dann erhält man vergleichbare Resultate, wenn man die Stellen bester Erregbarkeit zur Prüfung benützt. Eine Verschiebung der Elektrode um wenige Millimeter bringt schon erhebliche Unterschiede in der zur Reizung erforderlichen Stromstärke mit sich. Die Reizpunkte sind in den beigefügten Abbildungen eingezeichnet. Doch dienen diese Tafeln nur zur allgemeinen Orientierung. Die genaue Aufsuchung muß am Patienten erfolgen, indem man in der betreffenden Gegend mit der Elektrode unter fortdauerndem Öffnen und Schließen des Stromes sucht, um so die Stelle zu finden, von welcher aus die kräftigste Kontraktion auszulösen ist. Diese Feststellung geschieht am besten mit dem faradischen Strom und man bezeichnet die Stelle des Reizpunktes auf der Haut mit Blaustift, um sie dann bei der galvanischen Untersuchung, bei Vergleichung zwischen beiden Seiten immer mit Sicherheit wiederzufinden. Für das Aufsuchen der Reizpunkte ist es wesentlich, eine genaue Vorstellung von dem anatomischen Verlaufe der Muskeln zu haben. Dem Nichtgeübten ist daher anzuraten ein anatomisches Muskelbild bei der Untersuchung zur Hand zu nehmen. Die Kenntnis der Anatomie der Muskeln und ihrer Wirkungsweise ist auch erforderlich, um den Erfolg der Reizung richtig zu beurteilen. Man beachtet den lokomotorischen Effekt, der erzielt wird, ferner das Hervorspringen des Muskelbauches und die Anspannung der

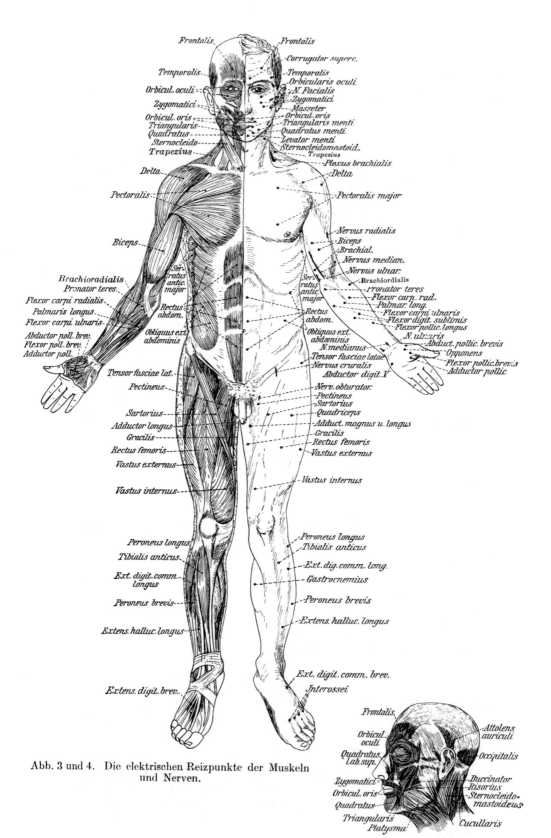

Abb. 3 und 4. Die elektrischen Reizpunkte der Muskeln und Nerven.

Abb. 4.

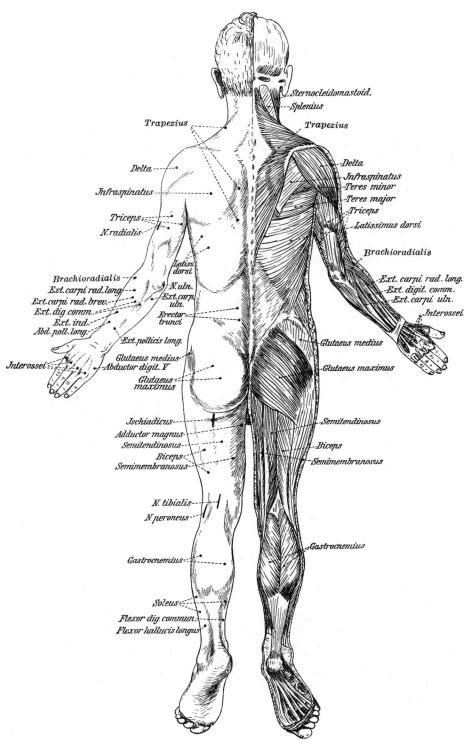

Abb. 5. Die elektrischen Reizpunkte der **Muskeln** und **Nerven.**

Sehne. Die Übung in der Elektrodiagnostik besteht in erster Linie darin, daß man weiß, in welcher Weise sich die Kontraktion jedes einzelnen Muskels äußert. Hierbei ist zu beachten, daß auch durch Stromschleifen mitunter andere Muskeln mitgereizt werden, die dann mit dem gesuchten Muskel verwechselt werden können.

Unter normalen Verhältnissen ergibt die Reizung vom Nerven aus und die direkte Muskelreizung das gleiche Resultat, nur mit dem Unterschied, daß im ersten Falle alle von dem Nerven unterhalb der Reizstelle versorgten Muskeln sich kontrahieren, während im anderen Falle nur der betreffende Muskel bzw. eine Portion in Funktion tritt.

Bei galvanischer Reizung erfolgt im Augenblick des Stromschlusses oder der Stromöffnung eine blitzartig verlaufende Einzelzuckung. Während des konstanten Stromdurchganges bleibt der Muskel dagegen in Ruhe; nur wenn die Stromstärke eine gewisse mittlere Höhe überschreitet, besteht auch während des Stromdurchganges eine Dauerkontraktion. Analog den Stromöffnungen oder Schließungen wirken plötzliche Veränderungen der Stromstärke in positivem oder negativem Sinne. Die Reizwirkung ist um so stärker, je stärker der Strom ist, der geschlossen wird und je steiler und schneller der Anstieg erfolgt. Bei langsamem Anstieg des Stromes kann eine Reizwirkung überhaupt vermieden werden (Einschleichen des Stromes). Bei faradischer Reizung tritt bei genügender Wechselfrequenz Tetanus ein, der so lange dauert wie der Strom geschlossen bleibt.

Auf Grund der Beobachtung, daß eine Reizwirkung nur dann erfolgt, wenn der konstante Strom geöffnet oder geschlossen wird bzw. seine Stromstärke plötzlich sich ändert, stellte du Bois-Raymond die Theorie auf, daß es nicht der Strom ist, der erregend wirkt, sondern nur die Stromschwankung, und zwar um so mehr, je steiler sie erfolgt. Diese Ansicht hat sich jedoch als nicht haltbar erwiesen. Es ist anzunehmen, daß es tatsächlich der Stromdurchgang durch die Muskeln oder Nerven ist, der die Erregung ausübt; nur hört die Reizwirkung schon nach einer ganz kurzen Zeit auf, wahrscheinlich infolge einer schnell einsetzenden Adaptation. Sie ist auch die Ursache, weshalb ein langsamer Anstieg des Stromes geringer wirkt, da die inzwischen einsetzende Anpassung die Erregung abschwächt. Die Öffnungszuckung ist wahrscheinlich darauf zurückzuführen, daß infolge der Adaptation an den Strom nunmehr der stromlose Zustand erregend wirkt. Die Zeit, in der der Strom wirkt, ist außerordentlich kurz und nach tausendstel Sekunden zu bemessen. Sie wird nach Gildemeister als Nutzzeit des Nerven bezeichnet.

Bei der galvanischen Untersuchung ist die Wirkung verschieden, je nachdem die Kathode oder die Anode die Reizelektrode ist. Wir haben danach 4 Reizarten zu unterscheiden. Kathodenschluß (K.-S.), Kathodenöffnung (K.-Ö.), Anodenschluß (An.-S.), Anodenöffnung (An.-Ö.). Das Verhältnis dieser 4 Reizarten zueinander ist nach dem von Brenner zuerst aufgestellten elektrodiagnostischen Zuckungsgesetz folgendes: Bei schwachen Strömen tritt zunächst bei K.-S. eine Zuckung auf (K.-S.-Z.), bei mittelstarken außerdem eine Anoden-Schlußzuckung (An.-S.-Z.) und eine Anoden-Öffnungszuckung (An.-Ö.-Z.). Meist erscheint die An.-S.-Z. bei schwächeren Strömen als die An.-Ö.-Z., doch kommt auch das Umgekehrte vor. Erst bei starken Strömen tritt außerdem eine Kathoden-Öffnungszuckung (K.-Ö.-Z.) auf. Bei diesen Stromstärken tritt in der Regel auch schon beim K.-S. keine Einzelzuckung mehr auf, sondern ein Dauertetanus (K.-S.-Te.). Ströme von dieser Intensität sind jedoch sehr schmerzhaft, so daß die Auslösung der K.-Ö.-Z. deswegen meist nicht möglich ist. Das elektrodiagnostische Zuckungsgesetz stellt sich danach in folgender Form dar:

> schwache Ströme: K.-S.-Z.,
> mittelstarke Ströme: K.-S.-Z., An.-S.-Z., An.-Ö.-Z.,
> starke Ströme: K.-S.-Te., An.-S.-Z., An.-Ö.-Z., K.-Ö.-Z.

Das Zuckungsgesetz gilt in gleicher Weise für direkte und indirekte Reizung.

Der Unterschied des elektrodiagnostischen Zuckungsgesetzes gegenüber dem physiologischen (PFLÜGERschen) Zuckungsgesetz besteht in erster Linie in der unipolaren Reizung, die dem ersteren und der bipolaren Reizung, die dem letzteren zugrunde liegt. (Der dritte Fall des PFLÜGERschen Zuckungsgesetzes braucht in der Elektrodiagnostik nicht berücksichtigt zu werden, da er wegen der Stärke der dazu notwendigen Ströme beim Menschen nicht verwirklicht werden kann. Infolgedessen ist eine Unterscheidung zwischen absteigenden und aufsteigenden Strömen nicht erforderlich.) Dabei ist zu beachten, daß von einer unipolaren Reizung in strengem Sinne naturgemäß nicht die Rede sein kann. Wenn wir auch nur eine Elektrode auf den Nerven aufsetzen und die andere große Elektrode an einer fernliegenden Stelle des Körpers applizieren, so wird der Nerv in seinem Verlaufe vom Strom durchflossen und es bilden sich da, wo der Strom eintritt, sog. virtuelle Anoden und wo der Strom austritt, virtuelle Kathoden und diese sind für den Reizerfolg maßgebend. Der Unterschied zwischen der bipolaren und unipolaren Reizung besteht nur darin, daß in ersterem Falle die Stromdichte an beiden Elektroden gleich groß ist, während bei der unipolaren Reizung die Stromdichte an der virtuellen Elektrode, die der Reizelektrode entspricht, größer ist als an der anderen. Da beim Stromschluß der Reiz von der Kathode ausgeht, so ergibt die Kathode als Reizelektrode günstigere Bedingungen, als wenn die Anode als Reizelektrode benutzt wird, weil im letzteren Falle die virtuelle Kathode geringere Stromdichte hat. Bei der Stromöffnung liegt es umgekehrt. Da die Stromöffnung weniger stark wirksam ist als der Stromschluß, so folgt, daß die K.-S. am günstigsten, die K.-Ö. am ungünstigsten ist, während An.-S. und An.-Ö. in der Mitte zwischen beiden stehen.

Aus dem bisher Erörterten ergibt sich der Gang der elektrischen Untersuchung. Wir schalten zuerst den faradischen Strom ein, suchen mit der Reizelektrode die Reizpunkte der zu untersuchenden Nerven und der einzelnen Muskeln auf und überzeugen uns, daß eine deutliche Kontraktion der Muskeln erfolgt. Wir vergleichen auch, ob wir auf beiden Seiten den gleichen Reizerfolg haben. Sodann prüfen wir an den gleichen Reizstellen mit dem galvanischen Strom, achten insbesondere bei der Reizung der einzelnen Muskeln darauf, ob die Zuckungen in der normalen, schnellen, blitzartigen Form verlaufen und überzeugen uns, ob die Zuckungsformel innegehalten wird. Hierbei ist das Verhältnis der K.-S.-Z. zur An.-S.-Z. am wichtigsten. Hieran schließt sich dann, wenn es erforderlich ist, eine exakte quantitative Untersuchung (vgl. unten).

Unter den krankhaften Veränderungen der elektrischen Erregbarkeit unterscheiden wir die quantitativen und die qualitativen. Bei ersteren ist lediglich die Stärke des Reizes verändert, die notwendig ist, um eine bestimmte Wirkung hervorzurufen, während im übrigen die Art der Reaktion keine Abweichungen zeigt. Bei letzteren dagegen ist die Art der Reaktion verändert, indem der Zuckungsverlauf von der Norm abweicht, die Zuckungsformel umgekehrt ist usw. Die qualitativen Veränderungen verbinden sich mit den quantitativen zu charakteristischen und diagnostisch bedeutsamen Syndromen.

Quantitative Veränderungen der elektrischen Erregbarkeit: Wir unterscheiden Herabsetzung und Erhöhung der Erregbarkeit, je nachdem zur Erregung des Nerven oder Muskels eine erhöhte oder verminderte Reizstärke erforderlich ist. Die Herabsetzungen spielen diagnostisch im allgemeinen eine größere Rolle als die Erhöhungen. Zur Feststellung dieser Veränderungen bestimmen wir entweder die Stromstärke, die notwendig ist, um eine gerade merkliche Kontraktion des Muskels (Minimalzuckung) zu erzielen (Schwellenbestimmung) und vergleichen diesen Wert mit dem normalen; oder wir verwenden eine Stromstärke, welche bereits eine deutliche Kontraktion hervorruft und vergleichen die Stärke der Wirkung am erkrankten und am normalen Muskel bzw. Nerven. Da wo die Herabsetzung besteht, wird naturgemäß die schwächere Kontraktion erfolgen. Die letzterwähnte Methode werden wir besonders dann verwenden, wenn es sich um eine einseitige Affektion handelt und wir den Muskel der erkrankten Seite bequem mit dem der gesunden Seite vergleichen können. Zu beachten ist hierbei jedoch, daß diese Methode nur bei dem faradischen Strom gut zu verwerten ist. Bei dem galvanischen Strom darf man sich nicht darauf verlassen, daß wenn man auf beiden Seiten mit der gleichen Einstellung des Apparates prüft, auch der Strom gleich stark ist. Für den galvanischen Strom sind die Widerstandsverhältnisse viel veränderlicher und wechseln auch während der Untersuchung infolge der zunehmenden Durchfeuchtung der Haut so sehr, daß man sich ohne Zuhilfenahme des Galvanometers nicht darauf verlassen kann, auf beiden Seiten den gleichen Strom angewendet zu haben. Bei dem faradischen Strom kommen diese Fehlerquellen erheblich weniger in Betracht. Für die Schwellenwertbestimmung ist erforderlich, daß wir erstens eine Methode besitzen, die Stärke des angewandten Reizes in einem absoluten Maße festzustellen, und zweitens, daß wir über eine Normaltabelle verfügen, welche uns angibt, welche Stromstärke bei jedem Muskel und Nerven normalerweise zur Auslösung der Minimalzuckung erforderlich ist. Für den faradischen Strom, der sich der viel geringeren Variabilität des Widerstandes wegen besser zu den quantitativen Bestimmungen eignen würde als der galvanische Strom, sind diese Vorbedingungen nicht erfüllt. Wir verfügen, wie schon erwähnt, über keine brauchbare Methode, diesen Strom in absolutem Maße zu messen. Der Rollenabstand gibt uns nur einen gewissen Anhaltspunkt, der jedoch nur dann verwertbar ist, wenn der gleiche Apparat von dem gleichen Strom gespeist wird und sich der Unterbrecher in genau dem gleichen Zustande befindet. Darum kommt den in den Normaltabellen angegebenen Rollenabständen keine vergleichbare Bedeutung zu. Die folgende von Stintzing stammende Tabelle ist nur wiedergegeben, um zu zeigen, welche Unterschiede in der Erregbarkeit zwischen den einzelnen Nerven etwa bestehen.

Faradische Erregbarkeitsskala der Nerven.
(Rollenabstände.)

	Oberer Wert	Unterer Wert	Mittelwert
1. N. accessor.	130	145	137,5
2. N. musculocut. .	125	145	135
3. R. mentalis	125	140	132,5
4. N. ulnaris I	120	140	130
5. R. frontalis	120	137	128,5
6. R. zygomatic. ..	115	135	125
7. N. medianus	110	135	122,5
8. N. facialis	110	132	121
9. N. ulnaris II ...	107	130	118,5
10. N. peroneus	103	127	115
11. N. cruralis	103	120	111,5
12. N. tibialis	95	120	107.5
13. N. radialis	80	120	105

Für den galvanischen Strom liegen die Verhältnisse insofern günstiger, als uns hier das Galvanometer die Möglichkeit bietet, die Stromstärke exakt zu bestimmen. Wir gehen so vor, daß wir den Nerven (oder Muskel) an seinem Reizpunkt durch wiederholte Stromschlüsse reizen, die Stromstärke durch Verschiebung des Rheostaten verstärken oder abschwächen, bis wir die Stellung gefunden haben, bei der die Zuckung gerade noch bemerkbar ist. Man erhält diese in der Regel erst nach mehrfachem Hin- und Herprobieren. Man läßt dann den Strom geschlossen und liest möglichst schnell am Galvanometer die Stromstärke ab. Die Schnelligkeit der Ablesung ist notwendig, damit sich die Stromstärke durch Verminderung des Widerstandes während eines längeren Stromdurchganges nicht vergrößert. Man kann sich davon oft dadurch überzeugen, daß man bei Reizung nach der Ablesung keine minimale, sondern eine stärkere Zuckung erhält und den Strom wieder abschwächen kann, ohne die Zuckung zum Verschwinden zu bringen. Den erhaltenen Wert (in Milliampère) vergleicht man dann mit dem Normalwert der von STINTZING auf Grund der Prüfung an einer größeren Zahl von Normalen aufgestellten Tabelle, die hier wiedergegeben ist. Zu beachten ist, daß die Werte nur dann gelten, wenn die Untersuchung mit der gleichen Elektrodengröße (3 qcm) vorgenommen worden ist.

Galvanische Erregbarkeitsskala der Nerven.
(M.-A. für K.-S.-Z.)

	Oberer Wert	Unterer Wert	Mittelwert
1. N. musculocut. . .	0,28	0,05	0,17
2. N. accessor.	0,44	0,10	0,27
3. N. ulnaris I	0,9	0,2	0,55
4. N. medianus . . .	1,5	0,3	0,9
5. R. mentalis	1,4	0,5	0,95
6. N. cruralis	1,7	0,4	1,05
7. N. peroneus	2	0,2	1,05
8. R. zygomatic. . . .	2	0,8	1,4
9. R. frontalis	2	0,9	1,45
10. N. tibialis	2,5	0,4	1,45
11. N. ulnaris II . . .	2,6	0,6	1,6
12. N. facialis	2,5	1,0	1,75
13. N. radialis	2,7	0,9	1,8

Eine Betrachtung der Tabelle ergibt, daß nicht nur die Werte bei den einzelnen Nerven große Verschiedenheiten aufweisen, sondern daß auch bei den gleichen Nerven die Schwellen bei verschiedenen Menschen innerhalb weiter Grenzen schwanken. Diese Unterschiede sind wohl sicherlich nicht darauf zurückzuführen, daß bei verschiedenen Menschen tatsächlich die Erregbarkeit der Nerven so sehr verschieden ist, sondern wahrscheinlich darauf, daß unsere Meßmethoden noch mit manchen schwer zu beseitigenden Mängeln behaftet sind. Auf diese Frage kann jedoch hier nicht näher eingegangen werden, da sie uns zu sehr in theoretische Erörterungen hineinführen würde. Die Schwankungsbreite der Normaltabelle bringt den Nachteil mit sich, daß wir geringfügige Veränderungen, die noch innerhalb der angegebenen Grenzwerte liegen, sei es im Sinne der Steigerung oder Herabsetzung der Erregbarkeit, nicht mit Sicherheit feststellen können, insbesondere dann, wenn sie doppelseitig sind.

Verhältnismäßig einfach ist die Bestimmung einseitiger Veränderungen. Normalerweise bestehen in der elektrischen Erregbarkeit keine Unterschiede zwischen beiden Seiten. Wir können dann mit dem faradischen Strom entweder nach der oben geschilderten Methode oder mit der Schwellenwertbestimmung die Veränderung feststellen. Der für die Minimalzuckung erforderliche Rollenabstand gibt uns dann, wenn auch kein Maß, so doch einen Anhalt für das Bestehen und den Grad einer Herabsetzung. Auf der Seite der Herabsetzung ist naturgemäß der Rollenabstand kleiner als auf der normalen Seite. Bei doppelseitigen Affektionen kann man sich auch so helfen, daß man die Minimalzuckung mit der gleichzeitig bei einem Normalen festgestellten vergleicht und beide Messungen in so kleinem Zeitabstand ausführt, daß inzwischen der Zustand des faradischen Apparates sich nicht verändert hat. Auch bei galvanischen Untersuchungen kann man bei einseitiger Affektion den Schwellenwert der normalen Seite ohne weiteres der Prüfung zugrunde legen. Bei doppelseitiger Affektion dagegen gelten die angegebenen Schwierigkeiten in vollem Umfange.

Wichtig ist, daß Kinder eine geringere Erregbarkeit zeigen, daher stärkeren Strom brauchen als Erwachsene. Die Erregbarkeit ist bis zur 7. Lebenswoche gering und hat im Alter von 2 Jahren noch nicht die des Erwachsenen erreicht.

Abgesehen von der Herabsetzung bzw. der Erhöhung der Erregbarkeit sind bei den rein quantitativen Störungen keine Veränderungen nachweisbar. Herabsetzung der Erregbarkeit findet sich bei allen Affektionen, welche zu einer Muskelatrophie führen, also insbesondere bei allen Affektionen des peripheren motorischen Neuron (Vorderhorn, peripherer motorischer Nerv), sofern sie nicht so schwer sind, daß Entartungsreaktion (siehe unten) besteht. Die einfache Herabsetzung findet sich auch als Vorstadium oder als Restzustand einer Entartungsreaktion. Herabsetzung besteht auch bei der Muskeldystrophie, ferner, wenn auch meist in geringem Grade, bei Inaktivitätsatrophie, bei Muskelatrophie infolge von Gelenkleiden und bei anderen Muskelerkrankungen. Der höchste Grad der Herabsetzung ist die Aufhebung der Erregbarkeit. Diese ist praktisch nicht immer leicht von einer erheblichen Herabsetzung zu unterscheiden, da die Anwendung sehr starker Ströme sich wegen der damit verbundenen Schmerzhaftigkeit verbietet. In der Mehrzahl der Fälle, in denen wir keine elektrische Reaktion finden, handelt es sich tatsächlich wohl nur um starke Herabsetzungen. Eine Aufhebung im strengen Sinne kommt wahrscheinlich nur dann vor, wenn der Muskel ganz zugrunde gegangen ist und keine kontraktile Substanz mehr vorhanden ist.

Erhöhung der Erregbarkeit kommt vor im ersten Beginn einer peripheren Lähmung, spielt jedoch hierbei keine erhebliche diagnostische Rolle. Wichtig ist sie jedoch bei der Tetanie, bei der sie für die Diagnose von Bedeutung ist. Die Feststellung ist oft nicht leicht, weil die Erhöhung mehr oder minder alle Nerven betrifft und die Normaltabelle uns aus den erwähnten Gründen bei nicht hochgradigen Veränderungen im Stiche läßt. Hier kann man die Steigerung oft noch daran erkennen, daß die K.-Ö.-Z. bei geringer Stromintensität auftritt, während sie normalerweise nicht unter 5 M.-A. sich zeigt. Bei der Tetanie der Kinder ist auf die normalerweise herabgesetzte Erregbarkeit im jugendlichen Alter zu achten.

Die qualitativen Veränderungen der elektrischen Erregbarkeit betreffen, wie erwähnt, den Verlauf der Zuckung, die Zuckungsformel u. ä. Sie kombinieren sich mit den quantitativen Veränderungen zu einigen charakteristischen Syndromen, die diagnostisch von erheblicher Bedeutung sind.

Das wichtigste dieser Syndrome ist die Entartungsreaktion (Ea.-R.). In ihrer vollen Ausbildung (komplette Ea.-R.) besteht sie aus folgenden Einzelsymptomen. Die indirekte Erregbarkeit ist für faradischen und galvanischen Strom aufgehoben. Bei direkter Reizung ist die faradische Erregbarkeit ebenfalls erloschen. Die direkte galvanische Erregbarkeit ist erhöht und zeigt eine Reihe charakteristischer Veränderungen. Die wichtigste und am meisten ins Auge fallende ist, daß die Zuckung nicht schnell, blitzartig, sondern träge und wurmförmig verläuft. Die Verlangsamung betrifft ebenso den Anstieg der Kontraktionskurve, die Dauer der Maximalkontraktion, wie die Erschlaffungsperiode. Auch die Latenzzeit ist deutlich erkennbar vergrößert. Während normalerweise die Kontraktion sich gleichzeitig über den ganzen Muskel erstreckt, beschränkt sie sich hier auf die Fasern, die unter der Elektrode oder in deren Nähe liegen und pflanzt sich von einer Faser auf die andere langsam fort. Infolge der Erhöhung der Erregbarkeit sind geringere Stromstärken erforderlich als normalerweise. Die Erhöhung ist oft schon daran erkennbar, daß bei Reizung anderer in der Nähe gelegener Muskeln die entarteten Muskeln durch Stromschleifen erregt werden, und zwar nicht selten auch dann, wenn die Stromstärke zur Reizung der normalen Muskeln nicht genügt. So kann man z. B. bei der

Facialislähmung beobachten, daß die Muskeln der kranken Seite bei der Reizung der in der Nähe der Mittellinie gelegenen Muskeln der gesunden Seite miterregt werden. Im weiteren Verlauf der Ea.-R. kommt es auch zur Herabsetzung der Erregbarkeit (siehe unten).

Die Zuckungsformel ist insofern verändert, als die An.-S.-Z. die K.-S.-Z. überwiegt und schon bei schwächerer Stromstärke eintritt; auch die K.-Ö.-Z. kann vor der An.-Ö.-Z. erfolgen; doch verschwinden nicht selten auch die Öffnungszuckungen ganz. Zu bemerken ist, daß die Umkehr der Zuckungsformel kein ganz konstantes Symptom ist, daß auch bei voll ausgebildeter Ea.-R. die K.-S.-Z. die An.-S.-Z. überwiegen kann. In diesem Falle ist jedoch in der Regel der Unterschied zwischen beiden geringer als normalerweise.

Ein weiteres Symptom der Ea.-R. ist die Verschiebung des Reizpunktes. Während der normale Muskel, wie erwähnt, am Eintrittspunkt des Nerven am besten zu erregen ist, erhält man beim entarteten Muskel die Kontraktion am stärksten, wenn man die Reizelektrode am distalen Ende des Muskels aufsetzt, also dort, wo er in die Sehne übergeht. Es ist dies keine eigentliche Verschiebung des Reizpunktes, sondern der Muskel hat seinen Reizpunkt überhaupt verloren und reagiert dann am besten, wenn er möglichst in seiner ganzen Ausdehnung vom Strom durchflossen wird. Dies wird erreicht, wenn man bei proximaler Lage der indifferenten Elektrode die Reizelektrode distal aufsetzt. Bei distaler Stellung der indifferenten Elektrode muß dagegen die Reizelektrode proximal angebracht werden.

Von der kompletten Ea.-R., bei der alle diese Symptome deutlich ausgeprägt sind, unterscheiden wir die partielle Ea.-R. Bei dieser ist die faradische Erregbarkeit (direkte und indirekte) und die galvanische direkte Erregbarkeit erhalten, nur mehr oder minder stark herabgesetzt. Dagegen finden sich bei direkter galvanischer Reizung alle erwähnten Kennzeichen der Ea.-R. Der Zuckungsverlauf und die Zuckungsformel sind bei der faradischen und indirekten galvanischen Reizung normal; eine faradische und eine indirekte galvanische Zuckungsträgheit gibt es nicht (abgesehen von der unten zu erwähnenden Abkühlungsreaktion). Wir finden bei der partiellen Ea.-R. nicht selten, daß vom Reizpunkt des Muskels aus bei galvanischer Reizung der Muskel schnell zuckt, bei der Reizung an anderen Stellen des Muskels, insbesondere von seinem distalen Ende, dagegen träge Zuckung zu erzielen ist. Man kann in solchen Fällen nur durch Reizung des Muskels außerhalb des Reizpunktes die Ea.-R. feststellen. Von allen Symptomen der Ea.-R. ist die Zuckungsträgheit das konstanteste und für die Diagnose entscheidende. Die Umkehr der Zuckungsformel kann, wie erwähnt fehlen; die Erhöhung der Erregbarkeit kann, wie wir sehen werden, im Laufe der Zeit verschwinden.

Die diagnostische Bedeutung der Ea.-R. besteht darin, daß sie uns mit Sicherheit eine organische Läsion des peripheren motorischen Neuron (Vorderhornzelle, vordere Wurzel, peripherer motorischer Nerv) anzeigt. Bei muskulären Erkrankungen (Muskeldystrophie, Inaktivitätsatrophie, Myositis usw.) finden wir sie nicht, ebensowenig bei Lähmungen infolge Erkrankung des zentralen motorischen Neurons (motorische Rinde, Pyramidenbahn) ebensowenig bei funktionellen Lähmungen. Bei den Läsionen des peripheren motorischen Neuron zeigt die komplette Ea.-R. eine schwere Schädigung, die partielle Ea.-R. eine Schädigung mittleren Grades an, während wir bei den leichten Schädigungen nur eine einfache Herabsetzung finden. Die letzterwähnten sind also auf Grund des elektrischen Befundes allein von rein muskulären Erkrankungen nicht sicher zu unterscheiden. Bei leichten Läsionen des peripheren Neuron kann die elektrische Erregbarkeit auch ganz unverändert sein. Handelt es sich um Druckläsionen, so kann man oft den Befund erheben, daß die elektrische Erregbarkeit am Muskel und am Nerven unterhalb der Druckstelle normal ist, während der Nerv oberhalb der Druckstelle unerregbar ist, weil die geschädigte Gegend für die Erregungsleitung undurchgängig ist. Dieser Befund kann für die Diagnose der Drucklähmung maßgebend sein.

Bezüglich des Verlaufes der Ea.-R. müssen wir unterscheiden, ob es sich um eine akute Schädigung reparabler oder irreparabler Natur oder ob es sich um eine chronisch progrediente Erkrankung handelt. Unter die erste Gruppe fallen z. B. die Verletzungen und Entzündungen peripherer Nerven, die akuten entzündlichen Erkrankungen der Vorderhörner (Poliomyelitis u. a.), unter die zweite Gruppe z. B. die spinalen progressiven Muskelatrophien. Nach einer akuten Schädigung des Nerven ist zunächst die elektrische Erregbarkeit unverändert (abgesehen von der erwähnten Aufhebung der Leitfähigkeit an der Verletzungsstelle). Zuweilen besteht im Anfang auch eine Erhöhung der faradischen Erregbarkeit. Nach 2 oder 3 Tagen beginnt die indirekte und die direkte faradische Erregbarkeit zu sinken; die galvanische direkte Erregbarkeit sinkt auch zunächst, so daß wir in der ersten Woche das Bild einer einfachen Herabsetzung haben. Im Verlaufe der zweiten Woche beginnt die direkte galvanische Erregbarkeit zu steigen, zugleich wird die Zuckung träge und die Umkehr der Zuckungsformel stellt sich ein. Gleichzeitig erlischt die faradische und die indirekte galvanische Erregbarkeit ganz, so daß jetzt das Bild der kompletten Ea.-R. ausgeprägt vorhanden ist. Auf diesem Standpunkt bleibt die Reaktion längere Zeit unverändert. Tritt keine Wiederherstellung ein, so macht die Erhöhung der direkten galvanischen Erregbarkeit allmählich, meist vom dritten bis vierten Monat an einer Herabsetzung Platz, um schließlich gewöhnlich erst nach zwei bis drei Jahren ganz zu erlöschen, meist erst mit dem völligen Zugrundegehen der contractilen Substanz. Die Zuckung bleibt unverändert träge, zuletzt ist nur noch durch starke Ströme bei An.-S. Reizung eine ganz träge, wurmförmige Zuckung zu konstatieren.

Erfolgt jedoch Restitution, so macht die Erhöhung der galvanischen Erregbarkeit einer Herabsetzung Platz. Gleichzeitig aber wird die Zuckung schnell und auch die sonstigen Zeichen der Ea.-R. verschwinden. Es stellt sich die faradische und die indirekte Erregbarkeit wieder ein, zuerst noch stark herabgesetzt. Nicht selten ist es, daß die letzterwähnten Reaktionen schon wiederkehren, ehe noch die Zeichen der Ea.-R. bei direkter Reizung verschwinden, so daß zunächst das Stadium der partiellen Ea.-R. durchlaufen wird, ehe das Stadium der einfachen Herabsetzung eintritt. Die Willkürbewegungen stellen sich meist schon etwas früher als die indirekte Erregbarkeit ein.

Bei partieller Ea.-R. ist der Verlauf analog, nur daß es hier zu keiner völligen Aufhebung, sondern nur zu einer Herabsetzung der faradischen und der indirekten Erregbarkeit kommt. Bei chronisch fortschreitenden Prozessen besteht anfangs eine einfache Herabsetzung, die allmählich in partielle und komplette Ea.-R. übergeht.

Die Herabsetzung der Erregbarkeit, die während der Restitution einer kompletten Ea.-R. eintritt, kann so erheblich sein, daß eine Kontraktion mit erträglichem Strom nicht zu erzielen ist; es kann dadurch eine Aufhebung der faradischen und galvanischen Reaktion vorgetäuscht werden. Diese darf nicht verwechselt werden mit der Aufhebung der Erregbarkeit bei irreparablen Prozessen, die, wie erwähnt, erst nach 2—3 Jahren eintritt. Im Gegensatz zu dieser handelt es sich um einen prognostisch günstig anzusehenden Befund, da er die beginnende Wiederherstellung anzeigt.

In prognostischer Beziehung kann man sagen, daß, wenn es sich um keine fortschreitende Erkrankung handelt, die einfache Herabsetzung und die partielle Ea.-R. anzeigen, daß es sich um eine wiederherstellungsfähige Läsion handelt, während bei totaler Ea.-R. die Restitution möglich, jedoch zweifelhaft ist. Völlige Durchtrennung eines Nerven führt immer zu kompletter Ea.-R., doch kann diese auch bei jeder anderen schweren Schädigung, die nicht zu völliger Durchtrennung geführt hat, etwa einer Quetschung u. ä. bestehen. Bei der Prognosestellung ist zu beachten, daß, wie oben erwähnt, die Ea.-R. sich erst im Verlaufe der zweiten Woche, manchmal auch noch etwas später einstellt, so daß vor diesem Zeitpunkt eine Diagnose bezüglich der Schwere der Schädigung und eine Prognose auf Grund des elektrischen Befundes nicht zu stellen ist.

Über die Theorie der Ea.-R., die zu vielfachen Kontroversen Veranlassung gegeben hat, sei kurz folgendes bemerkt: Die Ea.-R. stellt die Reaktion des vom Nerven entblößten Muskels dar. Infolge des Zugrundegehens des Nerven ist die indirekte Erregbarkeit, sowie die Erregbarkeit vom Reizpunkt aus aufgehoben. Auf Grund der histologischen Veränderungen, die im Muskel nach dem Zugrundegehen des Nerven sich einstellen, wird der Zuckungsverlauf träge. In quantitativer Hinsicht besteht eine sehr starke Herabsetzung der Erregbarkeit, die praktisch für kurzdauernde Reize (Stromstöße des Induktionsstromes, Kondensatorentladungen) eine Aufhebung der Erregbarkeit bedeutet. Da jedoch gleichzeitig, wie sich experimentell nachweisen läßt, die Nutzzeit außerordentlich stark verlängert ist (um das 50—100fache), so wird für alle langdauernden Reize (konstante Ströme) die Herabsetzung durch diese Verlängerung der Reizdauer überkompensiert und so eine Erhöhung der Erregbarkeit für derartige Reize vorgetäuscht. Auf diese Weise ist das anscheinend paradoxe Verhalten gegenüber dem faradischen und galvanischen Strome zu erklären. Die Umkehr der Zuckungsformel ist wahrscheinlich nur eine scheinbare. Da kein Reizpunkt mehr vorhanden ist, sondern die Muskelbündel einzeln gereizt werden müssen, so ist es für den Reizerfolg günstiger, wenn die virtuelle Kathode nicht auf einen Punkt des Muskels konzentriert, sondern möglichst über den ganzen Muskel verteilt wird und das geschieht meist in besserer Weise, wenn man als Reizelektrode die Anode und nicht die Kathode benutzt. Tatsächlich geht auch hier der Reiz beim Stromschluß nicht von der Anode, sondern von der Kathode aus.

Die myotonische Reaktion findet sich bei der Myotonie, und zwar sowohl bei der kongenitalen THOMSENschen Krankheit als auch bei der erworbenen Myotonia atrophicans in gleicher Weise. Ebenso wie bei der Willkürbewegung findet sich auch bei faradischer Reizung, besonders deutlich bei der direkten eine Nachdauer der tetanischen Kontraktion. Während normalerweise bei Unterbrechung des faradischen Stromes die Kontraktion sofort aufhört, dauert sie hier noch an (10—20—30 Sekunden), um dann allmählich abzuklingen. Bei mehrfach wiederholten Reizen nimmt die Nachdauer ab. Das Symptom zeigt sich nur bei tetanisierenden Reizen, jedoch nicht bei Einzelzuckungen, wie sie durch galvanische Reizung des Nerven oder durch Einzelinduktionsschläge erzielt werden. Bei direkter galvanischer Reizung, insbesondere wenn die Elektrode außerhalb des Reizpunktes aufgesetzt wird, findet sich eine träge Zuckung ähnlich der der Ea.-R. Die Kontraktion dauert hier oft während der ganzen Dauer des Stromschlusses an, um erst mit Unterbrechung des Stromes, häufig auch diesen etwas überdauernd, aufzuhören. Die An.-S.-Z. überwiegt nicht selten die K.-S.-Z. oder ist ihr zum mindesten angenähert. Bei der Reizung vom Reizpunkte aus sieht man oft die auf die indirekte Reizung zurückzuführende schnelle Zuckung und die träge, durch direkte Reizung der unter der Elektrode liegenden Muskelfasern hervorgerufene nebeneinander. Beim Durchleiten eines stärkeren konstanten Stromes findet man auch mitunter ein rhythmisches Undulieren der Muskeln.

Die myasthenische Reaktion ist durch eine Abnahme der Erregbarkeit während der Reizung ausgezeichnet. Während man einen normalen Muskel faradisch längere Zeit hindurch reizen kann, ohne daß die Kontraktion abnimmt, stellt sich bei myasthenischen Muskeln schon nach einigen Minuten ein Nachlassen der Kontraktion ein, das schließlich zum völligen Aufhören der Erregung führen kann. Man kann dies deutlich machen sowohl durch rhythmische, in kurzen Zwischenräumen wiederholte faradische Reize oder durch dauerndes Hindurchschicken eines tetanisierenden faradischen Stromes. Nach kurzer, oft schon nach nur wenige Sekunden dauernder Unterbrechung ist der Muskel wieder erholt und kontrahiert sich in normaler Weise; doch tritt nach so kurzer

Erholungszeit die Ermüdung meist schneller ein als anfangs. Das Symptom läßt sich sowohl bei direkter als auch bei indirekter faradischer Reizung erzielen, jedoch nur bei tetanisierenden Reizen. Galvanisch ausgelöste Einzelzuckungen können schnell hintereinander in beliebiger Zahl angewendet werden, ohne daß eine Abnahme der Kontraktion eintritt. Auch zeigt sich der für den faradischen Reiz ermüdete Muskel für den galvanischen Reiz als unermüdet. Die myasthenische Reaktion ist ein Hauptsymptom der Myasthenie und für die Diagnose dieser Krankheit von erheblicher Bedeutung. Sie findet sich jedoch auch bei anderen Erkrankungen, so bei Polyneuritis (insbesondere deren postdiphtherischer Form). Ferner ist sie bei Dystrophien und Friedreichscher Krankheit beobachtet worden.

Die Abkühlungsreaktion besitzt an sich keine wesentliche diagnostische Bedeutung. Ihre Kenntnis ist nur wichtig zur Vermeidung von diagnostischen Irrtümern. Der abgekühlte Muskel kontrahiert sich träger als der normale. Diese Verlangsamung der Kontraktion kann beim Menschen nachgewiesen werden an abgekühlten Extremitäten, ferner auch bei kachektischen Personen mit starker Untertemperatur. Eine starke Abkühlung der Gliedmaßen kann auch unter alltäglichen Umständen (Aufenthalt in einem kalten Zimmer, Baden in kaltem Wasser) auftreten und da sich gelähmte Glieder leichter abkühlen als normal bewegliche, so kann eine Verwechslung mit der Ea.-R. vorkommen. Zur Unterscheidung dient vor allem, daß bei der Abkühlungsreaktion die Verlangsamung bei allen Reizarten (faradisch, galvanisch, direkt und indirekt) auftritt und daß gleichzeitig keine quantitative Veränderung der Erregbarkeit und keine Veränderung der Zuckungsformel besteht. Im Zweifelsfalle bringt das Verschwinden der Abkühlungsreaktion nach Erwärmung der Extremitäten die sichere Differentialdiagnose. Frühere Beobachtungen über faradische Zuckungsträgheit und indirekte Zuckungsträgheit, über Ea.-R. bei zentralen und hysterischen Lähmungen, bei muskulären Erkrankungen sind zum großen Teil auf eine Verwechslung mit der Abkühlungsreaktion zurückzuführen.

Reflexe.

Unter Reflexen verstehen wir Muskelkontraktionen, die durch sensible Reize unter Vermittlung des Zentralorgans ohne Beteiligung des Willens hervorgerufen werden. Zum Zustandekommen des Reflexes ist daher erforderlich ein Empfindungsapparat, der den Reiz aufnimmt, ein sensibler Nerv, der ihn zum Zentralorgan leitet, ein Zentralapparat, der die Erregung auf die Ursprungsstellen der motorischen Apparate überträgt, ein motorischer Nerv und Muskel als Erfolgsorgan.

Erregung von Muskeln oder Nerven auf direktem Wege, durch mechanische (Beklopfen) oder elektrische Reize sind daher nicht als Reflexe anzusehen. Von den Entdeckern der Sehnenreflexe betrachtete Erb diese als echte Reflexe, während Westphal eine direkte Erregung der Muskeln annahm. Die späteren Untersuchungen haben zugunsten der wahren Reflexnatur der Sehnenphänomene entschieden, insbesondere die Untersuchungen über die zwischen dem Reize und der Muskelkontraktion liegenden Reflexzeit.

Wir unterscheiden Sehnenreflexe, Hautreflexe und Schleimhautreflexe.

Die Sehnenreflexe werden dadurch hervorgerufen, daß auf die Sehne des Muskels ein Schlag ausgeübt oder dadurch, daß die Sehne gedehnt wird. Es erfolgt darauf eine Zuckung des Muskels, und zwar handelt es sich hierbei um eine Einzelzuckung, keinen Tetanus.

Neuere Untersuchungen (Hoffmann) machen es wahrscheinlich, daß beim Beklopfen nicht der die Sehne treffende Reiz den Reflex auslöst, sondern die dabei erfolgende Dehnung des Muskels. Es ist danach anzunehmen, daß die sensiblen Empfangsorgane für den Reiz die im Muskel selbst gelegenen Endorgane sind. Die Bezeichnung Sehnenreflex trifft daher nur die übliche Art der Auslösung, nicht das Wesen des Phänomen selbst. Hoffmann schlägt die Bezeichnung Eigenreflex des Muskels vor.

Es ist wahrscheinlich, daß an allen Muskeln Sehnenphänomene bestehen; sie sind jedoch unter normalen Umständen nur an einzelnen Muskeln nachzuweisen, bei pathologischen Steigerungen jedoch an sehr vielen Muskeln. Die wichtigsten Sehnenreflexe sind der Patellarreflex (Kniephänomen) und der

Achillessehnenreflex. Da dem Fehlen dieser Reflexe eine erhebliche diagnostische Bedeutung zukommt, ist ihre Prüfung mit großer Sorgfalt unter den günstigsten Bedingungen vorzunehmen, damit nicht die Unvollkommenheit der Methodik eine Aufhebung der Phänomene vortäuscht und zu Irrtümern Veranlassung gibt. Die Prüfung soll grundsätzlich bei entblößten Gliedmaßen vorgenommen werden; wenn auch einigermaßen kräftige Sehnenphänomene durch die Kleidung hindurch auszulösen sind, so läßt sich ihr Fehlen auf diese Weise niemals einwandfrei feststellen. Die Reflexe lassen sich am besten erzielen, wenn der Muskel passiv leicht angespannt ist. Ferner ist erforderlich, daß der Patient keine willkürlichen Kontraktionen vornimmt, damit nicht die aktive Anspannung die Feststellung des Reflexes verhindert. Ist der Kranke hierzu nicht ohne weiteres zu bringen, so erreicht man es am besten durch Ablenkung der Aufmerksamkeit, indem man ihn veranlaßt, an die Decke zu sehen, sich mit ihm unterhält oder dadurch, daß man ihn in anderen Muskelgebieten Bewegungen ausführen läßt, so bei Prüfung der Reflexe an den Beinen sich von ihm die Hand drücken läßt oder die gefalteten Hände unter starker Muskelanspannung kräftig auseinanderziehen läßt (JENDRASSIKscher Handgriff).

Den Patellarreflex prüft man in Rückenlage (nicht im Sitzen mit übereinandergeschlagenen Beinen). Man beugt dabei das Knie in geringem Grade, indem man die Hand unter die Kniekehle des Kranken schiebt (wobei man sich leicht von der Entspannung der Muskeln überzeugen kann) oder indem man das eine Bein über das andere schlagen läßt. Die Ferse ruht dabei auf der Unterlage. Man führt darauf mit einem schweren Perkussionshammer einen kurzen und kräftigen Schlag gegen die Patellarsehne; es erfolgt dann eine Zuckung im Quadriceps, die sich bei lebhaften Reflexen auch in einer Streckbewegung des Unterschenkels äußert. Bei schwachen Reflexen ist gewöhnlich die Zuckung im Vastus internus am deutlichsten. Der Anfänger muß darauf achten, daß er nicht die durch den Schlag hervorgerufene passive Erschütterung des Muskels mit der Reflexzuckung verwechselt. Ist das Kniephänomen nicht ohne weiteres auslösbar, so muß geprüft werden, ob der Kranke den Muskel auch wirklich entspannt, und unter Zuhilfenahme der oben erwähnten Hilfsmittel muß wiederholt versucht werden, ob der Reflex sich nicht doch noch erzielen läßt. Erst wenn auch alles dies nicht zum Erfolg führt, darf ein Fehlen des Reflexes konstatiert werden.

Der Kniereflex ist ein normalerweise konstantes Phänomen. Sein Fehlen beim Gesunden ist, wenn es überhaupt vorkommt, so außerordentlich selten, daß es praktisch nicht berücksichtigt zu werden braucht. Es ist immer als ein Zeichen einer organischen Erkrankung anzusehen.

Die Herabsetzung des Reflexes äußert sich, daß er nur bei starkem Beklopfen eintritt und sich dann auch nur in einer schwachen, oft nur mit Mühe wahrnehmbaren Zuckung äußert. Die Steigerung des Reflexes zeigt sich darin, daß er schon durch ganz leichtes Beklopfen auslösbar ist, daß er auch von anderen Stellen als der Patellarsehne zu erzielen ist, so von der Kniescheibe, von der Quadricepssehne oberhalb der Patella, von der Tibia (Verbreiterung der reflexogenen Zone), ferner daß die Zuckung abnorm stark ist und auf andere Muskeln, so z. B. die Adductoren übergreift. Auch kann es zu wiederholten Zuckungen, zum Patellarklonus kommen. Dieser kann in solchen Fällen auch dadurch erzielt werden, daß man die Patella von oben mit Daumen und Zeigefinger umgreift, sie mit kräftigem Ruck nach abwärts zieht und so eine Dehnung des Muskels hervorruft.

Der Achillessehnenreflex wird erzielt durch Beklopfen der Achillessehne; er besteht in einer Zuckung der Wadenmuskulatur; er ist beim Gesunden ebenso konstant wie der Patellarreflex. Die vielfach verbreitete Meinung, daß er auch beim Normalen fehlen kann, ist wohl darauf zurückzuführen, daß seine Prüfung schwieriger ist und mehr Übung erfordert als die des Kniephänomens. Zu beachten ist nur, daß bei lokalen Veränderungen, so bei Erkrankungen des Fußgelenks und seiner Umgebung, bei Ödemen u. ä., er nicht auslösbar sein kann.

Die Prüfung kann auf 3 Arten geschehen: 1. der Kranke befindet sich in Rückenlage; der Untersucher hebt den Fuß des Kranken, den er in seinem vorderen Teil erfaßt, von der Unterlage in die Höhe, indem er gleichzeitig das Knie beugt und den Fuß leicht dorsal flektiert, um eine leichte Anspannung der Achillessehne zu erzielen. Ein Schlag mit dem Hammer auf die Achillessehne löst den Reflex aus, der sich in einer Plantarflexion des Fußes zu erkennen gibt. 2. Der Kranke befindet sich in Bauchlage. Der Untersucher hebt den Unterschenkel des Kranken an, übt einen leichten Druck auf den vorderen Teil der Fußsohle im Sinne der Dorsalflexion aus und beklopft dann die Sehne. 3. Der Patient kniet auf einem Stuhl mit herunterhängenden Füßen, Beklopfung der Sehne am freihängenden Fuß oder unter leichter passiver Dorsalflexion. Auf diese von BABINSKI angegebene Art läßt sich der Reflex oft noch erzielen, wenn es mit den ersten beiden Methoden nicht gelingt. Ist der Achillessehnenreflex lebhaft, so läßt er sich auch durch einen Schlag gegen den vorderen Teil der Fußsohle auslösen. Bei Steigerung des Reflexes kommt es häufig zum Fußklonus. Der Muskel antwortet dann auf das Beklopfen der Sehne mit wiederholten Zuckungen in rhythmischer Folge. Der Klonus läßt sich meist besser dadurch auslösen, daß man in der unter 1. angegebenen Stellung die Fußspitze anfaßt und eine schnelle ruckartige Dorsalflexion ausführt und damit die Sehne dehnt. Der Muskel gerät dann in deutlichen Klonus, der in ausgeprägten Fällen unerschöpflich bestehen bleibt, solange der Untersucher mit der Hand einen leichten Druck auf den Fuß im Sinne der Dorsalflexion ausübt. Bei geringerer Ausprägung des Phänomens hört der Klonus nach einigen Zuckungen auf. An den klonischen Zuckungen beteiligt sich in der Regel ausschließlich der Soleus, nicht der Gastrocnemius.

Der echte Fußklonus ist nicht zu verwechseln mit dem tremorartigen Pseudoklonus. Bei ersterem erfolgen die Zuckungen in regelmäßigem Rhythmus und regelmäßiger Amplitude, während bei letzterem beides wechselt. Ferner treten beim Pseudoklonus neben der Plantarflexion auch aktive Dorsalflexionen auf, was beim echten Klonus nicht der Fall ist.

Die Sehnenphänomene an den oberen Extremitäten sind weniger konstant und darum auch in ihrer diagnostischen Bedeutung geringer. Am regelmäßigsten ist der Tricepsreflex auszulösen. Der Untersucher läßt den gebeugten Vorderarm des Kranken in seiner eigenen Hand ruhen und beklopft die Tricepssehne dicht über dem Olecranon. Die Zuckung im Muskel ist in der Regel leicht zu beobachten. Bei der Kürze der Tricepssehne ist darauf zu achten, daß man diese auch tatsächlich trifft und nicht die daneben liegenden Muskelbündel, deren direkte mechanische Reizung einen Reflex vortäuschen kann. Diese Kontraktion beschränkt sich jedoch auf die getroffenen Muskelbündel im Gegensatz zu der echten Reflexzuckung, die den ganzen Muskel betrifft. Auch im Biceps läßt sich meist ein Reflex durch Beklopfen der Sehne auslösen.

Die Periostreflexe stehen den Sehnenphänomenen nahe. Bei Beklopfung bestimmter Perioststellen tritt eine Muskelkontraktion ein. Nach neueren Untersuchungen ist es wahrscheinlich, daß sie mit den Sehnenphänomen identisch sind (HOFFMANN), da wohl auch hier die Dehnung des Muskels das Reizmoment ist. Zu erwähnen ist der Radiusperiostreflex. Bei gebeugtem in Mittelstellung zwischen Pronation und Supination befindlichen Vorderarm beklopft man das distale Ende des Radius. Es erfolgt eine Zuckung im Biceps und im Brachioradialis.

Der Masseterreflex wird ausgelöst, indem man bei leicht geöffnetem Munde auf die Protuberantia mentalis klopft. Es erfolgt dann eine Zuckung in beiden Masseteren. Man kann den Reflex auch so hervorrufen, daß man einen Spatel auf die untere Zahnreihe legt und dann auf diesen einen Schlag mit dem Hammer ausübt. Bei Steigerung des Reflexes kann es zum Masseterklonus kommen.

Wie schon erwähnt, können bei Steigerung der Reflexe solche von vielen Sehnen und Knochenpunkten ausgelöst werden, so an den Hand- und Finger-beugern (Hand- und Fingerklonus), an den Adductoren des Oberschenkels, an den Kniebeugern, ferner durch Beklopfen der Scapula, wobei eine Kontrak-tion des Delta erfolgt usw.

Der Reflexbogen der Sehnen- und Periostreflexe besteht in seinem zentri-petalen Teil aus den sensiblen Muskelnerven, dem peripheren Nervenstamm und der hinteren Wurzel. Der Reiz wird dann durch das Hinterhorn und die Reflex-Kollateralen zum Vorderhorn geleitet. Der zentrifugale Schenkel besteht aus der Vorderhornzelle, der vorderen Wurzel und dem peripheren motorischen Nerven. Der Reflexbogen verläuft bei allen erwähnten Reflexen durch das Rückenmark, und zwar beim Achillessehnenreflex durch das Sakralmark, beim Patellarreflex durch das Lendenmark, bei den Armreflexen durch das Halsmark, beim Masseterreflex durch die Medulla oblongata.

Das Fehlen der Sehnenreflexe ist in der Regel mit einer Herabsetzung des Muskeltonus verbunden und zeigt an, daß der Reflexbogen an irgend einer Stelle geschädigt ist. Es kommt daher bei den verschiedenartigsten organischen Erkrankungen des Nervensystems vor, so insbesondere bei Tabes, ferner bei Syringomyelie, bei Herderkrankungen des Rückenmarks, wie Tumoren, Myeli-tiden usw., wenn sie sich in den Rückenmarkssegmenten befinden, in welchen das Reflexzentrum des betreffenden Reflexes liegt. Ferner fehlen die Reflexe bei allen Erkrankungen, welche zu Lähmungen und Atrophien der Muskeln führen, so bei Läsionen der Vorderhörner (Poliomyelitis usw.), bei Schädigungen der peripheren motorischen Nerven (Neuritis, Polyneuritis, Nervenverletzungen). Aber auch ohne daß Lähmungen der Muskeln vorliegen, können Erkrankungen der peripheren Nerven in ihrem sensiblen Anteil, so z. B. eine rein sensible Polyneuritis Aufhebung der Sehnenreflexe bewirken.

Schwieriger zu beurteilen und daher diagnostisch nicht so eindeutig ist die Herabsetzung der Sehnenreflexe. Da die Stärke der Phänomene schon bei Normalen erheblich schwankt, ist auf eine Herabsetzung nur dann etwas zu geben, wenn sie sehr erheblich ist, wenn z. B. die Kniereflexe nur mit großer Mühe und schwer zu erzielen sind. Bei den Achillessehnenreflexen und in noch höherem Maße bei den anderen erwähnten Phänomen ist selbst dann die pathologische Bedeutung noch zweifelhaft. Anders ist es, wenn die Herab-setzung einseitig ist. Unter normalen Umständen sind die Reflexe auf beiden Seiten gleich, wenn nicht lokale Veränderungen (Gelenkerkrankungen, ge-heilte Frakturen u. ä.) vorliegen. Eine einseitige Herabsetzung bedeutet dann diagnostisch im Prinzip das gleiche für die betroffene Seite wie das Fehlen, nur daß eine quantitativ geringere Schädigung vorliegt.

Die Erhöhung der Sehnenreflexe gibt sich, wie schon erwähnt, kund in der leichten Auslösbarkeit, in der Stärke der Reaktion, in der Verbreiterung der reflexogenen Zone und in dem Auftreten von klonischen Zuckungen. Ob die Steigerung pathologisch ist oder nicht, ist schwer zu beurteilen, da auch unter normalen Umständen recht lebhafte Reflexe vorkommen (insbesondere bei neuropathischen Menschen), von denen die durch organische Leiden bedingte Erhöhung schwer zu unterscheiden ist. Echter Klonus kommt jedoch nur organisch bedingt vor (während der oben erwähnte Pseudoklonus auch bei funktionellen Nervenleiden auftritt). Ebenso weist eine einseitige Steigerung der Reflexe stets auf eine organische Ursache hin. Die organisch bedingte Steigerung der Sehnenreflexe ist gewöhnlich mit Spasmen in der Muskulatur verbunden. Sie ist bedingt durch eine Läsion der Pyramidenbahn an irgend einer Stelle ihres Verlaufs. Wir müssen annehmen, daß die Pyramidenbahn auf den Reflexbogen einen hemmenden Einfluß ausübt, so daß ihre Schädigung zu einer Enthemmung und damit zu einer Steigerung des Reflexes führt. Die Beurteilung, ob eine Steigerung der Sehnenreflexe auf eine Läsion der Pyramidenbahn zurückzuführen ist, wird wesentlich erleichtert durch die Prüfung der unten zu erwähnenden, für Pyramidenbahnerkrankungen charakteristischen Reflexe (Babinski usw.).

Die Hautreflexe bestehen darin, daß auf eine Reizung der sensiblen Organe in der Haut eine Muskelkontraktion eintritt. Sie werden in der Regel am leichtesten ausgelöst durch länger dauernde Reize, bei denen eine Summation zustande kommt, insbesondere durch Striche über die Haut; aber auch Stiche und Temperaturreize können sie hervorrufen. Die ausgelösten Bewegungen können hier wie bei den Sehnenreflexen einfacher Natur sein, sie können aber auch in komplizierten, auf größere Muskelgebiete übergreifenden, an Willkürbewegungen erinnernden Reaktionen bestehen.

Die wichtigsten sind der Bauchdeckenreflex, der Cremasterreflex und der Fußsohlenreflex. Der Bauchdeckenreflex wird ausgelöst, indem man auf der Bauchhaut mit dem Stiel des Perkussionshammers oder einem ähnlichen Instrument in senkrechter Richtung hinüberstreicht. Es erfolgt dann eine kurz dauernde Kontraktion der Bauchmuskulatur, und zwar vorwiegend des Obliquus externus. Wir unterscheiden einen oberen, mittleren und unteren Bauchdeckenreflex, je nachdem die Reizung oberhalb des Nabels, in dessen Höhe oder unterhalb von ihm erfolgt. Es kontrahieren sich dann immer die entsprechenden Teile der Bauchmuskeln. Dies ist auch an der Verziehung des Nabels nach oben bzw. nach der Seite oder unten zu erkennen. Es ist erforderlich, daß der Kranke glatt ausgestreckt bequem auf der Unterlage liegt, hierbei auch nicht den Kopf hebt, da jede Anspannung der Bauchmuskeln den Reflex aufzuheben geeignet ist. Die Bauchdeckenreflexe verlaufen in ihrem sensiblen und motorischen Teil in den Intercostalnerven, ihr spinales Reflexzentrum liegt im Dorsalmark. Sie können fehlen bei schlaffen Bauchdecken, insbesondere bei Frauen, die mehrfach geboren haben, aber auch bei sehr fetten Bauchdecken, ferner im Bereiche von Narben am Bauche. Im übrigen sind sie, insbesondere bei jungen Personen mit straffen Bauchdecken, konstant, so daß ihr Fehlen diagnostisch verwertet werden kann. Die Bauchdeckenreflexe fehlen bzw. sind herabgesetzt in der Regel, wenn auch nicht immer, bei Hemiplegien auf der Seite der Lähmung. Sie fehlen insbesondere, und zwar meist auf beiden Seiten bei multipler Sklerose (doppelseitige Pyramidenbahnerkrankung, Herde im Dorsalmark) und können hier ein wichtiges Frühsymptom darstellen. Bei Herderkrankungen im Dorsalmark, z. B. Tumoren, fehlen die Bauchdeckenreflexe, wenn die Erkrankung in der Höhe ihres spinalen Zentrums lokalisiert ist, sie können hier für die Höhendiagnose von Bedeutung sein. Es kann sich auch der obere, der mittlere und untere Bauchdeckenreflex verschieden verhalten und damit wichtige Hinweise für die Segmentdiagnose geben. Steigerung der Bauchdeckenreflexe kommt bei Hyperästhesien im Bereich des Bauches (Tabes, Headsche hyperästhetische Zone) vor; sie spielt diagnostisch keine erhebliche Rolle.

Der Cremasterreflex wird ausgelöst durch Striche an der Innenseite des Oberschenkels; es erfolgt dann eine Kontraktion des Cremasters mit deutlich sichtbarer Hebung des Hodens derselben Seite, manchmal jedoch auch gleichzeitig auf der anderen Seite. Er ist normalerweise fast immer vorhanden. Unterschiede zwischen beiden Seiten können sich finden bei Varicocele und anderen Anomalien des Scrotum. Bei Hemiplegien ist der Reflex meist auf der Seite der Lähmung herabgesetzt oder fehlt. Sein Fehlen oder Vorhandensein kann von Bedeutung sein für die Höhendiagnose bei spinalen Prozessen.

Der Fußsohlenreflex wird ausgelöst durch Bestreichen der Fußsohle mit dem Stiel des Perkussionshammers oder auch durch Stiche mit einer Nadel; es erfolgt sodann eine mehr oder minder ausgiebige Fluchtbewegung, die in einer Dorsalflexion des Fußes, Knie- und Hüftbeugung besteht. Gleichzeitig tritt eine Plantarreflexion der Zehen (vorwiegend in den Grundphalangen) und eine Anspannung des Tensor fasciae latae ein. Der Reflex ist auch beim Normalen sehr verschieden stark. Öfters genügen schon sehr schwache Reize, um eine kräftige Fluchtbewegung hervorzurufen. In anderen Fällen erfolgt nur auf stärkere Reize eine schwache Reaktion, die sich dann gewöhnlich auf die Plantarflexion der Zehen und die Innervation des Tensor fasciae latae beschränkt. Die Herabsetzung und die Steigerung des Fußsohlenreflexes, der an sich schon sehr variabel in der Stärke ist, spielt diagnostisch keine erhebliche Rolle. Er kann fehlen bzw. herabgesetzt sein bei Hemiplegien auf der Seite der Lähmung, bei Erkrankungen im Gebiete des Ischiadicus oder der Sakralwurzeln, insbesondere wenn sie mit sensiblen Störungen an der Fußsohle oder Lähmungen im Bereiche der Beinmuskulatur verbunden sind. Seine besondere Bedeutung erhält der Reflex durch die zuerst von Babinski beschriebene und nach ihm benannte Modifikation. Bei Erkrankungen der Pyramidenbahn, welcher Art sie auch seien, ist der Reflex derart verändert, daß anstatt der Plantarflexion der Zehen eine Dorsalflexion der großen Zehe eintritt. Diese Bewegung erfolgt erheblich langsamer als es beim normalen Reflex der Fall ist. Die anderen Zehen bleiben entweder in Ruhe oder sie führen eine Plantarflexion unter gleichzeitiger fächerförmiger Spreizung aus. Der Babinskische Reflex ist in der Regel am besten auszulösen durch Bestreichen des lateralen Sohlenrandes. Man muß die Reizstärke so abmessen, daß möglichst nur eine Bewegung der Zehen erfolgt; auch ist es zweckmäßig, mit der anderen Hand den Fuß des Kranken zu fixieren, um jede störende Fußbewegung zu verhindern. Der Babinskische Reflex ist mit wenigen noch zu erwähnenden Ausnahmen beweisend für das Vorhandensein einer organischen Erkrankung der Pyramidenbahn (Hemiplegie, multiple Sklerose, amyotrophische Lateralsklerose usw.). Er wird bei einer solchen nur selten vermißt; sein Vorhandensein kann unter Umständen das einzige Zeichen einer organischen Erkrankung und damit entscheidend für die Diagnose sein. Sonst kommt der Babinskische Reflex als vorübergehende Erscheinung vor: in und nach dem epileptischen Anfall, im Koma, in der Scopolaminnarkose, mitunter auch im Schlaf. Wichtig ist, daß er bei Kindern im ersten Lebensjahr in der Regel normalerweise besteht, hier also keine pathologische Bedeutung hat.

Das Resultat der Prüfung des Babinskischen Reflexes ist manchmal nicht eindeutig. Man sieht mitunter auch normalerweise eine Dorsalflexion der Zehen, insbesondere bei Reizung am Großzehenballen. Diese unterscheidet sich jedoch von dem eigentlichen Babinski durch die Schnelligkeit der Bewegung und die Beteiligung aller Zehen an der Streckung. Ferner kommt es vor, daß man bald eine Plantar-, bald eine Dorsalflexion erhält, ja daß unter vielfachen Plantarflexionen nur eine oder andere Dorsalflexion zu beobachten ist. Entscheidend für die Diagnose ist dann immer das Auftreten der Dorsalflexion; wenn diese auch nur wenige Male einwandfrei in der charakteristischen Form beobachtet worden ist, so ist dies beweisend für die Pyramidenbahnerkrankung.

Es ist wahrscheinlich, daß der Babinskische Reflex keine Modifikation des normalen Fußsohlenreflexes darstellt, sondern daß er ein neuer Reflex ist, der bei der Pyramidenbahnerkrankung zum Vorschein kommt. Fehlt, wie es vorwiegend der Fall ist, gleichzeitig der normale Plantarreflex, so kommt der Babinski rein zum Vorschein. Bestehen beide

Reflexe nebeneinander, so kommt es zur Konkurrenz zwischen ihnen und so erklärt sich das soeben beschriebene Verhalten. Man kann auch beobachten, daß von einer Stelle der Fußsohle der normale Reflex, von anderen der pathologische zu erzielen ist.

Der Babinski kann auch von anderen Stellen der Fußsohle auslösbar sein, so vom Fußrücken, vom Unterschenkel durch Druck auf die Wade, gelegentlich auch von der Innenseite des Oberschenkels aus.

Im Anschluß an das BABINSKISCHE Phänomen seien hier noch einige andere Reflexe beschrieben, die ebenso wie dieses bei Pyramidenbahnerkrankungen auftreten.

Das OPPENHEIMSche Phänomen: Fährt man mit dem Daumen kräftig an der Innenseite des Unterschenkels herab, so kommt es normalerweise entweder zu keiner Reflexbewegung oder zu einer Plantarreflexion der Zehen. Bei Pyramidenbahnerkrankungen erfolgt dagegen eine Dorsalflexion des Fußes und der Zehen.

Das Phänomen von ROSSOLIMO: Beklopfen der Plantarfläche der Zehen ruft eine Plantarflexion der Zehen hervor.

Der von K. MENDEL und BECHTEREW beschriebene Reflex: beim Beklopfen des Fußrückens in seinem proximalen lateralen Teil tritt eine Plantarreflexion der Zehen ein. Alle drei Reflexe kommen unter den gleichen Bedingungen zum Vorschein wie der BABINSKISCHE Reflex, also bei Pyramidenbahnerkrankungen. Sie sind nicht so konstant wie dieser, können aber, wenn er fehlt oder zweifelhaft ist, für die Diagnose von erheblicher Bedeutung sein.

Von den Schleimhautreflexen ist zu erwähnen der Conjunctival- und Cornealreflex. Berührt man die Bindehaut oder die Hornhaut des Auges mit einem stumpfen Gegenstand, etwa dem Knopf der Stecknadel, in vorsichtiger Weise (unter Vermeidung einer Berührung der Lider oder der Wimpern), so erfolgt ein reflektorischer Lidschluß durch Kontraktion des Orbicularis oculi. Die Stärke des Reflexes ist auch unter normalen Umständen sehr verschieden. Der Conjunctivalreflex kann auch bei Normalen fehlen; der Cornealreflex ist dagegen konstant. Er ist am besten durch Berührung des Limbus der Hornhaut zu erzielen. Bei der Prüfung ist das Pupillengebiet zu vermeiden, damit nicht der Gesichtseindruck einen Abwehrreflex erzeugt. Der Reflex fehlt naturgemäß bei allen Lähmungen des Facialis (Unterbrechung des motorischen Schenkels des Reflexbogens) und bei Affektionen des ersten Trigeminusastes, der seinen sensiblen Schenkel darstellt. Seine Bedeutung liegt darin, daß das Fehlen des Cornealreflexes das erste Anzeichen einer Schädigung des Trigeminus sein kann, so z. B. bei Neubildungen an der Gehirnbasis. Auch spielt der Reflex bei der Feststellung der Tiefe einer Narkose oder eines Komas eine Rolle.

Der Gaumenreflex besteht darin, daß bei Berührung des weichen Gaumens (mit dem Spatel oder der Sonde) dieser gehoben wird. Der Rachenreflex äußert sich in einer Würgbewegung bei Berührung der hinteren Pharynxwand. Beide Reflexe spielen diagnostisch keine erhebliche Rolle.

Der Rachenreflex variiert in seiner Stärke bei Normalen erheblich und kann auch ganz fehlen. Dem Ausbleiben des Reflexes bei Hysterie wurde früher eine Bedeutung beigemessen, die er jedoch kaum besitzt. Bei bulbären Erkrankungen können beide Reflexe fehlen.

Von pathologischen Schleimhautreflexen ist noch zu erwähnen der Freßreflex von OPPENHEIM. Er kommt bei organischen Hirnerkrankungen, insbesondere bei Pseudobulbärparalyse vor. Bei Bestreichen der Lippen oder der Zunge werden dann Saug- und Schluckbewegungen ausgelöst. Ebenfalls bei doppelseitigen Großhirnherden wird der harte Gaumenreflex beobachtet. Bei Bestreichen des harten Gaumens erfolgt eine Kontraktion der Lippenmuskulatur.

Sensibilitätsprüfung.

Bei der Sensibilitätsprüfung muß nach Möglichkeit Vollständigkeit angestrebt werden sowohl in der Untersuchung aller Empfindungsarten als auch in der Feststellung des Gesamtgebietes, in welchem eine Störung vorliegt. Da die Störung keineswegs immer alle Qualitäten betrifft, so ist man nur dann sicher das Vorliegen einer solchen auszuschließen, wenn man alle Sensibilitätsarten geprüft hat. Auch ist die Verteilung der Störung auf die verschiedenen Qualitäten oft von diagnostischer Bedeutung. Die Abgrenzung des Bezirks, in welchem eine Beeinträchtigung der Sensibilität vorliegt, muß mit möglichster Exaktheit erfolgen, da die Form dieses Gebietes für die Unterscheidung peripherer und zentraler, organischer und funktioneller Affektionen, für die Lokalisation spinaler Prozesse usw. wichtig ist. Zunächst ist es hierbei wesentlich, die Grenzen des Gebietes festzustellen, in welchem überhaupt eine Störung vorliegt; doch muß auch eine Prüfung erfolgen, inwieweit die Störung in diesem Bezirke gleichmäßig besteht oder ob Unterschiede in der Intensität oder in der Verteilung auf die einzelnen Qualitäten vorliegen. Auch die Bestimmung dieser Grenzen kann von Bedeutung sein.

Die Sensibilitätsprüfung stellt an die Aufmerksamkeit des Patienten und die Geduld des Untersuchers erhebliche Ansprüche. Da wir bei den Untersuchungen größtenteils Reize benützen, die an der Grenze der Wahrnehmbarkeit stehen, da wir ferner von dem Kranken ein Urteil darüber verlangen, ob Empfindungen voneinander verschieden sind, so muß der Arzt darauf achten, daß die Aufmerksamkeit des Patienten dauernd konzentriert bleibt; auch sollen bei längerer Untersuchung Ruhepausen eingeschaltet werden. Bei Kranken mit psychischen Störungen, bei durch Schmerz und andere Beschwerden stark abgelenkten Patienten, bei kleinen Kindern wird man mitunter auf eine genaue Prüfung verzichten müssen und sich mit gröberen Feststellungen begnügen. Doch wird es einem geduldigen und geübten Untersucher auch unter schwierigen Umständen gelingen, eine exakte Empfindungsprüfung anzustellen. Bei Kindern ist es oft zweckmäßig, die Untersuchung in Form eines Spiels o. ä. einzukleiden. Bei benommenen Kranken, bei Kindern, die sich sprachlich noch nicht ausreichend verständigen können, muß man sich darauf beschränken, aus den motorischen Reaktionen, aus Abwehrbewegungen und Schmerzäußerungen einen Schluß auf die Sensibilität zu ziehen.

Wir benutzen zur Prüfung entweder Reize, die sich in ihrer Stärke nur wenig über der Wahrnehmungsgrenze befinden (Schwellenreize) und stellen fest, ob sie wahrgenommen werden oder nicht. Oder wir benutzen deutlich wahrnehmbare Reize und prüfen, ob sie in gleicher, herabgesetzter oder erhöhter Stärke wahrgenommen werden, wie an normalen Stellen gleicher Empfindlichkeit. Hierfür ist eine zum mindesten allgemeine Kenntnis der normalen topographischen Verteilung der Sensibilität erforderlich, da keineswegs der gleiche Reiz an allen Körperstellen auch gleich empfunden wird. Auch ist diese Verteilung für die verschiedenen Empfindungsqualitäten nicht übereinstimmend.

Am exaktesten wäre es natürlich die Empfindungen quantitativ zu messen, indem man den Schwellenwert bestimmt und feststellt, ob er dem Normalwert der betreffenden Körperstelle entspricht oder nicht. Hierzu sind Apparate notwendig, die die Reizgröße quantitativ messen und Angaben, aus denen wir die Normalwerte ersehen können. Beide Forderungen sind bisher nur zum Teil erfüllt. Wo uns die entsprechenden Grundlagen zur Verfügung stehen, ist jedoch die Untersuchung so umständlich und zeitraubend, daß sie im wesentlichen nur für wissenschaftliche Zwecke und nur ausnahmsweise für besondere klinische Aufgaben in Betracht kommt.

Zu bemerken ist, daß die Untersuchung der Schwellenwerte und die Prüfung mit überschwelligen Reizen nicht immer übereinstimmende Resultate ergibt, so kann bei

Überempfindlichkeit (Hyperästhesie) der Schwellenwert normal oder erhöht sein, während bei stärkeren Reizen eine Überempfindlichkeit zutage tritt.

Die Sensibilität ist über die Körperoberfläche nicht kontinuierlich verteilt, sondern sie beschränkt sich auf einander sehr nahe liegende, mit verschiedener Dichtigkeit verteilte Empfindungspunkte (Druck, Schmerz, Wärme- und Kältepunkte) (Blix, Goldscheider), die durch Berührung mit punktförmigen Reizen festgestellt werden können. Von einem derartigen Empfindungspunkt aus wird durch jeden (mechanischen, elektrischen usw.) Reiz stets nur die für ihn spezifische Empfindungsart ausgelöst. Die Verschiedenheit der Empfindlichkeit an den einzelnen Körperstellen ist vor allem auf den mehr oder minder großen Reichtum an diesen Punkten zurückzuführen. Das Aufsuchen der Punkte ist im allgemeinen für klinische Zwecke nicht erforderlich.

Die exakte Feststellung der Grenzen der Empfindungsstörung kann erhebliche Schwierigkeiten machen. Die empfindende und die anästhetische Zone sind oft nicht scharf voneinander getrennt, sondern gehen allmählich ineinander über. Aber auch bei scharfer Grenze begegnet es häufig, daß die Grenze verschieden ist, je nachdem man von dem empfindenden Gebiet in das nichtempfindende fortschreitet oder umgekehrt. Im ersten Falle sind die Grenzen meist enger als im zweiten. Es liegt dies vor allem an der mangelnden Aufmerksamkeit des Kranken, der in der gleichen Antwort perseveriert, auch wenn die Empfindung sich bereits geändert hat; zum Teil kommen auch wohl Nachempfindungen als störendes Moment in Betracht. Meist gelingt es jedoch bei genügender Anspornung der Aufmerksamkeit diese Fehlerquellen auf ein Mindestmaß zu beschränken.

Wir beginnen die Untersuchung der Sensibilität mit der Prüfung der Berührungs- und Druckempfindung. Beide sind grundsätzlich nicht voneinander verschieden, da bei beiden das gleiche Reizmoment, der auf die Haut ausgeübte Druck wirksam ist. In dem einen Falle handelt es sich um Druck von sehr geringem Grade, während im anderen Falle ein stärkerer Druck stattfindet. Bei leichter Berührung werden nur die in der Haut selbst gelegenen Nervenendigungen erregt, während bei stärkerem Druck die in den tieferen Teilen gelegenen sensiblen Organe mit in Anspruch genommen werden. Nach neueren Untersuchungen (Frey, Goldscheider) ist es jedoch wahrscheinlich, daß auch für die Wahrnehmung des stärkeren Drucks die in der Haut gelegenen sensiblen Endorgane die wesentliche Grundlage bilden. Die Störungen der Berührungs- und Druckempfindung gehen nicht immer miteinander parallel. Will man, was für die meisten diagnostischen Zwecke von besonderer Wichtigkeit ist, die Ausdehnung der Berührungsempfindungsstörung exakt feststellen, so muß man die Reize so schwach wählen, daß sie sich nahe der Schwelle befinden. Man benutzt hierzu Berührungen mit einem feinen weichen Pinsel oder einem Wattebäuschchen, mit dem man über die Haut ganz leicht hinüberstreicht. Man kann auch Berührungen mit dem eigenen Finger vornehmen und hat dabei an seiner eigenen Empfindung einen Maßstab für die Stärke des sensiblen Eindrucks; doch ist es auf die Dauer etwas ermüdend so fein abgemessene Berührungen mit dem Finger auszuführen. Sensible Reize dieser Art werden mit noch zu erwähnenden Ausnahmen überall am Körper mit Sicherheit wahrgenommen. Die Reize befinden sich so nahe der Schwelle, daß man, wenn sie überhaupt empfunden werden, eine Störung der Berührungsempfindung mit größter Wahrscheinlichkeit ausschließen kann. Man kann jedoch der Sicherheit wegen dann auch noch so vorgehen, daß man den Patienten die Intensität und Art der Empfindung an den untersuchten mit an gesunden Stellen mit den gleichen Reizen erzeugten Empfindung vergleichen läßt.

Die Berührungsempfindung zeigt an der gesamten Hautoberfläche keine wesentliche Verschiedenheit, so daß sie praktisch als gleich gesetzt werden kann; nur an einigen Hautstellen fehlt die Empfindung für feinste Berührungen. Diese muß man kennen, um nicht fälschlich Störungen anzunehmen. Es ist dies die Glans penis, die Mamillen mit einem mehr oder minder großen Bezirk des Warzenhofes, ferner auch diejenigen Stellen, wo sich Haut über Knochen spannt, so an den Malleolen, am Ellbogen, an den Fingerknöcheln bei gebeugten Fingern. Sobald bei Streckung dieser Gelenke die Hautspannung nachläßt, ist auch die Berührungsempfindung vorhanden. Auch an Stellen mit Schwielen und Hornhautbildungen (Fußsohlen, Handflächen) ist die Berührungsempfindung oft unsicher.

Bei der Untersuchung geht man so vor, daß man bei geschlossenen Augen des Patienten die Berührung ausführt, jedesmal durch ein „jetzt" die Aufmerk- samkeit des Kranken erweckt, ihn mit ja oder nein angeben läßt, ob er etwas wahrgenommen hat oder nicht. Dadurch, daß man gelegentlich ein „jetzt" einschaltet, ohne zu berühren, wird geprüft, ob der Kranke aufpaßt. Durch systematische Prüfung stellt man dann die Grenzen der Störung fest, die man auf die Haut zeichnet und dann in ein Körperschema (das am besten keine Einzeichnung der sensiblen Versorgungsgebiete enthält) einträgt.

Zur Prüfung der Druckempfindung in den Gebieten gestörter Berührungs- empfindung wendet man Berührungen mit stärkerem Druck an (Fingerkuppe, Nadelkuppe u. ä.) und stellt auf diese Weise fest, in welchem Teile des Ge- bietes auch die Wahrnehmung stärkeren Druckes gestört ist. Schwieriger ist die Feststellung einer Störung der Druckempfindung in Gebieten erhaltener Berührungsempfindung; auch dies kommt vor, insbesondere bei zerebralen Empfindungsstörungen. Es äußert sich darin, daß die feineren Berührungen wahrgenommen, aber von den mit stärkerem Druck ausgeübten nicht unter- schieden werden können. Der Untersucher läßt seine Fingerkuppe dauernd auf der betreffenden Hautstelle des Kranken liegen, übt in Zwischenräumen einen leichten Druck aus und stellt fest, ob dieser wahrgenommen wird. Man hat dabei darauf zu achten, daß keine Bewegung des geprüften Gliedabschnittes stattfindet. Bei Störungen der Druckwahrnehmung werden Drucke entweder gar nicht oder erst bei stärkerem Druck, als normalerweise, von der Berührung unterschieden.

Zur Prüfung der Schmerzempfindung bedienen wir uns in der Regel auch mechanischer Reize. Wenn auf die Haut ein Druck ausgeübt wird und dieser eine gewisse Höhe überschreitet, so tritt zu der Druckempfindung eine Schmerzempfindung hinzu. Je kleiner die drückende Fläche ist, bei um so ge- ringeren Druckwerten tritt die Schmerzempfindung auf, um so mehr ist die Schmerzsinnschwelle der Drucksinnschwelle angenähert. Wir bedienen uns darum zur Auslösung der Schmerzempfindung vorzugsweise äußerst kleiner Flächen, nämlich der Nadelspitzen. Ein Eindringen der Spitze in die Haut ist zur Auslösung der Schmerzempfindung nicht erforderlich.

Große Druckflächen benutzen wir im wesentlichen nur zur Prüfung gesteigerter Druck- schmerzhaftigkeit. Der Untersucher bedient sich hierzu vorzugsweise seiner eigenen Finger- kuppen, mit denen er auf Muskeln, Nervenstämme, Knochen usw. einen mehr oder minder starken Druck ausübt. An manchen Körperstellen besteht normalerweise Schmerzhaftig- keit auf Druck, deren Fehlen von diagnostischer Bedeutung (Tabes) sein kann, so am Hoden, ferner an der Achillessehnen bei seitlichem Druck.

Im allgemeinen reicht für die Prüfung der Schmerzempfindung eine Steck- nadel mit feiner Spitze aus, mit der Stiche auf die Haut ausgeübt werden. Bei Vergleichsreizen müssen die Stiche immer mit der gleichen Stärke ausgeführt werden. Dies ist Sache der Übung. Es ist leichter die Gleichmäßigkeit des Stiches innezuhalten, wenn man mehrere Stiche kurz hintereinander, als wenn man einen einzigen Stich vollführt. Es gibt auch kleine Apparate, bei denen die Nadel an einer Spiralfeder befestigt ist, welche die Gleichmäßigkeit des beim Stechen ausgeübten Druckes sicherstellt.

Zur Bestimmung der Schmerzsinnschwelle dienen Apparate (Algesimeter), bei denen der Druck, mit welchem die Nadel gegen die Haut gedrückt wird, gemessen wird. Für feinere Untersuchungen, insbesondere zu wissenschaftlichen Zwecken sind diese Instrumente gut brauchbar, für klinische Zwecke jedoch meist entbehrlich. Mit ähnlichen Apparaten kann auch die Schmerzschwelle für größere Druckflächen bestimmt werden.

Man überzeugt sich durch Befragen davon, ob der Kranke einen Stich von mäßiger Stärke als schmerzhaft empfindet. Gröbere Störungen geben sich dabei in einem Ausbleiben der Schmerzempfindung kund. Leichtere Störungen, bei denen die Schmerzempfindung nicht aufgehoben, sondern nur mehr oder minder stark herabgesetzt ist, stellt man dadurch fest, daß man an symmetrischen Stellen mit gleicher Stärke sticht und den Kranken angeben läßt, ob eine Differenz zwischen beiden Seiten besteht. Dabei ist jedoch zu beachten, daß der Unterschied ebensowohl eine Herabsetzung auf der einen Seite (Hypalgesie), wie eine Erhöhung auf der anderen Seite (Hyperalgesie) bedeuten kann. Durch Vergleiche mit anderen normalen Hautstellen ist die Entscheidung jedoch in der Regel leicht zu treffen. Meist heben sich auch die hypalgetischen Gebiete von der normal empfindenden Umgebung deutlich ab, so daß eine Abgrenzung des Gebietes der Empfindungsstörung in ähnlicher Weise wie bei der Berührungsempfindung erfolgen kann. Bei doppelseitiger Störung ist ein Vergleich mit symmetrischen Hautstellen nicht möglich. Es kann dann die Feststellung leichter Herabsetzungen oder Erhöhungen mitunter Schwierigkeiten bereiten, weil die Schmerzempfindung an der Körperoberfläche nicht so gleichmäßig verteilt ist wie die Berührungsempfindung. Es ist manchmal nicht leicht zu entscheiden, ob ein angegebener Unterschied diese physiologischen Differenzen überschreitet. An symmetrischen Hautstellen ist die Schmerzempfindung normalerweise immer völlig gleich. Im allgemeinen ist die Schmerzempfindlichkeit für Nadelstiche geringer an Stellen, wo die Haut verdickt ist, dagegen lebhaft, wo die Haut in dünner Schicht auf harter Unterlage liegt. Auch die Gelenkgegenden pflegen besonders empfindlich zu sein, so die Volarfläche des Handgelenkes, die Gegend der Fingergelenke usw. Das Gesicht ist gegen Schmerzreize stark empfindlich, am meisten die Gegend um die Nasenlöcher herum. Verhältnismäßig unempfindlich ist die Beckengegend, die Außenflächen der Oberschenkel; auch die Schleimhäute sind im allgemeinen weniger empfindlich als die Haut.

Die Schmerzempfindung zeigt erhebliche individuelle Differenzen. Bei Schwachsinnigen, bei Degenerierten sieht man nicht selten eine allgemeine Abstumpfung gegen Schmerzreize.

Bei mehrfach wiederholten Nadelstichen nimmt die Schmerzempfindung etwas zu. Diese Summationserscheinung kann in pathologischen Fällen erheblich verstärkt sein; es kann dann eine Unterempfindlichkeit nach mehreren Stichen einer Überempfindlichkeit Platz machen. Diese Erscheinung kann die genaue Grenzbestimmung einer Störung sehr erschweren.

Unter pathologischen Bedingungen (z. B. bei Tabes) kann man auch eine Verspätung der Schmerzempfindung beobachten; der Schmerz tritt dann erst 1—2 Sekunden nach Ausführung des Stiches ein.

Zur Prüfung der Schmerzempfindung kann man sich auch des faradischen Stromes bedienen; schwächere faradische Ströme erzeugen ein kribbelndes Gefühl auf der Haut, stärkere eine ausgesprochene Schmerzempfindung. Für die Abgrenzung von Empfindungsstörungen kommt diese Methode kaum in Betracht.

Bei der Prüfung der Temperaturempfindungen ist zu beachten, daß die Wärme- und Kälteempfindung zwei getrennte Sinnesfunktionen der Haut sind, die unabhängig voneinander gestört sein können. Die Prüfung muß daher für beide Qualitäten getrennt erfolgen. Die vielfach übliche Methode, die

Prüfung gleichzeitig mit einem kalten und warmen Gegenstande vorzunehmen, um festzustellen, ob der Kranke beides voneinander richtig unterscheidet, ist unzweckmäßig, da feinere Störungen entgehen und auch der Selbständigkeit der beiden Empfindungsarten nicht Rechnung getragen wird. Der spezifische Reiz für die Temperaturempfindung ist die Temperaturdifferenz zwischen der berührten Hautstelle und dem berührten Gegenstande. Die Empfindung ist infolgedessen in weitgehendem Maße von der Hauttemperatur abhängig, so daß der gleiche äußere Reiz bald eine Wärme-, bald eine Kälteempfindung hervorrufen kann. Auch die Größe der berührten Fläche ist von Einfluß, da unter sonst gleichen Umständen eine größere Fläche auch eine intensivere Temperaturempfindung hervorruft. Eine exakte Prüfung ist infolgedessen nicht ganz leicht. Sie erübrigt sich jedoch für die meisten klinischen Zwecke. Wir stellen in der Regel keine Schwellenwerte fest, sondern begnügen uns zu untersuchen, ob deutlich überschwellige Reize als warm bzw. als kalt empfunden werden. Wir bedienen uns am besten hierzu kleiner Metallzylinder von etwa $^1/_2$ cm Durchmesser, die an einem hölzernen Handgriffe angebracht sind. Ein solcher Metallgegenstand ist ohne besondere Vorbereitung als Kältereiz zu verwenden; ist er warm geworden, so ist er mit kaltem Wasser schnell wieder abgekühlt (sorgfältig abtrocknen). Zur Verwendung als Wärmereiz erhitzt man ihn über einer Flamme oder mit warmem Wasser. Die Abkühlung und Erwärmung muß so weit erfolgen, daß eine deutliche Wärme- und Kälteempfindung ausgelöst wird. Man vermeide jedoch intensive Reizstärken, weil dabei leichtere Störungen entgehen können, auch der hinzukommende Wärme- oder Kälteschmerz die Prüfung beeinträchtigen kann. Man hüte sich besonders auch vor Verbrennung der Haut, die bei Sensibilitätsstörungen besonders leicht erfolgen kann (zuerst am eigenen Körper prüfen).

Die vielfach üblichen mit warmem oder kaltem Wasser gefüllten Reagenzgläser sind unzweckmäßig, da das Glas die Wärme schlecht leitet und man daher zur Erzielung ausreichender Kälteempfindungen Eis braucht, da ferner die Gläser sehr leicht beschlagen. Auch ist die Anwendung verschieden großer Berührungsflächen erschwert.

Gröbere Störungen sind ohne weiteres dadurch erkennbar, daß kräftige Temperaturreize keine oder nur schwache Empfindungen hervorrufen; auch Grenzbestimmungen sind dann meist ohne Schwierigkeiten möglich. Feinere Störungen sind, wenn sie einseitig sind, durch Vergleich mit der anderen Seite mit Sicherheit festzustellen, da an symmetrischen Stellen keine Unterschiede bestehen. Doppelseitige Störungen geringeren Grades sind schwer zu konstatieren, da die verschiedenen Hautstellen normalerweise Differenzen in der Intensität der Temperaturempfindung zeigen, die erheblicher sind als es bei den anderen Empfindungsqualitäten der Fall ist. GOLDSCHEIDER hat Tafeln aufgestellt, die eine Übersicht über die Verteilung der Wärme- und Kälteempfindungen geben (vgl. Abb. 6—9). An der Hand dieser Schemata kann man Stellen gleicher und verschiedener Empfindlichkeit miteinander vergleichen und damit Anhaltspunkte für das Vorliegen und auch für den Grad der Störung erhalten. Man ersieht aus den Tafeln, daß die Topographie der Wärme- und Kälteempfindung nicht miteinander übereinstimmt und daß es daher erforderlich ist die beiden Qualitäten unabhängig voneinander zu prüfen. Bei der Untersuchung ist auch zu beachten, daß die Temperaturempfindung eine erhebliche Latenzzeit besitzt. Die Berührungen mit den warmen und kalten Gegenständen müssen daher eine genügende Zeit lang andauern.

Der Prüfung der Oberflächenqualitäten schließt sich dann die Untersuchung der Lage- und Bewegungsempfindungen an. In dieses Gebiet gehören die Wahrnehmungen aktiver und passiver Bewegungen, die Wahrnehmung der Schwere und des Widerstandes, der sich einer Bewegung entgegensetzt. Es sind

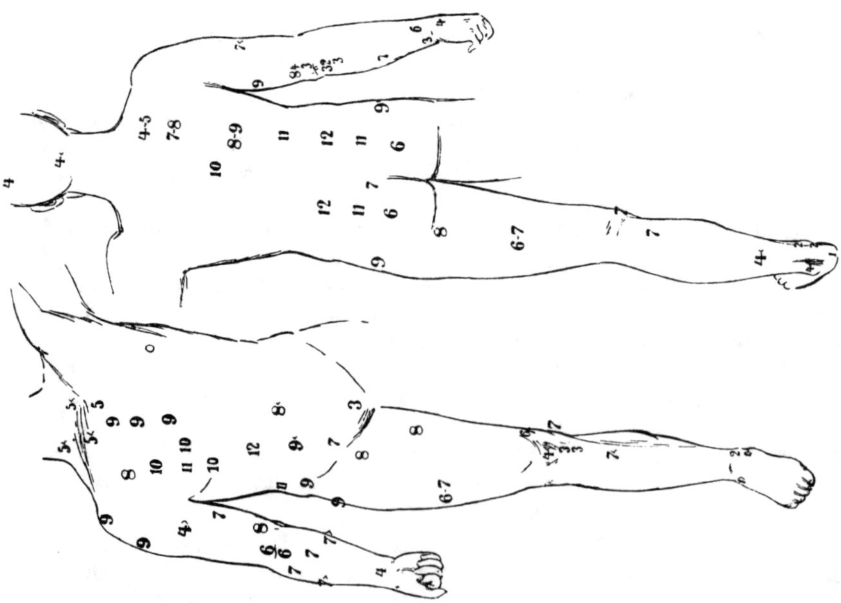

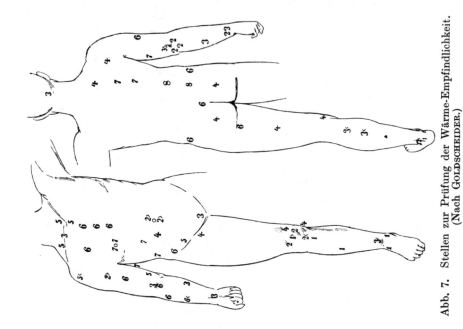

Abb. 7.   Stellen zur Prüfung der Wärme-Empfindlichkeit.
(Nach GOLDSCHEIDER.)

Abb. 6.   Stellen zur Prüfung der Kälte-Empfindlichkeit.
(Nach GOLDSCHEIDER.)

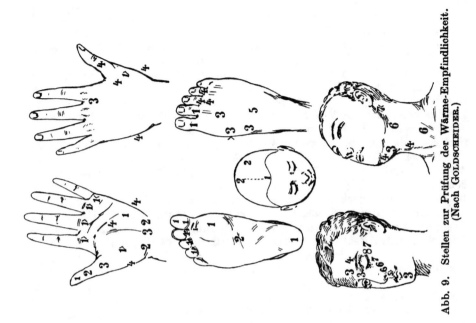

Abb. 9. Stellen zur Prüfung der Wärme-Empfindlichkeit.
(Nach GOLDSCHEIDER.)

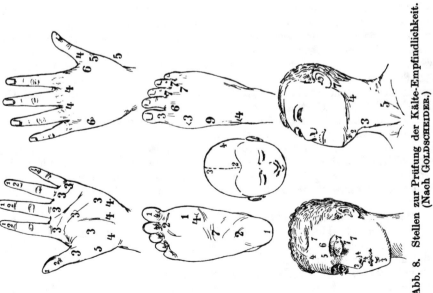

Abb. 8. Stellen zur Prüfung der Kälte-Empfindlichkeit.
(Nach GOLDSCHEIDER.)

dies keine elementaren Empfindungen, sondern komplexe Wahrnehmungen, die auf Nachrichten basieren, die aus der Haut, den Gelenken, den Muskeln usw. stammen. Infolge dieser Empfindungen sind wir auch bei geschlossenen Augen imstande, die Lage unserer Glieder, die aktiven und passiven Bewegungen nach Richtung und Größe zu erkennen, ein Urteil über die Schwere gehobener Gewichte und die Größe eines der Bewegung entgegenstehenden Widerstandes zu fällen. Für die klinische Untersuchung kommt vor allem die Wahrnehmung passiver Bewegungen in Betracht. Die Frage des Zustandekommens dieser Empfindungen ist nicht völlig geklärt; wahrscheinlich ist es, daß die Hautempfindungen hierbei keine wesentliche Rolle spielen, da bei Störungen der Oberflächensensibilität die Bewegungsempfindung intakt sein kann und normale Oberflächenempfindung die Intaktheit der Bewegungsempfindung nicht verbürgt. Auch die aus den Muskeln stammenden Empfindungen spielen hierbei keine Rolle, da völlige Muskelatrophie die Bewegungsempfindung nicht beeinträchtigt. Am wahrscheinlichsten ist es, daß die aus den Gelenken stammenden Empfindungen der maßgebende Faktor (GOLDSCHEIDER) sind. Die Prüfung dieser Empfindungsart ist wichtig, da ihre Störung unter Umständen das einzige Anzeichen einer Affektion der sensiblen Apparate sein kann, so z. B. bei Tabes.

Die Prüfung geschieht in der Weise, daß man mit einem Gliedabschnitt passive Bewegungen ausführt und von dem Kranken angeben läßt, ob und in welcher Richtung die Bewegung stattgefunden hat. Zu beachten ist dabei, daß der proximale Gliedabschnitt gut fixiert ist, damit die Bewegung auf ein Gelenk beschränkt bleibt. Ferner muß das bewegte Glied von beiden Seiten unter einem gewissen Druck angefaßt werden, damit nicht der Patient aus dem abwechselnd von oben und unten wirkenden Drucke die Bewegungsrichtung merkt. Normalerweise wird die kleinste ausführbare Bewegung mit Sicherheit wahrgenommen, so daß die Beurteilung der Resultate sehr einfach ist. Wenn die Aufmerksamkeit gut ist, ist jede Fehlreaktion als Anzeichen einer Störung zu betrachten. Man wendet zweckmäßigerweise nicht abwechselnde Bewegungen nach oben und unten an, sondern wiederholt die gleiche Bewegungsrichtung mehrere Male, damit der Kranke nicht durch Raten eine normale Wahrnehmung vortäuschen kann. Wenn man mehrfach in der gleichen Richtung bewegt hat, so kommt bei der ersten Bewegung nach dem Richtungswechsel auch normalerweise häufig eine Fehlreaktion vor; sie ist dann nicht als pathologisch zu verwerten. Nach einiger Übung gelingt es auch leicht, Aufmerksamkeitsfehler von Störungen mit Sicherheit zu unterscheiden. In dem Grade der Störung finden sich zwischen völliger Aufhebung der Bewegungsempfindung und Unsicherheit bei den feinsten Bewegungen alle Abstufungen.

Die Lagewahrnehmung kann man prüfen, indem man z. B. einen Arm in eine bestimmte Lage bringt und den Kranken veranlaßt mit dem anderen Arm diese Bewegung nachzuahmen. In ähnlicher Weise kann man den Kranken auch aktive Bewegungen der einen Seite nachmachen lassen, um die Wahrnehmung dieser zu prüfen. Die Schwereempfindung bestimmt man, indem man zwei verschieden schwere Gewichte heben und miteinander vergleichen läßt.

Von anderen weniger wichtigen Methoden der Empfindungsprüfung ist noch zu erwähnen die Untersuchung der Vibrationsempfindung. Man stellt diese fest, indem man eine schwingende Stimmgabel aufsetzt. Der Kranke fühlt dann, insbesondere wenn die Stimmgabel auf dem Knochen sich befindet, ein deutliches Schwirren. Es handelt sich wahrscheinlich hierbei nicht um eine spezifische Qualität, sondern um eine oszillatorische Erregung der Endorgane der Berührungs- und Druckempfindung. Da sich die Schwingungen in einem elastischen Körper wie dem Knochen durch Mitschwingen verstärken, so ist die Empfindung besonders deutlich, wenn die Stimmgabel auf Knochen aufgesetzt wird. Ihre diagnostische Bedeutung erhält die Prüfung dadurch, daß die Vibrationsempfindung des Knochens unabhängig von der Berührungsempfindung erhalten oder gestört sein kann. Ihre Störung geht häufig mit der der Bewegungsempfindung parallel. Herabsetzungen äußern sich darin, daß die Empfindung schwächer ist oder beim Abklingen der Stimmgabel schneller aufhört als dies an analogen normalen Stellen der Fall ist (entweder symmetrische Stellen des Kranken oder die gleichen Stellen gesunder Menschen).

Die Prüfung der räumlichen Qualitäten des Hautsinnes geschieht, indem man den Kranken bei geschlossenen Augen an einer Stelle berührt (mit dem Finger oder mit der Stecknadelkuppe) und ihn dann bei offenen Augen die berührte Stelle zeigen läßt. Die Genauigkeit, mit welcher der Gesunde lokalisiert, ist an den einzelnen Körperstellen sehr verschieden, am besten an den Fingerspitzen. An den Extremitäten nimmt das Lokalisationsvermögen in der Regel proximalwärts ab; am Rumpf ist es am schlechtesten. An der gleichen Hautstelle sind die Durchschnittswerte der Lokalisationsfehler konstant, so daß man eine Störung exakt feststellen kann. Gröbere Störungen geben sich schon ohne genauere Messung zu erkennen, indem die Patienten erheblich vorbeigreifen, Finger untereinander verwechseln, an der Hand oder dem Vorderarm Fehler von mehreren Zentimetern begehen, was normalerweise nicht vorkommt.

Dieser Prüfung steht nahe die Untersuchung des räumlichen Unterscheidungsvermögens. Man prüft dieses mit einem Tasterzirkel, dessen Spitzen gleichzeitig auf die Haut aufgesetzt werden. Der Kranke hat dann anzugeben, ob er zwei Spitzen oder eine wahrnimmt. Durch Verschiebung der Spitzen kann man die kleinste Entfernung feststellen, bei welcher sie noch getrennt wahrgenommen werden. Auch diese Werte sind an den einzelnen Körperstellen verschieden und variieren von 1 mm an den Fingerspitzen bis zu 6 cm am Rücken. Störungen geben sich in einer Vergrößerung des für die betreffende Hautstelle normalen Schwellenwertes zu erkennen.

Man kann die räumlichen Qualitäten auch noch auf andere Weise prüfen, z. B. indem man Striche auf der Haut ausführt und den Kranken die Richtung angeben läßt, ferner daß man die Haut mittels des aufgelegten Fingers verschiebt und ebenfalls von dem Patienten ein Urteil über die Richtung der Verschiebung verlangt. Beeinträchtigungen des Raumsinnes finden sich in der Regel bei allen sensiblen Störungen, die die Berührungsempfindung schädigen sowohl bei peripheren als auch insbesondere bei spinalen Empfindungsstörungen. Besonders ausgeprägt sind sie oft bei gar nicht oder nur geringfügig beeinträchtigter Berührungsempfindung bei den cerebralen, vor allem bei den corticalen Schädigungen der sensiblen Apparate.

Die Prüfung des körperlichen Tastens (Stereognose) geschieht auf die Weise, daß man dem Kranken bei geschlossenen Augen Gegenstände in die Hand gibt und ihn die Form und Beschaffenheit beschreiben läßt. Da wir auf die Haut aufgelegte Gegenstände nur sehr unvollkommen erkennen, so muß man den Kranken den Gegenstand mit den Fingern umfassen und ihn hin- und herbewegen lassen. Ist die Hand gelähmt, so muß der Untersucher den Gegenstand zwischen den Fingern des Kranken hin- und herbewegen, um dadurch das aktive Tasten zu ersetzen. Bei normaler Sensibilität werden trotz völliger motorischer Lähmung die Gegenstände prompt erkannt. Am reinsten prüft man die Stereognose mit Holzmodellen stereometrischer Körper; doch muß man, um größere Auswahl zu haben, um dem Kranken die Angaben über die Art des Gegenstandes zu erleichtern, auch Gebrauchsgegenstände zu Hilfe nehmen. Nur muß man Gegenstände vermeiden, die sich durch einzelne Merkmale ohne genaue Formerfassung zu erkennen geben, so z. B. eine Bürste, bei welcher der durch die Borsten erzeugte Schmerz meist schon die Identifikation ermöglicht.

Das stereognostische Erkennen ist keine elementare Empfindung, sondern ein Wahrnehmungsakt, der auf der Kombination verschiedener Einzelempfindungen basiert, besonders der Druckempfindung, der Raumwahrnehmung und der Bewegungsempfindung. Zur Materialerkennung dienen auch die Schwere- und die Temperaturempfindungen. Die Störungen der genannten Qualitäten sind daher besonders geeignet, die Stereognose aufzuheben. In solchen Fällen hat die Feststellung der Astereognosis gegenüber dem Ergebnis der elementaren Prüfung keine besondere Bedeutung, nur daß sie auf eine erhebliche Störung der Einzelqualitäten hindeutet. Einen besonderen diagnostischen Wert erhält sie jedoch in den Fällen, in denen sie isoliert oder nur von geringfügigen Störungen der elementaren Empfindungen begleitet auftritt. Es handelt sich dann um eine zentrale Störung des Kombinationsaktes, durch welchen die einzelnen Elementarempfindungen zu dem körperlichen Bilde zusammengefaßt werden. Diese sogenannte reine Tastlähmung (Wernicke) kommt nur bei Läsionen der sensiblen Zone in der Rinde (hintere Zentralwindung) vor und hat dann für die Diagnose von Erkrankungen dieser Gegend (z. B. Tumoren) eine erhebliche Bedeutung.

Unter den Störungen der Sensibilität unterscheiden wir die Herabsetzung bzw. Aufhebung der Sensibilität (Hypästhesie und Anästhesie) und die Steigerung der Sensibilität (Hyperästhesie). Die Hypästhesien sind dadurch charakterisiert, daß die Empfindungsschwelle erhöht ist und daß überschwellige Reize eine schwächere Empfindung hervorrufen als normalerweise Reize von gleicher Stärke. Bei Anästhesien bewirkt auch die stärkste Reizung keine Empfindung.

Die Empfindungsstörungen betreffen nicht immer alle Qualitäten gleichzeitig, so können die Bewegungsempfindungen unabhängig von den Oberflächenqualitäten beeinträchtigt sein, die Schmerz- und Temperaturempfindung gestört bei intakter Berührungsempfindung. Auch die Wärme- und Kälteempfindungen können unabhängig voneinander herabgesetzt sein.

Die Hyperästhesien sind im allgemeinen nicht dadurch ausgezeichnet, daß Reize, die zu schwach sind, um normalerweise empfunden zu werden, wahrgenommen werden, sondern es werden nur überschwellige Reize als stärker und insbesondere als unangenehmer empfunden als unter normalen Umständen. Die Schwelle ist also in der Regel nicht herabgesetzt, sondern normal oder sogar erhöht. Die Überempfindlichkeit ist auch meist nicht bei feinen Einzelberührungen, sondern nur bei längeren Strichen über die Haut, bei Schmerz- und Temperaturreizen nachweisbar. Oft löst ein leichtes Streichen über die Haut eine deutlich gesteigerte Empfindung aus, während stärkerer Druck nicht als unangenehm empfunden wird. Nicht selten findet man auch, daß die Hyperästhesie bei länger dauernden oder bei mehrfach wiederholten Reizen auftritt (Summation). Vielfach besteht dann eine Kombination mit Hypästhesie derart, daß die ersten Stiche als stumpf, die späteren dann mit gesteigerter Intensität empfunden werden.

Untersuchung des Auges.

Die Untersuchung der Augen zerfällt in diejenige der Sehfunktion, des Augenhintergrundes, der Pupillen und der Augenbewegungen.

Die Sehschärfe wird bestimmt mit den Snellenschen Sehprobetafeln. Diese werden in bestimmter Entfernung (5 oder 6 m) vor dem Patienten bei guter Beleuchtung aufgehängt. Sie enthalten Zahlen oder Buchstaben in verschiedener Größe, die danach bemessen ist, daß jedes unterscheidbare Detail ein Netzhautbild von bestimmter Größe gibt. An jeder Reihe ist angegeben, auf welche Entfernung sie normalerweise gelesen werden muß. Es wird festgestellt, bis zu welcher Zeile der Kranke die Schriftzeichen noch erkennt. Als Maß der Sehschärfe dient der Bruch, der im Zähler die Entfernung, in der geprüft wird, also etwa 5 m, im Nenner die Zahlenbezeichnung der Reihe, bis zu welcher gelesen wird, angibt. Normalerweise muß Zähler und Nenner gleich sein. Wird jedoch auf 5 m Entfernung nur die Zeile gelesen, welche normalerweise auf 20 m gelesen werden muß, so beträgt die Sehschärfe $5/_{20}$.

Bei stärkeren Störungen der Sehschärfe benutzt man als Prüfung die Finger. Der Untersucher hält seine Finger am besten vor einen dunklen Hintergrund

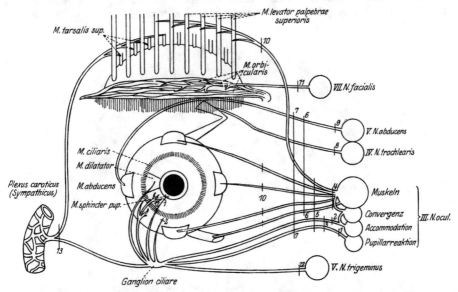

Abb. 10. Schema zur Darstellung der Innervation der verschiedenen Augenmuskeln und der Funktionsausfälle bei Durchtrennung bzw. Schädigung der betreffenden Nerven. (Nach SCHULTE-BORBECK, aus BRÜCKNER-MEISSNER: Grundriß der Augenheilkunde.)

Legende: 1. Pupillenstarre. 2. Akkommodationslähmung (1. u. 2. Kern oder Peripherie). 3. Ophthalmoplegia interna (1 + 2). 4. Äußere Oculomotoriuslähmung. 5. Komplette Oculomotoriuslähmung. 6. Ophthalmoplegia externa. 7. Ophthalmoplegia totalis. 8. Isolierte Trochlearislähmung. 9. Isolierte Abducenslähmung. 10. Lähmungen einzelner Oculomotorius-Äste. 11. Lagophthalmus. 12. Anaesthesia corneae (die Fasern zur Cornea gehen nicht durch das Ganglion ciliare). 13. Sympathicuslähmung (Ptosis, Miosis, Herabsetzung des intraokularen Druckes, Enophthalmus).

und läßt den Kranken die Zahl der vorgehaltenen Finger angeben. Bei noch schwereren Störungen wird geprüft, ob Handbewegungen erkannt werden. Als letzte übrigbleibende Funktion wird, falls auch Handbewegungen nicht mehr wahrgenommen werden, versucht, ob noch hell und dunkel unterschieden werden und ob der Lichtschein noch richtig projiziert wird, d. h. die Richtung, aus der Licht einfällt, angegeben werden kann. Die Prüfung der Sehschärfe muß selbstverständlich für beide Augen gesondert erfolgen. Störungen der Refraktion sind durch eventuelle Korrektion auszugleichen. Eine Beeinträchtigung der Sehschärfe kann außer durch Funktionsstörungen des lichtempfindlichen Apparates naturgemäß auch durch Trübung der brechenden Medien hervorgerufen sein.

Der Prüfung der Sehschärfe schließt sich zweckmäßig die Untersuchung der Akkommodation an. Störungen dieser äußern sich in dem Gegensatz zwischen guter Sehschärfe bei großer Entfernung und schlechter Sehschärfe bei Prüfung mit Sehproben für die Nähe. Feine Druckschrift kann dann in der Nähe nicht gelesen werden, während dies bei Benutzung eines Konvexglases gelingt. Zu beachten ist dabei die normale Abnahme der Akkommodation mit zunehmendem Alter.

Die Untersuchung des Gesichtsfeldes kann in grober Weise ohne Instrumentarium ausgeführt werden. Der Untersucher sitzt dem Patienten gegenüber, läßt diesen ein Auge zuhalten und schließt selbst das gegenüberliegende Auge, so daß der Kranke z. B. mit seinem rechten Auge das linke Auge des Untersuchers fixiert. Man bringt jetzt von der Peripherie her von oben, unten, rechts und

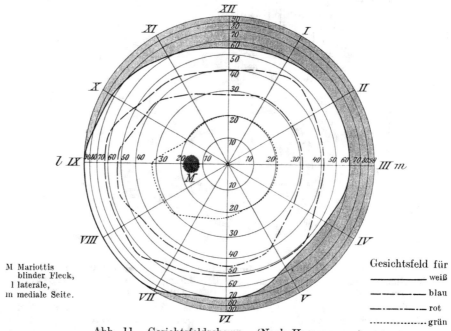

M Mariottis
  blinder Fleck,
l laterale,
m mediale Seite.

Gesichtsfeld für
———————— weiß
— — — — — blau
—·—·—·—· rot
················ grün

Abb. 11. Gesichtsfeldschema. (Nach HIRSCHBERG.)

links ein Objekt (Taschentuch, Wattebausch, Papierstückchen) in das Gesichtsfeld und läßt den Kranken angeben, wann er das Objekt erscheinen sieht. Dabei ist darauf zu achten, daß der Kranke dauernd die Pupille des Untersuchers fixiert und keine Augenbewegungen macht. Normalerweise muß dann der Kranke das Objekt in dem gleichen Moment auftauchen sehen, wie der Untersucher, während bei Gesichtsfeldeinschränkungen es ihm erst später erscheint. Gröbere Gesichtsfeldeinengungen, Hemianopien, auch solche, die sich nur auf Quadranten erstrecken, lassen sich auf diese Weise gut feststellen. Wo es möglich ist, soll man jedoch die Untersuchung mit dem Perimeter nicht verabsäumen, da sich nur auf diese Weise genaue Bestimmungen des Gesichtsfeldes machen lassen, die vielfach für die Diagnose der Gehirnkrankheiten von Wichtigkeit sind. Das Perimeter besteht aus einem um seine Achse drehbaren Kreisbogen, der aus einem schwarz gefärbten Blechstreifen gebildet ist und eine Gradeinteilung enthält. Während der Kranke, dessen Kopf auf einer Kinnstütze unbeweglich ruht, den besonders markierten Mittelpunkt des Bogens fixiert, wird ein an einem Stabe befestigtes Papierquadrat von der Peripherie des Bogens nach der Mitte zu bewegt und der Patient hat anzugeben, wann er es auftauchen sieht. Der Kreisbogen wird dann in die verschiedenen Meridiane des Gesichtsfeldes durch Drehen eingestellt und für jeden die Grenzen bestimmt. Diese werden in eines der gebräuchlichen Schemata (siehe Abbildung) eingetragen. Die Grenzbestimmung wird für weiße und farbige Objekte (rot, grün und blau) vorgenommen. Die normalen Grenzen sind aus dem Schema zu ersehen.

Außer der Bestimmung der peripheren Grenzen des Gesichtsfeldes wird noch auf fleckförmige Gesichtsfeldausfälle, insbesondere in der Nähe des Fixierpunktes (Skotome), geprüft. Diese Skotome können absolut oder relativ (für Weiß oder nur für Farben) sein. Wegen der häufig nur geringen Größe dieser fleckförmigen Ausfälle muß die Prüfung mit kleinen Objekten vorgenommen werden. Sie ist besonders dann schwierig, wenn das Skotom den Fixierpunkt betrifft oder sich in dessen Nähe befindet, weil dann der Kranke schwer zur Innehaltung der Blickrichtung auf den Fixierpunkt zu bringen ist. Sehr brauchbar zur Feststellung von zentralen Skotomen ist die Anordnung von HAITZ. Diese besteht aus einem Stereoskop; in diesem sieht der Kranke mit jedem Auge ein auf Karton gezeichnetes Gesichtsfeldschema, das aus konzentrischen Kreisen besteht und den Bereich von etwa 10 Grad um den Fixierpunkt enthält. Es wird bei beiderseits offenen Augen untersucht. Gesichtsfelddefekte in der Nähe des Fixierpunktes lassen sich mit großer Genauigkeit feststellen. Ein besonderer Vorteil der Methode besteht darin, daß bei einseitigen Skotomen die Fixierung durch das normale Auge festgehalten wird. Für die Feststellung hysterischer oder simulierter Sehstörungen eignet sich der Apparat auch vor allem darum, weil der Untersuchte nicht weiß, welches Auge geprüft wird, da die Bilder beider Augen zu einem einzigen Schema vereinigt werden.

Unter den Gesichtsfeldstörungen unterscheiden wir: Die konzentrischen Einengungen, eine allseitige Einschränkung der Gesichtsfeldgrenzen; diese findet sich besonders bei Neuritis optica, sowie bei Sehnervenatrophien. Ferner die Hemianopien. Bei diesen unterscheiden wir homonyme Hemianopie: es sind gleichzeitig die rechten oder die linken Gesichtsfeldhälften auf beiden Augen ausgefallen (vgl. Abbildung S. 380). Diese kommen vor bei einseitigen Läsionen der Sehbahn zentralwärts vom Chiasma. Bitemporale Hemianopie, d. i. Ausfall beider temporaler Gesichtsfeldhälften, sehen wir bei Erkrankung des Chiasma (Hypophysentumoren). Dagegen ist binasale Hemianopie, das ist Ausfall beider nasaler Gesichtsfeldhälften, sehr selten und kommt nur ausnahmsweise bei Prozessen vor, die das Chiasma von außen umgreifen (vgl. das Kapitel über Hirnerkrankungen). Die Hemianopie läßt in den meisten Fällen den Fixierpunkt und einen Bezirk von einigen Graden um diesen herum frei. Sie betrifft nicht immer die gesamte Hälfte des Gesichtsfeldes, sondern öfters nur Teile (Quadranten, Sektoren), die dann an beiden Augen ziemlich genau einander entsprechen, stets aber am vertikalen Meridian abschneiden. Die Prüfung auf Hemianopie darf in keinem Falle von Hirnerkrankung, die das Vorliegen als möglich erscheinen läßt, unterbleiben, zumal dem Kranken der Gesichtsfelddefekt häufig nicht zum Bewußtsein kommt, er also durch seine Klagen die Aufmerksamkeit nicht darauf lenkt. Ist wegen des Allgemeinzustandes des Kranken, insbesondere wegen Benommenheit eine Gesichtsfeldprüfung nicht möglich, so kann man das Vorliegen einer Hemianopie auch so feststellen, daß man mit den Fingern von rechts und links schnell gegen das Auge des Kranken fährt, ohne jedoch die Wimpern zu berühren; auf der hemianopischen Seite bleibt dann der Blinzelreflex aus, während er auf der anderen Seite eintritt. Auch folgendes Verfahren bewährt sich oft: Man bringt, ohne Geräusch zu verursachen, einen glänzenden Gegenstand (z. B. ein Licht) von hinten allmählich in das Gesichtsfeld des Kranken und beobachtet, wann eine Fixierbewegung der Augen nach seitwärts eintritt. Auf der hemianopischen Seite geschieht das erst, wenn der Gegenstand die Mittellinie überschreitet.

Zentrale Skotome kommen insbesondere vor bei retrobulbärer Neuritis (multipler Sklerose, toxische Erkrankung, Alkohol, Tabak).

Die Prüfung des Augenhintergrundes mit dem Augenspiegel darf bei keiner neurologischen Untersuchung unterbleiben. Jeder Nervenarzt muß in der Beurteilung des Augenhintergrundes so weit geübt sein, daß er die wichtigsten Veränderungen mit Sicherheit feststellen kann. Es interessieren uns im wesentlichen die Neuritis optica, die Stauungspapille und die Sehnervenatrophie. Bei der Neuritis optica ist die Sehnervenpapille gerötet, sie zeigt erweiterte Venen, sie ist verschleiert, insbesondere sind die Grenzen verwaschen und heben sich in schweren Fällen gar nicht mehr von der Umgebung ab. Es kann dann auch zu Blutungen auf der Papille und in deren Umgebung kommen.

Die Stauungspapille beginnt meist mit dem Bilde der Neuritis optica. Während jedoch bei der einfachen Neuritis gar keine oder nur eine geringe Vorwölbung des Sehnervenkopfes eintritt, zeigt sich bei der Stauungspapille eine mehr oder minder starke Prominenz. Das Vorspringen der Papille ist im ophthalmoskopischen Bilde meist gut erkennbar. Die Höhe der Prominenz kann mit dem Refraktionsaugenspiegel (in Dioptrien) gemessen werden. Die Gefäße sind stark erweitert, verschleiert und am Papillenrande abgeknickt, Blutungen, Extravasate, Verfettungen vervollständigen oft das Bild.

Die Sehschärfe ist im Beginn einer Neuritis oft ungestört, früher meist bei der Neuritis. Im weiteren Verlauf nimmt sie, oft sogar mit großer Schnelligkeit, und stark ab. Es kann zu völliger Erblindung kommen. Das Gesichtsfeld ist konzentrisch eingeschränkt und verengert sich immer mehr. Im weiteren Verlauf gehen beide Affektionen, wenn sie nicht ausheilen, in neuritische Atrophie über.

Zu beachten ist, daß die Neuritis optica, insbesondere in ihrem Beginn, wenn Blutungen und Extravasate fehlen, von angeborenen Anomalien der Papille schwer unterscheidbar sein kann. In solchem Falle kann manchmal nur die weitere Beobachtung unter häufiger Funktionsprüfung zur Klärung führen.

Die Veränderung des Augenhintergrundes bei chronischer Nephritis kann der Stauungspapille sehr ähnlich sein.

Die Stauungspapille ist ein wichtiges Symptom bei allen Erkrankungen, die den Druck in der Schädelhöhle steigern (Hirntumor, Lues, Hydrocephalus, Meningitis).

Bei der Sehnervenatrophie unterscheiden wir die genuine und die neuritische Atrophie. Bei der genuinen Atrophie handelt es sich um eine primäre, ohne entzündliche Veränderungen eintretende Degeneration des Sehnerven. Die Papille blaßt ab und wird allmählich ganz weiß, die Gefäße verengern sich im späteren Verlauf, die Grenzen bleiben ganz scharf. Es tritt eine Einengung des Gesichtsfeldes, zunächst für Farben, dann auch für weiß ein; später nimmt auch die zentrale Sehschärfe ab, bis es schließlich zur völligen Erblindung kommt. Genuine Atrophie findet sich bei Tabes, progressiver Paralyse, seltener bei Lues cerebrospinalis.

Neuritische Atrophie findet sich als Restzustand einer abgelaufenen Neuritis oder Stauungspapille. Die Papille ist abgeblaßt, die Grenzen jedoch im Gegensatz zur genuinen Atrophie meist unscharf. Die Gefäße, besonders die Arterien, sind verengt. Oft findet sich dabei ein heller Saum um die Papille infolge der durch das Ödem bedingten Ausschwemmung des Pigmentes.

Bei Neuritis retrobulbaris (Erkrankung des Sehnerven zwischen Auge und Chiasma) kann der Augenhintergrund anfangs völlig normal sein oder es bestehen die Anzeichen einer leichten Neuritis. Die Erkrankung äußert sich zunächst nur in Funktionsstörungen: Herabsetzung der Sehschärfe, insbesondere zentrale Skotome. Erst im späteren Verlauf kommt es zu einer Abblassung der temporalen Hälfte der Papille. Retrobulbäre Neuritis kommt vor bei multipler Sklerose, bei toxischen Erkrankungen (Alkohol, Tabak), ferner bei Erkrankungen der Nebenhöhlen der Nase.

Die Pupillenbewegungen werden bewirkt durch den vom Oculomotorius versorgten Sphincter pupillae und den vom Sympathicus innervierten Dilatator pupillae. (Über die zentralen Pupillenbahnen vgl. das Kapitel über Hirnpathologie). Die Weite der Pupille hängt von dem Verhältnisse ab, in welchem die Innervationsgrade der beiden antagonistischen Muskeln zueinander stehen und von der Kontraktibilität der Iris (je nach dem Alter verschieden). Beide Muskeln sind der Willkür entzogen; ihr Kontraktionszustand ist lediglich von den auf sie wirkenden Reflexen abhängig. Das Verhalten der Pupille ist diagnostisch von großer Bedeutung.

Wir unterscheiden Verengerungs- und Erweiterungsreflexe. Die ersteren sind bedingt durch Kontraktion des Sphincters bzw. Erschlaffung des Dilatators, die letzteren durch Kontraktion des Dilatators bzw. Erschlaffung des Sphincters. Die wichtigeren sind die Verengerungsreflexe.

1. Lichtreaktion: Wenn Licht in das Auge fällt, so verengert sich die Pupille infolge Kontraktion des Sphincters. Der Reflex wird vor allem ausgelöst durch das Licht, das auf die Macula fällt. Darum ist bei der Prüfung darauf zu achten, daß das Licht auch tatsächlich in die Gegend des zentralen Sehens trifft. Die Ausgiebigkeit der Reaktion ist nicht abhängig von der absoluten Stärke der einwirkenden Lichtquelle, sondern von dem Unterschied der Helligkeit gegenüber der vorhergehenden Belichtung. Auch der Adaptionszustand des Auges ist von Bedeutung. Bei dunkel adaptiertem Auge ist die gleiche Lichtquelle wirksamer als bei hell adaptiertem. Wird ein Auge belichtet, so erfolgt die Pupillenverengerung auf beiden Augen gleichmäßig, indem das andere Auge konsensuell mitreagiert. Die Pupillen sind daher normalerweise beide gleich weit, auch wenn sie verschieden belichtet sind. Die Prüfung muß auf jedem Auge gesondert bei Beschattung des anderen Auges erfolgen. Die Untersuchung geschieht am besten bei hellem Tageslicht. Man stellt den Kranken an das Fenster und läßt ihn in die Ferne, nach dem Himmel sehen; man verdeckt beide Augen mit den Händen, zieht dann abwechselnd die Hand von dem einen und dem anderen Auge weg und beobachtet die Verengerung der Pupille. Hierbei ist darauf zu achten, daß der Patient keine Konvergenzbewegung macht, die eine Verengerung der Pupille bewirken und eine Lichtreaktion vortäuschen könnte. Führt diese Prüfung zu keinem klaren Ergebnis, was bei mangelhaftem Lichte, ferner auch bei dunkler Iris infolge der störenden Reflexe der Fall sein kann, so prüft man bei künstlicher Beleuchtung am besten im Dunkelzimmer. Zweckmäßig ist es dann, den Patienten erst einige Minuten an die Dunkelheit adaptieren zu lassen. Man wirft mit einem Reflektor oder durch seitliche fokale Beleuchtung mit der Linse oder mit einer elektrischen Taschenlampe Licht in das Auge. Schnelles Aufblitzen einer grellen Beleuchtung (Taschenlampe) muß vermieden werden, da die Schreckwirkung eine Erweiterungsreaktion der Pupille auslösen und so die Lichtreaktion kompensieren kann. Die konsensuelle Reaktion prüft man dann, indem man bei Belichtung des einen Auges die Pupille des anderen beobachtet.

2. Konvergenzreaktion: Wenn der Blick auf die Nähe eingestellt wird, also die Augen in Konvergenzstellung gehen und die Linse sich auf die Nähe akkommodiert, tritt eine Verengerung der Pupille ein. Es handelt sich hier um eine Mitbewegung des Sphincter pupillae mit der Konvergenzbewegung. Man prüft diese Reaktion, indem man den Kranken erst in die Ferne blicken,

dann auf einen einige Zentimeter vor die Augen gehaltenen Finger oder auf die
eigene Nasenspitze sehen läßt.

Bei kräftigem Lidschluß verengert sich die Pupille ebenfalls (Westphal-Piltzsches
Pupillenphänomen). Man kann dies beobachten, wenn man den Kranken die Augen schließen
läßt und dabei den Lidschluß verhindert. Die Reaktion kann bei fehlender Lichtreaktion
erhalten sein. Eine wesentliche diagnostische Bedeutung besitzt sie nicht.

Erweiterung der Pupille tritt ein, wenn der Verengerungsreiz nachläßt,
also bei Verdunkelung, beim Blick aus der Nähe in die Ferne. Ferner tritt reflektorische Erweiterung, wahrscheinlich durch Erregung des Dilatators vom Sympathicus aus, ein bei sensiblen Reizen, insbesondere solchen schmerzhafter
Natur, ferner bei psychischen Erregungen.

Die Pupillenweite ist bei den einzelnen Menschen verschieden. Mit zunehmendem Alter werden die Pupillen enger, die Reaktion weniger ausgiebig. Normalerweise sind beide Pupillen gleich weit; doch kommen geringfügige Differenzen
auch bei Gesunden vor. Diesen Unterschieden ist, wenn die Reaktionen normal
sind, keine Bedeutung beizumessen.

Unter den krankhaften Veränderungen der Pupillenreaktion unterscheiden wir:

1. Lichtstarre (reflektorische Starre, Argyll-Robertsonsches
Phänomen). Die Lichtreaktion ist aufgehoben, während die Konvergenzreaktion erhalten ist. Die Lichtreaktion fehlt naturgemäß auch dann, wenn die
sensorische Leitung des Lichtreizes nicht möglich ist, also bei erblindetem Auge.
Von Lichtstarre im eigentlichen Sinne reden wir jedoch nur dann, wenn der
sensible Teil des Reflexbogens intakt ist. Bei einseitiger Lichtstarre ist von
dem erkrankten Auge aus auf dem anderen noch die konsensuelle Reaktion
zu erzielen, dagegen erfolgt bei Belichtung des normalen Auges keine Reaktion
des abnormen. (Bei amaurotischer Starre reagiert vom blinden Auge aus keine
Pupille, vom sehenden Auge aus beide.) Die Ursache der Lichtstarre kann daher
nicht im sensiblen Teil des Reflexbogens liegen. Da die Intaktheit der Konvergenzreaktion zeigt, daß die motorischen Bahnen für den Sphincter intakt
sind, so muß man annehmen, daß die Ursache der reflektorischen Starre in den
Leitungsbahnen liegt, welche den Lichtreiz auf den motorischen Reflexbogen-
schenkel übertragen.

Die Lichtreaktion kann auch nur herabgesetzt sein; die Pupille verengert
sich dann auf den Lichtreiz weniger ausgiebig als normal. Dieses Stadium kann
dem der völligen Lichtstarre vorausgehen.

Gleichzeitig finden sich oft Veränderungen der Pupillenweite. Die Pupillen
sind abnorm eng, so besonders bei Tabes (spinale Miosis) oder auch abnorm
weit. Pupillendifferenzen sind nicht selten. Ferner sieht man dabei häufig
eine Entrundung der Pupillen. Diese zeigen dann Unregelmäßigkeiten in der
Begrenzung, Ecken u. ä.

Die reflektorische Pupillenstarre kommt nur bei syphilitischen Erkrankungen
des Zentralnervensystems vor (Tabes, Paralyse, Lues cerebrospinalis). Sie
ist ein Symptom von großer diagnostischer Bedeutung. Deswegen ist bei der
Feststellung der Pupillenreaktion große Sorgfalt geboten. Findet man nicht
gleich die Lichtreaktion, so muß die Prüfung mehrfach unter verschiedenen,
möglichst günstigen Bedingungen wiederholt werden (Tageslicht, künstliches
Licht), bis man völlig sicher ist, daß tatsächlich Lichtstarre besteht. Insbesondere
ist auch bei der Feststellung einer Herabsetzung der Reaktion Vorsicht notwendig. Individuelle Differenzen, Mängel der Beleuchtung und der Unter-
suchungstechnik, psychische Erregung des Patienten mit der dadurch bedingten
Pupillenerweiterung können dem Unerfahrenen mangelhafte Pupillenreaktion
vortäuschen.

Absolute Pupillenstarre besteht, wenn neben der Lichtreaktion auch die Konvergenzreaktion fehlt (Aufhebung der Konvergenzreaktion bei vorhandener Lichtreaktion kommt nur dann vor, wenn die Konvergenzbewegung selbst fehlt). Die Pupillen sind dabei meist weit, können jedoch auch verengt sein. Die absolute Starre kommt ebenfalls bei luetischen Erkrankungen des Zentralnervensystems vor, ferner bei Encephalitis epidemica, bei allen Erkrankungen des Oculomotorius, die die inneren Äste mitergreifen. Im letzten Falle besteht dann auch eine Lähmung der Akkommodation und der äußeren Augenmuskeln (Ophthalmoplegia totalis). Bei Erkrankungen der Oculomotoriuskerne kommt es auch vor, daß die für die inneren Augenmuskeln bestimmten Zellgruppen isoliert erkranken, es besteht dann nur absolute Pupillenstarre und Akkommodationslähmung (Ophthalmoplegia interna). Diese beobachtet man bei toxischen Erkrankungen, bei Botulismus. Isolierte Akkommodationslähmung wird bei postdiphtherischer Lähmung und bei Encephalitis epidemica gefunden. (Iritische Verklebungen können naturgemäß auch die Pupillenreaktion verhindern.)

Hier ist auch noch hinzuweisen auf die Pupillenstarre, die nach Arzneimitteln vorkommt. Nach Atropin, Homatropin und Scopolamin sind die Pupillen weit, reaktionslos, die Akkommodation ist gelähmt. Die Störung hält bei Atropin und Scopolamin einige Tage, bei Homatropin etwa 24 Stunden an. Der Untersucher kann fälschlich eine Pupillenstarre anderer Genese annehmen, wenn sich die vorausgegangene Anwendung dieser Mittel seiner Kenntnis entzieht. Morphin macht enge Pupillen; auf Cocain tritt Erweiterung der Pupillen infolge Reizung des Dilatators ein.

Pupillenveränderungen können bedingt sein durch Läsion des Sympathicus (Schädigung des Halssympathicus durch Verletzungen, Druck von Strumen, Tumoren usw.). Auf der Seite der Lähmung des Sympathicus ist dann die Pupille verengert; dabei ist Lichtreaktion erhalten; dagegen bleibt die Erweiterung auf Cocain aus. Gleichzeitig besteht meist eine Verengerung der Lidspalte und Zurücksinken des Bulbus infolge Lähmung des MÜLLERschen Muskels und des Musculus orbitalis (HORNERscher Symptomenkomplex). Bei Sympathicusreizung besteht auf der Seite der Läsion Pupillenerweiterung. Der bei BASEDOWscher Krankheit bestehende Exophthalmus ist ebenfalls auf Reizung des Sympathicus zurückzuführen.

Augenbewegungen: Der Levator palpebrae, der Rectus superior, inferior und internus, der Obliquus inferior werden vom Oculomotorius versorgt, der Rectus externus vom Abducens, der Obliquus superior vom Trochlearis. Der Levator palpebrae hebt das obere Augenlid, während die anderen Augenmuskeln den Bewegungen des Bulbus dienen. Die Einwärtswendung (Adduction) des Auges geschieht durch den Rectus internus, die Auswärtswendung (Abduction) durch den Rectus externus. Die Hebung erfolgt durch die kombinierte Wirkung des Rectus superior und des Obliquus inferior. Die Senkung durch die Wirkung des Rectus inferior und des Obliquus superior. Der Rectus superior und der Obliquus superior rollen außerdem das Auge nach innen (der obere Pol des Bulbus geht nach medial), der Rectus inferior und der Obliquus inferior nach außen (der obere Pol geht nach lateral). Außerdem bewirken die Recti eine geringe Adduction, die Obliqui eine geringe Abduction. Der Rectus superior und der Obliquus inferior wirken immer zusammen, ihre rotatorischen Komponenten heben einander auf. Das gleiche gilt vom Rectus inferior und Obliquus superior. Infolge der anatomischen Anordnung der Muskeln sind in Adductionsstellung des Auges vorwiegend die Obliqui, in Abductionsstellung die Recti als Heber und Senker tätig. In Mittelstellung wirken sie dagegen zusammen.

Normalerweise werden die Muskeln beider Augen so zusammen innerviert, daß die Augen nach einer Richtung bewegt werden. So erfolgt Hebung und Senkung beider Augen gleichzeitig. Adduction des einen Auges ist mit Abduction] des anderen verknüpft (konjugierte Augenbewegungen). Beim Blick in die Ferne stehen beide Augenachsen parallel. Die Konvergenzbewegung erfolgt durch Wirkung beider Recti interni.

Die Lähmung des Levator palpebrae äußert sich in Herabhängen des oberen Augenlides (Ptosis); dieses kann nicht gehoben werden.

Die Lähmung der den Bulbus bewegenden Augenmuskeln äußert sich in Schielstellung, Bewegungsbeschränkung und Doppelbildern. Läßt man den Kranken geradeaus blicken, so konstatiert man eine Schielstellung des Auges infolge des gestörten Muskelgleichgewichts, und zwar weicht das Auge in der Richtung ab, die der Zugrichtung des gelähmten Muskels entgegengesetzt ist auf Grund des Überwiegens des Antagonisten. Es besteht also bei Lähmung des Rectus externus ein Strabismus convergens, während bei Lähmung des Rectus superior das Auge nach unten abweicht. Läßt man jetzt den Patienten mit dem Blick einem vorgehaltenen Gegenstande folgen, so zeigt sich, daß das Auge bei Bewegungen in der Richtung, nach welcher der gelähmte Muskel zieht, zurückbleibt. Der Schielwinkel vergrößert sich also. Bei völliger Lähmung des Muskels gelangt das Auge infolge der Erschlaffung des Antagonisten noch bis zur Mittelstellung, jedoch nicht darüber hinaus. Besteht nur eine Parese, so erfolgt die Bewegung nicht in vollem Umfange. Da immer in die konjugierten Augenmuskeln der gleiche Impuls hineingeschickt wird, so erfolgt bei einseitiger Parese eine Überinnervation des entsprechenden Muskels der anderen Seite, wenn das gelähmte Auge fixiert (also bei rechtsseitiger Externuslähmung eine zu starke Innervation des linken Internus), wodurch eine Zunahme des Schielwinkels bedingt wird. Bei geringfügigen Paresen kann die Schielablenkung und die Bewegungsbeschränkung so klein sein, daß sie sich der Beobachtung entzieht und der Bewegungsausfall nur durch Doppelbilder festgestellt werden kann.

Bei den Augenmuskellähmungen treten, sofern auf beiden Augen gesehen wird, regelmäßig Doppelbilder auf. (Diese schwinden nur, wenn die Lähmung sehr lange Zeit besteht und das Bild des gelähmten Auges gewohnheitsmäßig ausgeschaltet wird.) Das Einfachsehen mit beiden Augen hängt davon ab, daß das gleiche Objekt auf identischen Netzhautstellen abgebildet wird. Durch die Augenmuskellähmung wird bewirkt, daß eine Abbildung des fixierten Objektes auf identische Netzhautstellen nicht mehr stattfindet; infolgedessen wird doppelt gesehen. Die Diplopie verstärkt sich, wenn der Kranke nach der Richtung sieht, in welcher der gelähmte Muskel zieht. Bei leichteren Paresen tritt sie überhaupt erst in diesem Falle auf. Da das Doppelsehen den Kranken sehr stört, die Orientierung im Sehraum beeinträchtigt, auch zu Schwindelerscheinungen führen kann, so sucht er sie nach Möglichkeit zu vermeiden. Dies geschieht durch Schließen des erkrankten Auges oder durch Veränderung der Kopfhaltung, indem der Patient den Kopf in eine Stellung bringt, in welcher der gelähmte Muskel am wenigsten beansprucht wird. Er wird also den Kopf nach der Richtung drehen, nach welcher der erkrankte Muskel zieht. Die Beobachtung der Kopfhaltung kann schon allein darauf hinweisen, welcher Muskel gelähmt ist.

Der Nachweis der Doppelbilder geschieht, indem man dem Patienten einen Gegenstand, etwa einen Federhalter oder den Stab des Augenspiegels, vorhält, diesen nach verschiedenen Richtungen (oben, unten, rechts und links) bewegt. Der Kranke muß dem Gegenstand mit seinen Augen folgen, dabei aber den Kopf ruhig halten. Man hält den Gegenstand senkrecht, wenn man auf nebeneinander stehende Doppelbilder (bei Lähmung der Seitenwender), wagerecht, wenn man auf übereinander stehende Doppelbilder (bei Lähmung der Heber und Senker) prüft. Um festzustellen, welchem Auge jedes Doppelbild zugehört, verdeckt man abwechselnd ein Auge. Das verschwindende Bild gehört dem verdeckten Auge an. Man kann die Untersuchung auch so vornehmen — und dies empfiehlt sich besonders bei geringeren Paresen und schlecht beobachtenden Patienten —, daß man im Dunkelzimmer mit einer vorgehaltenen Kerze prüft und das eine Bild durch Vorhalten eines farbigen Glases zwecks besserer Unterscheidung färbt. Man läßt dann den Kranken das nach den verschiedenen Richtungen bewegte Licht fixieren. Die Angabe, welches von den Doppelbildern farbig ist, ergibt dann den Nachweis, welchem Auge jedes Bild zugehört. Wir bezeichnen es als gleichnamige Doppelbilder, wenn das Bild in seiner Stellung dem Auge entspricht, mit dem es gesehen wird, wenn also z. B. das Bild des rechten Auges auch rechts von dem des linken steht, als gekreuzte Doppelbilder, wenn das Umgekehrte der Fall ist. Das Bild des erkrankten Auges steht immer nach derjenigen Richtung verschoben, nach welcher der gelähmte Muskel normalerweise zieht; also etwa bei Lähmung des rechten Rectus superior steht das Bild des rechten Auges höher als das des linken.

Die Lähmung der einzelnen Augenmuskeln ergibt danach folgende Symptome (es wird hier der Einfachheit der Darstellung wegen immer vorausgesetzt, daß die Lähmung am rechten Auge besteht):

R. Rectus externus: Strabismus convergens des rechten Auges, beim Blick nach rechts bleibt das rechte Auge zurück, die Schielstellung nimmt dabei zu, der Kopf wird nach rechts gedreht gehalten, gleichnamige nebeneinanderstehende Doppelbilder, deren Abstand beim Blick nach rechts zunimmt.

R. Rectus internus: Strabismus divergens des rechten Auges, dieser nimmt zu beim Blick nach links, Zurückbleiben des rechten Auges beim Blick nach links. Nebeneinanderstehende gekreuzte Doppelbilder, deren Abstand beim Blick nach links und bei Konvergenz zunimmt, der Kopf wird nach links gedreht gehalten.

R. Rectus superior: Einschränkung der Beweglichkeit des rechten Auges nach oben, besonders nach rechts oben (da der Muskel vorwiegend in der Abductionsstellung der Augen wirkt), übereinander stehende Doppelbilder. Das Bild des rechten Auges steht höher, der Abstand nimmt beim Blick nach oben und Rechtswendung zu. Der Kopf wird nach hinten geneigt.

R. Rectus inferior: Einschränkung der Beweglichkeit des rechten Auges nach unten, besonders bei gleichzeitiger Rechtswendung der Augen, übereinanderstehende Doppelbilder, das Bild des rechten Auges steht tiefer, der Abstand der Doppelbilder nimmt beim Blick nach unten und Rechtswendung zu. Der Kopf wird nach unten geneigt.

R. Obliquus superior: Beim Blick nach unten und links (Adduction des rechten Auges) bleibt das rechte Auge zurück. Die Beweglichkeitsbeschränkung ist oft nur sehr gering und nur bei sorgfältiger Aufmerksamkeit zu konstatieren. Übereinanderstehende Doppelbilder; das Bild des rechten Auges steht tiefer, der Abstand nimmt beim Sehen nach unten und links zu. Die Doppelbilder stehen schräg zueinander; der Schrägstand nimmt bei Abduction des Auges (also beim Blick nach rechts) zu, weil in dieser Stellung der Ausfall der Rotationswirkung des Muskels stärker zur Geltung kommt. Die Doppelbilder treten in der Regel erst auf, wenn der Blick gesenkt wird, sie stören besonders beim Treppensteigen, Nähen, Lesen usw. Der Kopf wird nach unten geneigt und nach links gedreht gehalten. Häufig besteht auch eine Neigung des Kopfes nach der Schulter der linken Seite.

R. Obliquus inferior: Das Auge bleibt zurück beim Blick nach oben, besonders wenn gleichzeitig nach links gesehen wird. Übereinanderstehende Doppelbilder, deren Abstand beim Blick nach oben zunimmt. Das Bild des rechten Auges steht höher. Der Kopf wird gehoben und nach links gedreht gehalten.

Als Ophthalmoplegia externa bezeichnen wir die Lähmung sämtlicher äußeren Augenmuskeln; der Bulbus kann dann überhaupt nicht bewegt werden. Da die Augenmuskeln den Bulbus nach hinten ziehen, so tritt er stärker hervor als normal (Exophthalmus). Dies ist in geringerem Grade auch bei Oculomotoriuslähmung der Fall; der Exophthalmus nimmt dann ab, wenn bei Abduction des Auges der Rectus externus in Funktion tritt. Bei Lähmung des Oculomotorius besteht Ptosis und Funktionsausfall sämtlicher Augenmuskeln außer dem Rectus externus und dem Obliquus superior. Das Auge steht dann abduziert und in geringem Grade gesenkt. Der Bulbus kann nur nach außen bewegt werden; die Senkung durch den Obliquus superior kann in der abduzierten Stellung des Auges nur in sehr geringem Grade erfolgen. Beim Versuch der Blicksenkung tritt Einwärtsrollung des Auges durch den Obliquus superior ein. Lähmungen der einzelnen vom Oculomotorius versorgten Muskeln sind relativ selten. Bei Affektionen des Nervus abducens tritt Lähmung des Rectus externus, bei denen des Nervus trochlearis Lähmung des Obliquus superior mit den charakteristischen Symptomen ein.

Als konjugierte Augenmuskellähmungen bezeichnen wir solche Bewegungsausfälle, die nicht einzelne Muskeln oder Muskelgruppen, sondern assoziierte Blickbewegungen betreffen. Es sind dann die zu einer Blickbewegung gehörigen Bewegungen beider Augen ausgefallen, also etwa die Adduction des linken gleichzeitig mit der Abduction des rechten Auges. Wir unterscheiden Blicklähmungen nach rechts, nach links, nach oben und unten, sowie Konvergenzlähmungen. Bei der konjugierten Lähmung der Seitenbewegungen kann die Konvergenzbewegung intakt sein, obgleich der Internus der einen Seite bei Blick nach seitwärts nicht funktioniert. Bei der Konvergenzlähmung treten bei Naheinstellung gekreuzte Doppelbilder auf; bei den anderen konjugierten Lähmungen besteht dagegen in der Regel keine Diplopie. Bei Blicklähmungen kann, vor allem in frischen Fällen, eine konjugierte Abweichung der Augen nach der anderen Seite infolge Überwiegens der Antagonisten bestehen. Dies kommt jedoch auch bei Reizung des Zentrums der Blickbewegung im Großhirn vor.

Die Lähmung der einzelnen Augenmuskeln tritt ein, wenn die Läsion den Nerven oder das Kerngebiet betrifft. Konjugierte Blicklähmungen sind auf Läsionen der supranucleären von der Rinde zu dem Kern ziehenden Bahnen zurückzuführen (vgl. das Kapitel über Hirnkrankheiten).

Bei der Feststellung der Augenbewegungsstörungen ist darauf zu achten, daß sie nicht mit dem konkommittierenden Schielen verwechselt werden. Bei diesem besteht Schielstellung ohne Beweglichkeitsbeschränkung und meist ohne spontane Doppelbilder.

Von sonstigen Störungen der Augenbewegungen ist noch der Nystagmus zu erwähnen. Wir bezeichnen als solchen rhythmische Zuckungen der Bulbi, die entweder schon in der Ruhe auftreten, meist jedoch sich erst bei Augenbewegungen geltend machen. Der Nystagmus kann in horizontalen, vertikalen oder rotatorischen Bewegungen bestehen, er kann kleinschlägig und grobschlägig sein. Es können pendelförmige oder Ruckbewegungen sein. Im ersten Falle finden die Bewegungen um eine Mittellage mit gleichmäßiger Geschwindigkeit in beiden Richtungen statt, im anderen Falle erfolgen die Bewegungen nach der einen Seite schnell, nach der anderen langsam. Der Pendelnystagmus kommt vor allem bei angeborenen Amblyopien, ferner bei Bergarbeitern nach jahrelanger

Arbeit in der Grube vor. Der Rucknystagmus kann ausgelöst werden durch schnell wechselnde optische Eindrücke (Fahren in der Eisenbahn), durch Reize, die das Ohrlabyrinth treffen, ferner durch Erkrankung des Labyrinths. Neurologisch ist besonders wichtig der bei Erkrankungen des Zentralnervensystems auftretende Nystagmus (vgl. unter Prüfung des Nervus vestibularis).

Die Untersuchung des Gehörs.

Hörstörungen, die den Neurologen interessieren, kommen vor allem bei Erkrankungen an der Hirnbasis (basale Lues, Acusticustumoren), ferner auch bei Herderkrankungen der Medulla oblongata vor. Wegen der Halbkreuzung der Hörnerven sind sonstige Gehirnerkrankungen nur selten mit Hörstörungen verknüpft, wenn nicht beiderseits ausgedehnte Herde z. B. in der Hörregion des Großhirns bestehen. Wichtig ist in allen diesen Fällen die Unterscheidung von Hörstörungen, die durch Erkrankung des schallleitenden Apparates, insbesondere des Mittelohrs bewirkt werden. Deswegen muß der Nervenarzt den Gebrauch des Ohrenspiegels und die wichtigsten Hörprüfungsmethoden in großen Zügen beherrschen.

Das Gehör wird geprüft durch die Flüstersprache, durch das Uhrticken oder durch Stimmgabeln. Bei geschlossenen Augen und abgewandtem Gesicht des Patienten wird festgestellt, bis zu welcher Entfernung die einzelnen Reizarten gehört werden.

Zur Unterscheidung zwischen den Hörstörungen, die durch Erkrankungen des schallleitenden Apparates (Trommelfell, Mittelohr) von solchen, die durch Läsion des schallperzipierenden Apparates (Schnecke, Hörnerv, Acusticuskern, zentrale Leitungsbahnen) bedingt sind, dient vor allem die Feststellung des Unterschiedes zwischen Knochenleitung und Luftleitung. Beim RINNEschen Versuch wird eine Stimmgabel mit ihrem Fuß auf den Warzenfortsatz aufgesetzt und so lange dort belassen, bis der Patient das Summen nicht mehr hört; dann wird sie ihm vor das Ohr gehalten. Normalerweise hört dann der Kranke die Stimmgabel noch einige Zeit weiter (Rinne positiv), da die Luftleitung besser als die Knochenleitung ist. Diese Überlegenheit der Luftleitung bleibt auch bei Herabsetzung des Hörvermögens bestehen, wenn die Erkrankung die schallperzipierenden Organe betrifft. Dagegen wird bei Erkrankungen des schallleitenden Organs die Stimmgabel auf dem Warzenfortsatz länger gehört als vor dem Ohr (Rinne negativ), da jetzt die Knochenleitung besser ist.

Bei dem WEBERschen Versuch wird die Stimmgabel auf den Scheitel aufgesetzt. Bei beiderseits gleichem Hörvermögen wird das Summen auf beiden Ohren gehört, bei Erkrankungen des schallleitenden Apparates wird es nach der Seite des schlechter hörenden, bei Erkrankungen des schallperzipierenden Apparates nach der Seite des besser hörenden Ohres verlegt. Bei beiderseits gleichen Hörstörungen wird die auf den Scheitel aufgesetzte Stimmgabel bei Nervenschwerhörigkeit kürzer, bei Mittelohrschwerhörigkeit länger als bei Normalen gehört (SCHWABACHscher Versuch).

Die Abgrenzung der durch Erkrankung des Ohrlabyrinths (Schnecke) bedingten Schwerhörigkeit von solcher, die auf zentraler gelegene Läsionen zurückzuführen ist, ist in der Regel nicht mit Sicherheit möglich, sondern erfolgt meist auf Grund der sonstigen Begleitumstände (Erkrankung anderer Hirnnerven u. ä.).

Bei der Untersuchung der Störungen des Sprachverständnisses kann es von Bedeutung sein festzustellen, ob der Patient normal hört. Hier genügt nicht der Nachweis, daß der Kranke überhaupt auf Schallreize reagiert, sondern es ist notwendig zu prüfen, ob auch sämtliche Höhenlagen wahrgenommen werden, da ein Ausfall eines bestimmten Bereiches der Tonskala ($b'-g''$) das

Sprachverständnis besonders hochgradig beeinträchtigt. Es kann darum ein auf diese Strecke begrenzter Ausfall eine Worttaubheit vortäuschen (vgl. Hirnkrankheiten S. 399). Die Prüfung geschieht mit einer Reihe von Stimmgabeln, die die gesamte Tonskala von den tiefsten bis zu den höchsten wahrnehmbaren Tönen umfaßt (Bezolds kontinuierliche Tonreihe).

Prüfung des Nervus vestibularis.

Die von dem vestibulären Anteil des Nervus acusticus ausgehenden Empfindungen dienen dazu, Nachrichten zu vermitteln über die Lage und die Bewegungen des Kopfes. Wird der Kopf bewegt, so erfolgt durch die in den Bogengängen des Labyrinths befindliche Lymphe eine Erregung der dort gelegenen Endapparate des Nerven. Die Lage der drei Bogengänge, entsprechend den drei Dimensionen des Raumes, ermöglicht die Wahrnehmung der Bewegungen in allen Richtungen. Die aus dem Labyrinth stammenden Reize werden durch den Nervus vestibularis geleitet zu den Kernen in der Medulla oblongata (vor allem dem Deitersschen und dem Bechterewschen Kern). Hier bestehen dann Verbindungen zum Kleinhirn und zum hinteren Längsbündel. Der Vestibularapparat stellt ein wichtiges sensibles Organ dar für die zentralen Apparate, die das Gleichgewicht, den Muskeltonus, die koordinierten Kopf- und Augenbewegungen regulieren. Die Symptome, welche die Störungen des Apparates machen, sind in wesentlichen Zügen die gleichen bei Erkrankungen des Labyrinths, des Nervus vestibularis und des Kleinhirns, so daß die Differentialdiagnose schwierig sein kann. Der Neurologe muß die Prüfungsmethoden des Labyrinths wenigstens in ihren wichtigsten Teilen beherrschen.

Von subjektiven Symptomen steht bei den Schädigungen des Vestibularapparates der Schwindel im Vordergrund, ferner bestehen Gleichgewichtsstörungen, Schwanken beim Stehen, Abweichungen beim Gehen nach einer Seite. Die Gleichgewichtsstörungen treten in der Regel etwas stärker hervor bei gleichzeitigem Augenschluß. Ein wichtiges Symptom ist ferner der Nystagmus. Er tritt hier immer in der Form des Rucknystagmus auf: schnelle Bewegung nach der einen, langsame Bewegung nach der anderen Seite. Die Richtung des Nystagmus wird nach der schnellen Bewegung benannt. Alle diese Symptome entstehen aus einem Ausfall oder einer Reizung des Vestibularis an einer Stelle seines peripheren oder zentralen Verlaufs. Die aus beiden Labyrinthen stammenden Nachrichten garantieren in ihrem Zusammenwirken die Intaktheit der oben erwähnten Funktionen. Tritt auf einer Seite eine Steigerung oder ein Ausfall der zufließenden zentripetalen Reize ein, so wird die Regulierung der Körperbewegungen und des Gleichgewichts gestört und infolgedessen tritt eine Beeinträchtigung vor allem der Bewegungen ein, die der Erhaltung des Gleichgewichts dienen. Die mangelhafte Übereinstimmung der aus dem Labyrinthe mit den aus den anderen Sinnesorganen (Auge, Tastempfindungen) stammenden Nachrichten führt zur räumlichen Desorientierung und zum Schwindel. Der tonisierende Einfluß, den beide Labyrinthe auf die Augenmuskeln ausüben, wird gestört und infolgedessen kommt es zum Nystagmus.

Zur Prüfung der Labyrinthfunktionen stehen uns verschiedene Methoden zur Verfügung. Wir können das Labyrinth reizen durch Drehbewegungen, durch kalorische und galvanische Reize. Eine wichtige Prüfungsmethode ist ferner auch der Zeigeversuch Baranyis.

1. Prüfung durch Drehbewegungen. Der Kranke sitzt auf einem Stuhl, der um seine vertikale Achse gedreht werden kann. Während des Drehens tritt ein Nystagmus in der Drehrichtung auf; beim Anhalten der Drehrichtung tritt Nystagmus in der entgegengesetzten Richtung auf. Der Kranke empfindet

gleichzeitig eine Nachdrehung in der entgegengesetzten Richtung, nach welcher die Drehbewegung erfolgt war. Die Art des Nystagmus ist von der Kopfhaltung abhängig. Rein horizontaler Nystagmus wird erzielt, wenn der Kopf leicht nach vorn geneigt ist. Krankhafte Veränderungen des Labyrinths äußern sich in einem Ausbleiben bzw. in einer Verringerung des Nystagmus. Erhöhte Erregbarkeit äußert sich in einer Verlängerung des Nystagmus.

2. **Prüfung mit kalorischen Reizen.** Der äußere Gehörgang wird mit kaltem (20°) Wasser ausgespült. Die Abkühlung bewirkt eine Lymphströmung im Labyrinth, die als Reiz wirkt. Es tritt Nystagmus nach der anderen Seite auf, also bei Spülung des rechten Ohres nach links. (Bei Spülung mit warmem Wasser tritt dagegen Nystagmus nach der Seite des gereizten Ohres auf.) Die Art des Nystagmus wechselt auch hier mit der Kopfstellung. Untererregbarkeit äußert sich darin, daß Nystagmus überhaupt nicht auftritt oder erst bei längerer Spülung als normal erreicht wird. (Zur Messung dient die Menge des durchgelaufenen Wassers.) Bei gesteigerter Erregbarkeit tritt der Nystagmus abnorm zeitig auf und ist dann oft von Schwindelerscheinungen und Übelkeit, eventuell auch Erbrechen begleitet.

3. **Galvanische Prüfung.** Es wird ein galvanischer Strom durch den Körper geleitet. Die Kathode befindet sich vor dem Ohr am Tragus. Beim Stromschluß tritt ein Nystagmus auf, der nach der Seite der Kathode gerichtet ist. Es ist hierzu in der Regel eine Stromstärke von etwa 4 Milliampère erforderlich. Die notwendige Stromstärke gibt einen Anhalt für die Erregbarkeit des Vestibularis. Bei großer Stromstärke tritt Schwindel und Fallen nach der Seite auf. Bei allen elektrischen Untersuchungen mit dem galvanischen Strom am Kopf, besonders dann, wenn die Elektrode in der Nähe des Ohres aufgesetzt wird (z. B. bei Facialislähmung), ist an die Möglichkeit des Auftretens von Schwindelerscheinungen zu denken. Größere Stromstärken müssen hier vermieden werden.

4. **Der Zeigeversuch von Baranyi.** Der Patient sitzt mit geschlossenen Augen dem Arzt gegenüber. Er berührt mit dem Zeigefinger seiner Hand den vorgehaltenen Zeigefinger des Untersuchers; er bewegt dann seinen Arm nach unten und führt ihn wieder zu dem Finger des Arztes zurück. Die gleiche Prüfung wird nach oben, nach rechts, nach links, ebenso bei vertikal gehaltenem Finger nach vorn und hinten ausgeführt, und zwar mit beiden Armen. Normalerweise wird beim Zurückführen der Finger des Arztes genau getroffen. Wird durch einen Labyrinthreiz, also durch Drehen, Spülen oder Galvanisieren ein Nystagmus erzeugt, so erfolgt jetzt ein Vorbeizeigen in regelmäßiger Weise. Ist der Nystagmus nach links gerichtet, so weicht beim Zeigeversuch von unten nach oben der Kranke mit beiden Armen nach rechts ab. Das Abweichen ist darauf zurückzuführen, daß infolge der Vestibularreizung der Kleinhirntonus nach einer Seite überwiegt, während normalerweise die tonisierenden Wirkungen beider Kleinhirne einander das Gleichgewicht halten. Bei Erkrankungen des Kleinhirns treten entweder ohne Labyrinthreiz Abweichungen beim Zeigeversuch ein oder die durch Labyrinthreiz (Drehen, Kaltspülen, galvanischer Strom) normalerweise bewirkten Abweichungen bleiben aus. Baranyi versucht für die verschiedenen Abweichreaktionen in den verschiedenen Bewegungsrichtungen bestimmte Stellen des Kleinhirns als Zentralstätten zu bestimmen, um nach dem Ausfall des Zeigeversuchs lokalisatorische Schlüsse ziehen zu können.

Die folgende von Brühl[1]) aufgestellte Tabelle gibt eine schematische Übersicht über die verschiedenen Labyrinthreaktionen.

---

[1]) Aus Brühl, G. und A. Politzer, Atlas und Grundriß der Ohrenheilkunde. 4. Aufl. 1923 (Lehmanns Medizin. Hand-Atlanten. Bd. 24).

Vestibularreaktion beider Ohren.

Rechtes Ohr und rechter Arm.

h. = horizontal. r. = rotatorisch. v. = vertikal.

Prüfungsart	Kopfstellung	Nystagmus	Fall	Vorbei-zeigen	Zentrum
Kaltspülung	aufrecht	h. r. links	rechts	rechts	Auswärtstonus lob. semilun.
	rechtsum	h. r. vorn	hinten	oben	Aufwärtstonus
	linksum	h. r. hinten	vorn	unten	Abwärtstonus lob. semilun.
	Neigung l. Schulter	h. rechts	—	—	—
	Neigung r. Schulter	h. links	—	—	—
	abwärts	h. rechts	—	—	—
Heißspülung	aufrecht	h. r. rechts	links	links	Einwärtstonus lob. biventer
	rechtsum	h. r. hinten	vorn	unten	Abwärtstonus lob. semilun.
	linksum	h. r. vorn	hinten	oben	Aufwärtstonus
	Neigung l. Schulter	h. links	—	—	—
	Neigung r. Schulter	h. rechts	—	—	—
	abwärts	h. links	—	—	—
Anhalten nach Drehung links herum	aufrecht	h. rechts	links	links	Einwärtstonus lob. biventer
	abwärts	h. rechts	links	links	Einwärtstonus lob. biventer
	rückwärts	r. links	rechts	rechts	Auswärtstonus lob. semilun.
	Neigung l. Schulter	v. aufwärts	hinten	oben	Aufwärtstonus
	Neigung r. Schulter	v. abwärts	vorn	unten	Abwärtstonus lob. semilun.
Kathode am Ohr	aufrecht	h. r. rechts	—	—	—
Anode am Ohr	aufrecht	h. r. links	—	—	—

Linkes Ohr und linker Arm.

Prüfungsart	Kopfstellung	Nystagmus	Fall	Vorbei-zeigen	Zentrum
Kaltspülung	aufrecht	h. r. rechts	links	links	Auswärtstonus lob. semilun.
	rechtsum	h. r. hinten	vorn	unten	Abwärtstonus lob. semilun.
	linksum	h. r. vorn	hinten	oben	Aufwärtstonus
	Neigung l. Schulter	h. links	—	—	—
	Neigung r. Schulter	h. rechts	—	—	—
	abwärts	h. links	—	—	—
Heißspülung	aufrecht	h. r. links	rechts	rechts	Einwärtstonus lob. biventer
	rechtsum	h. r. vorn	hinten	oben	Aufwärtstonus
	linksum	h. r. hinten	vorn	unten	Abwärtstonus lob. semilun.
	Neigung l. Schulter	h. rechts	—	—	—
	Neigung r. Schulter	h. links	—	—	—
	abwärts	h. rechts	—	—	—

Prüfungsart	Kopfstellung	Nystagmus	Fall	Vorbei-zeigen	Zentrum
Anhalten nach Drehung rechts herum	aufrecht	h. links	rechts	rechts	Einwärtstonus lob. biventer
	abwärts	r. links	rechts	rechts	Einwärtstonus lob. biventer
	rückwärts	r. rechts	links	links	Auswärtstonus lob. semilun.
	Neigung l. Schulter	v. aufwärts	vorn	unten	Abwärtstonus lob. semilun.
	Neigung r. Schulter	v. abwärts	hinten	oben	Aufwärtstonus
Kathode am Ohr	aufrecht	h. r. rechts	—	—	—
Anode am Ohr	aufrecht	h. r. links	—	—	—

Prüfung des Geruchs und Geschmacks.

Geruchsstörungen sind in der Mehrzahl der Fälle auf Katarrhe der Nase und Erkrankungen der Riechschleimhäute, z. B. nach Grippe, zurückzuführen. Schädigungen des Nervus olfactorius selbst kommen bei Schädelbrüchen, wenn sie durch die Lamina cribrosa hindurchgehen vor, aber auch bei Hirnerkrankungen, wie Tumoren usw. Die Kranken beklagen sich meist weniger über die Beeinträchtigung des Riechvermögens, sondern mehr darüber, daß sie den Geschmack verloren haben. Ein großer Teil dessen, was wir Geschmack nennen, ist auf den Geruch zurückzuführen. Wir schmecken nur die Hauptqualitäten süß, sauer, bitter und salzig, während jede Geschmacksnüance, jedes Aroma auf den Geruch zu beziehen ist. Die Kranken geben an, daß das Essen pappig, indifferent schmeckt, daß sie Weine nicht mehr voneinander unterscheiden können, daß der Kaffee geschmacklos sei, daß sie nicht mehr merken, wenn Fleisch verdorben oder wenn es angebrannt ist.

Die Geruchsstörung kann einseitig oder doppelseitig sein. Im ersteren Falle fehlen subjektive Beschwerden in der Regel ganz. Bei der Prüfung des Geruchs sind wir völlig auf die subjektiven Angaben des Kranken angewiesen. Wir halten ihm riechende Substanzen vor die Nase und fragen ihn, ob er es merkt und ob der Geruch auf einem Nasenloch stärker, als auf dem anderen ist. Den Differenzen zwischen beiden Seiten ist nur mit Vorsicht eine Bedeutung beizumessen, weil lokale Veränderungen der Nase leicht Unterschiede bedingen können. Als Riechsubstanzen benutzt man Pfefferminzöl, Fenchelöl, Terpentin, Kaffee, Tabak, Asa foetida, Campher u. ä. Manche Menschen können auch bei normalem Geruchsvermögen die Substanzen, selbst wenn sie ihnen bekannt sind, nach dem Geruche nicht oder nur mit Schwierigkeit benennen.

Substanzen, die die Schleimhäute reizen, wie Salmiak oder Essigsäure, werden auch bei aufgehobenem Geruch infolge des Reizes, den sie auf den Trigeminus ausüben, als stechend wahrgenommen. Der Ausfall dieser Prüfung kann bedeutungsvoll für die Unterscheidung organischer Störungen von hysterischen oder simulierten Anosmien sein, da bei diesen auch Salmiak und Essigsäure angeblich nicht gerochen wird.

Geschmacksstörungen kommen nicht selten bei Erkrankungen der Hirnnerven (Facialis, Trigeminus, Glossopharyngeus) vor. Sie sind in der Mehrzahl der Fälle einseitig, selten doppelseitig. In ersterem Falle verursachen sie keine oder nur geringfügige subjektive Beschwerden, stärkere wenn die Geschmackswahrnehmung beiderseits fehlt. Wegen der verschiedenen Nervenversorgung müssen die vorderen $^2/_3$ der Zunge (Lingualis) und das hintere Drittel

(Glossopharyngens) gesondert geprüft werden. Während der Untersuchung muß der Kranke die Zunge dauernd herausgestreckt halten, damit nicht beim Zurückziehen der Zunge die Geschmackssubstanz sich im Munde verteilt. Da dann das Sprechen unmöglich ist, wird ihm eine Tafel vorgehalten, auf welcher die vier Geschmacksarten aufgeschrieben sind; er hat mit dem Finger zu zeigen, welche Qualität er gerade schmeckt. Als Reizmittel benutzt man Flüssigkeiten, die süß (Zuckerlösung), sauer (verdünnte Essigsäure), bitter (Chininlösung) und salzig (Kochsalzlösung) schmecken. Man trägt diese auf die Zunge auf, am besten mit einem Holzstäbchen, das an seinem Ende mit Watte umwickelt ist und das nach jeder Prüfung erneuert wird. Die Lösung wird dann vorn und hinten, rechts und links aufgetragen. Jedesmal muß der Kranke zeigen, was er geschmeckt hat. Nach jeder Probe ist es erforderlich, daß der Mund sorgfältig mit Wasser ausgespült wird, um eine Nachwirkung zu vermeiden. Die Prüfung mit Chininlösung geschieht am besten zuletzt, weil deren Geschmack am intensivsten andauert. Die vorderen Teile der Zunge schmecken besser sauer, die hinteren Teile bitter. Die Geschmacksorgane sind nicht auf die Zunge beschränkt, sondern erstrecken sich auch auf den weichen Gaumen.

Vasomotorische, trophische und sekretorische Symptome.

Bei den engen Beziehungen, die das Nervensystem zu der Gefäßinnervation, zu dem trophischen Zustand der Gewebe, zur Sekretion besitzt, treten bei Nervenerkrankungen Störungen dieser Funktionen nicht selten und in verschiedenster Art auf. So finden sich abnorme Cyanose, lokale Asphyxien durch Gefäßkrampf, ferner Ödeme, es finden sich Exantheme wie Urticaria, Herpes zoster, ferner Gangräne. Bei spinalen Prozessen finden wir trophische Veränderungen an den Knochen, an den Gelenken (Arthropathien). Besonders reich an Symptomen, die in dieses Gebiet gehören, sind die Erkrankungen des sympathischen Systems und die endokrinen Erkrankungen. Es sei hier nur an die vasomotorischen und sekretorischen Symptome beim Basedow, ferner an die Wachstumsstörungen bei Akromegalie und anderen Hypophysenerkrankungen erinnert. Bezüglich der Einzelheiten kann hier auf die speziellen Kapitel, insbesondere auf die Abschnitte über die vegetativen Funktionen des Nervensystems, über die Erkrankungen des sympathischen Systems und die endokrinen Erkrankungen verwiesen werden.

Lumbalpunktion und Untersuchung des Liquor cerebrospinalis.

Die Untersuchung der Cerebrospinalflüssigkeit hat sich in immer zunehmender Weise zu einem äußerst wertvollen Hilfsmittel entwickelt, das in vielen Fällen die Differentialdiagnose sicher stellt. Die Methode, die zuerst von Quincke im Jahre 1891 angegeben wurde, besteht darin, daß man mit einer Hohlnadel in den Wirbelkanal in der Gegend der Cauda equina einsticht, einige Kubikzentimeter des Liquor abläßt und diese mikroskopisch und chemisch untersucht. Wir bedienen uns einer mit einem Mandrin verschlossenen etwa 1 mm dicken und etwa 10 cm langen Hohlnadel, die am besten aus Platiniridium, sonst aus Nickel oder vernickeltem Stahl angefertigt ist (bei Stahlnadeln besteht die Gefahr, vor allem bei unruhigen Patienten, daß die Nadel, insbesondere wenn sie abgenutzt ist, abbricht; daher ist hierbei Vorsicht geboten). Die Punktion muß unter sorgfältiger Asepsis ausgeführt werden. Die Nadel wird durch Auskochen sterilisiert, die Einstichstelle sorgfältig desinfiziert. Narkose ist unnötig; bei ängstlichen Patienten kann man den Eingriff im Ätherrausch ausführen. In der großen Mehrzahl der Fälle kann man ihn ohne Schwierigkeiten ohne jede Anästhesie machen. Die Punktion ist bei sachgemäßer Ausführung wenig schmerzhaft, nur der Durchstich durch die Haut tut weh, und wenn man zufällig mit der Nadel eine Wurzel der Cauda equina ansticht (ausstrahlender Schmerz im Bein) oder wenn man, was sich unter normalen Umständen vermeiden läßt, mit der Nadel an Knochen kommt. Der Schmerz beim Einstechen kann durch Chloräthylspray herabgesetzt werden. Die Punktion wird entweder im Sitzen oder in Seitenlage ausgeführt. Das erstere ist im allgemeinen vorzuziehen. Der Patient sitzt auf einem Stuhl, dessen Lehne seitlich steht, und bückt sich soweit er kann nach vorn, damit der Zwischenraum zwischen den einzelnen Wirbeln möglichst vergrößert wird. Bei der Punktion in Seitenlage muß ebenfalls die Lendenwirbelsäule so stark wie möglich gebeugt werden. Man sticht dann in der Mittellinie oder dicht daneben zwischen zwei Dornfortsätzen ein, und zwar zwischen dem 2. und 3. oder dem 3. und 4., oder dem 4. und 5. Lendenwirbel. Zur Orientierung dient, daß die Verbindungslinie der höchsten Punkte der Darmbeinschaufeln den 4. Lendenwirbel trifft. Die Richtung der Kanüle beim Einstechen ist leicht nach oben gerichtet.

Die Nadel trifft bei sachgemäßer Ausführung und wenn keine Verkrümmung der Wirbelsäule vorliegt, nicht den Knochen, sondern gelangt ohne Schwierigkeit durch die Weichteile. Das Durchstechen der Dura fühlt man an der Überwindung eines leichten Widerstandes. Man zieht dann den Mandrin heraus und entleert in ein Glasröhrchen den Liquor. Für diagnostische Zwecke reichen in der Regel 5—6 ccm aus. Will man, z. B. bei Hirntumoren, mit der Entnahme vorsichtig sein, so genügen auch eventuell geringere Mengen. Je nach den Druckverhältnissen fließt der Liquor tropfenweise oder im Strahl ab. Will man ein zu schnelles Abfließen des Liquors verhindern, so zieht man den Mandrin nur so weit zurück, bis sich die Flüssigkeit tropfenweise entleert. Man kann auf diese Weise das Tempo des Ausfließens nach Belieben regulieren. Diese Vorsicht ist bei gesteigertem Hirndruck besonders zu empfehlen.

Der Druck des Liquor kann gemessen werden, indem man an die Kanüle einen Schlauch mit einem dünnen Steigrohr ansetzt und die Steighöhe bestimmt. Im allgemeinen ist die Druckmessung zu entbehren, zumal die Werte von vielen Faktoren abhängig und daher nur bedingt zu verwerten sind. Die Nachteile, die aus der Komplizierung der Punktion und auch aus der Notwendigkeit, größere Liquormengen zu entnehmen, sich ergeben, stehen in keinem rechten Verhältnis zu den diagnostischen Ergebnissen der Druckmessung. Ein ungefähres Urteil über den Druck läßt sich aus der Schnelligkeit der Entleerung des Liquor fällen.

Ist die nötige Flüssigkeitsmenge entnommen, so wird die Nadel schnell herausgezogen; die Einstichstelle wird mit einem Pflaster verschlossen. Der Patient soll sich unmittelbar nach der Punktion zu Bett begeben und 24—48 Stunden mit tief liegendem Kopf Ruhe halten. Deswegen soll die Lumbalpunktion nicht ambulant, sondern in der Klinik oder in der Wohnung des Kranken ausgeführt werden; letzteres geht bei der Einfachheit der Methode ohne Schwierigkeiten. In einem Teil der Fälle stellen sich nach einigen Stunden Kopfschmerzen ein, die manchmal auch mit Nackenschmerzen, Übelkeit und Schwindel verbunden sind. Diese können bis zu acht Tagen andauern, verschwinden aber dann ohne weiteres. Durch die Ruhiglagerung des Kranken nach der Punktion kann man diesen Erscheinungen vorbeugen, jedoch auch nicht mit Sicherheit. Zur Behandlung der Beschwerden bewährt sich am besten Coffein allein oder in Verbindung mit Phenacetin, Aspirin usw. Solange die Erscheinungen andauern, soll der Kranke liegen.

Die Lumbalpunktion ist bei sorgfältig durchgeführter Asepsis als ein gefahrloser Eingriff anzusehen. Vorsicht ist nur geboten bei Hirntumoren, insbesondere solchen der hinteren Schädelgrube. Hier soll man nur geringe Mengen und langsam entnehmen.

Der normale Liquor ist wasserhell und vollkommen klar. Blutbeimengungen, die infolge Anstechens einer Vene bei der Punktion vorkommen können, geben sich bald an der blutigen Verfärbung des Liquor, bei geringen Mengen in einer leichten Trübung zu erkennen. Diese Beimengungen beeinträchtigen die mikroskopische Untersuchung erheblich; sie sind im allgemeinen bei sorgfältiger Durchführung der Punktion, insbesondere wenn man es vermeidet an Knochen zu kommen, zu umgehen. Die Trübung infolge artifizieller Blutbeimengung verschwindet beim Zentrifugieren völlig, da die Blutkörperchen ins Sediment gehen. Ist die Verfärbung des Liquor auf Hirnblutungen o. ä. zu beziehen, so verschwindet die Verfärbung, da sie auf gelösten Blutfarbstoff zurückzuführen ist, beim Zentrifugieren nicht.

Trübungen des Liquor kommen besonders bei Meningitis vor. Sie können je nach der Art und der Schwere der Meningitis sehr verschiedene Grade zeigen. Bei tuberkulöser Meningitis besteht in der Regel nur eine geringe Trübung, während bei purulenter oder epidemischer Meningitis der Liquor ein völlig eitriges Aussehen tragen kann.

Die Untersuchung des Liquor erstreckt sich auf den Zellgehalt (Zahl und Art der Zellen), auf den Nachweis von Bakterien, auf die chemische und serologische Prüfung.

Für die Zelluntersuchung (Cytodiagnostik) wird der Liquor in einem spitzen Zentrifugierröhrchen in einer schnell laufenden Zentrifuge etwa $^1/_2$ Stunde lang zentrifugiert. Dann wird die Flüssigkeit möglichst vollständig vom Sediment abgegossen, und dieses wird mit einer feinen Capillarpipette abgesaugt. Man bringt es mit dieser auf einen Objektträger, den Tropfen läßt man antrocknen und färbt ihn mit Methylenblau, nach May-Grünwald oder einer anderen Methode. Bei gleichmäßiger Ausführung (gleiche Mengen Liquor, Einengung des Sediments auf dieselbe Tropfengröße) ergeben sich ausreichende Anhaltspunkte für die Menge der Zellen im Sediment. Normalerweise findet man im Immersionsgesichtsfeld meist nicht mehr als 1—2 Lymphocyten. Gleichzeitig ist man in der Lage, die Art der Zellen am gefärbten Präparat zu beurteilen.

Zur quantitativen Bestimmung der Zellenzahl kann man sich auch der Fuchs-Rosenthalschen Zählkammer bedienen. Diese ist nach dem gleichen Prinzip gebaut wie die zur Blutkörperchenzählung dienende Kammer. Vergleichbare Zahlen ergeben sich nur, wenn die Untersuchung unmittelbar nach der Punktion mit frischem Liquor angestellt wird.

Während normalerweise der Liquor nur vereinzelte Zellen enthält, kann der Gehalt an Lymphocyten unter pathologischen Verhältnissen stark vermehrt sein (so bei progressiver Paralyse, Tabes, Lues cerebrospinalis). Bei Meningitis sind ebenfalls die Zellen stark vermehrt; bei tuberkulöser Hirnhautentzündung finden sich vornehmlich Lymphocyten, bei eitriger und epidemischer Meningitis dagegen Leukocyten. Auch Tumorzellen sind bei Rückenmarkstumoren gelegentlich im Liquor gefunden worden.

Will man die Zellformen genauer studieren, so empfiehlt sich Fixierung der Zellen mit Alkohol sofort nach der Entnahme und Einbettung in Celloidin nach Alzheimer.

Die bakteriologische Untersuchung geschieht nach den üblichen Methoden. Sie ergibt in Fällen von Meningitis Streptokokken, Staphylokokken, Pneumokokken oder Meningokokken. Der Nachweis von Tuberkelbacillen bei tuberkulöser Meningitis ist in der Regel schwierig; er gelingt meist nicht im Sediment, sondern am besten in dem Fibrinnetz, das sich bei dieser Form der Hirnhautentzündung nach etwa 24 Stunden im Liquor absetzt.

Die serologische Untersuchung des Liquor erstreckt sich auf die Seroreaktion der Syphilis nach Wassermann und den anderen hierfür üblichen Methoden.

Von praktischer Bedeutung sind ferner die Eiweißuntersuchungen des Liquor, für die eine Reihe von Methoden quantitativer und qualitativer Art angegeben worden sind. Die wichtigsten sind die Methoden zur Globulinbestimmung und die kolloidchemischen mittels der Goldsolreaktion.

1. Phase 1-Reaktion. Gesättigte Ammoniumsulfatlösung wird mit der gleichen Menge Liquor (1 ccm) vermischt und geschüttelt. Die Globulinvermehrung äußert sich in Trübungen verschieden hohen Grades (Trübung, Opalescenz, Spur Opalescenz). Eine Spur Opalescenz liegt noch im Bereiche des Normalen. Die gleiche Probe kann man auch zweckmäßigerweise so ausführen, daß man zuerst übereinanderschichtet und dann erst schüttelt. Die Trübung ist an dem bei der Schichtung entstehenden Ringe gut zu erkennen.

2. PANDYS-Reaktion. Einen Tropfen Liquor bringt man in ein Uhrschälchen, das auf schwarzem Untergrunde steht und gefüllt ist mit einer Lösung von Acidum carbolicum liquefactum (1 : 10). Bei Globulinvermehrung tritt eine deutliche Trübung ein, die nach einigen Minuten abgelesen wird und mit einem normalen Liquor zu vergleichen ist. Die Methode ist besonders dann brauchbar, wenn nur geringe Mengen Liquor zur Verfügung stehen.

3. Goldsol-Reaktion (C. LANGE). Der Liquor wird mit einer kolloidealen Goldlösung in verschiedener Konzentration überschichtet. Es stellen sich Farbreaktionen von verschiedener Farbe und Intensität ein; die sich hierbei ergebende Kurve zeigt einen charakteristischen Verlauf bei normalen und bei verschiedenen pathologischen Prozessen. Den gleichen Zwecken wie die Goldsolreaktion dient die Mastixreaktion, die in ähnlicher Weise mit einer Mastixlösung angestellt wird. Sie ist weniger empfindlich, in der Anwendung aber leichter und für praktische Zwecke oft ausreichend.

Bezüglich der diagnostischen Bedeutung der verschiedenen Reaktionen bei den einzelnen Erkrankungen des Zentralnervensystems ist auf die speziellen Kapitel, insbesondere das Kapitel über die luetischen Erkrankungen hinzuweisen.

Starke Eiweißvermehrung äußert sich auch schon ohne besondere Untersuchungen in Gerinnungsvorgängen. So setzt sich bei tuberkulöser Meningitis, wie erwähnt, nach etwa 24 Stunden ein Fibrinnetz im Liquor ab. Eine sehr starke Eiweißvermehrung besteht bei dem Absperrungssyndrom des Liquor. Dieses tritt auf, wenn der Kanal an irgend einer Stelle durch Tumoren oder durch Verklebungen abgesperrt ist. Der Liquor ist dann bernsteingelb gefärbt (Xanthochromie); er erstarrt beim Stehen schon nach kurzer Zeit; die Lymphocyten sind hierbei mehr oder minder stark vermehrt.

Bezüglich der diagnostischen Hirnpunktion wird auf das Kapitel über Hirnoperationen verwiesen.

Die Erkrankungen der peripheren Nerven.

Von

F. KRAMER-Berlin.

Die peripheren Nerven bestehen fast ausschließlich aus markhaltigen Nervenfasern; nur verhältnismäßig wenig marklose Fasern sind ihnen beigemischt. Eine Ausnahme bildet der Nervus olfactorius, der nur marklose Nervenfasern enthält. Die markhaltigen Nervenfasern bestehen aus dem Achsenzylinder, der Markscheide und der SCHWANNschen Scheide. Den marklosen Fasern fehlt die Markscheide. Der Achsenzylinder ist als ein Zellausläufer anzusehen, er gehört bei den motorischen Fasern der Vorderhornzelle, bei den sensiblen Fasern der Spinalganglienzelle an. Er stellt das leitende Element dar, das ununterbrochen von der Ganglienzelle durch den peripheren Nerven zum sensiblen und motorischen Endorgan führt. Er setzt sich zusammen aus Fibrillen, die in eine Perifibrillärsubstanz eingelagert sind. Auf dem Querschnitt erscheint er als kreisrunder Strang. Der Achsenzylinder wird umschlossen von der Markscheide. Diese erscheint in frischem Zustande homogen und weiß. Sie besteht aus Myelin, einer stark fetthaltigen Substanz, die sich mit Osmium schwärzt. Sie setzt sich aus einer Reihe zylindrokonischer Segmente zusammen, die durch die SCHMIDT-LANTERMANNschen Einkerbungen getrennt sind. Bei geeigneter Präparation zeigt sich, daß das Myelin in ein feines Neurokeratingerüst eingelagert ist. Die Markscheide wird umgeben von der SCHWANNschen Scheide, einem feinen, strukturlosen Häutchen. An ihrer Innenfläche finden sich in Abständen Kerne, die von einer geringen Menge Protoplasma umgeben sind. Die Nervenfaser wird durch Einschnürungen, die RANVIERschen Schnürringe, in Segmente geteilt; hier fehlt die Markscheide, so daß die SCHWANNsche Scheide eine kurze Strecke dem Achsenzylinder unmittelbar anliegt. In jedem Abschnitt findet sich ein SCHWANNscher Scheidenkern.

Die einzelnen Nervenfasern sind von einer feinen Bindegewebshülle umgeben und werden durch stärkere Bindegewebszüge zu Gruppen zusammengefaßt. Diese bilden wieder große Bündel, die von einer Bindegewebsscheide eingeschlossen werden. Diese wird als Perineurium bezeichnet, während das im Innern des Bündels gelegene Bindegewebe Endoneurium benannt wird. Die Nervenbündel setzen dann den peripheren Nerven zusammen, der von einer Bindegewebsscheide, dem Epineurium, überzogen ist. Von diesem gehen zahlreiche Segmente in das Innere des Nerven hinein. In diesen verlaufen die Blutgefäße des Nerven, die von größeren in der Nervenscheide gelegenen Gefäßen entspringen.

Nach STOFFEL lassen sich im peripheren Nerven die Bündel ihrer Funktion nach sondern: in sensible Fasern und die den einzelnen Muskelgruppen zugehörigen motorischen Elemente. Diese Bündel sollen auf weite Strecken im

Nervenstamm deutlich getrennt verlaufen und sich isolieren lassen. Nach anderen Autoren verschieben sich jedoch die Bündel sehr erheblich in ihrer gegenseitigen Lage; auch sollen sie untereinander Fasern austauschen, so daß es zu Plexusbildungen innerhalb des Nerven kommt.

Die motorischen Nervenfasern entspringen aus den Vorderhörnern des Rückenmarks und verlaufen in den vorderen Wurzeln. Die sensiblen Fasern gehen von den Spinalganglien aus; von diesen zieht zentralwärts die hintere Wurzel zum Rückenmark, peripherwärts der sensible Nerv, der sich mit den Fasern der vorderen Wurzel zu dem gemischten peripheren Nerven vereinigt. Diese bilden nach ihrem Austritt aus der Wirbelsäule mit den benachbarten Nerven zahlreiche Verflechtungen, die als Plexus bezeichnet werden. Aus ihnen entspringen dann erst die eigentlichen peripheren Nervenstämme. Diese verlaufen im wesentlichen voneinander isoliert; doch kommen auch im peripheren Verlaufe Anastomosen zwischen den einzelnen Stämmen vor, von denen einige auch für die klinische Symptomatologie von Bedeutung sind. Aus den Nervenstämmen entspringen an verschiedenen Stellen ihres Verlaufs die Äste, die für die einzelnen Muskeln und die sensiblen Versorgungsgebiete bestimmt sind. Auch trennen sich nicht selten von den Nervenstämmen Zweige ab, von denen dann erst die einzelnen Äste ausgehen.

Die Hirnnerven entsprechen in ihrem Bau durchaus den Rückenmarksnerven. Eine Ausnahme macht der Olfactorius, der nur marklose Fasern besitzt, und der Opticus, der eigentlich kein peripherer Nerv, sondern ein Hirnteil ist und infolgedessen auch Glia enthält. Den Vorderhörnern des Rückenmarks entsprechen die motorischen Hirnnervenkerne, den Spinalganglien die Kopfganglien, so z. B. bei dem Trigeminus das Ganglion Gasseri.

Infolge der Umlagerung, die die Nervenbündel in dem Plexus erfahren, setzen sich die einzelnen peripheren Nervenstämme in der Regel aus Fasern mehrerer Wurzeln zusammen und die Fasern einer Wurzel gehen in verschiedene Stämme. Daher sind die motorischen und sensiblen Ausfälle in ihrer Gruppierung verschieden, je nachdem die Läsion die Wurzel, den Plexus an den einzelnen Stellen seines Verlaufs oder die peripheren Nervenstämme betrifft. Auch bei letzteren sind die Symptombilder naturgemäß verschieden, je nachdem die Verletzung oberhalb oder unterhalb des Abgangs der einzelnen Äste stattgefunden hat. Aus den sich ergebenden Symptombildern der motorischen und sensiblen Ausfälle lassen sich Schlüsse auf die Lokalisation der Läsion ziehen.

Bei den Erkrankungen der peripheren Nerven haben wir im wesentlichen die Nervenverletzungen und die entzündlichen Erkrankungen zu unterscheiden.

Unter den erstgenannten verstehen wir alle Schädigungen peripherer Nerven, die durch Gewalteinwirkungen hervorgerufen werden, sei es daß eine Querschnittstrennung durch scharfe Verletzungen (Schnitt, Stich, Schuß) oder eine stumpfe Läsion durch Druck, Quetschung, Zerrung erfolgt. Bei den entzündlichen Erkrankungen, den Neuritiden, erfolgt die Schädigung durch eine toxische oder infektiöse Noxe. Die Symptome der Nervenverletzungen bestehen fast ausschließlich in Ausfallserscheinungen; die Funktion des Nerven ist peripher von der Läsionsstelle aufgehoben. Bei den Neuritiden können sich zu den mehr oder minder vollkommenen Ausfallserscheinungen Reizerscheinungen, die fast ausschließlich sensibler Natur sind, hinzugesellen. Bei den den Neuritiden nahestehenden Neuralgien stehen diese sensiblen Reizerscheinungen, die sich vor allem in Schmerzen äußern, im Vordergrunde des Krankheitsbildes. Die drei Hauptgruppen peripherer Nervenerkrankungen (Verletzungen, Neuritiden, Neuralgien) sind nicht streng voneinander abzugrenzen, sondern zeigen

Übergänge und Kombinationen. Neben ihnen spielen andersartige Erkrankungen, wie Nervengeschwülste und ähnliches nur eine untergeordnete Rolle.

Die Symptomatologie der peripheren Nervenerkrankungen ist von der Art der Schädigung nur insofern abhängig, als je nach der Ätiologie Ausfalls- oder Reizerscheinungen im Vordergrunde stehen. Im übrigen sind die Symptome bei allen verschiedenen Krankheitsprozessen übereinstimmend. Die Verschiedenheit der Symptombilder hängt in erster Linie davon ab, welche Nerven betroffen sind. Im ersten Teil dieses Abschnittes soll daher zunächst die allen Erkrankungen gemeinsame Symptomatologie geschildert werden, und zwar zuerst die allgemeinen Krankheitserscheinungen und sodann die Symptombilder, welche die Läsionen jedes einzelnen Nerven ergeben. In dem zweiten Teile sollen die Krankheitsgruppen nach ätiologischen Gesichtspunkten dargestellt und dabei die für jede charakteristischen symptomatologischen Besonderheiten berücksichtigt werden.

Allgemeine Symptomatologie der peripheren Nervenerkrankungen.

Die Symptome bestehen entsprechend der Funktion der peripheren Nerven in motorischen Störungen, sensiblen Störungen, Störungen der Reflexe, vasomotorischen und trophischen Störungen.

1. Motorische Symptome: Ausfallserscheinungen: Die von dem geschädigten Nerven versorgten Muskeln sind gelähmt, und zwar in gleicher Weise für die Willkür wie für jede auf reflektorischem Wege erfolgende Innervation. Je nach dem Grade der Schädigung sehen wir alle Abstufungen zwischen leichtesten Paresen und vollkommener Lähmung. Welche Muskeln von der Lähmung betroffen sind, hängt davon ab, welche Nerven geschädigt sind und an welcher Stelle der einzelne Nerv getroffen ist. Das Genauere hierüber wird im nächsten Teil ausgeführt werden. Da an einer bestimmten Bewegung in der Regel mehrere Muskeln beteiligt sind, so bewirkt auch die Lähmung des einen oder anderen Muskels häufig keine völlige Aufhebung der Bewegung, an der er mitwirkt, sondern die Bewegung geschieht nur mit geringerer Kraft oder in sonst veränderter Weise. Auch können nach Ausfall eines Muskels andere Muskeln, die sonst nur wenig an der betreffenden Bewegung beteiligt sind, zur Ersatzleistung in weitgehendem Maße herangezogen werden. Diese Verhältnisse müssen bei der Feststellung der Lähmung berücksichtigt werden, damit nicht der Ausfall eines Muskels übersehen oder fälschlich als partiell angenommen wird.

Die Lähmungen sind schlaff, mit einer Herabsetzung des Muskeltonus verbunden. Infolgedessen besteht eine gesteigerte passive Beweglichkeit. Es können sich unter Umständen Schlottergelenke und Gelenkdiastasen ausbilden. Die gelähmten Muskeln fühlen sich schlaff an, sie atrophieren ziemlich schnell und schwinden, wenn die Lähmung, ohne sich zu restituieren, andauert, schließlich ganz. Kontrakturen finden sich in den gelähmten Muskeln im allgemeinen nicht. Ausnahmen in dieser Beziehung werden noch erwähnt werden. Dagegen bestehen nicht selten sekundäre Kontrakturen in den Antagonisten der gelähmten Muskeln. Infolge der Aufhebung des Muskeltonus ist das Muskelgleichgewicht gestört, die Antagonisten gewinnen das Übergewicht und geraten in Kontraktur. So findet sich z. B. bei Lähmung der Dorsalflexoren des Fußes häufig eine Kontraktur der Wadenmuskulatur und infolgedessen eine auch passiv nicht zu überwindende Spitzfußstellung. Im Laufe der Zeit kommt es dann zu einer Verkürzung der kontrakturierten Muskeln. Auch in den Bändern und Gelenken können sich infolge der abnormen Stellung allmählich Veränderungen einstellen, die die passive Beweglichkeit in erheblichem Grade behindern. Diesen sekundären Veränderungen muß vom Beginn der Lähmung an durch zweckmäßige Behandlung entgegengewirkt werden.

Mit den peripheren Lähmungen sind nicht ganz selten ischämische Kontrakturen verbunden. Bei den Verletzungen werden gelegentlich die Arterien mitbetroffen; auch können die Gefäße durch den Druck einer Gummibinde oder durch einen Verband komprimiert werden, so daß in den versorgten Gebieten eine Ischämie entsteht. Die Muskeln schrumpfen infolgedessen und es entstehen passiv nicht zu überwindende Kontrakturstellungen. Die Kontrakturen pflegen am stärksten in den Muskeln zu sein, welche gleichzeitig durch Schädigung des versorgenden Nerven gelähmt sind. Verhältnismäßig häufig beobachtet man ischämische Kontrakturen an den Vorderarmmuskeln bei Frakturen im Bereich des Ellbogengelenks.

Motorische Reizerscheinungen spielen bei den peripheren Lähmungen eine nur untergeordnete Rolle. Man beobachtet in den gelähmten Muskeln bisweilen fibrilläre Zuckungen, die jedoch in der Regel nicht besonders stark hervortreten. Ferner sind die Crampi zu erwähnen. Es handelt sich um Muskelkontraktionen tonischer Art, die gewöhnlich bei Bewegungen auftreten und meist nur kurze Zeit andauern. Sie sind in der Regel mit mehr oder minder heftigen Schmerzen verbunden. Sie kommen auch schon beim Gesunden nicht ganz selten als Wadenkrampf oder Sohlenkrampf vor. Bei neuritischen Prozessen treten sie jedoch mitunter mit besonderer Häufigkeit und Dauer auf und können sehr quälend sein. Sie lokalisieren sich meist in Muskeln, in denen keine schweren Lähmungserscheinungen bestehen. Toxische Momente, wie Alkohol usw. können besonders die Neigung zu Crampi steigern.

Unwillkürliche Bewegungen werden außer gelegentlichem Auftreten von Zittern bei peripheren Erkrankungen nicht beobachtet.

Elektrische Symptome: Die peripheren Lähmungen sind mit Veränderungen der elektrischen Erregbarkeit verbunden. Es ist hierbei zu unterscheiden, ob die Läsion des Nerven schwer, mittelschwer oder leicht ist. In den schweren Fällen besteht komplette Entartungsreaktion, in den mittelschweren partielle Entartungsreaktion, in den leichten einfache Herabsetzung der Erregbarkeit. Bei ganz leichter Schädigung kann auch jede Veränderung der Erregbarkeit vermißt werden. Komplette Entartungsreaktion besteht insbesondere dann, wenn der Nerv, etwa durch eine Verletzung, total durchtrennt ist. Jedoch kann sie auch bedingt sein durch eine Läsion, die, ohne die Kontinuität des Nerven zu trennen, nur in einer starken Quetschung, Zerrung oder in einer schweren entzündlichen Veränderung besteht. Wir können infolgedessen, wenn nur eine einfache Herabsetzung oder eine partielle Entartungsreaktion besteht, eine komplette Durchtrennung des Nerven ausschließen, jedoch beim Bestehen einer kompletten Entartungsreaktion nicht mit Sicherheit sagen, ob der Nerv durchtrennt oder schwer geschädigt ist. Bei leichten Druckschädigungen des Nerven kann die elektrische Erregbarkeit unterhalb der Läsionsstelle normal oder nur leicht herabgesetzt sein, während bei der elektrischen Reizung des Nerven oberhalb der Druckstelle eine Reaktion infolge Undurchgängigkeit dieser Stelle für den Erregungsvorgang keine Reaktion erfolgt. Dieser Befund kann von Bedeutung sein für die Feststellung, wo im Verlaufe des Nerven die Druckläsion stattgefunden hat. Die Entartungsreaktion bildet sich nach Eintritt der Nervenläsion erst im Verlaufe von 8—14 Tagen aus. In den ersten Tagen ist die Reaktion auch bei kompletter Durchtrennung des Nerven normal, anfangs kann sie leicht gesteigert sein. Die Erregbarkeit beginnt dann zu sinken, bis schließlich die indirekte Erregbarkeit (faradische und galvanische), sowie die direkte faradische Erregbarkeit vollkommen erloschen ist. Gleichzeitig tritt galvanische Übererregbarkeit ein, die Zuckung wird träge, es stellt sich

Umkehr der Zuckungsformel ein (vgl. S. 21). Dieses Syndrom der kompletten Entartungsreaktion bleibt bestehen, bis die Restitution erfolgt. Gewöhnlich stellt sich hierbei die willkürliche Beweglichkeit schon etwas früher ein, ehe die Entartungsreaktion verschwindet, es kann jedoch auch das Umgekehrte der Fall sein. Die indirekte und die direkte faradische Erregbarkeit stellen sich wieder ein, zuerst nur bei sehr starken Strömen. Die Zuckungsträgheit und die Steigerung der Erregbarkeit bei galvanischer Reizung bleiben zunächst noch bestehen; allmählich wird jedoch die Zuckung unter gleichzeitigem Absinken der Erregbarkeit schnell. Die komplette Entartungsreaktion ist über das Stadium der partiellen Entartungsreaktion in eine einfache Herabsetzung übergegangen. Diese bleibt noch lange bestehen und gleicht sich erst ganz allmählich aus. Auch wenn die willkürliche Beweglichkeit schon völlig oder fast völlig wiedergekehrt ist, ist noch längere Zeit eine Herabsetzung der elektrischen Erregbarkeit nachzuweisen.

Tritt keine Restitution ein, so nimmt nach mehreren Monaten auch die direkte galvanische Erregbarkeit ab und es kommt nach Verlauf einiger Jahre zum völligen Erlöschen der elektrischen Reizbarkeit. Dies tritt jedoch erst dann ein, wenn der Muskel vollkommen atrophiert, die kontraktile Substanz völlig geschwunden ist.

Die partielle Entartungsreaktion ist, wie erwähnt, ein Ausdruck der mittelschweren Schädigung des Nerven. Der Verlauf ist ähnlich wie bei der kompletten Entartungsreaktion, nur daß es zu keinem Erlöschen der indirekten und der faradischen Erregbarkeit kommt. Die Restitution tritt hier entsprechend schneller ein als bei der kompletten Entartungsreaktion; doch kann, wenn es sich um progrediente Prozesse handelt, z. B. um eine fortschreitende Kompression des Nerven durch einen Callus oder fortschreitende Entzündungsprozesse die partielle Entartungsreaktion auch in komplette Entartungsreaktion übergehen. Das gleiche gilt für die einfache Herabsetzung der Erregbarkeit, die in der Regel der Ausdruck einer leichten, schnell vorübergehenden Schädigung ist. Zu bemerken ist noch, daß gelegentlich bei Polyneuritiden Entartungsreaktion auch in Muskeln gefunden wird, in denen keine Lähmungserscheinungen nachweisbar sind.

Die diagnostische Bedeutung der Entartungsreaktion liegt darin, daß sie uns gestattet, die peripheren Lähmungen von denen zentralen, funktionellen und muskulären Ursprungs abzugrenzen, sowie ferner mit großer Genauigkeit festzustellen, welche Muskeln von der Lähmung betroffen sind. In prognostischer Beziehung gibt sie uns, wie schon erwähnt, Hinweise auf die Schwere der Lähmung. Besteht nur eine einfache Herabsetzung oder partielle Entartungsreaktion, so ist, falls kein fortschreitender Prozeß vorliegt, die Läsion als reparabel anzusehen. Bei kompletter Entartungsreaktion ist die Wiederherstellung jedoch zweifelhaft.

Von anderen elektrischen Veränderungen ist nur zu erwähnen, daß bei neuritischen Prozessen, so insbesondere bei postdiphtherischer Polyneuritis, gelegentlich myasthenische Reaktion beobachtet wird.

2. Symptome von seiten der Reflexe: Die Sehnenreflexe sind an denjenigen Muskeln, die von den geschädigten Nerven versorgt werden, aufgehoben, da gleichzeitig der sensible wie der motorische Teil des Reflexbogens geschädigt ist. Auch leichte Schädigungen der peripheren Nerven, insbesondere bei neuritischen Prozessen pflegen mit einer Aufhebung der Sehnenreflexe verbunden zu sein, auch wenn keine Lähmungserscheinungen in den Muskeln bestehen. Im ersten Stadium einer Polyneuritis können die Sehnenreflexe leicht gesteigert sein. Von den Periostreflexen gilt das gleiche wie von den Sehnenreflexen.

Auch die Hautreflexe sind aufgehoben, insbesondere wenn die reflexogene Zone anästhetisch ist.

3. Störungen der Sensibilität: a) Ausfallserscheinungen. In den Figuren (Abb. 1—3) sind die anatomischen Versorgungsgebiete der sensiblen Nerven eingezeichnet. Theoretisch sollte man erwarten, daß nach Durchtrennung eines peripheren Nerven die Sensibilität in dem gesamten von ihm versorgten Gebiete aufgehoben ist. Dies ist jedoch nicht der Fall. Die Sensibilitätsstörung bleibt in der Regel an Ausdehnung hinter dem anatomischen Versorgungsgebiete zurück, und zwar in einem Umfange, der bei den einzelnen Nerven sehr verschieden ist. Während bei einem Teil der Nerven die Gebiete sich fast ganz decken, ist in anderen Fällen der anästhetische Bezirk erheblich kleiner als das anatomische Versorgungsgebiet. Auf diese Verhältnisse wird bei der Besprechung der Symptomatologie der einzelnen Nerven näher eingegangen werden. Aber auch in dem sensibel betroffenen Gebiete besteht nicht in dessen ganzem Umfange eine völlige Aufhebung der Empfindung, sondern nur in einem mehr oder minder großen Teile des Bezirks, während im übrigen nur eine Herabsetzung bzw. qualitative Änderung der Sensibilität sich findet. Im Laufe der Zeit pflegt sich, auch ohne daß eine Restitution eintritt, das Gebiet der kompletten Sensibilitätsaufhebung noch weiter zu verkleinern. In der Ausdehnung des total gestörten Gebietes bestehen nicht ganz unerhebliche individuelle Differenzen. Die Grenzen des überhaupt sensibel gestörten Gebietes sind dagegen konstanter, wenn sie auch individuell in erheblicherem Maße variieren, als dies etwa bei den motorischen Ausfallserscheinungen der Fall ist. Diese Verhältnisse sind besonders eingehend von HEAD studiert worden. Nach seinen Feststellungen, die im allgemeinen von anderen Untersuchern bestätigt wurden, besteht in den schwer gestörten Gebieten eine völlige Aufhebung der Berührungs-, Schmerz- und Temperaturempfindung. In dem übrigen Bereiche des sensiblen Ausfalls findet sich eine Störung folgender Art: die Wahrnehmung feiner Berührungen ist aufgehoben, das räumliche Unterscheidungsvermögen (Tasterzirkelprobe) ist grob geschädigt, die Schmerzempfindung ist erhalten, aber qualitativ verändert. Die Kälte- und Wärmeempfindung ist für mittlere Grade (22 bis 40 Grad) aufgehoben, aber für extreme Grade unter 22 und über 40 Grad erhalten. Die Veränderung der Schmerzempfindung äußert sich darin, daß die Stiche stumpfer als normal empfunden werden, und die Empfindung gleichzeitig einen unangenehmen kitzelnden Charakter annimmt und falsch lokalisiert wird. Eine ähnliche Veränderung im Sinne der Parästhesie findet sich auch bei der Temperaturempfindung. Die Wahrnehmung starken Druckes und die Bewegungsempfindungen sind nach den Angaben HEADS bei reinen Verletzungen der Hautnerven ungestört, dagegen bei Verletzungen der Nervenstämme, bei welchen auch die motorischen Nerven mitlädiert sind, geschädigt.

Die Erklärung dieses Verhaltens der Sensibilität ist noch nicht völlig sichergestellt. Eine erhebliche Rolle spielt wohl sicherlich dabei die Tatsache, daß die Versorgungsgebiete der sensiblen Nerven nicht scharf voneinander getrennt sind, sondern in erheblichem Grade sich überlagern, so daß bei Läsion eines Nerven in dem Gebiete der gemeinsamen Versorgung gar keine Störung oder nur eine qualitative Änderung besteht. Für diese Erklärung spricht insbesondere die Tatsache, daß bei Verletzung zweier oder mehrerer benachbarter Nerven die Störungsgebiete sich zusammenschließen, und daß dann in der Regel die Summe der anatomischen Versorgungsgebiete betroffen ist. HEAD gibt jedoch eine andere Erklärung. Er nimmt an, daß bei der peripheren sensiblen Versorgung drei Arten von Sensibilität zu unterscheiden seien, denen drei verschiedene Arten von Nervenfasern entsprechen. Erstens die tiefe Sensibilität, die die

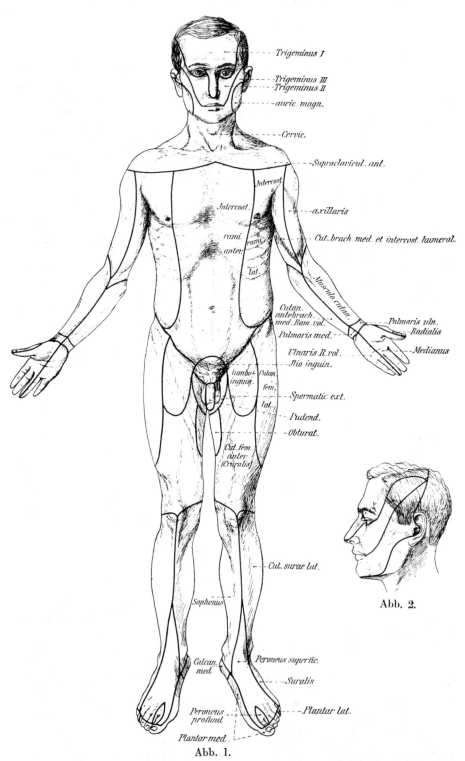

Trigeminus I

Trigeminus III
Trigeminus II

auric. magn.

Cervic.

Supraclavicul. ant.

Intercost.

Intercost.

axillaris

rami
anter.

rami
lat.

Cut. brach. med. et intercost. humeral.

Musculo cutan.

Cutan.
antebrach.
med. Ram. vol.

Palmaris uln.

Radialis

Palmaris med.

Medianus

Ulnaris R. vol.

Jlio inguin.

lumbo
inguin.

Cutan.
fem.
lat.

Spermatic. ext.

Pudend.

Obturat.

Cut. fem.
anter.
(Cruralis)

Cut. surae lat.

Saphenus

Calcan.
med.

Peroneus superfic.

Suralis

Peroneus
profund.

Plantar lat.

Plantar med.

Abb. 1.

Abb. 2.

Abb. 1—3. Sensible

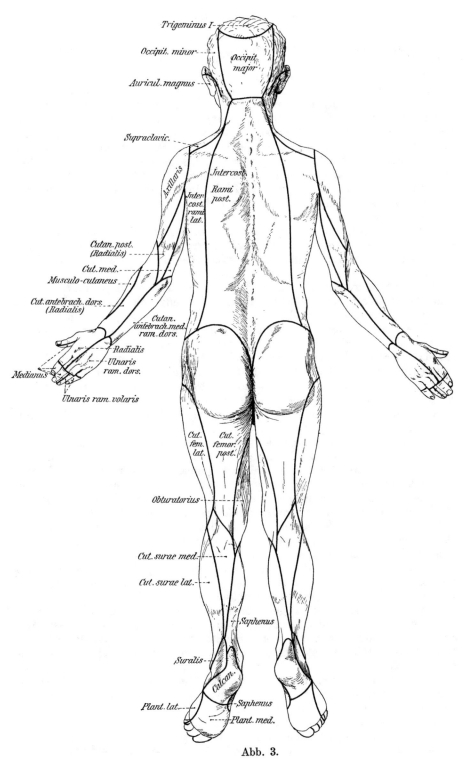

Abb. 3.

Versorgungsgebiete der peripheren Nerven.

Druckwahrnehmung und die Bewegungsempfindung vermittelt; zweitens die epikritische Sensibilität: diese vermittelt die Wahrnehmung feiner Berührungen, das räumliche Unterscheidungsvermögen und die Wahrnehmung mittlerer Temperaturgrade, die präzise Lokalisation der Schmerz- und Wärmeempfindung; drittens die protopathische Sensibilität: diese ist nur imstande, Schmerzempfindungen und extreme Temperaturempfindungen von parästhetischen und falsch lokalisiertem Charakter zu geben. Die tiefe Sensibilität wird nach Head geleitet durch die die Muskeln versorgenden motorischen Nerven, die tatsächlich auch sensible Fasern enthalten. Die protopathische Sensibilität ist nur gestört in einem hinter den anatomischen Grenzen erheblich zurückbleibenden Gebiete, das sich in den ersten Wochen nach der Läsion immer mehr verkleinert. Dagegen ist die epikritische Sensibilität in einem mehr oder minder nahe an die anatomischen Grenzen heranreichenden Gebiete beeinträchtigt. Sie bleibt aufgehoben, bis eine völlige Restitution eingetreten ist. Die protopathische Sensibilität läßt sich infolgedessen studieren in der sog. intermediären Zone, in dem zwar eine Störung der epikritischen, aber keine solche der protopathischen Sensibilität besteht.

Während die tatsächlichen Befunde Heads im allgemeinen von den anderen Forschern bestätigt worden sind, hat seine Deutung indessen vielfache Kritik erfahren. Insbesondere wird die Annahme Heads, daß die „tiefe Sensibilität", die Druck- und Bewegungsempfindung, durch die die Muskeln versorgenden Nerven geleitet wird, von vielen Forschern abgelehnt, sondern angenommen, daß diese ebenfalls durch die oberflächlichen Hautnerven vermittelt wird. Ferner wird auch bestritten, daß die partielle Sensibilitätsstörung in der intermediären Zone auf die Versorgung mit besonderen Nervenfasern zurückzuführen sei, sondern angenommen, daß es sich nur um eine quantitativ geringere Störung handelt, bei der insbesondere die Verminderung der Zahl der Druck-, Schmerz- und Temperaturpunkte für die Art der Störung verantwortlich ist. Auf diese theoretischen Streitfragen kann hier nicht näher eingegangen werden. Praktisch bedeutungsvoll ist nur die Tatsache, daß man bei der Feststellung der peripheren Sensibilitätsstörungen sich nicht begnügen darf, mit intensiven Berührungen und mit Schmerzreizen zu prüfen und das Gebiet festzustellen, in dem diese Reize keine Empfindung auslösen, sondern daß man mit Reizen geringen Grades die Grenzen des gestörten Gebietes bestimmen muß. Hierzu eignen sich am besten feine Berührungen, sowie nicht sehr intensive Temperaturreize. Die Grenzen für die Störungen der Schmerzempfindung sind schwerer zu bestimmen, da hier nur eine qualitative Änderung in dem oben beschriebenen Sinne besteht, deren Abgrenzung dem Patienten größere Schwierigkeiten macht. Prüft man mit feinen Reizen, so erhält man in der Regel ein Gebiet, das dem anatomischen Versorgungsgebiet nahekommt bzw. von ihm ziemlich konstante, noch zu erwähnende Abweichungen zeigt. Praktisch bedeutsam ist auch die Tatsache, daß die Verkleinerung des Gebietes schwerer Sensibilitätsstörung keine Restitution anzeigt, sondern auch bei völliger irreparabler Durchtrennung des Nerven in den ersten Wochen einzutreten pflegt.

b) Sensible Reizerscheinungen. Im Gegensatz zu den motorischen Symptomen sind auf dem Gebiete der Sensibilität Reizerscheinungen bei peripheren Erkrankungen vielfach zu beobachten. Diese äußern sich in Schmerzen, die im Verlaufe der erkrankten Nerven empfunden werden oder auch die Haut des sensiblen Versorgungsgebietes einnehmen. Die Schmerzen können gleichmäßig, brennend, aber auch reißend, schießend, anfallsweise an- und abschwellend sein. Ferner bestehen häufig Parästhesien, vor allem im Bereiche der Sensibilitätsstörungen. Es wird über Taubheitsgefühl, Pelzigwerden und Ameisenlaufen geklagt. Auch Hyperästhesien im Bereiche des Hautversorgungsgebietes finden sich nicht ganz selten. Die Schmerzen können in intensiver Weise bei gleichzeitiger Herabsetzung der Hautsensibilität bestehen (Anaesthesia dolorosa). Die sensiblen Reizerscheinungen finden sich vor allem bei den entzündlichen Prozessen und Neuralgien, während sie bei den Nervenverletzungen mehr in den Hintergrund treten; doch werden sie bei diesen auch beobachtet, insbesondere dann, wenn Neurombildungen im Nervenstamm bestehen.

4. Trophische Störungen finden sich in fast allen Geweben, die von den peripheren Nerven versorgt werden. Die Haut ist oft trocken, abschilfernd. In anderen Fällen besteht ausgesprochene Hyperidrosis. Die Haut wird glatt, glänzend, dünn, faltenlos. Es besteht abnorme Blässe der Haut, oft jedoch auch ausgesprochene Cyanose. Die Nägel zeigen Wachstumsstörungen und eine rauhe, rissige Oberfläche. Diese Störungen beschränken sich oft in genauer Weise auf das Hautversorgungsgebiet des erkrankten Nerven und sind gegen die Umgegend mehr oder minder scharf abgegrenzt. Auf die Atrophie der Muskeln wurde bereits hingewiesen. Die Knochen atrophieren insbesondere bei länger bestehenden Lähmungen und zeigen eine Verdünnung der Corticalis. Die Veränderungen an den Gelenken sind meist nicht trophischen Ursprungs, sondern sekundärer Natur und bedingt durch die abnorme Stellung der Gliedmaßen. An der Haut bilden sich nicht ganz selten trophische Geschwüre (Mal perforant), so insbesondere im Gebiet des Nervus tibialis an der Fußsohle. Die trophischen Störungen an der Haut sind in der Regel am ausgeprägtesten bei den Erkrankungen des Nervus medianus und des Nervus tibialis. In neuerer Zeit ist darauf hingewiesen worden, daß die trophischen Störungen, insbesondere wenn sie stark ausgeprägt sind, auf Reizung der sympathischen Fasern zurückzuführen sind. Sie sind vor allem dann zu beobachten, wenn in dem Nerven eine starke Narbenbildung besteht, von welcher der Reiz ausgeht.

Diagnose: Die Unterscheidung der peripheren Lähmungen von solchen, die durch Erkrankung der Pyramidenbahn bedingt sind, ist in der Regel nicht schwer. Die Atrophie der Muskeln, die elektrischen Veränderungen, der komplette Ausfall der Motilität in den betreffenden Muskeln für jede willkürliche und reflektorische Innervation, die Herabsetzung des Muskeltonus im Gegensatz zu der spastischen, nicht von Muskelatrophien und elektrischen Veränderungen begleiteten, mit einer Steigerung der Sehnenreflexe verbundenen, nicht einzelne Muskeln, sondern Bewegungsmechanismen betreffenden Pyramidenbahnläsion ermöglicht ohne Schwierigkeiten die Abgrenzung. Ebenso ist die Differentialdiagnose gegenüber hysterischen Lähmungen nicht schwierig, bei der ebenfalls elektrische Veränderungen, Atrophien, Veränderungen der Sehnenreflexe fehlen und bei denen sich in der Art der Bewegungsstörung die psychogene Bedingtheit deutlich ausprägt. Gegenüber rein muskulären Prozessen kann die Unterscheidung Schwierigkeiten machen, wenn sich, wie es bei Verletzungen nicht ganz selten der Fall ist, Muskel- und Nervenschädigungen miteinander kombinieren. Die Funktion der Muskeln ist dann oft durch mechanische Schädigungen schwer beeinträchtigt, und es kann auch zu erheblichen Muskelatrophien kommen. Hier gibt meist erst die elektrische Untersuchung einen sicheren Aufschluß, da bei reinen Muskelschädigungen Entartungsreaktion niemals vorkommt.

Auch in den Sensibilitätsstörungen gibt sich der periphere Charakter der Störung meist gut zu erkennen. Die Ausdehnung der Sensibilitätsstörung entsprechend den peripheren Versorgungsgebieten und das Betroffensein sämtlicher Sensibilitätsqualitäten in der oben geschilderten Weise gibt meist ausreichende Anhaltspunkte.

Schwierig kann die Unterscheidung unter Umständen gegenüber Erkrankungen der Rückenmarkswurzeln und der spinalen Vorderhörner sein. Die Qualität der motorischen Lähmungen ist hier die gleiche wie bei den peripheren Lähmungen und die Verteilung auf die einzelnen Muskelgebiete ist bei den Affektionen des Plexus dem radikulären, dem spinalen-segmentalen Typ so ähnlich, daß die Abgrenzung nicht ohne weiteres möglich ist. Auch sind Sensibilitätsstörungen bei Plexusaffektionen von solchen radikulären und spinal-segmentalen Ursprunges in ihrer Ausbreitung nicht immer sicher zu unterscheiden. Liegt die Schädigung dagegen nicht im Plexus, sondern im peripheren Nervenstamm, so ist die Verteilung der motorischen und sensiblen Lähmungen so charakteristisch, daß Schwierigkeiten in der Abgrenzung nicht bestehen.

Symptomatologie der einzelnen peripheren Nerven.

Hirnnerven.

Die Symptomatologie der Läsionen des Olfactorius, des Opticus, des Oculomotorius, Trochlearis, Abducens und Acusticus ist in dem Kapitel „allgemeine Symptomatologie" bereits besprochen worden, so daß sie hier keiner näheren Erwähnung mehr bedarf.

N. trigeminus.

Der Trigeminus entspringt in zwei Wurzeln, der stärkeren sensiblen und der dünneren motorischen aus dem Brückenschenkel. In die sensible Wurzel ist das Ganglion Gasseri eingelagert. Unmittelbar nach dem Austritt aus dem Ganglion teilt sich der Nerv in drei Äste. Jeder von diesen gibt schon innerhalb der Schädelhöhle einen Ramus recurrens zur Versorgung der harten Hirnhaut ab.

Der erste Ast teilt sich beim Eintritt in die Orbita in drei Stämme, den Nervus frontalis, den Nervus nasociliaris und den Nervus lacrymalis. Der Frontalis verläuft unter dem Dach der Orbita und teilt sich in zwei Zweige; der erste verläuft über die Trochlea zum medialen Teil des oberen Augenlids und verzweigt sich dort an der Haut der Nasenwurzel und an der Stirn. Der andere Zweig, der Supraorbitalis, begibt sich zur Incisura supraorbitalis und verzweigt sich im oberen Augenlid und an der Stirnhaut. Der Nervus nasociliaris geht zur medialen Wand der Augenhöhle, spaltet sich dort in zwei Zweige, den Infratrochlearis und den Ethmoidalis. Der erstere vereinigt sich mit dem Supratrochlearis, der letztere geht zur Siebbeinplatte, zieht durch ein Siebbeinloch hindurch in die Nasenhöhle, die er sensibel versorgt. Dabei gibt er gleichzeitig Zweige zur äußeren Haut der Nase ab. Von dem Nasociliaris entspringt auch eine Wurzel des Ganglion ciliare. Der Nervus lacrymalis verläuft lateral in der Augenhöhle zur Tränendrüse; er gibt auch Zweige für die Bindehaut des Auges ab.

Der zweite Trigeminusast (Nervus supramaxillaris) verläuft durch das Foramen rotundum in die Fossa sphenopalatina, dann durch den Canalis infraorbitalis und kommt durch das gleichnamige Loch heraus. Der als Nervus infraorbitalis bezeichnete Endast versorgt die Haut der Wange und der Oberlippe. Ein in der Fossa sphenopalatina abgehender Ast (Nervus subcutaneus malae) verläuft an der Incisura orbitalis inferior, durchsetzt das Jochbein und endet in zwei Zweigen an der Haut der Wange (Zygomaticofacialis und Zygomaticotemporalis). Andere Zweige des Nerven versorgen die Schleimhaut des Gaumens, des Mundes und des Oberkiefers.

An den dritten Ast des Trigeminus (Nervus inframaxillaris) legt sich die motorische Wurzel an; er verläßt die Schädelhöhle durch das Foramen ovale und spaltet sich dann bald in seine Zweige. Die motorischen Äste, der Ramus massetericus, die Rami temporales profundi, der Ramus pterygoideus externus und internus versorgen die gleichnamigen Muskeln. Von den sensiblen Ästen geht der Auriculotemporalis, indem er hinter dem Kiefergelenk emporsteigt, über die Wurzel des Jochfortsatzes des Schläfenbeins und löst sich dann in seine Endäste auf, die in der Haut der Schläfe und der Wange enden. Der Ramus buccinatorius endet in der Wangenschleimhaut und in der Haut der Wange. Der Nervus lingualis verläuft zwischen dem Musculus pterygoideus externus und internus zum Boden der Mundhöhle und endet in der Zunge, deren Schleimhaut er versorgt. An den Lingualis legt sich die vom Facialis herkommende Chorda tympani an. Der Nervus mandibularis (maxillaris inferior) verläuft zuerst mit dem Nervus lingualis, tritt dann durch das innere Kieferloch in den Canalis mandibularis und kommt als Nervus mentalis durch das Foramen mentale heraus. Er versorgt die Schleimhaut des Unterkiefers und die Haut an der Unterlippe und dem Kinn. Am Eingang in den Kanal gibt er den Ramus mylohyoideus ab, der den gleich-

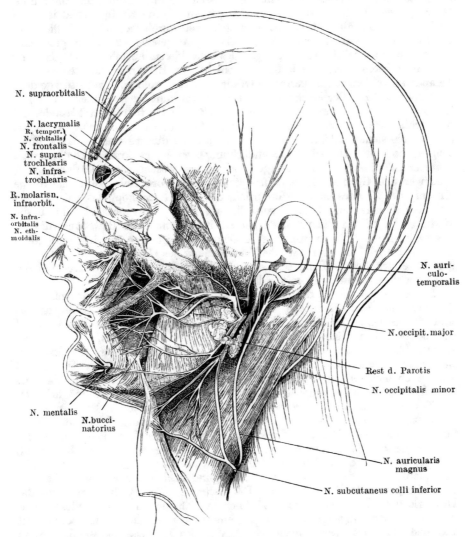

Abb. 4.   Gesichtsäste des N. facialis und sensible Kopfnerven.   (Nach HENLE.)

namigen Muskel und den vorderen Bauch des Digastricus versorgt. Zu erwähnen ist noch, daß vom zweiten Ast des Trigeminus Zweige zum Ganglion oticum abgehen, von dem aus der Tensor veli palatini und der Tensor tympani versorgt werden.

Da der Nerv sich unmittelbar nach seinem Austritt aus dem Ganglion Gasseri in seine drei Äste teilt, so kommt ein Ausfall der gesamten Funktion nur bei Schädigungen an der Schädelbasis vor. Sonst beschränken sich die Ausfälle in der Regel auf einzelne Teile des Nerven. Nur der dritte Ast führt motorische Fasern. Diese versorgen die Kaumuskeln, den Masseter, den Temporalis, den

Pterygoideus externus und internus, den Tensor veli palatini, den Tensor tympani, den Mylohyoideus und den vorderen Bauch des Digastricus. Zur Prüfung der Kaumuskelfunktion lassen wir den Mund öffnen und schließen. Wir beobachten, ob bei der Mundöffnung eine Abweichung des Unterkiefers nach der einen oder anderen Seite geschieht. Wir lassen den Mundschluß und die Mundöffnung gegen Widerstand erfolgen und prüfen, ob die Kraft normal ist. Bei kräftigem Mundschluß überzeugt man sich auch durch Palpation, ob die Kontraktion des Masseter und Temporalis in ausreichender Weise geschieht. Ferner lassen wir seitliche Bewegungen des Unterkiefers ausführen. Die Hebung des Unterkiefers beim Mundschluß geschieht mit Hilfe des Masseter und des Temporalis beiderseits, in geringem Grade ist dabei wohl auch der Pterygoideus internus beteiligt. Der Mechanismus der Mundöffnung ist noch nicht in vollem Maße geklärt. Die vom Zungenbein zum Unterkiefer führenden Muskeln, die man früher vielfach für diese Funktion in Anspruch nahm, reichen an Kraft hierzu wohl sicher nicht aus. Auch kann man sich durch Betasten davon überzeugen, daß sie sich bei der Mundöffnung keineswegs kräftig kontrahieren. Wahrscheinlich ist, daß der Pterygoideus ext. eine wesentliche Rolle dabei spielt, indem er den Gelenkkopf des Unterkiefers nach vorn zieht. Für die völlige Öffnung des Mundes ist es erforderlich, daß der Gelenkkopf des Unterkiefers mit dem Gelenkknorpel nach vorn bewegt wird. Dies geschieht durch die Wirkung der beiden Pterygoideen beiderseits. Wenn diese Bewegung, die gewissermaßen eine Subluxation des Kiefergelenkes ist, nur einseitig ausgeführt wird, so bewirkt sie eine seitliche Verschiebung des Unterkiefers nach der entgegengesetzten Seite. Beim Schließen des Mundes geschieht die Rückgängigmachung dieser Bewegung mit Hilfe des Temporalis.

Bei einer Lähmung der vom Trigeminus versorgten Kaumuskeln tritt die Atrophie deutlich zutage in einem Eingesunkensein der Schläfengrube und der Gegend des Masseter. Beim Aufeinanderbeißen der Zähne bleibt die sonst gut fühlbare Kontraktion an beiden Stellen aus. Bei doppelseitiger Lähmung ist der Mundschluß mangelhaft, das Beißen kraftlos, insbesondere macht das Beißen harter Speisen Schwierigkeiten. Der Mund kann auch nur mangelhaft geöffnet werden, da die zur weiten Mundöffnung erforderliche Verschiebung des Unterkiefers nach vorn nicht möglich ist. Auch die seitlichen Kieferbewegungen sind aufgehoben. Bei einseitiger Lähmung ist das Beißen auf der erkrankten Seite deutlich schwächer als auf der anderen. Bei der Mundöffnung weicht der Unterkiefer nach der kranken Seite ab; dies nimmt um so mehr zu je weiter der Mund geöffnet wird. Da bei einseitiger Kontraktion sich der Kiefer nach der entgegengesetzten Seite verschiebt, so ist die seitliche Kieferbewegung nach der kranken, nicht aber nach der gesunden Seite möglich. Die Lähmung des Mylohyoideus und des Digastricus machen sich in nicht erheblichem Maße geltend. Der Mylohyoideus dient dazu, den Zungengrund zu heben, eine Bewegung, die für den Schluckakt von Bedeutung ist. Doch macht ein Ausfall des Muskels, insbesondere wenn er nur einseitig ist, sich praktisch nicht erheblich geltend; bei Palpation ist die Erschlaffung des Mundbodens deutlich fühlbar. Bei doppelseitiger Hypoglossuslähmung macht sich das Erhaltensein der Mylohyoideus in günstiger Weise dadurch bemerkbar, als er dann der einzige Muskel ist, der noch eine Bewegung der Zunge ermöglicht, indem er den Zungengrund hebt. Infolgedessen ist die Störung des Schluckaktes geringer als es sonst der Fall wäre.

Der Masseterreflex ist bei doppelseitiger Kaumuskellähmung aufgehoben. Da der Trigeminus den Tensor veli palatini versorgt, so kann man bei Läsionen des Nerven auch ein Tieferstehen des Gaumensegels der gelähmten Seite beobachten; doch ist dieses Symptom keineswegs immer vorhanden. Auch der Ausfall des Tensor tympani macht keine bemerkbaren klinischen Symptome.

Eine Beeinträchtigung der Beweglichkeit im Gesicht kann man bei völliger Lähmung des Trigeminus, so z. B. nach Exstirpation des Ganglion Gasseri beobachten, indem an der betroffenen Seite die mimischen Bewegungen etwas zurückbleiben. Es ist dies wahrscheinlich auf den sensiblen Ausfall zurückzuführen, der die Koordination der Gesichtsbewegungen beeinträchtigt.

Die wesentlichsten Symptome der Trigeminuslähmung sind die sensiblen Ausfälle. Diese können, wie es z. B. nach Exstirpation des Ganglion Gasseri

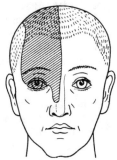

Abb. 5. Sensibilitätsstörung im 1. Ast des Trigeminus.

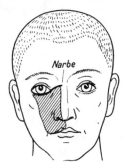

Abb. 6. Sensibilitätsstörung im N. infraorbitalis.

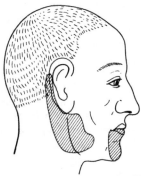

Abb. 7. Sensibilitätsstörung im N. auricularis magnus und im N. mentalis (aus dem 3. Ast des Trigeminus).

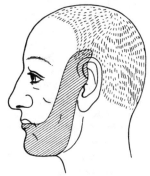

Abb. 8. Sensibilitätsstörung im 3. Ast des Trigeminus.

der Fall ist, das gesamte Versorgungsgebiet des Nerven betreffen oder sie beschränken sich, wie es bei Verletzungen und Neuritiden meist der Fall ist, auf den einen der drei Äste oder auch auf Zweige von diesen. Das Störungsgebiet stimmt ziemlich genau mit dem anatomischen Verbreitungsbezirk des Nerven überein. Es grenzt sich nach hinten durch die Scheitel-Ohr-Kinnlinie (vgl. Abb. 2) gegenüber den aus dem Cervicalplexus stammenden Hautnerven ab. In diesem Gebiet ist in der Regel die Sensibilität aufgehoben, nur ein verhältnismäßig schmaler Streifen herabgesetzter Sensibilität besteht an der Grenze. Nach innen schneidet die Sensibilitätsstörung genau mit der Mittellinie ab. Im Gehörgang ist die obere und die vordere Wand, ferner auch die vordere Hälfte des Trommelfells anästhetisch, während die hintere Wand des Gehörgangs und der hintere Teil des Trommelfells vom Ramus auricularis vagi versorgt werden. Auch die Schleimhaut der Zunge, sowie der gesamten Mundhöhle bis zum vorderen Gaumenbogen ist von der Störung betroffen, ferner auch die Schleimhaut der Nasenhöhle.

Die Sensibilitätsstörungen, die sich beim Betroffensein der einzelnen Äste des Trigeminus ergeben, sind aus den Abbildungen ersichtlich. Auch sie stimmen mit dem anatomischen Verbreitungsbezirk gut überein; es überlagern sich die Gebiete an den Grenzen nur in verhältnismäßig geringem Grade. Bei Störungen im ersten Aste ist die Mitbeteiligung des Nasenrückens deutlich nachweisbar. Am Auge verläuft die Grenze zwischen dem 1. und 2. Ast durch den Rand des unteren Augenlides, so daß die Cornea und Conjunctiva vollkommen vom ersten Ast versorgt werden. Es ist nicht selten, daß die Sensibilitätsstörungen sich auf einzelne Zweige der Äste beschränken, so etwa auf den Supraorbitalis oder den Infraorbitalis. Dies kommt bei Neuritiden, insbesondere aber bei Läsionen des Nerven durch Operationen, Schußverletzungen usw. vor. Isolierte Sensibilitätsstörungen im Bereiche des Nervus mentalis (s. Abb. 7) sind besonders häufig bei Verletzungen des Unterkiefers (Brüchen, Schußverletzungen) zu beobachten.

Infolge der Anästhesie der Zungen- und Mundschleimhaut ist das Fortbewegen der Speisen im Munde beeinträchtigt, da die Patienten die in den Mund eingeführten Teile der Nahrungsmittel nicht deutlich fühlen und auch die Wangen- und Mundschleimhaut mit der Zunge nicht abtasten können. Läsionen des Trigeminus können von Geschmacksstörungen begleitet sein. Die Geschmacksfasern für die vorderen Zweidrittel der Zunge werden dem Lingualis wie erwähnt durch die vom Facialis kommende Chorda tympani zugeführt. Diese Fasern begleiten jedoch den Facialis nur kurze Zeit, da sie erst in ihn durch den Nervus petrosus major am Ganglion geniculi eintreten; sie stammen wahrscheinlich vom 2. und 3. Trigeminusaste her. Daher können entweder zentral gelegene Läsionen des Trigeminus, so z. B. Exstirpation des Ganglion Gasseri oder ganz periphere, den Nervus lingualis betreffende Schädigungen Geschmacksstörungen hervorrufen. Doch sind diese Befunde insbesondere bei den zentral gelegenen Trigeminusläsionen durchaus nicht konstant. Der Verlauf der Geschmacksfasern ist noch unsicher, wohl auch individuellen Variationen unterworfen. Infolge der Anastomosen, die zwischen dem Trigeminus, Facialis, und dem Glossopharyngeus bestehen, liegen die Verhältnisse besonders kompliziert. Der Trigeminus beteiligt sich wie erwähnt an der Innervation der Tränendrüse, doch sind Anomalien in der Tränensekretion kein konstantes Symptom der Trigeminuslähmung.

Bei Erkrankungen des Trigeminus, die den ersten Ast betreffen, wird vielfach eine Erkrankung der Cornea (Keratitis neuroparalytica) beobachtet, die zu völliger Erblindung und Zerstörung des Auges führen kann. Die Ursachen dieser Erkrankung sind noch nicht völlig geklärt. Von einigen Autoren wird sie rein mechanisch gedeutet, indem infolge der Anästhesie der Cornea Schädigungen durch eindringende Fremdkörper nicht empfunden, nicht abgewehrt werden und infolgedessen die Entzündung hervorrufen. Nach anderen ist die Keratitis auf den Ausfall besonderer trophischer Fasern im Nerven zurückzuführen, eine Annahme, die jedoch jetzt im allgemeinen fallen gelassen worden ist. Wahrscheinlich ist es, daß es sich um vasomotorische Störungen handelt, die auf die Lähmung oder die Reizung der im Trigeminus verlaufenden sympathischen Gefäßnerven zurückzuführen ist.

Nervus facialis.

Der Facialis tritt am hinteren Ende des Brückenschenkels zusammen mit dem Acusticus aus. Er verläuft dann durch den Porus acusticus internus und durch den Canalis facialis des Felsenbeins. Er geht diesem Kanal folgend in knieförmiger Biegung nach hinten und über die obere Wand der Paukenhöhle im Bogen nach abwärts. Er tritt durch das Foramen stylomastoideum aus und verzweigt sich unter der Parotis in seine Endäste, die sich zum Teil plexusartig verbinden. Am Knie zeigt der Facialis eine kleine Anschwellung, das Ganglion geniculi. Während des Verlaufes durch den Kanal geht der Nervus petrosus superficialis major ab, der zum Ganglion sphenopalatinum führt, ferner der Nervus stapedius, der den gleichnamigen Muskel versorgt. Kurz vor dem Austritt aus dem Foramen stylomastoideum geht die Chorda tympani ab, diese verläuft im Bogen durch die Paukenhöhle, verläßt diese durch die Fissura petrotympanica und nimmt dann an den Nervus lingualis Anschluß, dem sie wahrscheinlich die Geschmacksfasern zuführt. Unmittelbar nach dem Austritt aus dem Foramen stylomastoideum gehen die Zweige zu dem Musculus occipitalis und die äußeren Ohrmuskeln ab, sodann ein Ast, der den Musculus stylohyoideus und den hinteren Bauch des Digastricus versorgt. Der Hauptstamm löst sich in zwei Äste auf, die sich auf die Muskulatur des Gesichts verteilen. Der unterste Zweig (Subcutaneus coli) versorgt das Platysma.

Die Lähmung des Facialis gibt sich in der Ruhe deutlich zu erkennen. Da die von den Nerven innervierten Gesichtsmuskeln die Falten des Gesichts bedingen, ferner auf die Weite der Lidspalten, auf die Stellung des Mundes von Einfluß sind, so gibt sich der Ausfall der Funktion in dem Gesichtsausdruck deutlich zu erkennen. Bei einseitiger Lähmung tritt eine ausgesprochene Asymmetrie des Gesichts ein. Die Stirn ist an der gelähmten Seite glatt, die dort normal vorhandenen Falten fehlen, die Augenbraue hängt etwas herunter; die Lidspalte ist erweitert, da der Levator palpebrae gegenüber dem gelähmten Orbicularis oculi überwiegt. Das Unterlid hängt etwas herunter und steht in geringem Grade vom Bulbus ab. Die Nasolabialfalte ist verstrichen, die Oberlippe hängt herab, das Nasenloch ist auf der gelähmten Seite verengert, der Mundwinkel steht tiefer, die Unterlippe hängt etwas herab, das Lippenrot ist verschmälert, die Falten am Kinn fehlen. Mitunter kommt es zum Speichelfluß aus dem Mundwinkel der gelähmten Seite. Das Auge tränt, da infolge des leichten Ectropium der Tränenpunkt nicht mehr eintaucht und da ferner durch die Lähmung des vom Facialis versorgten HORNERschen Muskels die Tränenflüssigkeit nicht in den Saccus lacrymalis aufgenommen wird.

Außer dem Tränen der Augen ist auch eine Verminderung der Tränensekretion bei Läsionen des Facialis, insbesondere solchen an der Hirnbasis beschrieben worden. Diese Beobachtungen weisen auf eine Beteiligung des Facialis an der Innervation der Tränendrüse hin.

Bei doppelseitiger Facialislähmung, bei welcher die Asymmetrie nicht besteht, fällt die Ausdruckslosigkeit des Gesichts, die mangelnde Mimik und das Fehlen der Falten auf. Die Lidspalten sind weiter als normal, der Mund steht offen.

Bei der Funktionsprüfung lassen wir den Patienten eine Reihe von Bewegungen im Gesicht ausführen; wir lassen die Stirn runzeln, die Augenbrauen zusammenziehen, die Augen schließen, die Nase rümpfen. Wir lassen ferner die Zähne zeigen, die Lippen vorstülpen, die Mundwinkel wie zum Lachen seitlich ziehen.

Bei allen diesen Bewegungen prägt sich das Ausbleiben der Muskelkontraktionen auf der kranken Seite deutlich aus bzw. die geringere Innervation bei Paresen. Die schon in der Ruhe bestehende Asymmetrie verstärkt sich dabei erheblich. Beim Sprechen ist die Nichtbeteiligung der Lippenmuskulatur der gelähmten Seite deutlich erkennbar, in gleicher Weise beim Lachen und Weinen. Das Auge kann nicht geschlossen werden, es bleibt ein mehr oder minder breiter Spalt offen. Während das Unterlid beim Versuch des Augenschlusses völlig unbeweglich bleibt, tritt eine gewisse Senkung des Oberlides ein infolge der Erschlaffung des Levator palpebrae.

Bei allen Versuchen die Lippenmuskulatur zu bewegen, tritt ein Verziehen des Mundes nach der gesunden Seite zu auf. Die Sprache ist undeutlicher, besonders sind die Lippenlaute gestört. Das Pfeifen ist dem Kranken infolge der Unfähigkeit den Mund auf der gelähmten Seite zu spitzen, unmöglich. Desgleichen vermag der Patient nicht die Backen aufzublasen, ferner auch nicht ein Licht auszulöschen, da die Luft vorzeitig durch die auf der kranken Seite mangelhaft geschlossenen Lippen entweicht. Auch beim Essen treten Störungen insofern auf, als der Kranke die zwischen die Zahnreihen und die Wangen geratenen Speisen nicht mehr durch den Druck der Wangenmuskulatur in die eigentliche Mundhöhle zurückbefördern kann; er muß dann hierzu die Zunge oder die Finger zu Hilfe nehmen. Bei einer einige Zeit bestehenden Lähmung vermeiden die Patienten, um dieser Störung zu entgehen, es meist, die Speisen mit den Zähnen der kranken Seite zu kauen.

Die Lähmung des vom Facialis versorgten Platysma kann man erkennen, wenn man den Patienten veranlaßt, die Lippen auseinanderzuziehen. Die Kontraktion des Platysma ist dann auf der gesunden Seite mehr oder minder deutlich an den am Halse entstehenden Längsfalten zu erkennen, während dies auf der gelähmten Seite ausbleibt. Die Lähmung der äußeren Ohrmuskeln prägt sich zuweilen in einem geringen Tieferstehen des Ohres aus, ferner in einem Ausfall der Fähigkeit das Ohr willkürlich zu bewegen, wenn diese vorher bestanden hatte.

Zu bemerken ist auch noch, daß bei peripherer Facialislähmung die Lähmung in gleicher Weise für willkürliche wie für emotionelle Bewegungen (Lachen und Weinen) besteht, während bei zentralen Lähmungen ein Unterschied in dem Verhalten beider nachweisbar sein kann.

Bei unvollständigen Lähmungen können die Bewegungen sämtlich noch zustande kommen, jedoch in weniger ausgiebiger und schwächerer Weise als auf der gesunden Seite. Es kann dann oft bei Feststellung der Lähmung erforderlich sein, insbesondere bei doppelseitigen Affektionen, die Kraft zu prüfen. Wir lassen die Lider kräftig schließen, die Lippen zusammenpressen, und indem wir gewaltsam eine Öffnung herbeizuführen suchen, stellen wir die Kraft des geleisteten Widerstandes fest. Auch gibt uns die schon erwähnte Prüfung mittels Pfeifens, Lichtausblasens einen Hinweis auf die Parese. Ferner können wir den Patienten veranlassen einen Gegenstand zwischen den Lippen festzuhalten und versuchen ihn dann herauszuziehen.

Beim Versuch des Lidschlusses sieht man bei der Facialislähmung in der Regel den Bulbus sich nach oben außen bewegen (Bellsches Phänomen). Es ist dies eine normale Mitbewegung, die dem Zwecke dient, beim Lidschluß das Pupillargebiet möglichst schnell unter den Schutz des oberen Augenlides zu bringen. Man kann diese Bewegung auch normalerweise beim Betasten des Auges durch das Lid hindurch konstatieren. Sie ist um so stärker, je kräftiger der Lidschluß ist; sie ist bei der Facialislähmung, wo der Kranke einen möglichst kräftigen Impuls zum Lidschluß gibt und wo das Offenstehen der Lidspalte die Beobachtung erleichtert, besonders ausgeprägt. Mitunter bewegt sich das Auge gerade nach oben, auch kommt eine Bewegung nach innen oben gelegentlich vor.

Nach Abheilung der Facialislähmung kann man häufig beobachten, daß noch eine längere Zeit hindurch die Fähigkeit, das Auge der betroffenen Seite isoliert zu schließen, aufgehoben bleibt.

Läsionen einzelner Äste des Facialis kommen fast nur bei Verletzungen innerhalb des Gesichts vor, so z. B. bei Mensurschmissen, bei Operationen. Bei den Kriegsschußverletzungen sind sie relativ häufig beobachtet worden.

Bei der Restitution schwerer Facialislähmungen kommt es nicht ganz selten zu Contracturen. Wir sehen dann die Muskeln der vorher gelähmten Seite stärker innerviert, die Falten sind stärker ausgeprägt als auf der normalen Seite, die Lidspalte ist verengt. Bei oberflächlicher Betrachtung in der Ruhe kann man zunächst den Eindruck gewinnen, als ob eine Parese auf der gesunden Seite bestehe. Die Prüfung der willkürlichen Bewegungen, welche in der Regel noch Paresen an der kranken Seite erkennen läßt, gibt dann Aufschluß. Meist sind mit diesen Contracturen abnorme Mitbewegungen innerhalb der Gesichtsmuskulatur verbunden. Besonders häufig ist es, daß beim Lidschluß gleichzeitig ein Anheben der Oberlippe auf der erkrankten Seite eintritt. Es erfolgt nicht selten dabei eine Innervation des Platysma oder der Kinnmuskulatur. Auch die umgekehrte Mitbewegung, daß beim Zähnezeigen das Auge sich schließt, ist mitunter zu beobachten. Die Mitbewegung der Mundmuskulatur tritt auch regelmäßig beim unwillkürlichen Lidschlag auf in Form einer schnell verlaufenden Zuckung der Oberlippe. Es wird dann leicht der Anschein erweckt, als ob es sich um Spontanzuckungen in der Lippenmuskulatur handele; und als solche ist dies Phänomen auch früher wiederholt beschrieben worden. Die genauere Beobachtung zeigt jedoch, daß es sich hierbei immer um Mitbewegungen handelt. Die Erklärung der Contracturen und der Mitbewegungen ist nicht ganz leicht. Bemerkenswert ist, daß man sie in keinem anderen Nervengebiet beobachtet. Möglich ist, daß bei der Entstehung der Contracturen die Tatsache eine Rolle spielt, daß es sich um subcutane Muskeln handelt, die nicht belastet sind und denen zum großen Teil die Antagonisten fehlen. Für die Entstehung der Mitbewegungen kommt nach LIPSCHITZ als Erklärung in Frage, daß bei der Restitution die Nervenfasern nicht in die gleichen Muskeln hineinwachsen wie früher und daß darum die falsche Innervation erfolgt. Diese Innervationsentgleisungen werden in der Facialismuskulatur schwerer ausgeschaltet als in anderen Nervengebieten, weil hier eine Kontrolle der Bewegungen nur in sehr mangelhafter Weise besteht. So sind sich auch die Kranken selbst gewöhnlich der Mitbewegungen nicht bewußt.

Empfindungsstörungen werden in der Regel bei Facialislähmungen nicht beobachtet. Gelegentlich findet man eine geringfügige Herabsetzung der Sensibilität an der gelähmten Seite, die wenig ausgesprochen und nicht scharf begrenzt ist. Es ist möglich, daß hierbei die sensiblen Fasern, die der Facialis in geringem Maße führt, eine Rolle spielen.

Der Cornealreflex ist auf der gelähmten Seite aufgehoben bzw. herabgesetzt, da der motorische Teil des Reflexbogens unterbrochen ist. Die Sensibilität der Cornea und Conjunctiva ist in der Regel erhalten, sie kann jedoch auch leicht herabgesetzt sein, was vielleicht mit der durch den Lagophthalmus bedingten Austrocknung zusammenhängt.

Bei länger bestehender Facialislähmung kann es auch zu einer Conjunctivitis und Keratitis e Lagophthalmo kommen.

Eine Beteiligung des Facialis an der Gaumensegelinnervation ist vielfach angenommen worden; doch sehen wir in der Regel bei Facialislähmungen keine Gaumensegelparesen. Die Lähmung des Musculus stapedius soll Feinhörigkeit hervorrufen. Dieses Symptom ist auch für die Lokalisation der Läsionen im Facialis benutzt worden, da es darauf hinweisen soll, daß der Facialis zentral vom Abgang des Nervus stapedius betroffen worden ist. Doch ist dieses Symptom durchaus nicht konstant und nur mit Vorsicht zu verwerten.

Geschmacksstörungen sind bei Facialislähmungen zu erwarten, wenn die Läsion des Nerven in der Strecke zwischen dem Ganglion geniculi und dem Abgang der Chorda tympani kurz vor dem Austritt des Nerven aus dem Foramen stylomastoideum stattgefunden hat, und zwar in den vorderen zwei Dritteln der Zunge. Auf die Unsicherheit bezüglich des Verlaufs der Geschmacksfasern ist schon oben hingewiesen worden. Tatsächlich beobachten wir insbesondere bei der rheumatischen Facialislähmung ziemlich häufig Geschmacksstörungen in den vorderen zwei Dritteln der Zunge auf der betroffenen Seite.

Nervus glossopharyngeus und Nervus vagus.

Der Glossopharyngeus tritt aus der hinteren Seitenfurche der Medulla oblongata aus und verläßt die Schädelhöhle durch das Foramen jugulare; er bildet unmittelbar am Austritt aus dem Schädel ein Ganglion. Er verläuft zuerst vor dem Vagus abwärts, dann zwischen der Carotis interna und dem Stylopharyngeus; schließlich tritt er zwischen diesem Muskel und dem Styloglossus an der Tonsille vorüber zur Zungenwurzel, dort teilt er sich in seine Endäste. Der Nerv sendet Zweige zur Paukenhöhle (Nervus tympanicus) zur Pharynxmuskulatur, zu den Tonsillen, zum hinteren Teil der Zungenschleimhaut. Durch den Plexus tympanicus und den Nervus petrosus superficialis minor tritt er in Verbindung zu dem Ganglion oticum.

Der Vagus tritt hinter dem Glossopharyngeus aus der hinteren Seitenfurche der Medulla oblongata aus, er verläßt die Schädelhöhle durch das Foramen jugulare, wo das Ganglion jugulare in ihn eingelagert ist. Die aus diesem Ganglion stammenden Fasern bilden den Plexus nodosus. Der Nerv verläuft dann zwischen der Vena jugularis einerseits und der Carotis interna bzw. der Carotis communis andererseits zur oberen Thoraxöffnung hin. Er kommt dann vor die Arteria subclavia zu liegen und verläuft zum Bronchus, wobei er auf der linken Seite vor dem Aortenbogen liegt. Sodann geht er neben dem Oesophagus durch das Zwerchfell hindurchtretend zum Magen. Von den Ästen ist zu erwähnen der Ramus auricularis, der zum Gehörgang geht und dessen hintere Wand, sowie den hinteren Teil des Trommelfells versorgt, ferner Zweige zum Pharynx, welche sich mit dem dorthin gehenden Ast des Glossopharyngeus vereinigen. Der Laryngeus superior teilt sich in einen äußeren und einen inneren Ast, von denen der erstere den Musculus cricothyrioideus versorgt, während der innere Zweig Äste für die Kehlkopfschleimhaut führt. Der Nervus recurrens geht links unterhalb des Aortenbogens, rechts unterhalb der Arteria subclavia vom Vagus ab, schlingt sich um dieses Gefäß herum, verläuft zwischen Trachea und Oesophagus zum Kehlkopf; von ihm gehen Zweige zur Trachea, zum Oesophagus, zum Herzen ab; sein Endast, der Laryngeus inferior enthält sensible Zweige für die Kehlkopfschleimhaut und versorgt sämtliche inneren Kehlkopfmuskeln. Im weiteren Verlauf gibt der Vagus Zweige für die Bronchien, den Oesophagus und den Magen ab.

Über die Symptomatologie der Läsionen des Glossopharyngeus ist wenig bekannt; er wird verhältnismäßig selten in seinem peripheren Verlauf verletzt. Im Kriege sind mehrfach Schußverletzungen des Nerven beobachtet worden, wobei er jedoch meist gleichzeitig mit anderen Hirnnerven, besonders dem Vagus, geschädigt wurde. Im übrigen sind Läsionen des Nerven fast nur bei Affektionen an der Hirn- bzw. Schädelbasis und in der Medulla oblongata zu beobachten. Auch hier wird er meist zusammen mit dem Vagus lädiert.

Nach seiner peripheren Verbreitung müßte eine Läsion des Glossopharyngeus Geschmacksstörungen im hinteren Drittel der Zunge bewirken. Wie schon früher erwähnt wurde, ist der Verlauf der Geschmacksfasern und die Verteilung auf die verschiedenen Gebiete der Zunge noch nicht in vollem Umfange bekannt und auch wohl nicht ganz konstant. So kann es vorkommen, daß der Glossopharyngeus die ganze Zunge mit Geschmacksfasern versorgt, so daß seine Läsion auch eine Geschmacksstörung an der gesamten Zungenhälfte macht.

In die motorische Versorgung des Gaumensegels und der Pharynxmuskulatur teilt er sich mit dem Vagus. Bei gemeinsamer Läsion beider Nerven besteht eine deutliche Parese des Gaumensegels. Dieses hängt auf der erkrankten Seite herab und hebt sich bei der Phonation nicht. Die Uvula ist nach der gesunden Seite abgewichen. Doch ist zu beachten, daß ein geringfügiges Abweichen des Zäpfchens nach einer Seite auch unter normalen Verhältnissen vorkommt. Die einseitige Lähmung der Pharynxmuskulatur macht sich in der Regel nicht besonders geltend, doch kann man in manchen Fällen beobachten, daß die hintere Pharynxwand der gelähmten Seite in das Lumen schlaff herabhängt, und daß sich beim Schlucken die Pharynxwand der gesunden Seite kulissenartig nach der anderen Seite hinüberschiebt. Bei doppelseitiger Lähmung des Vagus und Glossopharyngeus hängt das Gaumensegel unbeweglich herunter und kann beim Schlucken und beim Phonieren nicht gehoben werden. Die Sprache klingt nasal, da die Nasenhöhle gegen die Mundhöhle nicht abgeschlossen werden kann und infolgedessen eine Resonanz in der ersteren eintritt. Das

Schlucken ist durch die Lähmung des Gaumensegels erheblich gestört, und zwar macht besonders das Schlucken von Flüssigkeiten Schwierigkeit, da diese infolge des mangelnden Abschlusses in die Nasenhöhle gelangen, zum Verschlucken Veranlassung geben oder durch die Nase herauskommen. Die Lähmung der Pharynxmusmulatur macht sich dagegen vor allem beim Schlucken von festen Speisen geltend; während Flüssigkeiten ohne besondere Schwierigkeiten hinunterfließen, bleiben feste Speisen über dem Kehlkopfeingang liegen und setzen sich besonders oft im Sinus pyriformis fest. Bei Vagus-Glossopharyngeuslähmungen kann man auch Anästhesien der Rachenwand mit Aufhebung des Rachenreflexes beobachten.

Schädigungen des Vagus in seinem weiteren Verlauf sind häufiger, so durch Schußverletzungen, durch Tumoren, Strumen, Aortenaneurysmen usw. Im Vordergrunde steht hierbei der Ausfall der Funktion des Nervus recurrens, der auch isoliert nicht ganz selten betroffen wird. Es findet sich dann eine völlige Stimmbandlähmung. Das Stimmband der gelähmten Seite steht in Kadaverstellung, einer Mittelstellung zwischen Abduction und Adduction, es bleibt beim Phonieren unbeweglich stehen; die Stimme ist heiser; doch wird dadurch, daß das Stimmband der gesunden Seite über die Mittellinie hinübertritt, oft noch ein leidlicher Schluß der Glottis ermöglicht und infolgedessen die Heiserkeit fast ganz ausgeglichen.

Bei doppelseitiger Recurrenslähmung bleibt dagegen die Stimmritze dauernd offen und es besteht völlige Heiserkeit. Durch den Luftstrom können dann auch die schlaffen Stimmbänder einander passiv angenähert und dadurch Stridor erzeugt werden. Bei partieller Läsion des Recurrens findet sich nicht selten isolierte Lähmung des Musculus cricoarytaenoideus posticus. Da er das Stimmband abduziert, so steht dieses der Mittellinie angenähert und kann nicht nach der Seite geführt werden. Bei doppelseitiger Posticuslähmung kann es, infolge der Unfähigkeit die Stimmbänder zu abduzieren, zu einer hochgradigen, auch bedrohlichen Behinderung der Atmung kommen. Bei Läsionen des Vagusstammes bzw. des Nervus laryngeus superior kann man auch Anästhesien des Kehlkopfeinganges und der Stimmbänder beobachten.

Störungen der Innervation des Herzens machen sich bei einseitiger Läsion des Vagus in der Regel nicht geltend, ebenso auch meist keine Störungen in der Funktion der Lunge und des Verdauungstractus. Bei doppelseitiger Vaguslähmung wäre Verlangsamung des Pulses zu erwarten, bei Reizung des Vagus Pulsbeschleunigung.

Nervus accessorius.

Der Accessorius entspringt an der Medulla oblongata und an den oberen Cervicalsegmenten des Rückenmarks mit feinen Fädchen, die sich aufsteigend zu einem Stamme vereinigen, der die Schädelhöhle durch das Foramen jugulare verläßt. Bald nach dem Austritt zweigt der innere Ast ab, der in den Plexus nodosus des Vagus übergeht. Der äußere Ast verläuft über der Spitze des Querfortsatzes des Atlas und schräg lateralwärts zum Musculus sternocleidomastoideus, den er entweder durchsetzt oder unter dem er durchzieht, wobei er gleichzeitig ihn mit einem oder mehreren Ästen versorgt. Er zieht dann durch die Fossa supraclavicularis und endet im Musculus trapezius, den er innerviert. Der Nerv erhält Zweige aus dem Nervus cervicalis (aus dem zweiten und dritten Cervicalnerven); diese münden in ihn ein kurz vor oder nach Abgang der Äste für den Sternocleidomastoideus.

Der Nerv versorgt den Sternocleidomastoideus und den Trapezius. Zu beiden Muskeln gehen außerdem Zweige von den Cervicalnerven. Beim Trapezius beteiligen sich die Cervicalnerven vor allem an der Innervation der akromialen, in geringem Grade auch an der der clavicularen Portion, während die übrigen Teile des Muskels ausschließlich vom Accessorius versorgt werden. Infolgedessen ist bei reinen Accessoriusläsionen die obere Portion des Trapezius

in der Regel verschont. Sind dagegen die mitversorgenden Cervicalnerven, wie
es z. B. bei Halsdrüsenoperationen nicht ganz selten vorkommt, mitbetroffen,
so ist der Trapezius völlig ausgefallen.

Der Sternocleido beugt bei doppelseitiger Kontraktion den Kopf nach vorn.
Ist der Kopf bei Beginn der Kontraktion nach hinten gebeugt, so daß der An-
satzpunkt des Muskels bereits hinter der Drehachse liegt, so wird dagegen eine
weitere Rückwärtsneigung hervorgerufen. Bei einseitiger Anspannung wird
der Kopf nach der gleichen Seite gebeugt, dabei mit dem Kinn nach der
entgegengesetzten Seite gedreht. Wird die drehende Wirkung durch andere
Muskeln verhindert, so wirkt der Muskel bei der reinen seitlichen Beugung
des Kopfes mit. Auch als inspiratorischer Hilfsmuskel kommt er in Betracht,
indem er bei fixiertem Kopf die vordere Thoraxwand hebt. Bei einseitiger Lähmung des Sternocleido ist der Kopf infolge des Überwiegens des Muskels der
anderen Seite nach der gesunden Seite geneigt, das Kinn dabei nach der kranken
Seite gedreht. Auch fällt bei der Kopfdrehung nach der gesunden Seite hin
der Ausfall des sonst deutlich hervorspringenden Muskelbauches auf, ebenso,
wenn das Kinn gegen Widerstand herabgedrückt wird. Die Funktionsausfälle
sind auch bei doppelseitiger Lähmung des Muskels nur sehr gering, da ein
Ersatz durch andere Muskeln, insbesondere die kurzen Muskeln der Halswirbelsäule in weitgehendem Maße möglich ist.

Die Funktion des Trapezius besteht darin, daß er das Schulterblatt an die
Wirbelsäule heranzieht. Die claviculare Portion hebt die Schulter und wirkt
auch als inspiratorischer Hilfsmuskel. Die akromiale Portion ist der haupt-
sächlichste Heber der Schulter. Sie übt außerdem auf die Scapula eine drehende
Wirkung aus, indem das Akromion gehoben wird. Beide Portionen wirken
bei fixierter Schulter auf den Kopf, indem sie ihn nach hinten und nach der
Seite ziehen. Soll die Wirkung sich auf die Schulter beschränken, so muß der
Kopf gleichzeitig fixiert werden. Die dritte Portion zieht die Scapula an die
Mittellinie heran, die untere Portion senkt die Scapula unter gleichzeitiger
adduktorischer Wirkung. Werden alle Portionen des Muskels gleichzeitig
innerviert, so erfolgt eine Adduction des Schulterblattes unter gleichzeitiger
geringer Hebung und Drehung. Die Bedeutung des Trapezius besteht, abgesehen
davon, daß er der wichtigste Heber der Schulter ist, vor allem darin, daß er
bei den Armbewegungen die Scapula fixiert und sich gleichzeitig an deren
dabei notwendigen Drehungen beteiligt.

Bei der Lähmung des Trapezius steht die Schulter tiefer und ist nach vorn
gesunken; das Schulterblatt ist weiter von der Mittellinie entfernt, als auf
der gesunden Seite und ist derartig gedreht, daß das Akromion nach unten
verschoben ist. Auch ist der untere Schulterblattwinkel in der Regel etwas
vom Thorax abgehoben. Die Nackenschulterlinie ist infolge der Atrophie der
clavicularen und akromialen Portion deutlich abgeflacht. Die Hebung der
Schulter kann noch zustande kommen durch den Levator anguli scapulae; sie
ist jedoch weniger ausgiebig und schwächer als normal. Auch bleibt dabei
das Akromion hinter der Hebung des inneren Schulterblattwinkels zurück.

Wenn der Patient versucht die Schultern zurückzunehmen, so erfolgt die
Adduction der Scapula noch in einem gewissen Grade durch die Wirkung des
Rhomboideus, doch tritt dabei immer eine gleichzeitige Hebung ein. Der Ausfall
des Muskels kann deutlich sichtbar gemacht werden, wenn man den Patienten
die Schultern zurücknehmen und gleichzeitig die Arme nach außen rotieren
läßt. Auf der gesunden Seite springt dann die Kontur des Trapezius deutlich
hervor, während auf der gelähmten Seite dies nicht der Fall ist, sondern die
sonst unter dem Muskel verborgene Kontur des Rhomboideus zum Vorschein kommt. Die Lähmung des Trapezius macht sich praktisch vor allem

in einer Beeinträchtigung der Armbewegungen geltend, die auf die mangelnde Fixation des Schulterblattes zurückzuführen ist. Dies tritt insbesondere bei der Außenrotation des Armes hervor, ferner auch bei der Hebung, da bei dieser der Muskel an der notwendigen Drehung des Schulterblattes mitwirkt und für die Aktion des Serratus günstigere Bedingungen herstellt. Bei der seitlichen Armhebung rückt dann die Scapula seitlich nach außen ab. Auch klagen die Patienten bei den Armbewegungen häufig über Schmerzen. Infolge der mangelnden Schulterhebung ist das Tragen von Lasten auf der Schulter erschwert. Bei doppelseitiger Trapeziuslähmung sind beide Schultern nach vorn gesunken, die Schlüsselbeine springen stark hervor, der Rücken erscheint gewölbt und die Brust abgeflacht.

Ist, wie es bei isolierter Accessoriuslähmung die Regel ist, die obere Portion des Trapezius erhalten, so steht die Schulter höher als auf der anderen Seite und die Schulterhebung ist normal möglich.

Nervus hypoglossus.

Der Hypoglossus tritt aus der Medulla oblongata zwischen Olive und Pyramide aus; er verläßt die Schädelhöhle durch den Canalis hypoglossi und verläuft zunächst zusammen mit dem Vagus, dann bedeckt vom Stylohyoideus an der Carotis externa vorbei. Er geht dann im Bogen zum Hyoglossus und verzweigt sich in der Zunge. Am Anfang des Bogens gibt er den abwärts verlaufenden Ramus descendens ab. Dieser erhält Zweige vom Plexus cervicalis und versorgt den Omohyoideus, den Geniohyoideus, den Sternohyoideus und den Sternothyreoideus. Für den Sternothyreoideus geht ein besonderer Zweig vom Hauptstamm ab.

Die Fasern, die die Zungenbeinmuskulatur versorgen, stammen wahrscheinlich zum größten Teil aus dem Cervicalplexus.

Die verschiedenen Zungenmuskeln bilden einen komplizierten Mechanismus; sie können sich in der verschiedensten Weise kombinieren und rufen in ihrem wechselseitigen Zusammenwirken die mannigfachen Bewegungen der Zunge hervor. Der Genioglossus streckt bei doppelseitiger Wirkung die Zunge vor, indem er den Zungengrund dem Kinn nähert. Er wird dabei unterstützt durch den Geniohyoideus. Zum weiten Hervorstrecken der Zunge ist noch das Vorschieben des Unterkiefers mittels der Pterygoidei erforderlich. Wirkt der Muskel einseitig, so bewegt er die vorgeschobene Zunge nach der entgegengesetzten Seite. Das Zurückziehen der Zunge wird bewirkt durch den Styloglossus, den Hyoglossus und den Chondroglossus. Bei einseitiger Wirkung ziehen diese Muskeln die Zunge nach der gleichen Seite. Die seitlichen Bewegungen der Zunge, die insbesondere dem Abtasten der Mundhöhle dienen, geschehen durch die gemeinsame Wirkung des Styloglossus mit dem Genioglossus der anderen Seite. Die Hebung der Zunge bewirkt der Styloglossus und der Palatoglossus, die Senkung der Genioglossus und der Hyoglossus. Die Bewegungen der Zungenspitze, die Verschmälerung und Verbreiterung der Zunge erfolgen durch die transversalen und longitudinalen Binnenmuskeln. Normalerweise befindet sich der Genioglossus dauernd in einem gewissen Tonus, um das Zurücksinken der Zunge zu verhindern. Daher besteht bei einer Erschlaffung des Muskeltonus in der Bewußtlosigkeit und in der Narkose die Gefahr, daß durch Zurücksinken der Zunge die Atmung behindert wird.

Aus den geschilderten Funktionen ergeben sich die Ausfälle bei der Hypoglossuslähmung. Bei einseitiger Affektion ist die Zunge in der betroffenen Hälfte atrophisch, faltig und zeigt häufig fibrilläres Zittern. Bei der Ruhestellung im Munde liegt sie entweder gerade oder weicht etwas nach der gesunden Seite ab. Diese Abweichung wird stärker, wenn die Zunge zurückgezogen wird infolge des Überwiegens des Styloglossus der gesunden Seite. Beim Vorstrecken weicht dagegen die Zunge nach der kranken Seite ab infolge des Überwiegens des

Genioglossus der gesunden Seite. Die Raphe der Zunge ist infolge der Atrophie der Binnenmuskulatur nach der kranken Seite zu gekrümmt. Auch sieht man nicht selten, daß die Zungenspitze in geringem Grade nach der gesunden Seite abweicht.

Die vorgestreckte Zunge kann nicht nach der gesunden Seite hin bewegt werden; im Munde ist das Betasten der Mundhöhle nach der kranken Seite hin erschwert und infolgedessen die Fortbewegung der Speisen beeinträchtigt. Im allgemeinen kann man sagen, daß die Funktionsstörungen bei einseitiger Hypoglossuslähmung nur unbedeutend sind und dem Kranken sich nur in geringem Grade bemerkbar machen.

Erheblicher sind die Störungen bei doppelseitiger Hypoglossuslähmung. Die Zunge liegt dann faltig und atrophisch im Munde, sie kann weder gehoben noch seitlich bewegt werden. Die einzige Bewegung, die noch möglich ist, ist eine Hebung des Zungengrundes unter gleichzeitiger Anspannung des Mundbodens. Es ist dies auf die Wirkung des vom Trigeminus versorgten und darum erhaltenen Mylohyoideus zurückzuführen. Die Hebung des Zungengrundes ist beim Schlucken von besonderer Bedeutung, da hierdurch die Beförderung der Speisen vom hinteren Teil der Zunge nach dem Rachen hin bewirkt wird. Infolge des Erhaltenseins des Mylohyoideus ist die Schluckstörung auch bei doppelseitiger kompletter Hypoglossuslähmung nicht so stark, wie man erwarten sollte. Das Schlucken von Flüssigkeiten macht verhältnismäßig geringe Schwierigkeiten. Stärker beeinträchtigt ist das Schlucken der festen Speisen; die Kranken können die in den Mund gebrachten Speisen schlecht nach hinten bringen und müssen mit dem Finger nachhelfen, auch sammelt sich der Speichel im Munde und die Kranken müssen ihn durch Ansaugen hinterziehen. Auch die Sprache ist nicht so stark beeinträchtigt, wie man vermuten sollte. Die Laute, bei denen die Zunge besonders beteiligt ist, sind gestört, so das L und K, beim S wird gelispelt, das Z wie scharfes S ausgesprochen, da die Zunge nicht fest an den harten Gaumen angedrückt werden kann. Das I wird infolge Ausbleibens der Hebung der Zunge dem E angenähert.

Die Lähmung der äußeren Zungenbeinmuskeln macht sich nicht wesentlich geltend; bei einseitiger Hypoglossuslähmung kann man eine Abflachung über dem Kehlkopf an der betroffenen Seite bei genauer Beobachtung konstatieren, eventuell auch den Muskelausfall durch elektrische Untersuchung nachweisen.

In vielen Fällen von Hypoglossuslähmung sind diese Muskeln überhaupt nicht mitbetroffen, da die Läsion distal vom Abgang des Ramus descendens stattgefunden hat.

Cervicalnerven.

Die Cervicalnerven entspringen aus den vier oberen Cervicalwurzeln. Der erste tritt zwischen dem Hinterhaupt und dem Atlas aus, der letzte zwischen dem 7. Halswirbel und 1. Brustwirbel. Sie teilen sich wie alle Spinalnerven unmittelbar nach ihrem Austritt aus der Wirbelsäule in einen vorderen und einen hinteren Ast. Die schwächeren hinteren Äste innervieren die Nackenmuskulatur und enden in der Haut des Nackens, die sie sensibel versorgen. Am stärksten ist der hintere Ast des zweiten Cervicalnerven, der sich als Nervus occipitalis major in der Haut des Hinterhaupts verzweigt. Die vorderen Äste der vier oberen Cervicalnerven bilden den Plexus cervicalis. Aus diesem werden die tiefen Halsmuskeln versorgt (Rectus capitis ant , Longus capitis, Scaleni usw.). Die Anastomosen, die vom Plexus cervicalis zum Accessorius und zum Ramus descendens hypoglossi gehen, wurden schon erwähnt. Von sensiblen Nerven entspringen aus dem Plexus der Auricularis magnus, der die Haut vor und hinter dem Ohre versorgt, sowie der Occipitalis minor, dessen sensibles Innervationsgebiet zwischen dem des Occipitalis major und des Auricularis magnus gelegen ist, ferner der Subcutaneus colli, welcher die Haut am Halse bis zum Kinn versorgt und die Rami supraclaviculares, welche sich in der Haut oberhalb und unterhalb der Clavicula verzweigen.

Der wichtigste motorische Nerv ist der Phrenicus. Er entspringt hauptsächlich vom vierten, zum Teil auch vom dritten Cervicalnerven. Er verläuft vor dem Scalenus ant., zieht dann zwischen der Arteria und Vena subclavia in die Brusthöhle, liegt hier zwischen der Pleura und dem Pericardium parietale; rechts verläuft er senkrecht abwärts, während er links in nach vorn konkavem Bogen hinter dem Herzen herumzieht, er endet in der Muskulatur des Zwerchfells.

Lähmungen der Nackenmuskulatur infolge von peripheren Läsionen der Cervicalnerven werden kaum beobachtet; sie kommen fast nur bei spinalen Affektionen, Poliomyelitis usw., vor. Läsionen der Anastomosen zum Accessorius werden, wie schon erwähnt, gelegentlich bei Halsdrüsenoperationen beobachtet; sie bewirken dann, daß bei gleichzeitiger Verletzung des Accessorius auch die akromiale Portion des Trapezius gelähmt ist. Schädigungen des Occipitalis major, des Auricularis magnus, des Subcutaneus colli und der Rami supraclaviculares sind bei Schußverletzungen gelegentlich beobachtet worden. Die Sensibilitätsstörungen entsprechen dabei in der Regel ziemlich genau dem anatomischen Verbreitungsgebiet der Nerven. Auch kommen im Bereiche des Occipitalis major Neuritiden vor, die mit Sensibilitätsstörungen verbunden sind.

Praktisch am wichtigsten sind die Läsionen des Nervus phrenicus wegen seiner Beziehungen zur Atmung. Er kann durch Verletzungen mannigfacher Art am Halse, seltener auch am Brustkorb geschädigt werden; auch Kriegsschußverletzungen sind beobachtet worden. Jeder Phrenicus versorgt die Zwerchfellhälfte seiner Seite. Das Zwerchfell ist der wichtigste Atemmuskel. Dadurch, daß es bei seiner Kontraktion die unteren Rippen hebt, erweitert es den Thorax; dabei senkt sich die Kuppe des Zwerchfells und drückt die Baucheingeweide herab. Durch gleichzeitige Kontraktion des Zwerchfells und der Bauchmuskulatur wird der Druck in der Bauchhöhle erhöht. Dieser Mechanismus wird als Bauchpresse bezeichnet. Außer dem Zwerchfell kommen für die Atmung noch andere Muskeln in Betracht.

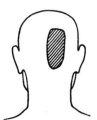

Abb. 9. Sensibilitätsstörung im Bereich des Occipitalis major.

Bei der ruhigen Inspiration sind neben dem Zwerchfell die Intercostales externi und die zwischen den Rippenknochen gelegenen Teile der Interni beteiligt. Die ruhige Ausatmung wird, soweit sie nicht passiv durch elastische Kraft erfolgt, durch die Intercostales interni bewirkt. Bei angestrengter Atmung wirkt noch eine Reihe von Hilfsmuskeln mit, diese werden auch dann besonders in Tätigkeit gesetzt, wenn das Zwerchfell gelähmt ist. Es kommen hier in Betracht Muskeln, welche den Thorax unmittelbar erweitern (Scaleni, Sternocleido, Serratus post. sup.), ferner Muskeln, die den Brustkorb vom Druck der oberen Extremitäten entlasten (Trapezius, Rhomboideus, Levator anguli scapulae), sowie Muskeln, die bei fixiertem Schultergürtel erweiternd auf den Brustkorb wirken (Serratus ant. major, Pectoralis major und minor). Die letztgenannten Muskeln wirken besonders bei aufgestützten Armen.

Läsion beider Phrenici hat völlige Zwerchfellähmung zur Folge. Die Atmung kann noch durch die genannten Hilfsmuskeln erfolgen, sie ist jedoch oberflächlich und beschleunigt. Tiefe Atmung ist unmöglich. Bei erhöhten Ansprüchen an die Atmung, bei Anstrengungen tritt Atemnot ein. Während normalerweise bei der Einatmung das Epigastrium sich vorwölbt, bei der Ausatmung einsinkt, wird es jetzt bei der Inspiration eingezogen; das Zwerchfell steigt bei der Einatmung in die Höhe und saugt dadurch die Baucheingeweide mit hinauf. Normalerweise kann man am liegenden Patienten bei geeigneter Beleuchtung die Zwerchfellbewegungen an wellenförmigen über die seitlichen unteren Intercostalräume verlaufenden Schatten erkennen (LITTENsches Phänomen). An dem Ausbleiben dieser Erscheinung läßt sich auch die Zwerchfellähmung feststellen. Infolge der Erschlaffung des Diaphragma steht die Leber höher als normal und läßt sich auch leicht in die Höhe drücken. Husten und Auswerfen ist den Kranken unmöglich; daher werden sie durch Bronchialkatarrhe und Pneumonien aufs höchste gefährdet. Auch die Kraft der Bauchpresse ist erheblich herabgesetzt.

Einseitige Zwerchfellähmung macht erheblich geringfügigere Störungen. Die subjektiven Beschwerden können ganz vermißt werden, so daß die Lähmung überhaupt erst bei genauer darauf gerichteter Untersuchung bemerkt wird. Die geschilderten Symptome sind dann nur auf der gelähmten Seite ausgeprägt. Das einseitige Fehlen des Litten schen Phänomens kann die Diagnose erleichtern. Eine sichere Feststellung ist häufig nur mit Hilfe der Röntgendurchleuchtung möglich, welche einen Bewegungsdefekt bei einseitiger wie doppelseitiger Lähmung deutlich erkennen läßt.

Zu bemerken ist noch, daß der Phrenicus sich in der Supraclaviculargrube auf dem Scalenus ant. elektrisch gut reizen läßt. Bei doppelseitiger Erregung erkennt man die Kontraktion des Zwerchfells an einem schlürfenden Einatmungsgeräusch und der Vorwölbung des Epigastrium.

Übersicht über die Bewegungen der oberen Extremität und deren Prüfung.

Wir beobachten zunächst die Haltung des Armes und der Schulter in der Ruhe. Normalerweise stehen, wofern nicht Skoliosen eine Abweichung bedingen, beide Schultern gleich hoch. Die Scapula steht mit ihrem inneren Rande parallel der Wirbelsäule, sie liegt dem Thorax glatt an oder steht mit ihrem unteren Winkel nur in geringem Grade von ihm ab. Der Vorderarm befindet sich in einer Mittelstellung zwischen Pro- und Supination. Das Handgelenk ist leicht gebeugt, die Finger stehen in sämtlichen Gelenken etwas flektiert, der Daumen befindet sich in einer leichten Oppositionsstellung. Beim Gehen pendeln beide Arme in gleichmäßiger Weise.

Bewegungen der Schulter: Die Hebung der Schulter geschieht mittels der oberen Portion des Trapezius und des Levator scapulae. Ferner wirken hierbei der Rhomboideus und die obere Portion des Pectoralis mit. Die Senkung der Schulter erfolgt, soweit sie nicht durch die Schwere bewirkt wird, mit Hilfe der unteren Portion des Trapezius, durch den Latissimus dorsi und die untere Portion des Pectoralis. Die Abduction der Schulterblätter von der Wirbelsäule erfolgt durch den Serratus anticus major. Wird gleichzeitig der Pectoralis angespannt, so werden die Schultern nach vorn genommen. Das Zurücknehmen der Schultern mit Annäherung an die Wirbelsäule geschieht durch den Trapezius, den Rhomboideus unter Mitwirkung des Latissimus dorsi. Die Drehung der Scapula in dem Sinne, daß der untere Winkel nach außen, das Akromion nach oben geht, erfolgt durch den Serratus ant. major und die obere Portion des Trapezius, während die entgegengesetzte Drehung durch den Rhomboideus bewirkt wird.

Bewegungen des Oberarms im Schultergelenk: Die seitliche Hebung des Armes besteht aus zwei Komponenten. Erstens aus der Abduction des Armes im Schultergelenk. Durch diese allein kann jedoch der Oberarm nur bis zur Horizontalen gehoben werden, da dann das Akromion der Bewegung ein Ziel setzt. Es kommt dann zweitens eine Drehung der Scapula in dem Sinne hinzu, daß das Akromion in die Höhe geht. Die Abduction des Oberarmes wird durch den Deltoideus, die Drehung der Scapula durch den Serratus ant. major ausgeführt. Beide Bewegungen verlaufen jedoch nicht nacheinander etwa in der Weise, daß zuerst der Arm mit Hilfe des Delta bis zur Horizontalen gehoben und nachher die Scapula durch den Serratus gedreht

wird, sondern vom Beginn der Hebung an geschehen beide Bewegungen gleichzeitig. In der Regel wird die letzte Hebung bis zur Senkrechten durch die bisher
noch nicht ganz ausgenutzte Abduction des Oberarms im Schultergelenk bewirkt. Bei der Armhebung wirkt auch in geringem Maße der Supraspinatus
mit, doch besteht seine Bedeutung wohl vor allem darin, den Oberarmkopf in
der Pfanne zu fixieren. Während bei der seitlichen Hebung des Armes hauptsächlich die mittlere Portion des Delta in Funktion tritt, geschieht die Hebung
nach vorn vorwiegend durch die vordere Deltaportion und den oberen Teil
des Pectoralis major. Der Serratus wirkt hierbei in der gleichen Weise wie
bei der seitlichen Hebung. Dieser Muskel muß auch verhindern, daß der Pectoralis
bei seiner Kontraktion die Scapula vom Thorax abzieht. Die Hebung
des Armes nach hinten geschieht durch die hintere Deltaportion, den Latissimus
dorsi und den Teres major. Bei kräftiger Rückwärtsbewegung spannt sich
auch der lange Tricepskopf an, dem hierbei vor allem die Aufgabe zufällt, den
Oberarmkopf in der Pfanne zu fixieren. Durch geeignete Kombination der
erwähnten Muskeln, des Delta in seinen drei Teilen, des oberen Pectoralis und
des Serratus geschieht auch das nach Vorn- und Hintenführen des seitlich
erhobenen Armes.

Die Senkung des Armes erfolgt, soweit sie nicht durch die Schwere bewirkt
wird, durch die gleichzeitige Anspannung der unteren Portion des Pectoralis
major und des Latissimus dorsi mit dem Teres major. Je nachdem die erstere
oder letztere Muskelgruppe überwiegt, erfolgt die Senkung mehr nach vorn
oder nach hinten.

Die Außenrotation des Armes geschieht durch den Infraspinatus und den
Teres minor. Gleichzeitig ist erforderlich, daß die Scapula fixiert wird, da der
Infraspinatus sie von der Mittellinie und vom Thorax abzuziehen strebt. Dies
erfolgt durch Kontraktion des Trapezius, der die Scapula an die Wirbelsäule
heranzieht und dadurch gleichzeitig die Ausgiebigkeit der Außenrotation erhöht.
Die Innenrotation des Armes erfolgt durch den Subscapularis.

Bewegungen des Vorderarmes: Für die Beugung des Vorderarmes
stehen drei Muskeln zur Verfügung, der Biceps, der Brachialis und der
Brachioradialis. Der Biceps führt gleichzeitig mit der Beugung eine kräftige
Supination aus. Seine Beugewirkung ist am stärksten bei supiniertem Arm.
Der Brachioradialis bringt den supinierten Arm in Pronation. Seine Beugewirkung ist am stärksten in der Mittelstellung zwischen Pronation und Supination. Bei der Beugung des Vorderarmes in Mittelstellung springt sein Muskelbauch deutlich hervor. Der Brachialis ist reiner Beuger, ohne pronierende
oder supinierende Wirkung. An der Beugung beteiligen sich auch in geringem
Grade die vom Condylus internus entspringenden Vorderarmmuskeln. Sie können
bei Lähmung der anderen Beuger als Ersatzmuskeln herangezogen werden. Die
Streckung des Ellbogengelenkes geschieht durch den Triceps.

Zu beachten ist, daß bei allen Bewegungen im Ellbogengelenk durch den
Zug der daran beteiligten Muskeln am Oberarm eine Wirkung auf das Schultergelenk ausgeübt wird, die noch dadurch verstärkt wird, daß ein Teil der daran
beteiligten Muskeln, wie der Biceps, von der Scapula entspringt. Bei isolierten
Bewegungen im Ellbogengelenk muß darum das Schultergelenk fixiert werden.
Das geschieht vor allem durch die Kontraktion des Delta in der einen oder
anderen seiner Portionen.

An der Supination beteiligt sich außer dem Biceps der Supinator. Will
man diesen isoliert prüfen, so muß die Supination bei gestrecktem Ellbogengelenk ausgeführt werden, um so die Bicepswirkung auszuschalten. Die Pronation erfolgt durch den Pronator teres und den Pronator quadratus.

Bewegungen der Hand und der Finger: Die Handstreckung geschieht durch den Extensor carpi radialis longus und brevis und den Extensor carpi ulnaris. Von diesen ist der Extensor carpi radialis brevis reiner Strecker, während der Extensor carpi radialis longus gleichzeitig eine Radialflexion, der Extensor carpi ulnaris gleichzeitig eine Ulnarflexion bewirkt. An der Handbeugung beteiligen sich der Flexor carpi radialis, der Flexor carpi ulnaris und der Palmaris longus. Der letztgenannte Muskel beugt die Hand in gerader Richtung, während der Flexor carpi radialis die radiale Hälfte der Hand, der Flexor carpi ulnaris die ulnare Hälfte der Hand vorwiegend beugt. An der Flexion der Radialhälfte der Hand beteiligt sich auch der Abductor policis longus. Infolgedessen erfolgt bei kräftiger Handbeugung meist eine unwillkürliche Abduction des Daumens. Die Abduction der Hand (Beugung nach der Radialseite) geschieht durch den Extensor carpi radialis longus, während der gleichzeitig innervierte Flexor carpi radialis die streckende Wirkung des erstgenannten Muskels kompensiert. In entsprechender Weise geschieht die Adduction der Hand mittels der an der ulnaren Seite gelegenen Muskeln.

Die Beugung der Finger in den Grundgelenken geschieht durch die Wirkung der Interossei und Lumbricales, in den Mittelphalangen durch den Flexor digitorum sublimis, die Beugung der Endphalangen durch den Flexor digitorum profundus. Die beiden langen Fingerbeuger nehmen bei kräftiger Anspannung auch die Grundphalangen mit, so daß bei einer Lähmung der Interossei die Beugung im Fingergrundgelenk nicht völlig aufgehoben ist. Sie flektieren als mehrgelenkige Muskeln auch das Handgelenk. Soll eine kräftige Fingerbeugung erfolgen, wie es z. B. beim Händedruck oder kräftigen Erfassen eines Gegenstandes notwendig ist, so muß gleichzeitig eine Streckung des Handgelenks durch die Extensoren erfolgen. Diese geschieht dabei immer als unwillkürliche Mitbewegung. Dadurch, daß hierbei die Ansatzpunkte der Fingerbeuger von ihren Ursprungspunkten entfernt werden, wird die Wirkung der Fingerbeuger erheblich verstärkt. Die Streckung der Finger in den Grundgelenken erfolgt durch den Extensor digitorum communis (einschließlich des Extensor indicis und digiti quinti proprius). Da die Sehnen dieses Muskels sich bis zu den Endgliedern fortsetzen, so sollte man annehmen, daß er alle drei Phalangen streckt. Dies ist jedoch nach den Untersuchungen Duchennes nicht der Fall. Die Extensorsehne ist durch Seitenbänder an den Grundphalangen angeheftet, so daß sich ihr Zug dort erschöpft. Distal davon setzen die von der Beugeseite her kommenden Sehnen der Interossei und Lumbricales an, so daß die Extensorsehne in ihrem weiteren Verlauf als Sehne dieser Muskeln anzusehen ist. Infolgedessen beugen die Interossei und Lumbricales die Grundphalangen, während sie die Mittel- und Endphalangen strecken. Nach neueren Untersuchungen scheint jedoch der Extensor digitorum communis nicht ganz ohne Wirkung auf die Streckung der Mittel- und Endphalangen zu sein. Doch ist diese in der Hauptsache sicherlich auf die Interossei zu beziehen.

Die Abduction der Finger erfolgt durch die Interossei dorsales; außerdem übt aber auch der Extensor digitorum communis eine spreizende Wirkung auf die Finger aus. Die Adduction geschieht durch die Interossei volares. Der Extensor indicis proprius übt auf den Zeigefinger neben der Streckung eine leicht adduzierende Wirkung aus. Die Interossei volares ziehen die Finger an den Mittelfinger heran, auf den sie selbst keine Wirkung ausüben. Von den dorsalen Interossei führt der erste den Zeigefinger radialwärts, der zweite den Mittelfinger radialwärts, der 3. und 4. den Mittelfinger bzw. vierten Finger ulnarwärts.

Die Prüfung der Adduction und Spreizung der Finger erfolgt zweckmäßig auf einer Unterlage, da bei Beugung der Finger in den Grundgelenken (z. B.

bei Radialislähmung) eine Spreizung der Finger infolge der Konfiguration der Gelenke nur sehr unvollkommen möglich ist.

Die Streckung des Metacarpus des Daumens erfolgt durch den Extensor pollicis longus, der ihn gleichzeitig etwas abduziert und beide Phalangen streckt. Der Extensor pollicis brevis abduziert den Daumen und streckt die Grundphalanx. Der Abductor pollicis longus abduziert und beugt den Metacarpus des Daumens. Alle drei Muskeln wirken abduzierend auf die Hand, so daß, wenn eine isolierte Wirkung auf den Daumen erzielt werden soll, gleichzeitig der Extensor carpi ulnaris angespannt werden muß.

Die Oppositionsbewegung des Daumens, mit welcher er den anderen Fingern gegenübergestellt und seine Kuppe mit den Kuppen der anderen Finger in Berührung gebracht wird, setzt sich aus drei Einzelbewegungen zusammen: Abduction des Metacarpus, Rotation des Metacarpus um seine Längsachse, Beugung der Grundphalanx bei gleichzeitiger Streckung der Endphalanx. Diese Bewegungen werden ausgeführt durch den Abductor pollicis brevis, den Opponens und den oberflächlichen Kopf des Flexor pollicis brevis. Die Adduction des Daumens geschieht durch den Adductor pollicis und den tiefen Kopf des Flexor pollicis brevis. Auch diese Muskeln beugen die Grundphalanx und strecken die Endphalanx. Sie dienen auch dazu, den Daumen aus der Oppositionsstellung zurückzuführen. Die Streckung der Endphalanx des Daumens wird durch die erwähnten Muskeln des Daumenballens nur bei gleichzeitiger Beugung der Grundphalanx ausgeführt. Die Streckung der Endphalanx bei gleichzeitiger Streckung der Grundphalanx erfolgt durch den Extensor pollicis longus. Die Beugung der Endphalanx wird durch den Flexor pollicis longus bewirkt.

Nerven des Plexus brachialis.

Der Plexus brachialis setzt sich zusammen aus der 5.—8. Cervicalwurzel und der ersten Dorsalwurzel. Die 5. und 6. Cervicalwurzel vereinigen sich zu einem Stamme, ebenso die

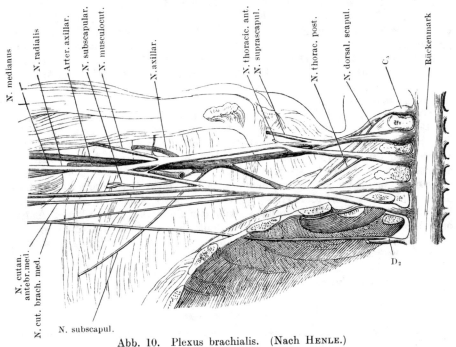

Abb. 10. Plexus brachialis. (Nach HENLE.)

8. Cervical- und die 1. Dorsalwurzel, während die 7. sich teilt und Äste zum oberen und unteren Stamme schickt. Aus der Verflechtung gehen unter mannigfachem Austausch wieder drei Stämme hervor: ein oberer, ein unterer und ein zwischen ihnen gelegener hinterer Stamm. In der Art der Verflechtung bestehen erhebliche individuelle Differenzen. Der Ursprung der einzelnen Nervenstämme aus dem Plexus ist aus der Abbildung zu ersehen. Rein sensible Äste des Plexus sind der Nervus cutaneus brachii medialis und der Nervus cutaneus antebrachii medialis. Der erstgenannte entspringt am unteren Plexusstamm; er nimmt eine Anastomose von der 2. und 3. Dorsalwurzel auf (N. intercostohumeralis) und endet in der Haut an der Innenseite des Oberarms. Der Cutaneus antebrachii medialis geht ebenfalls vom unteren Plexusstamm ab. Er verläuft neben der Vena axillaris und versorgt mit zwei Ästen die Innenseite des Vorderarms volar und dorsal.

Nervus dorsalis scapulae.

Er entspringt aus dem 5. Cervicalnerv gleich nach dem Austritt aus der Wirbelsäule und verläuft zwischen den tiefen Nackenmuskeln und dem Levator anguli scapulae. Nachdem er einen Zweig zu diesem Muskel abgegeben hat, endet er in dem Rhomboideus.

Über die peripheren Lähmungen dieses Nerven ist nur wenig bekannt, da er nur selten geschädigt wird. Er versorgt den Levator scapulae, den Rhomboideus und den Serratus post. inf. Die Lähmung des Rhomboideus bewirkt, daß die Scapula von der Mittellinie weiter entfernt ist. Die Lähmung des Levator scapulae beeinträchtigt die Schulterhebung nur wenig, da diese vom Trapezius ausreichend bewirkt wird. Ist der Muskel gleichzeitig mit dem Trapezius gelähmt, so ist die Schulterhebung ganz aufgehoben.

Nervus suprascapularis.

Der Nerv entspringt vom 5. Cervicalnerven; er zieht über den Ursprung des Omohyoideus durch die Incisura scapulae unter dem Ligamentum transversum sup. in die Fossa supraspinata, tritt unter dem Ligamentum transversum inf. zur Fossa infraspinata, in der er endet.

Der Suprascapularis versorgt den Supraspinatus und den Infraspinatus. Der Supraspinatus wirkt mit bei der Hebung und bei der Außenrotation des Oberarmes. Vor allem dient er der Fixation des Humeruskopfes im Schultergelenk. Seine Lähmung macht sich bei Erhaltensein der anderen diesen Funktionen dienenden Muskeln nicht wesentlich geltend. Am bedeutsamsten ist sein Ausfall bei gleichzeitiger Deltalähmung, da dann das Eintreten einer Diastase des Schulergelenkes begünstigt wird. Die Beurteilung der Atrophie des Muskels und seine elektrische Untersuchung ist bei Erhaltensein des über ihm liegenden Trapezius sehr erschwert.

Die Lähmung des Infraspinatus äußert sich in der Erschwerung der Außenrotation des Armes. Diese ist jedoch nicht aufgehoben, da sie noch durch die Wirkung der hinteren Portion des Delta und des Teres minor zustande kommt. Wenn man die Außenrotation, insbesondere bei gebeugtem Arme, prüft, so erweist sie sich als erschwert und nicht in vollem Umfange möglich. Die Beeinträchtigung dieser Bewegung macht sich bei vielen Verrichtungen des täglichen Lebens in störender Weise geltend, so beim Nähen, beim Schreiben, beim Wegstellen von Gegenständen nach der Seite des geschädigten Armes hin. Die Atrophie des Infraspinatus ist deutlich sichtbar und fühlbar in dem vom Delta, Trapezius und Teres minor gebildeten Dreieck. Bei Suprascapularislähmung beobachtet man nicht selten eine Erschwerung der Armhebung; es ist dies mit Wahrscheinlichkeit auf ein Herabsinken des Oberarmkopfes infolge der Lähmung des Supraspinatus zurückzuführen.

Nervus thoracicus longus.

Er verläuft auf dem Scalenus medius zur seitlichen Thoraxwand und verzweigt sich im Serratus anterior major.

Da der Nerv nur den Serratus anterior major versorgt, so beschränkt sich das Symptombild auf die Lähmung dieses Muskels. Die Funktion des Serratus besteht darin, daß er die Scapula nach außen zieht, sie von der Wirbelsäule entfernt und sie um die sagittale und vertikale Achse dreht. Die Drehung um die sagittale Achse erfolgt derartig, daß das Akromion gehoben und der untere Winkel nach außen gebracht wird, während bei der Drehung um die vertikale Achse der innere Rand an den Thorax angedrückt wird. Der Muskel wirkt vor allem, wie schon hervorgehoben wurde, bei der Hebung des Armes mit. Die Lähmung des Serratus äußert sich in einer Stellungsanomalie der Scapula und in einer Beeinträchtigung der Armhebung. Das Schulterblatt steht in der Ruhe der Wirbelsäule näher als normal infolge der überwiegenden Wirkung des Trapezius und Rhomboideus. Es ist mit seinem unteren Winkel vom Thorax etwas abgehoben. Dies wird hervorgerufen durch den Zug des Pectoralis und der am Processus coracoideus ansetzenden Muskeln. Das Abstehen der Scapula nimmt zu, wenn der Arm nach vorn gehoben wird und ist dann besonders ausgeprägt, wenn der Patient sich mit dem erhobenen Arme gegen eine Wand anstemmt. Bei seitlicher Armhebung rückt die Scapula an die Wirbelsäule heran. Theoretisch müßte man annehmen, daß bei kompletter Serratuslähmung eine Erhebung des Armes über die Horizontale unmöglich sei, doch ist in den meisten Fällen die Störung nicht so erheblich. Dem Kranken gelingt es häufig, den Arm schleudernd bis zur Senkrechten in die Höhe zu bringen. In einem erheblichen Teile der Fälle ist es dem Patienten auch möglich, den Arm gleichmäßig mehr oder minder weit über die Horizontale, auch bis nahezu an die Vertikale heran zu erheben. Für die Ersatzwirkung kommen vor allem die akromiale Portion des Trapezius in Betracht, die wie erwähnt, eine dem Serratus analoge Drehwirkung um die sagittale Achse auf die Scapula ausübt. Es erfolgt dann jedoch im Gegensatz zu der normalen Abduction der Scapula bei der Armhebung eine Adduction des Schulterblattes an die Wirbelsäule heran. Bei gut übenden Patienten kann man gelegentlich auch bei gleichzeitiger Lähmung des Serratus und des Delta beobachten, daß sie mit Hilfe des Trapezius und des Pectoralis eine nicht weit hinter der Norm zurückbleibende Armhebung erzielen können.

Nervi thoracici ant.

Es sind zwei Äste, die in variabler Weise aus dem 5., 6. und 7. Cervicalnerv entspringen, sie gehen unter dem Schlüsselbein zur Thoraxwand, liegen unter dem Pectoralis major und versorgen diesen und den Pectoralis minor, auch geben sie Äste zur vorderen Portion des Delta.

Der Pectoralis abduziert den Arm und zieht ihn gleichzeitig nach vorn. Den erhobenen Arm zieht die obere Portion nach unten und vorn, den seitlich erhobenen Arm nach vorn. Bei gesenktem Arm zieht sie die Schulter nach vorn und oben. Die untere Portion zieht bei herunterhängendem Arm die Schulter nach vorn und unten, sie zieht den erhobenen Arm nach unten und adduziert ihn. Die Lähmung des Muskels äußert sich vor allem in einer Abschwächung der Senkung des Armes, besonders des nach vorn gerichteten. Die Armsenkung ist dann besonders stark beeinträchtigt, wenn sie mit Lähmung des Latissimus dorsi kombiniert ist. Der Pectoralis spielt auch beim Tragen von Lasten auf der Schulter eine Rolle. Bei isolierter Pectoralislähmung ist, insbesondere bei kongenitalen Defekten die Funktionsstörung außerordentlich gering.

Nervi subscapulares.

Es sind 2—3 Nervenäste, die gesondert aus verschiedenen Stämmen des Plexus entspringen; sie versorgen den Subscapularis, den Teres major und den Latissimus dorsi.

Infolge der Lähmung des Subscapularis ist die Innenrotation des Armes völlig aufgehoben. Der Arm steht infolge des Überwiegens der Antagonisten dauernd in Außenrotation. Die extreme Pronation des Vorderarmes ist beeinträchtigt.

Der Latissimus dorsi adduziert den Arm und zieht ihn gleichzeitig nach hinten; er zieht auch die Schulter nach hinten und unten und hält den unteren Schulterblattwinkel gegen den Brustkorb. Seine Lähmung beeinträchtigt die Armsenkung besonders dann, wenn sie mit Pectoralislähmung kombiniert ist.

Nervus axillaris.

Er entspringt vom tiefen Stamme des Plexus zusammen mit dem Radialis. Er zieht durch die Lücke zwischen Teres major und minor am lateralen Rande des Tricepskopfes unter den Delta. Er teilt sich in drei Äste, von denen einer den Delta, der zweite den Teres minor versorgt, während der dritte als Hautast an der Dorsalseite des Oberarmes endet.

Der Ausfall des Teres minor, der bei der Außenrotation des Armes mitwirkt, macht keine merklichen Störungen. Der Funktionsausfall beschränkt sich auf die Folgen der Deltalähmung. Die Atrophie des Delta ist daran erkennbar,

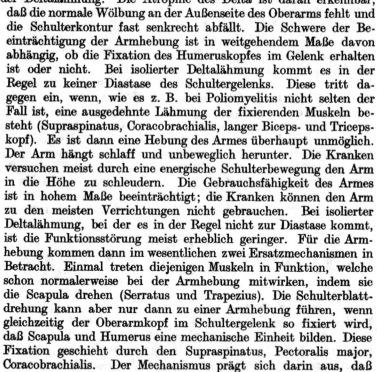

daß die normale Wölbung an der Außenseite des Oberarms fehlt und die Schulterkontur fast senkrecht abfällt. Die Schwere der Beeinträchtigung der Armhebung ist in weitgehendem Maße davon abhängig, ob die Fixation des Humeruskopfes im Gelenk erhalten ist oder nicht. Bei isolierter Deltalähmung kommt es in der Regel zu keiner Diastase des Schultergelenks. Diese tritt dagegen ein, wenn, wie es z. B. bei Poliomyelitis nicht selten der Fall ist, eine ausgedehnte Lähmung der fixierenden Muskeln besteht (Supraspinatus, Coracobrachialis, langer Biceps- und Tricepskopf). Es ist dann eine Hebung des Armes überhaupt unmöglich. Der Arm hängt schlaff und unbeweglich herunter. Die Kranken versuchen meist durch eine energische Schulterbewegung den Arm in die Höhe zu schleudern. Die Gebrauchsfähigkeit des Armes ist in hohem Maße beeinträchtigt; die Kranken können den Arm zu den meisten Verrichtungen nicht gebrauchen. Bei isolierter Deltalähmung, bei der es in der Regel nicht zur Diastase kommt, ist die Funktionsstörung meist erheblich geringer. Für die Armhebung kommen dann im wesentlichen zwei Ersatzmechanismen in Betracht. Einmal treten diejenigen Muskeln in Funktion, welche schon normalerweise bei der Armhebung mitwirken, indem sie die Scapula drehen (Serratus und Trapezius). Die Schulterblatt-

Abb. 11. Sensibilitäts-störung bei Läsion des N. axillaris.

drehung kann aber nur dann zu einer Armhebung führen, wenn gleichzeitig der Oberarmkopf im Schultergelenk so fixiert wird, daß Scapula und Humerus eine mechanische Einheit bilden. Diese Fixation geschieht durch den Supraspinatus, Pectoralis major, Coracobrachialis. Der Mechanismus prägt sich darin aus, daß die Schulterblattdrehung von Anfang an ausgiebiger ist als unter normalen Verhältnissen. In zweiter Linie kommt aber noch ein direkter Ersatz des Delta in Betracht durch Muskeln, welche eine Abduction des Humerus im Schultergelenk ermöglichen. Als solche dienen der Supraspinatus und vor allem die obere Portion des Pectoralis. Die abduzierende Wirkung des letztgenannten Muskels kommt besonders dann zustande, wenn der Oberarm gleichzeitig auswärts rotiert wird. Gut beobachtende Kranke kommen nicht selten von selbst darauf, daß sie durch diesen Kunstgriff die Hebung des Armes erleichtern können. Mit Hilfe dieser Ersatzmechanismen sieht man bei intelligenten Kranken, die auf die Übungen große Sorgfalt verwenden, trotz völliger Deltalähmung oft eine ausreichend gute Armhebung erfolgen.

Die Sensibilitätsstörung ist nur gering an Intensität und bleibt an Ausdehnung erheblich hinter dem anatomischen Verbreitungsbezirk des Nerven zurück, wie aus der Abbildung ersichtlich ist. Sie macht subjektiv kaum Beschwerden und ist meist nur bei besonders darauf gerichteter Untersuchung nachzuweisen.

Nervus musculocutaneus.

Er entspringt zusammen mit dem Medianus aus dem oberen Plexusstamme, verläuft am Coracobrachialis entlang, den er, nachdem er einen Zweig an ihn abgegeben hat, durchbohrt. Er zieht dann zwischen Biceps und Brachialis herab und versorgt diese Muskeln. Am unteren Ende des Sulcus bicipitalis lateralis tritt er durch die Fascie und endet am Radialrande des Unterarmes verlaufend. Er versorgt die Haut an der Radialseite und am radialen Rande der Volarseite des Vorderarmes.

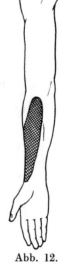

Der Ausfall dieses Nerven äußert sich nur in der Schädigung der Beugung des Ellbogengelenks infolge der Lähmung des Biceps und des Brachialis. Die Atrophie der Muskeln macht sich in der Abmagerung an der Vorderfläche des Oberarms geltend. Die Beugung des Armes kommt noch zustande durch den Brachioradialis, jedoch vorwiegend in der Mittelstellung zwischen Pro- und Supination; auch ist sie in der Kraft erheblich herabgesetzt. Es ist nicht ganz selten, daß der äußere Teil des Brachialis erhalten ist infolge der Innervation dieses Muskelteiles durch den Radialis. Die Lähmung des Coracobrachialis, der vor allem der Fixation des Oberarmkopfes im Schultergelenk dient, macht keine merklichen Störungen.

Die Sensibilitätsstörung ist bei isolierter Lähmung des Nerven in der Regel nur geringfügig und bleibt hinter dem anatomischen Verbreitungsgebiet des Nerven zurück. Sie betrifft von diesem in der Regel nur den an der Volarseite des Vorderarms befindlichen Abschnitt und greift nur wenig auf die Dorsalseite über. Es ist dies auf die Mitversorgung durch den Vorderarmast des Radialis zu beziehen. Bei gleichzeitiger Musculocutaneus- und Radialisläsion schließen sich die Sensibilitätsstörungen zu einem Bezirk zusammen, der annähernd genau der anatomischen Verbreitung beider Nerven entspricht.

Abb. 12.
Sensibilitäts-
störung bei
Läsion des
N. musculo-
cutaneus.

Nervus medianus.

Er entspringt aus dem Plexus mit zwei Stämmen, die die Arteria axillaris umfassen. Der eine geht aus dem oberen, der andere aus dem unteren Plexusstamme hervor. Er verläuft zusammen mit der Arterie, zuerst vor ihr, dann medial vor ihr liegend bis zur Ellenbeuge. Kurz vor der Ellenbeuge gibt er Äste ab, den Pronator teres, den Palmaris longus, den Flexor carpi radialis und den Flexor digitorum sublimis versorgen. Er tritt am Vorderarm unter die oberflächliche Muskelschicht der Beugeseite und teilt sich in zwei Äste. Der tiefe Ast gibt Zweige ab für den Flexor pollicis longus und den radialen Teil des Flexor digitorum profundus und endet als Nervus interosseus ant. auf der Membrana interossea liegend im Pronator quadratus. Der oberflächliche Ast bildet die Fortsetzung des Stammes, er gibt bald nach der Teilung einen zweiten Ast für den Flexor digit. sublimis ab und verläuft zwischen den oberflächlichen und tiefen Fingerbeugern. Oft sendet er noch einen weiteren Ast zum Zeigefingerkopf des Flexor digit. subl. Im unteren Teil des Vorderarmes geht dann der Ramus palmaris zur Haut über der Volarfläche des Handgelenks an dessen radialer Seite. Mit dem Sehnen der Fingerbeuger tritt der Nerv unter dem Ligamentum transversum zur Vola manus, wo er sich in zwei Endäste auflöst. Der lateral gelegene versorgt den Abductor pollicis brevis, den Opponens und den oberflächlichen Kopf des Flexor pollicis brevis; er teilt sich dann in zwei Zweige, von denen der eine die Haut an der Volarfläche des Daumens, der andere die Haut an der radialen Fläche des Zeigefingers sensibel versorgt. Der mediale Ast teilt sich in zwei Zweige, von denen der eine die einander gegenüberliegenden Ränder des 2. und 3., der andere die des 3. und 4. Fingers sensibel innerviert. Die Rami digitales versorgen auch die Haut an der Dorsalseite der 2. und 3. Phalanx mit Ausnahme des Daumens. Von den Rami digitales gehen auch die Äste für den 1., 2. und 3. Lumbricalis ab.

Das Symptombild der vollkommenen Ausschaltung des Medianus finden wir bei allen Läsionen, die ihn in seinem Verlauf am Oberarm treffen, da der

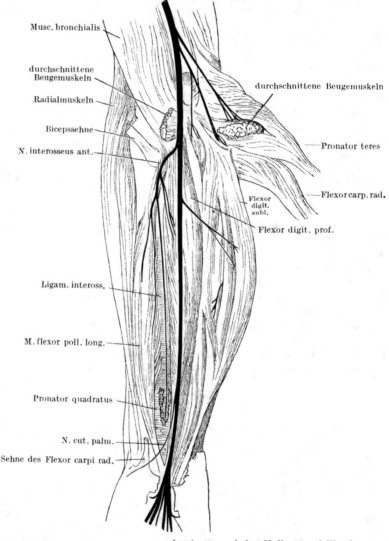

Musc. bronchialis

durchschnittene Beugemuskeln

Radialmuskeln

Bicepssehne

N. interosseus ant.

durchschnittene Beugemuskeln

Pronator teres

Flexorcarp. rad.

Flexor digit. subl.

Flexor digit. prof.

Ligam. inteross.

M. flexor poll. long.

Pronator quadratus

N. cut. palm.

Sehne des Flexor carpi rad.

Anastomose zwischen Medianus und Ulnaris

Abb. 13. Nervus medianus. (Nach Henle.)

Nerv seine ersten Zweige in der Gegend des Ellbogengelenks abgibt. Die Funktionsausfälle auch bei völliger Ausschaltung des Nerven sind in der Regel geringer als man es zunächst vermuten sollte, weil die Funktionen der von ihm versorgten Muskeln zu einem erheblichen Teil von anderen Muskeln ersetzt werden können. Der Ausfall des Pronator teres und Pronator quadratus bewirkt

eine Beeinträchtigung der Pronation sowohl an Kraft als auch an Ausgiebigkeit; indessen kommt die Pronation durch die Wirkung des Brachioradialis noch zustande, jedoch nicht über die Mittelstellung zwischen Pronation
und Supination hinaus und nur bei gebeugtem Vorderarm. Infolge der Lähmung
des Flexor carpi radialis und des Palmaris longus wird die Handbeugung ge-

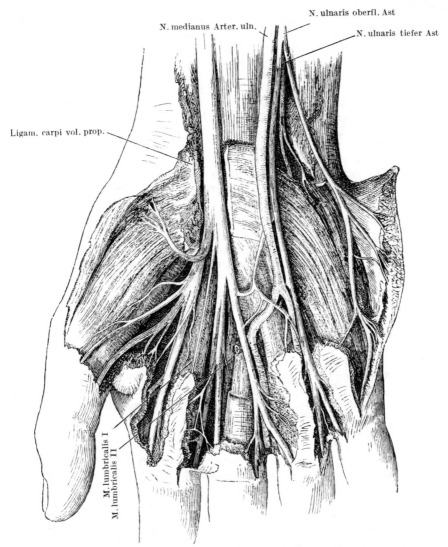

Abb. 14. Nerven der Hohlhand. (Nach HENLE.)

schwächt, sie wird jedoch noch in normalem Umfange, oft auch noch mit leidlich
guter Kraft ausgeführt. Da der vom Ulnaris versorgte Flexor carpi ulnaris die
ulnare Hälfte der Hand beugt, so sollte man erwarten, daß infolge des Ausfalls
des Flexor carpi radialis die radiale Hälfte der Hand bei der Beugung zurückbleibt.
Dies ist jedoch nicht oder wenigstens nicht in erheblichem Maße der Fall, weil
der vom Radialis versorgte Abductor pollicis longus die Beugung der radialen

Handhälfte bewirkt. Man kann auch beobachten, daß bei gleichzeitiger Ulnaris- und Medianuslähmung, bei welcher die sämtlichen Handbeuger ausgefallen sind, eine deutliche, wenn auch nicht sehr kräftige Handbeugung durch den Abductor policis longus allein vollführt werden kann. Der Einfluß der Medianuslähmung auf die Fingerbeugung macht sich in erheblichem Maße nur am Zeigefinger geltend; da für diesen Finger sowohl der Flexor sublimis als auch der Flexor profundus vom Medianus versorgt wird, so findet hier eine Beugung im Mittel- und Endgelenke überhaupt nicht statt, während das Grundgelenk durch die Interossei und den Lumbricalis flektiert werden kann. Am 4. und 5. Finger wird der Flexor profundus vom Ulnaris versorgt und ist infolgedessen bei der Medianuslähmung erhalten. Hier können dann trotz des Ausfalles des vom Medianus versorgten Flexor sublimis die Mittel- und Endphalangen gebeugt werden. Dies ist dadurch zu erklären, daß der Flexor profundus bei der Beugung der Endglieder auch die Mittelglieder mechanisch nitnimmt und dadurch die Flexion bewirkt. Der dritte Finger, an welchem der Flexor profundus teils durch den Ulnaris, teils durch den Medianus inneriviert wird, kann in der Regel im Mittel- und Endgelenk etwas gebeugt werden, wenn auch nicht in vollem Umfange. Der Ausfall der vom Medianus versorgten Lumbricales für den 2. und 3. Finger macht sich bei dem Erhaltensein der Interossei praktisch nicht bemerkbar.

Wesentlich sind die Störungen der Daumenbewegungen. Es sind hier ausgefallen die der Opposition dienenden Daumenballenmuskeln (Abductor policis brevis, oberflächlicher Kopf des Flexor pollicis brevis und Opponens). Die Abduction und Rotation des Daumens kommen bei dem Versuch der Opposition nicht zustande, dagegen tritt noch durch Wirkung des Adductor und des tiefen Kopfes des Flexor brevis, die vom Ulnaris versorgt werden, eine Beugung der Grundphalanx mit Streckung der Endphalanx unter gleichzeitiger Adduction ein. Durch diese Bewegung gelingt es dem Patienten, die Kuppe des Daumens an die Kuppe der anderen Finger heranzubringen. Hierzu ist dann aber auch eine stärkere Beugung des dem Daumen entgegengestellten Fingers notwendig, so daß es nur bei Erhaltensein der Fingerbeuger möglich ist. Von der normalen Opposition unterscheidet sich diese Gegenüberstellung des Daumens vor allem dadurch, daß die Rotationsbeugung ausbleibt, so daß nicht die Volarfläche der Daumenkuppe der Volarfläche z. B. des Zeigefingers gegenübersteht, sondern nur die Kante der Daumenkuppe. Es bedingt dies für den praktischen Gebrauch eine erheblichere Störung, als es zunächst bei der Untersuchung erscheint, da es für das Festhalten von Gegenständen zwischen Daumen und Zeigefinger von großer Bedeutung ist, daß die Kuppen der beiden Finger einander gegenüberstehen. Durch geringfügige Mängel der Rotation können erhebliche Störungen im praktischen Gebrauch der Finger bewirkt werden. Der Grad der Beeinträchtigung der Opposition ist in den einzelnen Fällen von Medianuslähmung verschieden. Es gibt Fälle, in welchen trotz völliger Medianuslähmung die Opposition relativ gut geschieht. Dies ist wahrscheinlich darauf zurückzuführen, daß ein verhältnismäßig großer Anteil des Flexor pollicis brevis vom Ulnaris versorgt wird. Die Beugung des Daumenendgliedes ist infolge des Ausfalls des Flexor pollicis longus stets völlig unmöglich.

Bei den häufigen Medianusverletzungen oberhalb des Handgelenks beschränkt sich die Lähmung ausschließlich auf die geschilderte Schädigung der Daumenbewegungen. Die gleichzeitig nicht selten zu beobachtende Beeinträchtigung der Fingerbeugung ist auf Verwachsungen der Sehnen der Fingerbeuger mit der Narbe zurückzuführen. Läsionen des Medianus in seinem Verlaufe am Vorderarm geben je nach der Lage zu verschiedenartigen Störungen Veranlassung,

so kann der Pronator teres, der Flexor carpi radialis und der Pulmaris longus
erhalten sein, wenn die Läsion unterhalb des Abgangs der Zweige für diese
Muskeln stattgefunden hat. Bei noch distaler ge-
legenen Läsionen kann es vorkommen, daß außer
den Damenballenmuskeln lediglich der Flexor sublimis
für den Zeigefinger, der einen besonderen Zweig vom
Nerven erhält, und der Flexor pollicis longus ausgefallen sind.

Es ist mehrfach beobachtet worden, daß bei Verletzungen des Medianus am Oberarm der Pronator
teres, in anderen Fällen auch der Flexor carpi radialis
und Flexor pollicis longus (zum Teil) erhalten war. Es
ist dies wahrscheinlich auf eine Versorgung dieser
Muskeln durch eine am Oberarm vom Musculocutaneus zum Medianus gehende Anastomose zurückzuführen.

Die Sensibilitätsstörung bei Medianuslähmungen
zeigt in der Regel nur geringe Variationen. Sie entspricht in einem Teil der Fälle ziemlich genau dem
anatomischen Verbreitungsgebiet des Nerven an der
Vola manus, sie greift auch entsprechend der anatomischen Verteilung am Zeige-, Mittel- und 4. Finger auf
die Dorsalseite des Mittel- und Endgliedes über. Ein
Übergreifen auf die Dorsalseite des Daumenendgliedes,
wie es die anatomischen Tafeln meist angeben, wird
jedoch klinisch nicht beobachtet. In einem erheblichen Teil der Fälle bleibt die Sensibilitätsstörung
etwas hinter dem anatomischen Verbreitungsgebiet
zurück. Es bleibt dann die radiale Hälfte des 4. Fingers
verschont, öfters auch die ulnare Hälfte des Mittel-
fingers, auch rückt dann die Grenze der Sensibilitätsstörung an der Handfläche etwas nach der radialen
Seite zurück. Es handelt sich hierbei um die Grenz-
gebiete, die vom Ulnaris mitversorgt werden.

Das Gebiet, in welchem die Sensibilität völlig aufgehoben ist, ist erheblich kleiner. Es beschränkt sich
in der Regel auf den 2. und 3. Finger volar und dorsal,
gelegentlich auch auf mehr oder minder große Teile
des Handtellers; in den übrigen Gebieten finden
sich nur die oben geschilderten geringfügigeren Störungen.

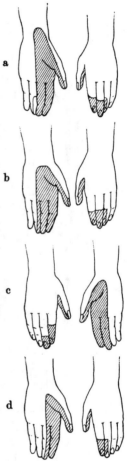

Abb. 15. Sensibilitäts-
störungen bei Medianus-
läsion. Verschiedene
Typen. Bei a Ausdeh-
nung der Störung auf
das Gebiet des Ramus
palmaris.

Nervus ulnaris.

Der Nerv entspringt aus dem unteren Strange des Plexus brachialis; er verläuft hinter
der Arteria brachialis am Oberarm entlang, dann durch die Rinne an der Rückseite des
Epicondylus internus, durchsetzt den Ursprung des Flexor carpi ulnaris, zieht von diesem
Muskel bedeckt zum Handgelenk. Am Oberarm gibt er keine Äste ab; dicht unter dem
Ellbogengelenk gehen Zweige zum Flexor carpi ulnaris und zum Flexor digitorum profundus. Im Verlauf am Vorderarm im oberen Drittel zweigt am Ramus palmaris ab,
der die Haut über dem Handgelenk an der Volarseite im ulnaren Teil sensibel versorgt;
etwas weiter unten in wechselnder Höhe geht der Ramus dorsalis ab, der zur Rückenfläche
des Vorderarmes zieht und in der Haut an der Dorsalseite der Hand endet. Er verbreitet
sich am Handrücken in dessen ulnarer Hälfte und an der Dorsalfläche der Grundphalanx
des 5., 4. und 3. Fingers, am letzteren nur in der ulnaren Hälfte. Diese Gebiete versorgt
er sensibel. Der Hautstamm des Ulnaris teilt sich am Handgelenk, wo er in einer Rinne

zwischen Erbsenbein und dem Ligamentum carpi volare liegt, in seine beiden Endäste. Der tiefe Ast, der unter den Sehnen der Fingerbeuger im Bogen durch die Hand verläuft, versorgt die Muskeln des Kleinfingerballens, die Interossei, den 4., zuweilen auch den 3. Lumbricalis, den Adductor pollicis und den tiefen Kopf des Flexor pollicis brevis. Der oberflächliche Ast versorgt die Haut des Handtellers in dessen ulnaren Teil, ferner die Haut des 5. Fingers und die des 4. Fingers in dessen ulnarer Hälfte. An der 2. und 3. Phalanx dieser beiden Finger wird auch die Dorsalseite mitversorgt. Es ist hier die Beziehung zwischen volarem Endast des Ulnaris und dem dorsalen Ast die gleiche wie am 2. und 3. Finger für den Radialis und Medianus, indem von den dorsal verlaufenden Nerven nur das Grundglied, das Mittel- und Endglied dagegen von dem volaren Nerv versorgt wird.

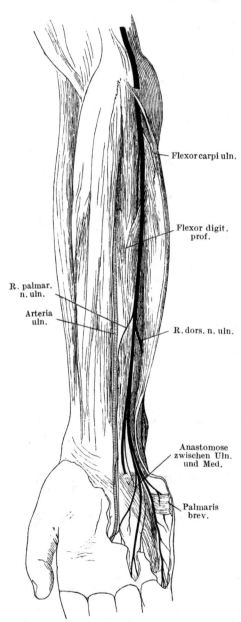

Flexor carpi uln.

Flexor digit. prof.

R. palmar. n. uln.

Arteria uln.

R. dors. n. uln.

Anastomose zwischen Uln. und Med.

Palmaris brev.

Abb. 16.   Nervus ulnaris.   (Nach Henle.)

Die komplette Lähmung des Nervus ulnaris, wie sie bei allen Schädigungen des Nerven am Oberarm vorkommt, äußert sich in folgenden Ausfällen: Infolge der Lähmung des Flexor carpi ulnaris ist die Flexion der ulnaren Hälfte der Hand unmöglich; bei der Handbeugung bleibt daher die ulnare Hälfte der Hand zurück. Der Ausfall des vom Ulnaris versorgten Teiles des Flexor digitorum profundus bewirkt, daß am 4. und 5. Finger die Beugung der Endphalangen aufgehoben ist. Am 3. Finger ist die Beugung der Endphalanx in der Regel etwas abgeschwächt, während sie am Zeigefinger normal ist. Der Ausfall des Flexor digitorum profundus äußert sich besonders bei denjenigen Verrichtungen störend, die ein festes Aufdrücken der Fingerspitzen verlangen, so z. B. beim Klavierspielen. An der Hand macht sich die Lähmung des Ulnaris in erheblichem Grade geltend infolge des Ausfalles der von dem Nerven versorgten kleinen Handmuskeln. Die Finger befinden sich in Krallenstellung infolge der Lähmung der Interossei. Diese beugen, wie erwähnt, die Grundphalangen, strecken die Mittel- und Endphalangen. Sind sie ausgefallen, so überwiegt im Grundgelenk der Extensor digitorum communis, in den Mittel- und Endgelenken der Flexor sublimis bzw. der Flexor profundus.

Infolgedessen kommt es zu einer Überstreckung in den Grundgelenken und einer Beugung in den Mittel- und Endgelenken. Die Krallenstellung ist am stärksten ausgeprägt am 5. und 4. Finger, geringer am 3.; am

Zeigefinger kann sie unter Umständen ganz vermißt werden. Dies ist
darauf zurückzuführen, daß für den 2. und 3. Finger die Lumbricales vom
Medianus versorgt werden und daher bei isolierter Ulnarislähmung verschont
bleiben und die Interossei teilweise ersetzen können. Die Krallenstellung
tritt um so mehr hervor, je stärker die Finger in den Grundphalangen gestreckt
werden. Sind die Antagonisten der Interossei ebenfalls paretisch, so ist die
Krallenstellung nur wenig ausgeprägt oder kann gänzlich fehlen. So vermißt

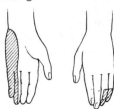

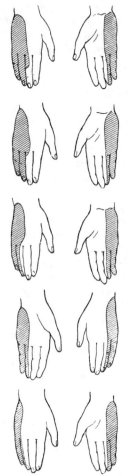

Abb. 18. Sensibilitätsstörung bei Läsion des Ulnaris
unterhalb des Abganges des Ramus dorsalis.

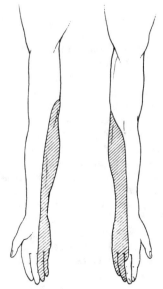

Abb. 17. Sensibilitätsstörung bei
Ulnarisläsion. Verschiedene Typen.

Abb. 19. Sensibilitätsstörung bei Läsion des Ulnaris
und Cutaneus antebr. med.

man bei hoher Läsion des Ulnaris, bei welcher der Flexor digitorum profundus
mitgelähmt ist, die Beugung der Endphalanx am 4. und 5. Finger. Bei gleichzeitiger Medianuslähmung fehlt die Beugestellung der Mittel- und Endphalangen
überhaupt, bei gleichzeitiger Radialislähmung die Überstreckung der Grundphalangen. Die aktive Beugung der Grundphalangen ist an Kraft erheblich
herabgesetzt; sie kommt jedoch noch dadurch zustande, daß bei Beugung der
Mittel- und Endphalangen die Grundphalangen schließlich passiv mitgenommen
werden. Die Streckung der Mittel- und Endphalangen ist in der Kraft erheblich
herabgesetzt; sie ist jedoch noch möglich bei gebeugter Grundphalanx; bei

gestreckter Grundphalanx ist jedoch eine völlige Streckung der Mittel- und Endphalangen nicht ausführbar. Der Handschluß wird durch die Beugung der Mittel- und Endphalangen bewirkt, erst zum Schluß werden die Grundphalangen in geringem Grade mitgenommen.

Die Spreizung der Finger kommt noch durch die Wirkungen des Extensor digitorum communis zustande, ist jedoch erheblich schwächer und weniger ausgiebig als normal. Die Adduktion der Finger ist aufgehoben, da für diese nur die gelähmten Interossei volares zur Verfügung stehen. Eine Ausnahme macht nur der Zeigefinger, bei dem eine, wenn auch schwache und geringfügige Adduktion durch den Extensor indicis proprius ausgeführt werden kann. Durch abwechselnde Innervation des Zeigefingeranteils des Extensor digitorum communis und des Extensor indicis proprius kann der Zeigefinger in geringem Grade seitlich hin- und herbewegt werden. Die Adduktion des Daumens ist infolge des Ausfalls des Adductor pollicis sehr stark beeinträchtigt, jedoch nicht ganz aufgehoben, da der Flexor und der Extensor pollicis longus ein Heranführen des Daumens an den Zeigefinger ermöglichen. Das geschieht besonders dann mit leidlicher Kraft, wenn durch den Flexor pollicis longus eine Beugung der Endphalanx erfolgt. Manche Patienten bringen jedoch auch bei gestreckter Endphalanx eine leidliche Adduktion des Daumens zustande. Der Ausfall des tiefen Kopfes des Flexor pollicis brevis trägt zur Abschwächung der Adduktion des Daumens bei, ohne sich im übrigen wesentlich geltend zu machen.

Der Ausfall der kleinen vom Ulnaris versorgten Handmuskeln macht sich praktisch in außerordentlich störender Weise geltend; da die Interossei an den meisten feinen Fingerbewegungen beteiligt sind, so beim Schreiben, Nähen und ähnlichem. Erfolgt die Läsion des Ulnaris unterhalb des Ellbogengelenks, so beschränkt sich der Ausfall auf die Handmuskeln.

Die Sensibilitätsstörung bei Ulnarisläsion entspricht ziemlich genau dem anatomischen Verbreitungsgebiete und zeigt in den einzelnen Fällen nur wenig Variationen, insbesondere ist die Grenze an der Volarfläche konstant, wo sie durch die Mittellinie des 4. Fingers geht und sich in gerader Linie durch die Vola bis zum Handgelenk fortsetzt. An der Dorsalfläche bleibt die Störung nicht selten hinter der anatomischen Grenze zurück; dort ist häufig die Grundphalanx des 3. Fingers und die mediale Hälfte des 4. Fingers verschont, und in entsprechender Weise rückt auch die Grenze am Handrücken zurück. Hat die Verletzung unterhalb des Abganges des Ramus dorsalis stattgefunden, so bleibt das Gebiet dieses Nerven frei, und die Störung beschränkt sich auf den Handteller und die Volarfläche der Finger, greift aber an den Mittel- und Endphalangen auch auf die Dorsalseite über. Bei isolierten Läsionen des Ramus dorsalis geht die Störung an der Dorsalfläche nicht über das Grundgelenk der Finger hinaus.

Nervus radialis.

Der Radialis entspringt aus dem tiefen Strange des Plexus brachialis. Er empfängt Bündel aus allen Wurzeln des Armgeflechtes. Er verläuft vor dem langen Tricepskopf an der Rückseite des Humerus im Sulcus spiralis dieses Knochens und gelangt dann in die Rinne zwischen Brachioradialis und Brachialis. Er teilt sich dann oberhalb des Ellbogengelenks in den oberflächlichen und tiefen Ast. Der erstgenannte verläuft unter dem Brachioradialis bis zum Handrücken. Der tiefe geht durch den Musculus supinator zur Dorsalseite des Vorderarmes und versorgt die dort gelegenen Streckmuskeln. Die ersten Zweige gibt der Nerv gleich nach seiner Entwicklung aus dem Plexus ab, und zwar zunächst den Cutaneus brachii dorsalis zur sensiblen Versorgung der Rückseite des Oberarmes, gleichzeitig, oft mit diesem vereinigt, den Ast zum langen Tricepskopf. Weiter unten gehen die Äste für die beiden anderen Tricepsköpfe ab. Im Sulcus spinalis entspringt der Cutaneus antebrachii dorsalis für die sensible Versorgung der Streckseite des Unterarmes. Über dem Ellbogengelenk geht der Zweig zum Brachioradialis ab. Der oberflächliche Ast dient der sensiblen Versorgung der radialen Hälfte des Handrückens. Der tiefe Ast gibt vor seinem

Eintritt in den Supinator Zweige zum Extensor carpi radialis longus und brevis ab, ferner einen Zweig zum Supinator während des Verlaufs durch diesen Muskel. Er spaltet sich dann in seine Endäste, welche den Extensor carpi ulnaris, den Extensor digitorum communis, den Extensor indicis proprius, den Extensor pollicis longus und brevis und den Abductor pollicis longus innervieren.

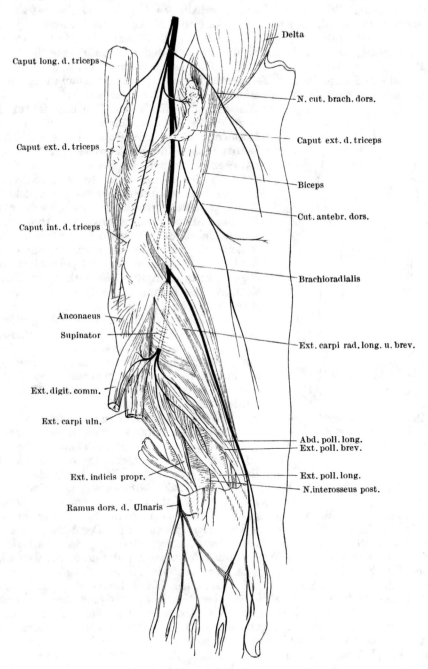

Abb. 20. Nervus radialis. (Nach Henle.)

7*

Lähmungen, welche das Gesamtgebiet des Radialis betreffen, sind relativ selten, da Verletzungen in der Regel ihn nicht vor Abgang der ersten Äste treffen. Ist dies der Fall, so ist die Streckung des Vorderarmes unmöglich, sie kann jedoch noch mit Hilfe der Schwere erfolgen, was bei der Prüfung zu Täuschungen führen kann. Erfolgt die Läsion unterhalb des Abgangs des Zweiges zu dem langen Tricepskopf, so ist die Streckung des Ellbogens noch möglich, jedoch nur mit verhältnismäßig geringer Kraft, da die Wirkung des Muskels weniger der Extension als der Fixierung des Oberarmkopfes in der Pfanne dient. Die Mehrzahl der Läsionen des Radialis erfolgt erst in seinem Verlauf am Oberarm, so daß der Triceps in allen Teilen erhalten und die Armstreckung möglich ist. Bei der Beugung des Vorderarmes fällt dann der Brachioradialis aus. Eine

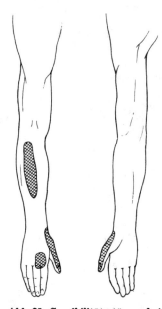

Abnahme der Kraft der Beugung ist in der Regel nicht zu konstatieren, da die anderen Muskeln diese in genügender Weise ausführen. Bei der Beugung des Vorderarmes in Mittelstellung zwischen Pro- und Supination ist die Lücke zwischen den Beuge- und Streckmuskeln des Vorderarmes, wo normalerweise der Bauch des Brachioradialis hervorspringt, deutlich erkennbar. Die Supination ist bei gestrecktem Arm infolge des Ausfalles des Supinators unmöglich. Der Patient versucht sie dann durch Außenrotation des Oberarms zu ersetzen. Bei gebeugtem Arm dagegen kann sie noch durch Wirkung des Biceps erfolgen. Die Lähmung der Hand- und Fingerstrecker gibt sich bei ausgestrecktem Arm durch das Herabhängen der Hand und der Finger deutlich zu erkennen. Die Hand kann nicht gehoben, die Finger können nicht gestreckt werden. Auch die Streckung in den Mittel- und Endphalangen der Finger, die durch die Interossei bewirkt wird, kann nur unvollkommen und mit unzureichender Kraft ausgeführt werden, da die mangelnde Fixation der Grundgelenke eine kräftige Wirkung der Interossei erschwert. Werden jedoch passiv die Grundgelenke in Streckstellung fixiert, so erfolgt nunmehr die Streckung der Mittel- und Endphalangen mit guter Kraft. Infolge des Herab-

Abb. 21. Sensibilitätsstörung bei Radialisläsion oberhalb des Abganges des Cutaneus antebrachii dorsalis.

hängens der Finger in Beugestellung ist auch die Spreizung der Finger, wie oben erwähnt wurde, schlecht. Die Intaktheit dieser von den dorsalen Interossei ausgeführten Bewegung kann jedoch nachgewiesen werden, sobald die Hand auf eine ebene Unterlage gelegt wird. Der Händedruck ist in der Kraft herabgesetzt, da die hierzu nötige Streckung des Handgelenks nicht möglich ist. Beim Faustschluß erfolgt anstatt der normalen Extension des Handgelenkes ein Umkippen der Hand in Beugestellung. Bei passiv bewirkter Handstreckung ist die Kraft des Händedrucks dagegen normal. Auch leichte Paresen des Radialis geben sich in der Neigung zum Umkippen der Hand beim Händedruck deutlich zu erkennen. Der Daumen hängt herab und kann nicht nach dorsal gehoben, nicht abduziert werden. Die Streckung im Carpometacarpalgelenk und im Grundgelenk ist unmöglich. Die Streckung der Endphalanx kann unter gleichzeitiger Beugung der Grundphalanx noch durch die Muskeln des Daumenballens bewirkt werden, jedoch nicht bei passiv gestreckter Grundphalanx.

Von diesem Bilde der Radialislähmung gibt es zahlreiche Abweichungen, wenn der Nerv in seinen distalen Abschnitten lädiert ist. Auf die Aussparung des Triceps bei Verletzungen am Oberarm wurde schon hingewiesen. Nicht ganz selten sind Läsionen am Vorderarm während des Verlaufes durch den Supinator. Es ist dann der Triceps und der Brachioradialis erhalten. Von den Handstreckern

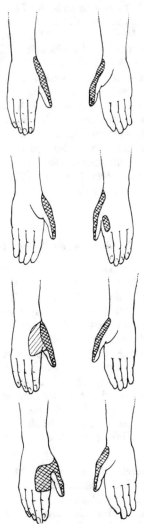

funktionieren nur der Extensor carpi radialis longus und brevis. Infolgedessen erfolgt die Extension der Hand unter gleichzeitiger Radialflexion. Die Ulnarflexion ist jedoch aufgehoben infolge Lähmung des weiter distal versorgten Extensor carpi ulnaris. Im übrigen ist das Bild das gleiche wie bei der kompletten Radialislähmung. Zu erwähnen ist noch, daß isolierte Ausfälle des Extensor pollicis longus nicht ganz selten vorkommen, meist bedingt durch Zerreißung der Sehne dieses Muskels. Es besteht dann ein isolierter Ausfall der Streckung der Endphalanx des Daumens bei gleichzeitig gestreckter Grundphalanx, während bei Beugung der Grundphalanx das Endglied kräftig gestreckt werden kann. Der Aus-

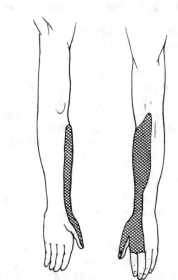

Abb. 22. Sensibilitätsstörung bei Radialisläsion.

Abb. 23. Sensibilitätsstörung bei kombinierter Läsion des Radialis und Musculocutaneus.

fall dieser Bewegung macht sich insbesondere beim Scherenschneiden störend geltend, da die Öffnung der Schere, die durch Streckung des Daumens in beiden Phalangen bewirkt wird, nicht mehr erfolgen kann.

Die Sensibilitätsstörung bei Radialisläsion ist oft sehr geringfügig und individuell wechselnd. Der sensible Oberarmast des Radialis ist nur selten mitbetroffen, da die Läsion meist unterhalb von dessen Abgang erfolgt. ¡Häufiger ist es, daß der Vorderarmast mitgeschädigt ist bei Verletzungen des Nerven am Oberarm. Es findet sich dann ein streifenförmiger Ausfall an der radialen Hälfte der Dorsalseite des Vorderarmes, der nicht unerheblich hinter dem anatomischen Verbreitungsgebiete zurückbleibt; auch ist die Störung meist nicht von großer Intensität. Hat die Läsion unterhalb des Abganges dieses Zweiges stattgefunden, so beschränkt sich die Sensibilitätsstörung auf die Hand. Auch hier sind in der Regel nur Teile des anatomischen Verbreitungsgebietes betroffen. Am konstantesten findet sich der sensible Ausfall an der Dorsalseite des Daumens und an der Radialkante des Daumenballens. In anderen Fällen greift die Störung mehr oder minder erheblich auf den Handrücken über und nicht selten finden sich inselförmige Ausfälle. Die Störung ist nur wenig intensiv und in der Regel nur mit feinen Berührungen nachweisbar. Die anderen Finger bleiben stets frei; die Hypästhesie überschreitet die Grundgelenke nicht. Die Geringfügigkeit der sensiblen Ausfälle an der Hand bei Radialisläsion ist wahrscheinlich darauf zurückzuführen, daß sich an der Versorgung des Gebietes der Vorderarmast des Radialis und der Hautast des Musculocutaneus weitgehend beteiligen. Wenn der Vorderarmast und der Handast des Radialis sowie der Musculocutaneus gleichzeitig betroffen sind, so entspricht das anästhetische Gebiet ziemlich genau dem anatomischen Verbreitungsgebiet dieser drei Nerven. Das Freibleiben der Dorsalseite der Finger ist auf Mitversorgung durch den Medianus zu beziehen.

Symptombilder bei kombinierten Nervenläsionen an der oberen Extremität.

Es ist nicht selten, daß mehrere Nerven gleichzeitig erkranken, sei es bei Verletzungen, sei es bei entzündlichen Prozessen. Insbesondere können Nerven, die in langem Verlauf nahe beieinander liegen, wie der Medianus und Ulnaris, gleichzeitig geschädigt werden. Die dabei sich ergebenden Symptombilder sind naturgemäß die Summe der durch den Ausfall jedes einzelnen Nerven bedingten Lähmungen. Die Störungen können jedoch sehr viel schwerwiegender sein, da infolge der kombinierten Läsionen Ersatzmöglichkeiten, die sonst vorhanden sind, fortfallen. Während z. B. weder eine isolierte Musculocutaneuslähmung, noch eine reine Radialislähmung die Beugung des Ellbogens vollkommen aufhebt, ist diese Bewegung bei gleichzeitiger Läsion beider Nerven fast völlig unmöglich. Während ferner weder eine Ulnaris- noch eine Medianuslähmung für sich die Handbeugung aufhebt, ist diese bei Lähmung beider Nerven ausgefallen, soweit sie nicht noch in mangelhafter Weise durch den Abductor pollicis longus zustande kommt.

Ferner ist zu beachten, daß bei umfangreicheren Lähmungen nicht selten die Stellungsanomalien vermißt werden, welche der Ausfall eines einzelnen Nerven herbeiführt. Da die Stellungsanomalien in der Regel durch die überwiegende Wirkung der Antagonisten der gelähmten Muskeln erzeugt werden, so müssen sie fortfallen, wenn auch diese ausgeschaltet sind. So wird die Krallenstellung bei der Ulnarislähmung vermißt, wenn eine gleichzeitige Radialislähmung die Überstreckung der Grundphalangen nicht zustande kommen läßt. Die Sensibilitätsstörungen sind bei kombinierten Nervenläsionen, wie schon erwähnt wurde, in der Regel umfangreicher als die Summe der gestörten Gebiete bei Läsionen der einzelnen Nerven. Während bei der Schädigung eines Nerven ein mehr oder minder großer Teil des anatomischen Versorgungsgebietes frei bleibt infolge Mitinnervation durch benachbarte Nerven, so schließen sich, wenn mehrere Nerven gleichzeitig geschädigt sind, die Störungsgebiete zu einem Gesamtbezirk zusammen, welcher dann ziemlich genau dem anatomischen Versorgungsgebiet entspricht.

Symptombilder bei Läsionen des Plexus brachialis.

Wie schon erwähnt wurde, flechten sich die den Plexus brachialis zusammensetzenden Nerven in mannigfacher Weise durcheinander, bis schließlich aus ihnen die Nervenstämme hervorgehen. Die Symptombilder bei Läsionen der einzelnen Plexuswurzeln und der Stämme im Verlauf des Geflechtes sind daher andere als diejenigen, die bei Läsionen der einzelnen Nervenstämme entstehen. Je mehr die Verletzung dem proximalen Ursprunge des Plexus angenähert ist, um so mehr entspricht die Verteilung der motorischen und sensiblen Lähmungen derjenigen, die wir bei Läsionen der Rückenmarksegmente und der spinalen Wurzeln beobachten, während die distaler gelegenen Schädigungen mehr den Lähmungen der einzelnen Nervenstämme ähnlich sind. Die Symptomatologie, ist auch verschieden je nachdem mehr orale oder caudale Teile des

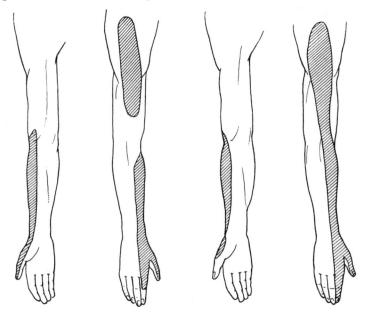

Abb. 24. Sensibilitätsstörung bei oberer Plexuslähmung.

Plexus betroffen sind. Da sich das gesamte Armgeflecht auf einen verhältnismäßig kleinen Raum zusammendrängt und auf diesem die Innervation der gesamten oberen Extremität vereinigt ist, so können geringe Unterschiede in der Lokalisation der Läsionen Symptombilder von erheblicher Verschiedenheit bedingen. Hierzu kommt noch, daß individuelle Differenzen in anatomischer Beziehung gerade beim Plexus brachialis nicht selten sind. Bei den Kriegsschußverletzungen, die den Plexus an jeder beliebigen Stelle treffen können, hat sich eine fast unübersehbare Mannigfaltigkeit von Symptombildern ergeben; hier gleichen kaum zwei Fälle einander völlig. Bei den Friedensverletzungen, bei welchen der Plexus in der Regel an bestimmten Prädilektionsstellen geschädigt wird, sind dagegen die Symptombilder einförmiger und lassen sich in gewisse Typen zusammenfassen. Die Symptombilder werden auch häufig noch dadurch kompliziert, daß gleichzeitig mit den Plexuszweigen die proximal abgehenden Nervenstämme durch die gleiche Verletzung mitgeschädigt sein können.

Am häufigsten ist die obere oder DUCHENNE-ERBsche Plexuslähmung. Ihr liegt zugrunde eine Läsion der 5. und 6. Cervicalwurzel, die sich in der Regel

zu einem gemeinsamen Stamme vereinigen. Bei elektrischer Reizung dieser
Vereinigungsstelle in der Tiefe der Supraclaviculargrube (ERBscher Punkt)
kontrahiert sich der Delta, der Biceps und der Brachioradialis. Obere Plexuslähmungen können bewirkt werden durch Druck, Stich, Schuß an dieser Stelle,
ferner auch durch Zerrung des Plexus brachialis, bei welcher die 5. und 6. Cervicalwurzel in der Regel am stärksten angespannt werden. Die Lähmungen betreffen
das Delta, den Biceps, den Brachialis, den Brachioradialis, den Supinator,
den Supra- und den Infraspinatus. Die Funktionsstörungen ergeben sich
aus diesen Muskelausfällen ohne weiteres. Die Ellbogenbeugung ist meist
völlig gelähmt, sie kann jedoch noch unter Umständen durch die Wirkung der
vom Condylus internus entspringenden Vorderarmmuskeln in geringem Grade
zustande kommen.

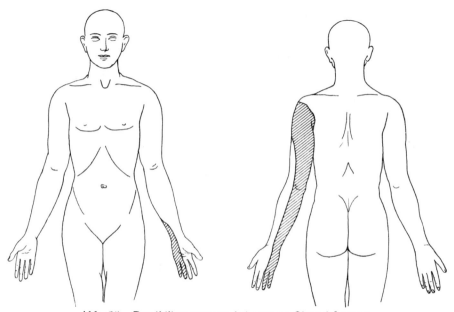

Abb. 25. Sensibilitätsstörung bei unterer Plexuslähmung.

Die Lähmung betrifft oft nicht alle Muskeln; es kann der Biceps oder der
Brachialis, der Infraspinatus verschont bleiben. In anderen Fällen geht auch
die Lähmung über den Bereich der eigentlichen ERBschen Lähmung hinaus,
indem auch das Radialisgebiet am Vorderarm betroffen ist.

Sensibilitätsausfälle können bei ERBschen Lähmungen ganz vermißt werden;
sind sie vorhanden, so finden sie sich meist an der Außenseite des Oberarms,
Unterarms und der Hand im Bereiche des Axillaris-, Radialis- und Musculo-
cutaneusgebietes.

Die untere oder KLUMPKEsche Plexuslähmung ist zurückzuführen vor allem
auf die Läsion der achten Cervical- und ersten Dorsalwurzel. Sie ist bei Schußverletzungen wiederholt beobachtet worden, im übrigen jedoch erheblich seltener
als die obere Plexuslähmung. Auch variieren die Symptombilder in den einzelnen Fällen stärker, als es bei der ERBschen Lähmung der Fall ist. Die Lähmung
betrifft die kleinen Handmuskeln, die Flexoren der Hand und der Finger; ferner
finden sich infolge der Läsion des Ramus communicans zum Sympathicus
oculopupilläre Symptome. Die Pupille und die Lidspalte der betroffenen Seite
sind verengt, auch besteht häufig ein leichter Grad von Enophthalmus. Die

Sensibilitätsstörungen betreffen, wenn sie vorhanden sind, vor allem die Innenseite des Armes und der Hand, also das Gebiet des Cutaneus brachii medialis, des Cutaneus antebrachii medialis, des Medianus und des Ulnaris. Mit der KLUMPKEschen Lähmung können sich auch Muskelausfälle, die den höher gelegenen Muskelgebieten entsprechen, kombinieren, so Lähmungen im Radialisgebiet usw.

Verletzungen, die den gesamten Plexus betreffen, haben naturgemäß eine völlige Lähmung des Armes mit kompletter Sensibilitätsstörung zur Folge. Doch ist in der Mehrzahl der Fälle der eine oder der andere Muskel ausgespart, und zwar meist solche, die entweder ganz oral oder caudal vertreten sind. Auch bei der Sensibilitätsstörung ist bald das Axillarisgebiet, bald das des Cutaneus brachii medialis verschont. Auch Aussparungen einzelner Muskeln aus der Mitte heraus kommen, insbesondere bei Schußverletzungen, vor.

Je nachdem die Läsion des Plexus mehr oder minder distal ist, sind die aus den zentraler gelegenen Teilen des Plexus entspringenden Nerven, wie der Suprascapularis (Supra- und Infraspinatus), die Thoracici ant. (Pectoralislähmung), Thoracicus longus (Serratuslähmung) usw. mitbetroffen. Auch können bei Plexusverletzungen die durch die Supraclaviculargrube hindurchziehenden Nerven, der Accessorius sowie der Phrenicus, geschädigt sein.

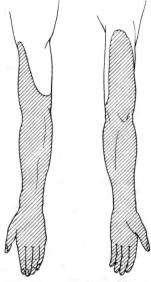

Abb. 26. Sensibilitätsstörung bei totaler Plexuslähmung.

Dorsalnerven.

Die Dorsalnerven versorgen mit ihren hinteren Ästen die Rückenmuskeln und die Haut am Rücken. Die vorderen Äste, die Nervi intercostales verlaufen zunächst über der inneren Brustwand, dann zwischen den Musculi intercostales externi und interni, die sie versorgen. Sie liegen dabei unter der oberen Rippe des betreffenden Intercostalraumes. Vom 7. Intercostalnerv an treten sie über den Rand des Rippenbogens zur Bauchwand, dort zwischen Transversus und Obliquus verlaufend. Sie innervieren die Bauchmuskeln und versorgen sensibel die Haut des Rückens, der Brust und des Bauches. Das Verbreitungsgebiet eines Intercostalnerven bildet einen Streifen, der vom Rücken zur vorderen Mittellinie des Körpers nach vorn hinabsteigend verläuft. Die verschiedenen Portionen der Bauchmuskeln, so die einzelnen Teile des Rectus zwischen den Inscriptiones tendineae, werden von verschiedenen Intercostalnerven innerviert.

Die Rückenmuskulatur bildet in ihrer Gesamtheit eine funktionelle Einheit. Bei doppelseitiger Kontraktion tritt eine Rückwärtsbeugung der Wirbelsäule ein. Bei einseitiger Kontraktion erfolgt eine Beugung nach der entsprechenden Seite. Durch Anspannung einzelner Teile in verschiedenartiger Kombination werden die Drehungen der Wirbelsäule bewirkt. Bei Lähmung des Erector trunci ist ein Aufrichten aus gebeugter Stellung nicht möglich; der Patient kriecht dann mit den Händen an den Beinen in die Höhe. Beim aufrechten Stehen besteht die Gefahr, daß der Kranke nach vorn fällt. Um dies zu verhindern streckt er das Becken, um den Rumpf nach hinten zu bringen und sein Gewicht von den Bauchmuskeln tragen zu lassen. Infolgedessen entsteht eine Lordose, bei der eine Senkrechte, die von den Brustwirbeln gefällt wird, hinter dem Kreuzbein verläuft. Die einseitige Lähmung der Rückenmuskulatur bewirkt eine Verbiegung der Rückenwirbelsäule nach der entgegengesetzten Seite. Zur Prüfung der Rückenmuskulatur ist es zweckmäßig, den

Patienten in Bauchlage quer über das Sofa zu legen. Um ein Herunterfallen des Kopfes und der Beine zu verhindern werden dann die Nacken-Rückenmuskeln und Glutaei maximi stark angespannt. Man sieht dann den Erector trunci beiderseitig als kräftigen Wulst neben der Wirbelsäule vorspringen.

Die Funktion der Bauchmuskeln ist folgende: Der Obliquus externus zieht die Bauchwand nach oben außen, der Obliquus internus nach unten außen. Gleichzeitig wird der Bauch eingezogen; der Nabel folgt der Richtung der Bewegung. Der Transversus zieht die Bauchwand gerade nach außen. Bei beiderseitiger Innervation ziehen alle genannten Muskeln die Bauchwand ein. Der Rectus abdominis zieht mit seiner oberen Portion die Bauchwand kräftig nach oben, mit seiner unteren nach unten; bei Kontraktion des gesamten Muskels wird die Bauchwand stark angespannt. Der Rectus, in geringem Grade auch der Obliquus externus und internus, beugen die Lendenwirbelsäule und sind deswegen für das Aufsetzen aus der Rückenlage besonders wichtig. Die gleichzeitige Kontraktion sämtlicher Bauchmuskeln und des Zwerchfells stellt die Bauchpresse dar. Daß die Bauchmuskeln auch bei der Atmung mitwirken, ist in dem Abschnitte über den Phrenicus bereits erwähnt worden.

Die Lähmung der Bauchmuskeln äußert sich in einer Erschlaffung der Bauchdecken. Durch den Druck der Eingeweide wird der Bauch vorgewölbt. Dies tritt besonders dann in Erscheinung, wenn das Zwerchfell sich kontrahiert, so beim tiefen Einatmen, beim Husten und Pressen. Infolge des mangelnden Gegendrucks, den das Zwerchfell bei seiner Kontraktion erfährt, sind alle diese Funktionen herabgesetzt. Die Kraft der Bauchpresse ist besonders stark geschädigt. Das Aufsetzen aus Rückenlage ist ohne Hilfe der Arme unmöglich. Das Aufsetzen geschieht zunächst durch Kontraktion des beiderseitigen Iliopsoas; gleichzeitig aber muß durch die Bauchmuskeln die Lendenwirbelsäule gebeugt werden, damit der Oberkörper in die Höhe gebracht werden kann. Normalerweise ist bei dieser Bewegung die Kontraktion der Bauchmuskeln deutlich zu fühlen. Bei Bauchmuskellähmung ist das Aufsetzen trotz normalem Iliopsoas unmöglich.

Bei einseitiger Bauchmuskellähmung ist der Nabel nach der gesunden Seite hin verzogen; diese Abweichung nimmt noch zu, wenn die Bauchmuskeln innerviert werden. Auf der gelähmten Seite wölbt sich der Bauch vor. Auch diese Vorwölbung nimmt beim Husten, Pressen usw. zu. Bei partiellen Ausfällen einzelner Teile der Bauchmuskeln kommt es zu örtlichen hernienartigen Vorwölbungen. Da bei einseitiger Bauchmuskellähmung eine seitliche Beugung der Lendenwirbelsäule erfolgt, so kommt es dabei in der Regel auch zur Ausbildung einer Skoliose.

Doppelseitige Bauchmuskellähmung bewirkt die Entstehung einer Lordose. Zum Unterschiede von der Lordose, die durch Rückenmuskellähmung bewirkt ist, fällt hier die Senkrechte, die man von den oberen Brustwirbeldornen fällt, nicht hinter das Kreuzbein. Auch verschwindet die Bauchmuskellordose im Sitzen, während das bei der Rückenmuskellordose nicht der Fall ist. Die Entstehung der Lordose ist folgendermaßen zu erklären: Die Bauchmuskeln, vor allem der Rectus abdominis, drehen das Becken, indem sie den vorderen Beckenrand nach oben ziehen. Die gleiche Drehwirkung hat der Glutaeus maximus, indem er den hinteren Beckenrand nach unten zieht. Die entgegengesetzte Drehung macht der Iliopsoas. Durch den Ausfall der Bauchmuskulatur wird das Muskelgleichgewicht gestört und infolge des Überwiegens des Iliopsoas sinkt das Becken nach vorn. Um ein Nachvornübersinken des Rumpfes zu verhindern, muß die Lendenwirbelsäule lordotisch gebeugt werden. Da im Sitzen die Hüftbeuger ausgeschaltet werden, verschwindet dabei die Lordose.

Die Sensibilitätsstörungen bei Läsionen des Intercostalnerven bestehen in Streifen, die vom Rücken zum Bauch nach vorn verlaufen.

Übersicht über die Beinbewegungen.

Bei der Prüfung der Motilität der unteren Extremitäten untersuchen wir sowohl die einzelnen Bewegungen, als auch beobachten wir die komplizierteren Funktionen. Von letzteren kommt das Stehen auf einem und beiden Beinen, das Gehen, das Treppensteigen, das Aufstehen in Betracht. Die einzelnen Bewegungen untersuchen wir in Rücken- bzw. in Bauchlage. Am Hüftgelenk untersuchen wir die Hebung des Beines (Hüftbeugung), die Senkung des Beines (Hüftstreckung), Adduktion und Abduktion, Außen- und Innenrotation. Die Hüftbeugung erfolgt durch den Iliopsoas. Da dieser Muskel jedoch dem Bein auch eine Außenrotation erteilt, so muß zum geraden Emporheben gleichzeitig ein Innenrotator, der Tensor fasciae latae, sich anspannen; als Hüftbeuger wirken auch der Rectus femoris und der Sartorius mit, ersterer hauptsächlich bei gleichzeitiger Kniestreckung, letzterer bei gleichzeitiger Kniebeugung. Zur Sicherung der geraden Emporhebung des Beines werden auch die Adductoren und die Abductoren etwas angespannt. Die Prüfung der Hüftbeuger, allerdings der beiderseitigen gleichzeitig, kann auch dadurch erfolgen, daß man den Patienten aus der Rückenlage sich aufsetzen läßt. Dabei müssen jedoch die Beine passiv fixiert werden. Bei dieser Bewegung wirken, wie schon erwähnt wurde, auch die Bauchmuskeln mit.

Die Hüftstreckung wird geprüft, indem man das Bein des Patienten in die Höhe hebt und es dann gegen Widerstand herunterdrücken läßt. Diese Bewegung erfolgt mittels des Glutaeus maximus. Man kann die Bewegung auch in Seitenlage prüfen. Die Anspannung der Glutaei maximi kann man auch gut beobachten, wenn man in Bauchlage das Gesäß zusammenkneifen läßt. Als Hüftstrecker wirken auch die Beuger des Unterschenkels (Biceps, Semimembranosus und Semitendinosus) mit, sie wirken vor allem, wenn der Unterschenkel gestreckt ist. Sie sind es, die beim Gange auf ebener Erde die Hüftstreckung bedingen.

Die Abduktion des Beines wird bewirkt durch den Glutaeus medius und minimus. Bei fixiertem Bein und in aufrechter Stellung abduzieren sie das Becken nach der entsprechenden Seite und richten es so über dem Bein auf. Beim Stehen auf einem Bein und beim Gehen fällt diesen Muskeln die Aufgabe zu, den Schwerpunkt des Körpers über das Stützbein zu verlegen.

Die Adduktion erfolgt durch den Pectineus, den Adductor brevis, longus und magnus. Alle diese Muskeln haben gleichzeitig eine auswärts rotierende Wirkung mit Ausnahme des unteren Teils des Adductor magnus, der eine Einwärtsdrehung des Beines bewirkt. Die rotierenden Komponenten kompensieren sich bei der einfachen Adduktion. Für gleichzeitige Adduktion und Innenrotation, wie sie z. B. beim Reiten notwendig ist, wird der untere Teil des Adductor magnus allein angespannt. Auch der Gracilis wirkt bei der Adduktion mit.

Die Auswärtsrotation wird ausgeführt durch den Pyriformis, die Gemelli, den Quadratus femoris und den Obturator externus und internus. Dieselbe Wirkung hat auch der Glutaeus maximus, die hintere Portion des Glutaeus medius und die erwähnten Adductoren. Die Innenrotation wird bewirkt durch die vordere Portion des Glutaeus medius und den Tensor fasciae latae.

Die Bewegungen im Kniegelenk werden am besten in Bauchlage geprüft, da sie in Rückenlage nur gleichzeitig mit Bewegungen im Hüftgelenk erfolgen können. Eine Lähmung der Kniestrecker ist schon dadurch zu erkennen, daß trotz intakter Hüftbeuger das Bein in Rückenlage nicht gehoben werden kann. Um eine geringfügige Funktion des Muskels konstatieren zu können, empfiehlt sich die Prüfung in Seitenlage unter Ausschaltung der Schwere. Die Prüfung der Kraft der Kniestreckung erfolgt in Bauchlage. Als Kniestrecker dient der Quadriceps mit seinen vier Köpfen; der Rectus wirkt vor allem bei gestrecktem Hüftgelenk. Die isolierte Kontraktion des Vastus externus bzw.

internus hat eine seitliche Verschiebung der Patella eventuell eine Subluxation zur Folge. Die Kniebeugung wird bewirkt durch den Biceps, den Semimembranosus, den Semitendinosus; daneben wirkt auch der Gracilis, der Sartorius und der Gastrocnemius mit. Bei gebeugtem Knie erteilen die Beuger dem Unterschenkel auch eine Rotationsbewegung, und zwar der Semitendinosus und der Gracilis nach innen, der Biceps nach außen. In Streckstellung werden diese Bewegungen durch die Bänder des Kniegelenks verhindert, und es erfolgt immer eine Rotation des ganzen Beines.

Die Dorsalflexion des Fußes erfolgt mittels des Tibialis anterior, des Extensor hallucis longus, des Extensor digitorum communis longus und des Peronaeus tertius. Die beiden erstgenannten Muskeln heben den inneren Fußrand, die beiden letztgenannten den äußeren Fußrand. Wirken alle zusammen, so wird der Fuß in gerader Richtung dorsalflektiert. Wirkt nur eine Gruppe, so kommt der Fuß gleichzeitig in Adduktions- oder Abduktionsstellung. Bei der Kraftprüfung muß mit der einen Hand am inneren, mit der anderen am äußeren Fußrande Widerstand geleistet werden, um eine Parese der einen oder anderen Gruppe festzustellen. Dies muß in gleicher Weise auch bei der Prüfung der Plantarreflektion geschehen. Bei isolierter Kontraktion der Wadenmuskulatur erfolgt nur eine Senkung des äußeren Fußrandes, während der innere zurückbleibt. Die Senkung des inneren Fußrandes wird durch den Peronaeus longus herbeigeführt. Die Adduktion des Fußes bedingt der Tibialis posterior, die Abduktion der Peroneus brevis. Für die Zehenbewegungen haben die Interossii die gleiche Funktion wie an den Fingern. Sie beugen die Grundphalangen, strecken die Mittel- und Endphalangen. Die Streckung der Grundphalangen wird durch den Extensor digitorum longus und brevis bewirkt, die Beugung der Mittelphalangen durch den Flexor digitorum brevis, die der Endphalangen durch den Flexor digitorum longus. An der großen Zehe wird die Streckung der Grundphalanx durch den Extensor hallucis longus, die Beugung der Endphalanx durch den Flexor hallucis bewirkt. Der Abductor hallucis und der äußere Kopf des Flexor hallucis brevis abduzieren die Grundphalanx der großen Zehe, der Adductor und der innere Kopf des Flexor brevis adduzieren sie. Gleichzeitig beugen diese Muskeln die Grundphalanx und strecken die Endphalanx.

Über die Mechanik des Stehens und Gehens seien hier noch einige kurze Bemerkungen beigefügt. Beim Stehen muß der Schwerpunkt des Körpers über der durch die beiden Fußsohlen gebildeten Unterstützungsfläche gehalten werden. Da der Körper in einer Reihe von Gelenken beweglich ist, und die Schwerpunkte der darüberliegenden Teile vor oder hinter der Gelenkachse liegen, so ist die dauernde Anspannung einer Reihe von Muskeln erforderlich, um das Gleichgewicht des Körpers aufrecht zu erhalten. Nach R. Dubois-Reymond sind dies folgende: Da der Kopf die Neigung hat, nach vorn zu fallen, so müssen die Nackenmuskeln und die Muskeln der Halswirbelsäule angespannt werden. Der gemeinsame Schwerpunkt von Kopf, Rumpf und Armen liegt nach Fischer einige Millimeter hinter dem Mittelpunkt der queren Hüftachse. Es müssen die Muskeln innerviert werden, die den Rumpf nach vorn ziehen, also vor allem der Iliopsoas. Der Schwerpunkt der über den Kniegelenken liegenden Körpermasse liegt vor der Frontallinie der Kniegelenk-Mittelpunkte. In den Kniegelenken besteht also die Neigung nach vornüber zu fallen; daher müssen beim Stehen die Kniebeuger leicht innerviert sein. In den Fußgelenken besteht ebenfalls die Neigung nach vornüber zu fallen; dies wird durch die Anspannung der Wadenmuskeln verhindert.

Das Gehen besteht darin, daß der Körper sich abwechselnd auf das eine Bein stützt, während das andere vorschwingt und vorn aufgesetzt wird. Zwischen den Schwungphasen der beiden Beine liegt eine Phase, wo beide Füße auf dem Boden sich befinden. In dieser Zeit wird der Schwerpunkt des Körpers von seiner Lage über dem hinteren Bein über das vordere gebracht. Wenn bei Beendigung der Schwungphase das rechte Bein vorgesetzt steht, wird das Becken mit Hilfe des Glutaeus medius und minimus über dem rechten Bein aufgerichtet; gleichzeitig erfolgt eine Drehung der rechten Beckenhälfte nach innen mit Hilfe des Pyriformis. Damit der Rumpf in gerader Stellung bleibt, wird die Lendenwirbelsäule leicht nach links geneigt, vor allem mit Hilfe des Quadratus lumborum. Gleichzeitig wird der linke Fuß vom Boden abgewickelt; es erfolgt eine Streckung im Hüftgelenk und Beugung im Kniegelenk (beides durch die Kniebeuger ohne Mitwirkung des Glutaeus maximus); es erfolgt eine Plantarflexion des Fußes durch die Wadenmuskulatur; die Zehen, insbesondere die große, beugen sich in den Grundgelenken, strecken sich in den Mittel- und Endgelenken (mittels der Interossei und der Muskeln des Großzehenballens), so daß schließlich nur noch die Fußspitze den Boden berührt. Das nunmehr folgende Vorschwingen des linken Fußes erfolgt nicht allein passiv durch Pendelwirkung, sondern auch durch gleichzeitige Anspannung des Iliopsoas, der besonders zum Vorsetzen des Beines erforderlich ist. Während des Vorschwingens wird das Bein verkürzt, durch Beugung im Hüft- und Kniegelenk und Dorsalflexion des Fußes. In der letzten Phase des Vorschwingens wird das Bein im Knie gestreckt unter gleichzeitiger Plantarflexion des Fußes. Das Aufsetzen des Fußes geschieht zunächst mit der Hacke, erst dann berührt die Spitze den Boden. Beim Gehen pendeln die Arme abwechselnd, und zwar geht der Arm auf der Seite des Stützbeins nach vorn, es dient dies zur Unterstützung der Schwerpunktverlegung. Das Pendeln ist nicht rein passiv, sondern wird durch das Delta bewirkt, bei dessen Lähmung es ausfällt.

Beim Emporsteigen auf Stufen, auf ansteigendem Wege erfolgt die Hebung des Körpers durch gleichzeitige Innervation der Glutaei maximi, der Kniestrecker und der Wadenmuskeln. Die gleichen Muskeln, vor allem die Knie- und Hüftstrecker bewirken auch das Aufstehen aus dem Sitzen.

Nerven des Plexus lumbalis.

Der Plexus lumbalis wird von den vorderen Ästen des 1.—4. Lumbalnerven gebildet, hierzu kommt noch ein Zweig des 12. Dorsalnerven. Durch Austausch von Zweigen, die im allgemeinen von den oberen zu den unteren Nerven gehen, wird ein Geflecht gebildet, das zwischen dem Ursprungszacken des Psoas liegt. Kurze Zweige gehen in den Psoas und in den Quadratus lumborum. Kurz in ihrem Verlauf sind auch der Iliohypogastricus, der Ilioinguinalis, der Lumboinguinalis und der Spermaticus externus. Diese sind rein sensible Nerven und haben ihr Verbreitungsgebiet in der unteren Bauchgegend sowie in den obersten Teilen des Oberschenkels dicht unter der Leistenbeuge. Die Versorgungsgebiete sind aus dem Schema zu ersehen.

Von den langen Nerven ist der Cutaneus femoris lateralis rein sensibler Nerv. Er entspringt aus dem 2. und 3. Lumbalnerven, verläuft schräg über dem Iliacus internus zur Spina anterior superior. Er verbreitet sich nach Durchbohrung der Fascie an der Außenseite des Oberschenkels. Empfindungsstörungen im Gebiete dieses Nerven sind nicht selten auf neuritischer Basis (vgl. S. 153).

Nervus femoralis.

Der Femoralis entspringt aus den oberen Lumbalnerven, hauptsächlich aus dem 3. und 4. Der Stamm liegt zunächst zwischen Psoas und Iliacus; er zieht dann über den Beckenrand zur Vorderseite des Oberschenkels, wo er unmittelbar unter dem Poupartschen Bande in seine beiden Endäste sich teilt. Im Becken sendet er Zweige zum Musculus iliacus. Von den beiden Endästen gibt der oberflächliche einen Zweig zur Versorgung des Sartorius ab; seine anderen sensiblen Zweige verbreiten sich an der Vorderfläche des Oberschenkels. Der tiefe Ast versorgt die 4 Köpfe des Quadriceps; sein Endast ist der Nervus saphenus, der an der Innenseite des Ober- und Unterschenkels zusammen mit der Vena saphena bis zum Innenrande des Fußes verläuft; er versorgt sensibel die Haut an der Innenseite des Unterschenkels.

Der Femoralis innerviert den Iliopsoas, den Quadriceps, den Sartorius und den Pectineus. Der letztgenannte Muskel erhält auch Fasern vom Obturatorius. Die Lähmung des Iliopsoas äußert sich darin, daß der Kranke nicht imstande ist, das Bein zu erheben. Der bei dieser Bewegung mitwirkende Tensor fasciae latae reicht allein nicht dazu aus. In gleicher Weise ist die Beugung des Rumpfes gegen das fixierte Bein unmöglich. Bei doppelseitiger Lähmung kann sich daher der Kranke aus dem Liegen nicht aufrichten. Beim Gange ist das Vorwärtsschwingen des Beines gestört, da dieses nicht rein passiv pendelt, sondern unter Mitwirkung des Muskels erfolgt. Da hierzu jedoch nur eine geringe Anspannung erforderlich ist, ist bei Paresen des Muskels, wenn er nur in geringem Grade funktioniert, der Gang auf ebener Erde nicht wesentlich beeinträchtigt. Schwer

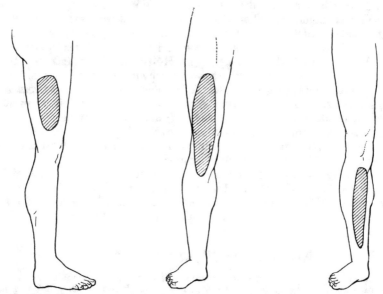

Abb. 27. Sensibilitätsstörung   Abb. 28. Sensibilitätsstörung   Abb. 29. Sensibilitätsstörung
bei Läsion des Cut. fem. lat.   bei Läsion des Femoralis.   bei Läsion des N. saphenus.

gestört ist das Treppensteigen und das Bergaufgehen, da hierzu eine ausgiebige Hebung des Beines erforderlich ist. Beim Hinlegen muß das Bein mit Hilfe der Hände auf das Lager gehoben werden.

Bei der Mehrzahl der Lähmungen des Femoralis ist der Nerv erst nach Abgang der Zweige zum Iliopsoas geschädigt, so daß die Lähmung sich auf die Oberschenkelmuskeln beschränkt. Infolge der Lähmung des Quadriceps ist die Streckung des Unterschenkels unmöglich; der herunterhängende Unterschenkel kann nicht ausgestreckt, das Bein kann nicht in Streckstellung gehoben werden. Das Stehen, sogar auf dem von der Lähmung betroffenen Bein ist nicht unmöglich, da das Einknicken mittels Durchdrücken des Knies nach hinten verhindert wird. Der Kranke muß jedoch, vor allem bei doppelseitiger Lähmung, jede Kniebeugung sorgfältig vermeiden, um nicht hinzustürzen. Der Gang auf ebener Erde ist durch die Quadricepslähmung verhältnismäßig wenig beeinträchtigt. Der Kranke muß nur vermeiden, das Bein mit gebeugtem Knie aufzusetzen; er geht daher in der Regel vorsichtig mit kurzen Schritten. Kombinierte Lähmung des Iliopsoas und Quadriceps beeinträchtigen den Gang in stärkerem Grade.

Erheblich ist die Störung, auch wenn der Quadriceps nicht völlig gelähmt, sondern nur paretisch ist, beim Bergaufgehen und Treppensteigen, weil die Hebung des Körpers durch die kombinierte Wirkung der Hüftstrecker, der Kniestrecker und der Plantarflexoren des Fußes erfolgt. Wenn der Kranke den Fuß des gelähmten Beines in die Höhe gesetzt hat, gelingt es ihm dann nicht, den Körper nachzuziehen. Das Aufstehen aus dem Sitzen ist bei doppelseitiger Quadricepslähmung unmöglich.

Der Sartorius wirkt bei Beugung des Hüftgelenks und Kniegelenks mit und beteiligt sich am Vorwärtsschwingen des Beines beim Gehen; seine Lähmung gibt keine Veranlassung zu gröberen Bewegungsstörungen. Auch der Ausfall des Pectineus macht sich praktisch nicht erheblich geltend.

Der Femoralis versorgt sensibel, wie aus der Abbildung ersichtlich ist, den größten Teil der Vorderseite des Oberschenkels, und mit dem Saphenus die Innenseite des Unterschenkels. Empfindungsstörungen, die das gesamte sensible Versorgungsgebiet des Nerven betreffen, sind selten; meist sind, wie z. B. bei Schußverletzungen, nur einzelne Hautäste betroffen, die zu Empfindungsstörungen verschieden großer Ausdehnung an der Vorderseite des Oberschenkels Veranlassung geben. Läsionen des Saphenus ergeben eine Sensibilitätsstörung an der Innenseite des Unterschenkels, die nur wenig hinter dem anatomischen Versorgungsgebiete zurückbleibt.

Nervus obturatorius.

Der Nervus obturatorius bildet sich aus dem 2., 3. und 4. Lumbalnerven; er geht vor dem Iliosakralgelenk an der Seitenwand des kleinen Beckens zum Canalis obturatorius, den er durchsetzt. Hier teilt er sich in zwei Äste; der hintere versorgt den Obturator externus und den Adductor magnus, der vordere versorgt die übrigen Adductoren, einschließlich des Pectineus und des Gracilis. Von dem zu dem letztgenannten Muskel verlaufenden Zweige geht ein Hautast ab, der die Haut an der Innenseite des Oberschenkels versorgt. Der Adductor magnus wird gleichzeitig vom Ischiadicus, der Pectineus vom Femoralis innerviert.

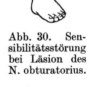

Abb. 30. Sensibilitätsstörung bei Läsion des N. obturatorius.

Die drei Adductoren und der Pectineus bewirken die Adduktion des Oberschenkels; der Pectineus und der Adductor brevis üben gleichzeitig eine Beugewirkung auf den Oberschenkel aus. Die untere Portion des Adductor magnus rotiert den Oberschenkel nach innen, die anderen Muskeln nach außen. Bei Lähmung des Obturatorius ist die Adduktion des Beines unmöglich; der Kranke kann das gelähmte Bein nicht über das andere schlagen. Bei Beugung des Hüftgelenkes, beim Gange, beim Heben des Beines findet eine Abweichung im Sinne der Abduktion statt. Die Lähmung des Obturator externus macht sich bei Erhaltensein der anderen Rotatoren nicht wesentlich geltend, ebenso die Lähmung des Gracilis bei Intaktheit der anderen Kniebeuger. Die Sensibilitätsstörung bei Läsion des Obturatorius betrifft einen schmalen Streifen an der Innenseite des Oberschenkels.

Nerven des Plexus sacralis.

Der Plexus setzt sich zusammen aus der 5. Lumbalwurzel und den 5 Sakralwurzeln. Der 5. Lumbalnerv nimmt außerdem noch einen Ast vom 4. Lumbalnerven auf. Diese Nerven vereinigen sich zu einem Geflecht, das von dem Ursprung an den Foramina sacralia in dreieckiger Form nach dem unteren Rande des Musculus pyriformis konvergiert. Einige direkte Zweige gehen zu den tiefen Dammuskeln und zu den Beckeneingeweiden. Rein sensibel ist der Cutaneus femoris posterior. Dieser verläßt das Becken zusammen mit dem Glutaeus inferior und verbreitet sich in der Haut der unteren Gesäßhälfte und an der Hinterseite des Oberschenkels.

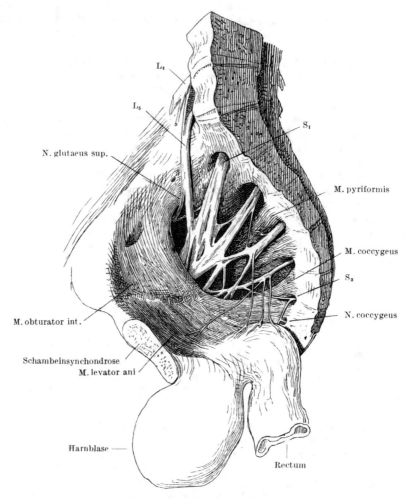

Abb. 31. Plexus sacralis. (Nach Henle.)

Nervus glutaeus superior.

Der Glutaeus superior entspringt aus der 5. Lumbalwurzel und der 1. und 2. Sakralwurzel. Er geht um den oberen Rand der Incisura ischiadica major, verläuft zwischen Glutaeus medius und minimus und endet im Tensor fasciae latae.

Der Glutaeus superior versorgt den Glutaeus medius und minimus, den Tensor fasciae latae und den Pyriformis. Der Glutaeus medius abduziert den Oberschenkel. Seine vordere Portion ist gleichzeitig kräftiger Innenrotator, während die hintere Portion eine schwache Außenrotation bewirkt. Beim Gange fällt ihm die Aufgabe zu, den Rumpf auf dem Stützbein zu fixieren. Der Glutaeus minimus hat im wesentlichen die gleiche Funktion. Bei Lähmung des Glutaeus medius und minimus ist die Abduktion des Oberschenkels unmöglich, ebenso die Innenrotation, insbesondere wenn gleichzeitig der Tensor fasciae latae gelähmt ist.

Beim Gange kann das Becken nicht auf dem Stützbein aufgerichtet werden. Während normalerweise bei jedem Schritt das Becken nach der Seite des Stützbeins gesenkt wird, damit der Schwerpunkt über die Unterstützungsfläche gelangt, kippt es jetzt nach der Seite des Schwungbeins um. Damit der Schwerpunkt über das Stützbein gelangt, wird die Lendenwirbelsäule abnorm stark nach der Seite des Stützbeins gebeugt. Der Gang bekommt dadurch ein charakteristisches Aussehen; bei doppelseitiger Lähmung schwankt das Becken hin und her, und der Gang trägt infolgedessen einen watschelnden Charakter. Die Gangstörung ist die gleiche, wenn infolge von Veränderungen am Knochengerüst die Funktion des Glutaeus medius beeinträchtigt ist, so bei kongenitaler Hüftgelenksluxation und bei Coxa vara. Infolge der mangelnden Fixation des Beckens ist das Stehen auf dem Beine der gelähmten Seite sehr erschwert oder unmöglich. Unter normalen Umständen ist die Aufrichtung des Beckens deutlich an der Schrägstellung der Analspalte zu erkennen; sie verläuft beim Stehen auf dem rechten Bein von rechts oben nach links unten. Bei Glutaeuslähmung bleibt sie gerade oder weicht nach der anderen Seite ab.

Die Lähmung des Tensor fasciae latae äußert sich in einer Beeinträchtigung der Innenrotation des Oberschenkels. Da der Muskel vor allem die Aufgabe hat, die außenrotierende Wirkung des Iliopsoas zu kompensieren, so gerät jetzt bei der Hüftbeugung, insbesondere beim Vorwärtsschwingen des Beines beim Gange das Bein in Außenrotation. Diese Erscheinung ist auch dann nachzuweisen, wenn bei Erhaltensein des Glutaeus medius die willkürliche Innenrotation möglich ist. Der Pyriformis rotiert den Oberschenkel nach außen bzw. das Becken nach innen. Der Ausfall des Pyriformis kann sich in einer Beeinträchtigung dieser Bewegung geltend machen.

Nervus glutaeus inferior

entspringt aus dem 1.—3. Sakralnerv, er teilt sich am Rande des Pyriformis in mehrere Äste, die in den Glutaeus maximus enden; er gibt auch einen Ast zu dem Obturator internus ab.

Das Symptombild der Lähmung des Glutaeus inferior beschränkt sich auf den Ausfall des Glutaeus max. Dieser Muskel hat die Aufgabe, den Oberschenkel gegen das Becken, oder wenn das Bein fixiert ist, das Becken gegen den Oberschenkel zu strecken. In der Unmöglichkeit das erhobene Bein nach unten zu drücken, in dem Ausbleiben der Kontraktion beim Zusammenkneifen des Gesäßes ist die Lähmung deutlich zu erkennen. Das Stehen, das Gehen auf ebener Erde ist nicht wesentlich beeinträchtigt. Der Ausfall macht sich jedoch sofort geltend, wenn, wie beim Bergaufgehen, beim Treppensteigen eine kräftige Kontraktion des Muskels zur Hebung des Körpers erforderlich ist. Das gleiche gilt für das Aufstehen aus dem Sitzen, für das Aufrichten aus gebückter Stellung. Die Kranken müssen dann, um die Streckung des Hüftgelenks zu ermöglichen, die Arme zu Hilfe nehmen, mit denen sie sich auf die Oberschenkel stützen und an ihnen in die Höhe kriechen. Die Störungen treten besonders dann hervor, wenn die Lähmung doppelseitig ist. Infolge der mangelnden Streckung sinkt dann auch das Becken nach vorn, und es kommt zur kompensatorischen Lordose der Lendenwirbelsäule, die in ihrer äußeren Form und in ihrem Mechanismus der bei Bauchmuskellähmung auftretenden gleicht. Der Ausfall der außenrotatorischen Wirkung des Glutaeus max. macht sich bei Erhaltensein der übrigen Außenrotatoren nicht geltend.

Nervus ischiadicus.

Der Ischiadicus entspringt aus sämtlichen Stämmen des Plexus sacralis mit Ausnahme der 5. Sakralwurzel. Er verläßt das Becken unter dem Musculus pyriformis und zieht mitten zwischen Trochanter major und Tuber ischii senkrecht abwärts, hierbei hinter der tiefen Schicht der Adductoren liegend. Seine beiden Äste, der Tibialis und der Peronaeus gehen bereits getrennt aus dem Plexus hervor. Sie verlaufen an der Rückseite des Oberschenkels zusammen; dann gehen beide Nerven allmählich auseinander und verlaufen

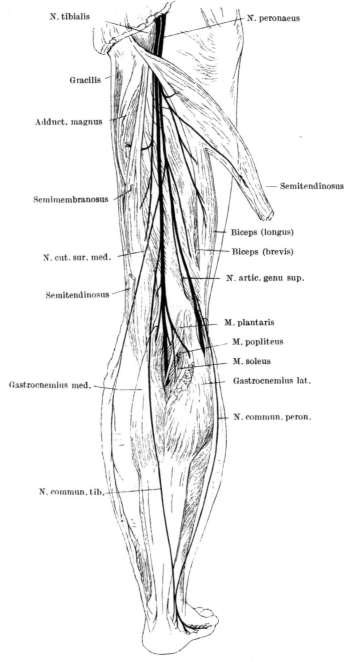

Abb. 32. Nervus ischiadicus. (Nach Henle.)

getrennt. Aus dem obersten Teil des Ischiadicus entspringen Zweige für den Obturator externus, die Gemelli und den Quadratus femoris.

Der Tibialis verläuft am Oberschenkel gerade abwärts zur Mitte der Kniekehle und verschwindet dann unter dem Soleus. Von diesem Muskel bedeckt zieht er bis zur Gegend des inneren Knöchels nach abwärts und teilt sich dort in seine Endäste. Am Übergang

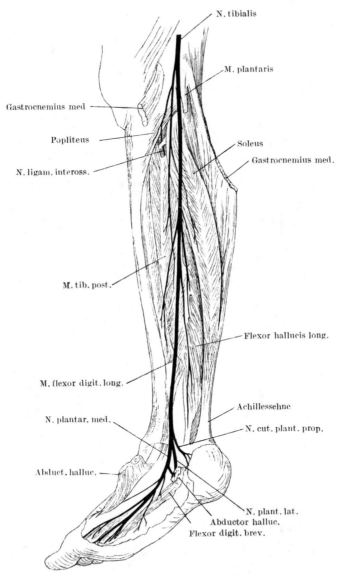

Abb. 33. Nervus tibialis. (Nach HENLE.)

zwischen Gesäß und Oberschenkel sendet der Tibialis Zweige zum Semitendinosus, Semimembranosus und zum langen Kopf des Biceps. Über der Kniekehle geht der Communicans tibialis ab, der sich mit dem Communicans peronaei über dem äußeren Knöchel zum Suralis vereinigt. In der Kniekehle geht ein Ast nach lateral zum äußeren Teil des Gastrocnemius, medial ein Ast zum inneren Teil des gleichen Muskels und zum Soleus, ein weiterer Ast zum Musculus plantaris. Weiter abwärts gehen dann Zweige zum Popliteus und zum Tibialis posterior, am unteren Ende des oberen Drittels des Unterschenkels zum Flexor digitorum

8*

longus und zum Flexor hallucis longus. Die Endäste des Tibialis sind der Plantaris medialis und der Plantaris lateralis. Von ersterem gehen Zweige zum Flexor digitorum brevis und zum Großzehenballen. Sensibel versorgt er den medialen Teil der Fußsohle. Von den Rami digitales des Nerven versorgt je einer sensibel die einander zugewandten Ränder der 1., 2., 3. und 4. Zehe. Der Plantaris lateralis inserviert die anderen Muskeln der Fußsohle, die Interossei und Lumbricales. Seine Rami digitales versorgen auf der Plantarseite die kleine Zehe und den lateralen Rand der 4. Zehe.

Der Nervus peronaeus zieht am Oberschenkel lateral vom Tibialis zum Capitulum fibulae und geht durch einen Kanal, den der Ursprung des Peronaeus longus bildet, nach der Vorderseite des Unterschenkels und teilt sich dabei in den Peronaeus profundus und superficialis. In der Mitte des Oberschenkels geht ein Ast zum kurzen Bicepskopf ab, ferner der Cutaneus surae medialis, der die Haut am medialen Teil der Wade versorgt. Oberhalb der Kniekehle entspringt der Cutaneus surae lateralis (Communicans peronaei), welcher die laterale Hälfte der Wade sensibel versorgt, und sich schließlich mit dem Communicans tibialis vereinigt. Der Peronaeus superficialis läuft an der medialen Fläche des Musculus peronaeus longus und brevis und versorgt diese beiden Muskeln. Er tritt dann zwischen den Musculi peronaei und dem Extensor digit. comm. long. am unteren Drittel des Unterschenkels unter die Haut. Er versorgt sensibel die Haut am Fußrücken und an der Vorderseite des Unterschenkels in dessen unterem Drittel. Der Peronaeus profundus gibt nach seinem Durchtritt durch den Kanal Äste ab zum Tibialis anterior, zum Extensor digitorum communis longus und läuft dann zwischen beiden Muskeln zum Fußgelenk und zum Fußrücken herab. Am Unterschenkel sendet er noch Zweige zum Extensor hallucis longus. Am Fußrücken versorgt er den Extensor digitorum brevis und den Extensor hallucis brevis. Sein sensibler Endast versorgt die einander zugekehrten Seiten der 1. und 2. Zehe an der Dorsalseite.

Der Ausfall der vom Ischiadicus versorgten Auswärtsrotatoren des Oberschenkels macht sich beim Erhaltensein der anderen der gleichen Funktion dienenden Muskeln praktisch nicht wesentlich geltend. Meist wird auch der Ischiadicus erst nach dem Abgang dieser Zweige von Schädigungen betroffen. Ist er am Gesäß verletzt, so sind zunächst die Kniebeuger (Semimembranosus,

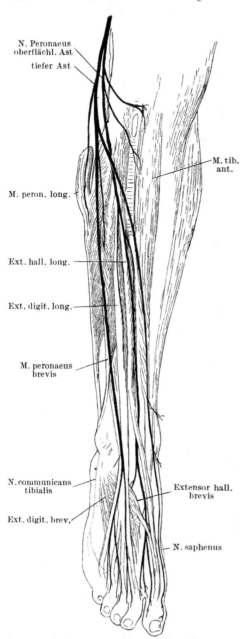

N. Peronaeus oberflächl. Ast

tiefer Ast

M. peron. long.

Ext. hall. long.

Ext. digit. long.

M. peronaeus brevis

N. communicans tibialis

Ext. digit. brev.

M. tib. ant.

Extensor hall. brevis

N. saphenus

Abb. 34. Nervus peronaeus. (Nach Henle.)

Semitendinosus, Biceps) ausgefallen. Die Kniebeugung ist jedoch nicht völlig unmöglich. Wenn der Kranke sich in Bauchlage befindet, so vermag er, wenn auch mit erheblich herabgesetzter Kraft, den Unterschenkel noch zu heben, und zwar ist dies die Wirkung des vom Obturatorius versorgten Gracilis. Meist gelingt jedoch diese Kniebeugung nicht aus völliger Streckstellung, sondern erst wenn der Unterschenkel in eine leichte Beugestellung gebracht ist. Da der Ischiadicus sämtliche Unterschenkel- und Fußmuskeln versorgt, sind alle Bewegungen des Fußgelenkes und der Zehen ausgefallen. Der Fuß schlottert im Sprunggelenk, ein Stützen des Beines auf den Fuß ist unmöglich. Wird der Ischiadicus am Oberschenkel unterhalb des Abganges der Zweige für die Kniebeuger betroffen, so beschränkt sich die Lähmung auf den Ausfall der Fuß- und Zehenbewegungen. Das gleiche Symptombild ergeben kombinierte Verletzungen des Tibialis und Peronaeus am Oberschenkel. Bei Verletzungen des Ischiadicus kann sich die Läsion auch auf den Tibialis oder Peronaeus beschränken, da, wie erwähnt, beide Nerven auch im Stamm getrennt verlaufen.

Lähmungen des Peronaeus. Der Ausfall des kurzen Bicepskopfes bei proximaler Läsion des Peronaeus macht sich in der Funktion praktisch nicht geltend und ist nur eventuell durch den elektrischen Befund nachzuweisen. Im übrigen sind die motorischen Ausfälle die gleichen, an welcher Stelle der Nerv bis zu seiner Teilung in die beiden Endäste betroffen wird. Es sind sämtliche Dorsalflexoren des Fußes gelähmt. Der Fuß hängt in Equinusstellung herunter; hierzu gesellt sich infolge der Lähmung der Musculi peronaei eine Varusstellung. Es kommt bei länger dauernder Lähmung sehr bald zu einer sekundären Kontraktur der Wadenmuskeln. Die Dorsalflexion der Zehen im Grundgelenk ist unmöglich; sie stehen in Beugestellung. Der Ausfall des Peronaeus longus bewirkt, daß bei der Plantarflexion infolge des Überwiegens der Wadenmuskulatur vorwiegend der äußere Fußrand nach abwärts bewegt wird; es kommt dabei zu einer ausgeprägten Varusstellung. Dies ist besonders deutlich, wenn die Bewegung gegen Widerstand ausgeführt wird; es kippt dann der Fuß nach innen um. Die aktive Abduktion des Fußes ist unmöglich, während die Adduktion durch den Tibialis posterior zustande kommt. Beim Gange hängt der Fuß herab. Die während der Schwungphase zur Verkürzung des Beines nötige Dorsalflexion bleibt aus; die Fußspitze schleift am Boden. Dies wird jedoch gewöhnlich durch eine starke Hüft- und Kniebeugung verhindert; der Gang bekommt dadurch ein charakteristisches Gepräge (Steppergang). Der Kranke bleibt mit der Fußspitze leicht an Stufen und Schwellen hängen. Ist der Peronaeus profundus allein gelähmt, so beschränkt sich die Störung auf die Lähmung der Dorsalflexion des Fußes und der Zehen, während die Abduktion und die Plantarflexion nicht beeinträchtigt sind. Bei isolierter Schädigung des Peronaeus superficialis ist das Umgekehrte der Fall. Die Lähmung des Peronaeus longus bewirkt auch eine Abflachung des Fußgewölbes. Ist der Tibialis anterior gesondert betroffen, so kommt es bei der Dorsalflexion zu einem Überwiegen der Hebung des äußeren Fußrandes, bei isoliertem Ausfall des Extensor digitorum communis zu der umgekehrten Erscheinung.

Lähmungen des Nervus tibialis. Ist dieser unter dem Gesäß isoliert betroffen, so sind die Kniebeuger in gleicher Weise wie bei Ischiadicusläsion ausgefallen, nur daß der kurze Bicepskopf erhalten ist und sich an der durch den Gracilis bewirkten Kniebeugung beteiligt. In der Regel ist der Nerv erst nach Abgang der für die Kniebeuger bestimmten Zweige lädiert. Infolge des Ausfalls der Wadenmuskulatur ist die Plantarflexion des Fußes unmöglich. Der Peronaeus longus, der sich, wie erwähnt, an der Plantarflexion beteiligt, kann für sich allein diese Bewegung nicht ausführen. Beim Gange äußert sich die Störung in der Phase, wo der stehende Fuß mit der Ferse vom Boden abgehoben und durch die kräftige Anspannung der Plantarflexoren das Gewicht des Körpers nach vorn und nach der anderen Seite geschoben werden muß. Das Erheben auf die Zehenspitzen auf der Seite der Lähmung ist unmöglich.

Infolge des Überwiegens der Dorsalflexoren bildet sich eine Pes-Calcaneus-stellung aus. Der erhaltene Peronaeus longus bewirkt auch eine Valgusstellung und Hohlfußbildung. Die letztere ist besonders dann ausgeprägt, wenn wie es bei Poliomyelitis der Fall sein kann, die Muskeln der Fußsohle erhalten sind. Infolge des Ausfalls des Tibialis posterior ist die Adduktion des Fußes unmöglich. Die Lähmung der langen und kurzen Zehenbeuger, der Interossei und Lumbricales bewirkt, daß alle Zehenbewegungen außer der Dorsalflexion der Grundphalanx unmöglich sind. Die Zehen stehen in Krallenstellung.

Ist der Tibialis am Unterschenkel betroffen, so ist die Wadenmuskulatur erhalten. Der Ausfall an Bewegungen ist dann nur gering und beschränkt sich bei distaler Läsion, wo auch der Tibialis posterior und der Flexor digitorum longus verschont sind, lediglich auf die Muskeln der Fußsohle. Die Zehen-

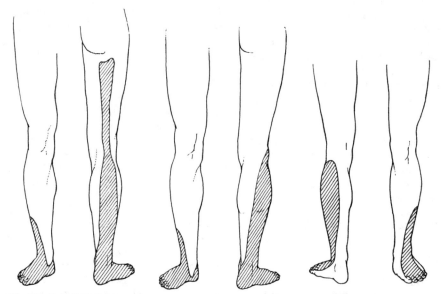

Abb. 35. Sensibilitätsstörung bei Läsion des Ischiadicus und Cutaneus femoris posterior.   Abb. 36. Sensibilitätsstörung bei Läsion des Ischiadicus.   Abb. 37. Sensibilitätsstörung bei Läsion des N. peronaeus (proximal).

beugung kann dann vermittels des langen Zehenbeugers in den Endphalangen noch zustande kommen, wobei die Mittel- und Grundphalangen mitgenommen werden. Es ist dann nur nachzuweisen eine Abschwächung der Zehenbeugung und eine Unfähigkeit, die große Zehe bei gestreckter Endphalanx im Grundgelenk zu beugen (Wirkung der Muskeln des Großzehenballens). Der Nachweis der Tibialisschädigung ist in der Regel nur mittels der elektrischen Untersuchung der Sohlenmuskulatur möglich. Derartige distale Tibialisläsionen waren bei Schußverletzungen im Kriege nicht ganz selten zu beobachten. Sie geben trotz der anscheinend geringfügigen Ausfälle doch zu erheblichen Störungen Ver-anlassung, da sie die Statik des Fußes stark beeinträchtigen und Schmerzen hervorrufen.

Die Sensibilitätsstörung bei kompletter Ischiadicusläsion betrifft das gesamte Gebiet des Fußes und des Unterschenkels, von dem nur ein Streifen an der Innenseite ausgespart ist, der dem Saphenus angehört (vgl. Abbildung). Nicht selten ist bei Verletzungen am Gesäß auch der Cutaneus femoris posterior mit-betroffen. Das Gebiet des Empfindungsausfalls bleibt hinter den anatomischen

Grenzen zurück, so an der medialen Hälfte der Wade und an der Vorderseite des Unterschenkels. Es ist dies wahrscheinlich auf Mitversorgung durch den Femoralis und den Cutaneus femoris lateralis zurückzuführen. Die Sensibilitätsstörung bei Läsion des Peronaeus ist verschieden, je nachdem die Verletzung oberhalb oder unterhalb des Abganges des Cutaneus surae lateralis und Cutaneus surae medialis erfolgt ist. Im einen Falle entspricht die Sensibilitätsstörung derjenigen bei Ischiadicusverletzungen, nur daß das Tibialisgebiet an der Fußsohle ausgespart ist. Ist der Peronaeus unterhalb des Abgangs der genannten Zweige geschädigt, so beschränkt sich die Störung auf die Dorsalseite des Fußes und einen Streifen an der Vorderseite des Unterschenkels (vgl. Abbildung). Bei isolierter Schädigung des Peronaeus profundus ist nur ein kleines Gebiet an den zugewandten Rändern der 1. und 2. Zehe gestört. Bei isolierter Schädigung des Peronaeus superficialis ist dieser Bezirk ausgespart. Bei Tibialisschädigungen beschränkt sich die Sensibilitätsstörung auf das Gebiet des Plantaris medialis und lateralis an der Fußsohle und an der Plantarfläche der Zehen, sowie auf das Gebiet des Suralis an der Außenseite des Fußes. Der Achillessehnenreflex ist bei Tibialisläsion aufgehoben.

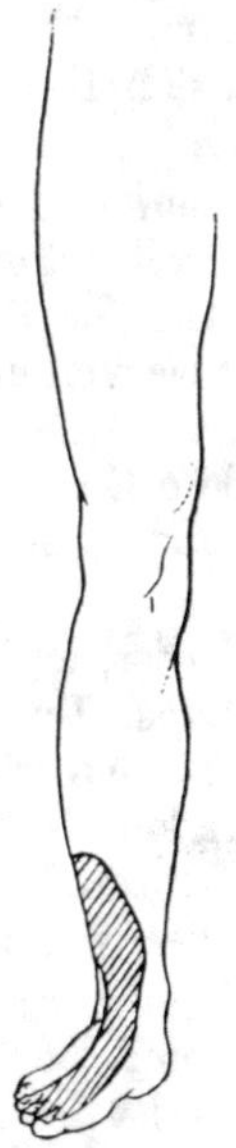

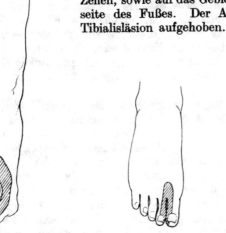

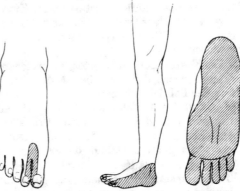

Abb. 38. Sensibilitätsstörung bei Läsion des N. peronaeus (distal).

Abb. 39. Sensibilitätsstörung bei Läsion des Peronaeus profundus.

Abb. 40. Sensibilitätsstörung bei Läsion des N. tibialis.

Verletzungen der peripheren Nerven.

Die peripheren Nerven sind den Einwirkungen von Verletzungen in mannigfacher Weise ausgesetzt. Insbesondere werden diejenigen, die dicht unter der Haut liegen, von äußeren Schädigungen leicht betroffen. Die Nerven der Extremitäten sind im allgemeinen mehr gefährdet als die des übrigen Körpers. Wir unterscheiden Verletzungen, bei denen durch stumpfe Gewalt, durch Druck oder Zerrung die Läsion erfolgt, von denen, bei welchen eine offene Verletzung durch Schnitt, Stich oder Schuß die Nerven unmittelbar betrifft.

Die Nervenverletzungen können in ihrer Schwere verschieden sein; von den leichtesten Druckschädigungen bis zur vollkommenen Kontinuitätstrennung sehen wir alle Übergänge vertreten. Die Symptomatologie entspricht dem, was im allgemeinen Teil über die Ausfallserscheinungen bei Läsionen peripherer Nerven gesagt worden ist. Auch für die Beurteilung der Schwere der Läsionen gelten die dort angegebenen Gesichtspunkte, insbesondere auch die Schlüsse, die sich aus dem Verhalten der elektrischen Erregbarkeit ziehen lassen. Dabei ist zu beachten, daß eine sichere Abgrenzung der vollkommenen Durchtrennung eines Nerven von einer schweren Schädigung durch Druck oder Zerrung bei erhaltener Kontinuität auf Grund des Symptomenbildes allein nicht möglich ist, so daß wir oft nicht in der Lage sind, über diese in diagnostischer und therapeutischer Beziehung wichtige Frage Aufschluß zu erhalten. Dagegen können wir in denjenigen Fällen, in denen keine komplette Entartungsreaktion besteht, mit Sicherheit sagen, daß eine Kontinuitätstrennung des Nerven nicht vorliegt. Darauf, daß bei völliger Ausschaltung des Nerven die Sensibilitätsstörungen gering an Intensität und Dauer sein können, ist schon hingewiesen worden. Bei leichten Läsionen der Nerven können die sensiblen Ausfallserscheinungen im Gegensatz zu den motorischen ganz fehlen. Sensible Reizerscheinungen treten bei kompletten Läsionen im allgemeinen zurück, bei partiellen Läsionen können sie in Form von Schmerzen und Parästhesien vorhanden sein, besonders dann, wenn ein dauernder Druck oder eine Umschürung auf den Nerven einwirken, oder wenn neuritische Prozesse das Bild komplizieren.

Die Nervenverletzungen sind in der Regel von Affektionen anderer Art gut abzugrenzen, da die Anamnese das Trauma meist mit voller Sicherheit ergibt. Schwierigkeiten können sich dann ergeben, wenn neuritische Prozesse, z. B. auf toxischer Basis bestehen, die die Verletzlichkeit der Nerven erhöhen. Man kann dann unter Umständen im Zweifel sein, ob es sich um eine spontan aufgetretene Neuritis handelt, oder ob eine geringfügige äußere Schädlichkeit den empfindlichen Nerven getroffen und dadurch die Ausfallserscheinungen hervorgerufen hat.

Die Bestimmung des Ortes, an welchem der Nerv betroffen ist, ergibt sich in einem großen Teil der Fälle aus der Verletzungsart ohne weiteres. Da, wo das nicht der Fall ist, wie häufig bei den stumpfen Verletzungen, können wir meist auf Grund der Ausfälle den Ort der Läsion mit großer Genauigkeit feststellen. Auch gibt uns in Fällen leichter Druckläsion die elektrische Untersuchung in dieser Beziehung sichere Hinweise, indem der Nerv oberhalb der Verletzungsstelle unerregbar, unterhalb dieser dagegen erregbar ist

Was den Verlauf der Nervenverletzungen anlangt, so ist der Beginn bei plötzlich einsetzender Schädigung ganz akut. Die Lähmung tritt im Augenblick der Läsion in vollem Umfange ein Bei langsam wirkenden oder langsam zunehmenden Druckschädigungen stellt sich jedoch die Lähmung erst ganz allmählich ein. Der weitere Verlauf hängt davon ab, ob eine Kontinuitätstrennung stattgefunden hat oder nicht. Ist der Nerv vollkommen durchtrennt, so tritt, wenn er durch Naht nicht wieder vereinigt wird, keine Restitution ein. Das gleiche gilt auch, wenn sich ohne Kontinuitätstrennung bei schweren Druck- oder Zugschädigungen Narben im Nerven gebildet haben. Die Wiederherstellung bleibt auch aus, wenn der auf den Nerven einwirkende Druck, z. B. eines Knochenfragmentes, eines Callus, einer Narbe bestehen bleibt. Ist jedoch das schädigende Moment beseitigt, hat keine Kontinuitätstrennung oder Narbenbildung stattgefunden, so tritt je nach der Schwere der Läsion in mehr oder minder langer Zeit eine Restitution ein, die je nach der Schwere der Schädigung nach einigen Wochen bis mehreren Monaten erfolgt.

Pathologische Anatomie.

Die bei den Verletzungen der peripheren Nerven eintretenden anatomischen Veränderungen sind in den Kriegsjahren an den Schußverletzungen besonders sorgfältig studiert worden (SPIELMEYER, BIELSCHOWSKY u. a.). Wir haben infolgedessen über dieses Gebiet eine größere Klarheit gewonnen als es früher der Fall war. Die hier gegebene Darstellung schließt sich im wesentlichen den

Feststellungen der genannten Autoren an. Die Durchtrennung eines peripheren Nerven bewirkt, daß in den gesamten distal davon gelegenen Abschnitten des Nerven eine sekundäre Degeneration (WALLERsche Degeneration) eintritt. Zunächst gehen die Achsenzylinder zugrunde; die Fibrillen verändern sich in ihrer Färbbarkeit, zerfallen in Fragmente, zerbröckeln in einzelne Stücke, die sich oft spiralig aufrollen. Die Markscheide zerfällt zu kugeligen Gebilden; sie ändert ihre Färbbarkeit in dem Sinne, daß sie nicht mehr die WEIGERTsche Markscheidenfärbung annimmt, dagegen die MARCHI-Reaktion, später auch die Fettreaktion mit Sudan und Scharlachrot zeigt; es entspricht dies der Umwandlung des Myelins in Lipoidsubstanzen. Die Markscheidenbrocken werden umflossen von dem vermehrten Plasma der SCHWANNschen Zellen. Es tritt eine Vermehrung der SCHWANNschen Kerne ein. Die Zerfallsprodukte werden fortgeschafft durch Körnchenzellen, die wahrscheinlich aus den Bindegewebszellen des Endoneurium stammen. Die vermehrten SCHWANNschen Scheidenzellen liegen schließlich in syncytialem Verbande in streifenförmiger Anordnung und bilden die sogenannten Bandfasern, welche die Stelle der Nervenfasern einnehmen und noch lange Zeit Reste der Zerfallsprodukte enthalten. Das Endoneurium sowie das sonstige Bindegewebe des Nerven ist vermehrt, jedoch nicht in erheblichem Maße, so daß der degenerierte Nerv dünner als der normale ist. Makroskopisch unterscheidet sich der degenerierte Nerv durch seine graurötliche Farbe von der weißen Farbe des normalen.

Auch im zentralen Abschnitt zeigen sich gewisse, wenn auch erheblich geringere Veränderungen, die am stärksten in der Nähe der Verletzung sind und proximalwärts abnehmen. Es finden sich hier ähnliche Achsenzylinderveränderungen wie im peripheren Abschnitt. Markscheidenveränderungen, welche die MARCHI-Reaktion zeigen, finden sich an einem Teil der Fasern an verschiedenen Stellen. Auch an den zugehörigen motorischen Zellen im Vorderhorn bzw. in den Hirnnervenkernen treten, wie zuerst NISSL gezeigt hat, retrograde Veränderungen auf: Aufblähung der Zellen, Auflösung der Granula und Verdrängung des Kernes. Diese Veränderungen treten schon sehr schnell nach der Nervenverletzung ein, sind aber reparabler Natur.

Ist der periphere Nerv nicht durchtrennt, sondern durch Quetschung oder Druck lädiert, so sind die Veränderungen im Prinzip die gleichen, nur bei leichten Läsionen quantitativ geringer.

Im Anschluß an die Nervendegeneration entarten auch die Muskeln, die Muskelfasern verschmälern sich, die Querstreifung geht verloren, es tritt eine fettige Degeneration ein. Das Sarkolemm ist erhalten und zeigt eine deutliche Kernvermehrung.

Im Zusammenhange mit der Degeneration sollen hier auch kurz die histologischen Vorgänge bei der Regeneration geschildert werden. Schon ziemlich frühzeitig nach der Läsion beginnen sich am peripheren Ende des zentralen Stumpfes Regenerationserscheinungen geltend zu machen Es wachsen zunächst die aus den SCHWANNschen Zellen entstandenen Bandfasern aus, in die Narbe hinein. Danach bilden sich in ihnen die Achsenzylinder und schließlich die Markscheiden, zunächst noch dünn und schwer färbbar. Diese Fasern wachsen unregelmäßig in pinsel- und büschelartigen Gebilden nach allen Seiten und bilden so zusammen mit dem Bindegewebe der Narbe ein Neurom. Die Regeneration hängt davon ab, inwieweit diese Fasern durch die Narbe hindurch Anschluß an die Bandfasern im peripheren Abschnitt des Nerven finden. Hierfür ist die Struktur der Narbe von wesentlicher Bedeutung: durch dünne lockere Narben gelingt das Durchwachsen besser als durch dicke. Insbesondere ist es günstig, wie BIELSCHOWSKY gezeigt hat, wenn die Bindegewebsfasern der Narbe parallel zur Längsrichtung des Nerven verlaufen und so geeignete Lücken für das

Durchwachsen der Nervenfasern darbieten. Zeigt die Narbe eine ungünstige histologische Struktur, so bleiben die SCHWANNschen Zellketten darin stecken und gelangen nicht zu den peripheren Stücken, so daß die Restitution unterbleibt.

Haben die zentral auswachsenden Fasern den Anschluß an die peripheren Bandfasern erreicht, so bilden sich dann in diesen die Achsenzylinder und die Markscheiden, allmählich von zentral nach peripher fortschreitend.

Es besteht seit längerer Zeit eine Meinungsverschiedenheit darüber, ob bei der Regeneration die Nervenfasern von zentral nach peripher auswachsen, oder ob die Regeneration im peripheren Verlaufe autogen erfolgt. Es steht fest, daß wenigstens beim Erwachsenen eine Regeneration ohne Zusammenhang mit dem Zentrum nicht stattfindet, so daß im peripheren Stumpf eine Wiederherstellung nicht erfolgen kann, wenn dieser keinen Anschluß an die vom zentralen Stumpf auswachsenden Fasern erhält. Dagegen ist es noch nicht sichergestellt, ob die zentral auswachsenden Fasern die Bandfasern des peripheren Abschnittes nur als Leitbahn benutzen, oder ob sich die SCHWANNschen Zellen in diesen, die ja ektodermalen Ursprungs sind, aktiv an der Neubildung der Nervenfaser beteiligen.

1. Verletzungen durch stumpfe Gewalteinwirkungen.

Verletzung durch stumpfe Gewalt erfolgt entweder durch Druck oder durch Zug. Es ist im Einzelfalle zuweilen nicht leicht zu entscheiden, welche Schädigung vorliegt, da der Mechanismus der Verletzung nicht immer völlig klar ist. Die Nerven sind Druckwirkungen besonders an denjenigen Stellen ausgesetzt, wo sie dem Knochen dicht aufliegen und wo sie eine nur relativ dünne Schicht von der Haut trennt. Durch einen von außen wirkenden Druck kann der Nerv gegen den Knochen gepreßt und dadurch geschädigt werden. Bei leichten Druckwirkungen wird nur eine Schädigung der Markscheiden an der Verletzungsstelle bewirkt, welche diese leitungsunfähig macht. Bei stärkeren Gewalteinwirkungen kommt es zu Blutungen, Lymphstauungen, Exsudaten im Nerven, welche zu Narbenbildungen führen können. Den Zerrungen setzen die Nerven im allgemeinen einen erheblichen Widerstand entgegen infolge ihrer Dehnbarkeit und ihrer Festigkeit, so daß zu Zerreißungen eine starke Gewalteinwirkung erforderlich ist. Doch kommt es bei Zerrungen nicht selten zu Zerreißungen einzelner Nervenbündel innerhalb der Nervenscheide, zu Blutungen und Exsudaten, welche zu umfangreichen Narbenbildungen Veranlassung geben. Diese können in Form von spindelförmigen Auftreibungen trotz Erhaltensein der Nervenscheide den Nerven vollkommen unterbrechen und eine spontane Restitution verhindern. Die Zerrungsschädigungen der Nerven treten besonders in der Nähe derjenigen Stellen ein, an denen sie fixiert sind; sie sind daher am Plexus häufiger als im peripheren Verlauf. Im allgemeinen sind die Zugschädigungen als prognostisch ungünstiger anzusehen als die Druckschädigungen, weil die erwähnten, sich oft über erhebliche Strecken hinziehenden Narbenbildungen für die Wiederherstellung ungünstiger sind als die meist weniger ausgedehnten und weniger zu Narbenbildungen neigenden Druckläsionen.

Die Ursache stumpfer Nervenverletzungen können sehr mannigfaltige sein; es kommen hierbei ebenso plötzliche Wirkungen, Stoß, Schlag, Anprall beim Sturz, wie chronische Druckwirkungen bei bestimmten Beschäftigungen usw. in Frage. So ist der Radialis Schlag- und Stoßwirkungen am Oberarm ausgesetzt, der Ulnaris solchen, die ihn in seinem Verlauf am Ellbogen treffen. Starker Zug am Arm, so wenn z. B. der Patient mit seiner Extremität in eine Maschine hineingerät, kann zu Zerreißungen und Zerrungen am Plexus brachialis führen. Ähnliches kann beim Bändigen von Pferden, beim Fortschleifen eines Menschen, der sich mit den Armen festhält, stattfinden. Beim Hinstürzen kann der Ischiadicus gezerrt oder beim Auffallen auf das Gesäß gedrückt werden. Peronaeuszerrungen sind beim Umkippen des Fußes beobachtet worden. Von länger dauernden Druckwirkungen sind zu erwähnen die Lähmungen nach

Anlegung der elastischen Binde zum Zwecke der Esmarchschen Blutleere bei Operationen. Diese werden vor allem bei Anlegung der Binde am Oberarm beobachtet. Es sind in der Regel alle 3 Nervenstämme: der Radialis, Medianus und Ulnaris gelähmt, so daß alle Hand- und Fingerbewegungen ausgefallen sind. Diese Lähmungen heilen wie alle Drucklähmungen in der Regel nach verhältnismäßig kurzer Zeit. In ihrer Entstehung und den Symptomen ähnlich sind die Nervenschädigungen, die nach Fesselung am Oberarm eintreten. Durch Krückendruck in der Achselhöhle kann eine Nervenschädigung bedingt werden, insbesondere dann, wenn die Krücken zu lang sind. Da der Druck hier vor allem an der hinteren Wand der Achselhöhle stattfindet, so betrifft die Lähmung in den weitaus meisten Fällen den Radialis, seltener den Medianus oder Ulnaris. Die Krückenlähmungen treten in der Regel nur dann ein, wenn infolge anderer Ursachen die Vulnerabilität der Nervenstämme erhöht ist. Es gilt hierbei im wesentlichen das gleiche, wie für die unten näher zu besprechenden Schlaflähmungen. Zur Heilung ist es erforderlich, daß der Krückendruck ausgeschaltet wird. Ähnliche Schädigungen in der Achselhöhle können durch die Ringe beim Turnen bewirkt werden. Durch Tornisterdruck, durch Tragen von Lasten auf der Schulter wird gelegentlich der Plexus brachialis geschädigt. Bei Menschen, die in ihrer Beschäftigung den Ellbogen aufstützen, wie Glasarbeiter, Xylographen u. a., kann der Ulnaris gedrückt werden. Derselbe Nerv ist in der Nähe des Handgelenkes Schädigungen durch Instrumente u. ä. ausgesetzt, so bei Radfahrern, Plätterinnen u. a. Der Peronaeus ist an seiner Durchtrittsstelle am Fibulaköpfchen besonders dann Druckschädigungen zugänglich, wenn das Knie spitzwinkelig gebeugt wird, da er dann in dem Kanal eingeklemmt werden kann. Dies kommt insbesondere bei Menschen vor, welche bei ihrer Arbeit lange in hockender oder kniender Stellung verharren, so z. B. bei Kartoffel- und Rübenhackern. Auch durch äußeren Druck kann der Peronaeus am Fibulaköpfchen geschädigt werden, so beim Sitzen mit übereinander geschlagenen Beinen, beim Sitzen auf dem Bettrande mit herunterhängenden Unterschenkeln, wobei die Bettkante den schädigenden Druck ausübt, wie dies z. B. bei Asthmatikern beobachtet wird. Auch diese Lähmungen treten besonders leicht ein, wenn eine allgemeine Schädigung der peripheren Nerven durch toxische oder infektiöse Noxen vorliegt.

Besonderer Besprechung bedarf noch die Lähmung des Plexus brachialis durch stumpfe Gewalteinwirkungen. Lähmungen des Plexus brachialis werden beobachtet, wenn ein herunterfallender Gegenstand die Schulter trifft, wenn ein Mensch herunterstürzt und dabei mit der Schulter hängen bleibt, ferner auch, wenn der Arm extrem gehoben und gleichzeitig nach hinten bewegt wird. Der letzterwähnte Mechanismus kommt besonders bei den noch zu erwähnenden Narkosenlähmungen in Frage. Es sind vor allem obere Plexuslähmungen von Erb-Duchenneschem Typus, die hierbei hervorgerufen werden. Während man früher meinte, daß es vor allem der Druck der Clavicula ist, welche den Plexus gegen die Querfortsätze der Wirbel bzw. die erste Rippe preßt, neigte man später mehr der wohl zutreffenden Meinung zu, daß die Zerrung des Plexus hierbei die Hauptrolle spielt. Diese tritt vor allem dann ein, wenn die Schulter nach hinten und unten gedrückt und der Kopf gleichzeitig nach der anderen Seite gebeugt oder gedreht wird. Wir werden dem gleichen Mechanismus noch bei den Geburtslähmungen begegnen. Daß Erbsche Lähmungen hierbei vorwiegend entstehen, liegt daran, daß die fünfte und sechste Cervicalwurzel sich zuerst anspannen und infolgedessen am meisten gezerrt werden. Es ist nicht ausgeschlossen, daß die Druck- und Zerrungsschädigungen zusammenwirken können. Den letzteren kommt jedoch, wie auch die Operationsbefunde gezeigt haben, die Hauptbedeutung zu.

Daß Schädigungen von Nerven durch den Druck von Tumoren (Recurrenslähmungen bei Struma), von Aneurysmen (Recurrenslähmungen bei Aortenaneurysma), durch geschwollene Lymphdrüsen u. ä. erfolgen können, sei noch erwähnt. Auch durch Halsrippen kann der Plexus brachialis geschädigt werden; es kommt dann zu Schmerzen, Parästhesien, leichten Sensibilitätsstörungen, jedoch auch zu ausgesprochenen Lähmungen im Bereiche der Armnerven. Die Tatsache, daß in vielen Fällen die Halsrippen ganz symptomlos verlaufen, ferner daß sie in anderen Fällen nie vorher Erscheinungen gemacht haben, bis sie plötzlich zu den erwähnten Störungen Veranlassung geben, weist darauf hin, daß der ausgeübte Druck nur eine gesteigerte Empfindlichkeit gegenüber Schädigungen anderer Art, insbesondere solchen neuritischer Natur verursacht hat. Zur Behandlung empfiehlt es sich, die Resektion der Halsrippen vorzunehmen.

Eine ähnliche Prädisposition für Schädigungen anderer Art wird auch durch die Luxation der Nervenstämme geschaffen. Diese wird fast nur am Ulnaris beobachtet und kommt zustande auf Grund einer mangelnden Fixation des Nerven in dem Sulcus ulnaris am Ellbogen (Kleinheit des Epicondylus internus, mangelnden Entwicklung des fibrösen Gewebes am Nerven). Die Luxation wird oft hervorgerufen durch Fall auf den Ellenbogen, durch Frakturen oder Verrenkungen im Gelenk. Der Ulnaris wird dann aus dem Sulcus heraus über den Epicondylus internus gedrängt. Dies wiederholt sich bei jeder Beugung des Armes, während bei der Streckung der Nerv wieder in den Kanal zurückgeht. Die Kranken klagen oft über Schmerzen und Parästhesien im Ulnarisgebiet.

Die Prognose der stumpfen Nervenverletzungen ist bei Druckläsionen im allgemeinen günstig, wofern es gelingt, die drückende Ursache zu beseitigen. Die durch chronischen Druck, wie bei professionellen Schädigungen, entstandenen, sind hartnäckiger und schwerer zu beseitigen. Daß Zerrungslähmungen in der Prognose besonders ungünstig sind, darauf wurde schon hingewiesen. Für die Therapie ist naturgemäß neben den allgemeinen Gesichtspunkten die Beseitigung der Druckschädlichkeiten besonders wichtig.

Im folgenden sei auf einige besondere Formen der stumpfen Verletzungen, die praktisch von wesentlicher Bedeutung sind, ausführlicher eingegangen.

Schlafdrucklähmungen.

Wenn im Schlafe infolge unzweckmäßiger Lagerung ein Druck auf einen Nerven erfolgt, so kann dieser so weit geschädigt werden, daß eine Lähmung die Folge ist. Unter normalen Umständen kommt eine derartige Läsion in der Regel nicht zustande, da die durch den Druck ausgelösten Schmerzen und Parästhesien zum Erwachen führen, ehe noch eine erhebliche Schädigung stattgefunden hat. Es bestehen dann nur für kurze Zeit Parästhesien im Gebiete des geschädigten Nerven, mitunter auch Lähmungen, die jedoch nach wenigen Minuten wieder verschwinden. Für eine nachhaltige Schädigung ist die Voraussetzung, daß eine erhöhte Vulnerabilität des Nerven oder eine gesteigerte Schlaftiefe vorliegt. Daher sehen wir bei gesunden Menschen Schlafdrucklähmungen nur ausnahmsweise auftreten; in der Regel liegen toxische oder infektiöse Momente vor, welche geeignet sind, neuritische Prozesse hervorzurufen. Wir dürfen uns daher niemals bei der Diagnose der Schlafdrucklähmung allein beruhigen, sondern müssen auf das genaueste nachforschen, welche anderen Gründe für die Entstehung der Lähmung vorliegen. Die häufigste Ursache ist der Alkoholismus, der einerseits in seiner chronischen Wirkung zu neuritischen Veränderungen und größerer Empfindlichkeit des Nerven führt, andererseits bei akuten Exzessen die Schlaftiefe verstärkt. Daher sehen wir in der großen Mehrzahl der Fälle die Schlaflähmungen bei chronischen Alkoholisten im

Anschluß an einen Alkoholexzeß auftreten. Mit der Abnahme des Alkoholismus in den Kriegsjahren haben die Schlaflähmungen außerordentlich an Häufigkeit abgenommen. Neben dem Alkoholismus treten die anderen Schädlichkeiten an Häufigkeit zurück; doch können auch andere toxische Prozesse, wie Blei, chronische Infektionskrankheiten, wie Syphilis und Tuberkulose, Nephritis, ferner kachektische Zustände die Grundlage für die Erkrankung bilden, ebenso chronische Erkrankungen des Nervensystems wie Tabes u. dgl. Nur in Ausnahmefällen sieht man bei sonst gesunden Personen, wenn durch einen Alkoholexzeß oder durch starke Übermüdung die Schlaftiefe sehr gesteigert ist, eine Schlaflähmung eintreten.

Die Lähmung betrifft in der Regel den Radialis, und zwar an der Stelle, wo er im Sulcus spiralis dem Oberarmknochen aufliegt und nahe der Oberfläche sich befindet. Hier kann er durch den dem Arm aufliegenden Kopf gedrückt werden, ebenso auch wenn der herunterhängende Arm die Bettkante berührt. Auch beim Schlafen auf dem Stuhle, wenn die Arme auf den Tisch oder die Stuhllehne gelegt werden, kann durch den Kopf oder eine Kante ein ähnlicher Druck ausgeübt werden. Über die Zeit, die der Druck andauern muß, damit die Lähmung eintritt, ist nur schwer ein Urteil zu gewinnen; es sind Fälle beobachtet worden, wo nach halbstündigem Mittagsschlaf bereits eine Druckschädigung stattgefunden hat. Die Lähmung betrifft dann sämtliche vom Radialis versorgten Muskeln am Vorderarm, während der Triceps intakt ist. Der Motilitätsausfall ist in der Regel komplett. Die elektrischen Veränderungen sind dagegen nur gering. Die Muskeln zeigen in vielen Fällen bei direkter Reizung völlig normale Erregbarkeit. Die Druckschädigung ist dadurch nachzuweisen, daß man den Brachioradialis direkt und vom Nerven aus unterhalb der Läsionsstelle bei faradischer Reizung gut bekommt, während er vom ERBschen Punkt am Plexus brachialis unerregbar ist. In anderen Fällen kann es auch zu schweren Veränderungen mit partieller oder kompletter Entartungsreaktion kommen; dies ist in der Regel nur dann der Fall, wenn der Nerv durch die erwähnten allgemeinen Schädlichkeiten stärker geschädigt war. Sensibilitätsstörungen fehlen meist ganz oder sind nur sehr geringfügig. Dies liegt einerseits daran, daß, wie schon erwähnt, bei Radialisläsionen die Sensibilitätsausfälle überhaupt nur gering sind, andererseits daran, daß leichte Druckschädigungen die sensiblen Fasern weniger affizieren als die motorischen.

Erheblich seltener sind andere Nerven betroffen, am häufigsten noch der Ulnaris, gelegentlich auch der Medianus. Es sind dann in der Regel die sensiblen Ausfallserscheinungen ausgesprochener als es beim Radialis der Fall ist.

Der Verlauf der Schlafdrucklähmungen ist in der Regel günstig; je nach der Schwere der Lähmung tritt die Heilung nach einigen Tagen bzw. einigen Wochen ein. Beseitigung der toxischen Noxe (Alkohol usw.) ist für die Wiederherstellung von wesentlicher Bedeutung.

In differential-diagnostischer Beziehung ist zu bemerken, daß nicht ganz selten auch Lähmungen neuritischer Art über Nacht eintreten können, ohne daß eine Druckläsion vorliegt. Der oben erwähnte Nachweis der Undurchgängigkeit der Druckstelle für den elektrischen Reiz kann dann für die Diagnose von wesentlicher Bedeutung sein.

Narkosenlähmungen.

Während der Narkose können Lähmungen eintreten, indem durch die besondere Lage und Stellung der Glieder eine Pressung oder Zerrung von Nervenstämmen stattfindet, oder indem durch Druck von Riemen, Stützen, Kanten ein Druck ausgeübt wird. Das Entstehen der Lähmung wird ähnlich wie bei

den Schlaflähmungen dadurch begünstigt, daß die entstehenden Schmerzen
und Parästhesien nicht empfunden werden, sowie dadurch, daß die Muskelerschlaffung die Druckschädigung leichter eintreten läßt. Daß die toxische
Wirkung des Narkoticums dabei eine Rolle spielt, ist nicht wahrscheinlich.
Lähmungen des Plexus brachialis kommen besonders dadurch zustande, daß
der Arm auf der Seite der Operation in die Höhe gehoben und längere Zeit
in dieser Stellung fixiert wird, während gleichzeitig der Kopf nach der anderen
Seite gedreht wird. Es entsteht auf diese Weise der oben geschilderte
Mechanismus der Plexusschädigung. Auch kann gleichzeitig der Oberarmkopf
einen Druck auf die Nervenstämme in der Achselhöhle ausüben. Es handelt
sich meist um Erbsche Lähmungen, seltener um totale Plexuslähmungen.
Auch bei Druck von Schulterstützen sind Lähmungen der Armnerven beobachtet worden, dann Radialislähmungen bei Herunterhängen des Oberarmes
über die Kante des Operationstisches. Am Bein kommen Lähmungen des
Emoralis vor in Fällen, wo die Beine längere Zeit flektiert und abduziert werden.

Geburtslähmungen.

Bei der Geburt werden gelegentlich Facialislähmungen beobachtet, die durch
den Druck der Zange auf den Nervenstamm entstehen. Diese Lähmungen
sind meist leichter Art und gehen schnell wieder zurück.

Praktisch wichtiger sind die Lähmungen des Plexus brachialis. Diese können
sowohl bei Unterendlagen (Steißlagen, Fußlagen, Extraktion mit Wendung
auf den Fuß) wie bei Kopflagen entstehen. Der Mechanismus ist in beiden
Fällen ein ähnlicher. Es handelt sich nicht, wie man früher vielfach vermutete,
um eine Druckschädigung des Plexus, die durch die auf die Supraclaviculargrube einwirkende Zange oder den in dieselbe Gegend eingreifenden Finger
(z. B. bei Extraktion des Kopfes bei Unterendlagen) erfolgt. Gegen diesen Entstehungsmodus spricht schon der Umstand, daß die Lähmungen in der Regel
schwerer sind als es bei einer verhältnismäßig so geringfügigen Druckschädigung
zu erwarten wäre. Es handelt sich wohl immer um Zerrungen des Plexus,
bei denen der oben geschilderte Mechanismus, der die Grundlage für die meisten
Lähmungen des Plexus brachialis bildet, wirksam ist. Die Zerrung kommt
zustande dadurch, daß die Schulter herabgedrückt und gleichzeitig der Kopf
nach der entgegengesetzten Seite deflektiert wird. Bei den Unterendlagen
tritt dieser Mechanismus dann ein, wenn der Körper des Kindes geboren, der
Kopf jedoch noch nicht entwickelt ist. Wird jetzt vor der Anwendung des
Veit-Smellieschen Handgriffs der Rumpf des Kindes gehoben oder gesenkt,
ohne daß der Kopf nachfolgt, so kommt die oben erwähnte Deflexion und
damit die Zerrung des Plexus zustande. Bei den Kopflagen tritt die Schädigung
dann ein, wenn nach der Entwicklung des Kopfes die Schultern nicht ohne
weiteres nachfolgen. Wenn dann der Kopf nach unten gesenkt wird und die
vordere Schulter des Kindes sich gegen die Symphyse der Mutter anstemmt,
so tritt wiederum in gleicher Weise die Zerrung des Plexus ein. Den Plexuslähmungen bei Kopflage begegnet man daher fast ausnahmslos bei besonders
schweren Kindern, bei welchen infolge großer Schulterbreite die Entwicklung
der Schultern Schwierigkeiten macht. Die Lähmungen sind bei Kopflagen
stets nur einseitig, und zwar auf der Seite der vornliegenden Schulter. Auch bei
Unterendlagen handelt es sich meist um einseitige Lähmungen; nur ausnahmsweise kommen doppelseitige vor.

Es handelt sich entweder um Erbsche Lähmungen oder um totale Plexuslähmungen; die erstgenannten kommen bei leichteren Schädigungen zustande,
da, wie schon erwähnt, die 5. und 6. Cervicalwurzel der Zerrungsschädigung am

meisten ausgesetzt sind. Bei totalen Plexuslähmungen liegt der Arm des Kindes völlig unbeweglich da und hängt im Gegensatze zu dem gebeugten gesunden Arme schlaff herunter. Bei ERBscher Lähmung liegt der Arm nach innen rotiert, der Vorderarm gestreckt und proniert. Bei sorgfältiger Beobachtung des Kindes, bei Anregung zu Bewegungen, kann man feststellen, daß die Schulterhebung und die Beugung des Ellbogengelenkes unmöglich ist. Mitunter kombiniert sich auch mit der ERBschen Lähmung ein Ausfall der Hand- und Fingerstrecker, so daß die Hand in Beugestellung herunterhängt.

Die Lähmungen sind in der Schwere verschieden. Leichte Schädigungen können in wenigen Wochen zurückgehen; in anderen Fällen, insbesondere bei totaler Plexuslähmung, können viele Monate bis zur Restitution vergehen. Wir können in schwereren Fällen meist schon nach 8 Tagen die Entartungsreaktion nachweisen. In der großen Mehrzahl der Fälle bleiben keine oder nur geringfügige Muskelausfälle zurück. Trotzdem sieht man nicht selten, daß bei den schwereren Geburtslähmungen Bewegungsstörungen dauernd bestehen bleiben. Diese sind jedoch, wie die genaue Untersuchung zeigt, meist nicht auf dauernde Muskelausfälle zurückzuführen, sondern auf sekundäre Veränderungen an den Gelenken und Bändern, die trotz wiederkehrender Muskelfunktion die Beweglichkeit in hohem Maße beeinträchtigen können. Auch bleiben infolgedessen die außer Funktion gesetzten Muskeln trotz wiedergekehrter elektrischer Erregbarkeit atrophisch und paretisch; der Arm kann im Wachstum zurückbleiben. Die Bewegungsbehinderung zeigt sich in gleicher Weise bei aktiver und passiver Bewegung. Im Schultergelenk besteht in der Regel eine Contractur im Sinne der Adduktion und Einwärtsrotation und infolgedessen eine Behinderung der Abduktion und Auswärtsrotation, im Ellbogengelenk eine Pronationscontractur und Behinderung der Supination. Es ist dies auf die bei der ERBschen Lähmung bestehenden Ausfälle des Delta, des Intraspinatus und des Supinator zurückzuführen, während die Lähmung des Biceps und Brachialis in der Regel zu keiner Streckcontractur im Ellbogengelenk führt.

Für die Therapie der Geburtslähmungen ist es daher von größter Wichtigkeit, daß neben der elektrischen Behandlung der Muskeln den Contracturen von Anfang an auf das sorgfältigste Beachtung geschenkt wird und ihnen durch zweckmäßige Maßnahmen, Lagerung, passive Bewegungen usw. entgegengewirkt wird.

Die Geburtslähmungen sind öfters kompliziert mit Frakturen und Luxationen, die bei schweren Geburten traumatisch entstehen. Frakturen der Clavicula, Luxationen des Schultergelenks, Frakturen des Oberarmes können auch, ohne daß eine eigentliche Geburtslähmung vorliegt, zu Radialislähmungen Anlaß geben. Auf das Vorliegen von solchen Komplikationen ist in jedem Falle sorgfältig zu achten. Auch können Stellungsanomalien und Bewegungsausfälle bei Epiphysenlösungen ein Bild ergeben, das bei oberflächlicher Betrachtung der ERBschen Lähmung ähnlich ist und mit dieser verwechselt werden kann. Die elektrische Untersuchung ergibt dann in der Regel die Klärung.

Die Entbindungslähmungen der Mutter.

Diese betreffen in der Regel den Plexus sacralis, der durch den Druck des kindlichen Kopfes eine Schädigung erfährt. Derartige Läsionen sind im Verhältnis zur Gesamtzahl der Geburten relativ selten, da der Plexus sacralis durch Weichteile ziemlich geschützt im Becken liegt; sie haben in der Regel zur Voraussetzung einen großen Kopf des Kindes und Enge des Beckens. Meistens sind es auch Fälle, bei denen der Kopf des Kindes lange im Beckeneingang steht. Ältere Frauen werden häufiger betroffen als jüngere, besonders wenn sie primiparae sind.

Es kommt jedoch auch vor, daß Frauen, die bei früheren Geburten keine Schädigung erfahren haben, bei einer späteren Geburt eine Lähmung davontragen. In manchen Fällen kann man dann nachträglich erfahren, daß bei früheren Geburten mehr oder minder starke Schmerzen im Bereich des Plexus sacralis bestanden haben. Die Lähmungen treten während der Geburt auf oder sind kurz nach dieser nachweisbar. Während des Geburtsaktes, insbesondere auch in der Zeit, wenn der Kopf im Beckeneingang steht, sind meist heftige Schmerzen vorhanden, die im Verlauf des Nervus ischiadicus in das ganze Bein ausstrahlen, seltener im Obturatorius- und Femoralisgebiet lokalisiert sind; sie steigern sich bei jeder Wehe bzw. bei jedem Zangenzuge erheblich. Die Lähmungen sind meist einseitig, kommen aber auch doppelseitig vor. Sie betreffen vorwiegend das Peronaeusgebiet. Dies ist wahrscheinlich darauf zurückzuführen, daß der Peronaeus seine Fasern vorwiegend aus dem Truncus lumbosacralis bezieht, der bei seinem Verlauf über den Eingang des kleinen Beckens besonders leicht Druckschädigungen ausgesetzt ist. Doch kann auch das Tibialisgebiet am Unterschenkel, die Kniebeuger, ferner der Gluteus medius betroffen sein, in seltenen Fällen der Obturatorius, ausnahmsweise auch der Femoralis. Die Schwere der Lähmungen ist verschieden; von leichten Paresen bis zu kompletten Lähmungen mit totaler Entartungsreaktion sehen wir alle Übergänge. Die Rückbildung erfolgt während weniger Wochen oder Monate; doch können einzelne Muskelausfälle auch irreparabel bestehen bleiben.

Verletzungen bei Frakturen.

Am häufigsten sind Nervenschädigungen bei Frakturen der Schädelbasis. Der Verlauf der Hirnnerven am Schädelgrunde, ihr Durchtritt durch die Knochenlöcher und Kanäle gibt Veranlassung, daß sie bei Brüchen, die durch die betreffenden Gegenden verlaufen, durch die Fragmente selbst oder durch Blutungen gedrückt, gezerrt oder gequetscht werden. Seltener ist es, daß es zu Zerreißungen der Nerven kommt. Der Verlauf der Frakturlinie bei den häufigsten Schädelbrüchen bedingt, daß verhältnismäßig oft der Olfactorius, der Acusticus und der Facialis betroffen sind. Die Geruchsstörung ist, wenn sie nur einseitig ist, in der Regel nur bei besonders darauf gerichteter Prüfung nachzuweisen. Die Facialis- und Acusticusschädigungen sind meist nur einseitig, doch kommen besonders bei Brüchen, die durch seitliche Quetschung des Kopfes bewirkt werden, auch doppelseitige Lähmungen vor. Der Abducens wird in seinem langen Verlaufe an der Schädelbasis nicht selten betroffen, ferner alle Augenmuskelnerven und der Opticus bei Brüchen, die durch die Orbita hindurchziehen. Frakturen in der Gegend des Foramen occipitale sind geeignet, den Vagus, den Accessorius und den Hypoglossus zu schädigen. Diese Nerven können auch bei Frakturen der ersten Halswirbel in Mitleidenschaft gezogen werden. Frakturen der anderen Wirbel können die in der betreffenden Höhe austretenden Wurzeln lädieren.

Unter den Lähmungen, die durch Frakturen im Bereich der Extremitäten zustande kommen, unterscheiden wir die primären, bei denen die Schädigung des Nerven bei der Verletzung selbst geschieht, sei es, daß die Fragmente den Nerven verletzen, sei es, daß das gleiche Trauma, das den Bruch hervorgerufen hat, auch die Nervenschädigung bedingt. Als zweite Gruppe betrachten wir die sekundären Schädigungen, bei welchen durch den Druck von Extravasaten, durch den Druck des sich entwickelnden Callus eine Kompression des Nerven bedingt wird.

In erster Linie sind hier die Spiralbrüche der langen Röhrenknochen zu nennen, bei denen es nicht ganz selten vorkommt, daß ein am Knochen entlang verlaufender Nerv über der Kante des einen Fragmentes reitet. Der Nerv wird dann gedehnt und erfährt gleichzeitig eine Druckschädigung durch die Kante. Die Läsion ist in der Regel um so schwerer, je stärker die Dislokation der Fragmente ist. Am häufigsten beobachtet werden derartige Verletzungen am Nervus radialis bei den Spiralfrakturen des Oberarmes, da der Nerv hier in einer Strecke seines Verlaufes dem Humerus angeheftet ist. Eine distaler gelegene Radialisläsion kommt auch bei den Frakturen des proximalen Radiusköpfchen am Ellbogengelenk vor. Ulnaris- und Medianusschädigungen kommen zustande bei den Frakturen des Oberarmes in seinem distalen Teile; so geben besonders die Frakturen im Ellbogengelenk selbst zu Medianuslähmungen Veranlassung. Auch bei der typischen Radiusfraktur an seinem distalen Ende sind Lähmungen des Handastes des Medianus nicht ganz selten zu beobachten, insbesondere wenn sie mit einer starken Dislokation bzw. mit einer starken Callusbildung verbunden sind. Claviculafrakturen, Brüche der Scapula und des oberen Endes des Humerus können zu Plexuslähmungen oder auch zu isolierten Lähmungen der aus dem Plexus entspringenden Nerven (so z. B. des Axillaris, des Thoracicus longus) führen. An der unteren Extremität ist am häufigsten die Peronaeuslähmung beim Bruche des Fibulaköpfchens, was bei der nahen Lagebeziehung zwischen beiden verständlich ist. Brüche der Tibia und Fibula können gleichzeitig Lähmung des Peronaeus und Tibialis bedingen. Schädigungen des Ischiadicus und Femoralis kommen bei Femurbrüchen vor, sind jedoch selten. Beckenbrüche können zu Lähmungen des Ischiadicus und Femoralis Veranlassung geben.

Bei Brüchen des Unterkiefers sieht man in einem großen Teil der Fälle Verletzungen des Inframaxillaris während seines Verlaufes in dem gleichnamigen Kanal auftreten. Es findet sich dann die charakteristische Sensibilitätsstörung an der Unterlippe. Seltener sind Empfindungsstörungen im 2. Trigeminusaste bei Brüchen des Oberkiefers.

Die durch die Nervenschädigung bedingten Lähmungen sind in einem Teil der Fälle sogleich nach der Verletzung in voller Schwere nachweisbar. In anderen Fällen sind sie jedoch anfangs gering. Es finden sich dann nur leichte Reizerscheinungen in Form von Schmerzen und Parästhesien, sowie geringe Paresen; allmählich im weiteren Verlauf verschlimmern sie sich; es treten schwere Ausfallserscheinungen ein. Dies kommt zustande durch den fortdauernden Druck, auch durch die zunehmende Verschiebung der Fragmente und insbesondere die Callusbildung. In einem großen Teil der Fälle gehen die Lähmungen, besonders wenn sie von Anfang an leicht sind, ohne chirurgische Eingriffe zurück. In einem Teil der Fälle jedoch ist es erforderlich, die Neurolyse vorzunehmen und den Nerven aus der ihn umgebenden Narbe, aus den Callusmassen, von denen er nicht selten völlig umgeben und eingeklemmt ist oder von der ihn dauernd drückenden Knochenkante zu befreien. Der Verlauf ist dann in der Regel günstig.

Es ist wiederholt beobachtet worden, daß sich nach Frakturen (evtl. auch nach Luxationen) Affektionen der benachbarten Nerven nach Jahren evtl. auch nach Jahrzehnten eingestellt haben; und zwar handelt es sich fast immer um Ellbogenfrakturen, im Gefolge derer sich Ulnaris-, selten auch Medianuslähmungen einstellen. In der Regel hatten die Verletzungen in der Kindheit vor Beendigung des Wachstums stattgefunden und hatten zur Ausbildung eines Cubitus valgus geführt. Die Lähmung entwickelt sich in der Regel in den späteren Jahren, in manchen Fällen 20—30 Jahre nach der Fraktur, und zwar in chronischem Verlauf. Es ist wahrscheinlich, daß durch die Fraktur der Nerv in eine exponierte Lage gekommen ist, wo er Schädigungen durch Druck, geringen Verletzungen u. ä. leichter ausgesetzt ist.

Lähmungen bei Luxationen.

Auch hier unterscheiden wir primäre Schädigungen, bei denen die Lähmung durch das Trauma selbst hervorgerufen wurde, von den sekundären, bei welchen im weiteren Verlaufe, vor allem durch die Einrenkungsprozeduren, die Nervenverletzungen bewirkt werden. Bei den primären ist zu unterscheiden, inwieweit das Trauma gleichzeitig und unabhängig von der Luxation die Nervenaffektion hervorgerufen hat und inwieweit die Verschiebung der Gelenkteile durch die Luxation selbst dazu geführt hat. Die Unterscheidung zwischen den primären und sekundären Läsionen ist häufig nicht möglich, da der Kranke infolge der starken Bewegungsbeeinträchtigung und der erheblichen Schmerzen zunächst die Lähmung nicht bemerkt und in der Regel erst nach der Reposition auf sie aufmerksam wird. Darum darf aus dieser Angabe nicht geschlossen werden, daß die Einrenkung erst die Ursache der Nervenschädigung war. Am häufigsten sind die Läsionen des Plexus brachialis und der Armnerven bei Luxation des Schultergelenkes. Hier kann das Trauma, das die Verrenkung herbeigeführt hat, auf Grund des oben beschriebenen Mechanismus eine Zerrung des Plexus herbeiführen, ferner kann durch die Dislokation des Kopfes einer der in der Nähe befindlichen Zweige der Plexus geschädigt werden. Ferner kann der Humeruskopf in der Achselhöhle eine Druckschädigung der aus dem Plexus entspringenden Nervenstämme erzeugen. Auch die Einrenkung kann, wie erwähnt, auf die eine oder andere Weise zu einer Nervenschädigung führen. Wir finden je nach Art des Mechanismus Plexuslähmungen, die total sein können unter Aussparung des einen oder anderen Muskels oder sich auch nur auf die oberen Plexusteile in Form der Erbschen Lähmung beschränken. Ferner beobachten wir verhältnismäßig häufig die isolierte Axillarislähmung, da dieser Nerv bei seiner nahen Beziehung zum Schultergelenk auf die verschiedenste Weise in Mitleidenschaft gezogen werden kann. Der Druck des Oberarmkopfes in der Achselhöhle schädigt meist den Ulnaris und Medianus, seltener den Radialis und Musculocutaneus. Naturgemäß können sich auch die drei Arten der Schädigungen miteinander kombinieren. Die Lähmungen sind in manchen Fällen nur leicht, doch kommen auch recht schwere Ausfallserscheinungen vor und in diesen Fällen ist die Prognose immer zweifelhaft. Prognostisch am günstigsten sind die Läsionen der langen Armnerven in der Achselhöhle, während die Axillaris- und besonders die Plexuslähmungen sich in einem Teil der Fälle nicht restituieren. Die Ursachen für den ungünstigen Verlauf sind die gleichen wie sie schon oben für die Zerrungslähmungen des Plexus überhaupt angeführt wurden. Operativ findet man meist umfangreiche Narbenbildungen in den Nervenstämmen selbst oder um sie herum, die auch eine operative Behandlung in hohem Maße erschweren. Die sichere Diagnose der Axillarislähmung ist häufig nur mit Hilfe der elektrischen Untersuchung möglich, da die Bewegungsbehinderung infolge der Gelenkveränderung eine Funktionsprüfung des Delta erschwert und die Atrophie auch durch die Gelenkaffektion bedingt sein kann.

Lähmungen bei anderen Luxationen sind seltener. Bei Verrenkungen des Ellbogengelenks kommen Ulnarisläsionen vor, bei Luxation im Handgelenk Medianus- und Ulnarisschädigungen. Im Bereich der unteren Extremitäten sieht man gelegentlich bei Hüftgelenkverrenkungen Schädigungen des Femoralis und Ischiadicus. Bei Schlüsselbeinluxation ist Recurrenslähmung beobachtet worden. Bei Verrenkung der oberen Halswirbel Hypoglossuslähmung. Ferner können Luxationen im Bereich der Wirbelsäule zu Wurzelschädigungen Veranlassung geben. Bei Verrenkungen des Kiefergelenkes kommen Facialislähmungen vor.

Als praktisch wichtig sind die Nervenschädigungen bei der Einrenkung kongenitaler Hüftgelenksluxationen zu erwähnen. Sie kommen sowohl bei geglückter wie bei nicht geglückter Reposition vor und betreffen meist den Ischiadicus, seltener den Femoralis oder auch den Obturatorius. Bei Ischiadicuslähmungen ist nicht selten der Peronaeus allein betroffen. Die Ursache der Nervenschädigung ist in den meisten Fällen eine Zerrung des Ischiadicus. Wenn bei der Reposition das Bein abduziert wird bei gleichzeitiger Kniestreckung, so wird der Ischiadicus gedehnt und kann dabei Schaden leiden. Daß dabei der Peronaeus bevorzugt wird, liegt wahrscheinlich daran, daß er am Fibulaköpfchen fixiert ist und daher der Dehnung weniger nachgeben kann als der Tibialis. Das Eintreten der Zerrungsschädigung wird auch dadurch begünstigt, daß der Ischiadicus bei der angeborenen Hüftgelenksluxation in der Regel kürzer als normal ist und daher seine Länge bei normaler Lage des Femurkopfes ohne Dehnung nicht ausreicht. Neben der Zerrungsschädigung kommt es auch vor, daß der Ischiadicus während des Repositionsmanövers dem Druck des Femurkopfes ausgesetzt wird. Die Zerrungsschädigung des Ischiadicus kann sich durch die Wurzeln auf den Conus medullaris ausdehnen und infolgedessen zu Blasen- und Mastdarmstörungen führen. Die Prognose dieser Ischiadicuslähmungen ist wie die aller Zerrungslähmungen als durchaus zweifelhaft anzusehen. In einem erheblichen Teil der Fälle bilden sich die Lähmungen gar nicht oder nur teilweise zurück.

2. Nervenverletzungen durch Stich und Schnitt.

Die Veranlassung zu scharfen Verletzungen der peripheren Nerven können sehr verschiedener Art sein. Messerstiche, Sensenhiebe, Säbelhiebe, Bajonettstiche können sie bewirken. Häufig sind auch Nervenverletzungen bei Schnittläsionen, die zu Selbstmordzwecken ausgeführt werden, bei Abgleiten des Messers beim Brotschneiden und ähnlichen Verrichtungen, beim Fallen auf Glas- und andere Scherben, auf einen spitzen Stein oder Pfahl; auch operative Durchschneidung von Nerven sind kein seltenes Ereignis. Hautnerven werden bei fast jeder Verletzung mitbetroffen, und man kann bei genauer Prüfung in der Umgebung der Narben häufig Sensibilitätsstörungen von geringer Ausdehnung nachweisen.

Die Verletzung ist fast immer total; der Nervenstamm ist meist völlig durchtrennt. Eine partielle Läsion ist in der Regel nur bei dicken Nervenstämmen möglich. Doch kommt es auch vor, daß der Nerv nicht durch die Verletzung selbst betroffen, sondern durch die Blutung oder die nachfolgende Narbenbildung komprimiert wird; auch Aneurysmen, die sich nach einer Gefäßverletzung bilden, sowie der Druck von Verbänden können zu einer sekundären Nervenläsion führen. Die primären und sekundären Schädigungen sind mitunter nicht ganz leicht zu unterscheiden. Den wichtigsten Anhaltspunkt gibt die Beobachtung, daß partielle Läsionen, die zu keiner kompletten Lähmung und nicht zur kompletten Entartungsreaktion führen, in der Regel sekundäre Läsionen sind, da die primären Schädigungen meist, wie erwähnt, zu einer kompletten Durchtrennung führen. Die Schnittverletzungen können auch mit einer sekundären Neuritis infolge Infektion der Wunde verbunden sein.

Am häufigsten ist die obere Extremität betroffen. Der Plexus brachialis kann durch Messer-, Lanzen-, Bajonettstiche in die Supra- oder Infraclaviculargrube lädiert werden. Der Ulnaris, Radialis oder Medianus können am Oberarm durch Stiche, Sensenhiebe, Abgleiten des Messers beim Brotschneiden geschädigt werden. Besonders häufig sind Verletzungen des Medianus und Ulnaris in der Gegend des Handgelenkes, so beim Fall auf Glas- und Porzellanscherben, ferner infolge von Messerschnitten bei Selbstmordversuchen. Die Lähmung kann entweder beide Nerven oder nur einen von ihnen betreffen. In vielen Fällen sind dabei auch die Sehnen verletzt, so daß neben den durch die

Nervenschädigung bedingten Ausfällen an den Handmuskeln auch die langen Fingerbeuger in ihrer Funktion beeinträchtigt sind. Schnitte und Stiche in die Hand können die Muskeläste des Medianus zum Daumenballen, sowie die Nervi digitales des Ulnaris und Medianus betreffen. Einzelne Zweige der Fingernerven werden nicht selten bei Fingerverletzungen geschädigt.

An den unteren Extremitäten sind scharfe Läsionen der Nerven erheblich seltener, weil einerseits die Verletzungen an sich hier weniger häufig sind, andererseits die Nervenstämme viel geschützter liegen. Doch sieht man gelegentlich Peronaeuslähmungen bei Sensenhieben, Ischiadicusverletzungen am Gesäß beim Fall auf Glas, auf spitze Steine, ferner Tibialisläsionen bei Stichen in die Kniekehle.

Im Gesicht kommen Verletzungen des Facialisstammes oder seiner Zweige, ferner auch Läsionen einzelner Trigeminusäste bei Mensurschmissen, bei Säbelhieben usw. vor. Stich- oder Schnittverletzungen am Halse können den Hypoglossus affizieren, so auch bei Selbstmordversuchen. Tiefe Stiche in den Hals können multiple Hirnnervenlähmungen hervorrufen, insbesondere wenn sie bis an die Schädelbasis vordringen.

Bei Operationen können Nervenstämme durchschnitten werden, sei es, daß dies der Zweck der Operation ist, sei es, daß sie eine unerwünschte, mehr oder minder vermeidbare Operationsfolge darstellen. Zu der ersten Gruppe sind zu rechnen die Nervendurchschneidungen oder Ausreißungen, die zum Zwecke der Beseitigung einer Neuralgie ausgeführt werden. Diese erfolgen am häufigsten am Trigeminus und bestehen in einer Exstirpation des Ganglion Gasseri oder Resektionen der einzelnen Äste. Ferner sind zu erwähnen die Nervendurchtrennungen zum Zwecke der Beseitigung von Spasmen oder unwillkürlichen Bewegungen (Stoffelsche Operation), sowie die Durchtrennungen, die zum Zwecke der Nervenpfropfung vorgenommen werden.

In der zweiten Gruppe ist die Nervendurchschneidung eine nicht in dem Zwecke der Operation liegende Nebenerscheinung, die der Operateur nach Möglichkeit zu umgehen sucht. In einer Reihe von Fällen sind sie jedoch nicht vermeidbar, so bei Exstirpation maligner Geschwülste, bei operativer Entfernung von Geschwülsten in den Nerven selbst. Es ist selbstverständlich, daß auch durch sekundäre Operationsfolgen, Blutungen, Quetschungen, Narbenbildungen ein Nerv geschädigt sein kann, ohne durchtrennt zu werden; auch kann ein bei der Operation freigelegter, aber sicher geschonter Nerv vorübergehend außer Funktion gesetzt werden. In manchen Fällen ist nach der Operation nicht sicher zu entscheiden, ob die Nervenschädigung durch diese stattgefunden hat, oder ob das Grundleiden die Nerven schon vorher affiziert hatte. Dies gilt z. B. für die Affektion des Nervus recurrens vagi bei der Exstirpation von malignen Strumen.

Unter den Operationsschädigungen der Nerven sind die folgenden als die häufigsten zu erwähnen: Bei den Aufmeißelungen des Warzenfortsatzes infolge von Mittelohreiterungen wird der Facialis oft geschädigt, sei es, daß er durchtrennt oder nur vorübergehend außer Funktion gesetzt wird. Operationen an der Parotis, am Ober- und Unterkiefer können einzelne Facialisäste affizieren. Operationen der submaxillaren Lymphdrüsen am Unterkieferrande bewirken oft eine Läsion des zum Triangularis labii inferioris laufenden Facialisastes. Es bleibt dann eine Verschmälerung des Lippenrotes und ein Zurückbleiben der Unterlippe der betreffenden Seite beim Sprechen als Folge bestehen. Weitaus am häufigsten sind die Schädigungen des Accessorius bei der Operation der cervicalen Lymphdrüsen. Die Operation findet in der Regel am hinteren Rande des Sternocleido statt, so daß dieser Muskel verschont, der Trapezius jedoch gelähmt ist. Je nachdem die Anastomose der Cervicalnerven zum Accessorius mitgeschädigt ist oder nicht, ist die Trapeziuslähmung komplett oder verschont die akromiale Portion. Bei tiefgreifenden Lymphdrüsenoperationen am Halse können auch andere Nerven, so der Hypoglossus, der Phrenicus, der Sympathicus, ferner auch der Auricularis magnus oder der Occipitalis minor betroffen sein. Bei Strumaoperationen, besonders wenn es sich um bösartige Tumoren handelt, kann der Recurrens betroffen werden. Nach Hernienoperationen oder nach der ALEXANDER-ADAMschen Operation kann man Sensibilitätsstörungen im Bereich des Nervus ilioinguinalis finden.

Praktisch bedeutsam sind die Verletzungen von Zweigen der Intercostalnerven bei Abdominaloperationen. Es können sich daraus partielle Lähmungen der Bauchmuskeln ergeben, welche das Entstehen von Bauchhernien begünstigen.

An den Extremitäten können Operationen mannigfacher Art zu Nervenverletzungen Veranlassung geben. Insbesondere ist es bei der Exstirpation maligner Geschwülste im Interesse der radikalen Entfernung nicht immer möglich, Nervenstämme zu schonen. Bei der Entfernung von Mammacarcinomen kann es zu Schädigungen des freigelegten Plexus brachialis kommen und Sensibilitätsstörungen im Bereiche des Nervus intercostohumeralis sind nach diesen Operationen nicht selten. Bei Resektionen des Schultergelenkes kann man Axillarisläsionen, bei solchen des Ellbogengelenkes Ulnarisschädigungen beobachten. Osteomyelitisoperationen am Oberarm können zu einer Verletzung des Radialis Veranlassung geben. Quecksilberinjektionen in das Gesäß können zu Schädigungen des Ischiadicus führen, bei denen das traumatische und toxische Moment zusammenwirken. Auch nach Alkoholinjektionen in den Ischiadicus hat man Lähmungen beobachtet. Ferner können subcutane Ätherinjektionen zu Nervenschädigungen führen, so z. B. des Radialis im Vorderarm; bei diesen steht jedoch wahrscheinlich das toxische Moment im Vordergrund.

Bei Amputationen gehen nicht ganz selten Reizerscheinungen von den durchschnittenen Nervenenden aus. Dies ist besonders dann der Fall, wenn das Nervenende mit der Narbe verwächst und sich dort ein Neurom bildet. Es treten dann mehr oder minder heftige neuralgische Schmerzen auf; an den Nervenenden besteht eine starke Druckempfindlichkeit; auch findet sich häufig an der Narbe und deren Umgebung eine deutliche Hyperalgesie. Die Patienten haben dabei oft das Gefühl, als ob sie das amputierte Glied noch besäßen und lokalisieren die Schmerzen in die distalen Teile, etwa in die Finger oder die Zehen. Dieses bei Amputationen in der ersten Zeit fast regelmäßig vorhandene Gefühl des Erhaltenseins des abgenommenen Gliedes besteht in solchen Fällen auffallend lange, mitunter noch Jahre hindurch. Ähnliche Beschwerden kann man auch dann beobachten, wenn ohne Amputation ein durchtrennter Nerv mit der Narbe verwächst und ein Neurom bildet. Wir werden darauf bei den Schußverletzungen noch zurückkommen. Zur Vermeidung der operativen Nervenverletzungen ist es notwendig, daß die Operationsmethoden nach Möglichkeit auf den Verlauf der Nervenstämme, insbesondere solcher, die praktisch bedeutsam sind, Rücksicht nehmen und daß der Operateur einen in der Nähe des Operationsfeldes liegenden Nervenstamm am besten freilegt und ihn, wenn es irgend vermeidbar ist, vor der Durchschneidung sichert. Ist die Durchschneidung nicht zu umgehen, so muß, wenn es durchführbar ist, die Nervennaht erfolgen.

3. Schußverletzungen.

Der Krieg hat uns im umfangreichsten Maße Gelegenheit gegeben, Schußverletzungen der peripheren Nerven zu beobachten. Sie unterscheiden sich von anderen Verletzungen durch die außerordentliche Mannigfaltigkeit der

Symptomenbilder. Während bei fast allen anderen Verletzungen infolge der besonderen Art der Schädigung oder der Exponiertheit der Nervenstämme an verschiedenen Stellen bestimmte Typen der Läsionen vorwiegen, so erfolgen die Schußverletzungen in ganz regelloser Weise. Da die Geschosse den Körper an jeder beliebigen Stelle treffen und durchdringen können, so sind die peripheren Nerven an jedem Punkte ihres Verlaufes vom Zentrum bis in die feinsten Zweige der Peripherie der Verletzung ausgesetzt. Wir haben im Verlaufe des Krieges wohl fast alle Symptomenbilder beobachtet, die überhaupt denkbar sind, wenn auch naturgemäß nach der Häufigkeit der Verletzungen überhaupt einzelne Nerven öfter betroffen sind als andere. Das Studium der Kriegsschußverletzungen hat infolgedessen nicht unwesentlich zur Bereicherung unserer Kenntnisse über die Symptomatologie der peripheren Nerven beigetragen, wie aus der großen Fülle der zusammenfassenden und Einzelarbeiten auf diesem Gebiete zu ersehen ist.

Die Verletzungen können direkter und indirekter Natur sein. Bei direkter Läsion kann der Nerv vollkommen durchtrennt sein, es können ganze Stücke aus ihm herausgerissen sein, er kann in einem mehr oder minder großen Teil seines Verlaufes gequetscht sein. Partielle Verletzungen des Nervenquerschnittes sind insbesondere bei großen Nervenstämmen nichts Seltenes; auch knopflochartige Durchlöcherungen kommen vor. In der Nähe des Nerven vorbeigehende Geschosse können, ohne ihn direkt zu treffen, zu Kontusionen des Nerven, zu Extravasaten innerhalb der Nervenscheide Veranlassung geben. Hieraus ergeben sich im späteren Verlaufe unangenehme Narbenbildungen im Nervenstamm, die zu einer spindelförmigen Auftreibung an der Verletzungsstelle führen können. Auch ist beobachtet worden, daß Nerven, die in der Nähe einer Geschoßwunde verlaufen, außer Funktion gesetzt werden können, ohne daß sich äußerlich an ihnen eine Schädigung nachweisen läßt. Indirekt können die Nervenstämme geschädigt werden durch Blutungen, durch Knochensplitter, durch den Druck von Knochenfragmenten und -kanten; ferner können die sich bildenden Narben und Callusmassen zu einer Kompression der Nerven führen. Die häufigen Wundinfektionen und die sich daran anschließenden Eiterungen können zu sekundärer Neuritis des verletzten oder unverletzten Nerven Veranlassung geben, und man findet nicht ganz selten bei Operationen noch lange Zeit nach der Verletzung kleine Abscesse am Nerven oder in ihm.

Das Symptomenbild der Nerven-Schußverletzungen entspricht im wesentlichen dem, was im allgemeinen Teil als Ausfallssymptome geschildert worden ist. Je nachdem die Nervenschädigung eine unmittelbare ist oder sich erst im weiteren Wundverlauf einstellt, ist die motorische und sensible Lähmung von Anfang an vorhanden oder sie stellt sich erst allmählich bei der Bildung der Narbe, des Callus usw. ein. Die Bewegungsausfälle, welche sich aus den Nervenverletzungen ergeben, werden nicht selten kompliziert durch mechanische Bewegungshindernisse, die sich aus der Narbenbildung in der Haut, in anderen Geweben ergeben, ferner durch die Schädigung der Muskeln selbst, durch Knochen- oder Gelenkverletzungen bedingt sind. Außerdem können sich bei Gefäßverletzungen ischämische Kontrakturen hinzugesellen. Es ist mitunter nicht ganz leicht, diese einzelnen Faktoren voneinander zu sondern, zumal die direkt geschädigten Muskeln auch Atrophie und Herabsetzung der elektrischen Erregbarkeit zeigen können. Nur sorgfältige Analyse des gesamten Symptomenbildes, der Nachweis der Entartungsreaktion, die Vergleichung der motorischen mit den sensiblen Ausfällen kann zu einer Klärung darüber führen, was auf die Nervenverletzung, was auf die anderen Momente zurückzuführen ist.

Wiederholt sind bei den Schußverletzungen Bewegungsausfälle beobachtet worden, die organischen Lähmungen durchaus ähnlich waren, bei denen jedoch die normale elektrische

Erregbarkeit und die erhaltene Sensibilität zeigten, daß keine Nervenläsion vorlag. So sah man z. B. bei Verletzung des Unterschenkels Symptomenbilder, die der Peroneus-lähmung im wesentlichen glichen. Von Oppenheim sind diese Fälle als Reflexlähmungen beschrieben worden in der Annahme, daß der von der Narbe ausgehende Reiz auf dem Wege des Reflexes den Bewegungsausfall hervorruft. Die Natur dieser Symptomenbilder ist noch nicht völlig geklärt. Es handelt sich in den meisten Fällen um eine direkte Schädigung der motorisch ausgefallenen Muskeln und es ist nicht unwahrscheinlich, daß die Narben-bildung in den Muskeln dazu geführt hat, diese beim Bewegungsakt behufs Vermeidung von Schmerzen auszuschalten, so daß die Patienten allmählich den Gebrauch dieser Muskeln völlig verlernen.

Die sensiblen Reizerscheinungen sind bei den Nervenschußverletzungen im allgemeinen häufiger als es bei anderen traumatischen Läsionen der Fall ist. Die umfangreiche Narbenbildung in der Umgebung des Nerven, die zu einer Kompression führt, ferner die Narbenbildung im Nerven selbst infolge der Quetschung oder der Extravasatbildung, die durch die Wundinfektion bedingte sekundäre Neuritis führen oft zu lebhaften Schmerzen und Parästhesien. Ver-wachsungen des verletzten Nerven mit der Narbe und Neurombildungen geben besonders zu derartigen Reizerscheinungen Veranlassung. In denjenigen Fällen, in denen diese Symptome bestehen, sind auch in der Regel die vasomotorischen und trophischen Erscheinungen besonders ausgeprägt; die Schmerzen können sich bis zur Unerträglichkeit steigern und lange Zeit fortbestehen. Dieses Symptomenbild, das als Kausalgie bezeichnet worden ist, findet sich insbesondere bei Verletzungen des Medianus und Tibialis, und zwar vor allem dann, wenn diese Nerven nicht ganz durchtrennt, sondern nur partiell geschädigt sind. Motorisch finden wir in solchen Fällen meist keine völligen Lähmungen, sondern nur mehr oder minder schwere Paresen mit Herabsetzung der elektrischen Erregbarkeit oder partieller Entartungsreaktion. Nicht selten ist dabei, besonders im Medianusgebiet, eine Kontraktur der von dem Nerven versorgten Muskeln beobachtet worden, die sich in einem Teil der Fälle schon sehr bald nach der Verletzung ausgebildet hat. Die Stellungsanomalien sind dann die entgegen-gesetzten wie sie sonst bei der Medianuslähmung beobachtet werden. Ein Ver-such, die Kontraktur passiv zu überwinden, begegnet einem starken Widerstand und löst Schmerzen aus. Dieser Befund ist um so bemerkenswerter, als wir, wie erwähnt, bei den peripheren Nervenläsionen primären Kontrakturen der gelähmten Muskeln nur ganz ausnahmsweise begegnen. In dem Versorgungs-gebiet des Nerven besteht eine ausgesprochene, oft sehr hochgradige Hyper-algesie, so daß jede Berührung als besonders schmerzhaft empfunden wird. Die Kranken werden dauernd von heftigen Schmerzen gequält; in dem hyper-ästhetischen Gebiete fühlen sie Brennen und unangenehmes Kribbeln. Die Haut ist cyanotisch verfärbt und zeigt abnorm starke Schweißbildung; die Nägel sind verändert, schilfern ab und zeigen sonstige Wachstumsanomalien. Diese vasomotorischen und trophischen Veränderungen beschränken sich oft ziemlich genau auf das sensible Versorgungsgebiet des Nerven. Im Bereiche der Sensi-bilitätsstörung bilden sich nicht selten Geschwüre aus, die gar keine oder nur sehr mangelhafte Heilungstendenz zeigen; besonders häufig ist dies bei Tibialislähmung an der Fußsohle der Fall, wo diese Geschwürsbildungen auch ohne das sonstige Symptomenbild der Kausalgie vorkommen können.

Zur theoretischen Erklärung des Symptomenbildes wird angenommen, daß von der Nervennarbe aus eine reflektorische Erregung auf die sympathischen Fasern übermittelt wird, deren Reizzustand die Erscheinungen hervorruft. Hierfür spricht die Tatsache, daß therapeutisch sich sowohl die Exstirpation des Neuroms wie auch die perivasculäre Excision des Sympathicus nach Leriche bewährt haben. Die Beseitigung des Neuroms führt oft allein nicht zum Ziele, weil es sich später wieder bildet. Nach der Sympathicus-Exstirpation beobachtet man oft ein schnelles Nachlassen der subjektiven Beschwerden und eine prompte Heilung der Geschwüre.

Der Verlauf der Nervenschußverletzungen ist häufiger ungünstig als es bei sonstigen Nervenverletzungen der Fall ist. Die umfangreichen Narbenbildungen in der Umgebung, die Infektion der Wunde, die Narbenbildungen im Nerven erschweren die Restitution, auch wenn der Nerv nicht durchtrennt ist, in hohem Maße. Bei Kontinuitätstrennung des Nerven ist nicht ganz selten die Wiedervereinigung wegen zu großer Defekte nicht möglich, auch sind die Erfolge der Nervennaht oft nicht so günstig wie sonst, weil die sich über größere Bezirke erstreckende Veränderung im Nerven es verhindert, daß vollkommen gesunde Teile miteinander vereinigt werden.

Therapie der Nervenverletzungen.

Für die therapeutische Indikation ist die Feststellung von entscheidender Bedeutung, ob die Läsion eine spontane Restitution erwarten läßt, oder ob der Nerv dermaßen geschädigt ist, daß nur durch ein operatives Eingreifen eine Wiederherstellung möglich ist. Eine spontane Restitution ist nicht zu erwarten, wenn der Nerv vollkommen durchtrennt ist; hier ist immer Nervennaht erforderlich. Ist die Kontinuität erhalten, so kann die Narbenbildung im Nerven so erheblich sein, daß sie ein unüberwindliches Hindernis den Heilungsvorgängen gegenüber bietet und daß daher zur Wiederherstellung die Excision der Narbe mit nachfolgender Nervennaht geboten ist. Aber auch da, wo die Schädigung des Nerven selbst nicht diesen Grad erreicht, ist ein operativer Eingriff erforderlich, wenn ein fortschreitender Druck von außen durch Narbe, Knochensplitter, Knochenkanten stattfindet, der die Restitution verhindert. Nur in denjenigen Fällen, in denen durch Druck oder Quetschung eine vorübergehende Schädigung stattgefunden hat, ist eine spontane Wiederherstellung zu erwarten. Eine sichere Entscheidung zwischen diesen Möglichkeiten ist keineswegs immer leicht zu treffen. Besteht kein völliger Ausfall der Motalität, sondern nur Paresen, so können wir ohne weiteres schließen, daß keine Kontinuitätstrennung und keine schwere Nervenschädigung vorliegt; desgleichen wenn bei völliger Lähmung sich keine komplette Entartungsreaktion ausbildet, sondern nur einfache Herabsetzung oder partielle Entartungsreaktion besteht. Hierbei ist zu beachten, daß die Entartungsreaktion, auch bei schwerer Läsion, erst in 1—2 Wochen in Ausnahmefällen auch noch später sich einstellt. Die Sensibilitätsausfälle sind zur Beurteilung der Schwere der Läsion nur mit Vorsicht zu benutzen, da sie, wie schon erwähnt auch bei völliger Durchtrennung nur gering sein, und auch ohne Wiederherstellung sich bis zu einem gewissen Grade zurückbilden können. Besteht völlige Lähmung mit kompletter Entartungsreaktion und Sensibilitätsstörung im Bereich des verletzten Nerven, so ist eine sichere Entscheidung darüber, ob eine spontan reparable Störung vorliegt oder nicht, nicht möglich; wir müssen dann sehen, inwieweit die sonstigen Umstände uns Hinweise auf die Art der Läsion geben. Hierbei ist zu berücksichtigen, daß Druckschädigungen in der Regel leicht sind und sich von selbst restituieren, falls nicht das Druckmoment (Narbe, Callus, Knochenkante) fortwirkt. Schnitt- und Stichverletzungen pflegen dagegen meist komplette Durchtrennungen zu sein. Schwieriger ist die Beurteilung der Schußverletzungen, weil bei diesen, wie erwähnt, alle Möglichkeiten und Grade der Läsion vorkommen. Im allgemeinen wird man auch hier bei großen Wunden, die mit starken Zertrümmerungen verbunden sind, insbesondere bei Granatsplitterverletzungen, die Kontinuitätsdurchtrennungen für das Wahrscheinlichere halten. Schwierig zu beurteilen sind auch die Zerrungslähmungen, da sich insbesondere bei diesen oft intraneurale Narben bilden, die der spontanen Restitution großen Widerstand entgegensetzen.

Ist man nach dem Befunde und nach der Art der Verletzung zu der wahrscheinlichen Annahme gekommen, daß der Nerv durchtrennt ist, so ist es ratsam, die Nervennaht so schnell wie möglich vorzunehmen, sobald die Wundverhältnisse es gestatten. In einem Teil der Fälle wird dies schon geschehen bei der primären Versorgung der blutigen Verletzung, in anderen Fällen erst nach Abheilung der Wunde mittels erneuten Eingriffs. Im allgemeinen wird man die Operation nicht vornehmen, solange Eiterung, Abszeßbildung in der Wunde bestehen, da ein aseptischer Verlauf eine wesentliche Vorbedingung für den Erfolg der Nervennaht ist. In denjenigen Fällen, in denen die Schwere der Läsion zweifelhaft ist, wird man in der Regel einige Zeit warten, um zu sehen, ob eine spontane Restitution eintritt. Indessen ist es ratsam, mit dem operativen Eingriff nicht zu lange zu zögern, weil die Restitutionsaussichten sich mit der Länge der Zeit verschlechtern. Im allgemeinen soll man, wenn nach 3—4 Monaten ein Beginn der Restitution nicht festzustellen ist, die Freilegung des Nerven vornehmen. Man wird sich dazu um so leichter entschließen, als die Operation in der Regel nicht mit Gefahr für den Patienten verbunden ist. Bestimmte Regeln lassen sich in dieser Beziehung nicht aufstellen; es muß jeder Fall einzeln unter Berücksichtigung aller Faktoren beurteilt werden. So wird man z. B. bei Spiralbrüchen des Oberarms oder bei Frakturen des Ellbogengelenks, bei welchen erfahrungsgemäß die Knochenkanten den Radialis und Medianus so drücken, daß er sich von selbst nicht restituiert, zur Operation sich schneller entschließen als etwa bei einer Luxation, wo der Oberarmkopf nur kurze Zeit auf die Nervenstämme in der Achselhöhle gedrückt hat. Wenn man auch, wie erwähnt, die Nervennaht oder die Neurolyse nicht lange hinausschieben soll, so ist doch viele Monate und auch mehrere Jahre nach der Verletzung ein Erfolg der Operation durchaus nicht ausgeschlossen, so daß man sie auch in veralteten Fällen, wenn irgend möglich, vornehmen wird.

Bei der Beurteilung der Restitutionsvorgänge für die Operationsindikation und für die Feststellung der Operationserfolge muß mit Sorgfalt darauf geachtet werden, daß man nicht den mehrfach erwähnten Ausgleich der Störung durch Heranziehung intakt gebliebener Muskeln mit Wiederherstellungsvorgängen verwechselt. Manches, was während der Kriegszeit als Operationserfolg mitgeteilt worden ist, insbesondere solche von überraschender Schnelligkeit, ist auf diese Verwechselungen zurückzuführen.

Die Operation besteht in Fällen, wo der Nerv nicht durchtrennt ist, in der Beseitigung drückender Narben, der Befreiung des Nerven aus Callusmassen, der Beseitigung von Knochenfragmenten und drückenden Kanten (Neurolyse). Hierbei ist es zweckmäßig, den Nerven so zu lagern, daß eine neue Kompression nicht stattfinden kann, etwa durch Unterpolsterung von Muskeln oder durch Umlagerung von Fett. Ist der Nerv durchtrennt oder an der Läsionsstelle so stark verändert, daß eine Excision stattfinden muß, so erfolgt die Nervennaht. Die Aneinanderlagerung der Enden muß möglichst exakt geschehen, damit die dazwischen entstehende Narbe möglichst wenig umfangreich ist. Nach STOFFEL soll die Nervennaht so erfolgen, daß die einzelnen Bahnen des Nerven in entsprechender Weise miteinander vereinigt werden. Es ist noch nicht sichergestellt, ob die Erfüllung dieser Forderung tatsächlich eine Vorbedingung für eine gute Restitution ist. Auch dürfte es bei größeren Nervendefekten infolge der Umlagerung der Bahnen keineswegs immer möglich sein, diesen Erfordernissen genau Rechnung zu tragen.

Sind die Nervendefekte groß, so ist es vielfach nicht möglich, die Nervenenden auch mittels Lockerung und Dehnung der Nerven zur Vereinigung zu bringen. Man versucht dann durch plastische Methoden eine Überbrückung herzustellen. Dies kann durch Lappenbildung von Nerven oder durch Einpflanzung anderen Materials geschehen. Wie insbesondere Bielschowsky gezeigt hat, erfolgt dann immer ein Ersatz des eingepflanzten Materials durch Bindegewebe und durch dieses muß der Nerv hindurchwachsen. Die Aussichten auf Wiederherstellung hängen daher sehr von der Struktur dieser Narbe ab, und diese wieder ist bedingt durch den Bau des eingepflanzten Materials, dessen Wahl daher von Wichtigkeit ist. Man hat auch vielfach mit mehr oder weniger gutem Erfolg eine Nervenpfropfung vorgenommen, indem man das periphere Ende des lädierten Nerven in eine angeschnittene Stelle eines intakten Nervens eingepflanzt hat, oder indem man einen Nerven von geringerer Bedeutung ganz durchschnitten hat und das zentrale Ende mit dem peripheren Stumpfe des geschädigten Nerven vereinigt hat.

Die Erfolge der Neurolyse sind im allgemeinen günstige, es tritt in der Regel nach relativ kurzer Zeit eine fortschreitende Restitution der Lähmung ein. Die Voraussetzung für den Erfolg ist nur, daß keine Kompression von neuem eintritt und Narbenbildungen im Nerven selbst nicht die Regeneration in Frage stellen. Bei der Nervennaht ist der Erfolg immerhin zweifelhaft. Die Voraussetzung für die Heilung ist naturgemäß, daß die Naht hält und die Nervenenden nicht wieder auseinanderweichen. Zur Verhütung dessen ist zweckmäßige Lagerung nach der Operation erforderlich, die eine übermäßige Anspannung des genähten Nerven verhindert. Nachträgliche Infektion der Operationswunde kann das Zusammenheilen in Frage stellen. Die Restitutionsaussichten sind ungünstiger, wenn die Verletzung mit erheblicher Zertrümmerung und Quetschung des umliegenden Gewebes verbunden war und infolgedessen zu umfangreicher Narbenbildung führte. Glatte Durchtrennung des Nerven, wie es bei Schnitt- und Stichverletzungen der Fall ist, geben im allgemeinen günstigere Verhältnisse als da, wo der Nerv auf größeren Strecken gequetscht ist. Die großen Defekte, bei denen Plastiken, Einschaltung fremden Materials oder Nervenpfropfung erforderlich sind, sind in der Prognose ungünstiger als die Fälle, wo eine direkte Vereinigung der Nervenenden möglich ist.

Bei den Kriegsverletzungen waren im allgemeinen die Erfolge der Nervennaht schlechter, als wir es von den Friedensverletzungen her gewohnt sind, bei denen die Nervennähte in der großen Mehrzahl der Fälle zur Heilung führen. Der Grund für das ungünstige Verhalten der Kriegsverletzungen in dieser Beziehung liegt vor allem daran, daß die oben erwähnten schädlichen Vorbedingungen hier in vielen Fällen erfüllt waren.

In einem nicht geringen Teil der Fälle erfolgt auch die Restitution nur partiell, indem nur ein Teil der Nervenfasern Anschluß an den peripheren Stumpf findet.

Die Restitution beginnt in der Regel einige Wochen oder Monate nach der Ausführung der Naht. Sie erfolgt hier wie auch in denjenigen Fällen, in denen die Wiederherstellung spontan stattfindet, in der Reihenfolge, daß die proximal versorgten Muskeln zuerst wiederkehren, und daß dann die Heilung allmählich distalwärts fortschreitet; es wird in der Regel die Reihenfolge, in welcher die Muskeln versorgenden Äste vom Nervenstamm abgehen, genau innegehalten. Die Wiederherstellung dauert um so länger, je ausgedehnter die von dem Heilungsvorgang zurückzulegende Nervenstrecke ist. So kann man insbesondere beim Ischiadicus beobachten, daß mehr als ein Jahr vergeht, bis die Fußmuskeln sich wiederherzustellen beginnen.

In manchen Fällen findet man, daß trotz Wiederkehr der normalen elektrischen Erregbarkeit die funktionelle Restitution zu wünschen übrig läßt, die Muskeln ganz gelähmt oder stark paretisch bleiben unter gleichzeitigem

Fortbestehen der Atrophie. Es hat dies wohl seinen Grund vor allem darin, daß die Patienten während der Zeit der Lähmung die Benutzung der betreffenden Muskeln verlernt haben und sie darum nicht innervieren, so daß auch infolge des Fehlens der funktionellen Inanspruchnahme die Atrophie sich nicht ausgleicht (Gewohnheitslähmungen). Man sieht ein derartiges Verhalten besonders bei Lähmungen, deren Wiederherstellung sehr lange Zeit in Anspruch genommen hat.

Bei den Verletzungen, welche einen operativen Eingriff nicht erfordern, können wir durch therapeutische Maßnahmen auf den Fortgang der Restitutionsvorgänge selbst nicht erheblich einwirken. Dasselbe gilt auch bezüglich des Heilungsvorganges nach der Neurolyse oder Nervennaht. Von E. REMACK ist darauf hingewiesen worden, daß wir durch Hindurchleiten eines konstanten Stromes durch die Verletzungsstelle, insbesondere bei Drucklähmungen eine Förderung des Heilungsprozesses erzielen können. Inwieweit eine derartige Einwirkung tatsächlich stattfindet, ist bei dem wechselnden zeitlichen Verlauf, den die Heilung je nach der Schwere der Läsion nimmt, nicht mit Sicherheit zu beurteilen. Die Elektrotherapie erstreckt sich vor allem auf die Behandlung der gelähmten Muskeln; auch hier werden wir naturgemäß nicht erwarten können, daß dies für den Restitutionsvorgang selbst von Bedeutung ist. Das, was wir damit erreichen, ist nur, daß wir die Muskeln in funktionstüchtigem Zustande erhalten, die Atrophie mildern und auch dem sekundären Kontrakturen und Gelenkveränderungen entgegenwirken. Es kann sonst vorkommen, daß der sich regenerierende Nerv die Muskeln in einem so schlechten Zustande vorfindet, daß die funktionelle Wiederherstellung auf das höchste erschwert ist. Die Behandlung erfolgt derart, daß wir Muskeln, die noch faradisch erregbar sind, mit dem Induktionsstrom mit einzelnen Unterbrechungen reizen, oder daß wir sie mit der faradischen Rolle massieren. Besteht jedoch Entartungsreaktion, so werden wir mittels einzelner Schließungen und Öffnungen des konstanten Stromes Kontraktionen des Muskels hervorrufen. Mit der elektrischen Behandlung werden auch Massage der Muskeln und passive Bewegungen verbunden. Es ist darauf zu achten, daß die gelähmten Muskeln durch Zug der Gliedmaßen nicht zu stark gedehnt werden; darum ist es zweckmäßig, bei Deltalähmungen den Arm durch eine Binde am Herunterhängen zu hindern, ebenso das Herunterhängen der Hand bei der Radialislähmung, das letztere am besten durch eine Schiene. Bleibt der Erfolg der Nervennaht aus, so muß evtl. die Verletzungsstelle noch einmal revidiert werden und Narben, die sich gebildet haben, von neuem excidiert werden. Erscheint Restitution ausgeschlossen, insbesondere dann wenn ein nicht auszugleichender Defekt im Nerven vorliegt, so bleibt dann nur noch übrig, durch Muskel- und Sehnenplastiken oder mittels geeigneter Apparate die ausgefallenen Funktionen so weit wiederherzustellen, daß eine Gebrauchsmöglichkeit der Extremität erreicht wird.

Neuritis und Neuralgie.

Unter dem Namen Neuritis fassen wir die entzündlichen Erkrankungen der einzelnen Nerven zusammen. Wir trennen sie von der Polyneuritis ab, bei welcher mehr oder minder große Teile des peripheren Nervensystems affiziert werden. Die Abgrenzung ist nicht ganz scharf, indem naturgemäß auch bei der Neuritis mehrere Nervenstämme gleichzeitig erkranken können und andererseits die Polyneuritis vorwiegend einen oder wenige Nerven betreffen kann. Doch sind trotz vielfacher ätiologischer und symptomatologischer Beziehungen beide Krankheitsbilder als etwas Verschiedenes zu betrachten. Die Polyneuritis

trägt im Gegensatz zur Mononeuritis in höherem Maße die Züge einer
Allgemeinerkrankung. Sie betrifft häufig Nervengebiete, die von mononeuriti-
scher Erkrankung fast nie affiziert werden; ferner zeigt sie in ihren Symptomen
einen diffusen Charakter im Gegensatz der abgegrenzten, gut lokalisierten
Mononeuritis. So kommt es auch, daß, wenn mehrere Nerven von einer Neu-
ritis gleichzeitig befallen werden, das Symptomenbild in der Regel von der
Polyneuritis verschieden ist und im Gegensatz zu dieser besser als multiple
Mononeuritis bezeichnet wird.

Der entzündliche Charakter ist im pathologisch-anatomischen Sinne bei
der Neuritis keineswegs immer sichergestellt. Wir können zwar in einem Teil
der Fälle eine Anschwellung des Nervenstammes palpatorisch feststellen. Dieser
zeigt auch oft eine ausgesprochene Druckempfindlichkeit. Doch treten im pathologisch-anatomischen Befunde die entzündlichen Erscheinungen meist hinter
den degenerativen zurück. Wenn die infiltrativen Erscheinungen im Bindegewebe des Nerven deutlicher sich geltend machen, sprechen wir von Perineuritis
und interstitieller Neuritis, je nach der Lokalisation des entzündlichen Prozesses;
wenn sich dagegen der Befund auf degenerative Vorgänge im Nervengewebe
beschränkt, von parenchymatöser oder degenerativer Neuritis. Es geht daraus
hervor, daß in pathologisch-anatomischer Beziehung die Abgrenzung gegenüber
den Nervenverletzungen nicht ganz scharf ist. Doch erscheint es unzweckmäßig,
die traumatischen Nervenläsionen, wie es vielfach geschehen ist, unter den
Begriff der Neuritis mit einzubeziehen, und in diesem Sinne von traumatischer
Neuritis zu sprechen. Wir machen von diesem Namen besser nur dann Gebrauch,
wenn das Trauma neben der Nervenverletzung sekundär eine Neuritis hervorruft, wie es insbesondere bei offenen Verletzungen, die infiziert werden, nicht
ganz selten ist. Wir beschränken den Namen Neuritis zweckmäßigerweise auf
diejenigen Erkrankungen, wo toxische, infektiöse und ähnliche Schädlichkeiten die Erkrankung hervorrufen. Diese Abtrennung rechtfertigt sich auch
in symptomatologischer Beziehung insofern, als bei diesen Erkrankungen Reizerscheinungen, insbesondere Schmerzen und Druckempfindlichkeit des Nerven
hervorstechende Symptome bilden, während diese bei den einfachen Nervenverletzungen in den Hintergrund treten. Die scharfe Abgrenzung der neuritischen Erkrankungen von den Verletzungen wird dadurch erschwert, daß die
durch eine leichte Neuritis hervorgerufene Vulnerabilität des Nerven bewirken
kann, daß Traumen eher eine Nervenschädigung hervorrufen, als es sonst der
Fall ist. Hierauf ist bei der Besprechung der Nervenverletzungen schon mehrfach hingewiesen worden.

Von der Neuritis pflegen wir die Neuralgie zu unterscheiden. Wir bezeichnen hiermit Erkrankungen des peripheren Nerven, bei denen sich das
Symptomenbild auf Reizerscheinungen in Form von Schmerzen und Parästhesien beschränkt, bei denen außer einer Druckempfindlichkeit des Nerven
kein Untersuchungsbefund zu erheben ist. Im Gegensatz hierzu stehen diejenigen Neuritiden, bei denen Reizerscheinungen fast ganz fehlen oder sehr
im Hintergrunde stehen, während Ausfallssymptome das Krankheitsbild beherrschen. Zwischen diesen beiden Extremen steht jedoch eine Reihe von Übergangsformen. Wir sehen Neuritiden, bei denen neben den Ausfallssymptomen
Schmerzen in erheblichem Maße bestehen; und wir sehen ferner Neuralgien,
die von Ausfallssymptomen begleitet sind. Es wäre klinisch nicht gerechtfertigt, die rein neuralgischen Krankheitsbilder abzutrennen. So liegt z. B.
weder ätiologisch noch symptomatologisch ein Anlaß vor, eine Ischias, bei der
der Achillessehnenreflex fehlt, von denjenigen Formen, bei denen lediglich
Schmerzen bestehen, zu sondern. Aus diesem Grunde wird hier die Neuralgie
mit der Neuritis zusammen behandelt.

Pathologische Anatomie. Bei einer akuten Neuritis kann der Nervenstamm geschwollen sein. Wir finden dann frische infiltrative Erscheinungen im Perineurium und Endoneurium. Bei chronischer Neuritis können chronische interstitielle Bindegewebswucherungen bestehen; doch sind diese Erscheinungen niemals sehr hochgradig. Im Vordergrund stehen in der Regel die degenerativen Vorgänge an der Nervenfaser, auf die sich das Krankheitsbild auch allein beschränken kann. Diese sind im Prinzip die gleichen wie bei der Nervenverletzung, nur daß sie quantitativ geringer sind. Man findet vor allem das Stadium der Entmarkung der Nervenfaser, wie wir es auch bei leichten traumatischen Läsionen beobachten. Die Markscheide ist dann zugrunde gegangen, während der Achsenzylinder intakt geblieben ist. Diese Entmarkung ist häufig an der gleichen Nervenfaser nur stellenweise vorhanden und von Strecken mit normaler Markscheide unterbrochen (diskontinuierlicher Markscheidenzerfall, STRANSKY). Bei schwereren Prozessen kommt es dann auch in gleicher Weise wie bei den Nervenverletzungen zum Zugrundegehen der Achsenzylinder. Wenn diese Veränderungen an einem Teile des Nerven schwer sind, so gesellt sich dann auch in dem peripheren Teile eine sekundäre Degeneration mit allen ihren charakteristischen Anzeichen hinzu. Mit den degenerativen Vorgängen pflegen auch immer gleichzeitig regenerative Prozesse einherzugehen. Wir erkennen dies an der reichlichen Bildung von Neuroblasten aus den SCHWANNschen Scheidenkernen. Die Neubildung von Achsenzylindern und Markscheiden setzt jedoch in der Regel erst dann ein, wenn die ursächliche Schädlichkeit aufgehört hat, und der Heilungsprozeß im Gange ist.

Die Ursachen der Neuritis sind sehr mannigfaltige. In erster Linie sind akute und chronische Infektionskrankheiten zu nennen, die wohl sämtlich Veranlassung zu einer Neuritis geben können. Besonders häufig sieht man Neuritiden nach Grippe, nach Typhus, auch nach Malaria. Die Erkrankungen nach Diphtherie tragen jedoch fast immer einen polyneuritischen Charakter. Auch nach Ruhr ist Neuritis beobachtet worden. Nicht selten sieht man Neuritiden auftreten unter den Erscheinungen einer leichten akuten Allgemeininfektion, ohne daß deren Charakter näher zu bestimmen wäre. Die Kranken klagen dann nur über allgemeines Unbehagen, Kopfschmerzen, zeigen auch leichte Temperaturerhöhungen. Von chronischen Infektionskrankheiten kommt in erster Linie die Tuberkulose und die Syphilis in Betracht. Bei der Syphilis ist die Unterscheidung gegenüber der toxisch bedingten Quecksilberneuritis nicht immer ganz leicht. Von toxischen Schädlichkeiten sind vor allem Alkohol und Blei zu nennen, ferner Quecksilber und Arsen, die beiden ersterwähnten Gifte jedoch in der Regel nur bei chronischen Intoxikationen. Von Stoffwechselstörungen können Diabetes, Gicht die Grundlage bilden. Bei den im höheren Alter verhältnismäßig häufig auftretenden Neuritiden spielt wahrscheinlich die Arteriosklerose eine nicht unerhebliche Rolle. Kachektische, abgemagerte Menschen neigen im allgemeinen mehr zu Neuritiden als gesunde, kräftige. So sahen wir während des Krieges bei dem allgemeinen Rückgange des Ernährungszustandes nicht ganz selten neuritische Erkrankungen, für die sich eine bestimmte Ätiologie nicht nachweisen ließ. Ferner kommen Kachexien bei malignen Tumoren ursächlich in Betracht; hier spielt wahrscheinlich auch das toxische Moment eine erhebliche Rolle. Strittig ist, ob eine Erkältung eine Neuritis hervorrufen kann. Wenn auch hierbei in vielen Fällen ein infektiöses Moment gleichzeitig hinzukommt, so kann man doch nach unseren Erfahrungen die Bedeutung der Erkältung als ursächliches Moment nicht in Abrede stellen. Das häufige Eintreten einer Neuritis unmittelbar im Anschluß an eine Kälteeinwirkung und die Lokalisation in den Nervengebieten an der dem Temperatureinfluß ausgesetzten Stelle sprechen durchaus in diesem Sinne. Naturgemäß können die Nerven von entzündlichen Prozessen, die sich in ihrer Umgebung abspielen, mitergriffen werden. So können Eiterungen auf die Nervenstämme übergreifen, und dadurch eine Neuritis hervorrufen, wie wir es insbesondere auch bei den Kriegsverletzungen nicht selten gesehen haben. Vielfach wurde angenommen, daß von peripheren Wunden aus aufsteigend eine Neuritis in proximaler Richtung sich ausbilden könne (ascendierende Neuritis). Wenn es auch derartige Fälle geben mag, so sind sie doch wohl seltener, als man es früher angenommen hat.

Von toxischen Schädlichkeiten kann der Nerv bei Einspritzungen unmittelbar betroffen werden. So können Äthereinspritzungen in den Vorderarm eine Radialislähmung verursachen; Quecksilbereinspritzungen ins Gesäß können eine Ischiadicusschädigung bewirken. Ebenso rufen zu therapeutischem Zweck angewandte Alkoholinjektionen in einen Nerven eine degenerative Neuritis hervor. In diesem Falle kommt die toxische und traumatische Schädlichkeit zusammen. Nicht selten wirken mehrere Ursachen gleichzeitig. Durch chronische Noxen, wie Tuberkulose, Alkohol, Diabetes o. ä. wird eine Disposition zu neuritischen Erkrankungen geschaffen, bei denen hinzukommende Momente, wie eine akute Infektionskrankheit, eine Erkältung oder auch ein Trauma die Neuritis auslösen. Auch können traumatische Schädigungen die Disposition zu Neuritiden erhöhen, so etwa der Druck von Halsrippen auf den Plexus brachialis, die Verlagerung des Ulnaris nach Ellbogenfrakturen, die habituelle Luxation des Ulnaris infolge Schwäche oder Zerreißung der ihn fixierenden Bänder.

Bei manchen Menschen scheint eine Disposition zu neuritischen Erkrankungen zu bestehen, die auch, worauf Oppenheim hingewiesen hat, familiär sein kann. Man sieht bei diesen Personen zu verschiedenen Zeiten des Lebens auf Grund geringfügiger Schädlichkeiten, nicht selten auch ohne erkennbare Ursache, neuritische Erkrankungen verschiedener Art auftreten, etwa einmal eine Facialislähmung, ein andermal eine Ischias u. ä. Es scheint, daß vor allem vasolabile Menschen diese Disposition zeigen.

Der Erwähnung bedürfen auch noch die Beschäftigungs-Neuritiden. Wir sehen nicht ganz selten bei Menschen, die in ihrer Tätigkeit bestimmte Muskelgebiete vorwiegend anstrengen, in den entsprechenden Nerven neuritische Affektionen auftreten Es handelt sich bei diesen Erkrankungen nicht um etwas Einheitliches. Vielfach sind es lediglich traumatische Schädigungen der Nerven, wenn bei der Art der Beschäftigung durch ein Instrument o. ä. ein Druck dauernd oder in häufiger Wiederholung auf die Nerven ausgeübt wird. Hierauf ist schon bei den Nervenverletzungen hingewiesen worden. Seltener handelt es sich auch um häufig wiederholte Zerrungen der Nerven bei der Arbeit. In anderen Fällen liegen Neuritiden vor, die aus einer oder der anderen der schon erwähnten Ursachen entstehen, und die sich dann in den überanstrengten Gebieten lokalisiert. Ob die Überanstrengung allein imstande ist, eine Neuritis hervorzurufen, erscheint fraglich. Leichte neuritische Beschwerden in dem bei der Beschäftigung viel gebrauchten Bewegungsapparate können auch die Grundlage abgeben für die Entwicklung von funktionellen Beschäftigungsneurosen: Schreibkrampf, Telegraphistenkrampf, Melkerkrampf u. a.

Meist sind naturgemäß die Handmuskeln, also das Gebiet des Medianus und Ulnaris betroffen, so bei Näherinnen, bei Plätterinnen, bei Tischlern und anderen Handwerkern.

Die Neuritis kann akut und chronisch sein. Akute Infektionskrankheiten, Erkältungen usw. bewirken in der Regel akute Krankheitsbilder, während die langsam einwirkenden Schädlichkeiten, wie chronische Infektionskrankheiten und chronische Intoxikationen, chronische Neuritiden hervorrufen. Die akuten Formen können jedoch in chronische übergehen. Nicht selten ist es auch, daß nach der Abheilung einer akuten Neuritis auf unbedeutende Schädlichkeiten hin Rezidive eintreten, die schwerer Natur sein oder sich nur in geringfügigen Schmerzen äußern können.

Das Symptombild der Neuritis setzt sich aus Reiz- und Ausfallserscheinungen zusammen. Diese können sich in der verschiedenartigsten Weise kombinieren. Es können die Reizerscheinungen ganz im Vordergrunde stehen, während die Ausfallserscheinungen zurücktreten und umgekehrt. Doch können auch beide gleichzeitig in erheblichem Maße bestehen. Die Reizerscheinungen äußern sich in Schmerzen und Parästhesien in den betroffenen Gebieten. Der Schmerz wird in der Regel genau entsprechend dem Verlaufe des erkrankten Nerven lokalisiert. Er ist stechend, ziehend, brennend; er kann gleichmäßig und auch anfallsweise intermittierend sein. In dem Versorgungsgebiete des erkrankten Nerven können brennende Schmerzen in der Haut bestehen; hier sind auch vor allem die Parästhesien lokalisiert. Die Kranken klagen über Taubheitsgefühl, Kribbeln, Ameisenlaufen. In dem Hautversorgungsgebiete findet sich oft eine deutliche Hyperästhesie. Die Schmerzen und Parästhesien sind in der Regel das erste Symptom der beginnenden Neuritis. Es besteht von Anfang an gewöhnlich eine ausgesprochene Druckempfindlichkeit des Nervenstammes; auch die Muskeln des Versorgungsgebietes sind oft deutlich druckempfindlich. Im weiteren Verlaufe, insbesondere in den chronischen Fällen pflegt die Druckempfindlichkeit abzunehmen, ohne jedoch ganz zu verschwinden. Motorische Reizerscheinungen sind dagegen nicht in ausgeprägter Weise vorhanden; wir finden nur fibrilläres Zittern in den Muskeln, Muskelwogen, ferner auch Neigung zu Crampi.

Die Ausfallssymptome können, wenn sie überhaupt vorhanden sind, alle möglichen Grade der Abstufung zeigen. Von sensiblen Ausfallserscheinungen sehen wir oft nur ganz geringfügige Empfindungsstörungen, die sich lediglich bei genauester Untersuchung kundgeben und häufig allein die Schmerz- und Temperaturempfindung betreffen. In anderen Fällen erreicht die Sensibilitätsstörung sehr hohe Grade und bleibt nicht hinter dem zurück, was wir bei totaler Nervendurchtrennung beobachten. Mit schweren Sensibilitätsstörungen können gleichzeitig starke Schmerzen verbunden sein (Anaesthesia dolorosa). Ebenso können die motorischen Ausfallssymptome in allen Abstufungen von geringfügigen Paresen bis zu kompletten Lähmungen bestehen. Mit dem Grade der Parese geht eine mehr oder minder starke Atrophie Hand in Hand. Auch die elektrischen Veränderungen (einfache Herabsetzung, partielle und komplette Entartungsreaktion) gehen der Schwere der Lähmung im allgemeinen, doch nicht immer ganz parallel. Im ersten Beginn einer Neuritis kann auch vorübergehend eine Erhöhung der elektrischen Erregbarkeit bestehen. Die Reflexe, deren Reflexbogen der erkrankte Nerv enthält, sind aufgehoben oder zum mindesten herabgesetzt. Die Reflexstörung kann unter Umständen die einzige Ausfallserscheinung sein, die nachweisbar ist. Im Beginn einer Neuritis kann der Reflex auch vorübergehend erhöht sein. Nicht selten finden sich im Gebiet des betreffenden Nerven vasomotorische und trophische Erscheinungen, Cyanose, starkes Schwitzen, Glanzhaut, Wachstumsstörungen an den Nägeln.

Im Gegensatz zu der Neuritis treten bei der Neuralgie die Ausfallserscheinungen gänzlich zurück. Das Symptomenbild beschränkt sich im wesentlichen auf die Schmerzen und die Parästhesien. Der Schmerz trägt hier im Vergleich zu den meist mehr gleichmäßigen Schmerzen bei der Neuritis in der Mehrzahl der Fälle einen intermittierenden anfallsartigen Charakter. Daneben besteht häufig Druckempfindlichkeit des Nervenstammes, die aber nicht immer vorhanden ist. Die Ursachen der Neuralgie sind im allgemeinen die gleichen, wie die der Neuritis; auf Einzelheiten in dieser Beziehung wird noch bei der Besprechung der verschiedenen Neuralgien zurückzukommen sein.

Über die pathologische Anatomie der Neuralgie wissen wir sehr wenig, in der Regel finden wir bei der anatomischen Untersuchung, zu der auch nur selten Gelegenheit vorhanden ist, keine charakteristischen Befunde. Die Neuralgie darf jedoch nicht, wie es früher vielfach geschah, als ein funktionelles Leiden aufgefaßt werden, sondern ist wohl sicher als neuritischer Prozeß anzusehen.

Der Verlauf der Neuralgie ist ähnlich, wie der der Neuritis. Auch hier unterscheiden wir akute und chronische Fälle. Manche Formen der Neuralgie, wie die noch zu besprechende Trigeminusneuralgie und die Ischias, zeichnen sich oft durch besondere Hartnäckigkeit aus.

In differential-diagnostischer Beziehung macht die Neuritis und die Neuralgie in der Regel keine besonderen Schwierigkeiten, wenn man die charakteristische Lokalisation der Schmerzen, die Verteilung der Lähmungen und Sensibilitätsstörungen entsprechend dem Versorgungsgebiete der befallenen Nerven beachtet. Schwierigkeiten kann die Abgrenzung gegenüber Prozessen, die sich an den spinalen Wurzeln und am Rückenmark abspielen, machen. So können Rückenmarksgeschwülste, Wirbeltumoren und Wirbelcaries mit Symptomen beginnen, die durchaus an eine Neuralgie bzw. eine Neuritis erinnern. Ebenso können spinale Muskelatrophien (bei amyotrophischer Lateralsklerose, bei Syringomyelie, bei Lues spinalis) im Beginn als neuritische Lähmungen anmuten. Nur die genaue Analyse der Ausfallssymptome, des Verlaufes, das Fehlen jeder Druckschmerzhaftigkeit am Nerven sichern in manchen Fällen erst die Differentialdiagnose. Ebenso können die tabischen Schmerzen den Neuralgien ähneln. In diesem Falle gibt jedoch gewöhnlich der wenig streng lokalisierte Charakter der Schmerzen, das Auftreten an verschiedenen Stellen der einzelnen Gliedmaßen einen genügenden diagnostischen Hinweis. Schwierig kann auch die Differentialdiagnose gegen Myalgien sein. Entscheidend ist hier die Lokalisation der Schmerzen in bestimmten Muskelgebieten, und das Fehlen des Schmerzes dem Nervenstrang entlang, ferner die Beschränkung der Druckschmerzhaftigkeit auf den Muskel und das Fehlen des Druckschmerzes am Nerven. Erschwert wird die Differentialdiagnose dadurch, daß auch bei Neuritiden die Muskeln selbst schmerzhaft sein können.

Schwierigkeiten kann die Differentialdiagnose auch gegenüber Schmerzen machen, wie sie von neuropathischen Menschen, insbesondere von Hysterikern in den verschiedensten Gegenden des Körpers angegeben werden. Doch ermöglicht hier die uncharakteristische Lokalisation der Schmerzen, ferner auch der diffuse Charakter der nicht selten angegebenen Druckschmerzhaftigkeit meist ohne weiteres die Unterscheidung. Insbesondere der Anfänger ist darauf hinzuweisen, daß er nicht, wie es vielfach geschieht, jeden nicht durch grobanatomische Veränderungen bedingten Schmerz als Neuralgie bezeichnet, sondern diese Diagnose nur auf die charakteristischen Symptome stützt.

Bezüglich der Einzelheiten in der Differentialdiagnose wird bei den einzelnen Formen der Neuritis noch näher eingegangen werden.

Die Behandlung der Neuritis besteht in akuten Fällen in vollkommener Schonung des betroffenen Gebietes. In manchen Fällen, besonders solchen, die von Allgemeinerscheinungen begleitet sind, ist Bettruhe anzuraten. Aber auch im späteren Verlauf und in chronischen Fällen ist jede Anstrengung zu vermeiden. Von Arzneimitteln bewähren sich sowohl in akuten wie in chronischen Fällen die große Menge der uns zur Verfügung stehenden Antipyretica und Antineuralgica: Natrium salicylicum, Aspirin und andere Verbindungen der Salicylsäure, Phenacetin, Pyramidon. Auch Vaccineurininjektionen sind empfohlen worden. Von physikalischen Heilmitteln sind insbesondere im Beginn Schwitzprozeduren von besonders guter Wirkung, Heißluftbäder, Glühlichtbäder u. ä. Von Wärmeapplikationen bewähren sich trockene warme Umschläge (Termophore, gewärmte Sandsäcke) sowie besonders die Diathermie. Von elektrischen Maßnahmen ist die stabile Galvanisation angezeigt. Die Elektrode wird hierbei so aufgesetzt, daß der Strom möglichst dem Verlauf des Nerven folgt, und zwar bevorzugt man den absteigenden Strom (Anode proximal, Kathode distal). Dabei sind stärkere Stromschwankungen zu vermeiden; der Strom muß langsam ein- und ausgeschaltet werden. Auch stabile Galvanisation in Form der Vierzellenbäder ist anzuraten. Der konstante Strom wird besonders dann angewendet, wenn Schmerzen und Reizerscheinungen im Vordergrunde stehen. Sind Paresen und Lähmungen vorhanden, so empfiehlt es sich auch, die einzelnen Muskeln zu reizen, und zwar je nachdem sie für die Stromarten erregbar sind, mit dem faradischen Strom oder mit dem galvanischen mit einzelnen Stromschlüssen. Diese Behandlung ist jedoch im akuten Stadium zu vermeiden. In chronischen Fällen ist auch Massage, insbesondere im Bereiche der gelähmten Muskeln anzuwenden. Von Bädern leisten Fichtennadelbäder gelegentlich gute Dienste, ferner Dampfduschen u. ä. Auch Fangopackungen und Moorbäder sind oft von günstiger Wirkung. In chronischen Fällen empfiehlt sich auch Besuch eines Kurortes, entweder eines der bekannten Thermalbäder (Baden-Baden, Wiesbaden, Teplitz, Warmbrunn, Wildbad usw.) oder Moorbäder (Franzensbad, Kissingen, Kudowa, Elster usw.). In prophylaktischer Beziehung ist den Patienten, wenn sie zu neuritischen und neuralgischen Krankheiten neigen, zu raten, sich vor Kälte- und Nässeeinwirkungen und vor Überanstrengungen zu schützen.

Die Neuritis und die Neuralgie betreffen die verschiedenen Nervengebiete nicht mit gleicher Häufigkeit; es sind bestimmte Nerven, die vorzugsweise betroffen werden. Wir kennen hier in einzelnen Nervengebieten wohl charakterisierte Krankheitsbilder. Diese sollen im folgenden besprochen werden.

Hirnnerven.

Unter den Hirnnerven werden zwei Nerven vorzugsweise von neuritischen Erkrankungen betroffen, der Trigeminus und der Facialis, und zwar wird der Trigeminus vor allen von Neuralgie und der Facialis von Neuritis befallen. Diese praktisch wichtigen Krankheitsbilder sollen zunächst hier geschildert werden.

Die Neuritis des Nervus facialis.

Die neuritische Facialislähmung ist eine der häufigsten Neuritiden, die wir überhaupt zur Beobachtung bekommen. Sie tritt in der Regel ganz akut auf, in einem großen Teil der Fälle ohne andere Begleiterscheinungen, in anderen Fällen verbunden mit allgemeinem Unbehagen, auch leichter Temperatursteigerung, Schmerzen im Gesicht und der Ohrgegend. Auch können Katarrhe der oberen Luftwege gleichzeitig bestehen. Die Ätiologie ist mit Wahrscheinlichkeit eine allgemeine Infektion, deren Natur wir nicht näher kennen. Die Erkältung scheint bei der Entstehung der Facialislähmung eine wesentliche Rolle zu spielen. Wir erfahren oft von den Kranken, daß sie am Tage vorher einer Erkältungsschädlichkeit ausgesetzt waren, daß sie mit der betreffenden Gesichtshälfte von kaltem Luftzuge betroffen wurden, z. B. im Eisenbahncoupé. Auch häufen sich oft bei plötzlich einsetzendem kaltem Wetter die Facialislähmungen. Von dieser als rheumatische Facialislähmung bezeichneten Erkrankung sind diejenigen Fälle zu unterscheiden, in denen durch entzündliche Schädlichkeiten anderer Art die Erkrankung hervorgerufen wird, so z. B. durch Übergreifen eines Prozesses im Mittelohre auf den naheliegenden Facialis. Doch ist hierbei zu beachten, daß die gleiche Schädlichkeit, welche die Ohrentzündung hervorgerufen hat, auch eine rheumatische Facialislähmung bedingen kann. Ferner sieht man nicht ganz selten bei verhältnismäßig frischer Lues Facialislähmung auftreten, bei der es jedoch nicht sicher ist, ob es sich hier um einen neuritischen Prozeß oder nicht wahrscheinlicher um eine basale

Affektion an den Meningen handelt. Die im späteren Verlauf der Syphilis auftretenden Facialislähmungen, die besonders häufig mit Acusticusaffektionen verbunden sind, sind mit großer Wahrscheinlichkeit immer auf basale syphilitische Prozesse zurückzuführen. Die Differentialdiagnose zwischen rheumatisch und luetisch bedingter Facialislähmung ist nicht immer ganz leicht und in zweifelhaften Fällen ist es zweckmäßig, Blutuntersuchung und eventuell Lumbalpunktion zur sicheren Entscheidung vorzunehmen.

Das Eintreten der Erkrankung, ist, wie erwähnt, meist akut. Die Kranken merken die Lähmung nicht selten früh beim Erwachen. Sie ist fast immer von Beginn an komplett, nur ausnahmsweise schreitet sie allmählich fort. In manchen Fällen besteht von Anfang an nur eine Parese, die niemals zur völligen Lähmung sich entwickelt. In der Regel sind alle Äste des Nerven betroffen. Die Lähmung ist fast immer einseitig. Die Symptomatologie entspricht dem, was im allgemeinen Teil als Ausfallssyndrom des Facialis geschildert worden ist. Die elektrische Erregbarkeit kann in leichten Fällen unverändert oder nur herabgesetzt sein, in den mittelschweren Fällen findet sich partielle, in schweren Fällen komplette Entartungsreaktion. Schmerzen bestehen, wenn sie überhaupt vorhanden sind, meist nur im Anfange. Sensibilitätsstörungen fehlen meist ganz. In manchen Fällen besteht jedoch eine leichte Herabsetzung der Empfindung in der betreffenden Gesichtshälfte. Der Geschmack ist in einem erheblichen Teile der rheumatischen Facialislähmungen auf der Zungenhälfte der betreffenden Seite in den vorderen zwei Dritteln gestört. Dies weist darauf hin, daß die Erkrankung sich an dem Nerven in seinem Verlaufe durch das Felsenbein abspielt. Andere Nerven sind nicht mitbetroffen; gelegentlich können leichte Trigeminusneuralgien gleichzeitig bestehen. Das Mitbefallensein anderer Hirnnerven, besonders des Acusticus, weist immer auf eine andere Art der Erkrankung, insbesondere auf basale Prozesse (Lues, Tumoren) hin. In ganz leichten Fällen kann die Heilung schon nach einer Woche eintreten, meist dauert es jedoch bis zur völligen Wiederherstellung mehrere Wochen, in den mittelschweren Fällen meist 2—3 Monate. In schweren Fällen kann sich der Heilungsverlauf über mehrere Monate hinziehen. Auch ist in schweren Fällen immer damit zu rechnen, daß keine völlige Restitution eintritt. Ausnahmsweise kann die Lähmung ohne jede Spur von Restitution dauernd bestehen bleiben. In den meisten Fällen ungünstigen Verlaufes tritt jedoch eine partielle Restitution ein. Die elektrische Erregbarkeit kehrt wieder, bleibt jedoch herabgesetzt, und es bilden sich die früher geschilderten Contracturen und Mitbewegungen aus. Daß diese Contracturen, wie man früher vielfach glaubte, eine Folge zu starker und lang dauernder elektrischer Behandlung sind, ist durchaus unwahrscheinlich, da sie auch in gänzlich unbehandelten Fällen auftreten.

In manchen Fällen, und zwar vorwiegend solchen, die in der frühen Kindheit entstanden sind, beobachtet man, daß, obgleich die elektrische Erregbarkeit sich vollkommen wiederherstellt, ohne Contracturbildung die Facialislähmung unverändert bestehen bleibt. Es ist wahrscheinlich, daß es sich hier um Gewohnheitslähmungen handelt, indem die Kranken die Bewegungen der betreffenden Gesichtshälfte verlernen und sie mangels Anregung nicht mehr benutzen. In solchen Fällen können systematische Übungen mit elektrischer Behandlung, die geeignet sind, die Bewegungen wieder zum Bewußtsein zu bringen, zur Heilung führen.

Rezidive sind nur insofern zu befürchten, als es sich bei den Patienten, die an rheumatischer Facialislähmung erkranken, vielfach um Menschen handelt, die überhaupt Disposition zu Neuritis zeigen, so daß bei Wiederkehr einer gleichen Schädlichkeit die Erkrankung sich wiederholen kann; gelegentlich sieht man, daß dann die andere Gesichtshälfte erkrankt.

Bezüglich der Therapie ist zu bemerken, daß Facialislähmungen, besonders die leichten Fälle, oft ohne jede Behandlung abheilen. Medikamentös ist es zweckmäßig, im Beginn, wenn die Zeichen der Allgemeininfektion noch vorhanden sind, Aspirin oder ähnliche Antipyretica zu geben. Im späteren Verlauf kann man auch in den nicht luetischen Fällen Jodkali geben Auch Schwitzprozeduren sind im Beginn angezeigt. Ferner ist elektrische Behandlung zweckmäßig. Man behandelt den Facialis an seinem Austrittspunkte vor dem Ohr mit stabiler Galvanisation (Kathode), und man bringt die einzelnen Muskeln durch faradische und galvanische Reize mit der Unterbrecherelektrode zur Kontraktion. Sowie die Besserung beginnt, ist es auch zweckmäßig, Übungen unter Kontrolle des Auges vor dem Spiegel ausführen zu lassen Dies dient vor allem zur Verhinderung der Gewohnheitslähmungen und vielleicht auch zur Verhinderung der Mitbewegungen. Bei den Bewegungsstörungen im Gesicht ist es besonders zu beachten, daß sich ohne Kontrolle des Auges die Lähmungen der Kenntnis des Kranken fast völlig entziehen, so daß die Übungen vor dem Spiegel vorgenommen werden müssen.

Die Neuralgie und Neuritis des Trigeminus.

Die Trigeminusneuralgie ist im allgemeinen eine Erkrankung des mittleren und höheren Lebensalters; sie kommt jedoch gelegentlich, wenn auch erheblich seltener, im jüngeren Lebensalter vor. Sie trägt in der Mehrzahl der Fälle einen chronischen Charakter und erstreckt sich oft über viele Jahre und Jahrzehnte. In diesem lang hingezogenen Verlauf treten in der Regel mehr oder minder starke Exacerbationen auf, die sich über Wochen und Monate erstrecken können. Zwischen diesen Verschlimmerungen bestehen auch nicht selten Zeiten völliger oder fast völliger Beschwerdefreiheit, die sich über Jahre erstrecken können. Der Beginn der Erkrankung ist in einem Teil der Fälle akut, indem ohne besondere Ätiologie oder auch durch Gelegenheitsursachen, wie Erkältungen, Infektionskrankheiten oder ähnliches ausgelöst, das Leiden ziemlich plötzlich mit erheblicher Intensität beginnt. In anderen Fällen stellen sich die Beschwerden langsamer ein, indem sie, zuerst in geringem Grade beginnend, allmählich zu stärkerer Intensität anwachsen. Neben diesen chronischen Fällen sehen wir gelegentlich akute Anfälle auftreten, bei denen, auch durch eine der erwähnten Ursachen ausgelöst, eine Attacke der Krankheit auftritt, die nach einigen Wochen und Monaten wieder verschwindet. Wir beobachten dann nicht selten, daß derartige Patienten wiederholt von solchen mehr oder minder akuten Episoden betroffen werden. Zwischen diesen Fällen und denen mit chronisch intermittierendem Verlauf gibt es alle möglichen Übergänge.

Über die Ätiologie der Trigeminusneuralgie wissen wir nichts Bestimmtes. In den meisten Fällen, insbesondere denen von chronischem Verlauf, sind ursächliche Momente überhaupt nicht nachzuweisen. Für einen Teil der Fälle gilt das, was bereits oben in dem allgemeinen Abschnitt über Neuritis und Neuralgie bezüglich der Disposition zu derartigen Erkrankungen ausgeführt wurde. Es handelt sich um Menschen, die auch sonst dazu neigen, auf relativ geringfügige Ursachen mit neuritischen Symptomen zu reagieren. Als auslösende Momente kommen, wie schon erwähnt, Infektionskrankheiten in Frage: Grippe, Malaria u.a. auch toxische Momente, wie Alkohol usw. kommen in Betracht, spielen jedoch keine erhebliche Rolle. Ebenso können Erkältungen in Frage kommen, jedoch scheint es, daß diesen eine wesentliche Rolle für die Entstehung der Trigeminusneuralgie nicht zukommt. Die erwähnten ursächlichen Momente sind bei den akuten Erkrankungen häufiger wirksam, während sie bei den chronischen Fällen mehr als auslösende Faktoren für die Exacerbationen in Frage kommen. Allgemeiner Rückgang des Ernährungs- und Kräftezustandes scheint die Disposition für das Eintreten der Erkrankung zu begünstigen.

Bei der Bevorzugung der höheren Lebensalter ist zu erwägen, inwieweit die Arteriosklerose eine Rolle spielt. Die Wirksamkeit dieses Faktors ist wohl nicht ganz auszuschließen, kommt jedoch wohl nur als unterstützendes Moment in Betracht. Bei den Neuralgien des 2. und besonders des 3. Trigeminusastes ist wahrscheinlich auch die senile Involution des Ober- und Unterkiefers nach Zahnausfall von Bedeutung.

In der Symptomatologie der Trigeminusneuralgie steht der Schmerz ganz im Vordergrunde. Dieser zeichnet sich dadurch aus — und dies ist differential-diagnostisch wichtig —, daß er nicht gleichmäßig besteht, sondern anfallsweise auftritt. In Attacken von einigen Minuten Dauer wächst er zu einer intensiven Stärke an, um dann wieder allmählich nachzulassen. In der Zwischenzeit sind die Kranken oft ganz schmerzfrei; in anderen Fällen bleibt jedoch ein gleich-mäßiger Schmerz geringerer Heftigkeit auch dann bestehen. Die Zwischenräume zwischen den Anfällen sind sehr verschieden lang; es können Minuten, auch Stunden zwischen ihnen vergehen. In schweren Fällen folgen sich die Anfälle manchmal so schnell, daß nur ganz kurze Erholungspausen dazwischen bleiben. Der Schmerz wird oft von den Kranken als ganz unerträglich geschildert, so daß sie um jeden Preis davon befreit sein wollen, sich zu jedem operativen Eingriff bereit erklären, der ihnen nur Erlösung von den Qualen verspricht. Die Stärke der Schmerzen kann so groß sein, daß die Patienten zum Selbstmord neigen. Aber auch wenn die Schmerzen keine derartige Intensität erreichen, pflegt die Trigeminusneuralgie ein recht unangenehmes und quälendes Leiden zu sein. Der Schmerz trägt meist einen stechenden und brennenden Charakter. Während der Anfälle verzieht der Kranke das Gesicht in krampfhafter Weise, hält sich die Wange mit der Hand, die Gesichtshaut rötet sich, auch tritt häufig vermehrte Schweißbildung auf. Ausgelöst werden die Anfälle oft durch Sprechen, durch Essen, so daß die Kranken beides in schweren Fällen nach Möglichkeit einzuschränken suchen; sie vermeiden dann auch nach Möglich-keit Bewegungen in der betroffenen Gesichtshälfte, so daß bei oberflächlicher Betrachtung eine Facialisparese vorgetäuscht werden kann. Die Neuralgie ist fast immer einseitig, nur selten doppelseitig. Sie betrifft oft nur einen der drei Äste des Trigeminus, am häufigsten wohl den 1. Ast, doch können auch der zweite oder dritte Ast allein erkrankt oder in Mitleidenschaft gezogen sein. Die Schmerzen lokalisieren sich ziemlich genau im Verbreitungsgebiet des betreffen-den Nerven. Es kommt auch vor, daß nur ein Zweig eines Astes betroffen ist, so etwa der Supraorbitalis, der Infraorbitalis oder der Mentalis. Bei Betroffensein des Supra- oder Inframaxillaris werden die Schmerzen häufig im Zahnfleisch und in den Zähnen empfunden, so daß die Patienten anfangs glauben, daß es sich um Zahnschmerzen handele, deswegen den Zahnarzt auf-suchen und sich kranke und auch gesunde Zähne entfernen lassen. Auch in der Zunge können die Schmerzen bei Neuralgie im dritten Aste lokalisiert sein. Gelegentlich werden Parästhesien in Form von Kribbeln und Taubheitsgefühl im Gebiet der betroffenen Nerven angegeben; doch ist dies relativ selten.

Im Gegensatz zu der Schwere der subjektiven Symptome pflegt der Unter-suchungsbefund nur gering zu sein. In den meisten Fällen finden sich die charak-teristischen Druckpunkte. Bei Neuralgie des 1. Astes findet sich ein solcher Punkt meist an der Incisura supraorbitalis am Austrittspunkt des gleichnamigen Nerven aus dem Kanal, öfters auch noch ein Punkt im inneren Teil des Ober-augenhöhlenrandes am Austritt des Nervus ethmoidalis. Beim zweiten Ast findet sich der Druckpunkt am Austritt des Nervus infraorbitalis durch das gleichnamige Foramen, öfters auch noch am Jochbein am Austritt des Nervus auriculotemporalis. Am dritten Ast sind die Druckpunkte meist weniger deutlich ausgesprochen, sie finden sich jedoch öfters am Foramen mentale, ferner hinter dem Kieferwinkel oder auch, wenn man im Munde hinter dem Ligamentum pterygomanidibulare mit dem Finger eingeht. Die Druckpunkte heben sich in der Regel deutlich von ihrer Umgebung ab, indem nur dann, wenn man den Punkt genau mit dem Finger trifft, die Schmerzhaftigkeit angegeben wird, jedoch nicht in der Nachbarschaft. Die Druckpunkte können aber auch völlig fehlen, selbst in schweren Fällen, so daß sie bei negativem Ausfall für die Diagnose nicht entscheidend sind. Die Sensibilitätsprüfung ergibt mitunter eine Hyperästhesie im Verbreitungsbezirk des betroffenen Nerven. In manchen Fällen besteht auch eine mehr oder minder ausgeprägte Herabsetzung der Sensibilität, entweder für alle Qualitäten oder auch nur für Schmerz- und Temperaturreize. In der Mehrzahl der Fälle ist jedoch die Sensibilität intakt. Der Corneal- und Conjunctivalreflex ist in der Regel nicht verändert. Motorische Ausfälle im Bereiche der Kaumuskeln finden sich bei der Trigeminusneuralgie nicht.

In den ausgeprägten Fällen sind die Symptome der Trigeminusneuralgie meist so charakteristisch, daß sie der Differentialdiagnose keine Schwierigkeiten machen. Zu beachten ist jedoch, daß Affektionen anderer Art, die den Trigeminus in Mitleidenschaft ziehen, besonders im Anfange, Symptome hervorrufen können, die der Trigeminusneuralgie sehr ähneln. Dies gilt insbesondere von Tumoren, die an der Schädelbasis innerhalb oder außerhalb der Schädelhöhle liegen, ferner bei Geschwülsten, die sich im Dach der Augenhöhle, im Oberkiefer, im Unterkiefer, im Nasenrachenraum entwickeln. Die Schmerzen pflegen in solchen Fällen meist gleichmäßiger zu sein als bei der echten Trigeminusneuralgie; auch gesellen sich im weiteren Verlaufe meist Ausfallssymptome: Sensibilitätsstörungen, Aufhebung des Cornealreflexes, Kaumuskellähmungen hinzu. Zahnaffektionen können Beschwerden hervorrufen, die der Trigeminusneuralgie ähneln; eine sorgfältige Untersuchung der Zähne ist in Fällen, wo Zweifel bestehen, geboten. Bei der Supraorbitalneuralgie kann die Abgrenzung von Kopfschmerzen anderer Ursache mitunter Schwierigkeiten bereiten. Mit der Migräne hat die Trigeminusneuralgie die Einseitigkeit gemeinsam, in der Regel ist jedoch die Hemicranie durch die in größeren Zwischenräumen auftretenden Attacken, durch die anderen Begleitsymptome (Schwindel, Flimmerskotom, Erbrechen) so gut charakterisiert, daß eine Verwechselung nicht stattfinden kann. In manchen Fällen, von Migräne, in denen neben den Kopfschmerzen andere Symptome nicht bestehen, in denen sich auch die einzelne Attacke über mehrere Tage hinzieht, kann die Unterscheidung Schwierigkeiten bereiten, zumal auch ein Druckpunkt ähnlicher Art wie bei der Trigeminusneuralgie bestehen kann. Verhältnismäßig häufig sind Verwechselungen mit den Erkrankungen der Nasennebenhöhlen, und zwar meist in dem Sinne, daß diese fälschlich als Trigeminusneuralgie gedeutet werden. Erkrankung der Stirnhöhle kann eine Supraorbitalneuralgie, Erkrankung der Kieferhöhle eine Infraorbitalneuralgie vortäuschen. Differentialdiagnostisch ist hier zu beachten, daß bei den Nebenhöhlenerkrankungen der Schmerz in der Regel in den Vormittagsstunden auftritt und über Nacht verschwindet, solange er besteht, aber gleichmäßig anhaltend ist, keine anfallsweisen Verstärkungen zeigt; ferner nimmt der Schmerz meist beim Bücken zu, was bei der Trigeminusneuralgie nicht der Fall ist. Die Druckempfindlichkeit findet sich nicht an den Nervenpunkten, sondern bei der Stirnhöhlenerkrankung im inneren Augenwinkel und an der Stirn selbst, bei Erkrankung der Kieferhöhle im Bereich des ganzen Oberkiefers. In zweifelhaften Fällen soll eine spezialistische Untersuchung der Nebenhöhlen nie verabsäumt werden. Es ist auch nicht ganz selten, daß bei den Nebenhöhlenentzündungen sekundäre Schmerzen in den Trigeminuszweigen auftreten und auch nach Abheilung der primären Erkrankung noch andauern.

Die Therapie der Trigeminusneuralgie folgt im wesentlichen den Grundsätzen, wie sie allgemein für die Behandlung der Neuralgien angegeben wurden. Die akuten Formen der Trigeminusneuralgie reagieren im allgemeinen gut auf Schwitzprozeduren, Kopflichtbäder, ferner auf Behandlung mit den üblichen antineuralgischen Medikamenten. Schwerer zugänglich sind die chronischen Formen, und es gibt Fälle, bei denen fast jede Therapie versagt. Man wird in solchen Fällen zweckmäßigerweise die verschiedensten Behandlungsmethoden versuchen, da man immer wieder die Erfahrung macht, daß in dem einen Fall die eine, in dem anderen Falle die andere Methode zum Ziele führt. Abgesehen von der eigentlichen Therapie sind naturgemäß alle Momente, die ungünstig auf die Neuralgie einwirken können, wie Zahnerkrankungen, Nebenhöhlenerkrankungen u. ä. zu beseitigen. Dagegen müssen die Patienten davor gewarnt werden, sich unnötigerweise gesunde Zähne ziehen zu lassen, die sie irrtümlicherweise als den Ursprung der Schmerzen ansehen. Von Medikamenten bewähren sich die Salicylpräparate, Chinin, Aspirin, Pyramidon, Phenacetin, oft auch besonders gut die Kombination verschiedener Mittel, Trigemin, Aspiphenin. In akuteren Fällen ist es zweckmäßig, diese Mittel mit den Schwitzprozeduren zu kombinieren und sie dann auch in reichlicheren Dosen anzuwenden. Vielfach wird auch das Aconitin allein oder in Kombination mit anderen Medikamenten empfohlen. In vielen Fällen hat sich neuerdings auch das Chlorylen (Trichloräthylen) bewährt, das entweder eingeatmet wird (25 Tropfen auf Watte 2—3mal täglich) oder in Perlen (dreimal täglich 2 Perlen) eingenommen wird. Auf dieses Medikament wurde man durch technische Vergiftungen aufmerksam, bei denen eine Anästhesie im Trigeminus auftrat; es scheint danach eine spezifische Affinität zum Trigeminus zu besitzen und wirkt in den kleinen nicht toxischen Dosen häufig recht günstig auf die Trigeminusneuralgie. Auch von Vaccineurineinspritzungen sind Erfolge berichtet worden. Große Vorsicht ist dagegen mit dem Morphium geboten, insbesondere in chronischen Fällen, da hier die Gefahr des Morphinismus sehr erheblich ist, und die Entziehung des Morphiums bei fortbestehender Neuralgie die größten Schwierigkeiten bereitet.

Von elektrischen Maßnahmen bewährt sich die stabile Galvanisation am besten: man setzt dann die Kathode in den Nacken, die Anode auf den Druckpunkt des befallenen Trigeminusastes; man verstärkt den Strom ganz allmählich bis auf 3 M.-A. und läßt ihn dann ca. 10—15 Minuten einwirken. Manche Autoren haben von der Anwendung starker Ströme längere Zeit hindurch bis zu einer Stunde gute Erfolge gesehen; doch muß man mit starken Strömen am Kopf vorsichtig sein wegen der auftretenden Schwindelerscheinungen und insbesondere Stromunterbrechungen und Stromschwankungen vermeiden. In akuteren Fällen wirkt die Galvanisation oft recht gut, in chronischen Fällen sind die Resultate meist nur vorübergehend. Das gleiche gilt auch von der Anwendung der Diathermie. Die Röntgenbestrahlung wird von manchen Seiten empfohlen, doch scheinen auch damit dauernde Erfolge im allgemeinen nicht erzielt worden zu sein. In einer erheblichen Zahl der Fälle gelingt es mit den erwähnten medikamentösen und physikalischen Maßnahmen, die Trigemunisneuralgie zu heilen oder wenigstens dem Patienten über die einzelnen Attacken des Leidens hinwegzuhelfen. Es bleibt jedoch immer noch eine Reihe von Fällen übrig, bei denen alle diese Maßnahmen versagen oder nur ganz vorübergehende Erleichterungen bringen. In solchen Fällen ist dann die Injektionstherapie, oder wenn auch diese versagt, die operative Behandlung angezeigt. Injektionen mit Eucain in die Nerven haben mitunter guten, oft jedoch auch nur vorübergehenden Erfolg; wirksamer sind Alkoholinjektionen, welche ebenso wie die operativen

Methoden eine Zerstörung des Nerven beabsichtigen. Die Injektionen erfolgen entweder in das Foramen supraorbitale, das Foramen infraorbitale oder am Unterkiefer in den 3. Ast. Wenn diese Injektionen im Erfolg versagen, so ist die Injektion in den Trigeminus an der Schädelbasis oder durch das Foramen ovale in das Ganglion Gasseri angezeigt. Die letzteren beiden Injektionen sollen jedoch nur von dem in der Technik dieser Operation besonders Erfahrenen vorgenommen werden. Der Erfolg dieser Injektion ist oft momentan und hält auch in vielen Fällen lange Zeit vor. Bei eintretendem Rezidiv kann die Injektion wiederholt werden. Bei operativer Behandlung werden die Trigeminusäste am Foramen supraorbitale bzw. infraorbitale reseziert. Da die Möglichkeit der Regeneration und damit des Rezidivs vorliegt, ist es angezeigt, den Nerven auf eine größere Strecke zu entfernen, wie es durch Herausdrehen des Nerven am besten geschieht. In Fällen, wo alle anderen Mittel versagen, bleibt dann nur die Exstirpation des Ganglion Gasseri übrig, die immerhin eine recht eingreifende Operation ist. Auch hier ist es besonders wichtig, daß das Ganglion ganz entfernt wird, um Rezidive zu vermeiden. Nach den Alkoholinjektionen und nach Resektionen, ebenso wie nach der Exstirpation des Ganglion Gasseri stellt sich Anästhesie in den entsprechenden Hautgebieten ein. Die anästhetischen Bezirke pflegen sich insbesondere bei Resektionen einzelner Äste allmählich zu verkleinern. Die Gefahr der Keratitis neuroparalytica bei Zerstörung des 1. Astes oder des Ganglion Gasseri ist besonders zu beachten.

Die anderen Hirnnerven werden nur selten von neuritischen Erkrankungen betroffen. Augenmuskellähmungen sind gelegentlich nach Erkältungen, nach rheumatischen Infektionen beschrieben worden. Auch können die Augenbewegungsnerven bei einer Polyneuritis (siehe dort) mit erkranken. In der Mehrzahl der Fälle von Augenmuskellähmungen handelt es sich jedoch um Kernerkrankungen, so bei Lues, Arteriosklerose usw. Die neuritische Erkrankung des Opticus gehört in das Gebiet der Hirnkrankheiten. Eine Acusticusneuritis wird gelegentlich zusammen mit der Facialislähmung beobachtet, auch kann sie die Teilerscheinung eines Herpes zoster sein (siehe dort). Bei den Affektionen des Acusticus, die im Anschluß an den Gebrauch von Salicyl und Chinin auftreten (Ohrensausen, Schwerhörigkeit) handelt es sich wohl um toxische Neuritiden. Im Verlauf der Lues, oft schon im Frühstadium, sieht man nicht selten Affektionen des Acusticus auftreten, deren Natur nicht ganz sichergestellt ist, und die möglicherweise als infektiöse Neuritis anzusehen sind. Sie sind oft nicht ganz leicht von den durch toxische Quecksilber- oder Salvarsanschädigung entstandenen Affektionen zu trennen. Der größte Teil der bei Lues auftretenden Acusticusschädigungen sind jedoch auf eine Erkrankung der Meningen zu beziehen. Neuritische Erkrankungen des Glossopharyngeus, des Vagus, des Hypoglossus sind außerordentlich selten. Sie kommen gelegentlich, insbesondere solche des Vagus, als Teilerscheinungen einer Polyneuritis vor. Im übrigen werden sie wohl nur dann beobachtet, wenn lokale entzündliche Prozesse auf diese Nerven übergreifen. Im Gebiete des Accessorius sind gelegentlich neuritische Lähmungen des Trapezius gefunden worden; doch ist dies ziemlich selten und ungewöhnlich.

Cervicalnerven.

Unter den Cervicalnerven ist der Occipitalis major und minor nicht selten der Sitz einer Neuralgie. Diese schließt sich meist an eine der mehrfach erwähnten Ursachen an. Die Kranken klagen über gleichmäßige oder auch intermittierende Schmerzen im Hinterkopf; Druckempfindlichkeit findet sich meist an dem

Austrittspunkt des Occipitalis major und minor am Hinterhaupt in der Gegend zwischen Wirbelsäule und Warzenfortsatz. Im Versorgungsgebiete des Nerven am Hinterkopf besteht oft eine Hyperalgesie, manchmal auch eine Herabsetzung der Sensibilität. Die Neuralgie kann sich gelegentlich auf die anderen Cervicalnerven, z. B. auf den Auricularis magnus, ausdehnen.

Auch im Gebiete des Phrenicus sind Neuralgien beschrieben worden; diese äußern sich in Schmerzen, die von der Halsgegend durch den Thorax hindurch bis zum Zwerchfell ausstrahlen; meist handelt es sich hier um Teilerscheinungen von Erkrankungen im Bereiche des Thorax.

Plexus brachialis.

Die Nerven der Schulter und des Armes können fast sämtlich von neuritischen Erkrankungen betroffen werden. Axillarisneuritis mit Deltalähmung ist besonders auf infektiöser Basis nicht ganz selten zu beobachten, ebenso auch Serratuslähmungen infolge Neuritis des Thoracicus longus. Die letzterwähnte sieht man nicht ganz selten, ohne daß sich eine bestimmte Ursache nachweisen läßt; sie zeichnet sich oft durch große Hartnäckigkeit und geringe Heilungstendenz aus. Ulnarisneuritis wird besonders nach Infektionskrankheiten, nach Grippe, Typhus usw. beobachtet. Auf die neuritischen Erkrankungen bei Luxation des Ulnaris wurde schon hingewiesen. In gleicher Weise können Radialis und Medianus betroffen sein. Ulnaris und Medianus sind häufig der Sitz einer Beschäftigungsneuritis.

Ein relativ häufiges Krankheitsbild ist die Neuritis des Plexus brachialis. Es sind meist Menschen mittleren und höheren Alters, die davon betroffen werden. Die Patienten klagen über mehr oder minder intensive Schmerzen, die von der Supraclaviculargrube den Arm hindurch bis in die Finger ausstrahlen. Druckempfindlichkeit ist meist nachzuweisen, in der Ober- und Unterschlüsselbeingrube, an den Nervenstämmen im Sulcus bicipitalis des Oberarmes, nicht selten auch an den anderen Nervenstämmen der oberen Extremität. Der Schmerz steigert sich gewöhnlich bei Kopfdrehung und Neigung nach der anderen Seite, besonders wenn gleichzeitig die Schulter heruntergedrückt wird. Bei dieser Bewegung tritt eine Dehnung des Plexus ein. Häufig besteht eine leichte diffuse Parese des ganzen Armes, gelegentlich auch lokalisierte Paresen und Lähmungen, besonders in den kleinen Handmuskeln. An der Hand, an den Fingern finden sich auch häufig geringfügige Herabsetzungen der Sensibilität; diese Gegend ist auch meist der Sitz von Parästhesien. Der Triceps- und der Radiusperiostreflex können herabgesetzt sein oder fehlen. Schwere Lähmungen und Sensibilitätsstörungen sind jedoch selten. Die Schmerzen werden verstärkt durch anhaltende Bewegungen, so durch Schreiben, Nähen und ähnliches. Als Ursache kommen die schon erwähnten Momente in Betracht; besonders häufig kann man das Krankheitsbild bei Arteriosklerose beobachten. Die Erkrankung ist oft sehr hartnäckig. In therapeutischer Beziehung gelten die allgemein gegebenen Gesichtspunkte. Schonung des Armes ist dringend anzuraten, ferner bewähren sich Wärmeapplikationen in der Supraclaviculargrube, Diathermie, ferner Galvanisation ganz besonders gut. In differentialdiagnostischer Beziehung kommen Erkrankungen des Schultergelenkes und seiner Umgebung, wie akute und chronische Arthritis, Entzündung der Schleimbeutel usw. in Betracht. Die Schmerzen, die dabei bei passiven Bewegungen des Schultergelenkes, besonders bei Rotation auftreten, die Behinderung der passiven Beweglichkeit im Gelenk ermöglichen bei darauf gerichteter Aufmerksamkeit die Unterscheidung meist ohne weiteres. Zu bemerken ist jedoch, daß sich derartige lokale Prozesse auch mit Plexusneuralgie kom-

binieren können. Arthritische Erkrankungen an den Gelenken der Halswirbelsäule können ein Krankheitsbild erzeugen, das der Plexusneuralgie sehr ähnlich
ist; doch fehlt hier meist die Druckempfindlichkeit am Plexus, während Kopfbewegungen die Schmerzen verstärken. Die Schmerzen, die bei Herzaffektionen,
insbesondere bei stenokardischen Anfällen, im linken Arm und der Schultergegend auftreten, können den Beschwerden bei der Plexusneuralgie ähnlich
sein. Das anfallsweise Auftreten zugleich mit Herzbeschwerden, oft verursacht
durch längeres Gehen, Treppensteigen u. ä., das Fehlen von Druckempfindlichkeit und sonstigen Symptomen am Plexus brachialis geben Anhaltspunkte für
die Unterscheidung. Daß Rückenmarks- und Wirbeltumoren im Bereiche der
Halswirbelsäule zu neuralgischen Schmerzen im Arm Veranlassung geben
können, ist ohne weiteres verständlich.

Dorsalnerven.

Die charakteristische Erkrankung dieses Gebietes ist die Intercostalneuralgie. Diese ist in der Mehrzahl der Fälle Teilerscheinung eines Herpes
zoster (s. u.). Ohne diesen kommt sie verhältnismäßig selten vor, jedenfalls
seltener als sie diagnostiziert wird. Die Ursache ist wohl meist infektiöser
Natur; die Art der infektiösen Noxe läßt sich oft nicht genauer bestimmen.
Sie beginnt nicht selten akut unter Anzeichen einer leichten allgemeinen Infektion. Es ist einer oder auch mehrere der Intercostalnerven betroffen. Die Höhe
kann verschieden sein. Die Schmerzen strahlen von der Wirbelsäule bis zur
vorderen Mittellinie, entlang dem Verlaufe des betroffenen Intercostalnerven
aus. Druckempfindlichkeit besteht gewöhnlich neben der Wirbelsäule, in der
Axillarlinie und vorn an der Durchtrittsstelle der vorderen Äste neben dem
Sternum. Häufig kann man Hyperalgesie, gelegentlich auch leichte Herabsetzung der Sensibilität im Bereiche des betroffenen Nerven beobachten. Die
Behandlung entspricht den allgemeinen, bei der Behandlung der Neuralgien
gegebenen Grundsätzen. In differentialdiagnostischer Beziehung ist zu sagen,
daß man mit der Diagnose Intercostalneuralgie vorsichtig und zurückhaltend
sein soll. In einer großen Zahl von Fällen, in welchen die Beschwerden auf
diese hinzudeuten scheinen, handelt es sich um Erkrankungen anderer Art.
Es kommt hier Pleuritis in Betracht, vor allem die Pleuritis diaphragmatica;
Erkrankungen der Leber, auch Ulcus ventriculi können ähnliche Beschwerden
hervorrufen. Von anderen Nervenerkrankungen sind insbesondere die gürtelförmigen Schmerzen der Tabes, die Intercostalschmerzen bei Rückenmarksund Wirbeltumoren, bei tuberkulöser Wirbelcaries in Betracht zu ziehen. Auch
können bei Verkrümmungen der Wirbelsäule infolge der Kompression der austretenden Wurzeln Schmerzen in den Intercostalnerven auftreten.

Plexus lumbalis.

Im Bereich des Plexus lumbalis sind neuritische und neuralgische Erkrankungen verhältnismäßig selten, gelegentlich sind Neuralgien im Bereich des
Nervus spermaticus, des Ileoinguinalis und des Lumboinguinalis beobachtet
worden. Neuritiden des Nervus cruralis sind gelegentlich nach Infektionskrankheiten beschrieben worden, auch Neuralgien im Bereiche dieses Nerven
sind beobachtet worden, doch sind dies verhältnismäßig seltene Vorkommnisse.

Am häufigsten ist die Neuritis des Cutaneus femoris lateralis (BERN-
HARDTsche Lähmung, Meralgia paraesthetica).

Die Beschwerden bei dieser Erkrankung bestehen vor allem in Parästhesien
an der Außenseite des Oberschenkels im Bereiche des Nervus cutaneus femoris

lateralis, und zwar vorwiegend in dessen unterem Teile. Die Kranken klagen
über Taubsein, Kribbeln, seltener über Schmerzen. Die Beschwerden verstärken sich beim Gehen, lassen in der Ruhe gewöhnlich mehr oder minder
nach. Bei der Untersuchung findet sich meist in dem gleichen Gebiete, in dem
die Parästhesien bestehen, eine Herabsetzung der Hautsensibilität, die sich
auf alle Qualitäten erstreckt oder sich auch auf die Schmerz- und Temperaturempfindung beschränken kann. Die Ursache der Erkrankung ist häufig die
gleiche, wie bei anderen Neuritiden: Alkohol, Infektionskrankheiten kommen
in Betracht. Gelegentlich sieht man sie, ohne daß andere ätiologische Momente
vorliegen, im Anschluß an eine Überanstrengung auftreten. Öfters lassen sich
überhaupt keine bestimmten Ursachen nachweisen. Die Beschwerden gehen bei
geeigneter Behandlung, die sich von der der anderen Neuritiden nicht unterscheidet, häufig in einigen Wochen zurück, während die Herabsetzung der
Sensibilität meist länger andauert. Bei manchen Menschen bleibt die Sensibilitätsstörung dauernd bestehen, es treten dann gelegentlich wieder die Parästhesien auf. Praktisch spielt die Erkrankung keine sehr erhebliche Rolle,
wenn sie auch durchaus nicht selten ist. Die Beschwerden sind in der Mehrzahl
der Fälle so gering, daß sie den Patienten nicht wesentlich stören; doch werden
die Kranken oft dadurch beunruhigt und suchen deswegen den Arzt auf.

Plexus sacralis.

Neuritische Erkrankungen des Ischiadicus sind verhältnismäßig häufig, es
kommen hierfür alle diejenigen ursächlichen Momente in Betracht, die als Ursache
der Neuritis oben angegeben sind. Auch bei polyneuritischen Erkrankungen
ist, wie wir sehen werden, das Ischiadicusgebiet meist besonders stark betroffen.
Es ist nicht ungewöhnlich, daß eine Polyneuritis sich fast ganz auf den Ischiadicus
beider Seiten oder auch nur einer Seite beschränkt. Toxische Schädlichkeiten,
wie Alkohol usw., Infektionskrankheiten, wie Grippe, Malaria, Typhus und
anderes können eine Ischiadicusneuritis hervorrufen. Als ein Krankheitsbild
von besonderer Häufigkeit und praktischer Bedeutung ist die

Ischias

hervorzuheben. Wir bezeichnen hiermit die Neuralgie des Nervus ischiadicus.
Das Symptomenbild beschränkt sich in der Mehrzahl der Fälle auf die Schmerzen.
Doch ist es nicht ungewöhnlich, daß daneben auch Ausfallserscheinungen auf-
treten, die das Krankheitsbild nicht mehr als reine Neuralgie, sondern als
Neuritis ansehen lassen. Es liegt keine Veranlassung vor, diese Fälle von der
rein neuralgischen Form der Ischias zu trennen. Die Erkrankung betrifft vorwiegend Menschen mittleren oder höheren Lebensalters, während sie im jugendlichen und Kindesalter nur selten vorkommt. Als Ursache kommen Erkältung,
Überanstrengung, infektiöse und toxische Schädlichkeiten aller Art in Betracht.
Auch andauerndes Sitzen auf harter Unterlage, insbesondere wenn diese kalt
ist, kann eine Ischias auslösen. In einem erheblichen Teil der Fälle lassen sich
bestimmte ursächliche Momente überhaupt nicht nachweisen. Auch hier spielt,
wie schon mehrfach hervorgehoben wurde, eine gewisse konstitutionelle Disposition zu neuritischen Erkrankungen eine Rolle, bei welcher dann eine oft
nur geringfügige Gelegenheitsursache als auslösendes Moment wirkt. Die Arteriosklerose scheint ebenfalls das Auftreten der Ischias zu begünstigen, ebenso auch
starke Abmagerung. Es ist nicht unwahrscheinlich, daß der Fettschwund den
Ischiadicus Druckschädigungen leichter zugänglich macht als es sonst der
Fall ist. Auch Erkrankungen der weiblichen Genitalorgane (fixierte Retroflexio,

parametrische Prozesse), sowie chronische Obstipation werden als Ursache angegeben.

Die Ischias tritt in der Regel allmählich auf; es stellen sich zunächst geringfügige Schmerzen im Gesäß, an der Hinterseite des Oberschenkels ein, die allmählich an Stärke zunehmen. Der Anfang kann jedoch auch ganz plötzlich sein, indem unvermittelt ein intensiver Schmerz im Verlauf des Nerven auftritt. Veranlassung dazu gibt dann nicht selten eine brüske Bewegung, wie starkes Bücken bei gestrecktem Knie, Aufspringen auf die Straßenbahn o. ä. Der Schmerz ist im Beginn gewöhnlich im Gesäß lokalisiert und zieht sich dann allmählich an der Hinterseite des Oberschenkels hin bis in die Wade; er kann auch in die Ferse, bis in die Fußsohle ausstrahlen. Er kann erhebliche Intensität erreichen und für den Kranken sehr quälend werden. Der Schmerz zeigt meist keine ausgesprochenen, paroxysmalen Steigerungen, wechselt jedoch an Intensität in mehr oder minder hohem Maße. Verstärkt wird er meist durch Bewegungen, durch längeres Stehen und Gehen, beosnders auch durch solche Bewegungsakte, durch welche eine Dehnung des Nerven bedingt wird. In der Ruhelage nimmt der Schmerz gewöhnlich ab, hört jedoch insbesondere in frischen und schweren Fällen auch dann nicht auf. Es gibt auch Fälle, in denen während der nächtlichen Bettruhe der Schmerz mit besonderer Stärke hervortritt.

Der Ischiadicus ist in seinem Verlauf druckempfindlich. Druckpunkte sind vor allem nachzuweisen an der Austrittsstelle des Nerven am Gesäß, ferner in seinem Verlaufe am Oberschenkel, sowie in der Kniekehle, seltener am Fibulaköpfchen und am inneren Knöchel. Druckempfindlichkeit der Muskeln findet sich auch nicht selten an der Wade, ferner im Bereiche des Gesäßes, unterhalb des oberen Beckenrandes und am äußeren Kreuzbeinrande. Es ist möglich, daß diese letzterwähnten Druckpunkte nicht allein auf die Muskeln, sondern auch auf die anderen Sakralnerven zu beziehen sind, da sich die Ischias in manchen Fällen nicht auf den Ischiadicus beschränkt, sondern mehr oder minder auf sämtliche Sakralnerven sich erstreckt. Die Druckempfindlichkeit des Nerven hebt sich in der Regel von der Umgebung gut ab. Dies ist gelegentlich in differentialdiagnostischer Beziehung bedeutsam, da Patienten, die etwa auf hysterischer Grundlage Schmerzen im Bein äußern, die Druckempfindlichkeit diffus und nicht auf den Nervenstamm beschränkt angeben. Der Druckschmerz ist in frischen Fällen meist vorhanden, er kann jedoch, insbesondere in chronischen Fällen, gering sein oder auch ganz fehlen, so daß er für die Diagnose nicht entscheidend ist.

Fast immer nachweisbar ist der Dehnungsschmerz des Ischiadicus (LASÈGUEsches Phänomen). Eine Dehnung des Nerven tritt ein, wenn bei gestrecktem Knie eine ausgiebige Hüftbeugung ausgeführt wird. Man prüft das Symptom folgendermaßen: der Patient liegt in Rückenlage auf dem Sofa, der Untersucher hebt dann das im Kniegelenk gestreckte Bein; sobald die Beugung bis zu einem gewissen Grade erfolgt ist, äußert der Patient einen mehr oder minder starken Schmerz; wird jetzt das Knie gebeugt, so läßt der Schmerz sofort nach, und man kann jetzt das Hüftgelenk extrem beugen, ohne daß der Patient irgendwelche Beschwerden hat. Das Nachlassen des Schmerzes bei Kniebeugung ist für den Nachweis des LASÈGUEschen Phänomens unbedingt erforderlich; denn bei Erkrankungen des Hüftgelenkes kann Hüftbeugung ebenfalls in hohem Maße schmerzhaft sein, es ist dies jedoch unabhängig davon, ob das Knie gestreckt oder gebeugt ist. Der Schmerz wird beim LASÈGUE-Versuch im Verlaufe des Nerven angegeben am Gesäß, an der Hinterseite des Oberschenkels und in der Kniekehle. Er kann jedoch auch bis zum Fuß ausstrahlen. Ein dem LASÈGUEschen Phänomen ähnliches Symptom kann man bei Erkrankungen an der Lendenwirbelsäule beobachten; der Schmerz wird dann jedoch nicht im Verlaufe des Ischiadicus, sondern im Kreuz lokalisiert. In manchen Fällen von Ischias wird auch, wenn an der gesunden Seite der Laséguesche Versuch vorgenommen wird, Schmerz im Bereiche des Nerven auf der kranken Seite angegeben. Der gleiche Mechanismus kann auch auf andere Weise erzielt werden, so etwa, indem man den Patienten im Liegen bei gestreckten Knien sich aufsetzen läßt. Der Kranke führt dann, um das Eintreten des Schmerzes zu vermeiden, sofort eine Kniebeugung aus. In gleicher Weise tritt auch der Schmerz auf, wenn man den stehenden Patienten bei gestreckten Knien sich nach vorn bücken läßt, die Beugung kann dann nicht in normalem Umfange erfolgen. Wenn die Differentialdiagnose gegenüber hysterischen oder simulierten Schmerzen im Bein zweifelhaft ist, kann diese Gegenkontrolle des Laségueschen Phänomens von diagnostischer Bedeutung sein.

Die Kranken liegen, um eine Dehnung des Nerven zu vermeiden, meist mit gebeugtem Knie da; sie liegen gewöhnlich auf der gesunden Seite. Beim Sitzen entlasten sie die kranke Gesäßhälfte, um den Druck der Unterlage zu vermeiden, und berühren nur mit der gesunden Gesäßhälfte den Sitz. Beim Gehen wird das Bein geschont, die Stützphase nach Möglichkeit verkürzt. Beim Stehen wird der Schwerpunkt auf das gesunde Bein verlegt. Es bildet sich bei länger dauernder Erkrankung nicht selten eine Skoliose der Lendenwirbelsäule aus. Diese ist konvex nach der Seite der Erkrankung, darüber besteht eine kompensatorische Verbiegung der Brustwirbelsäule nach der anderen Seite. Die Entstehung der Skoliose ist noch nicht völlig geklärt. Wahrscheinlich ist es, daß es eine Gewohnheitshaltung ist, die zur Verringerung der Schmerzen eingenommen wird. Anscheinend ist die Skoliose vorwiegend in denjenigen Fällen vorhanden, bei denen außer dem Ischiadicus auch noch die anderen Sakralwurzeln betroffen sind. Die abnorme Haltung der Wirbelsäule kann auch nach Abheilung der Ischias gewohnheitsmäßig fortbestehen.

In der Mehrzahl der Ischiasfälle beschränken sich die Symptome auf das geschilderte rein neuralgische Bild. Es ist jedoch nicht ganz selten, daß Ausfallssymptome hinzutreten. Am häufigsten ist die Herabsetzung oder das völlige Fehlen des Achillessehnenreflexes. Auch nach Abheilung der Ischias kehrt oft der Achillessehnenreflex nicht wieder, sondern bleibt dauernd aufgehoben. In manchen Fällen, in denen wir ein einseitiges Fehlen des Achillessehnenreflexes finden, ohne daß dafür zunächst eine Ursache nachweisbar ist, ergibt sich bei genauerer Nachforschung, daß früher, manchmal vor langen Jahren, eine Ischias auf der entsprechenden Seite bestanden hat. Der Kniereflex ist immer vorhanden, gelegentlich etwas gesteigert. Paresen der Muskulatur bestehen in der Regel nicht. Bei der Motilitätsprüfung findet man gelegentlich eine Herabsetzung der Kraft im ganzen Bein. Dies ist wahrscheinlich darauf zurückzuführen, daß der Kranke in Anbetracht der Schmerzen stärkere Muskelanspannung vermeidet. Bei länger dauernder Erkrankung kann infolge der Inaktivität eine gewisse Atrophie der Muskeln eintreten. Atrophische Lähmungen im Bereiche des Versorgungsgebietes des Ischiadicus mit elektrischen Veränderungen treten nur dann ein, wenn die Ischias in eine ausgesprochene Neuritis ischiadica übergeht. Wir werden in solchen Fällen immer daran denken müssen, daß es sich hier um ein Leiden anderer Art handelt. Parästhesien im Bereiche des Nerven sind nicht ganz selten, auch kommen geringfügige Sensibilitätsstörungen an der Fußsohle, in der Wadengegend gelegentlich vor. Schwere Sensibilitätsstörungen beobachten wir jedoch ebenso wie die Lähmungen nur in den Fällen einer ausgesprochenen Neuritis. Geringfügige vasomotorische Störungen, Rötung des Fußes, vermehrtes Schwitzen sind gelegentlich nachweisbar.

Die Ischias ist fast immer einseitig. Ist sie doppelseitig, so muß immer daran gedacht werden, daß eine Polyneuritis anderer Ursache besteht (z. B. bei Diabetes).

Über die anatomische Grundlage der Ischias wissen wir nichts Genaueres, wahrscheinlich ist es, daß es sich um leichte neuritische Prozesse handelt. In manchen Fällen sind Varicen am Nerven gefunden worden, deren ursächliche Bedeutung für die Erkrankung jedoch zweifelhaft ist. Bezüglich des Sitzes der Erkrankung ist es nicht ganz sicher, inwieweit es sich nur um eine rein periphere Erkrankung handelt. Es ist nicht unwahrscheinlich, daß, zum mindesten in einem Teil der Fälle, der Ursprung des Leidens an den Wurzeln zu suchen ist; hierfür spricht insbesondere der Umstand, daß man in einem Teil der Fälle eine Vermehrung der Lymphocyten in der Spinalflüssigkeit findet.

Der Verlauf der Krankheit ist in einem Teil der Fälle akut, indem bei ziemlich plötzlichem Beginn unter geeigneter Behandlung im Verlaufe weniger Wochen Heilung eintritt. In anderen Fällen, insbesondere dann, wenn die Kranken sich nicht schonen und keine zweckmäßige Behandlung einleiten, kann sich das Leiden über Monate und Jahre erstrecken. Es wechseln dann oft Besserungen und Rezidive miteinander ab. Auch in geheilten Fällen können bei Einwirkung neuer Schädlichkeiten oder auch ohne bestimmt nachweisbare Ursache Rückfälle eintreten.

In differentialdiagnostischer Beziehung ist besonders darauf hinzuweisen, daß nicht jeder Schmerz im Bein als Ischias aufzufassen ist. Insbesondere ist wichtig die Abgrenzung von Erkrankungen des Hüftgelenkes selbst oder dessen Umgebung (Coxitis tuberculosa, Arthritis deformans, Schleimbeutelentzündung, Psoasabsceß u. ä.). In diesen Fällen sind alle Bewegungen des Hüftgelenkes, Rotation und Abduction schmerzhaft, während bei der Ischias alle diese Bewegungen ohne Beschwerden ausgeführt werden können, abgesehen von der Hüftbeugung bei gleichzeitiger Kniestreckung. Ferner kommen differentialdiagnostisch in Betracht Belastungsbeschwerden bei Platt- oder Knickfuß. Die andersartige Lokalisation der Schmerzen (im Fuß, im Schienbein, an der Außenseite des Oberschenkels), das Fehlen der charakteristischen Ischiassymptome ergeben bei darauf gerichteter Aufmerksamkeit die Unterscheidung ohne weiteres. Schwieriger kann die Differentialdiagnose sein gegenüber Erkrankungen des Plexus sacralis aus anderen Gründen. So können Tumoren des Sakralmarkes, der Cauda equina, Caries der Wirbelsäule, Wirbelsäuletumoren (Carcinommetastasen), Beckentumoren, mit Symptombildern beginnen, die der Ischias ähnlich sind. Bekannt ist insbesondere die Ischias der Mammacarcinom-Operierten, die in der Regel das Anzeichen einer Metastase in den Wirbelknochen ist. Die Schmerzen sind dann nicht selten in gleicher Weise wie bei der Ischias lokalisiert; doch fehlt dabei meist der Druckschmerz und der charakteristische Dehnungsschmerz. Wie schon erwähnt, kann die Polyneuritis diabetica unter dem Bilde einer Ischias verlaufen; deswegen ist in jedem Falle von Ischias die Untersuchung des Urins auf Zucker unbedingt geboten.

Therapie: In den frischen akuten Fällen ist Bettruhe angezeigt, ferner die Anwendung antineuralgischer Mittel: Aspirin, Phenacetin u. ä., ferner Wärme und Schwitzprozeduren. Am besten eignen sich trockene warme Umschläge (Thermophor, gewärmte Sandsäcke), sowie Heißluftbäder und Glühlichtbäder. Mit Hilfe dieser Maßnahmen gelingt es nicht selten, die Erkrankung in kurzer Zeit zu beseitigen. In älteren Fällen ist neben den erwähnten Maßnahmen Diathermie angezeigt. Ferner bewährt sich oft sehr gut die Galvanisation. Diese wird in stabiler Form angewandt (Anode am Gesäß, Kathode in der Kniekehle), mit starken Strömen 10—15 M.-A. täglich $^1/_4$ Stunde lang (bei der Anwendung starker Ströme durch längere Zeit ist auf gute Polsterung der Elektroden zu achten, damit eine Verätzung der Haut vermieden wird. Am besten ist es, eine Filz- oder Watteschicht unter die Elektroden zu legen). Auch Dampf-

duschen und Heißluftduschen am Gesäß sind zweckmäßig. In älteren Fällen
bewährt sich auch Massage gut, die bei frischer Erkrankung zu vermeiden ist.
Wir wenden sie in Form von Knetmassage am Gesäß und an der Hinterseite
des Oberschenkels an, oder in Form von Vibrationsmassage. In hartnäckigen
Fällen ist die perineurale Injektion oft von gutem Erfolg begleitet. Hierbei
sind den Nerven stärker angreifende Flüssigkeiten, wie Alkohol, unbedingt zu
vermeiden, da hierdurch Lähmungserscheinungen erzeugt werden können. Es
wird lediglich Kochsalzlösung injiziert. Man führt die Nadel ein bis der auftretende ausstrahlende Schmerz anzeigt, daß der Nerv getroffen ist, zieht dann
die Nadel etwas zurück, und injiziert 10—20 ccm Flüssigkeit. Der Erfolg tritt
nicht selten unmittelbar nach der Injektion ein. In veralteten Fällen wird auch
die Dehnung des Nerven angewandt, die wohl vor allem der Lösung peri- und
endoneuritischer Verwachsungen dienen soll. Der Mechanismus der Dehnung
ist der gleiche wie beim Lasègueschen Versuch. Sie erfolgt am besten langsam
und in nicht zu brüsker Form. Die früher mehrfach angewandte blutige Dehnung
des operativ freigelegten Nerven wird jetzt nur noch selten vorgenommen.
Es ist zweckmäßig, bei Ischias für regelmäßigen Stuhlgang zu sorgen. Auch
in älteren Fällen soll der Kranke anstrengende Bewegungen, fortgesetztes Stehen
und Gehen vermeiden, insbesondere brüske Bewegungen, welche eine Dehnung
des Nerven herbeiführen. Auch Sitzen auf harter Unterlage ist unzweckmäßig.

Anhang.

Herpes zoster.

Der Herpes zoster besteht in der Kombination einer Neuritis mit einem
Ausschlag. Es bilden sich kleine Bläschen mit wässerigem, seltener blutigem
Inhalt; darum und dazwischen ist die Haut gerötet. Die Bläschen trocknen
allmählich ein und bilden einen gelben Schorf. Nach der Abheilung hinterlassen
sie pigmentierte Narben, die erst allmählich verschwinden. In seltenen Fällen
kommt es auch zu Nekrosenbildung, die größere Narben hinterläßt. Die Bläschen
stehen in Gruppen zusammen, sie bilden in ihrer Gesamtheit ein Gebiet, das
in seiner Umgrenzung ungefähr einer oder mehreren spinalen Wurzelzonen
entspricht. Gleichzeitig bestehen in dem Gebiete Schmerzen, die in manchen
Fällen gering, in anderen von recht erheblicher Intensität sein können. Die
Schmerzen gehen häufig dem Ausbruch des Exanthems um einige Tage voraus;
sie folgen in ihrer Verbreitung dem Versorgungsgebiete der befallenen spinalen
Wurzeln. In diesem Bezirk findet sich meist auch eine Hyperalgesie, nicht ganz
selten auch eine leichte Herabsetzung der Sensibilität. Die Erkrankung ist
in der Mehrzahl der Fälle einseitig, seltener doppelseitig. Betroffen sind am
häufigsten die Intercostalnerven, von denen einer oder mehrere gleichzeitig
erkranken. Der Ausschlag zeigt dann die Form eines Halbgürtels, der der Erkrankung den Namen „Herpes zoster" oder Gürtelrose gegeben hat. Doch
können auch die Extremitäten und die Hirnnervengebiete ergriffen sein. Verhältnismäßig häufig findet sich die Erkrankung im Gebiete des Trigeminus,
und zwar vor allem im Gebiete des Supraorbitalis. Nicht ganz selten ist der
Herpes zoster im Bereiche der unteren Sakralwurzeln in der medialen Hälfte des
Gesäßes, ferner auch im Bereich der Cervicalwurzeln. An den Extremitäten,
an denen die Erkrankung seltener ist, kommt es in der Verteilung des Aus-
schlages und der Sensibilitätsstörung gewöhnlich klar zum Ausdruck, daß die
Verteilung den Wurzelgebieten, nicht denen der peripheren Nerven entspricht.
Ist der erste Trigeminusast befallen, so ergreift das Exanthem häufig die Con-
junctiva und Cornea; diese sind dann oft anästhetisch, es kann zur Keratitis

neuroparalytica und zur Panophthalmitis kommen. Gelegentlich sind auch gleichzeitig Augenmuskellähmungen und Neuritis optica . beobachtet worden. Es kann auch zu dem Mitergriffensein benachbarter motorischer Nerven kommen. So kommt bei Herpes zoster in der Umgebung des Ohres Facialislähmung vor; auch sehen wir bei diesem Herpes zoster oticus gleichzeitig Erscheinungen vom Labyrinth, und zwar sowohl dessen vestibulären wie cochlearen Teil auftreten. Störungen der Hautreflexe und der Sehnenreflexe im Bereich der befallenen Nerven sind mitunter beobachtet worden. In der Spinalflüssigkeit kann sich Vermehrung der Lymphocyten finden.

Im Beginn der Erkrankung zeigen sich oft Anzeichen einer allgemeinen Infektion in Gestalt von Fieber und allgemeinem Unbehagen; doch können diese auch fehlen. Anschwellung von Lymphdrüsen ist dabei auch beobachtet worden. Auf den infektiösen Charakter des Leidens weist das zuweilen beobachtete epidemische Auftreten hin. Veranlassung zu Herpes zoster können auch Infektionskrankheiten anderer Art geben, die wir auch sonst als Grundlage einer Neuritis kennen. Nach Nervenverletzungen, nach Traumen, die die Wirbelsäule und das Rückenmark betreffen, ist er beobachtet worden. Ferner findet man ihn bei der Tabes, bei Lues spinalis, gelegentlich auch bei Diabetes auftreten. Der Verlauf zieht sich meistens über mehrere Wochen hin. Nach dem Abheilen der Herpesbläschen bleiben die neuralgischen Schmerzen in der Regel noch etwas länger bestehen, sie können sich noch über Wochen und Monate hinziehen und in ziemlich hartnäckiger Weise der Behandlung trotzen. Im allgemeinen erkrankt derselbe Mensch nicht zweimal an Herpes zoster, so daß anzunehmen ist, daß eine Immunität zurückbleibt. Doch sieht man mitunter Fälle, bei denen der Herpes zoster wiederholt mehrere Jahre hindurch in verhältnismäßig kurzen Zwischenräumen rezidiviert.

Bezüglich der pathologisch-anatomischen Grundlage der Erkrankung weisen schon die klinischen Befunde darauf hin, daß es sich nicht um eine Erkrankung der peripheren Nerven, sondern der Wurzeln handelt. Wenn auch über die anatomischen Befunde noch keine völlige Einigkeit herrscht, so ist es doch das wahrscheinlichste, daß der Sitz der Erkrankung in den Spinalganglien zu suchen ist; in diesen wurden entzündliche Prozesse, auch Blutungen nachgewiesen (HEAD). In den meisten Fällen finden sich jedoch keine ausgesprochenen entzündlichen Veränderungen, sondern nur die Anzeichen einer akuten Reizung. In anderen Fällen sind auch degenerative Prozesse in den peripheren Nerven, in den Wurzeln, in den Hinterhörnern des Rückenmarks festgestellt worden. Den Spinalganglien sind gleich zu setzen die Basalganglien der Hirnnerven: der Herpes zoster im Bereich des Trigeminus ist auf eine Erkrankung des Ganglion Gasseri zurückzuführen, die den Herpes zoster begleitende Facialislähmung auf eine solche des Ganglion geniculi. Zu bemerken ist, daß auch nach Alkoholinjektionen in das Ganglion Gasseri Herpes zoster im Bereich des Gesichtes beobachtet worden ist.

Die Behandlung besteht darin, daß man durch Einpudern und Salbenverbände die erkrankten Hautgegenden schützt, und daß man die Neuralgie mit den bekannten antineuralgischen Mitteln bekämpft.

Polyneuritis.

Die Polyneuritis ist eine Erkrankung, die mehr oder minder große Teile des peripheren Nervensystems betrifft. Sie ist die Folge einer Allgemeinschädigung des Körpers, sei es infektiöser, sei es toxischer Natur, die vor allem die peripheren Nerven angreift, aber auch, wie wir sehen werden, das Zentralnervensystem keineswegs immer verschont. Die Ursachen sind zum großen Teil die gleichen, wie wir sie auch bei der Neuritis kennen gelernt haben; es sind akute und chronische Infektionskrankheiten jeder Art, ferner Giftwirkungen der verschiedensten Natur. Hierzu kommen noch als ursächliche Momente dyskrasische Erkrankungen, wie Diabetes, Arteriosklerose, Kachexien und Ernährungsstörungen. Kinder werden selten befallen; nur die postdiphtherische Form ist im Kindesalter häufiger. Auch bei alten Leuten ist, abgesehen von der arteriosklerotischen Form, die Polyneuritis selten. In der Symptomatologie können wir einen allgemeinen Typus der Erkrankung aufstellen, der je nach den verschiedenen Formen und Ursachen bestimmte Abweichungen nach der einen und der anderen Richtung zeigt. Es soll hier zunächst die allgemeine Symptomatologie der Polyneuritis gegeben und daran die Schilderung der einzelnen Formen angeschlossen werden.

Im Vordergrunde steht die Lähmung der motorischen und sensiblen Nerven, verbunden mit Reizerscheinungen, hauptsächlich auf sensiblem Gebiete. Die motorischen Lähmungen können sich über weite Gebiete der Körpermuskulatur erstrecken. Sie betreffen vor allem die Extremitäten und besonders stark die distalen Partien. Am Bein ist am häufigsten das Peroneusgebiet ergriffen; doch kann auch das ganze Ischiadicusgebiet, ebenso der Quadriceps, die Adductoren, die Glutaen, die Hüftbeuger befallen sein, jedoch meist so, daß die Lähmung proximalwärts abnimmt. Am Arm ist meist das Radialisgebiet am schwersten betroffen, die anderen Nervengebiete in mehr oder minder diffuser Weise. Die Beine sind meist mehr affiziert als die Arme. Doch kommt es in schweren Fällen auch vor, daß jegliche Bewegung der Extremitäten aufgehoben ist. Die Rumpfmuskeln und die Hirnnerven bleiben in vielen Fällen verschont; sie können jedoch von der Lähmung mitbefallen sein, auch in recht schwerer Weise. So kommen Lähmungen der Bauchmuskeln vor, Lähmungen der Rücken- und Halsmuskulatur, Lähmungen des Facialis, der Augenmuskelnerven. Praktisch bedeutsam ist es, daß auch die Schluckmuskulatur (Gaumensegel- und Pharynxmuskeln), sowie der Phrenicus betroffen sein kann, woraus sich lebensbedrohliche Erscheinungen (Schluck- und Atmungslähmungen) ergeben können. Auch der Vagus kann geschädigt werden; wir sehen dann Pulsbeschleunigung, seltener Pulsverlangsamung.

Wenn auch, wie erwähnt, die Lähmung bestimmte Nervengebiete bevorzugt, so pflegt sie doch meist einen diffuseren Charakter zu tragen, als dies bei der Mononeuritis der Fall ist. Wir sehen nicht selten, daß gleichzeitig Teilgebiete verschiedener Nerven betroffen sind, während Muskeln, die dem gleichen Nervengebiete angehören, verschont oder nur in geringem Grade affiziert sind. Es kommt hier das stärkere Betroffensein der distalen Teile der Extremitäten oft mehr zum Ausdruck, als die Zusammengehörigkeit der Muskeln zu dem gleichen Nervengebiete. So sehen wir z. B. am Bein nicht selten, daß die dem Peroneus- und Tibialisgebiet angehörigen Unterschenkelmuskeln viel stärker betroffen sind als die Kniebeuger am Oberschenkel, daß unter den Vorderarmmuskeln sowohl die Strecker als auch die Beuger mehr betroffen sind, als der dem Radialisgebiet angehörige Triceps am Oberarm.

Mit den Lähmungen entwickeln sich gleichzeitig, meist dem Grade der Parese entsprechend, mehr oder minder starke Atrophien der Muskeln, die in schweren und lange verlaufenden Fällen zu hochgradigster Abmagerung führen können. Elektrisch finden wir die Zeichen der Muskeldegeneration. Je nach der Schwere der Lähmung besteht einfache Herabsetzung, partielle oder komplette Entartungsreaktion. Mitunter findet man auch elektrische Veränderungen bis zur Entartungsreaktion in Muskeln, die funktionell keine wesentliche Schwächung erkennen lassen. Auch myasthenische Reaktion ist mitunter beobachtet worden.

Motorische Reizerscheinungen treten im allgemeinen zurück; doch finden sie sich fast regelmäßig in Form von fibrillären Zuckungen. Oft besteht eine Neigung zu Crampi, die auch in leichten Fällen ein recht quälendes Symptom darstellen können. Kontrakturen der Muskeln kommen nur sekundär in den Antagonisten gelähmter Muskeln vor.

Unter den sensiblen Störungen stehen die Reizerscheinungen im Vordergrunde. Es bestehen mehr oder minder starke Schmerzen, die sich zu hochgradiger Intensität steigern können. Sie tragen einen gleichmäßigen brennenden, in anderen Fällen auch einen intermittierenden, schießenden, stechenden Charakter. Sie folgen in ihrer Verbreitung meist dem Verlaufe der Nervenstämme. Die Nerven selbst sind druckschmerzhaft, fühlen sich auch gelegentlich etwas verdickt an. Der Druckschmerz, der sehr hohe Grade erreichen kann, dehnt sich oft auf die Muskeln aus. Auch bei Dehnung, wie beim LASÉGUEschen Versuch, erweisen sich die Nervenstämme als schmerzhaft. In schweren Fällen kann jede passive Bewegung mit intensiven Schmerzen verbunden sein. Die Haut ist oft ausgesprochen überempfindlich, so daß schon leise Berührung, der Druck der Bettdecke, unangenehm empfunden wird. Ferner findet sich häufig eine Herabsetzung der Sensibilität für Berührung, Schmerz- und Temperaturreize. Diese erstreckt sich im Gegensatz zur Mononeuritis meist nicht auf einzelne Nervengebiete, sondern betrifft in diffuser Art die distalen Partien der Extremitäten und verliert sich ohne scharfe Grenze proximalwärts. Die Bewegungsempfindungen sind meist mehr oder weniger stark gestört; sie können auch vollkommen aufgehoben sein. Infolgedessen besteht, soweit eine Beweglichkeit vorhanden ist, oft starke Ataxie, die der bei der Tabes durchaus ähnlich sein kann. Auch die Vibrationsempfindung für Stimmgabeln ist häufig aufgehoben bzw. herabgesetzt. Die Störung der Sensibilität an den Händen kann so erheblich sein, daß das Erkennen getasteter Gegenstände unmöglich ist.

Die Sehnen- und Periostreflexe sind im Bereich der betroffenen Nerven aufgehoben. Sie können auch fehlen oder herabgesetzt sein, wenn keine merklichen motorischen oder sensiblen Ausfallserscheinungen bestehen. Im Anfange der Erkrankung kann eine Steigerung der Sehnenreflexe beobachtet werden. Die Hautreflexe sind in der Regel nur dann gestört, wenn erhebliche Sensibilitätsstörungen in ihrer Auslösungszone oder Lähmungen im Bereich der die Reflexbewegungen bewirkenden Muskeln vorhanden sind.

Vasomotorische Störungen finden sich sehr häufig in Form von starkem Schwitzen. Die Hände und besonders die Füsse sind cyanotisch, gerötet und dauernd mit Schweiß bedeckt. Seltener besteht Mal perforant. Doch kommt es infolge der Unbeweglichkeit und der Sensibilitätsstörungen nicht selten zu Decubitus am Kreuz und an den Fersen.

Blasen- und Mastdarmstörungen sind in der Regel nicht vorhanden, kommen jedoch gelegentlich besonders im Beginn der Erkrankung vor.

Pupillenstörungen finden sich nur ausnahmsweise bei alkoholischer Polyneuritis; dagegen kommt Lähmung der Akkommodation besonders bei der postdiphtherischen Form vor.

Die Symptome beschränken sich nicht immer auf das periphere Nervensystem. Es können sich Symptome hinzugesellen, die auf die Wirkung des toxischen oder infektiösen Agens auf das Zentralnervensystem zu beziehen sind. So finden wir Neuritis optica, besonders in ihrer retrobulbären Form. Die schon erwähnten Blasen- und Mastdarmstörungen sind vielleicht auf spinale Komplikationen zurückzuführen. Cerebrale Komplikationen können sich in Affektionen der Augenmuskelkerne äußern und besonders in psychischen Störungen. Diese zeigen in der Regel den charakteristischen exogenen psychischen Symptomenkomplex, mit welchem das Gehirn auf Allgemeinschädigungen aller

Art in gleicher Weise reagiert. Es ist dies das Korsakowsche oder amnestische Symptomenbild. Dieses wird bei der alkoholischen Polyneuritis geschildert werden, bei der es vorzugsweise vorkommt. Man kann es jedoch, wenn auch seltener, bei anderen Polyneuritiden finden, insbesondere bei solchen, die mit einer schweren Schädigung des Allgemeinbefindens verbunden sind.

Inwieweit die Polyneuritis überhaupt als eine rein periphere Erkrankung anzusehen ist, darauf wird unten bei der Besprechung der pathologischen Anatomie noch eingegangen werden.

Der Verlauf der Polyneuritis ist meist akut oder subakut. Sie kann sehr plötzlich oder auch in einer etwas mehr protrahierten Entwicklung auftreten. Es kommen jedoch auch chronische Fälle vor, vor allem dann, wenn es sich um chronische Vergiftungen handelt. In diesen Fällen sieht man, mit geringfügigen Symptomen beginnend, die Reizerscheinungen und Lähmungen allmählich fortschreiten. Häufiger sind jedoch diese chronischen Fälle durch leichte Symptomenbilder ausgezeichnet, indem sich nur Schmerzen, Druckempfindlichkeit und leichte Parästhesien, eventuell mit Reflexstörungen verbunden, finden. Die Prognose der Polyneuritis ist im allgemeinen gut, insbesondere dann, wenn es möglich ist, die ursächlichen Schädlichkeiten zu beseitigen. Die Schmerzen treten allmählich zurück, langsam bessern sich die Lähmungen und die sensiblen Ausfallserscheinungen. In der Mehrzahl der Fälle kommt es zur restitutio ad integrum, doch können in manchen Fällen auch Ausfallssymptome dauernd zurückbleiben. In schweren Fällen können auch sekundäre Kontraktionen und Veränderungen an den Gelenken eine dauernd zurückbleibende Funktionsstörung veranlassen. Das Leben ist im akuten Stadium gefährdet, wenn die Lähmung die Atem- und Schluckmuskulatur ergriffen hat oder auch wenn vom Decubitus eine septische Infektion ausgeht.

Der geschilderte Symptomenkomplex kann gleichzeitig mit allen seinen Erscheinungen vorhanden sein. Es ist jedoch nicht selten, daß nur ein Teil der Symptome besteht; und zwar kann die Auswahl eine systematische sein, indem vorwiegend motorische oder vorwiegend sensible Symptome bestehen. Die sensiblen Reizerscheinungen können ganz zurücktreten hinter den Ausfallserscheinungen. Die Empfindungsstörung kann sich fast ganz auf die Bewegungsempfindungen beschränken; wenn gleichzeitig die Mutilität verschont ist, so entsteht ein der Tabes ähnliches Symptombild, aus Bewegungsempfindungsstörung und Ataxie und fehlenden Sehnenreflexen bestehend.

Auch in der Schwere kommen alle Abstufungen vor. Es gibt ganz leichte Symptomenbilder, die nur in neuralgischen Schmerzen und Druckempfindlichkeit der Nerven bestehen; daneben findet sich mitunter als einziges objektives Symptom ein Fehlen der Sehnenreflexe.

Wie bereits hervorgehoben wurde, wird die Polyneuritis hervorgerufen durch infektiöse und toxische Schädlichkeiten. Wir haben nach der Ätiologie drei Gruppen zu unterscheiden: 1. Die Polyneuritis auf der Basis von Vergiftungen, 2. die Polyneuritis auf der Basis von Infektionskrankheiten; hierzu sind auch mit großer Wahrscheinlichkeit die durch Erkältung ausgelösten Erkrankungen zu rechnen, 3. die Polyneuritis, die verursacht wird durch andere Allgemeinerkrankungen des Körpers, wie Stoffwechselstörungen, Kachexien, Arteriosklerose usw. Allen drei Gruppen gemeinsam ist das toxische Moment. Auch bei den infektiösen Erkrankungen ist es wahrscheinlich, daß in der Regel nicht die unmittelbare Wirkung der Bakterien auf die Nerven die Krankheit hervorruft, sondern die infolge der bakteriellen Erkrankung im Blut kreisenden Toxine. Die Ursache der Erkrankung ist oft nicht einheitlich. Gerade bei der Polyneuritis begegnen wir besonders häufig dem Zusammenwirken verschiedener ätiologischer Momente. So wird bei chronischen Vergiftungen die Nervenentzündung oft ausgelöst durch eine akut hinzutretende Infektionskrankheit oder eine Erkältung. Ferner kommen Polyneuritiden nicht selten dadurch zustande, daß ein toxisches Moment mit einer chronischen Infektionskrankheit oder eine innere oder äußere Vergiftung gleichzeitig einwirken, so z. B. die Kombination von Alkohol mit Tuberkulose, oder von Alkohol mit Diabetes. Daß leichte chronische Polyneuritis die Basis für eine Druckschädigung der Nerven abgeben kann, wurde in dem Kapitel über Nervenverletzungen schon hervorgehoben.

Polyneuritis bei Vergiftungen.

Die Alkoholpolyneuritis entsteht auf der Basis des chronischen Alkoholismus, und zwar gewöhnlich eines solchen von jahrelanger Dauer. Einmalige akute Alkoholexzesse können sie nicht hervorrufen. Meist handelt es sich um den gewohnheitsmäßigen Genuß von konzentriertem Alkohol in Form von Kognak oder Schnaps; doch kommt das Leiden auch bei Wein- und Biertrinkern vor. Es scheint, daß der schlechter gereinigte Alkohol mit seinem Gehalt an Fuselölen, höheren Alkoholen usw. in dieser Beziehung gefährlicher ist als die reinen Sorten. Mit der zunehmenden besseren Reinigung des Alkohols und mit der Abnahme des Alkoholismus überhaupt, insbesondere des Schnapsgenusses, ist die Alkoholpolyneuritis im Laufe der Zeit erheblich seltener geworden als früher, insbesondere sehen wir jetzt die schweren Formen in viel geringerer Zahl als es der Fall war.

Leichte neuritische Erscheinungen bieten viele chronische Alkoholiker. Sie klagen über reißende Schmerzen in den Gliedern; es findet sich Druckempfindlichkeit an den Nervenstämmen, gelegentlich auch Herabsetzung oder Fehlen der Sehnenreflexe, besonders des Achillessehnenreflexes. Dieses Krankheitsbild kann, wie schon erwähnt, die Vorbedingung zur Entstehung von Druckschädigungen der Nerven, wie Schlaflähmung, Fesselungslähmung usw. abgeben.

Die schweren polyneuritischen Krankheitsbilder beginnen in der Regel akut, und zwar häufig im Anschluß an eine andere Erkrankung, Pneumonie, Magen-Darmkatarrh u. ä. Dabei ist jedoch zu beachten, daß sich auch auf der Basis einer schon bestehenden Polyneuritis derartige Erkrankungen einstellen können. Binnen wenigen Tagen bilden sich die schon geschilderten Lähmungserscheinungen und Sensibilitätsstörungen an den Extremitäten aus, verbunden mit mehr oder minder heftigen Schmerzen. Die Rumpfmuskulatur ist meist frei, ebenso die Hirnnerven. Auch der Phrenicus ist nur selten betroffen, häufiger dagegen der Vagus, was sich in Pulsbeschleunigung äußert. Die Sehnenreflexe fehlen. Die Pupillen reagieren normal, nur ausnahmsweise wird eine Abschwächung oder Aufhebung der Lichtreaktion beobachtet. Augenmuskellähmungen kommen bei schwerer Alkoholpolyneuritis vor; sie sind dann meist der Ausdruck von Blutungen im Hirnstamme. Im übrigen finden sich mehr oder minder ausgeprägt alle Anzeichen, die bei dem allgemeinen Symptomenbilde der Polyneuritis geschildert wurden. Der Verlauf kann völlig fieberfrei sein; doch können infolge anderer komplizierender Erkrankungen, wie Pneumonie usw., Temperaturerhöhungen auftreten.

Nicht selten ist die Psyche in Mitleidenschaft gezogen. Im Beginn der Erkrankung finden sich oft delirante Erscheinungen, optische Halluzinationen, Desorientierung und Angst. Im weiteren Verlauf bildet sich dann der KORSAKOWsche Symptomenkomplex aus, der wegen seiner Verknüpfung mit der Polyneuritis alcoholica früher als polyneuritische Psychose bezeichnet wurde. Das Symptomenbild ist charakterisiert durch eine erhebliche Störung der Merkfähigkeit. Neue Eindrücke haften nicht, die Vorgänge in der Umgebung sind nach kurzer Zeit vergessen. So wissen die Kranken oft nicht, daß sie kurz vorher eine Mahlzeit zu sich genommen haben, verlangen diese von neuem; Zahlen und Namen, die zu merken aufgegeben werden, sind nach kurzer Zeit entschwunden. Es besteht auch in der Regel ein Gedächtnisausfall für die Zeit der Erkrankung und nicht selten auch für einen mehr oder minder großen Zeitraum vor der Erkrankung, der sich sogar über Jahre und Jahrzehnte erstrecken kann (retrograde Amnesie). Dagegen ist die Erinnerung für die frühere Zeit, insbesondere für die Kindheit, meist vollkommen erhalten. Der Kranke kann über seine Persönlichkeit, über seine frühere Vorgeschichte mit allen Daten und Namen meist korrekt Auskunft geben. Über seine Umgebung ist er unorientiert, er verkennt sie meist im Sinne lange zurückliegender Situationen, insbesondere solcher, die in seiner Erinnerung als eindrucksvoll zurückgeblieben sind, etwa im Sinne der Militärzeit, oder er glaubt sich im Gasthause, an seiner Arbeitsstelle zu befinden. In gleicher Weise werden auch die Personen der Umgebung verkannt. In zeitlicher Hinsicht ist er ebenfalls unorientiert, er vermag das Datum nicht richtig anzugeben, täuscht sich oft über die Tageszeit. In der Nacht treten auch mitunter noch leichte delirante Erscheinungen auf. In affektiver Weise ist der Kranke meist stumpf und wenig regsam.

Die Alkoholpolyneuritis ist naturgemäß oft verbunden mit anderen Anzeichen des chronischen Alkoholismus (vgl. das Kapitel über Vergiftungen), Leber- und Herzveränderungen; ferner besteht nicht selten daneben Tuberkulose, welche in Kombination mit Alkoholismus die Disposition zur Polyneuritis zu verstärken scheint. Das gleiche gilt auch für eine daneben bestehende Syphilis. Der Verlauf der Alkoholpolyneuritis ist in manchen Fällen tödlich, insbesondere in den Fällen, die mit schweren Lähmungen, vor allem mit Augenmuskellähmungen verbunden sind. Die anderen erwähnten somatischen Komplikationen von seiten des Herzens, der Leber und der Lunge verschlechtern naturgemäß die Prognose und verzögern, wenn die Erkrankung nicht zum Tode führt, die Heilung. Fälle, die mit Phrenicuslähmung, mit Störungen des Vagus verbunden sind, sind als lebensbedrohlich anzusehen. In der Mehrzahl der Fälle tritt bei durchgeführter Alkoholabstinenz Heilung ein; doch zieht sich, wenn schwere Lähmungen bestehen, der Heilungsprozeß über viele Monate hin. Es kann 1—2 Jahre dauern, bis die letzten Erscheinungen verschwunden sind. Gelegentlich bleiben auch Lähmungen zurück. Wenn die erwähnten psychischen Symptome bestehen, so klingen sie auch mit der Heilung ab; doch bleibt in den meisten Fällen eine gewisse Merkschwäche und affektive Stumpfheit bestehen.

Die Arsenpolyneuritis kommt sowohl bei chronischen wie akuten Arsenvergiftungen vor. Man sieht sie nach einmaligen größeren Arsengaben, wie bei Selbstmordversuchen oder versehentlicher Einnahme des Giftes, ebenso jedoch bei langdauernder Einwirkung kleinerer Dosen, wie bei fortgesetztem Gebrauch von arsenhaltigen Medikamenten, beim dauernden Genusse arsenhaltigen Trinkwassers usw. (vgl. das Kapitel über Vergiftungen).

Bei akuten Vergiftungen beginnt die Polyneuritis in der Regel einige Tage, manchmal erst 2—3 Wochen, nachdem die Magen-Darmerscheinungen abgeklungen sind. Es stellen sich zuerst Parästhesien und meist nicht sehr intensive Schmerzen ein, dann Schweregefühl in den Armen und Beinen, und binnen wenigen Tagen kommt es dann zu ausgedehnteren Lähmungen und Sensibilitätsstörungen. In den Fällen chronischer Vergiftung ist die Entwicklung der Symptome meist langsamer. Charakteristisch für die Arsenpolyneuritis sind Hautveränderungen in Form einer Braunfärbung, vor allem an den Extremitäten (Arsenmelanose) und Hyperkeratose an den Extremitätenenden. Diese Hautveränderungen bestehen jedoch in der Regel nur bei chronischen Vergiftungen. Finden sich derartige Hautveränderungen bei einer Polyneuritis, so muß dies immer den Verdacht einer Arsenvergiftung erwecken und zu Nachforschungen in dieser Beziehung Veranlassung geben, zumal der Nachweis der Quelle der Intoxikation oft nur schwierig ist und erst bei genauester Prüfung gelingt. Die Arsenpolyneuritis verläuft in der Regel nur dann tödlich, wenn die allgemeine Vergiftung als solche den Anlaß zum Exitus gibt. Im übrigen hat sie eine gute Prognose und heilt zum mindesten in nicht allzu schweren Fällen meist vollkommen aus, allerdings erst nach recht langer Zeit. Der Heilungsverlauf zieht sich über viele Monate, eventuell auch über 1—2 Jahre hin. Es hängt dies wohl mit der langsamen Ausscheidung des Arsens zusammen, das sich noch lange Zeit in den Haaren nachweisen läßt.

Die Bleipolyneuritis tritt vor allem bei Menschen auf, die beruflich mit bleihaltigen Substanzen zu tun haben, bei Schriftsetzern, Malern, Ofensetzern und anderen Berufen. Mit der Verbesserung der hygienischen Maßnahmen in diesen Gewerben ist die Bleilähmung außerordentlich viel seltener geworden. Meist bestehen schon vorher andere Anzeichen einer Bleivergiftung, so Koliken oder der charakteristische Bleisaum am Zahnfleisch. Die Polyneuritis kann jedoch auch auftreten, ohne daß derartige Symptome nachweisbar wären. Sie tritt meist ohne sonstige Allgemeinerscheinungen auf; die Lähmungen entwickeln sich allmählich. Charakteristisch für die Bleilähmung ist, daß Sensibilitätsstörungen fast immer völlig fehlen, auch in der Regel Schmerzen. Das Symptomenbild beschränkt sich auf die motorischen Ausfallserscheinungen. Betroffen sind in der Mehrzahl der Fälle die Hand- und Fingerstrecker. Im Beginn ist meist nur der Extensor digitorum communis für den 3. und 4. Finger gelähmt, dann dehnt sich die Lähmung auf die anderen Finger, auf die Daumenstrecker und die Handstrecker aus; dagegen bleibt der Brachioradialis und der Triceps verschont. Es können jedoch auch die anderen Armmuskeln ergriffen sein; es gibt auch Fälle, in denen sich die Lähmung vorwiegend auf die kleinen Handmuskeln erstreckt. Die Erscheinungen sind selten einseitig, meist doppelseitig. Doch ist der rechte Arm gewöhnlich stärker befallen als der linke, ein Umstand, der von EDINGER betont wurde, um die Bedeutung der Überanstrengung für die Lokalisation der Lähmungen zu erweisen. In seltenen Fällen sind auch die Beine mitbetroffen. Die elektrischen Veränderungen entsprechen dem Grade der Lähmung. Mit der Bleilähmung können auch Symptome verbunden seien, die auf eine Schädigung des Gehirns durch das Gift hinweisen, so Augenmuskellähmungen (Encephalopathia saturnina, vgl. S. 839). Der Heilungsverlauf zieht sich meist sehr lang hin. Vermeidung weiterer Bleizufuhr ist naturgemäß geboten. Die langsame Ausscheidung des Bleies ist wohl auch für den langdauernden Heilungsverlauf verantwortlich. Das Freibleiben der Sensibilität und die Verteilung der Lähmung, die sich nicht auf das Gebiet eines peripheren Nerven erstreckt, sondern einen Typus zeigt, der an die radikuläre oder spinalsegmentale Vertretung erinnert, läßt vermuten, daß es sich bei der Bleilähmung nicht um eine periphere Affektion, sondern um einen Prozeß handelt, der entweder in den vorderen Wurzeln oder in den Vorderhörnern lokalisiert ist. Differentialdiagnostisch ist vor allem zu beachten, daß luetische Muskelatrophien sowohl im Verlauf wie in der Verteilung der Lähmung (hauptsächliches Betroffensein der Fingerstrecker, Freibleiben des Brachioradialis) ein ganz ähnliches Bild zeigen können. Zur diagnostischen Entscheidung muß dann die serologische Blutuntersuchung und die Lumbalpunktion herangezogen werden.

Von anderen durch Gifte bedingten Neuritiden ist noch die Quecksilberpolyneuritis zu erwähnen. Da diese meist bei therapeutischer Anwendung von Hg bei Syphilitikern beobachtet wird, ist die Unterscheidung von syphilitisch bedingten Prozessen nicht ganz leicht. Immerhin scheint es sichergestellt zu sein, auch durch Beobachtungen bei Quecksilberanwendungen ohne Syphilis, daß eine merkurielle Polyneuritis, wenn auch selten, vorkommt. Auch bei anderen Vergiftungen, Kohlenoxyd, Schwefelkohlenstoff, Antimon, Phosphor usw. sind Polyneuritiden beobachtet worden.

Infektiöse Polyneuritis.

Unter den infektiös bedingten Formen unterscheiden wir eine idiopathische Form, bei der die Polyneuritis gewissermaßen als Infektionskrankheit sui generis erscheint, von den Erkrankungen, die als Begleit- oder Folgeerscheinungen anderer Infektionskrankheiten auftreten. Ein prinzipieller Unterschied besteht hier wohl nicht, nur daß es sich im ersten Falle um eine Infektionskrankheit handelt, deren Erreger wir nicht kennen, und bei der außer den polyneuritischen Symptomen nur die Anzeichen einer Allgemeininfektion ohne sonstige spezifische Merkmale bestehen. Die Erkrankung beginnt in der Regel mit Fieber, Kopfschmerzen, allgemeinem Krankheitsgefühl. Doch können diese Allgemeinerscheinungen auch sehr gering sein, das Fieber kann völlig fehlen. Daneben bestehen nicht ganz selten Erscheinungen von seiten des Magendarmkanals, ferner Bronchitis; auch Albuminurie und Milzschwellung kann auf die Allgemeininfektion hindeuten. Es stellen sich meist ziemlich schnell schon in den ersten Tagen der Krankheit die Symptome von seiten der peripheren Nerven ein, die im wesentlichen dem entsprechen, was bei der allgemeinen Schilderung des polyneuritischen Krankheitsbildes dargestellt wurde. Das Symptomenbild kann insofern verschieden sein, als in einem Teil der Fälle die Schmerzen, in anderen Fällen die motorischen Lähmungen, in anderen wieder die Störung der Bewegungsempfindungen und die Ataxie im Vordergrunde stehen. Auch die Schwere des Krankheitsbildes zeigt alle schon erwähnten Verschiedenheiten. Psychische Symptome in Form des Korsakowschen Symptomenkomplexes sind bei der infektiösen Polyneuritis selten. Wahrscheinlich infektiöser Natur ist auch die unter dem Namen Polyneuritis ambulatoria (Alexander) beschriebene Form, bei welcher ohne ausgesprochene Zeichen der Allgemeininfektion leichte rheumatische Schmerzen sich einstellen, und man bei der Untersuchung nichts als fehlende Sehnenreflexe findet.

Der Verlauf der infektiösen Polyneuritis ist in der Regel der, daß einige Tage, eventuell auch einige Wochen lang die Erkrankung fortschreitet, dann zum Stillstand kommt und schließlich in Heilung übergeht. Die Prognose ist im allgemeinen günstig, doch kann die völlige Heilung auch hier lange Zeit in Anspruch nehmen, in schweren Fällen kann der Tod durch Atem- oder Herzlähmung bedingt werden. In manchen Fällen sind auch während der Rekonvaleszenz Rückfälle beobachtet worden. Im Anschluß an die idiopathische Form der Polyneuritis ist hier noch die

Paralysis acuta ascendens,

die Landrysche Paralyse zu besprechen, wenn auch deren Zugehörigkeit zur Polyneuritis nicht sichergestellt ist. Sie nimmt eine eigenartige Zwischenstellung zwischen den peripheren und spinalen Erkrankungen ein. Ohne erkennbare Ursache, manchmal im Anschluß an Erkältungen, bildet sich meist in wenigen Tagen eine schwere allgemeine Lähmung aus. Die Allgemeinerscheinungen sind meist nur sehr gering, Fieber kann vorhanden sein, jedoch auch völlig fehlen. Die Kranken klagen zuerst über Parästhesien in den unteren Extremitäten, bald darauf stellt sich ein Schwächegefühl zuerst in einem, bald darauf auch in dem anderen Bein ein, das schnell zu einer völligen Lähmung der beiden Gliedmaßen führt. Die Lähmung ist schlaff, die Sehnenreflexe sind erloschen. Die Lähmung schreitet meist schnell nach oben fort, ergreift die Bauch- und Rückenmuskeln, dann die oberen Extremitäten, schließlich die Atemmuskulatur. Es treten dann auch Symptome von seiten der Hirnnerven auf, von denen die Schluckmuskulatur und besonders auch der Facialis häufig betroffen sind; es besteht nicht selten doppelseitige Facialislähmung. Schmerzen können vorhanden sein, auch von erheblicher Intensität; doch stehen sie in den meisten Fällen nicht im Vordergrunde, fehlen mitunter ganz. Sensibilitätsherabsetzung wird in manchen Fällen ganz vermißt, doch finden sich in einem Teil der Fälle ausgesprochene Sensibilitätsstörungen. Diese schreiten in gleicher Weise wie die motorischen Lähmungen fort. Am Rumpf finden sich dann Grenzen, die denen bei Querschnittsmyelitis entsprechen. Die Grenze schiebt sich allmählich nach oben herauf. Blasen- und Mastdarmstörungen können vorhanden sein, aber auch fehlen. Atrophische und elektrische Veränderungen an der Muskulatur finden sich nur dann, wenn die Krankheit längere Zeit dauert, und diese Zeit haben, sich auszubilden. Das Sensorium bleibt in der Regel bis zum Exitus völlig frei. Es besteht keine psychische Störung. Sobald die Lähmung die Atemmuskulatur erreicht, tritt in der Mehrzahl der Fälle der Tod ein infolge Atemlähmung. Oft ist der Krankheitsverlauf sehr kurz und dauert nur wenige Tage, in anderen Fällen etwas länger. Die LANDRYsche Paralyse ist immer als eine höchst lebensgefährliche Krankheit anzusehen. Doch gibt es immerhin eine Reihe von Fällen, in denen die Lähmung vor der Atemmuskulatur Halt macht, oder die Atemstörungen nur so gering sind, daß sie überwunden werden. Je schneller die Lähmung fortschreitet, um so ungünstiger pflegt die Prognose zu sein. In den nicht tödlich endenden Fällen ist die Prognose quoad sanationem günstig. Nachdem ein Stillstand der Lähmung eingetreten ist, bildet sie sich allmählich zurück und meist in umgekehrter Reihenfolge wie sie entstanden ist, so daß die Beine am längsten gelähmt bleiben. Die Heilung ist meist eine vollkommene.

In manchen Fällen ist der Verlauf nicht so typisch, die Lähmung kann auch gelegentlich von oben beginnen und nach unten fortschreiten.

Das Krankheitsbild der LANDRYschen Paralyse ist nicht ganz scharf abgegrenzt, wir sehen Fälle, die dem sonstigen Bilde der Polyneuritis ähnlich sind, mit der LANDRYschen Paralyse jedoch den ascendierenden Verlauf gemeinsam haben. Wir sehen aber auch Fälle, die der Poliomyelitis sich nähern, und es ist nicht unwahrscheinlich, daß der Erreger dann der gleiche wie der der Poliomyelitis ist. Wir beobachten dann, daß die anfangs generalisierte Lähmung sich auf einzelne Muskelgebiete, auf eine Extremität beschränkt, daß sie hier zu Atrophie und zu Entartungsreaktion führt. Diese zurückbleibenden Ausfallserscheinungen zeigen oft nur eine geringe Tendenz zur Rückbildung und können in ähnlicher Weise wie die Residuallähmungen der Poliomyelitis bestehen bleiben. Im Unterschied zur Poliomyelitis sind aber häufig damit Sensibilitätsstörungen, die in ihrer Abgrenzung gewöhnlich einen radikulären Charakter tragen, verbunden.

Ob die LANDRYsche Paralyse durch einen einheitlichen Erreger hervorgerufen wird, ist noch nicht sichergestellt; wahrscheinlicher ist es, daß Infektionen sehr verschiedener Art das Krankheitsbild erzeugen können.

Von diesen idiopathischen Formen unterscheiden wir die symptomatischen Neuritiden, die im Anschluß an andere akute Infektionskrankheiten auftreten. Von diesen ist das häufigste und symptomatologisch am schärfsten charakterisierte Bild die

Polyneuritis postdiphtherica.

Die Erkrankung tritt in der Regel während der Rekonvaleszenz der Diphtherie oder auch erst nach dieser auf; nur ausnahmsweise kommen die ersten Anzeichen

schon während der diphtherischen Erkrankung selbst vor. Die Schwere der
Infektionskrankheit ist für die Entstehung der Polyneuritis nicht maßgebend.
Sie kommt ebenso wie nach schweren auch nach leichten Erkrankungen vor.
Es ist nicht selten, daß man, erst durch das charakteristische Symptomenbild
der postdiphtherischen Lähmung aufmerksam gemacht, bei Nachforschung in
der Anamnese feststellt, daß vor kurzem eine nicht als Diphtherie erkannte
Halsentzündung vorangegangen war. Die Einführung der serologischen Behandlung der Diphtherie scheint an der Häufigkeit der Erkrankung nichts
Wesentliches geändert zu haben. Es ist sogar behauptet worden, sie sei danach
häufiger geworden. Jedoch wird von manchen Autoren betont, daß man durch
frühzeitige Anwendung hoher Serumdosen das Eintreten der Lähmungen verhindern könne, und das verhältnismäßig häufige Auftreten dieser beruhe darauf,
daß dies nur selten geschehe. Strittig ist die Frage, ob es sich um eine toxische
Nachwirkung der Infektionskrankheit handelt, oder ob die Lähmung durch
noch vorhandene Bacillenherde bedingt wird. Das Auftreten der Lähmungen
erst Tage und Wochen nach der Diphtherie scheint für die erstere Annahme
zu sprechen, doch wird von einem Teil der Autoren hervorgehoben, daß sich
in diesen Stadien immer noch Bacillenherde verborgen vorfinden. Im Anschluß
an die letzterwähnte Anschauung wird auch die Serumbehandlung der Polyneuritis empfohlen.

Das erste Anzeichen der Erkrankung ist gewöhnlich eine Gaumensegellähmung, die sich 8 oder 14 Tage nach Abklingen des Fiebers einstellt. Die
Kranken sprechen durch die Nase, verschlucken sich beim Trinken von Flüssigkeiten, die durch die Nase wieder herauskommen. Gleichzeitig tritt oft eine
Akkommodationslähmung an den Augen auf, so daß das Lesen unmöglich wird,
während das Sehen in die Ferne ungestört ist. In einem erheblichen Teil der Fälle
beschränkt sich das Symptomenbild auf diese Erscheinungen, die gewöhnlich in
kurzer Zeit vorübergehen. In anderen Fällen bildet sich jedoch ein ausgepräg-
teres polyneuritisches Bild aus. Dieses kann sich lediglich in einem Fehlen der
Sehnenreflexe zeigen, es kann jedoch auch zu Lähmungen an allen vier Extremitäten mit Sensibilitätsstörungen, Parästhesien, jedoch meist ohne Schmerzen
führen. In einem Teil der Fälle fehlen Lähmungen ganz, dagegen besteht hochgradige Ataxie mit Störung der Bewegungsempfindungen und fehlenden Sehnenreflexen, so daß ein der Tabes ähnliches Bild resultiert. Neben der Gaumensegellähmung können sich auch Störungen in der Funktion der Schluckmuskulatur ausbilden, die eine Nahrungsaufnahme unmöglich machen und Sondenfütterung erfordern. In vielen Fällen ist die Gaumensegel- und Akkommodationsstörung bereits verschwunden, wenn die Störungen an den Extremitäten auftreten. Sind Lähmungen vorhanden, so finden sich auch die charakteristischen
elektrischen Veränderungen. Häufig besteht myasthenische Reaktion, die sogar
nachweisbar sein kann, auch wenn gar keine Lähmungen vorhanden sind, und
sich oft noch Monate nach Abheilung der Erkrankung vorfindet. Als bedrohliche
Komplikationen kommen Erscheinungen von seiten des Herzens vor (Pulsbeschleunigung, Herzerweiterung), die auf eine Neuritis des Vagus oder auch
auf eine unmittelbare toxische Schädigung des Herzens zu beziehen sind. Diesen
ist größte Aufmerksamkeit zu schenken, da sie zu plötzlichem Exitus, sogar
noch in der Rekonvaleszenz, Veranlassung geben können. Den Anzeichen einer
Herzinsuffizienz muß sofort durch zweckmäßige Medikation begegnet werden.
Abgesehen von diesen Herzkomplikationen kann das Leben durch die Schluckstörung, die zu Schluckpneumonien und körperlichem Verfall führen kann,
gefährdet werden. Im allgemeinen ist die Prognose durchaus gut; auch ohne
besondere Behandlung heilen die postdiphtherischen Lähmungen in einigen
Wochen ab. In Fällen mit schweren Lähmungen bleibt noch einige Zeit eine

leichte Schwäche der Gliedmaßen zurück. In Anbetracht der Gefährdung des Herzens ist Bettruhe und Vermeidung unnötiger körperlicher Bewegungen ratsam. Auf die Serumbehandlung ist schon hingewiesen worden. Im übrigen gelten therapeutisch die allgemeinen unten näher angegebenen Vorschriften über die Polyneuritistherapie.

Die Diagnose ist gewöhnlich leicht aus der Gaumensegellähmung und der Akkommodationsstörung zu stellen, die an sich schon auf die diphtherische Genese hinweisen. Es muß jedoch betont werden, daß das gleiche Symptomenbild gelegentlich, wenn auch viel seltener, bei Polyneuritiden anderer Entstehung vorkommt.

Im übrigen können wohl sämtliche akute Infektionskrankheiten Anlaß zu einer Polyneuritis geben. Ob sie zu einer solchen führen, hängt wahrscheinlich auch mit individuellen Dispositionsfaktoren zusammen. Leichte polyneuritische Symptome in Form von Schmerzen und Druckempfindlichkeit der Nerven sind bei einem großen Teil aller infektiösen Erkrankungen vorhanden. Verhältnismäßig häufig mit Polyneuritis verbunden sind Grippe, Typhus, Ruhr; jedoch auch Pneumonie, Gelenkrheumatismus, Gonorrhöe, Fünftagefieber, Fleckfieber usw. können die Veranlassung dazu geben. Zu erwähnen sind auch noch die bei Trichinose, bei Tetanus und Lyssa-Schutzimpfungen beobachteten Erkrankungen. Bei der epidemischen Encephalitis können sich polyneuritische Symptome hinzugesellen. Auch septische Infektionen, wie Wundeiterungen, Erysipel, Puerperalinfektion, können eine Polyneuritis nach sich ziehen.

Von chronischen Infektionskrankheiten ist die Syphilis zu erwähnen; luetische Polyneuritis ist eine verhältnismäßig seltene Erkrankung, sie ist nicht ganz leicht von der mercuriellen zu trennen. Es ist wahrscheinlich, daß ein erheblicher Teil der Krankheitsfälle, die als luetische Polyneuritis beschrieben worden sind, nicht peripheren Ursprungs sind, sondern auf syphilitische Erkrankungen der Wurzeln oder der Vorderhörner zu beziehen sind. Insbesondere für die subakut auftretenden atrophischen Lähmungen trifft dies zu.

Die Tuberkulose ist oft mit leichten neuritischen Erscheinungen verknüpft, die ihrerseits wiederum die Basis dafür abgeben können, daß hinzukommende Ursachen, wie Alkohol, akute Infektionskrankheiten, besonders leicht eine schwere Polyneuritis hervorrufen. Bei Lepra werden neuritische Erkrankungen vielfach beschrieben, die sich neben Parästhesien und Sensibilitätsstörungen in atrophischen Lähmungen äußern. Häufig sieht man dabei auch trophische Veränderungen der Haut, die zu einer vollkommenen Hautnekrose führen können.

Polyneuritis bei Stoffwechselstörungen.

Bei Erkrankungen, die zu einer Störung des Stoffwechsels, zu Kachexien führen, kann Polyneuritis auftreten. Sie ist wohl immer dadurch bedingt, daß infolge der Erkrankung toxische Produkte in den Kreislauf gelangen. Am häufigsten sind polyneuritische Erkrankungen bei Diabetes. Hier kommt es nicht selten zu heftigen neuralgischen Schmerzen, zum Fehlen der Sehnenreflexe, mitunter auch zu ausgedehnteren motorischen Lähmungen. Oft beschränkt sich das Krankheitsbild mehr oder minder auf das Gebiet eines Nerven; am häufigsten ist der Ischiadicus betroffen. Die Behandlung des Grundleidens führt meist zur Besserung, auch zur völligen Heilung. Die Prognose ist in der Regel davon abhängig, inwieweit es gelingt, die Grundkrankheit wirksam zu bekämpfen.

Von anderen Stoffwechselerkrankungen sind zu erwähnen: Gicht, Nephritis, ferner Lebererkrankungen, Störungen des Magen- und Darmtractus. Auch bei Hämatoporphyrie sind schwere Polyneuritiden verbunden mit dem KOR-SAKOWschen Symptomenkomplex beobachtet worden.

Eine besondere Gruppe bilden die arteriosklerotischen Polyneuritiden. Daß bei Arteriosklerose Mononeuritiden vorkommen, ist schon erwähnt worden. Diese können sich ausbreiten und das Bild einer Polyneuritis annehmen, die durch heftige neuralgische Schmerzen, Parästhesien, auch motorische Ausfallserscheinungen charakterisiert ist. Die Symptome können sich mit angiospastischen Erscheinungen, mit intermittierendem Hinken verbinden.

Im Verlauf der Schwangerschaft wird Polyneurititis beobachtet, und zwar meist im Anschluß an die Hyperemesis gravidarum. Es ist wahrscheinlich, daß die gleiche Stoffwechselstörung, die zu dem Erbrechen Veranlassung gibt, auch die Ursache der Nervenerkrankung ist.

Kachektische Zustände aller Art können eine Polyneuritis hervorrufen, bzw. die Disposition zu ihr erhöhen. So wurden während des Krieges Polyneuritiden bei schweren Erschöpfungszuständen beobachtet, für die sich eine andere Ursache nicht nachweisen ließ, bei denen aber möglicherweise eine infektiöse Schädlichkeit hinzukam. Wir sehen sie sonst bei Carcinomkachexien, gelegentlich auch beim Kräfteverfall, der durch einen mechanischen Magenverschluß (Verätzungen u. ä.) hervorgerufen wird, ferner bei perniziöser Anämie und Leukämie.

Beri-Beri ist eine Form der Polyneuritis, die in den tropischen Ländern, vor allem in Ostasien vorkommt, bei uns jedoch nicht beobachtet wird. Sie ist mit Wahrscheinlichkeit auf einseitige Ernährung mit geschältem Reis zurückzuführen und als Avitaminose anzusehen; es fehlen der Ernährung die in den Silberhäutchen befindlichen Vitamine. Für diese Ätiologie sprechen auch die guten therapeutischen Erfolge, die mit der Vitaminzufuhr erzielt werden. Das Symptomenbild unterscheidet sich nicht wesentlich von dem, was wir sonst bei infektiöser Polyneuritis beobachten. Hinzukommen gelegentlich Ödeme und starke Herzerweiterung mit den Anzeichen der Herzmuskelschwäche. Durch die Herzinsuffizienz ist auch das Leben gefährdet.

Differentialdiagnose.

Die Unterscheidung kann mitunter schwierig sein gegenüber der Poliomyelitis. Erleichtert wird dies in der Regel dadurch, daß Poliomyelitis vorwiegend bei Kindern, die Polyneuritis, abgesehen von der postdiphtherischen Form, fast nur bei Erwachsenen vorkommt. Auch fehlen Sensibilitätsstörungen bei der Poliomyelitis, während diese bei der Polyneuritis bei der Mehrzahl der Fälle vorhanden sind. Dagegen bietet die Druckempfindlichkeit der Nervenstämme und Muskeln, der Dehnungsschmerz der Nerven kein sicheres Unterscheidungsmerkmal, da diese im akuten Stadium der Poliomyelitis, und auch dieses überdauernd, vorkommen. Wo Zweifel bestehen, führt der weitere Verlauf, die gute Heilungstendenz der polyneuritischen Lähmungen im Gegensatz zu den schweren Residuallähmungen der Poliomyelitis in der Regel zur sicheren Entscheidung.

Daß wir in manchen Fällen, die der LANDRYschen Paralyse nahestehen, Übergänge zwischen beiden Krankheitsbildern vor uns haben, die auch epidemiologisch wahrscheinlich mit der Poliomyelitis zusammenhängen, ist schon hervorgehoben worden.

Die Differentialdiagnose gegenüber der Tabes kann in solchen Fällen Schwierigkeiten machen, in denen die Polyneuritis einen chronischen Charakter annimmt, die motorischen Ausfallserscheinungen fehlen, und das Krankheitsbild sich lediglich in Ataxie, Sensibilitätsstörungen und fehlenden Sehnenreflexen äußert. Solche Fälle kommen besonders bei Alkoholismus und bei Diabetes vor. Die normale Pupillenreaktion gibt meist schon einen, wenn auch nicht ganz sicheren Hinweis; in manchen Fällen ist die Blutuntersuchung nach WASSERMANN und die Untersuchung der Spinalflüssigkeit zur sicheren Entscheidung notwendig. Daß auch die durch die syphilitische Meningitis hervorgerufenen Wurzelsymptome der Polyneuritis ähneln können, ist schon betont worden.

Die akuten Fälle von Polyneuritis können dem akuten Gelenkrheumatismus ähneln, zumal auch bei der Polyneuritis Gelenkschwellungen vorkommen, und die Polyarthritis mit Reizerscheinungen in den Nerven, mit Druckempfindlichkeit dieser und der Muskeln verbunden sein kann. Doch ist bei genauer Untersuchung die Entscheidung meist einwandfrei möglich. Fälle LANDRYscher Paralyse können gegenüber der Myelitis schwer abgrenzbar sein, der sie auch in ihrem Wesen nahe stehen.

Pathologische Anatomie.

Die Veränderungen an den peripheren Nerven, die sich bei der Polyneuritis finden, entsprechen denen bei der Neuritis. Auch hier stehen meist die degenerativen Vorgänge im Vordergrunde; die entzündlichen treten dahinter zurück und fehlen bei den toxisch bedingten Formen in der Regel ganz. Die Befunde sind im distalen Teil der Nerven meist viel ausgeprägter als im proximalen und können in diesem unter Umständen nur schwer nachweisbar sein. Vielfach beschränkt sich der Befund jedoch nicht auf die peripheren Nerven. Es wurde im klinischen Teil bereits darauf hingewiesen, daß die Verteilung der Lähmungen und der Sensibilitätsstörungen vielfach nicht einen peripheren Charakter trägt, sondern an den radikulären Typus erinnert. Es ist wahrscheinlich, daß sich die polyneuritischen Prozesse zum Teil an den Wurzeln abspielen, und daß eine scharfe Trennung zwischen Polyneuritis und Radiculitis nicht möglich ist. In dem gleichen Sinne spricht es auch, daß bei der Polyneuritis, insbesondere bei der postdiphtherischen Form wiederholt pathologische Befunde am Liquor (leichte Zellvermehrung und Globulinvermehrung) gefunden worden sind. Auch sind an den Meningen, vor allem an den Durchtrittsstellen der Wurzeln, Zellinfiltrate festgestellt worden. Im Rückenmark sind vor allem bei chronischen Formen der alkoholischen Polyneuritis Veränderungen nicht selten nachweisbar, so Zugrundegehen der Vorderhornzellen, Degenerationsprozesse an den Hintersträngen, auch Blutungen in die graue Substanz.

Bei der LANDRYschen Paralyse sind die anatomischen Befunde oft außerordentlich gering, was wahrscheinlich mit dem schnellen tödlichen Verlauf der Erkrankung zusammenhängt. Degenerative Prozesse an den peripheren Nerven können dabei vorhanden sein, fehlen aber auch oft ganz. Am Rückenmark finden sich öfters Veränderungen der Vorderhornzellen im Sinne einer toxischen Reizung, jedoch lassen sich auch manchmal ausgeprägtere entzündliche Prozesse im Rückenmark, besonders an den Vorderhörnern nachweisen, die dann dem Befunde bei der Poliomyelitis ähnlich sind.

Therapie.

Eine erhebliche Rolle spielt die Prophylaxe. Das Fernhalten von Schädlichkeiten, die geeignet sind, Polyneuritiden hervorzurufen, insbesondere bei solchen Menschen, bei denen Anlage zu einer polyneuritischen Erkrankung vorhanden sind, ist in erster Linie geboten. Dies gilt insbesondere für den Alkohol. Bei Arsen ist Vorsicht bei der Anwendung zu großer therapeutischer Dosen anzuraten. Bei Blei und anderen Giften ist die gewerbliche Prophylaxe das

Wichtigste. Auf die Möglichkeit der Verhütung postdiphtherischer Lähmungen durch frühzeitig angewandte hohe Serumdosen ist schon hingewiesen worden.

Bei akuter Polyneuritis ist stets völlige Bettruhe geboten, die besonders streng dann innezuhalten ist, wenn Herzinsuffizienz droht. Auch die weniger akuten Krankheitsfälle gehören zunächst am besten ins Bett. Die Lagerung hat auf den drohenden Decubitus Rücksicht zu nehmen: Wasserkissen, Luftringe unter den Fersen sind anzuwenden. Da die Berührung der Haut oft schon Schmerzen verursacht, ist die Lagerung der Bettdecke auf einem Drahtbügel zu empfehlen. Dies ist besonders auch darum wichtig, als der Druck der Bettdecke die Gefahr der Spitzfußstellung erhöhen kann. Die Ausbildung der Spitzfußcontractur ist durch Anbringen einer Gegenpolsterung und eventuell durch Hochbinden der Fußspitze zu verhüten. Auch sonst muß durch Lagerung und durch vorsichtige passive Bewegungen der Ausbildung von Contracturen und Gelenkversteifungen entgegengewirkt werden. Die Abstellung toxischer Momente ist selbstverständlich erforderlich, so muß Alkoholgenuß vermieden werden. Die Behandlung der zugrunde liegenden Allgemeinkrankheit richtet sich nach den für diese maßgebenden Prinzipien. Medikamentös sind im akuten Stadium die Salicylpräparate, Natrium salicylicum, Aspirin usw. zu empfehlen. Die Schmerzen sind durch antineuralgische Mittel, im Notfall durch Morphin zu bekämpfen. Drohender Herzschwäche muß selbstverständlich durch Analeptica (Digitalis, Coffein, Campher) entgegengewirkt werden. Bestehen Atemstörungen, so kann unter Umständen künstliche Atmung und Sauerstoffzufuhr mittels eines Sauerstoffapparates erforderlich werden; dies kann unter Umständen lebensrettend wirken. Bei Schluckstörung kann Sondenernährung notwendig sein. Vielfach werden auch Strychnineinspritzungen angewandt, ob diese einen wesentlichen Einfluß haben, ist zweifelhaft; immerhin aber können sie auf Atem- und Schluckstörungen dadurch, daß sie die Ansprechbarkeit der Nerven und Muskeln erhöhen, günstig wirken.

Im übrigen beschränkt sich im akuten Stadium die Behandlung auf Schwitzprozeduren, mit denen man nur bei drohender Herzschwäche vorsichtig sein muß. Man gibt hierzu Aspirin, wendet Einpackungen in Decken an. Am schonendsten werden sie jedoch mit Heißluftapparat und Glühlichtbügeln ausgeführt. Ist das akute Stadium vorübergegangen und das Stadium des Stillstandes oder der Restitution eingetreten, so kann eine energischere physikalische Therapie eingeleitet werden. Wir beginnen vorsichtig mit elektrischer Behandlung, die sowohl in stabiler Galvanisation wie in Reizung der einzelnen Muskeln (faradisch und galvanisch) besteht; es gelten hierfür die bei der Neuritis angegebenen Grundsätze. Ferner wenden wir, zunächst ebenfalls vorsichtig, Massage an, die in Handmassage und Vibrationsmassage bestehen kann. Im Stadium der Restitution treten Bewegungsübungen hinzu, die zuerst am besten im warmen Bade ausgeführt werden (Bewegungsbäder), da infolge der Ausschaltung der Schwere die Bewegung hier leichter geschieht; Moorpackungen, Fangoumschläge, auch Moorbäder können angewandt werden. Im späteren Verlauf bei mangelhafter Restitution empfiehlt sich auch das Aufsuchen von Badeorten, am besten Thermal- oder Moorbädern. Bleiben Contracturen, Gelenkversteifungen oder irreparable Lähmungen zurück, so hat eine orthopädische Behandlung einzugreifen.

Nervengeschwülste.

Man unterschied früher echte Nervengeschwülste ektodermalen Ursprungs von solchen, die von den mesodermalen Bestandteilen des Nerven, dem in ihm enthaltenen Bindegewebe ausgehen. Die letzterwähnten wurden als Neurofibrome, die ersten als echte Neurinome bezeichnet. Doch haben die Untersuchungen gezeigt, daß sich an dem Aufbau der Neurofibrome auch die SCHWANN-schen Scheidenzellen beteiligen, die ektodermalen Ursprungs sind (sogenannte periphere Glia), so daß wir es auch hier mit echten Nervengeschwülsten zu tun haben, wenn auch Achsenzylinder und Ganglienzellen in der Regel fehlen. Bei den jungen Faserelementen, welche die Geschwülste enthalten, ist es häufig schwierig zu entscheiden, ob sie vom Bindegewebe oder von den SCHWANNschen Scheiden ausgehen. Nervengeschwülste, die Ganglienzellen und Nervenfasern enthalten, sind selten. Sie finden sich meist nur am Sympathicus, gelegentlich auch an den Hirnnerven.

Die Ursache ist in der Mehrzahl der Fälle in einer kongenitalen Anlage zu suchen; bei den echten Nervengeschwülsten handelt es sich wahrscheinlich um versprengte Keime. Ein familiäres Auftreten ist wiederholt beobachtet worden. Nicht ganz selten finden sich auch dabei andere heredogenerative Anzeichen. Die Geschwulstbildung kann angeboren sein; in der Mehrzahl der Fälle entwickeln sich die Tumoren jedoch später, nicht ganz selten erst in den mittleren Jahren.

Am häufigsten sind, wie erwähnt, die Neurofibrome. Die Geschwülste können einzeln oder multipel auftreten. Oft sind sie in außerordentlich großer Anzahl vorhanden. Sie können an Größe sehr verschieden sein, von Hanfkorngröße bis zur Größe eines Kindskopfes variieren. Je größer die Zahl der Geschwülste um so kleiner sind sie meist; in der Mehrzahl der Fälle sind sie etwa von Bohnengröße. Die Neurofibrome können sich an den großen Nervenstämmen entwickeln, bilden dort Knoten, die allmählich wachsen, z. B. am Ulnaris. In gleicher Weise können sie sich an den Nervenästen und deren Verzweigungen vorfinden. Nicht selten bildet sich an einem Nervenast eine Reihe von Geschwülsten, die perlschnurartig angeordnet sind; in den Zwischenstrecken kann der Nerv verdickt sein. Oft prägt sich der Verlauf ,des Nerven in der reihenförmigen Anordnung der Geschwülste aus, so z. B. der Verlauf der Nervi intercostales. Ebenso finden sich die Geschwülste an den Plexus, ferner auch an den spinalen Wurzeln, hier besonders häufig an der Cauda equina. Man kann auch beobachten, daß ein Neurofibrom, das sich an einer Wurzel entwickelt, durch das Intervertebralloch herauswächst und als Geschwulst etwa in der Oberschlüsselbeingrube oder am Nacken zum Vorschein kommt. An den Hirnnerven sind die Neurofibrome ein nicht ganz seltener Befund; am häufigsten ist hier der Acusticus betroffen, an dem sich dann die bekannten Kleinhirnbrückenwinkeltumoren (vgl. das Kapitel über Hirngeschwülste) finden. Der Acusticustumor ist häufig isoliert als einzige Geschwulst und auch nur auf einer Seite vorhanden; er kann jedoch Teilerscheinung einer allgemeinen Neurofibromatose sein. In gleicher Weise können die anderen Hirnnerven betroffen sein, verhältnismäßig oft der Vagus, der Hypoglossus, am seltensten wohl der Opticus. An den Nerven der Dura können sich Geschwülste finden, ebenso auch an den Nerven der anderen inneren Organe, sowie an den sympathischen Nerven. Meist ist die Neurofibromatose entweder peripher oder zentral. Finden sich die Geschwülste an den Hirnnerven oder an den spinalen Wurzeln, so fehlen sie an den peripheren Nerven und umgekehrt; doch kommt auch eine Kombination von beiden vor. Gelegentlich besteht — meist angeboren — in dem Gebiete eines Nerven eine große Zahl von Geschwülsten, ein rankenförmiges Geflecht bildend (Neuroma plexiforme, Rankenneurom).

Eine besondere Form stellt die Neurofibromatosis universalis dar, die RECK-LINGHAUSENsche Krankheit. Es bilden sich in den feinen Nervenendigungen der Haut massenhaft kleine Geschwülste, die bis zu Tausenden an Zahl betragen können. Die Haut darüber zeigt abnorme Pigmentierung, entweder in

Form von Naevi oder auch in einer diffusen Pigmentbildung. Diese Neurofibrome zeigen sich vor allem an der Brust und am Rücken. Die Haut kann dabei verdickt sein und in großen Taschen elephantiastisch herunterhängen. Die Handflächen und Fußsohlen sind in der Regel frei, ebenso meist auch die Schleimhäute.

Die Neurofibrome wachsen allmählich, machen jedoch häufig, insbesondere in Fällen, wo sie multipel auftreten, bei einer gewissen Größe, meist etwa bei Bohnengröße Halt. Bei multiplem Auftreten bilden sich die Tumoren in mehr oder minder großen Zwischenräumen nacheinander. In der Zeit des Entstehens machen sie oft Schmerzen und sind dann auch auf Druck empfindlich; beides läßt mit der Zeit nach. In der Mehrzahl der Fälle machen sie keine weiteren Beschwerden; sie sind häufig ein zufälliger Nebenbefund. In anderen Fällen, insbesondere wenn die Tumoren die großen Nervenstämme betreffen und stärkere Neigung zum Wachstum zeigen, machen sich Parästhesien, starke neuralgische Schmerzen bemerkbar. Ausfallserscheinungen können auch bei erheblicher Größe der Tumoren fehlen. Wenn jedoch die Geschwulst die Nervenfasern schädigt, treten Sensibilitätsstörungen und degenerative Lähmungen der Muskeln auf. In seltenen Fällen können die Tumoren bei weiter Verbreitung zu Kachexie Veranlassung geben. Schwerer in ihren Symptomen sind die zentralen Neurofibrome, die zu bedeutsamen Ausfallserscheinungen im Bereiche der versorgten Nerven Veranlassung geben können. Die Geschwülste der Hirnnerven verursachen bei weiterem Wachstum Hirndruck mit allen Symptomen des Hirntumors. Es kommt, wenn auch nicht häufig, vor, daß die Neurofibrome sarkomatös entarten und zu Metastasenbildung, die schließlich zum Tode führen kann, Veranlassung geben.

Eine besondere Behandlung erfordern die Neurofibrome in der Mehrzahl der Fälle nicht. Nur wenn sie erhebliche Schmerzen oder Lähmungen verursachen, besteht die Indikation zu operativer Entfernung, an die sich die Nervennaht anschließt. Folge der Operation ist naturgemäß eine sensible und motorische Lähmung im Bereiche des betroffenen Nerven.

Andere Geschwülste der Nerven kommen kaum vor; Carcinome und Sarkome der Umgebung können auf die Nervenstämme übergreifen.

Die Amputationsneurome, die bei den Nervenverletzungen erwähnt wurden, sind nicht als Geschwülste zu betrachten. Es handelt sich hier um bindegewebige Narbenbildungen, in welchen von der Durchtrennungsstelle aus Nerven hineinwachsen, die sich vielfach durchflechten und umbiegen.

Die Krankheiten des Rückenmarks und verlängerten Marks.

Von

F. K. Walter-Rostock-Gehlsheim.

I. Normale und pathologische Anatomie und Physiologie des Rückenmarks.

A. Anatomie.

Das Rückenmark liegt als etwa kleinfingerdicker, zylindrischer Strang im Wirbelkanal und geht nach oben, in Höhe des Foramen magnum, in das entwicklungsgeschichtlich bereits dem Gehirn zuzurechnende verlängerte Mark (Medulla oblongata) über. Als Grenze zwischen beiden gilt der Ursprung des ersten Halsnerven. Das untere Ende des Rückenmarks reicht bis zum oberen Rand des zweiten Lendenwirbelkörpers, um sich hier in einen langen Faden, das Filum terminale, fortzusetzen.

Durch Zurückbleiben des Wachstums sowohl in der Länge wie Dicke gegenüber dem Wirbelkanal füllt es letzteren in keiner Weise aus, sondern ist in ihm mit Hilfe der Wurzel und Rückenmarkshäute aufgehängt.

Von außen nach innen finden wir 1. die harte Rückenmarkshaut (Dura spinalis [a]), 2. die Spinnwebenhaut (Arachnoidea), 3. die weiche oder Gefäßhaut (Pia spinalis [b]), die sich zueinander wie drei übereinander gezogene Säcke verhalten (Abb. 1). Die Dura haftet im Bereich des Foramen magnum sowie in der ganzen Schädelhöhle dem Knochen an, spaltet sich aber im Wirbelkanal in zwei Blätter, von denen das äußere, periostale Blatt der knöchernen Wand des Vertebralkanals fest anliegt, während das innere Blatt, die Dura spinalis im engeren Sinne, den eigentlichen Duralsack bildet. Der zwischen beiden befindliche Raum (Spatium epidurale oder interdurale [c]) ist mit lockerem Bindegewebe, Fett, dem Lymphsystem und großen Venengeflechten (d) ausgefüllt. Nach unten greift die Dura weit über das Rückenmark hinab, um sich erst in Höhe des zweiten bis dritten Kreuzbeinwirbels schnell zu einer kegelförmigen Spitze zu verengen.

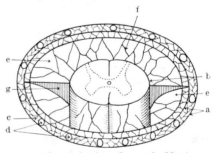

Abb. 1. Schema der Anordnung der Meningen.

Der Innenfläche des inneren Duralblattes liegt, nur durch einen Lymphspalt von ihr getrennt, aber mit zahlreichen feinen Bindegewebsfäden angeheftet, die gefäßlose Arachnoidea. Beide zusammen bilden einen weiten, mit Liquor gefüllten Sack, in dem das Rückenmark gleichsam schwimmt. Dieses selbst besitzt als dritte Hülle, die sich aber im Gegensatz zu den beiden ersten seiner

Oberfläche überall eng anschmiegt, und mit den Gefäßen in seine Spalten eindringt, die Pia mater. Der zwischen Arachnoidea und Pia befindliche Spalt ist der sogenannte Subarachnoidalraum (e). Er wird einmal von feinen zwischen beiden Häuten ausgespannten Bindegewebsfäden (f), vor allen aber von dem frontal gestellten Ligam. denticulatum (g) durchquert. Letzteres entspringt beiderseits zwischen den Wurzeln als einheitliche Lamelle, um sich mit meist 21 Zacken an die Innenfläche der Dura anzuheften. Dadurch wird ein vorderes und hinteres Spatium subarachnoidale gebildet, die aber nur unvollkommen gegeneinander abgeschlossen sind, so daß der ganze den Liquor enthaltende Raum ein kommunizierendes System bildet.

Es mag erwähnt werden, daß diese Darstellung des Verlaufs der Hirnhäute nicht von allen Autoren geteilt wird. Manche lassen die Pia manche die Arachnoidea aus 2 Blättern bestehen, von denen aber das zwischen beiden Häuten gelegene mit der Pia resp. Arachnoidea verwächst. Praktisch entstehen damit die gleichen Räume, wie wir sie beschrieben haben.

Die anatomischen Verhältnisse des Subarachnoidalraumes sind von großer Wichtigkeit, da sich darauf die von Quincke erfundene Lumbalpunktion aufbaut.

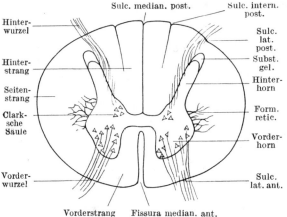

Abb. 2. Rückenmarksquerschnitt (schematisch).

Das in dem Duralsack befindliche Rückenmark weist einen recht unterschiedlichen Umfang in den verschiedenen Höhen auf. Das hängt mit der stärkeren oder geringeren Entwicklung der grauen Substanz zusammen, und diese ist wiederum abhängig von der Größe der durch sie versorgten Körperteile. Dadurch erklärt sich die Hals- und Lendenanschwellung einfach als Ursprungsort der starken Arm- und Beinnerven. Erstere (Intumescentia cervicalis) liegt in Höhe des dritten Hals- bis zweiten Brustwirbels, letztere (Intumescentia lumbalis) in Höhe des zehnten Brust- bis ersten Lendenwirbels.

Gemäß den peripheren Versorgungsgebieten unterscheidet man ein Hals-, Brust-, Lenden- und Kreuzbeinmark (Medulla cervicalis, thoracalis oder dorsalis, lumbalis und sacralis) mit den entsprechenden Wurzeln. Letztere setzen sich zusammen aus: 1. acht cervicalen, 2. zwölf dorsalen, 3. fünf lumbalen und 4. fünf sakralen Wurzelpaaren. Hintere und vordere Wurzel verlassen, nachdem sie sich zusammengelegt haben, den Wirbelkanal durch das Foramen intervertebrale. Der erste Halsnerv tritt zwischen Hinterhauptsbein und Atlas aus.

Die Oberfläche des Rückenmarks zeigt in der Mittellinie vorne und hinten je eine Längsfurche (Fissura mediana anterior und Sulcus median. post.). Lateral von beiden ziehen entsprechend dem Eintritt der Hinterwurzeln resp. Austritt der Vorderwurzeln die Sulci laterales post. und ant. Im Hals- und oberen Brustteil ist außerdem zwischen Sulcus med. post. und den Sulci lat. post. noch eine feine Furche, der Sulcus intermedius posterior bemerkbar (Abb. 2).

Nach dem Bellschen Gesetz enthalten die Vorderwurzeln nur efferente, motorische, die Hinterwurzeln nur afferente, sensible Fasern. Ob dieses Gesetz, das lange Zeit unbestritten galt, wirklich in jeder Beziehung den Tatsachen entspricht, ist neuerdings viel diskutiert; doch kann darauf hier nicht eingegangen werden.

Jede Wurzel setzt sich aus einer großen Zahl einzelner Nervenfasern zusammen, die einem bestimmten Abschnitt des Rückenmarks zugehören, der als Segment bezeichnet wird (s. Abb. 20).

Beim Embryo besteht bekanntlich der ganze Körper aus einzelnen hintereinander angeordneten Teilstücken, deren jedes einen bestimmten Muskel-, Haut- und Nervenabschnitt umfaßt. Während aber in der weiteren Entwicklung die Segmentanordnung des Körpers mehr oder weniger verwischt ist, bleibt sie im Rückenmark weitgehend bestehen. Dies ist, wie wir sehen werden, von außerordentlicher praktischer Bedeutung, da durch den Nachweis der Erkrankung bestimmter Segmente eine genaue Lokalisation des Krankheitsprozesses im Rückenmark oder, falls er außerhalb liegt, in der Wirbelsäule möglich ist.

Die Gefäßversorgung des Rückenmarks ist eine sehr ausgiebige und besonders durch die zahlreichen Anastomosen zwischen den an der Oberfläche verlaufenden Arterien charakterisiert (vgl. Abb. 3). Die Hauptstämme (Art. spinalis anter. und Aa. spinales post.) entspringen aus der Art. vertebralis,

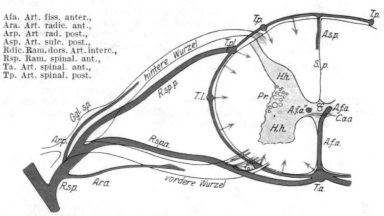

Afa. Art. fiss. anter.,
Ara. Art. radic. ant.,
Arp. Art rad. post.,
Asp. Art. sulc. post.,
Rdic. Ram. dors. Art. interc.,
Rsp. Ram. spinal. ant.,
Ta. Art. spinal. ant.,
Tp. Art. spinal. post.

Abb. 3. Schema der arteriellen Gefäße eines Rückenmarkssegmentes. (Nach ZIEHEN.)

erhalten aber Zuflüsse von den Aa. intercostales, lumbales und sacrales, mit denen sie gemeinschaftlich eine Art Netz um die Medulla bilden. Wichtig ist nun besonders die Tatsache, daß die in die Fissura ant. eintretende Arterie mit ihrer Endverzweigung der Art. sulco-commissuralis, fast ausschließlich die Versorgung der grauen Substanz bis zur Basis der Hinterhörner übernimmt, während die übrigen Teile, also besonders die weiße Substanz, durch die Vasocorona, das sind kurze aus den oberflächlichen Stämmen entspringende Gefäße, ernährt werden.

Will man zu einem Verständnis der Rückenmarkserkrankungen kommen, so muß man zuvor den Bau und die Funktion kennen. Freilich sind wir auch heute noch weit von einer völligen Erkenntnis aller hier vorliegenden Fragen entfernt. Aber unermüdliche Forscherarbeit hat bereits ein großes Tatsachenmaterial aufgedeckt, das wir hier nur in den Grundzügen darstellen können.

Das gesamte Nervensystem setzt sich aus zwei prinzipiell verschiedenen Zellarten zusammen: a) den Nervenzellen und b) den Neurogliazellen. Letztere wurden früher lediglich als Stützsubstanz aufgefaßt. Heute wissen wir, daß sie eine dem Bindegewebe im übrigen Körper analoge Funktion wohl unter bestimmten Bedingungen ausüben (z. B. bei der Bildung von Narben), daß sie aber außerdem wichtige, nutritive Bedeutung besitzen, und wahrscheinlich als eine Art Lymphsystem der nervösen Organe anzusehen sind. Den Haupttypus

dieser Zellart stellt die Abb. 4 dar: Ein polymorpher Zelleib mit einem rund-
lichen Kern, von dem nach allen Seiten plasmatische Fortsätze ausgehen, die,
sich wie Äste verzweigend, immer feiner und feiner werden und sich schließlich dem Nachweis entziehen. Häufig kann
einer dieser Fortsätze bis an ein Gefäß verfolgt werden, wo er mit einer sich verbreitern-
den Fußplatte in die sämtliche Gefäße umhüllende Grenzmembran (Membrana gliae
perivascularis) übergeht (siehe Abb. 5).
Sehr häufig finden wir in dem Zellplasma
feinste Fäserchen (Gliafibrillen), die, den
Zelleib durchquerend, von einem Fortsatz
in den andern ziehen.

Ob es sich dabei um zwei verschiedene Zellarten handelt, oder ob jede derartige Zelle unter
bestimmten Bedingungen Fasern produzieren
kann, ist noch unentschieden.

Die früher benutzten Färbemethoden gaben
wesentlich andere Bilder von diesen Zellstrukturen.
Mit der GOLGIschen Methode, die nur Silhouetten
darstellt, findet man von einem relativ kleinen
Zellkörper zahlreiche dünne Fasern ausgehend,

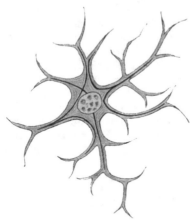

Abb. 4.   Schema einer faserhaltigen
Gliazelle.

nach deren Länge man Kurz- und Langstrahler
unterschied.   Im Gegensatz dazu färbt die
WEIGERTsche Gliamethode die Fibrillen distinkt, aber den Plasmaleib unvollkommen.
WEIGERT schloß, daß erstere frei (außerhalb des Zelleibs) im Gewebe lägen. Letzteres
kommt vielleicht vor, ist aber sicher nicht die Regel.

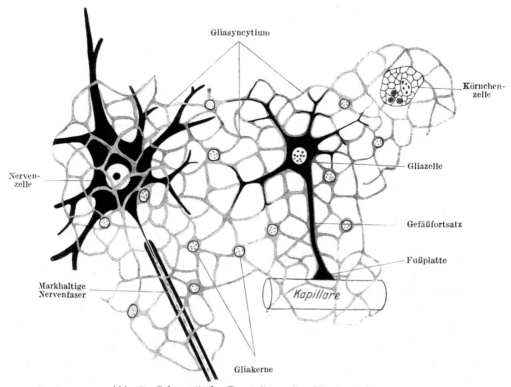

Abb. 5. Schematische Darstellung des Gliasyncytiums.

Außer den beschriebenen Zellformen finden sich nun aber überall, besonders zahlreich in der weißen Substanz, Gliakerne, deren Zelleib teils gar nicht darstellbar, teils als schmaler rundlicher oder ovaler Plasmakörper erkennbar ist, aber keine faserigen Bildungen aufweist [1]). Auf Grund neuerer Untersuchungen, besonders von HELD, ist es sehr wahrscheinlich, daß sämtliche Gliazellen in einem das gesamte Zentralnervensystem mehr oder weniger dicht durchsetzenden plasmatischen Netzwerk (HELDschen Gliasyncytium) liegen, in dessen Maschen die nervösen Elemente eingefügt zu denken sind (s. Abb. 5).

Eine außerordentliche Bedeutung hat die Glia für die Pathologie. Überall, wo eine Schädigung das Zentralnervensystem trifft, sehen wir sofort eine starke

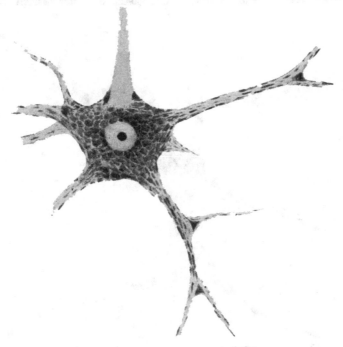

Abb. 6. Motorische Nervenzelle. (Nach BIELSCHOWSKY.)

Wucherung der Gliazellen einsetzen. Nicht nur, daß sich neue plasmatische Zellen bilden, vergrößern sich auch die vorhandenen in allen Teilen, besonders intensiv oft die zu den Gefäßen führenden Fortsätze. Geht nervöse Substanz zugrunde, so löst sich ein Teil der Gliazellen aus dem syncytialen Verband los, nachdem sie sich mit Abbauprodukten angefüllt haben. Während diese Stoffe allmählich abgebaut oder verdaut werden, nimmt die Zelle ein körniges oder gitterförmiges Aussehen an. In diesem Stadium, wo sie deshalb auch als Körnchen- oder Gitterzellen bezeichnet werden, besitzen sie wahrscheinlich aktive Beweglichkeit und gelangen mit ihrem Inhalt zu den Lymph- und Blutgefäßen (Abb. 5). Später finden wir in dem Herd in der Regel eine mehr oder weniger starke Wucherung der Gliafasern unter Zurücktreten der plasmatischen Strukturen. Dies entspricht dem Narbenstadium.

Es ist zu bemerken, daß nicht alle Körnchenzellen des Zentralnervensystems Abkömmlinge von Gliazellen sind. Es kann vielmehr als sicher bezeichnet werden, daß sie sich zum

---

[1]) In neuester Zeit ist es gelungen (HORTEGA), noch mehrere Formen unter ihnen zu unterscheiden. von denen mindestens eine durch eigenartige, stachlige Fortsätze und wahrscheinlich auch funktionelle Eigenarten (z. B. Speicherung von Eisen) charakterisiert ist.

Teil auch aus Bindegewebs-, zum Teil auch aus Blutelementen entwickeln, ohne daß man ihnen ihre verschiedene Herkunft immer anzusehen vermag.

Als das spezifische Element des Zentralnervensystems haben wir die Ganglienzelle zu betrachten. Sie ist wohl eines der kompliziertesten Gebilde des gesamten Organismus. Prinzipiell können wir an jeder Nervenzelle unterscheiden: a) den Zelleib im engeren Sinne und b) die Fortsätze mit ihren Endorganen, durch welche die Übertragung eines Reizvorganges auf oder von einem anderen Organe oder Zelle erfolgt (s. Abb. 6). Die äußere Form des Zelleibs ist außerordentlich verschieden, je nach seiner Funktion oder Lage im Zentralnervensystem. Im Rückenmark finden wir vor allem den multipolaren Typus, und als dessen wichtigsten Repräsentanten wiederum die große motorische Vorderhornzelle (Abb. 6).

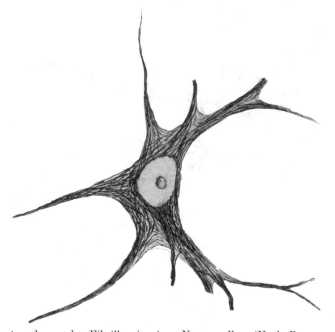

Abb. 7.   Anordnung der Fibrillen in einer Nervenzelle. (Nach BIELSCHOWSKY.)

Die Versuche einer Einteilung aller Nervenzellen auf Grund rein morphologischer Strukturmerkmale, wie sie vor Jahren besonders von NISSL gemacht wurden, haben sich als nicht durchführbar erwiesen, obwohl gewisse Zellformen für bestimmte Örtlichkeiten des Zentralnervensystems ganz charakteristisch sind, z. B. die BETZschen Riesenpyramiden der vorderen Zentralwindung, die PURKINJEschen Zellen des Kleinhirns und die große motorische Zelle des Vorderhorns.

Seit NISSL unterscheiden wir im Zelleib die als NISSL-Schollen oder Tigroidsubstanz bezeichneten Bestandteile, die durch eine besondere Neigung, sich mit basischen Anilinfarbstoffen zu tingieren, ausgezeichnet sind, und die damit nicht färbbaren Substanzen. Erstere liegen als unregelmäßige Körperchen (rundlich, spindelförmig oder polymorph) ziemlich gleichmäßig verteilt im Leib der Zelle, zwischen sich Lücken oder Bahnen freilassend (vgl. Abb. 6), die das eigentlich leitende Element, nämlich die Fibrillen enthalten. Letztere stellen äußerst zarte Fäserchen dar, die besonders um den Kern herum ein dichtes Netzwerk bilden, den Zelleib durchlaufen und in die Fortsätze übertreten (s. Abb. 7). Wie weit sie untereinander anastomosieren, ist heute noch strittig, doch scheint es ziemlich sicher, daß es Ganglientypen mit und ohne solche Verbindungsäste zwischen den Fibrillen gibt.

Auch über die Bedeutung der NISSL-Schollen wissen wir noch nichts Sicheres. Vieles spricht dafür, daß sie nutritiven Zwecken dienen. Ähnlich verhält es sich mit dem Pigment, von dem zwei Arten vorkommen: 1. das weit verbreitete goldgelbe Pigment, das etwa ums 6. Lebensjahr zuerst auftritt und sich ständig vermehrt und 2. das braune oder schwarze Pigment, das nur an bestimmten Stellen (Sub. nigra, Locus coeruleus, Vaguskern) zu finden ist, und von frühester Jugend an in seiner Menge konstant bleibt.

Unter den Zellfortsätzen unterscheiden wir die kurzen, sich vielfach verzweigenden Dendriten und den Achsenzylinder oder Neuriten, der ebenfalls seitliche Kollateralen abgeben kann. Die Zahl der Dendriten ist sehr verschieden, während jede Zelle wahrscheinlich nur einen Neuriten besitzt.

Eine Ausnahme davon machen die in den Spinal-Ganglien gelegenen sensiblen Nervenzellen, die während der ersten Entwicklung bipolar sind, das heißt an jedem Zellpol je einen Neuriten aufweisen, die sich später in ihren Anfangsteilen zusammenlegen, so daß die ausgewachsene Zelle wiederum nur einen Neuriten zeigt, der sich T-förmig spaltet.

Die Mehrzahl der Neuriten ist von den Dendriten besonders durch die sie umhüllende Markscheide unterschieden, die kurz nach Austritt des Achsenzylinders aus dem Zelleib beginnt, und ebenso kurz vor seiner Endigung in dem Erfolgsorgan aufhört. Sie stellt im Zentralnervensystem eine gleichförmige Röhre dar, während sie außerhalb desselben (an den peripheren Nerven) in bestimmten Abschnitten durch die sogenannten RANVIERschen Schnürringe unterbrochen wird. Infolge ihres Gehaltes an fettartigen Substanzen wird sie durch Osmiumsäure und, bei bestimmter Anwendung, durch Hämatoxylin schwarz gefärbt. Der zentrale Teil des Neuriten enthält die mehr oder weniger parallel verlaufenden Fibrillen, die aus der Nervenzelle kommen und in der sogenannten Interfibrillärsubstanz eingebettet liegen. Speziell dieser innere Teil des Neuriten wird auch als Achsenzylinder bezeichnet.

Die Länge der Neuriten ist außerordentlich verschieden. Wir kennen Zellen, die zwischen 2 im Zentralnervensystem nahe aneinander liegenden als Verbindungsstück eingeschaltet sind (Schaltzellen), mit ganz kurzen Neuriten und andere, z. B. die motorischen Vorderhornzellen im Lendenmark, deren Neurit von hier bis zu den Fußmuskeln reicht, also etwa 1 Meter lang ist.

Wie tritt nun eine Nervenzelle mit einer anderen oder ihrem Erfolgsorgan — Muskel, Haut usw. — in Verbindung? Das ist eine auch heute noch viel umstrittene Frage, die von prinzipieller Bedeutung für die Auffassung des Aufbaus und der Funktion des gesamten Nervensystems ist.

Seit man den anatomischen Zusammenhang des Neuriten und der Dendriten mit der Nervenzelle erkannt hatte, war man fast allgemein der Ansicht, daß hier zusammengehörige Gebilde von der Dignität einer Zelle vorlägen. Diese Annahme fand noch eine starke Stütze durch die zuerst von WALLER entdeckte nutritive Abhängigkeit der Fortsätze von dem Zelleib. Durchtrennt man nämlich eine Nervenfaser an einer beliebigen Stelle, so geht der peripher von der Durchtrennungsstelle gelegene Teil der Faser zugrunde (WALLERsche oder sekundäre Degeneration), während der zentrale, mit der Zelle weiterhin in Zusammenhang stehende Teil erhalten bleibt.

Besonders auf diese beiden Beobachtungen gründet sich die sogenannte Neuronentheorie, die besagt, daß das gesamte Nervensystem aus einzelnen in sich abgeschlossenen hinter- und nebeneinander geschalteten Bausteinen zusammengesetzt sei. Jeder Baustein, bestehend aus Nervenzelle und Fortsätzen, wird als Neuron bezeichnet (der Name stammt von WALDEYER). Diese Theorie nimmt zugleich an, daß die Verbindung der einzelnen Neurone nur durch Berührung („per contiguitatem") geschehe. Aber gerade diese Annahme ist in neuerer Zeit von den Gegnern der Theorie aufs heftigste bekämpft, indem sie versuchten, nachzuweisen, daß die in den Achsenzylindern verlaufenden Fibrillen nicht an einer anderen Nervenzelle endigen, sondern kontinuierlich in sie übertreten, daß also eine Verbindung

„per continuitatem" vorliege, und damit von in sich abgeschlossenen Elementarorganismen nicht die Rede sein könne. Eine definitive Entscheidung ist bis heute nicht möglich gewesen! Die Verbindung der Nervenfasern mit anderen Organen — Haut, Muskel usw. — erfolgt im Prinzip stets derartig, daß der Achsenzylinder die Markscheide verliert und seine Fibrillen sich dann in feinste Netze oder Gitterstrukturen auflösen. Im Zentralnervensystem sind am längsten die sogenannten Endfüße bekannt, das sind knopf- und ösenförmige Bildungen, mit denen sich die Fibrillenenden an der Oberfläche der Ganglienzelle anzulegen scheinen (Abb. 8). Außerdem findet man feinste Fasergeflechte, die den ganzen Zelleib umspinnen. Ob und inwieweit diese „Endigungen" mit den in der Zelle gelegenen Fibrillen in Verbindung treten, bleibt aber, wie gesagt, zweifelhaft.

Mag nun aber die Neuronentheorie bezüglich der anatomischen Verhältnisse zu Recht bestehen oder nicht; sicher ist, daß sie unsere Erkenntnis von den Funktionen und den Funktionsstörungen des Zentralnervensystems stark gefördert hat, und daß wir heute in der Klinik ohne sie nicht auskommen können.

Bei der Bedeutung, die wir den Nervenzellen und ihren Fortsätzen zuerkennen müssen, ist es verständlich, daß man ihren pathologischen Veränderungen die größte Aufmerksamkeit geschenkt hat. Es gab eine Zeit, in der man hoffte, allein aus der Art der Zellerkrankungen einen Rückschluß auf deren Ursache machen zu dürfen. Diese Hoffnung hat man zu Grabe tragen müssen! Spezifische Zellveränderungen in diesem Sinne gibt es nicht! Wohl aber gestattet uns das besonders nach der Nissl-Methode gefärbte Präparat mit einiger

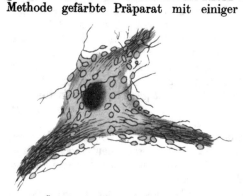

Abb. 8. Ösenförmige Endigungen an einer Zelle.   Abb. 9. „Chronische Zellerkrankung"
         (Nach Bielschowsky.)   (Nach Spielmeyer.)

Sicherheit festzustellen, ob die Schädigung eine langsam wirkende war, oder ob ein akuter Prozeß vorgelegen hat.

Die „chronische Zellerkrankung" Nissls ist durch eine allgemeine Schrumpfung des ganzen Zelleibs samt dem Kern charakterisiert, wobei auch die normalerweise nicht färbbaren Partien (im Nissl-Präparat) Farbstoff aufnehmen. Dadurch erhält die Zelle ein dunkleres, homogenes Aussehen, das ein Erkennen der einzelnen Strukturen schließlich unmöglich macht (Abb. 9). Es muß aber betont werden, daß diese Veränderung auch zuweilen bei akuten Prozessen beobachtet wird und häufig mit einer Verfettung des Zelleibs verbunden ist.

Im Gegensatz dazu zeigt die „akute Zellerkrankung" eine Schwellung des Plasmaleibs, dessen äußere Form sich abrundet. Die Nissl-Schollen werden blaß und staubförmig und schwinden zuerst in den Zentralpartien. Der Kern bläht sich und tritt an die Peripherie (Abb. 10).

Für die Restitutionsfähigkeit sind die Veränderungen des Kerns von besonderer Bedeutung. Wird er klein und gleichmäßig dunkel gefärbt, und treten Verdünnung und Ausbuchtung der Kernmembran hinzu, so kann man auf eine „schwere Zellerkrankung" schließen, die eine Restitution unmöglich macht.

Nach dem oben Gesagten hängen die Fortsätze nicht nur anatomisch, sondern auch physiologisch eng mit ihrer Zelle zusammen. Geht letztere zugrunde, so ist damit auch ihr Schicksal besiegelt. Sie degenerieren! Das gleiche geschieht mit jedem ihrer Teile, dessen Verbindung mit der Nervenzelle aufgehoben ist (WALLERsche Degeneration). Bei der Bedeutung des Neuriten müssen wir kurz auf sein Verhalten dabei eingehen. Nehmen wir an, wir durchschnitten das Rückenmark an einer beliebigen Stelle, so müssen, von der Schnittfläche an gerechnet, alle Fasern, deren Ursprungszelle oberhalb derselben gelegen sind, abwärts degenerieren und umgekehrt. Die markantesten Veränderungen zeigen dabei die Markscheiden. Diese normalerweise zusammenhängenden Röhren erleiden an einzelnen Stellen Unterbrechungen, und die dadurch entstehenden Teilstücke zerfallen in ungleichmäßige, ellipsoidförmige Abschnitte, und schließlich in immer kleinere Kugeln und Bröckel, bis wir eine perlschnurartige Reihe von Markkugeln finden, die in eine plasmatische Substanz eingebettet sind (Abb. 11).

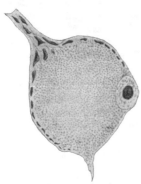

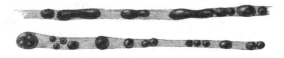

Abb. 10. „Akute Zellerkrankung".

Abb. 11. In Degeneration begriffene Markfasern.

Parallel damit geht eine Zerstückelung des Achsenzylinders, dessen Teilstücke sich oft korkzieherartig aufrollen und besonders an den Enden verdicken. Dieser Zustand entwickelt sich bereits in den ersten acht Tagen nach der Kontinuitätstrennung. Aber zu gleicher Zeit sehen wir an den umliegenden Gliazellen starke Wucherungserscheinungen. Ihr Plasmaleib nimmt beträchtlich an Umfang zu und beginnt die Markkugeln zu umfließen. Durch ihre weitere Tätigkeit, bei der sie bestimmte morphologische Eigenarten zeigen, werden gleichsam die durch die Degeneration der Markscheide und des Achsenzylinders entstehenden Zerfallsprodukte verdaut und schließlich, nachdem sie in transportfähige, fettige Substanzen umgewandelt sind, durch Körnchenzellen in die nächsten Gefäß- und Lymphbahnen abtransportiert. Regenerationserscheinungen an den Achsenzylindern finden wir im Zentralnervensystem im Gegensatz zu den peripheren Nerven, wo völlig neue Fasern entstehen können, nicht oder höchstens angedeutet; eine Tatsache, die von außerordentlich praktischem Interesse ist, da wir bei einer wirklichen Zerstörung der Nervenfasern im Zentralnervensystem auf keine Restitution hoffen können.

Legt man an einer beliebigen Stelle einen Querschnitt durch das Rückenmark, so erkennt man mit bloßem Auge eine mehr zentral gelegene Zone von der ungefähren Form eines Schmetterlings, die sich durch ihre graubräunliche Färbung gut von der weißen Umgebung abhebt. Sie wird wegen ihres Aussehens als „graue Substanz" bezeichnet und enthält die Nervenzellen, deren

Pigment ihr die Färbung gibt. Die peripher sie umsäumende „weiße Substanz" enthält dagegen lediglich Markfasern, d. h. also die von den Nervenzellen ausgehenden Neuriten.

Die Form der grauen Substanz verändert ihr Bild in den verschiedenen Höhen der Medulla nicht unwesentlich, je nach der Zahl und Größe der vorhandenen Ganglienzellen, doch lassen sich überall je zwei nach vorn und hinten gerichtete symmetrische Zonen unterscheiden, die wir als Vorderhörner und Hinterhörner bezeichnen (s. Abb. 2). Im unteren Teil des Halsmarks und oberen Teil des Brustmarks erfahren die Vorderhörner eine besonders starke laterale Ausdehnung, das sogenannte Seitenhorn. Von hier ziehen seitlich nach hinten graue Stränge in die umgebende weiße Substanz, wodurch dieser Bezirk eine netzförmige Zeichnung erhält (Formatio reticularis). Die Spitze der Hinterhörner zeigt durchweg ein helleres Aussehen (Substantia gelatinosa). Dies ist durch eine starke Vermehrung der gliösen Substanz und Mangel an Nervenelementen bedingt. Untersucht man nun die graue Substanz unter dem Mikroskop, so fällt sofort der Reichtum der Vorderhörner an großen, multipolaren Ganglienzellen auf, die die Ursprungszellen der vorderen Wurzel darstellen und die Körpermuskulatur mit motorischen Nerven versorgen. Auch läßt sich unschwer erkennen, daß diese Zellen nicht wahllos zerstreut sind, sondern in mehr oder weniger gut abgrenzbaren Bezirken zusammenliegen. Das sind die sogenannten Muskelkerne, die auf dem Längsschnitte Zellsäulen darstellen.

Eingehende Untersuchungen bei Ausfall bestimmter Muskel oder Muskelgruppen mit ihren zugehörigen motorischen Nervenzellen haben uns einen, allerdings noch unvollständigen Einblick in die Lage der einzelnen Kerne gegeben. Besonders deutlich lassen sich im Hals- und Lendenmark solche zusammengehörige Zellgruppen abgrenzen, von denen die wichtigsten je eine mediale und laterale vordere und hintere sind, zwischen denen das Mittelfeld mit einer oder mehreren zentralen Gruppen liegt.

Sehr viel undeutlicher sind die im Hinterhorn gelegenen Zellgruppen abgegrenzt, abgesehen von der sogenannten Clarkeschen Säule, einem Zellhaufen an der medialen Basis des Hinterhorns im Cervicalmark.

Bezüglich der Funktion der Kerne sei nur erwähnt, daß die mediale vordere Zellgruppe die Fasern für die Extremitätenbasis, die mediale hintere für die Wirbelsäulenmuskel liefert, während die beiden lateralen Gruppen die übrigen Extremitätenabschnitte versorgen, und die zentrale Gruppe hauptsächlich vasomotorische Zentren enthält.

Noch von einem anderen Gesichtspunkt aus kann man die Ganglienzellen des Rückenmarks betrachten! Es wurde schon erwähnt, daß die großen Vorderhornzellen die motorischen Nervenfasern für die Körpermuskulatur liefern. Ihre Neuriten treten also als vordere Wurzel aus dem Rückenmark heraus. Sie werden deshalb auch als Wurzelzellen bezeichnet im Gegensatz zu den „Strangzellen", deren Fortsätze teils in besonderen Bahnen zum Gehirn heraufziehen (Bahnzellen), teils Zellen verschiedener Rückenmarkshöhen miteinander verbinden (Assoziationszellen), und zwar sowohl der gleichen wie auch der entgegengesetzten Seite. Im letzteren Falle verlaufen sie vorwiegend durch die vordere weiße Commissur. Treten nun die vorderen Wurzeln im eigentlichen Sinne des Wortes aus dem Rückenmark heraus, so trifft das Umgekehrte für die sensiblen hinteren Wurzeln zu. Ihre Ursprungszellen finden wir außerhalb der Medulla in den Spinalganglien, das sind kleine, etwa bohnengroße Knötchen, die im Anfangsteil der Foramina intervertebralia liegen. Sie bestehen hauptsächlich aus runden Zellen mit T-förmigen Neuriten, deren einer Arm mit der motorischen Faser in den gemischten Körpernerven zur Peripherie zieht, während der andere, die weichen Hirnhäute durchbohrend, als hintere Wurzel in das

Rückenmark eintritt. Hier nehmen sie, wie wir später sehen werden, einen verschiedenen Verlauf, je nachdem sie an bestimmte Zellen des Rückenmarks herantreten oder in langen Bahnen zur Oblongata emporsteigen. Vergegenwärtigen wir uns, daß außer den erwähnten noch zahlreiche Fasern aus dem Gehirn ins Rückenmark herabziehen, so ergibt sich eine Unsumme von Verbindungsmöglichkeiten zwischen den einzelnen Zellen, deren Organisation wir jetzt in ihren Grundzügen kennen lernen müssen.

Betrachtet man einen Rückenmarksschnitt, der nach der WEIGERTschen Markscheiden-Methode gefärbt ist, so sieht man, daß die graue Substanz von einem gleichmäßig dichten Kranz quergetroffener Markfasern umkleidet ist, unter denen eine Differenzierung nach bestimmten Fasergattungen nicht möglich ist. Nur durch die vorderen und hinteren Wurzeln wird je eine vordere seitliche und hintere Partie abgegrenzt, die als Vorder-, Seiten- und Hinterstrang bezeichnet wird. Dies sind jedoch keine funktionell einheitlichen Systeme, sondern sie enthalten Bahnen verschiedenen Ursprungs und verschiedener Bedeutung.

Ausgedehnte Untersuchungen an pathologischem Material mit Ausfall einzelner Komplexe, ferner das Studium der Markreifung, die, wie wir seit FLECHSIG wissen, nicht wahllos, sondern nach bestimmten Gesetzen vor sich geht, und schließlich das Experiment haben gezeigt, daß funktionell zusammengehörige Markfasern vielfach bündelweise geschlossen zusammenliegen. Wir nennen sie Fasersysteme oder Bahnen und sprechen, falls sie isoliert ausgefallen sind, von Systemerkrankungen.

Je nach der Verlaufsrichtung unterscheidet man absteigende und aufsteigende Bahnen, die teils von außerhalb in die Medulla eintreten, teils in ihr selbst entspringen und endigen.

Wir müssen sie nun im einzelnen kennen lernen!

Absteigende Bahnen.
Hierzu Abb. 12 und 14.

1. Die wichtigste von ihnen ist die Pyramidenbahn, Tractus corticospinalis. Ursprung: In der vorderen Zentralwindung. Ihre Fasern sind die Neuriten der BEETZschen Riesenpyramiden der 5. Rindenschicht.

Verlauf: Die Fasern ziehen abwärts durch den hinteren Schenkel der inneren Kapsel, dann an der ventralen Seite der Hirnschenkel und Brücke. Im untersten Teil der Medulla oblongata findet eine Teilung in zwei Faserbündel statt.

a) Die kleinere Hälfte zieht ungekreuzt weiter im medialen Teil der Vorderstränge des Rückenmarks und heißt deshalb Pyramiden-Vorderstrangbahn (Tr. corticospinalis anterior). Ihre Fasern kreuzen nach und nach durch die vordere weiße Commissur zur andern Seite und endigen gleich darauf an deren Vorderhornzellen. Die Bahn reicht bis ins untere Brustmark.

Wenn der Pyramidenvorderstrang meist als ungekreuzte Bahn bezeichnet wird, so bezieht sich dies also nur auf die Tatsache, daß ein geschlossener Übertritt zur anderen Seite nicht stattfindet, und weil wegen der unmittelbaren Endigung nach Überschreiten der Mitte, eine bündelweise Läsion nur stattfinden kann, solange die Bahn noch ungekreuzt im Vorderstrang verläuft. Es ist außerdem auch noch nicht ganz sicher, ob wirklich alle Fasern kreuzen.

b) Die Hauptmasse der Fasern geht am untersten Ende der Medulla oblongata in der Pyramidenkreuzung auf die andere Seite über, und zieht im hinteren Teil des Seitenstrangs herab, daher der Name Pyramidenseitenstrang (Tr. corticospinalis lateralis). Hier biegt er zum Vorderhorn ab und endigt an den motorischen Zellen der gleichen Seite. Die Bahn läßt sich bis ins Sakralmark verfolgen.

Außer den Pyramidensträngen ziehen aus tieferen Kerngebieten des Gehirns noch einige Fasersysteme zum Rückenmark herab, die man als subcortico-spinale Bahnen zusammenfassen kann. Es sind dies:

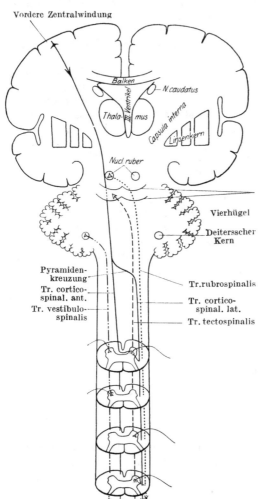

Abb. 12.   Schema der absteigenden Bahnen.

1. Der Tractus rubrospinalis oder MONAKOWsches Bündel. Ursprung: Roter Kern (unter der Vierhügelplatte gelegen). Verlauf: Die Bahn geht in der Haubenkreuzung auf die andere Seite über und verläuft im Rückenmark neben und vor dem Pyramidenseitenstrang abwärts bis ins Sakralmark. Endigung: An den motorischen Vorderhornzellen.

2. Tractus vestibulospinalis.

Ursprung: Im DEITERSschen Kern, einer großen in der Gegend des Recessus lateralis der Medulla oblongata gelegenen Zellgruppe, die dem N. acusticus angehört. Verlauf: Ungekreuzt an der Peripherie des Vorderseitenstrangs. Endigung: an den motorischen Vorderhornzellen.

3. Tractus tectospinalis = Vierhügel-Vorderstrangbahn. Ursprung: Vordere Vierhügel. Verlauf: Nach Kreuzung mit der „MEYNERTschen Haubenkreuzung" in der Oblongata ziehen die Fasern im Vorderstrang abwärts. Endigung: An den Vorderhornzellen.

Die Funktion dieser 3 Bahnen ist im einzelnen noch unbekannt. Doch darf mit ziemlicher Sicherheit angenommen werden, daß sie den motorischen Vorderhornzellen ähnlich wie die Pyramidenbahn Impulse zuführen, da sie diese nach deren isoliertem Ausfall bis zu einem gewissen Grade ersetzen können.

Aufsteigende Bahnen.
Hierzu Abb. 13 und 14.

Wie die absteigenden Bahnen in Beziehung zu den motorischen Vorderhornzellen und damit den Vorderwurzeln stehen, so stellen die aufsteigenden direkte oder indirekte Fortsetzungen der Hinterwurzeln dar und weisen sämtlich Beziehungen zur Sensibilität auf.

Nachdem die zentralwärts gerichteten Äste der T-förmigen Neuriten der Spinalganglien gemeinsam als hintere Wurzeln in das Rückenmark eingedrungen

sind, tritt ein Teil in die graue Substanz der Hinterkörner ein (Wurzeleintrittszone), um sich hier um verschiedene Nervenzellkerne aufzusplittern. Die übrigen
gelangen sofort in den Hinter-
strang des Rückenmarks und
biegen, nachdem sie Kollateralen
zu den Vorderhornzellen abgegeben haben (Reflexbogen!) nach
oben um. Dabei lagern sie sich
derartig, daß die aus den unteren
Wurzeln stammenden Fasern
durch die höher eintretenden stets
nach der Mittellinie zu gedrängt
werden. Auf diese Weise wird eine
Überkreuzung der Fasern vermieden. Auf dem Querschnittsbild können wir also ganz allgemein die der Fissura mediana
posterior zunächst liegenden
Fasern als die längsten, aus dem
Sakral- oder Lumbalwurzel stammenden ansehen; eine genauere
Abtrennung einzelner Gruppen ist
aber unmöglich. Nur im Halsmark
finden wir eine schon makroskopisch erkennbare Scheidung des
Hinterstrangs durch eine teils
bindegewebige, teils gliöse Septe
in eine mediale und laterale
Zone. Erstere heißt „GOLL-
scher Strang" (Fasciculus gracilis)
und enthält alle langen Fasern,
die aus den Sakral-, Lumbal-, und
den 8 untersten Thorakalwurzeln
stammen; die laterale Zone dagegen umfaßt die oberhalb des
vierten Thorakalsegments eintretenden Fasern, und wird als
BURDACHscher Strang (Fasciculus
cuneatus) bezeichnet. Die Endi-

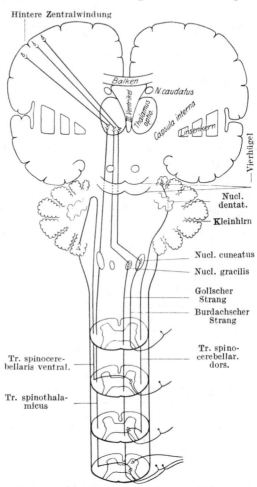

Abb. 13.   Schema der aufsteigenden Bahnen.

gung aller dieser Fasern liegt im untersten Teil der Medulla oblongata, wo das
zweite oder zentrale Neuron sich anschließt und die Verbindung zur hinteren
Zentralwindung herstellt.

Kurz zusammengefaßt haben wir also den:

1. Fasciculus gracilis (GOLLscher Strang).

Ursprung: Zellen der sakralen, lumbalen und 4—12 thorakalen Spinalganglien.

Verlauf: Im Hinterstrang.

2. Fasciculus cuneatus (BURDACHscher Strang).

Ursprung: Zellen sämtlicher cervicalen und des 1.—4. thorakalen Spinalganglions.

Verlauf: Im Hinterstrang (lateral gelegen).

Endigung: Nach Eintritt in das Rückenmark geben wahrscheinlich sämtliche
Fasern Kollateralen zu den Vorderhornzellen ab, die den kurzen oder direkten
Reflexbogen bilden, außerdem zweigt sich ein zweiter Ast ab, der caudalwärts

verläuft zu tieferliegenden Zellen des Rückenmarks. Die Summe dieser Fasern sammelt sich zu einem Bündel (das allerdings von langen aufsteigenden Fasern durchsetzt ist) etwa in der Mitte der Hinterstränge, das wegen seiner Konfiguration auf den Querschnitt als „kommaförmiges Feld" von Schulze bezeichnet wird (s. Abb. 19). Die Hauptmasse der aufsteigenden Fasern endigt an den Zellen des Nucleus gracilis und cuneatus.

Verfolgen wir die übrigen mit den Hinterwurzeln eintretenden Fasern, so sehen wir sie nach kurzem Verlauf an verschiedenen Zellgruppen der grauen Substanz endigen, deren Neuriten dann in gesonderten Bahnen aufwärts ziehen. Bekannt sind die folgenden:

3. **Tractus spinocerebellaris dorsalis oder posterior (Kleinhirn-Seitenstrangbahn).**

Ursprung: Zellen der „Clarkeschen Säule" (eine an der medialen Basis des Hinterhorns gelegene Zellgruppe).

Verlauf: Die Fasern ziehen quer durch das Rückenmark zur hinteren Peripherie des gleichseitigen Seitenstrangs und dann nach oben umbiegend zur Oblongata, wo sie mit dem Corpus restiforme ins Kleinhirn eintreten und im Wurm endigen.

Funktion: Die Fasern leiten die Reize der „Tiefensensibilität" (Gelenk-, Muskel- und Schwereempfindung) zum Kleinhirn.

4. **Tractus spino-cerebellaris ventralis (Gowersches Bündel).**

Ursprung: Zellgruppe der seitlichen Bezirke der Vorderhornbasis.

Verlauf: Die Fasern ziehen zur mittleren Peripherie des gleichen und gekreuzten Seitenstrangs, dann nach oben umbiegend bis etwa zur Mitte der Oblongata. Von hier gelangen sie mit dem Bindearm ebenfalls in den Wurm des Kleinhirns und finden ihre Endigung an dessen Rindenzellen. (Im Schema ist nur die gekreuzte Bahn gezeichnet.)

Funktion: wie voriger.

5. **Tractus spino-thalamicus.**

Ursprung: Zellgruppe der Basis des Hinterhorns.

Verlauf: Die Neuriten kreuzen im wesentlichen durch die vordere Commissur und graue Substanz zum Seitenstrang der anderen Seite (medial von voriger Bahn) und ziehen durch die Oblongata zu den Stammganglien des Gehirns.

Endigung: Im Thalamus opticus.

Funktion: Leitung von Schmerz-, Temperatur- und Berührungsreizen.

6. **Tractus spino-olivaris = Hellwegsches Dreikantenbündel** (enthält möglicherweise auch absteigende Fasern).

Ursprung: Unbekannt.

Verlauf: Dies Bündel bildet auf dem Rückenmarksquerschnitt ein $\wedge$ Feld an der Grenze zwischen Vorder- und Seitenstrang und ist etwa vom III. Halssegment an aufwärts bis zu seiner Endigung an der unteren Olive zu verfolgen.

Funktion: unbekannt (nicht im Schema gezeichnet).

Die Bahnen 3—5 werden ihrerseits wiederum durch Neuronen III. Ordnung mit der Hirnrinde verbunden.

Assoziationsbahnen.
Vgl. Abb. 14.

Außer den angeführten Bahnen gibt es noch kurze Fasern, die im Rückenmark entspringen und endigen, also lediglich Zellen verschiedener Höhe der Medulla selbst miteinander verbinden. Sie sind teils auf-, teils absteigend. Im Vorder- und Seitenstrang liegen sie der grauen Substanz als sog. „Grundbündel" eng an. Im Hinterstrang verlaufen sie teils ganz verstreut, teils sammeln sie sich zu einigermaßen geschlossenen Bündeln.

Als aufsteigendes System liegt an der vorderen Spitze des Hinterstrangs das „ventrale Hinterfeld" = Zona cornu-commissuralis.

Absteigenden Verlauf nehmen:

a) das schon erwähnte „SCHULZEsche kommaförmige Feld",

b) das „FLECHSIGsche ovale Feld" entlang der Fissura posterior und

c) der „mediane dreieckige Strang" = Fasciculus longitudinalis septi oder Zona septomarginalis im Winkel zwischen Peripherie und Fissura posterior, des Sakralmarkes.

Wahrscheinlich Fasern beiderlei Richtung enthalten schließlich

d) das „Vorderstranggrundbündel" und

e) die „seitliche Grenzschicht".

Die sämtlichen aufgeführten Bahnen verteilen sich demnach folgendermaßen auf den Rückenmarksquerschnitt.

Aufsteigende Bahnen.

1a. Fasciculus gracilis (Golli).
1b. Fascic. cuneat. (Burdachi).
2. Tract. spino-cerebellaris dorsal. (Kleinhirn-Seitenstrang).
3. Tr. spino-cerebellaris ventralis (Gowersches Bündel).
4. Tr. spino-thalamicus.
5. Tr. spino-olivaris.

Absteigende Bahnen.

Ia. Tr. cortico-spinalis ant. ⎫ Pyramiden-
Ib. „ „ later. ⎭ bahn.
II. Tr. rubro-spinalis.
III. Tr. vestibulo-spinalis.
IV. Tr. tecto-spinalis.

Assoziationsbahnen
(teils auf-, teils absteigend).

a Schulzesches kommaförmiges Feld.
b Flechsigsches ovales Feld.
c Zona cornu-commissuralis (ventrales Hinterstrangfeld).
d Zona septo-marginalis.
e Vorderstranggrundbündel.
f Seitliche Grenzschicht.

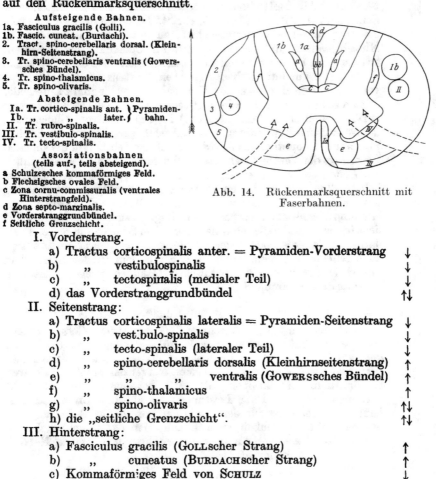

Abb. 14. Rückenmarksquerschnitt mit Faserbahnen.

I. **Vorderstrang.**

a) Tractus corticospinalis anter. = Pyramiden-Vorderstrang ↓
b) „ vestibulospinalis ↓
c) „ tectospinalis (medialer Teil) ↓
d) das Vorderstranggrundbündel ↑↓

II. **Seitenstrang:**

a) Tractus corticospinalis lateralis = Pyramiden-Seitenstrang ↓
b) „ vestibulo-spinalis ↓
c) „ tecto-spinalis (lateraler Teil) ↓
d) „ spino-cerebellaris dorsalis (Kleinhirnseitenstrang) ↑
e) „ „ „ ventralis (GOWERssches Bündel) ↑
f) „ spino-thalamicus ↑
g) „ spino-olivaris ↑↓
h) die „seitliche Grenzschicht". ↑↓

III. **Hinterstrang:**

a) Fasciculus gracilis (GOLLscher Strang) ↑
b) „ cuneatus (BURDACHscher Strang) ↑
c) Kommaförmiges Feld von SCHULZ ↓
d) FLECHSIGsches ovales Feld ↓
e) Zona septomarginalis ↓
f) Ventrales Hinterstrangfeld ↑

Nach der auf- resp. absteigenden Richtung sind die Bahnen im obenstehenden Schema (Abb. 14) eingezeichnet (rechts die absteigenden, links die aufsteigenden, die Assoziationsbündel beiderseits!).

Wie schon oben erwähnt, enthält die graue Substanz des Rückenmarks außer motorischen und sensiblen auch sympathische Nervenzellen. Sie liegen im wesentlichen im lateralen Teil der Basis der Vorderhörner. Nur im untersten Lumbal- und Sakralmark ist ein Teil an die mediale Seite gerückt, während andere Gruppen zerstreut in den zentralen Partien gelagert sind. Ihre Neuriten treten mit den Vorderwurzeln aus dem Rückenmark heraus, um gleich darauf als Ramus communicans albus in den Grenzstrang überzugehen, an dessen Zellen sie endigen. Hier beginnt dann das nächste (periphere Neuron), dessen Ausläufer durch den Ramus communicans griseus sich wieder den gemischten Körpernerven zugesellen und so zur Peripherie gelangen. Es ist nun bemerkenswert, daß der sympathische Anteil der Medulla sich auf bestimmte Abschnitte beschränkt, wie sich aus dem nebenstehenden Schema nach Langley (Abb. 15) ergibt. Danach haben wir vier voneinander getrennte Ursprungsgebiete zu unterscheiden; erstens den Mittelhirnanteil (a), dessen Fasern im Oculomotorius verlaufen; zweitens den bulbären Anteil (b), dessen Fasern sich dem Vagus und Facialis (Nervus intermedius) zugesellen; drittens den Hauptteil, der vom ersten Dorsal- resp. achten Cervicalsegment bis zum zweiten oder dritten Lumbalsegment reicht (c). In seinem obersten Abschnitt (achtes Cervical- und erstes Dorsalsegment) liegt das Centrum cilio-spinale, dessen Reizung Erweiterung, dessen Ausfall Verengerung der Pupille, Ptosis und Enophthalmus bewirkt, im übrigen enthält er die spinalen Ursprünge der Vasomotoren. Beide Zentren sind aber wahrscheinlich via Seitenstrang mit einem in der Medulla oblongata gelegenen höheren Zentrum verbunden, so daß z. B. halbseitige Durchtrennung des Halsmarks allerdings vorübergehende Miosis und Vasomotorenlähmung der gleichen Körperseite bedingt. Der vierte Abschnitt (d) liegt im Sakralteil. Dieser enthält vor allem Zentren für Blase, Mastdarm und Genitale. Nach neueren Untersuchungen vermögen diese sich auch reflektorisch ohne Verbindung mit dem Rückenmark allein mit Hilfe der in den sympathischen Ganglien gelegenen Zentren zu entleeren (s. unten S. 208).

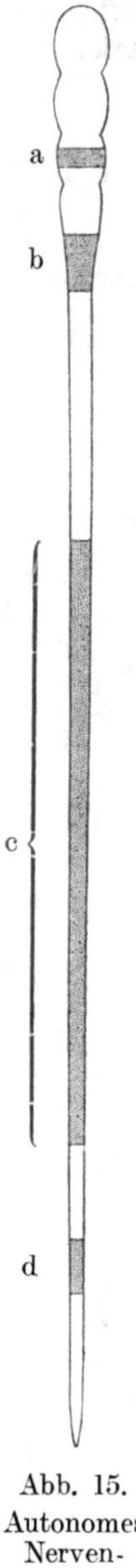

B. Physiologie.

Nach dem im vorigen Abschnitt über den Aufbau Gesagten dient das Rückenmark einerseits der Reizübertragung vom Gehirn zu den peripheren Nerven und umgekehrt, hat also eine leitende Funktion, andererseits enthält es in seinen Nervenzellkomplexen Zentren für bestimmte Funktionen, die ohne Bewußtsein (unwillkürlich) verlaufen können. Diese Leistungen einzeln und im Zusammenhang zu kennen, ist für den Praktiker von großer Bedeutung, da nur dann die Möglichkeit einer Lokalisation des Krankheitsherdes gegeben ist, eine Frage, die uns bei jeder Untersuchung eines Nervenkranken zuerst entgegentritt.

Abb. 15.
Autonomes
Nerven-
system
nach
Langley.

a) Die Motilität.

Sehen wir von dem sympathischen Anteil der Medulla zuerst ab, so sind es zwei große Gebiete nervöser Leistungen, an denen sich das Rückenmark beteiligt die Motilität und Sensibilität.

Das Organ der Bewegung ist die Muskulatur. Aber diese bedarf, um ihre Funktion auszuüben, des Anreizes und der Regulation, die eben durch das Nervensystem ausgeübt wird. War das Rückenmark hierbei ursprünglich

autonom, so hat es mit der zunehmenden Entwicklung des Gehirns in der aufsteigenden Tierreihe die Selbständigkeit immer mehr eingebüßt, und zeigt
schließlich beim Menschen, wie schon aus den anatomischen Verbindungen hervorgeht, eine weitgehende Abhängigkeit von diesem.· Soweit bewußte oder Willkürbewegungen in Frage kommen, ist der Anteil.des Gehirns ohne weiteres als
notwendig vorauszusetzen. Aber auch diejenigen motorischen Leistungen, die
ohne Bewußtsein ablaufen können, und dem Willen nicht direkt unterworfen
sind, werden vom Gehirn her in mannigfacher Weise beeinflußt. Wir fassen sie unter dem Namen der Reflex-
tätigkeit zusammen.

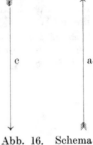

Die Reflexe. Die Auslösung einer Muskelkontraktion infolge eines sensiblen Reizes durch Vermittlung des Nervensystems bezeichnen wir als Reflex. Das anatomische
Substrat dieses Vorgangs ist der Reflexbogen, der in seiner
einfachsten Form aus einem zuleitenden (a), verbindenden (b)
und ableitenden (c) Schenkel besteht (vgl. Abb. 16). Während
nun die Schenkel (a) und (c) stets eindeutig bestimmt sind,
und zwar als zentripetale, sensible und zentrifugale, motorische Faser, liegt die Verbindung beider im Rückenmark
und zeigt häufig komplizierte Verhältnisse.

Abb. 16. Schema
des Reflexbogens.

Nehmen wir zuerst den einfachsten Fall: Ein mechanischer Reiz, z. B. Schlag auf die Patellarsehne wird durch
den sensiblen Nerven zu einer bestimmten Höhe des Rückenmarks geleitet,
hier tritt die Faser mit der hinteren Wurzel ein und läuft direkt zu den Zellen
des Vorderhorns, an denen sie endigt. Die motorische Zelle übernimmt den
Reiz und leitet ihn durch die vordere Wurzel in den motorischen Nerven zu

den entsprechenden Mus-
keln. Hier haben wir den
kurzen oder direkten Reflexbogen vor uns (vgl. Abb. 17ə).
Vielfach ist nun aber
zwischen das sensible und
motorische Neuron noch ein
drittes eingeschaltet(Strang-
·zelle, vgl. Abb. 17b). Noch
komplizierter werden die
Verhältnisse dadurch, daß
viele Wurzelfasern resp.
Strangzellen nicht nur an
einer Vorderhornzelle endigen, sondern mit einer
ganzen Anzahl in verschiedener Höhe in Verbindung

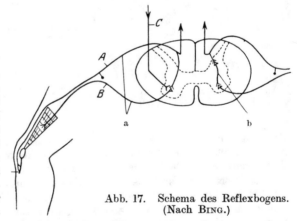

Abb. 17. Schema des Reflexbogens.
(Nach BING.)

stehen, und zwar sowohl der gleichen wie auch eventuell der gegenüberliegenden
Seite (vgl. Abb. 18).

Hierdurch wird der Wirkungsbereich jeder Hinterwurzelfaser ein außerordentlich großer, und es müßten auf jeden einfachen Reiz eine ganze Anzahl
von Muskeln oder Muskelgruppen reagieren, wenn nicht die Annahme zuträfe,
daß ein Reflexreiz zunächst immer den kürzesten Weg benutzt, und erst unter
krankhaften Verhältnissen oder bei übermäßig starken Reizen auch die anderen
zur Verfügung stehenden Verbindungen in Anspruch nimmt.

PFLÜGER hat in dieser Beziehung folgende Gesetze über die normale Ausbreitung
der Reflexe aufgestellt, die im allgemeinen auch heute noch Gültigkeit haben:

1. Wenn ein Reiz nur einseitige Muskelbewegungen hervorruft, so stets nur auf der gleichen Seite des Reizes (unter pathologischen Verhältnissen können isoliert „gekreuzte Reflexe" auftreten, z. B. Babinski).

2. Breitet sich der Reiz auch auf die andere Seite aus, so erzeugt er hier Kontraktionen nur der symmetrischen Muskeln.

3. Die stärkere Reaktion ist, falls überhaupt Differenzen vorhanden sind, auf der gleichen Seite.

Während nun bei den Sehnenreflexen die Verbindung zwischen motorischem und sensiblem Neuron in der Regel im Niveau von 1—2 Segmenten liegt, so daß Fehlen derselben auf eine Läsion in diesem Abschnitt hinweist, trifft das gleiche für die Hautreflexe nicht zu. Vielmehr sehen wir, daß diese auch bei viel höher gelegenen Schädigungen aufgehoben sein können. Der Übergang der sensiblen zur motorischen Faser muß hier also in einem weiter aufwärts gelegenen Abschnitt stattfinden. Wahrscheinlich liegt diese Verbindung in der Medulla oblongata,

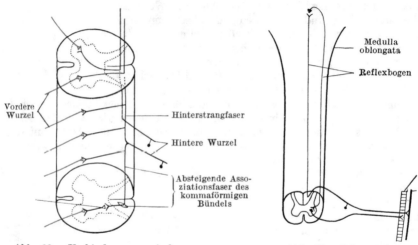

Abb. 18.   Verbindungen zwischen vorderen und hinteren Wurzeln.

Abb. 19.   Schema des Hautreflex-Bogens.

nach manchen Autoren sogar im Gehirn. Dabei sind sicher ein, vielleicht sogar mehrere Neurone eingeschaltet. Schematisch können wir uns diese Verhältnisse durch nebenstehende Skizze verdeutlichen (vgl. Abb. 19).

Der Wert der Hautreflexe wird dadurch für die Höhendiagnose sehr eingeschränkt, daß sie durch Erkrankung in den verschiedensten Segmenten gestört sein können. Hinzu kommt, daß sie auch normalerweise nicht bei allen Menschen auszulösen sind. Am wichtigsten sind folgende:

1. Der Bauchdeckenreflex, bei dem wir einen oberen und unteren unterscheiden — der mittlere hat keine große praktische Bedeutung —, wobei etwa der Nabel als Grenze für ihre Auslösung gelten kann.

Bei kurzem Bestreichen der Haut tritt eine Einziehung des Bauches in dem betreffenden Abschnitt ein. Der Ein- resp. Austritt der Reflexfasern liegt für den oberen Bauchdeckenreflex in Höhe des 8.—9., für den unteren im 10. bis 12. Dorsalsegment.

2. Der Cremasterreflex: durch Bestreichen der Innenseite des Oberschenkels zieht sich der gleichseitige Hoden in die Höhe. Die Reflexfasern treten in Höhe des 1.—2. Lumbalsegments ein und aus.

3. Der Analreflex: bei Bestreichen oder Stechen der Dammgegend tritt Kontraktion des Afters ein. Aus- und Eintritt der Reflexfasern in Höhe des 5. Sakralsegments.

4. Der Plantarreflex: Bestreichen der Fußsohle führt zur Plantarflexion der Zehen. Aus- und Eintritt der Reflexfasern in Höhe des 1.—2. Sakralsegments.

Die wichtigsten Sehnenreflexe finden sich in der nebenstehenden Tabelle unter Angabe der Höhenlage ihres Reflexbogens im Rückenmark aufgeführt. Die durchaus konstanten und damit diagnostisch wichtigsten sind der Patellarreflex und der Achillessehnenreflex. Die vereinzelt in der Literatur beschriebenen Fälle von angeborenen Fehlern derselben spielen praktisch keine Rolle.

	Höhe d. Reflex-bogens	Effekt
Biceps-Reflex	C_5-C_6	Beugung des Unterarms.
Triceps-Reflex	C_6-C_7	Streckung des Unterarms.
Patellar-Reflex.	L_2-L_4	Streckung des Unterschenkels.
Achilles-Reflex.	S_1-S_2	Plantarflexion des Fußes.

Der Muskeltonus. Auch wenn wir willkürlich einen Muskel nach Möglichkeit entspannen, erzielen wir nie eine so völlige Erschlaffung desselben, wie sie etwa beim Tode oder in tiefer Narkose eintritt. Die Ursache dafür ist darin zu suchen, daß durch die sensiblen Fasern dauernd geringe Reize — z. B. Temperatur, Berührung usw. — den motorischen Vorderhornzellen auf dem Wege des Reflexbogens übermittelt werden, die zu einer kontinuierlichen, geringen Spannung der Muskeln führen. — Daß es sich hierbei nicht um hypothetische Reize handelt, beweist die experimentelle Erfahrung der Muskelerschlaffung nach Durchschneidung der entsprechenden hinteren Wurzeln. — Diesen uns nicht zum Bewußtsein kommenden Spannungszustand bezeichnen wir als Muskeltonus. Er ist praktisch von so großer Wichtigkeit, weil erst durch ihn die außerordentliche Anspruchsfähigkeit der Muskeln auf willkürliche Impulse ermöglicht wird, genau wie eine Feder ihre feinste Ansprechbarkeit nicht bei völliger Erschlaffung, sondern im Zustand geringer Spannung gewinnt.

Nun ist aber der Muskeltonus keineswegs allein von dem sensiblen Schenkel des Reflexbogens abhängig! Wie schon im anatomischen Teil auseinandergesetzt ist, finden auch die vom Gehirn herabsteigenden Bahnen, also besonders die Pyramidenbahn, der Tractus rubro-spinalis, tecto-spinalis und vestibulospinalis ihr Ende an den motorischen Vorderhornzellen. Stellen sie einerseits die Leitungsbahn für die willkürlichen, motorischen Impulse von der Hirnrinde her dar, so üben sie anderseits einen hemmenden Einfluß auf jene aus. Ihre Unterbrechung an einer beliebigen Stelle im Rückenmark führt also zum Fortfall der Hemmung und damit zur Erhöhung des Muskeltonus (Hypertonie). Bildlich kann man sich diese Verhältnisse in der Weise veranschaulichen, daß das Gehirn die Vorderhornzellen wie ein Kutscher die Pferde am Zügel führt, reißt dieser, so werden sie unruhig, und jeder äußere Reiz steigert diesen Zustand, da die hemmende Wirkung des Zügels fortfällt. Eine unmittelbare Folge der Unterbrechung der Pyramidenbahn ist daher die Steigerung der entsprechenden Sehnenreflexe und das Auftreten des sog. Klonus, indem schon geringe Reize genügen, um starke motorische, rhythmische Reaktionen auszulösen: Sehnenreflex und Muskeltonus sind demnach zwei eng miteinander verbundene Funktionen, so daß man von einem weitgehende Schlüsse auf den anderen machen kann. Diese Zusammenhänge lassen sich aus dem Schema (Abb. 17) leicht ableiten.

Eine Schädigung des Reflexbogens selbst an irgend einer Stelle des Neurons A oder B muß zur Herabsetzung resp. Aufhebung des Reflexes und Herabsetzung des Muskeltonus führen, da die normalerweise über A zugeführten Reize nicht oder nur unvollständig auf den Muskel übertragen werden können; d. h. es besteht Hypotonie und Hyporeflexie bzw. Areflexie. Bei Schädigung des Neurons C fällt dagegen die normale Hemmung auf die Vorderhornzelle fort, und es resultiert Steigerung des Muskeltonus und der Reflexe (Hypertonie und Hyperreflexie).

Es muß jedoch darauf hingewiesen werden, daß anormal lebhafte Reflexe häufig auch bei nervösen Menschen vorkommen, ohne daß dabei ein gesteigerter Muskeltonus nachweisbar ist. Hier liegt der Grund offenbar in einer allgemeinen Übererregbarkeit des Nervensystems ohne besondere Affektion der Pyramidenbahn. In seltenen Fällen kann eine Steigerung der Sehnenreflexe schließlich auch wohl durch einen Reizzustand im Hinterwurzelfasergebiet bedingt sein. Anderseits findet sich eine Hypotonie der Muskeln bei normalen Sehnenreflexen häufig bei Kleinhirnerkrankungen, weshalb diesem Teil des Gehirns ebenfalls ein tonuserhöhender Einfluß zugeschrieben wird. Auch das Umgekehrte — erhöhter Muskeltonus bei normalen Reflexen — kommt vor, und zwar bei Erkrankung der Stammganglien des Gehirns, z. B. bei Paralysis agitans. Es empfiehlt sich, diese Art der Muskelspannung als Rigidität vor dem Spasmus zu trennen. Über ihre klinische Erscheinungsform und Entstehung ist das betreffende Kapitel nachzulesen.

Die Willkürbewegung. Der Weg, den ein bewußter Bewegungsimpuls nehmen muß, um zu einer entsprechenden Muskelkontraktion zu gelangen, ist durch folgende Punkte festgelegt: 1. Hirnrinde (vordere Zentralwindung), 2. Vorderhornzelle, 3. Nervenendplatte im Muskel. Während aber der Weg von zwei bis drei eindeutig fixiert ist durch den motorischen, peripheren Nerv als Neurit der Vorderhornzelle, sahen wir oben, daß außer der Pyramidenbahn noch mehrere, aus tieferen Hirnteilen zu den Vorderzellen absteigende Systeme existieren. Es sind das besonders der Tractus rubro-spinalis, tecto-spinalis und vestibulospinalis. Wir wissen nun, daß diese ebenfalls Verbindungen mit der Großhirnrinde haben, und so einen, wenn auch indirekten Weg von dort zum Vorderhorn darstellen.

Hatte man trotzdem die Pyramidenbahnen anfänglich als die allein in Betracht kommende Leitung angesehen, so bewiesen bald experimentelle Untersuchungen an Tieren, daß ihre isolierte Ausschaltung keineswegs eine völlige Lähmung bedingt, sondern nur eine vorübergehende Schwäche. Verstärkt trat die Lähmung bei gleichzeitiger Ausschaltung des rubro-spinalen Bündels auf, aber auch sie waren weitgehend restitutionsfähig. Ja sogar völlige Durchtrennung einer Rückenmarkshälfte wurde bis zu einem gewissen Grade durch die andere ersetzt.

Genauere Nachprüfungen bei Menschen zeigten nun, daß hier, wenn auch mit starken Einschränkungen, das gleiche gilt, d. h. die Pyramidenbahn zwar den wichtigsten, aber keineswegs einzigen Weg zur Übertragung der Willkürimpulse von der Rinde auf die Vorderhornzellen darstellt. Ein cerebraler Hemiplegiker mit völliger Zerstörung der Ursprungszellen der Pyramidenbahn in der vorderen Zentralwindung lernt, und zwar je früher der Insult einsetzt, um so vollkommener die anfänglich völlig gelähmten Glieder wieder bewegen. Wir kennen ferner Rückenmarkserkrankungen mit isoliertem Ausfall der Pyramidenbahn, z. B. die spastische Spinalparalyse. Auch mit diesem Leiden behaftete Menschen können, wenn schon durch den erhöhten Muskeltonus beschränkt, ihre Glieder bis zu einem gewissen Grade willkürlich benutzen.

Wir dürfen deshalb mit ziemlicher Sicherheit annehmen, daß dabei die subcortico-spinalen Bahnen die Ersatzfunktion übernehmen. Damit sind freilich unsere heutigen Kenntnisse über die Leistungen der motorischen Rückenmarksbahnen ziemlich erschöpft. Welche spezifische Funktion etwa die Verbindung des Rückenmarks mit dem roten Kern (Tractus rubro-spinalis) oder der Vierhügelplatte (Tractus tecto-spinalis) oder dem Deitersschen Kern (Tractus vestibulo-spinalis) ausübt, ist eine noch offene Frage. Auch kennen wir keinen spezifischen Unterschied in der Leistung der Pyramiden-Vorderstrang- und Seitenstrangbahn.

Die Beziehungen der Rückenmarkssegmente zu den motorischen Nerven und Muskeln.

Alle motorischen Nerven des Körpers sind Fortsetzungen der Vorderhornzellen des Rückenmarks resp. des entsprechenden Teils der Medulla oblongata. Sie stellen damit das periphere Neuron des nervösen Bewegungsapparates dar. Seine Zerstörung bedingt völlig schlaffe Lähmung der entsprechenden Muskeln mit folgender Atrophie und spezifischer Reaktion auf elektrische Reizung

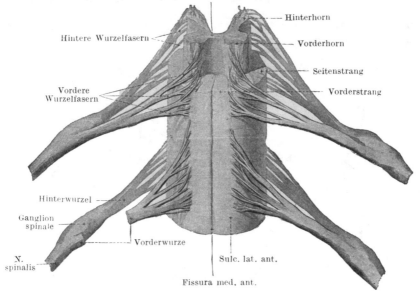

Abb. 20. Die Segmentierung des Rückenmarks: Jedem Wurzelpaar entspricht ein Rückenmarkssegment. (Nach SPALTEHOLZ.)

(Entartungsreaktion). An welchem Punkt des Neurons die Läsion sitzt, ist in dieser Beziehung gleichgültig. Und doch ist es von größter praktischer Wichtigkeit, feststellen zu können, ob die Erkrankung das Rückenmark betrifft oder außerhalb desselben gelegen ist.

Abgesehen von etwaigen anderen begleitenden spinalen Symptomen gestattet uns nun die Verteilungsart der aus dem Rückenmark entspringenden Fasern auf die einzelnen Muskeln, die genauere Lokaldiagnose zu stellen!

Um das zu verstehen, gehen wir von der bereits erwähnten Tatsache aus, daß das Rückenmark wie der gesamte Körper ursprünglich aus aneinandergereihten Teilstücken, Segmenten, besteht, die erst bei der späteren Entwicklung miteinander verschmelzen.

Während bei dem erwachsenen Körper aller höheren Tiere und auch des Menschen diese Segmentierung im allgemeinen anatomisch nicht mehr nachweisbar ist, hat sie sich im Rückenmark weitgehend erhalten, und findet ihren wichtigen Ausdruck in den übereinander geschichteten Wurzeln (vgl. Abb. 20).

Jede vordere Wurzel entspricht einem nach oben und unten begrenzten Abschnitt der Medulla und entspringt aus seinem motorischen Kerngebiet,

dessen Querschnittsbild wir oben bereits kennen gelernt haben. Im Längsschnitt stellen die Kerne kürzere oder längere Säulen dar, die neben- oder untereinander gelegen sind.

Die einzelnen Wurzeln laufen aber nicht als geschlossene Bündel zu den
Muskeln, sondern gehen in den Plexus Verbindungen miteinander ein, aus
denen sich Fasern, gewöhnlich drei und mehr Wurzeln entstammend, loslösen,
um dann als Nervenstämme zur Peripherie zu gelangen (Abb. 21). Diese Umlagerung ist dadurch notwendig geworden, daß die meisten Körpermuskeln
ebenfalls durch ·Verschmelzung mehrerer Muskelsegmente entstanden sind. Da
die Verbindung der ursprünglich zusammengehörigen Muskel- und Nerven-
segmente beibehalten wird, muß der einen Muskel innervierende motorische
Nerv die Fasern aus den zugehörigen Rückenmarkssegmenten sammeln.

Ein Beispiel zur Erläuterung (vgl. Abb. 21):

Der Musc. flexor digitorum sublimis hat sich aus Teilen des 7. und 8. cervicalen und 1. thorakalen Muskelsegments entwickelt. Ihm werden deshalb Nerven-

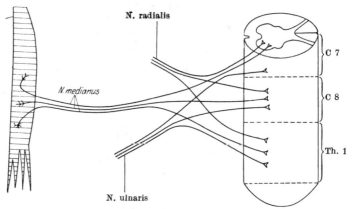

Abb. 21. Ursprung eines peripheren Nerven aus mehreren Wurzeln resp.
Rückenmarkssegmenten.

fasern aus dem 7. und 8. cervicalen und 1. thorakalen Rückenmarkssegment
zugeführt, die der Nervus medianus sammelt. Aus den gleichen Rückenmarkssegmenten entstammen aber auch Fasern für den Nervus radialis, Nervus ulnaris
u. a. Ihre Zerstörung kann also keine auf das Medianusgebiet beschränkte Lähmung erzeugen, sondern muß auch andere Muskel- resp. Nervengebiete (Nervus
ulnaris, radialis usw.) in Mitleidenschaft ziehen. Da ferner fast alle Muskeln des
Menschen von mehreren Segmenten innerviert werden, kann Ausfall eines Rücken-
markssegments überhaupt keine völlige Lähmung eines Muskels hervorrufen.

Welche Muskeln von den einzelnen Rückenmarkssegmenten mit motorischen
Nerven versorgt werden, zeigen die folgenden Tabellen (S. 197—199) nach Bing.
Aus ihnen läßt sich ablesen, ob im gegebenen Fall eine Lähmung segmentalen
Ursprungs sein kann, resp. durch Erkrankung welcher Segmente sie bedingt ist.

b) Die Sensibilität.

Im Gegensatz zum peripheren Neuron der motorischen Leitungsbahn,
dessen nutritives Zentrum in der Vorderhornzelle des Rückenmarks gelegen
ist, finden wir die Ursprungsstätten des senilen, peripheren Neurons außerhalb
der Medulla in den Spinalganglien, die von den Foramina intervertebralia umschlossen sind, und von denen nicht nur ein zentrifugaler Neurit entspringt,

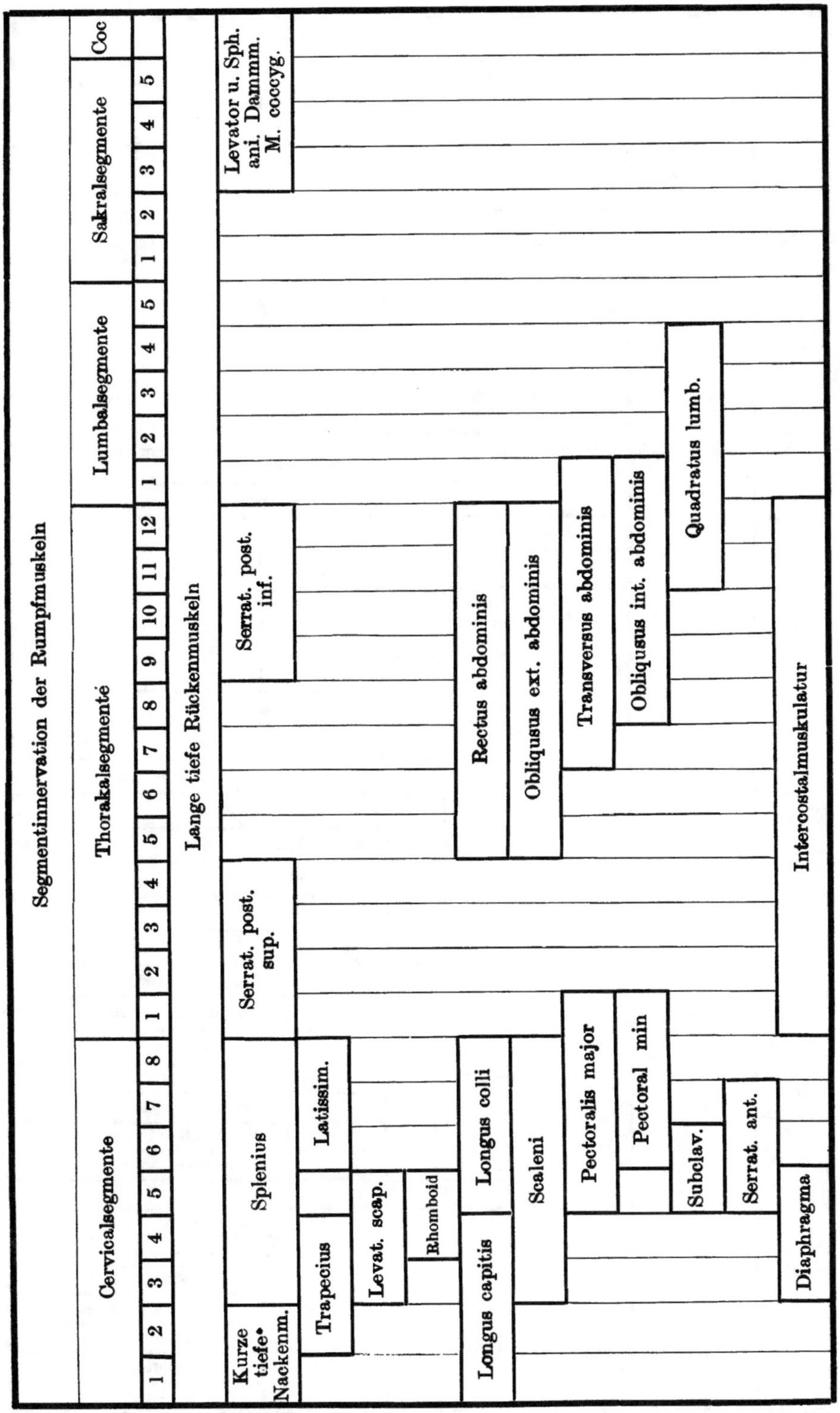

Segmentinnervation der Rumpfmuskeln

Cervicalsegmente: 1 2 3 4 5 6 7 8 — Thorakalsegmente: 1 2 3 4 5 6 7 8 9 10 11 12 — Lumbalsegmente: 1 2 3 4 5 — Sakralsegmente: 1 2 3 4 5 — Coc

Kurze tiefe Nackenm.

Lange tiefe Rückenmuskeln

Splenius

Serrat. post. sup.

Serrat. post. inf.

Levator u. Sph. ani. Dammm. M. coccyg.

Trapecius

Latissim.

Levat. scap.

Rhomboid

Longus colli

Longus capitis

Scaleni

Pectoralis major

Pectoral min

Subclav.

Serrat. ant.

Diaphragma

Rectus abdominis

Obliquus ext. abdominis

Transversus abdominis

Obliquus int. abdominis

Quadratus lumb.

Intercostalmuskulatur

Segmentinnervation der Armmuskeln					
Cervicalsegmente					Thorakalsegm.
4	5	6	7	8	1

	Schulter					
	Supraspinat.					
	Teres minor.					
		Deltoideus				
	Infraspinatus					
		Subscapularis				
			Teres major			
Oberarm		Biceps				
		Brachialis				
		Coracobrachialis				
				Triceps brachii		
				Anconaeus		
Vorderarm		Supinator longus				
		Supinator brevis				
			Extensor carpi radialis			
			Pronator teres			
			Flexor carpi radialis			
			Flexor pollicis longus			
				Abductor pollicis longus		
					Extens. poll. brev.	
			Extensor pollicis longus			
			Extensor digitorum comm.			
			Extensor indicis prop.			
			Extensor carpi uln.			
			Extensor digitorum V prop.			
				Flexor digitorum sublimis.		
				Flexor digitorum profundus		
				Pronator quadratus		
				Flexor carpi ulnaris		
				Palmaris longus		
Hand				Abductor pollicis brevis		
				Flexor pollicis brevis		
			Opponens poll.			
					Flexor digit. V	
					Opponens digit. V	
					Abduct. pollicis	
					Palmaris brevis	
					Abductor dig. V	
					Lumbricales	
					Interossei	

Segmentinnervation der Beinmuskeln

Region	Muskel	Th₁₂	L₁	L₂	L₃	L₄	L₅	S₁	S₂	S₃
Hüfte	Ileopsoas	×	×	×	×					
	Tensor Fasciae					×	×			
	Glutaeus medius					×	×	×		
	Glutaeus minimus					×	×	×		
	Quadratus femoris					×	×	×		
	Gemellus inferior					×	×	×		
	Gemellus superior						×	×		
	Glutaeus maximus						×	×	×	
	Obturator int.						×	×		
	Piriformis						×	×		
Oberschenkel	Sartorius			×	×					
	Pectineus			×	×					
	Adductor long.			×	×					
	Quadriceps			×	×	×				
	Gracilis			×	×	×				
	Adductor brevis			×	×	×				
	Obturator ext.				×	×				
	Adductor magn.				×	×	×			
	Adductor minim.				×	×				
	Articularis genu				×	×				
	Semitendinosus					×	×	×		
	Semimembranosus					×	×	×		
	Biceps femoris					×	×	×	×	
Unterschenkel	Tibialis ant.					×	×			
	Extensor halluc. long.					×	×	×		
	Popliteus					×	×	×		
	Plantaris					×	×	×		
	Extensor digit. long.					×	×	×		
	Soleus						×	×	×	
	Gastrocnemius						×	×	×	
	Peroneus longus						×	×		
	Peroneus brevis						×	×		
	Tibialis posticus						×	×		
	Flexor digitorum longus						×	×	×	
	Flexor hallucis longus						×	×	×	
Fuß	Extensor halluc. brev.					×	×			
	Extensor digit brevis					×	×	×		
	Flexor dig. brev.						×	×		
	Abductor hall.						×	×		
	Flexor hallucis brevis						×	×	×	
	Lumbricales						×	×	×	
	Abductor hall.							×	×	
	Abductor dig. V							×	×	
	Flexor dig. V br.							×	×	
	Opponens dig. V							×	×	
	Quadratus plant.							×	×	
	Interossei							×	×	

sondern zugleich ein zweiter resp. eine Abzweigung des ersteren zentripetal durch die hinteren Wurzeln in das Rückenmark eintritt. Auch endigen sie hier nur zum Teil im gleichen Segment (die kurzen Wurzelfasern), während die langen Hinterwurzelfasern in den Hintersträngen weiter hinauf bis zur Oblongata (Nucleus caudatus und gracilis) hinaufziehen. Daraus ergibt sich, daß eine Läsion der Hinterwurzeln entsprechend dem Gesetz der WALLERschen sekundären Degeneration zu einer Entartung medullärer Stränge (Hinterstränge) führen muß, was für die Vorderwurzel, wie wir wissen, nicht zutrifft.

Kompliziert werden die Verhältnisse weiterhin dadurch, daß wir bei der Sensibilität eine Anzahl verschiedener Qualitäten unterscheiden, die klinisch von großer Wichtigkeit sind, und deren Leitungsbahn wir deshalb im einzelnen kennen lernen müssen.

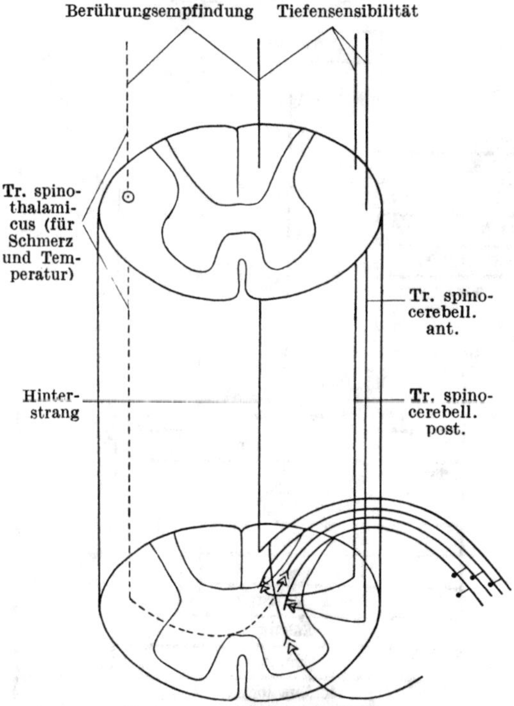

Die Zahl der unterscheidbaren Empfindungsqualitäten kann heute noch nicht definitiv angegeben werden. Es ist sogar wahrscheinlich, daß außer den bekannten noch weitere, der Analyse bisher entgangene existieren. Klinisch prüfbar sind schon jetzt folgende:

1. Berührungsempfindung.
2. Druckempfindung.
3. Schmerzempfindung.
4. Kälteempfindung ⎱ Temperatur-
5. Wärmeempfindung ⎰ empfindung
6. Lage -(Gelenkempfindung)
7. Schwere- oder Widerstandsempfindung ⎰ Tiefensensibilität
8. Muskelempfindung
9. Lokalisationsempfindung.
10. Die Diskriminationsempfindung, d. h. Unterscheidungsvermögen zweier auf verschiedene Stellen applizierter Reize.

Abb. 22. Schema der Sensibilitätsleitung im Rückenmark. (Nach BING, etwas verändert.)

Dabei muß aber darauf hingewiesen werden, daß sicherlich ein Teil derselben keine Elementarempfindungen sind, sondern zusammengesetzte Funktionen darstellen.

Die Wege, auf denen die entsprechenden Reize zum Gehirn gelangen, sind ebenfalls nur für eine Anzahl einigermaßen bekannt; aber gerade diese von besonderer Wichtigkeit, da sie lokalisatorische Schlüsse ermöglichen. Sie müssen deshalb kurz besonders besprochen werden. Zur Erleichterung des Verständnisses mag das nebenstehende Schema dienen (Abb. 22).

Berührungsempfindung. Die außerordentliche Wichtigkeit dieser Qualität läßt es verständlich erscheinen, daß sie auf verschiedenen Wegen, und zwar gleichseitig und gekreuzt im Rückenmark zentripetalwärts geleitet wird. Die Hauptbahn für sie ist zweifellos der gleichseitige Hinterstrang. Nicht so sicher sind wir über den zweiten gekreuzten Weg unterrichtet. Wahrscheinlich werden die Reize durch kurze Hinterwurzelfasern dem Rückenmark zugeführt, die im Hinterhorn die Verbindung mit Zellen des zweiten Neurons aufnehmen, dessen Neurit dann durch die graue Substanz zur anderen Seite herüberführt, um im Seiten- oder Vorderstrang zentralwärts zu laufen. Manches spricht für den Tractus spino-thalamicus als Leitungsbahn.

Schmerzempfindung. Diese Qualität wird wohl ausschließlich auf der entgegengesetzten Rückenmarksseite zum Gehirn geleitet. Das periphere Neuron besteht aus kurzen Hinterwurzelfasern, die ebenfalls im Hinterhorn endigen und dann im Tractus spino-thalamicus des Seitenstrangs ihre Fortsetzung finden.

Die Temperaturempfindung benützt wahrscheinlich die gleiche Bahn wie die Schmerzempfindung, wird also ebenfalls vollständig gekreuzt zur Hirnrinde geleitet.

Die Tiefensensibilität hat wiederum mehrere Wege, die aber im wesentlichen ungekreuzt sind: Der eine geht durch die Hinterstränge — die anderen in den Kleinhirnseitenstrangbahnen. Ob auch durch den Vorderstrang und den gekreuzten Seitenstrang (gekreuztes GOWERSsches Bündel) diese Qualität geleitet wird, ist zweifelhaft.

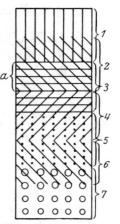

Wie jede vordere Wurzel aus motorischen Zellen eines Rückenmarkssegmentes ihre Fasern bezieht, so treten umgekehrt die zentripetalen Fortsätze jedes Spinalganglions in einen Segmentabschnitt ein, so daß in dieser Hinsicht Vorder- und Hinterwurzel miteinander korrespondieren. Sahen wir nun oben, daß die segmentale Verteilung der motorischen Nervenfasern von der peripheren Innervation verschieden ist, so gilt das gleiche auch für die sensiblen Nerven. Genau wie dort verlaufen die aus einem Spinalganglion, das einer hinteren Wurzel resp. einem Rückenmarkssegment entspricht, entspringenden Fasern nicht geschlossen zur Haut, sondern verteilen sich auf eine ganze Anzahl peripherer Nervenstämme, wobei die Umlagerung wiederum in den Plexus stattfindet. Aber wenn auch die einer hinteren Wurzel entstammenden Fasern in verschiedene Nervenstämme übergehen; an der Peripherie sammeln sie sich doch fast ausnahmslos derartig, daß sie ein geschlossenes Aeral bilden, das wir als „Wurzelfeld" oder „radikuläre Zone" bezeichnen im Gegensatz zu den „peripheren Zonen" der einzelnen Nervenstämme.

Abb. 23. Schema der gegenseitigen teilweisen Überdeckung der sensiblen Hautsegmente

Dabei ist jedoch zu berücksichtigen, daß die Grenzen der Wurzelzonen nicht durch eine scharfe Linie voneinander getrennt sind, sondern sich teilweise überlagern. Diese Überlagerung ist nicht überall gleich stark, besonders weitgehend aber am Rumpf ausgebildet, so daß hier eine mehr oder weniger vollständige Doppelinnervation stattfindet. In dem Schema Abb. 23 sind durch verschiedene Schraffierung mehrere aufeinanderfolgende Wurzelfelder der Haut angedeutet. Daraus ergibt sich, daß Ausfall einer Wurzel noch keine Anästhesie bedingt. Erst Zerstörung zweier aufeinanderfolgender Wurzel- oder Spinalganglien führt zu einem anästhetischen Feld, das dann radikulären oder segmentalen Typ aufweist, aber nicht die volle Breite eines Wurzelfeldes besitzt. In dem Schema Abb. 23 würde z. B. Fortfall von Feld 2 und 3 nur eine Anästhesie in der Zone a bedingen. Durch die Tatsache der gegenseitigen teilweisen Überlagerung ist die genaue Feststellung der segmentalen sensiblen Hautbezirke außerordentlich schwierig und auch heute noch in einzelnen

Punkten strittig. In dem Schema Abb. 24 und 25 sind die segmentalen Zonen nach GOLDSCHEIDER angegeben. Das GOLDSCHEIDERsche Schema geht von folgenden Hauptlinien aus:

a) Die vordere und hintere Mittellinie, die den Körper der Länge nach halbieren.

b) „Die Axiallinien" der oberen Extremität, von denen die vordere, in der Mittellinie am oberen Rand der zweiten Rippe beginnend, zur Vorderfläche

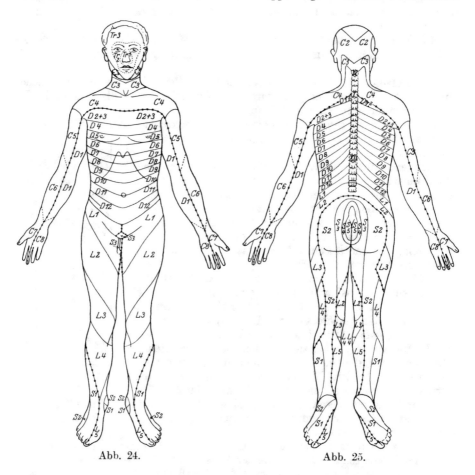

Abb. 24.   Abb. 25.

des Arms verläuft, während die hintere, vom 7. Halswirbel ausgehend, in analoger Weise an der Rückseite des Armes, diesen gleichsam halbierend, herabzieht.

c) „Die Axiallinien" der unteren Extremität, deren vordere am unteren Ende des Scrotums aus der ventralen Mittellinie hervorgeht, den oberen Teil des Scrotums von vorn nach hinten umläuft, dann ein Stück an der Innenseite des Oberschenkels herabzieht, um schließlich auf dessen Rückseite überzugehen und von hier bis zur Hacke herunterzusteigen und an der großen Zehe zu endigen. Die hintere Axiallinie verläßt die Mittellinie am unteren Rand des 5. Lendenwirbels, läuft in einem Bogen über das Gesäß und die hintere äußere Oberschenkelfläche bis zur Kniekehle. Hier biegt sie auf die Vorderfläche um und verläuft schräg über den Unterschenkel zur großen Zehe herab.

Die „Wurzelfelder" sind nun derartig angeordnet, daß sie den Rumpf von der hinteren zur vorderen Mittellinie gürtelförmig umziehen und sich an den Extremitäten von Axiallinie zu Axiallinie erstrecken.

II. Allgemeine Diagnostik der Rückenmarkserkrankungen.

Die erste Aufgabe des untersuchenden Neurologen wird stets sein, den Ort der Erkrankung festzustellen. An diese Aufgabe kann er bezüglich des Rückenmarks unter verschiedenen Gesichtspunkten herantreten. Folgende Fragen wird er vor allen zu beantworten haben.

1. Welches Neuron ist erkrankt? Das periphere oder zentrale?
2. In welchem Rückenmarkssegment, d. h. Höhe des Rückenmarks, ist die Schädigung gelegen?
3. In welchem Teil des Rückenmarksquerschnitts hat die Erkrankung ihren Sitz?

A. Die Feststellung des erkrankten Neurons.

a) **Das motorische System.** Wir erinnern uns, daß die Ursprungszellen der peripheren Bewegungsnerven in den Vorderhörnern des Rückenmarks gelegen sind. Von hier bis zur Endplatte im Muskel reicht also das periphere Neuron. Seine Funktion ist vierfacher Art.

1. Übt es durch die Vorderhornzellen einen trophischen Einfluß auf die zugehörigen Muskeln aus. Ausschaltung desselben führt zur Muskelatrophie mit „Entartungsreaktion" (vgl. Allg. Diagnostik S. 20).

2. Bildet es den zentrifugalen Schenkel des Reflexbogens. Seine Unterbrechung bedingt Aufhebung der entsprechenden Reflexe.

3. Überträgt es durch den Reflexbogen zugleich dauernde Reize auf den Muskel und unterhält damit den normalen Muskeltonus. Dieser muß also herabgesetzt sein, sobald der Dauerreiz fortfällt. Daraus ergibt sich Hypotonie des Muskels.

4. Übernimmt es vom zentralen motorischen Neuron (Pyramidenbahn usw.) die vom Hirn kommenden Willensimpulse. Die völlige Trennung der Verbindung des Muskels mit dem Gehirn hat demnach vollständige Lähmung (Paralyse) zur Folge.

Da Unterbrechung des peripheren Neurons sämtliche aufgeführten Verbindungen und damit deren Funktionen aufhebt, haben wir folgende klinischen

Symptome bei Erkrankung des peripheren, motorischen Neurons:

1. Atrophie des Muskels,
2. Entartungsreaktion,
3. Aufhebung der Reflexe,
4. Hypotonie der Muskulatur ⎫
5. Lähmung　　　　　　　　　⎬ schlaffe Lähmung.

Ist mit Feststellung dieser Symptome die Frage nach dem erkrankten Neuron entschieden, so ist doch die genauere Ortsbestimmung noch von großer Wichtigkeit.

Nach unseren früheren Auseinandersetzungen können wir am peripheren Neuron prinzipiell zwei Abschnitte unterscheiden, nämlich denjenigen, wo die Zusammenlagerung der einzelnen Nervenfasern nach dem segmentalen und peripheren Typ statthat. Ersterer umfaßt die Vorderhornzelle und die Wurzelfaser, letzterer die daraus entstehenden, peripheren Nerven. Erkrankung im ersteren zeigt also eine Lähmungsausbreitung nach der segmentalen, im zweiten nach der peripheren Innervation. Dazu kommt, daß im letzteren Falle auch eine Sensibilitätsstörung in der Regel vorhanden ist, da die sensiblen Fasern des Nervenstammes gewöhnlich mitbetroffen sind, während solche infolge des getrennten Verlaufs der sensiblen und motorischen Fasern in den Wurzeln fehlt (falls nicht etwa die Erkrankung auch auf die senible Wurzel übergegriffen hat).

Gehen wir nun zu den Erkrankungen des zentralen, motorischen Neurons über, so haben wir hier in den meisten Punkten geradezu gegensätzliche Symptome: Sind alle Verbindungen der Vorderhornzelle mit der Rinde unterbrochen, so ist selbstverständlich ebenfalls eine völlige Aufhebung der Willkürbewegung die Folge. Sie bleibt aber unvollständig, sobald nur einzelne Systeme ausfallen, da gegenseitiger Ersatz bis zu einem gewissen Grade möglich ist (vgl. dazu oben). Eine Degeneration des peripheren Neurons und der Muskulatur tritt hierbei nicht auf, da der trophische Einfluß der Vorderhornzelle ja erhalten bleibt. Die elektrische Reizung ergibt deshalb auch keine Entartungsreaktion.

Ebenso ist der Tonus der Muskulatur nicht herabgesetzt, sondern erhöht, da die hemmenden Einflüsse auf die Vorderhornzellen fortfallen. Es besteht also eine Hypertonie oder Muskelspasmus und erhöhte Erregbarkeit auf äußere Reize, d. h. Reflexsteigerung und eventuell Klonus.

Dabei ist jedoch zu bemerken, daß sich die Reflexsteigerung im wesentlichen auf die Sehnenreflexe beschränkt, während die Hautreflexe oft keine Verstärkung, meist sogar eine Abschwächung erfahren. Das hängt mit den andersartigen viel komplizierteren Reflexbögen (vgl. oben S. 192) zusammen.

Von großer Wichtigkeit ist dagegen das Auftreten krankhafter Hautreflexe, von denen das Babinskische Phänomen und der Oppenheimsche Reflex die konstantesten sind. Ersteres besteht in einer langsamen Dorsalreflexion der großen Zehe bei Bestreichen der Fußsohle. Der gleiche Effekt wird im zweiten Fall durch kräftiges Abwärtsstreichen über die Haut des Schienbeins hervorgerufen. Gelegentlich findet man auch den Mendel - Bechterewschen Fußrückenreflex. Plantarreflexion des Fußes und der Zehen bei Beklopfen des Metacarpus IV und V.

Eine Erklärung dafür, weshalb bei Ausschaltung der hemmenden Impulse des zentralen Neurons der Hautreiz in andere Bahnen als bei Gesunden geleitet wird, fehlt noch.

Bei diesen Reflexen ist zu berücksichtigen, daß sie bei Kindern im ersten Lebensjahr auch normalerweise vorkommen.

Inkonstant, wenn auch häufig nachweisbar, sind die unter gleichen Bedingungen auftretenden Mitbewegungen in den paretischen Gliedern, von denen eine ganze Anzahl bekannt geworden ist. Wir nennen hier nur das Strümpell-sche „Tibialis-Phänomen", wo gleichzeitige aktive Beugung in Hüfte und Knie eine unwillkürliche Dorsalflexion des Fußes oder der großen Zehe (Zehen-Phänomen) erzeugt.

Fassen wir zusammen, so haben wir folgende

Symptome bei Erkrankung des zentralen motorischen Neurons:

1. Lähmung (Parese oder selten Paralyse) } spastische Lähmung
2. Erhöhung des Muskeltonus (Spasmus) } spastische Lähmung
3. Steigerung der Sehnenreflexe und eventuell Klonus,
4. Auftreten pathologischer Reflexe: Babinskisches Phänomen, Oppenheimscher und Mendel-Bechterewscher Reflex.
5. Häufig Mitbewegungen (Strümpellsches Tibialis-Phänomen und Zehen-Phänomen). Dagegen
6. keine Entartungsreaktion,

7. keine degenerative Muskelatrophie (eine Inaktivitätsatrophie kann — im geringen Grade — eintreten).

Von den zentralen Neuronen, die die Vorderhornzellen mit dem Gehirn verbinden, reichen, wie wir gesehen haben, nur die Pyramidenstränge bis zur Rinde, während die übrigen in niederen Hirnteilen endigen (roter Kern, Vierhügel, Vestibulariskern) oder besser gesagt, von hier ihren Anfang nehmen. Zur Verbindung der letzteren mit der Rinde ist also noch ein drittes Neuron notwendig. Doch sind wir über dessen Funktion und Pathologie noch unvollständig unterrichtet (vgl. den entsprechenden Abschnitt).

b) Das sensible System. Während das periphere Neuron des motorischen Systems durchaus einheitlich ist, finden wir in der sensiblen Leitung viel kompliziertere Verhältnisse! Ein wesentlicher Unterschied ist schon dadurch gegeben, daß ihre Ursprungszellen nicht in, sondern außerhalb des Rückenmarks in den Spinalganglien gelegen sind. Sie bilden auch nicht den Anfang der peripheren Leitungsbahn, sondern sind gleichsam in deren Verlauf eingeschaltet, indem der T-förmige Neurit einen Ast zur Peripherie den anderen ins Rückenmark sendet. Und auch hier im Rückenmark haben sie kein gemeinsames Ziel, sondern splittern sich mit ihren Endverzweigungen um Zellen verschiedener Art auf, die dann die Erregung weiter zum Gehirn leiten. In welcher Weise dies geschieht, ist oben bereits auseinandergesetzt. Ebenso, daß die einzelnen Bahnen verschiedenen Funktionen dienen.

Daraus ergibt sich, daß eine einheitliche Besprechung, wie wir sie bei dem motorischen System durchgeführt haben, hier nicht möglich ist. Da es uns aber jetzt lediglich auf praktisch diagnostische Gesichtspunkte ankommt, trennen wir das sensible System in den extramedullären Abschnitt, der von dem sensiblen Endorgan, in Haut, Muskeln usw. bis zur Wurzeleintrittszone reicht, und den intramedullären Abschnitt, von hier bis zur Medulla oblongata. Wir behalten dabei im Auge, daß der erstere zwar lediglich Bestandteile des peripheren Neurons enthält, ohne es aber ganz zu umfassen, während im Rückenmark neben den Endigungen der kurzen Wurzelfasern die Hinterstränge Fortsetzungen der langen Wurzelfasern darstellen, also ebenfalls noch zum peripheren Neuron gehören, die übrigen sensiblen Bahnen aber Neurone zweiter Ordnung sind. Die Bedeutung des extramedullären Abschnitts liegt in seiner Funktion

a) als Leiter der verschiedenen Empfindungsqualitäten zum Rückenmark,

b) als afferenter Schenkel des Reflexbogens und

c) als Übermittler sensibler Reize auf die Vorderhornzellen, wodurch der normale Muskeltonus erhalten wird.

In dem Ausfall dieser Funktionen haben wir daher die wichtigsten gemeinsamen

Symptome bei Erkrankung des peripheren, extramedullären, sensiblen Neurons:

a) Anästhesie der gesamten Oberflächensensibilität.

Wo besondere Hautäste, Nn. cutanei, existieren, laufen die Fasern für die Tiefensensibilität nicht mit ihnen, sondern in den Muskelästen. Hier kann also eine isolierte Aufhebung der Tiefen- und Oberflächensensibilität stattfinden.

b) Aufhebung der Hautreflexe.

c) Hypotonie.

Eine weitere Differenzierung ergibt sich im extramedullären Abschnitt für die Wurzelstrecke c) (Abb. 26) gegenüber Abschnitt b), da hier alle sensiblen Fasern zusammen, aber getrennt von den motorischen verlaufen, und die in jeder Hinterwurzel enthaltenden Neuriten je einem Segment entsprechen.

Die Symptome der isolierten Hinterwurzelerkrankung sind demnach:
a) Herabsetzung oder Aufhebung aller Empfindungsqualitäten (die Beteiligung der Tiefensensibilität führt, wenn sie ausgedehnt genug ist — also die Erkrankung sich auf eine größere Anzahl von Wurzeln erstreckt —, zur Ataxie).
b) Ausbreitung der Anästhesie in segmentaler Form.
c) Keine motorische Lähmung.
Dazu kommen dann die erwähnten für den gesamten extramedullären Abschnitt charakteristischen Erscheinungen, nämlich
d) Aufhebung der Reflexe und
e) Hypotonie.
Zu bemerken ist noch, daß Leitungsunterbrechungen in den Hinterwurzeln naturgemäß zu einer sekundären Degeneration der intramedullären Wurzelfortsetzungen führen muß, die für die langen in den Hintersträngen laufenden Fasern bis zur Medulla oblongata heraufreicht.
Sehr oft geht dem Stadium der Leitungsunterbrechung ein Reizzustand voraus, der sich subjektiv als Mißempfindung (Parästhesie oder Neuralgie)

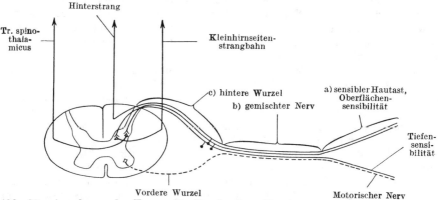

Abb. 26.   Anordnung der Fasern für die einzelnen Empfindungsqualitäten im Nerven.

bemerkbar macht. Diese ist besonders häufig und intensiv, wenn die Schädigung an den hinteren Wurzeln resp. den Spinalganglien selbst angreift, so daß man von Wurzelschmerzen spricht. Sie können aber auch gelegentlich von jeder anderen Stelle der Schmerzleitungsbahn zwischen hinterer Zentralwindung und Endigung in der Haut ausgelöst werden. Die Schmerzen werden dabei stets in die Peripherie (Haut, Muskel, Knochen usw.) lokalisiert, nicht auf die erkrankte Stelle selbst. Besonders exakt geschieht das gewöhnlich, wenn der Reiz einzelne Wurzel- oder Spinalganglien trifft. In diesem Falle läßt sich aus der segmentalen Ausbreitung auf der Haut oft ein Schluß auf die Erkrankung einer bestimmten Wurzel oder eines Ganglions ziehen.
Liegt nun der primäre Erkrankungsherd im Rückenmark selbst, und ist der intramedulläre Teil des sensiblen Systems betroffen, so haben wir vor allem mit der Möglichkeit dissoziierter Empfindungsstörung zu rechnen (falls nicht eine völlige Rückenmarksunterbrechung vorliegt), da die Bahnen für die einzelnen Qualitäten getrennt verlaufen. Und zwar haben hier, wie wir sahen, die Schmerz- und Temperaturempfindung im Tractus spino-thalamicus ebenso eine eigene Bahn wie die Tiefensensibilität in den Kleinhirnseitensträngen. Störung der letzteren findet, wo sie stärkere Grade erreicht, ihren Ausdruck besonders in einer Ataxie von cerebellarem Charakter. Reflexaufhebung ist nur vorhanden, soweit die Wurzeleintrittszone, also die Stelle des Abgangs der

Reflexkollateralen mitgeschädigt ist. Der Muskeltonus kann durch Unterbrechung der Kleinhirnbahnen herabgesetzt sein, da, wie wir annehmen müssen, vom Kleinhirn her ein tonisierender Einfluß auf die Muskeln ausgeübt wird.

Im übrigen wird eine Läsion der sensiblen Bahnen im Rückenmark stets Aufhebung der betreffenden Qualitäten bis zur Höhe der Läsionsstelle zur Folge haben. Da schließlich ein isolierter Ausfall der sensiblen Leitungsbahnen fast nur bei einigen Systemerkrankungen (Tabes, FRIEDREICHsche Ataxie usw.) vorkommt, sonst aber, z. B. bei allen Herderkrankungen, stets andere Rückenmarkssymptome hinzutreten, vor allem spastisch paretische, gibt in der Regel bei der Frage, ob der extra- oder intramedulläre Teil des sensiblen Systems geschädigt ist, diese Kombination mit nicht sensiblen Symptomen den Ausschlag.

B. Höhen-Diagnose.

Mit der Feststellung, ob das zentrale oder periphere Neuron resp. der extra- oder intramedulläre Abschnitt der Leitungsbahnen erkrankt ist, ist die Aufgabe des Praktikers keineswegs abgeschlossen. Vielmehr gilt es nun, noch eine genaue Lokalisation im Rückenmark selbst zu erreichen.

Die Grundlage dafür bietet die schon wiederholt hervorgehobene Tatsache, daß die Medulla ihren segmentalen Charakter auch im vollentwickelten Organismus beibehält. Sie findet, wie wir sahen, ihren sichtbaren Ausdruck in der Wurzelanordnung der aus- resp. eintretenden Nervenfasern, von denen je eine motorische und sensible Wurzel einem Rückenmarkssegment entsprechen. Die Wege zur Feststellung des jeweils erkrankten Segmentes ergeben sich aus unseren anatomischen und physiologischen Kenntnissen, wenn wir uns vergegenwärtigen, daß sich in jedem derartigen Abschnitt einerseits Nervenzellen bestimmter Funktion (Zentren oder Kerne) innerhalb der grauen Substanz und andererseits Leitungsbahnen — vorwiegend in der weißen Substanz — für die Verbindung verschiedener Segmente untereinander und vor allem sämtlicher Rückenmarksabschnitte mit dem Gehirn befinden. Es gilt also festzustellen

a) die Zerstörung umschriebener Funktionszentren (Kerne) und

b) das Niveau der Leitungsunterbrechungen der Bahnen.

a) **Höhendiagnose auf Grund der Kernzerstörung.** Hier ist vor allem die Schädigung des motorischen peripheren Neurons, z. B. infolge Zerstörung der Vorderwurzel oder der motorischen Zellen in den Vorderhörnern von Wichtigkeit, die 1. zu einer Lähmung des entsprechenden Muskels, mit 2. Atrophie, 3. Entartungsreaktion und 4. Aufhebung der Reflexe führen muß. Naturgemäß ist dieser Symptomenkomplex am leichtesten dort feststellbar, wo die von den einzelnen Segmenten versorgten Muskeln am größten sind, d. h. in den Extremitätenregionen, von denen die obere Extremität dem vierten Cervical- bis ersten Thorakalsegment (Plexus brachialis), die untere dem zwölften Thorakal- bis fünften Sakralsegment (Plexus lumbalis und sacralis) entspricht. Nicht nur, daß hier die einzelnen Muskeln der Untersuchung leichter zugänglich sind, es liegen auch die lokalisatorisch wichtigen Sehnenreflexe alle im Bereich der Extremitäten. Wie wir oben sahen, ist der Reflexbogen der Sehnenreflexe meist auf ein oder zwei Segmente im Rückenmark beschränkt, so daß ihr Ausfall stets auf eine Schädigung in einen ziemlich eng umschriebenen Abschnitt hinweist, während die Hautreflexe nur insofern für die Höhendiagnose in Frage kommen, als ihr Reflexbogen nach unten hin durch die entsprechenden aus- und eintretenden Wurzelfasern begrenzt ist, also ihr Erhaltenbleiben eventuell für Läsion unterhalb dieses Segmentes spricht. Indessen gilt auch dies mit einiger Regelmäßigkeit nur für die Bauchdeckenreflexe, während die übrigen Hautreflexe (Anal-Cremasterreflex) sich recht verschieden verhalten. Ist der Reflexbogen im vorderen oder hinteren

Wurzelgebiet selbst unterbrochen, so ist aber naturgemäß jeder Reflex erloschen (vgl. oben S. 192).

Unter den Muskelkernen spielt das Phrenicuszentrum in Höhe des dritten bis fünften Halssegmentes eine besondere Rolle, da seine doppelseitige Zerstörung zu völliger Zwerchfellähmung und damit zu schweren Atemstörungen und eventuell zum Tode führt. Reizung des Zentrums bedingt Husten, Singultus und Dyspnoe. Oberhalb liegende Herde, die die Verbindungsbahn mit dem Atemzentrum in der Medulla oblongata (Vagusgebiet) unterbrechen, können ebenfalls zu Atemstörungen führen.

Außer den erwähnten Muskelkernen kommen nun noch eine Reihe sympathischer Rückenmarkszentren für die Höhendiagnose in Frage (vgl. dazu Abb. 15):

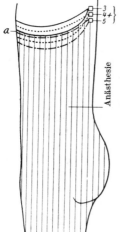

Abb. 27. Sensibilitätsstörung bei Querschnittsunterbrechung des Rückenmarks.

1. Das *Centrum cilio-spinale* in Höhe des achten Cervical- bis zweiten Thorakal-Segments. Sein Funktionsausfall ist durch den HORNERschen Symptomkomplex charakterisiert. Die gleichen Erscheinungen können aber auch durch höher sitzende Herde hervorgerufen werden, sobald die Verbindungsbahn (wahrscheinlich im Seitenstrang) mit dem bulbären Zentrum gestört ist.

2. Das *Blasenzentrum* im dritten bis fünften Sakralsegment. Seine Zerstörung führt zur Incontinentia urinae in Form des Harnträufelns infolge Erschlaffung der Blasenmuskel oder, falls der Sphincter eine stärkere Eigenelastizität besitzt, was gelegentlich vorkommt, zur Ischuria paradoxa, wobei erst im Augenblick der Blasenüberfüllung der Urin tropfenweise abfließt. Es handelt sich also in Wirklichkeit um eine Retentio urinae. In späteren Stadien pflegt sich freilich eine periodische, automatische Blasenentleerung einzustellen, wobei die außerhalb des Rückenmarks gelegenen sympathischen Ganglien offenbar vikariierend eintreten. Oberhalb des Zentrums sitzende Herde, die die Verbindung mit dem Gehirn (wahrscheinlich im Vorderseitenstrang) unterbrechen, beeinträchtigen in der Regel nur die willkürliche Blasenentleerung bei Aufhebung des Gefühls für Harndrang. Ist aber die Blase bis zu einem gewissen Grade gefüllt, so erfolgt reflektorisch vom Zentrum her der Reiz zur automatischen Entleerung.

3. Das *Mastdarmzentrum* in Höhe des dritten bis fünften Sakralsegments. Hier liegen die Verhältnisse ganz ähnlich wie bei der Blase. Zerstörung führt infolge Lähmung des Sphincter ani zu einer je nach der vorhandenen Elastizität des Muskels mehr oder weniger vollständigen Incontinentia alvi, während Läsionen oberhalb des Zentrums Retentio alvi bedingen.

4. Die *Genitalzentren* für Ejaculation und Erektion (erstes bis viertes Sakralsegment), deren Zerstörung zu totaler Impotenz, d. h. Unmöglichkeit der Erektion und Ejaculation, führt. In seltenen Fällen, bei sehr kleinen Herden, kann sogar jede dieser Funktionen isoliert gestört sein. Höherliegende Herde bedingen dagegen häufig dauernde Erektionen (Priapismus), falls nicht vollständige Querschnittsläsion vorliegt (s. unten), die anfangs ebenfalls Erschlaffung des Penis zur Folge hat. Die Potenz ist natürlich hier ebenfalls erloschen.

b) Feststellung der Höhe der Leitungsunterbrechung. Bei der Feststellung der Höhe der Läsion spielt die Sensibilitätsstörung die bei weitem wichtigste Rolle. Selbstverständlich werden die jeweils betroffenen Empfindungsqualitäten bis herauf zur Läsionsstelle herabgesetzt sein. Dabei ist jedoch zu berücksichtigen, daß infolge der gegenseitigen Überlagerung der einzelnen Hautsegmente, besonders am Rumpf, das oberste, geschädigte selbst keinen Sensibilitätsausfall aufweist, so daß wir bei der Feststellung des erkrankten Rückensegments stets eins höher rechnen müssen, als die Sensibilitätsprüfung ergibt. Z. B. (vgl. Abb. 27): Zerstörung des vierten Dorsalsegments würde eine Anästhesie in der unteren Körperhälfte bedingen, die bis a), das ist die obere Grenze des fünften Dorsalsegments, heraufreicht.

Zuweilen ist noch eine neuralgische, hyperästhetische, gürtelförmige Zone im Bereich der geschädigten Hinterwurzeln zu verwerten.

Die Unterbrechung der motorischen Bahnen ergibt nur insofern Anhaltspunkte für den Sitz der Schädigung, als unterhalb derselben spastisch-paretische Erscheinungen bestehen. Eine genaue Grenz- und Segmentbestimmung ist dadurch aber ebensowenig möglich, wie mit Hilfe der Störungen von Blase-, Mastdarm- und Genitalfunktion, weil es keinen Unterschied macht ob die zum Gehirn führende Bahn im oberen oder unteren Teil ihres Verlaufs durchtrennt ist. Natürlich spricht Intaktheit dieser Funktionen neben anderen Symptomen einer Querschnittserkrankung dafür, daß letztere unterhalb der Zentren gelegen ist.

C. Querschnitts-Diagnose.

Abgesehen von den Systemerkrankungen, die, wie der Name sagt, bestimmte Fasersysteme in ganzer Ausdehnung isoliert betreffen, ergibt schon die relativ geringe Dicke des Rückenmarks und die dadurch bedingte nahe Aneinanderlagerung funktionell differenter Gebiete, daß häufig mehrere derselben gleichzeitig affiziert sind, und dadurch komplizierte Krankheitsbilder entstehen. Rein theoretisch ist die Variationsmöglichkeit der Erkrankungsformen ja außerordentlich groß. Und bei der immerhin noch unvollständigen Kenntnis der Physiologie des Rückenmarks gelingt es auch in praxi nicht immer, aus dem klinischen Bild eine genaue Begrenzung des erkrankten Querschnittsareals abzuleiten. Indessen ermöglicht die Beteiligung der Hauptsysteme doch in den meisten Fällen eine hinreichende Lokalisation.

Die Systemerkrankungen, welche im speziellen Teil ausführlich behandelt werden, können jetzt unberücksichtigt bleiben. Hier sollen nur zwei besonders wichtige Formen der Querschnittsläsionen erörtert werden.

a) **Vollständige Querschnittsläsion.** Ist das Rückenmark an einer Stelle in seinem ganzen Querschnitt durchtrennt, resp. alle spezifischen Elemente funktionsunfähig geworden, so ist damit der Zusammenhang des unterhalb der Läsion gelegenen Abschnitts seines Zusammenhangs mit dem oberen und dem Gehirn beraubt. Daraus folgt, daß alle Körperteile, die mit dem unteren Teil in Zusammenhang stehen, eine völlige motorische und sensible Lähmung aufweisen müssen.

Nach den oben als für Erkrankung der Pyramidenbahnen charakteristisch angegebenen Symptomen sollte man erwarten, daß die Lähmung sofort eine spastische sei, d. h. mit Hypertonie, Steigerung der Sehnenreflexe und Auftreten von pathologischen Reflexen (BABINSKI, OPPENHEIM) einhergehe. Das ist jedoch nicht der Fall. Vielmehr findet sich in der ersten Zeit (etwa fünf Wochen), die man auch als Schockstadium bezeichnet hat, eine völlige Aufhebung der Sehnenreflexe und Atonie der Muskulatur, die in seltenen Fällen permanent wird. Die Hautreflexe verhalten sich nicht ganz gleichmäßig: Während die Bauchdeckenreflexe meist fehlen, sind Anal- und Cremasterreflex zuweilen positiv. Der Plantarreflex ist ebenfalls wechselnd: Teils normal, teils invertiert (d. h. BABINSKI). Eine genügende Erklärung für dies eigentümliche Verhalten gibt es bisher nicht!

Auch heute noch stehen sich im wesentlichen zwei Theorien gegenüber.

Die erste von Bastian aufgestellte nimmt an, daß der Tonus der Muskulatur durch eine Erregung vom Kleinhirn her auf die Vorderhornzellen bedingt ist, während die Pyramidenbahn diesen Tonus hemmen soll. Unterbrechung der letzteren allein bewirke deshalb Hypertonie. Sind aber beide Bahnen gestört, so hört der Tonus und damit die Reflexe auf.

Die zweite Theorie dagegen sieht die Ursache der akuten Tonus- und Reflexaufhebung in einer Schädigung aller unterhalb der Läsion gelegenen einzelnen Reflexbögen (Wurzel- oder Vorderhornzellen resp. beider), die teils durch Schock (besonders bei Traumen), teils durch Zirkulationsstörungen bedingt sein soll.

Daß die Störung der Sensibilität alle Qualitäten gleichmäßig betrifft, ist selbstverständlich, ebenso daß jeder willkürliche Einfluß auf Blase und Mastdarm verloren geht. Infolge davon besteht Unfähigkeit der willkürlichen Urin- und Kotentleerung. Sind Blase und Mastdarm bis zu einem gewissen Grade gefüllt, so tritt reflektorische Entleerung ein, sofern die Läsion oberhalb der Zentren liegt. Der Penis ist schlaff. Die Vasomotoren sind gelähmt, daher die anfänglich meist bestehende Hyperämie bei erhöhtem Dermographismus, besonders auch der Schleimhäute, die gelegentlich zu Blutungen, z. B. in die Blase führen kann. Die Schweißsekretion ist in dem gelähmten Körperteil in der Regel aufgehoben.

Dieser Zustand ändert sich im zweiten Stadium wesentlich! Während motorische und sensible Lähmungen naturgemäß bestehen bleiben, kehrt der Muskeltonus zurück, und geht allmählich in eine Hypertonie über. Dementsprechend entwickelt sich aus der Areflexie eine Hyperreflexie mit Auftreten der typischen Pyramidenzeichen (Klonus, Babinski usw.). Fast regelmäßig stellen sich jetzt auch die sogenannten Abwehrreflexe ein: Anziehen der Beine bei Bestreichen der Fußsohle, die dem Neuling, nicht selten irreführend, den Ein-

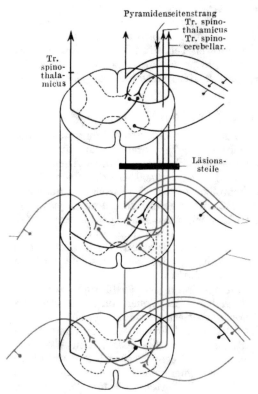

Abb. 28. Die Leitungsunterbrechung bei Brown Séquardscher Halbseitenläsion.

druck der Willkür machen können. Zuweilen beobachtet man sogar rhythmische Bewegungen auf äußere Reizung hin. Die anfängliche Erschlaffung des Penis macht einer Übererregbarkeit oder gar Priapismus Platz. Die dauernde Vasomotorenlähmung führt oft zu einer diffusen Cyanose und Abkühlung der Haut.

Es ist wichtig zu wissen, daß die Symptome der völligen Querschnittsläsion auch bei unvollkommener Rückenmarksdurchtrennung in der ersten Zeit sehr häufig bestehen können, und daher die Differentialdiagnose in dieser Hinsicht anfangs unmöglich wird. Ist aber noch ein funktioneller Zusammenhang erhalten geblieben, so kehrt in der Regel zuerst, und zwar gewöhnlich schon nach einigen Tagen, die Sensibilität für starke Reize wieder. Dadurch ist dann natürlich mit Sicherheit eine völlige Rückenmarksdurchtrennung auszuschließen.

b) Die Halbseitenläsion des Rückenmarks (BROWN SÉQUARDsche Lähmung).
Von großer praktischer wie theoretischer Bedeutung ist die Unterbrechung einer Rückenmarkshälfte, die BROWN SÉQUARD zuerst experimentell bei Tieren eingehend studierte.

In reiner Form findet sich der entsprechende Symptomenkomplex hauptsächlich bei Verletzungen durch Stich und Schuß. Theoretisch läßt er sich aus nebenstehendem Schema (Abb. 28) in seinen wichtigsten Erscheinungen ableiten. Auf der Seite der Läsion muß erstens eine motorische Lähmung eintreten, da die motorischen Bahnen zerstört sind, die zu den Vorderhornzellen der geschädigten Hälfte führen. Eine Schwäche der anderen Seite könnte man auf Grund der oben erwähnten Tatsache, daß die Pyramidenvorderstränge mit ihren Fasern kurz vor ihrer Endigung kreuzen, erwarten. Diese fehlt jedoch, weil offenbar die übrigen motorischen Bahnen, vor allem der Pyramidenseitenstrang, diese Störung völlig ausgleichen.

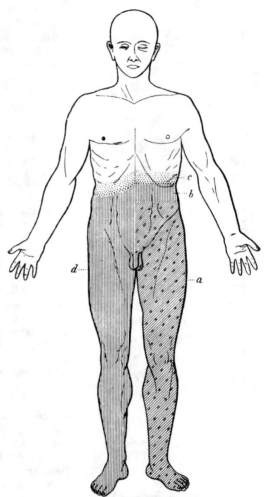

Die gleichseitige Lähmung zeigt spastischen Typus mit Reflexsteigerung, Babinski usw., da die peripheren Neurone, abgesehen von der Läsionsstelle selbst, intakt sind. Kompliziertere Verhältnisse liegen bei der Sensibilitätsstörung vor! Wie wir oben auseinandergesetzt haben (S. 200) kreuzen die Leitungsbahnen für Schmerz und Temperatur im Rückenmark mehr oder weniger vollständig, und verlaufen die für Tiefenempfindungen gleichseitig, während die Berührungsempfindung teils gekreuzt, teils ungekreuzt geleitet wird. Demnach muß auf der Seite der Läsion die Tiefensensibilität, auf der Gegenseite die Oberflächensensibilität, nämlich Schmerz-, Temperatur- und Berührungsempfindung, ge-

Abb. 29.   Schema der BROWN SÉQUARDschen Halbseitenläsion. (Nach ERB.)
a motorische und vasomotorische Lähmung,
b und d Hautanästhesie, c Hauthyperästhesie.

stört sein; letztere jedoch weniger, da ihr eine zweite ungekreuzte Bahn zur Verfügung steht. In Wirklichkeit fehlt sie oft ganz. Dagegen findet sich auf der Seite der Läsion in typischen Fällen anfangs eine Überempfindlichkeit für Berührung, die man damit erklärt hat, daß nach Fortfall der einen Bahn die intakte (gekreuzte) durch Mehrarbeit übererregt wird, bis sie sich den neuen Verhältnissen angepaßt hat, was gewöhnlich in einigen Tagen geschieht, womit die Hyperästhesie fortfällt.

Entsprechend der Läsionsstelle selbst wird in der Regel eine schmale, halbgürtelförmige Zone gefunden, in der völlige Anästhesie besteht. Oft, besonders im Anfang, mit Neuralgien. Die Erklärung ergibt sich aus der Verletzung der Wurzel selbst. Darüber liegt dann häufig noch eine schmale. ringförmige, hyperästhetische Zone als Ausdruck einer Reizung des benachbarten Segmentes.

Die Zerstörung der ungekreuzt verlaufenden, vasomotorischen Bahnen bedingt Gefäßerweiterung resp. Rötung und Temperaturerhöhung der Haut auf der gleichen Seite, die aber bald einer Cyanose und Abkühlung infolge der anhaltenden Zirkulationsstörungen Platz macht. Zusammenfassend ergeben sich also folgende *Symptome der* BROWN SÉQUARD-*schen Halbseitenläsion* (Abb. 29).

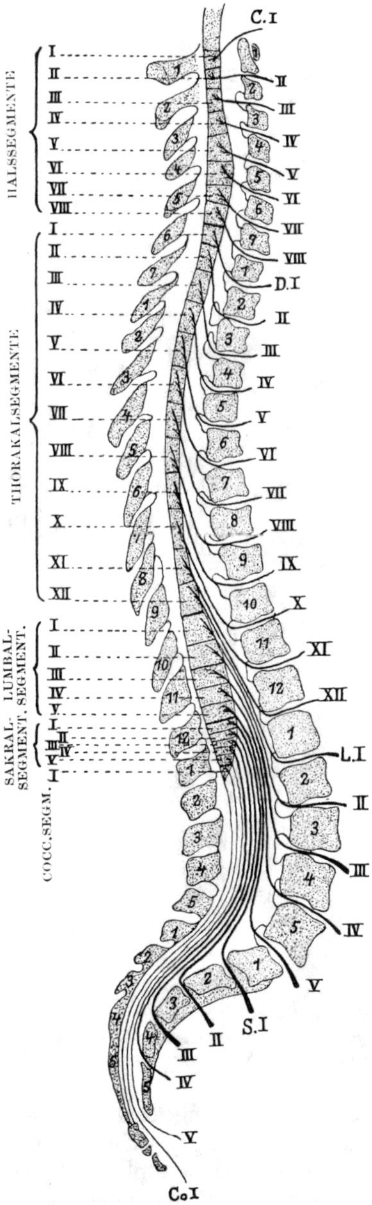

Auf der Seite der Läsion:
1. Motorische Lähmung.
2. Herabsetzung der Tiefensensibilität.
3. Lähmung der Vasomotoren.
4. Vorübergehende Steigerung der Berührungsempfindung.

Auf der Gegenseite:
1. Herabsetzung der Schmerz- und Temperaturempfindung (und eventuell der Berührungsempfindung in geringem Maße). Oberflächenanästhesie.

Dabei ist jedoch zu bemerken, daß der vollständige Symptomenkomplex nur in den relativ seltenen Fällen von totaler Halbseitenläsion angetroffen wird. Weit häufiger sind inkomplette Läsionen! Bei der Diagnose in den letzteren Fällen ist das klinische Hauptgewicht auf die motorische Lähmung der gleichen und die teilweise dissoziierte Sensibilitätsstörung der anderen Seite zu legen.

Entsprechend unseren Ausführungen über die totale Unterbrechung finden wir auch hier zuweilen anfangs eine schlaffe motorische Lähmung, die erst allmählich in die spastische übergeht.

Daß bei hohem Sitz der Erkrankung durch Beteiligung des Centrum cilio-spinale der HORNERsche Symptomkomplex hinzutreten kann, ist nach unseren obigen Ausführungen selbstverständlich.

Halbseitenläsion im untersten Teil des Rückenmarks (Lumbal- und Sakralmark) verändert das typische Bild insofern, als die motorische und Empfindungslähmung auf der gleichen, geschädigten Seite zu finden sind. Das liegt daran, daß infolge der kleinen Verhältnisse keine oder nur sehr wenige Fasern unter dem Herd zur anderen Seite herüberkreuzen können, die dem „BROWN-SÉQUARD" sonst das spezifische Gepräge geben.

Abb. 30. Schematische Darstellung des Verhältnisses der Segmente und Wurzeln zu den Wirbeln (entnommen aus E. MÜLLER: Therapie Bd. 3).

In allen Fällen, wo ein Eingriff an der Erkrankungsstelle vorgenommen werden soll, ist außer der Lokaldiagnose auch noch die Feststellung der Lagebeziehung des Herdes zur Wirbelsäule notwendig. Wie schon erwähnt, bedingt das ungleichmäßige Längenwachstum von Wirbelsäule und Medulla eine gegenseitige Verschiebung in dem Sinne, daß das Rückenmark in der Höhe des ersten bis zweiten Lumbalwirbels endigt und die einzelnen Segmente nach oben von ihren zugehörigen Wirbelbögen rücken, während die Durchtrittsstellen der Wurzeln durch die Foramina intervertebralia natürlich nicht verändert werden.

Das nebenstehende Schema Abb. 30 zeigt die Lage der einzelnen Rückenmarkssegmente zu dem Wirbelkörper resp. den Processi spinosi, so daß man daraus die notwendigen Feststellungen ablesen kann.

III. Die Systemerkrankungen des Rückenmarks.

A. Tabes dorsalis.

(Rückenmarksschwindsucht, Ataxie locomotoria progressiva.)

Die Tabes ist zweifellos die häufigste und damit klinisch wichtigste Systemerkrankung des Rückenmarks.

Ätiologie: Die Lues ist eine Conditio sine qua non der Tabes. Aber nur ein relativ kleiner Prozentsatz der mit Syphilis Infizierten erkrankt später an ihr. Welche Faktoren dabei ausschlaggebend sind, wissen wir noch nicht.

Lange hat es gedauert bis sich die Erkenntnis der luetischen Entstehung der Tabes durchgesetzt hat. Hatten früher schon vereinzelte Forscher auf die Möglichkeit eines Zusammenhangs hingewiesen, so wurde die Frage doch erst durch die Mitteilung FOURNIERS aktuell, der 1875 auf Grund seiner Erfahrungen die Häufigkeit der Lues in der Anamnese von Tabikern betonte, und daraus die ursächliche Bedeutung derselben ableitete. Ihm schloß sich in Deutschland vor allem ERB an. Heute ist die ursprünglich große Zahl der Gegner der Lehre völlig verschwunden. Welche Beweise haben wir für ihre Richtigkeit?

1. Die Anamnese: Nichts kann die Bedeutung einer richtigen Fragestellung bei Aufnahme einer Anamnese besser kennzeichnen als die Tatsache, daß viele Jahre lang die Zahl der angeblich früher infizierten Tabiker um wenige Prozent schwankte und sich unter anderen ätiologischen Faktoren gar nicht heraushob, während sie heute durchschnittlich um annähernd 90 % schwankt. Die größte und berühmteste Statistik stammt von ERB, der unter 1100 Fällen von Tabes der höheren Stände in 89,45 % venerische Infektion fand. Und auch von den restlichen 10,55 % waren noch eine Anzahl verdächtig, so daß nur bei 2,8 % „die genaueste Anamnese und Untersuchung gar keine Anhaltspunkte für eine vorausgegangene Infektion bot".

Berücksichtigt man, daß sogar auch heute viele tertiär Syphilitische nichts über eine frühere Infektion wissen, und daß vor allem bei Frauen der Primäraffekt oft nicht bemerkt wird, so darf man ein derartiges Resultat als einen stringenten Beweis bewerten! Der Einwand, daß erst die Gegenprobe den Schluß auf die ätiologische Bedeutung der Lues für die Tabes rechtfertige, ist ebenfalls von ERB entkräftet worden, indem er unter 10 000 nichttabischen Kranken nur 21,5 % mit früherer Lues fand.

Um eine Infektion festzustellen, darf man sich allerdings nicht einfach mit der Frage begnügen, ob der Patient sich einmal luetisch angesteckt habe. Abgesehen davon, daß mancher diese unangenehme Tatsache auch dem Arzte gegenüber absichtlich verschweigt, muß immer damit gerechnet werden, daß der Primäraffekt und sekundäre Symptome tatsächlich übersehen oder wie andere manifeste Symptome in ihrem Wesen nicht erkannt wurden. Wichtig sind hier besonders: Ausschläge, Drüsenschwellungen, schwer heilende Geschwüre und die Art ihrer Behandlung durch den zugezogenen Arzt (Quecksilber, Jod, Salvarsan, Einspritzungen), evtl. auch bei Familienmitgliedern; ferner vorübergehende, rezidivierende Lähmungen einzelner Nerven (Augenmuskellähmungen!) und Schlaganfälle. Eine sehr häufige Erscheinung bei Frauen ist ferner Sterilität, Aborte oder frühzeitiger Tod von Kindern mit Ausschlägen. Stets muß auch an die Möglichkeit einer kongenitalen Lues, besonders bei Kindern, gedacht und dann nach verdächtigen Erkrankungen der Eltern, eventuell deren Todesart geforscht werden.

Von den Gegnern der „Tabes-Syphilislehre" ist ferner immer wieder der Einwand erhoben worden, daß in gewissen Ländern — Balkanstaaten, Türkei, Nordafrika usw. — die Lues sehr verbreitet, die Tabes dagegen eine seltene Krankheit sei. Neuere Statistiken und Beobachtungen, besonders während des Krieges, lassen aber diese Angaben als sehr zweifelhaft erscheinen. Zum mindesten sind die Unterschiede nicht so groß, daß daraus irgend ein Gegenbeweis abgeleitet werden könnte. Es ist auch recht fraglich, ob derartigen Statistiken überhaupt eine entscheidende Bedeutung beigelegt werden darf, denn einerseits könnte die Lues in den betreffenden Ländern — ähnlich wie wir es von anderen Krankheiten wissen — überhaupt anders verlaufen als in Kulturstaaten, andererseits ist von keiner Seite bezweifelt worden, daß die luetische Infektion allein noch nicht notwendig eine spätere Tabes bedingt. Die außer der Lues anzunehmenden Ursachen — Alkohol und andere mit fortschreitender Kultur sich ergebenden Faktoren — fehlen in den betreffenden Ländern zum Teil mehr oder weniger, und könnten daher sehr wohl von Bedeutung sein.

Freilich wissen wir gerade darüber nichts Sicheres. Aber die Tatsache, daß nur ein geringer Prozentsatz der Luetiker — die Zahlen schwanken zwischen 1—5% — später an Tabes erkrankt, zwingt uns zu der Annahme, daß zu der Lues noch etwas hinzukommen muß, um die Rückenmarkserkrankung hervorzurufen. Von BENEDIKT stammt der Ausdruck: „Tabicus non fit sed nascistur". Er wollte damit sagen, daß eine angeborene Schwäche Voraussetzung der späteren Erkrankung sei. Andere Autoren haben von einer „neuropathischen Konstitution" oder „ektodermalen Keimblattschwäche" (BITTORF) gesprochen. Und es muß zugegeben werden, daß manche Beobachtungen diese Ansichten zu stützen scheinen.

EDINGER wandte seine „Ersatz- oder Aufbrauchtheorie" auch auf die Tabes an, indem er annahm, daß der durch Syphilis geschwächte Organismus nicht imstande sei, den durch Überfunktion geschädigten Systemen die notwendigen Ersatzsubstanzen zuzuführen, so daß sie zugrunde gehen müßten. So einleuchtend diese Theorie auch für manche tabischen Symptome erscheint, ist sie doch in dieser allgemeinen Form nicht imstande, ihre Entstehung zu erklären. Spricht schon die Statistik keineswegs dafür, daß z. B. körperlich angestrengte Menschen häufiger an Tabes erkranken als Geistesarbeiter, so hat vor allem auch der Krieg nicht die Vermehrung dieser Krankheit gebracht, wie man unter dieser Voraussetzung bei den Tausenden Luetikern, die den stärksten Strapazen ausgesetzt waren, hätte erwarten müssen.

Und noch in einem zweiten Punkt hat das Massenexperiment des Krieges Klärung gebracht; nämlich in bezug auf die ätiologische Bedeutung des Traumas, die man heute ebenfalls ablehnen muß. Damit soll nicht geleugnet werden, daß bei bestehender Tabes durch starke körperliche Einwirkungen eine Verschlimmerung des Zustandes oder akute neue Erscheinungen ausgelöst werden könnten, wofür besonders OPPENHEIM instruktive Beispiele beigebracht hat.

Was sonst noch an ursächlichen Momenten angeführt ist, und es ist kaum eins denkbar, das nicht gelegentlich in diesem Zusammenhang genannt wurde, wie Erkältung, sexuelle Exzesse, Alkoholabusus usw., hat der Kritik nicht standhalten können.

Dagegen muß hier noch eine zuerst von französischer Seite aufgestellte Theorie erwähnt werden, die besonders durch neuere experimentelle Untersuchungen — PLAUT — eine gewisse Stütze zu erhalten scheint. Sie beruht auf der Annahme, daß es verschieden wirkende Syphilisformen — jetzt würden wir sagen Spirochätenstämme — gibt, von denen einer eine besondere Affinität zum Nervensystem besitzt („Lues nervosa" oder „Syphilis à virus nerveux").

Schon seit langem will man beobachtet haben, daß Menschen, die später an Tabes erkranken, auffallend geringe luetische Früherscheinungen aufwiesen, und führte dies eben auf die Eigenart des infizierenden Virus zurück. Manche Erscheinungen würden damit ihre Erklärung finden können, so z. B. das nicht seltene Vorkommen von Tabes, resp. Tabes und Paralyse bei Eheleuten, die sich gegenseitig angesteckt haben, und das gehäufte Auftreten luetischer Nervenerkrankungen bei Menschen, die sich an der gleichen Quelle infizierten. Berühmt geworden ist die Beobachtung von BROSIUS (1903), der sieben im März 1891 an einer Glaspfeife Infizierte wegen frischer Lues behandelte. Von diesen beobachtete er zwölf Jahre später fünf wieder. Je einer litt an Tabes und Paralyse und zwei an nervösen Symptomen, die ebenfalls sehr verdächtig darauf waren. Sicherlich ist das Problem damit nicht gelöst, da andere Beobachtungen dieser Annahme nicht ohne weiteres entsprechen. Indes hat in neuester Zeit PLAUT Kaninchen mit zwei verschiedenen Spirochätenstämmen geimpft, von denen der eine während der Beobachtungszeit fast nie Erscheinungen am Nervensystem hervorrief, der andere dagegen ungemein häufig. Die Annahme einer „Nervensyphilis" gewinnt durch diese Experimente, wenn sie sich weiterhin bestätigen, ohne Zweifel an Wahrscheinlichkeit.

Die früher verbreitete Lehre von der durch eine überstandene Lues hervorgerufenen Stoffwechselstörung, die ihrerseits erst die Tabes bedinge, hat nur noch historische Bedeutung seit wir wissen, daß der Tabiker selbst noch an Lues leidet. Etwas anderes ist aber die Frage, ob die sicherlich noch bestehende Lues durch spezifische Lokalprozesse die typischen anatomischen Veränderungen hervorruft, oder ob diese durch toxische Stoffe bedingt sind; ein Punkt, auf den wir noch zurückkommen werden. Verständlich ist diese Lehre durch die auch heute noch keineswegs erklärte Tatsache der langen Inkubationszeit, die durchschnittlich etwa 5—15 Jahre beträgt. Freilich sind Fälle beobachtet, bei der die Infektion sogar über 30 Jahre lang vor Auftreten der ersten tabischen Symptome zurücklag. Aber auch sehr früher Beginn — bis $1^{1}/_{2}$ Jahre post infectionem — ist beschrieben. Doch ist in letzterer Hinsicht große Skepsis notwendig, solange nicht der anatomische Befund vorliegt, da wir wissen, daß das klinische Bild einer Tabes auch durch andere luetische Rückenmarkserkrankungen hervorgerufen werden kann.

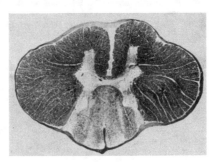

Zusammenfassend läßt sich also sagen: Die Lues ist die Conditio sine qua non der Erkrankung, aber es muß dazu noch ein zweiter, uns noch nicht bekannter Faktor kommen, damit der Luetiker zum Tabiker wird. Vielleicht können hier verschiedene Noxen, sowohl exogener als endogener Art, als Hilfsursache wirken.

Abb. 31. Degeneration der Hinterstränge bei Tabes. (WEIGERTsche Markscheidenfärbung.)

Pathologische Anatomie. Makroskopisch findet man in vorgeschrittenen Fällen eine ausgesprochene Atrophie der Hinterstränge mit einer mehr oder weniger deutlichen Verdickung der Meningen, die zwar vorwiegend, aber nicht ausschließlich auf der dorsalen Seite des Rückenmarks lokalisiert erscheint. Auf dem Querschnitt heben sich die grau verfärbten Hinterstränge deutlich von den gesunden Teilen ab.

Die histologische Untersuchung ergibt eine typische Degeneration der Markfasern in den Hintersträngen (s. Abb. 31), deren Ausfall allmählich durch faserige Glia ersetzt wird.

Dieser Befund ist seit langem bekannt und bildet das eigentliche Substrat der Erkrankung. Er besagt aber nichts über die Entstehungsart und den Ort des Beginns. Über diese beiden letzteren Punkte ist bis heute keine völlige Einigung erzielt.

Wir erinnern uns, daß die Hinterstränge aus den Fortsätzen der Spinalganglienzellen gebildet werden, also dem peripheren, sensiblen Neuron angehören. Ihre Atrophie kann rein theoretisch auf dreierlei Art gedacht werden. 1. Eine im Rückenmark selbst längst des ganzen Verlaufs der Hinterstränge angreifende Noxe führt zu einem allmählichen Zerfall der Fasern. 2. Die Schädigung greift zwischen Spinalganglienzelle und Rückenmark (Abb. 32, Strecke a), also an den Hinterwurzeln an, führt an dieser Stelle zu einer Leitungsunterbrechung und damit zu sekundärer Degeneration der Hinterstränge, da diese von ihren trophischen Zentren getrennt sind. 3. Die trophischen Zentren selbst, d. h. die Spinalganglienzellen sind primär erkrankt, ihr Ausfall bedingt ebenfalls sekundäre Degeneration. Tatsächlich finden sich alle drei Anschauungen vertreten.

ad 1. Besonders ältere Autoren nahmen an, daß das Primäre bei der Tabes eine Meningitis posterior, d. h. Entzündung der die Hinterstränge bedeckenden Pia sei, von wo aus der Prozeß dann direkt auf die Fasern übergreife und sie zum Untergang bringe. Diese Ansicht ist jedoch auf Grund neuerer Untersuchungen kaum haltbar, da die Meningitis einerseits nicht konstant zu sein scheint und andererseits, wenn vorhanden, nicht auf den Bereich der Hinterstränge beschränkt ist. Dazu kommt, wie wir gleich sehen werden, daß der Degenerationsprozeß in den Hintersträngen keineswegs so diffus auftritt, wie es hierbei zu erwarten wäre, sondern eine gewisse Systematisierung zeigt, d. h. die Erkrankung ergreift nacheinander funktionell zusammengehörige Fasergruppen.

ad 2. Immer mehr hat sich in neuester Zeit das Interesse dem Abschnitt a (Abb. 32) zugewandt, und zwar vor allem, weil sich der radikuläre Typus der Hinterstrangerkrankung in frischen Fällen mit großer Regelmäßigkeit nachweisen ließ. Wie wir im allgemeinen Teil auseinandergesetzt haben, bilden die Fasern jeder hinteren Wurzel nach Eintritt ins Rückenmark ein ziemlich geschlossenes Feld an der medialen Seite des Hinterhorns (Wurzeleintrittszone). Die in den Hintersträngen nach oben steigenden Fasern ziehen in den höheren Segmenten immer weiter medial zur Fissura mediana posterior, so daß z. B. die Fortsetzungen der Lumbal- und Sakralwurzeln im Halsmark den GOLLschen Strang bilden. Wenn also einzelne Wurzeln ausgefallen sind, wird man auf dem Rückenmarksquerschnitt bestimmte Entartungsfelder finden müssen. Der häufigste Typus der Tabes ist nun die sogenannte lumbale Form, bei der die lumbalen und sakralen Wurzeln zuerst ausfallen. Ist der Ausfall ein vollständiger, so findet man auch totale Degeneration der Hinterstränge des Lumbalteils wie es in Abb. 31 abgebildet ist.

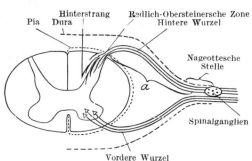

Hinterstrang   Redlich-Obersteinersche Zone
Pia   Dura | Hintere Wurzel

Nageottesche
Stelle

a

Spinalganglien

Vordere Wurzel

Abb. 32. Die vermutlichen primären
Erkrankungsstellen der Hinterwurzeln bei Tabes.

Je weiter man im Rückenmark diese entarteten Faserbündel verfolgt, um so mehr werden sie von den höher eintretenden intakten Wurzelfasern nach der Medianlinie gedrängt, bis wir im Halsmark lediglich die GOLLschen Stränge degeneriert finden. Ja, man hat sogar Frühfälle untersucht, in denen nur eine einzige Hinterwurzel degeneriert war, und demgemäß ein umschriebenes Querschnittsareal ausgefallen war. Neben dieser Anordnung der Degenerationsfelder sind noch andere Formen beobachtet, die möglicherweise mit entwicklungsgeschichtlich zusammengehörigen Fasersystemen zusammenfallen. Doch kann hierauf nicht näher eingegangen werden. Sprechen solche Befunde also entschieden gegen einen diffusen Entzündungsprozeß in den Hintersträngen und für eine primäre Erkrankung der Hinterwurzel, so erhebt sich nun die weitere Frage, an welcher Stelle sie einsetzt. Hier werden heute vor allem zwei Ansichten diskutiert.

REDLICH und OBERSTEINER fanden an der Stelle, wo die Wurzel durch die Pia hindurch und ins Rückenmark eintritt, eine Einschnürung derselben (s. Abb. 32). Sie nehmen nun an, daß hierdurch ein Locus minoris resistentiae geschaffen sei, wo Schädlichkeiten, z. B. Druck infolge Schrumpfungen der Pia und Gefäßalterationen besonders geeignet seien, eine Leitungsunterbrechung der Fasern und damit sekundäre Degeneration des intramedullären Faserabschnitts zu erzeugen. NAGEOTTE glaubt dagegen den primären Erkrankungsort an der Stelle zu finden, wo vordere und hintere Wurzel sich zusammenlegen und bis zum Ganglion spinale von einer aus Dura und Arachnoidea gebildeten Scheide umgeben sind (Abb. 32). Hier etabliert sich nach ihm eine interstitielle Neuritis, die ebenfalls zur Atrophie der Wurzel und Hinterstränge führt. Die Neuritis faßt er als Folge resp. Teilerscheinung einer allgemeinen Leptomeningitis auf. Aber gerade darin liegt offenbar der schwächste Punkt seiner Theorie, da diese postulierte Entzündung in ganz frischen und reinen Fällen nach anderen Autoren fehlen kann. Neuestens hat RICHTER an der gleichen Stelle, und zwar auch in den frischen und reinen Fällen, wo entzündliche Erscheinungen fehlten, spezifisch luetische Granulationsbildungen nachgewiesen und in drei Fällen auch Spirochäten gefunden. Er bestätigt also die Bedeutung der NAGEOTTEschen Stelle, wenn er auch den primären Prozeß anders als jener deutet.

Möglicherweise haben sowohl die REDLICH-OBERSTEINERsche wie NAGEOTTEsche Zone eine Bedeutung für die Entstehung der Hinterstrangdegeneration.

ad 3. Die eine Zeitlang viel diskutierte Annahme der primären Erkrankung der Spinalganglienzellen hat heute an Bedeutung verloren, da es sich hierbei um keinen konstanten Befund handelt.

Mit der Degeneration der Hinterstränge und hinteren Wurzel ist die pathologische Anatomie der Tabes aber nicht erschöpft. Nicht ganz selten finden sich in der Medulla Zellerkrankungen, besonders der CLARKEschen Säule und der Hinterhörner; aber auch die Vorderhornzellen können in vorgeschrittenen Fällen in erheblichem Umfang mitergriffen sein. In den peripheren Nerven, und zwar sowohl den sensiblen wie den motorischen fand man dabei ebenfalls Degenerationserscheinungen. Häufiger und auch klinisch wichtiger ist die Beteiligung der Hirnnerven. Sehr oft ist der Opticus betroffen, dann folgen der Häufigkeit nach Oculomotorius, Abducens, Trochlearis, Trigeminus, Acusticus, Olfactorius, Vagus und Hypoglossus. Der Prozeß ist hier offenbar, abgesehen vielleicht vom Opticus, wo scheinbar stets eine entzündliche Neuritis vorliegt, kein gleichartiger. Bald handelt es sich um einen primären Kernausfall, bald um isolierte Degeneration der Nervenfasern. Bemerkt sei, daß RICHTER auch hier wieder mit Ausnahme des Opticus wie an den Hinterwurzeln spezifische Granulationsbildungen gefunden haben will.

Macht es auch für die meisten pathologisch-anatomischen Befunde keine Schwierigkeit, eine Erklärung durch örtliche Prozesse (Entzündung, spezifische Granulationsbildung, Spirochäten) zu geben, so muß doch darauf hingewiesen werden, daß diese Möglichkeit für den Ausfall ganz bestimmter Reflexfasern, z. B. der Pupillen bisher nicht besteht. Besonders auf diese Tatsache stützen sich diejenigen Autoren, die in der Tabes eine durch Toxine bedingte Systemerkrankung erblicken.

Klinische Symptome. Wenn auch die Tabes durch eine Reihe sehr charakteristischer Erscheinungen meist so sicher und frühzeitig diagnostiziert werden kann wie kaum eine andere Rückenmarkskrankheit, so ist doch die Variationsmöglichkeit der Symptombilder und Verlaufsarten eine so große, daß hier unmöglich alle einzeln geschildert werden können. Wir wollen deshalb zuerst einen allgemeinen Überblick der Symptome in der Reihenfolge, wie sie in den typischen Fällen auftreten, geben, um sie dann im einzelnen zu besprechen.

Wir pflegen im allgemeinen drei Stadien der Tabes zu unterscheiden.

1. Das Frühstadium oder neuralgische Stadium, besonders gekennzeichnet durch das Auftreten sensibler Reizerscheinungen, unter denen die „lanzinierenden Schmerzen" in den Beinen die Hauptrolle spielen. Daneben kommen Parästhesien am Rumpf (Gürtelgefühl) und an den oberen Extremitäten häufig vor, seltener an anderen Körperteilen. In einer Reihe von Fällen sind schon frühzeitig sensible Ausfälle in Form von Hypästhesie und Hypalgesie nachweisbar. Während erstere meist auf bestimmte Prädilektionszonen (Mamillargegend, Außenseite der Unterschenkel und Ulnarseite des Unterarms) beschränkt ist, pflegt letztere schon früh sehr ausgedehnt zu sein, wenn auch am stärksten im Bereich der Beine.

Von objektiven Symptomen ist am wichtigsten die reflektorische Pupillenstarre mit Anomalie der Pupillenform. Seltener begegnet man sehr frühzeitig Augenmuskellähmungen und Opticusatrophie.

Fast ebenso konstant ist das Fehlen der Achilles- und Patellarreflexe, dessen Bedeutung allerdings dadurch etwas abgeschwächt wird, daß es auch bei anderen Krankheiten oft vorkommt. Dagegen ist bei der Kombination mit Pupillenstarre die Diagnose der Tabes als nahezu gesichert anzusehen.

Bedeutungsvoll kann ferner eine frühzeitig einsetzende Impotenz sein.

Eine außerordentliche Wichtigkeit hat neuerdings die Untersuchung des Liquors erlangt. Als typisch, aber nicht pathognomonisch, kann der Befund gelten, wenn Lymphocyten und Eiweiß vermehrt und die WASSERMANNsche Reaktion positiv ist. Dazu kommt in der Mehrzahl der Fälle noch der positive Wassermann im Blut.

Seltener sind im Beginn des Leidens Blasenstörung und Krisen. Die Dauer des ersten Stadiums der Erkrankung schwankt in außerordentlich weiten Grenzen. Zwischen wenigen Monaten und Jahrzehnten finden sich alle Stufen.

2. Der Übergang zum zweiten oder ataktischen Stadium ist ein vollkommen kontinuierlicher, die Abgrenzung daher nur theoretisch möglich. Der fortschreitende Prozeß, der zuerst nur Reizung der sensiblen Endneurone bedingt, führt allmählich durch völlige Leitungsunterbrechung der Fasern zur Aufhebung der verschiedenen Empfindungsqualitäten und sekundär damit zur Unsicherheit der Bewegungen (Ataxie), weil die hierzu nötige Kontrolle durch die Haut-, Gelenk- und Muskelsensibilität fortfällt.

Entsprechend dem gewöhnlichen Beginn des Leidens im Lumbalmark tritt die Ataxie zuerst in den Beinen auf. Erst bei Übergang des Prozesses auf die Neurone des Cervicalmarks werden analoge Erscheinungen auch in den Armen zu erwarten sein. Prüfen wir in diesem zweiten Stadium die Sensibilität, so zeigen sich meist sehr deutliche Ausfälle, besonders in bezug auf die Berührungs-, Schmerz- und Gelenkempfindung. Daneben fehlen aber sensible Reizerscheinungen nicht. Ein sehr häufiger Typus der letzteren sind die „Krisen", d. h. Schmerzattacken von kürzerer oder längerer Dauer, die in das Innere des Körpers lokalisiert werden. Wenn auch die Magenkrisen am häufigsten sind, so gibt es doch fast kein Organ, das nicht gelegentlich betroffen wird. Augenmuskelstörungen und Opticusatrophie sind im zweiten Stadium sehr gewöhnlich. Seltener werden Ausfallerscheinungen von seiten der übrigen Hirnnerven beobachtet. Meist schon relativ früh führt die Erkrankung des peripheren sensiblen Neurons, die sich zuerst im Fehlen der Sehnenreflexe dokumentiert, zu einer Hypotonie der Muskeln, die allmählich immer hochgradiger wird und mit der zunehmenden Koordinationsstörung und allgemeinen Kachexie in das

3. oder paralytische Stadium überführt. Meist gesellen sich im Laufe der Zeit trophische Störungen dazu. Der Kranke wird immer hilfloser und sehr häufig macht eine infolge lange bestehender Blasenlähmung auftretende Cystitis oder Pyelitis dem Leiden ein Ende, falls nicht der in seiner Widerstandskraft geschwächte Organismus schon vorher einem interkurrenten Leiden erliegt.

Nach dieser kurzen Übersicht müssen wir jetzt die einzelnen Symptome etwas genauer besprechen.

1. Störungen der Sensibilität: Zu den regelmäßigsten Frühsymptomen müssen die sensiblen Reizerscheinungen gerechnet werden. Doch sind sie keinesfalls auf das Anfangsstadium beschränkt, sondern quälen den Kranken nicht selten während des ganzen, viele Jahre dauernden Leidens aufs äußerste, während sie in anderen Fällen stark zurücktreten, so daß man erst auf spezielle Frage hin ihre Existenz feststellen kann. Häufig werden sie auch falsch gedeutet, und zwar nicht nur vom Patienten, sondern auch vom Arzt. Das ist besonders dann der Fall, wenn sie in Form „rheumatischer Beschwerden" auftreten. Erst bei genauerem Befragen erfährt man dann, daß es sich um meist kurze, Sekunden oder Minuten dauernde, reißende, stechende oder schneidende Schmerzen handelt, die jeder Therapie trotzen. Sind auch vorwiegend die Beine betroffen, so kann gelegentlich jeder Körperteil in Mitleidenschaft gezogen werden, sei es nun, daß die Attacken sich an den ursprünglichen Stellen in gleichmäßiger Form wiederholen, oder bald hier, bald dort auftreten. Gewöhnlich handelt es sich um „ausstrahlende Schmerzen" entlang den Nervenstämmen, seltener um lokale.

Die Intensität kann sehr hohe Grade erreichen, so daß der Patient zur Verzweiflung getrieben und für jede Tätigkeit unfähig gemacht wird: „Es ist, als wenn plötzlich mit einem Messer durch das Fleisch geschnitten wird". Gerade dieser Typus hat ihnen den Namen der „lanzinierenden Schmerzen" eingetragen, zumal sie meist ohne Vorboten einsetzen. In der Regel treten sie serienweise auf, worauf dann ein freies Intervall von Stunden bis Tagen folgt. Als auslösende Ursache geben die Kranken nicht selten körperliche Überanstrengung und vor allem Witterungseinflüsse an, wodurch dann der „rheumatische" Charakter noch glaubhafter werden kann.

Weniger schmerzhaft, aber durch ihre lange Dauer oft sehr quälend sind die „Parästhesien". Am bekanntesten ist das „Gürtelgefühl" in der oberen Bauch- oder unteren Brustgegend das sich „wie ein festes Band um den Körper" legt oder als „Strumpfbandgefühl" an den Unterschenkel lokalisiert wird. Häufig tritt Gefühl von Taubheit, Kribbeln, Ameisenlaufen oder Pelzigsein, und zwar vorwiegend in den unteren Extremitäten auf, manchmal in ascendierender Form von den Zehenspitzen auf Fußsohle, Fußrücken und Unterschenkel übergehend. Dabei entsteht dann das Gefühl, als ob Patient auf Gummi oder Samt gehe. An den oberen Extremitäten ist am häufigsten die „Ulnaris-Parästhesie", die, dem Verlauf dieses Nerven entsprechend, die ulnare Seite des Unterarms und der Hand einschließlich des vierten und fünften Fingers umfaßt. Weit seltener sind Mißempfindungen im Trigeminus- und Occipitalgebiet. Objektiv kann kurz hinterher im Bereich der Neuralgie eine vorübergehende Überempfindlichkeit festgestellt werden. Auch lokale Suggillationen und Ödeme sind beschrieben worden (OPPENHEIM).

Wohl als Ausdruck eines minder starken Reizzustandes des betreffenden Nerven können die hyperästhetischen Zonen betrachtet werden, unter denen die Kältehyperästhesie am Rumpf besonders häufig und frühzeitig zu beobachten ist.

Sehr bald pflegen sich den Parästhesien objektive Störungen der verschiedenen Empfindungsqualitäten zuzugesellen. Keineswegs braucht ihnen aber stets ein Reizzustand vorauszugehen. Auffallend ist, eine wie weitgehende Dissoziation hier stattfinden kann. Zum Beispiel läßt sich eine Hypalgesie an den Beinen meist schon als Frühsymptom bei noch intakter Berührungs- und Gelenkempfindung nachweisen. In vorgeschrittenen Fällen ist eine ausgedehnte starke Unempfindlichkeit gegen Nadelstiche etwas sehr gewöhnliches, oft verbunden mit einer Verlangsamung der Schmerzleitung. Die Herabsetzung für Berührung pflegt sich anfangs auf bestimmte Zonen zu beschränken, von denen die wichtigsten die Umgebung der Mammae — wobei zu berücksichtigen ist, daß hier normalerweise die Reizschwelle ziemlich hoch liegt —, die laterale Seite der Unterschenkel und ulnare Seite der Unterarme sind. Nicht selten zeigt die Ausbreitung der Hypästhesie, worauf besonders LAEHR hingewiesen hat, ausgesprochen segmentalen Charakter am Rumpf, wie auch das Gürtelgefühl radikulär begrenzt zu sein pflegt, so daß sich hieraus oft Schlüsse auf die Ausbreitung des Prozesses in den einzelnen Wurzeln ziehen lassen.

Von besonderer praktischer Bedeutung ist die Störung der Gelenk- und Muskelsensibilität, weil diese die Koordination der Bewegungen in hohem Maße beeinflußt. Wir prüfen sie bekanntlich, indem wir den Patienten auffordern, mit geschlossenen Augen die Stellung der Glieder und ihren Bewegungsausschlag bei passiver Veränderung zu bezeichnen. Gewöhnlich beginnt diese Störung in den distalen Extremitätenabschnitten, um erst später auf die großen proximalen Gelenke überzugreifen. Daß auch hierbei die Beine den Anfang zu machen pflegen, erklärt sich aus der schon erwähnten Lokalisation im Lumbalmark.

Später werden freilich fast regelmäßig auch die Arme in Mitleidenschaft gezogen. Das ROMBERGsche Phänomen (Unsicherheit bei Augenfußschluß) beruht sicherlich zum größten Teil auf dem Fortfall dieser Empfindungsqualitäten, während die Hypästhesie der Fußsohlen wohl nur eine untergeordnete Rolle dabei spielt. Erwähnt sei schließlich noch die Herabsetzung des Drucksinnes.

Nicht ganz selten findet sich das ABADIEsche Zeichen, d. h. Schmerzlosigkeit bei Kompression der Achillessehne.

2. **Störungen der Reflexe.** Da das periphere, sensible Neuron den zuführenden Schenkel des Reflexbogens bildet, und dessen Erkrankung das regelmäßige pathologisch-anatomische Substrat der Tabes darstellt, ist das frühzeitige Fehlen der Sehnenreflexe ebenso verständlich wie, daß die gewöhnliche Lokalisation des Prozesses in Sakral- und Lumbalteil des Rückenmarks zuerst den Verlust der Beinreflexe bedingt. Hatte man früher der Aufhebung des Patellarreflexes (WESTPHALsches Zeichen) die größte Bedeutung als Frühsymptom beigelegt, so haben neuere Untersuchungen gezeigt, daß in vielen Fällen schon vorher die Achillesreflexe fehlen. Oft finden wir zuerst nur eine Abschwächung. Ja vielleicht kann das erste Stadium der Reizung sogar eine Reflexverstärkung hervorrufen. Jedoch ist dieser Befund sicher nur ganz vorübergehend, daher sehr selten zu beobachten, und tritt an Bedeutung völlig hinter der Reflexabschwächung zurück. Natürlich ist zur Konstatierung der letzteren exakte Untersuchung (JENDRASSIKscher Handgriff!) erforderlich. In späteren Krankheitsstadien, und frühzeitig bei der cervicalen Tabes, schwinden auch die Armreflexe häufig. Dagegen bleiben die Hautreflexe auffallenderweise oft dauernd erhalten und sind recht häufig gesteigert. Lediglich der Plantarreflex pflegt bei zunehmender Hypästhesie zu fehlen!

3. **Störung des Muskeltonus.** Eine ganz ähnliche Ätiologie wie die Reflexaufhebung hat die Herabsetzung des Muskeltonus bei der Tabes, denn die Störung des Reflexbogens verhindert zugleich den Zustrom der zentripetalen Reize, die die normale Muskelspannung hervorrufen.

Fordert man den Tabiker auf, jede willkürliche Innervation zu unterlassen, so zeigt sich eine auffallende Biegsamkeit und Widerstandslosigkeit bei passiven Bewegungen. Man kann bei liegenden Kranken häufig die Füße nach vorne bis an den Kopf beugen. Oft erscheinen die Kniegelenke nach hinten durchgebogen (Genu recurvatum), wenn man das Bein am Fußende aufhebt. Derartige Überstreckungen sind wohl nur unter der Annahme einer nebenher bestehenden Lockerung des Bandapparates der Gelenke möglich. [Meist läßt sich die Muskelerschlaffung schon recht frühzeitig nachweisen, vielfach durch einfache Palpation.

4. **Störung der Motilität.** Das augenfälligste Symptom der fortgeschrittenen Tabes ist die Koordinationsstörung, d. h. Unfähigkeit zu ruhigen Zielbewegungen. Erst neuere Untersuchungen haben den außerordentlich komplizierten Mechanismus aller Bewegungen kennen gelehrt und gezeigt, daß dabei ganz verschiedenartige Regulationen mitwirken. Erste Voraussetzung für jede geregelte Bewegung ist die dauernde Kontrolle über unseren Körper auf Grund der dem Gehirn zugeführten sensiblen Reize. Am bedeutsamsten sind offenbar die Gelenk- und Muskelempfindungen. Da nun, wie wir sahen, die Erkrankung des peripheren sensiblen Neurons die konstanteste anatomische Grundlage der Tabes darstellt, muß daraus notwendig eine Beeinträchtigung der Koordination resultieren bei Erhaltung der rohen Kraft und allgemeinen Bewegungsfähigkeit. Wiederum werden wir sie zuerst in den unteren Extremitäten finden, und erst bei Übergreifen des Prozesses auf die oberen Teile der Medulla auch in den Armen.

Vielfach geben uns die Kranken schon spontan an, daß ihre Bewegungen, z. B. Gehen, unsicher geworden seien, besonders dann, wenn die Kontrolle durch die Augen, die anfangs kompensatorisch eingreift, fortfällt, also im Dunkeln oder bei geschlossenen Augen. Bei der Untersuchung machen wir uns das zunutze, indem wir den Patienten mit geschlossenen Augen stehen und Bewegungen ausführen lassen (Kniehackenversuch, Fingernasenversuch usw.). Statt der normalerweise fließenden und gleichmäßig auf das Ziel zustrebenden Bewegung tritt nun ein Wackeln und Ausfahren ein (Ataxie). Die Bewegungen werden zick-zackartig bei erhaltener Richtungstendenz. Gerade das letztere unterscheidet die Störung von anderen, z. B. durch Kleinhirnerkrankung bedingten, oft sofort. Besonders charakteristisch ist der Gang! Schon frühzeitig werden die Unterschenkel schleudernd vorgestreckt und dann stampfend niedergesetzt, oft mit übermäßig hochgehobenen Knien und gesenkter Fußspitze (Hahnentritt). Später wird der Gang breitspurig, und häufig gelingt es nur mit Hilfe eines Stockes die nötige breite Basis zum Gehen oder Stehen zu gewinnen.

Weit seltener sind die Lähmungen einzelner, spinaler, motorischer Nerven (Nervus peroneus, Nervus radialis, Nervus ulnaris usw.), die zur Atrophie der kleinen Fuß- und Handmuskel führen können. In einem Fall sah ich eine hochgradige einseitige Schultermuskelatrophie.

Der im Spätstadium oft zu beobachtende allgemeine Schwächezustand beruht im wesentlichen auf dem allgemeinen Marasmus und der durch lange Bettruhe bedingten Inaktivitätsatrophie, die allerdings recht hochgradig sein kann. Zusammen mit der zu dieser Zeit fortgeschrittenen Ataxie wird dadurch das dritte oder paralytische Endstadium bedingt, das in seiner Wirkung auf die Bewegungsfähigkeit tatsächlich einer echten Lähmung gleichkommen kann.

5. Störungen im Bereich der Sinnesorgane und Hirnnerven. Bei weitem an erster Stelle steht hier das Auge! Als eines der wichtigsten Frühsymptome nannten wir oben die reflektorische Pupillenstarre, d. i. das Fehlen der Pupillenverengerung infolge Lichteinfall bei Erhaltenbleiben der Verengerung auf Konvergenz (ARGYLL-ROBERTSONsches Phänomen). Sie ist von so eminenter diagnostischer Bedeutung, daß sie auch, wo sie ganz isoliert besteht, den Verdacht auf beginnende Tabes erwecken muß.

Meist lassen sich an den Pupillen noch andere Veränderungen feststellen. So vor allem Anisokorie, d. h. Ungleichheit der Pupillen, und Entrundung. Auch beiderseitige Mydriasis oder Miosis bis auf „Stecknadelkopfgröße" kommt vor. Nicht selten findet man anfangs nur eine verlangsamte oder unausgiebige Lichtreaktion, die erst nach einiger Zeit in die völlige Lichtstarre übergeht. Im Spätstadium sieht man gelegentlich auch absolute Pupillenstarre, d. h. Aufhebung der Licht- und Konvergenzreaktion. Natürlich muß man sich in solchen Fällen vergewissern, daß keine äußeren Augenerkrankungen (Iritis! Synechien!) vorliegen, um keine Fehlschlüsse aus dem Befund zu ziehen. Die anatomische Grundlage der reflektorischen Pupillenstarre ist noch unbekannt. Doch ist mit großer Wahrscheinlichkeit als Ursache der Ausfall der Reflexfasern zwischen Oculomotoriuskern und der Endstätte des Opticus im Zwischenhirn anzunehmen!

Wesentlich seltener sind Lähmungen der äußeren Augenmuskeln. Gelegentlich ist aber das plötzliche Auftreten von Doppelsehen sogar ein Frühsymptom, das den Patienten zum Arzt führt. Am häufigsten ist es durch eine Abducens-, seltener durch eine Trochlearislähmung oder Parese anderer Muskeln bedingt. Ptosis oder völlige Ophthalmoplegia externa und interna werden öfter beobachtet. Mit wenigen Ausnahmen sind aber alle Augenmuskellähmungen vorübergehend.

Der Nervus opticus wird in etwa 10—15% der Fälle ergriffen und atrophiert. Zuerst läßt sich gewöhnlich Einschränkung des Gesichtsfeldes und partielle Farbenblindheit feststellen, die allmählich in völlige Amaurose übergeht. Gelegentlich tritt die Opticusatrophie als Frühsymptom auf und kann jahrelang isoliert bestehen. Weit seltener ist Ertaubung infolge Acusticusatrophie, noch seltener Störung des Geschmacks und Geruchs!

Dagegen finden sich Ausfälle im Bereich des sensiblen Trigeminus nicht so selten, während der motorische Ast (Kaumuskeln) fast stets verschont bleibt.

Facialis-Lähmungen und -Krämpfe können als Raritäten bezeichnet werden.

6. Organstörungen: Hier sind vor allem die nicht seltenen, als „Krisen" bezeichneten nervösen Reizerscheinungen von seiten der inneren Organe, die gewöhnlich mit intensiven Schmerzerscheinungen verlaufen, zu erwähnen. Unter ihnen sind die „gastrischschen Krisen" am häufigsten. Nur selten machen sich leichte Vorboten in Form von Magenbeschwerden oder Appetitlosigkeit bemerkbar. Gewöhnlich beginnen sie mit plötzlichen, heftigen Schmerzen in der Magengegend und Rücken, die eine Gallensteinkolik oder Magengeschwür vortäuschen können. Fast gleichzeitig setzt unstillbares Erbrechen ein, das jede Nahrungsaufnahme unmöglich macht, und die Kranken, besonders wenn es längere Zeit anhält — es sind Fälle von wochenlanger Dauer beobachtet —, völlig erschöpft. Nach dem ebenfalls plötzlichen Ende erholen sich die Patienten aber auffallend schnell wieder.

Weit seltener sind die übrigen Krisenformen. Bei den Darmkrisen tritt starker Tenesmus auf mit folgenden profusen Diarrhöen. Unter Rectalkrisen verstehen wir akute Schmerzattacken im Mastdarm. Die Genitalkrisen — Urethral-, Hoden-, Klitoris-Krisen — bedingen oft starke Wollustgefühle, verbunden mit schmerzhaften Erektionen. Als Nierenkrisen sind nierenkolikartige Anfälle beschrieben.

Nicht ganz unbedenklich sind die Larynxkrisen, die durch plötzlich einsetzenden Hustenreiz und Glottiskrampf zu schweren Erstickungsanfällen mit Bewußtlosigkeit führen können.

Als Vaguskrisen wurden Anfälle von Tachykardie und Stenokardie beschrieben.

Die Genese der Krisen ist bis heute nicht völlig geklärt. Manches spricht dafür, daß es sich dabei um Reizung sympathischer Nerven handelt.

Von sonstigen Organstörungen sind die im Bereich des Urogenitalsystems als recht häufige Komplikationen zu bezeichnen. Wir beobachten teils Retentio urinae, teils Incontinentia. Erstere wird meist durch Krampf des Sphincters und gleichzeitige Detrusorschwäche bedingt, die zur Ischuria paradoxa führen kann.

Häufig findet sich hartnäckige Obstipation, wohl infolge Erschlaffung der Darmmuskulatur und ungenügender Peristaltik. Eine Incontinentia alvi kommt fast nur im Endstadium der Krankheit vor. Dagegen besteht infolge Anästhesie der unteren Darmabschnitte zuweilen eine Unfähigkeit der Kontrolle über die Defäkation, die dann ebenfalls unwillkürlichen Stuhlgang bedingt.

Sehr wichtig sind die Anomalien der Sexualsphäre. Impotenz, infolge mangelnder Erektion, kommt häufig als Frühsymptom vor und wird um so quälender, als die Libido im Anfang nicht nur erhalten, sondern sogar gesteigert sein kann. Später erlischt sie fast regelmäßig.

Auch bei Frauen scheinen ähnliche Störungen vorzukommen.

Bei der Affinität, die die Lues zum Gefäßsystem besitzt, ist es verständlich, daß Tabiker verhältnismäßig oft eine spezifische Aortitis mit den daraus sich entwickelnden Folgezuständen (Aorten-Aneurysma, Aorten-Insuffizienz) zeigen.

7. Trophische Störungen. Trotzdem die trophischen Störungen bei der Tabes durchaus keine Seltenheit sind, kennen wir ihre eigentliche Ursache noch nicht. Während einige Autoren geneigt sind, sie als echt syphilitische Prozesse anzusehen, steht doch wohl die Mehrzahl auf dem Standpunkt, daß sie als Folgen der nervösen Erkrankung aufzufassen sind.

Es wurde schon oben erwähnt, daß im Spätstadium fast regelmäßig der allgemeine Ernährungszustand leidet, auch wenn direkte Magen- und Darmstörungen fehlen, und zu schwerem Marasmus führen kann; aber vorwiegend sind doch die Haut und das Skelettsystem betroffen. Besonders an der Fußsohle — Zehenballen, Hacken — bilden sich oft ohne jede äußere Veranlassung tiefe, bis auf den Knochen gehende Ulcera („Mal perforant"), die außerordentlich schlechte Heilungstendenz aufweisen, aber völlig schmerzlos sind. Auch an anderen Stellen können sie, zumal infolge Druckes, auftreten.

Herpes zoster ist gelegentlich beobachtet.

Praktisch noch wichtiger sind die Arthropathien und Osteopathien. Auch hierbei ist die Schmerzlosigkeit besonders charakteristisch. In kurzer Zeit schwillt ein Gelenk — am häufigsten das Knie- (s. Abb. 33), seltener das Hüft-, Fuß- oder Schultergelenk — stark an. Bei Untersuchung findet man Fluktuation infolge eines fast stets rein serösen Ergusses bei fehlender Röte und Hitze.

Die Röntgenuntersuchung zeigt meist schwere Knochenveränderungen — Verdickungen oder Aufhellung des Knochenschattens und Osteophytenbildung. Das Periost hebt sich häufig ab, und allmählich entwickelt sich eine chronisch deformierende Arthritis mit schweren Gelenkveränderungen und Subluxationen. Am Knie entsteht dabei oft ein Genu recurvatum! — Die Röhrenknochen werden auffallend brüchig, so daß sogar Spontanfrakturen eintreten, die wegen der Schmerzlosigkeit anfangs übersehen, zu schweren Deformitäten führen können. Auch an der Wirbelsäule kommen analoge Veränderungen vor. Ebenso wurden an den Kiefern Deformitäten und Zahnausfall beobachtet.

Nicht selten kommt es zu Muskelatrophien.

Letztere können auch infolge Degeneration der zugehörigen

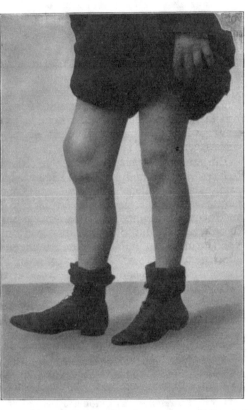

Abb. 33. Arthropathie des rechten Knies bei Tabes dorsalis. (Nach Schoenborn.)

motorischen Vorderhornzellen entstehen. Doch gehören ausgedehnte Muskelatrophien zu den selteneren Tabessymptomen.

Auch die Sehnen bleiben nicht verschont, und es kann, ähnlich wie bei den Knochen, zu Zerreißungen kommen.

8. Die Veränderungen des Liquor cerebrospinalis. Ist in der Mehrzahl der Fälle die Diagnose aus den beschriebenen Symptomen unschwer zu stellen, so ist doch im Anfang die Entscheidung oft erst durch die Lumbalpunktion möglich.

In typischen Fällen finden wir die „vier Reaktionen" (Nonne) positiv, d. h. 1. Vermehrung der Lymphocyten (in etwa 90%), 2. Vermehrung der Eiweißglobuline (Nonne-Apeltsche Reaktion) — Mischung gleicher Teile von Liquor und heißgesättigter Ammoniumsulfatlösung gibt opalisierende oder flockige Trübung. — Die Reaktion ist in etwa 90—95% positiv (fast regelmäßig

ist auch der Gesamteiweiß vermehrt). 3. WASSERMANNsche Reaktion im Liquor
— bei Benutzung von Liquormengen von mindestens 0,2 cbm — ist in 98 bis
100% positiv. 4. Wassermann im Blut positiv (etwa 70%).
Negativer Ausfall aller vier Reaktionen gehört zu den Seltenheiten
und muß deshalb stets zu äußerster Vorsicht bei der Diagnose Tabes mahnen.
Die Ursache der Lymphocytose ist wahrscheinlich in der Entzündung der
weichen Hirnhäute und der perivasculären Lymphocyteninfiltrationen zu suchen.
Unter den neueren Kolloidreaktionen ist die LANGEsche Goldsolreaktion
wohl die wichtigste. In annähernd 100% zeigt sich eine typische „Ausflockungs-
kurve".

Verlauf und Prognose. Von der oben geschilderten Entwicklung der Symptome gibt es zahlreiche Modifikationen, ohne daß die meisten eine besondere
Bedeutung hätten. Daneben beobachten wir aber eine Reihe von Verlaufs-
typen, die in prognostischer Beziehung Beachtung verdienen. So dominieren
in manchen Fällen von Anfang an heftige Schmerzen oder Krisen, so daß man
von einer Tabes dolorosa und visceralis gesprochen hat. Für sie kann man mit
einer gewissen Wahrscheinlichkeit einen protrahierten, gleichartigen Verlauf
voraussagen.
Ein anderer Typus ist der mit initialer Opticusatrophie, der, abgesehen von
Reflexstörungen und positivem Liquorbefund, jahrelang symptomlos verlaufen
kann, und vor allem oft lange von Koordinationsstörungen frei bleibt. Er-
wähnenswert ist ferner die nicht häufige Tabes superior, bei der der Prozeß
im Halsmark beginnt und dementsprechend in den Armen zuerst Reflex-,
Koordinations- und Sensibilitätsstörungen auftreten läßt. Durch die Gefahr
des Hinzutretens bulbärer Erscheinungen ist die Prognose dieser Fälle entschieden ungünstiger. Die sehr seltenen Fälle von „juveniler Tabes" pflegen
dagegen sehr langsam und symptomarm zu verlaufen. Sie beruhen fast ausnahmslos auf kongenitaler Lues.
In den letzten Jahren hat man der „rudimentären" oder „abortiven
Tabes" erhöhte Aufmerksamkeit geschenkt, wobei freilich die Entscheidung,
ob man in allen Fällen wirklich schon von einer Tabes sprechen kann, noch
zweifelhaft ist. So gibt es Patienten, die lediglich eine reflektorische Pupillenstarre zeigen, und wo auch der Liquorbefund bei wiederholter Untersuchung
normal bleibt (NONNE, DREYFUSS), so daß man einen ausgeheilten lokalen
luetischen Prozeß anzunehmen geneigt ist. Bedenklicher sind schon die Fälle
mit reflektorischer Pupillenstarre und positivem Liquorbefund. Hier muß
man jedenfalls immer, auch noch nach Jahren, mit einer Progression rechnen.
STRÜMPELL hat ferner darauf hingewiesen, daß man bei luetischer Aorten-
sklerose nicht selten Tabessymptome, z. B. reflektorische Pupillenstarre, fehlende
Sehnenreflexe oder lanzinierende Schmerzen findet, die eine relativ günstige
Prognose zeigen.
Bei der Beurteilung der sicheren Tabesfälle muß man die Prognose der Symptome von der des Grundleidens trennen. Letztere ist auch heute noch quoad
sanationem als schlecht zu bezeichnen, wenn es auch zweifellos eine ganze Anzahl
von Kranken gibt, die bis ins höchste Alter ohne schwere subjektive Erscheinungen bleiben, und nicht an ihrer Tabes, sondern anderen interkurrierenden
Krankheiten sterben.
Leider können wir diesen gutartigen Verlauf nur mit einer gewissen Wahrscheinlichkeit aus dem jeweils bestehenden Symptomenkomplex voraussagen.
Im allgemeinen gilt, daß symptomenarme Formen günstiger verlaufen als sym-
ptomenreiche, und daß frühzeitiges Auftreten der sogenannten Spätsymptome
ebenso wie kurze Inkubationszeit kein gutes Zeichen sind.

Von möglichen Komplikationen ist die Paralyse bei weitem die schwerste, weil quoad vitam infaust. Auf die Gefahr der Cystitis als Ausgang für eine ascendierende Pyelonephritis haben wir schon hingewiesen. Immerhin erreicht die Mehrzahl der Tabiker trotz aller Komplikationsgefahren das sechzigste Lebensjahr.

Bezüglich der einzelnen Symptome ist zu sagen, daß die sensiblen Reizerscheinungen (Krisen, lanzinierende Schmerzen) gewöhnlich erst nach Jahren sich verlieren, und daß Koordinationsstörungen dabei oft auffallend gering bleiben.

Die Augenmuskellähmungen haben im allgemeinen eine günstigere Prognose im Gegensatz zu der Opticusatrophie, die, wenn auch oft erst nach Jahren (durchschnittlich 5 Jahre), zur völligen Erblindung führt.

Diagnose. Wenn auch heute noch nicht ganz selten die Diagnose der Tabes verfehlt wird, so liegt das in der Mehrzahl der Fälle an der ungenügenden Kenntnis des Untersuchers. Denn wie wir schon betonten, gibt es kaum eine andere nervöse Erkrankung, die in der Regel eine so sichere und leichte Erkennung gestattet.

Am häufigsten finden wir die Trias: Reflektorische Pupillenstarre, fehlende Achilles- und Patellarreflexe und sensible Erscheinungen in irgend einer Form, um die sich die übrigen Symptome in der mannigfachsten Weise gruppieren können. Aber auch sie allein genügen durchaus zur Diagnosenstellung.

Freilich kann man, wenn sie alle vorhanden sind, kaum mehr von einem eigentlichen Frühstadium sprechen. Aber gerade diese zu erkennen, kann von großer Wichtigkeit sein.

Als wichtigstes Einzelsymptom ist zweifellos die reflektorische Pupillenstarre anzusehen! Auch ihr isoliertes Auftreten muß unbedingt den Verdacht einer Tabes erwecken. Differentialdiagnostisch kommt eigentlich nur noch die Paralyse in Frage, wenn man von den oben erwähnten, sehr seltenen Fällen absieht, wo sie vielleicht als Ausdruck eines abgelaufenen, lokalen Prozesses aufzufassen ist. Auf jeden Fall empfiehlt sich hier die Vornahme der Lumbalpunktion und Anstellung der vier Reaktionen. Man wird damit freilich gegenüber der Paralyse keine sichere Unterscheidung treffen können, da sie hierbei ebenfalls positiv sind, wohl aber die luetische Genese sicherstellen. Die beginnende Paralyse kann nur durch Berücksichtigung der psychischen Erscheinungen und eventuell Sprachstörung festgestellt werden.

Sind die Pupillen normal, dagegen die Sehnenreflexe an den Beinen abgeschwächt oder fehlend, so wird man mit der Diagnose vorsichtig sein müssen; denn das gleiche finden wir bei der Polyneuritis, und zwar oft noch lange Zeit nach Ablauf der eigentlichen Erkrankung. Auch ist zu bedenken, daß Parästhesien und Sensibilitätsstörungen, eventuell auch Ataxie, ebenfalls Symptome dieses Leidens sind. Meist gesellt sich aber dazu eine motorische Schwäche und bei längerem Bestehen Muskelatrophie, die nicht zum typischen Bild der Tabes gehören.

Vor allem fehlen aber Pupillenstörungen, während wiederum Augenmuskellähmungen besonders bei postdiphtherischer Neuritis nicht selten sind. Gute Anamnese eventuell Lumbalpunktion mit positivem Wassermann und der langsamere Verlauf der Tabes werden aber bald Klarheit schaffen.

Stets denke man bei „rheumatischen Schmerzen" und krisenhaften Attacken an die Möglichkeit einer Tabes, zumal wenn alle üblichen Mittel ohne therapeutischen Einfluß geblieben sind. Das gleiche gilt für Augenmuskellähmungen und Opticusatrophie unklaren Ursprungs.

Bei der FRIEDREICHschen Ataxie ist besonders das jugendliche Alter, die schwere Bewegungsstörung, das Fehlen der Pupillenanomalien und sensibler Reizerscheinungen ausschlaggebend.

Therapie. Entsprechend der luetischen Ätiologie ist die Therapie der Tabes, abgesehen von der symptomatischen Behandlung einzelner Erscheinungen, hauptsächlich eine antisyphilitische. Obwohl die Meinungen über deren Erfolg auch heute noch auseinander gehen, unterliegt es keinem Zweifel, daß die Tabes, ebenso wie die Paralyse sehr viel weniger günstiger darauf reagiert als die Frühformen der Lues, woraus seit langem auf einen prinzipiellen Unterschied beider geschlossen wurde.

Man darf heute wohl sagen, daß ein absoluter Vorzug keinem der drei wichtigsten Antiluetica (Jod, Quecksilber und Salvarsan) zukommt. Wohl die Mehrzahl der Autoren behandelt heute kombiniert. Auch über die beste Art der Anwendung sind die Akten noch ebensowenig geschlossen wie über die Gesamtdosierung der einzelnen Mittel. Durch Dauerkuren die „vier Reaktionen" zum Verschwinden zu bringen, ist für die meisten Fälle illusorisch und auch nicht unbedingt notwendig, weil wir einerseits auch ohnedem Besserungen resp. Stillstand des Leidens oft beobachten, andererseits die negativen Reaktionen kein Beweis für die Heilung sind, und in der Mehrzahl der Fälle später wieder positiv werden. Ein Parallelismus zwischen klinischem Verlauf und Seroreaktionen besteht also keineswegs immer.

Bei der Behandlung ist stets der Allgemeinzustand des Kranken zu berücksichtigen. Bei Fällen in weit vorgeschrittenem Stadium oder bei starker Kachexie ist Vorsicht am Platz. Wesentlichen Einfluß sieht man hier höchst selten, wohl aber öfters ungünstige Wirkungen.

Die Opticusatrophie, die früher von vielen Autoren als absolute Kontraindikation gegen Quecksilber und Salvarsanbehandlung angesehen wurde, ist dieses nach Ansicht wohl der Mehrzahl der heutigen Autoren nicht mehr.

Wichtig ist, daß man bei auftretenden Neurorezidiven die Behandlung nicht abbricht, sondern, wenn auch vorsichtig, mit kleineren Dosen konsequent durchführt.

Ist die erste Kur (Hg oder Salvarsan) gut vertragen, so wiederhole ich sie im ersten Jahre gewöhnlich noch zweimal, später jährlich ein- bis zweimal und gebe zwischendurch Jod.

In letzter Zeit ist vielfach Kombination von Salvarsan mit Sublimat (LINSER) empfohlen, die ebenfalls gut vertragen wird. Ich kann nicht behaupten, damit bei Tabes bessere Erfolge gehabt zu haben als bei isolierter Behandlung mit Hg oder Salvarsan.

Nach dem Gesagten braucht kaum betont zu werden, daß das folgende Schema nur ein allgemeiner Anhaltspunkt sein kann, denn in jedem Fall muß Dosis und Medikament dem Kranken angepaßt werden! Es gibt Patienten, die Salvarsan schlecht, dagegen Quecksilber gut vertragen und umgekehrt. Stets beginne man bei Salvarsanbehandlung mit kleinen Dosen, kontrolliere den Urin und sorge bei Quecksilberbehandlung für gute Zahnpflege.

Neosalvarsankur, intravenös: 1. Injektion von 0,15 g zur Feststellung der Verträglichkeit, dann 0,3 steigend auf 0,45—0,6 zweimal wöchentlich, im ganzen 10 Injektionen mit einer Gesamtdose von etwa 4 g Neosalvarsan. Dann Jod in Form von Jodkali 1—3 g täglich (gut verträgliche Jodpräparate sind Sajodin, Jodipin, Dijodyl u. a., die besonders, falls einfaches Jod Magenbeschwerden macht, zu empfehlen sind).

Wiederholung der Salvarsankur nach $1/_2$ und $3/_4$ Jahr! eventuell dafür Quecksilber als Schmierkur (Ung. cinerei 4,0—5,0 täglich in die Haut einzureiben, und zwar abwechselnd je eine Extremität, Bauch und Rücken; jeden 6. Tag Pause mit Bad; zugleich sorgfältige Zahnpflege!). Oder intramuskuläre Injektionen: Ol. cinerei 40% jeden 5.- 6. Tag. 0.04 bis

0,08, oder Kalomel 40% jeden 4.—5. Tag 0,05—0,08, im ganzen etwa 10 Injektionen (beide Präparate müssen zur Verflüssigung erwärmt und dann mit der ZIELERschen Spritze intramuskulär injiziert werden).

In den folgenden Jahren je ein bis zwei Kuren Hg oder Salvarsan. Bei Auftreten von verstärkten Krisen oder Neurorezidiven (Augenmuskellähmungen!) keine Unterbrechung, sondern Fortsetzung mit kleineren Dosen.

Die neuerdings besonders von GENNERICH ausgearbeitete intralumbale Injektion von Salvarsan kann ich vorläufig nicht empfehlen, da ich schon bei relativ sehr kleinen Dosen starke Reiz- und Lähmungserscheinungen sah. Auf jeden Fall sollte sie nur bei Krankenhausbehandlung versucht werden.

Ob das von FISCHER empfohlene Phlogetan (Eiweißpräparat) mehr leistet als unsere bisherigen Mittel, muß erst abgewartet werden. Das Gleiche gilt für die Wismutpräparate.

Zur Kräftigung des Allgemeinzustandes ist gute Ernährung mit Unterstützung durch Nährpräparate zu empfehlen. Bei bettlägerigen Kranken empfiehlt sich zur Anregung des Appetits oft leichte Massage.

Besonders in nicht zu weit vorgeschrittenen Fällen sind Bäder (nicht zu heiß, nicht zu kalt, etwa 36° C) von günstigem Einfluß. Fichtennadel- oder künstliche Kohlensäurebäder sind dort am Platz, wo eine Kur in Oehnhausen, Nauheim oder Wildbad nicht möglich ist. Seebäder oder Schwitzbäder sind zu verbieten. Zu vermeiden sind ferner Erkältungen, Überanstrengungen, sexuelle und Alkoholexzesse. Leichte elektrische Behandlung wird manchmal angenehm empfunden.

Bezüglich der Einzelsymptome sind es besonders die sensiblen Reizerscheinungen, für die der Kranke Linderung beim Arzt sucht. Hilft die spezifische Kur nicht, so bleibt nur Anwendung von Antineuralgicis (Pyramidon, Antipyrin, Aspirin usw.) übrig. In manchen Fällen ist nicht ohne Morphium auszukommen.

In verzweifelten Fällen von abdominalen Krisen hat man nach dem Vorschlage O. FÖRSTERs eine Durchschneidung der hinteren Wurzeln der betreffenden Segmente vorgenommen. Eine Operation, zu der man sich jedoch wegen der Gefährlichkeit nur in der äußersten Not entschließen wird.

Dankbar ist oft die Behandlung der Koordinationsstörungen nach FRENKEL. Das Prinzip ist die systematische Übung der einzelnen Bewegungen unter Kontrolle der Augen. Man beginnt mit ganz einfachen Bewegungen und geht allmählich zu komplizierteren über. (Genauere Anleitung siehe FRENKEL: Die Behandlung der tabischen Ataxie mit Hilfe der Übung.)

Die Blasenschwäche reagiert gelegentlich ganz günstig auf Galvanisation. Retentio urinae macht meist Katheterismus unvermeidlich (Gefahr der Cystitis!).

Gegen die Impotenz besitzen wir ein wirksames Mittel leider nicht.

B. FRIEDREICHsche Krankheit.

(Hereditäre Ataxie.)

Als FRIEDREICH 1861 zuerst mehrere Fälle dieser Krankheit beschrieb, glaubte er, eine Tabes vor sich zu haben. Spätere Untersuchungen haben jedoch gezeigt, daß hier ein prinzipiell anderes Leiden vorlag, das mit der Tabes allerdings klinisch wie pathologisch-anatomisch gewisse Erscheinungen gemeinsam hat.

Pathologische Anatomie. In reinen Fällen finden wir bei der Sektion schon makroskopisch eine auffallende Verkleinerung des Rückenmarks, besonders in seinen hinteren Partien. Die histologische Untersuchung ergibt etwa im mittleren Dorsalmark einen Befund, wie er schematisch im nebenstehenden Bilde (Abb. 34) angedeutet ist: Ausgesprochene Degeneration der GOLLschen Stränge (1), der Kleinhirnseitenstrangbahn (2), des Gowersschen Bündels (3) und der Pyramidenseitenstrangbahn (4). Der Burdachsche Strang (5) ist meist nur teilweise ergriffen. Ferner sind die Zellen der Clarkschen Säule (6) in der Regel stark atrophisch, so daß man die Degeneration der Kleinhirnseitenstrangbahnen, deren Ausgang sie darstellen, als sekundär auffassen kann. Dagegen bleiben die motorischen Vorderhornzellen intakt. Gelegentliche Beobachtungen über Degeneration der Pyramidenvorderstränge sowie der hinteren Wurzeln müssen als atypisch angesehen werden. Die Degeneration ist charakterisiert durch den Untergang der nervösen Elemente und sekundärer Wucherung der Glia.

Ätiologie. Wie schon der Name sagt, ist das Leiden auf erbliche Veranlagung zurückzuführen. Dafür spricht vor allem das häufige familiäre Auftreten, wenn auch isolierte Fälle sicherlich vorkommen. Auch die abnorme Kleinheit des ganzen Rückenmarks ist wohl als Ausdruck einer Entwicklungsstörung aufzufassen. Auslösend wirken wahrscheinlich Infektionskrankheiten und vielleicht auch Traumen.

Symptomatologie. Die Erkrankung zweier funktionell so verschiedener Fasersysteme wie der Hinterstränge und der Pyramidenbahn läßt ohne weiteres eine Vermischung der aus ihnen ableitbaren Symptome erwarten.

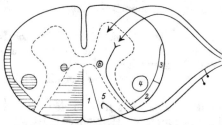

Abb. 34. Schema der Strangdegeneration bei Friedreichscher Ataxie.

Durch die Schädigung des Reflexbogens fallen die Sehnenreflexe in der Regel aus oder sind doch herabgesetzt, dagegen fehlt eine stärkere Hypotonie der Muskeln fast immer. Große Schwierigkeiten bereitet die Erklärung der Tatsache, daß Sensibilitätsstörungen höchst selten nachweisbar sind, und zwar pflegt sowohl die Oberflächen- wie Tiefensensibilität (kein Romberg) intakt zu sein. Vielleicht hängt das mit dem relativen Erhaltenbleiben der Hinterstränge zusammen, in denen ja außer Fasern für die Oberflächen- auch solche für die Gelenksensibilität verlaufen.

Die das ganze Krankheitsbild beherrschende Ataxie von meist ausgesprochen cerebellarem Charakter ist als Folge des Ausfalls der Kleinhirnseitenstrangbahnen aufzufassen, da dadurch der regulierende Einfluß des Kleinhirns ausgeschaltet wird. Gelegentliche Parästhesien sind als Reizerscheinungen des sensiblen Systems verständlich.

Ein isolierter Ausfall der Pyramidenbahn müßte spastische Parese zur Folge haben, also Reflexsteigerung, Klonus, Hypertonie, Babinski. Indessen werden diese Symptome durch die Miterkrankung der sensiblen Bahnen zum Teil aufgehoben, so daß wir statt Hyperreflexie eine Herabsetzung der Sehnenreflexe als Regel finden. Dagegen ist positiver Babinski in der Regel nachweisbar.

Muskelatrophien und Lähmungen gehören nicht zum eigentlichen Bild der Friedreichschen Ataxie, sind aber beobachtet. Die Erklärung dafür ist wegen des Erhaltenbleibens des peripheren motorischen Neurons noch strittig.

Fast regelmäßig bilden sich dagegen Contracturen, besonders an den Füßen, seltener an den Händen aus. Der Pes equino-varus ist daher ein typischer Befund und besonders durch eine eigentümliche Haltung der Zehen, vor allem der großen Zehe, die in der Grundphalange überstreckt, in den Endphalangen gebeugt gehalten wird, charakterisiert (vgl. Abb. 35).

Man hat auch die häufig zu beobachtende Kyphoskoliose oder isolierte Skoliose auf analoge Muskelveränderungen zurückführen wollen. Indessen liegt hier wahrscheinlich eine primäre Knochenerkrankung vor.

Verlauf. Wie die große Mehrzahl der hereditären Erkrankungen beginnt die FRIEDREICHsche Ataxie in der Regel frühzeitig. Gewöhnlich zwischen dem 6. und 14. Lebensjahr (Beginn nach dem 25. Jahr muß stets skeptisch gegen die Diagnose machen), bemerken die Kinder oder ihre Angehörigen eine Unsicherheit bei Bewegungen der Beine, die, allmählich aufsteigend, den ganzen Körper ergreift und auch in gewissen Ruhestellungen hervortreten kann (statische Ataxie).

Der Gang, anfangs nur unsicher und deshalb breitbeinig, wird schließlich taumelnd und erinnert stark an den eines Betrunkenen, der nicht mehr auf den Beinen stehen kann. Er gewinnt damit ausgesprochen cerebellaren Charakter, kann aber auch, besonders im Frühstadium mehr dem eines Tabikers ähneln, obwohl das hier typische Vorschleudern der Beine zurücktritt. Später sind die oberen Extremitäten meist in gleicher Stärke betroffen. Die Greif-

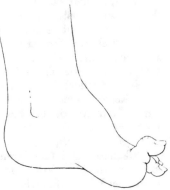

Abb. 35. FRIEDREICHscher Fuß. (Nach BRISSAUD.)

bewegungen sind ausfahrend; ruhiges Halten von Gegenständen wird unmöglich. Auch die Rumpf- und Kopfmuskulatur bleibt nicht frei. Es tritt eine Unruhe in Form scheinbarer Spontanbewegungen auf, die lebhaft an Chorea und Mitbewegungen erinnern, namentlich im Gesicht. Beim Sprechen kommt es zu Grimassieren (s. Abb. 36) auch der Hals- und eventuell übrigen Körpermuskeln. An den Augenmuskeln macht sich die Bewegungsstörung in Form des fast nie fehlenden starken Nystagmus bemerkbar.

Die allmählich sich ausbildenden Muskelatrophien führen zu der recht konstanten Erscheinung des FRIEDREICHschen Fußes, während die Wirbelsäulenverkrümmung oft schon vor den Muskelveränderungen nachweisbar ist.

Augenmuskellähmungen sind bei der reinen Form ebenso selten wie Störungen der übrigen Hirnnerven, des Sympathicus und der Blasenfunktion.

Die Psyche bleibt in der Regel frei; nur in vorgeschrittenen Zuständen wird leichte Intelligenzabnahme beobachtet.

Trotz der sich kontinuierlich steigernden Intensität der Symptome ist der Verlauf der Krankheit ein exquisit chronischer. Der Exitus erfolgt nach meist 20- bis 40 jähriger Dauer an interkurrenten Krankheiten.

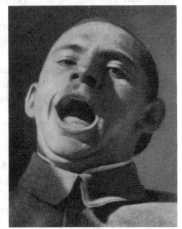

Abb. 36. Aus der Sammlung MORAL. Choreiforme Mitbewegungen beim Sprechen bei FRIEDREICHscher Ataxie.

Bevor wir die Differentialdiagnose besprechen, muß noch auf eine Abart der Krankheit hingewiesen werden, die als

Hereditäre cerebellare Ataxie (SENATOR, PIERRE MARIE)

bezeichnet wird. Während MARIE in seinen ersten obduzierten Fällen eine Atrophie des Kleinhirns fand und außerdem klinisch im Gegensatz zur FRIEDREICHschen Ataxie gesteigerte Sehnenreflexe, glaubte er eine besondere Krankheit vor sich zu haben. Weitere Erfahrungen lehrten jedoch, daß eine scharfe

Abgrenzung von der FRIEDREICHschen Ataxie nicht möglich ist. Denn abgesehen davon, daß in derselben Familie beide Formen nebeneinander vorkommen, fanden sich auch bei den gleichen Patienten Symptommischungen in den verschiedensten Variationen.

Immerhin gibt es auch von der MARIEschen Abart reine Fälle, die sich vor allem durch die Steigerung der Sehnenreflexe, besonders hochgradige Ataxie von cerebellarem Charakter, Auftreten von Augenmuskellähmungen, Opticusatrophie und Intelligenzstörungen auszeichnen.

Es muß jedoch betont werden, daß die ganz reinen Formen auf beiden Seiten die selteneren sind und daß außerdem eine ganze Anzahl von Variationen der hereditären Ataxie beschrieben sind! Man hat sie in drei Gruppen — je nach dem Überwiegen der spinalen, cerebellaren oder cerebralen Symptome — einzuteilen versucht, ohne damit dem Formenreichtum voll gerecht zu werden!

Diagnose. Bei familiärem Auftreten ist die Diagnose in der Regel leicht. Bei sporadischem Vorkommen kann vor allem die Unterscheidung von der multiplen Sklerose Schwierigkeiten machen. Die schwere, sich dauernd steigernde Ataxie, besonders auch der Sprache und Gesichtsmuskulatur, die choreatische Bewegungsunruhe und das Erhaltenbleiben der Hautreflexe, ferner das Fehlen von Blasenstörungen erlauben aber doch fast stets eine Ausschließung derselben.

Gegen Tabes spricht vor allen der positive Babinski, das Fehlen der Pupillenanomalien und der negative Liquorbefund. Die Ausdehnung der Ataxie auf den gesamten Körper ist der Tabes fremd, wogegen dort Blasenstörungen auf die Dauer kaum fehlen.

Seltene Formen von sog. kombinierter Strangdegeneration, die zu ataktischen Erscheinungen führen, zeigen diese jedoch nicht in dem Ausmaß und Umfang. Auch fehlen dabei auf die Dauer Blasenstörungen nicht.

Bezüglich der Unterscheidung von gewissen Formen der Kleinhirnatrophie muß auf das Kapitel Kleinhirnerkrankungen verwiesen werden.

Die Therapie ist, wie bei der Art des Leidens kaum anders zu erwarten ist, auf rein symptomatische Behandlung beschränkt. Gegen die Ataxie wird man unter Umständen mit den FRENKELschen Übungen (vgl. Tabes) einen Versuch machen können.

C. Spastische Spinalparalyse.

Das klinische Bild der spastischen Spinalparalyse findet sich als Symptomkomplex bei allen möglichen Krankheiten, die zu einer Läsion der Pyramidenseitenstränge führen. Viel umstritten ist jedoch die Frage, ob es eine Krankheit gibt, die einzig und allein in der Degeneration dieses Systems besteht, und zwar nicht infolge einer zufälligen Läsion (z. B. Tumor), sondern als Ausdruck einer dieses System allein oder ganz vorwiegend spezifisch schädigenden Noxe.

Wenn auch die Zahl der publizierten Fälle, die allen kritischen Anforderungen in klinischer und pathologisch-anatomischer Hinsicht standhalten, nur sehr klein ist, so scheint doch diese Restgruppe die Aufstellung einer eigenartigen Krankheit zu rechtfertigen. ERB, CHARCOT und STRÜMPELL verdanken wir die wichtigsten Arbeiten auf diesem Gebiet.

Ätiologie. Abgesehen von einer kleinen Gruppe, wo das Leiden familiär resp. hereditär auftritt (STRÜMPELL), wissen wir über die Ursachen wenig. Daß sich bei Lues ein analoges Symptomenbild entwickeln kann, ist sicher, doch pflegen dabei die Hinterstränge nicht intakt zu bleiben. Man nimmt an, daß bei einer angeborenen Schwäche des Pyramidensystems exogene Momente: Intoxikation (Blei), Infektionen oder Ernährungsstörungen (z. B. durch Mais oder Lathyrussamen = Kichererbse) die Krankheit auslösen.

Anatomie. Bei den reinen Fällen findet man einen isolierten Ausfall der Pyramidenseitenstränge (Abb. 37,1), zuweilen auch der Pyramidenvorderstränge (Abb. 37,2). Die Degeneration reicht unter Umständen bis ins verlängerte Mark, ja sogar bis in die innere Kapsel hinauf, doch bleibt die vordere Zentralwindung ebenso wie Vorderhornzellen, und damit das periphere, motorische Neuron, intakt (Abb. 37).

Symptomatologie. Die Zerstörung des zentralen, motorischen Neurons führt zu einem Fortfall der von der Hirnrinde her auf die Vorderhornzellen hemmend wirkenden Einflüsse. Die Folge ist eine Steigerung des Muskeltonus, Erhöhung der Reflexe mit den spezifischen Pyramidenzeichen. Die Lähmung ist oft lange auffallend gering, weil die Pyramidenvorderstränge und die übrigen motorischen Bahnen vikariierend eintreten können.

Im einzelnen pflegt sich das Bild der spastischen Spinalparalyse folgendermaßen zu entwickeln: Die Patienten bemerken zuerst eine ganz allmählich zunehmende Steifigkeit und Spannung in den Beinen, die sie leichter ermüdbar macht. Besonders schwer fallen schnelle Bewegungen, wie Laufen, Springen, Tanzen. In typischer Weise geben sie oft an, daß sie auf glatter Fläche noch flott gehen könnten, aber auf unebenem Boden, im Acker, auf schlechtem Pflaster sehr unsicher wären, weil sie über jede Erhöhung stolperten, indem sie mit den Zehen daran stießen.

Beobachtet man ihren Gang aufmerksam, so fällt auf, daß die Bewegungen der Beine in allen Teilen kürzer und steifer geworden sind. Besonders werden die Beugungen nur unvollständig ausgeführt, und deshalb die Füße kaum vom Boden gebracht. Die oft schon früh auftretende Überstreckung der Füße bedingt außerdem beim Nachziehen Schurren mit Ballen und Zehenspitzen über den Fußboden.

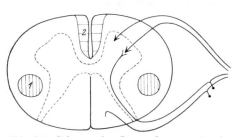

Abb. 37. Schema der Strangdegeneration bei spastischer Spinalparalyse. 1 Pyramid-Seitstrang, 2 Pyramid-Vorderstrang.

Mit fortschreitendem Leiden wird der Gang immer unbeholfener. Es ist als ob die Gelenke versteiften ("Muskuläre Gelenkankylose" STRÜMPELLS). Nicht selten beginnt die Steifheit einseitig und kann längere Zeit auf einem Bein stärker bleiben, bis schließlich ein Ausgleich stattfindet.

Gelegentlich greift die Bewegungsstörung auch auf die Arme, ja sogar auf Hals- und Kopfmuskulatur über. In letzterem Falle kann das Gesicht einen eigentümlich gespannten Ausdruck bekommen, und die Kau-, Schluck- und Sprachbewegungen erschwert sein. Öfter treten anfallsweise Glottiskrämpfe auf.

Bei der Untersuchung findet sich ein sehr typischer neurologischer Symptomenkomplex:

1. Steigerung der Sehnenreflexe. Dies ist wohl das früheste Zeichen und immer in ausgesprochenem Maße vorhanden. Meist führt schon ein Schlag auf Patellar- oder Achillessehne zu einem Klonus. In vorgeschrittenen Stadien kann allerdings die Reflexsteigerung durch die außerordentliche Muskelspannung resp. durch eingetretene Contracturen schwer, ja sogar gar nicht nachweisbar werden. Der Fußklonus tritt oft spontan auf; besonders wenn Patient beim Sitzen den Fußballen auf den Boden stellt.

Als Zeichen, daß der Prozeß auf das Halsmark übergegriffen hat, sind die Reflexe an den Armen ebenfalls gesteigert, und man kann unter Umständen durch ruckweise Dorsalflexion der Hand einen Handklonus auslösen.

2. **Die Hypertonie.** Die Steigerung der Sehnenreflexe ist ebenso wie die geschilderte Bewegungsstörung Ausdruck der erhöhten Muskelspannung, die das Kardinalsymptom der spastischen Spinalparalyse darstellt. Sobald sie stärkere Grade erreicht hat, macht sie sich durch die erschwerte, aktive Beweglichkeit bemerkbar. Aber schon, bevor es soweit gekommen ist, läßt sich bei schnellen, passiven Bewegungen der Gelenke ein kurzer Spannungswiderstand nachweisen. Dieser nimmt allmählich immer stärkere Grade an, bis schließlich weder aktive noch passive Bewegungen im größeren Maße ausführbar sind.

Die Spannung ist in den Streckern und Adduktoren der Beine in der Regel am stärksten. Dadurch befinden sich die unteren Extremitäten in einer dauernden Streck- und Adduktionsstellung, die dem Patienten besonders alle Bewegungen, z. B. das Sichhinzusetzen, erschweren.

Beim Gehen bedingt die übertriebene Streckstellung in der unteren Körperhälfte mit Einschluß der Hüfte eine Verlagerung des Schwerpunktes nach hinten, die durch ein Vorbeugen des Oberkörpers und Vorstrecken der Arme ausgeglichen werden muß.

In den oberen Extremitäten macht sich, falls der Prozeß auf das Halsmark übergegriffen hat, die gleiche Bewegungsverlangsamung bemerkbar. Doch überwiegt hier die Spannung der Beuger, so daß es gewöhnlich zu einer Flexionscontractur kommt.

Wenn man die nur mit großer Mühe erzwungenen Bewegungen beobachtet, könnte man glauben, daß eine ausgesprochene Lähmung vorläge. Das ist jedoch nicht der Fall. Im Gegenteil ist es geradezu auffallend, wie lange und gut die rohe Muskelkraft erhalten bleibt.

Die Bewegungsstörungen der spastischen Spinalparalyse führt mit ziemlicher Regelmäßigkeit zu einem unwillkürlichen Synergismus gewisser Muskelgruppen, die normalerweise unabhängig voneinander funktionieren.

Am ausgesprochensten ist in der Regel das ,,Tibialis-Phänomen" von Strümpell, das in einer automatischen Dorsalflexion des Fußes bei willkürlicher Beugung in Hüft- und Kniegelenk besteht. Dabei springt vor allem die Sehne des Musculus tibialis anterior hervor. Bei der gleichen Bewegung pflegt auch die große Zehe sich nach oben zu überstrecken (Zehen-Phänomen von Strümpell).

Sensibilitäts- und trophische Störungen gehören prinzipiell nicht zum Bilde der spastischen Spinalparalyse, ebensowenig Blasen- und Mastdarmstörungen. Die gelegentlich beobachtete Erschwerung des Urinierens ist wohl durch die spastische Rigidität der Beckenmuskulatur zu erklären.

Der Verlauf des Leidens ist ein äußerst chronischer. Wenn auch längerer Stillstand gelegentlich beobachtet wird, so pflegt doch in der Regel innerhalb von Jahrzehnten eine kontinuierlich zunehmende Versteifung einzutreten. Das Leben ist durch die Krankheit direkt kaum gefährdet.

Diagnose. Das Symptomenbild der spastischen Spinalparalyse ist infolge seiner Einheitlichkeit kaum zu verkennen. Auch die Unterscheidung von funktioneller Reflexerregbarkeit ist, seit wir die spezifischen Pyramidensymptome von Babinski und Oppenheim kennen, meist leicht.

Dagegen wird die Frage, ob der vorhandene Symptomenkomplex wirklich Ausdruck einer essentiellen Lateralsklerose oder nur Symptom einer anderen Erkrankung ist, oft erst nach längerer Beobachtung zu beantworten sein.

In erster Linie kommt die multiple Sklerose, ferner Rückenmarkstumoren, Syringomyelie und Lues spinalis in Betracht.

Man fahnde also nach Zeichen, die auf Miterkrankung anderer Bahnen (Sensibilitätsstörungen, Blasen-Mastdarmstörungen) hinweisen. In 99% der Fälle kann man annehmen, daß solche nach einiger Zeit auftreten, und damit die Diagnose der spastischen Spinalparalyse umstoßen, denn das Leiden ist äußerst selten.

Therapie. Die Behandlung kann bei der Unkenntnis der Ursache des Leidens nur eine symptomatische sein. Überanstrengungen wird man den Patienten zwar untersagen, eine gewisse aktive Bewegung aber zulassen. Die Muskelsteifigkeit läßt sich durch prolongierte warme Bäder, Massage und passive Bewegungen oft günstig beeinflussen.

Die Contracturen werden häufig mit gutem Erfolg einer operativen Behandlung unterworfen (Tenotomie, Myotomie). Es bedarf aber einer einwandfreien orthopädischen Nachbehandlung, um etwas wirklich Brauchbares zu erreichen. Von FÖRSTER ist zur Beseitigung der Spasmen Durchschneidung der Hinterwurzel empfohlen, indem er von der Annahme ausging, daß dadurch die den Vorderhörnern dauernd zufließenden Reize, und damit auch der übernormale Spannungszustand der entsprechenden Muskeln abgeschwächt werde. Der Erfolg hat ihm in einigen glücklich operierten Fällen recht gegeben. Doch ist die Operation eine sehr schwere und deshalb wohl nur als Ultima ratio anzuwenden. Ein sehr viel leichterer Eingriff, der unter Umständen recht guten Erfolg aufweist, ist die von STOFFEL angegebene partielle Durchschneidung der motorischen Nerven in ihrem peripheren Verlauf, um diejenigen Muskel oder Muskelbündel auszuschalten, die die Beweglichkeit besonders ungünstig beeinflussen.

D. Die spinale, progressive Muskelatrophie.

Amyotrophia spinalis progressiva (DUCHENNE-ARAN).

In der großen Gruppe der Muskelatrophien lassen sich genetisch zwei Formen unterscheiden: 1. die „Myopathien" oder „Muskeldystrophien", bei denen der degenerative Prozeß primär im Muskel liegt, und 2. die progressiven „Muskelatrophien", wo der Untergang des peripheren, motorischen Neurons sekundär einen solchen der zugehörigen Muskelfasern nach sich zieht. Die Noxe kann hierbei an der motorischen Vorderhornzelle (spinale progressive Muskelatrophie) oder an dem peripheren Nerv (neurale Form) angreifen. Beide Male ist der Erfolg für den Muskel der gleiche; er atrophiert!

So scharf nun theoretisch alle diese Formen voneinander geschieden sind, finden sich doch pathologisch anatomisch und klinisch gewisse Übergangsformen, die auf ihre nahe Verwandtschaft hinweisen.

Ätiologie. Über die Ursache der spinalen Muskelatrophie wissen wir sehr wenig. Wenn man von einer kleinen familiär auftretenden Gruppe dieses Leidens (WERDNIG-HOFFMANNscher Typus) absieht, wo offenbar hereditäre Faktoren eine Rolle spielen, ist von erblicher Belastung kaum etwas nachweisbar. Traumen, Erkältungen, voraufgegangene Infektionskrankheiten und besonders Überanstrengungen scheinen nach manchen Beobachtungen eine gewisse Rolle zu spielen. Doch ist bei dem schleichenden Beginn der wirkliche Nachweis eines derartigen Zusammenhangs schwer zu erbringen. Immerhin ist auffallend, daß die Arbeitshand (also bei Rechtshändern die rechte Hand, bei Linksern umgekehrt) gewöhnlich zuerst befallen wird, und die Krankheit überhaupt die Klassen der Bevölkerung vorwiegend trifft, die körperlich angestrengt arbeiten.

Das Leiden tritt — abgesehen von der familiären Form, die das kindliche Alter bevorzugt — in den mittleren Lebensjahren auf und findet sich bei Männern häufiger als bei Frauen.

Anatomie. Die Grundlage ist eine chronische Atrophie der Vorderhornzellen mit Schwund der Nißlschollen und Einlagerung fettiger und pigmentartiger Substanzen. Entzündliche Erscheinungen fehlen. Die Erkrankung befällt nicht alle Zellen gleichmäßig, sondern bis ins späte Stadium finden sich neben völlig atrophischen oft noch ziemlich gut erhaltene.

Der Prozeß lokalisiert sich anfangs mit Vorliebe im Halsmark.

Der Untergang der Zellen führt notwendig zu einer sekundären Degeneration der peripheren Nervenfasern und Muskeln. Meist sind die vorderen Wurzeln schon makroskopisch in ihrem Volumen vermindert und durch ihre graue Verfärbung auffallend (vgl. Abb. 38).

Der Muskel zeigt einen Zerfall der einzelnen Fasern bis zum völligen Schwund, Wucherung der Sarkolemmkerne und des Bindegewebes.

Symptomatologie. Das Krankheitsbild ist völlig von dem langsam fortschreitenden Muskelschwund beherrscht, der sich in der großen Mehrzahl der Fälle in ganz bestimmter Reihenfolge entwickelt: Zuerst tritt eine Abmagerung der kleinen Handmuskeln auf, vorwiegend rechts beginnend. Der Daumen- und Kleinfingerballen werden flacher, wodurch die Hohlhand ihre normale Wölbung verliert, und die ganze Handfläche in eine Ebene zu liegen kommt („Affenhand"). Die Atrophie der Mm. interossei läßt die Spatia interossea einsinken und bedingt zugleich durch das Überwiegen der noch besser funktionsfähigen, langen Beuger und Strecker eine „Krallenhand" (s. Abb. 39). An die Atrophie der Handmuskeln schließt sich nun entweder das der langen Strecker und eventuell auch Beuger an, oder aber der Prozeß springt unmittelbar auf den Schultergürtel über. Hier ist der Deltoideus am meisten gefährdet. Die dadurch stärker hervortretenden Knochenteile bedingen einen eckigen Kontur am Übergang von Schulter zum Oberarm. Die seitliche Hebung des Armes wird mühsamer und gelingt schließlich, trotz Anspannung von Hilfsmuskeln, nicht mehr bis zur Horizontalen.

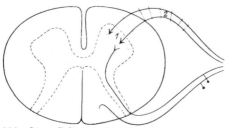

Abb. 38. Schema der Degenerationen bei spinaler progressiver Muskelatrophie.

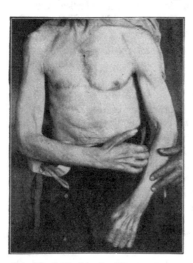

Abb. 39. Atrophie der Mm. interossei bei spinaler Muskelatrophie. (Nach OPPENHEIM.)

Ganz allmählich werden auch die übrigen Schulter- und Rücken- und Oberarmmuskeln ergriffen. Die Fossa supra- und infraspinata sinkt ein. Die Atrophie der Mm. rhomboidei, des Trapezius und Serratus anterior machen schließlich eine Fixation des Schulterblattes unmöglich und erschweren damit die Ausnutzung der noch gebrauchsfähigen Armmuskeln außerordentlich.

Die Lähmung der Nackenmuskeln führt zur Unfähigkeit, den Kopf zu halten, der deshalb nach vorne sinkt und aktiv nicht wieder gehoben werden kann.

Auch die Muskulatur des Brustkorbes und überhaupt der oberen Rumpfhälfte wird nach und nach in den Prozeß mit hineingezogen.

Der fehlende Halt in den Gelenken bedingt eine Dehnung der Kapselbänder, so daß schließlich die Glieder im wahrsten Sinne des Wortes in den Gelenken schlottern.

Die untere Körperhälfte, besonders die Beine werden höchstens im Endstadium befallen; ebenso bleiben die Halsmuskeln in der Regel frei.

Solange der Prozeß noch fortschreitet, sind fibrilläre oder fasciculäre Zuckungen deutlich.

Die Tatsache, daß sich lange Zeit funktionsfähige Muskelfasern zwischen den entarteten finden, macht es verständlich, daß sich bei elektrischer Prüfung häufig nur eine Herabsetzung der Erregbarkeit oder partielle Entartungsreaktion nachweisen läßt. Man muß schon feine Reizelektroden benutzen und einzelne atrophische Muskelbündel reizen, um eine komplette Entartungsreaktion zu erhalten.

Die Sehnenreflexe sind an den Armen fast stets aufgehoben oder doch stark herabgesetzt, während sie an den Beinen entsprechend der fehlenden Atrophie lange erhalten bleiben.

Die Sensibilität weist prinzipiell keine Ausfälle auf; ebenso gehören Blasen-, Mastdarm- und Genitalstörungen nicht zum Bilde der spinalen Muskelatrophie.

Dagegen finden sich, wohl zum Teil als Folge des Ausfalls der Muskelkontraktionen, Zeichen der ungenügenden Blutzirkulation in Form livider Verfärbung und Marmorierung der Haut, die durch Schwund des Unterhautfettgewebes ihren Turgor verliert.

Der normale Verlaufstypus ist also: Atrophie der Hände (zuerst der Arbeitshand), dann der Unterarme oder gleich des Deltoideus, Schultergürtels, Oberarms und Nackens, selten später der Beine.

In atypischen Fällen geht der Prozeß auf den Bulbus über, und es entwickelt sich eine Bulbärparalyse (vgl. diesen Abschnitt).

Sehr selten ist Beginn der Atrophie in den Beinen beobachtet! Auf die seltenen familiär und in der Jugend auftretenden Fälle wurde schon hingewiesen!

Der Verlauf ist durchaus progredient, wenn auch über Jahrzehnte sich erstreckend. Heilungen oder auch nur Stillstände kommen anscheinend überhaupt nicht vor.

Die Beteiligung des Bulbus kann durch Atemlähmung das Leben direkt gefährden.

Diagnose. Die Muskelatrophie hat das Leiden mit vielen anderen gemein.

Die Muskeldystrophie tritt meist in früherem Alter und familiär auf. Außerdem pflegen hierbei gerade die Hände frei zu bleiben. Fibrilläre Zuckungen fehlen.

Die neurale Form der Muskelatrophie tritt gleichfalls in der Kindheit auf. Hände und Füße werden gleichzeitig befallen, während der Rumpf frei bleibt. Außerdem bestehen hier Sensibilitätsstörungen! Bei der chronischen Poliomyelitis anterior ist die Entwickelung der Lähmung wesentlich schneller und umfangreicher und befällt ganze Körperteile zugleich. Der Lähmung folgt erst die Atrophie, während bei der progressiven Muskelatrophie eher das Umgekehrte gilt, oder doch beide nebeneinander sich entwickeln.

Syringomyelie, Kompressionsmyelitis, Pachymeningitis cervicalis hypertrophica werden sich durch die bestehenden Sensibilitäts- und Blasenstörungen bald ausschließen lassen.

Atrophische Lähmungen bei Vergiftungen (Blei, Arsen) pflegen nicht so ausgebreitet und chronisch fortschreitend zu sein. Bei der Polyneuritis werden Sensibilitätsstörungen und Parästhesien wohl nie völlig vermißt.

Die **Therapie** ist gegen das Grundleiden machtlos. Die Hauptsache ist: Vermeidung von körperlichen Anstrengungen und zu heißen und kalten Bädern.

Leichte Massage und vorsichtige Galvanisation des Rückenmarks sind zweckmäßig.

Gowers hat das Strychnin in Form täglicher Injektionen (0,001) empfohlen.

E. Die neurale, progressive Muskelatrophie.

Peroneal-Vorderarmtypus der progressiven Muskelatrophie.
(CHARCOT-MARIE, TOOTH-HOFFMANN).

Diese Form der Muskelatrophie zeignet sich vor allem durch den familiären Charakter aus (sporadische Fälle kommen aber vor). Ferner durch den Beginn in der Kindheit, etwa zwischen dem 6. und 15. Lebensjahr. Doch sind spätere Erkrankungen vereinzelt beobachtet. Knaben werden weit häufiger als Mädchen betroffen.

Anatomie. Die Befunde sind nicht ganz einheitlich. Regelmäßig fand sich Degeneration der peripheren Nerven, und zwar sowohl der motorischen wie sensiblen. Daneben werden auch in wechselnder Weise Veränderungen in den Hinter- und Seitensträngen, ferner an den Zellen der Vorderhörner und Spinalganglien gefunden. Ob letztere Veränderungen sekundärer Art sind, wie manche Autoren annehmen, und von welchem Teil die Erkrankung ausgeht, ist eine offene Frage.

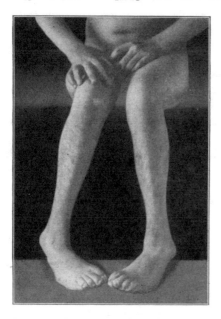

Abb. 40. Haltung der Füße bei neuraler Muskelatrophie.

Symptomatologie. Das Leiden beginnt in der Regel symmetrisch, in den distalen Enden der Extremitäten, vorwiegend der Beine. Mit der Atrophie der kurzen Fußmuskeln setzt meist gleichzeitig die der Peroneusgruppe ein. Infolgedessen hängen die Fußspitzen herab bei plantar gekrümmten Zehen („Krallenzehen"), und es entwickelt sich allmählich durch das Übergewicht der Beuger ein Klumpfuß (s. Abb. 40).

In ganz analoger Weise kommt es meist einige Zeit später zur Atrophie der Hand- und Unterarmmuskeln mit Ausbildung einer Krallenhand.

Sehr auffallend ist das Stehenbleiben der Atrophie an Knie und Ellbogen. Wenn die proximalen Teile der Extremitäten überhaupt ergriffen werden, so nur in geringem Umfang.

Rumpf und Bulbusgebiet bleiben ebenfalls in der Regel frei. Fibrilläre Zuckungen werden in den befallenen Muskeln nicht regelmäßig beobachtet.

Die elektrische Erregbarkeit nimmt entsprechend der Muskelatrophie ab. Meist ist nur partielle, selten komplette Entartungsreaktion zu erzielen.

Die Sehnenreflexe sind in der Mehrzahl der Fälle erloschen.

Trophische und vasomotorische Veränderungen spielen keine große Rolle. Ulcus perforans ist von OPPENHEIM beobachtet. Im Gegensatz zur spinalen Muskelatrophie sind Sensibilitätsstörungen bei dieser Form öfter nachweisbar. Subjektiv wird in den betroffenen Gliedern über quälende Schmerzen geklagt, während objektiv eine Hypästhesie mäßigen Grades bestehen kann. Blasen-, Mastdarm- und Genitalstörungen fehlen.

Der **Verlauf** ist ein durchaus chronischer. Auffallend ist, wie relativ gering der Funktionsausfall bei schon ziemlich weit vorgeschrittener Atrophie sein kann. Das Leben ist durch das Leiden kaum gefährdet.

Diagnose. Gegenüber den anderen Formen von Muskelatrophie ist der Nachdruck auf die eigenartige Lokalisation an den distalen Enden der Extremitäten, den Beginn in der Kindheit, den sehr protrahierten Verlauf und die eventuelle Kombination mit sensiblen Störungen zu legen.

Die **Therapie** hat bisher im Kampf gegen dies Leiden versagt. Man wird aber vor körperlichen Anstrengungen warnen.

Galvanisation ist empfohlen.

Bei Contracturen besonders in den Unterschenkeln kommt Tenotomie und überhaupt chirurgisch orthopädische Behandlung in Frage.

F. Poliomyelitis acuta.

HEINE-MEDINsche Krankheit. Spinale Kinderlähmung.

Die erste eingehende Schilderung verdanken wir dem Stuttgarter Arzt v. HEINE, während MEDIN (Stockholm) durch sehr sorgfältige Untersuchungen das Krankheitsbild nach der klinischen Seite hin erweiterte.

Ätiologie. Daß die Poliomyelitis eine Infektionskrankheit sei, ist zuerst von STRÜMPELL 1884 auf Grund klinischer Beobachtungen behauptet worden. Die neueren Untersuchungen haben ihm recht gegeben. WIECKMANN gelang der Nachweis der Ansteckungsfähigkeit durch exakte Nachforschungen gelegentlich der großen Epidemie in Schweden 1905.

Experimentell erzeugten LANDSTEINER und TÖPPER zum erstenmal eine Affenpoliomyelitis, indem sie ein Stück Rückenmark eines an akuter Poliomyelitis verstorbenen Knaben intraperitoneal überimpften. Ähnliche Versuche sind seither von verschiedenen Seiten mit positivem Erfolg gemacht. Trotzdem gelang es nicht, den Erreger zu finden. Nur so viel ließ sich sagen, daß er äußerst klein sein müsse, da er durch ein BERKEFELD-Filter nicht zurückgehalten wird.

1913 haben dann FLEXNER und NOGUCHI kugelförmige Mikroorganismen von 0,15 bis 0,3 μ Durchmesser aus dem Zentralnervensystem an Poliomyelitis gestorbener Menschen und Affen gezüchtet und gefärbt, mit denen sie wiederum durch Überimpfung Affenpoliomyelitis erzeugen konnten.

Wenn auch heute vielleicht noch nicht alle Einwände gegen die Spezifität dieser Bakterien beseitigt sind, so darf doch mit Wahrscheinlichkeit angenommen werden, daß der Erreger der spinalen Kinderlähmung damit gefunden ist.

Etwas zweifelhaft ist noch der Infektionsmodus! Die beiden letztgenannten Forscher kommen zu der Ansicht, daß die Schleimhaut des Mundes, Rachens, der Nase und vielleicht auch des Darmtractus die Eingangspforte darstellen, von wo dann auf dem Lymphwege, entlang den Nervenstämmen, die Infektion des Rückenmarks erfolge. Ob, und wie weit die Blutbahn dabei beteiligt ist, steht noch dahin.

Versuche, die von der Annahme einer Übertragung durch Insekten ausgingen, haben keine positiven Ergebnisse gezeigt, so daß dieser Modus heute fast allgemein abgelehnt wird.

Anatomie. Schon makroskopisch läßt sich meist eine Hyperämie und ödematöse Schwellung am Rückenmarksquerschnitt erkennen, die nicht selten im Vorderhorn am stärksten ausgesprochen ist, und damit schon auf den Hauptsitz hinweist. Mikroskopisch stehen im Vordergrunde die oft massigen, perivaskulären Infiltrate, die vorwiegend aus Lymphocyten mit wenigen Leukocyten gebildet werden. Diese entzündlichen Infiltrate beschränken sich jedoch nicht auf die Gefäßscheiden, sondern finden sich auch frei im Nervengewebe neben kleineren und größeren Blutungen. Besonders wichtig sind die Befunde an den Vorderhornzellen, die gleichsam von Leukocyten und Lymphocyten überschwemmt und zerstört werden, so daß man von einer „Neuronophagie" sprechen kann. Schwerste Veränderungen mit Blähung, Auflösung der Tigroidschollen und Schrumpfungsprozesse lassen schon in akuten Zuständen die drohende völlige Zerstörung erkennen.

In abgelaufenen Fällen findet man dementsprechend einen hochgradigen Ausfall von Nervenzellen, besonders im Vorderhorn, neben gliösen Reparations-

erscheinungen. Histologisch läßt sich nun nachweisen, daß der Entzündungs-
vorgang entlang den Gefäßen in das Rückenmark einwandert, und zwar besonders mit der Arteria sulco-commissuralis (vgl. Abb. 3), die durch die Fissura
anterior eintritt und am Grunde derselben nach rechts und links Äste an die
Vorderhörner abgibt. Der Prozeß ist aber nicht streng auf diesen Teil des Rückenmarks beschränkt, sondern ergreift oft die gesamte graue Substanz und die
angrenzenden Teile des Marks. In letzteren lassen sich besonders im Vorderseitenstrang nicht selten leichte Degenerationen nachweisen.

Symptomatologie. Wenn auch neuere Beobachtungen gezeigt haben, daß
gewisse atypische Lokalisationen wie Übergreifen auf die Oblongata oder das
Gehirn nicht allzu selten vorkommen, so ist doch gerade die Zugehörigkeit
dieser Form zur echten spinalen Kinderlähmung noch umstritten und für einen
Teil der Fälle wohl nicht zutreffend.
Auch der Ausdruck Kinderlähmung
ist cum grano salis aufzufassen, da
das Vorkommen bei Erwachsenen nicht
so selten ist, als man früher wohl annahm. Das ändert jedoch nichts an
der Tatsache, daß das Kindesalter
zwischen 2 und 6 Jahren geradezu als
disponierender Faktor angesehen werden kann, so überwiegend wird gerade
dies befallen.

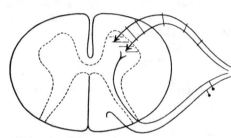

Abb. 41.   Schema der Degeneration bei
Poliomyelitis acuta.

Die Inkubationszeit beträgt wahrscheinlich nur wenige Tage und kann
gelegentlich von allgemeinen uncharakteristischen Erscheinungen, wie Schlaff-
heitsgefühl, Appetitlosigkeit und Unruhe begleitet werden. Meist erkranken
die Kinder akut unter Temperaturanstieg zwischen 38 und 40 mit Kopf- und
Gliederschmerzen. Oft werden sie somnolent, und es tritt Erbrechen mit Durchfall auf, wozu sich allgemeine Krämpfe oder Zuckungen in einzelnen Gliedern
und Augenverdrehen gesellen. Starke Schweißausbrüche sind eine häufige
Begleiterscheinung. Neuerdings ist dem Nachweis einer Verminderung der
Leukocyten im Blut großes Gewicht beigelegt worden (E. MÜLLER).

Diese infektiösen Erscheinungen währen in der Regel nur kurze Zeit, oft
nur Stunden, so daß Kinder, die abends oder in der Nacht erkranken, morgens
schon fieberfrei sein können. Aber statt der erhofften Heilung zeigen sich nun
mehr oder weniger ausgebreitete Lähmungen, die meist schon, wenn sie bemerkt
werden, ihre größte Ausdehnung erreicht haben. Nur selten schreiten sie in den
nächsten Tagen noch fort.

Die Lähmung ist von vornherein eine schlaffe, mit ausgesprochener Hypotonie und Aufhebung der Sehnenreflexe. Die Sensibilität bleibt in der Regel
intakt, doch klagen die Kinder nicht selten im Anfangsstadium über starke
Schmerzen im Rücken und Glieder, die sich aber wieder verlieren. Wieweit sie
als Reizerscheinungen der medullären, sensiblen Fasern aufzufassen sind, oder
auf Beteiligung der Meningen hinweisen, ist zweifelhaft. Während des 1. Stadiums
kann auch eine Hyperästhesie der Haut beobachtet werden. Außerdem ist bei
Erwachsenen auch später nicht ganz selten leichte Hypästhesie vorhanden,
die wohl auf Beteiligung der weißen Substanz hinweist.

Ganz vorübergehend sind die gelegentlich auftretenden Blasen- und Mastdarmstörungen als Ausdruck der Beteiligung des Lumbalmarks.

Der Liquorbefund ist nicht einheitlich! Zuweilen sind Lymphocyten, zuweilen Leukocyten gefunden worden. In anderen Fällen war der Zellgehalt

nicht vermehrt. Diese Ungleichheit hängt wohl mit dem Zeitpunkt der Punktion und der Lokalisation des Prozesses zusammen. Druck und Eiweißgehalt wurden öfter erhöht gefunden.

Gewöhnlich macht sich schon nach einigen Tagen eine Besserung der Lähmungen bemerkbar. Die Regression geht in den ersten Wochen oft rapide vor sich, so daß — leider nur in seltenen Fällen — eine völlige Heilung eintritt.

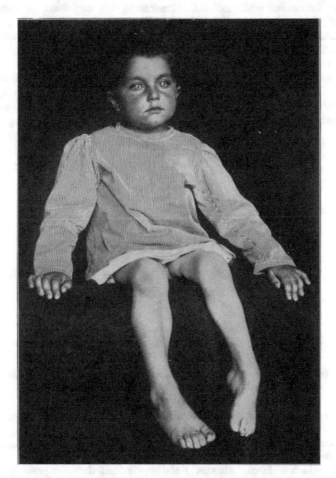

Abb. 42. Poliomyelitis anterior acuta. Schlaffe Lähmung des linken Peroneusgebietes; paralytischer Spitzfuß. — Atrophie der linken Unterschenkelmuskulatur. (Beobachtung an der Heidelberger Kinderklinik.)

In der Regel „konzentriert" sich die Lähmung auf einen mehr oder weniger großen Körper- oder Gliedabschnitt.

Wenn auch gelegentlich fast alle Körperteile isoliert oder in Kombination mit anderen von der Lähmung betroffen sein können, so gibt es doch gewisse Prädilektionstypen.

Bei weitem am häufigsten ist die Lähmung einer Extremität, und zwar werden die Beine bevorzugt (nach WIECKMANN in 70—80% beteiligt), aber auch doppelseitige Beinlähmung ist häufig, während Paraplegie der Arme oder hemiplegische Formen zu den Seltenheiten gehören.

Im allgemeinen kann man sagen, daß das Rückbildungsstadium etwa $^1/_2$ bis 1 Jahr dauert, doch sieht man gelegentlich noch Besserungen nach 1—3 Jahren eintreten.

Praktisch von großer Wichtigkeit ist natürlich die möglichst frühzeitige Feststellung, welche Muskeln resp. Funktionen Aussicht auf Wiederherstellung haben.

Dies ist durch die elektrische Untersuchung bis zu einem gewissen Grade möglich! Muskeln, deren zugehörige Vorderhornzellen zerstört sind, atrophieren außerordentlich rasch und zeigen schon sehr früh (3—14 Tage) völlige Entartungsreaktion, nachdem sie ein kurzes Stadium der Übererregbarkeit durchgemacht haben.

DUCHENNE hat als Regel aufgestellt, daß Muskeln, die schon 3 Wochen nach Beginn der Lähmung für faradischen Strom nicht mehr erregbar sind, dauernd gelähmt bleiben. Wenn das auch wohl für die Mehrzahl der Fälle zutrifft, so gibt es doch sicher Ausnahmen. Ganz aussichtslos wird die Prognose aber,

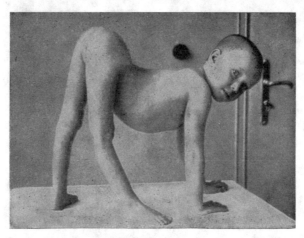

Abb. 43.   „Handgänger". — Infolge der Lähmung der unteren Rumpfmuskulatur kann der Patient sich nicht aufrecht halten.   (Nach ZAPPERT.)

wenn in der Folgezeit auch die galvanische Erregbarkeit stark abnimmt oder gar aufhört.

Das Endstadium der Erkrankung ist durch die infolge der Muskelatrophien entstandenen Deformitäten charakterisiert.

Ähnlich, wie wir bezüglich des Befallenwerdens der Körperteile Prädilektionstypen fanden, lassen sich auch in Rücksicht auf die gelähmten Muskeln und Muskelgruppen gewisse Regelmäßigkeiten feststellen. So sehen wir am häufigsten an den Beinen die Peroneusgruppe mit Ausnahme des Musculus tibialis anterior getroffen. Die sich stets mit der Zeit einstellenden Contracturen in den intakten Antagonisten führen dann zur Ausbildung eines Pes equinovarus (s. Abb. 42). Seltener ist der Pes calcaneus infolge Ausschaltung der Wadenmuskulatur. Auch Pes valgus kann sich bei Parese der langen, das Fußgewölbe haltenden Flexoren entwickeln.

Von den Schultermuskeln sind am meisten gefährdet die Mm. deltoideus, supraspinatus und infraspinatus. Am Arm finden sich weniger regelmäßige Typen. Relativ häufig ist aber die „Krallenhand".

Die Lähmung der Rückenmuskulatur führt unter Umständen zu schweren Wirbelsäulenverbiegungen. Besonders die komplette Lähmung der unteren

Rumpfmuskulatur macht es den Patienten unmöglich, sich aufrecht zu halten. Um sich fortzubewegen, kriechen oder gehen sie dann auf allen vieren („Handgänger", s. Abb. 43).

Die völlig paretischen Muskeln sind gewöhnlich schon vor Ende des ersten Jahres maximal atrophisch, so daß bei umfangreichen Lähmungen die betreffenden Glieder wirklich nur noch „Haut und Knochen" darstellen. Kompensatorische Fetthypertrophie ist recht selten.

Aber damit nicht genug, machen sich mit der Zeit — und zwar um so stärker je jugendlicher das betreffende Individuum ist — schwere trophische Störungen an Knochen und Gelenken bemerkbar. Nicht nur, daß die Skeletteile im Wachstum erheblich zurückbleiben, können infolge regressiver Veränderungen sogar Spontanfrakturen auftreten. Die Gelenke erschlaffen völlig („Schlottergelenk") und besonders an Schulter und Hüfte kommen dadurch Subluxationen vor.

Auch die Haut bleibt im Bereich der gelähmten Teile nicht unbeeinflußt! Sie wird blaß, cyanotisch und kühl. Hartes Ödem, Störungen der Behaarung und Schweißsekretion kommen vor.

Das bisher geschilderte Bild ist das typische und bei weitem häufigste. Doch kommen Verlaufsarten vor, die durch das Übergreifen des Prozesses auf die Medulla oblongata oder das Gehirn selbst ausgezeichnet sind.

Es ist bei der LANDRYschen Paralyse erwähnt, daß ein Teil der unter diesem Namen gehenden Fälle zur Poliomyelitis zu rechnen sind. Das Wesentliche ist, daß der Prozeß dabei im Lumbalmark beginnt, und innerhalb weniger Tage zu den Bulbärkernen heraufsteigt, wobei dann leicht das Atemzentrum in Mitleidenschaft gezogen und der Tod herbeigeführt werden kann. Seltener ist der umgekehrte Verlauf von oben nach unten.

In anderen Fällen wird die Oblongata primär und mehr oder weniger ausschließlich betroffen (bulbäre oder pontine Form). Facialis, Hypoglossus, Oculomotorius und Abducens sind vorwiegend affiziert. Auf Beteiligung des Kleinhirns weisen gelegentlich beobachtete, schwere ataktische Erscheinungen hin.

Wesentlich wichtiger ist die cerebrale Form, die als Polioencephalitis an anderer Stelle eingehend geschildert ist (S. 513).

Zuweilen können meningitische Erscheinungen das Bild beherrschen („meningitische Form").

Unsicher ist noch, ob die bei der „polyneuritischen Form" auftretende Druckempfindlichkeit wirklich auf eine Beteiligung der peripheren Nerven schließen läßt, oder wie WIECKMANN meint, durch zentrale Reize bedingt ist.

Die Poliomyelitis der Erwachsenen gleicht symptomatologisch weitgehend der im Kindesalter und kann kaum als besondere Form bezeichnet werden. Vielleicht ist dabei die Tendenz des Prozesses, auf den sensiblen Teil des Rückenmarks überzugreifen, etwas größer. Jedenfalls sah ich mehrere diagnostisch eindeutige Fälle mit deutlichen Sensibilitätsstörungen.

Diagnose. Die im Kindesalter recht seltene Polyneuritis kann ebenfalls zu atrophischen Lähmungen führen. Indessen ist ihre Entwicklung durchweg eine langsamere und nie von Krämpfen begleitet. Außerdem pflegen hierbei die distalen Extremitätenteile am stärksten von der Lähmung betroffen zu sein. Ferner sprechen Hirnnervenbeteiligung und Ataxie mehr für Polyneuritis.

Bei der cerebralen Kinderlähmung sind die hemiplegisch-spastischen Erscheinungen, eventuell in Begleitung von epileptischen Anfällen und Intelligenzstörungen, ausschlaggebend.

Gegenüber allen diffusen Prozessen des Rückenmarks: Tumoren, Myelitis usw. wird ebenfalls die spastische Komponente die Diagnose ohne allzu große Schwierigkeit ermöglichen, ganz abgesehen von dem ganz andersartigen Verlauf.

Die Prognose quoad vitam ist während des Fieberstadiums besonders bei der ascendierenden Form zweifelhaft. Nach Übergang in das Lähmungsstadium ist der Patient nicht mehr gefährdet.

Im Frühstadium schwankt aber die Sterblichkeit innerhalb der einzelnen Epidemien nicht unwesentlich (etwa zwischen 10 und 25%).

Abgesehen von den seltenen, ganz leichten Fällen, die zu völliger Heilung führen können, ist mit einer dauernden Lähmung und den sich daraus entwickelnden Deformitäten zu rechnen. Die Aussichten der Funktionsrückkehr bei den einzelnen gelähmten Muskeln sind in der oben angegebenen Weise durch elektrische Untersuchungen zu prüfen.

Bis zu drei Jahren sind noch Besserungen beobachtet. In der Regel kann aber nach Ablauf des ersten Jahres der Zustand als stationär angesehen werden.

Therapie. Der akuten fieberhaften Phase stehen wir ziemlich machtlos gegenüber. Antipyretica (Aspirin, Phenacetin usw.) können gegeben werden. Außerdem hat man versucht, durch Jodpinselungen, Blutegel und Senfpflaster auf den Rücken die Rückenmarksentzündung direkt, oder durch Ableitung auf den Darm mit Calomel 0,01—0,05 dreimal täglich zu beeinflussen. Auf jeden Fall ist Bettruhe in den ersten 2—3 Wochen angezeigt.

Etwa an letzterem Zeitpunkt ist die Elektro- und Massagebehandlung zu beginnen, die nun konsequent durchzuführen ist, bis eine weitere Restitution nicht mehr zu erwarten ist, also etwa 1—1½ Jahre. Falls faradisch keine Zuckung zu erzielen ist, verwende man den galvanischen Strom. Man setzt die indifferente (breite) Elektrode auf den Rücken, in Höhe des Herdes, die Reizelektrode auf die gelähmten Muskel, und schleicht nun mit dem Strom ein, bis er gefühlt wird. Neben konstantem Strom von etwa 2—3 Milliampère kann man durch Schließen und Öffnen Zuckungen hervorrufen. Dauer etwa 5—10 Minuten! Wiederholung: anfangs täglich, später zwei bis dreimal in der Woche. Nebenher sollen möglichst täglich die atrophischen Partien massiert und die betroffenen Gelenke resp. die Contracturen durch passive Bewegungen gelockert werden. Zur Anregung der Zirkulation sind Solbäder (eventuell Reichenhall, Kreuznach, Kösen) und Eisenbäder (Pyrmont, Elster) empfehlenswert.

Zu achten ist stets auf richtige Lagerung der gelähmten Glieder (Vermeidung von Druck auf die Fußspitze durch die Bettdecke)!

Von internen Medikamenten sind vor allem Jod und Strychnin empfohlen (Strychnin. nitr. 0,01 zu 10, davon 0,05—1 cbm subcutan täglich).

Ist das definitive Stadium erreicht, dann tritt die operative resp. orthopädische Behandlung in ihr Recht, die heute Sache des Spezialarztes ist (vgl. den Abschnitt von BAYER in diesem Lehrbuch).

G. Poliomyelitis anterior subacuta und chronica.

Die Abgrenzung dieser recht seltenen Erkrankung gegenüber der spinalen Muskelatrophie ist vor allem pathologisch-anatomisch noch nicht exakt durchzuführen. Ihr klinischer Verlauf hat aber so viele Eigentümlichkeiten, daß in dieser Beziehung ein ziemlich gut charakterisiertes Bild vorliegt.

Das Leiden befällt ganz vorwiegend Erwachsene.

Ätiologisch scheinen zum Teil toxische und Stoffwechseleinflüsse (z. B. Diabetes) eine Rolle zu spielen. Manche Beobachtungen sprechen auch für die Bedeutung körperlicher Traumen.

Anatomie. Der regelmäßigste Befund ist eine Atrophie der Vorderhornzellen, die oft große Ähnlichkeit mit der bei progressiver Muskelatrophie hat. Meist fehlten entzündliche Erscheinungen.

In unmittelbarer Umgebung der Vorderhörner findet sich manchmal ein geringer Ausfall von Markfasern.

Symptomatologie. Der Verlauf unterscheidet sich von den anderen Formen der Amyotrophie besonders dadurch, daß einmal die Lähmungen relativ schnell — Tage bis Wochen — auftreten, und zum anderen keinen bestimmten Typus des Fortschreitens aufweisen.

Der Beginn ist ein unmittelbarer, ohne Vorboten und Begleiterscheinungen einer allgemeinen Erkrankung. Befallen werden ganz vorwiegend die Extremitäten, diese aber wahllos: bald zuerst ein Bein oder Arm, bald beide Arme oder Beine. In seltenen Fällen werden sogar alle Extremitäten und danach am Rumpf eine Muskelgruppe nach der anderen und die vom Bulbus versorgten ergriffen.

Die gelähmten Muskel atrophieren und zeigen dabei fibrilläre Zuckungen. Partielle oder komplette Entartungsreaktion ist manchmal nicht nur in den gelähmten, sondern auch den noch funktionsfähigen nachweisbar (OPPENHEIM).

Die Sehnenreflexe sind herabgesetzt oder erloschen.

Sensibilität, Blasen-, Mastdarm- und Genitalfunktion bleiben intakt.

Die **Prognose** ist nicht ganz schlecht! Stillstand, Heilung mit und ohne Defekt, aber auch Progression bis zum Exitus, meist infolge Auftreten der Bulbärerscheinungen sind beobachtet.

Diagnose. Gegenüber der neuralen und spinalen Muskelatrophie entwickeln sich die Lähmungen hier erheblich schneller und lassen, wie gesagt, die typische Reihenfolge vermissen.

Bei der Polyneuritis, die an sich ganz ähnliche Erscheinungen hervorrufen kann, sind die sensiblen Störungen (Parästhesien, Hyperästhesien) ausschlaggebend.

Therapie. In der akuten Phase empfiehlt sich die Anwendung von Schwitzkuren. Später kann man Galvanisation des Rückenmarks und leichte Massage versuchen. Körperliche Anstrengungen sind zu vermeiden.

H. Die amyotrophische Lateralsklerose.

Die amyotrophische Lateralsklerose ist ein recht seltenes Leiden, das Männer häufiger als Frauen betrifft.

Über die Ätiologie wissen wir sehr wenig.

Das gelegentlich familiäre Auftreten weist wohl auf einen hereditären Faktor hin. Vielleicht kann man sich vorstellen, daß auf Grund einer angeborenen Minderwertigkeit das motorische System den späteren Anforderungen nicht gewachsen ist. Unter den auslösenden Momenten finden wir, wie bei allen Krankheiten unbekannter Genese: Traumen, Erkältungen, Überanstrengungen angegeben.

Das Leiden beginnt meist zwischen dem 30. und 50. Lebensjahr.

Anatomie. Die morphologische Grundlage bietet ein sehr charakteristisches Bild, nämlich Degeneration des zentralen und peripheren, motorischen Neurons. Auf dem Querschnitt

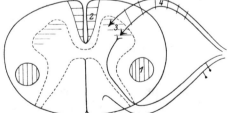

Abb. 44. Schema der Degenerationen bei Lateralsklerose. 1 Pyramidenseitenstrang, 2 Pyramidenvorderstrang, 3 motorische Vorderhornzellen, 4 Vorderwurzel.

finden wir also die Pyramidenseiten- und meist auch Vorderstränge degeneriert (s. Abb. 44).

Nach oben läßt sich der Ausfall je nach der Dauer der Krankheit bis in die Oblongata oder gar innere Kapsel verfolgen.

In der vorderen Zentralwindung findet sich eine Atrophie besonders der großen motorischen (BETZschen) Zellen der 5. Schicht. Aber auch in den anderen Schichten sind neuerdings (SCHRÖDER u. a.) Veränderungen nachgewiesen.

Dem Schwund der Vorderhornzellen entspricht in der Oblongata die Atrophie der motorischen Hirnnervenkerne (am geringsten ist der Facialis in der Regel betroffen).

Im Rückenmark ist der Zellausfall am stärksten im Halsteil.

Eine geringe Lichtung der Vorderseitenstränge ist in ihrer Bedeutung noch unklar.

Gemäß dem Ausfall der Vorderhornzellen findet sich eine Degeneration der motorischen Wurzeln.

Symptomatologie. Aus dem pathologischen Befund lassen sich zwei einander entgegengesetzte Symptomenkomplexe ableiten, nämlich 1. eine atrophische Lähmung der entsprechenden Muskelgebiete infolge Erkrankung des peripheren, motorischen Neurons und 2. eine spastische Parese als Ausdruck der Degeneration des zentralen Neurons.

Es ist klar, daß diese Erscheinungen nicht gleichzeitig im selben Muskel bestehen können, sondern letztere durch die ersteren ausgelöscht werden.

Die Kombination pflegt nun in der Weise realisiert zu werden, daß der Zellschwund sich im wesentlichen auf das Halsmark und die Oblongata und somit die Muskelatrophie auf Arme, Schulter und Kopf beschränkt, während im übrigen Körper — vor allem in den Beinen — spastische Erscheinungen als Folge der Pyramidenausfälle auftreten.

In den Armen findet sich meist, besonders im Anfang, eine Mischung von spastischen und atrophischen Symptomen, weil der Zellschwund fast nie zugleich alle Elemente der Vorderhörner ergreift.

Die ersten subjektiven Erscheinungen bestehen in einer Ermüdbarkeit der Arme, die langsam in eine Schwäche übergeht, wobei sich dann Atrophie in den kleinen Handmuskeln bemerkbar macht. Die Spatia interossea sinken ein, Daumen- und Kleinfingerballen werden abgeflacht. Von hier greift die Atrophie gewöhnlich auf die Strecker des Unterarms über, um dann den M. deltoideus und nach und nach die übrigen Schultermuskeln zu ergreifen.

In diesen degenerativen Prozeß mischt sich die spastische Komponente, die auf die nicht atrophischen Muskeln einwirkt, also besonders die Beuger. Dadurch entsteht eine Beugekontraktur mit Krallenhandstellung der Finger, eine spastische Flexion des Ellenbogens und Adduction des Oberarms. Letztere besonders durch Hypertonie des Pectoralis major und Latissimus dorsi.

In den atrophischen Muskeln machen sich schon früh fibrilläre und faszikuläre Zuckungen bemerkbar. Die rohe Kraft nimmt kontinuierlich bis zur völligen Lähmung ab.

Da sich aber lange Zeit zwischen degenerierten noch intakte Muskelbündel erhalten, ergibt die elektrische Untersuchung meist nur eine Herabsetzung der Erregbarkeit. Erst in vorgeschrittenen Zuständen der Atrophie tritt partielle und auch komplette Entartungsreaktion auf.

Die Armreflexe lassen die spastische Komponente des Prozesses besonders deutlich erkennen, da sie regelmäßig gesteigert sind. Oft läßt sich sogar Handklonus auslösen.

Im Gegensatz zu den Armen können die Atrophien in den unteren Extremitäten vollkommen fehlen, resp. erst im Spätstadium und auch dann nur in beschränktem Maße auftreten. Bis dahin pflegt das Bild hier ein rein spastisches zu sein. Die Sehnenreflexe sind gesteigert, Fuß- und Patellarklonus auslösbar.

Babinski und Oppenheim fehlen selten. Die Muskelspannung führt zu dem typischen, langsamen, schlürfenden Gang.

Meist bestehen die geschilderten Erscheinungen an Armen und Beinen schon lange, bevor der Prozeß auf die Oblongatakerne übergreift und das Bild der Bulbärparalyse hervorruft. Eingeleitet wird dieser sehr charakteristische Symptomenkomplex gewöhnlich durch eine Veränderung der Sprache, die undeutlich, näselnd wird und allmählich zu einer schweren Dysarthrie führt. Zugleich klagt der Kranke auch über zunehmende Schluckbeschwerden; vor allem, daß ihm beim Trinken die Flüssigkeit wieder zur Nase herauslaufe. Schließlich kommt es zu einer völligen Lähmung der Zungen- und Lippenmuskulatur mit fibrillären Zuckungen. Nebenher können sich auch spastische Erscheinungen bemerkbar machen. Schlag auf den Unterkiefer führt zu klonischen Zuckungen desselben. Glottiskrämpfe treten auf. Der Gesichtsausdruck ist gespannt, oft krampfhaft verzerrt.

Nicht selten beobachtet man Zwangslachen und Zwangsweinen.

Die Außenmuskeln bleiben fast stets intakt.

Störungen der Sensibilität, der Blasen-, Mastdarm- und Genitalfunktion gehören prinzipiell nicht zum Bilde der amyotrophischen Lateralsklerose.

Der Liquor cerebrospinalis ist normal.

Der **Verlauf** des typischen Krankheitsbildes ist demnach: Atrophien in Händen und Armen, Spasmen in Beinen und schließlich bulbäre Erscheinungen.

Doch kommen folgende Modifikationen vor:

1. Der bulbäre Prozeß beherrscht das Bild anfangs völlig und erst später treten Spasmen in den Beinen und Atrophien in den Armen auf.

2. Die gesamten Symptome bleiben lange Zeit mehr oder weniger vollkommen auf eine Seite beschränkt (hemiplegischer Typus).

3. Atrophische Erscheinungen treten erst sehr spät auf, so daß bis dahin das Bild der reinen spastischen Spinalparalyse besteht, oder

4. Sie überwiegen von vornherein nicht nur in den Armen, sondern am ganzen Körper und verdecken die Spasmen. In diesem Falle gleicht das Bild dem der spinalen Muskelatrophie.

Diagnose. Gegenüber den Erkrankungen, die neben Spasmen der Beine Atrophien in den Armen zeigen: Syringomyelie, Pachymeningitis cervicalis, Myelitis, Tumoren des Halsmarks wird das Fehlen jeglicher sensibler Störungen und die normale Blasen-, Mastdarm- und Genitalfunktion eventuell auch der normale Liquorbefund ausschlaggebend sein. Das letztere gilt besonders auch für die Lues spinalis in ihren verschiedenen Formen.

Bei der multiplen Sklerose findet man so ausgesprochene und vor allem typisch angeordnete Muskelatrophien wohl nie. Außerdem werden bei ihr Nystagmus, Intentionstremor, skandierende Sprache oder Augensymptome selten völlig vermißt.

Die Unterscheidung von der spastischen Spinalparalyse, der spinalen Muskelatrophie und der Bulbärparalyse ist, wie schon angedeutet, unter Umständen unmöglich.

Die **Prognose** ist ungünstig. Innerhalb von durchschnittlich 2—4 Jahren tritt der Exitus meist infolge der Bulbärsymptome ein.

Die **Therapie** kann nur versuchen, allzu starke Spasmen durch lauwarme Bäder mit leichter Massage zu mildern.

Galvanisation des Rückenmarks (etwa 2—3 Milliampere) ist empfohlen.

Bei starken Schluckstörungen kommt Sondenfütterung in Frage.

IV. Die Herderkrankungen des Rückenmarks.

1. Multiple Sklerose.

Von den nichtluetischen Erkrankungen des Rückenmarks ist die multiple Sklerose zweifellos die häufigste.

Die **Ätiologie** ist auch heute noch strittig. Immerhin mehren sich die Befunde, die auf ein infektiöses Agens hinweisen. Ein Zusammenhang mit anderen Infektionskrankheiten (Erkältung, Masern, Scharlach, Typhus, Pneumonie usw.) ist schon seit langem behauptet worden (MARIE); doch sind die diesbezüglichen Statistiken und Einzelbeobachtungen kaum beweisend. Schwerwiegender sind die pathologisch-anatomischen Befunde, die sehr für einen entzündlichen Ursprung sprechen.

In letzter Zeit hat diese Theorie einen neuen Anreiz durch die Untersuchungen von STEINER und KUHN erhalten, die Blut und Liquor von akuten Fällen auf Tiere (Meerschweinchen, Kaninchen, Affen) überimpften, dadurch ähnliche

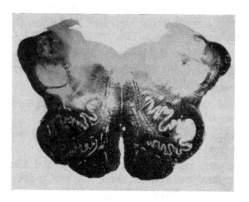

Abb. 45. Herde in der Medulla oblongata.
Markscheidenfärbung.

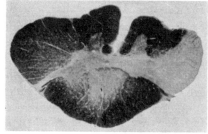

Abb. 46. Herde im Rückenmark.
Markscheidenfärbung.

Symptome erzeugten und in Blut und Liquor der Tiere eigenartige Spirochäten fanden. Die Befunde an Tieren sind von einzelnen Nachuntersuchern bestätigt. Doch steht der sichere Nachweis der Spirochäten für das menschliche Nervensystem noch aus.

Traumen körperlicher und psychischer Art, die vielfach als Ursachen beschuldigt sind, kommen wohl nur als auslösende oder verschlimmernde Faktoren in Frage.

Es fehlt auch nicht an Mitteilungen von Fällen, bei denen Vergiftungen exogener Art als Ursache angenommen wurde. Außer Blei soll Quecksilber, Kohlenoxyd, Zinn und Mangan eine Rolle spielen.

Erwähnt muß schließlich werden, daß auch heute noch namhafte Autoren (STRÜMPELL, BING u. a.) für eine endogene Entstehung des Leidens eintreten.

Pathologische Anatomie. Das Charakteristicum ist das Auftreten zahlreicher, nicht zusammenhängender Herde im Bereich des gesamten Zentralnervensystems. Man erkennt sie schon makroskopisch durch ihre graue Farbe und die meist scharfe Abgrenzung gegen die Umgebung. Weder die graue noch weiße Substanz wird von ihnen verschont. Besonders große Herde findet man in der Medulla oblongata sowie im Gehirn in der Umgebung der Ventrikel. Die Gesamtzahl aller Herde kann in die Hunderte gehen.

Histologisch ist am auffallendsten der Verlust der Markscheiden. Während man eine Zeitlang glaubte, daß die Achsenzylinder prinzipiell verschont blieben, haben exaktere Färbemethoden gezeigt, daß es sich nur um einen relativen Unterschied gegenüber den Markscheiden handelt. Es gibt sogar Herde, wo auch sie völlig zerstört sind.

Wenn die Mehrzahl der Herde auch eine recht scharfe Abgrenzung vom gesunden Gewebe zeigt, was gegenüber Myelitisformen bis zu einem gewissen Grade charakteristisch sein kann, so handelt es sich doch keineswegs um einen prinzipiellen Gegensatz. In Abb. 46 sieht man im gleichen Rückenmarksschnitt in den Hintersträngen eine unscharfe, im Seitenstrang eine scharfe Begrenzung des Herdes.

Schon sehr frühzeitig setzt eine Gliawucherung ein, die bald durch Faserproduktion dem Herd einen narbigen Charakter verleiht.

Das früher behauptete prinzipielle Verschontbleiben der Nervenzellen trifft, wie wir heute wissen, nicht zu. Doch wird ohne Zweifel in ganz überwiegendem Maße die weiße Substanz von der Schädigung heimgesucht.

Von großer Wichtigkeit sind die Veränderungen an den Gefäßen! Es kann keinem Zweifel mehr unterliegen, daß vor allem in frischen Fällen das Auftreten von perivasculären Infiltrationen mit Lymphocyten und Plasmazellen ein regelmäßiger Befund ist, der die stärkste Stütze für die infektiöse Genese der Erkrankung darstellt. Daß außerdem auch Abräumzellen (Körnchenzellen) nachweisbar sind, ist bei dem Zerfallprozeß leicht verständlich.

Symptomatologie. Die pathologische Anatomie der multiplen Sklerose macht es begreiflich, daß ihre Symptomatologie außerordentlich mannigfaltig sein muß, weil ihre Herde sich eben an jeder Stelle des Zentralnervensystems lokalisieren können. Und es ist kaum zuviel gesagt, wenn man behauptet, daß gelegentlich fast jede Rückenmarkserkrankung durch sie imitiert wird. Und doch gibt es gewisse Kardinalsymptome, die in den meisten Fällen die Diagnose sicherstellen: nämlich Nystagmus, Intentionstremor und skandierende Sprache (CHARCOTsche Trias), zu denen wir auf Grund späterer Untersuchungen als mindestens gleichwertig das Fehlen der Bauchdeckenreflexe, spastische Erscheinungen der Beine und Augenerkrankungen hinzufügen können.

Augenstörungen. Augenstörungen können als Frühsymptom jahrelang allein bestehen. Viele Patienten gehen überhaupt wegen Sehstörungen zuerst zum Augenarzt, der dann eine retrobulbäre Neuritis oder partielle Opticusatrophie (meist temporale Abblassung der Papille) oder zentrale Skotome feststellt. Nie sollte man daher eine Augenspiegeluntersuchung bei Verdacht auf multiple Sklerose unterlassen.

Nicht selten sind Augenmuskellähmungen im Bereich des Oculomotorius, Abducens und Trochlearis. Dagegen bleiben die inneren Augenmuskeln in der Regel verschont. Die Lähmungen sind meist vorübergehend.

Das regelmäßigste Symptom von seiten der Augen, und gewöhnlich schon frühzeitig vorhanden, ist der Nystagmus. Er tritt vorwiegend bei Seitwärtsblick in der Endstellung auf, und zwar in allen Formen: horizontaler, vertikaler und rotatorischer Nystagmus, doch ist die erste die bei weitem häufigste. In vorgeschrittenen Fällen sieht man manchmal ein Pendeln der Bulbi auch in Ruhestellung (spontaner Nystagmus).

Pupillenstörungen spielen keine große Rolle. Reflektorische Pupillenstarre ist in ganz seltenen Fällen beschrieben. Einige Male wurde auch Stauungspapille beobachtet.

Störungen der Motilität. Die starke Beteiligung des Rückenmarks an dem Prozeß bringt es mit sich, daß das motorische System schon im Beginn der Erkrankung häufig, im vorgeschrittenen Stadium fast regelmäßig betroffen ist.

Da die weiße Substanz in erster Linie erkrankt, beherrschen spastische Erscheinungen das Symptomenbild. Wir finden also Steigerung der Sehnenreflexe besonders in den unteren Extremitäten, Fußklonus, Patellarklonus, Babinski, Oppenheim und Hypertonie der Muskulatur. Bei der Unregelmäßigkeit der Herde sind Differenzen zwischen rechts und links keine Seltenheit.

Die rohe Kraft ist meist auch in den spastischen Gliedern auffallend gut. Umschriebene Lähmungen an den Beinen kommen aber nicht selten vor. In einem Fall meiner Beobachtung bestand jahrelang eine isolierte Peroneuslähmung. Schlaffe Lähmungen mit Atrophie, die auf Beteiligung der Vorderhörner hinweisen, gehören zu den Ausnahmen. Mit großer Regelmäßigkeit finden wir zwei andere motorische Störungen von eminenter diagnostischer Bedeutung, das ist der Intentionstremor und die Ataxie.

Läßt man den Patienten einen Gegenstand, etwa eine vorgehaltene Nadel, ergreifen, so bemerkt man mit der Annäherung der Hand an den Gegenstand ein zunehmendes Zittern. Dies anfangs nur angedeutete Symptom pflegt in der Mehrzahl der Fälle immer stärker zu werden, so daß man schließlich von einem Intensionswackeln sprechen kann. Es ist häufig in allen Extremitäten nachweisbar. Gelegentlich geraten bei intendierten Bewegungen eines Gliedes auch andere, nicht direkt beteiligte Muskelgruppen in rhythmische Kontraktionen, die so stark sein können, daß Kopf und Rumpf an zu schwanken fangen. Zuletzt ist es dem Kranken oft überhaupt nur möglich, die Glieder ruhig zu halten, wenn sie fest unterstützt sind. Die Kranken bieten dann das Bild einer schweren Ataxie. Eine strenge Abgrenzung zwischen Intentionstremor und Ataxie ist kaum möglich. Oft hat man den Eindruck, daß sich aus ersterem die Ataxie direkt entwickelt. Besonders trifft das für den Finger-, Nasen- und Knie-Hackenversuch zu, wo anfänglich leichtes Zittern bei Zielbewegungen schließlich den Charakter ausfahrender Bewegungen annehmen kann, die ganz denen bei Tabes ähneln. In anderen Fällen dagegen bietet die Bewegungsstörung, z. B. Schwanken beim Gehen, mehr das Bild einer cerebellaren Ataxie.

Beim Sprechen macht sich — meist erst in späteren Stadien — eine der Ataxie wohl analog zu deutende Störung bemerkbar, die sog. ,,skandierende Sprache". Auch hier ist der gleichmäßige Ablauf der Muskelbewegungen unsicher. Die Worte, Silben oft sogar die einzelnen Laute werden durch kurze Pausen getrennt. Dadurch entsteht eine eigenartige Dehnung und Verlangsamung des Redeflusses (Bradyphasie). Vielfach leidet der Klang der Stimme: Sie wird monoton und heiser. Eine strenge Unterscheidung von der Dysarthrie ist nicht immer möglich.

Neben den Sprachstörungen können auch Bulbärerscheinungen mit Lähmung der Rachen-, Kau- und Kehlkopfmuskulatur auftreten, die dann zu Schluck- und Phonationsstörung führen. Meist sind sie vorübergehend!

Wie die beschriebenen Bewegungsstörungen zu erklären sind, bleibt eine offene Frage. Am nächsten liegt es, für die Ataxie Herde in den Hintersträngen und Kleinhirnseitensträngen verantwortlich zu machen, doch fehlen häufig die entsprechenden Sensibilitätsstörungen.

Reflexstörungen. Daß die häufigen spastischen Erscheinungen mit Steigerung der Sehnenreflexe einhergehen, wurde bereits erwähnt, ebenso das Auftreten von Babinski und Oppenheim. Doch muß betont werden, daß nicht selten eine allgemeine Lebhaftigkeit der Sehnen und Periostreflexe (auch an den Armen) besteht, wenn noch keinerlei sonstige Pyramidenzeichen vorhanden sind.

Im Gegensatz dazu findet sich eine Herabsetzung oder Fehlen der Hautreflexe ganz besonders des Bauchdeckenreflexes. Vor allem durch die Untersuchungen Strümpells ist das letztere Symptom als eines der regelmäßigsten, vielleicht sogar das regelmäßigste überhaupt erkannt. Oft läßt sich anfangs nur eine Abschwächung oder schnelle Erschöpfbarkeit feststellen. Man wird aber auch dies schon als verdächtiges Zeichen ansehen müssen, da es sich ja fast stets um jugendliche Personen mit straffen Bauchdecken handelt.

Sensibilitätsstörungen. Unter den Sensibilitätsstörungen sind die Parästhesien am häufigsten! Taubheit oder Pelzigkeitsgefühl, auch Neuralgien sieht man öfter im Anfangsstadium. Untersucht man genauer, so findet sich in den betreffenden Gebieten meist eine Hypästhesie oder Hypalgesie. Auch sonst sind Störungen der Oberflächensensibilität nicht selten, wenn auch nach Ausdehnung und Lokalisation sehr wechselnd und von unregelmäßiger Begrenzung. Auch die Gelenk- und Muskelempfindung kann eine Abstumpfung erfahren. In der Regel handelt es sich aber auch dabei um ein passageres Symptom. Im allgemeinen muß das Zurücktreten der Sensibilitätsstörungen im klinischen Bild bei dem häufigen Ergriffensein der Hinterstränge als auffallend bezeichnet werden. Die nächstliegende Erklärung ergibt sich aus dem relativen Erhaltenbleiben der Achsenzylinder. In den Endstadien finden wir allerdings auch konstantere und stärkere Empfindungsstörungen.

Organstörungen. Besonders Blasenstörungen sind im Verlauf des Leidens ein häufiges Symptom, das oft schon früh in die Erscheinung tritt, sei es als Inkontinenz oder Erschwerung des Urinierens infolge Sphincterkrampfes. Dagegen beobachtet man Mastdarmstörungen gewöhnlich erst bei vorgeschrittenen Fällen.

Sexuelle Störungen gehören zu den Seltenheiten, ebenso solche von seiten der Zirkulations- und Respirationsorgane.

Cerebrale Erscheinungen. Recht mannigfaltig sind die Symptome, die wir auf eine Beteiligung des Gehirns zurückführen müssen. Ich nenne zuerst die apoplektiformen Anfälle, die gar nicht so selten auftreten, und an kein bestimmtes Krankheitsstadium gebunden sind. Ich sah sie mehrfach als Initialsymptom. Sie gleichen klinisch oft ganz einem schweren apoplektiformen Insult mit völliger Bewußtlosigkeit. Zuweilen haben sie mehr epileptiformen Charakter oder manifestieren sich als Schwindelanfälle. Je nach der Schwere können ausgedehnte Lähmungen, besonders auch der Gehirnnerven, davon zurückbleiben. Soweit sie nicht, was immerhin selten ist, atrophischer Natur sind, haben sie eine relativ gute Prognose. Allerdings macht sich nach ihrem Abklingen gewöhnlich eine Progression des Grundleidens bemerkbar.

Klagen über Kopfschmerzen sind häufig.

Ein vielerörtertes Symptom von diagnostischer Wichtigkeit ist das Zwangslachen und Zwangsweinen, das die Patienten recht quälen kann, da sie selbst seine Unmotiviertheit voll empfinden. Die organische Grundlage dieser Erscheinungen ist noch unklar. Vielleicht handelt es sich um Folgen des Ausfalls von Hemmungsbahnen.

Bei der oft sehr großen Zahl von Hirnherden ist es fast als merkwürdig zu bezeichnen, daß rein psychische Veränderungen nicht viel eher und stärker hervortreten, als es in Wirklichkeit der Fall ist. Auffallend kann allerdings schon früh eine gewisse Euphorie sein, die besonders in den Endzuständen durch den Widerspruch mit dem schweren, körperlichen Zustand ohne weiteres als krankhaft imponiert. Sie ist wohl zum Teil als Ausdruck einer allgemeinen Urteilsschwäche aufzufassen, zumal auch mäßige Gedächtnisabnahme objektiv nachweisbar sein kann.

Von psychotischen Symptomen sind deliröse Zustände selten, paranoische auch mit Halluzinationen einhergehende Bilder wurden mehrfach beschrieben. Ich kenne zwei Fälle, wo die Diagnose wegen der ausgesprochenen Wahnbildung mit Sinnestäuschungen bis zum Tode zweifelhaft blieb, und erst durch die histologische Untersuchung sichergestellt werden konnte.

Der Liquor cerebrospinalis zeigt in etwa 40% Veränderungen. |Man findet Zellvermehrung mäßigen Grades und gelegentlich positive Globulinreaktion (NONNE-APELT).

Verlauf und Prognose. Der Verlauf des Leidens ist ein durchaus chronischer, häufig in Schüben exacerbierender und kann sich über ein und mehrere Jahrzehnte erstrecken, zumal wenn man die ersten prämonitorischen Symptome berücksichtigt.

Am häufigsten treten sie als kurzdauernde Paresen in den Extremitäten und Parästhesien (Taubheitsgefühl, Kribbeln) und vor allem Sehstörungen auf.

Aber auch später noch sind bei der multiplen Sklerose Remissionen etwas sehr Gewöhnliches, ohne daß freilich bei exakter Untersuchung alle neurologischen Symptome zu schwinden pflegen.

Die **Prognose** ist, sobald die Diagnose feststeht, eine ernste. Aber doch glaube ich auf Grund von Erfahrungen an Kriegsteilnehmern, bei denen zum Teil zufällig eine beginnende multiple Sklerose festgestellt wurde, und die ich später (5—8 Jahre) nach zu untersuchen Gelegenheit hatte, daß es leichte Fälle gibt, die zum Stillstand kommen oder ausheilen. Trotzdem muß man die Möglichkeit eines Rezidivs stets im Auge behalten, und in der Mehrzahl der Fälle wird dieser Pessimismus leider bestätigt. Neben der häufigsten, zu Remissionen neigenden Form sehen wir eine andere mit ausgesprochen progressivem Verlauf! Hier gesellt sich allmählich ein Symptom zum anderen, bis das vollständige Krankheitsbild entwickelt ist.

Und schließlich kommen Fälle mit ganz akutem Verlauf vor. Ob es sich dabei freilich stets um eine wirkliche multiple Sklerose handelt und nicht um unspezifische Myelitisformen, ist bei der zuweilen unmöglichen Abgrenzung nicht ganz sicher.

Berücksichtigt man, daß die beschriebenen Verlaufsarten sich noch in der mannigfachsten Weise vereinigen können, so ergibt sich ein außerordentlich verschiedenartiges Bild.

Das gleiche gilt für die Symptomenkonstellationen. Besonders wichtig, weil häufig, sind die Fälle, wo die Herde sich lange Zeit, wenigstens klinisch, auf das Rückenmark beschränken. Durch zufällige Verteilung auf den Querschnitt können begreiflicherweise fast alle Systemerkrankungen vorgetäuscht werden. Besonders gilt das für die spastische Spinalparalyse.

Sind die Vorderhörner mitergriffen, so kann das Bild der amyotrophischen Lateralsklerose entstehen. Gelegentlich ergänzen sich die Herde zu einer völligen Querschnittsunterbrechung, so daß der Verdacht eines Rückenmarkstumors entsteht.

Hat der Prozeß vorwiegend die Medulla oblongata befallen, so können sich die typischen Symptome der Bulbärparalyse ausbilden. Ebenso können, wie schon betont, Kleinhirnsymptome derartig vorherrschen, daß der Verdacht einer primären Erkrankung dieses Organs erweckt wird.

Und schließlich wäre noch daran zu erinnern, daß psychotische Erscheinungen und Intelligenzstörungen das Bild komplizieren können.

Differentialdiagnose. So leicht und sicher die Diagnose in typischen Fällen ist, so schwer, ja unmöglich kann sie bei atypischem Verlauf werden.

Stets muß man sich vergegenwärtigen, daß es sich um meist zahlreiche und weit auseinander liegende Herde handelt, und daher spinale Oblongata- und cerebrale Symptome nebeneinander bestehen, die sonst unter einem einheitlichen Bild kaum zu verstehen sind. Allerdings versagt gerade dieser Gesichtspunkt gegenüber der disseminierten Encephalomyelitis, weil auch hier die unregelmäßige Verteilung der Herde charakteristisch ist. Man wird dabei den Nachweis einer voraufgegangenen Infektionskrankheit mit Temperaturerhöhung im Sinne einer unspezifischen Myelitis bewerten. Auch scheinen mir Nystagmus, Intentionstremor und skandierende Sprache hier entschieden seltener zu sein. Ebenso fehlt die Neigung zu weitgehenden Remissionen.

Nicht selten kommt die Lues cerebro-spinalis in ihren verschiedenen Formen differentialdiagnostisch in Frage. Hier ist die Liquoruntersuchung von entscheidender Bedeutung. Starke Lymphocytose zusammen mit positiver NONNE - APELT- und WASSERMANN-Reaktion im Blut und Liquor spricht gegen multiple Sklerose. Die Möglichkeit einer zufälligen Koinzidenz ist bei der Häufigkeit beider Leiden immerhin zu erwägen.

Bei der Paralyse kommen vor allem die Pupillenstörungen und psychische Erscheinungen hinzu, so daß die Entscheidung meist keine großen Schwierigkeiten macht.

Dagegen kann die FRIEDREICHsche Ataxie gewissen Stadien der multiplen Sklerose mit hochgradiger Ataxie ähneln, zumal Nystagmus, Reflexsteigerung bei beiden vorkommt, und die Sprachstörung an die skandierende Sprache erinnert.

Abgesehen aber von dem eventuellen Nachweis der Heredität und dem Bestehen des FRIEDREICHschen Fußes, ist die Ataxie beim Friedreich in der Regel viel ausgesprochener, ausgebreiteter und mit choreiformer Bewegungsunruhe verbunden.

Die spastische Spinalparalyse ist eine häufige Erscheinungsform der beginnenden multiplen Sklerose. Meist treten aber nach kürzerer oder längerer Zeit Nystagmus, Intentionstremor hinzu, die die Diagnose sichern. Die gleichen Gesichtspunkte gelten auch für die Unterscheidung von Rückenmarkstumoren oder Querschnittsmyelitis irgend einer anderen Genese. Hier Symptome rein spinaler Natur! dort Komplizierung durch Oblongata- oder cerebrale Herde!

Besonders im Initialstadium kann die multiple Sklerose den Eindruck einer hysterischen Erkrankung machen. Nur genaueste Untersuchung und der Nachweis organischer Symptome wird eine Entscheidung bringen.

Große Schwierigkeiten kann die Abgrenzung von der sogenannten Pseudosklerose bieten. Indessen tritt bei dieser seltenen Erkrankung meist frühzeitig eine ausgesprochene Demenz auf. Außerdem besteht neben dem Intentionstremor in der Regel auch ein Ruhetremor aller Glieder und vor allem eine Starre der Muskulatur, die eine eigenartige Bewegungsverlangsamung bedingt.

Therapie. Die Zahl der Versuche, die multiple Sklerose medikamentös zu beeinflussen, ist außerordentlich groß. Besonders viel sind Fibrolysininjektionen gegeben, in der Hoffnung, die Sklerosierung der Herde zu verhindern. Auch Salvarsan ist in allen möglichen Modifikationen angewandt worden, neuerdings besonders in kleinsten Dosen zu 0,01—0,1 etwa jeden 3. Tag, im ganzen 10 intravenöse Injektionen.

Ich habe mich nicht davon überzeugen können, daß die bisher versuchten Mittel einen nennenswerten Erfolg haben. Viel wichtiger ist die allgemeine Behandlung mit dem obersten Grundsatz: Ruhe, Vermeidung aller körperlichen Anstrengungen und psychischen Aufregungen! Am besten ist eine direkte Liegekur unter besonderer Berücksichtigung der körperlichen Kräftigung. Die bei dieser Behandlung einsetzenden Remissionen sind nicht selten so auffallend, daß man an einen kausalen Zusammenhang glauben möchte.

Mehr aus psychotherapeutischen Gründen mag man Eisen, Arsen oder Chinin verordnen. Besonders empfehlenswert ist z. B. das Natrium kakodylicum (jeden 2.—3. Tag 0,02 in wässeriger Lösung), Solarsoninjektionen, oder BLAUDsche Pillen (3 mal täglich 2).

Zu vermeiden sind Exzesse in venere, Abusus alkoholicus, nicotianus, heiße und kalte Bäder. Bei Erkältungen und fieberhaften Erkrankungen kommen oft akute Verschlechterungen vor.

2. Syringomyelie (Spinale Gliose).

Der Name Syringomyelie (σύριγξ = Rohr, μυελος = Mark) kennzeichnet den charakteristischen, pathologisch-anatomischen Befund dieser Krankheit, der in der Bildung eines röhrenförmigen Spaltes innerhalb der grauen Substanz des Rückenmarks besteht.

Die ältere Annahme, daß es sich dabei lediglich um eine Ausweitung des Zentralkanals handele, ist heute als unrichtig erkannt. Die Form des Spaltes ist sehr verschiedenartig. In der Regel geht er von der Gegend des Zentralkanals aus und bildet seitliche Ausstülpungen in die Hinter- und Vorderhörner (s. Abb. 47). Schließlich kann auch die weiße Substanz in Mitleidenschaft gezogen werden.

Die Länge des Spaltes schwankt in weiten Grenzen. Neben Beschränkung auf wenige Segmente ist eine Längenausdehnung vom Conus terminalis bis in den 4. Ventrikel beobachtet. Ist die Medulla oblongata stärker betroffen, so kann man von einer Syringobulbie sprechen.

Die Prädilektionsstelle ist aber das Halsmark, von hier pflegt sich der Spalt kaudal oder cerebralwärts auszudehnen.

Die histologische Entwicklung des Prozesses ist auch heute noch nicht in jeder Hinsicht klargestellt. Immerhin weisen neuere Untersuchungen darauf hin, daß der Ausgangspunkt in der Regel Glia- oder Ependymzellen zwischen Zentralkanal und Spitze der Hinterstränge sind. Das ist jene Stelle, wo der Verschlußpunkt der Seitenplatten des embryonalen Medullarrohres sich befindet. Wahrscheinlich werden bei diesem Vorgang embryonale Zellen abgesprengt oder bleiben in der Umgebung des Zentralkanals liegen, und fangen später an

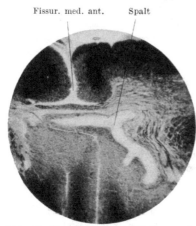

Fissur. med. ant. Spalt

Abb. 47. Spaltbildung im Rückenmark bei Syringomyelie.

zu wuchern. Indem dieser „Gliakeim" exzentrisch wächst, und das umgebende normale Gewebe ersetzt, entwickelt sich an dieser Stelle ein im wesentlichen aus Gliafasern bestehender Herd. Bleibt es dabei, so haben wir die spinale Gliose, die gelegentlich tumorartigen Charakter annehmen kann. Kommt es aber im Zentrum des Herdes zum Zerfall und zur Höhlenbildung, so entsteht damit die eigentliche Syringomyelie! Nicht selten scheint der Prozeß auch direkt von den Ependymzellen des Zentralkanals auszugehen, so daß dieser mit in die Höhlenbildung einbezogen wird. Es hat sich ferner gezeigt, daß zwischen Mißbildung des Zentralkanals und Syringomyelie alle Übergänge und Kombinationen vorkommen.

Neuestens hat SPATZ gezeigt, daß das unreife Zentralnervensystem traumatische Einflüsse im Gegensatz zum erwachsenen Nervensystem mit Höhlenstatt mit Narbenbildung zu beantworten pflegt, so daß die Entstehung der Syringomyelie infolge frühzeitiger Schädigungen immerhin denkbar ist.

Ätiologie. Wie bei jeder Erkrankung, deren eigentliche Ursache wir nicht kennen, sind auch bei der Syringomyelie alle möglichen Faktoren (Traumen, Erkältung usw.) als ätiologisch wichtig bezeichnet worden. Wahrscheinlich zu Unrecht. Die geschilderte mikroskopische Entwicklung des Prozesses und die häufige Kombination mit anderen Mißbildungen des Zentralnervensystems und des Körpers machen es wahrscheinlich, daß hier letzten Endes ein kongenitales Leiden vorliegt. Bemerkenswert ist, daß das männliche Geschlecht etwa dreimal so häufig befallen wird wie das weibliche; auch scheint die geographische Ausbreitung eine ungleichmäßige zu sein.

Symptomatologie. Das klinische Bild des Leides kann recht mannigfaltig sein! Die typischen Fälle zeigen drei Symptomengruppen:

1. Sensibilitätsanomalien nach dem Typus der dissoziierten Anästhesie.
2. Motorische Störungen mit Muskelatrophien und
3. Trophische und vasomotorische Störungen.

Je nach dem Sitz des Prozesses können die Kerngebiete des Sakralmarks (Blase- und Mastdarm), des Bulbus (Hirnnerven) oder des unteren Halsmarks (Centrum ciliospinale) mitgegriffen sein und das Bild komplizieren.

Sensibilitätsstörungen. Das charakteristischste Symptom der Syringomyelie ist die dissoziierte Anästhesie, d. h. ungleichmäßige Herabsetzung der verschiedenen Empfindungsqualitäten. Diese partielle Empfindungslähmung, die zuerst von KAHLER und FR. SCHULTZE genau studiert wurde, und ganz vorwiegend den Schmerz und Temperatursinn betrifft, wird durch die Lokalisation des Prozesses in der Mitte der grauen Substanz verständlich. Wie wir wissen, wird die Schmerz- und Temperaturempfindung durch Fasern geleitet, die im Hinterhorn endigen, wo sie den Anschluß an das zweite Neuron finden. Dieses verläuft nun quer durch die graue Substanz (s. Abb. 48) zum Tractus spinothalamicus der anderen Seite, und geht mit diesem zum Gehirn. Auf diesem Wege passieren die Fasern das Gebiet, das mit Vorliebe der Ausgangspunkt der Höhenbildung ist.

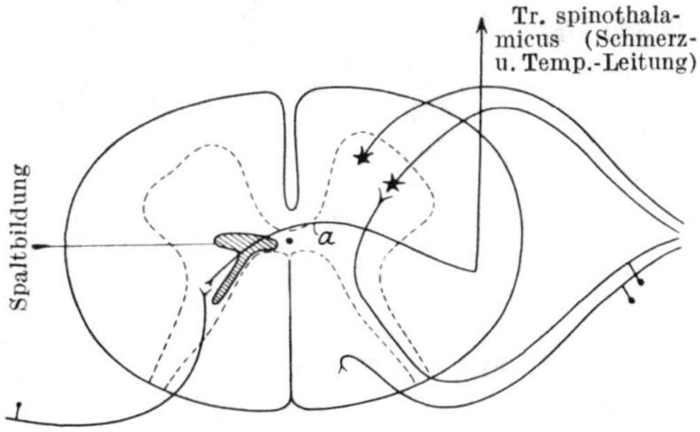

Die Ausbreitung der Störung auf der Körperoberfläche findet

Abb. 48. Schema der Leitungsunterbrechung für Schmerz und Temperatur bei Syringomyelie.

sich, entsprechend der vorwiegenden Lokalisation des Prozesses im Halsmark, am regelmäßigsten in den oberen Extremitäten, speziell in den Händen, außerdem im oberen Teil des Rumpfes, kann aber natürlich, je nach Ausdehnung der Spaltbildung, gelegentlich an allen Körperteilen vorkommen. Sehr oft ist sie asymmetrisch. Da die Störung im Rückenmark selbst liegt, ist eine segmentale Anordnung der Anästhesie zu erwarten. Das trifft in vielen Fällen tatsächlich zu, wie die Untersuchungen besonders von LAEHR, DÉJERINE, SCHLESINGER und anderen gezeigt haben. Daneben findet man aber Formen, die nicht ohne weiteres als segmentale zu erkennen sind, z. B. an den Extremitäten distale Zunahme mit zirkulärer Begrenzung.

Es muß betont werden, daß auch die übrigen Empfindungsqualitäten nicht immer intakt bleiben. Die Fälle mit herabgesetzter Berührungs- und Gelenksensibilität sind sogar gar nicht selten, was bei der Lokalisation des Prozesses, sobald er größeren Umfang annimmt, sehr wohl verständlich ist. Ich selbst beobachtete einmal eine Herabsetzung der Oberflächensensibilität am ganzen Körper. Das Wesentliche bleibt stets die Inkongruenz zwischen den einzelnen Qualitäten, und die war auch hier deutlich.

Unter Umständen findet man sogar eine noch weitergehende Spaltung, indem z. B. die Kälteempfindung gestört, die Wärmeempfindung erhalten bleiben kann und umgekehrt.

Störungen der Motilität. Greift der Prozeß auf die Vorderhörner über, so wird er zur Zerstörung der motorischen Zellen führen. Die Folge muß eine schlaffe Lähmung mit Muskelatrophien sein. Und wiederum wird dies Symptom in den dem Halsmark entsprechenden Körperteilen (Arm, Schultern) am häufigsten sein.

Mit Vorliebe beginnt die Atrophie in den kleinen Handmuskeln, und zwar meist auf einer Seite früher als auf der anderen. Die Reihenfolge, in der die einzelnen Muskeln ergriffen werden, ist ungleich, weshalb es auch zu verschiedenen Deformitäten kommt. Sehr oft ist das erste sichtbare Zeichen das Einsinken der Spatia interossea infolge Schwundes der Musculi interossei. Die Finger werden dann in den Grundgelenken überstreckt und in den Phalangealgelenken gebeugt, so daß die typische „Krallenhand" resultiert, oder die Daumenballenmuskulatur atrophiert zuerst und führt zur „Affenhand", indem durch Überwiegen der Extensoren der Daumen nach hinten in eine Ebene mit den übrigen Fingern gezogen wird. Auch am Unterarm bleiben die Extensoren meist länger funktionsfähig und bedingen eine Überstreckung der Hand und Finger (Predigerhand). Von der Hand kann die Atrophie allmählich oder unter Überspringung

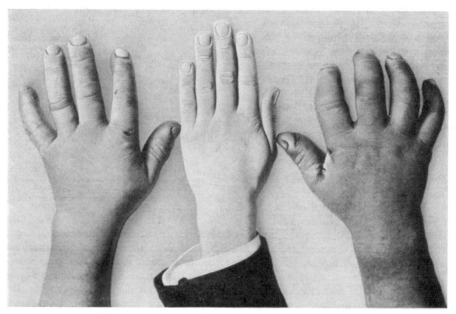

Abb. 49. Trophische Störungen in Form von Hautverdickungen und Rhagadenbildung an den Händen bei Syringomyelie. (In der Mitte eine normale Hand zum Vergleich.)

des Armes zur Schultermuskulatur aufsteigen. Häufig ist der Beginn in letzterem Gebiet (Trapezius, Sternocleidomastoideus und Scaleni), und von hier Übergang auf Arm und Hand.

Weit seltener ist die Atrophie in den unteren Extremitäten, wo sie zur Bildung eines Pes equinus oder equinovarus führen kann.

Die fibrillären Zuckungen in den betroffenen Muskeln weisen auf den degenerativen Charakter hin. Trotzdem fehlt die völlige Entartungsreaktion meist, weil lange Zeit intakte Muskelbündel erhalten bleiben.

Da mit Fortschreiten des Prozesses im Rückenmark gewöhnlich auch die weiße Substanz, besonders der Seitenstränge, in Mitleidenschaft gezogen wird, so kommt es unterhalb des Herdes zu mehr oder weniger ausgesprochen spastischen Erscheinungen, also: Hypertonie, Reflexsteigerung, Babinski usw. der unteren Extremitäten. Auch hier überwiegt in der Regel eine Seite oder ist sogar allein ergriffen.

Spontanbewegungen sind besonders in den Fingern nicht ganz selten beobachtet.

Trophisch-vasomotorische Störungen. Die hier zu besprechenden Erscheinungen fehlen in der einen oder der anderen Form auf die Dauer nur sehr selten. Sie sind außerordentlich mannigfaltig und diagnostisch wichtig. Vor allem werden die äußeren Bedeckungen des Körpers (Haut, Haare, Nägel) betroffen. Die Haut neigt besonders an Händen und Füßen zu übermäßiger Schwielenbildung. Es entstehen tiefe Rhagaden (s. Abb. 49) mit geringer Heilungstendenz. Meist besteht dabei abnorme Trockenheit. Häufig treten urticariaähnliche Eruptionen oder Blasen auf, die nach einiger Zeit verschwinden, um an der gleichen Stelle wiederzukehren, oder es zeigen sich vasomotorische Störungen, die an Sklerodermie erinnern. An den Händen kann es zu eigentümlichen Schwellungen kommen, die den Eindruck eines Ödems machen, aber von recht derber Konsistenz sind (s. Abb. 49), dabei sind die Hände gedunsen, kalt und livide verfärbt. Die Nägel werden brüchig und nehmen oft klauenförmige Gestalt an. Panaritien, wegen der Schmerzlosigkeit nicht genügend behandelt, können zu Verbildung der Finger Veranlassung geben. Ebenso kommt es infolge der Thermoanästhesie nicht selten zu Verbrennungen. Gelegentlich wird Spontangangrän an Fingern und Zehen beobachtet (MORVANscher Typus) oder umgekehrt Riesenwuchs („Cheiromegalie"). Als trophische Störungen sind auch die mannigfachen Knochenveränderungen aufzufassen, die eine auffallende Brüchigkeit bedingen, und evtl. zu Spontanfrakturen ohne Schmerzreaktion führen (meist reine Querbrüche). Die Heilungstendenz ist auch hierbei schlecht und bedingt abnorme Callusbildung, so daß Bilder von arthritischem Charakter entstehen.

Merkwürdig ist die Häufigkeit der Wirbelsäulenverkrümmung. Skoliose allein und kombiniert mit Kyphose wird in einem sehr hohen Prozentsatz beobachtet (60—70%). Nur zum Teil sind sie Folge der Muskelatrophien. Hand in Hand damit gehen Thoraxverbildungen, die ebenfalls primär besonders in Form der Kahnbrust („Thorax en bateau") vorkommen.

Ein besonderes Gepräge bekommt die Syringomyelie durch die Ausdehnung des Prozesses auf bestimmte Abschnitte der Medulla. Am häufigsten sind die bulbären Erscheinungen. Sie treten meist asymmetrisch auf, nicht selten überhaupt nur einseitig. So entsteht das Bild der Hemiatrophia linguae, die durch runzliches Aussehen, fibrilläre Zuckungen und Verschmälerung der einen Hälfte kenntlich ist. Dazu gesellt sich oft eine halbseitige Lähmung des Gaumens und Kehlkopfes, die zu Schluckstörungen und Sprachstörungen führen. Selten ist der Facialis mitergriffen. Dagegen kann im Trigeminusgebiet schon frühzeitig eine Sensibilitätsstörung für alle Qualitäten oder allein für Schmerz und Temperatur nachweisbar sein. Neuralgien kommen vor. Augenmuskellähmungen, besonders des Abducens sind keine Seltenheit. Nystagmus wird oft beobachtet. Neuritis und Stauungspapille sind einige Male beschrieben.

Die vorwiegende Lokalisation des Prozesses im unteren Halsmark macht das häufige Auftreten des HORNERschen Symptomenkomplexes verständlich. Durch die Läsion des Centrum cilio-spinale (achtes Cervical- und erstes Dorsalsegment) treten auf der gleichen Seite Enophthalmus, Ptosis, Miosis, Störung der Schweißsekretion und vasomotorische Erscheinungen auf.

Weit seltener ist die lumbale resp. sakrale Form der Syringomyelie mit Beschränkung auf den untersten Rückenmarksabschnitt.

Hier stehen Störungen der Sexualsphäre (Impotenz) und Blasenfunktion im Vordergrunde, neben trophischen und atrophischen Erscheinungen an den Beinen. Die Sehnenreflexe, besonders der Achillesreflex sind dabei naturgemäß fast regelmäßig abgeschwächt oder aufgehoben.

Verlauf. Der Beginn des Leidens ist ein sehr schleichender. Man darf in der Regel damit rechnen, daß die Initialsymptome schon jahrelang vor der ersten Untersuchung bestanden haben.

Geradezu typisch ist die Angabe des Patienten, daß er sich schon früher häufig erhebliche Verletzungen oder Verbrennungen an den Händen zugezogen habe, ohne Schmerzen zu verspüren.

Manchmal lassen sich durch solche Feststellungen die ersten Symptome bis in die Kindheit hinein verfolgen. Ärztliche Inanspruchnahme findet meist erst statt, wenn stärkere Muskelatrophien, Knochenveränderungen oder trophische Störungen auftreten, was in der Regel zwischen dem 20. und 30. Lebensjahr der Fall ist.

Der weitere Verlauf ist äußerst protrahiert und erstreckt sich über Jahrzehnte. Nicht selten sind allerdings schubweise Verschlechterungen, denen aber oft mehrjähriger Stillstand folgt. Der Tod wird in der Regel durch interkurrente Krankheiten hervorgerufen.

Differentialdiagnose. Es gibt eine Erkrankung, die mit der Syringomyelie die drei Kardinalsymptome (dissoziierte Anästhesie, Muskelatrophie und trophische Störungen) gemeinsam hat, nämlich die Lepra. Die Seltenheit in unseren Breiten beschränkt aber die praktische Wichtigkeit dieser differentialdiagnostischen Frage erheblich. Wo die Lepra vorkommt, wird man nach den ihr eigentümlichen Verdickungen der Nervenstämme suchen. Ebenso sprechen für sie pigmentlose, anästhetische Hautstellen, knotenförmige Hautverdickungen, Fieberanfälle und vor allem der Nachweis von Leprabacillen im Nasenschleim.

Die zahlreichen Hautaffektionen: Sklerodermie, RAYNAUDsche Krankheit usw., die im äußeren Bild der Syringomyelie ähnlich sehen, lassen sich auf Grund der neurologischen Symptome: Spasmen, Bulbärerscheinungen usw. meist ohne große Schwierigkeit ausschließen.

Von spinalen Erkrankungen kommen differentialdiagnostisch besonders die spastische Spinalparalyse, amyotrophische Lateralsklerose, spinale Muskelatrophie und die chronische Poliomyelitis in Betracht, doch fehlen hier überall die charakteristischen, sensiblen Störungen. Das gleiche gilt für die Muskeldystrophien.

Bei der Unterscheidung von der multiplen Sklerose wird besonderer Nachdruck auf die dissoziierte Anästhesie neben den Muskelatrophien zu legen sein. Intentionstremor und skandierende Sprache gehören außerdem nicht zum Bilde der Syringomyelie.

Größere diagnostische Schwierigkeiten können lokale Erkrankungen des Rückenmarks machen.

Daß z. B. ein intramedullärer Tumor sich an der für die Syringomyelie typischen Stelle etablieren kann und das gleiche Bild wie diese erzeugt, ist ohne weiteres begreiflich. Doch zeigen die Neubildungen durchweg einen schnelleren Verlauf und stürmischere Erscheinungen.

Das gleiche gilt für extramedulläre Prozesse (Wirbelsäulenerkrankungen). Auch fehlen hierbei gewöhnlich trophische Störungen, abgesehen von Muskelatrophien. Die Liquoruntersuchung, die bei Rückenmarkstumoren meist typische Veränderungen (Druck- und Eiweißvermehrung) aufweist, ist bei der Syringomyelie normal.

Für die Hämatomyelie gibt das akute Auftreten und das nachweisbare Trauma den Ausschlag.

Bei einer zweifelhaften Differentialdiagnose zwischen Syringomyelie und Tabes sollte man stets eine Lumbalpunktion vornehmen, die Sicherheit bringen wird. In den meisten Fällen wird jedoch schon der Nachweis der reflektorischen Pupillenstarre, lanzinierender Schmerzen und ataktischer Störungen vorher die Entscheidung ermöglichen.

Wegen der Sensibilitätsstörungen im Verein mit Muskelatrophie geben gewisse Formen der Neuritis gelegentlich Veranlassung, an Syringomyelie zu denken. Der relativ schnelle Verlauf mit Parästhesien, die in der Regel weitgehende Symmetrie der Symptome und das Fehlen trophischer Störungen an Haut und Nägel werden aber die Diagnose bald sicherstellen.

Daß schließlich auch die Hysterie infolge ihrer mannigfaltigen Sensibilitätsstörungen diagnostisch in Betracht kommt, ist begreiflich. Hier gilt es, objektive Symptome, wie Spasmen, Babinski, Muskelatrophien usw. festzustellen.

Therapie. Die Therapie ist gegen das Leiden leider machtlos. Von der Röntgenbestrahlung des Rückenmarks besonders bei cervicaler Lokalisation habe ich bisher keinen nennenswerten Einfluß gesehen.

Wegen der Anästhesie tut man gut, die Patienten vor der Gefahr der Verbrennung oder Erfrierung, wegen der häufigen Knochenbrüchigkeit vor starken körperlichen Anstrengungen zu warnen. Starke Muskelsteifigkeit kann man mit lauwarmem Wasser und Massage oft günstig beeinflussen. Heiße Bäder sind zu vermeiden. Neuralgische Symptome lassen sich durch die üblichen Mittel Aspirin, Pyramidon, Antipyrin usw. gut beeinflussen.

Die trophischen Störungen besonders der Extremitäten lassen sich oft sehr gut durch die von LÉRICHE und BRÜNING empfohlene Sympathikotektomie beeinflussen.

3. LANDRYsche Paralyse (Paralysis ascendens acuta).

Was heute als LANDRYsche Paralyse bezeichnet wird, stellt sicher kein einheitliches Leiden dar, sondern ist lediglich Ausdruck für einen eigenartigen Symptomenkomplex, der durch anatomisch und ätiologisch verschiedenartige Erkrankungen hervorgerufen werden kann.

Das Charakteristische besteht nach den ersten Beobachtungen LANDRYS (1859) in einer nach kurzen leichten Prodromalerscheinungen einsetzenden schlaffen Lähmung der Beine, die, in wenigen Tagen aufwärts steigend, nacheinander Rumpf, Arme und schließlich Schling- und Atemmuskulatur ergreift und damit in der Mehrzahl der Fälle zum Exitus führt. Der anatomische Befund war negativ.

Seit dieser ersten Beschreibung sind zahlreiche Mitteilungen über analoge Beobachtungen gemacht, von denen aber eine Anzahl sicher nicht hierher gehört.

Es gibt mindestens drei Krankheiten bekannter Art, die nicht ganz selten unter dem Bilde der LANDRYschen Paralyse verlaufen, nämlich die akute Poliomyelitis, die Polyneuritis und die Myelitis, deren genauere Kenntnis uns heute aber in der Mehrzahl der Fälle auch klinisch schon eine Diagnose gestattet.

Sieht man von diesen Zustandsbildern ab, so bleibt doch noch eine Gruppe übrig, die der Schilderung LANDRYS entspricht. Nur um diese handelt es sich im folgenden.

Bezüglich der Ätiologie sind sich fast alle Autoren darin einig, daß es sich um eine Toxinwirkung irgendwelcher Art handelt. In einer Anzahl von Fällen bestanden im Anfang Darmstörungen mit Nachweis von Indican, Urobilin oder Hämatoporphyrin im Harn. Auch nephritische Erscheinungen wurden beobachtet. Auf ein infektiöses Agens ließ mehrfach Milzschwellung und Lymphdrüsenvergrößerung schließen, ebenso das gelegentliche epidemische Auftreten. Und schließlich sind von einigen Untersuchern direkt Bakterien im Zentralnervensystem nachgewiesen (Typhus B, Staphylokokken usw.).

Ebensowenig einheitlich sind die neueren pathologisch-anatomischen Befunde. Eine kleine Gruppe von Fällen zeigte akute, nicht entzündliche Veränderungen an den Nervenzellen des Rückenmarks — vorwiegend den motorischen Vorderhornzellen —, bei anderen standen Gefäßalterationen im Vordergrunde, und wieder andere wurden als leichte Form einer Entzündung gedeutet. Auch neuritische Veränderungen der peripheren Nerven sind beschrieben.

Symptomatologie. Zuweilen unter leichtem allgemeinen Krankheitsgefühl, oft aber auch ohne alle Vorboten, setzt eine Lähmung der Beine ein, die, in wenigen Tagen alle Körperteile ergreifend, nach oben steigt und auf die bulbären

Gebiete übergreift. Lippen-, Zungen-, Gesichts-, Schlund- und Atemmuskeln werden schließlich bei den ungünstigen Fällen außer Funktion gesetzt, und unter dem Bilde der Atemlähmung tritt der Tod ein. Die neurologische Untersuchung ergibt vor allem Abschwächung oder Aufhebung aller Sehnen- und Hautreflexe bei völliger Hypotonie der Muskulatur, die in den akuten Fällen keine Atrophie und keine Abschwächung der elektrischen Erregbarkeit, in den langsam verlaufenden aber gelegentlich degenerative Veränderungen mit partieller oder kompletter Entartungsreaktion zeigt.

Die Sensibilität verhält sich nicht ganz gleichmäßig. Zuweilen bleibt sie völlig intakt. Doch kommen leichte Parästhesien und Abstumpfung aller oder einzelner Empfindungsqualitäten vor.

Die Blasen- und Mastdarmfunktion kann normal bleiben. In manchen Fällen wurde jedoch Obstipation und Blasenschwäche beobachtet.

Fieber fehlt gewöhnlich. Da das Sensorium bis zum letzten Augenblick frei zu bleiben pflegt, ist der Tod oft ein recht qualvoller.

Das Leiden kann in jedem Augenblick zum Stillstand kommen, auch dann noch, wenn der Tod den Patienten, im wahrsten Sinne des Wortes, schon an der Gurgel gepackt hat, also schon Zeichen der Schlund- und Atemlähmung nachweisbar sind.

Je stürmischer der Verlauf ist, um so ungünstiger ist im allgemeinen die Prognose. Doch sah ich zweimal bei ganz akuten Fällen noch nach Einsetzen der Bulbärerscheinungen Besserung resp. Heilung eintreten. Die Dauer bis zum Höhepunkt beträgt meist nur wenige Tage (1—4), zuweilen aber auch Wochen. Die Rückbildung der Lähmungen, die eine unvollständige bleiben kann, dauert meist längere Zeit, nicht selten viele Monate.

Therapie. Wo infektiöse Ätiologie wahrscheinlich ist, empfiehlt sich Salicyl (Aspirin) mit Schwitzkuren. Kommt Lues in Frage, muß natürlich spezifische Kur eingeleitet werden.

Von der empfohlenen Lumbalpunktion sah ich bisher keinen Erfolg, Ergotin (1 : 50), stündlich ein Teelöffel ist angeblich mit Nutzen angewandt.

4. Myatonia congenita.
(Oppenheimsche Krankheit.)

1900 hat Oppenheim ein Krankheitsbild beschrieben, das durch folgende drei Punkte charakterisiert ist:

1. Das Leiden ist angeboren. 2. Es besteht eine ausgesprochene Hypotonie der betroffenen Muskeln. 3. Sensorische oder sensible Störungen fehlen.

Das Auffallendste ist die Muskelschlaffheit, die vorwiegend die unteren Extremitäten betrifft, selten die Arme, ausnahmsweise Rumpf, Nacken und Gesicht. Die ergriffenen Glieder schlottern in den Gelenken und sind überstreckbar.

Die aktive Beweglichkeit ist hochgradig eingeschränkt, zum Teil ganz aufgehoben. Ebenso ist die elektrische Erregbarkeit für faradische und galvanische Reize stark herabgesetzt oder fast erloschen (Entartungsreaktion ist einige Male beobachtet). Dabei besteht häufig keine nennenswerte Volumverminderung der Muskulatur.

Die Sehnenreflexe pflegen zu fehlen, und zwar auch an den nicht gelähmten Gliedern, während die Hautreflexe intakt sind.

Die ersten Untersuchungen bezüglich des pathologisch-anatomischen Substrates fielen negativ aus. Neuerdings ist aber ziemlich regelmäßig eine Atrophie der Nervenzellen im Rückenmark festgestellt, die vorwiegend, aber nicht ausschließlich, die Vorderhörner betraf. Da entzündliche Erscheinungen fehlten, neigte man dazu, sie als primäre Atrophie aufzufassen. Merkwürdigerweise erwiesen sich die peripheren Nerven meist intakt. Dagegen zeigen die Muskeln starke atrophische Veränderungen mit Vermehrung des interstitiellen Bindegewebes.

Der anatomische Befund spricht wohl am meisten für eine toxische Genese bei vielleicht angeborener Schwäche der Nervenzellen.

Heilung ist bisher nicht beobachtet, wohl aber Besserungen in beschränktem Umfang. Immerhin lernten einige Fälle OPPENHEIMS gehen.

Diagnostisch ist das Hauptgewicht auf die geringe Volumabnahme der Muskeln bei meist hochgradiger quantitativer Herabsetzung der elektrischen Erregbarkeit zu legen. Ferner auf die allgemeine Hypotonie und Areflexie.

Therapeutisch sind elektrische Behandlung, Massage und Bewegungsübungen mit zweifelhaftem Erfolg angewandt worden.

V. Traumatische Erkrankungen des Rückenmarks.

1. Die Quetschung und Erschütterung des Rückenmarks.

Das in der Flüssigkeitssäule des Duralsackes frei hängende Rückenmark ist durch den umgebenden Liquor gegen Traumen gut geschützt. Es bedarf schon einer starken Gewalteinwirkung, um es zu schädigen. Das wird besonders dann eintreten, wenn es zu Lageveränderungen der Wirbelknochen gegeneinander kommt, mögen diese nun momentan oder dauernd sein.

Ersteres kommt zuweilen bei Luxationen vor, wo der Wirbel nach Aufhören der äußeren Gewalt wieder in seine normale Lage zurückspringt. Ihr Sitz ist vorwiegend die Halswirbelsäule.

Die Brüche sind meist Kompressionsbrüche infolge Zertrümmerung des Wirbelkörpers durch Stoß in der Längsachse der Wirbelsäule (Fall auf Gesäß!) und betreffen hauptsächlich den Brust- und Lendenteil.

Die Wirkung auf die Medulla wird in allen diesen Fällen vorwiegend durch direkten Druck von Knochenteilen bedingt, der im ungünstigsten Fall zu einer völligen Durchtrennung, andernfalls zu einer mehr oder weniger hochgradigen Quetschung mit dem Bild der Querschnittsmyelitis führt.

Bei starken Erschütterungen der Wirbelsäule kann es aber auch ohne grobe Veränderungen an ihr selbst zu einer Commotio spinalis kommen mit mikroskopischen Alterationen der nervösen Substanz.

Pathologische Anatomie. Starke lokale Einwirkungen führen zu einer Zertrümmerung des Nervenparenchyms und Gefäßzerreißungen, deren Umfang von der Größe der Angriffsfläche und Stärke des Traumas abhängt. Histologisch finden wir in dem direkt betroffenen Abschnitt nekrotisches Gewebe mit Blutungen untermischt. Die Organisation und Resorption dieser Masse geschieht teils durch Blut- und Bindegewebselemente, teils durch gewucherte Gliazellen, die sich zu Körnchenzellen umwandeln. Die sich bildende Narbe besteht im wesentlichen aus Gliafasern, Bindegewebe und verdickten Gefäßen.

An die eigentliche Trümmerzone schließt sich eine zweite, in der die nervöse Substanz noch erhebliche Veränderungen infolge direkter Schädigung zeigen kann.

Die ober- und unterhalb befindlichen Abschnitte zeigen naturgemäß sekundäre Strangdegenerationen, je nach dem Umfang der Schädigung, da die Nervenfasern von ihren Ursprungszellen getrennt sind.

Viel ist über die anatomische Grundlage der Rückenmarkserschütterung (Commotio spinalis) gestritten worden: Neigte man früher der Ansicht zu, daß hier im wesentlichen kapilläre Blutungen in Frage kämen, so haben neuere

Untersuchungen (Jakob) gezeigt, daß die histologischen Veränderungen oft vorwiegend Ausdruck einer direkten traumatischen Quetschung und Zerreißung der Nervenelemente selbst sind.

Die fast in allen Fällen nebenher bestehenden Blutungen sind nach Umfang sehr verschieden. Eine scharfe Trennung zwischen den Fällen mit Blutung und direkter Quetschung der Nervensubstanz ist weder klinisch noch anatomisch möglich.

Symptomatologie. Ob eine Rückenmarksschädigung zu einer vollständigen Querschnittsunterbrechung geführt hat, läßt sich meist erst nach einiger Zeit feststellen, wenn die Schockwirkung abgeklungen ist. Denn anfangs finden wir fast regelmäßig das Bild der völligen Querschnittsläsion, wie wir es oben im allgemeinen Teil (S. 209) geschildert haben.

Sie besteht, um es kurz zu wiederholen, in einer zuerst völlig schlaffen (Erklärung siehe oben S. 210) Lähmung und Anästhesie bis zur Höhe der Läsion, die sich durch die Sensibilitätsprüfung unschwer feststellen läßt.

Blase und Mastdarm sind der Willkür entzogen. Urinretention und Incontinentia alvi, aus der sich später eine periodische, reflektorisch bedingte Entleerung entwickelt, sind regelmäßig vorhanden. Die Potenz ist erloschen.

Bei hoch im Halsmark sitzenden Läsionen findet sich oft starke Temperatursteigerung (bis 42°).

Nach diesem Anfangs- oder Schockstadium entwickelt sich der Zustand in verschiedener Weise weiter, je nachdem die Leitungsunterbrechung im Rückenmark eine irreparable ist, oder ihre Restitution stattfindet.

Bei der dauernden vollständigen Querschnittsläsion bleiben totale motorische und sensible Lähmung natürlich bestehen, dagegen ändert sich der neurologische Befund insofern wesentlich, als die schlaffe Paralyse nach Wochen in eine spastische — mit Reflexsteigerung, Hypertonie, Babinski usw. — übergeht (s. oben S. 210).

Die unvollständige Querschnittsläsion ist meist schon wenige Tage nach dem Trauma als solche kenntlich, da die Sensibilität relativ früh wenigstens in beschränktem Maße wiederkehrt.

Außerdem pflegen schon sehr bald neuralgiforme Schmerzen und Parästhesien in den gelähmten Gliedern aufzutreten.

Im Gegensatz dazu stellen sich die motorischen Leistungen sehr viel langsamer wieder her. Die Entwicklung der Spasmen kann nur insofern verwertet werden, als sie sich bei völliger Durchtrennung des Rückenmarks erst relativ spät (etwa nach 5 Wochen), dagegen bei partieller Läsion meist früher entwickeln. Blasen- und Mastdarmstörungen sind sowohl ihrer Dauer wie Stärke nach von der Schwere der Verletzung abhängig. Es muß aber betont werden, daß ein Parallelismus zu den sensiblen und motorischen Erscheinungen nicht immer vorhanden ist.

Besonders bei Verletzung durch scharfe Instrumente kann es zu einer typischen Halbseitenläsion der Medulla kommen. Dann entsteht der Brown-Séquardsche Symptomenkomplex mit motorischer Lähmung und Herabsetzung der Tiefensensibilität auf der Seite der Läsion und Oberflächenanästhesie (besonders für Schmerz und Temperatur) auf der Gegenseite (genaueres siehe oben S. 211).

Die Höhe der Rückenmarksverletzung beeinflußt das Bild in ganz analoger Weise wie bei der Hämatomyelie (s. folgendes Kapitel). Also: Bei ganz hohem Sitz besteht neben Tetraplegie besonders Gefahr der Atemlähmung. Ist das untere Cervicalmark betroffen, finden sich atrophische Lähmungen der Arme eventuell mit Hornerschem Symptomenkomplex und spastischer Parese der Beine. Hier wie dort zuweilen hyperpyretische Temperaturen. Verletzung des

Lumbal- und Sakralmarks führt zu schlaffer Lähmung der Beine, da deren motorische Kerngebiete mit getroffen sind. Bei Cauda- und Konusläsionen ist die motorische Parese ebenfalls schlaff. Die Ausdehnung der Sensibilitätsstörung nach oben entspricht jeweils der Höhe des verletzten Segments.

Blasen- und Mastdarmstörungen sind in allen Fällen vorhanden. Doch entwickelt sich die automatisch reflektorische Entleerung bei supranucleären Lähmungen rascher als bei den Kernläsionen, kann aber auch im letzteren Fall eintreten durch vikariierende Funktion der sympathischen Ganglien.

Die **Diagnose** muß vor allem eine Unterscheidung der vollständigen und partiellen Querschnittsläsion erstreben. Sie ist meist erst nach Abklingen der Schockwirkung auf Grund der wiederkehrenden Sensibilität möglich. Neben dem neurologischen Befund ist (in traumatischen Fällen) natürlich auch die Röntgendiagnose der Wirbelsäule von großer Wichtigkeit.

Die **Prognose** ist in der ersten Zeit nach der Verletzung stets ernst.

Sie wird ungünstig, sobald die vollständige Querschnittsläsion feststeht. Denn bei diesen Unglücklichen läßt sich auf die Dauer eine Infektion infolge Cystitis oder Decubitus nicht vermeiden.

Letztere Gefahr besteht aber auch in allen Fällen mit partieller Unterbrechung des Rückenmarks.

Eine Restitutio ad integrum wird besonders bezüglich der Bewegungsfähigkeit selten erreicht.

Die **Therapie** hat sich in den ersten Wochen auf absolute Ruhe zu beschränken bei peinlichster Sorge zur Vermeidung von Decubitus und Cystitis. Bei Retentia urinae ist Katheterismus nicht zu versäumen.

Operativer Eingriff hat nur dann Aussicht auf Erfolg, wenn einmal die Querschnittsläsion keine vollständige ist, und zweitens Anhaltspunkte (Röntgenbild!) für Verlagerung oder Absprengung von Wirbelknochen vorliegen, die auf die Medulla drücken können.

2. Hämatomyelie.

Die Rückenmarksblutungen sind in überwiegender Zahl die Folge eines Traumas! Spontane Blutung läßt stets auf eine primäre andersartige Erkrankung schließen. Als solche kommen in Frage: Arteriosklerose, Lues, Blutkrankheiten (Hämophilie, perniziöse Anämie, Morbus maculosus), gelegentlich auch Tumoren. Aber auch dabei spielen in der Regel noch blutdrucksteigernde Momente wie Pressen, abrupte Bewegungen usw. eine Rolle, wenn auch einzelne Fälle beschrieben sind, wo „Spontanblutungen", ohne daß derartige Ursachen nachgewiesen werden konnten, eintraten.

Bei gesunden Organen bedarf es schon einer erheblichen mechanischen Einwirkung (Fall auf Kopf, z. B. bei Kopfsprung), gewaltsame Überstreckung oder Überbeugung der Wirbelsäule usw. Auch Blitzschlag und Starkstromverletzungen können den gleichen Effekt haben. Bei Neugeborenen sind nach schweren Zangengeburten und „SCHULTZEschen Schwingungen" zur Wiederbelebung Asphyktischer Hämatomyelien beobachtet.

Die Blutung liegt fast stets in der grauen Substanz und besitzt oft erhebliche Längenausdehnung („Röhrenblutung"). Sie kann ein- und doppelseitig sein.

Wenn sich die Blutung gewöhnlich auch unmittelbar an das Trauma anschließt, so liegen doch Beobachtungen mit mehrstündigem, ja sogar mehrtägigem Intervall (KÖSTER) vor, was für die Unfallpraxis von Wichtigkeit ist.

Symptomatologie. In den meisten Fällen machen sich die Folgen der Blutung ganz plötzlich (blitzartig) bemerkbar, so daß der Betroffene im Gehen einfach hinstürzt. Vielfach — nach DOERR in etwa 50 % — geht der motorischen Reaktion ein momentaner, heftiger Schmerz voraus.

Das klinische Bild ist in der Regel sofort voll ausgebildet und zeigt eine motorische und sensible Lähmung unterhalb der Stelle der Leitungsunterbrechung, die fast ausnahmslos symmetrisch ist.

Im Gegensatz zu der mehr oder weniger vollständigen motorischen Lähmung pflegen starke sensible Reize häufig noch empfunden zu werden, doch macht die Feststellung der oberen Grenze der Sensibilitätsstörung gewöhnlich keine Schwierigkeiten. Häufig besteht dissoziierte Anästhesie entsprechend der zentralen Lage der Blutung in der grauen Substanz.

Infolge der Schockwirkung sind die Sehnenreflexe mindestens in den ersten Tagen (oft wochenlang) aufgehoben, meist auch die Hautreflexe. Doch pflegen letztere früher wiederzukehren. Dementsprechend ist die Lähmung anfangs eine schlaffe und geht erst allmählich in das spastische Stadium mit Reflexsteigerung, Babinski usw. über. Die willkürliche Blasen- und Mastdarmentleerung ist sofort aufgehoben.

Die Höhe der Läsionsstelle bestimmt naturgemäß weitgehend das klinische Bild:

Bei der häufigsten Form der Hämatomyelie des Halsmarks tritt gewöhnlich eine atrophische Lähmung der oberen Extremitäten (infolge Schädigung der Vorderhörner) auf bei spastischer Parese der Beine.

Ist der untere Cervicalteil direkt beteiligt, so gesellt sich auf der Seite der Blutung der „HORNERsche Symptomenkomplex" hinzu (Miosis, Enophthalmus, vasomotorische Störungen).

Sitzt die Blutung im Lumbal- oder Sakralmark, so beherrschen Blasen-, Mastdarm und Potenzstörungen das Bild, während die Beinlähmung natürlich eine dauernd schlaffe ist.

Die eventuell auftretenden Muskelatrophien führen besonders bei älteren Leuten zu Gelenkversteifungen.

Nicht selten entspricht die Lähmung der BROWN-SÉQUARDschen Halbseitenläsion.

Verlauf und Prognose. Im allgemeinen ist man immer wieder erstaunt, wie weit sich auch völlige anfängliche Lähmungen zurückbilden. Doch ist in den ersten Tagen besonders bei hochsitzender Läsion die Prognose stets vorsichtig zu stellen. Denn einmal kann die Blutung in die Medulla oblongata fortschreiten und zu einer Atemlähmung führen, oder sich doch infolge Schwäche der Atemmuskeln eine Pneumonie entwickeln.

Sehr gefährdet sind die Patienten auch durch eintretende Sepsis, sei es nun, daß die Infektion von einem Decubitalgeschwür oder einer Blaseninfektion infolge Katheterismus ihren Ausgang nimmt.

Nach Überwindung der ersten kritischen Tage pflegt die Besserung in den folgenden Wochen und Monaten relativ rasch fortzuschreiten. Nach durchschnittlich $1/2$ Jahr sind wesentliche Änderungen nicht mehr zu erwarten.

Für die weitere Prognosenstellung ist aber daran zu denken, daß eine eventuell zurückgebliebene Blasenlähmung stets die Gefahr einer aufsteigenden Infektion in sich birgt.

Die **Diagnose** macht nur bei fehlender typischer Anamnese (Trauma) Schwierigkeiten.

Ob freilich eine reine Hämatomyelie oder eine Kombination mit Kompressionsmyelitis im gegebenen Falle vorliegt, ist meist mit Sicherheit nicht zu entscheiden.

Im übrigen kann besonders die Hämatomyelie des Halsmarks weitgehend das Bild einer Syringomyelie erzeugen: Atrophie der Handmuskeln, dissoziierte Anästhesie, Spasmen. Doch sind eigentliche trophische Störungen der Haut selten.

Bei der akuten Myelitis besteht meist Fieber und vor allem fehlt das Trauma.

Therapie. Die ersten Wochen völlige Ruhe; Sorge für leichten Stuhlgang, um das Pressen zu vermeiden; und Vorbeugen des Decubitus und der Cystitis. Entwickeln sich Muskelatrophien, so empfiehlt sich rechtzeitige Übungstherapie und lauwarme Bäder, um Versteifungen zu vermeiden.

VI. Die Drucklähmungen des Rückenmarks.

Die Zahl der Prozesse, die durch Druck zu einer Leitungsunterbrechung des Rückenmarks führen, ist groß und mannigfaltig. Ihre Abgrenzung von herdförmigen Erkrankungen der Medulla selbst oft sehr schwierig oder gar unmöglich, da es für das klinische Bild der Leitungsunterbrechung letzten Endes gleichgültig ist, ob die Zerstörung der nervösen Substanz durch Druck von außen oder eine primäre Erkrankung im Innern geschieht. Bei der außerordentlichen praktischen Wichtigkeit, die der Differentialdiagnose für die einzuschlagende Therapie zukommt, sind wir deshalb auf eine Reihe von Symptomen angewiesen, die sich aus anderen Ursachen herleiten.

Eine Kategorie von Drucklähmungen haben wir bereits im vorigen Kapitel besprochen. Es sind die plötzlich infolge Wirbelfraktur oder Luxation eintretenden, die ihr Gepräge eben durch die Akuität des Prozesses erhalten.

Unter Drucklähmungen im engeren Sinne fassen wir im folgenden die Formen zusammen, bei denen chronische Prozesse an umschriebener Stelle Leitungsunterbrechung der Medulla hervorrufen, wobei neben dem rein mechanischen Druck sicherlich auch Zirkulationsstörungen eine erhebliche Rolle spielen.

Die hier in Frage kommenden Prozesse sind

1. solche von der Wirbelsäule ausgehende,
2. Tumoren der Rückenmarkshäute und
3. der Medulla selbst.

1. Querschnittsläsionen infolge Erkrankung der Wirbelsäule.

a) Die entzündlichen Erkrankungen der Wirbelsäule (Spondylitis tuberculosa und Osteomyelitis).

Die tuberkulöse Caries lokalisiert sich vor allem im Wirbelkörper selbst und führt durch Einschmelzung der Knochensubstanz und Ersatz durch tuberkulöses Granulationsgewebe zu seiner Konsistenzverminderung. Durch die darauf wirkende Körperlast oder akute Traumen wird der Wirbelkörper besonders in seinem ventralen Teil zusammengedrückt. Infolge davon entsteht eine winklige Einknickung der Wirbelsäule an dieser Stelle nach vorn und ein spitzwinkliges Vorspringen des erkrankten Wirbels nach hinten (POTTscher Buckel, s. Abb. 50). In vielen Fällen ist aber die Rückenmarkskompression gar nicht Folge einer Wirbelsäulendeformierung, sondern durch Übergreifen des tuberkulösen Prozesses auf die Dura bedingt. Entweder kommt es zur Ansammlung von Eiter zwischen Knochen und Dura, oder es bilden sich an deren Außenseite tuberkulöse Granulationen (Pachymeningitis tuberculosa externa), die zu einer Verengerung des Duralsacks und damit Kompression des Rückenmarks oder auch direkter Einwirkung auf die Wurzeln führen.

Im allgemeinen bildet die harte Hirnhaut eine gute Schutzwand gegen den Einbruch des tuberkulösen Prozesses in den Duralsack selbst, aber es gibt doch Fälle, wo es zu einer Meningo-Myelitis kommt, oder in Form eines Konglomerattuberkels die Leptomeningen und schließlich die Medulla ergriffen werden.

Nicht selten ist die Stelle der Querschnittsläsion des Rückenmarks schon makroskopisch als Einschnürung oder Abplattung kenntlich. Aber es ist sicher nicht richtig, nur das Moment des mechanischen Druckes als wirksam anzusehen.

Vielmehr spielen hier Zirkulationsstörungen und entzündliches Ödem eine wichtige Rolle.

Histologisch zeigt die schon mit bloßem Auge deutlich verdickte Dura eine reichliche Bindegewebswucherung. In der Marksubstanz des Rückenmarks sieht man anfangs gequollene Achsencylinder und Markscheiden. Später degenerieren diese, und zugleich machen sich reaktive Wucherungserscheinungen von seiten der Glia bemerkbar. Es kommt zur Bildung von reichlichen Körnchenzellen, die den Abtransport der Zerfallprodukte besorgen. Sekundäre Degeneration auf- und absteigender Fasern schließen sich an.

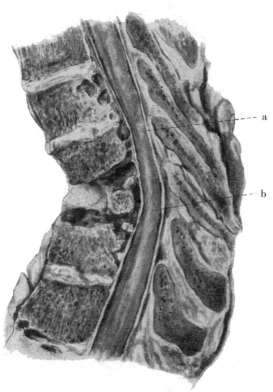

Bei der außerordentlichen Verbreitung der Tuberkulose in allen Altersstufen ist es begreiflich, daß auch die Wirbelcaries fast ebenso häufig bei ¡Erwachsenen wie bei Kindern beobachtet wird, und oft nur ein Symptom einer allgemeinen Tuberkulose ist. Indes sind die Fälle durchaus nicht selten, wo eine gleichartige Erkrankung anderer Organe nicht nachweisbar ist.

Der spezifische Prozeß des Wirbels besteht sicherlich in manchen Fällen schon recht lange, bevor es zu Rückenmarkserscheinungen kommt; ja in der Mehrzahl bleiben solche wohl überhaupt aus. Wo sich letztere entwickeln, geschieht dies meist langsam zugleich mit einer Kyphose. Es gibt aber auch Fälle, wo der Zusammenbruch des Wirbelkörpers und mit ihm die Erscheinungen einer Querschnittsläsion plötzlich unter der Wirkung eines Traumas eintreten. Und schließlich kann eine Deformierung der Wirbelsäule überhaupt fehlen, obwohl Drucksymptome von seiten der Medulla vorhanden sind.

Abb. 50. Rückenmarkskompression (von a—b) bei Spondylitis tubercul. (Nach BOSTRÖM.)

Neben der Tuberkulose spielen andere Faktoren nur eine untergeordnete Rolle. Doch ist es gut, immer mit deren Möglichkeit zu rechnen. Als solche kommen in Frage: Infektionskrankheiten, besonders Typhus und Pneumonie, sehr selten das Myelom der Wirbelsäule. Ferner ist nach Trauma einige Male eine akute primäre Osteomyelitis eines Wirbels beobachtet worden.

Symptomatologie. Soweit es sich um Symptome der Wirbelsäulenerkrankung als solche handelt, muß bezüglich Einzelheiten auf die chirurgischen Lehrbücher verwiesen werden.

Hier sei nur erwähnt, daß oft eine Schmerzhaftigkeit der Wirbelsäule an der erkrankten Stelle besteht, die die Kranken zur Steifhaltung und Schonung bei Bewegungen zwingt. Stauchungs- und lokaler Druckschmerz können aber gelegentlich auch bei vorgeschrittenen Prozessen fehlen. Bei Caries des obersten Halswirbels wird der Kopf bei Lageveränderungen häufig mit den Händen gestützt (BRUSTsches Phänomen). Die ersten Zeichen einer Beteiligung des Rückenmarks sind gewöhnlich Reizerscheinungen von seiten der sensiblen Wurzeln im Sinne von Parästhesien oder neuralgischen Schmerzen, die je nach dem Sitz des Leidens verschieden lokalisiert werden, und bald ein-, bald doppelseitig auftreten. Bei Erkrankung des Atlantooccipital-Gelenks betreffen sie die Nn. occipitales, bei tiefem Sitz im Lendenteil strahlen sie in die Beine aus, während sie im Dorsalmark als gürtelförmige Zonen imponieren. Wo sie spontan fehlen, lassen sie sich manchmal durch Druck neben den Wirbelbögen auslösen. Im allgemeinen ist die Dauer des neuralgischen Stadiums nicht lang.

Kommt es zu stärkerer Läsion der Wurzeln, so wird natürlich eine Degeneration der Fasern und damit Hypästhesie, oder falls die vorderen Wurzeln ergriffen sind, Atrophie der entsprechenden Wurzeln erfolgen!

Die Beteiligung des Rückenmarks selbst macht sich gewöhnlich erst in einer Schwäche und leichten Ermüdbarkeit der Beine, Steigerung der Reflexe und positivem Babinski und Oppenheim bemerkbar. Der Muskeltonus, der anfangs auffallend schlaff sein kann, geht allmählich in Hypertonie über, so daß schließlich das ausgesprochene Bild einer spastischen Paraplegie entsteht, sofern der Herd oberhalb des Lendenmarks sitzt. Denn im letzteren Falle muß ja die Erkrankung der Vorderhörner resp. Vorderwurzeln der zu den Beinen führenden Nerven zu einer dauernden schlaffen Lähmung führen. Ganz analog findet sich nicht selten eine Muskelatrophie in den Armen bei Erkrankung in Höhe des unteren Halsmarks, und gelegentlich sogar im Bereich der Hirnnerven (Nerv. accessorius und hypoglossus), wenn die obersten Wirbel ergriffen sind. Dabei werden auch Bulbärsymptome beobachtet, die auf eine stärkere Beteiligung der Oblongata hinweisen. Blasen- und Mastdarmstörungen sind meist schon frühzeitig vorhanden, gleichgültig an welcher Stelle des Rückenmarks der Prozeß sich etabliert hat.

Es ist leicht verständlich, daß das klinische Bild, besonders im Anfang je nach der Seite, von welcher der Prozeß zuerst das Rückenmark angreift, variieren kann. Geschieht dies von vorne oder seitlich, so werden die motorischen Erscheinungen gegenüber den sensiblen unter Umständen — nicht immer — von Anfang an überwiegen können. Auch das seltene Auftreten einer BROWN-SÉQUARDschen Halbseitenlähmung wird so verständlich.

Bei der Lumbalpunktion findet sich häufig das „Kompressionssyndrom", d. h. Drucksteigerung, starke Vermehrung der Globuline (NONNE-APELT-Reaktions positiv), des Gesamteiweißes und Gelbfärbung des Liquors (Xantochromie) bei fehlender oder geringer Lymphocytose.

Diagnose. Sobald sich bei einer nachweisbaren Wirbelsäulenerkrankung Erscheinungen einer Querschnittsläsion zeigen, ist die neurologische Diagnose leicht. Schwierigkeiten kann aber die Feststellung der ursächlichen Wirbelerkrankung machen. Das Fehlen anderweitiger tuberkulöser Symptome schließt eine Spondylitis auf dieser Grundlage keineswegs aus.

Vorausgegangene infektiöse Erkrankungen (Typhus oder Wundinfektion) müssen eine Osteomyelitis dieser Genese jedenfalls erwägen lassen.

Wirbelcarcinom bedingt meist keinen Gibbus, und kommt als raumbeschränkender Faktor deshalb eigentlich nur in Frage, wenn der Tumor in die Wirbelhöhle hineingewuchert ist. In der Regel sind dabei (röntgenologisch nachweisbar) mehrere Wirbel ergriffen.

Weit schwieriger wird die Entscheidung, wenn sichere Anhaltspunkte für eine Wirbelerkrankung fehlen, oder solche nur unbestimmt angedeutet sind. In Frage kommen dann vor allem Tumoren, eventuell auch Tuberkel der Meningen oder der Medulla selbst. Ausgesprochenes neuralgisches Stadium, verstärkt auftretende Schmerzen beim Gehen oder Stehen müssen den Verdacht einer Spondylitis erwecken, ebenso Steifigkeit der Wirbelsäule. Der Nachweis eines Senkungsabscesses kann ausschlaggebend werden.

Bei intramedullären Tumoren ist nicht selten dissoziative Sensibilitätsstörung vorhanden; Neuralgien in stärkerem Umfang aber ungewöhnlich.

Gegenüber der Meningo-Myelitis luetica gibt die Liquoruntersuchung den Ausschlag. Ebenso bei tuberkulöser Meningitis.

Die **Prognose** ist weitgehend von dem Verlauf der Wirbelerkrankung abhängig. Heilt diese aus, was durchaus möglich ist, so bilden sich auch die Rückenmarkserscheinungen mehr oder weniger vollständig zurück, vorausgesetzt, daß nicht schon der tuberkulöse oder entzündliche Prozeß auf die Meningen resp. das Rückenmark selbst übergegriffen hat. Im allgemeinen muß aber gesagt werden, daß die Zahl der günstig verlaufenen Fälle relativ klein ist. In der Regel kommt es bei oft jahrelangen Siechtums zu fortschreitenden Lähmungen, die dann zu einer letal verlaufenden Pyelonephritis oder Sepsis infolge Decubitus führen. Oder es kann die Tuberkulose auf die anderen Organe übergreifen, so daß der Patient hieran zugrunde geht.

Die **Therapie** hat vor allem die Knochenerkrankung zu berücksichtigen. In manchen Fällen sieht man nach operativer Entfernung des Krankheitsherdes auffallende Besserung.

Sehr günstig wirkt oft die orthopädische Behandlung mit Extension der Wirbelsäule. Auch dauernde einfache Rückenlage tut schon gute Dienste. In schweren Fällen hat man von der Laminektomie gute funktionelle Erfolge gesehen (FR. TRENDELENBURG).

Daneben ist Hebung des Ernährungszustandes und gute allgemeine Pflege (Vermeidung von Decubitus und Cystitis) sehr wichtig.

b) Die Tumoren der Wirbelsäule.

Unter den Tumoren der Wirbelsäule ist das Carcinom am häufigsten. Es ist wohl stets als Metastase anzusehen. Der Primärtumor hat seinen Sitz mit Vorliebe in der Mamma. Aber auch Magen-, Darm-, Oesophaguskrebs können Ausgangspunkt sein. Von andersartigen Geschwülsten kommen Sarkome, Enchondrome, Gummata und von Cystenbildungen vor allem Echinokokken in Frage. Ganz ähnliche Erscheinungen wie Tumoren machen gelegentlich Exostosen der Wirbelknochen, die auf luetischer und arthritischer Basis entstehen können.

Zum Unterschied von der Caries oder Osteomyelitis beschränken sich die erwähnten Neubildungen selten auf einen Wirbel, sondern befallen in der Regel mehrere benachbarte. Durch die Zerstörung der Knochensubstanz kommt es häufig zur Kompression einer Anzahl von Wirbelkörpern, die sogar zu einem deutlichen Kleinerwerden des Patienten führen kann. Wo sich ein Gibbus ausbildet, pflegt dieser wegen der größeren Ausdehnung des Herdes nicht so spitz wie bei der Spondylitis zu sein.

Häufig beschränken sich die Tumoren nicht auf die Knochensubstanz, sondern wuchern in die Umgebung, wo sie manchmal direkt abtastbar sind. Dabei werden die Nervenwurzeln gelegentlich direkt in die Geschwulstmasse eingebettet und von ihr durchwachsen.

Die Medulla selbst wird auf verschiedene Art in Mitleidenschaft gezogen: einmal durch mechanische Kompression, wenn es zu stärkeren Knochendeformierungen kommt, oder der Tumor in das Lumen des Wirbelkanals hineinwächst; zweitens indirekt durch Störung der Blut- und Lymphzirkulation in den zu- und abführenden Gefäßen; und schließlich spielen auch wohl toxische Einflüsse (besonders bei Carcinom) eine Rolle.

Histologisch entwickelt sich im Mark ein ganz ähnliches Bild, wie wir es bei der Spondylitis kurz skizziert haben, weshalb wir darauf verweisen.

Symptomatologie. Die Ähnlichkeit des anatomischen Bildes mit dem bei Caries erklärt, daß auch die klinischen Symptome jenen weitgehend gleichen können. Das Wesentliche ist wiederum die Ausbildung einer spastischen Lähmung der unterhalb des Herdes gelegenen Teile mit starken neuralgischen Erscheinungen. Die letzteren sind teils durch Druck, teils durch Infiltration der hinteren Wurzeln durch die Geschwulstmasse hervorgerufen, und zeichnen sich durch ihre Heftigkeit aus. Je nach dem Sitz können sie in die Arme ausstrahlen oder als Intercostalneuralgie oder doppelseitige Ischias imponieren. Sie bleiben häufig, auch noch nach Entwicklung der motorischen Lähmung, bestehen — besonders bei Wirbelkrebs —, so daß man von einer „Paraplegia dolorosa" gesprochen hat. Sind die Schmerzen meist schon in der Ruhe außerordentlich heftig, so werden sie durch Erschütterungen der Wirbelsäule noch vielfach gesteigert.

Das Bild der Querschnittsläsion (Lähmungen mit Blasen- und Mastdarmstörungen) pflegt sich schnell zu entwickeln. Die direkte Beteiligung der Vorderwurzeln resp. Hörner im Bereich der Geschwulst kann zu Muskelatrophien führen.

Die *Diagnose* wird sich besonders bei Carcinomverdacht auf das relativ hohe Alter, eine eventuell vorhandene Kachexie und vor allem den Nachweis einer primären Geschwulst (Mamma, Uterus, Magen usw.) stützen. In dem gleichen Sinne kann die rundliche Kyphose gegenüber der spitzwinkligen bei Caries verwertet werden und die manchmal deutliche Verkleinerung des Körpers infolge Kompression mehrerer Wirbelkörper.

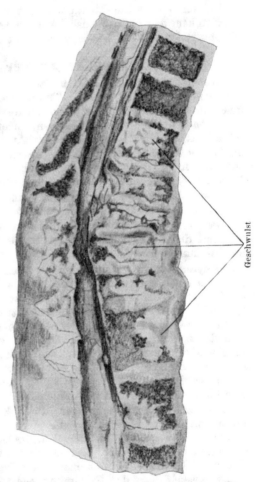

Abb. 51. Carcinom der Wirbelsäule mit Kompression des Rückenmarks. (Nach Schlesinger.)

Gegen Spondylitis tuberculosa spricht ferner ein sehr starkes neuralgisches Stadium.

Die Röntgenuntersuchung gibt häufig wertvolle Aufschlüsse, ebenso die Lumbalpunktion, durch Nachweis des „Kompressionssyndroms" (Vermehrung des Eiweißgehalts, Xantochromie bei Fehlen der Zellvermehrung). Zu berücksichtigen ist differentialdiagnostisch ferner, daß bei Carcinomkachexie gelegentlich eine diffuse Myelitis beobachtet wird, ohne daß ein lokaler Prozeß das Rückenmark direkt tangiert.

Der Verlauf ist bei Wirbelcarcinom in der Regel ein schneller, bei Sarkom kann er sich über mehrere Jahre erstrecken.

Die Prognose ist recht düster. Heilungen durch Operation sind bei verschiedenen Formen von Wirbeltumoren beobachtet, bilden aber leider die große Ausnahme.

Bei Verdacht auf Exostosenbildung durch Lues ist spezifische Behandlung wiederholt mit Nutzen angewandt.

Im übrigen ist die Therapie eine symptomatische und muß sich darauf beschränken, den Kranken das Leiden möglichst erträglich zu gestalten. Ohne Morphium ist auf die Dauer meist nicht auszukommen.

2. Die Neubildungen der Rückenmarkshäute.

Drucklähmungen des Rückenmarks werden am häufigsten durch die besprochenen Erkrankungen und Tumoren der Wirbelsäule bedingt. Von den innerhalb der Rückgrathöhle gelegenen Geschwülsten sind die extramedullären, d. h. von den Meningen ausgehenden, ungefähr doppelt so zahlreich als die im Rückenmark selbst gelegenen. Der Art nach finden wir unter ihnen am häufigsten Fibrome und Sarkome. Letztere sowohl als umbeschriebene Knötchen wie in diffuser Ausbreitung. Außerdem sind beobachtet: Endotheliome, Psammome, Angiome, Gummen, Tuberkel, Lipome und Mischgeschwülste.

Epidural, also zwischen Knochen und Dura gelegen, kommen eigentlich nur, und zwar recht selten, Lipome und Echinokokken vor.

Der Sitz der extramedullären Tumoren ist vorwiegend das Dorsalmark, während die Markgeschwülste sich hauptsächlich in der Hals- und Lendenanschwellung ansiedeln.

Symptomatologie. Ähnlich wie bei den Wirbelsäulenerkrankungen beginnt das Leiden häufig mit Reizerscheinungen von seiten der hinteren Wurzeln, die als Neuralgie oder Parästhesie der Intercostalnerven entsprechend dem häufigsten Sitz des Tumors im Dorsalmark auftreten. Dieses neuralgische Prodromalstadium erstreckt sich nicht selten über Monate oder gar Jahre, weil das Wachstum der in Frage kommenden Tumoren gewöhnlich ein sehr langsames ist. Es gibt aber sichere Fälle, ich selbst habe solche beobachtet, wo die Neuralgien nur ganz vorübergehend sind, oder sogar fehlen. Zuweilen gelingt es dann durch Druck neben den Processi spinosi auf die Gegend der Intercostalräume eine circumscripte Druckempfindlichkeit festzustellen.

Motorische Reizerscheinungen durch Kompression der Vorderwurzeln in Form von Zittern, Krämpfen oder Muskelspannungen sind recht selten. Wo sie auftreten, werden sie bald durch atrophische Lähmungen in den entsprechenden Muskeln ausgelöscht. Letztere sind indessen nur nachweisbar, wenn der Tumor im Hals- oder Lumbalmark sitzt, weil im Thorakalteil der Ausfall einzelner Muskeln sich der Erkennung meist entzieht. Der Druck des Tumors auf das Rückenmark selbst bedingt vor allem spastische Lähmungserscheinungen unterhalb der Läsionsstelle, wobei die Hypertonie und die Reflexsteigerung besonders ausgeprägt zu sein pflegen. Blasen- und Mastdarmschwäche können frühzeitig auftreten. Erstere anfangs besonders als Harndrang, dem erst später die Inkontinenz folgt.

Sowohl die von den Wurzeln ausgehenden Reizerscheinungen, wie auch die Querschnittssymptome beginnen zum Teil halbseitig und können längere Zeit asymmetrisch bleiben. So sind mehrfach Fälle von extramedullären Rückenmarkstumoren mit dem ausgesprochenen Symptomkomplex der BROWN-SÉQUARDschen Halbseitenlähmung beschrieben. Indessen bildet sich in der Regel doch bald das Bild der doppelseitigen Lähmung aus.

Je nach der Höhe des Sitzes des Tumors wird das Symptombild gewisse Eigenarten aufweisen. Sind die obersten Halssegmente ergriffen, so entwickelt sich öfter zuerst eine Hemiplegie, die dann in eine spastische Tetraplegie übergeht.

Bei Kompression des unteren Halsmarkes werden sich neuralgische Schmerzen in den Armen zeigen und später atrophische Lähmungen ausbilden als Folge der Degeneration der Vorderwurzeln oder Vorderhörner. Ist auch das Centrum cilio-spinale im untersten Halssegment ergriffen, so findet sich ein- oder doppelseitig der HORNERsche Symptomenkomplex.

Die Tumoren im Bereich des Lendenmarks zeichnen sich durch besonders heftige und ausgedehnte Neuralgien in Hüften und Beinen aus, da die Wurzeln hier dicht aneinander liegen. Die Lähmungen sind dabei naturgemäß von vorn herein schlaff mit Aufhebung der Sehnenreflexe, da die Ursprungsstätten der in Frage kommenden Nerven selbst zerstört werden.

Liegt endlich die Geschwulst im Bereich des Conus terminalis oder der Cauda equina, so werden die Neuralgien hauptsächlich in Kreuzbein-, After- und Blasengegend lokalisiert. Blasen-, Mastdarm- und Potenzstörungen sind bei tiefsitzenden Tumoren besonders frühzeitig und stark ausgeprägt.

Handelt es sich um multiple oder diffuse Geschwulstbildungen, so weist das klinische Bild in der Regel Erscheinungen auf, die durch einen eng umschriebenen Herd nicht erklärlich sind.

3. Die intramedullären Geschwülste.

Die in der Rückenmarkssubstanz selbst gelegenen Tumoren sind hauptsächlich Gliome, Gliosarkome, Tuberkel und Gummen.

Der Symptomenkomplex, den sie hervorrufen, wird im allgemeinen dem der extramedullären entsprechen, d. h. es kommt hier wie dort zu einer Querschnittsläsion. Es ist deshalb in manchen Fällen ganz unmöglich, klinisch zu entscheiden, von wo der Tumor ausgeht.

Immerhin gibt es gewisse Merkmale, die öfter eine Wahrscheinlichkeitsdiagnose gestatten.

Vor allem fehlen bei intramedullären Tumoren die Wurzelerscheinungen gewöhnlich mehr oder weniger vollständig. Das Symptombild beginnt also direkt mit den Zeichen der Querschnittsläsion. Ist der Sitz der Geschwulst mehr seitlich, so kann sich eine BROWN-SÉQUARDsche Halbseitenlähmung ausbilden. Ist er ganz zentral innerhalb der grauen Substanz gelegen, so bietet sich ein der Syringomyelie ähnliches Bild mit dissoziierter Sensibilitätsstörung. Dies trifft besonders häufig bei Gliomen und Tuberkeln zu. Auch Muskelatrophien durch Beteiligung der Vorderhörner sind nicht selten.

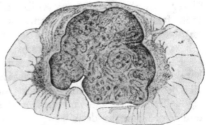

Abb. 52. Intramedulläres Spindelzellensarkom. (Nach GOWERS.)

Eine weitere Eigentümlichkeit liegt in der Art des Wachstums. Während die meningealen Tumoren vor allem die Tendenz zu einer Dickenzunahme zeigen, wuchert die intramedulläre Geschwulstmasse mit Vorliebe auch in der Längsrichtung. Die Folge ist: dort ein unveränderliches Niveau der Querschnittsläsion, hier ein Aufsteigen der Symptome. Besonders deutlich wird das bei wiederholten Sensibilitätsprüfungen, indem sich die obere Grenze der An- oder Hypästhesie nach oben verschiebt.

Es muß aber bemerkt werden, daß alle diese Kriterien im Stiche lassen können, so daß erst die Operation oder Obduktion Aufschluß über den genauen Sitz der Geschwulst gibt.

Diagnose. Die Diagnose der Rückenmarkskompression durch Geschwülste ist eine praktisch außerordentlich wichtige Aufgabe. Ist doch ein frühzeitig und richtig lokalisierter Tumor oft eine lebensrettende Tat.

Vier Fragen wird man sich in jedem Falle vorzulegen haben:

1. Liegt ein Tumor oder eine andersartige Erkrankung vor?
2. Falls ein Tumor anzunehmen ist, von wo — Wirbelsäule, Meningen oder Rückenmark — geht er aus?
3. In welcher Höhe und
4. an welcher Seite ist der primäre Sitz der Erkrankung?

ad 1. Bei der multiplen Sklerose treten die sensiblen Erscheinungen durchaus in den Hintergrund. Wo Parästhesien oder Herabsetzung des Hautgefühls nachweisbar sind, schwanken sie während längerer Beobachtung meist erheblich. Vor allem findet sich fast nie eine Hypästhesie, die den ganzen unteren Körperteil bis zu einem bestimmten Segment einnimmt und dann in dieser Form verharrt. Ferner wird der Nachweis anderer für multiple Sklerose typischer Symptome: Nystagmus, Intentionstremor, skandierende Sprache und Augensymptome die Diagnose stützen.

Ausschlaggebend kann in schwierigen Fällen auch die Lumbalpunktion werden, da bei der multiplen Sklerose Stauungserscheinungen (Druck und Eiweißvermehrung) fehlen.

Die Myelitis in ihren verschiedenen Formen ermangelt ebenfalls eines ausgesprochenen neuralgischen Prodromalstadiums. Später auftretende Schmerzen sind nicht streng an bestimmte Wurzel- oder Segmentgebiete gebunden. Auch wird sich unter Umständen das ätiologische Moment (Infektion, Bluterkrankung usw.) nachweisen lassen.

Von luetischen Erkrankungen kommt sowohl die Meningomyelitis und das Gumma in Betracht. Letzteres ist ja formell zu den Tumoren zu rechnen, muß aber wegen der Therapie von ihnen getrennt werden. Gemeinsam ist den luetischen Erkrankungen der serologische Befund: positiver Wassermann in Blut und Liquor, Lymphocytose, positive NONNE-APPELT-Reaktion. Ist dieser Symptomenkomplex vollständig oder unvollständig vorhanden, so wird man, falls gummöse Form wahrscheinlich ist, doch stets die spezifische Therapie anwenden. Schon positiver Wassermann allein wird wenigstens einen Versuch mit Quecksilber oder Salvarsan rechtfertigen.

Besondere Schwierigkeiten kann die Differentialdiagnose der Syringomyelie bereiten. Denn, daß unter Umständen ein intramedullärer Tumor völlig das Bild jener bietet, ist ohne weiteres aus der Tatsache verständlich, daß ja letztere eigentlich auch eine medulläre Geschwulst, nur von besonderem Charakter und Wachstumstendenz ist.

In allen Fällen, wo ein intramedullärer Prozeß, gleich welcher Art, feststeht, wird die praktische Frage der eventuellen Operation meist im negativen Sinne entschieden sein, und man kann die spezielle Diagnose der weiteren Beobachtung überlassen, ohne etwas zu versäumen.

Anders bei dem Verdacht eines extramedullären Tumors! Hier muß unbedingt versucht werden, frühzeitig eine Entscheidung zu treffen. Folgende Gesichtspunkte kommen in Frage:

a) Bei Syringomyelie fehlt in der Regel ein ausgesprochenes neuralgisches Stadium.

b) Bei ihr herrscht die dissoziierte Gefühlsstörung vor mit Beschränkung auf einzelne Segmente oder Glieder, während die Querschnittsläsion zu einer

Hypästhesie in der ganzen unterhalb des Herdes gelegenen Körperteils führt (eventuell halbseitig).

c) Trophische und vasomotorische Störungen an Haut, Nägel und Knochen sprechen eher für Syringomyelie.

d) Die spastischen Erscheinungen sind bei Syringomyelie meist geringer als bei den Tumoren.

e) Der Verlauf ist bei ihr durchschnittlich erheblich langsamer.

Große differentialdiagnostische Schwierigkeiten kann schließlich die Pachymeningitis hypertrophica machen. Wesentlich ist der langsame Verlauf dieses Leidens und die meist für Lues positive Anamnese.

ad 2. Auf die Unterscheidungsmerkmale zwischen intra- und extramedullären Tumoren haben wir oben (S. 269) bereits aufmerksam gemacht, und können darauf verweisen.

ad 3. Auch die Frage der Höhendiagnostik ist im allgemeinen Teil ausführlicher erörtert (S. 207). Hier sollen nur nochmals die prinzipiellen Punkte kurz ausgeführt werden. Erforderlich ist die Segmentdiagnose auf Grund der Sensibilitätsprüfung, wobei die oberste Grenze der Gefühlsstörung wegen Überlagerung der einzelnen Segmente meist dem zweitobersten der geschädigten Segmente entspricht.

Ähnlich wie die Oberfläche des Körpers ist auch die Muskelinnervation an bestimmte Segmente gebunden (vgl. oben S. 195). Spastische Erscheinungen mit Reflexsteigerung liegen unterhalb des geschädigten Segmentes. Degenerative Muskelatrophie mit Entartungsreaktion läßt auf Zerstörung des entsprechenden Segmentabschnitts schließen.

Nach Feststellung des erkrankten Segments erfolgt die Bestimmung des Wirbels, von dem aus die Erkrankung angegangen werden soll. Das Lageverhältnis zwischen Rückenmarkssegment und Wirbel ergibt sich aus dem obigen Schema (S. 212).

ad 4. Die Feststellung, ob ein extramedullärer Tumor von vorne, hinten, rechts oder links auf die Medulla drückt, kann besonders in vorgeschrittenen Stadien unmöglich sein, da sich die Druckerscheinungen bereits auf den ganzen Querschnitt des Rückenmarks ausgedehnt haben. Immerhin wird man nachzuweisen versuchen, ob nicht noch eine Differenz zwischen rechts und links bezüglich Spasmen, Lähmungen und Sensibilitätsstörungen besteht, und ob das neuralgische Stadium auf einer Seite vorhanden war oder noch ist.

Kompression von hinten kann unter Umständen durch weitgehende Zerstörung der Hinterstränge frühzeitige Ataxie hervorrufen. Während Sitz des Tumors an der Vorderseite von vornherein die motorischen Symptome gegenüber den sensiblen stärker hervortreten lassen wird. Die Ausnahmen von dieser Regel sind aber nicht selten.

Therapie. Querschnittsläsionen jeglicher Art auf luetischer Basis sind spezifisch zu behandeln (Quecksilber, Jod, Salvarsan).

Die Therapie der Caries wurde oben (S. 266) bereits besprochen. Tuberkulose der Meningen oder der Medulla selbst müssen nach den allgemeinen Prinzipien der Tuberkulose angegangen werden, obwohl ein Erfolg sehr zweifelhaft ist.

Steht die Diagnose eines andersartigen Tumors fest, so sollte möglichst frühzeitig zur Operation geschritten werden (eventuell Probelaminektomie). Erweist sich die Geschwulst nach Sitz und Ausdehnung als inoperabel, so kommt Röntgenbehandlung in Frage. Ich habe in mehreren Fällen von diffusem Sarkom unter dieser Therapie weitgehende und mehrjährige Besserung gesehen.

Die Prognose ist natürlich um so günstiger, je früher der Tumor entfernt wird.

Aber auch bei schon voll ausgebildeter Paraplegie ist man oft über die schnelle und weitgehende Rückbildung der Symptome erstaunt.

Bei malignen Tumoren kommt eventuell Röntgenbestrahlung auch nach operativer Entfernung des Tumors noch in Frage, falls die Gefahr einer unvollständigen Excision und damit eines Rezidivs vorliegt.

VII. Pachymeningitis cervicalis hypertrophica.
(CHARCOT und JOFFROY.)

Diese seltene Erkrankung stellt anatomisch eine chronische Entzündung der Meningen, hauptsächlich des Halsmarks, dar, die zu einer enormen — bis zu zehnfachen — Verdickung derselben führt. Wahrscheinlich handelt es sich um eine primäre Erkrankung der weichen Hirnhäute, die dann untereinander und mit der Dura verwachsen, so daß schließlich das Bild einer verdickten Dura entsteht.

Einmal durch die dadurch bedingte Kompression der Medulla und ihrer Wurzeln, dann aber auch infolge Übergreifens der Entzündung auf die intramedullären Gefäß- und Bindegewebssepten kommt es zu einer langsam fortschreitenden Degeneration des Rückenmarks von außen nach innen.

Wenn auch der vorwiegende Sitz des Leidens das Halsmark ist, und dadurch zu einem typischen Symptombild führt, breitet sich der Prozeß doch gelegentlich nach oben in die Schädelhöhle, nach unten bis zum Lendenmark aus.

Unter den Ursachen ist die Lues die wichtigste, daneben gelten Erkältungen, Alkoholismus und Tuberkulose als ätiologische Faktoren.

Symptomatologie. Da die fibröse Schwielenbildung zuerst die Wurzeln in Mitleidenschaft zieht, sind die ersten klinischen Stadien der Erkrankung durch Wurzelsymptome charakterisiert. Und zwar sind es anfangs Reizerscheinungen, später atrophische Prozesse.

Oft über Monate bestehen quälende Schmerzen und Spannungen im Nacken, Hinterkopf, Schultern, die in die Arme ausstrahlen. Von den Armennerven sind vorwiegend der N. medianus und ulnaris betroffen.

Neben den sensiblen sieht man zuweilen auch motorische Reizsymptome in Form von Zittern und Zuckungen. Allmählich mit der durch zunehmenden Druck auf die Wurzeln bedingten Degeneration setzt das Stadium der Lähmung ein. Durch Muskelatrophie, vor allem im Ulnaris- und Medianus- bei relativer Intaktheit des Radialis-Gebiets kommt es zu einer Dorsalflexion der Hand mit Beugung der Phalangen. Sobald der Prozeß auf das Rückenmark selbst übergreift, entwickelt sich das Bild einer Querschnittsläsion, also: Spasmen, Reflexsteigerung, Babinski und Hypästhesie von zum Teil dissoziiertem Charakter in der unteren Körperhälfte neben Blasen- und Mastdarmstörungen.

Der Verlauf der Krankheit erstreckt sich meist über 10—20 Jahre. Wenn auch in jedem Stadium ein Stillstand eintreten kann, ist die Prognose doch eine ernste, da bei fortschreitender Lähmung die Gefahr der Pyelonephritis und Decubitus groß ist.

Diagnose. Die Ähnlichkeit der Symptome mit Tumoren oder Caries im Bereich des Halsmarkes ist ohne weiteres klar und wird unter Umständen erst nach längerer Beobachtung eine sichere Diagnose ermöglichen. Besonderer Wert ist auf den sehr langsamen Verlauf des Leidens zu legen.

Auch an Syringomyelie ist zu denken. Doch ist hierbei die dissoziierte Anästhesie gewöhnlich ausgesprochener und trophische Hauterscheinungen häufiger.

Therapie. Bei der ätiologischen Bedeutung der Lues wird man unter allen Umständen eine spezifische Kur versuchen (Quecksilber, Salvarsan, Jod). Jodpinselungen der Nackengegend sind empfohlen.

Einige Male hat man mit vorübergehendem Erfolg operative Entfernung der Schwarten vorgenommen.

VIII. Der Rückenmarksabsceß

kommt auf metastatischem oder traumatischem Wege äußerst selten vor. Meist liegt er in der grauen Substanz. Ausgangspunkt können die verschiedensten eitrigen Prozesse sein: Cystitis, Prostatavereiterung, putride Bronchitis, Appendicitis, Endocarditis, puerperale Infektion usw.

Das Krankheitsbild bietet die Symptome einer schnell entstehenden Querschnittsläsion. Kommuniziert der Herd mit dem Subarachnoidalraum, so sind im Lumbalpunktat reichlich Leukocyten zu finden, andernfalls kann er normal sein.

Der Nachweis eines primären Eiterherdes kann für die Diagnose ausschlaggebend werden.

Die Prognose ist ungünstig. Meist erfolgt der Tod schon nach wenigen Tagen oder Wochen.

IX. Die luetischen Erkrankungen des Rückenmarks und seiner Häute.

Die luetischen Erkrankungen des Rückenmarks sind recht mannigfaltig und, wenn man Tabes und Paralyse mit in Betracht zieht, häufig. Sofern man aber von der „Metalues" absieht, schrumpft ihre Zahl sehr zusammen, und wohl in der Mehrzahl dieser Fälle handelt es sich um eine Kombination von cerebralen und spinalen Prozessen.

Auf Grund des pathologisch-anatomischen Bildes lassen sich etwa folgende Formen unterscheiden, die aber, wie gleich bemerkt sei, meist nicht isoliert, sondern in zahlreichen Kombinationen vorkommen.

1. Die Meningitis spinalis: Diese stellt eine entzündliche Infiltration mit Lymphocyten und wenigen Plasmazellen dar, die besonders in den perivasculären Räumen und Meningen angesammelt sind. Sekundär kommt es dann zu einer Bindegewebswucherung und damit Verdickung der Häute, die untereinander und mit dem Rückenmark verwachsen, um schließlich eine sulzige dicke Schwarte um die Medulla mit ihren Wurzeln zu bilden. Diese letztere Form ist aber selten.

2. In der Mehrzahl der Fälle entstehen örtliche, stärkere Granulationsbildungen (Gummata), die entweder später bindegewebig entarten oder verkäsen.

3. Die spinalen Gefäßerkrankungen in Form entzündlicher Veränderungen der Gefäßwände mit ausgesprochener Neigung zu Bindegewebsproliferation und Degenerationserscheinungen. Dadurch kommt es häufig zu einer Obliteration des Gefäßlumens (Entarteriitis).

Eine strenge Beschränkung dieser Prozesse auf die Meningen findet wohl nie statt, abgesehen vielleicht von den frühesten Stadien, sondern die Veränderungen greifen auf dem Wege des in die Medulla eindringenden Gefäß- und Bindegewebsapparates auf diese über. Ob es eine primäre luetische Erkrankung der Rückenmarkssubstanz überhaupt gibt, ist heute noch zweifelhaft. Neuere Untersuchungen machen es wahrscheinlich, daß sie stets sekundär auf dem Wege über das Mesoderm entsteht. Die Art der Parenchymschädigung kann verschieden sein. Daß bei der schwartenförmigen Verdickung der Meningen der Druck auf Rückenmark und Wurzel eine Rolle spielt, ist wohl sicher, aber wichtiger sind jedenfalls die Zirkulationsstörungen und sonstigen entzündlichen Begleiterscheinungen. Doch sieht man zuweilen eine Degeneration der peripher gelegenen Markfasern (Randsklerose) und reaktive Gliawucherungen mit Körnchenzellbildungen ohne Infiltrationen, so daß sich das Bild einer einfachen chronischen Myelitis ergibt.

Viel häufiger ist aber der direkte Übergang der Entzündung auf die intramedullären Gefäße und Septen, die dann natürlich ebenfalls zum Untergang von Markfasern und Nervenzellen führt (Meningomyelitis).

Gummenbildung und endarteritische Prozesse, wie Thromben und Erweichungen wirken in ähnlichem Sinne. Vielfach ist der Prozeß ein ziemlich streng lokalisierter.

Erwähnt mag noch werden, daß die Entzündung sich in seltenen Fällen auf die Rückenmarkswurzeln beschränkt und hier zu knotenförmigen Verdickungen führt. Letztere können auch fehlen.

Ätiologie. Der anatomische Beweis, daß die beschriebenen Veränderungen, wirklich spezifisch luetischer Natur sind, ist oft schwer zu führen, da der Nachweis von Spirochäten bis heute nur in einem geringen Prozentsatz gelingt. Leichter ist der indirekte, klinische Nachweis durch die Liquoruntersuchung.

Die Frage, weshalb sich die Lues in dem einen Fall im Zentralnervensystem lokalisiert, im anderen Falle nicht, wird aber auch dadurch nicht gelöst. Wir wissen heute, daß viele Fälle schon sehr früh nach der Infektion leichte meningitische Reizerscheinungen aufweisen mit positivem Liquorbefund, die sich aber in der Mehrzahl zurückbilden. Fast scheint es, als ob die Kranken, bei denen letzteres nicht der Fall ist, besonders für den späteren Ausbruch einer luetischen Erkrankung des Zentralnervensystems prädisponiert sind.

Symptomatologie. Es ist verständlich, daß sich die große Mannigfaltigkeit der pathologischen Veränderungen in einer ähnlichen Vielgestaltigkeit der klinischen Bilder ausprägen wird, und daß hier wie dort die reinen, d. h. auf Meningen oder Medulla beschränkten Formen, zahlenmäßig zurücktreten.

Meningealer Symptomenkomplex (NONNE).
(Meningealirritation von FOURNIER-LANG und FRIEDMANN.)

Schon vor längeren Jahren hat FOURNIER darauf aufmerksam gemacht, daß im Beginn der Sekundärperiode nicht selten Sensibilitätsstörungen beobachtet werden, die er auf eine Infektion des Zentralnervensystems bezog. Dazu gesellen sich häufig Reizerscheinungen: Schmerzen im Nacken, Rücken und Kreuz mit Steifigkeit, Parästhesien und Schwächegefühl in den Extremitäten, leichte Blasenreizung und Steigerung der Sehnen- und Hautreflexe. Vielfach sind die Beschwerden so allgemein und unpräzise, daß man an ihre rheumatische Natur glauben kann, zumal der neurologische Befund oft völlig negativ ist. Dagegen ergibt die serologische Untersuchung in der Regel einen ausgesprochen positiven Befund: Wassermann in Blut und Liquor positiv, Lymphocytose und positive Globulinreaktion (NONNE-APELT).

Dieser Symptomenkomplex tritt, wie gesagt, oft schon in der Sekundärperiode auf, doch kann die Infektion auch längere Zeit zurückliegen. Die Diagnose läßt sich in vielen Fällen mit Sicherheit nur aus dem serologischen Befund und eventuell ex juvantibus stellen. Sehr wichtig ist natürlich eine sorgfältige Anamnese.

Die Therapie besteht in spezifischer Behandlung mit Quecksilber, Salvarsan und Jod.

Prognostisch liegen diese Fälle günstig, insofern die Symptome, oft sogar auffallend rasch, zurückgehen.

Meningomyelitis luetica chronica.

Wie schon der Name sagt, handelt es sich bei dieser Form um ein Übergreifen des Prozesses von den Meningen auf die Medulla selbst. Daraus geht schon der wesentlich ernstere Charakter der Erkrankung hervor.

Die Mannigfaltigkeit der zugrunde liegenden anatomischen Veränderungen — neben entzündlichen, Gummenbildung und Gefäßveränderungen — und die

Verschiedenheit der Lokalisation lassen von vornherein ein wechselvolles Krankheitsbild erwarten. Trotzdem bietet der Verlauf, wie besonders OPPEN-HEIM zeigte, in vielen Fällen so charakteristische Eigentümlichkeiten, daß man schon berechtigt ist, von einer „Krankheit" zu sprechen.

Das erste Stadium entspricht im wesentlichen der „Meningealirritation". Also reißende, ziehende Schmerzen im Nacken, Rücken und Kreuz, oft ausstrahlend in die Extremitäten, dabei Steifigkeit und Müdigkeit im Rücken. Die Schmerzen werden allmählich stärker und sind zuweilen durch ihre genaue Lokalisation als richtige Wurzelneuralgien zu erkennen. Dazu gesellen sich als Zeichen der beginnenden Myelitis spastisch-paretische Erscheinungen der unteren Extremitäten mit Reflexsteigerung, Babinski usw., teils ein- teils doppelseitig. Die Lähmung entsteht gewöhnlich langsam, kann aber auch ziemlich akut auftreten. Objektive Sensibilitätsstörungen sind fast stets nachweisbar, halten sich jedoch in bescheidenen Grenzen. Dabei kann dissoziative Anästhesie vorkommen. Zumal der Temperatursinn hebt sich durch stärkeres oder geringeres Befallensein aus den übrigen Qualitäten heraus. Blasen- und Mastdarmstörungen pflegen schon recht früh aufzutreten und werden in späteren Stadien fast nie vermißt. Die Mastdarmfunktion ist dagegen weniger beeinträchtigt.

Daß je nach der Lage des Hauptherdes und Beteiligung der Vorderwurzeln atrophische Lähmungen auftreten können — bei cervicaler Affektion in den Armen, bei lumbaler in den Beinen — ist leicht verständlich.

Als besondere Verlaufsform ist die „Pseudo-Tabes syphilitica" zu erwähnen, die in der Regel nur als vorübergehendes Zustandsbild auftritt und auf besonders starke Affektion der Hinterstränge resp. Hinterwurzeln hinweist. Lanzinierende Schmerzen, Ataxie, fehlende Reflexe imitieren unter Umständen den vollen Symptomenkomplex der Tabes, zumal wenn eine hinzutretende Basilarmeningitis auch die entsprechenden Hirnerscheinungen, Pupillenstarre und Augenmuskellähmungen, hervorruft.

OPPENHEIM machte besonders auf den großen Wechsel der Erscheinungen bei der Rückenmarkslues aufmerksam. Nicht nur, daß Lähmungen und Sensibilitätsstörungen schnell auftreten und verschwinden können; auch die Sehnenreflexe fand er innerhalb weniger Tage bald fehlend, abgeschwächt oder lebhaft.

Von ERB ist vor längeren Jahren noch das Bild der „Syphilitischen Spinalparalyse" aufgestellt, die durch langsame Entwicklung, spastische Paresen der unteren Extremitäten, Steigerung der Sehnenreflexe, Blasenschwäche bei geringer motorischer Schwäche und geringen Sensibilitätsstörungen charakterisiert ist. Der Beginn fällt durchschnittlich 2—6 Jahre nach der Infektion. Unbestritten ist das Vorkommen derartiger Krankheitsformen auf luetischer Basis. Fraglich bleibt aber, ob es sich dabei lediglich um eine der vielen Verlaufsformen der Meningomyelitis oder um eine echte Systemerkrankung auf toxischer (luetischer), nicht entzündlicher oder arteriitischer Grundlage handelt.

Überhaupt gibt es nicht viele Symptomenkomplexe, die nicht gelegentlich als Zustandsbild der Lues spinalis beobachtet werden. Als Bilder, die nicht selten vorkommen, seien nur erwähnt die amyotrophische Lateralsklerose, Syringomyelie und multiple Sklerose.

Der typische Liquorbefund ist in allen Fällen: Lymphocyten, positive NONNE-APELT-Reaktion, positiver Wassermann. Positiver Blut-Wassermann fehlt selten. Doch gibt es vereinzelt auch liquornegative Fälle.

Diagnose. Die Häufigkeit der luetischen Rückenmarkserkrankungen und ihr außerordentlicher Formreichtum machen es zur Pflicht, in jedem Fall an die Möglichkeit einer luetischen Erkrankung zu denken und die Anamnese in dieser Richtung sorgfältig aufzunehmen.

Gegenüber allen nicht luetischen Leiden wird die serologische Untersuchung von Blut und Liquor den wichtigsten differentialdiagnostischen Anhaltspunkt geben. Doch ist zu betonen, daß einmal — wenn auch in sehr seltenen Fällen — diese Reaktionen negativ ausfallen, trotz vorhandener Lues, sodann, daß auch ein Luetiker an einem nicht spezifischen Rückenmarksleiden erkranken kann.

Mit der multiplen Sklerose hat die spinale Lues die Vielgestaltigkeit und den Wechsel der Symptome gemein. Doch fehlen dort die sensiblen Reizerscheinungen, hier Intentionstremor, skandierende Sprache und, abgesehen von seltenen Fällen, auch der Nystagmus. Der Liquorbefund gibt in zweifelhaften Fällen den Ausschlag.

Bei der Syringomyelie treten die vasomotorisch-trophischen Störungen stärker hervor. Auch pflegt dies Leiden einen noch langsameren und konstanteren Verlauf zu haben. Der Liquor ist dabei normal.

Die Querschnittsläsionen infolge Tumor oder Wirbelsäulenerkrankung zeigen meist stärkere Sensibilitätsstörungen und der Verlauf ist stets progredient. Der Liquor zeigt normalerweise negativen Wassermann und negative Lymphocytose, aber unter Umständen das „Kompressionssyndrom".

Gegenüber der Tabes ist der Wassermann im Liquor bei Lues spinalis meist erst bei größeren Mengen (über 0,2) positiv.

Verlauf. Die Prognose ist um so besser, je früher die spezifische Behandlung einsetzt. Sind bereits Zeichen von Übergang des Prozesses auf das Rückenmark selbst vorhanden, so werden die Heilungsaussichten erheblich schlechter, und vor allem „Restitutio ad integrum" sehr selten. In der Regel erstreckt sich der Verlauf auf viele Jahre. Stillstände und meist vorübergehende Remissionen sieht man häufig. Allerdings gibt es auch Fälle mit ausgesprochen progressivem Verlauf, bei der die Therapie völlig versagt, und das Leiden schnell zum Exitus führt.

Therapie. In jedem Fall, wo Verdacht auf luetische Entstehung der Rückenmarkserkrankung vorliegt, muß sofort energische, spezifische Kur angewandt werden. Bei sehr floriden Prozessen beginne ich gewöhnlich mit einer Schmierkur, vor allem, wenn Herzkrankheiten oder der Allgemeinzustand des Patienten zu wünschen übrig läßt, weil es zweifellos gelinder wirkt als Salvarsan. Dosis: im ganzen etwa 150—200 g Ung. cinerei. Während der Kur ist für gute Ernährung zu sorgen und sorgfältig Zahnpflege zu üben wegen Gefahr einer Stomatitis mercurialis. Energischer wirken Injektionen von Quecksilber, etwa als Oleum cinereum 40%, jeden 4.—5. Tag 0,04—0,08 (ZIELERsche Spritze!) oder als Kalomel 40%. Die Kur wird zweckmäßig mit Jodkali (täglich 1—2 g) kombiniert.

Ist der Allgemeinzustand gut, so kann man sofort mit Salvarsan beginnen. Als Form der Darreichung kommt heute nur noch die intravenöse oder intralumbale Behandlung in Frage (letztere nur bei Krankenhausbehandlung anwendbar). Im ersteren Fall ist es ratsam, mit kleinen Dosen (0,15 Neosalvarsan) zu beginnen. Erst wenn dies gut vertragen ist, steige ich allmählich auf höchstens 0,6 g pro Dosi. Jede Injektionskur umfaßt 10 Spritzen mit einer durchschnittlichen Gesamtmenge von 4—5 g Neosalvarsan. Daß man mit höheren Einzeldosen als 0,6 noch wesentlich mehr erreicht, kann ich nach meinen Erfahrungen nicht sagen. Dagegen scheint mir die von LINSER angegebene Kombination von Neosalvarsan mit Sublimat hier unter Umständen noch rascher wirksam. Man löst die übliche Neosalvarsandosis in 3—5 qcm Wasser und gießt 1—2 qcm einer 1%igen wässerigen Sublimatlösung dazu, wodurch eine trübe dunkle Mischung entsteht, die aber gut vertragen wird. Gesamtdosis des Sublimats etwa 0,14—0,16. Auch hierbei ist der Allgemeinzustand sowie besonders Nieren und Herz zu kontrollieren. Treten Verschlimmerungen auf, so ist die Dosis sofort herabzusetzen, ohne jedoch die Kur zu unterbrechen. Wiederholen sich die Reizerscheinungen, so wechsle man mit dem Medikament, Jod- oder Schmierkur. Als besonders gut verträgliche Jodpräparate nenne ich Sajodin, Jodipin und Dijodyl.

Eine Wiederholung der Kur ist auch bei günstigem Erfolg zuerst nach einem halben, später nach je einem Jahr ratsam. Es sei denn, daß neben allen klinischen Symptomen auch die serologische Untersuchung bei mehrmaliger Wiederholung in größeren Zwischenräumen und im Anschluß an eine Kur negativ bleiben. Aber auch dann noch empfiehlt sich weitere Kontrolle, weil man vor Rezidiven eigentlich nie absolut sicher ist.

Neben der medikamentösen Behandlung sind Überanstrengungen, Erkältungen, alkoholische und sexuelle Exzesse zu vermeiden; ebenso zu kalte und zu heiße Bäder. Die Schwefelbäder von Aachen, Baden, Tölz sind für die, die es sich leisten können, durchaus empfehlenswert.

X. Die Myelitis.

Die Unmöglichkeit, sich in der pathologischen Anatomie auf einen einheitlichen Entzündungsbegriff zu einigen, hat zur Folge gehabt, daß die Bezeichnung „Myelitis" ursprünglich für eine große Anzahl von Erkrankungen des Rückenmarks benutzt wurde, die höchstens das gemeinsam hatten, daß sie organische Veränderungen aufwiesen, deren Entstehung man nicht kannte. Auch heute sind wir noch ebensowenig in der Lage, symptomatologisch eine strenge Grenze zu ziehen, als anatomisch festzustellen, ob eine vorhandene Degeneration von Nervenelementen primär oder Folge eines anderen Prozesses ist.

Mit OPPENHEIM wird man sagen können, daß ungefähr das Richtige getroffen ist, „wenn man zur Myelitis die diffusen und disseminierten Entzündungs- und Erweichungsprozesse des Rückenmarks rechnet".

Der Hauptnachdruck ist dabei auf „diffus" und „disseminiert" zu legen, denn das Wesentliche ist eben, daß der Prozeß sich an keine anatomischen und physiologischen Systeme der Medulla hält, sondern nach Ausdehnung und Lokalisation von anderen meist unbekannten Faktoren abhängt. Durch diese Definition wird auch die Poliomyelitis acuta ausgeschlossen, die wir nach unseren heutigen Kenntnissen als eine ätiologisch spezifische und klinisch wie anatomisch gut abgrenzbare Erkrankung ansehen können, ebenso gewisse Formen der LANDRYschen Paralyse. Doch bleibt eine Gruppe übrig, die als „funikuläre Myelitis" (HENNEBERG), oder „kombinierte pseudosystematische Strangdegeneration" bezeichnet wird und, wie schon der Name sagt, sich bis zu einem gewissen Grade auf bestimmte Systeme beschränkt. Wir werden sie, da sie auch klinisch manche Eigenarten bietet, als besondere Form der Myelitis besprechen.

Nach der Ausdehnung und Anordnung der Herde unterscheidet man eine „Myelitis transversa", bei der ein oder mehrere größere Herde annähernd den ganzen Querschnitt des Rückenmarks einnehmen — bei verschiedener meist einige Segmente umfassender Längenausdehnung — und eine „Myelitis disseminata" mit zahlreichen, kleinen, ganz unregelmäßigen und oft über das gesamte Zentralnervensystem zerstreuten Herden.

Ätiologie. Unter den ätiologischen Momenten nimmt die Infektion zweifellos die erste Stelle ein. Man darf ohne Übertreibung sagen, daß gelegentlich nach fast jeder Art von Infektionskrankheiten schon eine Myelitis beobachtet ist. Ich nenne besonders: Typhus, Variola, Diphtherie, Scarlatina, Influenza, Erysipel, Masern, Malaria, Pneumonie, Angina, Gonorrhöe, ferner lokale Entzündungen wie Panaritien, Nebenhöhlenentzündung. Auch nach Lues und Tuberkulose kann es nach OPPENHEIM zu einer unspezifischen Myelitis kommen.

Von manchen Autoren wird auch die in der Gravidität zuweilen auftretende als infektiöse angesehen.

Ob aber in allen diesen Fällen der Krankheitserreger wirklich zum Rückenmark gelangt, ist durchaus zweifelhaft, denn einmal ist ihr Nachweis dort nur in einem geringen Prozentsatz gelungen, und zweitens wissen wir auf Grund experimenteller Untersuchungen — besonders von LOTMAR mit Dysenterietoxin —, daß die von den Bakterien erzeugten Toxine allein durchaus imstande sind, analoge Veränderungen der Medulla zu erzeugen. Damit ist schon der Übergang zu der zweiten, ätiologisch wichtigen Gruppe, nämlich den Intoxikationen gegeben.

Wohl als Form einer Autointoxikation lassen sich die Fälle von Myelitis bei Geschwulstkachexie — besonders Carcinom — auffassen, ferner bei chronischer Nephritis, Diabetes und Gicht, ebenso bei malignen Blutkrankheiten.

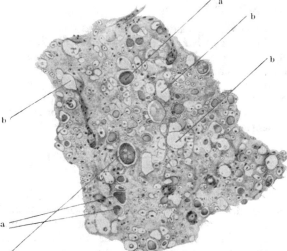

Abb. 53. Myelitischer Herd mit gequollenen Achsenzylindern (a) und Lückengewebe (b). (Nach FINKELNBURG.)

Unter den chemischen Giften spielen Kohlenoxyd, Leuchtgas, Schwefelkohlenstoff, Chloroform und Blei die Hauptrolle.

Eine ganz besondere Stellung kommt in ätiologischer Hinsicht der Myelitis zu, die bei Tunnel- oder Taucherarbeitern beobachtet wird. Durch zu plötzlichen Übergang aus einem Raum mit atmosphärischem Überdruck in den normalen Luftdruck kommt es wahrscheinlich zu einer Gasentwicklung im Blut und damit zu Gasembolien mit folgenden ischämischen Erweichungsherden im Rückenmark und Gehirn („Caissonkrankheit").

Daß auch sonst in seltenen Fällen embolische oder thrombotische Prozesse zu Erweichungsherden in der Medulla führen können, sei der Vollständigkeit wegen erwähnt.

Wenn man früher auch Überanstrengungen, gemütliche Erregungen und sexuelle Exzesse als Ursache einer Myelitis ansprach, so darf man heute darin wohl höchstens auslösende Momente sehen.

Pathologische Anatomie. In vielen Fällen lassen sich schon makroskopische Veränderungen am Rückenmark erkennen. Die erkrankten Stellen sind von weicher Konsistenz, und zwar um so ausgesprochener, je akuter der Prozeß war. Auf dem Querschnitt ist die Zeichnung verwischt, und die Grenze zwischen weißer und grauer Substanz undeutlich. Fast stets, auch wo mit bloßem Auge der Herd einheitlich erscheint, läßt sich mikroskopisch seine Entstehung aus zahlreichen kleinen nachweisen.

Histologisch bieten die Veränderungen, soweit sie entzündlicher Art sind, nichts Spezifisches. Die Infiltrate liegen vorwiegend perivasculär. Häufig treten die entzündlichen Erscheinungen stark hinter den degenerativen zurück. Zuweilen findet man Erweichungsherde! In letzterem Falle sind alle spezifischen

Elemente — nervöse und gliöse — abgestorben. Entweder entsteht daraus eine abgekapselte Cyste — ähnlich bei größeren Blutungen — oder eine sklerotische Narbe, indem vom Rande her die Organisation durch Glia- und Bindegewebselemente einsetzt.

Wirkt die Noxe weniger akut, so entstehen die degenerativen Veränderungen. Hierbei gehen lediglich die nervösen Elemente zugrunde. Achsenzylinder und Markscheiden quellen auf, und durch Ausfall von einzelnen oder Bündel von Markfasern entsteht das typische Lückenfeld (siehe Abb. 53). Auf dem Längsschnitt sehen wir das Bild der Faserdegeneration mit Zerstückelung der Markscheiden und Achsenzylinder. Die Glia beginnt schon frühzeitig zu wuchern, ihre einzelnen Zellen „umfließen" gleichsam die Zerfallsprodukte, um sie schließlich, nachdem sie selbst sich in Körnchenzellen umgewandelt haben, zu verdauen und zu den Lymph- und Blutgefäßen zu schaffen. Bei diesen Resorptionsvorgängen spielen auch Bindegewebszellen eine Rolle. Die Nervenzellen sind je nach der Intensität des Prozesses mehr oder weniger hochgradig verändert. Es kann zu schweren Ausfällen dabei kommen.

Der besseren Übersicht wegen wollen wir im klinischen Teil die einzelnen Formen gesondert besprechen, obwohl eine strenge Scheidung nicht möglich ist.

Symptomatologie. a) **Myelitis transversa.** Diese Form ist ziemlich häufig. Sie tritt fast stets akut auf innerhalb weniger Stunden oder Tage unter dem Bilde einer fieberhaften Erkrankung. Mit Frösteln, Kribbeln in Beinen und zuweilen Schmerzen im Rücken macht sich schnell Lahmheit der unteren Extremitäten und Blasenschwäche bemerkbar, die sich bis zum Bilde der völligen Querschnittsläsion steigern. Bei der sehr seltenen chronischen Form tritt meist eine spastische Schwäche zuerst in Erscheinung, der sich die anderen Symptome allmählich zugesellen.

Der Prozeß kann jeden Teil des Rückenmarks befallen. Da das Dorsalmark aber am längsten ist, ist auch die Wahrscheinlichkeit seiner Affektion am größten.

Die spezielle Symptomatologie ist natürlich von der Lokalisation in hohem Maße abhängig. Daneben aber auch von der Zahl der ergriffenen Rückenmarkssegmente (fast stets zwei oder mehr).

Hält man sich vor Augen, daß die graue Substanz mit ergriffen ist und ihr Ausfall zu atrophischen Lähmungen führen muß, so lassen sich die verschiedenen klinischen Bilder leicht verstehen.

Die **Myelitis cervicalis** ist sehr selten. Bei ganz hohem Sitz sind die Lähmungen in allen 4 Extremitäten spastisch. Die Hypästhesie reicht bis zum entsprechenden Halssegment. Die Möglichkeit der doppelseitigen Phrenicuslähmung macht diesen Sitz besonders gefährlich! Ist das untere Halsmark ergriffen, so finden sich in den Armen statt der spastischen atrophische Lähmungen mit Entartungsreaktion. Es tritt der HORNERsche Symptomenkomplex (Miosis, Ptosis, Enophthalmus) hinzu. Blasen- und Mastdarmstörungen sind beide Male vorhanden.

Myelitis dorsalis. Auch hier finden wir die spastische Lähmung der Beine wieder mit Hypertonie, Reflexsteigerung und Babinski. Zuweilen treten Reizerscheinungen in Form von Muskelzuckungen und Spontanbewegungen auf. Häufig bilden sich Flexionscontracturen aus, die eventuell die Auslösung der Reflexe erschweren können. Die Hautreflexe verhalten sich unterschiedlich, meist sind sie lebhaft. Die Sensibilitätsstörung entspricht der Höhe des Rückenmarkprozesses. Sie umfaßt in der Regel alle Qualitäten, doch kommt dissoziierte Anästhesie für Schmerz und Temperatur vor. Blasen- und Mastdarmstörungen gehören auch hier zu den regelmäßigsten und frühesten Symptomen. Die anfängliche Retentio urinae geht bald in die Ischuria paradoxa über, d. h. aus der übermäßig gefüllten Blase tropft der Urin ab, bis sich später oft eine reflektorisch-automatische Entleerung einstellt. Zuweilen tritt Priapismus auf. Potenzstörungen sind häufig.

Beachtenswert ist die Neigung zu trophischen Veränderungen der Haut und vasomotorischen Störungen, die leicht zu Decubitus führen.

Die Myelitis lumbalis ist fast immer zugleich eine sakrale. Zum Unterschied von den besprochenen sind die Lähmungen der Beine hier schlaff mit Atrophien der Muskel, weil die Vorderhornzellen der Beinnerven direkt geschädigt sind. Blasen-, Mastdarm- und Potenzstörungen treten besonders frühzeitig und stark auf. Die Anästhesie beschränkt sich auf die unteren Segmente und kann die „Form des Reithosenbesatzes" annehmen.

Im Lumbalpunktate findet man bei allen Formen nicht selten Zellvermehrung und NONNE-APELTsche Reaktion.

b) **Myelitis disseminata.** Diese sehr seltene Form ist besonders durch die Ausstreuung vieler kleiner Herde über das ganze Zentralnervensystem mit Einschluß des Gehirns ausgezeichnet. Demgemäß sind cerebrale Symptome: Neuritis optica, retrobulbäre Neuritis, Oculomotoriusstörungen beobachtet. Ich selbst sah einmal Geschmacksstörungen.

Die Beteiligung der Oblongata kann ganz das Bild der multiplen Sklerose mit Nystagmus, skandierender Sprache usw. hervorrufen. Dagegen treten die spinalen Symptome oft sehr zurück. Vor allem können Blasen- und Mastdarmstörungen fehlen, während die Sehnenreflexe sich verschieden verhalten und bald gesteigert, bald abgeschwächt sind. Auffallend ist in manchen Fällen eine schwere Ataxie, die eventuell auf Beteiligung des Kleinhirns hinweist. Ätiologisch ist das Leiden meist durch Infektionen irgendwelcher Art bedingt.

In diese Kategorie kann man wohl am besten auch die „Taucherkrankheit" rechnen, bei der sich meist momentan nach Verlassen des Überdruckapparates Ohrensausen, Schwindel, Übelkeit und Lahmheit der Beine bemerkbar macht. Neurologisch findet man dann spastische Parese der Beine, Sensibilitäts- und Blasenstörungen.

Die Prognose speziell dieser Erkrankung scheint mit wenigen Ausnahmen günstig zu sein.

Verlauf und Prognose. Neben dem überwiegend akuten Verlauf kommt besonders bei kachektischen Zuständen auch chronische Entwicklung der besprochenen Symptome vor.

Der Ausgang kann sein: Heilung, Besserung, Stillstand und Progression bis zum Exitus. Letzteres ist leider das häufigste, sei es akut im ersten Schub oder später an den Folgen der Querschnittsläsion. Sehr plötzliche Entwicklung im Anschluß an eine Infektionskrankheit ist manchmal von einem auffallend raschen Rückgang der stärksten Erscheinungen und dem allmählichen der Restsymptome bis zur völligen Heilung gefolgt. Leider eine Seltenheit!

Dagegen ist Heilung bei der Schwangerschaftsmyelitis, sei es nun nach Beendigung oder künstlicher Unterbrechung der Schwangerschaft, wie ich es einmal sah, nicht selten.

Diagnose. Es ist verständlich, daß die Myelitis transversa differential-diagnostische Schwierigkeiten besonders gegenüber all den Erkrankungen macht, die ebenfalls zu einer Querschnittsläsion führen, also den intra- und extramedullären Tumoren und den Wirbelsäulenerkrankungen. Hier wird man besonderen Nachdruck auf die infektiöse Ätiologie der Myelitis legen. Das bei allen Formen von raumbeschränkenden Prozessen (Tumoren) sehr häufige „Kompressionssyndrom" des Liquors (starke Eiweißvermehrung, Xantochromie [Gelbfärbung]) ohne Zellvermehrung fehlt bei der reinen Myelitis. Auch wird man mit der neuen BINGELschen Methode der Lufteinblasung versuchen einen eventuellen Abschluß des Duralsackes an einer Stelle festzustellen und damit die Tumordiagnose sichern.

Intramedulläre Tumoren können lange Zeit unter dem klinischen Bilde einer Myelitis verlaufen.

Auch die Unterscheidung von der multiplen Sklerose kann große Schwierigkeiten bereiten. Doch pflegen hier die Sensibilitätsstörungen geringer und ungleichmäßiger zu sein.

An Polyneuritis wird man vor allem bei der lumbalen Form der Myelitis denken. Indessen sind Blasen-, Mastdarm- und Potenzstörungen dabei wohl nie in dem gleichen Grade vorhanden.

Therapie. Kommt Lues ätiologisch in Frage, so muß man unbedingt eine spezifische Kur einleiten. Handelt es sich um postinfektiöse Myelitis anderer Art, empfiehlt es sich, die Behandlung darauf einzustellen und Salicylpräparate (Aspirin) mit Schwitzkuren, heißem Tee und feuchten Packungen zu verordnen.

Bei früherer Malariainfektion kann Chinin und Arsen versucht werden. Lumbalpunktion soll gelegentlich von günstigem Einfluß sein. Daneben ist besonders in den akuten Zuständen sorgfältige Allgemeinpflege notwendig, weil die Gefahr des Decubitus groß ist. Also Wasserkissen, Abreibungen der gefährdeten Stellen mit Alkohol oder Essigwasser! Blasenlähmung macht oft Katheterismus notwendig. Prophylaktisch empfiehlt es sich dabei, Urotropin oder Salol (3 mal täglich

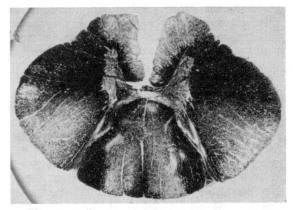

Abb. 54. Verteilung der Degenerationsherde (im Bilde hell) in Vorder-, Seiten- und Hinterstrang bei funikulärer Myelitis.

0,5) zu geben. Bei spastischen Zuständen und Contracturen sind lauwarme Bäder mit leichter Massage und passiven Bewegungen oft zweckmäßig.

c) **Die kombinierte Strangerkrankung** (funikuläre Myelitis oder kombinierte, pseudosystematische Strangdegeneration). Es gibt Fälle von Myelitis, bei denen die anatomische Untersuchung des Rückenmarks einen Degenerationsprozeß offenbart, der sich vorwiegend auf die Hinterstränge und Seitenstränge beschränkt, d. h. den GOLLschen-BURDACHschen = Pyramidenseiten- und Kleinhirnseitenstrang betrifft. Bei einem anderen Typus sind auch die Pyramidenvorderstränge mit ergriffen (s. Abb. 54).

Glaubte man früher, derartige Befunde als Ausdruck einer Systemerkrankung auffassen zu sollen, bei der eine primäre Erkrankung funktionell wohl charakterisierter Leitungsbahnen vorliege, so haben doch neuere Untersuchungen gezeigt, daß der Prozeß wahrscheinlich stets von den Gefäßen ausgeht und durch Konfluieren zahlreicher kleiner Herde Degenerationsfelder geschaffen werden, die sich wenigstens annähernd mit bestimmten Leitungsbahnen decken. Ätiologisch kommen für diese Fälle vor allem die malignen Blutkrankheiten (perniziöse Anämie, sehr selten Leukämie), ferner kachektische Zustände und Stoffwechselerkrankungen (Diabetes) in Betracht. Auch bei Lues hat man ähnliche Bilder gesehen, ebenso bei Bleivergiftung und Alkoholismus.

Symptomatologie. Aus dem anatomischen Befund ergeben sich zwei Reihen von klinischen Symptomen, die zum Teil einander entgegengesetzt sind resp. ausschließen. Denn neben den Sensibilitätsstörungen und eventuell Ataxie bedingt die Erkrankung der Hinterstränge Hypotonie und Aufhebung der Sehnenreflexe, während wir als Pyramidensymptome Hypertonie und Steigerung der Sehnenreflexe neben der Parese und den spezifischen Reflexen (BABINSKI, OPPENHEIM) kennen.

Die Kombination beider Reihen vollzieht sich nun in Wirklichkeit derart, daß entweder der eine Symptomkomplex vor dem andern auftritt und erst im weiteren Verlauf der Erkrankung durch den anderen teils ergänzt, teils ausgelöscht wird; oder aber es machen sich schon frühzeitig Zeichen beiderlei Form bemerkbar, die dadurch lange Zeit nebeneinander persistieren können, daß der Funktionsausfall der Systeme ein unvollständiger ist.

Im ersten Falle beginnt das Bild gewöhnlich mit Pyramidensymptomen — spastischer Parese, Reflexsteigerung, Klonus, Babinski — an den unteren Extremitäten. Dazu gesellen sich dann die Zeichen der Hinterstrang- und Kleinhirnseitenstrangerkrankung. Unter ihnen stehen die ataktischen Erscheinungen vielfach im Vordergrunde als Ausdruck der gestörten Tiefensensibilität, während die Oberflächenanästhesie (für Berührung, Schmerz und Temperatur) meist geringer bleiben. Dafür können ausgesprochene Parästhesien vom Typus der lanzinierenden Schmerzen auftreten. Blasen- und Mastdarmstörungen fehlen selten.

Reicht die Hinterstrangerkrankung bis ins Lumbalmark, so geht die spastische Lähmung der Beine in eine schlaffe über, wobei die gesteigerten Reflexe allmählich schwächer werden und schließlich ganz erlöschen. Das BABINSKIsche Zeichen pflegt aber lange zu persistieren, so daß also die ungewöhnliche Kombination von Pyramidenzeichen mit schlaffer Lähmung besteht.

Überwiegt von vornherein die Läsion der Hinterstränge, so wird sich das Bild der Tabes entwickeln. Die Beteiligung der Pyramidenstränge läßt sich aber im weiteren Verlauf meist durch die motorische Schwäche und wiederum den eventuellen Babinski nachweisen. Und schließlich kann unvollkommener, aber gleichzeitiger Ausfall beider Systeme die Symptome von vornherein in der mannigfachsten Art mischen. So sah ich kürzlich in einem Falle abgeschwächte Sehnenreflexe, leichte Hypertonie, Babinski mit Parästhesien und Blasenschwäche ziemlich zu gleicher Zeit auftreten.

Unter Umständen kann der Prozeß auf die Medulla oblongata und das Gehirn übergreifen und dann Nystagmus, Schwindel, Dyarthrie und andere Hirnnervensymptome hervorrufen. Neuritis optica kommt gelegentlich vor. Pupillenstarre ist von OPPENHEIM beobachtet.

Der Verlauf ist meist ein chronischer und erstreckt sich durchschnittlich auf $^1/_2$—2 Jahre, kann aber in Schüben und Exacerbationen (vor allem bei BIERMERscher Anämie) viel länger, 5—7 Jahre dauern.

Die Prognose muß als wenig günstig bezeichnet werden, obwohl gelegentlich über Besserungen bzw. lange Remissionen in der Literatur berichtet ist.

Diagnose. Nicht in allen Fällen ist es möglich, die Diagnose intra vitam zu stellen, zumal wenn eine Symptomenreihe, die tabische oder spastische, stark dominiert. Man untersuche aber stets auf das etwaige Grundleiden, vor allem eine Blutkrankheit! Gegen Tabes wird der negative Ausfall der „vier Reaktionen" (Lymphocytose, Globulinvermehrung, Wassermann im Blut und Liquor) sehr stark ins Gewicht fallen. Aber auch negativer Wassermann allein spricht ebenso dagegen wie reflektorische Pupillenstarre, einfache Opticusatrophie und sehr schleichender Verlauf dafür.

Das spastische Bild der Myelitis läßt vor allem an multiple Sklerose denken. Die Kombination mit Intentionstremor, skandierender Sprache und Augensymptomen findet sich aber bei der funikulären Myelitis sehr selten. Die dabei häufig vorkommenden neuralgiformen Schmerzen fehlen wiederum bei jener. Daß die Unterscheidung von den anderen Myelitisformen oft prinzipiell unmöglich werden kann, sei nochmals betont.

Die Therapie soll möglichst eine kausale sein, muß also versuchen, die zugrunde liegende Blut- oder Stoffwechselerkrankung zu beeinflussen. Im übrigen kommt nur symptomatische Behandlung der Einzelerscheinungen in Frage, wie sie oben angedeutet ist.

XI. Spina bifida. Rachischisis.

Als Spina bifida bezeichnen wir eine Hemmungsbildung, die auf unvollständigem Verschluß der Medullarrinne beruht!

Sie äußert sich in den leichten Fällen lediglich in einem länglichen Spalt der hinteren Wirbelbögen und bleibt dann, da die Haut unverändert über ihnen hinwegzieht, dem äußeren Auge verborgen (Spina bifida occulta).

Die leichten Grade sind offenbar häufiger als man früher annahm; denn sie lassen sich meist nur röntgenologisch nachweisen, wenn nicht abnorme Behaarung an der entsprechenden Stelle des Rückens den Verdacht erregt.

In nicht zu seltenen Fällen nehmen aber alle Teile — Haut, Knochen, Meningen und Medulla selbst — an der Spaltbildung teil. Es entstehen dann hernienartige Ausstülpungen von Nuß- bis Kindskopfgröße, die gestielt oder breitbasig der Mitte des Rückens aufsitzen (s. Abb. 55).

Der Sitz ist ganz vorwiegend der Lumbal- oder Sakralteil des Wirbelkanals, selten der Cervicalabschnitt oder andere Stellen.

Der Inhalt kann aus einem mit Liquor gefüllten Meningealsack bestehen (Meningocele); oder es treten Teile des Rückenmarks mit aus. Von Meningocystocele spricht man, wenn durch ampullenförmige Erweiterung des Zentralkanals die hintere Wand desselben mit aus dem Spalt herausgepreßt wird; von Meningomyelocele, wenn die ebenfalls dorsal gespaltene Medulla in toto mit im Sack liegt.

Häufig findet sich die Spina bifida mit anderen Mißbildungen kombiniert. Neurologisch wichtig sind besonders Entwicklungsstörungen des Gehirns und Hydrocephalus internus.

Symptomatologie. Die leichtesten Formen der Spina bifida können symptomlos verlaufen. In manchen Fällen scheint lediglich eine Blasenschwäche die Folge zu sein, die durch langes resp. dauerndes Einnässen der Kinder, oder als erst später in und nach der Pubertät auftretende Enuresis sich bemerkbar macht. Stärkere Mißbildung des Lumbal- oder Sakralmarks bedingt meist mehr oder weniger ausgesprochene, angeborene Lähmungen der unteren Extremitäten. Sie können total sein oder — wohl am häufigsten — nur die Unterschenkel betreffen. In letzterem Falle bleibt der M. tibialis ant. merkwürdigerweise oft verschont. Die Folgen sind ausgesprochene Deformitäten des Fußes im Sinne des Pes varus oder equinovarus paralyticus. Sehr häufig ist damit eine Blasen- und Mastdarmlähmung verbunden, zum Teil mit Prolapsus ani.

Die elektrische Erregbarkeit der Muskeln ist nicht einheitlich.

Neben völligem Erloschensein findet sich gelegentlich Entartungsreaktion oder einfache Abschwächung oder, wenn auch selten, normale Reaktion.

Ebenso unregelmäßig sind die Sensibilitätsstörungen: Teils völlige Anästhesie, teils Hypästhesie. Trophische Veränderungen (Geschwürsbildung) sind sehr häufig.

Die Sehnenreflexe sind meist erloschen.

Ist der Sitz der Mißbildung das Dorsal- oder Cervicalmark, so werden natürlich auch die Lähmungen höher liegen. Unterhalb derselben können sich dann spastische Erscheinungen entwickeln.

Bemerkenswert ist, daß sich schwere atrophische Lähmungen unter Umständen nach der Geburt, ja erst nach der Pubertät entwickeln können, wahrscheinlich als Folge später eintretender Zerrungen und Entzündungen.

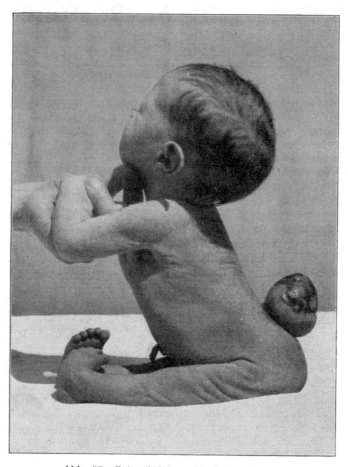

Abb. 55. Spina bifida. (Nach IBRAHIM.)

Je nach der Ausdehnung und dem Grad der Mißbildung stellt das Leiden einen das Leben verkürzenden Faktor dar. Die schweren Fälle pflegen bald nach der Geburt zu sterben.

Diagnose. Bei Kombination eines Tumors an der entsprechenden Stelle mit atrophischen Lähmungen der Beine ist die Diagnose leicht. Wo letztere fehlen, kann die Unterscheidung von anderen Tumoren (Teratom, Lipom) Schwierigkeiten machen. Entleerung von Liquor bei Probepunktion bringt dann eventuell Klarheit. Repositionsfähigkeit spricht eindeutig für Spina bifida.

Der Verdacht einer Spina bifida occulta muß entstehen, wenn eine symmetrische, atrophische Lähmung der Beine mit Klumpfuß und Incontinentia urinae sich langsam entwickelt. In solchen Fällen ist Röntgenaufnahme oft das einzige Mittel, die Diagnose zu sichern.

Die **Therapie** beschränkt sich auf operative Entfernung der Geschwulst unter möglichster Schonung der nervösen Bestandteile und Deckung des Defekts. Gleichzeitig bestehender Hydrocephalus bildet jedoch Kontraindikation gegen Operation.

Bei Spina bifida occulta sind durch Lösung der Verwachsungen günstige Erfolge erzielt.

Anhang.

Die Krankheiten des verlängerten Marks.

Anatomische und physiologische Vorbemerkungen. Der Übergang des Rückenmarks zur Medulla oblongata liegt am unteren Ende der Pyramidenkreuzung. Mit dieser Stelle tritt eine tiefgreifende Veränderung seiner Struktur ein. Während nämlich in der ganzen Medulla eine weitgehende Gleichförmigkeit dadurch bedingt ist, daß die graue Substanz in der bekannten Schmetterlingsform durch die Markfasersysteme vom Sakral- bis Cervicalmark in nahezu völlig gleicher Reihenfolge umgeben ist, löst sich in der Oblongata die kompakte Masse der grauen Substanz in einzelne, oft gar nicht untereinander zusammen-

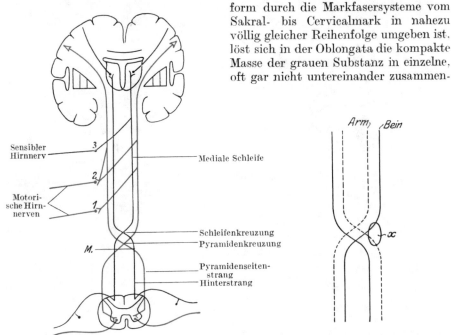

Abb. 56. Beziehungen der Hirnnerven zur Pyramiden- und Schleifenbahn (rot: motorisch, schwarz: sensibel).

Abb. 57. Vermutliche Lage der Pyramiden-Fasern für Arm und Bein und ihre Läsion in der Pyramiden-Kreuzung bei Hemiplegia cruciata.

hängende Kerngebiete auf, zwischen denen die langen Fasersysteme in wechselnder gegenseitiger Anordnung hinziehen.

Die Einzelheiten dieser Verhältnisse können hier nur so weit besprochen werden, als sie für die Klinik von wesentlicher Bedeutung sind!

Ebenso wie beim Rückenmark müssen wir die Schädigungen, die das verlängerte Mark treffen, möglichst genau zu lokalisieren versuchen. Dazu ist 1. die Höhen- und 2. die Querschnittsdiagnose notwendig.

Die wichtigsten Anhaltspunkte geben uns hierfür die Lage der Kerne des III.—XII. Gehirnnerven, der Verlauf der motorischen und sensiblen Bahnen und ihre Beziehungen zueinander.

In dem vorstehenden Schema (Abb. 56) sehen wir die Verhältnisse angedeutet. Bei M. beginnt die Medulla oblongata. Hier vollzieht sich zuerst die Kreuzung der motorischen (Pyramiden-) Bahn und gleich proximal davon in der „Schleifenkreuzung" die der sensiblen Fasern, welche von nun an bis zu ihrem Eintritt ins Gehirn als „mediale Schleife" bezeichnet wird.

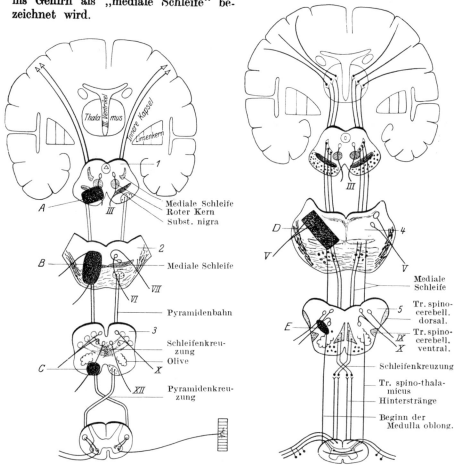

Abb. 58 und 59. Lagebeziehungen der motorischen und seniblen Bahnen zu den wichtigsten Kernen der Medulla oblongata. (Unter Benutzung eines Schemas von VILLIGER.) Einzelheiten: Vgl. Text.

Während des Verlaufes im verlängerten Mark gesellen sich diesen beiden Bahnen die zentralen Verbindungsfasern der Hirnnerven zu, und zwar gekreuzt, so daß also die Kerne der linken Oblongataseite mit der rechten Großhirnhälfte in Verbindung stehen und umgekehrt. Ein Teil von ihnen, nämlich der Hypoglossus, Accessorius, Vagus, Glossopharyngeus, der Stirnteil des Facialis, der motorische Teil des Trigeminus (N. masticatorius) und schließlich die Fasern des Oculomotorius, die den Musculus rectus internus und obliquus inferior versorgen, haben außerdem noch eine zweite Verbindung mit der gleichen Hirnhälfte, wie das in der Abbildung 56 angedeutet ist.

Bezüglich des Verlaufs der Pyramidenbahn ist im einzelnen noch folgendes zu bemerken.

Manche Beobachtungen sprechen dafür, daß in der Medulla oblongata die Fasern für jede Extremität als geschlossene Bündeln verlaufen und als solche auch kreuzen (siehe Abb. 57). Damit besteht die Möglichkeit, daß durch einen Herd x die Beinfasern oberhalb, die Armfasern unterhalb der Kreuzung unterbrochen werden. Die Folge müßte sein: eine spastische Lähmung des rechten Arms und linken Beins oder umgekehrt („Hemiplegia cruciata"). Es mag aber betont werden, daß dieser isolierte Verlauf der Extremitätenfasern von anderer Seite bestritten und die gekreuzten Lähmungen durch mehrere (beiderseitige) Herde erklärt wird.

Von Wichtigkeit ist ferner die Beziehung der Pyramidenbahn zu den einzelnen Kernen.

In Abb. 58 sind 3 Querschnitte der Oblongata in der Höhe der wichtigsten motorischen Kerne wiedergegeben, die die Lage beider zueinander erkennen lassen. Daraus ergibt sich, daß im obersten Teil des verlängerten Marks (Schnitt 1) im Bereich des Hirnschenkels der Oculomotorius auf dem Wege vom Kern bis zum Austritt aus dem verlängerten Mark nahe an dem Areal der Pyramide, die hier den mittleren Teil des Hirnschenkelfußes einnimmt, vorbeizieht.

Etwa in der Mitte der Oblongata (Schnitt 2) liegt der Kern des Abducens und Facialis. Beide nehmen ihren Verlauf zur ventralen Seite der Brücke. Der Abducens durchquert dabei die Pyramidenfaserung direkt, während der Facialis etwas lateral davon vorbeizieht. Schließlich liegen am untersten Ende (Schnitt 3), dicht oberhalb der Pyramidenkreuzung, die Kerne des X. und XII. Gehirnnerven. Besonders der Hypoglossus streift auf seinem intramedullären Verlauf die Pyramide unmittelbar. Der Vagus hat als gemischter Nerv zwei Kerne, einen motorischen (Nucl. ambiguus) und einen sensiblen. Der gemeinsame Stamm tritt seitlich aus.

In analoger Weise gibt Abb. 59 die Lage der sensiblen (Schleifen-) Bahn zu den sensiblen Kernen wieder.

Während das zentrale, motorische Neuron von der Rinde bis zu den Vorderhörnern reicht, werden die sensiblen Fasern, soweit sie Fortsetzungen der Hinterstränge sind, im unteren Teil der Oblongata (in Höhe der Schleifenkreuzung) zum ersten und im Thalamus zum zweitenmal unterbrochen.

Auf diesem letzteren Weg legt sich, wahrscheinlich seitlich, der Tractus spino-thalamicus an, der ja bereits im Rückenmarksgrau kreuzte.

Oben haben wir hervorgehoben, daß letzteres Bündel im wesentlichen die Bahn für Schmerz- und Temperaturempfindungen darstellt, erstere dagegen vor allem die Berührungs- und Tiefensensibilität leitet. Die Sonderung der Bahnen ermöglicht somit eine isolierte Läsion beider, so daß durch sehr kleine Herde der Oblongata ebenfalls eine „dissoziierte Anästhesie" hervorgerufen werden kann, die naturgemäß eine gekreuzte, d. h. auf der der Läsion gegenüberliegenden Körperhälfte sein muß. Beide Systeme zusammen bilden die „mediale Schleife". Wie diese proximal allmählich im Querschnitt dorsal und lateral rückt, ergibt sich aus der Abbildung.

Von praktischer Bedeutung ist wiederum das Lageverhältnis zu den Kernen. Der Trigeminus besitzt je eine motorische und sensible Wurzel. Der Hauptkern der letzteren liegt im Locus coeruleus. Außerdem aber stellt die bis hier heraufreichende Substantia gelatinosa ein zweites sensibles Kerngebiet dar, das bis herab in den obersten Teil des Rückenmarks dem Trigeminus zugehört.

Die sensiblen Hirnnerven verlassen ebenso wie die motorischen die Oblongata auf der Seite ihres Kerns und gelangen zur gleichen Gesichtshälfte. Ebenso kreuzen ihre zentralen (supranucleären) Fasern die Mittellinie, um mit der Schleife der anderen Seite cerebralwärts zu ziehen.

Aus den angegebenen anatomischen Daten lassen sich wichtige Schlüsse bezüglich der Lokalisation einer etwaigen Läsion ziehen.

Die Höhenbestimmung wird vorwiegend aus der Beteiligung der Hirnnerven erschlossen. Dabei ist zu beachten, daß die allgemeinen Regeln über zentrale und periphere motorische Lähmungen hier natürlich genau so gelten wie beim Rückenmark. Indes bringt es die Anordnung und Funktion der Kopf-, Kehlkopf- und Schlundmuskulatur mit sich, daß eine Hypertonie meist schwierig, oft gar nicht festzustellen ist, zumal wenn es sich um einzelne Nervengebiete handelt. Ebenso fehlen Sehnenreflexe und dem Babinski und Oppenheim analoge Phänomene am Kopf. Der Unterkieferreflex stellt vorwiegend eine Reaktion der Kaumuskulatur (also des N. masticatorius V_3) dar. Die direkte mechanische Muskelerregbarkeit ist nur für die oberflächlich liegenden Muskel prüfbar, aber meist schwer zu verwerten, da die Unterscheidung zwischen organisch bedingter und funktioneller Übererregbarkeit sehr unsicher ist.

Ausschlaggebend bleibt dagegen der Nachweis der Muskelatrophie mit Entartungsreaktion. Fällt die Prüfung darauf positiv aus, so muß entweder der Kern selbst oder der Nervenstamm geschädigt sein. Fehlen Atrophie und Entartungsreaktion trotz bestehender Lähmung dauernd, so kann diese nur durch Unterbrechung der zentralen (supranucleären) Bahn bedingt sein.

Ein weiteres diagnostisches Hilfsmittel ergibt sich aus der bilateralen Rindenverbindung bestimmter Hirnnerven! Wie schon erwähnt, stehen Hypoglossus, Accessorius, Vagus, Facialis (besonders der Stirnast, in geringem Maße aber auch die beiden unteren Äste), der motorische Trigeminus und einige Teile des Oculomotorius mit beiden Hirnhälften in Verbindung. Unterbrechung nur einer der beiden Verbindungen bedingt deshalb noch keine Lähmung. Nur beim Facialis tritt eine Schwäche — keine völlige Lähmung — der unteren Gesichtshälfte ein, während die Stirninnervation intakt bleibt (zum Unterschied zur peripheren Facialislähmung!).

Eine halbseitige Lähmung, z. B. des Kehlkopfes oder Rachens schließt deshalb einen supranucleären Sitz von vornherein aus. Zu berücksichtigen ist dabei aber, daß die beiderseitige Zungenmuskulatur derartig durcheinander geflochten ist, daß auch eine periphere, einseitige Lähmung nur leichte Bewegungsstörungen hervorruft.

Gelingt es, eine atrophische Lähmung bestimmter Kopfmuskeln festzustellen, so müssen wir die Läsion in die Höhe des betreffenden Kerns oder Wurzelgebietes lokalisieren. Nicht immer — besonders nicht bei akuten Erkrankungen oder im Beginn eines chronischen Leidens — ist dieser Nachweis aber möglich. Dann bleibt — bei doppelseitigen Lähmungen noch — der Ausweg, aus dem Funktionsausfall allein die obere Grenze der Schädigung zu bestimmen. Habe ich z. B. eine Zungen-, Gaumen- und Kehlkopflähmung bei intaktem Facialis, Abducens und aller höher entspringenden Nerven, so muß die Läsion unterhalb des Facialisgebietes liegen.

Zum Verständnis der Symptombilder, die infolge einseitiger Herde im verlängerten Mark entstehen, sind demnach zwei Tatsachen zu berücksichtigen:

1. Schädigung eines Kerns oder seiner intramedullären Wurzel (infranucleäre Läsion) hat gleichseitige atrophische Lähmung des entsprechenden Nerven zur Folge.

2. Ist die Pyramidenbahn im Bereich der Oblongata getroffen, so entsteht eine spastische Parese des Körpers auf der Gegenseite, weil der Herd oberhalb der Pyramidenkreuzung liegt.

Das Analoge gilt für Unterbrechung der Schleifen- (sensiblen) Bahn, falls sie nicht im kaudalsten Ende der Oblongata, unterhalb der Schleifenkreuzung, ihren Sitz hat. Im letzteren Falle wäre die Berührungs- und Tiefensensibilität gleichseitig und nur Schmerz- und Temperaturempfindung — da der Tractus spino-thalamicus schon im Rückenmark kreuzt — auf der Gegenseite gestört.

Da bei den engen räumlichen Verhältnissen in der Regel Kernläsion zugleich mit einer Unterbrechung der Pyramiden- oder Schleifenbahn resp. beider kombiniert ist, so kann man als Typus der bulbären Herderkrankung die sogenannte „alternierende Lähmung" betrachten, d. h. atrophische Lähmung im Bereich der Hirnnerven der gleichen Seite + spastischer und eventuell sensibler Lähmung der gegenüberliegenden Körperhälfte. Als häufigste derartige Kombinationen seien folgende angeführt:

a) Hemiplegia alternans superior sive oculomotoria (WEBERsche Lähmung): Verletzung von Oculomotorius-Kern oder Wurzel + Pyramidenbahn (Herd A, Abb. 58).

b) Hemiplegia alternans inferior sive facialis (GRUBER): Verletzung von Facialis + Pyramidenbahn. Infolge der Nähe des Abducenskerns ist dieser häufig mit betroffen. Da er als assoziiertes Blickzentrum fungiert, hat das „konjugierte Blicklähmung" der Seite der Läsion zur Folge, d. h. der Blick ist vom Herd abgewendet. Nur bei isolierter Unterbrechung des Abducensstammes kommt es zu einseitiger Abducenslähmung (Herd B, Abb. 58).

c) Hemiplegia alternans infima: Zerstörung des Hypoglossus- und eventuell Vagus- und Accessoriuskerns + Pyramidenbahn (Herd C, Abb. 58). Die Nähe der beiderseitigen Kerne im unteren Teil der Oblongata bedingt aber meist ihre doppelseitige Verletzung, so daß eine völlige Lähmung der Zungen-, Rachen- und Kehlkopfmuskeln resultiert.

Die gleichen Überlegungen gelten für die sensiblen Störungen.

Eine Hemianaesthesia alternans würde demnach vorliegen, wenn ein Herd den Trigeminuskern oder Stamm + Schleife (Herd D, Abb. 59) trifft. Denn dadurch wird eine Anästhesie der gleichen Gesichtshälfte sich mit einer Hemianästhesie der anderen Körperhälfte verbinden.

Sind die Herde sehr klein, so kann sogar der laterale Teil der Schleife mit dem Tractus spino-thalamicus allein unterbrochen werden und zu einer isolierten Herabsetzung der Schmerz- und Temperaturempfindung der gegenüberliegenden Körperhälfte führen (Herd E, Abb. 59).

Die Unterbrechung des medialen Teils der Schleife (also der Fortsetzung der Hinterstränge) führt neben der Anästhesie auch zu ataktischen Störungen infolge Ausfalls eines Teils der Tiefensensibilität, wenn auch meist geringen Grades, da die Kleinhirnseitenstrangbahnen noch intakt sind. Diese liegen in der Oblongata ganz lateral (s. Schnitt 5, Abb. 59). Die dorsale tritt bereits mit dem Corpus restiforme ins Kleinhirn, während die ventrale erst mit den Bindearmen die Oblongata verläßt. Fallen beide mit in den Bereich des Herdes, so tritt ausgesprochene cerebellare Ataxie meist mit Hypotonie auf. Ist nur die ventrale getroffen, so bleibt die Störung geringer.

Selbstverständlich sind damit nicht alle Kombinationsmöglichkeiten erschöpft, denn zu den Störungen sensibler Hirnnerven können sich Pyramidensymptome gesellen und umgekehrt. Die Variationsbreite der durch kleinere und größere Herde in der Medulla oblongata bedingten Symptomenkomplexe ist, wie man sich leicht vorstellen kann, außerordentlich groß. Die angeführten Formen sind nur besonders markante Beispiele, nach denen im praktischen Falle die entsprechenden Überlegungen anzustellen sind.

Neben den Ausfallerscheinungen spielen die Reizsymptome eine geringe lokaldiagnostische Rolle, da die große Empfindlichkeit der in Betracht kommenden Elemente, sie auch auf allgemeine intrakranielle Störungen (z. B. Hirndruck) reagieren läßt, und ihnen damit den Lokalcharakter nimmt.

Besonders häufig sind die Vagussymptome: CHEYNE-STOKEsches Atmen, Bradykardie und Erbrechen, ferner Nystagmus, der wohl als Ausdruck einer Reizung des Vestibulariskerns oder seiner Verbindung mit den Oculomotoriuskernen, dem „hinteren Längsbündel" beruht.

1. Die progressive Bulbärparalyse.

In der Mehrzahl der Fälle tritt die Bulbärparalyse in den vorgeschrittenen Stadien der amyotrophischen Lateralsklerose und spinalen Muskelatrophie als Ausdruck des Übergangs des Prozesses vom Rückenmark auf das verlängerte Mark hinzu.

Man könnte sie vom pathologisch-anatomischen Standpunkt auch als unvollständige oder partielle Form dieser Krankheiten auffassen, was noch um so berechtigter erscheint, als nicht selten im späteren Verlauf umgekehrt zu den reinen Bulbärsymptomen Erscheinungen hinzukommen, die auf eine Mitbeteiligung der Medulla hinweisen.

Weshalb nun in seltenen Fällen die Atrophie der Nervenzellen sich auf die motorischen Kerne des verlängerten Marks beschränkt, wissen wir nicht. Die Tatsache als solche rechtfertigt aber die Besprechung dieses Symptomenkomplexes als selbständiges Krankheitsbild.

Abgesehen von einer kleinen Zahl von Beobachtungen, wo das Leiden in der Kindheit und familiär auftrat, zeigen sich die ersten Anzeichen der Krankheit selten vor dem 40., meist erst um das 50. Lebensjahr. Über die Ursachen können wir nur Vermutungen äußern. Am plausibelsten ist bei dem oft fehlenden Nachweis exogener Schädigungen noch die Annahme einer angeborenen Schwäche des Systems, wofür besonders die kindlichen familiären Fälle sprechen.

Anatomie. Die anatomische Grundlage bildet eine progressive Atrophie der motorischen Oblongatakerne, also des Hypoglossus, Glossopharyngeus, Vagus, Accessorius, Facialis und des motorischen Trigeminus. Die Augenmuskelkerne bleiben dagegen frei. Ihre Mitbeteiligung muß die Diagnose jedenfalls zweifelhaft erscheinen lassen.

Die Atrophie ist eine rein degenerative ohne entzündliche Erscheinungen und führt allmählich zum völligen Schwund der Zellen, an deren Stelle eine reaktive Gliafaserwucherung tritt.

Die entsprechenden Muskeln zeigen Veränderungen, wie wir sie in gleicher Weise bei schlaffen Lähmungen finden. In einigen Fällen ließen sich außerdem noch leichte Degenerationen in den Pyramidensträngen nachweisen, wodurch die schon betonte nahe Verwandtschaft zur amyotrophischen Lateralsklerose dokumentiert wird.

Symptomatologie. Das klinische Bild wird vollkommen von den langsam und in der Regel symmetrisch sich entwickelnden Lähmungen der motorischen Hirnnerven — mit Ausschluß der Augennerven — beherrscht. Die entsprechenden Muskeln sind vor allem die Funktionsträger der Phonation und des Schluck- und Kauaktes. Die Kompliziertheit dieser Verrichtungen und die zu ihrem normalen Ablauf außerordentlich fein abgestuften Muskelbewegungen bringen es mit sich, daß eine Störung sich frühzeitiger in ihrem Leistungsdefekt, also der Sprache und des Schluckens bemerkbar macht, als eine Atrophie oder Veränderung der elektrischen Erregbarkeit nachweisbar wird.

Zuerst pflegt neben einer leichten Ermüdbarkeit beim Sprechen eine Verwaschenheit der Artikulation aufzufallen, und zwar beginnt diese Störung meist bei den Zungenlauten (d, t, l, r, n, s, sch und i), um dann auch die Kehl- (k und ch) und Lippenlaute (b, p, f, w, m, o, u, e) in Mitleidenschaft zu ziehen.

Meist tritt schon früh ein nasaler gaumiger Beiklang auf, wie man ihn ähnlich z. B. bei Gaumenspalten beobachtet. Die Dysarthrie, denn um eine solche handelt es sich, nimmt immer gröbere Formen an und wird durch die Schwäche der Kehlkopfmuskulatur noch kompliziert. Die Stimme wird schwächer, klangloser, eintöniger, oft heiser und tiefer und immer schwerer verständlich. Schließlich bleibt nur noch ein unartikuliertes Lallen bei völliger Bewegungslosigkeit der Zungen-, Lippen- und Gaumenmuskulatur übrig.

Sehr bald pflegt auch eine Schluckstörung sich bemerkbar zu machen. Flüssige Nahrung kommt zur Nase wieder heraus, weil das Gaumensegel den Nasenrachenraum unvollkommen abschließt. Feste Speisen bleiben vorne im Munde liegen oder werden doch nur mühsam nach hinten gebracht, und beim Herunterschlucken geraten sie leicht in den „verkehrten Hals", weil der Verschluß des Kehlkopfes durch die Glottis ungenügend ist. Schwere Erstickungsanfälle kommen dabei häufig vor.

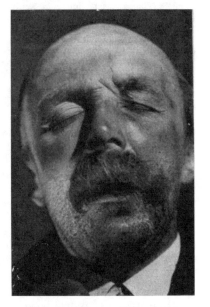

Auch die Kaumuskeln werden mit der Zeit schwächer, was sich einmal an der subjektiven Ermüdbarkeit, dann aber auch objektiv durch die ungenügende Kraft, mit der die Zähne aufeinander gebissen werden, bemerkbar macht.

Nach und nach wird die untere Gesichtshälfte immer mieneloser, und schließlich können auch grobe Bewegungen wie Zungevorstrecken, Mundspitzen usw. nur mangelhaft oder gar nicht ausgeführt werden.

Auffallend ist in den typischen Fällen immer wieder die Intaktheit der oberen Gesichtshälfte, so daß, wenn man die untere Hälfte bis zum unteren Augenrand bedeckt, der normale mimische Ausdruck vorhanden ist (s. Abb. 60).

Gewöhnlich erst, nachdem der Funktionsausfall schon längere Zeit bemerkt ist, tritt auch die Atrophie der Muskeln deutlich hervor. Zuerst an der Zunge: das Volumen wird kleiner, die Ränder flacher und auf

Abb. 60. Eigene Beobachtung.
(Bild aus Sammlung Moral.)

der Oberfläche treten Furchen und Dellen auf. Dann folgen die Lippen. Wenn hier die Atrophie auch nicht so in die Augen fallend ist, so ist doch das Dünnerwerden in den späteren Stadien ebenfalls erkennbar.

Fibrilläre Zuckungen gehen besonders an der Zunge der Volumabnahme voraus, sind aber in den übrigen Muskeln weniger deutlich.

Die zu erwartende Entartungsreaktion tritt erst spät auf, weil sie durch einzelne, noch normal funktionierende Muskelfasern und Bündel lange verdeckt wird. Meist findet man nur herabgesetzte Erregbarkeit oder partielle Entartungsreaktion.

Die Sensibilität bleibt bis zum Schluß intakt. Während der Rachenreflex in der Regel fehlt, bleiben in den reinen Fällen die übrigen Sehnen- und Hautreflexe unverändert, ebenso die Blasen-, Mastdarm- und Genitalfunktion.

Da die Kaumuskellähmung schließlich einen Verschluß des Mundes unmöglich macht, fließt bei herabhängendem Unterkiefer aus dem halbgeöffneten Mund (s. Abbildung) reichlich Speichel.

In atypischen Fällen kann das geschilderte Bild dadurch eine Änderung erleiden, daß auch der obere Facialisast und die Augenmuskelkerne mitgriffen

werden. Es trifft das besonders für die Gruppe der infantilen und familiären
Formen zu. Die Lähmung des Musculus orbicularis oculi und die daraus folgende
Unfähigkeit des Lidschlusses (Lagophthalmus) geben dieser Form das Gepräge.
Ptosis und Ophthalmoplegia können hinzutreten.

Eine andere Komplikation kann dadurch entstehen, daß die Atrophien auf Hals
und vor allem auf die Hände übergehen, oder leichtes pastische Erscheinungen
an den Beinen sich bemerkbar machen. Damit sind dann die Übergänge zur
spinalen Muskelatrophie und amyotrophischen Lateralsklerose gegeben, deren
nahe Verwandtschaft mit der reinen Bulbärparalyse schon betont wurde.

Der Verlauf ist ein absolut ungünstiger. Innerhalb weniger -- etwa 1 bis
4 -- Jahre tritt der Exitus meist infolge der unausbleiblichen Komplikationen
(Bronchitis, Schluckpneumonie, Ernährungsstörungen) ein.

Die **Therapie** ist eine rein symptomatische. In erster Linie ist die Ernährung sorgfältig zu überwachen. Bei stärkerer Schluckstörung gibt man am besten breiige, aber kräftige
Kost. Eventuell ist künstliche Ernährung mit Hilfe der Sonde anzuwenden.
Empfohlen ist ferner Galvanisation der Medulla oblongata durch Aufsetzen der Elektroden auf Nacken oder Processus mastoideus beiderseits (Stromstärke etwa 2—3 M.-A.).
Von Medikamenten kann versucht werden: Strychnin (Strychn. nitr. 0,03 zu 10, davon
$^1/_2$—1 ccm), ferner Arsen (als Liquor Fowleri) und Jodkali (3 mal täglich 1—2 g).

Diagnose. Die Unterscheidung von der spinalen Muskelatrophie und amyotrophischen Lateralsklerose ergibt sich aus dem Gesagten.

Gegenüber der apoplektischen Bulbärparalyse ist der langsame Verlauf
und die Beschränkung auf die motorischen Kerne ausschlaggebend.

Der Pseudobulbärparalyse fehlt die Atrophie der Muskeln und die fibrillären
Zuckungen.

Manche Formen von Lokalerkrankungen (Tumoren) können bulbäre Symptome erzeugen, aber nie wird dabei auf die Dauer ein so elektiver Ausfall der
motorischen Kerne zu finden sein, sondern stets Sensibilitätsstörungen, spastische Erscheinungen und Blasenstörungen hinzukommen.

Daß eine Neuritis (besonders nach Diphtherie) auch Gaumensegellähmung
mit nasaler Sprache erzeugen kann, ist stets zu berücksichtigen. Bezüglich der
myasthenischen Bulbärparalyse vergleiche man den Abschnitt von H. CURSCH-
MANN.

2. Die akute, apoplektische Bulbärparalyse.

Stellt die echte Bulbärparalyse eine Systemerkrankung dar, bei der langsam
aber elektiv nur bestimmte motorische Kerne des verlängerten Marks atrophieren,
und zwar offenbar infolge eines spezifischen ätiologischen Faktors, so kann es
zu einer mehr oder weniger akuten Schädigung der gleichen Gebiete auf Grund
verschiedenartiger Ursachen kommen, unter denen Gefäßerkrankungen und deren
Folgezustände die Hauptrolle spielen.

Der prinzipielle Unterschied ist der, daß bei der letzteren Gruppe herdförmige Erkrankungen der Medulla oblongata die bulbären Kerne neben anderen
Teilen schädigen. Die Bulbärparalyse ist hierbei also ein mehr zufälliger Symptomenkomplex, der wegen der kleinen Dimensionen des verlängerten Marks
relativ häufig hervorgerufen wird. Durch seine Auffälligkeit und häufig auch
Gefährlichkeit beherrscht er aber das klinische Bild oft lange Zeit fast völlig.

Ätiologie. Die Medulla oblongata wird durch die Basilar- und Vertebral-
arterien versorgt. Erkrankungen dieses Gefäßgebietes müssen also zu Funktionsstörungen der außerordentlich wichtigen Kern- und Fasersysteme, die
hier nahe beieinander liegen, führen.

Die Hauptrolle spielt die Arteriosklerose, die infolge endarteriitischer Prozesse
zu einer Thrombosierung kleinerer und größerer Äste und damit zu ischämischen
Erweichungen führt. Nicht selten ist die Gefäßerkrankung Folge einer Lues.

Entsteht der Gefäßverschluß sehr langsam, oder kommt es nur zu Ernährungsstörungen auf Grund der Wandveränderungen ohne völlige Verlegung des Lumens, so pflegen allein die nervösen Elemente zugrunde zu gehen, während die Gliazellen von vornherein wuchern und später die „Narbe" bilden.

Praktisch von geringerer Bedeutung sind die einfachen Blutungen, da sie meist schnell ad exitum führen. Naturgemäß können schwere Traumen, besonders wenn sie die Nackengegend direkt treffen, auch ohne vorherige Gefäßveränderungen zu Hämorrhagien Veranlassung geben. In seltenen Fällen kann eine aneurysmatische Erweiterung der Arteria basilaris eine Druckschädigung des Bulbus herbeiführen, oder eine Embolie, besonders der linken Vertebralis, einen Gefäßverschluß bedingen.

In der Regel wird die Arteriosklerose der Oblongata nur eine Teilerscheinung einer allgemeinen Gefäßerkrankung sein, wobei nicht selten eine Nephritis ätiologisch von Bedeutung ist.

Eine wichtige Rolle spielen neuerdings als Ursache eines bulbär-paralytischen Bildes die encephalitischen Prozesse besonders nach Grippe, die allerdings meist nicht auf die Medulla beschränkt bleiben, sondern vor allem die Stammganglien des Gehirns in Mitleidenschaft ziehen (vgl. Encephalitis).

Schließlich mag erwähnt werden, daß einige Male auch ein Absceß im verlängerten Mark beobachtet ist.

Symptomatologie. Das voll entwickelte Bild der apoplektischen Bulbärparalyse wird durch die schwere, dysarthrische Sprachstörung, Unfähigkeit zum Schlucken und die Gesichtslähmung gekennzeichnet. Letztere betrifft fast stets beide Seiten, wenn auch in verschiedener Stärke und vorwiegend die unteren Äste. Die Gesichtszüge sind infolge davon schlaff und bewegungslos.

Die Sprache ist nicht selten völlig aufgehoben, oder die Worte werden lallend, verwaschen und klanglos hervorgebracht.

Dazu kommt die Unfähigkeit, feste Nahrung herunterzuschlucken, während Flüssigkeiten zur Nase herauskommen. Sehr häufig führen Eßversuche zu Erstickungsanfällen, weil die Speisen durch die Glottislähmung in den Kehlkopf geraten. Die Kaumuskulatur kann mitgelähmt sein. Seltener besteht eine Kieferklemme, die als Folge eines Reizzustandes im Kerngebiet des Nervus masticatorius aufzufassen ist.

Einseitige Beteiligung des Abducens führt eventuell zu einem Strabismus oder konjugierter Blicklähmung auf der Seite des Herdes (vgl. Allgem. Teil, S. 50). Sehr weit nach oben reichende Herde werden auch den Oculomotorius in Mitleidenschaft ziehen.

Auf die Beteiligung der vegetativen Zentren weisen Respirations-, Puls- und Temperaturstörungen hin. Dyspnoe und CHEYNE-STOCKEsches Atmen können schon früh auftreten, und werden besonders bei den letal verlaufenden Fällen fast nie vermißt. Der Puls ist häufig beschleunigt. Ungewöhnlich hohe Temperatur (bis 42°) tritt meist erst sub finem auf; geringes Fieber ist dagegen auch sonst zu beobachten.

In der Regel findet der Arzt, wenn er zur Hilfe gerufen wird, schon das voll entwickelte Bild der Bulbärparalyse vor, weil der Beginn gewöhnlich ein sehr akuter ist, ja schlagartig unter den bekannten Erscheinungen des apoplektischen Insultes mit völliger Bewußtlosigkeit einsetzen kann.

In manchen Fällen gehen allerdings Prodromalerscheinungen voran, die auf arteriosklerotische Veränderungen des Gehirns hinweisen: Kopfschmerzen, Flimmern vor den Augen, Schwindelgefühl, Ohrensausen, bis die Lähmung — meist plötzlich — einsetzt, wobei das Bewußtsein erhalten bleiben kann. Erbrechen, starker Schwindel und in seltenen Fällen auch Krämpfe von epileptiformem Charakter lassen aber auch dann keinen Zweifel über den Ernst der

Erkrankung aufkommen, die nach Abklingen der stürmischen Erscheinungen die Symptome der Labio-glosso-pharyngeal-Paralyse bietet.

Bei encephalitischen Prozessen, besonders nach Grippe, kann die Entwicklung eine langsamere sein. Statt der akuten Reizsymptome beobachten wir hier ein über Tage oder Wochen sich erstreckendes Stadium mit Somnolenz und Fiebererscheinungen, aus dem der bulbäre Symptomenkomplex, oft mit Augenlähmungen kombiniert, hervorgeht.

Die engen Verhältnisse der Oblongata bringen es mit sich, daß Herde keine Kernlähmungen erzeugen können, ohne auch die sie umgebenden Gebilde zu schädigen. Als solche kommen vor allem die langen, das Rückenmark mit den verschiedenen Hirnteilen verbindenden Bahnen in Betracht, d. h. es werden sich den bulbären Erscheinungen motorische und sensible Störungen des Rumpfes hinzugesellen. Wir werden also spastisch-paretische Lähmungen und Sensibilitätsstörungen an Rumpf und Extremitäten mit den Hirnnervenlähmungen kombiniert finden, und zwar vorwiegend im Typus der Hemiplegia alternans. Die verschiedenen Möglichkeiten, die sich dabei ergeben, haben wir oben (S. 289) bereits besprochen.

Verlauf und Prognose. Stärkere Blutungen führen durch Läsion des Atemzentrums nicht selten akut zum Tode. Aber auch die schweren Schlucklähmungen können durch folgende Schluckpneumonie und Bronchitis ein schnelles Ende bedingen. Ist der erste Insult überstanden, so bilden sich oft die Erscheinungen mehr oder weniger weitgehend zurück.

Nicht so unmittelbar bedrohlich sind meist die entzündlichen Prozesse! Die bulbäre Grippenencephalitis kann sich sogar weitgehend zurückbilden, aber auch dauernde Lähmungen hinterlassen.

Diagnose. Gegenüber der progressiven Bulbärparalyse entscheidet der akute oder subakute Beginn und die Mitbeteiligung der Pyramiden- und Schleifenbahn, die zu motorischen und sensiblen Lähmungen des Körpers führen.

Bei der Pseudobulbärparalyse fehlen die degenerativen Muskelatrophien. Dabei ist aber zu berücksichtigen, daß nicht selten Kernschädigungen mit Unterbrechung supranucleärer Bahnen vereint sind, also Mischformen vorkommen.

Tumoren können naturgemäß ganz ähnliche Bilder erzeugen. Hierbei werden aber in der Regel bald Symptome, die auf einen raumbeengenden Prozeß hindeuten (Hirndruck), hinzutreten.

Die multiple Sklerose kann unter Umständen mit rein bulbären Symptomen beginnen und, wenn auch selten, apoplektiform einsetzen. In der Regel ist die Entwicklung aber eine viel langsamere.

Therapie. Handelt es sich um eine Bulbärparalyse auf arteriosklerotischer Basis, so kommen die allgemeinen Vorschriften bei Apoplexie in Anwendung. Also zuerst körperliche und geistige Ruhe, eventuell durch Narkotica, später Jodgaben! Bei Verdacht einer luetischen Erkrankung muß sofort spezifische Kur eingeleitet werden (Schmierkur! Calomelinjektionen, Salvarsan).

Bei Schluckstörungen ist breiige Nahrung am Platze. Falls auch deren Aufnahme Schwierigkeiten macht, empfiehlt sich Sondenernährung.

3. Die Pseudobulbärparalyse.

Wie wir oben ausgeführt haben, stehen die bulbären Kerne mit der Großhirnrinde in Verbindung! Diese Verbindung bezeichnen wir als „supranucleäre" Bahn. Sie schließt sich der Pyramiden- und Schleifenbahn an, und hat ihre corticale Projektion ebenso wie jene in der vorderen und hinteren Zentralwindung. Alle Willkürbewegungen der Hirnnervengebiete hängen von der Rinde in ähnlicher Weise ab wie die des übrigen Körpers. Ein Unterschied besteht aber insofern, als letztere nur eine gekreuzte Verbindung mit der Rinde haben, während die Hirnnervenkerne, soweit sie auf bilateral-symmetrische Funktionen eingestellt sind (Schlund, Kehlkopf, Augenschluß und Stirnmuskulatur), außerdem noch eine Kommunikation mit der gleichen Hemisphäre besitzen.

Daraus ergibt sich der wichtige Schluß, daß einseitige Unterbrechung der supranucleären Bahn in den erwähnten Gebieten noch keine Lähmung erzeugt, sondern eine Funktionsstörung erst durch doppelseitige Läsion hervorgerufen werden kann. Gleichgültig ist dabei, an welcher Stelle die Unterbrechung geschieht, und ob sie symmetrisch ist. In dem Schema sind diese Verhältnisse leicht zu erkennen. Läsion der einen (rechten) supranucleären Bahn ergibt noch keine Kehlkopflähmung, weil der rechte Vaguskern noch mit der anderen Hirnhälfte in Verbindung steht und von dort seine Direktiven bezieht. Die Lähmung muß aber sofort manifest werden, sobald zu einem Herd der rechten Seite (r) ein Herd (l) der andern Seite tritt (Abb. 61). So ruft ein Rindenherd (r) mit einem Hirnschenkelherd (l_1) die gleiche Kehlkopflähmung hervor, wie eine Läsion in der rechten inneren Kapsel (r_1) mit einer analogen (l) im linken tiefen Marklager usw. Abb. 61 (x).

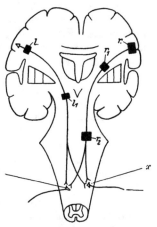

Abb. 61. Die verschiedenen Lokalisationsmöglichkeiten des Herdes bei Pseudobulbärparalyse.

Neuere Erfahrungen haben gelehrt, daß die bulbären Kerne auch mit den Stammganglien in Zusammenhang stehen. Wahrscheinlich gehen von diesen Zentren hemmende und regulatorische Einflüsse aus, so daß auch deren Zerstörung die Funktion der Hirnnerven beeinträchtigen kann. Indessen sind wir heute noch nicht in der Lage, uns über die Art dieser Beziehungen ein klares Bild zu machen.

Ätiologie und Anatomie. Die Ursache der Pseudobulbärparalyse ist vorwiegend eine Arteriosklerose des Gehirns und deren Folgezustände, wie Blutungen, Erweichungen, Cysten usw. Nicht selten sind die Gefäßveränderungen luetischer Natur. Auch die gummöse und meningitische Form der Syphilis kommt als Grundlage der Erkrankung in Betracht.

Neuerdings spielt die Grippeencephalitis eine wichtige Rolle, aber meist ist dabei der Bulbus selbst mitgegriffen, wie denn überhaupt eine Kombination von Kernläsionen mit supranucleären Schädigungen recht häufig vorkommt.

Nicht selten sind pseudobulbäre Erscheinungen Folge intrauteriner oder früherworbener doppelseitiger Hirnverletzungen oder Entzündungen, wobei sie mit spastisch-diplegischen, oft auch athetotischen Symptomen einherzugehen pflegen (infantile Pseudobulbärparalyse).

Symptomatologie. Der gemeinsame Verlauf der supranucleären Faserung mit der Pyramiden- und Schleifenbahn bedingt, daß die bulbären Erscheinungen in der Regel mit spastisch-paretischen, resp. sensiblen Störungen an Rumpf und Extremitäten vergesellschaftet sind. Die verschiedenen Lokalisationsmöglichkeiten (vgl. Abb. 61) der Herde ergeben außerdem eine große Mannigfaltigkeit von Begleitsymptomen.

Beherrscht wird aber das Bild in der Regel von der Parese der motorischen Hirnnerven: Das Gesicht ist starr und leblos durch die Ausschaltung der Willkürbewegungen, die Sprache unartikuliert, lallend und infolge der Gaumensegellähmung oft nasal. Klanglich fällt die Monotonie auf. Besonders stark pflegt die Aussprache der Konsonanten zu leiden. Der Fluß des Sprechaktes wird häufig durch Beeinträchtigung der Atemmechanik noch gesteigert: Dem Patienten geht der Atem aus, so daß er mitten im Satz, oft im Wort neu inspirieren muß (saccardierte Sprache). Auch einfache Bewegungen, wie Zungevorstrecken und Mundspitzen sind erschwert. Der infolge Schwäche der Kaumuskeln oft halb geöffnete Mund gibt dem an sich schon affektlosen Gesicht leicht einen blöden Ausdruck. Wenn auch der Schluckakt selten so gestört ist, daß die Nahrungsaufnahme unmöglich wird, ist ein Regurgitieren von Flüssigkeit durch die Nase und Verschlucken doch nicht selten.

Die Beweglichkeit der Augen pflegt eingeschränkt zu sein. Ja, es kann eine völlige Unmöglichkeit bestehen, die Blickrichtung willkürlich zu ändern. Sehr auffallend ist nun, daß diese „Lähmungen" meist nur insofern bestehen, als die Muskeln der willkürlichen Beeinflussung entzogen sind, während reflektorisch, sei es durch Affekt oder Bewegungen anderer Muskeln ausgelöst, sogar eine extreme Kontraktion hervorgerufen werden kann. So kommt es auf Grund geringer emotioneller Anlässe oft zu zügellosen Lach- und Weinausbrüchen, wobei die sonst starre Gesichtsmuskulatur sich übermäßig verzerrt. Begleitet werden diese zwangmäßigen Affektreaktionen von krampfartigen Respirationsstößen, die zu vorübergehendem Atemstillstand und asphyktischer Cyanose führen können.

Auch die scheinbar völlig bewegungslosen Augäpfel können unwillkürlich auf optische oder akustische Reize sich dem Gegenstand zuwenden, so daß man von einer „Pseudoophthalmoplegie" (WERNICKE) gesprochen hat.

Der Nachweis, daß keine degenerative Lähmung von peripherem Typ vorliegt, ist durch die unwillkürlichen Bewegungen bereits gegeben. Dementsprechend fehlen Atrophien und Entartungsreaktion in den paretischen Muskeln. Die prinzipiell zu erwartende Hypertonie und Reflexsteigerung ist nicht regelmäßig nachweisbar. Gelegentlich läßt sich allerdings Steigerung des Masseterreflexes feststellen, und durch mechanische Reizung der Lippen oder Zunge rhythmische Bewegungen der Lippen, Zunge, Unterkiefer und des Schlundes auslösen, die in ihrer Reihenfolge und Form dem willkürlichen Eßakt weitgehend gleichen, so daß OPPENHEIM von einem „wahren Freßreflex" gesprochen hat.

Auch können unter Umständen durch Beklopfen des Unter- und Oberkiefers reflektorische Kontraktionen der Lippen hervorgerufen werden, die an eine Saugbewegung erinnern (Saugreflex).

Ob spontan auftretende Störungen der Respiration (CHEYNE-STOKESches Atmen) und der Herzaktion, ferner Temperatursteigerungen ebenfalls durch Ausfall oder Reizung der supranucleären Fasern zu erklären sind, oder auf direkte Schädigung der Zentren in der Oblongata zurückgeführt werden müssen, läßt sich schwer entscheiden, da gerade bei der Arteriosklerose häufig auch im Bulbus kleine Herde gefunden werden und echte mit Pseudobulbärerscheinungen sich vielfach mischen.

Die Beteiligung der langen Systeme (Pyramiden- und Schleifenbahn) ist sehr variabel. In der Regel sind aber die Erscheinungen einer ein- oder doppelseitigen Hemiplegie deutlich. Blasen- und Mastdarmstörungen sind teils vorhanden, teils fehlen sie.

Daß die meist zahlreichen Hirnherde der Pseudobulbärparalyse psychische Störungen hervorrufen, ist begreiflich, sind sie doch häufig nur Ausdruck einer allgemeinen schweren Hirnsklerose. Gedächtnis- und Merkfähigkeitsabnahme, Apathie und überhaupt Zeichen der arteriosklerotischen oder senilen Demenz sind daher etwas sehr Gewöhnliches.

Nicht selten entwickeln sich auch akute Verwirrtheits- und Erregungszustände. Und je nach der Lokalisation der Herde können aphasische, apraktische und agnostische Erscheinungen hinzutreten.

Die Entwicklung des vollen Bildes der Pseudobulbärparalyse geschieht meist schubweise im Anschluß an mehrere apoplektische Insulte. Oft ist es nach einem ersten Anfall angedeutet, bildet sich aber zurück, und erst ein später entstandener Herd auf der anderen Seite läßt dann die Sprach- und Schlucklähmung deutlich werden. Doch gibt es auch Fälle, wo die Ausbildung des Symptomenkomplexes, entsprechend der langsamen Entstehung der Herde, eine mehr chronisch kontinuierliche ist.

Der Verlauf ist in der Mehrzahl der Fälle ein protrahierter, sich über Jahre hinziehender; die Prognose in Rücksicht auf die vorwiegend arteriosklerotische Genese wenig günstig. Die Fälle von infantiler Pseudobulbärparalyse haben, da ihnen diese Ursache fehlt, quoad vitam meist eine günstige Prognose, quoad valetudinem ist ihre Voraussage natürlich ganz ungünstig.

Diagnose. Gegenüber der progressiven Bulbärparalyse gibt das dauernde Fehlen der Muskelatrophie und Entartungsreaktion den Ausschlag. Außerdem ist diese streng auf die Kerne beschränkt. Hemiplegische Erscheinungen und Hirnsymptome fehlen also.

Desgleichen ist die amyotrophische Lateralsklerose eine rein das motorische System schädigende Erkrankung von langsam progredientem Verlauf unter Abwesenheit aller Hirnerscheinungen! Muskelatrophien und fibrilläre Zuckungen werden auf die Dauer hier nicht vermißt.

Die akute apoplektische Bulbärparalyse ist, wie schon erwähnt, oft mit der Pseudobulbärparalyse vermischt. Die für jene so typische alternierende Hemiplegie, sowie der Nachweis der degenerativen Muskelatrophie lassen aber den Sitz der Erkrankung in den Bulbus selbst lokalisieren.

Bei der myasthenischen Paralyse handelt es sich meist um Personen jugendlichen oder mittleren Alters. Die Periodizität der Lähmungen, ihre Abhängigkeit von Muskelanstrengungen, die myasthenische Muskelreaktion und das Fehlen von Hirnerscheinungen bieten kaum differentialdiagnostische Schwierigkeiten.

Therapie. Soweit die Behandlung die Bulbärsymptome als solche betrifft, kann auf die anderen Formen verwiesen werden. Im übrigen versuche man die zugrunde liegende Arteriosklerose durch Jodpräparate zu beeinflussen bei Vermeidung körperlicher Anstrengungen und anderer Einflüsse, welche den Blutdruck steigern können (Aufregungen, Alkohol, Herzexcitantien). Wo luetische Ätiologie in Frage kommt, ist natürlich spezifische Therapie einzuleiten.

Die Myopathien
ohne nachweisbare Veränderung des Nervensystems.

Von

HANS CURSCHMANN-Rostock.

Unter dem Begriff der Myopathien können wir (einstweilen noch) eine Gruppe von durchweg ziemlich seltenen Krankheitsbildern zusammenfassen: Die Dystrophia musculorum progressiva (ERB), die Myotonia congenita (THOMSEN), die myotonische Dystrophie und die Myasthenia pseudoparalytica. Alle vier sind schwere Erkrankungen der Bewegungsfunktion; sie verlaufen mit wohlcharakterisierten funktionellen, meist auch trophischen Störungen der Muskulatur. Ihre Bewegungsstörungen sind sehr verschieden, zum Teil direkt antagonistisch (Myotonie und Myasthenie). In einem gleichen sich aber alle vier Krankheiten: in der makroskopischen und mikroskopischen Intaktheit des Nervensystems einerseits und typischen makroskopischen oder meist nur mikroskopischen Veränderungen der Muskulatur. Auch die pathogenetische Hypothese hat bereits die genannten Krankheiten zusammenfassen wollen (LUNDBORG), ohne allerdings Beweise für die parathyreogene oder sonstwie endocrine Entstehung derselben erbringen zu können.

1. Dystrophia musculorum progressiva (ERB).

Aus dem noch bei FRIEDREICH, DUCHENNE, CHARCOT u. a. herrschenden Durcheinander der verschiedenen Formen des Muskelschwundes hat ERBS sichtende Hand unter dem obigen Namen eine bestimmte Gruppe von rein myopathischen Atrophien und Pseudohypertrophien herausgehoben. Wenn auch die bei diesen Leiden übliche Trennung in verschiedene Unterarten (infantile, pseudohypertrophische Form, juvenile Form usw.) beibehalten werden soll, muß doch betont werden, daß ebenso häufig, wie diese reinen Sonderformen, Übergangsformen sind, die die Einheitlichkeit des ERBschen Krankheitsbildes immer wieder scharf zur Erkenntnis führen. Man kann deshalb auch auf die Unterscheidung noch weiterer Sonderformen (LEYDEN - MÖBIUS, DUCHENNE-DÉJÉRINE usw.) verzichten.

Begriff. Die ERBsche Dystrophie umfaßt Formen, die folgende Eigentümlichkeiten haben: 1. Beginn des Leidens im Jugendalter (von der frühesten Kindheit bis Ende des zweiten Jahrzehnts, sehr selten in den 30er und 40er Jahren); 2. meist nachweisbar familiäres Auftreten.

WEITZ hat angenommen, daß für die Dystrophie „die Geschlechtsanlage durch Mutation entstehe (im männlichen und weiblichen Geschlecht gleich häufig), daß sie dem dominanten Erbgang folge, und im männlichen Geschlecht, ein gewisses Alter des Erkrankten vorausgesetzt, stets die Krankheit bewirke, dagegen im weiblichen Geschlecht nur bei einem gewissen Teil". Die erfahrungsgemäß weit geringere Morbidität des Weibes sei je nach Familie verschieden ausgeprägt. Die gesunden Frauen mit Krankheitsanlage vererben sie durchschnittlich auf die Hälfte der Kinder. Das Gesetz der Anteposition und progressiven schwer degenerativen Charakters trifft für das Leiden anscheinend nicht zu (WEITZ).

3. Atrophien und Pseudohypertrophien befallen gesetzmäßig bestimmte Muskelgruppen, erstere meist gewisse Muskeln der Brust, des Schultergürtels, des Rückens, der Oberarme, des Gesäßes und der Oberschenkel, oft auch des Gesichts unter fast konstanter Verschonung der distalen Extremitätenteile bis zum Ellbogen und Knie hinauf (im strikten Gegensatz zur spinalen Muskelatrophie); die Pseudohypertrophie bevorzugt bestimmte Oberarmmuskeln und vor allem die Muskeln der Waden; 4. fast stets fehlen die klinischen Zeichen der degenerativen Atrophie (fibrilläre Zuckungen, elektrische und mechanische Entartungsreaktion); 5. es fehlen auch sowohl Pyramidenbahnsymptome (Hyperreflexie, BABINSKI), als auch solche striären Ursprungs (amyostatische Starre, Tremor), desgleichen Störungen der sensorischen Hirnnerven, Veränderungen der Sensibilität und der Sphincterentätigkeit; 6. anatomische Veränderungen finden sich regelmäßig am Muskelapparat, in reinen Formen niemals am Nervensystem.

Die **infantile atrophische Form der Dystrophie** ist relativ die häufigste; sie kann mit und seltener ohne Gesichtsbeteiligung verlaufen; fast nie fehlen Pseudohypertrophien dabei. Das Leiden beginnt — häufiger bei Knaben, seltener bei Mädchen — in früher Jugend im dritten bis fünften Lebensjahr, nachdem die Patienten meist schon in normaler Weise das Laufen gelernt haben, sehr langsam und schleichend. Zuerst fallen den Eltern auf: ein etwas langsamerer, watschelnder und schaukelnder Gang, Schwierigkeiten beim Laufen, Springen

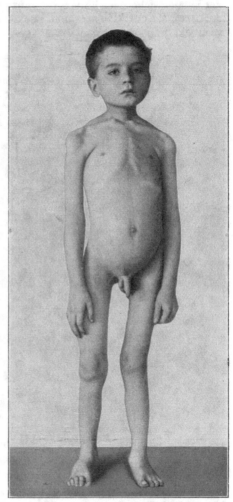

Abb. 1. Infantile atrophische Form der Dystrophie mit Gesichtsbeteiligung.
(Nach HEINR. CURSCHMANN.)

und besonders beim Aufstehen aus liegender oder gebückter Stellung. Zugleich entwickelt sich eine Lordose der Wirbelsäule. Meist erst später werden Störungen in der Motilität der oberen Extremitäten (beim Heben der Arme und Schultern) bemerkt. Jetzt treten auch häufig Lähmungserscheinungen bestimmter Facialismuskeln auf. Das Leiden erreicht nach mehrjährigem Bestehen seinen Höhepunkt.

Der Befund ist nun meist folgender (Abb. 1): Die erheblichsten Störungen betreffen fast stets die Rumpf-, Becken- und Oberschenkelmuskulatur. Der Gang ist stets auffallend unsicher, schaukelnd, watschelnd (wegen der Schwäche der Glutaei medii, STRÜMPELL), die Oberschenkel werden mühsam relativ hochgehoben, die Füße fallen stampfend auf den Boden (Schwäche der Oberschenkelmuskeln). Im Gehen und Stehen tritt eine starke Lordose der Lendenwirbelsäule hervor, die ganz groteske Grade erreichen kann, eine Folge der Atrophie der Rücken- und Beckenmuskulatur; der Bauch wird stark vorgestreckt. Die Atrophien bevorzugen stets neben den langen Rückenmuskeln

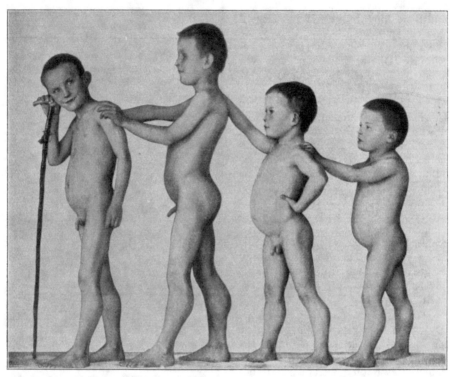

Abb. 2. Vier Geschwister mit infantil. Dystrophia muscul. Die beiden älteren zeigen die atrophische, die beiden jüngeren Knaben die fast rein pseudo-hypertrophische Form. (Nach HEINR. CURSCHMANN.)

die Glutäen, die Extensoren des Unterschenkels (Quadriceps), etwas weniger konstant die Beuger desselben. Die Lähmung der beiden ersteren verursacht das allbekannte Phänomen beim Aufrichten aus liegender Stellung (vgl. Abb. 3 a—e): zuerst heben sich die Kinder mittels der Arme so weit, daß sie „auf allen vieren" stehen, dann klettern sie gleichsam an sich selbst in die Höhe, indem sie die Arme auf die Knie und dann auf die Oberschenkel stemmen.

Zugleich mit den Atrophien finden sich nun fast stets an den unteren Extremitäten Pseudohypertrophien, am konstantesten an den M. gastrocnemiis; seltener finden sich Reste der Pseudohypertrophie an den Glutäen und am Deltoideus. Die hypertrophischen Muskeln fühlen sich meist schlaffer an als normale, oft eigentümlich teigig, bisweilen aber auch derb und fest. Ihre Kraft ist oft normal, etwas seltener herabgesetzt, sehr selten gesteigert.

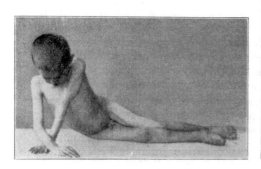

a

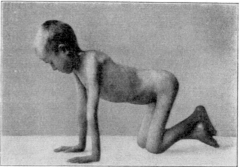

b

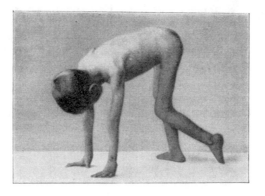

c

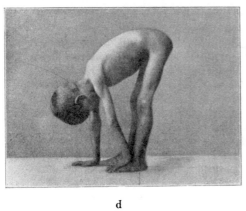

d

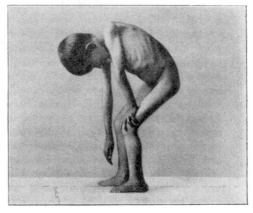

e

Abb. 3 a—e. Aufstehen bei Dystrophia muscul.
(Nach HEINR. CURSCHMANN.)

Die Muskeln des Schultergürtels und der Arme sind bei der infantilen Form lange Zeit etwas weniger befallen als die des Rumpfes und der Beine. Recht konstant finden sich aber doch Atrophien des M. pectoralis, der M. cucullares, der M. serrati u. a. Die hieraus resultierenden Bewegungsstörungen, die besonders die Hebung und den Gebrauch der Arme beim Erheben über die Horizontale betreffen, werden eingehender bei der juvenilen Form des Leidens, bei der sie eine weit größere Rolle spielen, besprochen. Verschont bleiben bei der infantilen Form wohl stets die Vorderarme.

Das Gesicht wird frühzeitig schon von Atrophie und Parese befallen. Zuerst pflegt die Schwäche der Ringmuskeln des Auges und des Mundes aufzufallen: der Augenschluß ist unvollkommen und kraftlos, das Spitzen des Mundes wird unmöglich. Infolge der Atrophie der Oberlippenmuskeln tritt diese abnorm hervor; es entwickelt sich eine Andeutung von „Tapirschnauze". Später greift die Atrophie auch — durchaus nicht immer symmetrisch — auf die Wangen- und Stirnmuskulatur über. So kommt es schließlich zum myopathischen Maskengesicht. Zunge und Schlund, ebenso die Kaumuskeln bleiben — im Gegensatz zu Bulbärlähmungen anderer Genese — fast stets völlig intakt; ebenso die äußere und innere Augenmuskulatur.

Daß die sensorischen Hirnnerven, die Sensibilität und die Sphincteren normal bleiben, wurde schon erwähnt. Ebenso gehören psychische Anomalien zu den Ausnahmen; im Gegenteil, die Kinder sind meist geistig recht geweckt und munter.

Eine seltenere Abart der infantilen Dystrophie ist die zuerst von GRIE-SINGER, dann von DUCHENNE u. a. beschriebene **Pseudohypertrophie der Muskeln.** Sie beginnt schleichend ebenfalls in frühester Jugend. dem dritten bis sechsten Lebensjahr.

In typischen Fällen überwiegen die Pseudohypertrophien durchaus vor den Atrophien. Die Muskeln der Waden und Oberschenkel, oft auch des Gesäßes, treten enorm voluminös hervor; ebenso hypertrophieren die Muskeln der Schultern und Oberarme (besonders M. triceps). Dabei wird der Bauch wegen der bestehenden Lordose hervorgestreckt und scheint abnorm dick. Das äußere Bild kann so dem eines jugendlichen Herkules im Barockstil gleichen.

Dabei ist die Beschaffenheit der hypertrophischen Muskeln oft recht weich und schwammig, bisweilen aber auch, wie bei echten Hypertrophien, fest. Dementsprechend ist die Funktion dieser Muskeln meist relativ reduziert; wir sahen aber auch Fälle, in denen hypertrophische Muskeln abnorm kräftig waren.

Neben den Pseudohypertrophien finden sich bei genauer Untersuchung fast stets auch Atrophien, die vor allem die langen Rückenmuskeln, nicht selten auch die Glutäen befallen. Die Schwäche der pseudohypertrophischen und atrophischen Muskeln des Rumpfes und der Beine verursachen nun Störungen der Haltung (besonders im Stehen und Gehen) und des Ganges selbst, die ganz denen der atrophischen Dystrophiker gleichen: starke Lendenlordose und watschelndes, schaukelndes Auswärtsgehen. Auch die Fähigkeit, sich vom Boden zu erheben, ist fast stets gestört. Die Schwäche der Arm- und Schultermuskeln tritt in reinen pseudohypertrophischen Formen weniger hervor, wenn sie auch nie ganz fehlt. Atrophie und Parese der Gesichtsmuskulatur sollen bei diesen Formen nicht vorkommen.

Was das Vorkommen und den Verlauf der Pseudohypertrophie anbetrifft, so ist zu betonen, daß sie sich nicht selten in Familien findet, in denen die etwas älteren Kinder an der atrophischen Dystrophie leiden, wie dies die abgebildeten Dystrophikergeschwister aus der Leipziger Klinik zeigen (Abb. 2). In solchen Fällen pflegt dann die Pseudohypertrophie in die atrophische Form mit

Gesichtsbeteiligung überzugehen.　Auch sonst sind Übergänge zwischen beiden Formen nicht selten.

Die **juvenile Form der Dystrophie,** die fast ebenso häufig wie die infantil-atrophische ist, zeigt nicht ganz so häufig familiäres Auftreten, wie die zuerst beschriebenen Formen. Sporadische Fälle sind hier keine Seltenheiten. Das Leiden befällt scheinbar relativ häufiger das weibliche Geschlecht, als die infantilen Formen. Auch hier ist der um die Mitte des zweiten Jahrzehnts gewöhnlich einsetzende Beginn meist schleichend.

Als charakteristische Unterscheidungsmerkmale von den bisher besprochenen Arten sind vor allem zu
nennen: das Vorherrschen und
der frühzeitige Beginn der Störung im Schultergürtel und den
oberen Extremitäten und das
Zurücktreten der Pseudohypertrophie.

Der ganze Typus der Kranken
weicht von demjenigen der infantilen
Form durch die starken Formverände-
rungen der Schultern, der Brust und
der Arme ab (Abb. 4). Durch die
Lähmung der M. cucullares, der Scapula-
fixatoren und zum Teil der M. pectorales sinken die Schultern tief nach
unten, oft auch nach vorn herab. An
diesen „gerutschten" Schultern hängen
oft spindeldürre Oberarme, denen oben
ein ebenfalls nach unten gerutschter
Deltoideus in leidlichem Volumen auf-
sitzt, und Unterarme, die durch Atrophie
des Supinator longus und bisweilen
anderer Muskeln ihren ovalen Querschnitt verloren und einen annähernd
runden erworben haben.　Durch das
Vornüberhängen der Schultern und
durch die Atrophie der M. pectorales,
die eine nach oben statt unten verlaufende Brust-Oberarmfurche erzeugt,

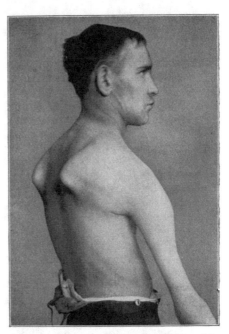

Abb. 4.　Juvenile Form der Dystrophie.
Gesichtsatrophie (Lippen), hochgradige
Atrophie der M. cucullares, serrati (Flügel-
stellung der Schulterblätter), „gerutschten
Schultern" und Atrophie der
Oberarmmuskeln.
(Heidelberger Mediz. Klinik.)

kommt es zu einer eingesunkenen Brustform, dem „Kahnthorax", ja bisweilen zur förmlichen Trichterbrust. Besonders auffallend sind die Formveränderung und Funktionsstörung, die die Defekte der Scapularmuskeln erzeugen. Durch die Serratuslähmung springen in der Ruhe und besonders beim Heben die Scapulae flügelförmig vor; dieselben stehen durch den Schwund der M. cucullares außerdem abnorm tief und weit ab von der Mittellinie. Wenn man versucht, die Patienten an oder unter den Oberarmen in die Höhe zu heben, so mißlingt dies, da die Schultern „lose" sind, nicht fixiert werden können und bei dem Versuch schlaff in die Höhe — bis über die der Ohren — gehoben werden. Gibt man dem Patienten auf, gegen einen Widerstand den horizontal gehobenen Oberarm nach unten zu drücken, so kommt es ebenfalls zu einem charakteristischen Phänomen: zum „Stechen" der Schulterblätter; d. i. durch den Schwund der M. latissimi dorsi mißlingt der genannte Versuch und die nicht fixierten Schulterblätter werden nun teils aktiv, teils passiv und indirekt (durch den Widerstand) nach hinten und unten gestoßen.

Gesichtsbeteiligung (Facies myopathica, insbesondere Insuffizienz der Stirn-
runzler und Augenschließer) ist nicht konstant, aber häufig. Eine besondere
Form hieraus zu konstruieren (den facio-scapulo-humeralen Typ von LAN-
DOUZY-DÉJÉRINE) ist unnötig. Es gibt aber Familien mit überwiegender Dystrophie der Gesichtsmuskeln, die streng homolog vererbt wird (RIESE).

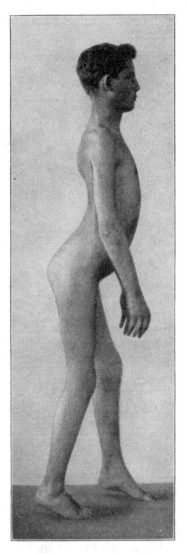 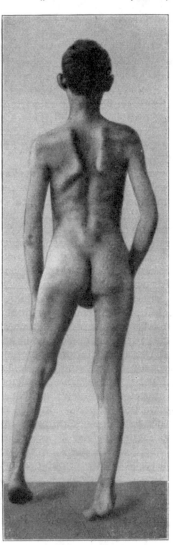

Abb. 5. Lordose und typischer Gang bei juveniler Dystrophie.
(Nach HEINR. CURSCHMANN.)

Außerdem wird die Erscheinung des juvenilen Dystrophikers durch die
dorso-lumbale Lordose und den vorgestreckten Bauch charakterisiert (Abb. 5).
Auch der Gang ist durch Atrophie der Glutäen und einzelner Oberschenkelmuskeln watschelnd und schaukelnd, wenn auch häufig weniger als bei den
infantilen Formen.

Es finden sich also **atrophisch** meist folgende Muskeln: Cucullaris, pectoralis maj. und min., Serratus anticus, Latissimus dorsi, die langen Rücken- und Lendenmuskeln, etwas inkonstanter und später Rhomboidei und Triceps, desgleichen der Supinator longus. Verschont bleiben fast regelmäßig: Sternocleidomastoideus, Levator anguli scapulae, Coracobrachialis, Teres major und minor, Supra- und Infraspinatus, die Beuger und Strecker des Unterarms und die kleinen Handmuskeln. An den unteren Extremitäten atrophieren fast regelmäßig: der M. quadriceps und die Glutäen, etwas seltener die Beuger am Oberschenkel (M. biceps, semitendinosus usw.) und die Adductoren, sehr selten die M. tibiales antic., Peronei und die Extensoren der Zehen. Normal bleibt meist die Wadenmuskulatur (in bezug auf die Funktion); sie zeigt dabei aber recht häufig Pseudohypertrophie. Hypertrophisch finden sich im oberen Körperabschnitt nicht ganz selten die M. supra- und infraspinati und der M. triceps.

Die mechanische Erregbarkeit der atrophischen Muskeln (allgemeine und idiomuskuläre) ist einfach herabgesetzt, bzw. aufgehoben. Ebenso zeigt die elektrische Untersuchung nur **quantitative** Veränderung bis zum Erlöschen der Reaktion; in wenigen Fällen soll Andeutung von E. A. beobachtet worden sein. Die Sehnenreflexe pflegen in den betroffenen Gebieten zu schwinden; oft traf ich auch **allgemeine** Areflexie der Sehnen und des Periosts. Die Hautreflexe bleiben ungestört.

Anatomie. Gehirn, Rückenmark und peripheres Nervensystem wurde bisher (in reinen Fällen) auch mit feinsten histologischen Methoden normal gefunden.

Dagegen zeigten die Muskeln stets auffallende Veränderungen: in den atrophischen Muskeln finden sich neben dem Zugrundegehen zahlreicher Muskelzüge und deren Ersatz durch Fettinfiltration die einzelnen Muskelfasern meist sehr atrophisch, zum Teil aber auch von abnorm starkem Umfang; die Muskelkerne sind vermehrt, die Muskelfasern selbst pflegen Spalten und Vakuolen zu zeigen, daneben Wucherung des interstitiellen Bindegewebes. Während in pseudohypertrophischen Muskeln neben der Atrophie die fettige Entartung und Durchwucherung überwiegt, finden sich Muskeln, die durch eine durchgängige außerordentliche Volumzunahme der Primitivfasern als echt hypertrophisch aufzufassen sind.

Ätiologie. Eine exogene Ursache der Dystrophie kennen wir nicht. Das Leiden ist stets als die Folge einer spezifischen, ererbten Anlage aufzufassen (Art der Vererbung s. o.).

Verlauf und Prognose. Der Verlauf ist stets sehr chronisch; während die infantilen Kranken häufig das erwachsene Alter nicht erreichen, früh an interkurrenten Leiden zugrunde gehen, dauert die juvenile Form sehr lange. Es gibt nicht wenige Fälle, in denen trotz der Dystrophie das 50. und 60. Lebensjahr erreicht wurde. Die Progredienz ist meist sehr langsam; besonders juvenile Fälle zeigen nicht selten viele Jahre Stillstand des Prozesses. Die Prognose quoad valetudinem ist stets schlecht. Mir ist jedoch ein Fall ERBS bekannt, eine von ihm diagnostizierte Dystrophie eines kleinen Mädchens, die zur Heilung kam; ähnliches haben MARINA und JENDRASSIK beobachtet.

Die **Therapie** ist dementsprechend fast stets machtlos, wenn auch milde hydriatische, gymnastische und elektrische Prozeduren bisweilen Besserungen erzielt haben sollen. Organpräparate haben keinen Wert; nur in einem mit Myxödem kombinierten infantilen Fall glaubte ich funktionelle Besserung auch der Motilität durch Thyreoidin gesehen zu haben. In manchen Fällen (besonders bei seltener Komplikation mit Kontrakturen) können orthopädischchirurgische Eingriffe induziert sein. Von Stützkorsetten hat man im ganzen nicht viel Nutzen gesehen.

Die **Differentialdiagnose** hat bei der infantilen Form die — allerdings nur ganz oberflächliche — Ähnlichkeit mit der Diplegia infantum zu berücksichtigen, die aber durch ihre Py. Ba-symptome sofort die Unterscheidung ermöglicht. Die Poliomyelitis anter. wird wohl selten mit der Dystrophie verwechselt werden können. Bei der pseudohypertrophischen Form ist an die eventuelle Verwechslung mit Myotonia congenita zu denken, deren charakteristische Bewegungsstörung und Muskelreaktion allerdings die Diagnose leicht zu sichern pflegt. Schwieriger kann die Unterscheidung bei myotonischer Dystrophie und geringer Ausbildung der myotonen Symptome sein. Aber auch in solchen Fällen wird der Nachweis der myotonischen Reaktion einzelner Muskeln, sowie das übrige dystrophische Syndrom die Differentialdiagnose entscheiden lassen. Weiter können die seltenen Fälle von genuiner echter Muskelhypertrophie (entweder kongenital oder erworben) in differentialdiagnostische Konkurrenz treten, ebenso die seltenen Fälle von amyotrophischer Myasthenie (bei denen aber die myasthenische Ermüdungsschwäche und die myasthenische Reaktion [s. u.] die Diagnose meist erleichtern), weiter die ganz seltenen Fälle von Hypertrophie nach Thrombose, Neuritis und bei spastischer Spinalparalyse. Eine Berücksichtigung des Verteilungsmodus der muskulären Dystrophie wird in allen diesen Fällen die Diagnose leicht machen. Auch die nicht seltenen Fälle von kongenitalen Defekten einzelner Muskeln (vor allem M. trapezius, M. pectoralis!) können den oberflächlichen Verdacht auf eine Dystrophie erwecken.

Am wichtigsten in differentialdiagnostischer Beziehung sind naturgemäß die übrigen Formen des Muskelschwundes: die spinale, die neurale (Marie-Hoffmannsche) Amyotrophie, die Syringomyelie und die neuritischen Muskelatrophien. Die beiden erstgenannten Formen unterscheiden sich allermeist dadurch sofort von der Dystrophie, daß sie eine jener entgegengesetzte Anordnung der Atrophien zeigen: die Bevorzugung der distalen Extremitätenenden, während die Dystrophie die proximalen Teile bevorzugt. Es ist allerdings in seltenen Fällen mit dem Beginn der spinalen Affektion in den Rückenmuskeln zu rechnen. Ähnliches gilt von den polyneuritischen Formen des Muskelschwunds (z. B. bei diphtherischen Lähmungen mit ausschließlicher Lokalisierung im Beckengürtel und in den langen Rückenmuskeln). Die Syringomyelie kann ja, wenn auch recht selten, in den proximalen Armmuskeln und dem Schultergürtel zu der ersten Atrophie führen; die Sensibilitätsstörung wird hier jedoch sofort die Differentialdiagnose entscheiden. Vor allem wird aber in allen diesen genannten Fällen das Auftreten der fibrillären Zuckungen und der elektrischen Entartungsreaktion die Diagnose wesentlich erleichtern.

Schließlich ist zu erwähnen, daß bisweilen entzündliche Erkrankungen der Muskeln mit Atrophie (Oppenheim) und gewisse Knochenerkrankungen (z. B. Rachitis tarda) oberflächlich an die Dystrophie erinnern können.

Seltene Formen und Komplikationen: Hier ist vor allem die von J. Hoffmann beobachtete Form mit bulbärparalytischer Lokalisation der Dystrophie zu erwähnen. Auch von Oppenheim u. a. wurde die — sehr seltene — Mitbeteiligung der Zungen- und Schlundmuskeln festgestellt; desgleichen das Befallensein von Augenmuskeln. Daß die Dystrophie ganz ausnahmsweise auch an den Unterschenkeln und Händen und Unterarmen beginnen kann, wurde durch Befunde von J. Hoffmann, Schultze und Erb festgestellt. Sehr selten sind inkomplette Fälle, in denen z. B. ausschließlich Pseudohypertrophien typischer Verteilung mit Lordose und Wackelgang, aber keinerlei Atrophien bestehen (Hitzig, Toby Cohn, Hans Curschmann-Boenheim); auch juvenile

Fälle mit reiner Atrophie der sacrolumbalen und Beckenmuskeln ohne alle Hypertrophien gibt es (BOENHEIM). Halbseitige Verteilung der Muskeldystrophie beschrieben MINGAZZINI und ADLER. Weiter sind die Fälle bemerkenswert, in denen die trophischen Veränderungen sich nicht auf die Muskulatur beschränkten, sondern auch auf die Knochen erstreckten (FRIEDREICH, E. SCHULTZE, SCHLIPPE u. a.); einzelne dieser Fälle zeigten außerdem ausgedehnte Frühkontrakturen der Muskeln. Weiter wurden Anomalien der Schädelbildung, der Wirbelsäule und des Brustkorbes beobachtet.

Daß die Dystrophie schließlich noch mit allerlei organischen und funktionellen Nervenkrankheiten kombiniert beobachtet worden ist (z. B. mit Tabes, mit Epilepsie, mit Hysterie, mit Psychosen), sei noch erwähnt. Bisweilen wurde die Kombination mit Thyreohypoplasia congenita beobachtet (MAIWEG); auch Hypoplasie des Genitals mit Infantilismus, Macrocheilie, auffallende Fettleibigkeit und Exophthalmus wurden ganz vereinzelt beschrieben. Im ganzen spielen aber endocrine Störungen bei der ERBschen Krankheit keine Rolle. Daß es dauernd nicht zur vollen Ausbildung gelangende Formen der Dystrophie (formes frustes) gibt, ist nach neueren Beobachtungen wahrscheinlich (MARINA); sie sind sicher ungemein selten.

2. Myotonia congenita
(THOMSENsche Krankheit).

Die zuerst von CH. BELL und LEYDEN gesehene, im Jahre 1876 aber durch den schleswigschen Arzt THOMSEN eigentlich „entdeckte" und von ERB klassisch geschilderte Krankheit ist recht selten und scheint in den letzten Jahrzehnten immer seltener zu werden.

Das Leiden, das in vielen Fällen, vor allem in der Familie des Entdeckers, ausgesprochen familiär und die männlichen Personen bevorzugend auftritt, beginnt in den typischen Fällen meist in früher Jugend, nicht ganz selten auch erst gegen die Pubertät zu, meist sehr langsam, nur bei dem Einsetzen ungewohnt starker Körperbewegung (Militärdienst!) rascher, bisweilen förmlich akut sich steigernd. Die ersten Anzeichen finden sich fast stets in einer gewissen Steifigkeit und Hemmung beim Gehen, Aufrichten, Heben usw. nach längerer Ruhe, vor allem morgens; diese Steifigkeit nimmt nach öfterer Wiederholung der betreffenden Bewegung ab und schwindet schließlich völlig.

Das typische Bild der vollentwickelten Myotonie ist folgendes: Die meist gut genährten, nicht selten vollblütigen jungen Männer zeigen eine förmlich athletische Muskulatur des Rumpfes und der Extremitäten, die in auffallendem Gegensatz zu der geklagten Funktionsuntüchtigkeit steht. Bei jedem ersten Bewegungsversuch in irgend einer Muskelgruppe nach einiger Ruhe derselben (besonders der Extremitäten) kommt es zu einer eigentümlichen Spannung und Steifigkeit, einem förmlichen Krampf der betreffenden Muskeln, der eine starke Verlangsamung der Bewegung zur Folge hat; und zwar erreicht dieser „Myotonus" meist bei der zweiten Bewegung (nicht schon bei der ersten) ihren Höhepunkt: z. B. gelingt die erste Adduktion des Daumens oft noch relativ rasch, während die nun folgende Abduktion dem stärksten Widerstand begegnet. Besonders scharf zeigt sich dieser Unterschied der ersten und zweiten Bewegung, wenn die erstere mit einer erheblicheren Kraft ausgeführt worden war. Denn es gehört zum Wesen der myotonischen Starre, daß sie nur durch eine Muskelkontraktion von einer gewissen, ziemlich großen Energie ausgelöst wird.

Bei Wiederholung der betreffenden Bewegung wird dieselbe immer freier, bald sind die Spannungen gelöst, und die Bewegung wird völlig normal. Höchst charakteristisch äußert sich die Störung im Gang: zu Anfang werden mit äußerster Anstrengung langsame, kurze, stark schlürfende (also förmlich spastische) Schrittchen ausgeführt, nach 8—10 m ist der Gang schon freier, um am Ende eines ca. 15 m betragenden Weges (z. B. des Ganges eines Krankensaales) völlig normal, rasch und elastisch zu werden. Besonders schwer wird die Störung, wenn der Patient gezwungen wird, plötzlich eine brüske und rasche Bewegung zu machen, z. B. ein ihm in den Weg tretendes Hindernis zu vermeiden oder dgl.; die Beine können dann förmlich stocksteif werden, der Patient stürzt wie ein Klotz nieder und kann sich nur schwer wieder erheben. Auch wird die myotonische Störung meist durch Erregung und durch die Kälte gesteigert.

Diese Störung kann sich nun — in selteneren Fällen — auf bestimmte Muskelgebiete, z. B. die Beine, die Hände und Zunge usw., beschränken; meist aber tritt sie generalisiert auf, die sämtlichen Stamm- und Gliedermuskeln — wenn auch nicht gleichmäßig stark — befallend und stört häufig auch die Motilität der Gesichts- und Kaumuskeln, der Zunge und der Lidschließer, sehr selten diejenige der Schlundmuskeln und der äußeren Augenmuskeln; ob sich Atem- und Herzmuskulatur beteiligen können, ist zweifelhaft.

Die befallenen Muskeln zeigen nun in der Ruhe und bei passiven Bewegungen meist keinen gesteigerten Tonus; die passiven Bewegungen sind im Gegensatz zu den aktiven völlig frei, ebenso die Reflexbewegungen (z. B. Plantarreflex), da sie eben des zur Auslösung des Myotonus anscheinend notwendigen Kraftmaßes entbehren. Dagegen sind die mechanische und elektrische Erregbarkeit, wie ERB zuerst nachwies, in höchst auffälliger Weise verändert.

Die mechanische Erregbarkeit ist meist deutlich erhöht; jedes Beklopfen des Muskels, oft schon Druck oder Kneten erzeugen eine abnorme Nachdauer der lokalen Muskelkontraktion von 5—30 Sekunden; es entstehen je nach Lage und Form der Muskeln entweder Wülste oder tiefe Dellen und Furchen (besonders schön an der Zunge, dem M. gastrocnemius usw.). Dabei ist die idiomuskuläre Erregbarkeit sehr unbedeutend; ebenso fehlen SCHIFFsche Wellen.

Die elektrische Erregbarkeit ist für beide Stromarten meist absolut gesteigert. Bei gewöhnlicher faradischer (direkter) Reizung mit etwas stärkeren Strömen kommt es bisweilen zu einer etwas verlangsamten Kontraktion mit langer Nachdauer (2—20 Sekunden und mehr); einzelne Öffnungsschläge beliebiger Stärke erzeugen stets nur normale, rasche Zuckungen; bei starker stabiler Faradisation tritt bisweilen oszillierendes Muskelwogen auf. Auch die (direkt) galvanisch erzeugten Kontraktionen sind träge, tonisch und zeigen abnorme Nachdauer; es treten meist nur Schließungszuckungen (AnSZ = KSZ) auf; bei stabiler Galvanisation bisweilen (nicht konstant und an allen Muskeln) rhythmisch-wellenförmige Kontraktionen von der Ka zur An hin. Dieser elektrische Symptomenkomplex wird nach ERB als „myotonische Reaktion" bezeichnet.

Die Nervenstämme zeigen bei mechanischer und elektrischer Reizung meist keine besondere Erregbarkeitsveränderung; bei indirekter elektrischer Reizung kommt es also nicht zum Myotonus.

Die sensorischen Funktionen, die Sphincteren, die Sensibilität und die Hautreflexe wurden stets normal gefunden; die Sehnenreflexe waren bisweilen abgeschwächt oder abnorm ermüdbar, meist jedoch lebhaft. Trophische und vasomotorische Störungen fehlen meist. Die Psyche ist — was gegenüber der Einreihung des Leidens unter die Psychosen durch THOMSEN selbst zu betonen ist — im Gegensatz zur myotonischen Dystrophie meist normal, wenn auch Kombination mit Hysterie und Epilepsie beobachtet wurde.

Abarten der THOMSENschen Krankheit sind sehr selten, da man die früher als solche betrachtete myotonische Dystrophie heute als Krankheit sui generis auffassen muß.

Die Myotonia acquisita ist in seltenen in Heilung auslaufenden Fällen in Anschluß an Traumen und akute Infektionen von TALMA beschrieben worden. Weiter wurden eigentümliche Fälle von intermittierender Myotonie, myotonieähnlichen, mit intermittierenden Lähmungen verlaufenden Neurosen (Paramyotonie, MARTIUS, EULENBURG), Myotonie in Verbindung mit Tetanie (BETTMANN, v. VOSS), die Myotonie der Säuglinge und der Magenektatiker in sehr seltenen Fällen beschrieben. Der spezifische Charakter der THOMSENschen Krankheit kommt allen diesen Formen nicht zu; sie sind nur myotonieähnlich. Im übrigen fehlen Störungen der Nebenschilddrüsen und anderer endocriner Organe, sowie sonstige dystrophische und dysplastische Symptome im Gegensatz zur myotonischen Dystrophie beim echten Thomsen stets.

Die **Differentialdiagnose** der generalisierten Myotonie bietet kaum jemals Schwierigkeiten; höchstens können manche Fälle von pseudohypertrophischer Dystrophia muscul. oder seltene Fälle von spastischer Spinalparalyse oder LITTLEscher Krankheit eine oberflächliche Ähnlichkeit mit jener aufweisen, die aber durch den Nachweis der typischen Myotoniesymptome hinfällig wird. Auch die pseudospastische Parese der Hysterie kann — sehr selten und nur oberflächlich — an die Myotonie erinnern.

Anatomisches. Das Zentralnervensystem ist bisher frei von allen Veränderungen gefunden worden. Dagegen zeigen die Muskeln nach ERB folgende Veränderungen: „enorme Hypertrophie aller Fasern, mit reichlichster Kernvermehrung des Sarcolemms, Veränderungen der feineren Struktur (undeutliche Querstreifung, Vakuolenbildung usw.); daneben geringe Vermehrung des interstitiellen Bindegewebes und Einlagerung einer körnigen Substanz. SCHIEFFERDECKER zeigte, daß die Kernzunahme nur eine relative ist, und daß sich im Sarcoplasma bei einer bestimmten Fixierung eigentümliche Körner finden.

Das eigentliche Wesen der Krankheit wird heute in einer abnormen Funktion bzw. Erregbarkeit des Sarcoplasmas des Muskels erblickt (H. PÄSSLER, HARRY SCHÄFFER), das unter der Herrschaft des Sympathicus und Parasympathicus steht. In einer abnormen Tätigkeit bzw. Erkrankung der letzteren dürfen wir also vielleicht die eigentliche Ursache des Leidens suchen. Der Sitz dieser Erkrankung wird im Zentrum des autonomen Systems (im Zwischenhirn?) vermutet. Sicheres ist histologisch für die THOMSENsche Krankheit aber nicht bekannt. Die primär myogene Entstehung ist unwahrscheinlich.

Die **Ätiologie** ist dementsprechend für die Myotonia congenita noch völlig unaufgeklärt; der Gedanke an eine Autointoxikation (Analogie mit Veratrinvergiftung) hat nur hypothetisches Interesse. Die wichtige Rolle der Heredität spricht für angeborene Entwicklungsmängel irgendwelcher Art.

Die **Prognose** der typischen THOMSENschen Krankheit ist quoad valetudinem stets schlecht, quoad vitam stets gut. Für körperlich angreifende Berufe sind die Kranken meist ungeeignet.

Die **Therapie** ist fruchtlos; Nervendehnungen haben sich nicht bewährt. Vorsichtige Gymnastik und Massage sollen funktionelle Besserungen herbeiführen können. Organpräparate haben keinen Einfluß, ebensowenig Scopolamin u. dgl. Die Hauptsache scheint in der Prophylaxe vor Unfällen zu bestehen.

3. Die myotonische Dystrophie.

Das zuerst von NOGUÈS und SIROL und J. HOFFMANN beschriebene und als THOMSENsche Krankheit mit Muskelschwund aufgefaßte Krankheitsbild muß seit den Arbeiten von H. STEINERT, HIRSCHFELD und HANS CURSCHMANN als selbständiger, dem Original-Thomsen koordinierter und ihn an Häufigkeit weit übertreffender Symptomenkomplex aufgefaßt werden. Niemals geht THOMSENsche Krankheit in myotonische Dystrophie über oder finden sich Kranke der einen Art in Familien der anderen.

Die Krankheit tritt ganz überwiegend familiär auf, beginnt meist erst im 3. oder 4. Jahrzehnt, meist mit myotonischen Symptomen, und bevorzugt die Männer.

Nach neueren Erfahrungen ist der multilokuläre dystrophische Prozeß das Wesentlichste; in seltenen Fällen können die myotonischen und amyotrophischen Symptome auf ein Minimum beschränkt sein oder fehlen.

Symptomatologie. Es handelt sich um eine allgemeine Heredodegeneration auf körperlichem, meist auch auf psychischem Gebiet. Die myotonischen (aktiven und reaktiven) Symptome (s. o.) finden sich selten so allgemein und schwer, wie beim Thomsen; oft sind sie auf vereinzelte Muskeln (vor allem der Zunge und des Daumenballens) beschränkt. Die Muskelatrophien sind ganz typisch lokalisiert und betreffen vor allem die mimische Muskulatur (myopathisches Maskengesicht) und die Kaumuskeln, den M. sternocleidomast., Vorderarm- und kleine Handmuskeln, besonders konstant und hochgradig M. supinator long., an den Beinen die Peroneusgruppe. Oft sind die Beine aber verschont. Sehr geringe Ausbreitung (z. B. nur Facialis und Supinator longus), selbst Fehlen des Muskelschwunds kommen vor; in sehr seltenen Fällen findet sich auch Ausbreitung desselben auf die proximalen Gliedabschnitte, Schulter- und Beckengürtel und Rumpf. Die Sprache ist meist in typischer Weise gestört, leise, näselnd, heiser, verschwommen, „nuschelnd", entsprechend der Atrophie der hinteren Gaumenbögen; demgemäß finden sich auch Schluckstörungen. Die ösophagoskopische Untersuchung ergab auffallend schlaffe Wände der Speiseröhre, deren Muskulatur auch wohl atrophisch ist (ALBRECHT). Der Schwund der Kaumuskeln führt nicht selten zur habituellen Unterkieferluxation.

Ziemlich häufig treten später tabiforme Symptome, Verlust der Sehnenreflexe der Beine und Ataxie hinzu. Gefühlsstörungen sind sicher selten und fraglich. Blase und Mastdarm sind meist intakt.

Die Psyche zeigt überwiegend Symptome degenerativer Minderwertigkeit in ethischer und affektiver, selten in intellektueller Hinsicht; ich beobachtete einen Fall mit einer periodischen Psychose.

Pathognomonisch ist bei mehr oder weniger deutlicher Ausprägung der obigen Symptome von größter Bedeutung das dystrophische Syndrom, das sich zusammensetzt aus angeborenen, konstitutionellen und erworbenen Symptomen. Unter den ersteren spielt die sehr häufige angeborene Asthenie die größte Rolle, daneben auch genitale Hypoplasien (Hodenaplasie), unter den letzteren folgende zum Teil endocrin bedingte Symptome: Erstens die bei Männern überaus häufige Stirnglatze bei meist normaler Bart- und Körperbehaarung. Zweitens Katarakt, im mittleren Alter beginnend in der hinteren Corticalis mit Trübung des hinteren Pols und radiären Ausläufern; sie entwickelt sich stets zum weichen Star mit kleinem Kern und ist gut operabel (FLEISCHER). Bei (auch nicht myotonischen) Ascendenten fand FLEISCHER präsenile und senile Katarakte. Weiter findet sich in ca. $^1/_4$ der Fälle das CHVOSTEKsche Facialisphänomen, allerdings meist ohne die anderen Tetaniestigmata; sehr selten sind echte Tetanieanfälle. Ungemein häufig sind funktionelle und organische Störungen der Geschlechtsorgane, Hodenatrophie oder -aplasie, Impotenz, Frigidität und Amenorrhoe; dabei sind die sekundären Geschlechtsmerkmale meist normal erhalten. Zeichen einer Unter- oder Überfunktion der Schilddrüse sind — trotz relativer Häufigkeit von Strumen — sehr selten, ebenso, wie sichere hypophysäre oder hypadrenale Stigmata.

Die sehr häufigen dyspeptischen Störungen verlaufen ohne konstante Veränderungen der Magensekretion. In einem Stoffwechselversuch (MAAS und ZONDEK) fanden sich erhöhte Salzausscheidung, normaler Kalk- und P_2O_3-Stoffwechsel, aber starke Erniedrigung des N-Umsatzes, zugleich mit erheblicher Verminderung des O_2-Verbrauchs in der Ruhe; beides hypothyreoide Zeichen.

Die Blutuntersuchung ergab mir normales Verhalten; bisweilen finden sich geringe Lymphocytose und Eosinophilie. Die pharmakologischen Proben auf Vago- und Sympathicotonie verliefen uncharakteristisch (HANS CURSCHMANN).

Nicht selten finden sich Schweiße, seltener Tränen- und Speichelfluß, sehr häufig Kälteüberempfindlichkeit, Angiospasmen und vor allem Acrocyanose. In einigen Fällen bestanden Knochenatrophien und Kyphosen, häufiger Lordosen.

Der Ernährungszustand und das Fettpolster sind meist schlecht; meist sind die Kranken erheblich untergewichtig (unter 50 kg), kurz es sind alles in allem — im Gegensatz zur THOMSENschen Krankheit — wahre Jammergestalten.

Anatomisch war der Gehirnbefund stets normal; im Rückenmark fand STEINERT tabiforme Degeneration, die aber von anderen Autoren, auch mir, nicht konstatiert wurde. HITZENBERGER fand an den endocrinen Drüsen seines schweren und typischen Falles — abgesehen von Hodenatrophie — nichts Krankhaftes; Epithelkörper, Schilddrüse, Nebennieren, Thymus waren ganz intakt. Die Muskelveränderungen trugen die Zeichen der einfachen Atrophie, und zwar des rein myopathischen, nicht des peripher neurogenen Typus (SLAUCK). HEIDENHAIN fand an vielen Muskeln eine unter dem Sarcolemm gelegene Schicht zirkulärer, quergestreifter Fibrillen, die die normalen Längsfibrillen der Faser scheiden oder bindenartig umfassen (hypolemmale Faserringe).

Ätiologisch kommen exogene Faktoren nicht in Betracht, sondern ausschließlich die in der Erbmasse überkommene Bereitschaft zur Erkrankung. „Auslösende" Ursachen spielen keine Rolle.

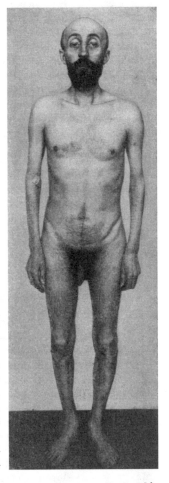

Abb. 6. Myoton. Dystrophie. Schwerer, familiärer Fall (nach FR. WEINBERG, Med. Klinik Rostock).

Die Pathogenese ist noch ungeklärt. Da die mannigfachen dystrophischen Symptome auf endocrine Störungen zurückgeführt werden können, lag es nahe, an eine primäre Rolle derselben, also eine primäre pluriglanduläre Insuffizienz zu denken, die ja die Katarakt, die Glatze, die genitalen Störungen und vieles andere erklären würden. Dagegen sind die wichtigen Symptome des Muskelschwundes und der Myotonie nicht nachweisbar endocriner Genese; außerdem ist das ganze Symptomenbild so völlig von den vielfältigen Formen der pluriglandulären Insuffizienz verschieden, daß man auch deshalb Zweifel an der primären und kausalen Rolle der endocrinen Ausfallssymptome haben darf. Endlich hat die anatomische Untersuchung die endocrinen Organe intakt gefunden. Ich sehe deshalb in den amyotrophischen, myotonen und (größtenteils endocrin zu deutenden) dystrophischen Erscheinungen koordinierte Äußerungen eines in seiner Art und seinem Sitz nach unklaren Krankheitsprozesses. Der Sitz dieses Prozesses ist vielleicht, wie Erb für die Thomsensche Krankheit annahm, in den zentralen trophischen Apparaten des Nervensystems zu suchen. Es ist möglich, daß er in dem nervösen Zentrum des autonomen Systems und der endocrinen Drüsen, den von Aschner angenommenen Eingeweidezentren im Hypothalamusgebiet des Zwischenhirns liegt; genauere diesbezügliche histologische Untersuchungen stehen noch aus.

Der Verlauf des Leidens ist meist langsam, aber stetig progressiv. Remissionen kommen aber sicher vor. Die dystrophische Verelendung der Kranken führt meist nicht an sich, sondern durch das Hinzutreten interkurrenter Krankheiten zum Tode. Meist erreichen die ausgesprochenen Fälle das 50. Lebensjahr nicht. Die inkompletten Fälle in der Ascendenz typischer erleben aber oft ein normales Greisenalter. Die Prognose wird angesichts des degenerativen Charakters des Leidens in der absteigenden Generationsreihe meist schlechter. Sie ist quoad valetudinem stets schlecht, quoad vitam infolge der allmählichen Kachexie und nicht seltenen Neigung zur Tuberkulose auch sehr zweifelhaft.

Eine Therapie gibt es nicht. Schonung, rechtzeitige Invalidisierung und Unterbringung in Asyle werden meist nötig werden.

4. Myasthenia pseudoparalytica
(Myasthenische Bulbärparalyse, Erbsche Krankheit).

Die ersten Mitteilungen über das Leiden verdanken wir Erb; später haben die Forschungen Oppenheims, Hoppes, Goldflams, Strümpells, Eisenlohrs, Jollys u. a. zur Kenntnis des Leidens besonders beigetragen.

Die Eigenart der myasthenischen Paralyse müssen wir darin erblicken, daß sie zu schweren Lähmungen der bulbären Nervengebiete, vor allem der Augen- und Schlundmuskeln, weiter auch zu lähmungsartiger Schwäche der Rumpf- und Extremitätenmuskulatur führt, ohne, daß der makroskopische oder mikroskopische Befund am Zentralnervensystem diese Störungen hinreichend erklärende Veränderungen zeigt. Echte Muskelatrophien kommen nur selten vor. Die Lähmungen in allen Gebieten haben, wie zuerst Goldflam zeigte, besonders anfangs einen klaren remittierenden Charakter, sie sind das Produkt einer krankhaft gesteigerten Ermüdbarkeit. In Spätstadien sind allerdings Dauerlähmungen nicht selten. Die Prognose ist meist ungünstig, Genesurg ist im ganzen selten.

Verlauf und Symptomatologie. Bis dahin gesunde Menschen des dritten bis vierten Jahrzehnts, Frauen etwas häufiger als Männer, erkranken meist recht allmählich, seltener rasch nach einer akuten Krankheit, nach Trauma oder Überanstrengung, an Lähmungserscheinungen der Augenmuskeln, sehr häufig an Ptosis und Doppelsehen; zugleich pflegt ein oder die andere bulbäre Funktion, die Phonation oder der Schluckakt zu leiden. Diese Erscheinungen können auch mit Schwächegefühl des Nackens, Rumpfes und der Extremitäten einhergehen, wenn auch im Beginn die bulbären Symptome — oft jahrelang — vorherrschen. Alle Störungen können dann restlos auf Wochen, Monate oder Jahre zurückgehen, so daß die Krankheit im Beginn aus kurzen Exacerbationen

zwischen langen Remissionen bestehen kann. Dieses relativ harmlose Anfangsstadium kann lange, bis 22 Jahre lang (VERF.) bestehen. Bisweilen verläuft
die Krankheit aber auch rascher und steigert sich in Wochen und Monaten
allmählich ohne länger dauernde Besserungen zur Höhe.

Gerade im ersten Stadium zeigt das Leiden nun das charakteristische Moment,
das es völlig von allen anderen bulbären Symptomenkomplexen unterscheidet,
nämlich das Symptom der Lähmung durch pathologisch gesteigerte
Ermüdbarkeit: die Augenmuskeln, die Schlingmuskeln, die morgens nach der
stärkenden Nachtruhe noch gut oder leidlich funktionieren, versagen nach
kürzerer oder längerer Tätigkeit im Laufe des Tages mehr und mehr, bis sie

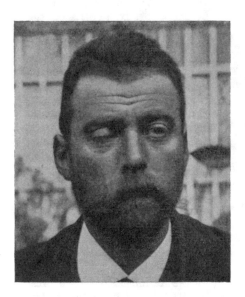
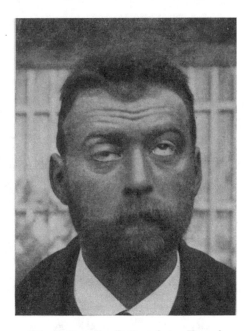

Abb. 7. Myasthenia mit rechtsseitiger
Ophthalmoplegia externa.
(Nach KNOBLAUCH.)

Abb. 8. Derselbe Patient beim Versuch
aufwärts zu sehen.
(Nach KNOBLAUCH.)

paralytisch (oder richtiger pseudoparalytisch) werden. Eine Nacht (oder Ruhe-
stunden am Tage) genügen, um die Lähmung zu heben, und am nächsten Tage
beginnt das Spiel der myasthenischen Ermüdungslähmung aufs neue. Erreicht das Leiden seine Höhe, tritt es gar in sein Finalstadium, so pflegen jedoch
ein Teil der Lähmungen zu persistieren oder nur leichte Veränderungen je nach
Ruhe oder Ermüdung zu zeigen.

Allmählich, häufig auch plötzlich wird die Höhe des Leidens erreicht: die
Augenmuskeln, die Kau- und Schluckmuskeln, das Facialisgebiet, besonders
häufig die Nacken- und Rückenmuskeln, sowie die des Schulter- und Becken-
gürtels, werden dauernd lahm; die Ermüdungslähmung der Extremitäten
wird so hochgradig, daß die Kranken bettlägerig werden. Die Ernährung
leidet durch die Schlinglähmung, Verschlucken tritt auf, schließlich versagt
auch die Atemmuskulatur (vielleicht auch der Herzmuskel) und das Ende,
das durch die Inanition vorbereitet ist, tritt an Atmungs- oder Herzlähmung
völlig spontan oder nach einem herzangreifenden Akt (Magensonde, differente

Bäder!) plötzlich ein, oder wird durch eine Schluckpneumonie langsamer herbeigeführt.

Selten verläuft die Myasthenie ohne wesentliche Bulbärlähmung als reine Extremitäten- und Rumpfparese (GRUND, RAUTENBERG u. a.). Umgekehrt gibt es auch chronisch remittierende Ophthalmoplegien, besonders Ptosen, die als myasthenisch aufgefaßt werden, bei denen andere Muskelgebiete gar nicht oder nur ganz spät und leicht erkranken. Überhaupt sind inkomplette Formen des Leidens häufiger, als man früher meinte.

Von den objektiven Symptomen des voll ausgebildeten Leidens treten die Augenmuskelstörungen am meisten in den Vordergrund: die Ptosis, die

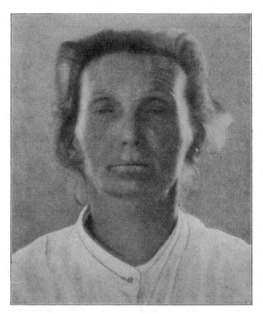

Abb. 9. 45jährige Kranke mit Myasthenie, doppelseitige Ptosis, myopathisches Maskengesicht. (Eigene Beobachtung.)

vergeblich durch eine auxiliäre Kontraktion der Stirnmuskeln auszugleichen versucht wird, die Lähmung der N. abducentes, der Oculomotoriusmuskeln und der übrigen, so daß eine totale Ophthalmoplegia externa die Folge ist; oft scheinen die Beweglichkeitsdefekte streng assoziierter Natur zu sein (BIELSCHOWSKY); charakteristischerweise nimmt der Sphincter iridis allermeist nicht teil an der Ermüdungslähmung. In seltenen Fällen hat man aber bei schweren Exacerbationen und am Ende des Leidens komplette Pupillenstarre gefunden (VERF.). Häufig besteht — bei unvollkommener Lähmung der Augenmuskeln — Diplopie in einem vom Morgen zum Abend wechselnden Grade.

Die Kaumuskeln werden meist früh und erheblich paretisch; nach wenigen Bissen versagen die Masseteren und Temporales; das Schlucken wird durch die zunehmende Lähmung des Gaumensegels, der Pharynx- und Speiseröhrenmuskeln gestört; flüssige Nahrung fließt aus der Nase herab. Die Kehlkopfmuskeln, meist die Phonatoren, selten die N. postici versagen, die Stimme wird heiser, aphonisch.

Die Lippenmuskeln, die Nasolabialmuskeln (am seltensten die M. frontales), schließlich fast das ganze Facialisgebiet wird gelähmt; es entsteht ein bekümmertes, müdes Maskengesicht.

Auf der Höhe des Leidens zeigen, wie bemerkt, auch die Nackenmuskeln, alle Rumpfmuskeln Ermüdungsschwäche; Arme und Beine werden besonders in ihren proximalen Muskelgebieten schon nach wenigen Bewegungen, nach kurzem Heben und Beugen, nach wenigen Schritten müde und paretisch.

Muskelatrophien kommen nur in schweren, meist generalisierten Fällen vor, besonders halbseitige der Zunge, ganz vereinzelt auch an den Muskeln des Schultergürtels und der oberen Extremitäten; ich sah zwei Fälle mit Atrophie der M. pectorales. Fast stets handelt es sich um Muskeln im Zustand der Dauerlähmung (s. o.). Die atrophischen Muskeln zeigen keine Entartungsreaktion, sondern nur quantitative Herabsetzung der elektrischen Erregbarkeit. Die Diagnose solcher amyotrophischer Fälle ist übrigens einige Male durch Obduktionen sichergestellt worden.

An vielen Muskeln (aber durchaus nicht immer an den dauernd paretischen, am schwersten betroffenen) trifft man neben der aktiven Überermüdbarkeit auch eine solche für den faradischen Strom, die von JOLLY gefundene myasthenische Reaktion (Mya.R.) (Abb. 10): reizt man direkt tetanisierend einen solchen Muskel, so reagiert er anfangs normal zuckend, allmählich nehmen die Schließungszuckungen an Intensität ab und erlöschen schließlich ganz, um nach kurzem Aussetzen der Tetanisierung (Minimum ca. 2 Sek.) wieder ausgelöst werden zu können. Die Mya.R. braucht nicht komplett zu sein, aber angedeutet wenigstens findet sie sich in den meisten Fällen. Der Grad und die Raschheit des Eintritts der Mya.R. scheint direkt proportional der vorherigen willkürlich motorischen oder auch elektrischen Ermüdung des Muskels zu sein.

Es sei erwähnt, daß man die Mya.R. auch an den atrophischen Muskeln bei anderen Nervenkrankheiten, bei Herderkrankungen des Gehirns, bei „cerebralen Muskelatrophien" (H. STEINERT), bei amyotrophischer Myotonie usw. gefunden hat. Diese Befunde können aber die Spezifizität der Reaktion bei der Myasthenie nicht in Frage stellen, ebensowenig die Untersuchungen über das physiologische Vorkommen des Nachlassens der faradischen Erregbarkeit des Muskels (HOFFMANN).

Verschont werden von dem Leiden stets die sensorischen Hirnnerven (Opticus, Olfactorius, Glossopharyngeus, Acusticus usw.). Auch die sensiblen Funktionen jeder Art bleiben stets intakt, meist auch Blase und Mastdarm.

Die Sehnenreflexe bleiben meist normal erhalten, selten sind sie abgeschwächt; oft sind sie durch häufigeres Auslösen überermüdbar und verschwinden. Selten können sie im Stadium der Dauerlähmung auch dauernd erlöschen (VERF.). Die Hautreflexe werden stets normal gefunden.

Die Pysche der Patienten ist meist intakt, stets auch die höheren Sprachfunktionen. Zwangsaffekte fehlen.

Anatomie. Das Gehirn, Rückenmark und die austretenden Nerven sind in den meisten typischen Fällen völlig intakt gefunden worden, von geringen zur Erklärung der schweren Störungen nicht ausreichenden Veränderungen in wenigen Fällen abgesehen. Dagegen haben sich in zahlreichen Fällen in den betroffenen Muskeln Anhäufungen von Lymphoidzellen konstatieren lassen (WEIGERT, FLATAU, LINK, GOLDFLAM, LAQUEUR, BOLDT, VERF. u. a.), die bei ihrer Häufigkeit in den neueren Obduktionsfällen vielleicht eine

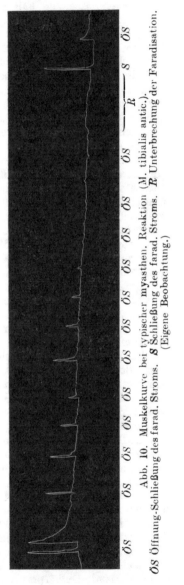

Abb. 10. Muskelkurve bei typischer myasthen. Reaktion (M. tibialis antic.). Unterbrechung der Faradisation. R Unterbrechung des farad. Stroms. S Schließung des farad. Stroms. $ÖS$ Öffnung-Schließung des farad. Stroms. (Eigene Beobachtung.)

pathognomonische Bedeutung haben. Einmal fand sich fettige Umwandlung des Sarcoplasmas (MARBURG). In 55% der Fälle wurde Thymus persistens gefunden; auch echte Thymustumoren und Muskelmetastasen (WEIGERT) wurden beschrieben, in einem Fall (PEL) Leukocytose intra vitam und Leukocytenanhäufungen in den parenchymatösen Organen. Alles in allem erklären aber die bisherigen anatomischen Befunde die schweren Funktionsstörungen der Myasthenie nicht. Ob das von KNOBLAUCH gefundene krankhafte Überwiegen der „hellen Muskelfasern" zuungunsten der „roten dunklen" bei Myasthenie und die vergleichend-biologischen Erwägungen des Autors für die Pathogenese Bedeutung gewinnen werden, steht noch dahin. Vielleicht haben wir das Wesen der Störung auch hier in einer Innervationsstörung des vom autonomen Nervensystem beherrschten Sarcoplasmas des Muskels zu suchen. Daß eine myogene und nicht zentrale Störung vorliegt, ergaben auch die Untersuchungen HERZOGS mittels des Aktionsstroms.

Ätiologie. Als auslösende Momente werden akute Infektionskrankheiten (Influenza, Traumen, Intoxikationen, Überanstrengungen usw.) beschuldigt. Das letztere Moment tritt besonders in einem Fall ERBS hervor, dem eines älteren Buren, der wochenlang zu Pferde von den Engländern gejagt wurde. Während der enormen Strapazen des Weltkriegs hat man jedoch von gesteigertem Auftreten von Myasthenie nichts gehört, so daß man auf diese exogene Ursache nicht viel Wert legen darf. Meist fehlt jede erkennbare äußere Ätiologie. Auch endocrine Störungen wurden als Ursache angenommen. LUNDBORG und CHVOSTEK glaubten an einen chronischen Hyperparathyreoidismus, eine durchaus unbewiesene Annahme; auch gegen die Theorie der primären Hyperthymisation spricht vieles, ebenso gegen die des Hyperthyreoidismus. Ich sehe in den inkonstanten, wenn auch häufigen endocrinen Störungen nur koordinierte Symptome der gleichen, ihrer Art unklaren Erkrankung, die auch das Muskelsyndrom hervorbringt.

Von großer Bedeutung scheint der zuerst von OPPENHEIM geführte Nachweis, daß viele Myastheniker auffallende **kongenitale Entwicklungshemmungen und Mißbildungen** aufweisen [Anomalien am Nervenapparat, Polydaktylie an Füßen und Händen (OPPENHEIM), totale Aplasie der Genitalien und Hyperplasie der Lungenlappen (VERF.)]. Diese Befunde stempeln die Kranken zweifellos zu kongenitalen Hypoplasten. Dieser Umstand, ebenso wie die Tatsache **familiären** Auftretens in einigen Fällen (A. PETERS, MARINESCO) weisen darauf hin, daß die tiefste Ursache auch dieses Leidens in der angeborenen Anlage, der **Konstitution,** wurzelt.

Von **Komplikationen,** mit denen das Leiden zusammen beobachtet wurde, seien die Hysterie, M. Basedowii, chronische Nephritis, Lebercirrhose und die BANTIsche Krankheit (MOHR) genannt.

Die **Differentialdiagnose** kann im Anfang besonders nach der Richtung der Hysterie hin Schwierigkeiten machen, die aber die Art der Augenmuskellähmung, die Schlingstörung, der streng remittierende Charakter der Lähmungen und schließlich die Mya.R. beseitigen. Gegen die Diagnose der atrophischen und der Pseudo-Bulbärparalyse schützen einerseits die Beachtung der degenerativen Atrophien, andererseits die der Störungen der Py.S.B. (Spasmen, Hyperreflexie) in jenen Fällen. Größere Schwierigkeit kann im Beginn die Abgrenzung von einer polyneuritischen Bulbärlähmung, einer ERBschen Muskeldystrophie, einer Lues cerebri, der LANDRYschen Paralyse und besonders der Poliencephalomyelitis (OPPENHEIM), sowie neuerdings mancher Restformen der grippösen Encephalitis machen. Das Fehlen der quantitativen und qualitativen elektrischen Veränderungen und das Auftreten der Mya.R. werden jedoch auch in diesen Fällen die Differentialdiagnose entscheiden lassen.

Die **Prognose** ist meist infaust. Wenn auch von ERB, GOLDFLAM, H. STEINERT u. a. in leichten Fällen Heilung beobachtet wurde, verlaufen die meisten schweren Fälle nach kürzerer oder — meist — sehr langer Dauer, letal. Remissionen, — bisweilen von vieljähriger Dauer — kommen aber vor. Die inkompletten oder gar monosymptomatischen Fälle (z. B. die ophthalmoplegischen) können ganz stationär verlaufen.

Die **Therapie** kann nur in größter Schonung, Ruhe und geeigneter Ernährung bestehen; daneben mögen tonisierende Medikamente (z. B. Arsen, Calcium) wirken. Zu widerraten sind jegliche brüsken elektrischen oder aktiven und passiven gymnastischen Maßnahmen, die die Überermüdbarkeit der Muskeln nur noch vermehren können. Bäderbehandlung ist nur unter aufmerksamer Kontrolle von Atmung und Puls, am besten gar nicht anzuwenden (STEINERT). Der — bei völliger Schlucklähmung bisweilen nicht zu vermeidende — Magenschlauch ist nur mit großer Vorsicht zu gebrauchen, da Todesfälle während der Sondierung beobachtet worden sind (OPPENHEIM). Von Organpräparaten habe ich nie Nutzen gesehen. Röntgenbehandlung der Thymus kann bei nachgewiesener Hyperplasie versucht werden; mit der Exstirpation der Drüse sei man sehr vorsichtig. Ich kenne einen Todesfall nach dieser Operation.

Die Krankheiten des Gehirns.

Normale und pathologische Physiologie des Gehirns[1].

Von

HUGO LIEPMANN-Berlin und F. KRAMER-Berlin.

A. Vorbemerkungen zur Anatomie, Physiologie und Pathologie des Gehirns.

a) Die Hirnhäute.

Das Gehirn liegt eingeschlossen von der weichen und der harten Hirn-haut in der Schädelkapsel.

Über die Beziehungen der Hirnteile zum Schädel siehe die Abb. 1.

Die harte Hirnhaut (Dura mater, Pachymeninx) ist das Periost der Schädel-knochen. Sie haftet jedoch beim gesunden Erwachsenen nur der Basis des Schädels fest an, während sie sich an der Konvexität leicht loslösen läßt. Fort-sätze von ihr dringen sagittal zwischen die Großhirnhemisphären (Proc. falcif. maj.), die Kleinhirnhemisphären (Proc. falcif. min.) und transversal zwischen Kleinhirn und Basis des Hinterhauptlappens (Tentorium).

Sie bildet stellenweise durch Spaltung in zwei Blätter, welche Blut auf-nehmen, die sog. Sinus. Sie begleitet auch mit Duralscheiden die austreten-den großen Nerven.

Die Nerven der Dura sind teils sympathische, teils stammen sie vom Nervus trigeminus.

An der weichen Hirnhaut (Leptomeninx) unterscheidet man ein äußeres Blatt, die Arachnoidea, und ein inneres, die Pia mater. Die Pia kleidet alle Furchen aus, schmiegt sich innig der Gehirnoberfläche an, dringt als Tela chorioidea in die Ventrikel, während die Arachnoidea über die Furchen hinweg-gespannt ist. Beide Blätter sind durch zahlreiche Bälkchen innig verbunden, so daß man sie in der Pathologie als eine Einheit behandeln kann. Zwischen harter und weicher Hirnhaut befindet sich der Subduralraum, der kaum Spuren von Flüssigkeit enthält, auch in Krankheitsfällen nicht der Ort von Flüssigkeitsansammlungen ist.

Dagegen ist es der Subarachnoidealraum zwischen Arachnoidea und Pia innerhalb der weichen Hirnhaut, in dem sich infolge seiner Kommunikation

---

[1] Mit Rücksicht auf die erforderliche Kürze und Übersichtlichkeit gehen die folgenden Ausführungen auf die feineren Verhältnisse nicht ein und bringen den unsäglich verwickelten Stoff in möglichster Vereinfachung.

Auf die differierenden Anschauungen der führenden Fachmänner in den vielen strittigen Punkten konnte nicht eingegangen werden.

Autorennamen werden grundsätzlich nicht angeführt, außer in wenigen Fällen, wo eine ganz fundamentale Lehre mit einem Namen verknüpft ist.

mit den Ventrikeln normalerweise etwas Cerebrospinalflüssigkeit findet, welche bei der progressiven Paralyse, der senilen Atrophie usw. oft reichlich vermehrt ist (Hydrocephalus externus).

b) Die Blutversorgung des Gehirns.

Sein Blut erhält das Gehirn aus
1. den beiden Art. vertebrales,
2. den beiden Arteriae carotides internae.

Die beiden Vertebrales vereinigen sich am Übergang von der Medulla in die Brücke zur Art. basilaris, welche sich vor der Brücke in die beiden nach hinten seitwärts ziehenden hinteren Hirnarterien = Art. cerebr. post., teilt.

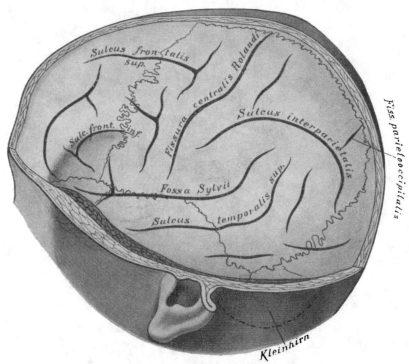

Abb. 1. Beziehung des Schädels zur Hirnoberfläche.
(Nach BARDELEBEN-HÄCKEL.)

Die Carot. int. teilt sich jederseits in folgende Äste:
a) Vordere Hirnarterie (Art. cerebr. ant.).
Beide vorderen Hirnarterien sind durch die Art. commun. ant. verbunden.
b) Die mittlere Hirnarterie = Art. foss. Sylvii.
c) Art. commun. post.
d) Art. chorioidea.

Die Art. commun. post. (cp) verbindet das Carotisblut mit dem Vertebralblut, indem sie sich in die Art. cerebr. post. begibt (Abb. 2).
Die drei Hauptarterien des Gehirns sind somit:
1. die Art. cerebr. ant., ⎱
2. die Art. foss. Sylvii ⎰ (beide aus der Carotis),
3. die Art. cerebr. post. (aus der Art. basil.).

Diese Hauptarterien senden teils kurze Äste in das Innere des Gehirns (Zentralarterien), besonders die Ganglienmassen, teils lange Äste in die Rinde und in das anliegende Mark (Corticalarterien).

Durch die beiden A. commun. entsteht der Circul. art. Willisii.

(Varietäten häufig.)

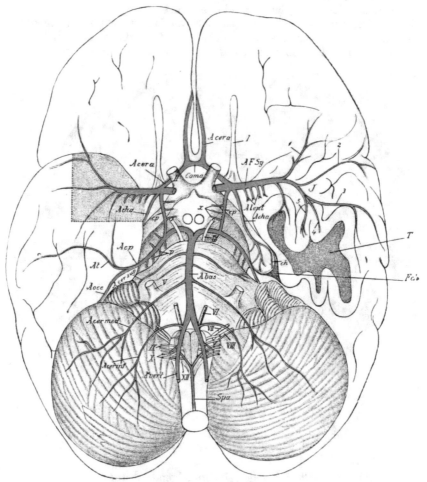

Abb. 2. Arterien der Basis.

(Nach v. MONAKOW.)

A cera Art. cerebri anterior. *A F Sy* Art. Fossae Sylvii. *Acha* Art. chorioidea anterior. *A cp* Art. cerebri posterior. *cp* Art. communic. posterior. *A bas* Art. basilaris. *A vert* Art. vertebralis. *Coma* Art. communic. ant.

Die kurzen und die langen (corticalen) Äste bilden untereinander zwei vollkommen voneinander unabhängige Zirkulationssysteme, d. h. es bestehen zwischen den beiden Systemen keine Anastomosen.

Die kurzen Äste (Zentralarterien) haben auch untereinander wenig Anastomosen, so daß sie als Endarterien bezeichnet werden.

Die langen Äste verlaufen auf der Hirnoberfläche, versorgen Rinde und anliegendes Mark und haben Anastomosen untereinander.

Von den zentralen Ästen haben besondere Bedeutung die Äste, welche die innere Kapsel, Linsenkern und Sehhügel ernähren. (Lenticulo-striäre und lenticulo-optische Arterien.) Das von diesen, nicht miteinander anastomosierenden, Gefäßen versorgte Gebiet ist der Vorzugssitz von Gehirnblutungen und Gehirnerweichungen.

Im besonderen versorgt die Art. cerebr. ant. (Hauptast: Art. corp. callosi) die beiden oberen Stirnwindungen, die Basis des Stirnhirns und die medialen

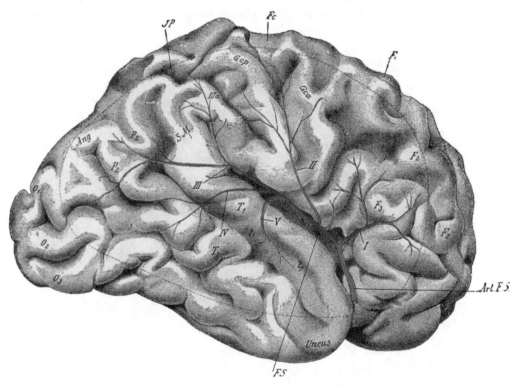

Abb. 3. Arterien der Konvexität. (Nach v. Monakow.)

Art F S Art. Foss. Sylvii. *I. II. III. IV. V* die fünf Hauptäste. *F c* Fissura centr. *F S* Fossa Sylvii. *J P* Interparietalfurche. *G c a* Vord. Zentralwindung. *G c p* Hintere Zentralwindung. *S M* Gyr. supramarg. *Ang.* Gyr. angul. *F₁ F₂ F₃* die Stirnwindungen. *T₁ T₂* die Schläfewindungen. *P₂* Gyrus parietalis. *O₁ O₂ O₃* Gyri occipitales. Die rotpunktierte Linie deutet die Begrenzung der Sylvischen Arterie an.

Teile der Hemisphäre (Gyrus fornicatus, Lobus paracentralis, einschließlich des Praecuneus, ferner den Balken).

Da der Lobus paracentralis das Beinzentrum ist, bewirkt Verstopfung des betreffenden Astes isolierte Beinlähmung.

Die Art. cerebr. med. oder Foss. Sylvii hat besondere Bedeutung für die Sprachstörungen.

Ihre kurzen (zentralen) Äste sind schon oben als die wichtigen lenticulostriären usw. erwähnt.

Ihre 5 bis 7 corticalen Hauptäste versorgen die 3. Stirnwindung, die Insel, die Zentralwindungen, den Scheitellappen, die beiden oberen Schläfenlappenwindungen.

Die Art. cerebr. post. ernährt zunächst die Ventrikelwände. Ihre kurzen Äste gehen zu: Sehhügel, Hirnstiel, Kniehöcker, Tela chorioidea usw. Durch kurze Äste versorgt sie auch das Splenium des Balkens.

Sie spaltet sich in zwei corticale Hauptäste.

1. Art. temporalis für die Unterfläche des Schläfenlappens.

2. Art. occipit., welche den Hinterhauptslappen ernährt.

Von den Abkömmlingen der letzteren hat besondere Bedeutung die Art. calcarina, welche die Umgebung der Fissura calcarina (also das Sehzentrum) und die Sehstrahlung ernährt.

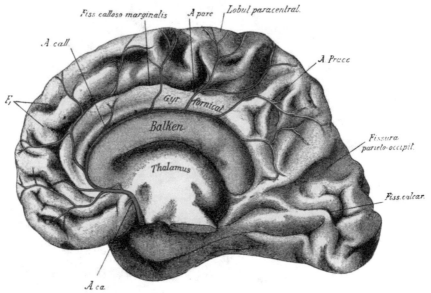

Abb. 4. Arterien der Medianfläche. (Nach v. MONAKOW.)
A ca Art. cerebri anterior. A call Art. corpor. callosi. A parc Art. paracentralis.
F_1 medianer Teil der ersten Stirnwindung.

Kleinhirn und Brücke werden von den Ästen der Art. basilaris (den Art. cerebelli) versorgt.

Die Ernährung der einzelnen Gehirnabschnitte ist also folgende:

Großhirnrinde und Marklager: Die corticalen Äste der drei Hauptarterien. Und zwar:

Stirnhirn: basal, medial und oberste Konvexität von der Art. cerebr. ant. Rest der Konvexität des Stirnhirns, besonders F. m. und F. i. von der der Art. cerebr. med.

Zentralwindungen, Insel, Konvexität des Scheitellappens von der Art. cerebr. med.

Mediale Scheitellappen (Lobus paracentr. und Praecuneus) Gyr. fornic. von der Art. cerebr. ant. (Praec. z. T. auch von der Art. cerebr. post.).

Schläfenlappen: Zwei obere Windungen von der Art. cerebr. med. Rest, insbesondere Basis von der Art. cerebr. post.

Hinterhauptslappen von der Art. cerebr. post. und hintersten Ästen der Art. foss. Sylvii.

Große Ganglien und innere Kapsel: Von den Zentralästen der drei großen Hauptarterien.

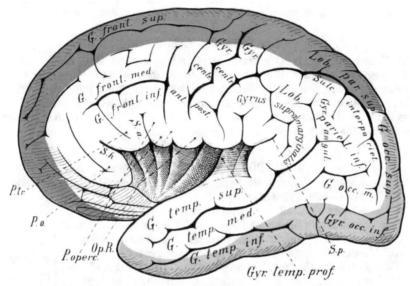

Abb. 5. Ernährungsbezirke der Hirnarterien an der Konvexität.
Weiß: Bezirk der Art. foss. Sylvii. Rot: der Art. cerebri anterior.
Blau: der Art. cerebri posterior.
Sonstige Zeichen wie in Abb. 7.

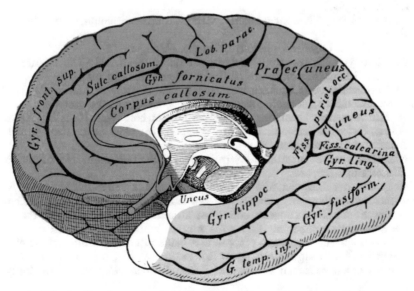

Abb. 6. Ernährungsbezirke der Hirnarterien an der Medianfläche.
Farben wie in Abb. 5.

Balken: Art. cerebr. ant. Das Splenium durch die Art. cerebr. post.

Mittlere Basalgegend: Art. commun. post.

Hirnschenkel: Art. cerebr. post. und commun. post.

Vierhügel: Art. cerebr. post.

Brücke und Kleinhirn und verlängertes Mark: Von der Art. cerebelli sup., der Art. basilaris und der Art. cerebelli inf. der Art. vertebralis.

Die Venen des Gehirns.

Die Venen des Gehirns besitzen keine Klappen und sind durch zahllose Anastomosen verbunden. Sie entleeren sich in die venösen Hirnsinus (Sinus longitudinalis usw.), welche ihr Blut schließlich in die Vena jugul. int. führen. Die Venen aus dem Streifenhügel und den Plexus chorioidei der Ventrikel vereinigen sich in der unpaaren Vena magna Galeni unterhalb des Balkens. Diese ergießt ihr Blut in den Sinus rectus.

c) Morphologie des Gehirns.

Das Gewicht des Gehirns ist beim Manne durchschnittlich etwa 1350 g, beim Weibe 100—120 g leichter.

Auf Grund der Entwicklungsgeschichte unterscheidet man

1. das **Endhirn** (Telencephalon): die beiden Hemisphären samt den Vorderhirnganglien: Schwanzkern, Linsenkern, Mandelkern und Vormauer. Seine Höhle: die Seitenventrikel.

2. Das **Zwischenhirn** (Diencephalon): Die Sehhügel mit ihrem Anhang, insbesondere die wichtigen Kniehöcker und an der Basis das Chiasma und der Tractus opticus. Seine Höhle: der 3. Ventrikel.

⎱ Vorder-
⎰ hirn
(Prosencephalon).

3. Das **Mittelhirn** (Mesencephalon): Vierhügel, untere Schleife, roter Kern und die Kerne des N. III und IV, Hirnschenkel (Haube und Fuß) mit Substantia nigra. Von den Hirnhöhlen entspricht dem Mittelhirn der Aquaeductus Sylvii.

4. **Hinterhirn** (Metencephalon oder Rhombencephalon): Brücke und Kleinhirn.

5. **Nachhirn** (Myelencephalon): Medulla oblongata.

Die Höhle von Hinter- und Nachhirn ist der 4. Ventrikel. Die Grenze zum Rückenmark bildet der unterste Teil der Pyramidenkreuzung.

Das **Vorderhirn** wird auch zusammen mit dem Mittelhirn häufig als **Groß-hirn** dem Kleinhirn, der Medulla und dem Pons gegenübergestellt.

Als **Hirnstamm** bezeichnet man die Gesamtheit von Medulla, Brücke, Mittelhirn, Zwischenhirn und Großhirnganglien, im Gegensatz also zu Rinde und Mark der Hemisphären.

Jede Hemisphäre zerfällt in Stirnlappen, Scheitellappen, Schläfenlappen und Hinterhauptslappen.

Die größte der Furchen, die Foss. Sylvii trennt den Schläfenlappen von Stirn- und Scheitellappen. Die Stirnlappen lassen viele Autoren vom Scheitellappen durch die ROLANDOsche oder Zentralfurche getrennt sein, so daß die vordere Zentralwindung zum Stirn-, die hintere zum Scheitellappen gerechnet wird. Jedoch spricht man auch oft von den beiden Zentralwindungen als einem Ganzen: der Zentralgegend oder ROLANDOschen Gegend und rechnet sie dann als einen zwischen Stirn- und Scheitellappen gelegenen selbständigen Teil.

Zwischen Stirn-, Scheitellappen und Schläfenlappen liegt in der Tiefe der Foss. Sylvii die Insel. Die sie bedeckenden Teile des Stirnhirns und der Zentralwindungen heißen deshalb Deckel (Operculum), und zwar der Teil des Operculums, welcher zu den Zentralwindungen gehört: Opercul. Rolandi, der, welcher zur unteren Stirnrinde gehört: Opercul. frontale (die BROCAsche Stelle).

Der Hinterhauptslappen ist vom Scheitellappen scharf nur an der medialen Fläche getrennt durch die Fissura parieto-occipitalis, an der Konvexität fehlt solche scharfe Grenze.

a) Windungen und Furchen der Konvexität.

Der Stirnlappen wird durch zwei Furchen an der Konvexität in drei Windungen geteilt, die obere oder erste (F s), mittlere oder zweite (F m) und untere oder dritte (F i) Stirnwindung.

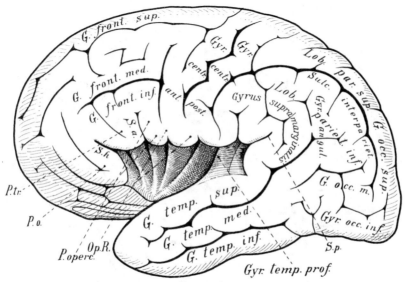

Abb. 7. Windungen und Furchen der Konvexität.
(Unter Benutzung eines FLECHSIGschen Grundrisses.)

S. h. S. a. S. p. Ramus horizont., Ramus ascendens oder verticalis und Ramus poster. der SYLVIschen Furche. *Op. R.* Operculum Rolandi.	*P. tr.* Pars triangularis ⎫ der dritten *P. opcrc.* Pars opercularis ⎬ Stirn- *P. o.* Pars orbitalis ⎭ windung.

Die untere Stirnwindung wird durch den horizontalen vorderen und den vertikalen Ast (Ramus ascendens) der SYLVIschen Furche in drei Abschnitte geteilt (Abb. 7):

1. vorn die Pars orbitalis,

2. zwischen horizontalem und vertikalem Ast die Pars triangularis und

3. hinter dem vertikalen Ast das schon erwähnte Opercul. frontale, welches nach hinten unscharf in das Opercul. Rolandi übergeht.

Der Scheitellappen reicht nach vorn, wenn wir die beiden Zentralwindungen als Regio Rolandica für sich nehmen, bis zu der die hintere Zentralwindung hinten begrenzende Furche und wird durch die Interparietalfurche in einen oberen und unteren Lappen geteilt.

Der untere Scheitellappen zerfällt in
1. den vorderen Teil oder Gyr. supramarginalis, welcher das hintere
Ende der SYLVISCHEN Furche umgibt und unten die Fortsetzung der oberen
Schläfenwindung nach hinten bildet und nach vorn bis an die hintere Zentralwindung reicht (die Franzosen bezeichnen nur das unmittelbar dem hinteren Ende
der SYLVISCHEN Furche anliegende Windungsstück als Gyr. supramarginalis);
2. den hinteren Teil oder Gyr. angularis (Pli courbe), welcher das hintere
Ende der Temporalfurche umgibt. Zwischen Gyr. supramarginalis und angularis die inkonstante JENSENsche Furche.
Dieser Gyr. angul. geht, oft durch eine Furche getrennt, in den Hinterhauptslappen über.
Zur leichteren Orientierung merke man sich: Der Gyr. supramargin. reitet
auf dem hinteren Ende der SYLVISCHEN, der Gyr. angul. auf dem hinteren Ende
der oberen Temporalfurche.

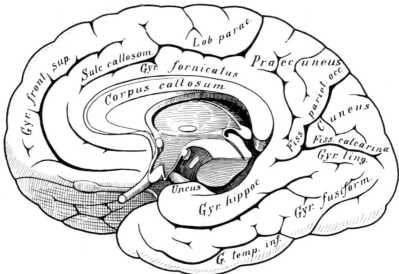

Abb. 8. Windungen und Furchen der Medianfläche.
(Unter Benutzung eines FLECHSIGschen Grundrisses.)
Sulc. callosom. Sulcus callosomarginalis. *Lobus parac.* Lobus paracentralis.

Der Schläfenlappen gliedert sich an der Konvexität durch die oben erwähnte obere Schläfenfurche (Sulcus temp. sup.) und die mittlere Schläfenfurche in drei Windungen, die obere, mittlere und untere Schläfenwindung.
Nach hinten geht die obere Schläfenwindung in den Scheitellappen, besonders
den Gyr. supramargin. über, entsprechend dem Ende der SYLVISCHEN Furche,
die mittlere hauptsächlich in den Gyr. angul., die untere in die entsprechenden
Hinterhauptswindungen.
An der der Insel zugekehrten — in der Foss. Sylvii verborgenen — Fläche
des Schläfenlappens verlaufen, ihren Ursprung von der Konvexität des Gyr.
temp. sup. nehmend, 1 bis 2 Querwindungen (Gyri temporales profundi oder transversi, auch HESCHLsche Windungen genannt) nach hinten
innen in die Parietalgegend hinter der Insel.
Der Hinterhauptslappen ist an der Konvexität nach vorn nicht scharf
abgegrenzt. Als künstliche Grenze nimmt man eine Linie an, welche das obere
Ende der Fiss. parieto-occip. mit der Incisura praeoccipit verbindet.

β) Die Medianfläche und Basis des Gehirns.

Die Medianfläche der Hemisphären zeigt uns zunächst den Balkeneintritt, den Eintritt jenes großen Commissurensystems, welches beide Hemisphären, und zwar sowohl symmetrische wie unsymmetrische Partien, miteinander verbindet.

Unter dem Balken und von vorn nach hinten ähnlich gekrümmt wie dieser, sehen wir den Fornix (den verdickten Hemisphärenrand), welcher sich hinten unten in der Fimbria des Unterhornes fortsetzt (Abb. 8).

Parallel dem Balken, oberhalb desselben, zieht die eine Hauptfurche der medialen Fläche, der Sulc. cinguli oder callosomarginalis, hinten wendet sie sich nach oben zur Hemisphärenkante und endigt in einem kleinen Einschnitt hinter dem Ende der hinteren Zentralwindung an der Kante.

Der Windungszug zwischen dieser Furche und dem Balken heißt Gyr. fornicatus. Was vor ihm und oberhalb seiner ist, rechnet zum Stirnhirn (Gyr. rectus und medialer Teil der oberen Stirnwindung), nur der hinterste Teil dieses Windungszuges, welcher den Zentral-Windungen der Konvexität entspricht, wird als Läppchen für sich gerechnet und heißt Lobus paracentralis.

Der hintere Teil des Gyr. fornic. geht (hinter dem aufsteigenden Ast des Sulc. cinguli) sich verbreiternd in den Praecuneus über, der zum Scheitellappen gehört. Seine hintere Grenze ist eine zweite Hauptfurche der Medianfläche: Die schon als Grenze

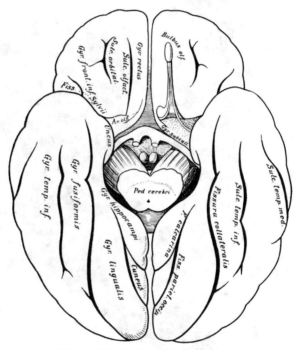

Abb. 9. Die Basis. (Nach Edinger.)

zwischen Scheitel- und Hinterhauptslappen erwähnte Fiss. parieto-occipitalis. In diese Furche mündet vorn eine dritte, sehr wichtige Hauptfurche, die Fissura calcarina, sagittal von hinten nach vorn verlaufend.

Das zwischen beide Furchen gefaßte keilförmige Windungsstück ist der Cuneus.

Unterhalb der Fiss. calcarina liegt der Gyr. lingualis und unter diesem durch den Sulc. occipito-temp. (collateralis) von ihm getrennt der Gyr. fusiformis, der sich vorn durch den Schläfenlappen erstreckt. Beide: Gyr. ling. und fusif., gehören schon zur Basalfläche. Der Gyr. fornic. geht nach hinten oben in den Praecuneus über. Nach hinten unten schlägt er sich um das Splenium des Balkens und geht hier in den bis an das vordere Ende des medialen Schläfenlappens ziehenden Gyr. hippocampi über. Die hakenförmige Umbiegung, welche der zusammen auch als Randwindung bezeichnete Windungszug (Gyr. fornic. und Gyr. hippocampi) vorn zeigt, heißt Uncus (Abb. 9).

In den Gyr. hippocampi mündet von hinten der Gyr. ling., so daß also in dem Gyr. hippocampi der Gyr. fornic. und Gyr. ling. zusammenfließen.

Wie man sieht, geht hinten die mediale Fläche unscharf in die basale Fläche über.

An der basalen Fläche läßt sich zwischen Schläfen- und Hinterhauptslappen keine scharfe Grenze angeben. Die untere Schläfenwindung beteiligt sich an der Bildung der Basis.

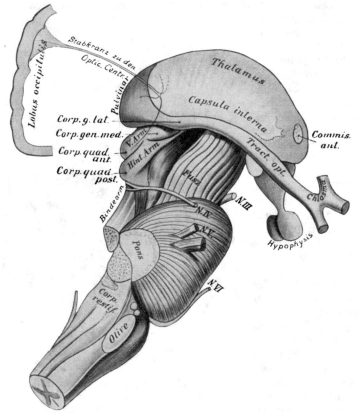

Abb. 10. Seitenansicht von Zwischen- und Mittelhirn. (Nach EDINGER.)
Die Verbindungen von Corp. geniculat. laterale *(Corp. g. lat.)*
und Lob. occipit. nicht eingezeichnet.

Medial von ihr, getrennt durch den Sulc. temp. inf., liegt der schon erwähnte Gyr. fusif., und diesem liegt medial vorn der Gyr. hippocampi an, hinten der Gyr. ling. Der Gyr. fusif. ist von ihnen durch die über die ganze Unterfläche bis fast zum Schläfenpol ziehende Occipitotemporalfurche (Kollateralfurche) getrennt. Vorn zeigt die Basis zwischen den Hirnschenkeln die Corp. mammillaria, die Hypophyse, die Tractus optici, Subst. perfor. ant. und post.

An der Basis des Stirnlappens ist durch den Sulc. olfact., in dem der Lobus olfact. gelegen ist, nach innen der Gyr. rectus, d. i. die basale Fortsetzung des

Gyr. front. sup. abgetrennt. Nach außen von ihm liegt der basale Teil des Gyr. front. med. und von diesem durch den Sulc. orbitalis getrennt der basale (auch orbital genannte) Teil des Gyr. front. inferior (Pars orbitalis von F. i.). Die Hemisphären sind in ihrem Innern von weißer Markmasse erfüllt, in dieser befinden sich noch mehrere Gebilde grauer Substanz, die Großhirnganglien.

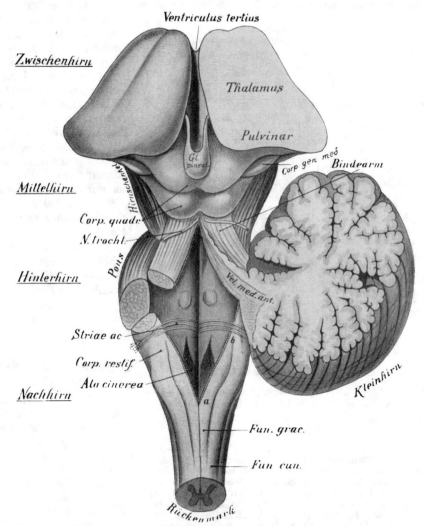

Abb. 11. Aufsicht auf Zwischen-, Mittel-, Hinter- und Nachhirn. (Velum medullare post. längs der gestrichelten Linie a b abgetrennt.) (Nach EDINGER.)

Die früher sehr geringen Kenntnisse über die Bedeutung dieser Ganglien haben in den letzten Jahren eine erhebliche Bereicherung erfahren. Die Großhirn-ganglien liegen nach vorn und lateral vom Thalamus opticus zwischen diesen und der Insel. Sie werden in ihrer Gesamtheit als Streifenhügel bezeichnet. Durch dazwischenliegende Markmasse ist er in mehrere Abschnitte geteilt. Früher trennte man den dorsal von der inneren Kapsel gelegenen, sich im Bogen von vorn nach hinten ziehenden Kern, den Nucleus caudatus von den ventral gelegenen Teilen, dem Putamen und dem Globus pallidus, die unter dem Namen Linsenkern zusammengefaßt wurden, ab. Entwicklungsgeschichtliche und histologische Untersuchungen, ebenso wie die pathologischen Erfahrungen der neueren Zeit lassen jedoch den Nucleus caudatus und das Putamen als eine zusammenhängende Einheit erscheinen, die nur durch den Durchbruch der inneren Kapsel voneinander getrennt worden sind. Sie werden als Neostriatum oder Striatum im engeren Sinne dem auch als Palaeostriatum bezeichneten Globus pallidus gegenübergestellt. Das Neostriatum hängt entwicklungsgeschichtlich mit der Rinde zusammen und ist ebenso wie diese durch die Mannigfaltigkeit seiner Ganglienzellen gekennzeichnet, während das Pallidum, das nur eine Ganglienzellenart enthält, wahrscheinlich zum Zwischenhirn gehört.

Bezüglich der Formverhältnisse von Zwischenhirn, Mittelhirn, Nachhirn und Hinterhirn sei nur auf die beiden Abb. 10 und 11 verwiesen.

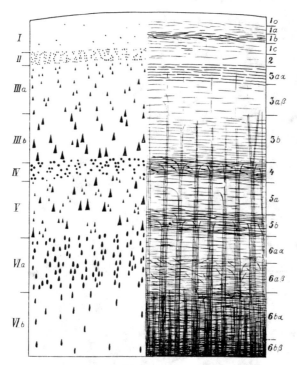

Abb. 12. Cyto- und myelo-architektonische Schichtung der Rinde. (Nach VOGT und BRODMANN.)

Rechts die arab. Ziffern bezeichnen die myeloarchitekton. Schichten.

1o Pars afibrosa laminae tangentalis; *1a* P. externa l. t.; *1b* P. intermedia l. t.; *1c* P. interna l. t.; *2* Lamina dysfibrosa; *3aα* Stria Kaesi-Bechterewi; *3aβ* Regio typica partis superficialis laminae suprastriatae; *3b* Pars profunda l. s.; *4* Stria Baillargeri externa; *5a* Lamina instratriata; *5b* Stria Baillargeri interna; *6aα* Lamina substriata; *6aβ* Lamina limitans externa; *6bα* Lamina limitans interna; *6bβ* Substantia alba.

Links die römischen Ziffern bezeichnen die cyto-architektonischen Schichten. I—VI s. Text.

d) Feinerer Bau der Hirnrinde.

Als Grundtypus der cellulären Rindenschichtung läßt sich, wie die Entwicklungsgeschichte und vergleichende Anatomie ergeben, ein sechsschichtiger Typ angeben:

1. Lamina zonalis (Molekularschicht).
2. Lamina granularis externa (äußere Körnerschicht).
3. Lamina pyramidalis (Pyramidenschicht).
4. Lamina granularis interna (innere Körnerschicht).
5. Lamina ganglionaris (Ganglienzellenschicht).
6. Lamina multiformis (polymorphe oder Spindelzellenschicht).

Dieser embryologisch in der ganzen Großhirnschicht nachweisbare sechsschichtige Typus, in Abb. 12 noch in Unterabteilungen (III a und b, VI a und b) zerlegt, erfährt zahlreiche, vielfach mit scharfer Grenze einsetzende

örtliche Modifikationen, welche in Vermehrung oder Verminderung oder Umlagerung einzelner der Hauptschichten bestehen, indem etwa die innere Körnerschicht verschwindet oder aber durch Spaltung sich verdoppelt, indem andere
Zellformen, z. B. Riesen-Pyramidenzellen auftreten, schließlich sich Variationen
in der Zelldichtigkeit, Zellgröße und Schichtenbreite vorfinden. Es lassen
sich danach in der gesamten Rinde etwa 50 derartige besondere
Schichtungsmodalitäten unterscheiden und entsprechende Bezirke
abgrenzen. Im allgemeinen halten sich die Grenzen dieser Bezirke nicht an
Furchen und Windungen (Abb. 13).

Von besonderer Bedeutung sind zwei extreme Variationen der Zellschichtung:

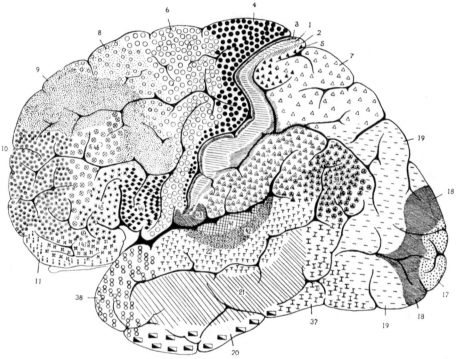

Abb. 13.   Die cyto-architektonischen Rindenfelder der Konvexität. (Nach Brodmann.)

1. Der Riesenpyramiden- oder motorische Typus in der vorderen
Zentralwindung (Abb. 14). Fehlen der 4. Schicht.

2. Der Calcarinatypus mit Verdopplung der inneren Körnerschicht in
der nächsten Umgebung der Fiss. calcarina (entsprechend der klinisch-pathologisch abgegrenzten Sehsphäre Henschens).

Die cyto-architektonisch abgegrenzten Felder decken sich zum Teil und
nur annähernd mit der auf Grund der Markreifung (Myelogenese) gewonnenen
Felderung Flechsigs.

Neben der cellulären Schichtung bedingen Verschiedenheiten in Dichtigkeit, Anordnung und Kaliber der markhaltigen Nervenfasern der Rinde
eine verschiedene Querschnittsgliederung verschiedener Stellen der Rinde,
welche eine Abgrenzung ungefähr derselben Rindenfelder ergibt, welche die
Cyto-Architektonik lehrt (Abb. 12).

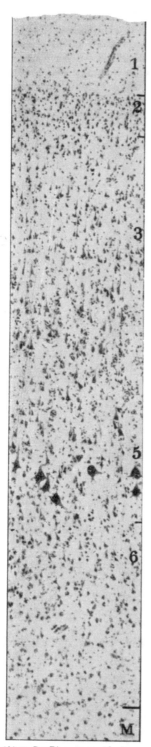

Abb. 14. Der Riesenpyramidentypus
in der vorderen Zentralwindung.
(Nach BRODMANN.)

Das Verhältnis der horizontalen Faserung der Rinde zu den radiär verlaufenden Markstrahlen stellt, wenn wir von den lokalen Besonderheiten absehen, im allgemeinen folgendes Bild dar:

1. Tangentialschicht.
2. Das supraradiäre Flechtwerk (EDINGERS).
3. Das intraradiäre Flechtwerk, enthaltend den inneren und äußeren BAILLARGERschen Streifen, welche auch nur eine Verdichtung horizontal in der Rinde verlaufender Fasern darstellt.

Die feinere Untersuchung hat auch hier zu einer weiteren Teilung in Abschnitte und Unterabschnitte geführt, die wir in beistehendem Schema O. VOGTs in Beziehung gesetzt zu dem cytoarchitektonischen Grundtypus BRODMANNs wiedergeben (Abb. 12).

Die besonders starke Ausprägung dieser Horizontalfaserschicht ist in der Calcarinagegend als VICQ D'AZYRscher Streif bekannt, welcher schon am frischen Gehirnschnitt als weiße Linie der Rinde in die Augen fällt.

e) Die Kerne der Hirnnerven.

1. N. olfactorius (N. I), s. S. 340.
2. N. opticus (N. II), s. Sehbahnen (Abb. 41).
3. Die Augenmuskelnerven: N. oculomotorius (III), N. trochlearis (IV), N. abducens (VI), reine motorische Nerven.

Der Kern des N. oculomotorius liegt im Bereich der vorderen Vierhügel im Boden des Aquaeductus Sylvii. Er hat eine mediale, genau in der Mittellinie gelegene Abteilung, welche nach beiden Seiten Fasern sendet, und eine laterale größere auf jeder Seite, die auch der gekreuzten Seite Fasern abgibt. Der Kern besteht aus Zellgruppen, deren jede wahrscheinlich einen bestimmten Muskel versorgt. Die Wurzeln treten am inneren Rande des Hirnschenkels vor der Brücke aus, die Fasern durchbohren die Dura mater, laufen in der Wand des Sinus cavernosus und gelangen durch die Fissura orbitalis superior zum Auge. Spaltung in den Ramus superior und inferior, von welch letzterem die Radix brevis ganglii ciliaris zum Ganglion ciliare zieht (Abb. 16).

4. Der Kern des N. trochlearis liegt in der caudalen Verlängerung des Oculomotoriuskernes im Bereich der hinteren Vierhügel. Die Fasern ziehen vom Kern dorsalwärts und kreuzen sich vollständig im Velum medullare anticum. Sie treten hinter den Vierhügeln aus, laufen um den Hirnschenkel nach vorn und ventral und gelangen durch die Wand des Sinus cavernosus und Fissura orbitalis superior in den Musculus obliquus superior.

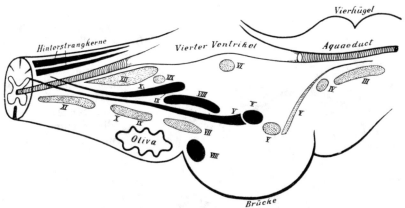

Abb. 15. Schematische Übersicht über die Lage der Kerne Nr. III—XII.
(Nach VILLIGER.)
Motorische Kerne gepünktelt, sensible tiefschwarz.
Statt *XIX* lies *X* und *IX* (gemeinsamer Kern von Nr. *IX* und *X*).

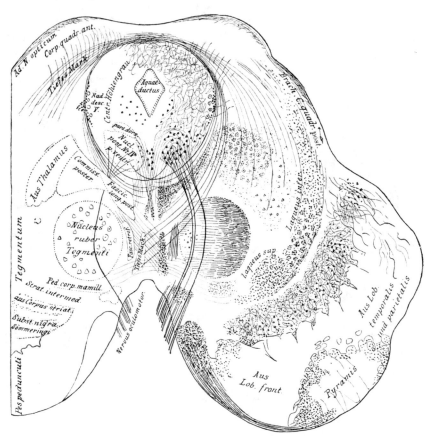

Abb. 16. Schematischer Schnitt hinter den vorderen Vierhügeln durch den
Oculomotoriuskern. (Nach EDINGER.)
Statt *Nucl. Nr. IV* lies *Nr. III.*

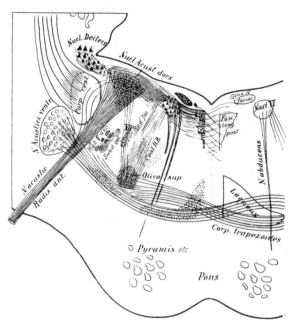

Abb. 17. Schnitt in der Gegend des Abducensursprunges.
(Nach EDINGER.)

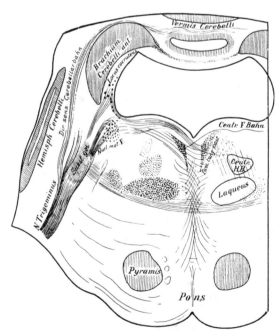

Abb. 18. Motor. Trigeminuskern u. Trigeminuswurzel.
(Nach EDINGER.)

5. N. abducens. Der Kern liegt im Bereich der Brücke im Boden des 4. Ventrikels. Die Fasern ziehen ventralwärts und treten zwischen Brücke und Pyramide aus. Der Nerv zieht durch den Sinus cavernosus und die Fissura orbitalis superior zum M. rectus externus (Abb. 17).

Verbindungen zwischen den Augenmuskelfasern untereinander sowohl wie mit dem DEITERSschen Kern (des N. vestibularis) und dem Kleinhirn stellt das hintere Längsbündel (Fascicul. longitud. post.) her, welches von der hinteren Commissur bis zum Rückenmark zu verfolgen ist, und welches u. a. besonders Beziehungen der Augenbewegungen zu Änderungen des Gleichgewichtes herstellt.

6. N. trigeminus (N. V), ein gemischter Nerv, hat ein sehr ausgedehntes Kerngebiet. Der motorische Hauptkern liegt im dorsolateralen Teile der Brückenhaube. Daneben noch ein kleinerer motorischer Kern im Vierhügelgebiete zur Seite des Aquaeductus. Die motorische Wurzel zieht direkt zum dritten Ast des N. mandibularis.

Die dickere sensible Wurzel hat ihren Ursprung im Ganglion Gasseri, tritt in die Brücke ein, zieht bis nahe dem sensiblen Endkern, wo sich jede Faser in einen auf- und absteigenden Ast teilt.

Der aufsteigende Ast endet in einer Zellanhäufung, die neben dem motorischen Kern in der Brücken-

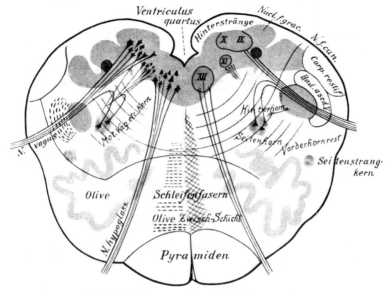

Abb. 19. Vagusaustritt. (Nach EDINGER.)

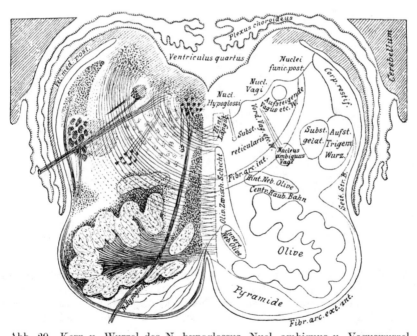

Abb. 20. Kern u. Wurzel des N. hypoglossus, Nucl. ambiguus u. Vaguswurzel.
(Nach EDINGER.)

haube gelegen ist (Nucleus sensibilis N. V), der absteigende Ast endet in einer
Zellsäule, welche die caudale Fortsetzung des genannten sensiblen Kernes ist.
Die Gesantheit der absteigenden Fasern nennt man die absteigende oder
spinale Trigeminuswurzel, sie kann bis in das zweite Cervicalsegment verfolgt

werden. Der caudale Teil dieses sensiblen Kerns ist identisch mit der dem Hinterhorn aufsitzenden Substantia gelatinosa Rolandi.

N. facialis, motorischer und sekretorischer Nerv (N. VII). Der Kern liegt in der Brückenhaube, ventrolateral vom Abducenskern. Die Fasern ziehen dorsalwärts um den Kern des N. abducens herum, dann ventralwärts und treten am hinteren Rande der Brücke über und seitlich von der Olive aus.

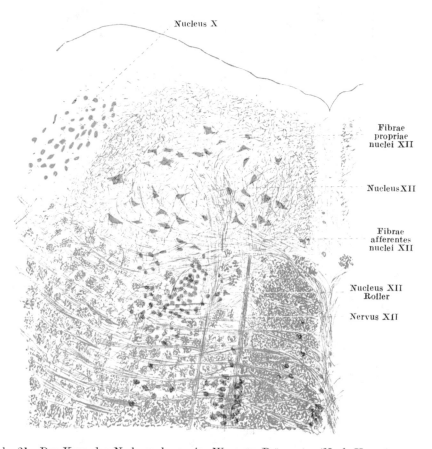

Nucleus X

Fibrae propriae nuclei XII

NucleusXII

Fibrae afferentes nuclei XII

Nucleus XII Roller

Nervus XII

Abb. 21. Der Kern des N. hypoglossus im WEIGERT-Präparat. (Nach KOCH.)

Der N. intermed. Wrisbergii (als Pars minor des N. fac., weil ihm zum großen Teil anliegend, bezeichnet), hat teils sensible Funktionen (Geschmacksfasern), teils sekretorische (durch die Chorda tymp.). Seine sensiblen Fasern aus dem Gangl. geniculi endigen wahrscheinlich im sensiblen Endkern des N. glossopharyngeus.

N. acusticus (N. VIII), siehe Hörbahnen. (Siehe Abb. 48.)

N. glossopharyngeus (N. IX), ein gemischter Nerv. Die motorischen Fasern entspringen in zwei Kernen:

1. dem Nucleus dorsalis, am Boden der Rautengrube, und

2. dem Nucleus ventralis oder ambiguus, dorsal von der Olive.

Die sensiblen Fasern stammen aus beiden Ganglien des Nerven (G. superius und petrosum) und ziehen als sensible Wurzel in die Medulla oblongata unterhalb des N. facialis und acusticus hinter der Olive ein.

Hier teilen sich die Fasern in auf- und absteigende Äste. Die aufsteigenden enden im Nucleus alae cinereae, die absteigenden (sog. Tractus solitarius) enden in dem diesen anliegenden Nucleus tractus solitarii.

N. vagus (N. X), ein gemischter Nerv. Die motorischen Fasern nehmen ihren Ursprung in denselben Kernen, wie die des N. glossopharyngeus, also im Nucleus dorsalis und im Nucleus ambiguus. Die sensiblen Fasern entspringen in den beiden Ganglien des N. vagus (G. jugulare und nodosum), treten unterhalb des N. IX hinter der Olive in die Medulla ein, und enden in denselben sensiblen Endkernen (Nucleus alae cinereae und Nucleus tractus solitarii) wie die des Glossopharyngeus.

N. accessorius (N. XI), ein rein motorischer Nerv. Er entspringt aus einer Zellgruppe, die in der caudalen Verlängerung des Nucleus ambiguus beginnt (cerebraler Teil des Accessoriuskernes) und sich bis in das siebente Cervicalsegment verfolgen läßt (spinaler Teil des Accessoriuskernes). Letzterer ist gelegen an der Basis der Seitenhörner und im dorsolateralen Teile der Vorderhörner des Rückenmarks.

Aus diesem Kern entspringen 9—13 Wurzelfäden, welche die Medulla oblongata, resp. das Cervicalmark verlassen (Abb. 20).

N. hypoglossus (N. XII), rein motorisch. Der Kern im Boden der Rautengrube dicht neben der Raphe. Die Fasern ziehen ventralwärts und verlassen in 10—15 Wurzelfäden zwischen Olive und Pyramide die Medulla (Abb. 21).

f) Allgemeine Beziehung des Gehirnbaues zur Funktion.

α) Begriff der Projektion, die Projektionsbahnen und Projektionsfelder.

Die Hirnrinde empfängt die Erregungen von den reizaufnehmenden Flächen des Körpers (der ganzen Haut, den Gelenken, Muskeln und den sog. höheren Sinnesflächen, wie Netzhaut, Cortischem Organ usw.) und entläßt Erregungen in die willkürlich beweglichen Teile, die Muskeln und in gewisse Drüsen.

Die Bahnen, welche die Hirnrinde mit der Peripherie verbinden, heißen Projektionsbahnen.

Es gibt keine ununterbrochene Verbindung zwischen Rinde und einem sensiblen oder muskulären Endorgan. Es sind vielmehr zwischen Rinde und Peripherie graue Massen (z. B. die des Rückenmarks) eingeschaltet. An den Zellen der zwischengeschalteten grauen Massen endigen die sensiblen Nerven; von ihnen entspringen die motorischen Nerven.

Und erst diese Zellen sind dann durch höhere Bahnen mit der Rinde in Verbindung gesetzt. Für die Projektionsbahnen sind also zwischen Peripherie und Rinde ein oder mehrere graue Zwischenstationen eingeschaltet. So finden alle sensiblen Nerven des Rumpfes und der Glieder ihre erste Endigung im Grau des Rückenmarks oder des verlängerten Marks (sensible Endkerne). Und alle motorischen Nerven von Rumpf und Gliedern haben ihren Ursprung in dem Grau des Rückenmarks (Vorderhornzellen, motorische Ursprungszellen).

Aber ganz analog verhalten sich die Hirnnerven. Auch sie haben in dem Grau, welches dem vierten Ventrikel und dem Aquaeductus Sylvii anliegt, ihre sensiblen Endkerne und ihre motorischen Ursprungskerne. Auch diese Kerne sind Anhäufungen von Ganglienzellen, welche — bei den zentripetalen Leitungen — die Erregung des peripheren sensiblen Neurons aufnehmen und in ihrem corticalwärts leitenden Axon fortleiten, oder — bei zentrifugalen Leitungen — deren Axone selbst zum motorischen, peripheriewärts ziehenden Nerven werden.

Gerade weil dieses Grau der Medulla und der Vierhügelgegend sensible Wurzeln in Endkernen aufnimmt, motorische Wurzeln aus Ursprungskernen entläßt, hat man dieses Gebiet des Gehirns, in der Funktion weitgehend analog dem Rückenmark, als spinales Hirngebiet bezeichnet. Dieses Grau am Boden des vierten Ventrikels und Aquädukts können wir zusammen mit den Hinterstrangskernen der Medulla und dem Rückenmarksgrau (Vorder- und Hinterhorn) als erste Station der gesamten Sensibilität und Motilität ansehen und als primäre Zentren dieser Funktionen. Diese primären Zentren stellen die erste Projektion der Peripherie im Zentralnervensystem dar.

Jede Läsion dieser primären Zentren hebt die Leistungsfähigkeit irgendwelcher peripherer Teile, sei es sensibler oder contractiler, auf. Über die Bezeichnung Projektion siehe unten.

Für die weitere Verbindung dieser primären Zentren mit dem Rindengrau müssen wir motorisches und sensibles System getrennt betrachten.

Für die Hauptbahnen der Motilität (direkte motorische Bahnen) besteht nämlich keine weitere Zwischenstation zwischen Muskulatur und Rinde außer dem eben genannten subcorticalen Grau, welches die Ursprungskerne der motorischen Nerven im Mittelhirn, verlängertem Mark und Rückenmark enthält. Das Nähere über diese Ursprungskerne siehe S. 332 ff.

Von der Rinde bis zu diesen Kernen verläuft eine ununterbrochene Leitungsbahn, die zentrale motorische Bahn.

Ihr Ursprungsgebiet in der Rinde repräsentiert zum zweiten Male die gesamte willkürliche Motilität (Projektion zweiter Ordnung, corticales Zentrum), allerdings noch in zu besprechender Umschaltung. Für die Willkürbewegungen gibt es also nur 1. eine corticale Projektion, 2. eine subcorticale Projektion (letztere für die Hirnnerven im Grau der Vierhügel, der Brücke, des verlängerten Marks und für die Rumpfgliedernerven im Grau der Vorderhörner des Rückenmarks). Die beiden Projektionszentren sind durch die motorische Projektionsbahn verbunden. Die Hauptbahn für die willkürlichen Bewegungen der Glieder und des Rumpfes heißt auch Pyramidenbahn (corticospinale Bahn). Sie entspringt in den oberen zwei Dritteln der vorderen Zentralwindung und deren nächster Nachbarschaft und im Lobus paracentralis und zieht ununterbrochen durch das Centrum semiovale, die innere Kapsel (vorderes zwei Drittel des hinteren Schenkels), durch den Fuß des Hirnschenkels, die Brücke in die Medulla, an deren unterem Ende sie sich zum größten Teil kreuzt. Der gekreuzte Teil verläuft im Seitenstrange des Rückenmarks und endigt im gleichseitigen Vorderhorne, aus dessen Zellen die vorderen Wurzeln, der motorische Nerv entspringt. Die ungekreuzten Fasern verlaufen im Vorderstrange und gelangen von da in das — gleichseitige? — Vorderhorn. Die Pyramidenbahn ist die längste Leitungsbahn (Abb. 22).

Die entsprechende motorische Bahn für die Hirnnerven, die corticobulbäre Bahn, entspringt im unteren Drittel der vorderen Zentralwindung, zieht durch das Markweiß, durch das Knie der inneren Kapsel, den Hirnschenkelfuß und endigt vorwiegend gekreuzt in den contralateralen Kernen der Hirnnerven.

Außer der Pyramidenbahn gibt es noch andere Bahnen, die für die Motilität eine Rolle spielen. Diese extrapyramidalen Bahnen, auf deren Bedeutung man besonders in neuerer Zeit aufmerksam geworden ist, stehen vor allem in Beziehung zum Muskeltonus. Für die Aufrechterhaltung des Gleichgewichts, für die Innehaltung von Stellungen, aber auch für die Willkürbewegungen ist

die Regulierung des Tonus, der zweckmäßige Wechsel zwischen tonischer Innervation und Erschlaffung von großer Bedeutung. Als Ursprungsstätten dieser
Bahnen kommen vor allem die Kleinhirnrinde, der Nucleus dentatus, die subcorticalen Ganglien (Schwanzkern-Putamen, Globus pallidus), der rote Kern
und die Substantia nigra in Betracht. Der genauere Verlauf der von diesen
Gebilden abwärts führenden
Bahnen und ihre Funktion
ist noch nicht in ausrei-
chender Weise bekannt. Es
kommt hierfür die über den
roten Kern verlaufende ru-
brospinale Bahn, die tekto-
spinale Bahn und die vom
DEITERSschen Kern aus-
gehende deiterospinale Bahn
in Frage, während die zentripetalen Nachrichten vor
allem durch die Kleinhirnseitenstrangbahn zugeführt
werden. Eine wesentliche
Rolle spielen auch die Bahnen, welche die Verbindung
der genannten Organe untereinander, mit dem Thalamus
und der Großhirnrinde herstellen. Auf diese Weise wird
ein komplizierter Mechanismus hergestellt mit mannigfaltigen Schaltungen, die
der Hemmung und Ent-
hemmung tiefer gelegener
Reflexbögen dienen, bezüglich dessen Einzelheiten wir
zum größten Teil noch auf
Hypothesen angewiesen
sind. Nur durch das Zu-
sammenwirken aller Teile
wird ein einwandfreier Verlauf der Bewegungsmecha-
nismen ermöglicht. Läsionen
in irgendeinem Teile dieses
extrapyramidalen Bewe-
gungssystems bringen cha-
rakteristische Störungen des
Bewegungsablaufs hervor.

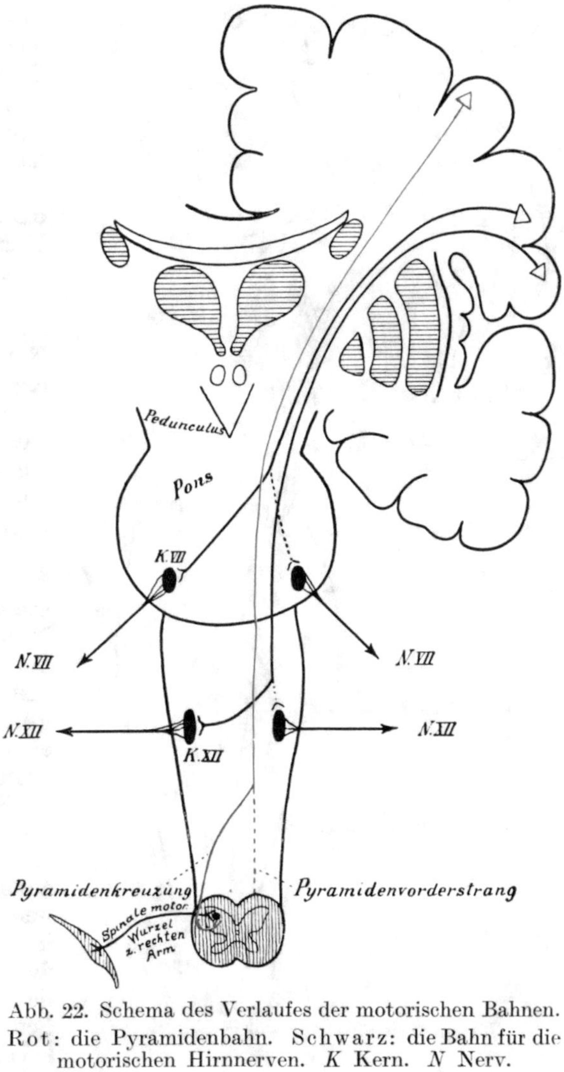

Abb. 22. Schema des Verlaufes der motorischen Bahnen.
Rot: die Pyramidenbahn. Schwarz: die Bahn für die
motorischen Hirnnerven. K Kern. N Nerv.

Hierbei ist besonders auch
zu beachten, daß dies nicht nur für die Erkrankungen der erwähnten Zentralstätten gilt, sondern auch für Läsionen der zu- und abführenden Bahnen wie
der Verbindungen dieser Teile untereinander.

Komplizierter liegen die Dinge für die zentripetalen Bahnen, sowohl der
gemeinen wie der höheren Sensibilität (Abb. 23). Zwischen die ersten Endigungen im Grau der Endkerne und die schließlichen Endigungen in der Rinde
ist durchgehends, wenn wir weitere Unterbrechungen hier ignorieren,

mindestens noch eine Station eingeschaltet; diese wird von den grauen Kernen der Sehhügel mit ihren Anhängen: den beiden Kniehöckern und der grauen Masse der Vierhügel gebildet.

Von den sensiblen Endkernen entspringt nämlich eine zweite zentralwärts ziehende Bahn, welche zum größten Teil in der medialen und lateralen Schleife verläuft und im Sehhügel mit seinen Anhängen und in den Vierhügeln endigt. Sehhügel und Vierhügel stellen also eine zweite Projektion der Sensibilität dar. Von Seh- und Vierhügeln entspringt dann eine dritte Bahn, welche in der Großhirnrinde endigt, so daß die corticale Projektion der Sensibilität mindestens die dritte ist. S. auch S. 372.

Obgleich entwicklungsgeschichtlich die Ganglienzellen der Netzhaut nicht den Spinalganglien, der N. opticus nicht einer hinteren Wurzel entspricht, er vielmehr die Verbindung zweier Hirnteile darstellt (die Netzhaut ist ein vorgestülpter Hirnteil), läßt sich physiologisch dieselbe Betrachtung für die Verbindung von Netzhaut und Hirnrinde anwenden, welche wir soeben für die übrigen zentripetalen Nerven kennen gelernt haben. Auch die Fasern des Opticus, welche in den Zellen der Netzhaut entspringen, finden ihre erste Endigung in einem subcorticalen Kern, seinem primären Zentrum, nur liegt dieser im Zwischenhirn, resp. Mittelhirn (der zweiten Station der übrigen sensiblen Bahnen), nämlich im äußeren Kniehöcker des Sehhügels und dem vorderen Vierhügel. Von hier geht dann die zentrale Bahn durch die Sehstrahlung in die Rinde des Hinterhauptlappens (s. später Sehbahnen). Auch hier also primäre subcorticale und sekundäre corticale Projektion.

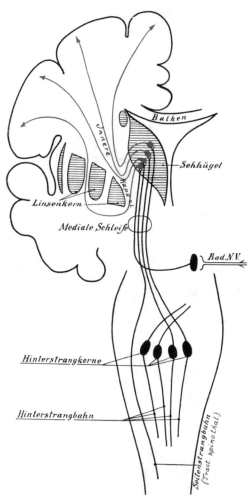

Abb. 23. Grobschematische Darstellung des Verlaufes der Bahnen der Sensibilität.

Die Riechbahn bedarf einer gesonderten Besprechung. Die Axone des peripheren Nerven finden im Bulbus olfactorius ihr Ende; von hier geht eine zweite Bahn hauptsächlich zum Grau des Trigonum olfactorium und der Substantia perforata anterior; von hier eine dritte Bahn, welche in der Rinde des Gyr. hippocampi und im Ammonshorn endigt. Es ergibt sich also für die entwicklungsgeschichtlich mit den übrigen sensiblen Nerven nicht in Analogie zu stellenden N. olfact. und optici dasselbe Gesetz, daß zwischen Peripherie und Rindenzentrum graue Zwischenstationen eingeschaltet sind.

Wir können also sagen: **Die gesamten reizaufnehmenden Flächen und Bewegung erzeugenden Organe des Körpers sind durch Vermittlung einer oder mehrerer grauer Zwischenstationen auf die Rinde projiziert.**

Das Wort Projektion ist schon bezüglich der ersten Projektion im Rückenmark usw. und erst recht bezüglich der corticalen Projektion nicht im buchstäblichen Sinne zu verstehen. Nicht in dem Sinne, daß jedem Punkte der Peripherie ein bestimmter Punkt der Rinde zugeordnet, und daß die Anordnung der Rindenelemente im einzelnen die Anordnung der peripheren (sensiblen und muskulären) Elemente getreulich wiederholte. Ein solcher „Abklatsch" der Peripherie auf die Rinde besteht wohl nicht. Es hat z. B. kaum jeder einzelne Muskel ein gesondertes Zentrum in der Rinde, sondern es sind hier schon gewisse Zusammenfassungen mehrerer Muskeln für bestimmte Bewegungen vertreten. Aber in großen Zügen besteht die Projektion doch, insofern verschiedene Sinnesorgane, ferner die Sensibilität und die Motilität verschiedener Glieder verschiedenen Abschnitten der Rinde zugeordnet sind. Und wenn auch innerhalb eines Rindenabschnittes, welcher der Motilität eines Gliedes, etwa der oberen Extremität, entspricht, die Gliederung der Muskeln derselben sich nicht bis ins einzelne wiederholt, so ist andererseits doch nicht der ganze Abschnitt unterschiedslos dem ganzen Gliede zugeordnet, sondern Teile desselben entsprechen bestimmten Muskelgruppen. In diesem weniger strengen Sinne besteht also der Begriff einer Projektion des Körpers auf die Rinde zu Recht.

Diejenigen Gebiete der Rinde, welche Projektionsbahnen aufnehmen oder entlassen, heißen **Projektionsfelder**. Ihre Zerstörung macht sich also durch Vernichtung der Motilität, resp. Sensibilität bestimmter Aufnahme-, resp. Erfolgsorgane geltend, ihre Reizung: durch Krampf oder andere motorische Reizerscheinungen, resp. Schmerzen oder andere sensible Reizerscheinungen (elementare Halluzinationen etwa).

β) Mnestische Rindenfelder und die Lehre von Assoziationsfeldern.

Der Aufnahme der zentripetalen Erregungen in den Projektionsfeldern entspricht, wenn diese Erregung eine gewisse Höhe erreicht hat[1]), die **Empfindung**. Die Erregung der motorischen Projektionsgebiete führt bei einer gewissen Höhe zur **Innervation und Bewegung**.

Das Großhirn hat aber einerseits die weitere Funktion, von einmal dagewesenen sensiblen oder motorischen Erregungen Dauerspuren aufzunehmen (Residuen oder Engramme, Gedächtnisbesitz). Diese Engramme ermöglichen einerseits die bewußten Erinnerungen an Empfindungen und Bewegungen, andererseits setzen sie, auch ohne zu bewußter Reproduktion zu führen, als rein materieller Besitz, das Nervensystem in Stand, wiederholte Leistungen leichter, sicherer und vollkommener zu vollziehen, sind also Bedingungen aller Übung.

Das ist die **mnestische** Funktion des Großhirns. Andererseits stellt es Verknüpfungen zwischen diesen Residuen her, das ist die **assoziative** Funktion des Großhirns. Der Geruch einer Rose weckt etwa infolge solcher assoziativen Verknüpfung das Gesichtsbild und die Gesamtvorstellung der Rose.

Es wird nun seit langem erwogen, ob die mnestisch-assoziativen Funktionen an dieselben Rindenfelder gebunden sind wie Empfindung und Innervation, oder ob sie eigene Rindengebiete besitzen.

---

[1]) Durchaus nicht jede Erregung des Großhirns ist mit Bewußtsein verknüpft, wenn auch anzunehmen ist, daß beim Menschen nur Erregungen des Großhirns mit Bewußtsein verbunden sind.

Nach einer weitverbreiteten Anschauung würden alle Teile der Rinde Projektionsbahnen aufnehmen, resp. entlassen, d. h. die ganze Rinde wäre in Projektionsfelder aufgeteilt. Der zu jedem Projektionsfelde gehörige elementare Gedächtnisbesitz, also die einsinnigen Remanenzen, würden innerhalb desselben Rindenfeldes eventuell in anderen Schichten wie Empfindung und Innervation lokalisiert werden, die Assoziation zwischen gleichsinnigen Elementen, also den optischen unter sich usw. würde in denselben Rindengebieten stattfinden, die Assoziation dagegen zwischen den verschiedensinnigen (optischen, taktilen usw.) Engramme würden durch die langen Assoziationsfasern besorgt werden. Es würde dann derselbe Rindenbezirk etwa, der die Sehstrahlung aufnähme, die optischen Erinnerungen bergen. In dieser Anschauung ist nicht notwendig eingeschlossen, daß dieselben nervösen Elemente der Empfindung, Innervation und der Erinnerung dienen, was auch sehr unwahrscheinlich ist: es könnten die Engramme zwar in demselben großen Rindenbezirk gelegen sein und doch an andere Zell-Faserkomplexe desselben gebunden sein.

Dem gegenüber steht Flechsigs Lehre, welche nur einen kleinen Teil der Rinde als Projektionsfelder gelten läßt. Nur sie stehen nach ihm durch ab- und zuführende Leitungen mit der Peripherie in Verbindung. Der Rest der Rinde ist ohne solche Beziehung zur Peripherie. Er wird eingenommen durch die Assoziationsfelder, welche nur Verbindungen mit den Projektionsfeldern (Assoziationsfasern) und mit der gegenüberliegenden Hemisphäre (Commissurenfasern) besitzen und die assoziativen und höheren mnestischen Funktionen ausüben. Flechsig teilte weiter nach der Zeit der Markreifung die ganze Rinde in 36 verschiedene Felder, von denen die zuerst markreifen (Primordialgebiete), 12 an der Zahl, die Projektionsgebiete konstituieren, die später markreifen (Intermediärgebiete), 16 an Zahl, ihrer Mehrzahl nach und die 7 zuletzt markreifen (Terminalgebiete) ganz ausschließlich die Assoziationsgebiete konstituieren (Abb. 24).

Flechsigs Projektionsfelder nehmen in der Hauptsache die beiden Zentralwindungen nebst dem Parazentrallappen, den anstoßenden Teil der ersten Stirnwindung und des Gyr. fornic., die Querwindung der ersten Schläfenwindung mit einem geringen Anteil dieser selbst, die Umgebung der Calcarina, weitere kleine Feldchen an der Konvexität des Hinterhauptlappens den Uncus des Gyr. hippocampus und die Innenfläche des Schläfenpols ein. Der ganze Rest der Hirnoberfläche, also vor allem die beiden unteren Stirnwindungen, die Insel, der Rest des Schläfen- und Hinterhauptlappens und der ganze Scheitellappen sind nach Flechsig Assoziationsfelder (Abb. 25).

In Flechsigs Lehre sind zwei gesondert zu behandelnde Behauptungen enthalten: zunächst die rein anatomische: daß nur ein Teil der Rinde Stabkranzfasern enthält und entläßt, also nur er direkt mit der Peripherie verbunden ist, daß der Rest der Rinde daher nicht Projektionsfelder darstellt.

Die zweite These ist eine physiologische, die Funktion der stabkranzfreien Felder betreffende: sie sollen der Assoziation zwischen den optischen, taktilen usw. Vorgängen dienen und gleichzeitig den höheren und höchsten psychischen Prozessen.

Was die anatomische Frage betrifft, so muß Flechsig zugestanden werden, daß sich die Ansicht von einer gleichmäßigen Verteilung der Projektionsfasern auf die Rinde nicht aufrechterhalten läßt: das Gros der wichtigsten motorischen und sensibeln Leitungsbahnen drängt sich in der Tat in beschränkte, in und um Flechsigs Projektionsfelder gelegene Gebiete zusammen. Sind auch die übrigen Gebiete nicht ganz frei von Projektionsfasern, und ist die und jene Abgrenzung Flechsigs noch strittig, so ist jedenfalls die wichtige Unterscheidung sehr stabkranzreicher und sehr stabkranzarmer

Gebiete anzuerkennen, womit der fundamentalen Unterscheidung FLECHSIGS mindestens eine relative Berechtigung gewahrt bliebe.

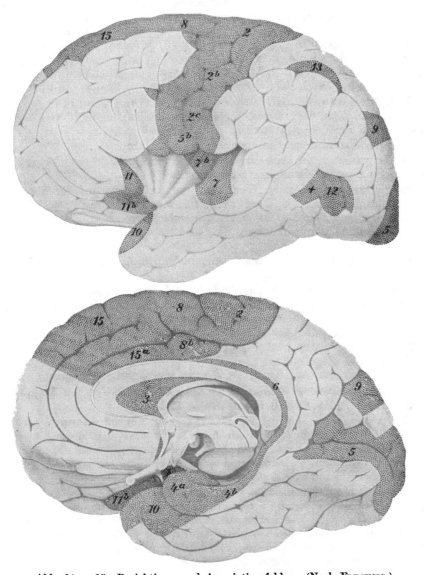

Abb. 24 u. 25. Projektions- und Assoziationsfelder. (Nach FLECHSIG.)
Nur für die punktierten Gebiete ist nach FLECHSIG mit Sicherheit ein Stabkranz nachgewiesen. Für die nichtpunktierten nicht. Eventuell kommt nur noch der Rest der ersten Schläfewindung und des Gyr. hippocampi in Betracht. Die übrigen nichtpunktierten Gebiete sind nach FLECHSIG Assoziationszentren.

Eine zweite Frage ist, ob die stabkranzarmen Gebiete nun wirklich Werkstätten der höchsten Assoziationen sind. Eine andere Möglichkeit ist die, daß sie elementare mnestische Funktionen haben, also im Sinne von EXNER, NOTNAGEL, ZIEHEN als Erinnerungsfelder aufzufassen wären. Es würden dann in der Nachbarschaft jedes Projektionsfeldes die entsprechenden einsinnigen Engramme ihr Substrat haben, z. B. in der Nachbarschaft von dem Projektionsfeld des Acusticus die akustischen Engramme, in der Nachbarschaft des optischen Projektionsfeldes (mediale Seite des Hinterhauptlappens) die optischen Engramme (an der Konvexität des Hinterhauptlappens). Die stabkranzarmen Gebiete wären dann hauptsächlich Erinnerungsfelder, die intrasensuelle Assoziation fände allerdings in ihnen statt; diese wird überhaupt von allen Autoren als innerhalb der Rinde vor sich gehend angenommen. Die Assoziationen aber zwischen den verschiedenen Sinnes- und Gliedfeldern und damit alle höheren assoziativen Komplexe würden dennoch, wie Wernicke annahm, durch die großen im Mark verlaufenden Assoziationsbahnen besorgt werden.

Für die letztere Annahme sprechen viele Erfahrungen.

In der ganzen, noch keineswegs endgültig zu entscheidenden Frage scheint folgender einigender Standpunkt angezeigt:

Es gibt stabkranzreiche in Verbindung mit Aufnahme- und Erfolgsorganen stehende Rindenfelder: die Projektionsfelder. Diese zeichnen sich auch durch einen besonderen cyto- und myeloarchitektonischen Bau aus (in der Hauptsache die Zentralwindungen, die Calcarinagegend und die Gyri tempor. transvers.

Es gibt ferner stabkranzarme Rindenfelder ohne erhebliche Verbindung mit der Peripherie.

Aber die Verteilung von Empfindung und Innervation, von Erinnerung und Assoziation ist nicht eine derartige, daß die Felder ersterer Art nur der Projektion, nur die Felder zweiter Art der Erinnerung dienen, und letztere außerdem die höheren Assoziationen besorgen.

Sondern die Felder erster Art dienen neben der Projektion auch der Festhaltung der Engramme.

Die Felder zweiter Art dienen fast nur den Engrammen, verdienen daher den Namen von mnestischen Feldern. Die Assoziation zwischen den Engrammen gleicher Art findet überall in der Rinde statt.

Die Assoziation zwischen Engrammen verschiedener Art und damit alle höheren psychischen Komplexe sind erst durch die langen Assoziationsfasern möglich. Diese höhere Assoziation ist an die Systeme gebunden, welche durch Assoziationfasern verbundene Projektions- und Erinnerungsfelder darstellen.

Kein Abschnitt der Rinde ist also ganz frei von Engrammen. Nur daß gewisse Abschnitte außerdem der Projektion dienen, andere nicht, gestattet, letztere als nur mnestische Felder von den Projektionsfeldern zu unterscheiden. Und die höheren Assoziationsvorgänge spielen sich nicht in einzelnen Rindenfeldern ab, sondern erfordern die, verschiedene Rindenfelder zu gemeinsamer Tätigkeit verbindenden, langen Assoziationsfasern.

γ) Assoziationsbahnen.

Die kurzen Assoziationsfasern, welche in der Rinde (intracortical) verlaufen oder benachbarte Gyri verbinden (Fibrae arcuatae), variieren in Anordnung und Verlaufsrichtung sehr in den verschiedenen Rindenabschnitten.

Die langen Assoziationsfasern, welche entfernte Stellen der Rinde verbinden, verlaufen, je länger sie sind, desto tiefer im weißen Mark. Ihre genaue Kenntnis ist noch sehr mangelhaft.

Gewisse auffällige Zusammenlagerungen von langen Assoziationsfasern zu kompakten Bündeln haben einen eigenen Namen erhalten. Es ist nicht zu vergessen, daß die vielen verstreuter verlaufenden Fasern assoziativer Funktion darin nicht einbegriffen sind.

Diese Bündel bestehen nicht nur aus ganz langen Fasern, welche von Anfang bis zu Ende in dem Bündel verlaufen, sondern vielfach treten im Verlauf aus der Rinde Fasern ein und andere Fasern aus (Abb. 26).

Es seien nur die allerwichtigsten langen Assoziationsfaserzüge genannt:

1. **Fasciculus uncinatus.** Verbindet die Orbitalfläche des Stirnhirns mit dem Pol und vordersten Partien des Schläfenlappens.

2. **Fasciculus longitudinalis superior oder arcuatus.** Vom Stirnhirn bis zum Scheitel-Hinterhauptlappen und hinteren Teile des Schläfenlappens.

3. Der **Fasciculus longitudinalis inferior**, in der Umgebung des Hinterhorns verlaufend, als äußerstes der drei sagittalen Marklager, welche das Hinterhorn umkleiden (s. Abb. 42 und 43). Er galt früher als **reines** Assoziationsbündel zwischen Schläfen- und Hinterhauptlappen, ist aber ein gemischter Zug. Er führt auch reichlich Projektionsfasern zur Sehsphäre, enthält also **Sehstrahlung**, ja sogar **Balkenfasern** neben Assoziationsfasern.

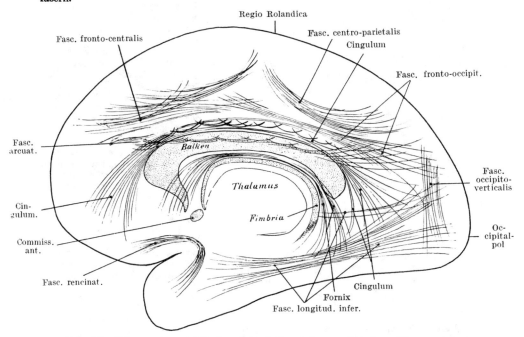

Abb. 26. Schema der wichtigsten Assoziationsbahnen. (Nach v. Monakow.)

4. Der **Fasc. fronto-occipitalis**, eine dem Schwanzkern anliegende, ebenfalls von vorn nach hinten ziehende Fasermasse.

5. **Cingulum.** Verläuft im Mark des Gyr. fornicatus vom vorderen Stirnhirn bis zum Hinterlappen, aus sagittalen Fasern bestehend, welche meist benachbarte Rindenteile verbinden, aber auch einzelne durch seine ganze Länge ziehende Fasern enthalten.

6. Auch die caps. externa und extrema enthalten sagittale Assoziationsfasern. Weitere Assoziationsbündel s. auf Monakows Schema.

δ) Die Commissuren, insbesondere der Balken.

Die Commissurenfasern verbinden Rindenteile beider Hemisphären.

1. Die bei weitem wichtigste Commissur stellt das System der Balkenfaserung dar. Die in der Mitte geschlossene Masse seiner Fasern nennt man Balkenkörper.

Dessen vordere Krümmung heißt das Knie, seine hintere Verdickung Wulst oder Splenium. Das Mittelstück heißt Stamm.

Er verbindet mittels der intrahemisphäriellen Balkenfaserung sowohl symmetrische wie auch unsymmetrische Rindenbezirke. Diese Faserung mischt sich den Projektions- und Assoziationsfasern bei und macht einen großen Teil des Markweißes aus (Abb. 27).

Das Knie sendet seine Faserung in das Stirnhirn als Forceps anterior; das Splenium in Hinter- und Schläfenlappen als Forceps posterior, dessen Fasern zum großen Teil in die Tapete des Hinter- und Unterhorns übergeht. Der Stamm des Balkens verbindet die mittleren Partien der Hemisphären, darunter die beiderseitigen Zentralwindungen.

Beachtet man, daß im Centrum semiovale Projektions- und Commissurfasern gemeinsam laufen (s. Schema), sich aber dann am lateralen Rande des Seitenhorns trennen, daß dann die Projektionsfasern in die innere Kapsel ziehen, während die Commissurenfasern, den Balkenkörper formend, oberhalb des Ventrikels zur anderen Seite ziehen, so ergibt sich für Herde ein früher übersehener Unterschied: ein Herd (I Abb. 27) im Centrum semiovale trifft Projektions- und Balkenfasern, ein Herd in der inneren Kapsel (III) nur Projektionsfasern, ein Herd im Balken (II, II a, II b) nur Commissurenfasern. Da — s. unter Apraxie — die linke Hemisphäre durch den Balken hindurch die Innervationen der rechten Hemisphäre beeinflußt, wird ein Herd (I) neben Lähmung der rechten Extremitäten, Dyspraxie der linken machen. Ein Herd in der inneren Kapsel dagegen nur Lähmung der rechten, im Balkenkörper nur Dyspraxie der linken Extremitäten. Ausgiebige Unterbrechung der Balkenfasern, vermutlich besonders des mittleren Drittels bewirken so ein Lokalsymptom: Dyspraxie der linken Oberextremität — gleichgültig, ob die Unterbrechung in der linken Hemisphäre, im Corpus callosum selbst, oder in der rechten Hemisphäre statthat. Bei der großen Gedrängtheit der Fasern im Corpus wird aber natürlich eine Läsion dieses selbst am verhängnisvollsten für die Praxie sein.

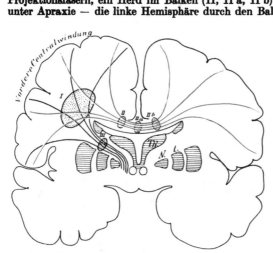

Abb. 27. Schema der Balkenfaserung (rot).
Auf der Frontalebene konnten nur Verbindungen symmetrischer Gebiete eingetragen werden. Die Projektionsfaserung schwarz. I, II, IIa u. b, III Herde. I im Markweiß trifft Balken- und Projektionsfasern. II, IIa und IIb nur Balkenfasern, III in der inneren Kapsel nur Projektionsfasern. Th Thalamus. N. l. Nucl. lentic.

Von großer Bedeutung ist die Unterbrechung der vorderen Balkenfaserung für Zustandekommen der motorischen Aphasie, da das frontale Sprachzentrum durch die Balkenfaserung auf die rechtshirnigen Zentren der Nerv. VII und XII wirkt.

Ebenso kann Unterbrechung der Spleniumfasern in diesem selbst, im Forceps und dem Markweiß des Schläfen- und Hinterhauptlappens zur Herstellung von Alexie und Seelenblindheit mitwirken. S. die betr. Kapitel.

2. Die Commissura ant. verbindet die basalen Teile der Schläfen- und Stirnlappen.
3. Die Lyra Davidis verbindet die Ammonshörner.

g) Klinische Lokalisation in der linken Hemisphäre.

Glücklicherweise wird die Pathologie im gröbsten durch die S. 341—344 besprochenen Differenzen der Anschauungen nicht so sehr berührt.

Nämlich, wie man sich auch zu der Frage stellt, ob die Assoziation zwischen verschiedenen Qualitäten (optischer, taktiler, akustischer usw.) durch eigene Rindengebiete oder durch lange Assoziationsleitungen besorgt wird, in einem stimmen die Anhänger beider Anschauungen überein, daß Läsionen gewisser Gebiete des Großhirns, wenn man Rinde und Mark zusammen in Betracht zieht, keine massiven Ausfallserscheinungen auf dem Gebiete der Sensibilität und Motilität bedingen, dagegen sich durch schwere Gedächtnisstörungen und Ausfall associativer Leistungen geltend machen, daß umgekehrt Läsionen anderer Gebiete in erster Linie schwere Lähmung oder Empfindungslosigkeit zur Folge haben. So bewirkt Zerstörung der vorderen Zentralwindung

Hemiplegie, des Calcarina-Gebietes Hemianopie; eine Läsion dagegen der dritten Stirnwindung, des hinteren Drittels der ersten Schläfenwindung, des Scheitellappens und seiner Übergänge in den Hinterhauptslappen (sofern nicht zu den primären Projektionszentren ziehende Leitungen mit lädiert sind), keine Lähmung oder Empfindungslosigkeit, sondern je nachdem Sprach-, Schreib-, Lesestörung, Agnosie, Apraxie. Siehe S. 385 u. ff. Während FLECHSIG und seine Schule diese mnestisch-assoziativen Ausfälle hauptsächlich auf die Läsion

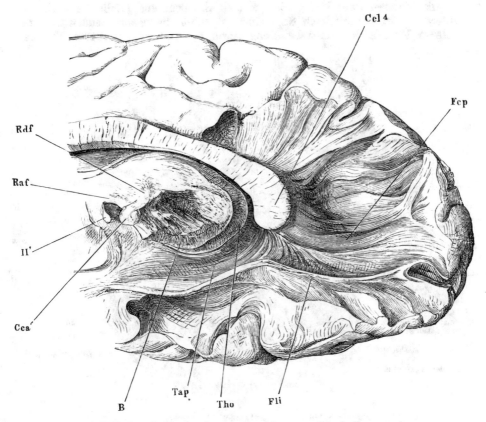

Abb. 28. Der Balken und seine Strahlungen. (Nach EDINGER.)

Durch Abbrechen mit der Pinzette ist die Strahlung des hinteren Balkenendes dargestellt. *Ccl₄* Splenium. *Tho* Thalamus. *Tap* Tapetum. *C ca* Corpus candicans. *B* Schnittstelle des Hirnschenkels. *Fcp* Forceps. *II′* N. opt. *Raf* Fornix. *Rdf* VICQ D'AZYRsches Bündel. *Fli* Fascic. longit. inf.

der Rinde bezieht, führen nämlich wir anderen sie zum großen Teil auf die Verletzung der unter der Rinde verlaufenden Assoziationsbahnen zurück.

Wir können so schon mit einiger Sicherheit sagen, welche klinischen Ausfallserscheinungen Zerstörung ganzer, Rinde und Mark einschließender Großhirnpartien bedingt, also ganzer Lappen und Lappenteile, während die Frage, wie weit daran die Rindenelemente selbst oder im Mark vorbeiziehende Assoziationsfasern beteiligt sind, noch in vielen Punkten strittig ist. Kombiniert man eine solche rein klinisch-pathologische Lokalisation mit den für die motorischen Gebiete vorhandenen Ergebnissen elektrischer Reizversuche, so ergibt sich folgende Lokalisation[1]):

Für die feinere Lokalisation motorischer Funktionen sind die Ergebnisse der elektrischen Reizmethode von größter Bedeutung. Es hat sich ergeben, daß auch beim Menschen die erregbaren Punkte ganz überwiegend in der vorderen Zentralwindung (C a) gelegen sind, ferner, daß das untere Drittel den Muskeln des Kopfes, das mittlere der oberen Extremität und das obere samt dem Parazentralläppchen denen der unteren Extremität angehört. S. die bei Hirnoperationen von KRAUSE am Menschen gewonnenen Reizergebnisse Abb. 29.

Die hinteren zwei Drittel der unteren Stirnwindung (vielleicht auch das untere Drittel der mittleren Stirnwindung) nebst einem anstoßenden Teil des unteren Viertels der Zentralwindung zusammen mit dem vorderen Teil der

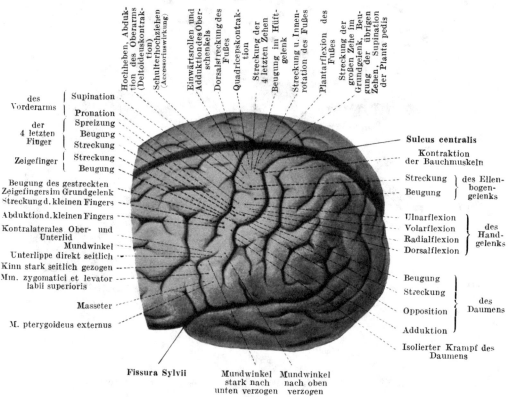

Abb. 29. Linke Großhirnhemisphäre des Menschen
mit den von F. KRAUSE durch die faradische Reizung bei 12 Operationen gewonnenen Ergebnissen. Alle Foci liegen in der vorderen Zentralwindung. (Nach F. KRAUSE.)

Insel bilden das frontale Sprachgebiet, dessen Zerstörung motorische Aphasie macht.

Herde an der Basis des Stirnhirns machen, wenn sie Bulbus und Tractus olfact. zerstören, gleichseitige Geruchsunfähigkeit.

Zerstörung des unteren Viertels der vorderen Zentralwindung für sich allein macht Parese der kontralateralen Zungen-, Gaumen-, Lippen-, Backen-, Kaumuskeln, welche jedoch, da diese Muskeln von beiden Hemisphären innerviert

[1]) Es sind dabei nur diejenigen Symptome aufgeführt, welche als direkte Herdsymptome anzusehen sind, also nicht die durch Nachbarschafts- und Fernwirkung bedingten Symptome. Die ganze Übersicht kann in ihrer Kürze natürlich nur eine ganz summarische Orientierung geben.

werden, nicht sehr erheblich und (bis auf die Lähmung des kontralateralen M. genioglossus) nicht von Dauer ist. Infolgedessen tritt auch auf die Dauer nur Dysarthrie mäßigen Grades ein.

Schwerere Lähmung der genannten Muskeln beiderseits samt Kehlkopfmuskeln, daher auch Anarthrie oder dauernde schwere Dysarthrie, Aphagie bzw. Dysphagie, treten erst ein, wenn zugleich das symmetrische Gebiet der rechten Hemisphäre zerstört ist (corticale Pseudobulbärparalyse).

Läsionen der ersten und zweiten Stirnwindung sollen die Erhaltung des Gleichgewichtes beim aufrechten Gang schädigen, ähnlich wie Kleinhirnläsion (Stirnhirnataxie).

Über ein im Stirnhirn gelegenes Zentrum für die Blickbewegung siehe S. 351.

Die mittleren zwei Viertel der vorderen Zentralwindung enthalten vor allem das motorische Zentrum für die obere Extremität der Gegenseite. Und zwar folgen sich von oben nach unten die Spezialzentren für Schulter, Arm, Hand, Finger.

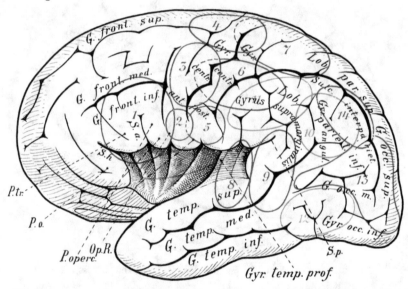

Abb. 30. Skizze zur Veranschaulichung der Wirkung verschieden gelegener Herde in der linken Hemisphäre. Die blauen Linien besagen, daß dem umgrenzten Gebiet entsprechende subcorticale Herde den betreffenden Ausfall machen.

1 Motorische Aphasie (da die Abb. zufällig die dritte Stirnwindung in direkter Aufsicht und unverkürzt bringt, erscheint das frontale Sprachgebiet unverhältnismäßig groß).

2 Parese der gekreuzten Zungen-, Gesichts-, Kau-, Schluck-, Kehlkopfmuskeln (außer für die Zunge transitorisch).

3 Arm- und Handlähmung.

4 Beinlähmung.

5, 6, 7 Sensibilitätsstörung von Gesicht, Arm, Bein; bei *6* auch Tastlähmung.

8 Wenn beiderseitig zerstört: Taubheit; wenn linksseitig: reine Worttaubheit (?).

9 Sensorische Aphasie.

10 Nahe der Konvexität: Alexie und Agraphie; in der Tiefe nahe der Medianebene: reine Alexie.

11 Daneben: amnestische Aphasie: in der Tiefe: Apraxie.

12 Amnestische Aphasie.

13 Wenn beiderseitig: Seelenblindheit, welche aber noch durch mannigfache andere Herdkombination zustande kommt; daneben amnestische (speziell optische) Aphasie.

14 Déviation conjuguée.

15 Inselaphasie (blau).

P. tr. Pars triangularis ⎫ der dritten
P. o. Pars orbitalis   ⎬ Stirnwindung
P. operc. Pars opercularis ⎭

Op. R. Operculum Rolandi.

S. h., S. a., S. p. Ramus horizontalis, ascendens, posterior Fossae Sylvii.

Das obere Viertel der vorderen Zentralwindung und die vorderen Teile des an der Medianfläche gelegenen Parazentralläppchens enthalten das motorische Beinzentrum. Die hintere Zentralwindung und ein Teil des ihr anliegenden oberen Scheitellappens ist der Sitz der Sensibilität der gegenseitigen Körperhälfte (von oben nach unten gleich angeordnet wie die Motilität), und zwar ist die hintere Zentralwindung vorwiegend Sitz der Lage- und Bewegungsempfindungen, des Orts- und Raumsinnes und der entsprechenden Vorstellungen (Abb. 30).

Das Gebiet für die Berührungs- und Schmerzempfindung dagegen dehnt sich über die hintere Zentralwindung nach hinten mindestens in vordere Partien des oberen Scheitellappens aus. Zerstörung des mittleren Drittels der hinteren Zentralwindung und der unmittelbar anstoßenden Partie des Scheitellappens machen Tastlähmung.

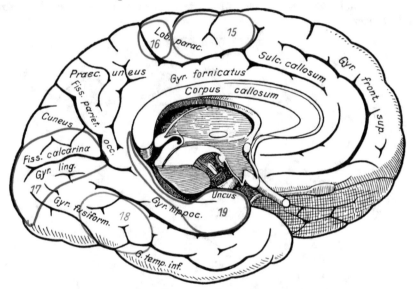

Abb. 31. Herde an der Medianfläche der linken Hemisphäre.

15 (rot) Beinlähmung.
16 Sensibilitätsstörung im Bein.
17 Hemianopie nach rechts.
18 (im Mark) Amnest. Aphasie.
19 Soll Geruchsstörungen machen.

Das mittlere Drittel der oberen Schläfenwindung samt der bzw. den Querwindungen des Schläfenlappens (Gyrus transversus oder profundus) stellen das Hörzentrum dar, dessen Zerstörung aber wegen der Halbkreuzung der Acusticusfasern, erst wenn sie doppelseitig ist, Taubheit macht.

Zerstörung des dahinter gelegenen hinteren Drittels der oberen Schläfenwindung und vorderer angrenzender Partien des Gyr. supramarginalis machen sensorische Aphasie. Läsionen im Gyr. angularis bewirken Lese- und Schreibstörung mit Erschwerung der Wortfindung.

Läsionen in der Tiefe des Gyr. angularis nahe der Median- und Basalfläche des Gehirns reine Lesestörung und Erschwerung der Wortfindung.

Große Läsionen im Mark des Gyr. supramargin., des Gyr. angul. und vielleicht auch im Mark des oberen Scheitellappens machen außerdem apraktische Störungen. Siehe S. 408.

Läsionen an der Basis der hinteren Hälfte des Schläfenlappens und den angrenzenden Teilen des Hinterlappens bedingen besonders große Erschwerung der Wortfindung (amnestische Aphasie) (Abb. 31).

Herde in Rinde und Mark der Konvexität des Hinterhauptlappens schädigen die optischen Erinnerungen, die Vorstellungen der Formen und der Raumverhältnisse und die assoziative Verarbeitung der Gesichtsempfindungen. Zu einem Seelenblindheit hervorbringenden Grade dieser Störung genügt bei manchen Menschen schon ein linksseitiger Herd; bei der Mehrzahl der Menschen sind zu schwerer Seelenblindheit doppelseitige Hinterhauptsherde erforderlich.

Herde an der Medianfläche des Hinterlappens, welche die beiden Lippen der Fiss. calcarina (Sehsphäre), d. i. Cuneus Gyr. ling. zerstören, machen Halbblindheit (Hemianopie).

Herde, welche im Mark des Hinterhauptlappens oder auch des Scheitellappens die Sehstrahlung treffen, ebenfalls Halb- oder Viertelblindheit.

Im Gyr. angul. liegt auch ein Projektionszentrum für die Blickbewegung beider Augen nach der entgegengesetzten Seite. Reizung desselben bewirkt Deviation der Augen nach der entgegengesetzten Seite (der Kranke sieht vom Herde weg), häufig dabei gleichzeitige Drehung des Kopfes.

Herde dagegen in der Brücke zwischen Oculomotorius- und Abducenskern machen die mit der Deviation nicht zu verwechselnde Blicklähmung: die Augen können nicht über die Mittellinie geführt werden, und zwar nicht nach der dem Herde gleichen Seite.

Lähmung des Zentrums für die Blickbewegung im Gyr. angul. führt, vielleicht, weil von hier gleichzeitig die Hemmung der Antagonisten vor sich geht, zum Überwiegen der kontralateralen Blickwender (der Kranke blickt nach der Seite des Herdes). Ein zweites Zentrum der Augenmuskeln im Stirnhirn, welches für die höheren Tiere erwiesen ist, wird von einigen Autoren auch bei Menschen im Fuß der ersten und zweiten Stirnwindung angenommen.

Gyr. hippocampi, Uncus und Ammonshorn werden in Beziehungen zum Geruchssinn und Geschmackssinn gebracht, zu letzterem speziell der hintere Teil des Gyr. fornic.

Die Bedeutung der subcorticalen Ganglien (Linsen- und Schwanzkern) in ihrem Zusammenwirken mit dem Kleinhirn und anderen Hirnteilen für die Regulierung des Bewegungsablaufes ist oben bereits hervorgehoben worden. Verletzung des Sehhügels mit Anhängen, als der Zwischenstation für alle sensiblen Erregungen, auch der höheren Sinnesempfindungen, macht schwere Sensibilitätsstörungen, Zerstörung speziell des äußeren Kniehöckers Hemianopie. Zerstörung eines inneren Kniehöckers führt nur dann zu schwereren Hörstörungen, wenn auch die Hörbahn auf der anderen Seite irgendwo in ihrem Verlauf verletzt ist.

h) Abweichungen der rechten Hemisphäre.

Während für die Projektionsleistungen: Bewegung, Empfindung, Sehen, Hören, Schmecken, Riechen die rechte Hemisphäre bei allen Menschen der linken ebenbürtig ist, beteiligt sie sich in viel geringerem Maße an den höheren mnestischen und assoziativen Funktionen. Das gilt wenigstens für die ausgesprochenen Rechtshänder, etwa $90^0/_0$ der Menschen. Umgekehrt ist es bei den $4-5^0/_0$ betragenden Linkshändern. Bei $5-6^0/_0$ der Menschen (Ambidextre) sind beide Hemisphären gleichwertig.

Die rechte Hemisphäre der Rechtshänder ist für die Sprachfunktionen jedenfalls so wenig unentbehrlich, daß Zerstörung des rechten Stirnhirns, des rechten Schläfenlappens, des rechten Gyr. angul. nur selten Sprech-, Schreib-

oder Lesestörungen machen, so daß also diese Funktionen ohne die rechte Hemisphäre vollzogen werden können.

Umgekehrt schützt die Intaktheit der rechten Hemisphäre die Personen, die ausgedehnte Läsionen in den linken Sprachgebieten erlitten haben, meist nicht vor langdauernden, oft bleibenden, schweren Sprachstörungen. Jedoch kann namentlich der rechte Schläfenlappen im Laufe der Zeit stellvertretend für den linken eintreten und die zuerst eintretenden aphasischen Störungen in gewissem Maße zum Ausgleich bringen.

Ebenso ist für die Praxie die linke Hemisphäre die führende; durch Läsionen in bestimmten Teilen der linken Hemisphäre verliert nicht nur die rechte, sondern in gewissem Maße auch die linke obere Extremität die Fähigkeit, Bewegungen aus der Erinnerung zu machen, Bewegungen nachzumachen usw. Zu den einfacheren Manipulationen mit Objekten reichen die Bewegungserinnerungen der rechten Hemisphäre im allgemeinen aus. Auch für die Form- und Farberinnerungen muß der linken Hemisphäre der Vorrang zugesprochen werden und besonders für die höhere assoziative Verknüpfung aller einfacheren Erinnerungen, und die spontane Erweckung der Erinnerungen.

Während so Läsionen der Zentralwindungen usw., der Hörsphäre, der Sehsphäre, der Riech- und Schmecksphäre in der rechten Hemisphäre genau dieselben klinischen Ausfallserscheinungen nach links machen, wie die der entsprechenden linken Hemisphäre nach rechts, hat man den rechten Stirnlappen, große Teile des rechten Schläfenscheitellappens als stumme Gehirnteile bezeichnet (die des Hinterhauptlappens machen sich durch die Folgen der meist vorhandenen Unterbrechung der Sehstrahlung bemerkbar), womit gesagt ist, daß die bei Herden in den entsprechenden linkshirnigen Gebieten auftretenden mnestisch-assoziativen Störungen hier wenig bemerkbar sind. Natürlich werden bei Verfeinerung der Methoden auch die stummen Hirnteile zu sprechen anfangen, und es ist anzunehmen, daß sie — in nur viel geringerem Grade — dieselben Vorrichtungen haben wie die entsprechenden der linken Hemisphäre. Additiv zu linksseitigen Läsionen machen sich die entsprechenden rechtsseitigen Läsionen auch heute schon sehr bemerkbar.

i) Kleinhirn.

Eine besondere Betrachtung erfordert das Kleinhirn. S. Abb. 10 und 11.

Von den morphologisch wichtigen Verhältnissen heben wir nur hervor, daß das Kleinhirn durch drei Schenkelpaare Anschluß an das übrige Zentralnervensystem findet:

1. Crura cerebelli ad cerebrum oder ad corpora quadrigemina, vorderer Kleinhirnschenkel, auch Bindearm genannt, verschwindet — zwischen sich das Velum medullare anticum lassend — unter den Vierhügeln.

2. Crura cerebelli ad pontem, mittlere Kleinhirnschenkel, verlassen lateral das Kleinhirn und ziehen in die Brücke.

3. Crura cerebelli ad medullam oblongatam oder Corpus restiforme.

Von den noch in vielen Punkten ungeklärten physiologischen Verhältnissen sei folgendes als einigermaßen sicher hervorgehoben.

I. Das Kleinhirn empfängt eigene zentripetale Bahnen von der Körperperipherie und entläßt zentrifugale Erregungen zum Rückenmark.

Als zentripetale sind vor allem zu nennen:
1. die Kleinhirnseitenstrangbahn: entspringt in der CLARKEschen Säule des Rückenmarks und gelangt durch das Corpus restiforme in das Kleinhirn.
2. Der GOWERSsche Strang entspringt im Lendenmark und löst sich im Kleinhirn auf.
3. Weitere zentripetale Erregungen fließen dem Kleinhirn aus dem Seitenstrangkern und aus der gekreuzten Olive zu.

4. Erregungen aus dem N. vestibularis vermutlich durch Vermittlung des DEITERS-schen Kernes.

Vermittels der zentripetalen Bahnen erhält das Kleinhirn Nachrichten von der Muskulatur des Rumpfes, Nackens, Kopfes, der Glieder, unbewußt bleibende Analoga der Lage und Bewegungsempfindungen, ferner solche vom Labyrinth.

Als zentrifugale Bahnen kommen vor allem in Betracht:

1. Die Bahn Kleinhirnrinde — (Dachkern-?) — DEITERS scher Kern, gleichseitige absteigende Vorderseitenstrangbahn.

2. Kleinhirnrinde — Nucl. dentatus — Bindearm — rote Kern — MONAKOW sches Bündel.

3. Verbindungen durch Vermittlung des DEITERS schen Kernes und hinteren Längsbündels mit den Augenmuskelkernen.

Auf diesem zentrifugalen Wege wird die Muskulatur automatisch — unbewußt — beeinflußt. Und zwar reguliert das Kleinhirn automatisch die Haltung des Rumpfes, Kopfes, der Augen, besonders beim aufrechten Stehen und Gehen. Diese Kleinhirnregulierung reicht beim Menschen für sich nicht aus, um den aufrechten Gang zu gewährleisten, es muß dazu vielmehr die Großhirnregulierung hinzukommen, aber sie bildet eine wesentliche Stütze desselben.

Es stellt also das Kleinhirn erstens ein selbständiges sensomotorisches Organ dar, welches auf eigenen [von den sensiblen zum Großhirn gehenden Bahnen (Hinterstränge, Schleife usw.) verschiedenen] zentripetalen Wegen von der Peripherie Eindrücke erhält und auf eigenen zentrifugalen Bahnen diese Eindrücke muskulär verwertet, in erster Linie für die Kooperation der vielen beim aufrechten Stehen und Gehen in Betracht kommenden Faktoren der Gleichgewichtserhaltung.

II. Aber hat das Kleinhirn (indirekte) Verbindungen mit der Großhirnrinde, und zwar sowohl corticopetale wie corticofugale. Durch den mittleren Kleinhirnschenkel gelangen die corticopetalen Bahnen nach verschiedentlichen Unterbrechungen zur Frontalrinde, von dieser die corticofugalen durch die Stirnhirnbrückenbahn und die Brückenkleinhirnbahn zur gekreuzten Kleinhirnhemisphäre.

Durch dieses cortico-cerebello-corticale System kommen in der Großhirnrinde Kleinhirneindrücke zur Verarbeitung, und gewinnt das Großhirn Einfluß auf das Kleinhirn. Bei Zerstörung eines Stirnlappens nimmt das Volumen der gekreuzten Kleinhirnhemisphäre ab.

III. Sendet das Kleinhirn durch Vermittlung von Bindearm und rotem Kern der Großhirnrinde, weitere Erregungen zu, welche diese, wenigstens zum Teil, unter Umgehung des Kleinhirns durch die absteigende motorische Haubenbahn (aus dem roten Kern entspringend und gekreuzt im Seitenstrang verlaufend) motorisch beantworten kann.

Die Hauptsymptome bei Erkrankung des Kleinhirns und seiner Schenkel, resp. der genannten Bahnen sind:

1. Kleinhirnataxie. Siehe S. 375.

2. Subjektiv: Schwindel.

3. Zwangshaltungen und Zwangsbewegungen, die bald als Reiz, bald als Ausfallserscheinung zuweilen bei Erkrankung der Kleinhirnhemisphären und besonders des mittleren Kleinhirnschenkels beobachtet werden neben abnormen Einstellungen der Augen und Nystagmus.

4. Die gleichseitige Körpermuskulatur ist gewöhnlich hypotonisch (Folge des Verlustes zentripetaler Erregungen).

5. Gelegentlich ist bei Kleinhirnerkrankungen die Fähigkeit, schnell hintereinander antagonistische Bewegungen (etwa Pronation und Supination) auszuführen (Diadokokinesis) verloren gegangen.

6. Im Gegensatz zum Tabiker kann mancher Kleinhirnkranke seine Glieder nach kurzem Schwanken auffällig lange in einer Stellung verharren lassen, gelegentlich soll geradezu kataleptisches Verhalten auftreten.

7. Eine zuweilen beobachtete Dysarthrie (verlangsamte skandierende Sprache) dürfte von dem Fortfall regulatorischer Kleinhirneinflüsse herrühren (analog der Adiadokokinesis).

8. Eine Fülle anderer Symptome, welche bei Kleinhirnerkrankungen, besonders von raumbeschränkender Art (Geschwülste), beobachtet werden, rühren von Nachbarschaftswirkungen auf Brücke, verlängertes Mark usw. her, so Hemiplegie, Krämpfe, Erbrechen, Blicklähmung.

Auch die obengenannten direkten Kleinhirnsymptome sind durchaus nicht immer vorhanden und oft nur transitorisch, weil die betreffenden Ausfälle mit der Zeit kompensiert werden können. Das Großhirn scheint die entstandenen Störungen weitgehend kompensieren zu können. Das bei weitem wichtigste und konstanteste Symptom ist die Kleinhirnataxie.

Wichtig ist, daß Kleinhirnherde — im Gegensatz zum Großhirn — Störungen vorwiegend auf der gleichseitigen Körperhälfte machen.

k) Gehirn und Reflexe.

Das Gehirn hat zunächst einen hemmenden Einfluß auf eine Reihe von Reflexen der übrigen Abschnitte des Zentralnervensystems. Er gibt sich schon normalerweise in der Möglichkeit kund, gewisse Reflexe willkürlich zu unterdrücken (das Husten, das Atmen, den Augenschluß bei Annäherung der Hand usw.), ferner in der Beeinflussung von Reflexen durch Gemütserregungen (Atemstillstand bei Schreck). Bei Gehirnläsion sind daher — durch Fortfall der Hemmung — viele Reflexe gesteigert — so die Sehnenreflexe.

Das Gehirn beeinflußt nicht nur spinale Reflexe, sondern ist für gewisse Reflexe selbst Zentrum.

I. Pupillenreflexe.

1. Belichtungsreflex: Bei Belichtung eines Auges verengert sich in diesem die Pupille (direkte Lichtreaktion).

Gleichzeitig tritt auch eine Verengerung in der Pupille des anderen Auges ein (konsensuelle Lichtreaktion).

2. Konvergenzreaktion. Bei Sehen in die Nähe (Konvergenz- und Akkommodationsreaktion) verengern sich beide Pupillen, und zwar stärker als bei Belichtung. Es ist das als eine Mitbewegung aufzufassen.

3. Orbiculares Phänomen. Ebenfalls als Mitbewegung ist die Verengerung der Pupille aufzufassen, welche bei kräftigem Zukneifen der Augen auftritt. Wenn man dieses verhindert — und eine Reihe konkurrierender Momente den Effekt nicht aufhebt — gelangt diese Verengerung zur Anschauung.

4. Der Pupillenrindenreflex: Verengerung der Pupille bei bloßer Richtung der Aufmerksamkeit auf eine nicht fixierte Lichtquelle scheint nur bei wenig Individuen einzutreten.

5. Die behauptete Verengerung der Pupille bei der bloßen Vorstellung eines hellen Gegenstandes ist bei Nachuntersuchung in Zweifel gezogen worden.

6. Psychoreflex. Dagegen ist zweifellos eine Erweiterung der Pupille nicht nur bei allerlei schmerzhaften oder starken Reizen (besonders der Haut, aber auch bei Geräuschen), sondern bei jeglicher psychischen Erregung (Angst, Schreck) und bei energischer geistiger Arbeit, lebhafter Anspannung der Aufmerksamkeit vorhanden.

Bei der lebhaften Vorstellung eines dunklen Gegenstandes tritt als solcher Psychoreflex allerdings eine Erweiterung der Pupille ein, die aber wohl unabhängig von dem Inhalt der Vorstellung (etwas Dunkles) und bloße Folge des konzentrierten Vorstellens überhaupt ist.

Im Schlaf tritt maximale Pupillenverengerung ein.

Anatomisches.

Die Fasern der beiden N. optici endigen, wie wir sehen, halb gekreuzt im Corp. geniculatum laterale und im Pulvinar. Außerdem aber gelangen Fasern in den vorderen Vierhügel (Pupillenfasern). Von hier aus besteht eine Ver-

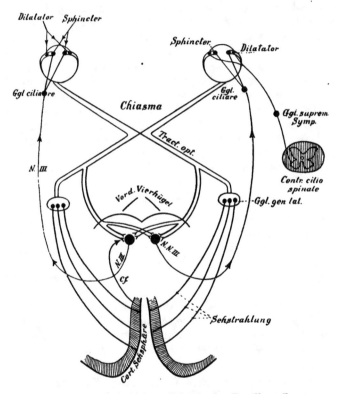

Abb. 32. Vereinfachtes Schema der Pupillenreflexe.

Cf Vermutete zentrifugale Bahn vom Cortex zum Sphincterzentrum. *Ggl. gen. lat.* Ganglion geniculatum laterale. *N. N. III* Nucleus N. oculomot. *N. III* Nervus oculomot.

bindung zu den in der Tiefe gelegenen Kernen der N. oculomotorii, von wo eine Erregung der Pupillenfasern Verengerung der Pupille bewirkt (Abb. 32).

Die zum Teil anatomisch noch nicht ganz gesicherten Bahnen des Pupillarlichtreflexes (Verengerung bei Belichtung) sind folgende:

1. Zentripetaler Schenkel. Netzhaut, N. opticus, Tractus opticus, vorderer Vierhügel.

2. Zentrale Übertragung: Vorderer Vierhügel, Kern des N. oculomotorius (wahrscheinlich nicht direkte Verbindung).

3. Zentrifugaler Schenkel. Kern des N. oculomotorius zum Ganglion ciliare und von hier zum Musculus sphincter pupillae.

Da bei Belichtung eines Auges beide Pupillen sich verengern (konsensuelle Verengerung des nicht belichteten Auges), muß von jedem vorderen Vierhügel zu beiden Oculomotionskernen eine Verbindung sein.

Die Pupillenerweiterung kann erfolgen durch den vom N. sympathicus innervierten Dilatator pupillae.

Das Zentrum ist das Budgesche Centr. ciliospinale im Rückenmark in der Höhe des Ursprunges der ersten Dorsalnerven liegend. Es empfängt seine Erregungen von der Haut durch die hinteren Wurzeln, aber auch von anderwärts her und sendet die Innervation durch Rami communicantes zum Ganglion cervical. supr. des Sympathicus, von da zum Ggl. Gasseri und durch den Ramus ophthalm. trigem. in die langen Ciliaräste zur Iris.

Jedoch spielt die Pupillenerweiterung durch den Dilatator pupillae, also durch Reizung des Sympathicus eine geringere Rolle, als man früher glaubte. Die Pupillenerweiterung bei allen starken sensiblen Reizen, bei jeder psychischen Anstrengung und Erregung, Anspannung der Aufmerksamkeit, energischer Muskelkontraktion usw. kommt hauptsächlich durch Hemmung des Sphincterzentrums zustande, wird also durch den N. oculomotorius vermittelt.

Der Einfluß psychischer Vorgänge auf die Pupillenerweiterung — der sich z. B. selbst beim einfachen intensiven Nachdenken durch vergrößernde Meßapparate nachweisen läßt — weist auf Verbindungen der Rinde, namentlich mit dem Sphincterzentrum (Cf), wahrscheinlich auch mit dem Centrum ciliospinale hin.

Pathologie der Pupillenreflexe.

Wenn eine Läsion irgendeinen Teil des Reflexbogens trifft, ist der Pupillenreflex aufgehoben. Die besonderen Bedingungen, unter denen totale Pupillenstarre, Lichtstarre, Pupillenträgheit, Hippus, hemianopische Pupillenreaktion, Miosis, Mydriasis, Anisokorie (Ungleichheit der Weite) zustande kommen, werden im speziellen Teil besprochen. (Siehe auch Allgemeine Symptomatologie.)

Aufhebung nur des Psychoreflexes findet sich häufig bei gewissen Geisteskrankheiten (Jugendverblödung). Die Annahme einer sog. „paradoxen" Pupillenreaktion (Erweiterung bei Belichtung) beruht in der Mehrzahl der Fälle auf der einer übersehenen Verengerung schnell folgenden Erweiterung.

II. Lidreflexe.

a) Berührungslidreflex: Schluß des Augenlides bei Berührung von Cornea oder Conjunctiva (N. trigeminus, Kern des N. facialis und dieser selbst). Areflexie der Cornea bei Brückenerkrankung, doppelseitig auch bei Hysterie.

b) Blendungslidreflex: Schluß des Lides bei plötzlichem starkem Lichtreiz, wahrscheinlich durch die Rinde vermittelt (bei Rindenblindheit fehlend).

III. Der Gaumen- oder Würgereflex, sowie der reflektorische Schlingakt: Sensible Abschnitte im N. vagus und glossopharyngeus. Zentrum: Kern des motorischen Trigeminus, des N. vagus, glossopharyngeus und hypoglossus. Zentrifugaler Abschnitt: Diese Nerven.

IV. Der Brechakt: Sensibler Abschnitt: Vagus, Glossopharyngeus, Splanchnicus. Zentrum in der Medulla. Motorischer Abschnitt: N. vagus, N. splanchnicus, N. phrenicus.

a) Husten und Niesen durch N. V, IX, X, XI, XII vermittelt.

Auf die Bedeutung der Medulla für die automatische Regulierung der Herz- und Ateminnervation und ein im verlängerten Mark vermutetes vasokonstriktorisches Zentrum sei nur hingewiesen.

1) Sekretorische Funktionen des Gehirns.

1. Für die Schweißabsonderung wird ein die spinalen Zentren zusammenfassendes Zentrum im verlängerten Mark vermutet.

2. Speichelabsonderung. In der Medulla oblongata ist ein reflektorisches Speichelzentrum gelegen, welches sowohl die Chorda tympani, wie die sympathischen Sekretionsnerven der Speicheldrüsen beherrscht (im Übergang von Pons in die Medulla in der Haube der sog. Nucleus salivatorius). Bei Bulbärparalyse vermehrter Speichelfluß.

Handelt es sich bei der Speichelsekretion auf Geschmacks- und sensible Reize der Mundhöhle (Nerv. trigem.) um einen medullären Reflex, so ist die Speichelsekretion, welche beim Anblick, Geruch und bei der Vorstellung von Speisen eintritt („das Wasser läuft im Munde zusammen") als corticaler Reflex zu bezeichnen.

3. Tränenabsonderung. Der subcorticale Reflex hat sein Zentrum in der Medulla oblongata. Zentripetale Fasern, vor allem im N. trigem. und anderen sensiblen Nerven, die zentrifugalen im N. facialis. Die Tränenabsonderung steht aber, wie ihre Abhängigkeit von psychischen Einflüssen beweist, unter corticalem Einfluß.

4. Die Medulla übt auch durch die N. splanchnici einen Einfluß auf die Sekretion der Leber aus (Glykosurie bei Zuckerstich).

Von neueren Autoren wird der Standpunkt vertreten, daß in den basalen Hirnteilen Zentren gelegen sind, die einen weitgehenden Einfluß auf die Sekretion der drüsigen Organe haben.

B. Lokalisatorische Symptomatologie.

a) Allgemeinsymptome.

1. Bewußtseinsstörungen. Zunächst gibt es verschiedene Grade einer allgemeinen Bewußtseinsherabsetzung. Im Koma — z. B. im epileptischen Anfall oder häufig nach apoplektischem Insult — herrscht vollkommene Bewußtlosigkeit.

Die Reflexe sind ganz oder zum großen Teil aufgehoben. Die Glieder fallen emporgehalten schlaff herunter. Der Komatöse ist durch noch so starke Reize nicht zu wecken.

Geringere Grade der Bewußtseinsherabsetzung heißen Sopor und Somnolenz. Der Soporöse ist selbst durch starke Reize nur vorübergehend zu Reaktionen zu veranlassen, der Somnolente ist, wenn man sich mit ihm beschäftigt, leidlich zugänglich und reaktionsfähig, verfällt aber, sich selbst überlassen, leicht in einen schlafähnlichen Zustand, in dem die Mehrzahl der Außenvorgänge nicht für ihn existieren.

Mit diesen Herabsetzungen des Bewußtseins vergesellschaftet, kommen Reizerscheinungen und Abänderungen der Bewußtseinsvorgänge vor.

Als Delirien speziell werden Bewußtseinstrübungen mit zahlreichen Sinnestäuschungen und durch sie veranlaßte motorische Unruhe bezeichnet. Die Bewußtseinsstörung samt den Sinnestäuschungen bewirken Desorientierung. Delirien finden sich bei Hirnhautentzündung, Infektionskrankheiten, im Verlauf des Alkoholismus, Morphinismus, aber auch nach Gefäßverstopfungen und -zerreißungen.

Auch Angstzustände, ferner Zustände von Erstarrung (Stupor), selbst mit katatonischen Erscheinungen werden bei organischen Hirnerkrankungen beobachtet. Die weiteren geistigen Störungen, insbesondere allgemeine Gedächtnisschwäche (Verlust oder Schwererweckbarkeit früher gesammelten Gedächtnisbesitzes), Störung der Merkfähigkeit (Unfähigkeit, Neues in das Gedächtnis aufzunehmen), Störungen der Aufmerksamkeit, des Urteils, des Gefühls und des Wollens, Rührseligkeit, krankhaftes Mißtrauen bis zu Beeinträchtigungsideen gesteigert, Nachlassen der ethischen Motive, Einengung des Interessenkreises auf das Ich usw., Allgemeinsymptome, welche häufig infolge chronischer und diffuser Hirnerkrankungen (Arteriosklerose, progressive

Paralyse, senile Atrophie, aber auch multiple Sklerose, Tumoren usw.) auftreten, werden näher in den Lehrbüchern der Psychiatrie beschrieben.

2. Kopfschmerzen, ein sehr vieldeutiges Symptom, welches nicht einmal, wenn die Schmerzen von dem Kranken an bestimmte Stellen verlegt werden, mit Sicherheit den Schluß erlauben, daß der Herd der Stelle des Schmerzes entspricht.

3. Schwindel — ein von den Laien in sehr verschiedenem Sinne gebrauchtes Wort — z. B. für eine bloße Ohnmachtsanwandlung oder Verdunklungen des Gesichtsfeldes — bedeutet: 1. Scheinbewegungen des eigenen Körpers oder der äußeren Gegenstände, mindestens Desorientierung über die Stellung, resp. Lage des eigenen Körpers, d. i. subjektiver Schwindel oder 2. Verlust des Gleichgewichtes, d. i. objektiver Schwindel. Bei hohem Grade kommt es zum Hinstürzen. Der Schwindel, besonders geringere Grade desselben, eventuell bloß subjektiver, wird bei sehr verschieden gearteten und gelegenen Prozessen beobachtet, z. B. bei Anämie des Gehirns, allgemeinen vasculären Veränderungen, Gehirnblutungen usw. Die höheren Grade aber haben besondere Beziehungen zu den Erkrankungen des Kleinhirns (siehe S. 353 u. 52) und Labyrinths.

4. Das Erbrechen ist ein lokales Reizsymptom des Brechzentrums in der Medull. obl., das nur deshalb zu den Allgemeinsymptomen gerechnet wird, weil dieses Zentrum auf Druck- und Reizwirkungen schon von sehr entfernten Stellen des Gehirns leicht ansprechbar ist, eventuell reflektorisch durch Störungen der sensiblen Äste der Dura.

Die Art des cerebralen Erbrechens ist dadurch ausgezeichnet, daß es ohne Übelkeit und Unlust, ohne langes Würgen auffällig leicht, auch ohne voraufgegangene Nahrungsaufnahme erfolgt.

5. Veränderungen von Puls, Atmung, Temperatur.

Gehirnerkrankungen können in mannigfacher Weise die Herztätigkeit beeinflussen.

Von besonderer Bedeutung ist die Pulsverlangsamung, welche häufig bei schneller Drucksteigerung im Schädelraum durch Reizung des Vaguszentrums im verlängerten Mark eintritt.

Auch ohne daß eine Infektionskrankheit vorliegt, treten nach Arterienverstopfung oder Hirnblutung oder bei paralytischen Anfällen vorübergehende Temperatursteigerungen auf, ohne daß schon Sicherheit darüber besteht, welche bestimmten Hirnteile direkt dafür in Betracht kommen. Umgekehrt treten gelegentlich Temperaturerniedrigungen bis zu 36° auf.

Von den mannigfachen Abänderungen des Atemtypus, welche besonders im Koma eintreten, ist am wichtigsten das CHEYNE-STOKESsche Atmen, das aber auch bei Endzuständen von Herz- und Lungenkrankheiten und Urämie vorkommt und ein Signum pessimum ist. Es ist durch folgenden Turnus unregelmäßig miteinander wechselnder Phasen gekennzeichnet: 1. eine Anzahl (20—30) sich schnell folgender oberflächlicher Atemzüge, 2. Atempause, 3. allmählich wieder einsetzende langsamer bis zur Phase 1 sich steigernde Atmung. Dieser Turnus wiederholt sich immer von neuem.

6. Die Stauungspapille (eine bloße Steigerung der Neuritis optica), unscharfe Grenzen der rötlich-trüben und geschwollenen Papille, weiterhin Verschwinden jeder Abgrenzung gegen die Umgebung, oft mit Blutungen und weißen Flecken, Venen erweitert und geschlängelt, Arterien verengt, die Gefäße scheinen am Papillenrande abgeknickt. Die Stauungspapille gehört insofern zu den Allgemeinsymptomen, als sie bei raumbeschränkenden Prozessen an den verschiedensten Stellen des Schädelinnern zustande kommt (besonders bei

Tumoren, Lues cerebri, Hydrocephalus internus, Abscessen, auch bei Meningitis). Am häufigsten ist sie bei Tumoren der hinteren Schädelgrube. Sie ist meist doppelseitig, wenn auch manchmal früher auf einer Seite auftretend.

b) Projektionsstörungen.

Störung der Bewegung und Empfindung.

Wir unterscheiden:

1. Projektionsstörungen. Sie betreffen Bewegung, Empfindung und Sekretion: Reiz- oder Ausfallserscheinungen von Verrichtungen der Aufnahme- und Erfolgsorgane.

2. Mnestisch-assoziative Störungen. Sie betreffen Leistungen des Gehirns, welche in Aufspeicherung abgeklungener Erregungen und in der Fixierung ihrer Verknüpfung bestehen. Die assoziative Arbeit des Gehirns entspricht nicht irgendwelchen Anordnungen der Sinnes- und Muskelapparate des Körpers, sondern den Verknüpfungen, welche die Erfahrung herstellt; so ist z. B. die Assoziation zwischen Geruch und Aussehen der Rose in keiner Weise in Zusammenhängen der Riechschleimhaut und Netzhaut gegeben.

Die Projektionsstörungen zerfallen in motorische, sensible und sekretorische und jede dieser Gruppen wieder in Reiz- und Ausfallssymptome.

α) Motorische Reizsymptome.

Rindenkrämpfe. Wie der elektrische Strom und jeder andere Reiz, der auf die motorischen Zentren der Rinde einwirkt, Zuckungen in den Gliedern der anderen Seite bewirkt, so treten auch bei pathologischen Reizen (Geschwülste, Blutungen, Narben usw.) Krämpfe in den Gliedern auf. Gewöhnlich treten erst tonische, dann klonische Krämpfe auf.

Je nach der Rindenstelle, welche der Reiz trifft, gerät die Gesichtsmuskulatur, der Arm, das Bein in Krampf. Bei einiger Dauer und Ausdehnung des Reizes dehnt sich die Reizwirkung von dem zuerst ergriffenen Gebiete auf die übrigen Glieder der gegenüberliegenden Seite aus. Und zwar schreitet der Krampf so vorwärts, daß die Muskulatur in der Reihenfolge ergriffen wird, in der ihre corticalen Zentren angeordnet sind, siehe S. 349, so daß sich etwa der Krampf, der im Gesicht eingesetzt hat, zunächst auf die obere, dann erst die untere Extremität fortsetzt. Der Krampf kann schließlich auf die dem Herde gleichseitige Körperhälfte übergehen, womit dann das Bild des allgemeinen epileptischen Anfalls hergestellt ist. Auch ohne daß der Krampf generell die andere Seite ergreift, können die gewöhnlich bilateral arbeitenden Muskelgruppen (Kiefer-, Atem- usw. Muskeln, also bei sonst einseitigem Krampf), auch auf der anderen Seite mit in Zuckung geraten.

Diese auf eine Muskelgruppe oder Körperseite beschränkten, oder wenigstens zunächst dort einsetzenden Rindenkrämpfe sind unter dem Namen der Jacksonschen oder Rindenepilepsie bekannt. Sie stehen im Gegensatze zu dem von vornherein allgemeinen Krampfe der genuinen Epilepsie.

Nach starken Jacksonschen Krämpfen tritt in den befallenen Muskeln eine Parese infolge der Erschöpfung ein, die sich aber meist schon nach Stunden zurückbildet. Führt aber, wie häufig, der Krankheitsprozeß, dessen Reizwirkung die lokalisierten Krämpfe sind, in weiterem Fortschritt — etwa Wachstum einer Geschwulst — zu Zerstörung des motorischen Rindenzentrums, so tritt dauernde Lähmung derselben Muskelgruppen ein, welche vorher im Krampfzustande waren. Zusammen mit den gekreuzten Extremitäten geraten auch Kopf und Augen in einen meist tonischen Krampf. Ist der reizende Herd etwas links, so drehen sich beide Augen und der Kopf nach rechts (Déviation conjuguée). Bei dieser durch irritative Ursache bedingten Deviation sieht also der Patient die Seite der krampfenden Glieder an, umgekehrt wie bei der durch Lähmung bedingten Deviation. Bemerkenswert ist, daß nicht nur das kontralaterale Auge, sondern beide Augen dieser von einer Hemisphäre ausgehenden Reizwirkung unterstehen.

Diese Kombination tonisch-klonischer Krämpfe in isolierten Muskelgruppen einer Seite kommt pathologisch nur durch Rindenreizung zustande. Dabei ist zu bedenken, daß auch ein nicht im betreffenden Zentrum selbstgelegener, sondern ihm benachbarter Herd den Reiz ausüben kann.

Dadurch wird der lokaldiagnostische Wert der Krämpfe eingeschränkt gegenüber dem viel sichereren Hinweis der Lähmung; Ausfallssymptome sind lokaldiagnostisch viel zuverlässiger als Reizsymptome.

Allgemeine Krämpfe und besonders tonische Krämpfe können auch von tiefer gelegenen subcorticalen Zentren ausgelöst werden. Für eine Reizung der corticalen motorischen Zentren (JACKSONsche Epilepsie), ist also charakteristisch: Beschränktheit der Krämpfe auf eine Gruppe von Muskeln oder höchstens einer Seite, der Wechsel von Tonus und Klonus und die Ausbreitung entsprechend der Lage der Zentren für die einzelnen Glieder in der vorderen Zentralwindung.

β) Sensible Reizsymptome.

Bei Herden, welche die sensiblen Bahnen (s. u.) reizen, können, konstant oder intermittierend, lebhafte Schmerzen auftreten, welche man im Unterschied von den gewöhnlichen, durch peripheren Reiz bedingten zentrale Schmerzen nennt. Diese Schmerzen, manchmal mit Hitzegefühl gemischt, werden in der gekreuzten Körperhälfte gefühlt, eventuell auch in einem einzelnen Gliede, Arm oder Gesicht, Zunge usw. Außer Schmerzen können Parästhesien verschiedener Qualität, Ameisenlaufen, Hitzegefühl, auftreten. Auch anfallsweise halbseitige Kälteempfindungen sind beobachtet worden, ferner Bewegungsempfindungen ohne objektive Bewegungen.

Die Sensibilität kann bei diesen zentralen Schmerzen ungestört sein. Es kommen aber auch in Teilen, welche für äußere Reize unempfindlich sind, Schmerzen vor: Anaesthesia dolorosa.

Mitunter sind die durch Herde bedingten hemichoreatischen Zuckungen mit zentralen Schmerzen verbunden.

Als Reizerscheinungen können wir auch die Hyperästhesien betrachten: schon leichte Berührungen oder leichte Temperaturreize werden schmerzhaft empfunden, ebenso die durch bloße Berührung ausgelösten Parästhesien: fremdartige, „komische", Empfindungen.

Die zentralen Schmerzen und Parästhesien können durch Herde in jedem Teil des sensiblen Systems, selbst in der Rinde, im Stabkranz, häufiger durch thalamische und subthalamische Herde verursacht werden. Einen lokalisatorischen Wert haben sie daher nicht.

Auf dem Gebiete der Spezialsinne (Gesicht, Gehör usw.) treten Reizerscheinungen in Gestalt von elementaren Empfindungen, Licht-, Flammen-, Farben-Sehen, Summen-, Klingen-, Rauschen-Hören, und von komplexen Halluzinationen auf. So kann eine Erkrankung im Hinterhauptslappen in der hemianopischen Gesichtshälfte Gesichtshalluzinationen bewirken.

γ) Motorische Ausfallssymptome.

1. Lähmungen. Bald nach einem schweren apoplektischen Anfall findet sich die sog. initiale schlaffe Lähmung, die passiv aufgehobenen Glieder fallen wie leblos herunter.

Das Stadium der schlaffen Lähmung dauert meist nur einige Tage, seltener einige Wochen. Bald stellt sich ein gewisser Tonus in den Muskeln ein; in einzelnen Muskeln kehrt eine gewisse Beweglichkeit zurück, z. B. in den Beugern des Armes und der Finger. Es geht nun allmählich die schlaffe Lähmung in den Dauerzustand der gleich zu schildernden spastischen, residuären Hemiplegie über.

Um eine Lähmung im strengsten Sinne, wie etwa nach Nervendurchschneidung, handelt es sich bei der residuären Hemiplegie nicht. Es sind die Muskeln nicht wie dort jedes Tonus beraubt, nicht wie dort reflektorisch unerregbar. Sondern im Gegenteil: in einem Teile der Muskeln tritt eine Hypertonie ein, und die Sehnenreflexe sind gesteigert.

Das Verhalten der Reflexe, welches schon S. 24 ff. abgehandelt ist, sei hier nur kurz gestreift.

Bei der cerebralen Lähmung findet sich wenige Tage nach dem Insult eine Steigerung der Sehnenreflexe und der mechanischen Muskelerregbarkeit. Oft kommt es zum Patellar- und Fußklonus, seltener zum Hand- und Masseteren-Klonus. Auch Beklopfen vieler anderer Sehnen (Periostatellen) und der Muskeln selbst ergibt gesteigerte Zuckungen (Supinator, Triceps, Radiusperiost-Reflex usw.). In einem gewissen, nicht absoluten, Gegensatz zu den Sehnenreflexen stehen gewisse Hautreflexe. Die Bauch- und Cremasterreflexe sind meist auf der gelähmten Seite aufgehoben. Jedoch ist zu bedenken, daß namentlich ersterer auch bei Gesunden nicht immer sichtbar zu machen ist, und daß daher nur sein einseitiges Fehlen von Bedeutung ist.

Wenn die Steigerung der Reflexe ausnahmsweise fehlt, liegt entweder eine daneben bestehende Hinterstrangerkrankung (Tabes) oder Neuritis vor.

Ein häufiges Symptom — in 70—80% der cerebralen Lähmungen — ist das BABINSKIsche Sohlenphänomen (s. S. 29). Auch das OPPENHEIMsche dorsale Unterschenkelphänomen (s. S. 30), der KURT MENDELsche Reflex (Plantarflexion der Zehen anstatt der normalen Dorsalflexion bei Beklopfung des Fußrückens in der Gegend des dritten und vierten Metatarsalknochens), der ROSSOLIMOsche Reflex (Beugung der Zehen bei Beklopfen der Volarfläche der Zehenspitzen) sind häufige Kennzeichen der durch Läsion der corticospinalen Bahn verursachten Lähmung.

In den hemiplegischen Gliedern sind in gewissem Grade alle Muskeln geschwächt, aber gewisse Muskelgruppen, die sog. Prädilektionsmuskeln der Hemiplegie bleiben besonders stark befallen, die anderen erholen sich einigermaßen. Diese Prädilektionsmuskeln gehören bestimmten Mechanismen an. Das Eigentümliche aller cerebralen Lähmungen ist nämlich, daß nicht einzelne Muskeln, sondern ganze Muskelmechanismen, d. h. eine Mehrheit zusammen arbeitender Muskeln, sog. Synergien gelähmt sind. Man muß dabei bedenken, daß eine einfache Bewegung (etwa Streckung des Zeigefingers) nicht etwa die Leistung eines Muskels ist. Dabei wirken schon Antagonisten, kollaterale und rotatorische Synergisten mit.

Die besonders bei der cerebralen Lähmung geschädigten Mechanismen sind am Bein: Alle Mechanismen, die der Verkürzung des Beines dienen: Besonders stark die Beugung im Knie und die Dorsalflexion des Fußes. Wegen der Schwäche der Dorsalflexion schleift die Fußspitze oft am Boden, und das Bein ist verlängert. Erhalten sind die Verlängerer des Beins: besonders die Strecker des Unterschenkels und die Plantarflektoren des Fußes. Daher kann das Bein als Stelze beim Gang benutzt werden. Überhaupt ist das Bein weniger schwer betroffen als der Arm. Gelähmt ist oft der Gluteaus medius, welcher das Becken gegen den Oberschenkel fixiert (contractiles Band). Infolgedessen fällt das Becken beim Gehen beim Aufsetzen des gelähmten Beines nach der ungelähmten Seite. Um dies zu kompensieren, wirft der Hemiplegische bei jedesmaligem Auftreten auf der gelähmten Seite den Rumpf nach der gelähmten Seite. So kommt die eigentümliche Seitwärtsbeugung des Rumpfes beim Gehen mancher Hemiplegiker zustande. Bei doppelseitiger Lähmung des Glutaeus medius — seltenes Vorkommnis bei cerebraler Kinderlähmung — kommt dann ein watschelnder Gang heraus. Der Körper sinkt bei jedem Tritt auf die Seite des Standbeines.

An der oberen Extremität sind die Muskeln, welche die Hand öffnen und Hand und Arm nach außen drehen, stärker gelähmt, die diesen antagonistischen Leistungen, Handschließen und Innenrollung des ganzen Armes weniger.

Die Hebung der Schulter (M. cucullaris und levator scapulae) ist meist schwer betroffen. Der M. sternocleido-mastoideus dagegen ist immer frei. Sowohl für obere wie untere Extremität gilt ferner die Regel, daß die distalen Teile immer stärker betroffen sind, also Hand und Fuß, und vor allem die differenzierten Bewegungen der Finger und Zehen, die isolierten Bewegungen in den kleinen Gelenken. Im Gegensatz zu diesen sind grobe ungelenke Lageveränderungen der großen Gliedabschnitte häufig viel besser erhalten.

Vom Gesichtsnerven ist der Augenstirnast verschont (nur kann gewöhnlich das Auge auf der gelähmten Seite nicht mehr isoliert geschlossen werden), während der Mundwangenast deutlich paretisch ist. (Ein wichtiger Unterschied von der peripheren Lähmung des N. VII.) Der Mund ist nach der gesunden Seite verzogen.

Die Zunge weicht, vorgestreckt, nach der gelähmten Seite ab, weil der gesunde Genioglossus sie nach der anderen Seite herüberdrängt, ist aber im übrigen gut beweglich.

Frei oder fast frei sind bei der Hemiplegie alle bilateral-symmetrisch arbeitenden Muskeln, welche bekanntermaßen von jeder Hemisphäre für sich innerviert werden können: die Augenmuskeln, die Rückenmuskeln, die Kau-, Schluck- und Kehlkopfmuskeln.

Auch die bilateral arbeitenden Sprachmuskeln (Zunge, Gaumen, Gesichtsmuskulatur) werden durch einseitigen Herd nicht so außer Funktion gesetzt, daß sie ihre sprachlautbildenden Verrichtungen dauernd einbüßten. Schwerere Dysarthrie tritt meist nur vorübergehend nach einseitigen, dann linksseitigen Herden auf. Dauernde Anarthrie oder schwere dauernde Dysarthrie kommt fast nur bei doppelseitigen Herden vor, im Gegensatz zur Aphasie, welche bei nur linksseitigen Herden vorkommt.

2. Contracturen und Hypertonie. Es kommt nun zu der eigentlichen Muskelschwäche bei der Hemiplegie — außer im initialen schlaffen Stadium — ein weiterer bewegungsbeschränkender Faktor hinzu: die myogenen Contracturen.

Darunter versteht man die Fixierung von Gliedern in bestimmter Stellung durch unwillkürlich eintretende dauernde Verkürzung von Muskeln.

Diese myogenen Contracturen sind zu unterscheiden von solchen Contracturen, die durch Hautnarben, knöcherne Verwachsungen, Band- oder Sehnenschrumpfung entstehen.

Die normale Spannung der Muskeln fixiert schon in gewissem Maße die Glieder in ihren jedesmaligen Stellungen, so daß bei plötzlicher und schneller passiver Bewegung eines Gliedes ein mäßiger Widerstand des hierbei gedehnten Muskels gefühlt wird. Dieser normale Widerstand fehlt bei manchen Nervenkrankheiten, insbesondere Tabes. Dann sprechen wir von gesteigerter passiver Beweglichkeit oder Hypotonie.

Umgekehrt ist der Widerstand gegen passive Bewegung bei den Erkrankungen der Pyramidenbahnen sehr gesteigert: Es besteht Hypertonie gewisser Muskeln und dadurch Fixation in bestimmten Stellungen.

An dieser Fixation ist aber außer der Hypertonie häufig ein Zweites beteiligt: die Gewebsschrumpfung. Bindegewebige Schrumpfung des Muskels tritt nämlich ein, wenn sehr lange seine Insertionspunkte nicht voneinander entfernt sind, also in den Antagonisten eines gelähmten Muskels, auch dann, wenn dieser sich nicht im Zustande der Hypertonie befindet. Schrumpfungscontractur findet sich daher auch bei schlaffen, z. B. poliomyelitischen Lähmungen.

Bei den spastischen Lähmungen addiert sich diese Schrumpfungscontractur der hypertonischen oder spastischen Contractur hinzu, wenn diese lange Zeit bestanden hat.

Von diesen Schrumpfungscontracturen sind also zu unterscheiden die spastischen, welche nicht durch Gewebsveränderung, sondern durch nervöse Hypertonie bedingt sind. Diese Hypertonie macht sich in hemiparetischen Gliedern, auch wenn es nicht bis zur Contractur kommt, in gesteigertem federnden Widerstande bei plötzlicher passiver Beugung oder Streckung geltend und entspricht den Spasmen, welche bei der eigenen Bewegung des Kranken auftreten. Die Reflexe sind gesteigert.

Manchmal sieht man gleichzeitig mit dem Eintreten einer Hirnschädigung (Hämatome der Dura oder Trauma, Meningitis) oder bald darauf anfallsweise starre abnorme Haltungen und Gliederstellungen eintreten, welche man unglücklich Frühcontracturen genannt hat. Sie verschwinden gewöhnlich wieder und wechseln mit tonisch-klonischen Krämpfen ab. Es sind das Reizzustände, die man besser unter die tonischen Krämpfe subsumiert. Wenn man schlechthin von Contracturen spricht, meint man nicht diese vorübergehenden Spannungen auf Grund besonderen Reizes, sondern die dauernden Contracturzustände, welche sich als ein Dauersymptom eine Reihe von Tagen bis einige Wochen nach der Apoplexie bei Läsion irgendeines Abschnittes des ganzen motorischen cortico-spinalen Systems (also von der Rinde des Gyr. centralis ant. bis zu den Vorderhornzellen [exklusive]) einstellen.

Bei diesen cerebrospinalen Lähmungen addiert sich im Laufe der Zeit zu der spastischen Contractur, wenn nicht therapeutisch entgegengewirkt wird, eine Schrumpfungscontractur.

Die spastische Contractur löst sich in der Narkose, im tiefen Schlaf, unter der Wirkung der ESMARCHschen Konstriktion des betreffenden Gliedes, und sie läßt im warmen Bade nach.

Die Schrumpfungscontractur ist unter diesen Umständen natürlich nicht wieder zu lösen, und dadurch läßt sich leicht der Anteil, den die Hypertonie und die Schrumpfung an der Contractur haben, bestimmen. Gemütsbewegung steigert die spastische Contractur. Die spastische Contractur zeigt einen federnden Widerstand gegen Versuche, sie zu lösen. Plötzlichen brüsken Versuchen gegenüber ist derselbe heftig, dagegen lassen sich viele Contracturen bei allmählichem Vorgehen leicht lösen. Bewegungsversuche, sowohl in den kranken, wie den gesunden Gliedern, verstärken die Contracturen.

Die charakteristischen Stellungen der Glieder Mono-, Hemi- und Diplegischer kommen nun durch Verschiedenheiten in dem Grade der Contractur verschiedener Muskelgruppen zustande.

Es besteht zwar durchaus keine absolute Gesetzmäßigkeit für die hemiplegische Contractur, aber ein gewisser Typus ist der vorherrschende. Im großen und ganzen finden wir dieselben Muskeln contracturiert, welche von der Lähmung relativ verschont sind (siehe S. 361), also die Antagonisten der Prädilektionsmuskeln. Die typische Stellung des hemiplegischen Armes entspricht daher der erhaltenen Kraft der Handschließer und Innenrotatoren und Armbeuger: Die Finger sind geschlossen, der Daumen eingeschlagen oder adduziert, der Arm an die Brust adduziert, im Ellenbogen gebeugt. Das Bein ist in Streckhaltung, der Fuß in Equino-varus-Stellung. Wegen der Verlängerung des Beines durch die Plantarcontractur, resp. Schwäche der Dorsalflexion wird beim Gehen das Bein im Kreise herumgeführt („circumduziert"). Dieses ist die gewöhnliche Verteilung der Contracturen, bei der also im allgemeinen gerade die noch willkürlich etwas beweglichen Muskeln im Contracturzustande sind. Es kommt aber auch seltener das Umgekehrte vor: Beugecontractur des Beines, Streckcontractur des Armes und der Finger.

Die Verteilung der Contracturen und dementsprechend die Dauerhaltung der gelähmten Glieder hängt nämlich gewiß davon ab, daß bestimmte Muskeln relativ verschont sind. Aber nur indirekt, dadurch, daß die Wiederkehr einer gewissen Kraft in einzelnen Muskelgruppen für die Lagerung der Glieder in den ersten Wochen nach Eintritt der Lähmung bestimmend ist. Das in letzter Instanz Entscheidende für die Verteilung der Contracturen ist nämlich die Lagerung, welche das Glied während der Zeit der schlaffen und halbschlaffen Lähmung einnimmt. Jede Muskelgruppe neigt bei Pyramidenerkrankung dazu, einer irgendwie veranlaßten Annäherung der Insertionspunkte sich durch Spannungszunahme und Verkürzung anzupassen. Es ist das ein subcorticaler Reflex, der erst nach „Isolierung" der subcorticalen Zentren hervortritt (und übrigens von der Intaktheit der zentripetalen Bahnen abhängt, daher bei daneben bestehenden Tabes fehlt).

Daß diese Annahme der Abhängigkeit der Contracturen von der Stellung, welche das Glied nach der Lähmung einnimmt, richtig ist, geht daraus hervor, daß man durch künstliche Fixierung eines Gliedes imstande ist, eine schon eingetretene Beugecontractur in eine Streckcontractur zu verwandeln und umgekehrt.

Die Wiederkehr der Kraft in einigen Muskelgruppen (den Antagonisten der Prädilektionsmuskeln) scheint also nur dadurch zur Contractur zu führen, daß sie die Bevorzugung bestimmter Haltung der Glieder in den ersten Wochen nach der Lähmung herbeiführt. So kommt es, daß, wenn durch äußere Umstände das Glied verhindert wird, diesem Einfluß zu folgen, die Verteilung der Contractur eine andere wird, und so erklären sich wohl hauptsächlich die mannigfachen Abweichungen von der oben beschriebenen typischen Haltung der Glieder des Hemiplegikers.

3. Verschiedenheit der cerebralen Lähmungen je nach der Lage des Herdes. *a*) Corticale Herde. Die dichte Aneinanderlagerung der motorischen Bahnen in der inneren Kapsel und im Hirnschenkel einerseits und ihre Zerstreutheit im Markweiß entsprechend den verschiedenen Abschnitten der vorderen Zentralwindung, aus denen sie entspringen, andererseits, begründen einen Unterschied in der Wirkung von Herden, welche die Rinde und der Rinde nahe gelegene Markpartien treffen, von denen welche die innere Kapsel oder den Hirnschenkel und erst recht noch tiefer gelegene Ebenen der motorischen Bahn treffen. Die Bahnen für das Bein kommen vom Lobus paracentralis und oberen Viertel der vorderen Zentralwindung, die für Arm und Hand von den mittleren zwei Vierteln, die für Gesicht, Zunge, Kaumuskeln vom unteren Viertel derselben Windung.

In der Rinde oder nahe der Rinde gelegene Herde werden bei geringerer Ausdehnung nur Arm oder Bein oder Gesicht lähmen, d. h. sog. Monoplegien machen, während tiefer gelegene Herde meist die ganze kontralaterale Seite lähmen, also Hemiplegie hervorrufen werden.

Die Monoplegie des Gesichtes wird sich häufig mit einer solchen des Armes kombinieren: Monoplegia facio-linguo-brachialis. Die des Beines oft mit einer solchen des Armes: Monoplegia brachio-cruralis.

Eine bloße Läsion des Lobus paracentralis wird bloße Beinlähmung machen. Diese kommt, weil der Lobus paracentralis von einer anderen Arterie versorgt wird, als die Zentralwindung, nämlich von der Art. corp. callosi, zusammen mit Balkenerweichung öfter bei Verstopfung der genannten Arterie isoliert vor.

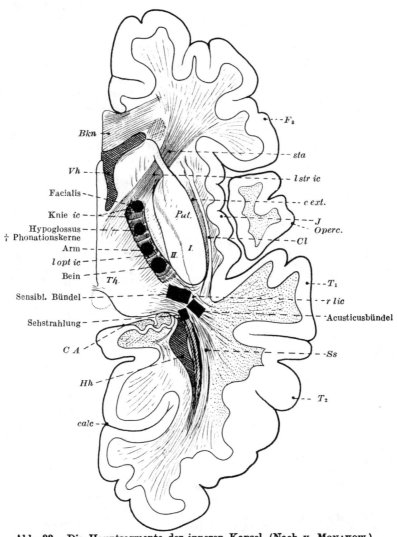

Abb. 33. Die Hauptsegmente der inneren Kapsel. (Nach v. Monakow.)

Bkn	Balkenknie.	l str ic	lenticulo-striärer Abschnitt der inneren Kapsel.
Vh	Vorderhorn.		
Knie ic	Knie der inneren Kapsel.	c ext	capsula externa.
l opt ic	lenticulo-optischer Abschnitt der inneren Kapsel.	J	Insel.
		Operc.	Operculum.
C A	Ammonshorn.	Cl	Claustrum.
Hh	Hinterhorn.	T₁	erste Temporalwindung.
calc	Fissura calcarina.	r lic	retro-lenticulärer Abschnitt der inneren Kapsel.
F₃	dritte Stirnwindung.		
sta	Stabkranz.	Ss	Sehstrahlungen.
		T₂	zweite Temporalwindung.

Charakteristisch für corticale oder dem Cortex nahe Herde sind also:

1. Die Beschränkung der Lähmung auf ein oder zwei Gliedabschnitte (Arm, Bein, Kopf).

2. Die lokalisierten (JACKSONschen) Krämpfe. Bei Läsionen der Zentralwindungen, der inneren Kapsel usw. sind die Augenmuskeln nicht mitergriffen. Über die Déviation conjuguée siehe S. 351.

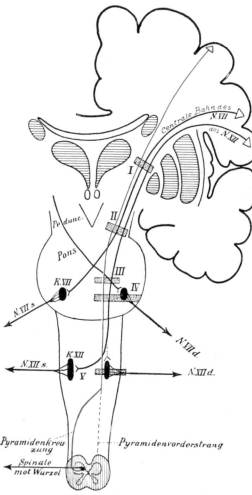

β) Capsuläre Herde. In der inneren Kapsel werden alle motorischen Bahnen leicht zusammen getroffen: sie liegen hinter dem sog. Knie im vorderen Drittel des hinteren Schenkels.

Die Reihenfolge der Faserbündel ist hier vom Knie nach hinten folgende:

Gesichtsfasern, Zungenfasern, Armfasern, Beinfasern (Abb. 33). Die Fasern sind aber doch so wenig scharf getrennt, daß eine monoplegische Lähmung durch Kapselherd zu den größten Seltenheiten gehört. Daß vorwiegend das Bein bei hinten gelegenem Sitz oder vorwiegend das Gesicht bei vorngelegenem Sitz betroffen ist, wird beobachtet.

Herde im Cortex und im Markweiß haben von Herden in der inneren Kapsel und noch tiefer gelegenen Abschnitten der Pyramidenbahn einen lange unbeachtet gebliebenen Unterschied. Jene treffen die Faserung der Hemisphäre, wo sie in innigem Gemisch Projektionsfasern und Balkenfasern enthält, zerstören also neben ersteren zahlreiche Verbindungen zur anderen Hemisphäre. Herde dagegen in der inneren Kapsel, im Pedunculus usw. vernichten keine Commissurfasern und lassen daher das harmonische Zusammenspiel beider Hemisphären ungestört.

Abb. 34. Schema zur Erläuterung der Hemiplegia alternans (für N. VII und XII).

Rot: Pyramidenbahn. N. VII s. Nerv. facialis sinister. N. XII d. Nerv. hypoglossus dexter.

I Herd in der rechten inneren Kapsel: linke Körperhälfte, linke N. VII u. linke N. XII betroffen.

II Im rechten Pedunculus: ebenso.

III In der rechten Pons-Hälfte: linke Körperhälfte und linker N. XII, rechter N. VII (supranukleär) getroffen.

IV Ebenda caudaler: linke Körperhälfte, linke Zungenhälfte, und rechter N. VII getroffen (nukleär resp. radikulär).

V Herd in der Medulla lähmt linke Körperhälfte und rechte Zungenhälfte (nukleär resp. radikulär).

Eine Folge dieser Differenz werden wir unten bei der Apraxie kennen lernen.

γ) Pedunculus- und Pons-Herde, alternierende Lähmungen. Trifft ein Herd die motorische Bahn im Pedunculus, wo sie im mittleren Drittel seines Fußes gelegen ist, so hat das für die Extremitäten denselben Erfolg wie die Unterbrechung in der inneren Kapsel.

Aber für die Hirnnerven treten hier und in der Brücke gewisse Besonderheiten auf. Während nämlich die Pyramidenbahnen für die Extremitäten sich erst in der Medulla kreuzen, ziehen die entsprechenden Bahnen für die Hirnnerven schon in den Etagen des Pedunculus, resp. Pons auf die andere Seite zu den Kernen der betreffenden Nerven (III, IV, V, VI, VII).

Es trifft so ein Herd etwa im linken Pedunculus die gesamte corticospinale Bahn für die rechten Extremitäten, außerdem aber schon Kern oder Wurzel des linken N. oculomotorius. Infolgedessen gesellt sich dann zu der spastischen Lähmung der rechten Glieder und des rechten N. VII eine nucleäre oder periphere Lähmung des linken N. oculomotorius (Ptosis, Internuslähmung usw.). Das nennt man Hemiplegia alternans.

Dasselbe kann aber im Pons für N. trigeminus, N. abducens und N. facialis eintreten. Es gesellt sich dann zu der Extremitätenlähmung der einen Seite eine Abducens-, Trigeminus- oder Facialislähmung der anderen Seite, und zwar, wenn Kern oder Wurzel getroffen ist, eine Lähmung von peripherem Charakter. Es können aber auch

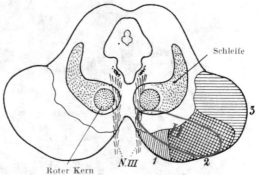

Abb. 35. Hemiplegia altern. super.
Der Herd *H* unterbricht die rechte Pyramidenbahn *2* und die rechte Oculomotoriuswurzel *N. III*, bewirkt also linksseitige Glieder- und rechtsseitige Augenlähmung.

bloß die supranucleären Bündel des zentralen Neurons getroffen sein.

Es sind hier durch die Lage der Kerne zu den Pyramidenbahnen verschiedene Kombinationen möglich. Es können z. B., wenn der Herd die Mittellinie überschreitet, beide N. VII oder N. XII supranuclear oder einer supranuclear, der andere nuclear gelähmt sein neben einer Hemiplegie (Abb. 34).

Die Kombination von Hemiplegie mit gekreuzter Oculomotoriuslähmung (Pedunculusherd) nennt man die WEBERsche Lähmung oder Hemiplegia alternans superior.

Die Hemiplegie mit gekreuzter Lähmung des N. facialis oder N. abducens muß im Pons ihren Herd haben (GUBLERsche Lähmung). Hemiplegia alternans inferior.

In der Medulla kann ein Herd die noch ungekreuzte Pyramidenbahn der einen Seite und die Wurzel des N. hypoglossus derselben Seite betreffen, dann werden die Glieder auf der einen Seite spastisch, die Zunge wird auf der anderen Seite atrophisch gelähmt sein (Hemiplegia alternans infima).

Ebenso wie motorische Hirnnerven gekreuzt zu den Extremitäten gelähmt sein können durch Herde im Pedunculus und Pons, kann es aber auch zu gekreuzten Sensibilitätsstörungen kommen, derart, daß mit der Pyramidenbahn der rechten Pons- oder Oblongatahälfte die rechte Wurzel des N. trigeminus und daher mit linksseitiger Körperlähmung rechtsseitige Sensibilitätsstörung im Gesicht zustande kommen (Abb. 36).

Diese wechselständigen Lähmungen der Hirnnerven sind wichtige Lokalsymptome von Pedunculus und Pons.

Volumen der Muskulatur und elektrische Erregbarkeit.

Im Gegensatz zu nucleären und peripheren Lähmungen behält die Muskulatur bei cerebralen Lähmungen ihre Volumen zunächst bei und magert dann entsprechend dem Nichtgebrauch langsam etwas ab. Die Atrophie erreicht nicht entfernt so hohe Grade wie dort. Ebenso ist die elektrische Reaktion qualitativ in Muskel und Nerv nicht verändert, quantitativ nur wenig herab-

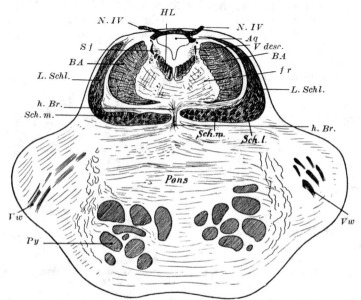

Abb. 36. Lage des N. trigem. zur Pyramidenbahn in der Brücke. (Nach v. MONAKOW.) Ein Herd, der die Wurzel des *N. V* und die Pyramidenbahn *Py* trifft, bewirkt gleichzeitige Sensibilitätslähmung im Gesicht und gekreuzte Hemiplegie.
Sch. m. u. *Sch. l.* mittlere und seitliche Teile der Hauptschleife. *L. Schl.* laterale oder untere Schleife. *fr* Formatio reticularis. *B A* Bindearm. *H L* Hinteres Längsbündel. *N. IV* Trochlearis. *V w* Trigeminuswurzel. *V desc.* Absteigende Trigeminuswurzel. *h. Br.* Brückenarmfasern in der Haube. *S f* Substantia ferruginea.

gesetzt. Selten finden sich hiervon Ausnahmen (Atrophie und elektrische Veränderungen). Ihre Ursache ist nicht bekannt.

Vasomotorische und trophische Störungen werden in hemiplegischen Gliedern, manchmal auch in nur hemianästhetischen beobachtet: Temperaturabweichungen, Cyanose, Ödem, Gelenkerkrankungen, Hauteruptionen usw.

Doppelseitige Herde machen beiderseitige Hemiplegie = Diplegie. Herde, welche bloß die beiden Parazentralläppchen treffen, können beide Beine lähmen (cerebrale Paraplegie).

δ) Amyostatische Bewegungsstörungen.

Unter diesem Namen fassen wir eine Reihe von Bewegungsstörungen zusammen, die auf der Erkrankung des oben erwähnten extrapyramidalen motorischen Systems beruhen. Da sie vor allem bei Erkrankungen des Streifenhügels auftreten, werden sie auch als striäre Symptome bezeichnet. Doch ist zu beachten, daß nicht nur die Erkrankungen des Streifenhügels, sondern auch der anderen an diesem System beteiligten, oben geschilderten Organe sowie auch der zu- und abführenden Bahnen zu diesen Symptomen Veranlassung geben. Das Symptombild kann sehr verschieden sein und mannigfache Einzelerscheinungen kombinieren sich hier in verschiedenartiger Weise miteinander. Das Gemeinsame aller dieser Symptome ist, daß es sich um Störungen der automatischen Regulierungen der motorischen Innervationen handelt. Sie können sich äußern in einer Veränderung des Muskeltonus im Sinne der Hypertonie oder Hypotonie, in Anomalien der Haltung und Stellung, in Störungen der normalen reflektorischen Mitbewegungen, in Störungen des normalen Ablaufs der Willkürbewegungen, ferner auch in unwillkürlichen Bewegungen (Chorea, Athetose, Tremor). Ob es sich bei den unwillkürlichen Bewegungen um Reizerscheinungen oder Ausfallserscheinungen handelt, ist noch nicht sicher zu entscheiden, doch muß hervorgehoben werden, daß es ohne Reizung durch Wegfall regulierender und hemmender Einflüsse sehr wohl zu unwillkürlichen Bewegungen kommen kann, und daß das gleichmäßige Bestehenbleiben dieser Erscheinungen auch bei stationären und längst zur Ruhe gekommenen Prozessen mehr für die letzterwähnte Annahme spricht. Bei den amyostatischen Bewegungsstörungen fehlen echte Paresen, sowie alle sonstigen für die Pyramidenbahnläsionen charakteristischen Symptome, wie Spasmen, Störungen der Sehnenreflexe und die besonderen Pyramidenbahnreflexe (BABINSKI, OPPENHEIM usw.).

Wir unterscheiden im wesentlichen drei verschiedene Syndrome des extrapyramidalen Symptomkomplexes:

1. Das akinetisch hypertonische Syndrom. Es besteht hierbei Rigidität der Muskulatur; bei passiven Bewegungen findet sich ein gleichmäßiger, teigiger, öfters sakkadierter Widerstand im Gegensatz zu den federnden Pyramidenbahnspasmen, der sich bei schnellen Bewegungen nicht verstärkt, im Gegenteil eher vermindert und keinen Unterschied bei verschiedener Bewegungsrichtung zeigt. Ferner findet sich eine starre, steife Haltung des Rumpfes, des Kopfes, der Extremitäten, Mangel an Mimik, maskenartiger Gesichtsausdruck. Die Bewegungen erfolgen langsam; die Kontraktion der innervierten Muskeln steigt nur allmählich an und geht bei der Erschlaffung nur allmählich zurück. Infolge mangelhafter automatischer Erschlaffung der Antagonisten wird die Wirkung der Agonisten gehemmt. Die automatischen Mitbewegungen, so die mimischen Bewegungen beim Sprechen, die Pendelbewegungen der Arme beim Gehen usw. erfolgen gar nicht oder nur mangelhaft. Häufig besteht eine Neigung eingenommene Stellungen und Haltungen längere Zeit beizubehalten. Die Störungen des Bewegungsablaufs sind nicht als Folge des Muskelrigors anzusehen, sondern als selbständiges Symptom, wie Fälle zeigen, bei welchen die charakteristischen Bewegungsstörungen ohne Hypertonie bestehen. Das hypertonische Syndrom ist häufig, wenn auch nicht regelmäßig mit Tremor verbunden, der in Grobschlägigkeit, Amplitude usw. sehr verschiedenartig sein kann.

2. Das athetotische Syndrom. Hier stehen im Vordergrunde die athetotischen Bewegungen; es sind unwillkürliche, halb- oder doppelseitige Bewegungen, die unaufhörlich bestehen, höchstens im Schlaf aufhören, sie bestehen in langsamem Spreizen und Adduzieren, Beugen und Strecken der Gliedmaßen, besonders der Finger und der Zehen; häufig kommt es zu auffälligen Überstreckungen der Finger. Gleichzeitig finden sich auch meist eigenartige Veränderungen des Muskeltonus, indem in denselben Muskelgruppen starke passiv kaum überwindbare Hypertonie mit geringem oft herabgesetzten Tonus wechselt (Spasmus mobilis). Durch die Kombination des Spasmus mobilis mit den unwillkürlichen Bewegungen ergeben sich wechselnde Stellungen und Haltungen der Gliedmaßen.

Auch im Gesicht können sich athetonische Bewegungen finden. Nicht selten bestehen auch gleichzeitig ausgeprägte Mitbewegungen. Bei intendierten Bewegungen geraten die symmetrischen Muskelgruppen, aber oft auch mehr oder minder umfangreiche Teile der gesamten Körpermuskulatur in mehr oder minder starke Mitbewegung, meist von athetotischem Charakter. Die Willkürbewegungen erfolgen meist langsam und ungeschickt, sie werden dauernd durch die wechselnden Spasmen, die unwillkürlichen und die Mitbewegungen gestört.

3. Das choreatische Syndrom. Dieses ist charakterisiert durch unwillkürliche schnell verlaufende Bewegungen von meist erheblicher Exkursion. Die Bewegungen sind bei den verschiedenen Formen der Chorea verschieden, sie können ausfahrend, schleudernd, blitzartig, von dauernd wechselndem Charakter, wie bei der Chorea minor, oder mehr langsam torquierend von regelmäßigerem Verlauf, wie z. B. bei der HUNTINGTONschen Chorea sein. Die Chorea ist meist, insbesondere bei der ersterwähnten Form verbunden mit starker Hypotonie, ferner besteht auch häufig gleichzeitig eine mehr oder minder erhebliche Ataxie.

Zwischen diesen drei Syndromen kommen Übergangsformen und Kombinationen vor, sie können bei Krankheitsformen verschiedenster Art sich zeigen, welche die in Betracht kommenden Hirnterritorien ergreifen. Die verschiedenen Syndrome entsprechen mit größter Wahrscheinlichkeit bestimmten Lokalisationen innerhalb des striären Systems. An welche Lokalisationen die einzelnen Erscheinungsformen gebunden sind, darüber besteht noch erhebliche Unsicherheit. Die Beobachtungen sprechen im allgemeinen dafür, daß die Erkrankungen des Neostriatum (Nucleus caudatus + Putamen) Chorea, die des Palaeostriatum (Globus pallidus) dagegen das akinetisch hypertonische Bild, wie wir es von der Paralysis agitans kennen, hervorrufen. Doch ist auch hier darauf hinzuweisen, daß auch die Erkrankungen der Bahnen berücksichtigt werden müssen, so kann z. B. als sichergestellt gelten, daß Chorea bei Erkrankungen der vom Kleinhirn über den roten Kern führenden Bindearmbahnen vorkommt.

ε) Sensible Ausfallsymptome.

Die allgemeine Sensibilität birgt verschiedene Qualitäten.

1. Berührungs- und Druckempfindungen[1]).
2. Schmerzempfindungen (ihr Ausfall: An- oder Hypalgesie).
3. Temperaturempfindungen (Ausfall: Thermoan- und hyp- ästhesie). ⎫ Oberflächliche Sensibilität.
4. Ortsempfindlichkeit (Lokalisation für den Ort der Reizeinwirkung). ⎬
5. Raumempfindlichkeit. Unterscheidung zweier gereizter Hautstellen als getrennter (WEBERs Tastkreise). ⎭

6. Lage- und Bewegungsempfindungen. Letztere für passive und aktive Bewegung. ⎫ Tiefe Sensibilität der Gelenke,
7. Gewichts- und Widerstandsempfindungen. ⎬ Sehnen und Muskeln.

Ein „stereognostischer" Sinn, d. h. die Fähigkeit, aus den beim Betasten eines Körpers gewonnenen Berührungs-, Lage-, Bewegungs-, Lokalisationsempfindungen die Form zu erkennen, darf nicht neben die elementaren Qualitäten gestellt werden.

Die Astereognosie gehört, sofern sie nicht Folge des Verlustes elementarer Empfindungsqualitäten ist, unter die agnostischen Symptome (siehe S. 407).

Ein Sensibilitätsausfall kann partiell sein, insofern nur gewisse Qualitäten ausgefallen sind, also nur etwa Lage- und Bewegungsempfindungen (Dissoziation der Sensibilität).

---

[1]) STRÜMPELL unterscheidet davon Druckempfindungen der tieferen Teile.

Er kann aber auch partiell sein in bezug auf die Intensität (Aufhebung, bloße Herabsetzung der Empfindlichkeit).

Schließlich in bezug auf die Extensität. Nur ein Teil der Körperhälfte, ein Gliedabschnitt ist an- oder hypästhetisch.

Alle Qualitäten auf einmal und intensiv total für ein Körpergebiet gehen im allgemeinen nur verloren, wenn ein sensibler Nerv, resp. seine Wurzel durchtrennt ist. Selbst dann kann es im Laufe der Zeit infolge der teilweisen Überdeckung der Versorgungsgebiete verschiedener Wurzeln zum teilweisen Ausgleich kommen.

Eine solche totale Anästhesie kann also im Gehirn nur in Brücke und verlängertem Mark ihre Ursache haben, da nur hier das periphere Neuron eines Nerven, welcher der Allgemeinsensibilität dient, nämlich die Wurzel des N. trigeminus, getroffen werden kann. Weiter zentralwärts wird immer schon ein supranucleäres zentrales Neuron vom Herde getroffen. Läsionen der zentralen sensiblen Bahnen, in welcher Etage sie auch liegen mögen, vernichten gewöhnlich die Sensibilität in keiner der drei Richtungen total (Qualität, Intensität, Extensität).

Nur in den ersten Tagen, höchstens Wochen nach dem Insult kommen totale Anästhesien der ganzen, dem Herde kontralateralen Körperhälfte vor.

Besonders die Schmerzempfindlichkeit findet sich in gewissem Grade fast immer wieder ein, wenn sie auch häufig herabgesetzt bleibt.

Nächst ihr restituiert sich am ehesten die Temperatur-, dann die Berührungsempfindlichkeit. Der Orts- und Raumsinn, die Lage- und Bewegungsempfindung dagegen bleiben bei zentralen Herden oft dauernd aufgehoben.

Im ganzen restituiert sich die Sensibilität auch bei großen Hirnherden besser als die Motilität.

Bezüglich der Extensität der Sensibilitätsstörungen ist zu bemerken, daß sie zu Beginn häufig hemianästhetischen Charakter zeigen, daß dann aber die Störung einerseits von der Mittellinie abrückt — die medialen Teile von Kopf und Hals werden wieder empfindlich — andererseits sich vorwiegend auf die distalen Körperabschnitte (Hand, Fuß) zurückzieht.

Die Hemianästhesie reicht, so lange sie total ist, bis an die Mittellinie, betrifft nicht nur die Haut, sondern auch die Schleimhäute, Gelenke und Muskeln. Sie ist meist mit Hemiplegie vergesellschaftet, jedoch kommen isolierte und fast isolierte cerebrale Sensibilitätsstörungen vor.

Die Anästhesie kann sich auch auf einzelne Gliedabschnitte ganz oder annähernd beschränken. (Auch dann werden die distalen Teile stärker betroffen.)

Gewöhnlich ist das stärker gelähmte Glied auch das quoad Sensibilität schwerer betroffene.

Die Dissoziation der Sensibilität durch cerebrale Läsion kann ausnahmsweise so weit gehen, daß Kälteempfindung erhalten, Wärmeempfindung aufgehoben ist.

Über die mit Störungen des Muskelsinnes verbundene Ataxie der befallenen Seite siehe nächsten Abschnitt.

Obige allgemeine Sätze über meist unvollständigen Sensibilitätsausfall oder wenigstens gewöhnlich eintretende Rückbildung eines Teiles der Sensibilität gelten allerdings vor allem für die corticalen und dem Cortex nähergelegenen Abschnitte, aber in gewissem Maße auch für Herde im Thalamus und selbst im Pons und der Medulla.

Es haben offenbar die sensiblen Bahnen — wofür schon ihre vielfache Unterbrechung durch graue Substanz spricht — mannigfache Nebenanschlüsse. Sogar mit dem vikariierenden Eintreten der anderen Hemisphäre muß gerechnet werden, da in einigen Fällen Wiederkehr eines erheblichen Maßes von Sensibilität trotz völliger Vernichtung aller sensiblen Bahnen einer Hemisphäre beobachtet wurde. Langsame Prozesse, z. B. Geschwülste, machen viel geringere Sensibilitätsstörungen als plötzlich entstandene.

Besonderheiten der Herden in verschiedenen Etagen müssen an der Hand einer Übersicht über die sensiblen Bahnen besprochen werden.

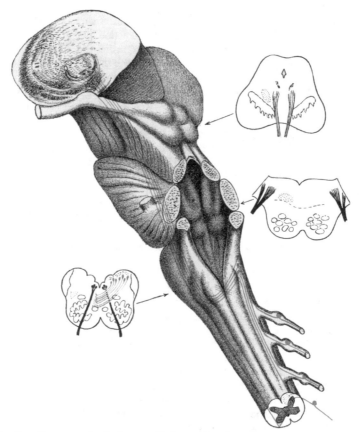

Abb. 37. Der Gesamtverlauf der medialen oder Hauptschleife. (Nach EDINGER.)

Unsere Kenntnis der sensiblen Bahnen ist noch sehr lückenhaft, über feinere Verhältnisse differieren die Ansichten sehr, die folgende Darstellung kann daher nur im groben ein schematisches Bild entwerfen.

Die zentripetalen Bahnen, welche zum Kleinhirn ziehen und nicht zu bewußter Empfindung führende Erregung leiten (Kleinhirnseitenstrang und GOWERscher Strang) sind schon beim Kleinhirn erwähnt (S. 352) und werden hier übergangen.

Der mächtige Teil der sensiblen Bahnen, welcher ungekreuzt in den Hintersträngen des Rückenmarkes verläuft (Bahnen für den Muskelsinn) und in den Hinterstrangkernen endigt (spino-bulbäre Bahn), findet von diesen seine Fortsetzung in der zentralen (bulbo-thalamischen) sensiblen Bahn, welche sich oberhalb der Pyramidenkreuzung als Fibrae arcuatae internae ebenfalls kreuzt (Schleifenkreuzung) und die Olivenzwischenschicht bildet

(s. Abb. 19 und 20). Diese Fasern gelangen nach der Kreuzung in die mediale oder Hauptschleife (Abb. 37), welche im Sehhügel endigt. Lage der Hauptschleife in der Brücke s. Abb. 36.

Der Teil der sensiblen Fasern, welcher schon im Rückenmark sich gekreuzt hat (Tract. spino-thalamicus), und im Seitenstrang, Abb. 23, verläuft (Schmerz und Temperaturleitung), vielleicht aus einer Kette kurzer Bahnen bestehend, gelangt in die Formatio reticularis der Medulla oblongata und der Brücke und gesellt sich weiter proximal der Hauptschleife zu, um mit dieser zusammen in den Sehhügel zu gelangen.

Die Berührungsempfindung scheint in beiden Strängen (Hinter- und Seitensträngen) geleitet zu werden.

Die getrennte Lage der Bahnen für die Bewegungsempfindungen einerseits (Olivenzwischenschicht, Schleife) für Schmerz- und Temperaturempfindung andererseits (Subst. reticularis), in der Medulla und caudaleren Brückenebenen ermöglicht, daß ein Herd hier eine Dissoziation der Sensibilität bewirkt derart, daß Lage- und Bewegungsempfindung erhalten sind und Schmerz- und Temperaturempfindung aufgehoben, oder umgekehrt; da sich die Bahnen für die Bewegungsempfindungen erst in der Medulla kreuzen, so wird es von der Etage, in der der Herd liegt, abhängen, ob die Sensibilitätsstörung auf der gekreuzten oder ungekreuzten Seite liegt. Der Umstand, daß die Bahnen des Seitenstranges sich schon im Rückenmark gekreuzt haben, ermöglicht sehr komplizierte Herdwirkungen (etwa gleichseitige Aufhebung der Bewegungsempfindungen und gekreuzte Aufhebung des Temperatur- und Schmerzsinnes).

Herde in der Brücke und in der Medulla oblongata, welche die Trigeminuswurzeln oder Kerne und die schon gekreuzten sensiblen Bahnen treffen, bewirken eine Sensibilitätsstörung des Gesichts auf der dem Herde gleichen und des Körpers auf der anderen Seite (Hemianaesthesia cruciata) (Abb. 39).

Der Hauptschleife schließt sich die aus den Kernen der sensiblen Hirnnerven (N. V. usw.) stammende zentrale Bahn an und auf proximaleren Ebenen der Brücke wahrscheinlich, wie gesagt, auch die zentrale Fortsetzung der in die Formatio reticularis gelangten und dort wohl durch graue Masse unterbrochenen Seitenstrangbahn. Die gesamten sensiblen Bahnen gelangen so in den Thalamus.

Auf dem ganzen Wege bis zum Thalamus liegen die sensiblen Bahnen getrennt von den motorischen und können unbestrittenerweise durch Herde, welche die motorischen Bahnen verschonen, unterbrochen werden. So liegen z. B. im Frontalschnitt durch den hintersten Teil des Thalamus die sensiblen Bahnen erheblich dorsal (in der Haubenregion) von den im Hirnstielfuß verlaufenden Pyramidenbahnen.

Vom Thalamus zieht die thalamo-corticale Bahn durch den hinteren Schenkel der inneren Kapsel medial vom Linsenkern und zum Teil durch ihn hindurch zur Rinde.

Die frühere Annahme, daß die sensiblen Bahnen im hinteren Schenkel der inneren Kapsel ganz getrennt von den motorischen, hinter letzteren verlaufen (s. Abb. 33), hat sich nicht aufrecht erhalten lassen.

Die oft bei hier gelegenen Herden beobachteten isolierten Sensibilitätsausfälle (bei guter Motilität) kommen zum großen Teil von Mitverletzung des Sehhügels her. Aber wenn auch die sensiblen Bahnen in der inneren Kapsel zum Teil gemischt mit den motorischen verlaufen, so können sie doch da, wo sie aus dem ventralen Sehhügelkern in den hinteren Schenkel der inneren Kapsel strahlen, verhältnismäßig isoliert und en masse getroffen werden, so daß Herde im hinteren Drittel des hinteren Schenkels der inneren Kapsel die Sensibilität schwerer schädigen, als die Motilität.

Wegen der Nachbarschaft der durch den hintersten Teil der inneren Kapsel verlaufenden zentralen Sehbahn ist die kapsuläre Sensibilitätszerstörung gewöhnlich mit Hemianopie verknüpft.

Die Endigung der sensiblen Bahnen liegt nun hauptsächlich und am dichtesten in der hinteren Zentralwindung. Die vordere bekommt wenig sensible Fasern. Außerdem aber noch der vordere Abschnitt des Scheitellappens.

Herde in der hinteren Zentralwindung betreffen besonders stark die Orts-, Lage- und Bewegungsempfindungen.

Die Lokalisation ist dann äußerst schlecht, das Bewußtsein von der Lage des Gliedes oft ganz aufgehoben. Dagegen sind die übrigen Qualitäten: die Schmerz-, Temperatur- und Berührungsempfindung, offenbar an ausgedehnte Rindengebiete (hintere Zentralwindung) und Teile, besonders des oberen Scheitellappens, gebunden und bei bloßen Herden in der hinteren Zentralwindung nur mehr oder weniger leicht geschädigt. Große Zerstörung der hinteren Zentral-

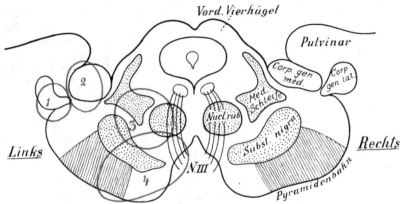

Abb. 38. Herde in der Vierhügelgegend.

Herd *1* macht Hemianopie (rechtsseitig).
„   *2* setzt die Hörschärfe auf beiden Ohren herab. Kombiniert mit einer rechts-
      seitigen Läsion der Hörbahnen macht er Taubheit auf beiden Ohren.
„   *3* Sensibilitätsstörung (wegen Verletzung der Schleife) rechts und Oculomotorius-
      lähmung links.
„   *4* Motilitätsstörung in Arm und Bein rechts und Oculomotoriusläsion links (Hemi-
      plegia alternans superior).

windung nebst anliegender Scheitellappenpartien können schwere Hemianästhesie machen, welche aber, wie oben gesagt, im Laufe der Zeit sich erheblich zurück-bildet bis auf den stabileren Verlust.

Wenn Ortssinn, Lage- und Bewegungsempfindung aufgehoben, die Berührungsempfindung geschädigt sind, so können natürlich die Formen der Gegenstände durch Tasten nicht erkannt, die Gegenstände überhaupt nicht identifiziert werden. Es ist das eine perzeptive Astereognosie, die eine selbstverständliche Folge der Aufhebung der zum Formerkennen erforderlichen Elementarqualitäten ist und mit WERNICKES Tastlähmung (taktile Agnosie) nicht zu verwechseln ist. Sie verhält sich zu letzteren, wie die Leseunfähigkeit des Blinden zur Alexie.

Die obenerwähnte, bei Läsion des mittleren Drittels der hinteren Zentralwindung und unmittelbarer Nachbarschaft nach hinten eintretende taktile Agnosie, corticale „Tastlähmung", kommt unten zur Sprache.

Abb. 38 und 39 illustrieren die Wirkungen verschieden gelegener Herde in der Vierhügelgegend und Brücke.

ζ) Cerebrale und cerebellare Ataxie.

Wie Zerstörung der Hinterstränge im Rückenmark durch den Ausfall der zentripetalen Signale, welche die Bewegung regulieren, besonders der von den Muskeln, Gelenken, Bändern kommenden Erregungen, spinale Ataxie verursacht, so bewirkt ausgiebige Unterbrechung dieser sensiblen Bahnen in höheren Abschnitten — in der Medulla, in der Haube der Brücke des Hirnstieles, im Thalamus, Capsula interna, Centrum semiovale und Cortex — cerebrale Ataxie. Also werden besonders Läsionen der Schleife, des Sehhügels, der thalamocorticalen Haubenbahn, der Rinde der hinteren Zentralwindungen und der anliegenden Scheitelrinde die Koordination der Bewegungen stören.

Die Rindenataxie und die an sich schwer von ihr zu unterscheidende subcorticale durch Unterbrechung der sensiblen Bahnen bedingte Ataxie sieht etwas anders aus als die von der Tabes bekannte spinale Ataxie. Es fehlt das Überwiegen der exzessiven, schleudernden Bewegungen der Tabiker. Statt dessen werden alle Bewegungen unpräzise, ohne Einhaltung der kürzesten Wege gemacht, bald gerät die Bewegung neben das Ziel, bald nicht bis ans Ziel.

Es fehlt das feine Zusammenspiel der zusammen arbeitenden Muskeln, weder Wahl noch Maß, noch zeitliche Folge der Innervationen ist korrekt. Die Synergien (Zusammenwirken von Agonisten und Antagonisten und kollateralen und rotatorischen Synergisten) sind gesprengt. Oft entfällt der Gegenstand der Hand, worauf sowohl die Sensibilitätsstörung direkt, wie die unzweckmäßige Hantierung zusammenwirken. Die Schrift eines solchen Ataktischen ist kritzlig, zittrig, bleibt nicht

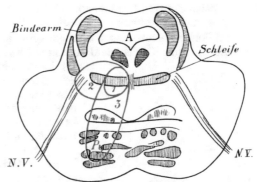

Abb. 39. Herdwirkrng in der Mitte der Brücke (Austritt des N. trigeminus).

A Aquädukt.
Py Pyramidenbahn.
Herd *1* trifft nur die Schleife, macht gekreuzte Sensibilitätsstörung des Körpers.
„ *2* trifft daneben die Wurzel des Trigeminus, daher gleichseitige Sensibilitätsstörung im Gesicht, gekreuzte Sensibilitätsstörung am Körper. (Hemianaesthesia cruciata.)
„ *3* macht gekreuzte motorische u. sensibl. Störung.

in der Linie, die Buchstaben und Teile derselben sind ungleich und entstellt. Alle Sicherheit, Exaktheit, Abrundung, welche die Übung unseren Bewegungen gegeben hat, kommt in Fortfall. In dem, was man früher Rindenataxie genannt hat, ist außer dieser Unbeholfenheit, welche durch Fortfall der zentripetalen Direktiven bedingt ist, noch etwas enthalten, was man jetzt mit zur Apraxie rechnet: die kinetische Erinnerung für bestimmte Innervationskomplexe ist verloren, siehe Apraxie. (Vermutlich sind zeitweise beobachtete mimische Störungen bei Thalamusherden bloße Folge des Sensibilitätsverlustes.)

Verschieden von der corticalen und subcorticalen Großhirnataxie (die in der Medulla, Pons usw. gelegenen Herde rechnen insofern hierher, als sie durch Läsion der zum Großhirn ziehenden Bahnen wirken) ist die Kleinhirnataxie. Das Kleinhirn hat weniger mit der Koordination der Extremitätenbewegungen zu tun als mit der Regulierung der aufrechten Haltung, der Erhaltung des Gleichgewichtes beim Stehen und Gehen. Der Kleinhirnkranke schwankt wie ein Betrunkener. Das Charakteristische der Kleinhirnataxie ist, daß ein beim Gehen und Stehen schwer ataktischer Kranker bei Bewegungen mit Arm und Bein, die er in Rückenlage macht, verhältnismäßig wenig Ataxie zeigt.

Insbesondere ist beim Gehen das regelrechte Zusammenarbeiten von Bein und Rumpf gestört. Das kann auch einseitig der Fall sein, und zwar liegt die Ataxie auf der dem Kleinhirnherde gleichen Seite (im Gegensatz zu Großhirnherden). Vermutlich geschieht diese Regulierung im Kleinhirn auf Grund ihm durch die Kleinhirnseitenstrangbahn zufließender, aber nicht zum Bewußtsein kommender Erregungen, während im Großhirn auf Grund von — wenigstens zum großen Teile bewußten — Empfindungen die sonstige Regulierung der Extremitätenbewegungen geschieht.

η) Sensorische Ausfallsymptome (Störungen der Spezialsinne).

1. Sehstörungen, Sehbahnen. a) Die Stauungspapille wurde schon unter den Allgemeinsymptomen besprochen. Siehe S. 357.

Bei länger bestehender Stauungspapille pflegt die zentrale Sehschärfe herabgesetzt und das Gesichtsfeld in unregelmäßiger Weise eingeschränkt zu sein.

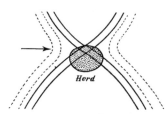

Abb. 40. Herd im Chiasma von der Hypophyse ausgehend (bewirkt bitemporale Hemianopie). Die ungekreuzten Fasern durch durchbrochene Linien dargestellt. Die vom Herd getroffenen gekreuzten Fasern versorgen beide nasalen Netzhauthälften, also die temporalen Gesichtsfeldhälften.

Es kann schließlich zur Erblindung kommen, der dann ophthalmoskopisch das Bild der Atrophie N. optici entspricht. Bei rechtzeitiger Eröffnung der Schädelhöhle oder eventuell medikamentöser Behandlung (bei Lues cerebri) können Stauung und Neuritis vollkommen zurückgehen.

b) Sehnervenatrophie, grünlich weißliche Verfärbung der gut abgegrenzten Papille, gewöhnlich doppelseitig, ist eine nicht seltene Teilerscheinung der Degenerationsprozesse bei Tabes und Paralyse, seltener bei bloßer Lues. Sie geht oft jahrelang den übrigen Symptomen voraus. Mit der Annahme einer isolierten Opticusatrophie — also ohne Tabes, Paralyse oder Lues — muß man daher sehr vorsichtig sein. Es soll aber vorkommen, daß sich dauernd die Opticusatrophie ohne weitere nervöse Erkrankung findet.

Sehnervenatrophie bei retrobulbärer Neuritis kommt bei multipler Sklerose sowie bei toxischen Erkrankungen (Alkohol, Nikotin) vor. Im Anfange der Erkrankung ist die Sehnervenpapille meist völlig normal oder nur leicht neuritisch verändert. Im weiteren Verlaufe tritt dann eine Atrophie in Form einer temporalen Abblassung der Papille ein. Funktionell bestehen im akuten Stadium mitunter schwere Sehstörungen, die jedoch wieder zurückgehen. Im weiteren Verlaufe bestehen meist nur mehr oder minder große zentrale Skotome, besonders für Rot und Grün. Zur Erblindung kommt es im Gegensatz zur genuinen Opticusatrophie in der Regel nicht. Die durch die zentralen Skotome bedingten Sehstörungen können immerhin in manchen Fällen recht beträchtlich sein.

Interessant ist die erst in neuerer Zeit bekannt gewordene „amaurotische Idiotie", eine in bestimmten Familien auftretende erbliche Kombination von Sehnervenatrophie mit eigentümlichen Veränderungen der Macula lutea und Idiotie (überwiegend bei jüdischen Kindern).

c) Verletzungen des Chiasma.

Da Prozesse, welche das Chiasma befallen, gewöhnlich von der Mitte ausgehen, besonders häufig von der Hypophyse, so werden hier oft die beiden gekreuzten Bündel beider N. optici, also die, welche die nasalen Netzhautflächen versorgen, in Mitleidenschaft gezogen, d. h. die temporalen Gesichtsfeldhälften erblinden: bitemporale Hemianopie. Wird auf der einen Seite das ungekreuzte Bündel mit getroffen, so tritt totale Blindheit des gleichseitigen und bloß tempo-

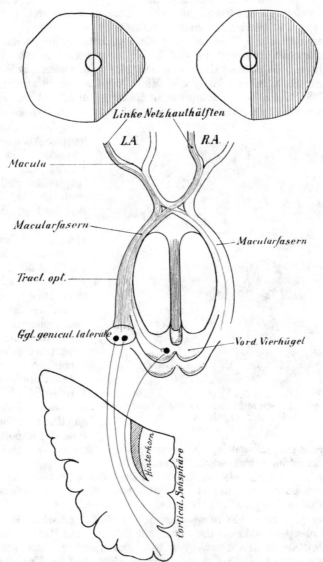

Abb. 41. Schema der optischen Bahnen.
Den linken Netzhauthälften entsprechen die rechten Gesichtsfeldhälften.

rale des anderen Auges auf. Ein von außen das Chiasma ergreifender Prozeß (Pfeil Abb. 40) kann einseitige nasale Hemianopie verursachen.

Die Vereinigung von bitemporaler Hemianopie mit Akromegalie ist bekanntlich für Hypophysentumoren charakteristisch.

Die Sehbahnen. In den Tractus opticus jeder Seite treten die Fasern von der gleichseitigen Hälfte der gleichseitigen Netzhaut und die (gekreuzten)

Fasern von der gleichseitigen Hälfte der ungleichseitigen Netzhaut. Die Endigung der Tractusfasern erfolgt der Hauptmasse nach im Corpus geniculatum laterale, ein kleinerer Teil der Fasern endigt im vorderen Vierhügel und im Pulvinar (s. Abb. 10). Das sind die sog. primären Opticuszentren. Die Fasern, welche zu den Vierhügeln gehen, treten mit dem Oculomotoriuskern in Verbindung und bewirken den Pupillenreflex.

Von diesen primären Zentren zieht die sog. Sehstrahlung nach hinten in den Hinterhauptslappen und umgibt in ihrem ganzen Verlaufe von außen das Hinterhorn. Sie passiert dabei das tiefe Mark des unteren Scheitellappens (insbesondere des Gyr. angularis) und Hinterlappens und gelangt vorwiegend an die mediale Fläche des Hinterlappens in die Umgebung der Fiss. calcarina, in die durch den Vicq d'Azyrschen Streif und besonderen Bau ausgezeichnete Sehsphäre. Diese umfaßt hauptsächlich den Cuneus (dorsale Lippe der Calcarina) und den Lobus lingualis, vielleicht auch noch den Gyr. fusiformis. Auf die Konvexität greift die Sehsphäre nur wenig, vielleicht auf den Occipitalpol und die dritte Occipitalwindung über.

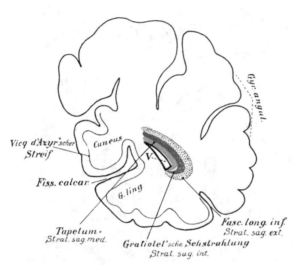

Abb. 42. Schema der drei das Hinterhorn *V* umgebenden sagittalen Markschichten auf einem Frontalschnitt durch den Gyr. angularis.

Von der Sehsphäre ziehen corticofugale Bahnen zusammen mit den eben beschriebenen zentripetalen in dieselben Ganglien, aus denen die Sehstrahlung entspringt.

Das Hinterhorn ist außen von drei Markschichten umgeben, deren Fasern sagittal verlaufen. Die innerste, unmittelbar dem Ventrikelependym anliegende, den Ventrikel gewissermaßen austapezierende heißt das Tapetum (Strat. sagittale mediale).

Nach außen von ihr, also in der Mitte, liegt das Stratum sagittale internum und außen von diesem das Stratum sagittale externum oder der Fasciculus longitudinalis inferior (Abb. 42).

Letzterer galt lange als reines Assoziationsbündel zwischen Hinterhaupts- und Schläfenlappen, während die eigentliche Sehstrahlung (Gratiolets) in das Stratum sagittale internum verlegt wurde. Das Tapetum sollte ausschließlich Balkenfasern enthalten. Es hat sich aber ergeben, daß in allen drei Straten, besonders im Stratum internum und externum, Sehstrahlung verläuft, das Stratum sagittale externum enthält daneben Assoziationsfasern, das Tapetum überwiegend Balkenfasern durch Vermittlung des Forceps. Jedenfalls kann man die Sehstrahlung nicht mehr auf die mittlere Schicht beschränken, sondern muß namentlich dem Fasciculus longitudinalis inferior einen reichen Anteil an optischer Projektionsfaserung zusprechen.

Hinter dem Chiasma gelegene Läsionen im Verlauf der ganzen Sehbahn, also, sowohl im Tractus opticus, wie im Ganglion geniculatum laterale, wie in der Sehstrahlung und dem corticalen Zentrum machen durchweg Sehstörungen von bilateral-homonym-hemianopischem Charakter, also Ausfälle in beiden, der Seite der der Hirnläsion gleichnamigen Netzhauthälften und dementsprechend ihren ungleichnamigen Gesichtsfeldhälften. In der Mehrzahl der Fälle ist die ganze Gesichtsfeldhälfte (bis auf das sog. überschüssige Feld) aus-

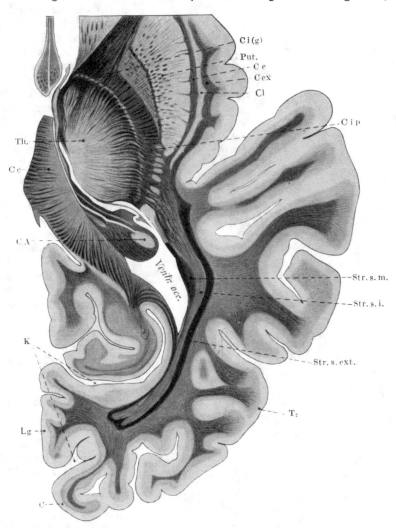

Abb. 43. Die Lage der drei sagittalen Markschichten auf einem Horizontalschnitt des Gehirns.

(Nach einem WEIGERT-Präparat [³/₂ der natürl. Größe] gezeichnet. Nach DÉJÉRINE.)

C Cuneus.	*Put.* Putamen.
C A Cornu Ammonis.	*Str. s. ext.* Strat. sagitt. externum oder Fasciculus longitudinalis inferior.
C c Corpus callos.	
C e Capsula externa.	*Str. s. i.* Strat. sagitt. internum oder GRATIOLETsche Sehstrahlung.
C ex Capsula extrema.	
C i (*g*) Capsula interna (Knie).	*Str. s. m.* Strat. sagitt. mediale oder Tapetum.
C i p Capsula interna (hinterer Schenkel).	
Cl Claustrum.	*T₂* Zweite Schläfenwindung.
K Fissura calcarina (zweimal getroffen).	*Th* Thalamus.
Lg Gyr. lingualis.	

gefallen, so daß man im strengen Sinne eine Hemianopie hat. Also bei linksseitigem Sitz des Herdes eine rechtsseitige Hemianopie beider Augen, entsprechend
der Blindheit beider linken Netzhauthälften. Unter Umständen aber fällt nur
ein Quadrant aus für beide Augen: Quadrantenhemianopie (Abb. 43).

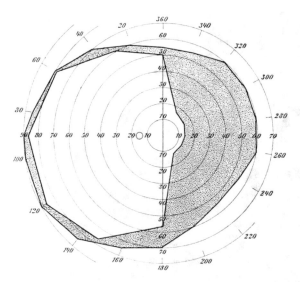

Es ist nun von Bedeu-
tung, daß fast nie ganz
genau eine Hälfte des Ge-
sichtsfeldes ausfällt (totale
Hemianopie). Das würde
bedeuten, daß die Tren-
nungslinie zwischen erhaltener und ausgefallener Gesichtsfeldhälfte als Vertikale genau durch den
Fixierpunkt ginge. Es
kommt gelegentlich bei
Herden im Tractus opticus
vor. Dem ist aber bei zentraler gelegenen Herden
meist nicht so. Vielmehr
gehört gewöhnlich minde-
stens noch ein kleiner Bereich um den Fixierpunkt
herum nach der Richtung
des Ausfalles zu dem er-
haltenen Bezirk. Gerade
dieser Bereich, also das
jenseits von dem durch den
Fixierpunkt gehenden ver-
tikalen Meridian gelegene
erhaltene Stück heißt das
„überschüssige Gesichts-
feld". Die Trennungslinie
macht mindestens um den
Fixierpunkt einen Bogen,
der mit seiner Konvexität
in die blinde Gesichtsfeldhälfte ragt (Abb. 44 und
45).

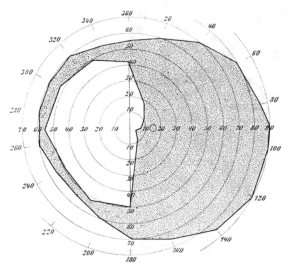

Die Tatsache, daß die
nächste Umgebung des
Fixierpunktes nach beiden
Seiten fast immer erhalten
ist, beweist, daß der Bezirk

Abb. 44 u. 45. Gesichtsfeld bei rechtsseit. Hemianopie
mit überschüssigem Gesichtsfeld.

des deutlichsten Sehens in
der Netzhaut (Macula)
doppelseitig, d. h. in
beiden Hemisphären vertreten ist. Die Größe des überschüssigen Gesichtsfeldes ist in verschiedenen Fällen wechselnd (2 bis 15 Gr.), ja, kann für beide
Augen verschieden sein. Auch mäßige konzentrische Einengungen des erhaltenen
Gesichtsfeldes kommen vor, und zwar stärker auf dem zum Herde gekreuzten
Auge. Gewisse weitere Unregelmäßigkeiten in der Begrenzung des Gesichtsfeldes bei Herden in dem Hinterhauptslappen sind noch schwerer zu verstehen.

Doppelseitige Hemianopie nennt man Rindenblindheit, ein eingebürgerter, aber nicht ganz korrekter Ausdruck (besser cerebrale Blindheit), da es sich dabei oft um nichtcorticale Herde, sondern doppelseitige Unterbrechung der Seh-strahlung oder einseitigen corticalen und subcorticalen Herd auf der anderen Seite handelt.

Bei dieser doppelseitigen Hemianopie ist meist ein kleines zentrales Gebiet des Gesichtsfeldes (manchmal nur 2 bis 3 Gr.) erhalten, das aber sehr leicht dem Beobachter sowohl, wie dem Kranken entgeht und daher kunstvoll nachgewiesen sein will.

In seltenen Fällen wurden gleichzeitig durch Embolie in beiden Hinter-hauptslappen beide Gesichtsfeldhälften ausgeschaltet.

Die Sehschärfe ist auch in dem sehenden Bezirk, sowohl bei Hemianopie, wie bei Rindenblindheit meist, aber nicht immer herabgesetzt.

Ein Fall, in dem umgekehrt das maculäre Sehen vernichtet, das periphere erhalten war — also ein Gesichtsfeld mit zentralem Skotom durch Occipital-herd — ist als Dauerzustand bisher nicht beobachtet worden.

Der Umstand, daß sowohl bei einseitiger wie bei doppelseitiger Hemianopie das maculäre Sehen gewöhnlich erhalten ist, ist von einem Teil der Forscher auf doppelseitige corticale Vertretung der Macula, von einem anderen auf eine besonders gegen Zirkulationsstörungen geschützte Situation der corticalen Vertretung der Macula zurückgeführt worden, von anderen gegen eine insel-förmige Vertretung der Macula überhaupt und zugunsten einer Vertretung der Macula über sehr ausgedehnte Partien beider Hinterlappen ins Feld geführt worden.

Vom letzteren Standpunkte hat die Macula gerade eine außerordentlich ausgedehnte Vertretung im Hinterlappen, so daß erst ungeheuer ausgedehnte Herde sie aller Verbindungen mit dem Cortex berauben können.

Wie weit bestimmte Abschnitte der Netzhaut bestimmten Teilen der corti-calen Sehsphäre entsprechen, d. h. wie weit die Netzhaut auf die Rinde im strengen Sinne projiziert ist, darüber ist eine volle Einigung nicht erzielt worden.

Als Endigung der Sehstrahlung (Sehsphäre, Sehzentrum) kommt die Um-gebung der Fissura calcarina in der Hauptsache in Betracht. Vor allem ihre obere Lippe — der Cuneus — und ihre untere Lippe, der Gyr. fusiformis, wahr-scheinlich der ganze durch den VICY D'AZYRschen Streifen ausgezeichnete Be-zirk, dessen Zellaufbau auch ein eigenartiger und einheitlicher ist.

Die Tatsache, daß Quadranten und selbst Sextanten bei Herden in der Sehstrahlung und in dem Sehzentrum ausfallen, beweist jedenfalls, daß keine vollkommene Mischung der Fasern, welche von verschiedenen Teilen der Retina kommen, stattfindet, daß also mindestens im großen Zuge eine Projektion statt-hat. Und zwar entsprechen den oberen Netzhautquadranten beider Augen die obere Lippe der Calcarina, den unteren die untere Lippe.

Von gewichtiger Seite wurden allerdings die pathologischen Befunde, welche zu diesem Ergebnis geführt haben, dahin gedeutet, daß nicht die betreffenden Rindenherde selbst, sondern Mitläsion verschiedener Teile der Sehstrahlung den genannten Effekt haben, so daß also zwar noch in der Sehstrahlung, nicht mehr aber in der Rinde eine Projektion der Quadranten vorhanden wäre.

Über die Projektion der Macula sind die Akten noch nicht geschlossen.

An Stelle einer Hemianopie kann auch eine bloße Farbsinnstörung in einer Gesichtsfeldhälfte eintreten (Hemiachromatopsie oder Hemidyschromat-opsie). Bald besteht eine allgemeine Farbenschwachsichtigkeit, bald ist nur Farbenblindheit für Rot und Grün oder seltener für Gelb und Blau. Merk-würdig ist, daß sich öfter mit rechtsseitiger Hemianopie eine Hemidyschromat-opsie in dem erhaltenen Gesichtsfelde zusammen findet.

Augenmuskellähmungen sind mit der Hemianopie an sich nicht verbunden. Dagegen kann der Ausfall der sensibel-optischen Erregungen einen unökonomischen Gebrauch der Augenmuskeln und Täuschungen in der Streckenschätzung bedingen.

Mit der Hemianopie — gleichgültig, welcher Entstehung — ist jedenfalls häufig eine Augenmaßstörung verbunden derart, daß bei Halbierung einer Horizontalen die dem Gesichtsfeldausfall entsprechende „Hälfte" zu klein gemacht wird. (Selten umgekehrter Fehler.)

Hemianopie durch einen Herd im Tractus opticus muß sich von einer Hemianopie durch Unterbrechung der Sehstrahlung oder Herd im Sehzentrum dadurch unterscheiden, daß im ersteren Fall Belichtung der blinden Netzhauthälfte keinen Pupillenreflex hervorruft, während dafür im zweiten Falle kein Grund besteht, da dann der Reflexbogen (Verbindung des Tractus mit den Kernen des N. oculomotorius) unversehrt ist. Der Nachweis der hemianopischen Pupillenstarre hat aber große Schwierigkeiten, weil es nicht gelingt, die Belichtung ausschließlich auf die betreffenden Netzhauthälften zu beschränken. Dagegen läßt sich bei doppelseitiger Hemianopie durch corticalen oder subcorticalen Herd das Erhaltensein des Pupillenreflexes gut nachweisen.

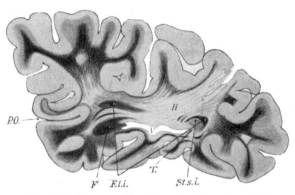

Abb. 46. Fall von Erweichung im Gyr. angularis.
Die Erweichung *H* durchtrennt die 3 sagittalen Marklagen. Zeichnung nach Palpräparat. Nat. Größe (Frontalschnitt). Links: mediale Hirnfläche.

V Hinterhorn.
P. O. Fissura parieto-occip. Die nichtbezeichnete Fissur unter letzterer ist die Calcarina.
F Forceps, der erhaltene Teil der Balkenstrahlung.
F. l. i. Die erhaltenen Teile des Fascic. longitud. infer.
St. s. i. Reste des Stratum sagitt. int.
T Stelle des geschwundenen Tapetum.

Bei subcorticalen Herden treten gelegentlich in der ausgefallenen Gesichtsfeldhälfte Gesichtshalluzinationen auf (Reizung des Sehzentrums?).

Welcher Teil des optischen Systems bei der urämischen Amaurose affiziert ist, ist noch unsicher.

Hemianopie findet sich außer bei allen Herderkrankungen, welche das optische System vom Tractus bis zur Sehsphäre betreffen, auch nicht selten transitorisch bei progressiver Paralyse nach Anfällen, ferner bei Migräne. Nach Herden im Schläfen- und Scheitellappen kommt sie in den ersten Wochen nach dem Insult transitorisch sehr häufig durch Nachbarschaftswirkung zustande. Die Hemianopie ist eine sehr häufige Initialerscheinung bei Schlaganfällen. Herde im Scheitellappen, besonders im Gyr. angularis, welche in die Tiefe gehen, durchbrechen hier die Sehstrahlung und machen dauernde Hemianopie (Abb. 46).

2. Hörstörungen. Hörbahnen. Der N. cochlearis (welcher Ast des Acusticus allein mit dem Hören zu tun hat), entspringt in den Zellen des Ganglion spirale Corti. Er endigt im Nucleus ventralis Nervi cochlearis und im Nucleus dorsalis (Tuberculum acusticum). Aus diesen entspringen weitere Bahnen, die, weitere Unterbrechungen in den Kernen der lateralen Schleife nicht eingerechnet, zum größten Teile im Corpus trapezoides (Unterbrechung in der Olive), teils in den Striae acusticae auf die andere Seite ziehen, in die gekreuzte laterale Schleife gelangen und zum größten Teil durch den Arm des hinteren Vierhügels im Gangl. geniculatum mediale (zum kleineren Teil im hinteren Vierhügel) endigen (Abb. 47).

Ein Teil der Fasern bleibt ungekreuzt, ferner besteht eine Commissur zwischen den beiderseitigen Kernen der lateralen Schleife, so daß jeder N. cochlearis mit beiden Corp. geniculat. med. — also mit beiden Hemisphären — in Verbindung steht. Also auch hier Halbkreuzung.

Vom Ganglion geniculatum mediale geht die zentrale Hörbahn zur Rinde des Schläfenlappens, und zwar gelangt das Gros der Hörfasern in die Querwindungen des Schläfenlappens (Gyr. transversi) — HESCHLsche Windungen, und in ein benachbartes Stück im mittleren Drittel der ersten Schläfenwindung.

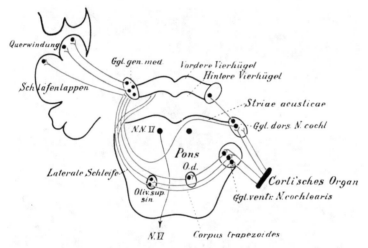

Abb. 47. Schema der zentralen Hörbahnen.
Unterbrechung in den Kernen der lateralen Schleife nicht berücksichtigt.
N. N. VI Kern des Abducens. *O. d.* Oliv. dextra superior.

Die Fortsetzung der in die hinteren Vierhügel gelangenden Fasern ist noch dunkel.

Taubheit auf dem kontralateralen Ohr nach einseitigen Schläfenlappenläsionen ist nie beobachtet worden. Dann handelt es sich nur um eine Herabsetzung des Hörvermögens auf beiden Ohren entsprechend der Verbindung jedes Ohres mit beiden Schläfenlappen.

Ebensowenig bewirkt einseitige Unterbrechung der vom Gangl. genicul. mediale zum Schläfenlappen ziehenden Bahnen eine totale einseitige Taubheit.

Totale Taubheit auf beiden Ohren kann durch doppelseitige Schläfenlappenherde verursacht werden (sog. Rindentaubheit). Bisher ist das immer nur bei sehr ausgedehnten Herden beobachtet worden, so daß die oben gegebene anatomische (durch die myelogenetische Methode gewonnene) Abgrenzung der Hörsphäre klinisch-pathologisch noch nicht erhärtet werden konnte und viele Autoren der Hörsphäre eine viel größere Ausdehnung im Schläfenlappen zuschreiben, als ihr oben im Anschluß an FLECHSIG gegeben wurde.

Öfter als zu totaler Taubheit kommt es bei doppelseitiger Schläfenlappenläsion zu großer Schwerhörigkeit auf beiden Ohren. Diese zeigt nicht die von Labyrintherkrankungen bekannten Lücken in der Tonreihe (etwa Fortfall höchster Töne), sondern eine mehr gleichmäßige Herabsetzung für die ganze Tonreihe.

Gegen eine Projektion verschiedener Tonhöhen auf die Rinde spricht das nicht, da bei der Doppelseitigkeit der Repräsentation des Cortischen Organs in beiden Schläfenlappen eine inselförmige Tonlücke sich nur offenbaren könnte, wenn zufällig auf beiden Seiten genau dieselben Teile zerstört wären.

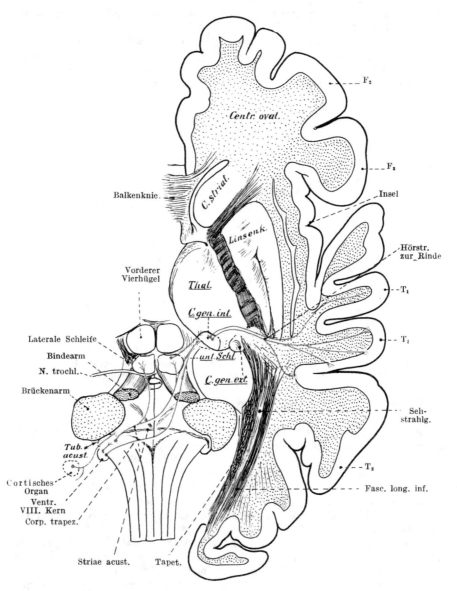

Abb. 48. Topographie der Hörbahnen. (Nach v. Monakow.)

Untere Schleife Untere oder laterale Schleife. *C. gen. int.* Corpus geniculatum internum oder mediale. Zwischen dem (nicht bezeichneten) hinteren Vierhügel und dem *C. gen. int.* ist hier eine Verbindung eingezeichnet. $F_2 F_3$ Gyrus frontalis 2 und 3. $T_1 T_2 T_3$ Gyrus temporalis 1, 2 und 3.

Immerhin ist die unten bei der sensorischen Aphasie zu besprechende Annahme, daß die corticale Endigung der Fasern für die Töne b′ bis g″ — ein sehr wichtiger Abschnitt der Tonreihe — einen bestimmten räumlichen Abschnitt innerhalb der gesamten Hörsphären einnimmt, noch ganz hypothetisch.

Gehörstörungen durch Herde in der Haube der Hirnstiele und der Brücke und in der Gegend der hinteren Vierhügel kommen vor, jedoch sind sie bei der Zerstreutheit der in Betracht kommenden Bahnen und der Halbkreuzung derselben nur bei sehr großer Ausdehnung des Herdes dauernd und in hohem Grade zu beobachten — außer wenn Kern oder Wurzel des N. cochlearis vernichtet ist, wobei dann Taubheit auf einem Ohre eintritt.

3. Geruchs- und Geschmacksstörungen. Bei basalen Herden, welche den Nervus, Bulbus oder Tractus olfactorius, das Trig. olfactorium oder die Subst. perforata betreffen, wird gleichseitige Herabsetzung des Geruchssinnes beobachtet.

Die Riechzentren werden in den Gyr. hippocampi und Ammonshorn verlegt.

Auch Geruchshalluzinationen kommen bei Reizung der betreffenden Gegenden vor.

Auch die Schmecksphäre wird in das Ammonshorn, Gyr. hippocampi und das anschließende hintere Ende der Gyr. fornic. verlegt. Die peripheren Bahnen des Geschmacks laufen im N. trigeminus und Glossopharyngeus.

c) Mnestisch-assoziative Störungen.

α) Aphasische Störungen.

1. Einleitung. Die noch projektiven Störungen des Sprachapparates: Anarthrie bei Bulbär- und Pseudobulbärparalyse. Die Sprache ist ein Zeichensystem, welches der Verständigung der Menschen untereinander dient.

Als Zeichen verwendet die natürliche Sprache Laute und Verknüpfungen derselben, d. h. Erzeugnisse der Lippen-, Backen-, Zungen-, Gaumen-, Kehlkopfmuskulatur. Insofern ist Sprache eine Bewegung, deren Effekt anderen Personen Zeichen für die psychischen Vorgänge (Gedanken, Gefühle, Wünsche usw.) der sprechenden Personen und die von ihnen gemeinten Sachverhalte abgibt (Sprachexpression).

Insofern dieser Effekt in hörbaren Lauten besteht, wird er von dem anderen mit dem Gehör aufgenommen und weckt in ihm die dazu gehörigen psychischen Vorgänge. Die Rolle des anderen ist das Verstehen (Sprachrezeption).

Erst sehr spät in der Entwicklung der Gattung und spät in der Entwicklung des einzelnen findet sich ein zweites Zeichensystem ein: die Schriftsprache, welche wieder ihre expressive (Schreiben) und ihre rezeptive (Lesen) Seite hat.

Sowohl die Lautsprache wie die Schriftsprache bedient sich gewisser Muskelsysteme, welche auch zu anderen Zwecken dienen. So dienen die Zungen-, Backen-, Lippen- usw. Muskeln noch zum Essen, Kauen, Saugen, Schlucken, Lecken, Küssen, zu mancherlei mimischer unwillkürlicher und willkürlicher Bewegung (Lachen, Weinen usw.).

Ist dieses Muskelsystem oder sein nervöser Zentralapparat erkrankt (Lähmung, Parese, Ataxie, Zittern usw.), so wird sekundär das Sprechen in Mitleidenschaft gezogen. Die dadurch bewirkten Sprechstörungen nennt man je nach dem Grade Dys- oder Anarthrie.

Zu diesem nervösen Apparat gehören:

1. Die Rindenzentren für die betreffenden Muskeln, also die Zentren besonders der *N. XII, VII, X* und *XI* in dem unteren Viertel besonders der vorderen Zentralwindungen.

2. Die motorische (cortico-bulbäre) Leitungsbahn von diesen Zentren zu den Bulbärkernen der genannten Nerven. Sie führen durch das Markweiß, Kniegegend der inneren Kapsel, Fuß des Hirnstieles und gelangen zu den Kernen **beider Seiten** in Brücke und verlängertem Mark.

Durch die Verbindung jeder Hirnhälfte mit den Kernen beider Seiten ist es bedingt, daß einseitige supranucleäre Läsionen keine dauernde Lähmung der betreffenden Nerven und daher auch keine dauernde schwere Dysarthrie bewirken. (Am ehesten ist noch dauernd der Musculus genioglossus befallen.) Vorübergehend kann der Ausfall der cortico-bulbären Bahn (resp. ihres Zentrums) schon dysarthrische Störungen machen, und zwar besonders, wenn es sich um die **linke** Hemisphäre handelt. Leichtere dysarthrische Störungen bleiben oft nach einseitiger Läsion zurück.

3. Die periphere Bahn vom Kern der *N. XII* usw. bis zum Muskel.

Erkrankungen im Bulbus (Medulla oblongata) treffen die unter 3. aufgeführte periphere Strecke: Kommt es zur Zerstörung der Bulbärkerne (resp. der Wurzeln), so haben wir **Bulbärlähmung.** Sie ist mit Atrophie und Entartungsreaktion der betreffenden Muskeln (Zunge, Lippen) verbunden und bewirkt außer der **Dysarthrie** (fehlerhafte Artikulation der Buchstaben, und zwar je nach den ergriffenen Kernen, bald mehr der Lippen-, der Gaumen-, der Zungenbuchstaben) sonstige **Lähmungserscheinungen:** Parese der Gesichtsmuskeln, Eß-, Kau-, Schluckstörungen.

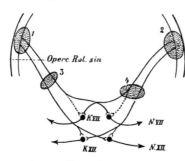

Abb. 49. Entstehungsweise der Pseudobulbärparalyse.

1 u. 2 Herde im linken und rechten Rindenzentrum der *N. VII, XII* ect. *3 u. 4* Herde in den Bahnen zu den pontinen und bulbären Kernen. Die Kombinationen: *1 + 2, 2 + 3, 1 + 4, 3 + 4* machen Pseudobulbärparalyse.

Sind entweder die corticalen Zentren, oder ist die supranucleäre Leitungsbahn **einseitig** ergriffen, so tritt nur, wie gesagt, ein mäßiger Grad von Schädigung der betreffenden Muskeln ein (leichte Parese der Mundäste des N. facialis, Abweichung der Zunge beim Herausstrecken, leichte Erschwerung der Artikulation, gar keine Schluckstörung). Keine Atrophie und keine Entartungsreaktion. Sind aber die Zentren **beiderseitig,** oder die Leitungsbahnen **beiderseitig,** oder auf der einen Seite das Zentrum, auf der anderen die Leitungsbahn zerstört, so können ähnliche Schädigungen eintreten, wie bei Zerstörung der Bulbärkerne selbst, nur daß Atrophie und Entartungsreaktion fehlen, und daß der Grad der Störung ein geringerer zu sein pflegt. Da sich die supranuclearen Bahnen von der Brücke aufwärts immer mehr zerstreuen, so sind sehr große Herde erforderlich, um sie ganz zu unterbrechen. Am meisten Aussichten dazu haben noch Herde, die in der Brücke supranucleär gelegen sind (Abb. 49).

Da solche doppelseitige Zerstörung der corticalen Zentren und corticobulbären Bahnen der Bulbärkerne ähnliche Erscheinungen wie die Bulbärparalyse machen, hat man sie auch „Pseudobulbärparalyse" genannt.

Das Wesentliche ist also bei der Pseudobulbärparalyse, daß die **beiderseitigen** cortico-bulbären Bahnen (eventuell in ihrem corticalen Ursprunge) in irgend einem Abschnitt unterbrochen sind. Dazu gehören also — außer in der Brücke — immer **zwei** Schlaganfälle, ein linksseitiger und ein rechtsseitiger.

Die Sprache ist dann artikulatorisch gestört, es treten auch Schluckstörungen usw. auf.

Störungen dieses ausführenden neuro-muskulären Apparates gehören ganz den Störungen des Projektionssystems an, sie haben auch dann, wenn sie cortical verursacht sind, noch nichts mit Aphasie zu tun. Sie machen corticale, corticobulbäre und bulbäre An-, resp. Dysarthrie.

Ebenso wie die Lautsprache bedient sich die Schriftsprache eines neuro-muskulären Apparates, der auch noch anderen Zwecken dient: nämlich des Apparates, welcher die feineren Bewegungen der Hand überhaupt innerviert. Eine Lähmung, Schwäche, Ataxie der Hand wird für die Schriftsprache dieselbe Behinderung abgeben, wie die Pseudobulbärparalyse oder Bulbärparalyse für die Lautsprache. Nur daß selten auch die zweite Hand mitbetroffen ist, und daß die Schreibbewegungen schließlich für jeden beweglichen Körperteil möglich sind (Fuß, Zunge), während die Lauterzeugung an ein begrenztes Muskelgebiet gebunden ist. Ebenso wie die expressiven Sprachleistungen sekundär durch Schädigung des ausführenden neuro-muskulären Apparates beeinträchtigt werden, leiden die rezeptiven Sprachleistungen unter den Läsionen des aufnehmenden Apparates, d. i. des Hör- und Sehapparates. Durch eine an Taubheit grenzende Schwerhörigkeit — oder wie wir sehen werden — eine bestimmte Tonlücke kann das Sprachverständnis ebenso aufgehoben werden, wie durch eine an Blindheit grenzende Sehschwäche das Lesen.

Auch dann liegen keine aphasischen Störungen vor, sondern Empfindungsstörungen.

2. Störungen des mnestisch-assoziativen Sprachapparates. Aphasie. Innere Sprache. Sobald der cortico-bulbäre Apparat, auf den die Lautbildung angewiesen ist, ausreichend funktioniert und dennoch nicht oder nur schlecht gesprochen werden kann, liegen aphasische Störungen vor[1]).

Was dann versagt, ist die sog. innere Sprache, d. i. etwas, was wir erlernt haben, ein Gedächtnisbesitz[2]).

Die innere Sprache steht im Gegensatz zur äußeren Sprache. Letztere ist das muskuläre, von dem Einen erzeugte Gebilde, das der Andere hört. Die Vorbedingung für die äußere Sprache ist die innere Sprache, so daß zwar die äußere ohne die innere Sprache verloren gehen kann, aber der Verlust der inneren den der äußeren nach sich zieht.

Ein inneres Sprechen findet fortwährend statt, wenn wir denken. Unsere Gedanken treten ganz überwiegend schon in sprachlicher Form auf. Bei sehr lebhaftem Denken fließen sogar Impulse auf den neuro-muskulären Apparat ab, so daß wir dann abortive Innervationen geben, die sich bis zum unwillkürlichen Aussprechen der Gedanken steigern können.

Das innere Wort besteht ursprünglich aus zwei Bestandteilen, welche innig verknüpft sind.

1. Die Wortklangerinnerung oder das akustische Wort (a), der Gedächtnisrückstand von den Worten, die das Kind von seiner Umgebung hört. Es ist der älteste Wortbesitz, und die ungeheure Mehrzahl der Worte wird akustisch gewonnen.

Und zwar heftet sich der Sinn des Wortes, d. h. der zugehörige Begriff — also bei dem Wort „Wauwau" der Begriff des Hundes — an das akustische Wort. So stellt sich für viele Worte, ehe das Kind selbst noch sprechen kann, eine feste Verbindung zwischen Begriff (B) und akustischem Wort her. B-a ist die erste sprachliche Assoziation.

---

[1]) Vom Mutismus der Hysterischen und Geisteskranken wird hier abgesehen.
[2]) Das Artikulieren haben wir allerdings auch erlernt. Aber nicht dieses Erlernte geht bei der Dysarthrie verloren, sondern das angeborene Instrument, mit dem das Erlernte produziert wird.

2. Die Wortbewegungserinnerung[1]) oder das motorische Wort (m). Das Gedächtnis für das Verfahren, das zum Aussprechen eines Wortes eingeschlagen werden muß.

Gewöhnlich wird dieses als kinästhetisches bezeichnet. Darunter ist die Erinnerung an die Gesamtheit der uns von den beim Sprechen bewegten Teilen, den Lippen, der Zunge, dem Gaumen zufließenden Empfindungen zu verstehen. Das Aussprechen des Wortes „Papagei" gibt uns andere Lage-, Bewegungs-, Berührungsempfindungen, als etwa das Wort „Wiesel".

In der Tat finden wir im Bewußtsein weiter nichts als die Erinnerungen an diesen Empfindungskomplex, der bei verschiedenen Menschen verschieden deutlich, bei vielen vag und kaum wahrnehmbar ist. Auch bei letzteren Personen ist das materielle Engramm der kinästhetischen Erinnerung wirksam. Ganz ohne Bewußtseins-Äquivalent ist ein weiterer rein materieller Gedächtnis-Besitz, der als zweite Komponente von m anzusehen ist. Das häufig wiederholte Beisammen und Nacheinander von Innervationen, welches einem bestimmten Lautkomplex entspricht, hinterläßt vermutlich eine Dauerverknüpfung der zusammenarbeitenden innervatorischen Elemente, so daß sich das motorische Wort[2]) aus kinästhetischen und innervatorischen Engrammen zusammensetzt, von denen nur die ersteren ein psychisches Äquivalent haben.

Das motorische Wort steht in offenkundiger Abhängigkeit vom akustischen: Was das Ohr nicht gehört hat, kann der Mund nicht erzeugen. Das Kind lernt eine Reihe gehörter Worte nachsprechen. Es stellt sich damit eine sehr feste Verbindung zwischen a und m her: $(a\text{-}m)$. Das ist das Wort des Kindes. Diese Verknüpfung des akustischen mit dem motorischen Wort repräsentiert die innere Sprache im engeren Sinne. Und wie wir sahen, sind die Begriffe vorwiegend mit a verbunden und erst durch Vermittlung von a mit m. So daß dauernd die Beziehungen des motorischen Wortes zum Begriff vorwiegend über a gehen.

Es bildet sich so folgende Assoziation:

$$B$$
$$\uparrow\downarrow$$
$$(a - m).$$

Erst in zweiter Linie kann sich die Wortbewegungserinnerung mit dem Begriff verbinden, insofern zwar jeder Begriff erst durch Vermittlung von a zu m geführt hat, aber das häufige gleichzeitige Auftreten von B und m doch eine sekundäre direkte Assoziation herstellt. Diese minder feste und ausgiebige Verbindung drücken wir durch eine punktierte Linie zwischen B und m aus.

$$B$$
$$/$$
$$(a \rightarrow m).$$

Wenn das Kind im 7. bis 8. Lebensjahre die Schriftsprache erlernt, so heftet sich dem Komplex $(a\text{-}m)$, dem Lautwort, das Schriftwort an. Und zwar sind die Schriftzeichen der Worte nicht — wie Hieroglyphen — direkt Zeichen für Gegenstandsbegriffe, sondern sie sind Zeichen für Laute, d. h. für Teile des Lautwortes. Mit anderen Worten: unsere Schrift ist phonetisch.

---

[1]) Wenn wir hier und im folgenden von Erinnerung sprechen, se steht dieses Wort nicht nur für die bewußte Reproduktion, sondern auch für das materielle Engramm und sein unterbewußtes Wirksamwerden.

[2]) Es gilt dieses innervatorische Gedächtnis zum Teil für ganze Worte, vorwiegend aber für Wortbestandteile, Silben und Buchstaben.

Das Kind lernt erst jetzt die Worte in Silben und Buchstaben zu zerlegen und jedem Buchstaben ein Schriftzeichen zuzuordnen. **Daher ist die Schriftsprache in der Regel nur durch Vermittlung der Lautsprache mit dem Begriff verbunden.** Jedem Laut ordnet sich ein optisches Buchstabenbild zu (o), und beim Schreiben wird dieser optische Buchstabe durch Bewegung des die Feder führenden Gliedes hergestellt. Der Weg geht also so, daß das vom Begriff wachgerufene akustisch-motorische Wort in seine Bestandteile zerlegt und jeder Bestandteil das optische Buchstabenbild wachruft, von dem aus dann dem Handzentrum Impulse zufließen.

Im Handzentrum bilden sich durch Übung **graphisch-motorische Erinnerungen** aus.

Der so hergestellte Assoziationskomplex zwischen Begriff, akustischer, sprechmotorischer, optischer und graphischmotorischer Komponente repräsentiert die **innere Sprache** im weiteren Sinne.

Nun fließen von m Impulse zu dem neuro-muskulären Apparat der Mundzungenmuskeln. Die Erregungen im Handzentrum fließen in die Handmuskeln

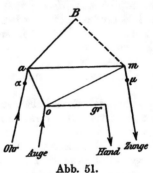

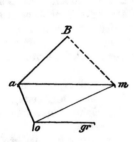

Abb. 50.

B Begriff.
a akustische   Komponente
m sprechmotorische   „
o optische   „
gr graphisch motorische   „

Abb. 51.

a akustische Perzeption.
μ Innervation.

Sonstige Buchstaben wie im Schema Abb. 50.

ab, während zu a und o die zentripetalen Erregungen des Ohres und Auges gelangen. Der Schall der Worte dringt zu dem Sitz der akustischen Erinnerungsbilder, weckt sie und löst damit die Wachrufung der assoziativ mit a verbundenen Komponenten, d. h. des ganzen Wortes aus.

Die frühere Annahme einer direkten eigenen „Sprachbahn" von und zu den Bulbärkernen hat man aufgeben müssen. Es bedient sich vielmehr die Sprache derselben Projektionsbahnen, wie die sonstigen Bewegungen von Zunge, Lippen usw. (nur mit einer gewissen Bevorzugung der linksseitigen Projektionsbahnen), daher muß die Erregung von m erst zum corticalen Zentrum μ des $N. VII, XII$ usw. im unteren Viertel der vorderen Zentralwindung gelangen, wo die eigentliche Innervation stattfindet. Es wäre also zwischen m und Zunge noch μ einzuschalten.

Ebenso erreichen die Hörreize erst das akustische **Projektionsgebiet** α, ehe sie die Engramme in a wecken. Auch die Autoren, welche nicht mit FLECHSIG das Projektionsgebiet (Hörsphäre) territorial vom mnestischen Gebiet (a) trennen, binden doch den perzeptiven und mnestischen Prozeß an verschiedene Apparate desselben Territoriums, so daß Perzeption und Weckung der Erinnerung doch zwei Stationen des Prozesses darstellen. (Für o und gr sind entsprechende Projektionsapparate nicht besonders eingezeichnet.)

Das vollständige Schema der Sprache würde wie Abb. 51 aussehen.

Dieses Schema, welches nicht die anatomischen Verhältnisse wiedergeben, sondern nur gewisse Grundgesetze veranschaulichen und mitteilbar machen soll, lehrt schon folgendes: Der Weg beim Sprechen und Schreiben führt von B[1]) vorwiegend über a.

$$\text{Sprechen} = B - a - m - \mu - \text{Zunge.}$$

$$\text{Schreiben} = B - \begin{pmatrix} a \\ | \\ m \end{pmatrix} > o - gr - \text{Hand,}$$

Ebenso führt nicht nur beim Spracheverstehen (Ohr $- a - a - B$), sondern auch beim Lesen

$$\left(\text{Auge} - o - \begin{bmatrix} a \\ | \\ m \end{bmatrix} - B \right)$$

der Weg über a.

Daraus ergibt sich, daß eine Vernichtung von a sowohl das Sprechen, wie Lesen und Schreiben stören wird. Aber da beim Schreiben und Lesen eine Zerlegung des ganzen Wortes in seine Teile (Silben und Buchstaben) statthat und die Zerlegung des Wortes hauptsächlich Sache des motorischen Sprechaktes ist, wird auch der Verlust von m für Lesen und besonders Schreiben schädigend sein. Schreiben und Lesen sind also sowohl von der Intaktheit von a, wie von m abhängig!

Diese Abhängigkeitsverhältnisse (also vor allem, daß B nur mit a direkt verbunden ist, ferner, daß o nur über $(a\text{-}m)$ mit B in Beziehung tritt), sind nun nicht unverbrüchlich durch die Organisation des Gehirns gegeben, sondern durch die Art der Erlernung der Sprachfunktion bedingt.

Das zeigen am besten die Taubstummen, welche schreiben und selbst sprechen lernen, ohne daß bei ihnen überhaupt ein a existiert.

Die Abhängigkeitsverhältnisse können daher auch durch individuelle Veranlagung, oder besondere Ausbildung Modifikationen erleiden. Man hat sogar eine Zeitlang geglaubt, daß die individuellen Besonderheiten — die bald mehr visuelle, bald akustische, bald motorische Veranlagung — die Gesetzmäßigkeit des Sprachmechanismus ganz in Frage stellten, daß also etwa eine große Anzahl motorisch veranlagter Menschen („Moteurs") den Verlust der akustischen Sprachkomponenten ohne Schaden für ihr Sprechen vertragen könnten, daß sie direkt vom Begriff aus die Innervationen zum Sprechen fänden (denn das heißt mit anderen Worten: der Begriff weckt die motorische Komponente). Oder daß eine große Anzahl optisch veranlagter Menschen („Visuels") im Lesen nicht gestört seien, wenn a geschädigt ist, da ein solcher imstande wäre, den Begriff direkt von den optischen Buchstabenbildern zu wecken. Es hat sich aber herausgestellt, daß die großen Grundverhältnisse infolge gleicher Ausbildung bei der Mehrzahl der Menschen übereinstimmender sind, als es jene die individuellen Differenzen übertreibenden Betrachtung annahm. Man hat nicht mit vier annähernd gleich häufigen Typen zu rechnen. Von den großen in dem Schema gegebenen Grundverhältnissen finden sich gewiß Ausnahmen, aber meist gewahrt und durch individuelle Veranlagung nicht überkompensiert ist: die herrschende Stellung von a, derart, daß das motorische Wort für die Mehrzahl der Worte durch Vermittlung von a mit B zusammenhängt, daß zweitens gewöhnlich die Schriftsprache auch von a abhängt. Dagegen erleidet die Regel, daß die Schriftsprache auch von m abhängt, nicht selten

---

[1]) B Begriff ist natürlich nur im Schema ein Punkt, dem im Gehirn sehr ausgedehnte Rindenpartien entsprechen.

Ausnahmen: Es gibt Menschen, die den Verlust der motorischen Erinnerungen vertragen, ohne in der Schriftsprache Einbuße zu erleiden.

Auch für die schnellere und langsamere Rückbildung für die feinere Ausprägung, und für den Grad der Störungen kommen individuelle Differenzen in Betracht. So wird die Schriftgeläufigkeit, die ein Mensch vor der Er. krankung besaß, in Betracht kommen. Als Regel aber dürfen wir eine ziemlich gleichartige Organisation des menschlichen Gehirns annehmen.

3. Die Sprachregion im Gehirn. Sehen wir nun, wie das psychologische Schema sich auf das Gehirn überträgt. Hier ist vor allem eine Grundtatsache zu bemerken: Daß die Sprachverrichtungen ganz vorwiegend von der linken

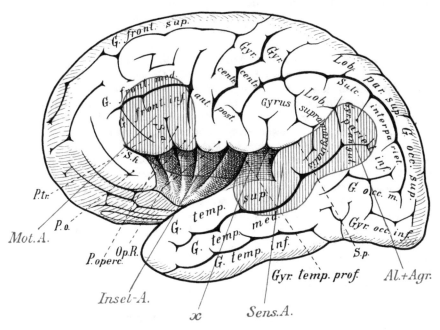

Abb. 52. Die Sprachregion (rot).

Mot. A. Motorische Aphasie. *Insel-A.* Inselaphasie. *Sens. A.* Sensor. Aphasie. Ein Herd in *X* (in der temporalen Querwindung) macht vielleicht reine Worttaubheit. *Al. + Agr.* Alexie + Agraphie.
Sonstige Bezeichnungen in Abb. 30.

Hemisphäre besorgt werden. Nur bei Linkshändern ist es umgekehrt: hier ist die rechte Hemisphäre die stärker beteiligte.

Außer den ausgesprochenen Linkshändern gibt es — etwa 5 bis 6% Ambidextre — beide Hände sind gleich geschickt — nur bei diesen beteiligen sich beide Hemisphären in annähernd gleichem Maße an der Sprachfunktion. Es ist das nun nicht so zu denken, daß bei Rechtshändern — also der Mehrzahl der Menschen — die rechte Hemisphäre einerseits ganz unbeteiligt am Sprechen wäre, andererseits ihrer Natur nach untauglich für die Sprachfunktion. Dem ist nicht so.

Die rechte Hemisphäre ist schon in einem gewissen Maße beim Sprechen des Gesunden beteiligt, sie ist nur nicht imstande, für sich allein die Sprachfunktionen zu besorgen, so daß nach Zerstörung bestimmter Teile der linken Hemisphäre die Sprache in einzelnen Teilverrichtungen (expressive, perzeptive) aufgehoben oder schwer geschädigt ist. Wäre die rechte Hemisphäre hierin der linken gleichwertig, so müßte dasselbe bei Läsion der rechten geschehen, was nicht entfernt in derselben Häufigkeit der Fall ist. Abgesehen aber von einer gewissen Teilnahme der rechten Hemisphäre an den Sprachleistungen des Gesunden, ist sie nach Läsion der linken Hemisphäre in gewissem Maße imstande, durch Übung die Funktion der erkrankten zu übernehmen. Zur vollen Übernahme gelangt sie allerdings bei ausgesprochenen Rechtshändern kaum, es lassen sich bei feinerer Prüfung gewöhnlich Defekte nachweisen.

Alle Regeln, die im folgenden aufgestellt werden, gelten also mit der Einschränkung:

1. Daß es sich nicht um Ambidextre handelt.

2. Daß die rechte Hemisphäre (bei Linkshändern die linke) im Laufe der Zeit in gewissem zu besprechenden Maße stellvertretend für die linke eintreten kann.

3. Daß nicht individuelle Differenzen der Anlage oder Übung vorliegen.

Innerhalb der linken Hemisphäre gibt es ein Gebiet, das nun vorwiegend mit den Sprachfunktionen betraut ist: die Sprachregion, zu der auch die Gebiete zu rechnen sind, deren unterhalb der Rinde gelegene Läsionen schwere Ausfälle bedingen. Da aber die verschiedensten in Kürze gar nicht zu erschöpfenden Kombinationen von Faserunterbrechungen Sprachstörungen machen, so kann eine Einzeichnung der Sprachregion auf der Oberfläche nur ein annäherndes summarisches Bild geben (Abb. 52). Es können auch nur die markantesten Krankheitsbilder näher darauf angegeben werden. Würde man alle Gebiete, deren Läsionen Erschwerung der Wortfindung bewirken (amnestische Aphasie) mit einbeziehen, so würde die Sprachregion erheblich größer anzusetzen sein.

Mit diesen Vorbehalten umfaßt die Sprachregion also links die unteren und hinteren Teile der Konvexität des Stirnhirns, die Insel, den vorderen Teil des Operculums der vorderen Zentralwindung, das hintere Drittel des Schläfenlappens und einen Teil des unteren Scheitellappens.

Diese Sprachregion ist in ihren verschiedenen Abschnitten nicht gleichwertig.

4. Vollständige motorische Aphasie. (Corticale motorische Aphasie WERNICKES). Man unterscheide die frontale Sprachregion, deren Kerngebiet[1]) die hinteren zwei Drittel der unteren Stirnwindung sind (Pars triangularis und opercularis, letztere: die BROCAsche Stelle), welche aber, mindestens bei einer Anzahl Personen, noch in das untere Drittel des Gyr. centralis ant. und die vordere Partie der Insel hineinragt, wahrscheinlich selbst noch oben in die mittlere Stirnwindung reicht. Und zwar scheinen die Grenzen nach vorn und hinten bei verschiedenen Personen nicht ganz identisch zu sein. Umfangreiche Läsionen dieser Gegend machen eine Schädigung, die klinisch-psychologisch dem Verlust der motorischen Wortkomponente entspricht. Die Kranken verstehen noch, was zu ihnen gesprochen wird — a ist erhalten —, können aber die zum Aussprechen eines Wortes gehörigen Innervationskomplexe nicht finden, d. h. die motorischen Erinnerungsbilder fehlen. Sie sind daher wortstumm (aphemisch), oder haben nur wenige Sprachreste. Bei der Abhängigkeit der Schriftsprache von m ist auch bei der Mehrzahl der Menschen (siehe unten) das Schreiben aufgehoben oder schwer gestört — bis auf das Abschreiben, welches über $\begin{smallmatrix} o\text{------}gr \\ \uparrow \quad\ \uparrow \\ \text{Auge \ Hand} \end{smallmatrix}$ ohne Inanspruchnahme von $(a\text{-}m)$ gelingt. Und selbst das Lesen zeigt eine

---

[1]) Natürlich hat hier das Wort „Kern" nichts mit dem anatomischen Begriff Kern zu tun.

graduell sehr verschiedene Beeinträchtigung. Das Lautlesen ist zwar aufgehoben wegen der Wortstummheit, aber das innere Leseverständnis ist meist nicht sehr schwer geschädigt, selten ganz intakt.

Das so resultierende Bild nennt man vollständige motorische Aphasie; es setzt sich zusammen aus:

> aufgehobenem Nachsprechen,
> aufgehobenem Spontansprechen,
> aufgehobenem Lautlesen,
> aufgehobenem Spontanschreiben,
> aufgehobenem Diktatschreiben,
> erschwertem Leseverständnis.
> Erhalten sind: Sprachverständnis und
> Abschreiben.

In der Gemütserregung bringt der motorisch-aphasische (in Gegensatz zum anarthischen) manchmal ein Wort oder selbst einen Satz korrekt heraus, dessen Aussprache ihm gewöhnlich unmöglich ist. Auch verbessert sich die Sprache mancher dieser Kranken beim Singen.

Über die Rückbildung der motorischen Aphasie und die Eigentümlichkeiten der wiedergekehrten Sprache s. S. 395.

Der vollständigen motorischen Aphasie nahestehende Bilder siehe unter Inselaphasie S. 396.

5. Vollständige sensorische Aphasie. (Corticale sonsorische Aphasie WERNICKES). Demgegenüber bewirken ausgedehnte Herde der temporalen Sprachregion (hinteres Drittel vom Gyr. temp. sup. mit der temporalen Querwindung und angrenzende vordere Partie des Gyr. supramarginalis) sensorische Aphasie. (Siehe auch S. 396, 402, 403.)

Bei der sensorischen Aphasie sind die Wortklangerinnerungen (a) schwer betroffen. Infolgedessen ist, wenigstens anfangs (s. S. 394), das Hauptsymptom: Worttaubheit. Die Kranken hören, was der andere spricht, verstehen es aber nicht. Und zwar wird schon der Wortlaut nicht aufgefaßt, daher erst recht nicht der Wortsinn. Zum Wortlautverständnis genügt eben das bloße Hören jedes einzelnen Tones nicht. Neben der Verschmelzung der Töne zu Buchstaben und Silben und der Merkfähigkeit ist vor allem die Mitwirkung der Wortklangerinnerungen erforderlich.

Da, wie wir sahen, beim Sprechen die akustische Komponente eine große Rolle spielt, so wird durch Schädigung dieser auch das Sprechen geschädigt.

Es ist nun aber nicht aufgehoben wie bei motorischer Aphasie, sondern es geschehen nur viele Entgleisungen, Wort-, Silben-, Buchstabenverwechslungen, das nennt man Paraphasie.

Sagt der Kranke statt Messer: Hammer, so hat er verbale Paraphasie, sagt er statt Messer: Mexel, so hat er literale Paraphasie. Ist letztere sehr hochgradig, so kommt es zu einem unverständlichen Kauderwelsch: Kauderwelsch (oder Jargon)-Paraphasie, bei der oft nur durch Erraten verstanden werden kann, was der Patient meint.

Z. B.: Ich vergift so leichter, das ist ein Blugfentropp. (Ich vergesse so leicht, das ist ein Blumentopf.)

Bei den Entgleisungen der sensorisch Aphasischen spielen Antizipation, Postposition von Silben, namentlich aber das Haftenbleiben (Perseveration) eine große Rolle.

Der Grad der Paraphasie ist sehr verschieden.

Viele sensorisch Aphasische wissen durch Umschreibungen die Worte, die sie nicht beherrschen, zu umgehen und bringen eine Menge richtiger Phrasen vor, deren Armut an Concretis auffällig ist. Dann tritt die schwere Sprachstörung erst hervor, wenn man sie konkrete Gegenstände (Messer, Stuhl, Fenster usw.) benennen läßt, was man nie unterlassen soll.

Z. B. Benennen von:

Brille: Brische,
Ring: Zick,
Streichholz: Strischer,
Messer: Kleines Schändel,
Schlüssel: Schlimüssel.

Der sensorisch Aphasische verfügt also im Gegensatz zum motorisch Aphasischen auch bei hochgradiger Sprachstörung über eine Fülle von Buchstaben und Silben, deren Aussprache ihm keine Mühe macht, er bringt nur nicht die gerade passenden und wirft sie zu oft ganz unverständlichen oder nur teilweise verständlichen Kombinationen durcheinander.

Der sensorisch Aphasische ist gewöhnlich sogar geschwätzig (er merkt kaum, daß er unverständlich spricht), während der motorisch Aphasische annähernd stumm bleibt und sich ungern zu Sprechversuchen entschließt (er merkt infolge intakten akustischen Wortes (a) seine Fehler).

Da die Schriftsprache von a abhängt, ist sie auch beim sensorisch Aphasischen gestört, und zwar das Schreiben meist weniger als beim motorisch Aphasischen, der sensorisch Aphasische schreibt paragraphisch, d. h. er macht dieselben Buchstabenverwechslungen wie beim Sprechen, während das Lesen noch schwerer betroffen ist, als dort: Es besteht Alexie, häufiger nur schwere Dyslexie. Das Lautlesen ist ebenso paralektisch, wie das Sprechen paraphasisch, aber auch das innere Leseverständnis ist meist sehr schwer gestört.

Das Bild der sensorischen Aphasie ist daher folgendes: Sprachverständnis aufgehoben, resp. schwer gestört.

Spontansprechen: paraphasisch in verschiedenem Grade mit ziemlichem Silbenreichtum, oft sogar großem Wortreichtum.

Nachsprechen: aufgehoben oder sehr paraphasisch.

Schreiben: paragraphisch (spontan und Diktat).

Abschreiben: erhalten.

Lautlesen: Paralexie.

Leseverständnis: schwer gestört.

Die Hauptunterschiede zwischen motorischer und sensorischer Aphasie sind also:

	Mot. A.	Sens. A.
Sprechen:	Aufgehoben.	Ziemlich reichlich, aber paraphasisch.
Verständnis:	Erhalten.	Aufgehoben.
Leseverständnis:	Leicht gestört.	Schwer gestört.

Nun pflegt bei der sensorischen Aphasie die Worttaubheit sich nach einer Reihe von Wochen zurückzubilden (durch Stellvertretung von seiten der rechten Hemisphäre). Bei strengeren Prüfungen findet man aber noch nach Jahren feinere Defekte des Wortverständnisses. Die Paraphasie, Paragraphie und Paralexie pflegen stabiler zu sein. Man darf daher von einem alten Herde im linken Schläfenlappen nicht hohe Grade von Störungen des Wortverständnisses erwarten. Diese tritt vielmehr zurück hinter den übrigen Zeichen der sensorischen Aphasie: der charakteristischen Paraphasie (meist mit Geschwätzigkeit), der Paragraphie und Paralexie und der Erschwerung der Wortfindung.

Während bei bloßer Zerstörung der linken temporalen Sprachregion es nicht zur Aufhebung des Sprechens, sondern nur zur Paraphasie kommt, kann ein hinzukommender zweiter Herd im rechten Schläfenlappen Wortstummheit bewirken. Diese Wortstummheit kommt auf ganz andere Weise zustande, als die bei motorischer Aphasie: es sind dem motorischen Wortzentrum alle den von beiden akustischen Gebieten kommenden Anregungen entzogen. Bei diesen doppelseitigen Schläfenlappenherden bleibt die Worttaubheit stabil, bei geeigneter Lage der Herde besteht sogar allgemeine cerebrale Taubheit. Praktisch ist daher die temporale Wortstummheit durch die daneben bestehende Worttaubheit, ja gemeine Taubheit von der motorischen Aphasie unterschieden. (Siehe auch S. 402 u. 403.)

Die Wortstummheit der motorischen Aphasie ist bei ausgedehntem frontalem Herde oft stabil. Aber auch hier kann nach längerer Zeit — besonders bei Individuen in rüstigeren Jahren — eine gewisse Rückbildung eintreten. Bei kleinen Herden und günstigen Kompensationsbedingungen schon nach Wochen.

Es finden sich dann zuerst die Substantive und einzelne Infinitive und Adjektive ohne Partikeln, ohne Flexion und Deklination aneinandergereiht ein (Agrammatismus oder Depeschensprache, z. B.: „Spazieren, Schwindel, ganz weg, Schlaganfall, Krankenhaus — als Erzählung des Herganges der Erkrankung).

Durch diesen Depeschenstil unterscheidet sich die zurückgebildete motorische Aphasie von der Sprache des sensorisch Aphasischen, der gerade über die kleinen Formteile (Konjunktionen, Präpositionen, Pronomina usw.) der Rede verfügt, manche wohlgebildete umschreibende Phrasen bringt, aber die konkreten Substantiva und Verben nicht findet.

Ferner durch die bei ersteren zurückbleibende Schwierigkeit der Artikulation. Das Nachsprechen kehrt bei der Rückbildung der motorischen Aphasie früher wieder als das Spontansprechen und kann bei dauernder Unzulänglichkeit des letzteren leidlich werden.

Bei manchen jugendlichen Individuen sieht man trotz großer Herde im motorischen Sprachgebiet leidliches Sprechvermögen erstaunlich schnell wiederkehren (durch Eintreten der rechten Hemisphäre).

6. Totale Aphasie. Häufiger als eine nur auf das frontale oder bloß auf das temporale Sprachgebiet begrenzte Läsion finden wir infolge der Blutversorgung des ganzen Sprachgebietes durch die Art. foss. Sylvii, Läsionen, die beide Gebiete betreffen, d. h. totale oder fast totale (motorische und sensorische) Aphasie. Infolge der Rückbildung der Worttaubheit sieht man dann nach Jahren ein Bild, in dem die Symptome der motorischen Aphasie überwiegen: Die Wortstummheit verdeckt die Paraphasie: Die Störung des Sprachverständnisses ist nicht mehr sehr erheblich.

Schreiben und Lesen, da *a* und *m* lädiert, ganz schlecht. So kommt es, daß alte Fälle, in denen die Läsion beide Sprachgebiete beteiligt, klinisch oft als nur motorische Aphasie gelten. In diesen Fällen ist die Sprech-, Schreib- und Lesestörung besonders stabil.

Das geschilderte Bild der vollständigen motorischen und sensorischen Aphasie versah WERNICKE mit dem Beiwort cortical. Er nahm an, daß die Rinde der Sitz der betreffenden Erinnerungsbilder ist, und daß nur der Verlust der Erinnerungsbilder die geschilderten Symptomenkomplexe verursachen. Natürlich ist das nicht so wörtlich zu nehmen, daß die Läsion nur die Rinde treffen darf. Das ist selten, gewöhnlich ist außer der Rinde auch die darunterliegende Markpartie mit zerstört.

Das ändert aber im allgemeinen an dem klinischen Bilde nichts, da ja der Ausfall der zu dem zerstörten Zentrum gehörigen Projektionsfasern und Assoziationsfasern keine additionellen Störungen machen kann.

7. Aphasien im Bereiche des Inselgebietes. Zwischen frontalem und temporalem liegt das insuläre Sprachgebiet. Wir verstehen darunter nicht nur die Inselwindungen selbst, sondern auch die medial von ihnen gelegenen Regionen, also ein Gebiet, das in die PIERRE MARIEsche Zone lenticulaire fällt. Herde in der Insel machen sehr mannigfache Bilder, welche insofern der **motorischen Aphasie** nahestehen, als sie die Expressivsprache stören, dagegen das Verständnis nur unter unten näher zu kennzeichnenden Umständen schädigen. Sie wirken:

1. Vielleicht durch Schädigung der Inselrinde, da, wie wir erwähnten, vordere Teile der Inselrinde vielleicht zum motorischen Sprachzentrum gehören.

2. Wenn sie subcortical zwischen Rinde und Linsenkern liegen, durch Unterbrechung wichtiger weißer Fasermassen, welche a mit m verbinden, nämlich die Capsula externa und die Capsula extrema. Diese Unterbrechung eines Teiles der Bahnen a-m bewirkt: Erschwerung der Wortfindung, Paraphasie und schädigt das Nachsprechen, aber letzteres weniger als das Spontansprechen, da diese einfachste Sprachleistung offenbar am widerstandsfähigsten ist. Solange noch ein Teil der Verbindungen a-m erhalten ist — die durchaus nicht alle durch die Insel ziehen — wird einigermaßen, wenn auch nicht fehlerlos, nachgesprochen. Dies steht im Gegensatz zu der älteren Annahme, daß bei Inselherden gerade das Nachsprechen schwerer gestört sei. Infolge der Dissoziation von a und m leidet auch die Schriftsprache mehr oder weniger, da sie bei der Mehrzahl der Menschen von einem intakten inneren Wort (a-m) abhängig ist.

3. Häufig senden sog. „Inselherde" Fortsätze nach oben in das Mark der dritten Stirnwindung und des Operculum Rolandi. In diesem Falle tritt zu den unter 2. genannten Unterbrechungen zwischen a und m noch hinzu: 1. Unterbrechung von Fasern, die von m zum Operculum Rolandi ziehen; 2. die Unterbrechung der linken zentrifugalen Projektionsbahn zu den Bulbärkernen; 3. Unterbrechung von Balkenfasern; 4. Zerstörung des Fasc. arcuatus (siehe S. 344), einer weiteren sehr wichtigen Verbindungsbahn zwischen a und m.

Damit wäre also einerseits die Trennung zwischen a und m noch erheblicher als bei 2., ferner besteht eine subcorticale Unterbrechung der von m zur Peripherie leitenden Bahnen. Daher findet man dann der vollständigen motorischen Aphasie sehr nahestehende Bilder: sehr schlechte, fast aufgehobene Spontansprache, fast aufgehobenes Nachsprechen, Störungen der Schriftsprache. Derartige Inselherde sind sehr häufig.

4. Oft sendet der Inselherd einen Ausläufer nach hinten unten in das Mark des Schläfenlappens und kann dann auch das Sprachverständnis schädigen.

Man sieht daraus, daß Inselherde je nach ihrer Ausdehnung und Lage verschiedene Wirkungen haben können, gemeinsam ist ihnen eine mehr oder minder große Schädigung der Expressivsprache.

8. Reine Wortstummheit. Reine motorische Aphasie („Subcorticale" WERNICKES.) Außer der oben geschilderten Form der vollständigen motorischen Aphasie (corticale Form WERNICKES) kommt seltener eine andere vor, die reine Wortstummheit (subcorticale Form WERNICKES). Bei ihr ist nur die expressive Lautsprache, also Spontansprechen und Nachsprechen aufgehoben, während die Schriftsprache (Schreiben und Lesen) erhalten sind. Bei einem Teil der Menschen ist, wie erwähnt (S. 391), die Schriftsprache von den motorischen Worterinnerungen unabhängiger und kann allein durch das akustische Wort unterhalten werden. So erklären sich die selteneren Fälle, in denen die Läsion ebenso liegt, wie bei der vollständigen motorischen Aphasie, und dennoch die Schriftsprache erhalten ist. Die Mehrzahl der Menschen besonders der Ungebildeten muß das Wort beim Schreiben (und Lesen) innerlich buchstabieren, andere (besonders Schreib- und Lesegewandte) bedürfen des motorischen Wortes weniger oder gar nicht. Letztere werden bei corticalem Herd im vorderen Sprachgebiete reine Wortstummheit zeigen.

Das wäre also die reine Wortstummheit durch Zerstörung des motorischen Sprachzentrums (erste Form der reinen Wortstummheit).

Bei der Mehrzahl der Menschen kommt das Bild der reinen Sprachstummheit dadurch zustande, daß das motorische Sprachzentrum selbst ganz oder wenigstens zum großen Teil erhalten ist, aber gegen die ausführende Sprachmuskulatur abgesperrt ist. Es sind dann die motorischen Erinnerungsbilder verschont und stehen dem Schreib- und Leseakt zur Verfügung, aber der Abfluß der Erregungen in die Bulbärkerne ist behindert. In diesem Falle ist die innere Sprache erhalten, der Gedächtnisbesitz nicht geschädigt, so daß man Bedenken tragen könnte, noch von Aphasie zu reden. Da es sich dabei aber noch nicht um eine Zerstörung des ausführenden neuro-muskulären Sprachapparates handelt, so gehört die Störung keinesfalls zur Anarthrie, sondern liegt als Absperrung des Erinnerungsapparates von dem Projektionsapparate zwischen beiden. Da nun die „Reinheit" dieser Wortstummheit immer nur eine annähernde ist und sich eine leichte Beimischung von Störungen der inneren Sprache fast immer nachweisen läßt, so werden diese Fälle herkömmlicherweise passend zu den Aphasien gerechnet.

In der Idee, daß bei der reinen Wortstummheit das Rindenfeld der motorischen Erinnerungsbilder erhalten ist und nur die Markfaserung zu den Sprachkernen unterbrochen ist, nannte WERNICKE diese Form „subcorticale Aphasie". Da die ältere Annahme einer direkten Projektionsbahn („Sprachbahn") vom motorischen Sprachzentrum zu den bulbären Kernen zweifelhaft geworden ist, es vielmehr wahrscheinlich ist, daß vom motorischen Sprachzentrum die Erregungen erst zum corticalen Zentrum des N. hypoglossus und facialis (μ im Schema) beiderseits im unteren Drittel der vorderen Zentralwindung (Operculum Rolandi) und von da erst zu den Bulbärkernen gelangen, wäre an Unterbrechung dieser Verbindungen zwischen motorischem Sprachzentrum und den beiderseitigen vorderen Zentralwindungen zu denken, die nun in der Tat durch subcorticale Herde in der dritten Stirnwindung und anliegendem Markweiß herbeigeführt werden kann. (Unterbrechung der Verbindungen von m zum linksseitigen Operculum Rolandi und der Balkenverbindungen zum rechtsseitigen Operculum Rolandi.)

Der alte — besser durch reine Wortstummheit zu ersetzende — Begriff „subcorticale" Aphasie darf nicht eine anatomisch streng wörtliche Anwendung finden; der Sinn ist, daß es sich um eine Unterbrechung von Bahnen zwischen motorischem Sprachzentrum und Sprachmuskulatur handelt. Nun kann aber natürlich ein subcorticaler Herd außer diesen Verbindungen noch so viel andere Verbindungen (Assoziationsfasern) des motorischen Sprachzentrums mit der gesamten Rinde unterbrechen, daß das motorische Sprachzentrum fast isoliert ist und daher fast ebenso außer Funktion gesetzt ist, wie wenn es zerstört wäre. Eine solche subcorticale Läsion würde das Bild vollständiger motorischer Aphasie machen. Andererseits kann eine subcorticale Läsion nach Lage und Ausdehnung so beschaffen sein, daß sie gerade einen Teil der vom Sprachzentrum zu den beiderseitigen Rindenzentren des N. hypoglossus und facialis ziehenden Fasern teilweise verschont, etwa die durch den Balken ziehenden Commissurenfasern zur rechten Seite, dann würde ein subcortical gelegener Herd nicht einmal reine Wortstummheit machen. Schließlich kann ein Herd einen Teil des Rindenfelds zerstören, ohne es ganz außer Funktion zu setzen, aber mit einem Ausläufer in das Mark gerade die Verbindungen mit den beiderseitigen Opercula Rolandi unterbrechen. Dann würde dieser zum Teil cortical, zum Teil subcortical gelegene Herd einen ähnlichen Effekt haben, wie eine rein subcorticale Unterbrechung der genannten Verbindungen. Man sieht, daß die Begriffe corticale und subcorticale Aphasie nicht buchstäblich anatomisch zu nehmen sind, sondern so viel bedeuten wie Außerfunktionsetzung des corticalen Sprachzentrums selbst und bloße Absperrung desselben gegen ihm untergeordnete Zentren. In Wirklichkeit können daher mannigfach verschiedene Kombinationen von Läsionen das eine oder das andere klinische Bild machen. Jedoch hat sich bestätigt, daß bei ausgedehnter Vernichtung der Rinde das Bild der vollständigen motorischen Aphasie gewöhnlich ist, während bei reiner Wortstummheit sich oft subcorticale Läsionen finden.

Sieht man also von jener Minderheit von Menschen, deren Schriftsprache unabhängig von dem motorischen Sprachzentrum ist, ab, so kann man sagen: Läsionen, die die Rinde des vorderen Sprachgebietes ganz oder teilweise verschonen, heben nur die Lautsprache auf und verschonen die Schriftsprache. (Reine Wortstummheit, zweite Form der reinen Wortstummheit.) Läsionen dagegen, welche die Rinde des frontalen Sprachgebietes in großem Umfange zerstören, beeinträchtigen gewöhnlich mit der Lautsprache die Schriftsprache. Übrigens muß eine Läsion, welche die linke cortico-bulbäre Bahn selbst unterbricht, plus einer zweiten, welche die Commissurenfasern von *m* zum rechten Operculum Rolandi unterbricht, ebenfalls reine Wortstummheit machen.

9. Reine Worttaubheit. Ebenso gibt es neben der vollständigen sensorischen Aphasie eine isolierte oder reine Worttaubheit (LICHTHEIMsche Krankheit, subcorticale sensorische Aphasie).

Bei ihr ist nur das Verstehen und als selbstverständliche Folge davon das Nachsprechen und Diktatschreiben aufgehoben, während Sprechen, Schreiben und Lesen erhalten sind. Es fehlt also am Bilde der vollständigen sensorischen Aphasie die Paraphasie, Paragraphie und Paralexie. Daß ein Herd, welcher das sensorische Sprachzentrum selbst vernichtet, reine Worttaubheit verursache, weil es sich um eine individuelle Unabhängigkeit der Laut- und Schriftsprache von den Wortklangerinnerungen handelt, entsprechend dem oben besprochenen Verhältnis bei Vernichtung der motorischen Worterinnerungen, dürfte nur selten vorkommen.

Selbst die Abhängigkeit der Schriftsprache von dem akustischen Wort duldet weniger Ausnahmen, als die von dem motorischen Wort. Wo reine Sprachtaubheit auftritt, ist also gewöhnlich an Erhaltung des Substrates der Wortklangerinnerungen zu denken und an bloße Absperrung desselben von den akustischen Erregungen. Das macht in erster Linie ein subcorticaler Herd im linken Schläfenlappen, wie LICHTHEIM gelehrt hat. Er muß so gelegen sein, daß er die Zustrahlung beider Acustici zum linken Schläfenlappen unterbricht. Vermutlich auch die Balkenverbindung vom Hörzentrum der rechten zu dem der linken Hemisphäre. Dann dokumentiert sich der Besitz der Wortklangbilder darin, daß richtig gelesen, gesprochen, geschrieben wird, während die Absperrung dieser Wortklangerinnerungen von allen Hörerregungen das Sprachverständnis aufhebt. Eine zweite Möglichkeit des Zustandekommens reiner Worttaubheit ergibt sich, wenn man mit FLECHSIG das akustische Projektionszentrum scharf von dem mnestischen akustischen Zentrum trennt (siehe Abb. 30). Dann würde Zerstörung dieses Zentrums (also besonders der Querwindung des Schläfenlappens) die linke Hemisphäre ebenfalls der akustischen Erregungen berauben und daher die Wortklangerinnerungen gegen die Peripherie isolieren, während sie ihre intercorticale Wirksamkeit beim Sprechen, Schreiben, Lesen noch entwickeln könnten. Das wäre eine reine Worttaubheit durch corticalen Herd (in der Querwindung). Daß reine Worttaubheit auch durch Unterbrechung einer Bahn a-a zustande kommen könne ist zweifelhaft, da es zweifelhaft ist, ob a und a überhaupt durch einen geschlossenen Assoziationsfaserzug verbunden sind.

Die reine Worttaubheit ist bleibend, sofern nicht auch hier im Laufe der Zeit der rechte Schläfenlappen stellvertretend für den linken eintritt, was bei subcorticalen Herden öfter ausbleibt. Und zwar ist hier ebenso, wie bei der vollständigen sensorischen Aphasie schon das Wortlautverständnis aufgehoben. Die Worte werden gehört, aber wie ein fremdes wirres Geräusch. Ist das Wortlautverständnis aufgehoben, so taucht selbstverständlich der zum Wort gehörige Begriff nicht auf, d. h. das Wortsinnverständnis ist erst recht aufgehoben.

Für die Feststellung reiner Worttaubheit ist der Nachweis erforderlich, daß das Hörvermögen ausreichend ist. Ist das Hörvermögen durch beiderseitige Labyrintherkrankung oder doppelseitige Erkrankung der Hörbahnen oder Hörzentren schwer geschädigt, so kann allein infolge der Hörstörung das Sprachverständnis aufgehoben sein. Es liegt dann Pseudosprachtaubheit vor: eine bloße Folge der Schwerhörigkeit. Da Bezold gezeigt hat, daß totaler Ausfall der Tonstrecke b'-g'' oder selbst erhebliche Abschwächung innerhalb dieser Strecke eo ipso das Sprachverständnis aufhebt[1]), muß mit der kontinuierlichen Tonreihe der Nachweis erbracht werden, daß der Kranke innerhalb der betreffenden Tonstrecke mit ausreichender Schärfe hört. Es genügt nicht, das ausreichende Hören durch erhaltene Perzeption von Geräuschen, Pfeifen, Händeklatschen, Klingeln zu erweisen, da, wenn die genannte Sprachsexte ausgefallen ist, Sprache nicht verstanden wird, selbst wenn in den übrigen Teilen der Tonstrecke das Hörvermögen ein gutes ist. Übrigens dient ferner zur Unterscheidung der subcorticalen sensorischen Aphasie von der durch allgemeine Schwerhörigkeit bedingten Aufhebung des Sprachverständnisses der Umstand, daß erstere wohl nie absolut rein ist, sondern daß vereinzelte paraphasische oder paragraphische Beimengungen bekunden: es handelt sich hier nicht um eine bloße Hörstörung.

Es gibt ferner eine noch seltenere Form der Sprachtaubheit, bei der zwar Buchstaben, Silben und kurze Worte verstanden und nachgesprochen werden können, aber längere Worte und Sätze nicht verstanden werden, schon dem Wortlaute nach nicht. Dabei besteht nur sehr leichte Paraphasie, Paragraphie und Paralexie, so daß diese Form (wegen der Geringfügigkeit der Störungen der inneren Sprache) der reinen Worttaubheit nahesteht. Es dürfte sich um corticale Herde im Sprachzentrum handeln, welche weniger die Wortlauterinnerungen schädigen, als ihre Kommunikation mit den akustischen Erregungen.

10. Transcorticale Aphasien (einschließlich der amnestischen und optischen Aphasie). Unter den transcorticalen Aphasien verstand Wernicke im Anschluß an Lichtheims Aufstellung solche, bei denen das motorische und sensorische Sprachzentrum selbst, ebenso ihre Verbindung untereinander und mit der Peripherie erhalten sind, aber eins von beiden vom Begriff, d. h. von der gesamten übrigen Rinde abgesperrt ist. Psychologisch ist also das Wort ($a - m$) intakt, aber eine Komponente desselben von B abgetrennt. Der Komplex $Ohr - a - m - Mund$ (Abb. 53) ist also frei.

Wernicke dachte sich das durch Unterbrechung der Assoziationsfasern bedingt, welche von der gesamten Rinde zu je einem der beiden Sprachzentren konvergieren.

In seinem Schema bedeutete Zerstörung in a und m selbst corticale Aphasie, Unterbrechung der von m und der zu a leitenden Bahn subcorticale Aphasie und Unterbrechung der Wege von B zu m oder von a zu B transcorticale (je nachdem, motorische oder sensorische) Aphasie.

---

[1]) Was allerdings nicht unwidersprochen geblieben ist.

Klinisch sollte sich das vor allem dadurch kennzeichnen, daß zwar nachgesprochen werden kann (erhaltenes Wortlautverständnis), indem der Weg Ohr-*a-m*-Mund frei ist, daß aber entweder vom Begriff das Wort nicht gefunden: transcorticale motorische Aphasie (6) oder von dem gehörten Wort der Begriff nicht geweckt werden kann (aufgehobenes Wortsinnverständnis) transcorticale sensorische Aphasie (3). Die den transcorticalen Formen zugeschriebenen Schreib- und Lesestörungen (Lautlesen, Diktatschreiben erhalten) finden sich nur in einer gewissen Annäherung realisiert. Die klinische Realität dieser transcorticalen Formen, mit dieser Einschränkung, ist sicher: wir haben nicht selten Kranke, die nachsprechen können (Wortlautverständnis erhalten), aber den Sinn schlecht verstehen (Wortsinnverständnis aufgehoben) oder vom Begriff aus die Worte schwer finden. Häufig findet sich beides vereint: Erschwerung des Wortsinnverständnisses und äußerst reduzierte Wortfindung bei erhaltenem Nachsprechen.

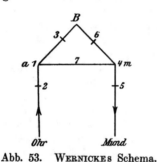

Abb. 53. WERNICKES Schema.
1 Corticale sensorische Aphasie.
2 Subcorticale   „   „
3 Transcorticale „   „
4 Corticale motorische   „
5 Subcorticale   „   „
6 Transcorticale „.   „
7 Leitungsaphasie (klinisch nicht bestätigt).

Aber anatomisch finden sich die von WERNICKE angenommenen Verhältnisse nicht in der einfachen und ohne weiteres aus dem Gehirn ablesbaren Weise verwirklicht, wie er es annahm. Nämlich es liegt nicht einfach so, daß bei aufgehobenem Nachsprechen der Herd im Zentrum, bei erhaltenem Nachsprechen in den zum Zentrum konvergierenden Bahnen gelegen ist. Das Prinzipielle in WERNICKES Annahme, daß bei aufgehobenem Nachsprechen die eigentlichen Träger des motorischen oder sensorischen Wortes vernichtet, bei erhaltenem Nachsprechen erhalten und nur von der übergeordneten Begriffsrinde nicht erreichbar sind, kommt zwar teilweise zu seinem Recht, aber unter sehr verschiedenen anatomischen Bedingungen und bei einer Lage der Herde, der man diese Wirkung nicht ohne weiteres ansieht. Die empirischen Befunde und die Erkenntnis, daß der direkte Weg *B-m* keine große Rolle spielt, daß vielmehr das spontane Sprechen sich in der Hauptsache desselben Weges bedient, wie das Nachsprechen, nämlich des Weges *a-m*, nötigen zu einer Modifikation der diesbezüglichen WERNICKEschen Anschauung. Verschonung und Vernichtung des Nachsprechens hängen auch noch von anderen Momenten ab, als der territorialen Lage des Herdes, nämlich von dem Grad der Läsion. Das Nachsprechen ist nämlich im allgemeinen die widerstandsfähigste Sprachfunktion derart, daß leichtere Läsionen derselben Gegend, deren Zerstörung völlige Sprachlosigkeit bewirkt, noch ein leidliches Nachsprechen zulassen. Das gilt auch von den zu *m* führenden Bahnen (*a-m*). Bei partieller Läsion lassen sie die starken Erregungen, welche von der Peripherie kommen, noch durch, während sie für die schwächeren spontanen von *B* kommenden nicht mehr passierbar sind.

Das Wort transcortical birgt eine klinisch-symptomatologische, eine anatomische und eine psychologische Forderung, welche drei nicht immer zusammen erfüllt sind. Wir werden hier das Wort nur in seiner klinisch-symptomatologischen Bedeutung nehmen, d. h. die Formen mit erhaltenem Nachsprechen als transcorticale ins Auge fassen.

Den Wert der übrigen Bedeutungen des Wortes transcortical zu würdigen, ist hier nicht der Ort.

A. Transcorticale motorische Aphasie ist hier also Aufhebung oder starke Erschwerung der Spontansprache bei erhaltenem Nachsprechen.

Das findet sich:

I. Bei leichterer Schädigung vom m selbst, welche die Erregbarkeit des Zentrums vom Begriff her (über a) aufhebt, ohne doch die in dem Zentrum gelegenen Träger des motorischen Wortes so weit zu schädigen, daß sie nicht einmal mehr auf den stärkeren Reiz des vorgesprochenen Wortes ansprechbar sind.

II. Bei leichterer Schädigung der Bahnen von a-m, ein schon unter den Inselherden S. 396 erwähnter Fall, und der Nebenbahnen von B zu m — aus demselben Grunde.

III. Muß man mit der Möglichkeit rechnen, daß das wiederkehrende Nachsprechen von der rechten Hemisphäre besorgt wird.

In den Fällen I.—III. ist das Nachsprechen zwar besser als das Spontansprechen, aber doch immer erheblich erschwert und fehlerhaft.

IV. Strenger wird die Forderung des erhaltenen Nachsprechens durch die sog. amnestische Aphasie oder verbale Amnesie erfüllt, bei der allerdings der Ausfall der Spontansprache kein totaler ist. Sie ist prinzipiell eine verdünnte Form der transcorticalen motorischen Aphasie, da m von B dissoziiert, aber selbst intakt und von a aus erreichbar ist, wenn auch der Entstehungsmodus ein anderer ist als der von WERNICKE für letztere angenommene. Die Wortfindung ist sehr erschwert; wird das Wort aber angeboten, so wird es sofort als richtig erkannt und nachgesprochen, und zwar mit Leichtigkeit und fehlerlos. Bei dieser verbalen Amnesie werden hauptsächlich die Substantiva und Verben für Konkretes nicht gefunden, während im Gegensatz zu den Formen 1 und 2 die Abstracta und die Formbestandteile der Rede, Partikeln, Präpositionen usw., ferner Flexionen und Deklination erhalten sind. Diese Form findet sich unter sehr mannigfachen Bedingungen, nämlich immer, wenn eine der Stationen, welche der Sprechprozeß, ehe er in die Bahn a-m gelangt, passieren muß, leicht lädiert ist. Also

1. dann, wenn das sensorische (temporale) Sprachzentrum nur ganz leicht geschädigt ist (etwa durch mäßige Atrophie). Diese leichte Schädigung hebt das Nachsprechen und Verstehen noch nicht auf, aber erschwert die Erweckung der Wortklangbilder vom Begriff aus (die am leichtesten versagende Leistung);

2. wenn die Verbindungen des sensorischen Sprachzentrums (a) mit B leicht geschädigt sind, werden aus demselben Grunde die Worte schwer gefunden, während das gehörte Wort noch den Sinn weckt;

3. wenn die Begriffsregion selbst, also die gesamte Rinde geschädigt ist, auch ehe es zu einer so schweren Begriffsschädigung kommt, daß die verbale Amnesie im allgemeinen Blödsinn untergeht, sind die Bahnen zum sensorischen Sprachzentrum in ihren Wurzeln geschädigt.

Bei diffusen Prozessen (Paralyse, seniler Atrophie, Arteriosklerose) finden sich häufig mehrere der unter 1.—3. genannten Bedingungen erfüllt, so daß bei ihnen das Bild der amnestischen Aphasie sehr gewöhnlich ist.

Aber auch Herde hinter a, die nicht ausgedehnt genug sind, um es zu der unten zu besprechenden transcorticalen sensorischen Aphasie kommen zu lassen, schränken die Spontansprache aufs äußerste ein, ohne das Nachsprechen im geringsten zu behindern.

Die sog. optische Aphasie ist nur eine besondere Ausprägung der amnestischen Aphasie. Ihrer Definition nach sollen gesehene Gegenstände nicht benannt werden können, und diejenigen Gegenstände, die wir vorwiegend vom Gesicht aus kennen, auch in der freien Rede nicht bezeichnet werden können.

Dagegen soll die Benennung von jedem anderen Sinn, etwa dem Tastsinn, erfolgen. In Wirklichkeit handelt es sich meist um eine optisch-taktile Aphasie, d. h. weder vom Gesicht noch vom Getast wird der Name gefunden, während er vom Gehör aus gut gefunden wird, z. B. eine Trompete, die gesehen und getastet wird, kann nicht bezeichnet werden, während der Name, sobald die Trompete ertönt, sofort einfällt. Bei dieser optischen Aphasie handelt es sich also um eine Ausprägung der amnestischen Aphasie, bei der die Unfähigkeit zur Benennung des Gegenständlichen (im Gegensatz zu allgemeinen Redeteilen und Abstractis) noch mehr hervortritt als gewöhnlich, bei der ferner die Wahrnehmung des Gegenstandes noch ungünstigere Bedingungen für die Benennung schafft, als sie in der freien Rede bestehen, und die Benennung von akustischen Merkmalen aus leichter vonstatten geht.

Diese Ausprägung der amnestischen Aphasie findet sich besonders bei Schläfenlappenabscessen, die ja meist an der Basis des Schläfenhinterhauptlappens liegen, ferner bei sonstigen Herden im Übergange vom Schläfen- zum Hinterhauptlappen, evtl. im Hinterhauptlappen selbst. Sie haben das Gemeinsame, daß sie Verbindungen vom a zur Rinde des Hinterhauptlappens unterbrechen, der die besonders wichtigen optischen Bestandteile des Begriffes birgt.

Die optische Aphasie ist eine transcorticale, auch in dem anderen bisher vernachlässigten Sinne des Wortes transcortical: die Behinderung des Sprechens liegt nicht in den Wortzentren selbst (a oder m), auch nicht in ihren Verbindungen untereinander und mit der Peripherie, sondern jenseits der Zentren auf dem Wege, den der Erregungsprozeß durchlaufen muß, ehe er vom Begriff zu ihnen gelangt.

Da für uns a eine Durchgangsstation für die Erregung von B zu m ist, so ist im anatomischen Sinne des Wortes transcortical (im Hinblick auf m) auch jede Behinderung der Expressivsprache durch Läsion von a eine transcorticale, insbesondere z. B. die Wortstummheit durch doppelseitige Schläfenlappenherde (s. S. 395). Bei dieser ist aber auch das Nachsprechen aufgehoben, also fehlt gerade das Merkmal, das klinisch hauptsächlich transcorticale Aphasien charakterisiert. Auf diese Schwierigkeit sei hier nur hingewiesen.

B. Transcorticale sensorische Aphasie. Wir sahen, daß eine Schädigung der Bahnverbindung zwischen a und B, also eine nur partielle Unterbrechung transcorticale motorische Aphasie macht, das Spontansprechen schwer behindert (also die Erregung in der Richtung B-a) aber den Weg in umgekehrter Richtung a-B: die Anknüpfung des Begriffs an das Wort, das Wortsinnverständnis, noch nicht aufhebt.

Findet aber eine totale Unterbrechung der Bahnen von B zu a statt, im Gegensatz zu der partiellen, oder ist B selbst sehr stark geschädigt (Asymbolie im alten Sinne), so haben wir transcorticale sensorische Aphasie (Nachsprechen erhalten, Verständnis des Gesprochenen aufgehoben, also Wortlautverständnis erhalten (Wortsinnverständnis aufgehoben). Das Nachsprechen tritt oft zwangsmäßig auf (Echolalie), weil sich zu dem in a geweckten Wortklang kein Begriff mehr gesellt, sondern die Erregung, welcher der Abfluß nach B verschlossen ist, sich in die freie Bahn des Nachsprechens a-m ergießt. Anatomisch findet sich das nicht selten durch schwere Atrophien in der Umgebung der ersten Schläfenwindung, also in der zweiten und dritten Schläfenwindung und nach hinten verwirklicht (starke Atrophie des Schläfenlappenmarkes) gewöhnlich neben allgemeiner Atrophie und entsprechender Schädigung des Begriffsbesitzes. (Asymbolische Störungen im alten Sinne.) Auch mehrere Herde in der hinteren Hirnhälfte können diese — nur die Verbindung mit m verschonende — Isolierung von a bewirken.

Nun ist zu bemerken, daß, wenn schon eine partielle Unterbrechung von a-B die Expressivsprache fast aufhob, die Expressivsprache erst recht durch eine stärkere Unterbrechung alteriert werden muß. In der Tat haben wir neben transcorticaler sensorischer Aphasie fast immer eine starke Erschwerung der

Spontansprache. Also ist die transcorticale sensorische fast immer gleichzeitig eine transcorticale motorische Aphasie: es wird nur der Wortlaut verstanden und papageiartig nachgesprochen, aber weder der Wortsinn verstanden, noch spontan einigermaßen gesprochen. Eine wirkliche Beschränkung auf den Symptomenkomplex der transcorticalen sensorischen Aphasie (also Nachsprechen, aber Nichtverstehen bei leidlicher Spontansprache) ist nur möglich bei einem Menschen, bei welchem ausnahmsweise die Bahn *B-m* sehr leistungsfähig ist.

Zusammenfassendes über **temporale** Läsionen. Wenn wir das über die sensorisch-aphasischen Störungen Gesagte zusammenfassen sollen, so kann eine Unterbrechung der zur linken Hörsphäre ziehenden Bahnen (nebst der Balkenverbindung), sowie der linken Hörsphäre selbst (mittleres Drittel von Gyr. temp. sup. und Querwindung), reine Wortlauttaubheit machen. Eine Zerstörung des „sensorischen Sprachzentrums" (hinteres Drittel des Gyr. temp. sup. und unmittelbar dahinter gelegener Teil des Gyr. supramarginalis) bewirkt Wortlauttaubheit nebst Paraphasie, Paragraphie und Paralexie. Wo Wortlauttaubheit ist, besteht konsekutiv Wortsinntaubheit.

Eine — bis auf die Verbindung mit *m* — totale Absperrung des sensorischen Sprachzentrums (schwere Atrophie des ganzen Schläfenlappens, ausgedehnte Herde in der Tiefe hinter und um das sensorische Sprachzentrum) hebt nur das Wortsinnverständnis auf, ohne das Wortlautverständnis, durch Nachsprechen sich bekundend, zu stören, erschwert gleichzeitig die Wortfindung auf das äußerste. Ist aber das sensorische Sprachzentrum oder seine Verbindung mit *B* nur leicht oder partiell lädiert, so resultiert nur amnestische Aphasie (im zweiten Falle speziell, optische), während Wortlaut- und Wortsinnverständnis erhalten sind.

Es sagt sich nun von selbst — es gilt das generell von den Hirnläsionen —, daß Erkrankungen, die den linken Schläfenlappen treffen, ob es nun Neubildungen oder Herde vasculären Ursprungs sein mögen, nur ganz ausnahmsweise ihre destruktiven und Nachbarschaftswirkungen auf das Substrat einer der im Schema scharf getrennten Elemente oder Elementverbindungen beschränken. Je nach ihrer wechselnden Lage und Ausdehnung und je nach Beteiligung der vielen im Schema durch eine Linie vertretenen Bahnen werden mannigfache Mischungen der Symptome auftreten. Aufgehobenes Wortlautverständnis, aufgehobenes Wortsinnverständnis, Störung der Wortfindung und Paraphasie, Schreib- und Lesestörungen werden in verschiedenem Grade gemischt die wirklichen Krankheitsbilder konstituieren, die meist nur mit einer gewissen Annäherung den theoretisch entwickelten Formen sich einordnen lassen. Reine Worttaubheit, vollständige sensorische Aphasie, und „transcorticale" sensorische Aphasie sind nur drei besonders hervorstechende Typen der sensorischen Aphasie, deren Herausstellung aber einen großen orientierenden Wert hat.

Um alle wirklichen Differenzen zu verstehen, müßte man, ganz abgesehen vom individuellen psychologischen „Typus" des Kranken, in jedem Fall die Beteiligung der Rindenelemente, der Projektions-, Assoziations- und Commissuren-Fasern in Rechnung ziehen und über die Funktion von jeder derselben im klaren sein, eine Einsicht, von der wir leider noch weit entfernt sind.

Störungen der Schriftsprache:

a) Alexie und Agraphie; b) Reine Alexie; c) Reine Agraphie.

Wir sahen, daß die Schriftsprache gewöhnlich mit der Lautsprache beeinträchtigt ist, das Schreiben stark bei beiden Hauptformen der Aphasie, das

Lesen schwer bei der sensorischen, leichter bei der motorischen Aphasie. Nur bei den sog. reinen Formen war die Schriftsprache erhalten.

Es gibt nun Störungen der Schriftsprache, die annähernd isoliert sind, d. h. die übrigen Sprachfunktionen sind nur leicht, Lesen und Schreiben schwer gestört.

Herde, welche dicht hinter dem sensorischen Sprachzentrum gelegen sind, nämlich im Gyr. angularis und dessen oberflächlichem Mark bewirken: Agraphie und Alexie, dabei nur geringe Anzeichen von Paraphasie und erschwerte Wortfindung. Herde dagegen, welche von der Medianfläche des Gehirns (in seinem hinteren Drittel) in das tiefe Mark des Gyr. angularis vordringen, bewirken vorwiegend reine Alexie, d. h. das Schreiben ist erhalten, das Lesen aufgehoben. Die an reiner Alexie (Leseblindheit) Leidenden sehen zwar das Geschriebene, können es auch, wenn auch nur servil nachzeichnen, erkennen aber meist schon die Buchstaben, jedenfalls die Worte nicht. Sie können daher weder laut lesen, noch den Sinn verstehen. Das Erkennen von Ziffern ist oft erhalten. Mit reiner Alexie ist fast immer rechtsseitige Hemianopie verbunden, während die oberflächlichen Herde im Gyr. angularis, welche Lesen und Schreiben aufheben, öfters ohne Hemianopie verlaufen.

Die einfachste Erklärung dieser Befunde ist folgende:

Die Sehstrahlung verläuft durch das tiefe Mark des Gyr. angularis außen vom Hinterhorn durch das Mark des Hinterhauptlappens zur Regio calcarina, der linken und rechten Sehsphäre (s und s'). Von hier gehen Verbindungen zur Konvexität des Hinter-

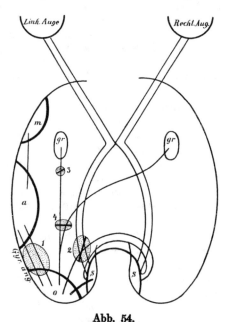

Abb. 54.
(Erklärung im Text.)

Herd *1* bewirkt Alexie + Agraphie.
  „ *2* Reine Alexie mit Hemianopie.
  „ *3* Reine Agraphie nur der rechten Hand.
  „ *4* Reine Agraphie beiderseits.

hauptlappens, dem Sitze der optischen Formerinnerungen (s-o u. $s'c$). Diese sind vorwiegend links, aber auch im rechten Hinterhauptlappen deponiert. Die Verbindung vom rechten Hinterhauptlappen zieht durch das Splenium zur Konvexität des linken Hinterhauptlappens (s'-o). Von dem sensorischen Sprachzentrum zieht eine Assoziationsbahn zur Konvexität des Hinterhauptlappens a-o. Von o zieht zum Handzentrum (gr) die Bahn, welche dem Handzentrum die optischen Direktiven liefert (Abb. 54).

Zerstört nun ein Herd (1) den Gyr. angularis von der Konvexität aus, so unterbricht er die Bahn a-o. Die Folge ist, daß die in a erweckten Klangbilder der Buchstaben in o nicht die zugehörigen optischen Bilder wecken, was zum Schreiben erforderlich ist, daher Agraphie. Umgekehrt werden aber beim Lesen die Erregungen beider Lichtfelder nicht zu a transportiert, d. h. die Buchstabenbilder wecken nicht die Buchstabenklänge (von der sekundären Verbindung o-m wird der Einfachheit halber abgesehen), das Gesehene wird nicht ver-

standen, daher auch Alexie. Wegen der Unterbrechung einer wichtigen Zu-
leitungsbahn von *o* zu *a*, erschwerte Wortfindung, wegen der Nachbarschaft
des Herdes zu *a* oft leichte Paraphasie. Liegt der Herd dagegen in 2, so unterbricht er einerseits die Sehstrahlung, daher rechtsseitige Hemianopie, andererseits die Commissurenbahnen vom rechten Hinterhauptlappen (*s'-o*), so daß in
das linke *o* keine optische Erregung gelangt. Die nur in den rechten Hinterhauptlappen gelangenden optischen Erregungen erreichen so *a* nicht und wecken
daher keine Klangbilder: aufgehobenes Lesen. Dagegen unterbricht der Herd 2
nicht die Kommunikationen von *a* und *m* mit *o*, ebensowenig die von *o* nach *gr*,
so daß kein Grund für die Aufhebung des Schreibens vorhanden ist: reine Alexie.

Nun kann ein Herd (3 und 4) die Bahn vom linken Hinterhauptlappen zum
Zentrum der rechten (resp. auch linken) Hand unterbrechen, es wird dann
reine Agraphie eintreten, gewöhnlich beider Hände, unter Umständen nur
der rechten. Die reine Agraphie ist auch oft eine Teilerscheinung der allgemeinen
Apraxie der betreffenden Hand.

Bedenkt man, daß es sich im Gehirn nicht wie im Schema um eine lineäre
Verbindung, sondern um zahlreiche Faserverbindungen handelt, daß dieselben
in verschiedenen Ebenen in verschiedensten Lagen zu anderen Faserkategorien
kommen, daß Größe, Ausdehnung, Richtung, Form und Zahl der Herde die
verschiedensten Unterbrechungskombinationen schaffen, so wird man begreifen,
daß es sich bei oben gegebenem linearen Schema nur um eine orientierende
Konstruktion handelt, daß aber in Wirklichkeit die mannigfachsten Kombinationen und Varietäten eintreten können. Man nehme z. B. an, der Herd 2
gehe mit einem Ausläufer so weit nach lateral, daß auch *o-gr* unterbrochen wird,
dann wird neben der Alexie Agraphie bestehen.

Die reine Alexie kommt durch Herde des Versorgungsgebietes der Art.
cerebri poster. zustande.

β) Agnostische Störungen.

Die Worttaubheit und die Leseblindheit sind schon besondere Ausprägungen
von Störungen des Erkennens. Der Leseblinde sieht, aber das Gesehene
wird nicht verstanden. Die Perzeption ist erhalten, aber die Gnosie aufgehoben.
Die Leseblindheit ist eine Agnosie für Schriftzeichen[1]), die Worttaubheit eine
Agnosie für Wortklänge. Es handelt sich bei diesen rezeptiv aphasischen Störungen um Agnosien für konventionelle Zeichen, für Sprachsymbole. Wenn
man von Agnosien im engeren Sinne spricht, so denkt man an die entsprechenden
Störungen für die Dinge der Außenwelt, also für alle Sinneseindrücke, die
nicht Symbole sind (Objektagnosien).

Wird etwa ein Kamm gesehen, aber seine Bedeutung nicht erkannt, weckt
z. B. der Komplex optischer Empfindungen nicht diejenigen Assoziationen,
welche bei ihm normalerweise auftreten, z. B., daß er das Ding ist, mit dem
wir die Haare ordnen, das zur Bürste gehört usw., so liegt eine agnostische Störung vor. Es handelt sich also nicht nur um die Anknüpfung der konventionellen
Bezeichnungen, sondern der realen Beziehungen, Herkunft, Zweck usw. Je
nach dem Sinnesgebiet unterscheidet man akustische, optische, taktile, gustato-
rische und olfactorische Agnosie.

1. **Akustische Agnosie oder Seelentaubheit** dokumentiert sich also
darin, daß auch außer den Sprachlauten alle möglichen Gehörreize nicht

---

[1]) Es ist damit nicht etwa gesagt, daß die Leseblindheit gewöhnlich Teilerscheinung
einer allgemeinen optischen Agnosie sei. Sie ist häufig eine nur oder überwiegend die Schriftzeichen betreffende Agnosie. Gewöhnlich werden bei Leseblindheit sogar Ziffern erkannt.
Auch Worttaubheit kommt häufig ohne Seelentaubheit vor.

verstanden werden (Tierlaute, Instrumente, Peitschenknallen, Geldklirren u. ä.).
Kommt bei Herden im linken Schläfenlappen neben sensorischer Aphasie vor.

2. Optische Agnosie oder Seelenblindheit. Der Kranke kann über
die Form und oft auch die Farbe der Dinge Auskunft geben, aber sie sind ihm
fremd, er kann sie nicht nur nicht benennen, wie bei optischer Aphasie, sondern
wirklich nicht erkennen.

Die Seelenblindheit beruht auf Läsionen des Hinterhauptlappens, und zwar
handelt es sich meist um doppelseitige Herde. Gewöhnlich ist durch Läsion
des Sehzentrums oder der Sehstrahlung eine Gesichtsfeldhälfte oder wenigstens
ein Quadrant ausgeschaltet, d. h. für den betreffenden Abschnitt ist die Person
perzeptiv blind. Das Verständnis der von den nicht blinden Gesichtsfeld-
teilen aufgenommenen Eindrücke ist durch Unterbrechung von Assoziationsbahnen, welche von dem Sehzentrum zum Sitz der Formerinnerungen in der
Konvexität des Hinterhauptlappens verlaufen, oder durch Zerstörung dieses
Sitzes selbst oder seiner Verbindungen mit den übrigen Rindenbezirken aufgehoben. Das können mannigfache Herdkombinationen machen, welche Mark
und Konvexität des Hinterhauptlappens und des unmittelbar vor ihnen gelegenen
Scheitellappenteiles betreffen. Einer von beiden Herden muß immer links
liegen, rechtsseitige Hinterhauptsherde bewirken (außer bei Linkshändern)
keine Seelenblindheit. Es beweist dies, daß die Festigkeit und Feinheit der
optischen Erinnerungsbilder in der linken Hemisphäre viel größer ist. Ja bei
einer Anzahl von Menschen ist die linke Hemisphäre so vorwiegend der Sitz
optischer Erinnerungsbilder, daß bei ihnen ein nur linksseitiger Herd einen
erheblichen Grad von Seelenblindheit wenigstens passager bewirkt. Die Seelenblindheit durch bloß linksseitigen Herd kommt in solchen Fällen folgendermaßen zustande: Zerstörung des linken Sehzentrums oder der Sehstrahlung
sperrt die optischen Erregungen von der linken Gehirnhälfte ganz ab (rechtsseitige Hemianopie). Der Herd unterbricht ferner die Balkenverbindung zwischen
rechtem Hinterhauptlappen und linker Hemisphäre (Splenium oder Forceps),
wodurch die in das rechte Sehfeld geratenden optischen Erregungen zwar Empfindungen auslösen, aber nicht verstanden werden, da sie nicht zu dem Sitz
der in solchen Fällen überwiegend links vorhandenen Erinnerungen gelangen.
Dabei besteht natürlich auch reine Alexie, wie denn der Mechanismus der
durch einseitigen Herd zustande kommenden Seelenblindheit derselbe ist, wie
der der reinen Alexie. Es sind noch andere Kombinationen der Läsionen möglich.

Gewöhnlich verbinden sich also perzeptive und gnostische Störungen, so
daß für einen Teil des Gesichtsfeldes Blindheit, für das erhaltene Gesichtsfeld
Seelenblindheit besteht.

Meist ist auch die Sehschärfe herabgesetzt, oft bestehen Farbsinnstörungen
daneben. Natürlich muß, ehe man Seelenblindheit diagnostiziert, nachgewiesen
werden, daß diese perzeptiven Störungen nicht so hochgradig sind, daß zum
Erkennen von vornherein unzulängliche Daten geliefert werden (Pseudoseelen-
blindheit).

Bei manchem Seelenblinden sind die optischen Erinnerungen verloren,
bei anderen werden sie nur durch die zentripetalen Erregungen nicht geweckt.

Der Kranke kann etwa durch Beschreibung oder Zeichnung den Besitz
der Erinnerung bekunden.

Oder aber die optischen Erinnerungen werden zwar geweckt, aber die assoziierten Erinnerungen von anderen Sinnesgebieten, taktile, akustische, finden
keinen Anschluß. Oft ist der Grund des Nichterkennens, daß die Zusammenfassung der einzelnen Sinnesdaten zu einer Objektvorstellung nicht gelingt.
Die Empfindungen bleiben dann ein Chaos von Einzeleindrücken, welche nicht
zu Gegenstandsvorstellungen verschmelzen.

Gewöhnlich sind neben den Formerinnerungen auch die Farberinnerungen geschädigt: der Kranke kann sich die Farbe des Laubfrosches, der Postkutsche, des Blutes nicht mehr vorstellen; manchmal sind die Farberinnerungen erhalten, ausnahmsweise die Formerinnerungen erhalten und nur die Farberinnerungen aufgehoben. Gewöhnlich leidet bei der Seelenblindheit die Erinnerung für die räumliche Ordnung der Dinge. Der Patient kann sich etwa ihm früher ganz bekannte Wege nicht mehr in der Erinnerung vorführen, verläuft sich daher auch leicht.

Nicht zu verwechseln mit Störung der Farberinnerung einerseits und Störung der Farbenempfindung andererseits (durch Sortieren geprüft), ist eine häufig neben, aber auch ohne jene auftretende Störung in der Farbbenennung (unpassend amnestische Farbenblindheit genannt). In diesem Falle verfehlt der Kranke das richtige Farbwort, wie er auch für andere Dinge die richtige Bezeichnung nicht findet. (Teilerscheinung der amnestischen und sog. optischen Aphasie, die für Farben- wie für Eigennamen oft besonders ausgesprochen ist.)

Amnestische Aphasie besteht gewöhnlich neben Seelenblindheit, ebenso Alexie eventuell mit Agraphie.

3. Taktile Agnosie (Tastlähmung). Bei der Tastlähmung wird trotz ausreichendem Vorhandensein der einzelnen für das Tasten in Betracht kommenden sensiblen Verrichtungen (Berührungs-, Lage- und Bewegungsempfindungen usw.) das Getastete nicht erkannt. Z. B. werden die Formen nicht erkannt (Astereognosie). Auch führen Empfindungen, wie Feuchtigkeit, Kälte, Samtweiche, Gewicht u. ä., nicht zur richtigen Deutung.

Es gibt drei Arten der taktilen Agnosie.

1. Entweder werden die Einzeleindrücke nicht gehörig zu einem Objekt vereinigt bei erhaltener Tasterinnerung, resp. wecken sie die letztere nicht, oder

2. die Tasterinnerungen sind verloren oder

3. die Assoziation derselben mit den optischen, akustischen usw. Erinnerungen unterbleibt.

Anatomisch finden sich bei der Tastlähmung Herde im mittleren Drittel der hinteren Zentralwindung oder dahinter im Scheitellappen gelegene, welch letzteren besonders für die dritte assoziative Form in Betracht kommen.

Nicht verwechselt mit der taktilen Agnosie darf diejenige Aufhebung des Erkennens durch Tasten werden, welche durch schwere Sensibilitätsstörungen bedingt ist und durch Läsion der sensiblen Bahnen zustande kommt. In diesem Falle liegt keine agnostische, sondern eine perzeptive Störung vor, und man sollte auch die auf diesem Wege zustandekommende Störung im Formerkennen als perzeptive Astereognosie von der taktilen Agnosie trennen (s. S. 374).

4. Agnosien auf dem Gebiete des Geruches und Geschmackes sind schwer von den perzeptiven entsprechenden Störungen zu unterscheiden und sind noch wenig studiert.

Die bisher betrachteten (dissolutorischen) agnostischen Störungen beruhten darauf, daß die Glieder der zum Erkennen erforderlichen Ideenreihe in ihre einzelsinnigen Bestandteile zerspalten oder durch Vernichtung eines solchen Bestandteils (etwa des optischen) geschädigt sind. Häufig aber kommt eine Störung des Erkennens dadurch zustande, daß in ihren sensuellen Elementen ungeschädigte Ideen verkehrt aneinandergereiht werden, daß etwa die Zusammenfügung von Teilvorstellungen zur Gesamtvorstellung, die richtige Anknüpfung von Ursache oder Zweck oder Merkmalen an ein Ding unterbleibt, kurz, solche zum Erkennen erforderlichen Assoziationen geschädigt sind, die nicht gerade die Verknüpfung der sensuellen Elemente betreffen (ideatorische Agnosie, Gegenstück und häufige Begleiterscheinung der ideatorischen Apraxie).

Mannigfache assoziative und attentionelle Störungen beirren in dieser Weise den Ideenablauf. Der Gegenstand wird z. B. nicht erkannt, weil eine perseverierende Vorstellung oder ein zufälliger Sinneseindruck oder sich vordrängende Nebenvorstellungen den Ideenprozeß abbiegen lassen.

Diese ideatorischen Agnosien kommen vorzugsweise bei diffusen Hirnprozessen vor, ferner als Allgemeinwirkungen von Herden, begleiten daher oft die Herdsymptome, vielleicht aber auch als direktes Herdsymptom. Sie stellen diejenigen Störungen des Erkennens dar, die man gewöhnlich als „psychische" charakterisiert.

Summieren sich optische, taktile und akustische Agnosie, so liegt totale Agnosie vor. Früher nannte man das totale Asymbolie. Diese setzt so ausgedehnte Zerstörungen voraus, große Läsionen meist beider Schläfen-, Scheitel-, Hinterhauptlappen, daß bei ihr wohl immer die Erinnerungsbilder selbst und ihre Verknüpfung zu Begriffen so gut wie vernichtet sind. Es liegt dann Begriffsverlust vor.

γ) Apraktische Störungen.

1. Allgemeines. Bei Gehirnerkrankungen findet sich häufig eine Unfähigkeit, die Glieder so zu bewegen, daß die Bewegungsabsichten des Kranken verwirklicht werden, so daß selbst ganz geläufige Bewegungskombinationen (erlernte Fertigkeiten) nicht zustande kommen — ohne daß doch Lähmung, Ataxie oder Amyostatik die zureichende Ursache abgibt.

Denn der Kranke kann gelegentlich alle Muskeln kontrahieren, er hebt, senkt, beugt, streckt Arm und Hand oft mit guter Kraft, führt auch einmal kompliziertere Bewegungen aus und unterscheidet sich dadurch von einem Gelähmten; aber wenn er gerade eine bestimmte Bewegung machen will und soll, gelingt sie nicht. Andere Apraktische können zwar solche einfachen Bewegungen intentionsgemäß ausführen, aber die immer noch relativ einfache Zusammensetzung von Bewegungen, wie sie das Grüßen, Winken, Drohen, Zigarre anzünden, Siegeln, Wasser einschenken usw., erfordern, gelingt nicht. Gegenstände werden verkehrt gebraucht, oder der Kranke steht ihnen ratlos gegenüber.

Die Glieder können dann den Zwecken des Lebens nicht dienstbar gemacht werden. Wie bei der Aphasie die ungelähmten Zungen-, Lippen-, Gaumenmuskeln nicht so dirigiert werden können, daß sie das intendierte Wort ergeben, weiß der Apraktische es nicht anzustellen, daß seine ungelähmte Hand eine bestimmte Bewegungsform herstellt. Im weitesten Sinne stellen die expressivaphasischen Störungen nur eine Teilerscheinung der Apraxie dar, ebenso wie die rezeptiv-aphasischen eine Teilerscheinung der Agnosie; historische Rücksichten und die besondere Natur der Sprache bestimmen, die aphasischen Störungen gesondert zu behandeln.

Die Unfähigkeit zu intentionsgemäßer Bewegung und intentionsgemäßer Kombinierung von Bewegungen zu alltäglichen Zwecktätigkeiten entspringt sehr verschiedenen Ursachen.

Es können Partialgedächtnisse (z. B. das kinetische oder optische) für die kombinierten Bewegungen verloren gegangen oder schwer erweckbar sein, oder die Verknüpfung der Partialkomponenten kann durch Faserunterbrechung aufgehoben sein, oder der regelrechte Ablauf, der die komplizierten Bewegungen Schritt für Schritt vorbereitenden Gehirnprozesse, ist durch mannigfache — nicht gerade im Verlust oder der Abspaltung von Partialgedächtnissen bestehenden — Störungen mnestischer, assoziativer, attentioneller Art gestört.

Der Apraktische leidet nicht an einer Störung jener niederen Koordination der Muskeln, die wir Ataxie nennen, die durch schwere Sensibilitätsstörungen bedingt ist.

Die Taxie[1]) regelt das Zusammenspielen der Muskeln derart, daß die Glieder auf kürzestem Wege, ohne Schwanken die zum Ziel führende Wegstrecke durchlaufen. Welche Wegstrecke aber von welchen Gliedern und Gliedteilen, in welchem Zusammen und Nacheinander, an welchem Objekte abgelaufen werden sollen, damit die gewollte und von den Zwecken des Lebens geforderte Bewegungsform resultiert, und wie, unter Benutzung der Taxie, alle dazu geforderten simultanen und sukzessiven Innervationen gegeben werden sollen, darüber sagt die Taxie nichts, das ist die Sache der Praxie.

Zur praktischen Unterscheidung von dem Ataktischen dient u. a., daß dieser unpräzise Bewegungen liefert, daß der Apraktische (Ausnahmen siehe unten) dagegen oft ganz andere als die geforderten liefert, daß andererseits die Bewegungen der Apraktischen zwar nicht dem Zwecke entsprechen, aber oft unter dem Gesichtspunkte eines anderen Zweckes durchaus koordiniert aussehen. Er schreibt etwa einen falschen Buchstaben, aber dieser ist in sich korrekt, oder er steckt den Kamm hinter das Ohr mit durchaus für diese Bewegung passender Muskelzusammenordnung. Diejenigen Apraktischen, welche mit Objekten falsch manipulieren, wurden früher meist für Agnostische gehalten. Das Wort Apraxie wurde früher schon angewendet, wenn jemand einen Gegenstand falsch gebrauchte. Man meinte aber, daß er das tue, weil er ihn verkenne, oder seinen Gebrauch nicht erkenne. Wie die einseitig Apraktischen beweisen, kann aber jemand den Gegenstand erkennen und seinen Gebrauch wissen und dennoch außerstande sein, ihn zu handhaben.

Um Apraxie zu diagnostizieren, muß man nachweisen, daß der Kranke den Gegenstand erkennt. Zunächst sieht es so aus, als ob der Kranke den Gegenstand verkennt — wenn er z. B. mit einer Zahnbürste die Rauchbewegung macht, als ob er sie für eine Zigarre hält.

Die Vorbedingung einer Zweckbewegung, wie etwa das Anzünden einer Zigarre, ist, daß die einzelnen Teilakte dieser Bewegung in richtiger Reihenfolge am richtigen Objekt innerlich auftauchen, daß also die Ideenfolge der Folge der erforderlichen Teilakte und ihren Beziehungen zu Objekten entspricht (bei geübten Akten das unterbewußte cerebrale Äquivalent dieser Ideenfolge). Das ist der ideatorische Entwurf der Bewegung, welcher festsetzt, welche Wege, in welcher Reihenfolge, an welchen Objekten abgelaufen werden sollen. Damit es wirklich zur entsprechenden Bewegung kommt, müssen dem motorischen Zentrum des ausführenden Gliedes die dem ideatorischen Entwurf entsprechenden Weisungen zugehen, d. h. es müssen kinästhetisch-innervatorische Erinnerungen[2]) geweckt werden, welche die eigentliche Innervation auslösen.

Ist der Ideenentwurf zur Bewegung schon falsch, so sprechen wir von ideatorischer Apraxie, findet die Abirrung erst in der Übertragung des Ideenentwurfes auf die spezielle Kinematik des ausführenden Gliedes statt, so sprechen wir von motorischer Apraxie (im weiteren Sinne).

Wir beginnen mit letzterer.

---

[1]) Dasselbe was hier über Taxie und Ataxie gesagt ist, gilt mutatis mutandis auch für die Abgrenzung gegenüber den amyostatischen Störungen.

[2]) Auch hier und im folgenden ist unter Erinnerung nicht immer an burante Reproduktion zu denken. Erinnerung steht oft für Engramm oder ein unterbewußtes Wirksamwerden.

2. Motorische Apraxie. Man unterscheidet zweckmäßig zwei Unterformen:

4. die motorische Apraxie im engeren Sinne oder ideo-kinetische Apraxie. Hierbei ist das Gliedzentrum mit seinem Besitz von kinästhetisch-innervatorischen Erinnerungen selbst erhalten, aber durch Unterbrechung zahlreicher Verbindungen mit den übrigen Hirnzentren die gehörige Übertragung des Bewegungsentwurfes auf das Gliedzentrum behindert. Die Erkrankung reißt Ideation (Bewegungsentwurf) und Gliedkinematik auseinander. Nun muß man annehmen, daß im sensomotorischen Gliedzentrum nicht nur die Innervationsstätte und das Substrat der Synergien gelegen ist, sondern auch das Substrat für gewisse außerordentlich geübte einfache Bewegungsakte, den Bausteinen der komplizierten Zweckbewegungen, wie etwa Pusten, Pfeifen, Winken, einen Buchstaben schreiben u. ä.

Diese einfachsten Akte bedürfen also nicht erst einer Schritt für Schritt zu gebenden Anweisung von Gesamtgehirn, sondern sind Eigenbesitz des Gliedzentrums, wie die Synergien. Die Erhaltung dieses Eigenbesitzes des Gliedzentrums zeigt sich klinisch dadurch, daß gelegentlich wohlgebildete Bewegungsakte geliefert werden, z. B. ein korrekter Buchstabe geschrieben, der Handschluß gemacht wird usw., aber **nicht an passender Stelle, nicht dann, wenn der Kranke es will und soll,** weil eben die gehörige Kooperation des Gliedzentrums mit dem übrigen Gehirn fehlt.

2. Ist dagegen durch eine Läsion des Gliedzentrums selbst, welche nicht bis zur Lähmung geht, der Eigenbesitz des Gliedzentrums an kinetischen Erinnerungen geschädigt, so kann die Innervationsstätte den Weisungen des Gesamtgehirns zum Teil noch folgen, aber der Fortfall des Eigenbesitzes, den lange Übung dem Gliede gegeben hat, hat die Folge, daß alle Bewegungen roh, unpräzis, unökonomisch — kurz, wie die jemandes, der sie zum erstenmal versucht, ausfallen, und daß solche Bewegungen, welche überhaupt nicht im übrigen Gehirn entworfen werden, sondern nur als kinetischer Gedächtnisbesitz des Gliedzentrums existieren, wie Pusten und Pfeifen überhaupt nicht mehr gemacht werden können. Diese Unterform der motorischen Apraxie kann man glied-kinetische[1]) nennen. Sofern aber das Zusammenarbeiten zwischen Gliedzentrum und Gesamtgehirn gewöhnlich unter Vermittlung des Eigenbesitzes geschieht, wird die Schädigung desselben auch Entgleisungen bedingen, die den durch Unterbrechung der zum Gliedzentrum laufenden Bahnen verursachten, also ideo-kinetischen ähnlich sind.

a) **Klinisches Bild der ideo-kinetischen Apraxie (motorische Apraxie par excellence).** Sie ist auf einzelne Glieder, oft eine Körperhälfte beschränkt. (Einschränkung siehe später.)

Eine Reihe einfacher Bewegungen werden gelegentlich ganz korrekt ausgeführt; der Kranke macht den richtigen Handschluß, wenn er einen Gegenstand umfaßt, aber er kann dasselbe nicht, wenn er eine Faust machen will, er liefert beim Schreiben ganz falsche Buchstaben, aber jeder ist an sich korrekt. Abgesehen aber von diesem gelegentlichen Auftreten korrekter Bewegungen, gelingen selbst die allereinfachsten Bewegungen nicht, wenn der Anstoß dazu von den Hirngebieten kommt, von denen das Gliedzentrum abgeschnitten ist. Der Kranke kann daher einen vorgezeichneten geraden oder senkrechten Strich nicht nachzeichnen, nicht die Faust auf Aufforderung machen; kompliziertere Bewegungen: Glas Wasser einschenken, Streichholz anzünden erst recht nicht. Es treten folgende Arten von Fehlreaktionen auf:

---

[1]) Sie deckt sich — wenigstens definitionsgemäß — mit MEYNERTS „motorischer Asymbolie".

1. Bewegungen, die gar keinen Zweckbewegungen gleichen, Fuchteln der Hand, Spreizen der Finger (sog. amorphe Bewegungen).

2. Bewegungsverwechslungen, Winken statt Drohen, ans Ohr statt an die Nase fassen usw.

3. Die Bewegung gerät in einen ganz anderen Muskelabschnitt: Stramm stehen statt Hand geben. Das täuscht Bewegungsunterlassung vor.

4. Oft tritt motorische Ratlosigkeit und wirkliche Bewegungsunterlassung ein.

5. Bei vielen Fehlreaktionen zeigt sich starkes Haftenbleiben (Perseveration), d. h. vorausgegangene Bewegungen werden statt der passenden wiederholt. Durch Verschmelzung einer haftenbleibenden mit Bestandteilen der neu intendierten Bewegung entstehen merkwürdige Bastardbildungen. Das Haftenbleiben ist vermutlich nicht die Ursache, sondern die Folge des Ausbleibens der richtigen Bewegung. Die ideo-kinetische Apraxie zeigt sich schon beim Nachmachen von Bewegungen.

6. Sekundär treten Verfehlungen vom Charakter der unten zu schildernden ideatorischen Apraxie auf.

β) **Klinisches Bild der gliedkinetischen Apraxie.** Da massive Herdläsionen des Gliedzentrums zur Lähmung führen (welche den Verlust des gliedkinetischen Erinnerungsbesitzes verdeckt), so kommt sie hauptsächlich bei feineren Prozessen (arteriosklerotische und senile Atrophie, progressive Paralyse) vor. Die groben Bewegungen geschehen ungelenk, unpräzis und ähneln sehr denen bei cerebraler Ataxie. Von ihnen unterscheiden sie sich dadurch, daß für viele feinere Fertigkeiten, Nähen, Pusten, Pfeifen, überhaupt nicht der Ansatz gefunden wird. Die gelieferte Bewegung ist bei diesen „Fertigkeiten" nicht nur eine ataktische Verzerrung der richtigen, sondern unterbleibt ganz oder erinnert nicht einmal an deren Grundform. Auch hier können sekundär ideatorische Verfehlungen eintreten.

3. Ideatorische Apraxie. Hier handelt es sich um sehr mannigfache Verirrungen schon des Ideenentwurfes. Gedächtnis-, Aufmerksamkeits-, Assoziationsstörungen beirren ihn. Der Kranke läßt Teilakte einer Handlung aus, verstellt sie in der Reihenfolge, macht die richtige Bewegung am falschen Objekt. Es entsteht so ein wirres Bewegungsdurcheinander, z. B. steckt der Kranke ein Streichholz, statt es anzuzünden, neben die Zigarre in den Mund oder versucht die Spitze der Zigarre durch Einklemmen derselben zwischen Hülse und Schachtel der Streichholzschachtel abzuschneiden. Beim Siegeln bringt er das Petschaft in die Flamme und drückt es dann auf die Siegellackstange. Die Verfehlungen sehen aus, wie Zerstreutheitsentgleisungen, es läßt sich auch meist das assoziative Band zwischen falscher und richtiger Bewegung nachweisen. Die Einzelakte sind ganz korrekt.

Die ideatorische Apraxie pflegt erst bei komplizierteren Bewegungen hervorzutreten, oder wenigstens mit der Kompliziertheit zu wachsen. Das Nachmachen kürzerer Bewegungen ist bei ihr erhalten, da hier ja der Bewegungsentwurf dem Kranken von außen gegeben wird. Die Bewegungsform fällt dem Kranken bloß nicht von selbst ein. (Wenn letztere Störung überwiegt, andere ideatorische Entgleisungen nicht oder kaum auftreten, was oft der Fall ist, so kann man von amnestischer Apraxie sprechen.) Sie ist ferner im allgemeinen nicht auf einzelne Glieder beschränkt, sondern betrifft gleichmäßig alle Glieder. Jedoch kommt es vor, daß in einem leicht motorisch apraktischen Gliede eine allgemeine Unsicherheit der Ideation besonders stark hervortritt. Die beiden Formen der motorischen Apraxie kommen selten rein vor. Meist haben wir es mit Mischformen zu tun, bei denen der eine oder andere Typus überwiegt. Wie erwähnt ist beiden Formen gewöhnlich ideatorische

Apraxie beigemischt. Diese letztere Form kommt häufig rein vor, nämlich frei von motorisch apraktischen Beimischungen, dagegen ist sie häufig mit agnostischen Störungen verbunden.

4. Das Überwiegen der linken Hemisphäre beim Handeln und die Lokalisation der apraktischen Störungen. Es wurde bisher die Voraussetzung gemacht, daß der Bewegungsentwurf im ganzen Gehirn entsteht, daß sich gleichmäßig daran die optischen Vorstellungen beider Hemisphären und die kinetischen für alle Glieder beteiligen, und daß dann die Übertragung dieses Entwurfes an das Zentrum des ausführenden Gliedes geschieht. Das ist nun in gewisser Beziehung eine Fiktion. Es hat sich nämlich herausgestellt, daß sowohl der glied-kinetische Eigenbesitz des Armzentrums der linken Hemisphäre wie dessen Verbindungen mit dem übrigen Vorstellungsbesitz eine besondere Bedeutung nicht nur für die Bewegungen des rechten Armes selbst, sondern auch anderer beweglicher Teile, mindestens jedoch des linken Armes haben. Vermutlich ist das linkshirnige Armzentrum nicht nur eine Durchgangsstation für die Erregung des rechtshirnigen Armzentrums bei Zweckbewegungen, sondern die kinetischen Erinnerungen des linkshirnigen Armzentrums eine nicht leicht entbehrliche Stütze des ideatorischen Entwurfs auch für Bewegungen der linken Hand.

Tatsächlich finden wir, daß bei vielen Läsionen der linken Hemisphäre, welche die rechte Hand lähmen oder apraktisch machen, auch die Praxie der linken Hand in Mitleidenschaft gezogen wird, woraus sich ergibt, daß die Leitung dieser beiden Körperhälften bei Zweckbewegungen in erheblichem Maße von der linken Hemisphäre besorgt wird.

Die linke Hemisphäre präponderiert also wie für die Sprache, so auch für das Handeln, wenn auch nicht in gleichem Grade. Herde, welche

1. das linkshirnige Handzentrum oder
2. das darunter gelegene Mark oder
3. die Verbindungen des Handzentrums mit anderen Hirnteilen, besonders mit dem Schläfen-, Scheitel-, Hinterhauptlappen treffen, bewirken bei der Mehrzahl der Menschen neben dem Effekt für die rechte Körperhälfte (bei 1. und 2. meist Lähmung, bei 3. Apraxie des rechten Armes) folgende, dem Grade nach leichtere dyspraktische Erscheinungen der linken, nicht gelähmten oberen Extremität:

1. Bewegungen aus der Erinnerung können nicht mehr oder nur verstümmelt gemacht werden, der Kranke kann nicht mehr markieren, wie man eine Fliege fängt, den Leierkasten dreht, den Taktstock schwingt usw. Vor allem kann er die Ausdrucksbewegungen Drohen, Winken, militärischen Gruß, Kußhand werfen, lange Nase machen, nicht mehr korrekt ausführen. Es entstehen mehr oder weniger verstümmelte Bewegungen, und es treten viel perseveratorische Fehlreaktionen auf. Könnte man das noch auf eine bloße Amnesie (Erschwerung der Erweckung der Erinnerung vom Begriff und Wort aus) beziehen, so zeigt sich

2. daß der Kranke auch nicht Bewegungen nachmachen kann, so daß also nicht nur die spontane Erweckung der Bewegungserinnerungen auf die linke Hemisphäre angewiesen ist, sondern auch eine Leitung der Bewegungen der linken Hand durch die linke Hemisphäre statuiert werden muß;

3. daß ein kleiner Teil der Kranken auch mit Objekten links falsch manipuliert. Der größere Teil der Kranken dagegen kann, wenn er das Objekt sieht und fühlt, dieselben Bewegungen, die er frei aus der Erinnerung nicht machen kann, unter der Mithilfe der optisch-taktil-kinästhetischen vom Objekt zufließenden Signale bewerkstelligen.

Erwägungen und anatomische Befunde sprechen dafür, daß die rechte Hemisphäre bei Zweckbewegungen des von ihr innervierten linken Armes

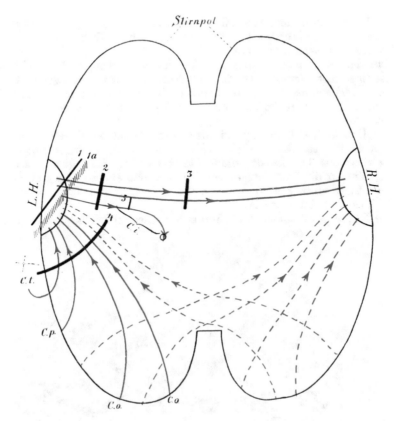

Abb. 55. Horizontales Schema der apraktischen Störungen.

L. H. linkshirniges Zentrum der rechten Hand.

R. H. rechtshirniges Zentrum der linken Hand.

C. o., C. p., C. t. corticaler Ursprung der occipitalen, parietalen und temporalen Assoziationsfasern zum linkshirnigen Handzentrum. Die entsprechenden Assoziationswege zum
rechtshirnigen Handzentrum, ebenso die aus der rechten Hemisphäre nach der linken
ziehenden sind rot gestrichelt, um ihre untergeordnete Bedeutung zu kennzeichnen.
Die Balkenverbindungen zwischen *L. H.* und *R. H.* sind durch 2 ausgezogene rote
Linien markiert. Die blaue Linie, welche am Ende des Pfeiles die Ebene der Figur
verläßt, stellt die Projektionsfaserung von *L. H.* dar.

Der Weg für Zweckbewegungen der rechten Hand geht von *C. o., C. p., C. t.* über
L. H. durch die blaue Linie in die Vorderhornzellen des Halsmarkes. Für Zweck-
bewegungen der linken Hand vorwiegend von *C. o., C. p., C. t.* über *L. H.* durch den
Balken nach *R. H.*; ein Nebenweg führt durch die rotgestrichelten Linien nach *R. H.*

C. i. capsula interna.

1 der Herd, der *L. H.* vollkommen zerstört: Lähmung der rechten und Dyspraxie der
linken Hand.

1 a Leichtere Läsion von *L. H.*, welche nicht bis zur Lähmung führt, sondern nur den
mnestischen Besitz von *L. H.* vernichtet: gliedkinetische Apraxie der rechten und
Dyspraxie der linken Hand.

2 Lähmung der rechten und Dyspraxie der linken Hand.

3 (Balkenherd) Dyspraxie der linken Hand.

4 (Herd hinter dem Handzentrum im Scheitellappen) ideo-kinetische Apraxie der rechten
und Dyspraxie der linken Hand.

Weiter hinten gelegene Herde der linken Hemisphäre und diffuse Prozesse bewirken oft ideatorische Apraxie. *5* Kapselherd bewirkt Lähmung der rechten Hand
ohne Dyspraxie der linken zu machen.

durch den Balken hindurch Direktiven von der linken Hemisphäre erhält. Ausgedehnte Balkenläsionen haben in einer Reihe von Fällen die linke Hand dyspraktisch gemacht.

Man darf sich danach wohl die Vorstellung machen, daß die Erinnerung an fest eingelernte Fertigkeiten, der freie Entwurf von Bewegungen und schließlich die Überwachung der Ausführung derselben in überwiegendem Maße Sache der linken Hemisphäre ist und durch den Balken hindurch der rechten übermittelt wird.

Der Umstand, daß die Apraxie der linken Hand bei linksseitigen Herden meist nicht höchste Grade zeigt, insbesondere das Manipulieren mit Objekten häufig verschont, beweist, daß die rechte Hemisphäre nicht ganz auf die linke Hemisphäre für die Praxie angewiesen ist, und daß ein gewisses Maß von kinetischem Eigenbesitz sowohl wie von Verbindungen desselben mit dem Gesamtgehirn auch ihr eigen ist.

Die Eupraxie ist somit an die Intaktheit eines großen Apparates gebunden,

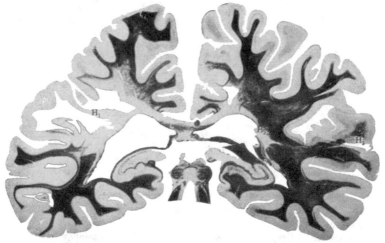

Abb. 56. Schnitt durch die größte Ausdehnung des Hirns beim ersten LIEPMANNschen Falle von motorischer Apraxie. (Große Höhle im linken Scheitellappen und Schwund des Balkens.)

in dem mannigfache Territorien des Gehirnes mit dem linkshirnigen Armzentrum zusammenarbeiten. Ist dieses selbst ganz zerstört (s. Abb. 55), so tritt Lähmung des rechten Armes und Dyspraxie des linken ein. Ist es nur leicht lädiert (1 a), tritt gliedkinetische Apraxie des rechten Armes und wieder Dyspraxie des linken ein. Ist das Mark unterhalb des Handzentrums lädiert (2), so ist der rechte Arm wieder gelähmt, der linke wegen der im Mark unterbrochenen Balkenfasern dyspraktisch. Sind im Scheitellappen durch einen großen Herd die Verbindungen des Armzentrums mit dem Schläfen-, Scheitel-, Hinterhauptlappen und der rechten Hemisphäre unterbrochen (4), so findet sich ideo-kinetische Apraxie des rechten Armes mit leichter Dyspraxie des linken.

Noch weiter hinten gelegene Herde im hintersten Teil des Schläfen- und vordersten Teil des Hinterhauptlappens, ebenso diffuse Schädigungen des Gehirns bewirken oft ideatorische Apraxie.

Ist nur der Balken in ausgedehnter Weise unterbrochen (3), so wird die linke Hand dyspraktisch, die rechte weder gelähmt noch dyspraktisch (letzteres jedenfalls in geringerem Grade als links). Wie Herde in der rechten Hemisphäre dadurch, daß sie das rechtshirnige Armzentrum der die Direktiven

leitenden Zustrahlungen (eventuell auch die Eigenerinnerungen vernichten)
berauben, die Praxie der linken Hand beeinflussen, ist noch nicht sicher bekannt.

Herde, welche die Projektionsfaserung von der inneren Kapsel ab
und weiter abwärts zerstören (5), machen keine Apraxie der gleichseitigen
Hand, weil dabei die Balkenfasern nicht mitbetroffen sind. Also nur supra-
kapsuläre Herde führen zu Apraxie. Es ist daher Apraxie ein Kennzeichen,
welches uns corticale und im Markweiß gelegene Herde von tiefergelegenen,
kapsulären, pedunculären, pontinen, bulbären zu unterscheiden erlaubt!

Als „Seelenlähmung" wurde eine Erscheinung beschrieben, welche zwischen
eigentlicher Lähmung und Apraxie steht: Ein Glied kann nicht willkürlich
oder nur mit großer Mühe bewegt werden, bekundet aber durch Bewegungen,
die unter besonderen Umständen ausgeführt werden, daß es nicht wirklich
gelähmt und durch deren Richtigkeit, daß es nicht apraktisch ist. Es

Erweichungsherd

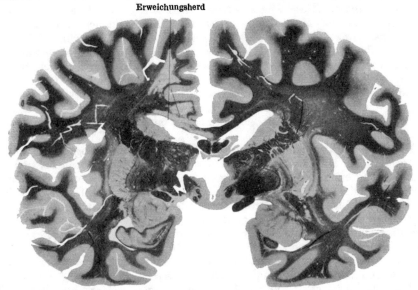

Abb. 57. Erweichung im Gebiet der linken Art. corpor. callos. Linksseitige Apraxie.
(Fall Liepmann-Maas.)

handelt sich nur um eine erschwerte Innervierbarkeit. Da das Wort
Seelenlähmung in sehr verschiedenem Sinne gebraucht wird, sollte man diese
Erscheinung Willenslähmung nennen.

Ob und wie weit der linke Stirnlappen an der Praxie beteiligt ist, ist noch
unsicher.

Die größte Bedeutung für die Apraxie kommt dem linken Scheitellappen zu. Ausgedehnte Herde nämlich im linken Handzentrum selbst (Zentralwindungen) und im Mark desselben lähmen meist die rechte Hand (Fall 1 a
ist eine Seltenheit), die Apraxie ist dann rechts verdeckt und zeigt sich nur
in den quantitativ geringeren Störungen der linken Hand. Die Läsion des
Scheitellappens dagegen läßt die Apraxie der rechten Hand rein hervortreten.
Balkenläsionen wiederum kommen nur für die Praxie der linken Hand erheblich in Betracht. Also ist der linke Scheitellappen zwar nicht das Praxiezentrum
in dem Sinne, daß dort allein die Zweckbewegungen „gemacht" würden, aber
in dem Sinne, daß er derjenige Ort im Gehirn ist, an dem Läsionen, die für die
Praxie wichtigsten Verbindungsbahnen in großer Zahl und relativ isoliert unterbrechen können.

5. Klinische Bemerkungen. Als Initial-Symptom bei Apoplexien in der linken Hemisphäre sind apraktische Störungen sehr häufig. Es handelt sich oft nur um Druck- und Fernwirkungen oder um Zerstörung leicht ersetzbarer Komponenten des großen, an der Praxie beteiligten Apparates. Bei jugendlichen Individuen bilden sich die apraktischen Störungen auch bei größeren Läsionen leichter zurück als bei alten. Die Apraxie ist besonders stabil, wenn sich neben den lokalen Schädigungen (im linken Scheitellappen oder Zentralregion oder Balken) allgemeine Schädigungen (sensile Atrophie, Arteriosklerose, Hydrocephalus) finden, wenn also viele (auch supplementär in Betracht kommende) Teile des großen Praxie-Apparates, insbesondere auch in der rechten Hemisphäre versagen.

Natürlich können diffuse Prozesse bei geeigneter Intensität und Lage auch für sich allein Apraxie bewirken. Bei seniler Atrophie wird öfter ideatorische Apraxie gefunden. Geschwülste können unabhängig von ihrer Lage durch ihre Fern- und Allgemeinwirkung apraktische Störungen hervorbringen.

In einer großen Zahl von Fällen beschränkt sich die Apraxie auf die Unfähigkeit, Bewegungen ohne Objekte aus der Erinnerung oder auch auf Vormachen auszuführen, während das Manipulieren mit Objekten leidlich gelingt. Apraxie präsentiert sich daher oft nicht auffällig, sondern muß durch eigens darauf gerichtete Prüfung aufgesucht werden. Besonders bei Ausdrucksbewegungen (Winken, Drohen, Kußhandwerfen, Langenasemachen usw. oder demonstrieren, wie man an eine Tür klopft, Fliegen fängt, Geld aufzählt usw.) tritt sie deutlich hervor.

Daß ein Apraktischer zu keinerlei Zweckbewegung fähig wäre, kommt sehr selten vor. Mancher Apraktische löst viele Aufgaben richtig, bei anderen versagt er, zu einer Zeit gelingt dieselbe Bewegung, die zu anderer Zeit nicht gelingt, besonders fällt auf, daß oft Bewegungen unter dem Druck eines Bedürfnisses gelingen, die auf Aufforderung oder auf Vormachen nicht ausgeführt werden können. Er kann sich z. B. unter dem Reiz des Sekretes die Nase schnauben, versagt aber, wenn er es auf Aufforderung tun soll. Offenbar ist also besonders die Umsetzung eines räumlich zeitlichen Entwurfes in Innervationen gestört, während ohne Mitwirkung von Vorstellungen durch niedere Mechanismen das Bedürfnis noch seine motorische Befriedigung findet.

Apraxie betrifft nicht nur nicht alle Bewegungen, sondern auch nicht alle Gliedmaßen, oft sind nur die Kopfgesichtsmuskeln betroffen, oder gerade diese sind freigeblieben. Gelegentlich ist nur die linke obere Extremität betroffen, oft überwiegend die rechte und in geringerem Grade die linke.

6. Prüfung auf Apraxie. a) Elementare Bewegungen: Faustmachen, in die Hände klatschen, Händefalten, Fingerspreizen, Knipsen, Stirne runzeln, Backen aufblasen, Mund vorstülpen usw.

b) Reflexive Bewegungen: Nase, Ohr, Augen zeigen, sich kratzen, sich kitzeln, das Auge wischen usw.

c) Ausdrucksbewegungen: drohen, winken, ätschen, lange Nase machen, Kußhand werfen, militärisch grüßen, Schwur- und Gebetshaltung usw.

d) Markieren von Objektbewegungen: zeigen wie man an die Türe klopft, Fliegen fängt, Klavier spielt, Geld abzählt, Klingel zieht, Drehorgel spielt, Kaffeemühle dreht usw.

e) Nachahmenlassen von einfachen und komplizierten Bewegungen (s. a—d).

f) Objektbewegungen: sich kämmen, Haar und Ärmel bürsten, Licht anstecken, Briefe siegeln, Wasser in ein Glas gießen, Marke auf Kuvert kleben, Knoten machen, Würfeln, Flöte spielen, Quirl handhaben, Papier zerschneiden usw.

g) Geometrische Figuren aus Streichhölzern oder Kinderbauklötzen legen oder nachmachen lassen.

Die Krankheiten der Hüllen des Gehirns und Rückenmarks.

Von

HUGO STARCK-Heidelberg-Karlsruhe.

Da die Erkrankungen der Rückenmarkshäute, abgesehen von der Pachy-meningitis cervicalis hypertrophica und der Meningitis syphilitica, welche an anderer Stelle ihre Besprechung gefunden haben, keine eigene klinische Bedeutung beanspruchen können, wird hier von einer gesonderten Bearbeitung abgesehen; dieselben werden nur insofern berücksichtigt, als sie von den Er-krankungen der Hirnhäute in Abhängigkeit stehen oder eine Teilerscheinung der letzteren bilden.

Auch die Geschwülste und das Hämatom der Dura mater sind von anderer Seite beschrieben.

Die Krankheiten der weichen Hirn- und Rückenmarkshaut.
(Leptomeningitis.)

Wir unterscheiden eine Leptomeningitis acuta und chronica.

Die Leptomeningitis acuta tritt in verschiedenen Formen auf: 1. Als primäre eitrige Leptomeningitis (epidemische Genickstarre) und 2. als sekundäre eitrige Form: [a) fortgeleitete, b) traumatische, c) metastatische resp. septische Leptomeningitis]; 3. als tuberkulöse Meningitis und 4. als Meningitis serosa. Diese letztere Form kann aber wahrscheinlich auch als selbständige Erkrankung in Erscheinung treten und sonach auch primären Charakter tragen (s. d.).

Die Leptomeningitis chronica wird nur in seltenen Fällen als primäre Krankheit aufgefaßt, meist entwickelt sie sich auf syphilitischer Basis.

Die syphilitische Leptomeningitis ist unter dem Kapitel der syphi-litischen Erkrankungen des Zentralnervensystems eingereiht.

I. Leptomeningitis acuta.

A. Primäre Leptomeningitis purulenta.

Nur die epidemische Meningitis scheint eine Krankheit sui generis zu sein, die durch einen spezifischen Erreger hervorgerufen ist; die übrigen Formen sind ätiologisch nicht einheitlich, sie können durch verschiedene Mikroorganismen erzeugt werden und nur der Weg, resp. die Art und Weise, auf welche diese zu den Meningen gelangen, ist verschieden.

Die epidemische Cerebrospinalmeningitis.

Epidemiologie. Die epidemische Cerebrospinalmeningitis, auch epidemi-sche Genickstarre genannt, ist erst seit Beginn des letzten Jahrhunderts bekannt. Im Frühjahr 1805 machte sich diese Krankheit zuerst in Genf bemerkbar, und seitdem gewann die Seuche langsam immer mehr und mehr an Ausdehnung, verschonte allmählich kein zivilisiertes Volk, kam in der zweiten Hälfte des vergangenen Jahrhunderts nach Deutschland und taucht nun in allen Gegenden gelegentlich auf.

Die Epidemien sind in der Regel nur klein, und selbst in großen Bevölkerungskomplexen sucht sich die Krankheit nur vereinzelte Opfer (in Großstädten nur 20 bis 50). Dies Verhalten kann geradezu als charakteristischer Zug der Epidemie angesehen werden. Das Auftreten derselben fällt gewöhnlich in den Winter und den Frühling. Mit besonderer Vorliebe scheint die Krankheit in Truppenteilen (Kasernen) aufzutreten und da vorwiegend die Rekruten zu befallen. Häufig aber werden hauptsächlich Kinder und unter diesen die Säuglinge ergriffen. Nach einer von Hirsch (Danzig) stammenden Statistik waren unter 779 Erkrankten 88% Kinder unter 10 Jahren und 25% Säuglinge. Erkrankungen jenseits des 40. Lebensjahres gehören zu den Seltenheiten.

Über die Ausbreitungsbedingungen ist nicht viel bekannt, direkte Ansteckung scheint kaum vorzukommen. Jedenfalls spielt die Übertragung von Patient zu Patient nur eine ganz untergeordnete Rolle. Wahrscheinlich vermitteln gesunde Zwischenträger (Meningokokkenträger) die Krankheit. Die Übertragung erfolgt dann durch Tröpfcheninfektion, vielleicht spielen Haustiere, bei denen öfters eitrige Meningitis konstatiert wurde, eine Vermittlerrolle.

Auch sporadische Fälle vom Charakter der epidemischen werden oft beobachtet; doch ist in solchen Fällen daran zu erinnern, daß die Epidemien überhaupt meist dünn gesät sind, so daß schließlich der epidemische Charakter verwischt werden kann (vgl. a. u.). Die Inkubation beträgt 4 Tage. Es gibt aber auch Meningokokkenträger, bei denen die Krankheit jederzeit zum Ausbruch kommen kann.

Der Krankheitserreger ist der von Weichselbaum 1887 an Leichen, von Heubner im Lumbalpunktat Lebender nachgewiesene Meningococcus intracellularis.

Hier muß hervorgehoben werden, daß die Auffassung der spezifischen Ätiologie der epidemischen Genickstarre nicht allgemein anerkannt ist. Fränkel, Stadelmann u. a. fanden bei eitriger Meningitis, die sich von der epidemischen klinisch in nichts unterschied, den Fränkelschen Pneumokokkus, Schottmüller sowohl in sporadischen Fällen wie in kleineren Epidemien den Streptococcus mucosus. Eine Reihe von Autoren ist deshalb der Ansicht, daß die epidemische Meningitis durch mehrere Erreger erzeugt sein kann. Tatsache ist, daß auch bei der epidemischen Form gelegentlich eine Mischinfektion beobachtet wird, bei welcher der Pneumokokkus eine Rolle spielt. Heubner ist der Überzeugung, daß die epidemische Genickstarre nur durch den Meningokokkus hervorgerufen wird, und daß für die sporadische Meningitis purulenta der Pneumokok us als Erreger in Betracht kommt.

Der Meningokokkus findet sich vorwiegend in den Eiterzellen, kommt aber auch frei in der Exsudatflüssigkeit vor. In den Zellen gleicht er den Gonokokken, ist in Doppelexemplaren angeordnet, die mit den Breitseiten aneinanderliegen (im Gegensatz zu den Pneumokokken). Öfters liegen vier zusammen. Heubner konnte mit dem Meningokokkus bei Ziegen eitrige Meningitis reproduzieren. Die Kokken sind oft äußerst spärlich, in den Präparaten schwer zu finden; sie verhalten sich meist gramnegativ. Auf Agar wachsen sie in üppigen Kolonien. Häufig kommt der Meningokokkus bei der epidemischen Genickstarre nicht rein, sondern in Mischkultur, hauptsächlich mit dem Fränkelschen Pneumokokkus vor. Auch Staphylokokken, Streptokokken, Influenzabacillen wurden in seiner Gesellschaft gefunden.

Über den Infektionsmodus sind wir noch sehr im unklaren. Zahlreiche Untersuchungsreihen (Weigert, Strümpell, Albrecht und Chon, v. Lingelsheim, Baumgarten u. a.) haben ergeben, daß die Eintrittsstelle des Meningokokkus im Rhinopharynx gelegen ist. Westenhöffer verlegt sie speziell in die Rachenmandel. Auf welchem Wege der Erreger von hier in die Meningen gelangt, ist noch nicht klargestellt. Weder die Annahme einer direkten Fortpflanzung durch die Nebenhöhlen, noch der Weg durch das Mittelohr oder in den Lymphbahnen befriedigt vollkommen. Vieles spricht dafür, daß die Meningeninfektion auf dem Weg der Blutbahn erfolgt; Meningokokkenbefunde im kreisenden Blut vor Ausbruch der Krankheit, sowie die Metastasen sprechen für diese Annahme.

In vielen Fällen ist keine Ursache für das plötzliche Aufwuchern der Meningokokken bekannt, in anderen aber scheinen Erkältungen, Durchnässungen, Verletzungen, schwere geistige Überanstrengung die Rolle von Gelegenheitsursachen gespielt zu haben.

Pathologische Anatomie. Nach Abheben der Schädeldecke erscheint die Dura gespannt, deren Innenfläche trocken, die Sinus strotzend mit Blut gefüllt. Die Windungen sind abgeplattet, verbreitert, die Furchen verengt: Zeichen des intrakraniellen Druckes.

Das Verhalten der Leptomeninx ist verschieden je nach dem Stadium der Krankheit. In den stürmisch verlaufenden Fällen, welche in ganz kurzer Zeit zum Tode führen, bemerkt man außer hochgradiger venöser Hyperämie nur eine trübe Schwellung. Von Eiterung ist noch nichts zu sehen; höchstens daß die tiefblauen Venen von schmalen hellgelben bis grünlichen Streifen begleitet sind, die aus sero-purulentem Exsudat bestehen. Mitunter finden sich an umschriebenen Stellen große fleckweise Ansammlungen solchen Exsudates.

In anderen Fällen, besonders solchen, welche eine mehrere Tage anhaltende Krankheitsdauer hinter sich hatten, kann die Eiteransammlung große Dimensionen annehmen, so daß die ganze Oberfläche mit einer Eiterschicht überzogen ist. Häufiger allerdings finden sich mehr sprunghafte Auflagerungen von Exsudat statt, so daß z. B. das Kleinhirn und das Vorderhirn eitrig belegt ist, während die übrigen Partien annähernd frei sind; in anderen Fällen sind die Hirnnerven in eitrige Massen eingebacken, während die Hemisphären frei geblieben sind. Selten beschränkt sich der Prozeß nur auf die Meningen, meist dringt die Eiterung mehr oder weniger in die Gehirn- und Rückenmarksubstanz ein.

An den spinalen Meningen sammelt sich das Exsudat hauptsächlich im Lendenabschnitt, und zwar vorwiegend an der hinteren Fläche an.

Die Ventrikel enthalten trübes eitriges Exsudat; in späteren Stadien entwickelt sich häufig ein Hydrocephalus.

Führt die Krankheit nicht akut zum Tode, so findet man nach mehreren Wochen die Meningen verdickt, auch geschrumpft, die Ventrikel hydrocephalisch erweitert, am Boden eine dicke Eiterschwarte, darüber mehr oder weniger klare Flüssigkeit. Das Ependym zeigt warzige Verdickungen.

Die durch Lymphwege mit dem Subarachnoidealraum kommunizierenden Nachbarorgane, Labyrinth und Auge, fallen bisweilen der eitrigen Infektion zum Opfer.

Krankheitsbild. Im Verlaufe einer Epidemie von Genickstarre erkrankt ein 2jähriges Kind unter leichten Allgemeinsymptomen, wie Kopfweh, Schwindel, vorübergehende Übelkeit; dabei besteht etwas Rachenkatarrh. Am dritten Tag plötzlich starke Verschlimmerung, Schüttelfrost, danach 39,6 Temperatur, heftiger Kopfschmerz, starker Schwindel, Erbrechen, Prostration. Am folgenden Tage bemerkt man einen Lippenherpes, der Kopf ist tief ins Kissen eingebohrt; jeder Versuch, ihn nach vorne zu beugen, ruft heftigste Nackenschmerzen hervor; Nackenstarre. Die Kopfschmerzen haben sich zur Unerträglichkeit gesteigert, so daß das Kind vor sich hin wimmert und laut aufschreit. Jede Nahrung wird verweigert; erhebliche Reizbarkeit; Tageslicht schmerzt die Augen und steigert den Kopfschmerz. Große motorische Unruhe verhindert jede Nachtruhe. Das Fieber ist etwas abgefallen, übersteigt 39° nicht mehr und hat remittierenden Charakter. Mitunter scheint sich Besserung einstellen zu wollen, doch bald wird man vom Gegenteil überzeugt, der Kopf ist gerötet, Zunge und Lippen sind trocken, die allgemeine Überempfindlichkeit hat sich noch gesteigert. Der Puls ist frequent, klein und unregelmäßig, die Atmung beschleunigt. Die ganze Wirbelsäule ist steif geworden und außerordentlich druckempfindlich; die Masseteren sind krampfhaft kontrahiert. Trismus. Ende der ersten Woche ändert sich das Krankheitsbild, indem das Kind apathisch wird; es bewegt sich nicht mehr, faßt nur ab und zu an den Nacken und schreit aus dem Sopor auf; während das Sensorium bisher frei war, tritt Benommenheit ein. In tiefem Koma tritt am zehnten Tage der Exitus ein.

2. Ein 23jähriger Mann wird aus vollster Gesundheit ohne Vorboten von Schüttelfrost, heftigem Kopfschmerz, Schwindel, mehrmaligem Erbrechen befallen. Die Temperatur hat 40⁰ überschritten. Die abendliche Untersuchung ergibt unbewegliche Starre der Wirbelsäule (Opisthotonus und Nackenstarre), enorme Überempfindlichkeit des ganzen Körpers, druckempfindlichen Milztumor. Am folgenden Tage hat sich ein Herpes labialis hinzugesellt; den Körper bedeckt ein ur.icariaartiges Exanthem. Die stürmischen Anfangserscheinungen haben etwas nachgelassen, dagegen ist das Sensorium benommen. Ende der Woche besteht ein auffallender Wechsel in den Symptomen; vom Morgen auf den Abend wechseln freies Sensorium mit Benommenheit; das Allgemeinbefinden hat sich gebessert, der Kopfschmerz tritt sporadisch, dann allerdings mit großer Heftigkeit auf; aus relativem Wohlbefinden erfolgt plötzliches Erbrechen von cerebralem Charakter; nur die Nackenstarre ist unverändert; auch besteht absolute Nahrungsverweigerung. Die Temperatur schwankt zwischen 37 und 38⁰.

Dieser Zustand hält die ganze zweite Woche an, das Sensorium ist allerdings fast ganz frei geworden. Ende der zweiten Woche macht sich, während der Augenhintergrund bisher normal war, eine Neuritis optica bemerkbar, und in der dritten Woche stellt sich eine Iritis mit Hypopyon ein, die in den nächsten zehn Tagen eine schwere Komplikation des Hauptleidens bildet. Schon scheint die Augenaffektion in den Hintergrund zu treten, da klagt der Kranke über stärkeren Schwindel und Ohrenschmerzen. Eine Labyrintherkrankung ist im Anzug, die anfangs einseitig, dann doppelseitig ein fortwährendes Ohrensausen und heftigsten Schwindel hinterläßt. Das Fieber ist fast ganz geschwunden, das Allgemeinbefinden ist, abgesehen von der anhaltenden Appetitlosigkeit, ein erträgliches; in der sechsten Woche darf der Kranke sich bereits außerhalb des Bettes bewegen; da stellt sich ganz erneut allgemeiner Kopfdruck ein; während früher keine Krämpfe das Krankheitsbild komplizierten, treten jetzt solche von Zeit zu Zeit in den Extremitäten ein; die psychischen Funktionen nehmen ab; infolge großer Schwäche der Beine ist der Kranke wieder ans Bett gefesselt. Die Vermutung, daß sich ein chronischer Hydrocephalus entwickelt hat, wird zur Gewißheit; hochgradige Macies, Sphincterenlähmung, schwerer Decubitus führen acht Wochen nach Beginn der Erkrankung zum Tode.

3. Ein 19jähriger Zimmerer erkrankt aus voller Gesundheit am 18. I. 23 morgens 9 Uhr plötzlich mit Schüttelfrost. Sofort schweres Krankheitsgefühl, heftige Kopfschmerzen, Nackensteifigkeit. Den ganzen Tag Brechreiz und Erbrechen.

Am 19. I. Aufnahme. Diffuse Klopf- und Druckempfindlichkeit des Kopfes, Nackensteifigkeit, Kernig stark +, sehr starke Druckempfindlichkeit der Bulbi. Abdomen weich, Milz nicht vergrößert. Alle Reflexe normal, Sensibilität normal, keine Hyperalgesie. Dermographismus stark +. Psyche ganz leicht benommen. Puls normal, Temperatur 39⁰.

Lumbalpunktat: Druck 225 mm H_2O, Liquor sehr trüb, im Ausstrich massenhaft polymorphkernige weiße Blutkörperchen, vereinzelte gramnegative Diplokokken.

Diagnose: Meningitis epidemica. 20. I. Unerträgliche Kopfschmerzen, große Unruhe, anhaltender Brechreiz. 21. I. Temperatur 39⁰. 20 ccm intravenöses Meningokokkenserum. Im Liquor kulturell Weichselbaumsche Meningokokken nachgewiesen. 22. I. Temperatur 38⁰. III. Lumbalpunktion, 30 ccm Serum intralumbal, 10 ccm intravenös. Heftigste motorische Unruhe, Status idem. 23. I. 23 Temperatur 37,9⁰. Intralumbal 20 ccm Serum, intravenös 10 ccm. 24. III. 23. Lumbalpunktat weniger trüb. 15 ccm Serum intralumbal, 15 ccm intravenös, Allgemeinbefinden wesentlich gebessert, erhebliche Nackenstarre aber kein Kopfschmerz. 25. I. Temperatur 37,7⁰. 20 ccm Serum intralumbal, 10 ccm intravenös. 26. I. Temperatur 37,5⁰. Liquor sehr viel klarer. — In den folgenden Tagen Nachlassen des Opisthotonus, gutes Allgemeinbefinden. Temperatur unter 37⁰. 5. II. Keine Nackensteifigkeit, normaler Befund. 10. II. Lumbalpunktat noch 15 Zellen. 21. II. Liquor vollkommen klar. 28. II. 23 geheilt entlassen.

Symptomatologie. Wenn auch die einzelnen Krankheitsbilder ganz wesentliche Differenzen aufweisen, so zeigt die Krankheit doch so viele gemeinsame Züge, hervorstechende charakteristische Symptome, so daß die Diagnose in der Regel keine besonderen Schwierigkeiten macht. Als wesentlichster Charakterzug sei hervorgehoben, daß fast im ganzen Verlauf des akuten Stadiums Reizsymptome im Vordergrund stehen, während Lähmungserscheinungen entweder bis zum Tod ganz fehlen oder erst im terminalen Stadium sich einstellen.

Der Beginn ist meist ein plötzlicher; aus voller Gesundheit erfolgt ein heftiger Schüttelfrost mit hohem Fieber, gleichzeitig stellen sich heftigste Kopfschmerzen und Schwindel, Erbrechen, Lichtempfindlichkeit ein. In anderen selteneren Fällen gehen der eigentlichen Krankheit Vorboten voraus, ein Schnupfen, ein Rachenkatarrh, leichte Angina, eine Conjunctivitis, verbunden mit allgemeinem Unbehagen, Frösteln, etwas Schwindel, Körperunruhe, Kopfschmerz. Nach zwei bis drei Tagen wird der eigentliche Ausbruch der Krankheit markiert durch plötzliche heftige Erscheinungen, wie Kopfschmerz, Schwindel, Nackenstarre, oder aber der Übergang ist ein allmählicher. Bei Kindern wird die Krankheit nicht selten mit allgemeinen Konvulsionen eingeleitet.

Die Kardinalsymptome der ausgebildeten Krankheit bestehen nun in Kopfschmerz, Schwindel, Erbrechen, Nackenstarre und Bewußtseinstrübung.

Eines der ersten Symptome, welches häufig zuerst den Verdacht auf Meningitis aufkommen läßt, ist der Kopfschmerz, der bald plötzlich, bald schleichend einsetzt, aber schon in den ersten Tagen (mitunter ersten Stunden) unerträgliche Heftigkeit erreicht. Es ist aber geradezu als charakteristisch anzusehen, daß der Kopfschmerz zwar unaufhaltsam fortbesteht, daß er aber in raschem Wechsel in Paroxysmen exacerbiert und wieder nachläßt. Meistens wird er in den Hinterkopf lokalisiert, kann aber auch im ganzen Kopf oder in der Stirn oder den Schläfen seinen Sitz haben. Auch in den späteren Stadien, in der Rekonvaleszenz, können gelegentlich immer wieder Schmerzanfälle auftreten. Schwindel wird fast nie vermißt, besonders in den ersten Krankheitstagen fehlt er nie. Stellt er sich in der Rekonvaleszenz ein, dann muß er stets den Verdacht auf eine Spätkomplikation im Gehörapparat lenken.

Das Erbrechen hat den Charakter des cerebralen. Frühzeitig, oft schon wenige Stunden nach dem Beginn wird der Nacken steif („Genickstarre") und schmerzhaft; der Kopf ist infolge der tonischen Contractur der Nackenmuskeln nach hinten in das Kissen gebogen; jeder Versuch einer Annäherung des Kinns nach der Brust ist von heftigsten Nackenschmerzen begleitet; bei keiner anderen Form von Meningitis steht die Nackenstarre so im Vordergrund des Leidens wie bei der epidemischen Genickstarre. Meist beschränkt sich die Starre nicht auf den Nacken, die ganze Wirbelsäule ist steif und druckempfindlich und infolge der Contractur der langen Rückenstrecker lordotisch gekrümmt (Opisthotonus).

Das Bewußtsein ist fast stets getrübt, dabei aber großen, unvermuteten Schwankungen unterworfen. Nur in leichten Fällen bleibt es bis zur Heilung frei; in schweren geht es in Somnolenz, Sopor und tiefes Koma über. In der Regel herrscht eine leichte Benommenheit vor, die aber von heftigsten Delirien unterbrochen sein kann.

Krämpfe spielen mehr bei Kindern als bei Erwachsenen eine Rolle. Sie können epileptischen Typus annehmen, beschränken sich oft nur auf eine Extremität oder Körperhälfte und sind in seltenen Fällen von Lähmungen der betreffenden Teile gefolgt. Klonische Zuckungen im Bereich des Facialis, Hypoglossus, der Augenmuskeln werden gelegentlich beobachtet.

Ein Zeichen der Hypertonie der Muskulatur ist auch das Zähneknirschen, der Trismus, und die krampfhafte kahnförmige Einsenkung des Leibes; mitunter gerät die ganze Körpermuskulatur in einen Zustand von Dauercontractur, so daß der Kranke wie im Starrkrampf daliegt.

Dementsprechend konstatieren wir auch meistens eine allgemeine Steigerung der Sehnenreflexe, die aber im Verlauf des Leidens schwach werden und schwinden können. Die Hautreflexe sind fast stets gesteigert.

Gelegentlich ist der BABINSKIsche Reflex neben lebhafter Steigerung der Patellarreflexe festzustellen.

Auch das KERNIGsche Zeichen (Unmöglichkeit, das gestreckte Bein in Rückenlage rechtwinklig zu beugen oder die Unterschenkel in sitzender Stellung zu
strecken wegen Contractur der Flexoren) ist ein fast regelmäßiges Symptom
(s. Abb. 5, S. 441).

Lähmungserscheinungen treten, wie erwähnt, gegenüber diesen Reizsymptomen ganz in den Hintergrund. Jedenfalls gehören sie in dem ersten
Stadium der Krankheit zu Ausnahmen. In einzelnen Fällen hat man aber
auch dauernde Monoplegien, Hemiplegien oder Paraplegien beobachtet.

Die Sensibilität zeigt insofern Abweichungen von der Norm, als eine
ganz außerordentliche Überempfindlichkeit gegen alle äußeren Reize besteht; überall werden Schmerzen gefühlt: in den Armen, den Beinen, den Gelenken; besonders ist die Empfindlichkeit an einzelnen umschriebenen Stellen
gesteigert, so an den Fersen, an den Zehen, am Übergang vom knöchernen zum
knorpligen Teil der Rippen. Die Schmerzen veranlassen die bedauernswerten
Kranken zu andauerndem Jammern und Stöhnen, zu unnatürlichster Körper-
verdrehung und schmerzerfüllter Gesichtsverzerrung.

Aber nicht nur die Berührungsempfindung ist aufs höchste gesteigert, Licht,
Geräusch wird als Schmerz empfunden, und ebenso sind die Geruchs-
und Geschmacksnerven hypersensibel.

Ausgesprochene Anästhesien lassen sich selten nachweisen, dagegen wird
neben den Schmerzäußerungen über störende Parästhesien geklagt.

Auch die Vasomotoren sind gesteigert erregbar; leichteste Hautreize
rufen oft langdauernde Erytheme und urticariaähnliche Quaddeln hervor.
Der Druck der Bettdecke genügt, um intensive Erytheme zu erzeugen.

In der Mehrzahl der Fälle sprießt ein Herpes labialis auf, in der Regel
am 2. bis 5. Tage. Im Verlauf der Krankheit kommen aber die vielgestaltigsten
Exantheme zur Beobachtung: stippchenartige Flecken nach Art der Typhus-
roseolen, urticariaartige, masern- und scharlachähnliche Exantheme. Auch
Erythema exsudativum multiforme und hämorrhagische Infiltrationen können
sich in späteren Stadien entwickeln.

Der Puls entspricht in Frequenz im allgemeinen der Temperatur. Häufig
beobachtet man Verlangsamung, auch Irregularitäten gehören zum typischen
Bilde. Die Temperatur zeigt keinen typischen Verlauf; nach dem ersten
akuten Anstieg fällt sie gewöhnlich etwas ab, verläuft dann ganz unregelmäßig,
oft remittierend. Bei subchronischen Fällen können leicht fieberhafte mit
fieberfreien Perioden abwechseln. Das Blutbild zeigt insofern charakteristische
Veränderungen als, wie schon LENHARTZ nachgewiesen hat, auf der Höhe der
Erkrankung eine Leukocytose (20000 und mehr) hauptsächlich durch Vermehrung der polynucleären Zellen vorhanden ist, während beim Abklingen
eine Verminderung der Leukocytenzahl gefunden wird. Eosinophilie fehlt stets.

Die Cerebrospinalflüssigkeit steht unter erhöhtem Druck, wobei als
Maximum für gesunde Säuglinge ein Druck von 20 mm H_2O, bei älteren
Kindern von 35 mm H_2O, bei Erwachsenen 60—155 mm H_2O bei horizontaler Lagerung (höchster Grenzwert 200 mm H_2O) gilt. Makroskopisch
betrachtet ist sie trübe, gelblich oder grünlich. In Zentrifugat setzt sich
je nach dem Stadium der Krankheit ein mehr oder weniger reichliches
Sediment ab. Mikroskopisch fällt der Zellreichtum auf (normal bis zu 9 Zellen
im Quadratmillimeter), der in der Hauptsache aus polynucleären Leukocyten
besteht; nur selten überwiegen die mononucleären Lymphocyten (mitunter
im Beginn und Ablauf der Erkrankung). In dem nach GRAM gefärbten Deck-
glaspräparat findet man — allerdings nicht stets — intra- und extra-
cellulär gelegen die schlecht gefärbten Meningokokken, welche auch bei negativem mikroskopischem Befund noch kulturell nachgewiesen werden können.

Nicht selten, besonders in älteren Fällen, finden sich neben den Meningokokken auch Pneumokokken oder die vulgären Strepto- oder Staphylokokken. Mit dem Ablauf der Krankheit wird der Liquor heller, der Zellgehalt nimmt mehr und mehr ab, Bakterien sind nicht mehr nachzuweisen.

Die Eiweißprobe (NONNE, Phase I), welche auf dem Höhepunkt der Erkrankung stark positiv ist, fällt allmählich wieder negativ aus.

Von seiten der Digestionsorgane ist eines der unangenehmsten, aber häufigsten und hartnäckigsten Symptome die Appetitlosigkeit, eine absolute Abneigung gegen jegliche Nahrungsaufnahme, die zu äußerster Abmagerung führt und häufig den schlechten Ausgang bedingt. Die Zunge kann wochenlang trocken, fuliginös sein, ebenso die Lippen; auch die Rachenorgane sind ausgetrocknet. Abgesehen von dem Erbrechen (das meist cerebralen Charakter hat) werden die Kranken durch lästigen Brechreiz oder Singultus geplagt.

Die Bronchialorgane werden, abgesehen von dem Prodromalstadium, selten in Mitleidenschaft gezogen.

Auch die Nieren verhalten sich meistens normal.

Häufig zeigen sich dagegen im Verlaufe der Krankheit Gelenkaffektionen, entzündliche Schwellungen, die, falls sie in den Beginn der Erkrankung fallen, zunächst an eine akute Polyarthritis denken lassen.

Noch wäre einer wichtigen Symptomengruppe Erwähnung zu tun, nämlich derjenigen von seiten der Gehirnnerven. Allerdings können Störungen derselben bei den akut verlaufenden Fällen vollkommen fehlen; sie finden sich mehr bei den subakut und chronisch verlaufenden Fällen und unter diesen wieder häufiger bei Meningitiden, welche durch den Pneumokokkus erzeugt sind. Da sie aber auch gelegentlich bei reinen Meningokokken-Meningitiden angetroffen werden können, sollen sie hier als Komplikationen beschrieben werden. Vorausschicken will ich, daß Häufigkeit und Art der Komplikationen mit den verschiedenen Epidemien wechseln. Da der Subarachnoidealraum mit den verschiedensten Nebenhöhlen durch Lymphwege kommuniziert, so ist es nur natürlich, wenn diese durch Fortleitung der Entzündung miterkranken; in anderen Fällen aber handelt es sich um metastatische Prozesse. Wohl am häufigsten zeigen die Augen komplizierende Erkrankungen. Die Pupillen sind anfangs eng, später erweitert oder ungleich weit; häufig wird Nystagmus beobachtet, auch Augenmuskellähmungen kommen vor, wenngleich seltener als bei anderen Meningitisformen, speziell der tuberkulösen. Die Neuritis optica und Retinitis sind häufige Komplikationen; auch gefährlichere Zustände, wie Keratitis, Iridocyclitis, Hypopyon, Panophthalmie (AXENFELD) kommen vor und führen schließlich zu vollständiger Blindheit.

Nicht selten sind Komplikationen von seiten des Ohres, Otitis media, mit Trommelfellperforationen, Labyrintherkrankungen, welche Taubheit, bei kleinen Kindern Taubstummheit im Gefolge haben können.

Endlich seien auch noch Nachkrankheiten erwähnt, die nicht allzu selten bleibenden Charakter annehmen. So sind vor allem schwere nervöse Störungen zu erwähnen, die das ganze Leben beeinträchtigen können, wie Ohrensausen, Schwindel, Kopfschmerz, Gedächtnisschwäche, geistige Ermüdbarkeit u. a. Sie führen häufig der Verblödung entgegen. Auch bleibende Lähmungen von Gehirn- und Extremitätennerven gehören hierher.

Eine der gefürchtetsten Nachkrankheiten ist der Hydrocephalus chronicus; noch in der Rekonvaleszenz kann er seinen Anfang nehmen, bei kleinen Kindern kann der Kopfumfang unter den Augen des Beobachters wachsen und enorme Dimensionen erreichen. Bei Erwachsenen führen die genannten nervösen Symptome zur Diagnose; selten schwinden die Symptome mit den Jahren. (Siehe das Kapitel über Hydrocephalus.)

Verlauf. Dem Verlaufe nach kann man mehrere Typen unterscheiden. Eine Meningitis cerebrospinalis acutissima s. siderans zeichnet sich dadurch aus, daß schon in wenigen Stunden der Tod eintritt. Die Nackensteifigkeit fehlt meist, dagegen sollen Hautblutungen besonders am Abdomen pathognomonisch sein (KNÖPFELMACHER). Bei der Sektion fand man in solchen Fällen nur Hyperämie und Meningentrübung, noch keinen Eiter.

Als Meningitis cerebrospinalis apoplectiformis hat man Fälle bezeichnet, welche nach Art der Apoplexie mit Bewußtlosigkeit und Lähmung beginnen.

Im Gegensatz zu diesen mehr stürmischen Formen stehen die rudimentären, abortiven Fälle, die nur im Verlaufe einer Epidemie richtig gedeutet werden; die Erkrankung äußert sich nur in Kopfschmerz, Schwindel, Abgeschlagenheit, Hypersensibilität. Eventuell kann in solchen Fällen auch ein leichter Grad von Nackenstarre vorhanden sein. Nach 1—2 Wochen tritt Heilung ein.

Endlich sei die intermittierende Form erwähnt, bei welcher die gesamten Erscheinungen nach Art einer Intermittens anschwellen und abflauen, in der anfallsfreien Zeit besteht Wohlbefinden und Fieberlosigkeit. Früher wurden diese Fälle mit Unrecht in Beziehung zur Malaria gebracht.

Im allgemeinen ist der Verlauf der epidemischen Genickstarre ein akuter. Bei schlimmen Fällen tritt der Exitus gewöhnlich am Ende der ersten Woche ein, häufiger am Ende der zweiten oder in der dritten Woche. Der Tod erfolgt unter allgemeiner Erschöpfung, Sphincterenlähmung, Meteorismus, Schweißausbruch im Koma; der Puls ist gegen das Ende klein, frequent unregelmäßig, die Temperatur abnorm hoch oder unter der Norm.

Nicht selten erstreckt sich die Krankheit aber auf Wochen und Monate, der Tod tritt dann unter Erscheinungen von Hirndruck, an Komplikationen, Decubitus oder an Erschöpfung oft in extremster Macies ein.

Rückfälle sind nicht selten, besonders in der Rekonvaleszenz ist man vor unangenehmen Überraschungen nicht sicher.

Diagnose. Die Diagnose ist, besonders wenn die Erkrankung im Verlaufe einer Epidemie unter den erwähnten Kardinalsymptomen einhergeht, nicht schwer zu stellen.

Vor allem der plötzliche Beginn unter stürmischen Erscheinungen zeichnet diese Art der Meningitis von anderen Formen, besonders der tuberkulösen aus. Auch der Herpes und der frühauftretende Opisthotonus spricht gegen die letztere. Für die Diagnose sind auch eventuell vorhandene tuberkulöse Herde zu verwerten.

Den sichersten Ausschlag gibt aber die Lumbalpunktion, die ein ebenso unerläßliches wie sicheres diagnostisches Hilfsmittel bietet (s. o.).

In differentialdiagnostischer Hinsicht kann die Abgrenzung vom Typhus abdominalis Schwierigkeit machen, besonders wenn ein roseolaartiges Exanthem, hohes Fieber, Benommenheit vorhanden sind. Für Typhus sprechen in solchen Fällen der langsamere Beginn, der Meteorismus, die Durchfälle, der Bacillenbefund im Stuhl, das Lumbalpunktat, welches bei Typhus fast stets klar ist. Bei der epidemischen Meningitis herrscht auch heftiger Kopfschmerz mit Nackenstarre vor, ein Herpes spricht eher zugunsten der Meningitis. Zu berücksichtigen ist allerdings, daß bei Typhus meningitische Symptome auftreten können, die entweder durch (im Lumbalpunktat nachgewiesene) Typhusbacillen oder Typhustoxine hervorgerufen sind. Die Erscheinungen sind allerdings nicht so stürmisch wie bei Meningitis; man bezeichnete sie deshalb nach französischem Vorgang als Meningismus typhosus.

Die apoplektiforme Meningitis unterscheidet sich von Gehirnblutung, Embolie und Thrombose hauptsächlich durch das Fieber und die Nackenstarre.

Bei Kindern kann ein Gastrointestinalkatarrh gelegentlich meningitisähnliche Symptome machen, nicht selten werden dabei Nackenstarre und Konvulsionen beobachtet. Das Verhalten des Stuhles, des Sensoriums, eventuell Opisthotonus werden aber bald Aufschluß über das wahre Leiden geben.

Die Epidemien von Encephalitis der letzten Jahre boten vielfach Anlaß zu differentialdiagnostischen Überlegungen. Sowohl als Einleitung wie im Verlauf der Encephalitis sind meningitische Symptome nicht selten, so daß man besonders wenn es sich um sporadische Fälle handelte, eine Zeitlang im Zweifel sein konnte ob nicht eine Meningitis vorliegt. Dabei ist aber zu beachten, daß bei der Encephalitis ausgesprochene Nackenstarre, die Druck- und Klopfempfindlichkeit der Wirbelsäule nur selten und dann nur angedeutet vorhanden sind und auch nicht längere Zeit anhalten. Der Liquordruck ist bei der Encephalitis meist nicht erhöht; der Liquor fast nie eitrig. Treten meningitische Erscheinungen bei Encephalitis auf, so kann man sie im allgemeinen doch nur als Meningismus bezeichnen. Das deckt sich auch mit dem pathologisch-anatomischen Befund, der nur selten deutliche Entzündungserscheinungen an den Meningen zeigt. Ausschlaggebend für die Diagnose wird vor allem der bakteriologische Befund des Liquor cerebrospinalis sein.

Endlich sei daran erinnert, daß die Encephalitis nicht selten von einer Meningitis begleitet ist, die sich allerdings wenig aus dem schweren Krankheitsbild der Encephalitis heraushebt.

Beim urämischen Koma wird in der Regel das Fieber, der Herpes, die Hyperästhesie vermißt.

Gegenüber der Meningitis serosa entscheidet das bei dieser Krankheit klare, unter hohem Druck stehende Lumbalpunktat; auch sind die Symptome hier nicht so stürmisch, die Hyperästhesie und Muskelstarre weniger ausgesprochen.

Die Differentialdiagnose gegenüber der Hysterie soll weiter unten besprochen werden.

Prognose. Die Prognose ist stets ernst zu stellen. Die rasch verlaufenden Formen bei jungen Kindern und Säuglingen enden letal. Von den subakuten und subchronischen Fällen kommt nach HEUBNER etwa die Hälfte mit dem Leben davon. Natürlich schwankt die Mortalität bei den einzelnen Epidemien. FLORAND berechnet die Heilungen auf 25—30%, NETTER auf 63%, KOHTS auf 68%, im Mittel wird man wohl eine Mortalität von 40% annehmen dürfen.

Erfahrungsgemäß endigen die Fälle mit stürmischem Beginn mit frühzeitigem Koma. Gelinde beginnende Fälle, in denen die Bewußtseinstrübung erst spät einsetzt, geben eine bessere Prognose. Die letztere wird dann hauptsächlich durch die nicht seltenen Komplikationen mit anderen Infektionskrankheiten bestimmt. Im allgemeinen trifft es zu, daß die Prognose bei den epidemisch auftretenden Fällen schlechter ist als bei sporadischen.

Unter den Nachkrankheiten geben die Blindheit und Taubheit, sowie der Hydrocephalus die schlechteste Prognose. AXENFELD sah zwar auch in anscheinend verzweifelten Fällen von Meningitisophthalmie noch Besserung eintreten; auch ein Hydrocephalus kann nach Monaten und Jahren sich wieder zurückbilden.

Die nervösen Beschwerden, Kopfweh, Schwindel, Ohrensausen, Neuralgien bleiben mitunter für den Rest des Lebens bestehen.

Seit Einführung der Serumtherapie hat sich die Prognose zum mindesten bei älteren Kindern und Erwachsenen wesentlich verbessert.

Behandlung. Eine allgemeine Prophylaxe läßt sich insofern ermöglichen, als man bei sporadischen Fällen eine möglichst frühzeitige und vollendete Isolierung durchführt.

Absolute Bettruhe, Ruhe in der Umgebung und Verdunkelung des Krankenzimmers ist bei der Hyperästhesie des Kranken ein erstes Erfordernis.

Von vornherein ist größte Sorgfalt auf genügende Ernährung zu legen. Da meist absolute Abneigung gegen Nahrungsaufnahme besteht, ist dies Erfordernis oft nur schwer zu erfüllen. Man muß die günstigen Momente im Krankheitsverlauf erfassen, um möglichst kalorienreiche Nahrung zuzuführen. Nicht selten läßt sich eine genügende Ernährung nur mit Hilfe des Magenschlauches durchführen, von dem z. B. Heubner ausgiebigen Gebrauch machte.

Zur Beeinflussung des entzündlichen Prozesses ist die Applikation des Eisbeutels auf den geschorenen Kopf, eventuell die Anwendung des Chapmannschen oder Leiterschen Kühlschlauches auf Kopf und Wirbelsäule empfehlenswert. Demselben Zweck dienen auch wiederholte kühle Übergießungen von Nacken und Rücken. Bei kräftigen Personen kommen Blutentziehungen durch Schröpfköpfe längs der Wirbelsäule, Ansetzen von Blutegeln in der Gegend der Proc. mastoid. in Betracht. Auch Ableitungen auf den Darm, besonders bei stürmischem Beginn durch Kalomel (0,2—0,3 g mehrmals, bei Kindern entsprechend weniger), Ableitung auf die Haut durch Einreibungen mit Quecksilbersalbe auf den geschorenen Schädel, Einpinseln desselben mit Jodtinktur, Einreiben 10%iger Jothionsalbe, Auflegen eines Blasenpflasters hinter den Ohren, im Nacken, längs der Wirbelsäule, Points de feu im Verlaufe derselben, sind Mittel, welche mindestens in symptomatischer Hinsicht mit Erfolg angewendet werden können.

Aufrecht, Wohlisch, Heubner u. a. sahen zweifellosen Nutzen von heißen Bädern; Heubner begann mit 35° und stieg jeden Tag um einen Grad bis auf 39° und 40° und darüber. An das Bad schließt er eine schweißtreibende Einwicklung an. Im allgemeinen gibt er täglich ein Bad, doch ließ er dieselbe Prozedur auch am gleichen Tag wiederholen.

Bei heftigen Schmerzen und hohen Temperaturen sind Anodyna und Antipyretica oft nicht zu umgehen. Bei letzteren ist aber, um die Gefahr des Kollapses zu vermeiden, Vorsicht geboten.

Bei starker Agitation, Konvulsionen, Delirien ist man auf Morphium (0,02—0,03), eventuell Chloralhydrat (1—2 g) angewiesen; letzteres ist, wenn keine Benommenheit vorhanden, in Form von Klysmen (2,0—3,0 g pro dosi) zu empfehlen.

Der erhöhte Lumbaldruck sowie die eitrige und toxische Beschaffenheit der Liquors rechtfertigen die therapeutische Lumbalpunktion. Wenngleich die Erfolge nicht durchweg günstig beurteilt werden, ist doch entschieden zur Anwendung derselben zu raten zumal in Kombination mit der intralumbalen Serumbehandlung. Säuglingen und Kindern werden 5—15 ccm Liquor entfernt, Erwachsenen 20—80 ccm. Um aber einen Erfolg zu erzielen, muß die Punktion häufig, täglich oder alle 2 Tage einmal, wiederholt werden bis der Liquor klarer wird, dann kann in größeren Zwischenräumen bis zur vollständigen Aufhellung punktiert werden. In Fällen, in welchen die Punktion mißlingt (Verklebung der Meningen) wird die Seitenventrikelpunktion empfohlen. (Technik s. Hydrocephalus S. 459.)

Der eventuelle Erfolg der Lumbalpunktion besteht in Verminderung der Kopf-, Nacken- und Rückenschmerzen, Aufhellung des Sensoriums und günstiger Beeinflussung der Temperatur.

Ganz zweifellos günstig wird der Krankheitsverlauf beeinflußt durch die Serumbehandlung in Kombination mit der Lumbalpunktion. Antimeningokokkensera wurden von WASSERMANN und KOLLE, von JOCHMANN, FLEXNER, KRAUS u. a. auf verschiedenen Wegen hergestellt; ihre Wirksamkeit beruht auf bakteriotropen, antitoxischen und baktericiden Eigenschaften. Die Sera werden intralumbal und intravenös angewandt. Die letztere Anwendungsweise rechtfertigt sich aus den sowohl im Frühstadium wie im weiteren Verlauf festgestellten Meningokokkenbefunden im Blut. Der intralumbalen Anwendung geht die Entleerung von Liquor in oben angegebenen Mengen voraus. Die Einzeldosis Serum sowohl für intravenöse wie intralumbale Einverleibung beträgt 10—20—30 ccm. Üble Folgen der Serumbehandlung sind nicht zu befürchten, auch nicht bei sehr häufiger Injektion. Eine Serumkrankheit kann wie bei jeder Serumanwendung in der üblichen Form zwischen dem 9. und 13. Tage auftreten.

Meine günstigen Erfahrungen, welche ich im Laufe des Krieges an größerem Krankenmaterial mit der Serumbehandlung erzielt habe, decken sich mit denjenigen der meisten Autoren. Zweifellos gelingt es bei frühzeitiger Anwendung des Serums und häufiger rascher Wiederholung der Injektionen die Krankheitsdauer herabzusetzen und den ganzen Verlauf günstiger zu gestalten. Mehrfach sah ich wenige Stunden nach der Injektion die Temperatur fast kritisch absinken; das Allgemeinbefinden wird oft überraschend gebessert, Kopfschmerzen, Schwindel, Benommenheit schwinden. Wiederkehr der Beschwerden erfordern möglichst baldige (alle 24 Stunden) Wiederholung der Serumbehandlung. Von mancher Seite wird auch angegeben, daß unter der Serumtherapie die Folgezustände der Meningitis seltener werden. Nach dem Vorgang von CUSHING und SLADEN wurde bei Kindern mit gutem Erfolg das Serum in den Seitenventrikel eingeführt.

B. Sekundäre Leptomeningitis purulenta.
(Meningitis simplex.)

Unter dieser Bezeichnung fassen wir also a) die fortgeleitete, b) die traumatische und c) die metastatische resp. septische Form von Leptomeningitis zusammen.

Wenn die Einteilung somit lediglich nur nach ätiologischen Gesichtspunkten aufgestellt ist, so ist doch zu bemerken, daß das Krankheitsbild je nach der Entstehungsursache eine gewisse charakteristische Eigenart besitzt und in wesentlichen Punkten von demjenigen der epidemischen Genickstarre abweicht.

Gemeinsam ist aber diesen sekundären Meningitiden, daß jede derselben durch die verschiedensten Krankheitserreger hervorgerufen werden kann, daß sie also in dieser Hinsicht keine ätiologische Einheit bilden. Infektionserreger. Als solche kommen fast alle uns heutzutage bekannten Eitererreger in Betracht.

So fand man in dem eitrigen Exsudat die Streptokokken und Staphylokokken (hauptsächlich St. pyogenes aureus), ferner die Bacillen der Coligruppe, den Bacillus pyocyaneus, das Bacterium lactis aerogenes, aber auch Bacillen, die wir im allgemeinen für spezifische resp. spezifische Erkrankungen erzeugende Bakterien halten; so spielt in der Pathologie der Meningitis eine wichtige Rolle der FRÄNKELsche Pneumococcus lanceolatus, der FRIEDLÄNDERsche Pneumobacillus; auch der PFEIFFERsche Bacillus haemophilus (Influenzabacillus) gehört zum Erreger der Meningitis und ebenso der Typhusbacillus. Endlich sei auch noch der Meningococcus intracellularis (WEICHSELBAUM) erwähnt, der bei manchen Fällen von sporadischer Meningitis gefunden wurde, ebenso der SCHOTTMÜLLERsche Streptococcus mucosus.

Auffallend häufig findet man den FRÄNKELschen Diplokokkus als Erreger der Meningitis, und zwar auch im Verlaufe von Epidemien; man hat deshalb auch der epidemischen Genickstarre keine spezifische Bedeutung zuerkennen resp. ihre ätiologische Einheit in Abrede stellen wollen (LEYDEN, STADELMANN u. a.). Allein unseres Wissens hat man noch keine reine Epidemie mit FRÄNKELschem Diplokokkus kennen gelernt, während in den sporadischen Fällen dieser Erreger verhältnismäßig häufig gefunden wird. Wir schließen uns deshalb HEUBNER an, welcher zur epidemischen Genickstarre nur Fälle rechnet, welche durch den Meningococcus intracellularis hervorgerufen sind.

Es ist aufgefallen, daß sich die Pneumokokkenmeningitiden zu gewissen Zeiten geradezu epidemieartig häufen können; dabei ist eben zu bedenken, daß auch die Pneumonien nicht selten epidemieartigen Charakter annehmen.

Mischinfektionen sind häufig, und zwar enthält das Exsudat neben spezifischen Bakterien nicht selten die banalen Eitererreger wie Staphylokokken und Streptokokken.

Ob die Art des Infektionserregers auf das Krankheitsbild bestimmten Einfluß hat, ist noch nicht sichergestellt; größere Bedeutung hat, wie erwähnt, der Infektionsmodus.

a) Die fortgeleitete Meningitis.

Dieselbe verdankt ihre Entstehung der Einwanderung von infektiösem resp. eitrigem Material in den Subarachnoidealraum aus benachbarten Organen. Der Wege, auf welchen diese Einwanderung ermöglicht wird, sind es drei. Einmal die Lymphgefäßbahn, dann die Scheiden der Nerven und endlich die direkte Berührung der Hirnhäute mit dem Infektionsherd, Infektion per continuitatem. Die Blutbahn scheint bei dieser Form kaum eine Rolle zu spielen.

Für die Fortleitung in den Lymphbahnen kommen vor allem die Höhlen des Schädels in Betracht, welche die Sinnesorgane bergen; dieselben stehen offenbar durch zahlreiche feine Lymphbahnen mit dem Subarachnoidealraum in Verbindung. Ein Transport durch die Nervenscheiden kann sowohl bei den Gehirnnerven wie Rückenmarksnerven durch die Foramina intervertebralia stattfinden.

Im einzelnen Falle ist oft nicht ersichtlich, welchen Weg die Infektionserreger genommen haben.

Wohl die wichtigste ätiologische Rolle spielen die Erkrankungen des Schädels.

In erster Linie sind zu erwähnen:

α) diejenigen des Felsenbeins resp. des Gehörorgans. In der Regel ist es die Otitis media, welche eine Caries des Felsenbeins zur Folge hat, die das dünne Dach des Cavum tympani perforiert; die Entzündung setzt sich direkt auf die Hirnhäute fort. Die Ursache der Felsenbeincaries kann sowohl im Cholesteatom wie in einer tuberkulösen oder luetischen Affektion gegeben sein. Auch vom Warzenfortsatz aus setzen sich eiternde Prozesse auf die Meningen fort.

Aber nicht nur durch Kontinuität ist bei der Otitis purulenta eine Meningeninfektion möglich; ohne Perforation des Felsenbeins können in der Scheide des Facialis, des Acusticus, auch entlang der durch die Fissura petrososquamosa ziehenden Gefäße die Infektionserreger zur Pia mater gelangen.

Nicht selten bildet das Bindeglied eine Thrombose des benachbarten Sinus, so des Sinus petrosus superficialis, des Sinus transversus, des Sinus cavernosus. Die Thrombophlebitis führt zunächst zur Vereiterung des Sinus und sekundär zur meningealen Infektion.

Neuerdings wird von Kinderärzten allerdings hervorgehoben, daß bei Säuglingen die klinische Beobachtung der Annahme widerspreche, daß eine Otitis media purulenta ohne Erkrankung des Labyrinths zu Meningitis führe. So ist z. B. THIEMICH der Ansicht, daß in schweren Fällen eher eine sekundäre Infektion des Mittelohrs anzunehmen ist. Dieser Autor kann obiger Auffassung nur zustimmen, wenn anatomisch ein Zusammenhang zwischen Meningitis und Mittelohr nachzuweisen und wenn die Ohrerkrankung den meningitischen Erscheinungen vorausgegangen ist.

β) Nächst dem Ohr kommen als wichtige Infektionsquellen für die Meningen die Nase und deren Nebenhöhlen, die Siebbein-, Keilbein-, Stirnhöhle in Betracht.

Auf diese Infektionsquelle sei hier ganz besonders aufmerksam gemacht, denn es scheint mir, daß mancher der Fälle von kryptogenetischer Meningitis durch diese ihre Erklärung findet. Allerdings ist zur Feststellung der Sieb- und Keilbeinaffektionen stets eine spezialistische Hilfe nötig, und es empfiehlt sich daher, in unklaren Fällen stets den Nasenspezialisten zu konsultieren.

Ich verfüge selbst über zwei Fälle, in welchen die angeblich seltene Infektionsquelle in der Keilbeinhöhle gefunden wurde, und die beide dadurch geheilt wurden, daß durch Einführung von Cocaintampons und mechanische Erweiterung des Ostium sphenoidale bessere Abflußbedingungen für den Eiter geschaffen wurden.

Diese Fälle ermutigen für die Zukunft zu gleichem Vorgehen. Peinlichste Sorgfalt ist allerdings auf die Diagnosenstellung, resp. die Auffindung der Infektionsquelle zu legen.

γ) Eine weitere Infektionsquelle kann auch in einem in der Orbita gelegenen Eiterherd liegen. So sah man nach Panophthalmie sekundäre Menigitis auftreten.

δ) Ferner seien auch Hirnabscesse erwähnt, welche durch periphere Ausdehnung die Meningen erreichen können, und ebenso extradurale Abscesse, welche meist aus vereiterten Hämatomen hervorgehen.

ε) Säuglinge sollen nach Heubner besonders bei syphilitischer Rhinitis und bei Keuchhusteninfektion von eitriger Meningitis befallen werden.

ζ) Auch manche Fälle von Kopferysipel, von Furunkeln im Nacken und in der Kopfschwarte, Fälle von Eiterungen der Kopfhaut, Parotitis können durch Fortleitung des Entzündungserregers zur Meningitis führen.

η) Endlich gehören hierher die Fälle von ascendierender Leptomeningitis, in welchen der primäre Eiterherd in der Nähe der Wirbelsäule gelegen ist, Decubitus, Caries der Wirbel, der Rippen. Vielleicht sind hierher auch die Fälle zu rechnen, in welchen sich die Meningitis an Pleuritiden anschloß. Als vermittelnde Bahn sieht man in diesen Fällen die Scheiden der Intercostalnerven an.

b) Die traumatische Meningitis.

Dieselbe ist eine häufige Folge der Schädelverletzungen mit offenen Wunden. Der Eitererreger wandert von außen durch die Dura ein, manchmal unter Vermittlung einer Sinusthrombose.

Auch im Anschluß an Basisfrakturen ohne äußere Wunde sah man Meningitis auftreten. Wahrscheinlich dringt in solchen Fällen der Erreger durch den äußeren Gehörgang oder die Nasenhöhle ins Schädelinnere.

Die Frage, ob ohne Verletzung der Weichteile und Schädelknochen eine Meningitis entstehen kann, ist auf Grund zahlreicher Erfahrungen zu bejahen (Hans Curschmann).

c) Die metastatische oder septische Meningitis

wird am häufigsten im Verlaufe eines Typhus, einer Influenza, eines akuten Gelenkrheumatismus, einer ulcerösen Endokarditis, einer Sepsis, vor allem aber im Gefolge oder Verlauf einer Pneumonie beobachtet. Auch die akuten Exantheme Scharlach, Pocken sind mitunter mit Meningitis vergesellschaftet. Die Entscheidung, ob in diesen Fällen die Meningitis auf metastatischem Wege entsteht, oder ob sie nur Teilerscheinung einer Blutinfektion ist, fällt allerdings oft schwer.

Die pathologische Anatomie der sekundären Meningitis deckt sich in den wesentlichen Punkten mit derjenigen der epidemischen. Doch ist zu bemerken, daß bei der fortgeleiteten und traumatischen Form häufig die wesentlichsten Veränderungen, Exsudatansammlungen, an der Stelle des benachbarten primären Herdes liegen; von diesem Herd erstreckt sich allerdings die eitrige, serös-eitrige oder fibrinös-eitrige Exsudation hauptsächlich den Gefäßen (Venen) entlang über die Oberfläche des Gehirns. Wie bei der epidemischen Genickstarre sieht man auch bei der sekundären die wesentlichen Veränderungen an der Konvexität, während die Basis verhältnismäßig weniger stark ergriffen ist. Allerdings kommen gerade bei der fortgeleiteten und traumatischen Form, wie erwähnt, viele Ausnahmen vor; bei der otitischen Meningitis finden wir dementsprechend die größte Exsudatmasse an der Basis, und während wir bei der sekundären Meningitis die spinalen Meningen verhältnismäßig frei finden (im Gegensatz zur epidemischen), so macht hiervon wiederum die ascendierende eine Ausnahme, bei welcher hauptsächlich an der Unterfläche der spinalen Pia die Entzündung größte Ausdehnung nimmt.

Wie bei der epidemischen Meningitis, so ist auch bei der sekundären Form die Gehirnsubstanz an der Entzündung beteiligt; Blutungen, Entzündungsherde, kleine Eiterherde u. dgl. sind in der Hirnrinde ganz gewöhnliche Befunde.

Das klinische Bild unterscheidet sich von demjenigen der epidemischen hauptsächlich dadurch, daß sich auf das Krankheitsbild der Grundkrankheit die Symptome der Meningitis aufpfropfen. Nicht selten bereitet es große Schwierigkeit, die Anzeichen der Meningitis aus dem Symptomenbild der Grundkrankheit herauszuheben, so z. B. beim Typhus, der ja häufig das Bild der Meningitis vortäuscht.

Die septische Form ahmt meist ganz das Krankheitsbild der epidemischen nach, so daß auf diese verwiesen werden kann. Ebenso kann die fortgeleitete und traumatische gelegentlich denselben Charakter annehmen.

In zwei Fällen von eitriger Meningitis, die ich in den letzten Jahren beobachtet habe, fanden sich zwei sehr ausgesprochene Symptome, die mir in der Literatur nicht genügend betont erscheinen. Im einen (23jährige Frau) stellten sich etwa 8 Tage nach Abheilung eines incidierten und vollständig ausgeheilten Unterlippenfurunkels als erstes Symptom äußerst heftige Schmerzen eines unteren Brustwirbels ein, so daß die Diagnose auf Wirbelcaries gestellt wurde. Meningitische Symptome fehlten vollkommen; die Lumbalpunktion ergab rahmigen Staphylokokkeneiter. In den folgenden Tagen traten geradezu wahnsinnige Schmerzen in den Beinen auf, die durch stärkste Narkotica nicht zu dämpfen waren. Nackenstarre fehlte bis zum Exitus.

Im zweiten Falle traten 14 Tage nach Abheilung eines Oberschenkelfurunkels heftige Schmerzen im II. Lendenwirbel auf, verbunden mit äußerster Druckempfindlichkeit und heftigen rechtsseitigen Ischiasschmerzen. Auch in diesem Falle wurde eine Wirbelmetastase angenommen — meningitische Symptome fehlten —. Auf der Röntgenplatte völlig intakter Wirbel. Liquor etwas gelblich schimmernd. Am zweiten Tag Liquor eitrig. Anschließend das Bild der eitrigen Meningitis.

In beiden Fällen nach Abheilen von Furunkeln, aus vollem Gesundheitsgefühl Wirbelschmerzen, die zunächst an eine septische Wirbelinfektion denken ließen.

In beiden Fällen Auftreten der Meningitis erst lange nach der Furunkelinfektion, so daß man kaum an eine hämatogene eher lymphatische Infektion denken kann. In beiden Fällen als erste Symptome heftigste Schmerzen in den Beinen.

Bei Säuglingen und kleinen Kindern ist der ganze Verlauf vehementer. In wenigen Stunden gelangt das Krankheitsbild auf seinen Höhepunkt mit Erbrechen, heftigem Fieber, Konvulsionen, Atembeschleunigung. „Die Respiration nimmt bald einen eigentümlich ächzenden Klang beim Ausatmen an, der einzige Ausdruck des Schmerzes, an dem der Säugling wohl leidet" sagt Heubner. Der Gesichtsausdruck wird verzerrt, das Bewußtsein wird getrübt und schwindet. Zeichen des Hirndruckes stellen sich ein, Pulsverlangsamung, Spannung der Fontanellen. Im Verlaufe von wenigen (2—5) Tagen tritt der Exitus ein.

Auch beim Erwachsenen kann die Krankheit einen rapiden Verlauf nehmen. Sie kündigt sich nicht selten mit einem Schüttelfrost an, nachdem vielleicht tagelang vorher eine Otitis media bestanden hat; die Temperatur steigt rasch auf 40°, Kopfschmerzen treten in den Vordergrund und beherrschen nun das Bild; das Bewußtsein wird getrübt, stuporöse Zustände wechseln mit heftigen Delirien, die ebenso rasch in tiefen Sopor und Koma übergehen können. In Zeiten freieren Bewußtseins macht sich Schwindel geltend. Nun können sich Hirnnervenlähmungen, Pupillendifferenz, eventuell auch Nackenstarre hinzugesellen. Die Neuritis optica läßt sich nachweisen. Auch Konvulsionen mit nachfolgenden Extremitätenlähmungen kommen zuweilen vor. Die allgemeine Hyperästhesie, die vasomotorische Erregbarkeit, das anfängliche Steigern der Sehnenreflexe spielt auch bei dieser Form eine gewisse Rolle. Ein fast stets vorhandenes Symptom ist das bereits erwähnte KERNIGsche (s. Abb. 5, S. 441).

Genickstarre wie überhaupt die Hirndrucksymptome treten nicht so in den Vordergrund wie bei der epidemischen Meningitis.

Die Temperaturkurve verläuft ganz unregelmäßig, der Puls ist meist beschleunigt und unregelmäßig, Verlangsamung wird seltener beobachtet als bei der epidemischen.

Der Verlauf ist meist ein rascher und ungünstiger. Der Tod tritt in 1 bis $1^1/_2$ Wochen ein.

Für die fortgeleitete und traumatische Form kann es in vielen Fällen als charakteristisch angesehen werden, daß die Erscheinungen gewissermaßen auf die Gegend des primären Herdes hindeuten. Bei der von einer Erkrankung im oder am Felsenbein ausgehenden Meningitis beginnt das Leiden häufig mit einer Facialisparese oder mit klonischen Zuckungen im Facialisgebiet; überhaupt ahmen diese Fälle mehr das Bild der Basilarmeningitis nach. Hier ist auch die Nackenstarre häufiger. Bei den von der Nase ausgehenden Fällen treten die basalen Symptome mehr in den Hintergrund, die Nackenstarre kommt spät, dagegen fallen bei weniger benommenen Patienten mehr Störungen auf psychischem Gebiete auf. Auch wird der Kopfschmerz mehr im Vorderkopfe lokalisiert. Bei traumatischen Erkrankungen in der Gegend der motorischen Sphäre können als erste Symptome der Meningitis Reizerscheinungen der motorischen Rindenregion — Konvulsionen der gegenüberliegenden Seite — zutage treten.

Aus dem Gesagten geht hervor, daß bei fortgeleiteten und traumatischen Meningitiden das Krankheitsbild häufig mehr einer Herderkrankung als einer diffusen entspricht, und daß man deshalb bei derartig atypischem Verlauf stets sein Augenmerk auf eventuelle primäre Affektionen in der Nachbarschaft zu lenken hat.

Die Prognose ist meist ungünstig zu stellen. Sie ist schlechter als diejenige der epidemischen Genickstarre. Allerdings werden neuerdings immer mehr Fälle sekundärer Meningitis bekannt, welche ausheilten. Ich selbst verfüge über eine Anzahl von geheilten Fällen, bei welchen die eitrige Natur der Meningitis durch die Lumbalpunktion sichergestellt war. Eine besonders schlechte Prognose gibt die Pneumokokkenmeningitis; einer meiner Fälle (nach Pneumonie, Pleuritis und Perikarditis) kam zum Exitus. Ein weiterer Fall von Pneumokokkenmeningitis verlief dagegen günstig. Ich füge hier die Präparate des Lumbalpunktats in den verschiedenen Stadien bei.

Die relativ günstigste Prognose geben natürlich diejenigen Fälle, bei welchen es noch nicht zur Blutinfektion gekommen ist, somit die fortgeleitete und traumatische.

Auch wenn die Lebensgefahr vorüber ist, können ähnliche Zustände zurückbleiben wie nach der epidemischen Meningitis. Der Hydrocephalus ist allerdings seltener. In meinem zweiten erwähnten Falle von Keilbeinempyem mit eitriger Meningitis blieben etwa $1/_2$ Jahr lang psychische Störungen zurück; der Patient mit der eben genannten Pneumokokkenmeningitis erholte sich außerordentlich schwer, hatte mit schweren aufregenden Träumen, Kopfweh, Schwindel, Abmagerung zu kämpfen.

Differentialdiagnose. Hinsichtlich der Differentialdiagnose sei auf die Besprechung in den Kapiteln epidemische und tuberkulöse Meningitis verwiesen. Die sekundäre Meningitis kann gelegentlich größere diagnostische Schwierigkeiten bereiten als die epidemische, zumal wenn sie in eine Epidemieepoche fällt.

Von der epidemischen Form läßt sich die sekundäre meistens unterscheiden durch den stürmischen Verlauf, den Herdcharakter, den fehlenden Opisthotonus; auch der Herpes kommt viel seltener vor als bei der epidemischen; ist der primäre Herd nicht aufzufinden, so hat die Lumbalpunktion zu entscheiden.

Typhus und Pneumonie (besonders häufig Oberlappenpneumonien) können gelegentlich meningitisähnliche Symptome machen, besonders wo Kopfschmerz, Benommenheit, Nackensteifigkeit vorherrscht, doch wird die Temperatur, das Fehlen von Lähmungssymptomen, die positive Widal-Reaktion, der Bacillenbefund im Stuhl zugunsten des ersteren sprechen; in besonders schwierig zu deutenden Fällen wird die Lumbalpunktion den Ausschlag geben.

Auch die pneumonische Affektion wird dem genauen Untersucher nicht lange entgehen.

Auf die differentialdiagnostische Bedeutung gegenüber einer septischen Wirbelinfektion habe ich oben hingewiesen.

Es gibt auch Fälle mit meningitischen Symptomen, die zum Tode führen, ohne daß bei der Sektion meningitische Veränderungen nachzuweisen wären. Sie werden als Meningismus bezeichnet. Im Verlaufe von Infektionskrankheiten, z. B. dem Typhus, hat man Gelegenheit, solche Fälle zu sehen. Die Sektion weist keine Meningitis nach, höchstens etwas Hyperämie. Es handelt sich in diesen Fällen offenbar um toxische Läsionen der Hirnhäute, die nicht anatomisch nachzuweisen sind.

Endlich sei noch die Pseudomeningitis erwähnt, welche auf hysterischer Basis beruht. Die Hysterie kann jede Form der Meningitis typisch nachahmen; hierauf haben zuerst französische Autoren aufmerksam gemacht. Nackenstarre, Erbrechen, Schüttelfrost, Fieber, Inkontinenz, gesteigerte Reflexe, Strabismus können die Meningitis vortäuschen; der aufmerksame Beobachter wird aber im Krankheitsbilde doch hysterische Züge entdecken, die ihn bald an der organischen Natur der Erkrankung zweifeln lassen; andererseits werden hysterische Stigmata, das Fehlen der Temperaturerhöhung (bei persönlicher Messung!) die wahre Natur des Leidens bald verraten. Einen eklatanten Fall von „psychogener Pseudomeningitis" habe ich 1901 veröffentlicht (Zeitschr. f. Nervenheilkunde). In diesem Falle gelang die Entlarvung auf hypnotischem Wege.

Als wesentlichstes diagnostisches Hilfsmittel habe ich stets die Lumbalpunktion erwähnt. Durch sie haben wir gelernt, wie bei geringen cerebralen Anzeichen oft schon ein abnormer, trüber oder eitriger Liquor vorhanden sein kann. Es gibt wohl auch sekundäre Meningitisfälle, in welchen die eitrige Beschaffenheit der Flüssigkeit noch fehlt, die mikroskopische Untersuchung des Zentrifugats fördert doch bereits die Krankheitserreger zutage; wo dies aber nicht der Fall ist, müssen Kulturen angelegt oder das Tierexperiment zu Hilfe gezogen werden. Dabei ist stets zu bedenken, daß nicht selten die Meningitis auf einer Mischinfektion beruht oder doch die ursprüngliche spezifische Infektion durch einen sekundären Keim kompliziert sein kann.

Die Zellen bestehen bei der eitrigen Meningitis in der Hauptsache aus polynucleären Leukocyten, weniger Lymphocyten.

Bei mehrmaliger Punktion kann man sich oft mit Leichtigkeit über den Fortgang der Erkrankung orientieren. Schon makroskopisch lassen sich mitunter Besserungen an der Klärung des Punktats erkennen. Auch das mikroskopische Präparat gibt hierüber bei peinlicher gleichmäßiger Technik Aufschluß. In denselben ist meist ganz deutlich zu erkennen, wie der Zellreichtum bei der späteren Punktion abgenommen hat, wie die polynucleären Leukocyten ganz geschwunden und nur noch einige Lymphocyten vorhanden sind.

Bei klarem Liquor spricht Gerinnselbildung im Sediment oder Ausscheidung von Membranen mit Sicherheit für Entzündung der Hirnhäute. Der Eiweißgehalt ist stets erhöht (normal bis $^1/_2^0/_{00}$ Alb.), NONNE Phase I positiv.

Nicht unerwähnt sei aber, daß die eitrige Meningealflüssigkeit mitunter steril ist, d. h., daß die Erreger weder mikroskopisch noch auf der Platte nachgewiesen werden können.

Therapie. Die Allgemeinbehandlung deckt sich mit derjenigen der epidemischen Meningitis.

In prophylaktischer Hinsicht sei auf die Notwendigkeit einer sachgemäßen aseptischen Behandlung aller Schädelwunden, Eiterungen usw. hingewiesen. Daß nach Nasen- und Ohroperationen Meningitiden auftraten, muß bei solchen Eingriffen zur Vorsicht und peinlichsten Sauberkeit mahnen.

Wie wichtig es ist, den primären Herd aufzufinden, beweisen die oben erwähnten Fälle von Keilbeinerkrankung; eine beginnende Meningitis kann durch eine Paracentese, durch Trepanation des Warzenfortsatzes zum Stillstand gebracht werden. Wo etwa ein vorangegangenes Trauma oder die Symptome auf eine Herderkrankung hinweisen, ist durch Trepanation der Versuch einer Ausräumung des angesammelten Exsudats vorzunehmen. Mancher Fall ist durch rechtzeitiges operatives Eingreifen gerettet worden. Bei bereits diffuser Eiterung ist allerdings auch von operativem Eingreifen nicht viel zu erwarten. In einigen Fällen hat auch die Ventrikelpunktion Heilung gebracht (BECK).

Über den Nutzen der Lumbalpunktion sind sich die Autoren noch nicht einig. Besserungen sind zweifellos zu erzielen und erzielt. Aber auch Heilungen wurden von gewissenhaften Beobachtern auf die Lumbalpunktion zurückgeführt. Ich verfüge über einen Fall, in welchem ich nicht anstehe, die Heilung auf die Punktion zurückzuführen. Die Meningitis war im Anschluß an eine follikuläre Angina entstanden.

Diese und ähnliche in der Literatur niedergelegte Fälle ermutigen jedenfalls die Lumbalpunktion in jedem Falle von Meningitis anzuwenden und möglichst alle zwei Tage zu wiederholen. Die zu entfernende Menge richtet sich nach der Art des Abflusses. Wo stärkere Hirndrucksymptome bestehen, kann man bis zu 100 ccm entleeren.

In dem ersten der oben erwähnten Fälle von Meningitis nach Lippenfurunkel habe ich täglich die Lumbalpunktion ausgeführt, wobei stets große Mengen eines dickflüssigen rahmigen Eiters sich entleerten. Danach spülte ich den Arachnoidealsack mit physiologischer Kochsalzlösung und benötigte bis die Flüssigkeit klar wurde oft über 1 Liter. Der Erfolg war jeweils ganz frappant, die unerträglichsten Schmerzen in den Beinen verschwanden sofort, die Patientin verlor jedes Krankheitsgefühl und glaubte gehen zu können. Die Besserung hielt 6—12 Stunden an, dann mußte von neuem punktiert und gespült werden.

Der **Erfolg** wurde aber allmählich immer geringer. Jedenfalls leisteten die Auswaschungen symptomatisch Ausgezeichnetes.

Mehr ist vermutlich auch durch die von QUINCKE vorgeschlagene Schlitzung

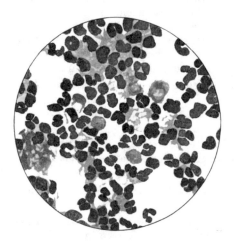

Abb. 1. Eitrige (Pneumokokken-)Meningitis
(NISSLS Methode). Polynucleäre
Leukocytose. Punktat eitrig.
(LEITZ Okl. Imm. $1/_{12}$ Ok. 3.)
(Eigene Beobachtung.)

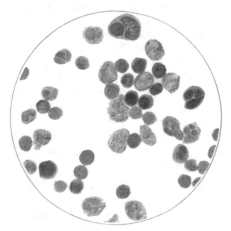

Abb. 2. Derselbe Fall. Punktat.
(Nach MAY-GRÜNWALD gefärbt.)

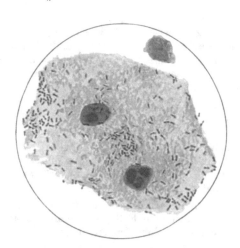

Abb. 3. Derselbe Fall. Ausstrichpräparat des
Zentrifugats mit zahlreichen Pneumokokken.
(Fuchsinfärbung.)

der Dura oder die Durchspülung des Subarachnoidealraumes nach Trepanation nicht zu erwarten.

Gegen den septischen Zustand sind Silberpräparate wie CRÉDÉsche Salbe, Kollargol (intravenös), Elektrokollargol, Argochrom usw. anzuwenden, wenngleich man auf einen Heilerfolg nicht allzu große Hoffnung setzen darf.

C. Meningitis tuberculosa.

Ätiologie. Die Meningitis tuberculosa scheint stets eine sekundäre Erkrankung zu sein, die durch Einwanderung von Tuberkelbacillen in die Pia mater zustande kommt. Die primäre Erkrankung kann ihren Sitz in allen denjenigen Organen des Körpers haben, in welchen sich chronische tuberkulöse Herde zu etablieren pflegen.

Am häufigsten schließt sich die Erkrankung wohl an eine solche der Lungen an, und zwar sind es vor allem die vorgeschrittenen und terminalen Fälle, wenigstens bei den Erwachsenen; nicht selten aber ist die Lungenaffektion ganz geringfügig, sie hat keinen selbständigen Charakter oder aber sie ist scheinbar ausgeheilt. Nächst den Lungen kommen vor allem die tuberkulös erkrankten Lymphdrüsen in Betracht, so die Mesenterialdrüsen, vor allem aber die Bronchialtrachealdrüsen, die Nackendrüsen und die tiefsitzenden parapharyngealen Halsdrüsen. Die letzteren scheinen bei der kindlichen tuberkulösen Meningitis eine Hauptrolle zu spielen. Auch die Tuberkulose der serösen Häute, speziell der Pleura, soll nicht selten den Ausgangspunkt der tuberkulösen Meningitis bilden. Etwas seltener liegt die Quelle der Meningealerkrankung in einer tuberkulösen Knochen- oder Gelenkaffektion, und endlich spielt auch die Genitaltuberkulose (Hoden) eine nicht zu unterschätzende ätiologische Rolle.

Wohl kommt es gelegentlich vor, daß die Sektion den primären Herd zunächst nicht aufzufinden imstande ist, und daß erst bei gründlichem Durchsuchen des ganzen Körpers (Wirbelsäule, Schädelhöhlen, Keilbeinhöhle, inneres Ohr, größere Lymphwege, Ductus thoracicus) der eigentliche Ausgangspunkt der Erkrankung aufgefunden wird. Jedenfalls ist ein einwandfreier Fall von primärer tuberkulöser Meningitis noch nicht bekannt.

Die Frage, auf welchem Wege und unter welchen Bedingungen die sekundäre Infektion der Meningen zustande kommt, harrt noch einer befriedigenden Lösung.

Für die Mehrzahl der Fälle steht es fest, daß ein Einbruch von tuberkulösem, bacillenhaltigem Material in die Blutbahn stattgefunden hat; dafür spricht der häufige Befund von gleichzeitiger miliarer Erkrankung der übrigen Körperorgane, die gleichzeitige allgemeine Miliartuberkulose, ferner die geradezu embolische Ausbreitung der Tuberkulose einzelner Gefäßgebiete in den Meningen und endlich gelingt es nicht selten die Einbruchstelle in das Gefäß aufzufinden.

Die Invasion kann sowohl in die venöse wie in die arterielle Blutbahn, z. B. die Lungenvenen erfolgen.

Der zweite seltene Infektionsweg ist durch direkte Fortsetzung von einem den Meningen benachbarten Organe gegeben; so sah man im Anschluß an eine tuberkulöse Erkrankung des Mittelohrs, des Keilbeins, der Schädelbasis oder des Schädeldaches, der Orbita auch von Solitärtuberkeln und tuberkulösen Abscessen des Gehirns ein Übergreifen des tuberkulösen Prozesses auf die Meningen.

Daß drittens auch die Lymphbahnen den Transport tuberkulösen Materials zu den Meningen übernehmen, ist wohl zweifellos. Hierfür spricht das nicht seltene Fehlen von miliaren tuberkulösen Prozessen in anderen Organen, das verhältnismäßig häufige ausschließliche Vorkommen von Meningitis neben tuberkulösen, trachealen, pharyngealen und cervicalen Drüsen. STRÜMPELL spricht die Vermutung aus, daß der Infektionsstoff durch die Lymphscheide der Nerven, z. B. Intercostalnerven, zunächst in den Subarachnoidealsack des Rückenmarks und von hier weiter aufwärts zu der Gehirnbasis gelangt.

Nicht selten spielen Gelegenheitsursachen für die Entwicklung der Meningitis eine Rolle; so sind eine Reihe von Fällen bekannt, bei welchen dieselbe im unmittelbaren Anschluß an ein Schädeltrauma auftrat. Auch nach Operationen tuberkulöser Organe hat man gelegentlich eine Meningitis aufflackern gesehen. Die tuberkulöse Meningitis der Kinder schließt sich auffallend häufig an Infektionskrankheiten, besonders Masern und Keuchhusten, an.

Daß zu gewissen Zeiten eine Häufung der Krankheit sich bemerkbar macht, kann ich mit vielen Praktikern bestätigen, in einem Winter hatte ich auf meiner Abteilung 15 Fälle, während ich sonst im ganzen Jahre etwa ein Dutzend Fälle sehe; manche sprechen geradezu von epidemischem Auftreten. Allgemein wird aber bestätigt, daß besonders bei Kindern eine Häufung von Fällen in die Frühjahrsmonate fällt.

Wenn in der Pathologie der tuberkulösen Meningitis von einer Prädisposition gesprochen wird, so kann sich eine solche nur auf die kindlichen Hirnhäute beziehen. Es ist jedenfalls auffallend und nicht durch oben angedeutete Momente erklärt, daß die tuberkulöse Meningitis ganz besonders das frühe und früheste Kindesalter bevorzugt. Kinder in der ersten Hälfte des ersten Lebensjahres werden selten von der Krankheit betroffen, am häufigsten befällt sie die zweite Hälfte des ersten, und das zweite Lebensjahr nimmt dann an Häufigkeit bis zum schulpflichtigen Alter ab; eine Steigerung fällt dann wieder in das 18. bis 35. Lebensjahr, während im späteren Lebensalter die Krankheit nur selten vorkommt.

Pathologische Anatomie. Die Dura ist stark gespannt, mit kleinen Hämorrhagien durchsetzt; an der Basis ist sie häufig mit kleinen miliaren Tuberkeln bedeckt.

Nach Entfernung der Dura fällt an der Konvexität meist eine Abflachung der Windungen, Verstreichung der Sulci auf; das ganze Gehirn, besonders die seitlichen Teile fühlen sich etwas schwappend an, infolge der starken Füllung der Seitenventrikel

An der Gehirnbasis erkennen wir sofort die beiden charakteristischen Merkmale der pathologischen Veränderungen: die Tuberkel und die Zeichen der Entzündung und Exsudation. Die letzteren, augenfälligsten Erscheinungen bestehen in einem mehr oder weniger flüssigen, oft gelatinösen, sulzigen Exsudat von weißlicher, gelblicher oder grüngelber Farbe, das die Subarachnoidealräume ausfüllt. Am stärksten ist diese Exsudation in der Gegend des Chiasma, zwischen diesem und der Pons an der Unterfläche der Medulla oblongata entwickelt. Das Exsudat bettet aber auch die größeren Gefäße ein, füllt die Gruben und Buchten aus und folgt den Nervenstämmen.

Eröffnet man die Arachnoidea und hebt man das Exsudat vorsichtig ab, dann wird die etwas trübe Pia sichtbar, bedeckt mit einer großen Anzahl kleinster submiliarer und miliarer, opaker, weißlicher Tuberkelknötchen. Die Knötchen sind oft nur zu erkennen, wenn man die Pia von der Hirnrinde abhebt und das Licht auffallen läßt; in anderen Fällen sind sie aber so zahlreich und so dicht aneinanderstehend, daß die Pia sich rauh anfühlt und Licht nicht mehr durchläßt. Die größte Häufung von Knötchen findet sich stets in der Gegend der Gefäße; sie folgen diesen von der Basis aus in die feinsten Verzweigungen, begleiten sie in die kleinsten Spalten und dringen mit dem Plexus chorioideus in die Ventrikel ein. Die genauere Untersuchung ergibt, daß sie hauptsächlich perivasculär in den lymphatischen Gefäßscheiden liegen; perlschnurartige Gefäßverdickungen weisen aber auch darauf hin, daß die Gefäßwand selbst befallen ist, oder daß tuberkulöses Material das Lumen verstopft.

Die Häufigkeit der Knötchen nimmt gewöhnlich mit der Entfernung von der Basis ab, auf der Konvexität vermag das bloße Auge häufig keine mehr zu erkennen.

Auch an den Rückenmarkshäuten sehen wir die gleichen Veränderungen; doch ist hier hauptsächlich die hintere Hälfte der Häute an dem entzündlichen Prozeß beteiligt.

Von der entzündeten Pia setzen sich häufig Entzündungs- und Erweichungsprozesse in die Hirnsubstanz fort; besonders in den basalen Ganglien wurden solche oft tiefgreifenden encephalitischen Veränderungen festgestellt.

Mitunter kommen auch mehr umschriebene Ansammlungen tuberkulösen Materials an der Rinde, große Tuberkel, tuberkulöse Platten vor, die je nach ihrer Lage (Pons, Hirnstiele) Tumorsymptome hervorrufen können.

Die Hirnhöhlen sind fast ausnahmslos erweitert durch starke Ansammlung eines meist klaren Liquors. Derselbe entstammt dem Plexus, ist entzündlicher Natur und hat demgemäß hohen Eiweißgehalt. Dieser Hydrocephalus war in frühen Zeiten als Symptom der Meningitis tuberculosa bekannt, weshalb die Krankheit früher als „akute Wassersucht der Hirnkammern" bezeichnet wurde. Über die Beschaffenheit der Cerebrospinalflüssigkeit soll weiter unten gelegentlich der Lumbalpunktion Näheres berichtet werden.

Von dem bisher skizzierten pathologisch-anatomischen Bilde gibt es nun zahlreiche Abweichungen. Vor allem sehen wir einen außerordentlichen Wechsel in der Intensität der entzündlichen Erscheinungen. Das Exsudat kann auf ein Minimum reduziert sein, die Basis scheint frei zu sein, und es besteht nur ein Hydrocephalus, der zunächst für einen nichtspezifischen gehalten werden könnte. In anderen Fällen ist es die Art des Exsudats, welche von dem Durchschnittsbilde abweicht; es ist bald klar, bald mehr eitrig, so daß das Bild der Meningitis purulenta vorgetäuscht wird. In wieder anderen Fällen vermißt das bloße Auge die Tuberkelknötchen, erst bei exaktem Nachsuchen kann man solche an Prädilektionsstellen, an Teilungsstellen kleiner Gefäßchen in spärlicher Zahl entdecken. Auch kann sich der ganze Prozeß mehr an der Konvexität abspielen als an der Basis, oder aber er beschränkt sich auf ganz umschriebene Gefäßgebiete, etwa auf die Arteria fossae Sylvii nur einer Seite.

Im allgemeinen sind wohl die Hirnhäute vorzugsweise von dem Prozesse befallen, in seltenen Fällen beschränkt er sich hauptsächlich auf die Rückenmarkshäute.

Auch die Gehirn- und Rückenmarkssubstanz ist in ganz verschieden starker Weise an der Erkrankung beteiligt. Wie erwähnt, gehören Entzündungs- und Erweichungsprozesse der Gehirnrinde zur Regel, auch im Rückenmark hat man (SCHULTZE) tiefgreifende Veränderungen in Form einer Myelitis interstitialis acuta festgestellt. Öfters werden auch die Spinalganglien in Mitleidenschaft gezogen.

Allein, mögen die Veränderungen noch so atypisch, mögen sie noch so geringfügig sein, stets werden sich als Erreger derselben die Tuberkelbacillen, und zwar nicht nur in den Tuberkelknötchen, sondern auch im Exsudat nachweisen lassen.

Symptomatologie. Das Krankheitsbild ist in allen Stadien sehr variabel. Je nach dem Sitz und der Ausdehnung der primären Tuberkulose sind die Anfangserscheinungen der Krankheit verschieden. Hat es sich um eine latente Tuberkulose gehandelt, und findet ein Einbruch in ein Gefäß statt, dann können die ersten Krankheitserscheinungen in einem aus voller Gesundheit auftretenden Schüttelfrost bestehen. Die ersten lokalen Symptome zeichnen sich aus durch Atembeschwerden oder durch Pleuraschmerzen, oder Leibschmerzen, Seitenstechen, Kopfschmerzen — kurz, sie können in jedem Organ auftreten, das von der miliaren Aussaat der Tuberkelbacillen betroffen wird. Neben Symptomen der allgemeinen miliaren Tuberkulose setzen auch diejenigen der Meningitis ein.

Häufig aber, besonders wenn diese nicht Teilerscheinung der allgemeinen Miliartuberkulose ist, gehen den eigentlichen meningitischen Symptomen Prodromalerscheinungen voraus, die sich auf Wochen erstrecken können. Ob diese Vorläufer bereits auf eine Erkrankung der Meningen zu beziehen sind, sei dahingestellt, — vieles spricht dafür, daß sich hinter denselben der aufflackernde primäre Herd in den Bronchialdrüsen, Halsdrüsen usw. versteckt; jedenfalls sieht man vielfach in deren Gefolge eine Meningitis auftreten. Besonders ausgeprägt ist dieses Prodromalstadium bei Kindern. Es tritt vorzüglich in Erscheinung, wenn die Kinder vorher anscheinend gesund gewesen sind. Sie fallen dann besonders durch ihr verändertes Wesen auf; lebenslustige heitere Kinder werden mißmutig, sie spielen nicht mehr gern, werden wunderlich, bald mehr apathisch, bald mehr gereizt und unartig; der ganze Charakter ändert sich. Dabei nimmt die Eßlust ab, sie werden blaß und hager. Der Schlaf wird gestört; sie sprechen im Schlaf, delirieren und werfen sich unruhig herum. Die objektive Untersuchung fördert nichts zutage, es müßte denn sein, daß eine Temperaturmessung zufällig eine abnorme (tiefe oder hohe) Temperatur zeigt. Gelegentlich kann sich auch ein ganz unmotiviertes Erbrechen einstellen; auf Befragen hört man, daß vorübergehend etwas Hinterkopfweh auftritt oder der Nacken etwas steif ist. Schmerzen im Leibe, in der Blinddarmgegend scheinen darauf hinzudeuten, daß das Übel im Verdauungskanal seinen Sitz hat. Da diese Fälle nicht selten mit Obstipation einhergehen, so wird diese Annahme gestützt, und die ganze Behandlung erstreckt sich auf Stuhlregulierung. Wochenlang können diese unbestimmten Symptome fortbestehen, bis alarmierendere Erscheinungen auf ein Gehirnleiden hindeuten.

In anderen Fällen gehen dem Ausbruch der Meningitis wochenlang schwere nervöse Symptome voraus, wie Konvulsionen, Ohnmachten, Kopfschmerzen, Agitation, Gereiztheit; vermutlich bestanden hier die anatomischen Vorläufer der Meningitis in circumscripten tuberkulösen Herden der Hirnoberfläche.

Wenngleich seltener, so beobachtet man auch bei Erwachsenen sich auf längeren Zeitraum erstreckende Vorläufer der eigentlichen Krankheit: Charakterveränderungen, verändertes Wesen, Unordentlichkeit, Unreinlichkeit, Traumzustände, verknüpft mit Kopfweh, allgemeinem, kaum zu lokalisierendem Krankheitsgefühl, Übelkeit, Appetitlosigkeit, Abmagerung, langdauernden Fieberperioden. In einem Falle meiner Beobachtung (der nicht in Miliartuberkulose überging) bestand neben solchen Symptomen eine drei Wochen lange Continua, während welcher nichts auf das Vorhandensein einer Meningitis oder einer Tuberkulose hindeutete.

Der eigentliche Ausbruch der meningealen Erkrankung kann sich unter den verschiedensten Symptomen vollziehen; bald geschieht er plötzlich explosiv und macht in einem Tage die Diagnose klar, bald geschieht der Übergang ganz unmerklich. Im letzteren Falle setzen allmählich Zeichen einer abnormen Erregbarkeit zentraler Apparate ein; die Sinne werden gegen geringe Reize überempfindlich, Licht, grelle Farben, Geräusche werden unangenehm, jede Berührung als Schmerz empfunden, Geruchs- und Geschmacksnerven sind hypersensibel. Auch motorische Reizerscheinungen treten hinzu: leichte Muskelzuckungen, Zähneknirschen, unwillkürliches Grimassieren, Gähnen, motorische Unruhe im Bett.

Auch die Vasomotoren zeigen eine gesteigerte Erregbarkeit, aufflammende Röte wechselt mit hochgradiger Blässe; circumscripte Hautrötungen machen sich bemerkbar, leichter Reiz der Haut ruft Gefäßfüllung hervor.

Ganz allmählich gesellen sich zu dem Krankheitsbild vorübergehende stärkere Konvulsionen, wechselnd mit Lähmungen und Bewußtseinsstörung.

Man hat versucht, den Symptomenkomplex der Meningitis in verschiedene Stadien einzuteilen und hat so z. B. ein febriles, ein apyretisches und letales unterschieden, oder ein Stadium des Reizes von einem solchen des Druckes und der Relaxation getrennt (TRAUBE).

Da das Verhalten des Pulses in vielen Fällen an Gesetzmäßigkeit erinnert, so hat man die Krankheit in ein Stadium vor der Pulsverlangsamung, während und nach derselben eingeteilt (WHYTT, KOHTS).

Die Einteilung in drei Stadien läßt sich meines Erachtens praktisch nicht durchführen, da die Verlaufsweise eine zu verschiedene, die Symptomatologie eine zu wenig gesetzmäßige ist; gerade das Atypische im Verlauf scheint mir für die Krankheit charakteristisch zu sein.

Immerhin kann man beim Überblicken einer größeren Anzahl von Fällen unschwer erkennen, daß im Endstadium Lähmungssymptome vorherrschen, während im Beginn die Reizsymptome vorwiegen. Die letzteren sind, wie erwähnt, häufig die ersten sicheren Kriterien der Meningealerkrankung. Allerdings können sie in selteneren Fällen so stürmisch auftreten, daß man zunächst glaubt, eine Epilepsie vor sich zu haben; die Krankheit kann mit einem epileptischen Anfall eingeleitet werden; meist sind die Krämpfe auf einzelne Körperteile beschränkt, auf eine Körperhälfte, einen Arm, ein Bein, den Facialis, und ahmen so die corticale Epilepsie nach; in anderen Fällen handelt es sich um kurze Zuckungen in einzelnen Muskeln. Nicht selten schließt sich an die Konvulsion eine vorübergehende Lähmung der betreffenden Muskelgruppe an. Eine der häufigsten Erscheinungen aber ist eine eigenartige Starre der Muskulatur vorzüglich des Rückens, des Nackens, aber auch der Extremitäten und Bauchmuskulatur. Geht der Patient in diesem Stadium noch umher, dann fällt vor allem die steife Haltung des Körpers auf; die Lendenwirbelsäule zeigt eine Lordose, der Kopf ist starr nach hinten gezogen. Der Leib ist leer, die Bauchmuskulatur krampfhaft kontrahiert. Im Gesicht kontrastiert eine tetanische Contractur in einem Facialisgebiet mit der Parese in demjenigen der anderen Seite. Eine vielfach beobachtete Erscheinung ist auch die tetanische Contractur der Kiefermuskeln, der Trismus. Passive Überwindung der Contracturen ist meist nur unter starker Schmerzerzeugung möglich. Die Nackenstarre ist oft so erheblich, daß sich der Kopf nicht nach vorn bewegen läßt, vielmehr folgt der Patient der versuchten Bewegung mit dem ganz steif gehaltenen Rumpfe nach.

Sehr charakteristisch ist nun der starke Wechsel im Kontraktionszustande der Muskeln; eine Contractur kann schon in der nächsten Stunde normalem Tonus oder gar einer schlaffen Lähmung gewichen sein; so sehen wir häufig an derselben Muskelgruppe Reizzustand mit Lähmung im Verlaufe der Krankheit mehrmals wechseln.

Derselben Veränderung sind auch die Sehnenreflexe unterworfen; zur Zeit vorherrschender Reizsymptome sind die Patellar- und Achillessehnenreflexe gesteigert; nicht selten beobachten wir positiven Babinski; im terminalen Stadium erlöschen die Patellarreflexe oft; sehr charakteristisch ist es, daß sich die beiderseitigen Reflexe nicht gleichartig verhalten, daß der eine gesteigert, der andere normal sein oder gar fehlen kann. Auch gehört es nicht zu den Ausnahmen, daß die Sehnenreflexe bis zum Endstadium sich normal verhalten. Die Reflexe der oberen Extremitäten zeigen viel seltener Abweichungen von der Norm. Die Sensibilität weist nur selten Herabsetzungen auf, doch gehört die Hyperästhesie von Haut. Muskulatur, Knochen und Gelenken zu den regelmäßigsten Symptomen der Krankheit. Ebenso wird die vermehrte vasomotorische Reizbarkeit der Haut nur selten vermißt.

Von seiten der Nerven spielen die Veränderungen der Gehirnnerven die wichtigste Rolle; sie führen uns häufig erst auf die richtige Diagnose und können in jeder Krankheitsphase, auch im Prodromalstadium zur Beobachtung kommen.

Der exsudative Prozeß lokalisiert sich hauptsächlich zwischen Pons und Chiasma, dort findet man den Oculomotorius und Abducens oft vollständig in Exsudatmasse eingebacken, wodurch gerade diese Nerven in ihrer Funktion vorzüglich geschädigt werden. In der Tat ist oft eines der ersten und bleibendsten Symptome eine einseitige oder selbst doppelseitige Ptosis. Die Pupillen verhalten sich selten normal, zeigen bald Miosis, bald Mydriasis, oder sie sind ungleich weit; die Reaktion ist träge, gegen Ende sind sie weit und reaktionslos.

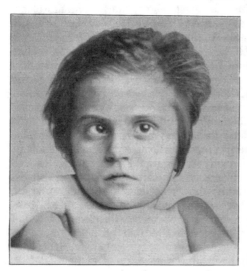

Abb. 4. Meningitis tuberculosa. Abducenslähmung.

Auch unkoordinierte Stellung der Bulbi, Abweichen nach innen und außen, Schielen gehört zum Symptomenbild (s. Abb. 4); mitunter kann man auch in den Augenmuskeln Reizerscheinungen erkennen, die Bulbi werden unwillkürlich abgelenkt oder zeigen nystaktische Zuckungen.

Die ophthalmoskopische Untersuchung ergibt nicht selten Hyperämie, Verwaschensein der Papille, Stauungspapille oder Neuritis optica. Das Vorkommen von (ophthalmoskopisch nachweisbaren) Chorioidealtuberkeln scheint außerordentlich selten zu sein. Wenigstens konnte in etwa 50 von mir in den letzten vier Jahren beobachteten Fällen von augenspezialistischer Seite nur einmal ein Chorioidealtuberkel entdeckt werden.

Der Beteiligung des Facialis habe ich schon Erwähnung getan; in seltenen Fällen wurde auch eine Lähmung des Hypoglossus bemerkt. Die spinalen Nerven sind öfters druckempfindlich befunden worden; ein von uns nur selten vermißtes Symptom ist das Kernigsche, d. h. die Unmöglichkeit, in Rückenlage das gestreckte Bein im Hüftgelenk rechtwinklig zu beugen (s. Abb. 5, S. 441).

Die Körpertemperatur zeigt in verschiedenen Fällen höchst verschiedenartigen Verlauf.

Sie hängt häufig von der Grundkrankheit ab, von der begleitenden Lungen-, Drüsentuberkulose oder von der gleichzeitig vorhandenen Miliartuberkulose. So sehen wir bald eine typisch intermittierende Kurve, bald eine Continua, bald ein hektisches Fieber oder einen atypischen Fieberverlauf, wie er bei mäßig ausgebildeten Lungenphthisen üblich ist.

Handelt es sich dagegen um eine latente Tuberkulose, die vorher fieber-
los verlaufen ist, dürfen wir also die Temperatur lediglich auf die meningitische
Erkrankung beziehen, dann sehen wir gewöhnlich mäßige Temperaturen,
die selten hohe Grade erreichen oder irgendwelche für die Krankheit charakteristischen Merkmale tragen; bald überwiegen die Morgen-, bald die Abend-
temperaturen; nicht selten sehen wir die Temperatur unter die Norm herunter-
gehen und dann wieder in steiler Zacke aufsteigen; meist übersteigt sie 39,5
nicht, hält sich sogar oft unter 38,5, zeigt aber, wie gesagt, nach keiner Richtung
hin eine Regelmäßigkeit.

Bei Kindern wird nicht selten vor dem terminalen Stadium ein Absinken der Temperatur zur Norm beobachtet, dem dann agonal eine erhebliche Steigerung und postmortal eine Hyperpyrexie folgt.

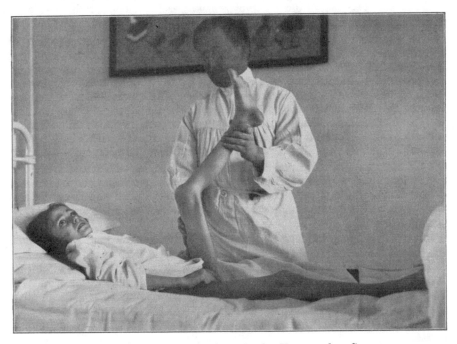

Abb. 5. Meningitis tuberculosa. Prüfung des KERNIGschen Symptoms.

Der Puls zeigt ein wechselndes Verhalten, anfangs ist er gewöhnlich beschleunigt, aber regelmäßig; er entspricht etwa der Höhe des Fiebers; gegen
Ende der Krankheit, wo die Lähmungserscheinungen in den Vordergrund
treten, wechselt er jedoch häufig sein Verhalten in auffallender Weise; er wird
— oft ganz plötzlich — langsam, sinkt auf die Norm und darunter und wird
zugleich klein und unregelmäßig, inäqual und irregulär, aussetzend; langsame
Schläge folgen auf rasche. Diese Pulsveränderung ist stets ein schlechtes
Anzeichen, sie deutet auf Vermehrung des Hirndruckes hin. Mit der agonalen
Temperatursteigerung erhebt sich auch der Puls und steigt oft auf 150 und mehr
Schläge.

Am Herzen machen sich die Schwankungen des Pulses ebenfalls geltend,
besonders auffallend sind oft die Störungen im Rhythmus.

Im Blute findet man in der Regel eine Leukocytose, 15—20000 Leukocyten.
Eosinophile Zellen fehlen.

Die übrigen inneren Organe lassen meist keine wesentlichen Veränderungen erkennen. Milztumor wird gelegentlich beobachtet. Die Darmträgheit hält oft bis zum Ende an; an der Haut treten zuweilen spontane Exantheme, Erytheme auf.

Das terminale Stadium ist, wie gesagt, durch die Lähmungserscheinungen charakterisiert. Die Agitation, die Reizsymptome, Delirien machen allmählich immer mehr einer allgemeinen Erschlaffung Platz. Flüchtige und bleibende Lähmungen treten an ihre Stelle, Hemiplegien, Monoplegien und Paraplegien stellen sich ein, auch aphasische Störungen gesellen sich hinzu. Die Sphincteren sind gelähmt. Der Patient kann keine Nahrung zu sich nehmen, er schluckt nicht mehr. Die Atmung, welche anfangs beschleunigt war, wird oberflächlich, unregelmäßig, nimmt den Typus des Cheyne-Stokesschen Atmens an. Das Sensorium ist immer mehr geschwunden, der Kranke ist in tiefes Koma versunken, aus welchem er nicht mehr erwacht.

Die Deutung der Symptome ist meistens durch den anatomischen Befund möglich. Die Drucksymptome (Pulsverlangsamung, Papillenveränderung, Erbrechen, Kopfweh, Schwindel, Obstipation) lassen sich unschwer auf den Hydrocephalus zurückführen. Der fluktuierende Charakter der Symptome ist durch den Wechsel des Exsudats zu erklären. Die motorischen Reizerscheinungen haben wohl meistens in der Encephalitis der Hirnrinde ihre Ursache. Bei den Hemiparesen, Monoplegien findet man an den entsprechenden Rindenzentren häufig — wenn auch nicht immer — eine besonders reichliche Tuberkeleruption, plastisches Exsudat oder entzündliche Erweichung.

Verlauf. Der Verlauf der Erkrankung kann sehr verschieden sein. Ich sah schon Patienten, welche von der Arbeit ins Krankenhaus kamen und in derselben Woche starben; andererseits konnte ich einen Fall beobachten, der fast sechs Wochen im terminalen Stadium war, bis er schließlich, zum Skelett abgemagert, verschied.

In der Regel erstreckt sich die eigentliche Erkrankung nur auf einundeinhalb bis drei Wochen.

Sehr auffallend sind oft die Remissionen, welche in jedem Stadium der Krankheit eintreten können und nicht selten falsche Hoffnungen erwecken. Der Kranke kann aus tiefer Benommenheit wieder aufwachen, Lähmungen können schwinden, das Allgemeinbefinden kann sich so bessern, daß man schon an Heilung zu denken wagt, bis dann der Rückfall wieder alle Hoffnungen zerstört.

Haben wir gesehen, daß die Symptomatologie eine äußerst vielseitige sein kann, so gibt es nun auch Fälle, in welchen der Verlauf ganz atypische Gestalt annimmt. So gibt es Fälle, bei welchen das Fieber vollkommen fehlt.

Ich habe selbst einen derartigen Fall beschrieben, in welchem erst am letzten Tage sich die Temperatur auf über 38° erhob. Der Fall begann mit einer Hemiplegia alternans superior, so daß zuerst an Hirntumor gedacht wurde; in der Tat war der eine Hirnstiel durch eine tiefgreifende tuberkulöse Platte zerstört, von welcher offenbar erst sekundär die Meningen infiziert wurden. Ähnliche mit Monoplegie, Hemiplegie, Aphasie einsetzende Fälle wurden mehrfach beschrieben.

Ferner können wichtige zum Bilde der Meningitis gehörende Symptome, wie Nackenstarre, Beteiligung der Hirnnerven, der Pupillen, Extremitätenlähmungen usw., ganz fehlen. Dies konnte ich hauptsächlich in Fällen konstatieren, welche mit allgemeiner Miliartuberkulose einhergingen und rapiden Verlauf nahmen.

Auch Beginn und Verlauf der Krankheit unter dem Bilde des Delirium tremens wird von verschiedenen Autoren beschrieben. Ich verfüge selbst über einen Fall, der als Geisteskranker eingewiesen wurde. Endlich sollen auch Fälle vorkommen, welche sich unter Remissionen auf Jahre erstrecken.

Über die **Diagnose** ist in Hinblick auf die ausführlich besprochene Symptomatologie nicht mehr viel hinzuzufügen.

Die Diagnose der Meningitis wird hauptsächlich durch die Lumbalpunktion gesichert werden. Schon in Zeiten, in welchen noch keinerlei sichere Symptome einer Beteiligung der Meningen vorhanden sind, finden wir gelegentlich das Punktat entzündlich verändert und tuberkelbacillenhaltig. Die Flüssigkeit steht gewöhnlich unter mäßig erhöhtem Druck, sie kann klar sein, meistens erkennt man aber eine diffuse Durchsetzung mit feinsten molekularen Partikelchen. Läßt man die klare Flüssigkeit stehen, dann setzt sich in der Flüssigkeits-

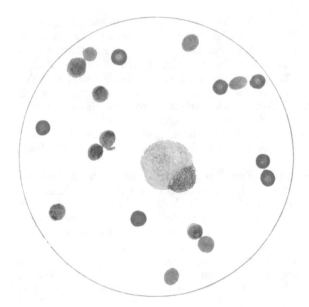

Abb. 6. Meningitis tuberculosa. Nissls Tröpfchenmethode. Mäßige Leukocytose, ausschließlich Lymphocyten! Einige rote Blutkörperchen.

säule ein zartes fädiges Gerinnsel ab, in welchem sich sowohl die zelligen Elemente wie die Tuberkelbacillen befinden.

Das Aussehen der Flüssigkeit schwankt jedoch; bisweilen kann sie trüb, eitrig aussehen oder Beimengungen von Blut oder sonstigen Farbstoff enthalten, bernsteingelb (eigene Beobachtung) und grünlich gefärbt sein.

Der Eiweiß- und Globulingehalt ist stets erhöht. Der Gefrierpunkt ist meist stark herabgesetzt. Der Zellgehalt ist fast stets vermehrt, nach Schottmüller bis zu 1300 im Kubikmillimeter.

Im Sediment, resp. in dem Gerinnsel findet man meistens Lymphocyten, selten polynucleäre Leukocyten, mitunter große Zellen mit bläschenförmigem Kern, offenbar Endothelien, deren Vorkommen mir eine schlechte Vorbedeutung zu haben scheint. Bei mehrfachen Punktionen desselben Falles sieht man mitunter das mikroskopische Bild sehr wechseln insofern, als der Lymphocytengehalt sich erheblich steigern kann oder indem bei einer späteren Punktion an Stelle der Lymphocyten polynucleäre Leukocyten treten. In dem unten erwähnten geheilten Falle schwand allmählich die starke Pleocytose, das achte Punktat verhielt sich vollkommen normal.

Das Punktat enthält nach Untersuchungen in meinem Krankenhause stets Tuberkelbacillen, wenn auch mitunter in äußerst spärlicher Menge. Der Tierversuch fällt stets positiv aus. Auch bei der tuberkulösen Meningitis kann man nicht selten eine Mischinfektion mit anderen Bakterien beobachten.

Die **Prognose** ist schlecht. Sie galt lange Zeit als absolut letal. Zwar wurde schon vor Jahrzehnten von pathologisch-anatomischer Seite (Virchow!) darauf aufmerksam gemacht, daß Ausheilungen zustande kommen müßten; auch Kliniker berichteten ab und zu über Heilungen, die meisten Autoren standen aber solchen Mitteilungen skeptisch gegenüber. Seitdem uns aber die Lumbalpunktion zur Sicherung der Diagnose zur Verfügung steht, sind bereits mehrere Dutzend Fälle von sicherer tuberkulösen Meningitis bekannt, welche in Heilung ausgingen (Freyhan, Henkel u. a.). Ich habe selbst einen einwandfreien Fall beschrieben, in welchem die Bacillen nach Lumbalpunktion allmählich aus der Lumbalflüssigkeit schwanden, und der entzündliche Charakter der letzteren vollkommen normalen Verhältnissen wich. Der Patient war nach einem Jahre gesund und in schwerem Berufe tätig. In einem zweiten Falle, in welchem einwandfrei eine Meningitis tuberculosa vorhanden war, verschwanden mit den Tuberkelbacillen aus dem Liquor auch alle meningitischen Symptome. Der Patient ging 10 Wochen zur Arbeit, kam aber dann mit neuen Zeichen von Meningitis, an welcher er bald zugrunde ging.

Immerhin gehören Heilungen zu großen Seltenheiten und sind nur da zu erwarten, wo der primäre Herd klein ist und an einer für die Ausheilung günstigen Stelle sitzt.

Die **Behandlung.** Eine Prophylaxe kann in allen denjenigen Fällen geübt werden, in welchen entfernbare tuberkulöse Herde vorhanden sind. So kommt bei der Hodentuberkulose, tuberkulöser Periostitis, Drüsentuberkulose vor allem chirurgische Behandlung in Betracht. Aber auch alle sonstigen prophylaktischen Maßregeln, welche gegen Tuberkulose im allgemeinen geübt werden, sind hier zur Anwendung zu ziehen.

Sind bereits sichere meningitische Symptome vorhanden, dann sind wir leider meistens nicht mehr in der Lage, den Krankheitsverlauf zu beeinflussen. Immerhin können wir den Kranken manches unangenehme Symptom bessern oder erleichtern. Besonders, wo es sich um leichte Erregbarkeit der Sinnesorgane handelt, werden wir für Verdunklung des Zimmers, Fernhaltung jedes Geräusches, für körperliche und geistige Ruhe sorgen. Eine kräftige Ableitung auf den Darm durch fortgesetzte Kalomeldosen wirkt häufig sehr wohltätig auf das Allgemeinbefinden.

Die örtlichen und allgemeinen antiphlogistischen Maßnahmen sind dieselben wie bei epidemischer Genickstarre.

Stehen die motorischen Reizerscheinungen im Vordergrunde, dann ist neben Morphium Chloralhydrat (in Dosen von $2-3$ g bei Erwachsenen, von $0,5-1,0$ g bei Kindern) als Klysma empfehlenswert.

Die chirurgischen Eingriffe, Trepanation und Ventrikelpunktion (Ord. Waterhouse), Trepanation mit nachfolgender freier Drainage des Subarachnoidealraumes (Horsley), haben nicht zur Nachahmung ermuntert.

Am ehesten kommen noch Lumbalpunktionen alle zwei bis drei Tage in Betracht. Ich sah häufig auf die Lumbalpunktion Besserung des Gesamtbildes, Nachlassen der Drucksymptome. Im Freyhanschen Falle trat nach der Lumbalpunktion Besserung und Heilung ein; in meinem geheilten Falle habe ich acht Lumbalpunktionen ausgeführt und dreimal hohe Tuberkulindosen in den Subarachnoidealraum eingespritzt, die jedesmal starke Reaktion im Gefolge hatten. Andere Autoren sehen in der Lumbalpunktion kein Besserungs- oder Heilmittel. Ich habe in den letzten Jahren alle Fälle von tuberkulöser

Meningitis mit Lumbalpunktion und intralumbalen hohen Tuberkulindosen (bis 1 mg als Einzeldosis) behandelt. Bei einer so malignen Erkrankung
ist die Beurteilung eines Heilmittels schwierig. Symptomatisch glaube ich
jedoch diese kombinierte Behandlung empfehlen zu können. Selbst hohe Tuberkulindosen werden bei 2tägigen Injektionen sehr gut ertragen. Dauerspülung
des Subarachnoidealraumes wurde erfolglos versucht.

D. Meningitis serosa.

Schon in früheren Jahren wurde von HUGUENIN, OPPENHEIM, EICHHORST
u. a. einzelne Fälle von Meningitis mit nichteitrigem, sondern rein serösem
Erguß in die Ventrikel oder in den Subarachnoidealraum beschrieben. Allein
erst QUINCKE hat gelegentlich seiner Beschäftigung mit der Lumbalpunktion
erkannt, daß diese Form der Meningitis nicht selten sei, und hat einen Symptomenkomplex als selbständige Krankheit beschrieben, dem er die Bezeichnung
Meningitis serosa ventriculorum beilegte. Das Wesen derselben bestand
in einer abnorm reichlichen und unter hohem Druck stehenden serösen
Cerebrospinalflüssigkeit, die meningitisartige Krankheitserscheinungen hervorrief. QUINCKE setzte die e Exsudation in Analogie zu serösen
Ergüssen in der Pleurahöhle und stellte eine parasitäre Natur der Entzündung
in Abrede. Weitere Forschung hat ergeben, daß, wenn das Wesen nur in vermehrter seröser Exsudation der Meningen erblickt wird, die Krankheit keinen
einheitlichen Charakter besitzt, sondern jedenfalls in ätiologischer Hinsicht vielgestaltig sein kann.

Ätiologie. Die Ursache für die Exsudation erblickte QUINCKE in vasomotorischen angioneurotischen Störungen, wie sie z. B. bei der Migräne,
beim neurotischen Ödem vorkommen.

Die Exsudation erfolgt bei der Meningitis interna aus dem Plexus
chorioideus, bei Meningitis externa aus der Pia corticalis.

Während sonach QUINCKE die Erkrankung in vielen Fällen für eine primäre
ansieht, neigen andere mehr zur Annahme, daß sie ein hauptsächlich im Verlauf
von Infektionen auftretendes sekundäres Leiden sei. So soll nach Ansicht
einiger Autoren die Exsudation auf toxischer Basis entstehen. FINKELSTEIN
und PFAUNDLER haben aber bei ihren an Säuglingen vorgenommenen Untersuchungen fast regelmäßig Bakterien im Cerebrospinalkanal nachweisen
können. Hauptsächlich im Verlauf von Pneumonien und Typhus wurde
die Exsudation beobachtet, ebenso soll die Tuberkulose eine ätiologische Rolle
spielen. Verhältnismäßig häufig tritt die Meningitis serosa als Komplikation
der Otitis media in Erscheinung (HEGENER), bei Säuglingen hat man sie im
Verlaufe einer Gastroenteritis, bei älteren Kindern im Verlaufe von Keuchhusten und Masern beobachtet, ferner bei epidemischer Parotitis (DOPTER),
nach Malaria und bei Diphtherie (REICHE), vor allem aber auch bei der
Encephalitis. Auch Traumen, geistige Überanstrengungen, Alkoholismus werden als Ursache angeführt.

Als Infektionserreger kommen Pneumokokken, Staphylokokken, Streptokokken, Bacterium coli, Typhusbacillen in Betracht. Die geringe Virulenz
und die spärliche Anzahl der Mikroben in dem Exsudat sollen nach QUINCKE
die Bildung einer eitrigen Beschaffenheit verhüten.

Pathologische Anatomie. Bei der Meningitis serosa interna findet man
Abplattung der Hirnwindungen; die Ventrikel sind erweitert, der Liquor ist
reichlich, klar. Am Plexus findet man faserige Auflagerungen, die umgebende
Gehirnmasse ist ödematös durchtränkt. Auch die corticale Pia zeigt gewöhnlich
leichte Entzündungserscheinungen und ödematöse Durchtränkung.

Bei der Meningitis serosa externa sind diese letzteren Erscheinungen stark ausgeprägt; die Pia ist gequollen; mikroskopisch erkennt man Rundzelleninfiltration, an der Basis mitunter auch organisiertes Exsudat.

Auch die Gehirnsubstanz ist serös durchtränkt und zeigt in der Peripherie nicht selten encephalitische Herde; in leichteren Fällen besteht eine Capillarhyperämie, in schwereren eine Anämie.

Der Liquor enthält gewöhnlich Lymphocyten in relativ spärlicher Menge, mitunter Bakterien. Der Eiweißgehalt ist erhöht.

Krankheitsbild und Symptomatologie. Das Krankheitsbild ist in der Regel weder so schwer, noch so typisch wie bei den übrigen Meningitisformen. Im Säuglingsalter, wo die Krankheit wohl meist sekundär, namentlich im Anschluß an Verdauungsstörungen vorkommt, scheint sie allerdings meist ungünstig zu verlaufen. So kennt man eine foudroyant verlaufende Form, die plötzlich mit hohem Fieber, Konvulsionen einsetzt, rasch zu Koma führt und in wenigen Stunden unter Andeutung von meningitischen Symptomen, wie Nackenstarre, Pupillenveränderung in wenigen Stunden oder höchstens Tagen zum Tode führt.

Bei der Meningitis serosa externa treten bei Kindern mehr meningitische Symptome in Erscheinung als bei der internen; auch soll sie nicht so brüsk beginnen.

Die ventrikuläre seröse Meningitis, auch Hydrocephalus acutus genannt, zeichnet sich vor allem durch die stärkere Betonung der Symptome des Hirndrucks aus. Finkelstein unterscheidet hier zwei Formen: eine akut beginnende und eine schleichend sich entwickelnde und durch Koma ausgezeichnete Form.

Auch beim Erwachsenen kann die Meningitis serosa in verschiedenen Typen verlaufen.

Häufig ahmt sie das Bild der akuten eitrigen Meningitis in abgeschwächter Form nach.

Der Beginn ist plötzlich, das Fieber steigt aber nicht hoch an, fällt rasch ab; Kopfweh und Schwindel sind weniger heftig, Nackenstarre fehlt oder ist nur angedeutet (vgl. den Fall S. 455).

Fieber kann unter Umständen ganz fehlen oder bewegt sich unregelmäßig und in mäßigen Grenzen. Auffallend häufig sind Sehstörungen; sie können frühzeitig vorhanden sein und lange das Krankheitsbild überdauern. In einem Falle der Heidelberger Klinik konnte die Neuritis optica noch nach einem halben Jahre (bei völliger Gesundheit) nachgewiesen werden. Die Bewußtseinstrübung ist meist nicht hochgradig, fehlt mitunter ganz. In meinem eben zitierten Falle bestand allerdings tiefes Koma, aus dem der Kranke aber bald nach der Punktion erwachte. Auch Pulsverlangsamung, Irregularität des Pulses, Cheyne-Stokessches Atmen werden beobachtet. Krämpfe sind seltener; Ziehen sah die Krankheit mehrfach mit Jacksonscher Epilepsie einsetzen.

Spinale Symptome spielen eine geringere Rolle; abnorme Reflexe, Wechsel derselben sind festgestellt.

Nicht selten täuscht die Meningitis serosa einen Hirntumor vor.

Stauungspapille (bis zur Amaurose), Kopfschmerz, Schwindel, Erbrechen, auch Konvulsionen, Hirnnervenlähmungen können eine Differentialdiagnose außerordentlich erschweren.

Oppenheim weist auf zwei Unterscheidungsmerkmale hin, welche gelegentlich eine Diagnose ermöglichen; einmal die Tatsache, daß die Meningitis serosa nicht selten auf kongenitaler Anlage (Hydrocephalus) beruht und daß Größe und Gestalt des Schädels auf die richtige Diagnose hinlenken; dann der Verlauf, der sich in Remissionen und Intermissionen oft auf Jahre erstreckt und damit die Tumordiagnose unwahrscheinlich macht.

Von Herdsymptomen sind vorwiegend Lähmungen der Basilarnerven zu erwähnen; häufig fehlen diese allerdings ganz. Eine cerebellare Ataxie wurde in einigen Fällen beobachtet.

Der Verlauf der Erkrankung ist sehr wechselnd. Wenn gesagt ist, daß bei Säuglingen die Meningitis serosa meist tödlich verläuft, so sind doch Heilungen nicht ausgeschlossen. Die Erkrankung kann sich auf Wochen und Monate erstrecken und unter Schonung des Lebens in einen chronischen Hydrocephalus übergehen. Auch dieser kann sich später zurückbilden; solche Individuen sind aber — worauf besonders QUINCKE hingewiesen hat — prädisponiert zu akuten und subakuten Nachschüben, welche nach der Pubertät infolge von Traumen, Exzessen, Infektionskrankheiten sich einstellen können. Nicht selten ist aber der ganze Ablauf der Erkrankung rasch und günstig, in wenigen Tagen können alle Symptome spurlos verschwinden. H. SCHLESINGER hat eine Gruppe von serösen Meningitiden beim Greise beschrieben, die sich im Verlauf oder nach einer Pneumonie einstellen und zu Steifigkeit der Wirbelsäule, Rigidität der Muskulatur, Kopfschmerz, Kernig führen. Das Sensorium ist nicht gestört. Der Verlauf ist günstig, es vergehen aber 1—2 Monate und mehr bis zur Ausheilung.

Auch die Meningitis serosa bei Encephalitis hat einen günstigen Verlauf, soweit das Grundleiden den Verlauf nicht beeinträchtigt.

Auch bei Erwachsenen kann nach akutem Einsetzen ein Übergang in chronischen Hydrocephalus stattfinden. OPPENHEIM beobachtete einen Fall, der sich über neun Jahre erstreckte. QUINCKE beobachtete Fälle milderer Art, welche nur jahraus jahrein über Kopfschmerz und Schwindel klagten und wohl meistens als Neurasthenie beurteilt wurden.

Die Diagnose wird hauptsächlich durch Lumbalpunktion gesichert. Das Punktat läuft unter hohem Druck wasserklar in großer Menge ab. Es ist eiweißreich, neigt zu spinnwebenartiger Gerinnselbildung. Im Zentrifugat findet man spärliche einkernige Lymphocyten. Die bakteriologische Untersuchung kann in manchen Fällen den Nachweis eines Entzündungserregers bringen; auch das Tierexperiment muß eventuell zur Klärung der Diagnose herangezogen werden. Dabei ist aber zu berücksichtigen, daß auch andere intrakranielle Affektionen zu Vermehrung und Drucksteigerung des Liquors führen (QUINCKE: Urämie, Chlorose, Sinusthrombose). Man wird deshalb auch stets die Anamnese berücksichtigen und die klinischen Symptome gewissenhaft abwägen müssen.

Die Prognose ergibt sich aus dem Obenerwähnten. Spontanheilungen sind bekannt, vor allem führte die Lumbalpunktion in vielen Fällen zur Besserung und Heilung. OPPENHEIM hält das Leben für um so mehr gefährdet, je mehr das Krankheitsbild sich durch den progressiven Verlauf des Leidens dem des Tumor cerebri nähert. QUINCKE hält Fälle, bei denen der Eiweißgehalt unter 0,5‰ beträgt, für prognostisch günstiger.

Die Behandlung hat in den letzten Jahren durch die Lumbalpunktion die wesentlichste Förderung erfahren. Sowohl bei akuten wie chronischen Fällen hat man Erfolg gesehen.

Es gibt Fälle (QUINCKE), in welchen der Erfolg einer Lumbalpunktion viel mehr als der einer Pleurapunktion überrascht und das Krankheitsbild mit einem Schlage verändert. Das sieht man besonders bei manchen akuten entzündlichen und angioneurotischen Formen, wo augenscheinlich nur die Abflußbahnen frei gemacht zu werden brauchten, sobald der Höhepunkt der Exsudation überschritten ist. Häufiger ist man allerdings genötigt, mehrere Punktionen in gewissen Zwischenräumen zu wiederholen.

Die zu entfernende Quantität hat sich nach dem Druck, unter welchem dieselbe steht, zu richten. Quantitäten über 100 ccm auf einmal zu entfernen, halte ich für gewagt. Auch ist es notwendig, daß die Flüssigkeit langsam abträufelt, damit die Druckerniedrigung nicht zu rasch eintritt.

Wo die Spinalpunktion ungenügendes Ergebnis hat, kann man in bedrohlichen Fällen auch zur Neisserschen Ventrikelpunktion schreiten, die gelegentlich gute Erfolge gezeitigt hat. Auch die Spaltung der Dura, besonders in otitischen Fällen, hat Besserung und Heilung herbeigeführt.

Im übrigen — besonders bei akuten Fällen — deckt sich die Behandlung mit derjenigen der übrigen Meningitisformen.

II. Leptomeningitis chronica simplex.

Ätiologie. Die einfache chronische Leptomeningitis besitzt keine große klinische Bedeutung im Gegensatz zur luetischen, welche an anderer Stelle abgehandelt wird.

Man kann eine diffuse und eine circumscripte Form unterscheiden. Die erstere wird als Teilerscheinung einer chronischen Meningo-encephalitis bei der Dementia paralytica, auch bei chronischen Nierenleiden und chronischem Alkoholismus beobachtet.

Die umschriebene Form ist nicht so selten die Folge eines Traumas, das zu mehr oder weniger umfangreichen Entzündungsprozessen führt, die dann schwielige Verdickungen der Pia mater zur Folge haben; nicht selten findet man dann Verwachsungen zwischen Pia, Dura und Schädelinnerem.

Eine besondere Bedeutung beansprucht die basiläre Form, die nicht selten eine Folge einer Meningitis serosa darstellt. Sie wird in manchen Fällen für die Unterbrechung der Kommunikation zwischen Ventrikel und Subarachnoidealraum und damit für die Entstehung des chronischen Hydrocephalus verantwortlich gemacht.

Pathologische Anatomie. Es handelt sich um bald circumscripte, bald mehr diffuse weißliche Verdickungen der Arachnoidea und Pia mater, die aber häufig nur Residuen abgelaufener Entzündungsprozesse darstellen. Mitunter sind diese Veränderungen auch durch immer wiederkehrende Zirkulations- und Ernährungsstörungen entstanden, z. B. bei Stauungen (Ziegler).

Umschriebene, durch zellige Infiltration gekennzeichnete chronische Entzündungen finden sich hauptsächlich in der Nachbarschaft von chronischen Knochenentzündungen.

Bei entwickeltem Prozeß ist die Pia getrübt, weiß, undurchsichtig, so namentlich in den Sulci, längs der Gefäße, oft auf der Höhe der Gyri. Hauptsächlich lokalisiert sich die Erkrankung auf die vorderen Gehirnabschnitte.

Krankheitsbild und Symptomatologie. Ein einheitliches Krankheitsbild ist bei der geringen Erfahrung, die über diese Form der Meningitis besteht, kaum aufzustellen. Am häufigsten finden sich Kopfschmerz, Schwindel, Erbrechen. Bei der basilaren Form können infolge eines Hydrocephalus ausgesprochene Hirndrucksymptome vorhanden sein. Auch Lähmungen der Basilarnerven und bei Sitz der Schwielen an der Konvexität hat man Jacksonsche Epilepsie beobachtet. Verhältnismäßig häufig wurden Veränderungen des Augenhintergrundes nachgewiesen.

Der Kopfschmerz wird mitunter an die Stelle der Läsion lokalisiert, auch kann an dieser Stelle der Schädel besonders druckempfindlich sein. Fieber fehlt meist.

Eine **Diagnose** ist wohl kaum sicher zu stellen. Am häufigsten ist eine Verwechslung mit Neurasthenie oder traumatischer Neurose möglich. Der

Augenhintergrund kann in solchen Fällen Aufschluß geben. Auch an Hirngeschwulst kann man denken. Vielleicht kann ein vorhergehendes Trauma zur richtigen Diagnose verhelfen. Beim Hämatom der Dura mater werden sich voraussichtlich die Symptome rascher ans Trauma anschließen.

Die **Prognose** ist quoad vitam meist gut, quoad restitutionem schlecht zu stellen, falls der Prozeß nicht so umschrieben ist, daß er lokalisiert und operativ entfernt werden kann.

Eine erfolgreiche **Therapie** kann nur durch einen operativen Eingriff erzielt werden. Deuten etwa JACKSONsche Anfälle auf den Sitz des Herdes hin, dann ist durch Trepanation die Schwiele zu entfernen.

Läßt sich der Herd nicht lokalisieren, dann ist man auf symptomatische Behandlung, hauptsächlich der Kopfschmerzen, angewiesen.

Der Hydrocephalus.

Von

HUGO STARCK-Heidelberg-Karlsruhe.

Unter Hydrocephalus versteht man den Krankheitszustand, bei welchem eine vermehrte Flüssigkeitsansammlung im Schädelinnern stattfindet. Die Flüssigkeit kann sich innerhalb des Gehirns, in den Ventrikeln (Hydrocephalus internus) oder zwischen Gehirn und Schädeldach, in dem Subarachnoidealraum (Hydrocephalus externus) ansammeln.

Der Hydrocephalus externus kommt angeboren nur sehr selten vor, dann meist mit Gehirndefekten und Gehirnmißbildungen kombiniert, häufiger ist er erworben als Hydrocephalus externus e vacuo, indem infolge von Schrumpfung der Gehirnmasse (progressive Paralyse, arteriosklerotische Prozesse) oder sonstigen Defekten des Gehirns durch einfache Transsudation das entstandene Vakuum im Schädelinneren ausgefüllt wird. Auch als Folge entzündlicher Prozesse an den Meningen, insbesondere auch der Meningitis haemorrhagica interna treten in dem Arachnoidealraum Flüssigkeitsansammlungen auf, die mitunter abgesackt sind und infolge ihrer lokalen Druckwirkung Hirntumoren vortäuschen können. Bei mehr gleichmäßiger Verteilung der Flüssigkeit kann das Krankheitsbild demjenigen des Hydrocephalus internus gleichen, jedoch nimmt die Flüssigkeitsansammlung nie größere Dimensionen an.

Praktisch viel wichtiger ist der Hydrocephalus internus, der sowohl angeboren wie erworben vorkommt.

Pathogenese. Die Entstehungsweise ist noch keineswegs ganz aufgeklärt. Drei Momente werden im allgemeinen angeschuldigt: eine vermehrte Liquorbildung, eine Behinderung des Liquorabflusses und verringerter Widerstand der Ventrike wände.

Man kann heute als ziemlich sicher annehmen, daß der normale Liquor als Produkt der Gehirnfunktion aus den die Gehirngefäße begleitenden Lymphbahnen stammt. Der Abfluß in die Blutbahn erfolgt durch Resorption des Liquor durch die Arachnoidealzotten, welche ihn in Lymphgefäßen sammeln und in die Sinus abführen. Neben dieser Ableitung des Liquors auf lymphatischen Bahnen kommt auch eine venöse aus den Ventrikeln durch die Vena magna Galeni in Betracht.

Krankhafte Prozesse im Blut- und Lymphgefäßgebiet der Pia mater, im Plexus der Ventrikel können nun in der Absonderung des Liquors Störungen verursachen und zu vermehrter Transsudation und Exsudation in den Subarachnoidealraum wie in die Ventrikel führen. Manche Autoren verlegen aber den Sitz des Leidens in das Ventrikelependym, das infolge entzündlicher Veränderungen (Syphilis, Tuberkulose u. a.) zu gesteigerter Absonderung befähigt werden soll. Auch Gefäßveränderungen in der Ventrikelwand, Untergang von Capillaren sollen nach WEBER eine Rolle in der Entstehung des Hydrocephalus spielen.

Endlich sei auch an das Krankheitsbild der QUINCKEschen Meningitis serosa erinnert, bei dem es zu hochgradiger Exsudation in die Ventrikel kommt, häufig ohne daß anatomisch nachweisbare Veränderungen weder an Gefäßen, Meningen noch Ependym nachzuweisen wären.

Viel einfacher zu deuten sind die Fälle, in denen der Abfluß des Liquors gehemmt ist, sei es durch Tumoren, sei es durch entzündliche Vorgänge, welche den Aquaeductus Sylvii oder die Foramina Magendie verlegen. An der abnormen Ansammlung von Liquor kann aber auch eine mangelhafte Resorption durch die erkrankten Arachnoidealzotten schuld sein.

Auf ein drittes Moment für die Hydrocephalusbildung wurde von ANTON und WEBER angewiesen, nämlich auf mangelhafte Resistenz der Ventrikelwandung wie sie bei encephalitischen Prozessen, arteriosklerotischen Erweichungen, paralytischer Verminderung der Gehirnmasse vorkommt.

Die Genese des Hydrocephalus würde sich in diesen Fällen annähernd mit der Bildung des Hydrocephalus ex vacuo decken.

Inwieweit nun das eine oder andere Moment für die Entstehung des Hydrocephalus in Betracht kommt, ist im einzelnen Falle oft schwer zu entscheiden, häufig wird ein Zusammenwirken mehrerer Ursachen in Betracht kommen, so besonders bei entzündlichen Veränderungen der Hirnhäute. Das wesentlichste Moment wird aber meistens in einer Erschwerung des Abflusses zu suchen sein.

Unter den ätiologischen Bedingungen, unter denen sich ein Hydrocephalus entwickelt, spielen Entzündungen der weichen Hirnhäute die wesentlichste Rolle. Bei Besprechung der verschiedenen Formen von Meningitis haben wir des öfteren darauf hingewiesen.

Das gilt auch für den angeborenen Wasserkopf. Diese Entzündungen können sowohl auf die vermehrte Abwanderung von Liquor einwirken, wie auch durch mechanischen Abschluß die freie Kommunikation zwischen den Ventrikeln und zwischen diesen und dem Subarachnoidealraum behindern, sie können aber auch zur Obliteration der Subarachnoidealzotten führen und so die Resorption beeinträchtigen.

Wodurch die Entzündungen intrauterin angeregt werden, ist noch ganz unsicher; toxische, infektiöse Erkrankungen der Eltern, Alkoholismus, Tuberkulose u. a. wurden beschuldigt. Besonders häufig wurde er bei syphilitischen Eltern gefunden. Nicht selten ist er auch vergesellschaftet mit Bildungsanomalien des Gehirns und anderweitigen Entwicklungsanomalien (Spina bifida, Encephalocele).

Im postfötalen Leben spielen die wichtigste ätiologische Rolle die verschiedenen Formen von Meningitis, vor allem die epidemische sowie im späteren Kindesalter, bei Erwachsenen die Hirntumoren.

Häufig genug aber läßt sich keinerlei Ursache nachweisen, so bei der „idiopathischen Form".

Pathologische Anatomie. Das wesentlichste anatomische Symptom besteht in der Vermehrung der Ventrikelflüssigkeit und der durch den Druck derselben hervorgerufenen Veränderung von Gehirn und Kopfskelett.

Die Schädelform nimmt eine verschiedene Form an, je nachdem sich der Hydrocephalus intrauterin, bzw. in einer Zeit des unvollständigen Schlusses der Nähte oder im späteren Alter entwickelt.

Im ersteren Fall kann der Umfang enorme Dimensionen (bis 100 und mehr Zentimeter) annehmen, gegenüber der Norm (beim Neugeborenen 35—40 cm). Er bildet dann häufig ein Geburtshindernis und kann nur nach Kraniotomie geboren werden. Der ganze Schädel ist rundlich, die Tubera frontalia sind stark vorgebuchtet, das Orbitaldach steht nahezu horizontal, die Schädelknochen sind auffallend dünn infolge von Druckatrophie, oft flächenhaft vergrößert; trotzdem reichen sie nicht aus das Gehirn zu überdecken, große Lücken bleiben bestehen oder es bilden sich Schaltknochen aus. Im Gegensatz hierzu entstehen an der normal großen Schädelbasis nicht selten vorzeitige Synostosen.

Beim erworbenen Hydrocephalus sind die Dimensionen in der Regel geringer; im jugendlichen Alter erfolgt jedoch noch eine Dehnung und Lösung der Nähte; auch hier rundet sich der Schädel ab, die Knochen des Daches werden durch Diploeschwund verdünnt, an der Basis erfolgt wie beim angeborenen Hydrocephalus Depression der Orbitalwand, Verflachung der Sella turcica. Beim Erwachsenen werden die Veränderungen am Schädel geringer, mäßiges Wachstum im Umfang, Verdünnung der Knochen werden noch beobachtet.

Je nach der Menge der Flüssigkeit finden sich mehr oder weniger starke Veränderungen am Gehirn.

Am bedeutendsten sind dieselben beim Hydrocephalus congenitus. Die Ausdehnung der Ventrikel kann enorme Maße annehmen, am größten ist meist die Ausdehnung der Seitenventrikel, aber auch der III. und IV. Ventrikel kann erheblich dilatiert sein. Fast stets sind beide Hemisphären in gleicher Weise beteiligt, selten ist die Liquoransammlung einseitig, wenn die Foramina Monroi verlegt sind. Der Liquor ist klar und wasserhell, selten erscheint er gelblich oder grünlich. Die Reaktion ist alkalisch, das spezifische Gewicht erhebt sich bei reinen Fällen kaum über dasjenige des Wassers. Ein Sediment setzt sich nicht ab. Beim Kochen mit Essigsäure tritt eine leichte Eiweißtrübung auf (Albumin und Globulin). Sie enthält ein glykolytisches und ein diastatisches Ferment (GROBER); auch findet sich neben Kohlensäure und Phosphorsäure eine reduzierende Substanz (Traubenzucker?).

Die Flüssigkeitsmenge kann enorme Grade annehmen, Mengen bis zu 10 und 12 Litern sind gefunden worden. In so hochgradigen Fällen sind die Druckeinwirkungen auf das Gehirn entsprechend stark. Der Hirnmantel wird immer mehr verdünnt und fällt vollständigem Schwund anheim, so daß er schließlich nur noch eine dünne Blase von einigen Millimetern darstellt.

In mäßigeren Fällen sind die Wandungen abgeplattet, die Furchen verstrichen. Am meisten atrophiert die Marksubstanz; die Rinde behält ihre Struktur am längsten, dagegen leiden sehr frühzeitig die Pyramidenbahnen Not, wodurch das klinische Bild ein besonderes Gepräge bekommt. Das Infundibulum wird mitunter blasig vorgestülpt und führt zu einer Atrophie der Hypophyse, auch Kleinhirn, Brücke und selbst Medulla oblongata werden komprimiert.

Die Plexus chorioidei zeigen entzündliche Veränderungen, sind blutreich, zellreich, bindegewebig degeneriert. Das Ependym ist oft verdickt, granuliert, narbig.

Die Meningen können normal sein, meist aber lassen sich Veränderungen nachweisen wie sie im Kapitel der Meningitiden näher beschrieben sind. Vor allem trifft dies für die Meningen der Basis zu.

Symptomatologie. Haben wir ein etwa 2jähriges Kind mit ausgesprochenem Hydrocephalus vor uns, so läßt sich die Diagnose stets ex aspectu stellen. Die geschilderten Veränderungen am Kopfskelett, die Folgen der Kompression und Degeneration der Pyramidenbahnen geben dem ganzen Körper ein überaus charakteristisches Gepräge. Am auffallendsten ist der riesige Schädel mit einem hochgradigen Mißverhältnis zwischen Kopf und Gesichtsschädel; ersterer nimmt etwa $^3/_4$ des ganzen Kopfes ein, er ist kugelig oder im sagittalen Durchmesser vergrößert, so daß er stark dolichocephal wird. Wie Halbkugeln sind die Stirnbeine vorgewölbt und überschatten das kleine Gesicht. Die Verdünnung der Knochen läßt sich leicht tasten, jede Verbindung derselben fehlt, die Nähte klaffen weit, die Fontanellen stehen weit offen, sind vorgewölbt und pulsieren nicht; haben sich Zwischenknochen gebildet, dann hört und fühlt man beim Betasten ein Knirschen. Bei der Auscultation hört man laute Gefäßgeräusche. Von der Nasenwurzel ziehen blau durchscheinende Venen nach oben, die sich beim Schreien prall füllen. Die Kopfhaut ist kaum behaart; die weit auseinander gerückten Augen liegen tief in ihren Höhlen, die Bulbi sind nach abwärts gerichtet, die oberen Skleren leuchten weiß aus den Höhlen hervor, der Blick ist starr, schielend, mitunter aber auch durch einen Nystagmus unruhig und unstet. Das Gesicht ist im Gegensatz zu dem enormen Kopfschädel

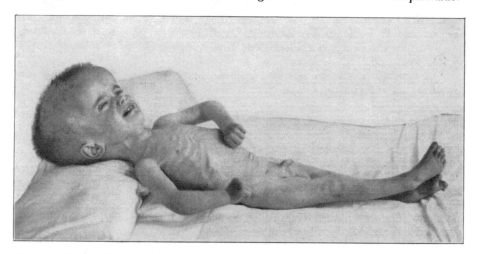

Abb. 1. Stauungshydrocephalus bei Hirntumor (Lymphangiosarkom). — 20 Monate alt. — Erscheinungen von allgemeiner Starre. — Beiderseitige Sehnervenatrophie. (Beobachtung von Ibrahim am Giselakinderspital, München.)

winzig klein, entbehrt der Fettunterlage, ist dadurch faltig, greisenhaft, im Ausdruck mitunter an den „Risus sardonicus" erinnernd.

Wie ein Anhängsel an dem riesigen Kopf imponiert das kleine abgemagerte Körperchen, an dem deutlich die Störungen in den Pyramidenbahnen erkennbar sind. Eine mehr weniger deutliche Starre macht sich bemerkbar, die Gelenke wie durch Gummizüge gespannt, die Daumen eingeschlagen, die Hände, in Fauststellung, die Beine fest aneinander gepreßt oder übereinander geschlagen. die Knie leicht gebeugt, die großen Zehen in Babinskistellung. Die Bewegungen in Händen und Beinen sind erschwert, oft ataktisch. Der kleine Körper kann das Gewicht des schweren wassergefüllten Kopfes kaum tragen, meist liegt er wie unbeweglich in der Unterlage; im Sitzen ist der Körper nach vorne gebeugt, auf die dünnen Arme gestützt, damit ihn der schwere Kopf nicht hintenunter zieht. Geistige Lebhaftigkeit wird meist vermißt, doch spielt das Kind gern mit den ungeschickten Händchen, auf dem Rücken liegend, und verzieht oft das Gesichtchen zu einem freundlichen Lächeln.

Beim erworbenen Hydrocephalus jugendlicher und älterer Individuen kommt es infolge des Schlusses der Nähte nicht mehr zu den hochgradigen Schädelveränderungen, immerhin ist auch dann noch eine gewisse Zunahme des Schädelumfangs zu bemerken; im frühen Alter können sich frisch geschlossene Nähte auch wieder lösen, so daß die Nahtlinien deutlich fühlbar werden. Dieselben werden dann druckempfindlich, die Knochen des Schädeldaches werden dünn, der Klopfschall wird tympanitisch, auch läßt sich dabei ein Schettern und Knirschen der Schädelknochen feststellen. Infolge des intrakraniellen Druckes schwellen die Venen an Stirn und Kopfschwarte dick an. Ein auffallendes Mißverhältnis von Kopf und Gesichtsschädel tritt nicht mehr in Erscheinung. Die Augenmuskellähmungen, Abducens, Oculomotoriuslähmungen, Nystagmus kommen auch beim Erwachsenen vor, wenn auch nicht mit der Regelmäßigkeit wie beim angeborenen Hydrocephalus. Der Gang wird schwankend, spastische Erscheinungen finden sich zum mindesten in Andeutungen. Psychische Störungen, Beeinträchtigungen der Intelligenz sind nichts Seltenes.

Symptomatologie. Dieselbe ist äußerst vielgestaltig und abwechslungsreich, was schon darauf schließen läßt, daß sie nicht lediglich durch das stets vorhandene hervorstechendste Merkmal der Krankheit, die Flüssigkeitsansammlung im Schädelinnern, hervorgerufen sein kann. Diese ist eben auch nur als ein, allerdings sehr wesentliches Symptom einer Reihe von Krankheitsursachen aufzufassen. Diese letzteren haben jedenfalls einen wesentlichen Anteil an dem Symptomenbild und oft ist nicht zu entscheiden, ob das einzelne Symptom mehr durch den Wasserdruck oder durch die ursächliche Erkrankung, Geschwulst, Entzündung usw. hervorgerufen wird.

Da das Symptomenbild des angeborenen Hydrocephalus sich in wesentlichen Punkten von demjenigen des erworbenen unterscheidet, seien beide getrennt betrachtet:

a) Hydrocephalus congenitus. Der stetige Druck des Liquor auf die Gehirnmasse, die allmähliche Rarefikation derselben kann nicht ohne Einfluß auf die Funktion des Gehirns bleiben. In der Tat leidet die Entwicklung der geistigen Fähigkeiten fast stets, wohl die meisten Kinder bleiben idiotisch oder schwachsinnig, sie sind kaum bildungsfähig, nur ein kleiner Prozentsatz wird schulfähig; Aufnahmefähigkeit und Gedächtnis werden nicht entwickelt. Auch in leichteren Fällen bleibt eine geistige Apathie, Energielosigkeit bestehen; auch auffallende Stimmungsanomalien, leichte, bis zum Jähzorn gesteigerte Reizbarkeit werden beobachtet. Es muß aber doch hervorgehoben werden, daß, falls die Krankheit früh zum Stillstand kommt, alles nachgeholt werden kann, ja daß sogar eine hohe Stufe von Intelligenz erreicht wird und insbesondere eine künstlerische Begabung zum Vorschein kommen kann.

Meistens sind auch die motorischen Funktionen beeinträchtigt, das Gehen wird spät und nur unvollkommen, häufig überhaupt nicht gelernt. Die Sprache kommt spät und unvollkommen. Alle Bewegungen sind schwerfällig, steif, ungelenk.

Von seiten der Gehirnnerven leiden am meisten diejenigen, welche die Augen versorgen. Vor allem zeigt der empfindliche N. abducens Störungen; der Strabismus gehört zu den häufigsten Symptomen. Auch Sehstörungen sind häufig und treten schon früh auf, sie beruhen auf Stauungspapille oder neurotischer Atrophie. Die häufige Opticusatrophie wurde auf den Druck des vorgewölbten Infundibulums bezogen. Die Pupillen sind selten normal, meist abnorm weit und reaktionslos. Ein mäßiger Nystagmus ist ziemlich häufig.

Die bereits erwähnte Konvergenz der Sehachsen, der nach unten gerollte Bulbus, eventuelle Protrusio bulborum werden auf die Veränderung des Orbitaldaches bezogen.

Das Gehör bleibt meistens gut, während der Geruchsinn herabgesetzt wird.

Auch Kleinhirnsymptome werden beobachtet, Schwindel, Kopfschmerz, Erbrechen, taumelnder Gang.

Die vegetativen Funktionen bleiben meist intakt, mehrfach ist eine abnorme Gefräßigkeit beobachtet worden, ohne daß ein Fettansatz zu konstatieren gewesen wäre. Es gibt allerdings auch gut genährte und sogar fettleibige hydrocephalische Kinder. Zuweilen waren eine abnorm frühe Geschlechtsreife und Neigung zu intensivster Onanie zu bemerken.

Sehr häufig finden sich Störungen der Pyramidenbahnen; als solche sind die erwähnten Spasmen in Händen und Beinen zu bewerten mit Steigerung der Sehnenreflexe, Babinski, Fußklonus. Besonders beim Schreien treten die Spasmen zutage. Andererseits sind aber auch Lähmungen, Diplegien und Hemiplegien nichts Seltenes. Ibrahim sah öfters Opisthotonus und Nackensteifigkeit; Incontinentia alvi et urinae werden als Folge der psychischen Degeneration aufgefaßt.

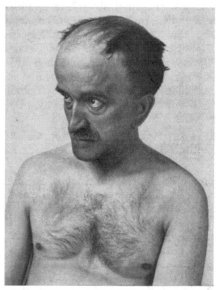

Abb. 2. 39jähr. Mit 4 Jahren sprechen, mit 8 Jahren laufen gelernt. Sehr guter Schüler. Intelligent. 1,75 m groß. Kopfumfang 71 cm. Pupillendistanz 7 cm. Leicht spastischer Gang. Horizontaler Nystagmus. Myop. — 9 D. Alle Reflexe gesteigert. (Eigene Beobachtung.)

b) Hydrocephalus acquisitus. Sind Nähte und Fontanellen vollständig geschlossen, ist kein Nachgeben der Schädelhülle mehr möglich, dann müssen sich die Folgen einer erheblichen Flüssigkeitsansammlung in den Ventrikeln viel intensiver, stürmischer, bemerkbar machen. Insbesondere wird die Schädigung des Gehirns stärker sein.

Das reine Symptomenbild wird aber nur zur Beobachtung kommen in Fällen, in denen weder Tumoren noch meningitische Entzündungen vorhanden sind. Solche Fälle hat zuerst Oppenheim unter der Bezeichnung „idiopathischer Hydrocephalus" beschrieben. Quincke fügte diesen dann das Krankheitsbild der Meningitis serosa bei, deren Entstehung er auf eine nicht parasitäre einfache seröse Entzündung der Pia zurückführte. Die letztere verläuft unter dem Symptomenbild der akuten fieberhaften Meningitis, die chronisch werden kann, während die Oppenheimschen Fälle subakut oder chronisch beginnen und unter dem Bild des Hirntumors verlaufen. Diese letzteren Fälle beginnen mit Kopfschmerz, Erbrechen, Übelkeit, Schwindel. Frühzeitig und fast stets setzen Sehstörungen, Neuritis optica, Stauungspapille, Opticusatrophie ein; mehrfach beobachtete Oppenheim eine Hemianopsia bitemporalis (Druck des vorgewölbten Infundibulum auf das Chiasma). Die Amblyopie kann schnell in Amaurose übergehen.

Auch Krämpfe, Bewußtseinstrübungen, Opisthotonus, Ohrensausen können sich schon im ersten Beginn der Krankheit zeigen. Weiterhin setzen Symptome von seiten der Pyramidenbahnen ein, Spasmen in Armen und Beinen mit gesteigerten Sehnenreflexen, Oppenheimschem, Babinskischem Reflex. Bei Kindern kann sogar das typische Bild der Littleschen Krankheit zustande kommen (Ganghofer). Andererseits treten aber auch plötzliche Lähmungen auf, Para-, Hemiplegien mit Fehlen der Reflexe, auch allgemeine Schwäche in den Extremitäten mit heftigen Muskelschmerzen.

Im weiteren Verlauf fehlen fast nie Störungen im Bereich der Gehirnnerven, Lähmungen im Gebiet des Oculomotorius, im Olfactorius (Anosmie), Facialis, Trigeminus. Wohl als Folgen des Hirndruckes ist die Druckempfindlichkeit der Trigeminusäste, der Occipitales und der Cervicalnerven aufzufassen. OPPENHEIM macht ferner darauf aufmerksam, daß nicht selten ein schnellschlägiger Tremor aktive Bewegungen begleitet.

Ein häufiges Symptom bei Hydrocephalus ist taumelnder Gang, Taumeln nach bestimmter Richtung (BONHOEFFER), Schwindel. Der Puls ist häufiger beschleunigt als verlangsamt, doch kommen auch rasche Schwankungen in der Pulsfrequenz vor. Die Bradykardie nimmt mitunter exzessiven Grad an.

Es ist nun für das ganze Symptomenbild charakteristisch, daß sowohl hinsichtlich des Auftretens der einzelnen Symptome wie hinsichtlich der Intensität derselben große und häufige Schwankungen zu beobachten sind und das ist ein wesentliches Moment für die Differentialdiagnose gegenüber dem Hirntumor.

Bei einem meiner Fälle, einem 19 jährigen Mädchen, begann die Krankheit abends mit Übelkeit, Schwanken beim Gehen, Kopfschmerzen; am anderen Morgen wurde sie in tiefer Bewußtlosigkeit vor dem Bett liegend, aufgefunden. Motorische Unruhe, Aufschreien, ruckartige, durch den ganzen Körper gehende Krampfzustände. In lichteren Momenten Klagen über heftigste Kopfschmerzen, Amaurose, horizontaler Nystagmus, beide Papillen verwaschen, hyperämisch, in der Umgebung Ödem, besonders längs der Gefäße. Opisthotonus. Gesteigerte Reflexe. Lumbaldruck 490 mm Hg. Bakteriologisch steriler Liquor. Am vierten Tag bessert sich das Sehvermögen etwas, aber alles erscheint verschwommen, ophthalmologisch noch unverändert. Starke Nacken- und Wirbelsäulensteifigkeit. Am zwölften Tag war die Krankheit beseitigt. Nur am zweiten Tag war Fieber 38,4 vorhanden. Die Krankheit war ein getreues Abbild eines vor einem Jahr überstandenen Leidens. Damals wurde die Diagnose auf Hirnhautentzündung gestellt.

Die Temperatursteigerung kann auch fehlen, meistens ist sie nur geringfügig und unbeständig, die Nackenstarre ist nicht so ausgesprochen wie bei der eitrigen Meningitis, wie überhaupt alle Symptome, Kopfschmerz, Muskelstarre, Ischiasphänomen, Bewußtseinstrübung, spinale Symptome in der Regel nicht mit der Intensität auftreten wie bei der Meningitis purulenta. Nur die Sehstörung scheint meist hochgradig zu sein.

Es gibt aber auch ganz leichte Fälle, deren Symptome nur in Kopfschmerz, Erbrechen, leichter Benommenheit, Neuritis optica bestehen, Erscheinungen, die wieder verschwinden und in gewissen Zwischenräumen wieder auftreten, so daß der ganze Verlauf ein intermittierender, sich auf Jahre erstreckender wird.

Aber auch bei den scheinbar leichten symptomarmen Fällen von Meningitis serosa kann es infolge der Neuritis optica zu vollkommener dauernder Erblindung führen. QUINCKE hat darauf aufmerksam gemacht, daß es sehr milde Fälle von Meningitis serosa gibt, in denen nur über Kopfschmerz und Schwindel geklagt wird, bei jeglichem Mangel objektiver Symptome. Die Klagen können sich über Jahre hinausziehen.

Mitunter nimmt der Kopfschmerz migräneartigen Charakter an, der periodisch mit erhöhtem Liquordruck einhergehen kann und nach Lumbalpunktion verschwindet. QUINCKE hat diese Fälle, die sich mitunter bei Chlorotischen finden, in Parallele gesetzt zu dem Oedema fugax neuroticum und auf Ventrikelergüsse auf angioneurotischer Basis zurückgeführt.

Die Psyche zeigt stets mehr oder weniger erhebliche Veränderungen, bald nur im Sinne ganz leichter Intelligenzdefekte, leichter, oft passagerer Gedächtnisschwäche, herabgesetzter Merkfähigkeit, bald in Form schwerer Geistesschwäche und Idiotie. Auf eigentümliche Charakter- und Stimmungsveränderungen macht Bonnhöffer aufmerksam, so bemerkte er bei einem Mädchen auffallend euphorische Stimmung mit Neigung zu Scherzen.

Der **Verlauf** ist äußerst verschiedenartig. Kinder mit angeborenem Hydrocephalus sterben oft bald nach der Geburt oder in den ersten Monaten, wenige erreichen ein hohes Alter; nach monate- und jahrelangem Stillstand kann es zu einem neuen Nachschub kommen, dem der Kranke erliegt. Mitunter sucht sich die Flüssigkeit einen Ausweg, am häufigsten durch das Siebbein. Der Liquor träufelt dann durch die Nase ab. Wenn diese Selbsthilfe des Körpers von manchen Autoren als ein günstiger Ausgang betrachtet wird, so kann ich dem nicht unbedingt zustimmen. Ich hatte eine Patientin mit Rhinorrhöe, der das ständige Abträufeln größere Beschwerden verursachte als die vorher bestehenden Hirndrucksymptome. Sie konnte schließlich nur bei hängendem Kopf ruhen und schlafen. Wo eine Schädelusur vermißt wird, nimmt man einen Kommunikationsweg zwischen Subarachnoidealraum und perineuraler Olfactoriusscheide als ableitende Bahn an.

In einzelnen Fällen — Huguenin hat 9 zusammengestellt — sucht sich der Liquor den Ausweg durch Riß der Hirnhäute und durch die Nähte.

In anderen Fällen erfolgt eine stetige Zunahme der Liquors; unter zunehmender Rarefikation der Gehirnsubstanz, unter zunehmenden Lähmungen, Kontraktionen und Verblödung gehen die Kinder zugrunde.

Kommt es zu definitiver Ausheilung mit Rückbildung des Hydrocephalus, dann bleibt mitunter als alleiniges Symptom eine Opticusatrophie zurück.

Der erworbene Hydrocephalus verläuft verschieden, je nach den ätiologischen anatomischen Veränderungen.

Bei dem erworbenen Hydrocephalus bestimmt häufig das ätiologische Moment den weiteren Verlauf, so bei Tumoren, bei eitriger, tuberkulöser Meningitis.

Beim idiopathischen Hydrocephalus sind wie erwähnt die großen Schwankungen im Verlauf, das Kommen und Gehen von Symptomen und Symptomgruppen charakteristisch.

Die Meningitis serosa kann nach akutem Beginn rasch in Tagen oder Wochen vollkommen abheilen, es kommt aber auch ein intermittierender Verlauf mit Nachschüben in verstärkter oder abgeschwächter Form vor. Ob es sich dabei mehr um eine Disposition zu der Krankheit oder um ein erneutes Aufflackern der ungeheilten Krankheit handelt, sei dahingestellt.

Diagnose. Aus den erwähnten Symptomenbildern geht ohne weiteres hervor, daß die Diagnose großen Schwierigkeiten begegnen kann. Am leichtesten wird sie zu stellen sein beim angeborenen Hydrocephalus, sowie dann, wenn im postfötalen Leben eine Zunahme des Schädelumfanges stattfindet. Wo beim Säugling der Verdacht auf Hydrocephalus aufkommt empfiehlt Ibrahim regelmäßige, sorgfältige Schädelmessungen. Gesellt sich zu auffallend runder Schädelform mit klaffenden Nähten und Fontanellen eine Steigerung der Patellarreflexe und eine Veränderung der Blickrichtung, dann hält er den Verdacht für gerechtfertigt.

Der rachitische Schädel ist mehr viereckig, er erreicht keine erhebliche Größe, die Fontanellen sind eher eingesunken; das Fehlen sonstiger nervöser Störungen spricht gegen den Hydrocephalus.

Große diagnostische Schwierigkeiten können beim erworbenen Hydrocephalus vorliegen, besonders wenn der Schädel dem Innendruck nicht mehr nachgeben kann. Die allgemeinen Hirndrucksymptome Kopfschmerz, Schwindel, Pulsverlangsamung, Stauungspapille, wie sie als Anfangssymptome beim idiopathischen Hydrocephalus vorkommen, führen häufig genug zur Fehldiagnose auf Tumor. Da aber zu den allgemeinen Hirndrucksymptomen sich nicht selten Herdsymptome gesellen, so von seiten der Hypophyse durch Druck vom Infundibulum her (Dystrophia adiposogenitalis, myx-ödematöse Zustände, bitemporale Hemianopsie), des Kleinhirns (cerebellare Ataxie, Symptome des Kleinhirnbrückenwinkeltumors [OPPENHEIM]), der Hemisphären (Hemiplegien, Monoplegien, Facialisparesen, kortikale Krampf-anfälle, sensorische Aphasie), wird für manche Fälle die Diagnose manchmal unmöglich gemacht.

Für solche Fälle kann nur die Pathogenese und der Verlauf ausschlaggebend werden. Vor allem sind es die erwähnten Schwankungen im ganzen Verlauf, die Besserung und Verschlimmerung, der Wechsel im Symptomenbild, was gegen Tumor spricht. Auch der Umstand, daß die ersten Erscheinungen stürmisch beginnen können mit Bewußtseinstrübung, Lähmungen, Fieber, Stauungs-papille, während sie im weiteren Verlauf abflauen, zum Teil wieder ganz ver-schwinden, spricht eher gegen Tumor, bei dem der Verlauf mehr schleichend und progressiv ist.

Auch die multiple Sklerose kann für die Differentialdiagnose in Betracht kommen, dort finden wir ja gerade die große Vielgestaltigkeit der Symptome und die Schwankungen im Verlauf. Aber Hirndrucksymptome fehlen und die Stauungspapille, der vermehrte Liquordruck werden bald zur Diagnose führen.

Schließlich ist aber daran zu erinnern, daß neben dem Hydrocephalus und als Ursache desselben ein Tumor vorhanden sein kann oder daß von einer eitrigen Meningitis Reste zurückgeblieben sein können, welche die Herdsymptome auslösen.

So beobachtete ich lange einen 7jährigen Jungen, bei dem wohl der Verdacht auf einen Kleinhirntumor vorhanden war, dessen Symptome durch einen erheblichen Hydrocephalus so überlagert waren, daß ich zu keiner ganz sicheren Diagnose gelangen konnte. Die Sektion ergab einen Kleinhirnbrückenwinkeltumor mit Hydrocephalus.

In therapeutischer Hinsicht kann es von größter Wichtigkeit sein den Zeit-punkt zu erkennen, in dem etwa auf Grund einer epidemischen Meningitis sich ein Hydrocephalus entwickelt. Ich verweise hier auf das Kapitel der Meningitis und will nur hervorheben, daß wenn nach scheinbarem Ablauf der meningitischen Symptome sich erneut Kopfschmerzen einstellen, wenn Krämpfe in den Extremitäten auftreten, wenn die psychischen Funktionen abnehmen, wenn spastische Erscheinungen in Armen und Beinen sich einstellen und Ab-magerung eintritt, man den Hydrocephalus in Betracht ziehen muß. Die Diagnose wird zur Gewißheit, wenn gleichzeitig der Kopfumfang zunimmt.

Für die Diagnose spielt der Druck des Liquor, sowie die Beschaffen-heit desselben eine wichtige Rolle. Der gesteigerte Druck ist natürlich nur nach-zuweisen, wenn die Kommunikation zwischen Ventrikel und Lumbalsack offen ist. Während bei Hydrocephalus, wie oben erwähnt, der Eiweißgehalt nur gering ist, die Kochprobe nur Spuren ergibt, finden wir bei der Meningitis, der epi-demischen wie der tuberkulösen meist einen erhöhten Eiweißgehalt; außerdem ist der Zellgehalt bei den verschiedenen Formen von Meningitis mehr oder weniger gesteigert (bis mehrere 100 Zellen im Kubikmillimeter), während in der hydrocephalischen Flüssigkeit große Zellarmut besteht (höchstens 2—3—5 Zellen). Bakteriologisch ist der Liquor des Hydrocephalus steril, bei Menin-gitis purulenta finden sich die üblichen Erreger derselben, Meningokokken, Streptokokken, FRÄNKEL-WEICHSELBAUMsche Diplokokken usw., bei tuber-kulöser Meningitis stets der Tuberkelbacillus.

Bei Hirnlues ist die WASSERMANNsche Reaktion des Liquors positiv, beim Hydrocephalus negativ; da aber, wie erwähnt, wenigstens für den ange-borenen Hydrocephalus die Lues zweifellos eine Rolle spielt, ist es nicht zu ver-wundern, wenn auch hier der Wassermann gelegentlich positiv gefunden wird.

Gegenüber Tumor läßt sich der Liquorbefund kaum verwerten. Dabei ist zu erinnern, daß bei begründetem Verdacht auf Hirntumor die Lumbalpunktion bei Kleinhirntumor verhängnisvoll werden kann.

Auch in der Differentialdiagnose zwischen idiopathischem und auf Meningitis beruhendem Hydrocephalus läßt uns der Liquorbefund im Stich. Es ist eben zu bedenken, daß bei eitriger Meningitis, insbesondere der epidemischen, schon vor dem Ablauf der klinischen Symptome der Liquor steril, zellarm und klar sein kann, während andererseits Zellreichtum, Eiweiß usw. einen Hydrocephalus bei und nach Meningitis nicht ausschließen.

Die **Prognose** ist beim angeborenen Hydrocephalus meist ungünstig zu stellen. Weitaus der größte Teil geht frühzeitig zugrunde, nur in leichten Fällen ist eine Wiederherstellung möglich, Bildungsfähigkeit und Gehfähigkeit können sich noch nach Jahren entwickeln und schließlich sogar zu einer Vollentwicklung führen. Stillstände und Besserungen dürfen aber nicht ohne weiteres als Heilung aufgefaßt werden, Rückfälle, neue Schübe mit tödlichem Ausgang sind nicht selten.

In der Regel sterben die Kinder an Komplikationen Decubitus, Ernährungsstörungen, interkurrenten Krankheiten, operativen Eingriffen, selten unmittelbar durch den Druck der Flüssigkeit, der in manchen Fällen durch ein Platzen des Kopfes das Ende herbeiführt.

Die Prognose des idiopathischen erworbenen Hydrocephalus ist günstiger zu stellen. Bei der diagnostischen Unsicherheit desselben ist aber auch bei dieser Form die Prognose dubiös, da man den Hirntumor häufig nicht sicher ausschließen kann. Eine ungünstige Prognose geben vor allem die Fälle, in denen chronische Symptome mit plötzlicher Bewußtlosigkeit, Koma, Atemstörungen, hochgradige Bradykardie im Beginn oder interkurrent auftreten, überhaupt Fälle, die mit sehr hoher Drucksteigerung einhergehen. In diesen Fällen trübt auch die Gefahr der völligen, sogar plötzlichen Erblindung sehr die Prognose.

Wenn bei der erworbenen Form die Prognose im allgemeinen günstiger zu stellen ist als bei der angeborenen, so ist es vor allem auch deshalb, weil die Therapie dort bessere Aussichten bietet, insbesondere ist dies der Fall bei dem Hydrocephalus nach Meningitis und bei der Meningitis serosa.

Therapie. Ich will die große Zahl von Medikamenten, die man zur Behandlung des angeborenen Hydrocephalus empfohlen hat, übergeben und nur die antiluetische Therapie für sicher und zweifelhaft luetische Fälle hervorheben. Neben der älteren Anwendungsweise von Quecksilber in Form von Sublimatbädern und Inuktionskuren neben Kalomelgaben kommt vor allem das Salvarsan in Betracht, das sich mit Leichtigkeit in die dilatierten Stirnvenen injizieren läßt; Dosen von 0,05 zweimal wöchentlich werden selbst vom Säugling gut vertragen; im Verlauf einer Kur werden 1—2 g einverleibt. Auch mit der intralumbalen Salvarsanbehandlung, von welcher wir bei der spinalen und cerebralen Lues mit Erfolg Gebrauch machten, kann ein Versuch gemacht werden. Um eine allzugroße Verdünnung zu verhüten, muß eine Entfernung mäßiger Mengen von Liquor vorausgehen. Noch zweckmäßiger und einfacher wäre vielleicht die Einverleibung des Salvarsans direkt in die Ventrikel.

Die natürlichste Behandlung besteht in der Verminderung des Ventrikelinhaltes. Sie geschieht durch die Lumbalpunktion. Im allgemeinen wird empfohlen, jeweils nur kleine Mengen, 50—60 ccm etwa alle 3—4 Wochen, zu entfernen, die Druckerniedrigung soll aber nicht forciert werden und nicht unter 300 mm absinken. Auch größere Entleerungen, 500—600 ccm in selteneren Zwischenräumen sind empfohlen worden.

Noch einfacher ist bei offenen Nähten und Fontanellen die Ventrikel-punktion, die stets gefahrlos auszuführen ist. Man ist hier natürlich versucht, größere Mengen zu entleeren, doch soll auch bei diesem Vorgehen vor allzu großen Mengen gewarnt werden. In Zahlen kann dieselbe nicht angegeben werden, wohl aber ist die Entleerung zu unterbrechen, wenn die Fontanellen eingesunken sind.

Von unangenehmen Folgezuständen sind Kopfschmerzen, Übelkeit, Erbrechen zu erwähnen, in einem meiner Fälle erfolgte nach der Punktion stets eine intensive Blauröte des Gesichtes mit Apathie und leichter Benommenheit, die jeweils stundenlang anhielt.

Der Erfolg entspricht im allgemeinen nicht den Erwartungen, der Liquor sammelt sich in wenigen Tagen wieder an, wohl wird von wesentlichen vorübergehenden Besserungen berichtet, aber Dauerheilungen scheinen, wenn sie überhaupt vorkommen, nur äußerst selten zu sein.

Man hat deshalb seit langem versucht, dem Liquor einen dauernden Abfluß auf chirurgischem Wege zu verschaffen. Eine Dauerdrainage der Ventrikel nach außen führte infolge von Infektionen stets zum Tode; von MIKULICZ hat den Liquor aus dem Ventrikel unter die Galea geleitet; seinem Vorgang folgte auch KRAUSE, als Wegleiter benützte er silberne Röhrchen. PAYR verwandte lebendige Venenwand (Vena saphena) und leitete den Liquor subdural oder in den Sinus longitudinalis ab. Neuerdings pflanzt er die Vene in die Vena jugularis interna. Er will damit einen Rückgang der Stauungspapille und anderer Störungen beobachtet haben.

In manchen Fällen von starkem intraventrikulärem Druck scheint nach ANTON und BRAMANNs Vorgang der Balkenstich erfolgreich gewesen zu sein. Dadurch wird eine breite Kommunikation zwischen dem Seitenventrikel und Subarachnoidealraum geschaffen zur Ableitung des Ventrikelliquors.

Beim Erwachsenen und insbesondere beim idiopathischen Hydrocephalus kommen dieselben Behandlungsmethoden in Betracht. Von einer Lumbalpunktion ist natürlich nur etwas zu erwarten wenn die Kommunikation zwischen Ventrikel und Lumbalsack frei ist.

Wo Verdacht auf Tumor besteht, muß, wenn man überhaupt an die Punktion geht, äußerst vorsichtig operiert werden. Der Liquor darf nur ganz langsam tropfenweise (durch Einführung des Mandrins) abgelassen werden und die Menge nur sehr beschränkt sein (10—20 ccm auf eine Punktion). Auch beim erworbenen Hydrocephalus ist der Erfolg nur sehr bedingt und besteht oft nur in einer ganz kurzdauernden Besserung der subjektiven Beschwerden.

Im allgemeinen ist beim Erwachsenen die Ventrikelpunktion vorzuziehen. Sie glückt auch in den Fällen, in denen die Lumbalpunktion versagt (Verlegung des Aquaeductus usw.) und gibt uns einen sicheren Anhaltspunkt über den Grad der Ausdehnung der Ventrikel (aus der Tiefe, in der man auf Flüssigkeit stößt). Den Eingriff halte ich, im Gegensatz zu BONHÖFFER, bei Tumoren für harmloser als die Lumbalpunktion, der Ventrikeldruck läßt sich besser bemessen als bei letzterer.

Wir wenden stets die NEISSERsche Methode und dessen Instrumentarium an. Ohne Narkose geht der elektrische Bohrer durch die geschorene Haut und den Knochen, dann führt man durch den so gewonnenen engen Kanal die Kanüle durch Dura und Gehirn bis man auf Wasser stößt, das sich je nach dem Druck mehr oder weniger rasch entleert. Wenn man sich an die NEISSERschen Richtlinien hält, ist ein Vorbeigleiten an den verschiedenen Ventrikeln fast ausgeschlossen.

Allerdings sind auch die Heilerfolge mit der Ventrikelpunktion keineswegs günstig, auf mehr als vorübergehende Besserungen kann nicht gerechnet werden. Nur bei der Meningitis serosa habe ich raschen und dauernden Erfolg gesehen. Die Ventrikelpunktion kann aber lebensrettend wirken wo unter stürmischen Erscheinungen schwere Attacken von Bewußtlosigkeit, Amaurose, als Folgen rasch ansteigenden Hirndrucks auftreten. Überhaupt ist beim akuten Hydrocephalus mehr von der Punktion zu erwarten als beim veralteten. Ferner hat man gute Erfolge bei beginnendem, an epidemische Meningitis sich anschließenden Hydrocephalus gesehen. Auch hier sind mehrfache Wiederholungen der Punktion nötig.

Da im allgemeinen beim erworbenen Hydrocephalus weder Lumbalpunktion noch Ventrikelpunktion befriedigt, hat man auch für diese Fälle zu den verschiedenen Drainageverfahren gegriffen, die oben erwähnt sind.

Der Hirntumor[1]).

Von

M. Lewandowsky † und G. Stertz-Marburg.

In dem Abschnitt von den Hirngeschwülsten sollen alle diejenigen Neubildungen behandelt werden, welche auf das Gehirn Einfluß gewinnen können; das sind also nicht nur die in der Substanz des Gehirns selbst entstehenden, sondern zum Teil auch die von den häutigen und knöchernen Umhüllungen des Schädels ausgehenden. Es sollen ferner in diesem Abschnitte nicht nur die eigentümlichen Geschwülste im Sinne der pathologischen Anatomie, sondern auch die Granulationsgeschwülste, die Tuberkel und die Gummata, und weiter noch einige andere Erkrankungen abgehandelt werden, die ganz unter dem Bilde des Tumors verlaufen können, das sind die Parasiten des Gehirns, die Echinokokken und Cysticercen, ferner die Cysten und eine Gruppe von Aneurysmen.

Das Hämatom der Dura mater, das gleichfalls unter den Symptomen eines Tumors verlaufen kann, muß im Zusammenhange mit der Pachymeningitis haemorrhagica abgehandelt werden und findet hier nur Berücksichtigung in differentialdiagnostischer Hinsicht.

Pathologische Anatomie.

Von den Neubildungen im eigentlichen Sinne kommen im Gehirn am häufigsten vor die Gliome, die Sarkome und die Endotheliome.

Neurome, Tumoren, die aus Nervensubstanz selbst, aus Nervenfasern und Ganglienzellen bestehen, gibt es zwar; sie finden sich aber hauptsächlich, und auch da außerordentlich selten, am Sympathicus. In der Schädelhöhle selbst gehören sie zu den größten Seltenheiten, erreichen auch hier nie eine in Betracht kommende Größe.

Die Gliome sind die spezifische Geschwulst des Zentralnervensystems, da sie aus dem nur diesem eigentümlichen Gewebe der Glia hervorgehen. Sie bestehen aus Gliafasern und Gliazellen. Manchmal finden sich in ihnen von Epithel umschlossene Räume oder auch Epithelrosetten, die auf eine Entstehung dieser Geschwülste auf dem Boden abnormer embryonaler Entwicklungsvorgänge hindeuten. Die Gliome sind gewöhnlich weich, von zahlreichen Blutgefäßen erfüllt. Sie gehören zu den infiltrierenden Geschwülsten, und es ist für sie fast immer charakteristisch, daß sie ganz diffus und unabgrenzbar sich in das Gehirngewebe ausbreiten (Abb. 1). Mikroskopisch zeigt sich dabei, daß im Bereiche der Geschwulstwucherung ein Teil des Nervengewebes mehr oder weniger erhalten bleiben kann. Ihre Konsistenz ist im allgemeinen weich, die Farbe ist grau, graurötlich oder gelbrötlich, meist ungleichmäßig;

---

[1]) Für dieses Kapitel ist in erheblichem Umfange von der Lewandowskyschen Bearbeitung in der 1. Auflage des Lehrbuchs Gebrauch gemacht, das anschließende Kapitel über Hirnabsceß ist ohne wesentliche Änderungen übernommen worden.

Blutungen in die Geschwulst hinein sind häufig, und durch diese Blutextravasate und die darauffolgenden Veränderungen des Blutfarbstoffs an einzelnen
Stellen kann ein sehr buntes Bild entstehen. Die Gliome können jede Größe
erreichen. Manchmal handelt es sich um sehr ausgedehnte diffuse Wucherungen
der Glia unter Erhaltung der äußeren Konturen des Gehirns, die zu einer an-
scheinenden Hypertrophie der betroffenen Hirnteile führen und die erst die

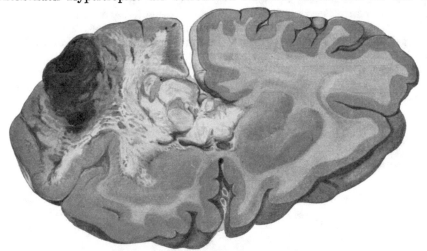

Abb. 1. Diffuses Gliom des linken Stirnlappens mit Blutung in den Tumor.
Allgemein-pathologische Sammlung der LANDAUschen Klinik (L. PICK).

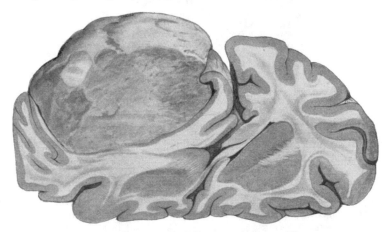

Abb. 2. Hartes, ziemlich circumscriptes Gliom.
Allgemein-pathologische Sammlung der LANDAUschen Klinik (L. PICK).

mikroskopische Untersuchung aufklärt. Es gibt auch härtere Formen des
Glioms, die sich durch eine engere Zusammenlagerung der Fasern auszeichnen,
diese gehen am häufigsten vom Ventrikelependym aus, sie können sich dann
als Knoten gegen den Ventrikel hin vorstülpen, kommen seltener aber auch
an anderen Stellen vor (Abb. 2). Sehr gewöhnlich ist eine cystische Degeneration der Gliome. Das Gliom macht sehr selten Metastasen, die fast nur an
den Hirnhäuten beschrieben sind (Abb. 3). Multiplizität der Gliome ist
sehr selten, häufig nur bei der vom Ventrikelependym ausgehenden Form.

Während das Gliom nur in der Gehirnsubstanz selbst entstehen kann, nimmt das Sarkom, das in allen seinen verschiedenen Formen (Spindelzellen — Rundzellen — kleinzelliges — großzelliges — Sarkom) vorkommt, seinen Ausgang gewöhnlich von den Meningen, dem Periost oder dem Knochen. Das Wachstum des Sarkoms ist im Gehirn wesentlich ein expansives, dementsprechend unterscheidet es sich meist schon mikroskopisch von dem Gliom durch die scharfe Begrenzung gegenüber dem Hirngewebe, das es nur verdrängt. Rund um das Sarkom findet sich häufig eine Erweichungszone, aus der es leicht gelingt, die Geschwulst im ganzen herauszulösen Das Sarkom kann sehr beträchtliche Größen erreichen, nach außen wachsend, kann es durch seinen Druck die Schädelknochen zum Schwund bringen. An den Meningen kommt eine diffuse Sarkomatose vor, die manchmal erst durch die mikroskopische Untersuchung genau festzustellen ist.

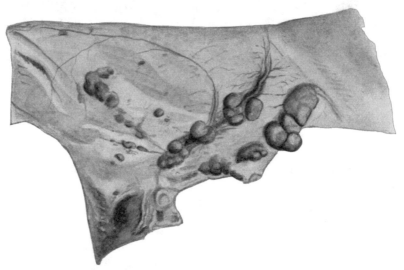

Abb. 3. Gliommetastasen der Dura, von dem Tumor der Abb. 2 ausgehend.

Das Endotheliom ist histogenetisch von den Sarkomen scharf zu unterscheiden, wenn auch die Differentialdiagnose häufig histologisch nicht ganz sicher ist. Es nimmt seinen Ursprung fast immer von den platten Zellen, welche die Innenfläche der Dura auskleiden, oder von analogen Zellen der weichen Hirnhäute, kann aber auch von den Endothelien der Gefäße sich ableiten. Die Zellen der Endotheliome haben häufig die Neigung, sich zu geschichteten kugeligen oder spießigen Gebilden zu gruppieren, sie können dann auch reichlich Bindegewebsfasern entwickeln, und die Geschwulst kann dann mit Kalkkonkrementen durchsetzt werden, derart, daß sie sich hart und auf dem Durchschnitt wie mit Sand bestreut anfühlt. Sie wird dann als Psammom bezeichnet. Die Psammome werden gewöhnlich nicht groß (Abb. 4). Andererseits erreichen die zellreichen Epitheliome, die auch histologisch von den Sarkomen schwer oder gar nicht zu unterscheiden sind (Abb. 5), Faustgröße und darüber, indem sie, immer von der Pia aus, das Gehirn vor sich herdrängen und verschieben.

Alle anderen Geschwülste können als selten bezeichnet werden.

Von Geschwülsten des Bindegewebes kommen im Gehirn, bzw. an seinen Hüllen vor das Fibrom, das Lipom, das Chondrom, das Chordom, das Angiom, das Osteom und das Melanom (Chromatophorom).

Fibrome sind selten, aber wichtig als Neurofibrome an den Hirnnerven, besonders am intrakraniellen Verlauf des Acusticus. Sie können eine Teilerscheinung der allgemeinen Neurofibromatose (RECKLINGHAUSENsche Krankheit) sein.

Lipome sind sehr selten, dann meist in der Gegend des Balkens beobachtet worden.

Chondrome und Osteome sind nicht häufiger.

Das Chordom, das sich von Zellen der Chordaanlage ableitet, kommt ausschließlich am Clivus Blumenbachii vor. Es sitzt hier typisch in der Mitte des Knochens und tritt durch eine enge Öffnung der Dura in die Schädelhöhle, wo es der Vorderfläche des Pons anliegt. Es kommt zwar nach RIBBERT in 2% aller Leichen zur Beobachtung; da es aber gewöhnlich Erbsengröße nicht übertrifft und von ganz außerordentlich weicher gallertiger Konsistenz ist, macht es gewöhnlich gar keine Symptome bis auf extrem seltene Fälle, in denen es eine beträchtliche Größe erreicht hatte.

Das Melanom (Chromatophorom) ist von VIRCHOW als primäre Geschwulst der Hirnhäute, von MINELLI und PICK der Substanz des zentralen Nervensystems selbst gefunden worden.

Das Angiom ist als Teleangiektasie, als Kavernom und als Angioma arteriale racemosum bekannt, aber in allen Formen selten.

Außer den bindegewebigen Geschwülsten finden sich, aber noch seltener, epitheliale, und zwar können sich Adenome und Carcinome aus dem Ventrikelepithel bilden. Häufiger ist nur das Adenom der Hypophysis, die gewöhnliche Tumorform an dieser Stelle (Abb. 12).

Weiterhin sind nicht so ganz selten die Dermoidcysten, die Cholesteatome und die Teratome (Abb. 9), die ja sämtlich auf embryonale Keimversprengung zurückgehen. Die Cholesteatome verdanken ihren Ursprung der embryonalen Verlagerung von Epidermis in die Pia (Bostroem). Sie finden sich meist an der Basis (Abb. 6) oder in den Ventrikeln und zeigen schon makroskopisch Anhäufungen der bekannten perlmutterartig glänzenden Schuppen.

Metastatische Geschwülste im Gehirn

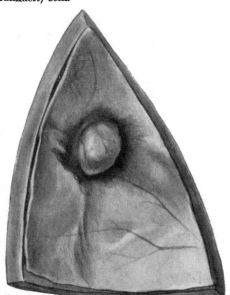

Abb. 4. Psammom der Dura. Sammlung des pathologischen Instituts des Krankenhauses Friedrichshain (L. PICK).

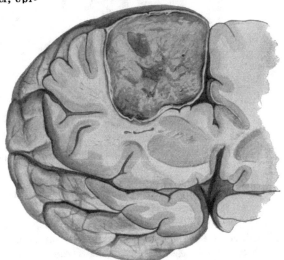

Abb. 5. Endotheliom, von der Pia ausgehend. Sammlung des pathologischen Instituts des Krankenhauses Friedrichshain (L. PICK).

sind nicht gar so selten, besonders Carcinome. Häufiger noch als das Gehirn selbst werden die Hirnhäute davon befallen.

Die Granulationsgeschwülste, Gummata und Tuberkel, sind wieder sehr häufige Formen. Das Gumma geht in der Mehrzahl der Fälle von den

Meningen aus. Es erscheint auf dem Querschnitt gegen die Gehirnsubstanz, die es mehr verdrängt als infiltriert, scharf abgesetzt. Sein Lieblingsort ist die Konvexität des Großhirns. In seltenen Fällen kann es Apfelgröße erreichen, bleibt aber meist hinter diesem Umfange zurück. Es zeigt einerseits die Neigung zur Nekrose, anderseits zu schwieliger Narbenbildung. Zu erwähnen ist hier noch die gummöse Meningitis der Basis, die unter dem Bilde basaler Tumorbildung verlaufen kann.

Der Solitärtuberkel kann dem Gumma makroskopisch ähnlich sein, weil er mit ihm die Neigung zur Verkäsung teilt. Im Unterschiede von ihm

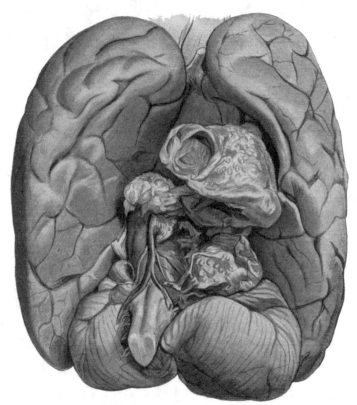

Abb. 6. Cholesteatom der Basis.
Allgemein-pathologische Sammlung der Landauschen Klinik (L. Pick).

kommt er meist im Kindesalter vor und bevorzugt den Hirnstamm und das Kleinhirn, Gegenden, in denen das Gumma ungewöhnlich ist. Der Tuberkel zeigt ferner die Neigung zu käsig-eitriger Einschmelzung und kann dann den Eindruck eines Abscesses machen, dessen Natur erst durch die bakteriologische Untersuchung aufgeklärt wird.

Von durch Actinomyces verursachten Granulationsgeschwülsten (Actinomycom) sind ganz wenige Fälle beschrieben (Bollinger).

Durch Hefepilze erzeugte Tumorbildungen sind zuerst von Krönig-Hansemann, seitdem noch in einigen weiteren Fällen beschrieben.

Von den Parasiten des Gehirns wird der Cysticercus, die Finne der Taenia solium, seit der Einführung der Fleischbeschau immer seltener. Noch in den sechziger Jahren des vorigen Jahrhunderts waren etwa $2^0/_0$ der in der Berliner Charité zur Sektion kommenden Leichen mit Cysticercen infiziert, 1900 war dieser Prozentsatz auf $0,15^0/_0$ gesunken. Während des Krieges hat besonders auf den östlichen Kriegsschauplätzen das Leiden vorübergehend eine gewisse Häufung erfahren. Das Gehirn ist der bei weitem häufigste Sitz des Cysticercus. Derselbe siedelt sich meist in der Rinde, in den Häuten und in den Ventrikeln an. Es kann sich nur eine einzige Blase finden, wie das besonders häufig beim Cysticercus des vierten Ventrikels der Fall ist, gewöhnlich aber finden sich deren mehrere oder viele (Abb. 7). Die einzelne Blase stellt sich am Ende ihrer Entwicklung als ein mit wasserheller Flüssigkeit gefülltes Bläschen dar, meist von Kirschkern- bis Haselnußgröße, an dessen einem Ende, außen durch eine Einziehung kenntlich, die Anlage des späteren Bandwurmkopfes sich befindet. Diese einfache Blase kann nun aber in den Ventrikeln (Abb. 11)

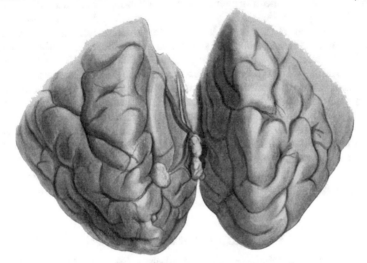

Abb. 7. Multiple Cysticercen.
Präparat der allgemein-pathologischen Sammlung der LANDAUschen Klinik. (L. PICK.)

und noch mehr in dem Arachnoidealraume der Basis die sonderbarsten Formen annehmen, indem sie durch ein abnormes Wachstum, sich vielfach ausbuchtend und verzweigend, sich mannigfach ausbreitet. Besonders an der Basis hat die Cysticercusblase so die Neigung, sich über die Gefäße hinweg in die Buchten der Basis und in die Spalten des Gehirns hinein vorzuschieben. Die Natur dieser eigenartigen Gebilde als Cysticercus racemosus hat erst ZENKER durch Auffindung des Finnenkopfes aufgeklärt. Infolge des Reizes, der durch das Wachstum der Blase gegeben ist, kann es dann zur entzündlichen Wucherung seitens der weichen Hirnhäute und sogar zur Bildung fibröser Massen kommen, die nun die zusammengefallenen Blasen völlig überdecken können, so daß das äußere Bild einer fibrösen oder gummösen basalen Meningitis entstehen kann (basale Cysticercenmeningitis). Ältere Blasen, sowohl die geschlossenen wie die verzweigten, können verkalken, aber anderseits können sich auch lebensfähige Blasen jahrzehntelang im Körper halten.

Echinokokken im Gehirn sind in Deutschland ungleich seltener als Cysticercen. Mehrere Fälle sind bekannt, in denen die Echinokokkenblase den Schädelknochen zum Schwund brachten und nach außen durchbrachen (Autotrepanation).

Die nichtparasitären Cysten des Gehirns (mit Ausnahme der Dermoid-cysten) verdanken ihre Entstehung gröberen Zerstörungen des Gehirns, z. B. durch Encephalitis oder Trauma oder sie stellen Endprodukte entarteter Neubildungen dar. Mit einer gewissen Vorliebe finden sich Cystenbildungen im Kleinhirn.

Von den Aneurysmen können nur die größeren unter dem Bilde eines Tumors verlaufen. Sie entstehen am häufigsten an den Arterien der Hirnbasis, besonders an der A. fossae Sylvii; ferner kommen sie vor an der Carotis interna selbst, an der A. basilaris und der A. vertebralis usw. Sie können Hühnereigröße und darüber erreichen.

Als Ausdruck des Hirndruckes findet man bei der Sektion eine Verminderung des Liquorabflusses nach Eröffnung der Dura, Abplattung der Hirnwindungen, verstrichene Furchen, einen trockenen Glanz der Hirnoberfläche, Überfüllung der pialen Venen bei anämischem Aussehen der Hirnsubstanz. Durchschnitte durch die Hemisphäre lassen unter Umständen einen beträchtlichen Hydrocephalus internus erkennen besonders bei Tumoren der hinteren Schädelgrube, ferner zeigt sich oft eine Vergrößerung der Hirnhälfte auf der Seite des Tumors, die zum Teil auf diesen selbst, zum anderen Teil auf eine reaktive Schwellung des Gehirngewebes zurückzuführen ist, derart, daß relativ kleine Tumoren zu beträchtlichen Volumensvermehrungen der ganzen befallenen Hemisphäre führen können. Die Hirnnerven der Basis können abgeplattet erscheinen. Dazu kommen die unmittelbar durch den Tumor bedingten Verdrängungserscheinungen, die zu erheblicher Verschiebung und Verdrängung von Hirnteilen führen können.

In vivo ist bei der Trepanation der Hirndruck an der prallen Spannung der Dura, dem Fehlen der physiologischen Pulsation des Gehirns, seinem starken Vorquellen bei Eröffnung der Dura zu erkennen.

Vorkommen und Ätiologie.

Die Hirntumoren scheinen beim männlichen Geschlechte erheblich häufiger vorzukommen als beim weiblichen. Mehrere Autoren geben an, daß ungefähr zwei Drittel aller Fälle bei Männern beobachtet würden. Was das Alter der betroffenen Personen anlangt, so kann man wohl nur das sagen, daß die Häufigkeit der Hirntumoren nach dem 40. Lebensjahr erheblich abnimmt. Immerhin kommen einzelne Fälle auch im höchsten Alter noch vor. Recht häufig sind die Hirngeschwülste auch bei Kindern, besonders wenn man die Tuberkel mit dazu rechnet.

Über die Ätiologie der Gehirntumoren wissen wir so viel und so wenig, wie über die Ätiologie der Tumoren überhaupt. Es ist daher überflüssig, an dieser Stelle etwa auf die Theorie der Geschwulstentstehung einzugehen. Wie bei allen anderen Geschwülsten aber stehen wir auch bei denen des Gehirns fast immer unter dem Eindruck, daß sie die Folge und Ausbildung einer abnormen Anlage sind, daß sie dem Menschen, auch wenn sie erst im späteren Alter zur Entwicklung kommen, als ein unabwendbares Geschick schon in die Wiege gelegt sind. Dabei spielt die Heredität keine erhebliche Rolle, doch ist das Vorkommen von Hirntumoren bei aufeinanderfolgenden Generationen einer Familie beobachtet. Die Entstehung aus abnormer Anlage ist ja ganz deutlich bei den Cholesteatomen und den ihnen verwandten Geschwülsten, und auch bei den Gliomen haben wir bereits auf die Zeichen hingewiesen, welche ähnliches wahrscheinlich machen. Wenn wir aber eine eigentliche Ursache in der Mehrzahl der Fälle doch nicht angeben können, so gewinnt die Frage besonders an praktischem Interesse, inwieweit ein Unfall, speziell ein Trauma des Schädels einen Hirntumor im Gefolge haben kann.

Die Möglichkeit eines solchen Zusammenhanges könnte von zwei Gesichtspunkten aus in Erwägung gezogen werden, einmal in dem Sinne, daß eine Erschütterung eine latente Anlage zur Auslösung bringen könnte und zweitens, daß eine durch die Hirnverletzung gesetzte chronische Veränderung: eine Narbe, eine Fremdkörperreaktion der Anlaß zu einer Geschwulstbildung werden könnte. Die große Zahl der Gehirnverletzungen im Kriege vermag weder für den einen noch für den anderen Modus eine Stütze beizubringen. Es läßt sich nicht nachweisen, daß gerade von seiten der Hirnverletzten die Statistik der Hirntumoren irgendwie verändert worden ist.

Man wird im Hinblick darauf die Anschauungen über das ursächliche Verhältnis von Trauma und Hirntumor revidieren und den Zusammenhang a priori für unwahrscheinlich halten müssen. Immerhin können besondere Umstände in der Praxis zu einem milderen Standpunkt drängen. Es muß aber zum mindesten gefordert werden, daß es sich um eine mit Gehirnerschütterung verbundene Kopfverletzung handelt, daß der Zwischenraum zwischen dem Trauma und dem Auftreten der Tumorsymptome sich in den Grenzen der Wahrscheinlichkeit bewegt, nämlich etwa zwischen einigen Wochen und $^1/_2$ Jahr (REICHARDT). Voraussetzung ist auch der Nachweis, daß der Patient vor dem Trauma gesund war, nicht etwa der Unfall bereits durch Symptome des Hirnleidens veranlaßt worden ist.

Die Krankheitsursache ist natürlich gegeben in den Fällen der tuberkulösen und syphilitischen Granulationsgeschwülste. Der Anlaß zur Entwicklung auch dieser Tumoren im Gehirn oder in anderen Fällen der Anlaß zu einer erheblichen Verschlimmerung kann wieder ein Unfall, speziell ein Schädeltrauma sein. Hirntuberkel können klinisch anscheinend die erste Manifestation der Tuberkulose sein; sie gehen aber wohl immer auf die tuberkulöse Erkrankung anderer Organe, insbesondere der Lunge und der Lymphdrüsen zurück. Gummata entstehen bekanntlich erst Jahre nach der syphilitischen Infektion, anscheinend aus voller Gesundheit heraus, d. h. ohne daß sonst noch Zeichen von Lues klinisch nachzuweisen wären. Auch auf dem Boden hereditärer Lues kommen im Kindesalter oder auch noch zur Zeit der Pubertät Hirngummata vor.

Der Mechanismus der Infektion mit Cysticercus und Echinokokkus kann an dieser Stelle als bekannt vorausgesetzt werden.

Allgemeine Pathologie und Symptomatologie.

Der Tumor selbst ist eine lokal begrenzte Erkrankung des Gehirns, aber in weitaus der Mehrzahl der Fälle führt er zu Folgen, welche, von seinem speziellen Sitz unabhängig, viel mehr von seiner Einwirkung auf das ganze Gehirn und dessen Höhlen abhängig sind. Wir unterscheiden daher die Lokalsymptome von den Allgemeinsymptomen und bemerken hier schon, daß die große Mehrzahl der allgemeinen Symptome die Folge des gesteigerten Hirndrucks, der erhöhten Spannung und der Vermehrung der Cerebrospinalflüssigkeit sind. Die sog. Nachbarschaftssympome kommen dadurch zustande, daß der Tumor, ganz anders wie etwa eine Blutung, je länger er besteht, um so mehr, und im Einzelfall in sehr verschiedenem Grade, auf die Umgebung wirkt, sie durch den von ihm ausgehenden Druck schädigt. Der Druck, der sich vom Tumor aus fortpflanzt, wirkt besonders leicht da schädigend, wo er Gebilde trifft, welche nicht mehr ausweichen können, welche vielmehr dem knöchernen Schädel schon unmittelbar anliegen. Es sind das in erster Linie die Gehirnnerven an der Basis, die daher in der Lehre von den Nachbarschaftssymptomen eine besonders große Rolle spielen.

Der Krankheitsverlauf bei den eigentlichen Hirntumoren, speziell den Gliomen und Sarkomen, ist ein bis zum Tode langsam fortschreitender. Dabei gehen die allgemeinen Symptome den lokalen sehr häufig voran. Das häufigste Anfangssymptom sind die Kopfschmerzen, verbunden nicht selten mit Beschwerden, die denen des Neurasthenikers nicht unähnlich sind. Auch allgemeine

epileptische Krämpfe, die sich von denen der genuinen Epilepsie in nichts zu
unterscheiden brauchen, können jahrelang den Lokalsymptomen vorangehen,
immerhin ist das ein selteneres Frühsymptom. Gewöhnlich ist der gesteigerte Hirndruck mit allen seinen weiter unten zu besprechenden Symptomen,
besonders aber der sichtbare Ausdruck des Hirndrucks, die Stauungspapille,
ein sehr frühes Zeichen, besonders bei den expansiv wachsenden Tumoren
der hinteren Schädelgrube. Absolute Gesetze sind aber hier in keiner Richtung
vorhanden, auf gewisse Regeln wird später aufmerksam gemacht werden. In
einer kleineren Gruppe von Fällen treten von vornherein die Lokalsymptome
in den Vordergrund, und es gibt natürlich alle Mischungen von lokalen und allgemeinen Symptomen. Die objektiv feststellbaren Lokalsymptome überwiegen
natürlich im allgemeinen um so mehr, je wichtiger und — im Bereiche des
Großhirns — im besonderen je reicher an Projektionsfasern das von der
Neubildung betroffene Gebiet ist. Nicht selten treten Reizsymptome, bei
Tumoren der motorischen Region epileptische Anfälle von Jackson schem Typus
schon im Beginne der Entwicklung auf, und keine andere Erkrankung des Gehirns führt so häufig zu solchen Reizerscheinungen wie die Hirngeschwulst.
Ein ganz gleichmäßiges Fortschreiten des Krankheitsverlaufs ist nicht das
gewöhnliche. Es können mehr oder weniger langandauernde Exacerbationen,
besonders solche der Allgemeinsymptome auftreten, die zum Teil wieder zurückgehen, aber häufig eine dauernde Verschlimmerung zurücklassen. Nur selten
treten völlige Intermissionen, die den Anschein der Genesung erwecken, ein.
Von den Lokalsymptomen schreiten die Ausfallserscheinungen häufig kontinuierlich fort, während die Reizerscheinungen, z. B. die Jackson schen Krämpfe,
nur in Intervallen auftreten, sich aber zuzeiten häufen können. Ganz akute
Verschlimmerungen sind manchmal die Folge einer Blutung in den Tumor
oder auch Folge einer plötzlichen Steigerung des Hirndrucks. Die Größe, die
ein Tumor haben muß, um Erscheinungen zu machen, ist sehr verschieden,
wesentlich von seinem Sitze abhängig. Kirschkerngroße Tumoren der motorischen Region können Krampfanfälle machen, und nicht viel größere in der
Umgebung des vierten Ventrikels können sogar schon den Tod bedingen. Anderseits aber gibt es selbst apfelgroße Geschwülste besonders der weniger wichtigen
Teile des Großhirns, sehr selten auch der hinteren Schädelgrube, welche keine
groben Symptome gemacht, wenigstens den Betroffenen in seiner Arbeitsfähigkeit und seinem Wohlbefinden nicht gestört haben. In solchen Fällen
können dann manchmal aber die Störungen ziemlich plötzlich beginnen und
schnell fortschreiten. In seltenen Fällen sind auch größere Tumoren ein Nebenbefund bei der Sektion, natürlich nur dann, wenn sie in den „stummen" Teilen
des Großhirns lokalisiert sind. Abgesehen von dem Ort der Neubildung, hängt
die Schnelligkeit des Verlaufs ab von der Schnelligkeit des Wachstums, die
am größten ist bei den weichen Sarkomen und bei gewissen Gliomen; andere
Formen des Glioms wachsen langsamer. Langsam wachsen die Fibrome und
manche Endotheliome (Psammome); sie können sogar ebenso wie die Angiome und
Enchondrome im Wachstum stille stehen, so daß die Symptome dann stationär
werden. Auch die Cysten können natürlich stationär sein, manchmal nur
von Zeit zu Zeit Symptome machen. Tuberkel verlaufen im allgemeinen schnell,
können aber durch Verkalkung zu klinischer Heilung kommen. Zur Heilung
— selten spontan, häufiger durch entsprechende Behandlung — gelangen in
erster Linie die Gummata. Endlich kann durch die Operation eine Unterbrechung des Verlaufs herbeigeführt werden. Die Dauer des Verlaufs bei den
am gewöhnlichsten vorkommenden Gliomen, Sarkomen und Endotheliomen
beträgt im Durchschnitt etwa sechs Monate bis zwei Jahre. Es sind aber auch
schon Tumoren beobachtet worden, die jahrzehntelang bestanden hatten.

Die parasitären Erkrankungen, d. h. Echinokokken und Cysticercen können ganz in der gleichen Weise verlaufen, wie die echten Tumoren. Häufiger wohl als diese bleiben sie stationär. Cysticercen können, wie oben schon bemerkt, zur Verkalkung kommen und bilden dann, wenn sie nicht an besonders wichtiger Stelle sitzen, einen zufälligen Sektionsbefund, nachdem sie im Leben manchmal keine, manchmal auch vorübergehende Symptome gemacht haben.

Auch das Aneurysma kann wie ein echter Tumor verlaufen und allmählich zum Tode führen. In vielen Fällen tritt derselbe durch eine Ruptur ein. In anderen Fällen ist Heilung durch Organisation des Aneurysmas beobachtet, manchmal allerdings erst dann, wenn das Aneurysma durch seine Ausdehnung zu dauernden Defekten des Gehirns geführt hatte.

In weitaus der Mehrzahl der Fälle ist der schließliche Ausgang der Gehirngeschwulst der Tod. Er erfolgt gewöhnlich im tiefen Koma, nachdem alle Stadien der Bewußtseinstrübung bis hierhin durchlaufen worden sind. Die lebenswichtigen Zentren des verlängerten Marks versagen allmählich, wesentlich unter dem Einfluß des vermehrten Hirndrucks; die Atmung wird ungenügend, kann schließlich den CHEYNE-STOKESschen Typus zeigen, das Vaguszentrum wird gelähmt, das Schlucken ist erschwert, teils durch die direkte Schädigung seiner bulbären Zentren, teils durch die Benommenheit, welche zum Verschlucken Veranlassung gibt. So kann sub finem Pneumonie entstehen, und auch die Erschöpfung infolge der enormen Schmerzen wie die Unmöglichkeit genügender Ernährung angesichts des Erbrechens und der Schluckstörung können den Tod beschleunigen.

In einer Minderzahl der Fälle tritt der Tod plötzlich ein, besonders häufig, aber nicht ausschließlich, bei Geschwülsten der hinteren Schädelgrube, die plötzlich das Atemzentrum durch Druck lähmen können. Dasselbe kann jedoch auch eine plötzliche Steigerung des allgemeinen Hirndrucks ohne lokale Affektion der hinteren Schädelgrube, z. B. bei Stirnhirntumoren, bewirken. In seltenen Fällen kann eine starke Blutung aus dem Tumor, besonders wenn sie in den Ventrikel durchbricht, ein schnelles Ende herbeiführen. Ein Solitärtuberkel führt häufig durch Infektion der Hirnhäute zu einer tuberkulösen Meningitis und durch deren Vermittlung zum Tode.

Nach dieser Schilderung des allgemeinen Verlaufs ist zweckmäßig zunächst die Pathologie der Allgemeinsymptome zu besprechen.

Der bei weitem größte Teil der Allgemeinsymptome ist die Folge des gesteigerten Hirndrucks, welcher seinerseits durch die Volumvermehrung des Schädelinhalts zustande kommt, deren Bestandteile durch den Tumor selbst, die begleitenden Schwellungsvorgänge des Gehirns und oft noch durch hydrocephale Ergüsse besonders in die Ventrikel gebildet werden.

In welcher Weise der Hirndruck den ihm zugehörigen Symptomenkomplex hervorruft, ist nicht sicher aufgeklärt. v. BERGMANN hat die Vorstellung vertreten, daß der Hirndruck nur unmittelbar durch Erzeugung capillärer Anämie die Funktionen des Nervensystems beeinflussen könne, da das Gehirn innerhalb der starren Schädelwände als inkompressibel anzusehen sei, ein Druck nur durch Auspressen der Gefäße eine Wirkung äußern könne. Demgegenüber ist von ALBERT u. a. geltend gemacht worden, daß es gleichgültig sei, ob in physikalischem Sinne das Gehirn kompressibel sei, es genügt, wenn unter dem Einflusse eines Druckes seine Teile sich gegeneinander verschieben, seine Windungen sich abplatten können, wie wir es unmittelbar bei der Sektion von Tumorkranken und Hydrocephalen sehen, so daß man annehmen muß, daß der Zusammenhang der elementaren Teile schwer geschädigt ist. Es ist daher wohl anzunehmen, daß auch die direkte Schädigung der Hirnsubstanz bei der Entstehung der sog. Hirndrucksymptome eine Rolle spielt neben der Erschwerung der Zirkulation, die unzweifelhaft auch mitwirksam ist. Diese letztere besteht zunächst, wie CUSHING das durch direkte Beobachtung des Gehirns mittels eines in den Schädel eingesetzten Glasfensters festgestellt hat, in einer Kompression der Venen, in welchen der geringste Druck herrscht, und die also eine Stauung bedeutet. Schreitet dann die Steigerung des Hirndrucks noch weiter fort, so kommt es zur Auspressung des

Blutes aus den Capillaren und zu Anämie. Wie Kocher und Cushing betonen, erfolgt nun während eines gewissen Stadiums des Hirndruckes durch diese Anämie eine Erregung des Vasomotorenzentrums in der Medulla oblongata, welches mit Erhöhung des arteriellen Druckes antwortet, der die Capillaranämie überwindet. Die Folge davon aber ist dann, daß die Erregung des Vasomotorenzentrums wieder aufhört, der Blutdruck wieder fällt, die Hirngefäße wieder anämisch werden; dieses Spiel kann sich sehr lange fortsetzen, so lange, bis der Druck eben die Gefäße mit solcher Kraft zusammenpreßt, daß das Vasomotorenzentrum nichts mehr dagegen ausrichten kann. Der arterielle Blutdruck arbeitet also gegen den Hirndruck, und dieser Tatsache entspricht es auch, wie Naunyn im Experiment nachgewiesen hat, daß eine Erniedrigung des Blutdruckes das Eintreten der Hirndrucksymptome beschleunigt.

Besonders stark kann der Hydrocephalus bei Tumoren des Kleinhirns sein. Als Ursache nimmt man an, daß durch die Kompression der Vena magna Galeni, welche das Blut aus den Plexus chorioidei in den Sinus rectus leitet, eine venöse Stauung und besonders schlechte Bedingungen für die Resorption des Liquors geschaffen würden. Von den in der Substanz der Brücke sich entwickelnden Tumoren ist es dagegen bekannt, daß sie fast immer erst sehr spät oder gar nicht zum Hirndruck führen.

Seit der Einführung der Lumbalpunktion durch Quincke haben wir ein Mittel, um den Hirndruck unmittelbar zu messen. Während der Druck, im Liegen gemessen, in der Norm etwa 120 mm Wasser beträgt, kann er beim Hirndruck Werte von 1000 mm Wasser und darüber erreichen. Werte bis 200 liegen wohl noch im Bereiche des Normalen. Werte von da bis 250 sind recht verdächtig, Werte darüber wohl sicher pathologisch. Daß natürlich mit der Feststellung des Hirndrucks noch nicht die des Hirntumors gemacht ist, bedarf wohl kaum einer Bemerkung. Der Hirndruck kann auch durch Ventrikelpunktion festgestellt werden.

Die Verlegung des Aquaeductus Sylvii durch in seiner Umgebung sitzende Geschwülste muß die Kommunikation zwischen den Ventrikeln behindern, es kann dann vorkommen, daß die Lumbalpunktion entweder von vornherein einen geringen oder einen bei Ablassen geringer Mengen von Flüssigkeit schnell abnehmenden Druck zeigt, während die Ventrikelpunktion erheblichen Druck und erhebliche Flüssigkeitsmengen ergibt.

Der unmittelbare Ausdruck des Hirndrucks ist die Stauungspapille, von deren Bedeutung wir die Kenntnis Gräfe verdanken. Wir halten es für sicher, daß im Sinne der Schmidt-Manzschen Theorie der mechanische Einfluß des Hirndrucks zur Erzeugung der Stauungspapille durchaus genügt.

Da die Scheide der Sehnerven sich in die Arachnoidea fortsetzt, so wird bei steigendem Hirndruck die Cerebrospinalflüssigkeit gegen die Lamina cribrosa gedrängt, diese wird ödematös und buchtet sich vor, wodurch dann weiter eine Kompression und Stauung der Vena centralis retinae hervorgerufen werden kann.

Für die mechanische Theorie spricht besonders auch das Vorkommen einseitiger Stauungspapille, die nur durch eine lokale Einwirkung des Druckes auf die Gefäße des einen Auges zu erklären ist. Daß anderseits eine Neuritis optica durch rein toxische Einflüsse zustande kommen kann, lehrt ihr Vorkommen bei Polyneuritis und einer Reihe anderer Erkrankungen (Nephritis, Chlorose, Anämie, multiple Sklerose u. a.). Aber beim Tumor kommt diese Entstehung aus toxischer Ursache wohl nur selten in Betracht.

Da aber immerhin so die Neuritis optica nicht in allen Fällen Ausdruck eines Hirndrucks zu sein braucht, so ist das Verhalten des meßbaren Hirndrucks neben der Neuritis optica immer von besonderer Wichtigkeit. Ist die Neuritis optica die Folge eines gesteigerten Hirndrucks, so werden wir diesen auch durch die Lumbalpunktion feststellen können. Manchmal geht die Steigerung des Hirndrucks der Stauungspapille auch deutlich voran. Eine ausgesprochene Papillitis ohne Hirndruck muß darauf hinweisen, daß hier eine andere Erkrankung als Hirntumor vorliegt.

Die Stauungspapille ist an und für sich rückbildungsfähig, derart, daß nach einigen Monaten kaum noch eine Abnormität mit dem Augenspiegel aufzufinden ist. Diese Rückbildung tritt aber nur in den seltenen Fällen ein, in denen es zur Heilung des Grundleidens, oder wenigstens zum Verschwinden des Hirndrucks kommt. Sonst bildet sich früher oder später, manchmal ziemlich schnell, eine neuritische Atrophie aus, welche dann nicht mehr reparabel ist.

Sehstörungen können bei dem Bestehen von Stauungspapille lange Zeit vermißt werden, doch kommt es oft zu vorübergehenden Verdunklungen. Gröbere Sehstörungen, die häufig bis zu völliger Blindheit fortschreiten, werden dagegen stets beobachtet, wenn die Atrophie eintritt.

Man hat sich die Frage vorgelegt, ob der Stauungspapille analoge Vorgänge durch den Hirndruck auch bei anderen Hirnnerven vorkämen, und es ist das auch z. B. für den Acusticus behauptet worden (Stauungslabyrinth). Sicher ist wohl nur, daß Schädigungen der Hirnnerven durch den Hirndruck herbeigeführt werden können, die zu einer Verminderung oder Aufhebung ihrer Funktion Veranlassung geben; ob der Mechanismus dabei ein ähnlicher ist, wie bei der Stauung im Opticus, ist jedoch zweifelhaft, viel wahrscheinlicher, daß es sich um die Folgen einfacher Kompression handelt. Wichtig ist, daß auch auf die Rückenmarkswurzeln der Hirndruck schädigend einwirken kann. Die häufigste der hierdurch hervorgebrachten Störungen ist das Fehlen oder die Abschwächung der Sehnenreflexe durch Schädigung der hinteren Wurzeln, die sich in einer mehr oder weniger erheblichen Degeneration dieser, bzw. der Hinterstränge kundgibt. Wesentliche andere Störungen außer dem Fehlen der Sehnenreflexe, etwa Ataxie, pflegen aber dabei nicht vorzukommen.

Der Ausdruck der allgemeinen Störung in den Funktionen der Hirnrinde, welche durch den Hirndruck bedingt wird, ist die Benommenheit, der für den Allgemeinzustand des Tumorkranken charakteristische psychische Zustand. Von einem leichten Gefühl der Schwerbesinnlichkeit und Dumpfheit ohne objektive Benommenheitsmerkmale bis zum tiefsten Sopor, in welchem alle bewußten Reaktionen fehlen, Stuhl und Urin unwillkürlich abgeht, finden sich alle Grade. Zuweilen findet sich auch, schon im Beginn der Erkrankung, eine große Schlafsucht. Die Benommenheit beeinträchtigt zuweilen · die Selbstwahrnehmung der anderen Hirndrucksymptome, besonders des Kopfschmerzes, das Krankheitsgefühl kann auffallend gering sein, selbst fehlen, wobei zuweilen noch eine Neigung zum Witzeln hervortritt (s. Stirnhirntumor). Nicht selten begegnen wir gröberen Defekten: Störungen der Merkfähigkeit und des Gedächtnisses in Verbindung mit Desorientierung, Neigung zum Konfabulieren: dem amnestischen oder KORSAKOWschen Symptomenkomplex. Ebenso kommen delirante Erregungs- und Dämmerzustände vor und schließlich können kompliziertere Psychosen bei vorhandener Disposition „ausgelöst" werden. Auch an die Möglichkeit hysterischer Überlagerungen des Krankheitsbildes ist zu denken. Inwieweit bei alledem der Hirndruck allein oder etwa auch andere mit dem Geschwulstwachstum zusammenhängende Noxen (z. B. toxischer oder zirkulatorischer Art) wirksam sind, muß dahingestellt bleiben.

Nicht ganz selten sind mehr oder weniger plötzliche Anfälle von Bewußtlosigkeit, die durch Schwindelerscheinungen eingeleitet werden können. Unter dem Wort „Schwindel" verbergen sich allerdings eine ganze Reihe verschiedenartiger subjektiver Symptome: das Schwarzwerden vor den Augen, rudimentäre Ohnmachten, leichte Zustände von Benommenheit, Unsicherheit auf den Füßen, alles das wird von den Kranken als Schwindel bezeichnet. Der echte Drehschwindel ist als Allgemeinsymptom selten.

Die Kopfschmerzen, das fast regelmäßige Symptom des Hirntumors sind mit großer Wahrscheinlichkeit bedingt durch die Wirkung des Hirndrucks nicht auf die Hirnsubstanz, sondern auf die Hirnhäute, und zwar im besonderen die Dura, die durch den Hirndruck gedehnt und gezerrt wird, und die bekanntlich gegen Einflüsse aller Art außerordentlich empfindlich ist. Der Kopfschmerz beim Hirntumor ist in seinen höheren Graden dumpf, bohrend, überwältigend heftig, oft nicht genau zu lokalisieren, wenngleich sehr häufig das Überwiegen auf einer Seite, nicht selten auch in der Stirn und im Hinterkopf angegeben wird. Plötzliche Steigerung des Kopfschmerzes sind meist von einer Zunahme der Benommenheit begleitet. Daß der Kopfschmerz in der Mehrzahl der Fälle vom Hirndruck abhängig ist, beweist die Tatsache, daß man ihn durch Verminderung des Druckes mittels Lumbalpunktion nicht selten für einige Zeit erheblich lindern oder beseitigen kann. Es ist selbstverständlich, daß, worauf noch später eingegangen wird, ein Tumor auch durch direkte Reizung oder Spannung der Dura an umschriebener Stelle, unabhängig von dem allgemeinen Hirndruck Kopfschmerzen machen kann.

Neben dem Kopfschmerz und der Benommenheit sind klassische Allgemeinsymptome des Hirntumors, die aber dennoch lange Zeit fehlen können, die Pulsverlangsamung und das Erbrechen. Allgemeinsymptome sind sie insofern, als auch sie vom Hirndruck abhängig sind; aber zum Unterschiede von der Benommenheit sind sie bedingt durch die lokale mechanische Reizung, welche der Hirndruck an umschriebener Stelle, nämlich auf die Gebilde am Boden des vierten Ventrikels ausübt. Hier wird das Herzvaguszentrum gereizt, das den Herzschlag verlangsamt, unter Umständen auch gelähmt, was sich in Pulsbeschleunigung zu erkennen gibt, und das Brechzentrum, das im wesentlichen durch den Vagus, aber auch durch den Splanchnicus auf den Magen wirkt, und außerdem bekanntlich noch die Bauchpresse in der für den Brechakt charakteristischen Weise in Tätigkeit setzt. Das Erbrechen des Tumorkranken ist von der Nahrungsaufnahme fast unabhängig; befindet sich Speise im Magen, so wird sie natürlich ausgebrochen, sonst besteht das Erbrochene nur aus Schleim mit galligen Beimengungen. Die Zunge braucht nicht belegt, der Appetit kann leidlich erhalten sein.

Singultus und häufiges Gähnen sind seltenere Allgemeinsymptome des Hirntumors, die wie die vorgenannten auf der Reizung der in der Medulla oblongata gelegenen Zentren durch den Hirndruck beruhen. Respirationsstörungen wurden als finale Symptome schon erwähnt, können aus gleicher Ursache aber auch vorübergehend vorkommen.

Auch Diabetes mellitus und Diabetes insipidus kann ohne lokalen Druck eines Tumors auf die betreffenden Zentren am Boden des vierten Ventrikels, nur durch die Wirkung des Hirndrucks auf diese, gelegentlich zur Entstehung kommen.

Die Genese der bisher behandelten Symptome des gesteigerten Hirndrucks ist leicht zu erklären. Sie beruhen auf der Einwirkung dieses Druckes entweder auf das gesamte Gehirn und seine Häute, oder auf einzelne Teile des Gehirns, die infolge ihrer Lage und vielleicht infolge einer besonders leichten Erregbarkeit gegen die Wirkungen dieses allgemeinen Hirndrucks ganz besonders empfindlich sind, wie eben die Zentren des verlängerten Marks.

In seltenen Fällen kann der allgemeine Hirndruck Lokalsymptome hervorrufen, die mit dem Sitz des Tumors nichts zu tun haben und gerade dadurch zu differentialdiagnostischen Schwierigkeiten führen. Es muß wohl mit irgendwelchen Momenten der Anlage oder anderen nicht näher erkennbaren Umständen zusammenhängen, daß etwa ein Abducens (dieser relativ am häufigsten) ein Trigeminus oder ein anderer basaler Hirnnerv oder auch ein Paar derselben isoliert in seiner Funktion leidet.

Ebensowenig geklärt sind die seltenen Fälle, in denen unter dem Einfluß des allgemeinen Druckes irgend eines der Großhirnzentren außer Funktion gesetzt wird.

Endlich ist vom Hirndruck das wichtig zu wissen, daß er in den meisten Fällen keine konstante und auch keine gleichmäßig zunehmende Größe darstellt, sondern daß er zeitweise — für Stunden oder Tage — erhebliche Zunahmen erfahren kann, die sich auch durch die Lumbalpunktion objektiv feststellen lassen. Diese Steigerungen geben sich dann kund durch die Zunahme der vom Hirndruck abhängigen Symptome, die Kopfschmerzen nehmen zu, die Benommenheit vertieft sich, die Pulsverlangsamung — die als dauernde Störung überhaupt sehr selten ist — wird deutlicher usw. Auf der Höhe dieser Schwankungen des Hirndrucks treten dann auch häufig dessen lokalisierte Folgen auf, von denen soeben die Rede war, und die dann entweder dauernd bestehen bleiben oder wieder rückgängig werden können. So gibt es eine vorübergehende Amaurose, welche durch die Kompression erklärt wird, die das Chiasma und die Tractus optici durch den Druck vom dritten Ventrikel aus erleiden.

So weit über die Symptome, die von der Steigerung des Hirndrucks abhängig sind.

Weniger wichtig sind diejenigen, welche, sei es von einer schlecht definierbaren mechanischen Reizung, die ein Tumor naturgemäß auf den Schädelinhalt ausübt, abhängig sind, oder möglicherweise auch durch chemische Stoffwechselprodukte des Tumors erklärt werden können. Dazu rechnen wir die allgemeinen epileptischen Krämpfe, die, wie schon bemerkt, allen anderen Tumorsymptomen lange Zeit, und zwar bei jedem Sitz des Tumors vorausgehen können. Multiple Cysticercen können ganz unter dem Bilde einer sich über Jahrzehnte erstreckenden Epilepsie ohne Symptome gesteigerten Hirndrucks verlaufen.

Was nun weiter die allgemeine Kennzeichnung der Lokalsymptome des Tumors anlangt, so entsprechen sie natürlich im großen und ganzen den Tatsachen, welche die Erforschung der Hirnlokalisation aufgedeckt hat. Hat doch zu dieser Erforschung gerade die Beobachtung des Verlaufes von Hirngeschwülsten beigetragen. Aber nicht selten sind doch die lokalen Symptome des Hirntumors sehr viel schwerer zu beurteilen als die anderer lokaler Hirnerkrankungen, wie z. B. der Blutungen und Erweichungen. Auch diese rufen zwar Nachbarschafts- und Fernsymptome hervor, können sogar vorübergehend zu schweren Allgemeinerscheinungen führen. In verhältnismäßig kurzer Zeit aber klärt sich die Sachlage, und die Herdsymptome, die im Mittelpunkt des klinischen Bildes stehen, lassen auch auf den Hauptsitz der Erkrankung schließen, während wiederhergestellte Funktionen die anatomische Unversehrtheit der betreffenden Gebiete voraussetzen lassen. Bei den Tumoren liegen die Verhältnisse oft ungünstiger. Weder schließt eine intakte Funktion den Sitz des Tumors in dem zugehörigen Substrat in jedem Falle aus, noch können bestehende Lokalsymptome mit der gleichen Sicherheit im positiven Sinne in Anspruch genommen werden. Das erstere kommt dann zustande, wenn der Tumor sehr langsam vordrängend wächst und sich das umgebende Hirngewebe den Verhältnissen anpassen kann oder wenn infiltrierende Tumore funktionstragendes Gewebe in größerem Umfange intakt lassen; das letztere hängt mit den geschilderten Verhältnissen des allgemeinen Hirndruckes zusammen, der sich einmal in unberechenbarer Weise lokal auswirken kann.

Anderseits überrascht es gelegentlich wieder, welche Deformationen und Verlagerungen auch lebenswichtiger Teile des Gehirns, z. B. des verlängerten Markes, durch Tumoren manchmal verursacht werden, ohne daß wesentliche Störungen in deren Funktionen hervorgetreten wären.

Entgegengesetzt wirkt die andere Eigenschaft des Tumors, daß sich nämlich seine Wirkung häufig weit über seinen eigentlichen Sitz hin erstreckt. Nicht nur findet sich um gewisse Tumoren herum eine Erweichungszone, sondern der Tumor schädigt durch den Druck, den er ausübt, in mehr oder weniger großem Umfange die Funktionen benachbarter Gehirnteile. Diese Nachbarschaftssymptome sind wohl im allgemeinen bei sonst gleichen Verhältnissen um so ausgeprägter, je größer der allgemeine Hirndruck ist, zu dessen schädigenden Wirkungen sich die vom Tumor selbst ausgehenden dann noch lokal hinzuaddieren. Die Nachbarschaftssymptome können sich entweder auf die dem Tumor angrenzenden Teile des Gehirns, sowohl auf die graue, wie auch die weiße Substanz erstrecken, wie auch die Hirnnerven betreffen. Bei überwiegendem Vorhandensein von Nachbarschaftssymptomen und geringen oder fehlenden Lokalsymptomen kann sich eine recht verschwommene Situation ergeben, dennoch bleiben die Nachbarschaftssymptome bedeutungsvoll für die Lokaldiagnose, besonders in den Fällen, in denen der Tumor in den sog. stummen Teilen des Gehirns sitzt. Von welcher Richtung aus diese Nachbarschaftswirkung hervorgerufen ist, kann man freilich aus dieser selbst nie folgern. Eine Nachbarschaftsstörung der motorischen Zone kann ebensogut in einem Tumor des Stirnlappens als des Schläfenlappens ihren Grund haben. Besonders wichtig sind auch als Nachbarschaftssymptome wieder die Störungen im Bereiche der Hirnnerven, weil sie manchmal sehr früh auftreten.

In allerdings sehr seltenen, aber immerhin erwähnenswerten Fällen können sich die Druckwirkungen eines Tumors derart geltend machen, daß die unmittelbar benachbarten Gebiete verschont, entferntere betroffen werden. So kann ein Tumor der linken hinteren Schädelgrube hauptsächlich oder ausschließlich die Hirnnerven der rechten Seite durch seinen Druck schädigen. In ähnlicher Weise sind wohl auch die Fälle homolateraler Hemiplegie, d. h. z. B. rechtsseitiger Lähmung bei Tumor der rechten Hemisphäre zu erklären, dadurch, daß infolge der Verschiebung der intrakraniellen Teile unter dem Druck des Tumors der entgegengesetzte Pedunculus am meisten leidet.

Abgesehen von dem Ausdehnungsbereich unterscheiden sich die Lokalsymptome des Hirntumors in ihrer Art noch besonders dadurch von den Lokalsymptomen anderer Hirnerkrankungen, daß sie ganz besonders häufig und zu ganz besonders schweren Reizerscheinungen führen infolge der mechanisch erregenden Einwirkung der Neubildung. Am auffallendsten sind diese Reizerscheinungen im Gebiete der motorischen Zone, von welcher aus sie dann in Form epileptischer Anfälle von Jacksonschem Typus zur Erscheinung kommen. Ferner können auch sensible und sensorische Reizerscheinungen auf dem Gebiete aller Sinne durch Reizung von deren corticaler Vertretung bewirkt werden. Dabei kann ein Wechsel von Reiz- und Ausfallsymptomen bestehen. Reizung der Hirnnerven selbst, die sich an den motorischen in Form von Muskelzuckungen, an den sensiblen in Form von Parästhesien und Schmerzen kundgibt, kommt naturgemäß besonders bei den basalen Erkrankungen vor.

Spezielle Diagnostik und Symptomatologie.

Der Gang der Diagnostik ist in der großen Mehrzahl der Fälle folgender: Sie nimmt ihren Ausgangspunkt von der Erwägung: liegt ein raumbeengender Prozeß in der Schädelhöhle vor?, steht dieses fest, haben wir es mit einem Tumor im engeren Sinne oder mit irgendeiner der anderen Krankheiten des Gehirns und seiner Häute zu tun, die ebenfalls mit Hirndruck einhergehen, ferner: welcher Art ist der Tumor, und schließlich: können wir seinen Sitz bestimmen? In einer Minderzahl der Fälle drängen sich zunächst die Lokalerscheinungen auf, während eigentliche Hirndrucksymptome noch fehlen, dann liegt der Schwerpunkt der diagnostischen Bemühungen lediglich darin, die Art der Herderkrankung festzustellen, unter anderem die Unterscheidung gegenüber Encephalitis, Absceß, Pachymeningitis haemorrhagica, thrombotische Erweichung, multiple Sklerose zu fällen. Hier ist auf die positiven Merkmale der genannten Krankheiten (s. d.) das entscheidende Gewicht zu legen.

1. Der Hinweis auf einen raumbeengenden Prozeß in der Schädelhöhle ist durch das Bestehen von Hirndrucksymptomen gegeben. Allerdings sind dieselben, wo sie einzeln vorkommen, nicht unbedingt charakteristisch, wo

aber der Symptomenkomplex: Kopfschmerz, Erbrechen, Pulsverlangsamung, Benommenheit auftritt, kann er kaum in seiner Bedeutung verkannt werden. Offenbar ist die Resistenz oder Anpassungsfähigkeit des Gehirns gegen bestehenden Druck individuell verschieden, man ist manchmal erstaunt, relativ starken Druck mit geringen subjektiven und objektiven Erscheinungen vergesellschaftet zu finden. Um so wichtiger ist es, in allen Fällen, die irgendwie der cerebralen Entstehung einzelner der genannten Symptome verdächtig sind, vor allem bei heftigen und anhaltenden Kopfschmerzen, die Untersuchung des Augenhintergrundes vorzunehmen.

Ein Blick kann hier — bei Feststellung einer Stauungspapille — allen Zweifel beseitigen, sie beweist unter allen Umständen eine intracerebrale Drucksteigerung, während allerdings auch hier wiederum dem negativen Befunde eine den Hirndruck ausschließende Bedeutung nicht zukommt, weil sich das Symptom in manchen Fällen erst spät entwickelt.

Weniger eindeutig ist der Befund der Neuritis optica, der auch bei anderen Affektionen des Zentralnervensystems und bei Allgemeinerkrankungen (multiple Sklerose, Encephalitis, Sinusthrombose, Chlorose, interstitielle Nephritis u. a. m.) vorkommt und daher nur dann als Vorstadium einer Stauungspapille in Anspruch zu nehmen ist, wenn anderweitige Drucksymptome vorhanden sind. Bekanntlich gibt es eine kongenitale Anomalie des Sehnervenkopfes, die mit der Neuritis optica leicht verwechselt werden kann (Pseudoneuritis optica). In Zweifelsfällen muß vor einschneidenden, diagnostischen und therapeutischen Schlußfolgerungen diese Möglichkeit in Rechnung gezogen und durch spezialärztliche Untersuchung der Sachverhalt entschieden werden.

Die Erfahrung legt es nahe, beim Augenspiegeln möglichst auf das Homatropin zu verzichten, jedenfalls der künstlichen Erweiterung der Pupillen ihre genaue Untersuchung vorangehen zu lassen, da ihre Reaktion von großer differentialdiagnostischer Bedeutung gegenüber der Lues cerebri werden kann.

In Fällen, in denen es mit den genannten klinischen Hilfsmitteln nicht möglich ist, die Entscheidung zu fällen, ob Hirndruck vorliegt oder nicht, kann die Messung des Liquordruckes durch Lumbalpunktion von ausschlaggebender Bedeutung werden. Druckwerte über 200 mm Wasser sind, unter der Voraussetzung, daß keine künstliche Druckvermehrung (Pressen, Schreien) stattfand, als pathologisch anzusehen.

Der Anwendung der Lumbalpunktion bei Verdacht auf Hirntumor stehen gewisse Gefahren entgegen, indem — in seltenen Fällen — schwere Kollapserscheinungen und selbst der Exitus im Anschluß an den Eingriff beobachtet wurde. Man beschränkt ihn daher auf diagnostisch zweifelhafte Fälle, die ja gerade darum oft keine besonders hohen Grade des Druckes erwarten lassen, sorgt für langsames Abtropfen bzw. Ansteigen der Flüssigkeit im Steigerohr und begnügt sich, besonders bei der ersten Punktion, im Falle des vermehrten Druckes, für die anzuschließende Untersuchung des Liquors mit den wenigen Kubikzentimetern, die den Inhalt des Steigerohrs bilden. Auch ist nach der Punktion streng auf horizontale Lagerung des Patienten für die nächsten 24 Stunden zu achten.

Während die Werte über 200 im allgemeinen beweisend für Erhöhung des intrakraniellen Druckes sind, sprechen geringere Werte nur dann mit Sicherheit dagegen, wenn die Kommunikation zwischen den intravertebralen und intrakraniellen Anteilen des Liquors feststeht. Versiegt der Liquorabfluß schon nach kleinen Mengen, so spricht das für Verklebungen, z. B. im Bereich der Foramen Magendii und dann bildet u. U. der Lumbaldruck keinen Ausdruck für den intracerebralen. Steht der Tatbestand erhöhten Hirndruckes fest, so gelingt auch meist die richtige Bewertung anderer Symptome, die, wie oben

gesagt, sekundäre Folgen desselben darstellen: Parese einzelner Hirnnerven, die
Rückwirkung auf das Labyrinth oder den Nervus vestibularis, die Abschwächung
der Sehnenreflexe u. a. m.

2. Es fragt sich nun, welcher Art der raumbeengende Prozeß im Schädel
ist. Liegt ein Tumor im eingangs genannten Sinne vor oder haben wir es mit
einer anderen, zur Drucksteigerung führenden Erkrankung zu tun? Die in dieser
Beziehung bestehenden differentialdiagnostischen Schwierigkeiten gelten am
meisten für solche Fälle, in denen Lokalsymptome wenig oder gar nicht ausgesprochen sind, während solche, welche das grobe Betroffensein einer bestimmten
Hirnregion erkennen lassen — unter Voraussetzung bestehenden Hirndrucks —
von vornherein mit Wahrscheinlichkeit als Tumor in unserem Sinne anzusprechen
sind.

Bedeutende und nicht selten unüberwindliche Schwierigkeiten verursacht
die Abgrenzung der Tumoren ohne ausgesprochene Lokalsymptome und des
erworbenen Hydrocephalus bzw. der Meningitis serosa, um so mehr,
als im Geleit der Hirntumoren, besonders solcher der hinteren Schädelgrube,
sich sekundär hydrocephale Ergüsse entwickeln können. Differentialdiagnostisch
kommt in Betracht, daß sich der primäre, erworbene Hydrocephalus bzw. die
Meningitis serosa in einem Teil der Fälle an feststellbare äußere Ursachen,
vor allem Traumen, Infektionskrankheiten anschließt, die Meningitis serosa
auch an Affektionen des inneren Ohrs oder der Nebenhöhlen, es bleibt aber ein
Teil der Fälle übrig, in denen keinerlei Ursachen dieser Ergüsse sich ermitteln
lassen. Auch Eigenschaften des Verlaufs: der spontane ,Rückgang der Symptome
— zuweilen unter Hinterlassung von Defekten wie der Opticusatrophie — oder
der Wechsel langdauernder Remissionen mit akuten Schüben, sprechen zwar
unter Umständen mehr für Hydrocephalus — allein es muß zugegeben werden,
daß auch Hirntumoren — vor allem wohl mit sekundärem Hydrocephalus
einhergehende Fälle — gelegentlich längere Remissionen machen können.
Hoffnungen zur Unterscheidung beider Krankheiten sind auf die Lumbalpunktion
gesetzt worden: und zwar sollten zellarme Punktate mehr für Tumor, zellreiche
für erworbenen Hydrocephalus und Meningitis serosa sprechen (Krönig). Beides
aber trifft durchaus nicht regelmäßig zu. Vielmehr ergibt die Punktion bei
den letztgenannten Krankheiten sehr oft eine unter hohem Drucke stehende
eiweiß- und zellarme Flüssigkeit, und nur wo die seröse Meningitis Begleiterscheinung (oder Vorstadium) infektiöser Erkrankungen ist, finden sich erhöhte
Zell- und Eiweißwerte (Cassirer). Anderseits ist der Befund einer mäßigen
Lymphocytose und selbst beträchtliche Eiweißvermehrung bei Tumoren durchaus nicht ganz außergewöhnlich, besonders wenn sie die Hirnoberfläche oder
Ventrikelwand erreichen. In seltenen Fällen, vor allem bei den diffusen Sarko-
matosen und Carcinosen der Pia kann man auch Tumorzellen im Liquor nachweisen.

Sind in den Fällen von Meningitis serosa oder Hydrocephalus Herderscheinungen
vorhanden, so können Krankheitsbilder entstehen, welche klinisch von einem Tumor nicht
zu unterscheiden sind, und die Nonne daher auch als Pseudotumor cerebri bezeichnet
hat. Dabei bleibt die Frage nach dem Ursprung dieses Hydrocephalus, die nicht ganz
gelöst ist — abgesehen von der otitischen Entstehung besteht in einigen Fällen der Verdacht
auf eine luetische Grundlage — hier außer Betracht. Verwirrend scheint es, wenn auch solche
Fälle, die nicht mit Hirndruck verliefen, von einzelnen zu dieser Gruppe gerechnet werden.
Dagegen können auch Hirnschwellungen ohne begleitende Ergüsse das Symptombild bedingen (s. o.). Die Lokalsymptome, die man am häufigsten in diesen Fällen gefunden hat,
sind erstens cerebellare Erscheinungen und zweitens motorische Reizsymptome in Form
Jacksonscher Epilepsie. Aber auch andere, wie z. B. alternierende Lähmung, kann man
gelegentlich als Symptome des Pseudotumors sehen. Je ausgesprochener die Herdsymptome,
besonders die Ausfallserscheinungen, je mehr chronisch und dabei fortdauernd progressiv
der Verlauf des Leidens, und je früher und bestimmter dabei die Lokalsymptome aufgetreten sind, um so wahrscheinlicher ist die Diagnose des echten Tumors, wobei auch immer
zu berücksichtigen ist, daß die Fälle von Pseudotumor doch im ganzen nicht häufig sind.

Im übrigen ist zu beachten, daß das Fehlen eines makroskopischen Befundes an der Stelle des zu erwartenden Tumors bei der Obduktion noch nicht die Diagnose des Pseudotumors rechtfertigt, da es gliomatöse Geschwülste gibt, welche die allgemeine Struktur des Gehirns so wenig verändern, daß sie erst bei mikroskopischer Untersuchung erkannt werden können.

Relativ leicht lassen sich die verschiedenen Formen der Meningitis durch die Lumbalpunktion vom Tumor unterscheiden, ebenso das Hämatom der Dura mater, bei welchem häufig eine citronengelbe Färbung des Liquors beobachtet wird, die allerdings zuweilen auch bei Tumoren vorkommt, wenn irgendwie Blutungen in den Tumor mit den weichen Häuten oder dem Ventrikel in Berührung kommen, wobei der Blutfarbstoff Gelegenheit hat in den Liquor cerebrospinalis zu diffundieren. Gleiche Schwierigkeiten der Unterscheidung ergeben sich in den seltenen Fällen, in welchen eine Apoplexie des Gehirns vorübergehend mit Drucksymptomen einhergeht. Die plötzliche Entstehung des schweren Krankheitsbildes, die der Apoplexie eigen ist, kann nämlich auch bei Tumoren gelegentlich beobachtet werden, wenn bei einem bis dahin mehr oder weniger latenten Verlauf eine Blutung oder Erweichung infolge des Geschwulstwachstums entsteht. In den beiden letztgenannten Fällen, dem Hämatom und der apoplektischen Hirnhämorrhagie, kann nicht selten durch Hirnpunktion die Natur des Leidens sichergestellt werden. Sie fördert dann, wenn der Herd getroffen ist, eine dunkelrote oder bräunliche Flüssigkeit, welche Trümmer und Umbildungsprodukte früherer Blutbestandteile neben pigmentbeladenen Körnchenzellen und Detritus ergibt.

Über die Differentialdiagnose des Abscesses gegenüber dem Hirntumor siehe das nächste Kapitel.

Ein neues Verfahren, welches zu differentialdiagnostischen Zwecken bei unklaren Symptomen des Hirndrucks oder Hirndrucksymptomen unklarer Ätiologie herangezogen werden kann, ist die Encephalographie, bei welcher an Stelle der bei der Punktion ausfließenden Flüssigkeit Luft in den Lumbalkanal eingepumpt wird, welche — die freie Kommunikation vorausgesetzt — den Raum um das Gehirn herum und in den Ventrikeln erfüllt und nun in ihrer Verteilung im Röntgenbild sichtbar gemacht werden kann. Mit dieser Methode kann das Bestehen eines Hydrocephalus, seine Einseitigkeit oder doppelseitig verschiedene Ausprägung, der Schwund (bzw. die Kompression) einer Hirnkammer durch die dem Sitz der Geschwulst entsprechende Schwellung einer Hemisphäre erkannt werden. Allein die praktischen Ergebnisse in diagnostisch schwierigen Fällen sind bisher nicht sehr groß, denn läßt die Luftverteilung keine Erweiterung der Ventrikel erkennen, so ist noch die Möglichkeit im Auge zu behalten, daß die Luft infolge von Verklebungen der Kommunikationen nicht eingedrungen ist. Wird dagegen ein Hydrocephalus festgestellt, so ist seine primäre oder sekundäre Natur damit noch nicht enschieden. Noch weniger leistet das Verfahren, wie hier vorweggenommen werden kann, für die Lokaldiagnose.

3. Ist es gelungen, was praktisch nicht immer möglich ist, den vorliegenden Prozeß als Tumor im weiteren Sinne zu erkennen, so ist von Wichtigkeit seine Art kennen zu lernen, also die Differentialdiagnose zwischen einer eigentlichen Geschwulst im histologischen Sinne, den Granulationsgeschwülsten des Gummas und des Tuberkels, den Parasiten (Cysticercus, Echinokokkus), den Cysten, dem Aneurysma zu stellen.

Beim Erwachsenen ist vor allem das solitäre Gumma diagnostisch und therapeutisch bedeutsam, das im allgemeinen ganz unter dem Bilde des Hirntumors verlaufen kann, sich aber durch die gewöhnlich erhebliche Lymphocytose der Spinalflüssigkeit und vor allem den positiven Ausfall der Wassermannreaktion verrät. Meist leitet schon die Anamnese den Verdacht auf die Möglichkeit einer luetischen Affektion, allein die früher durchgemachte Syphilis schließt natürlich einen echten Tumor nicht aus, auch die Diagnose ex juvantibus gelingt nicht immer, weil die indurierten Gummata oft der spezifischen Therapie hartnäckig widerstreben.

Der Solitärtuberkel (nicht ganz selten multipel) betrifft, wie gesagt, vorwiegend das Kindesalter und hat gewisse Prädilektionsstellen im Gehirn, die diagnostisch immerhin berücksichtigt werden müssen, besonders Pons, Kleinhirn. Der Hinweis auf diese Erkrankung wird natürlich vor allem durch sorgfältige körperliche Untersuchung, Berücksichtigung der hereditären Verhältnisse, mit all den Kautelen, die bei der Tuberkulose üblich sind, vergrößert oder verringert.

Für die Differentialdiagnose der Parasiten kommt bis zu einem gewissen Grade die Infektionsmöglichkeit oder Infektionswahrscheinlichkeit in Betracht. Das meist multiple Auftreten der Cysticercen bewirkt neben verschiedenartigen Herdsymptomen die unklaren Erscheinungen chronisch meningitischer oder hydrocephaler Krankheitsbilder. In seltenen Fällen förderte die Spinalpunktion kleine Cysticercusblasen zutage. Auf Eosinophilie des Blutes ist zu achten. Die sichere Diagnose läßt sich aber nur in den seltensten Fällen intra vitam stellen.

Im übrigen ist die Artdiagnose des Tumors: Gliom, Sarkom, Endotheliom, Carcinom, Cystenbildungen usw. nur durch die Hirnpunktion zu klären, soweit eine solche Feststellung überhaupt notwendig ist, da jeder Tumor, dessen Sitz wir kennen, doch nur operativ erfolgreich angegangen werden kann, gleichgültig welcher histologischen Beschaffenheit er ist. Die Artdiagnose fällt uns aber in Fällen, in denen die Lokaldiagnose auf anderen Wegen nicht möglich ist, als ein Nebengewinn der Hirnpunktion nicht selten zu und gibt uns somit manche prognostische Anhaltspunkte noch vor der Operation (Cysten, ausschälbare und diffus infiltrierende Tumorarten!).

Schließlich ist neben Sicherung der Diagnose des Hirntumors auch die Feststellung von Bedeutung, ob er als primär oder metastatisch bedingt angesehen werden muß, denn metastatische Tumoren, die übrigens häufig multipel sind, können nur ausnahmsweise Gegenstand operativen Eingreifens sein. Die genaue Untersuchung des Körpers (Röntgendurchleuchtung der Lungen!) schützt hier am ehesten vor Fehlgriffen.

4. Lokaldiagnose. Die Voraussetzung jeder Möglichkeit einer Heilung oder wenigstens eines Heilungsversuches ist die Kenntnis des Sitzes des Tumors. Sie liegt nicht selten ohne weiteres klar, in anderen und ebenfalls nicht seltenen Fällen gehört aber die Lokaldiagnose zu den schwierigsten Aufgaben, an der auch der Geübteste scheitern kann. Dies ist dann vor allem der Fall, wenn sich der Tumor in sog. stummen Hirnregionen, deren Funktionsausfall nicht ohne weiteres erkennbar ist, ansiedelt: also in den beiden Stirnlappen, dem rechten Schläfenlappen; auch Tumoren der tiefen Markmassen, der zentralen Ganglien verlaufen oft lange Zeit ohne deutliche Lokalsymptome.

Zunächst seien einige allgemeine Anhaltspunkte für den Tumorsitz erwähnt. Dazu gehört die Druck- und Klopfempfindlichkeit des Schädels, die nicht ganz selten mit dem Sitz des Tumors und den spontanen Kopfschmerzen übereinstimmt. Zuweilen besteht eine verwertbare Verschiedenheit der Klopfempfindlichkeit wenigstens zwischen den beiden Seiten. Es muß aber zugegeben werden, daß das Symptom auch irreführen kann und überhaupt nur dann eine Beweiskraft besitzt, wenn es deutlich und einigermaßen konstant vorhanden ist. Bei benommenen Kranken, die keine sicheren Angaben machen, ist das schmerzhafte Verziehen des Gesichtes beim Beklopfen bestimmter Stellen des Schädels zu beachten. Zuweilen sind auch die Austrittsstellen des Trigeminus und

Occipitalis auf der Seite des Tumors druckempfindlicher; als ein höchst unsicheres Symptom muß die Feststellung einer Differenz des Klopfschalles bei der Perkussion des Schädels (Scheppern, Tympanie) bezeichnet werden. In einzelnen Fällen sind auscultatorisch Gefäßgeräusche, die nicht immer auf Aneurysma hindeuten, sondern auch durch Kompression der Gefäße bedingt sein können, in der Gegend des Tumors festgestellt worden. Bei einseitigen raumbeschränkenden Großhirnaffektionen, anscheinend besonders bei solchen in der Nähe der inneren Kapsel, bleibt bisweilen bei Kaltspülung des mit dem Herde gleichseitigen Gehörgangs der bei Gesunden zu erwartende Rucknystagmus nach der nicht gespülten Seite aus, es bleibt bei langsamer Deviation der Bulbi nach der gespülten Seite, oder es fehlt jede Reaktion, während bei Kaltspülung des dem Herd entgegengesetzten Gehörgangs sich der normale Rucknystagmus nach der nicht gespülten Seite einstellt (ROSENFELD, SCHARNKE).

Sehr selten liefert endlich (abgesehen an den Hypophysengeschwülsten) die Röntgendurchleuchtung diagnostisch brauchbare Anhaltspunkte.

Die Hauptgruppe der Lokalsymptome, die durch die Schädigung der nervösen Substanz selbst hervorgebracht werden, kann hier verhältnismäßig kurz behandelt werden, weil die Tatsachen der Gehirnlokalisation bereits im vorhergehenden Kapitel dieses Buches ihre Darstellung gefunden haben.

Von vornherein ist zu bemerken, daß ein jedes Lokalsymptom um so mehr Wert hat, je isolierter, je konstanter es ist, und je früher im Verlaufe der Erkrankung es auftritt. Denn daß ein jedes Lokalsymptom ohne Ausnahme und insbesondere dann, wenn es im späteren Verlauf der Erkrankung womöglich schon bei hochgradiger Benommenheit auftritt, an und für sich trügerisch sein kann, ist oben ausführlich auseinandergesetzt worden. Sieht man daher die Kranken erst im späteren Verlauf des Leidens, so ist es immer von großer, manchmal entscheidender Wichtigkeit, sich, wenn möglich, über die Entwicklung und die Aufeinanderfolge der im Augenblick vorhandenen Symptome zu unterrichten. Es ist also für die Beurteilung des primären Sitzes einer Geschwulst bedeutungsvoll, ob die Anamnese dahin lautet, etwa, daß der Kranke seit einem halben Jahre an ab und zu sich wiederholenden Krämpfen der linken Seite leidet, und daß neuerdings starke Kopfschmerzen und Schlafsucht aufgetreten sind, oder ob wir erfahren, daß seit einem halben Jahre sich die allgemeinen Zeichen einer Hirnkrankheit bemerkbar gemacht haben, und daß nun in der letzten Woche ein- oder zweimal ein halbseitiger Krampf aufgetreten ist. Im ersten Falle werden wir von vornherein geneigt sein, den Tumor in der motorischen Region selbst zu suchen, im zweiten die Krämpfe nur als ein Nachbarschaftssymptom vielleicht von einem sich primär im Stirn- oder Schläfenlappen entwickelnden Tumor anzusehen. Die in jedem Falle anzustellenden diagnostischen Erwägungen dieser Art sind natürlich hier unmöglich im einzelnen aufzuführen.

Was die Untersuchung des Tumorkranken anbetrifft, so lasse man sich vor allem durch die Benommenheit nicht abschrecken. Man versuche nach der objektiven Untersuchung, soweit sie ohne Mitwirkung des Kranken möglich ist, durch immer wiederholte Aufforderung den Kranken zu willkürlichen Leistungen auf dem Gebiete der Extremitätenbewegung — Apraxieprüfung nicht vergessen! — der Augenbewegung und der Sprache zu bringen. Man versuche, wenn irgend möglich, eine stereognostische Prüfung mit einfachen Gegenständen (Schlüssel, Messer, Uhrkette u. dgl.). Man versuche eine Prüfung auf Hemianopsie in einfachster Weise, indem man den Kranken auffordert, während er den ihm gegenübersitzenden Untersucher ansieht, nach einem seitlich gehaltenen Taschentuch zu fassen. Manchmal kann man benommene Kranke noch dadurch etwas aufrütteln, daß man sie aus dem Bett auf einen Stuhl bringt.

Bei Kranken, die unter so starkem Hirndruck stehen, daß schon aus Gründen der Benommenheit jede Lokaldiagnose ausgeschlossen ist, kann durch Druckentlastung eine Aufhellung des Sensoriums versucht werden, die dann eine genaue Untersuchung gestattet. Eine Palliativtrepanation, die zugleich eine unmittelbare therapeutische Indikation haben kann, würde dieses Ziel vielleicht am sichersten erreichen und einen späteren Versuch den Tumor selbst anzugehen nicht ausschließen.

Selbst die Lumbalpunktion ist trotz ihrer Gefahren unter der Voraussetzung richtiger Handhabung (s. o.) in solchen übrigens prognostisch ohnehin höchst bedrohlichen Fällen gestattet und sogar nicht selten von erheblichen subjektiven Erleichterungen gefolgt.

Lassen uns alle neurologischen Untersuchungsmethoden im Stich oder bieten sie für die Feststellung des Tumorsitzes allzu unsichere Grundlagen, so verhilft uns wenigstens in einem Teil dieser höchst unbefriedigenden Fälle die Neisser-Pollacksche Hirnpunktion, bei welcher nach Durchbohrung des Schädels mit einem feinen elektrisch betriebenen Trepan kleine Gewebsteilchen aspiriert und der mikroskopischen Untersuchung zugänglich gemacht werden können, doch noch zu einem gesicherten Ergebnis und damit zu der Möglichkeit am Ort des Tumors zu operieren. Man punktiert in erster Linie an Stellen, die klinische Verdachtsmomente bieten, dann in die stummen Gegenden, vor allem Stirn- und rechten Schläfenlappen. Die Gefahren einer Blutung sind, wenn man sich genau an die von den genannten Autoren gegebenen Vorschriften hält, sehr gering, es muß aber dafür gesorgt sein, daß nötigenfalls die Trepanation alsbald angeschlossen werden kann (s. Abb. 8).

Wir betrachten nun zunächst die Geschwülste des Großhirns und werden dabei von vorn nach hinten fortschreiten.

Stirnlappen. Wenn man als Stirnlappen das Gebiet bezeichnet, welches nach vorn von der Präzentralfurche, bzw. von der vorderen Zentralwindung gelegen ist, so ist ein Tumor in diesem Gebiete um so schwerer zu diagnostizieren, je weiter nach vorn er gelegen ist, weil dann die Fernwirkung auf die motorische Region, die uns im anderen Falle Fingerzeige geben kann, spät oder gar nicht auftritt. Die Tumoren des linken Stirnhirns sind überdies infolge der Nachbarschaft des motorischen Sprachzentrums ceteris paribus leichter zu erkennen als die des rechten. Der Verlauf bei solchen Stirnhirngeschwülsten gestaltet sich also so, daß sich nach mehr oder minder langem Bestehen allgemeiner Tumorsymptome nun etwa eine Parese des Mundfacialis, oder eine zunächst leichte hemiplegische Störung der Extremitäten hinzugesellt, die sich u. U. anfangs nur in einer Steigerung der Sehnenreflexe und Auftreten des Babinskischen Zeichens ausdrückt. Bei linksseitigen Stirnhirntumoren kommt es gegebenenfalls zu Andeutungen motorischer Aphasie, verbunden oft mit Artikulationsstörungen. Nicht selten fällt dabei eine Abneigung zum Sprechen, die sich bis zu initiativer Stummheit steigern kann, auf. Es kommt auch vor, daß die kontralateralen Extremitäten wenig oder gar nicht benutzt werden, ohne daß die relativ leichte Parese diesen Ausfall erklärt. Auch eine allgemeine initiative Armut, „der Mangel an Antrieb" wird von manchen Autoren als Lokalsymptom des Stirnhirns in Anspruch genommen (Kleist), und gelegentlich bei den Tumoren dieser Gegend in einer gewissen Unabhängigkeit von allgemeiner Benommenheit und Apathie gefunden. Es wird aber auch oft vermißt, und ist andernteils deswegen zuweilen nicht verläßlich, weil die letztgenannten psychischen Allgemeinsymptome seine isolierte Erkennung nicht gestatten.

Wenn der Krankheitsprozeß die motorischen Regionen erreicht, kann sich das natürlich auch durch cortical-epileptische Anfälle bzw. durch solche motorischen Sprachverlustes zu erkennen geben. Die motorisch-aphasischen Symptome beherrschen in den Fällen einer Lokalisation des Tumors in der Brokaschen Gegend von vornherein das Bild.

Circumscripte JACKSONsche Anfälle, die mit Déviation conjugée der Augen nach der entgegengesetzten Seite beginnen, können auf den Sitz des Prozesses im Fuß der zweiten Stirnwindung bezogen werden, da sich dort ein entsprechendes Zentrum der konjugierten Augenbewegung befindet. Eine Lähmung desselben (Déviation conjugée nach der Seite des Herdes) tritt allerdings nicht in Erscheinung, da entsprechende Zentren auch noch an anderen Hirnstellen, vor allem im Occipitallappen vorhanden sind. Es ist ferner bei Stirnhirngeschwülsten schon von MOELI und WERNICKE, besonders aber von BRUNS verhältnismäßig häufig eine Form der Ataxie beobachtet worden, welche mit der Kleinhirnataxie ganz übereinstimmen, d. h. vor allem beim Gehen und Stehen in Erscheinung treten kann. Besonders deutlich war diese Ataxie in Fällen doppelseitiger Erkrankung des Stirnhirns. In einigen Fällen einseitiger Ataxie ist auch eine Abweichung der Gangrichtung nach der erkrankten Seite wie bei Kleinhirntumoren beobachtet worden. Die Übereinstimmung dieser Symptome ist vielleicht so zu erklären, daß im Stirnhirn ein dem Kleinhirn übergeordnetes Koordinationszentrum zu suchen ist (KLEISTS Stirnhirn — Kleinhirnbahn). Ganz bewiesen ist es aber noch nicht, daß diese Stirnhirnataxie nicht doch eine Kleinhirnataxie ist, bedingt durch den Druck, mit der eine Stirnhirngeschwulst das Kleinhirn gewissermaßen durch Contrecoup gegen den knöchernen Schädel drängen kann. Sicherlich kann auch bei sehr großen einseitigen Geschwülsten des Stirnhirns jede Ataxie fehlen; da sie aber tatsächlich in einer in Betracht kommenden Anzahl von Fällen hier vorkommt, wird man, wenn man sie konstatiert, jedenfalls an einen Stirnhirntumor denken.

Sehr zweifelhaft steht es auch mit den psychischen Störungen bei Stirnhirntumoren. Nachdem eine Reihe von Forschern dafür eingetreten waren, daß das Stirnhirn besondere Bedeutung für die psychischen Funktionen habe, hat JASTROWITZ als charakteristisch für die Tumoren des Stirnlappens die „Moria", den Blödsinn mit eigentümlich heiterer Aufregung, bezeichnet. OPPENHEIM spricht von Witzelsucht. Es ist in der Tat kaum ein Zweifel, daß ein leicht hypomanischer Zustand, eine Euphorie mit Neigung zu flach witzelnden, läppischen Bemerkungen, besonders häufig bei Stirnhirntumoren vorkommt. Das gleiche kommt aber, wenn auch vielleicht weniger häufig, auch bei anderem Sitz des Krankheitsherdes vor. Man darf wohl annehmen, daß es sich dabei vorwiegend um Anlagen der prämorbiden Persönlichkeit handelt, die sich unter dem Einfluß auch leichter Benommenheit ungehemmter auswirken. Unter dem gleichen Einfluß schwindet oft auch das Krankheitsgefühl, so daß Patienten ihrem schweren Zustand euphorisch und kritiklos gegenüberstehen Nur selten aber werden sich diagnostische Schwierigkeiten gegenüber der Paralyse daraus ergeben, da die übrige Symptomatologie doch meist untrügliche Anhaltspunkte in der einen oder anderen Richtung gibt.

Je näher ein Stirnhirntumor der Basis sitzt, um so mehr ist der Olfactorius und auch der Opticus bedroht. Einseitige Geruchstörung kann von entscheidender Wichtigkeit für die Lokaldiagnose sein, wenn sie auch natürlich, wie jedes Lokalsymptom, allein nichts beweist. Die Geruchsprüfung ist jedenfalls nie zu unterlassen. Auch einseitige Erblindung durch Druck auf den Opticus, desgleichen einseitige Stauungspapille kommen vor. Dadurch, daß der Tumor gegen die Orbita vordringt, können Exophthalmus und Störungen von seiten der hier verlaufenden Nerven auftreten.

Zentralwindungen und Scheitellappen. Wir fassen das Gebiet der Zentralwindungen und des Scheitellappens hier zusammen, weil es die zentrale Vertretung der Körpermotilität und -sensibilität beherbergt. Dabei ist die Grenze, bis zu welcher das funktionell so definierte Gebiet nach hinten reicht, unscharf oder wenigstens bis heute noch unbestimmt. Dagegen ist innerhalb

dieses Gebietes durch die ROLANDOsche Furche eine ganz scharfe Grenze gegeben. Es kann heute als sichergestellt betrachtet werden, daß nur dem Gebiete,
das vor der ROLANDOschen Furche gelegen ist, insbesondere der vorderen Zentralwindung, eine eigene motorische Erregbarkeit zukommt, wie das den elektrischen
Reizversuchen von HITZIG und SHERRINGTON am Tier, sowie von F. KRAUSE
u. a. am Menschen entspricht, sowie den BRODMANNschen Untersuchungen
über Rindenarchitektonik. Der Ausdruck dieser Erregung ist der lokalisierte
epileptische (JACKSONsche) Krampf, und es ist in der Tat sehr wahrscheinlich,
daß ein jeder JACKSONsche Krampf von der vorderen Zentralwindung, bzw.

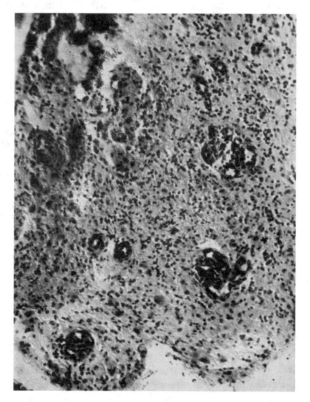

Abb. 8. Punktat eines Stirnhirntumors. (Eigenartiger Gliom.)

vom Parazentrallappen ausgelöst wird. Für die praktische Lokalisation heißt
das aber nicht, daß, wenn epileptische Krämpfe JACKSONscher Art vorhanden
sind, notwendigerweise der Tumor in der vorderen Zentralwindung selbst sitzen
muß, vielmehr kann die gleiche Erscheinung auch von der hinteren Zentralwindung bzw. dem Parietallappen her ausgelöst werden. Es scheint aber allerdings, daß je circumscripter die Reizerscheinungen sind und je konstanter in
ihrer Art und Ausdehnung, um so näher der Tumor der vorderen Zentralwindung
liegt. An keinem Orte sind entsprechend der detaillierten Kenntnis, welche wir
von der Lage der erregbaren Stellen in der vorderen Zentralwindung haben,
dann Geschwülste so genau zu lokalisieren wie gerade hier. Es sei daran erinnert,
daß die motorischen Zentren für die distalsten Teile der unteren Extremität
am weitesten nach der Mantelkante zu liegen, daß dann lateralwärts die proximaleren Teile der unteren Extremität, weiter der Rumpf die oberen Extremitäten

in proximal-distaler Richtung, endlich das Gesicht, dann die Kaumuskeln und die Zunge folgen. Es gibt JACKSONsche Krämpfe, die sich fast auf einen einzigen Muskel, z. B. den Extensor hallucis beschränken. Sie können sich von ihrem Ausgangspunkt verschieden weit, auch auf die andere Seite verbreiten. Besonders wichtig bleibt es immer, den Punkt zu bestimmen, an dem der Krampf beginnt. Die Anfälle können unter Umständen sich über viel längere Zeiträume erstrecken als das für die echt epileptischen üblich ist.

Das Ausfallssymptom der vorderen Zentralwindung sind die circumscripten Paresen und Lähmungen gewöhnlich in Form der Monoplegien, im einzelnen entsprechend dem Sitze des Tumors. Bei kleinen Tumoren können sich die Lähmungen auch auf Teile des Gliedes, wie z. B. den Fuß, ja in seltenen Fällen sogar auf eine Zehe oder etwa den zweiten bis fünften Finger beschränken. Bei größerer Ausdehnung des Tumors können natürlich auch volle Hemiplegien zustande kommen.

Die Ausfallserscheinungen können sich mit den Reizerscheinungen kombinieren; im Anfang der Erkrankung können nach den JACKSONschen Krämpfen für kurze Zeit Paresen zurückbleiben, die durch die Erschöpfung der Rinde erklärt werden. Später können die Paresen dauernd sein, was aber das Fortbestehen der JACKSONschen Anfälle nicht ausschließt. Daß Reizerscheinungen bei wirklichen Rindentumoren der motorischen Region überhaupt nicht zur Entwicklung gelangen, kommt kaum vor; ja, solche Reizerscheinungen können, wenn auch selten, bei subcorticalen Tumoren auftreten.

Ob bei auf die vordere Zentralwindung beschränkten Affektionen überhaupt Sensibilitätsstörungen, mit Ausnahme vielleicht von solchen der tiefen Sensibilität, vorkommen, ist zweifelhaft. Jedenfalls lassen erhebliche Sensibilitätsstörungen auf eine Beteiligung der hinter der Zentralfurche gelegenen Windungen, bzw. der von ihnen ausgehenden Faserung schließen. Besteht neben einer nicht zu schweren Parese ausgesprochene Sensibilitätsstörung — Vernichtung der Berührungsempfindung, Abstumpfung der Schmerzempfindlichkeit, Verlust des Muskelsinnes —, so wird man den Tumor eher hinter der Zentralfurche suchen als vor ihr, und es scheint, als wenn diese schweren Sensibilitätsstörungen auch wesentlich dann vorkommen, wenn die Erkrankung nach hinten ziemlich nahe der Zentralfurche, vielleicht im wesentlichen auf die hintere Zentralwindung beschränkt ist. Auf die Bedeutung der hinteren Zentralwindung für die Sensibilität hat besonders WERNICKE aufmerksam gemacht. Bei Erkrankungen des Scheitellappens, der oberen und unteren Parietalwindung ist von OPPENHEIM und MILLS vornehmlich Astereognosis neben nur geringen Störungen der primären Empfindungen beobachtet worden. Es ist jedenfalls bei Tumorverdacht sehr wichtig, die Fähigkeit des tastenden Erkennens von Gegenständen zu prüfen; ist sie intakt, so kann man sich fast darauf verlassen, daß Sensibilitätsstörungen überhaupt nicht vorliegen. Ist sie gestört, ohne daß schwere Sensibilitätsstörungen sonst vorliegen, so lenkt sich der Verdacht auf den Parietallappen, bei dessen Erkrankung sie das einzige Symptom sein kann. Liegen schwerere motorische Störungen nicht vor, so ist bei schwereren Sensibilitätsstörungen — nicht bei reiner Astereognosis = Tastlähmung — auch immer Ataxie vorhanden. Diese cerebrale Ataxie unterscheidet sich aber von der spinalen und cerebellaren sehr wesentlich dadurch, daß das unruhige und schwankende in der Bewegung und auch in der Haltung sehr wenig zum Ausdruck kommt gegenüber den enormen Fehlern, die in der Richtung und in dem Ausmaß der Zielbewegungen gemacht werden.

Die sensiblen Reizerscheinungen bei Erkrankung des in Frage stehenden Gebietes sind bisher vielleicht weniger gewürdigt worden, als sie es verdienen. Nicht sowohl die zentralen Schmerzen, deren Lokalisation keine einheitliche

ist, als die circumscripten Parästhesien weisen darauf hin, daß hinter der Zentralfurche und wohl parallel dem motorischen Gebiete das sensible Gebiet analog
dem motorischen organisiert ist. Dafür sprechen besonders die anfallsweise
auftretenden und sich genau nach dem Jackson schen Typus verbreitenden
Parästhesien auf dem Gebiete der Berührungsempfindung und auch der
Temperaturempfindung. Eine Trennung der einzelnen Sinnesqualitäten untereinander ist allerdings bisher nicht gelungen.

Bei ausgedehnter Tumorbildung im linken sensomotorischen Gebiete kommt
es neben der rechtsseitigen Lähmung genau wie bei anders bedingten Herden
dieser Gegend beim Rechtshänder zu der Liepmann schen Apraxie der linken
Seite. Für die Lokaldiagnostik ist dieses Symptom auch insofern wichtig,
als es bei Tumoren, die unterhalb der Rinde sitzen, nicht vorkommt.

Linksseitige Schläfenlappentumoren sind an den Erscheinungen der
sensorischen Aphasie erkennbar. Dabei läßt sich oft eine charakteristische
Entwicklung der Symptome erkennen, die mit einer Erschwerung der Wortfindung (amnestische Aphasie) beginnen, zu der sich dann Paraphasie und
endlich die Worttaubheit selbst gesellt. Natürlich ist im Auge zu behalten,
daß ein ähnlicher Verlauf sich auch bei Tumoren darbieten kann, die aus der
Nachbarschaft gegen den Schläfenlappen langsam vorwachsen. Dazu treten
unter Umständen Nachbarschaftssymptome, die bei den Tumoren des rechten
Schläfenlappens natürlich von desto größerer aber fast niemals für die Diagnose
ausreichender Bedeutung sind. Unter ihnen ist von Wernicke auf gleichseitige Ptosis oder Mydriasis als Ausdruck einer Druckwirkung auf den Oculomotorius aufmerksam gemacht worden. Es kommt auch vor, daß etwa auftretende epileptische Anfälle hier mit Vorliebe eine akustische Aura haben.
Auch sonst werden subjektive Ohrgeräusche zuweilen angegeben. Einseitige
Hörstörungen gibt es im übrigen nicht. Störungen des Geruches und des Geschmackes, besonders Sensationen auf diesen Gebieten, scheinen auf Beteiligung
des medialen Teiles des Schläfenlappens (Gyrus fornicatus, Uncus) hinzuweisen.
Dringt der Tumor in die Tiefe, so kommt es zu hemiplegischen Störungen motorischer und sensibler Art, bei seiner mehr caudalen Ausdehnung kann Hemianopsie
der gekreuzten Seiten auftreten. Auch den cerebellaren gleichende ataktische
Störungen komplizieren zuweilen das Bild des Schläfenlappentumors, ohne daß
ihre lokalisatorische Bedeutung bisher genügend klargelegt wäre.

Hinterhauptslappen. Das Herdsymptom des Hinterhauptlappens ist
die Hemianopsie der entgegengesetzten Seite. Da letztere aber auch bei Sitz
der Neubildung im Verlaufe der Sehbahn vom Tractus opticus an zustande
kommt, und dieser ganze Weg auch noch Nachbarschaftswirkungen seitens der
Tumoren anderer Regionen (Scheitellappen, Schläfenlappen) sehr häufig ausgesetzt ist, so ist sie mit Vorsicht zu beurteilen. Eine mit Sicherheit festgestellte
hemianopische Pupillenstarre würde nach Wernicke für eine Erkrankung des
Tractus, also gegen den Sitz im Occipitallappen sprechen. Optische Halluzinationen im hemianopischen Gesichtsfelde sind als Reizerscheinungen von seiten
des Hinterhauptlappens einige Male beobachtet. Der linksseitige Hinterhaupt-
lappentumor kann mit Alexie und (sekundärer) Agraphie verbunden sein,
besonders wenn das Mark des Gyrus angularis beteiligt ist. Als Nachbarschaftssymptome finden sich bei diesen in die vordere Region des Hinterhauptlappens
reichenden Tumoren am häufigsten Symptome leichter sensorischer Aphasie,
besonders erschwerte Wortfindung. Gelegentlich kann auch einmal ein Tumor
des Hinterhauptlappens einen Druck nach hinten auf das Kleinhirn ausüben
und so zu cerebellaren Symptomen führen.

Innere Kapsel. Die im tiefen Marklager sich entwickelnden Geschwülste
sind oft lange Zeit nicht lokalisierbar. An einen in der inneren Kapsel sich

entwickelnden Tumor wird man zu denken haben, wenn die Symptome einer sich allmählich herausbildenden Hemiplegie ohne wesentliche Reizerscheinungen vorliegen, besonders dann, wenn sich zu einer solchen Hemiplegie noch andere Symptome wie etwa Hemianopsie gesellen, so daß dann also der Sitz des Tumors mit Wahrscheinlichkeit dahin verlegt werden muß, wo größere Teile der Hemisphärenfaserung eng zusammen liegen.

Großhirnganglien. Die Tumoren dieser Gegenden müßten als Herderscheinungen das Thalamus- bzw. das Striatumsyndrom erkennen lassen. Zuweilen ist es auch tatsächlich der Fall. Man findet bei Thalamustumoren gekreuzte Hemianästhesie, halbseitige Schmerzen von großer Heftigkeit, Hemiataxie (als Folge der Störungen der Tiefensensibilität), halbseitige Zwangsbewegungen athetotischen, choreatischen, tremorartigen Charakters, Amimie, endlich auch Blasenstörungen. Bei Tumoren im Gebiet des Striatum kann in zunächst halbseitiger Ausprägung das PARKINSON-Syndrom zutage treten, das ich auch im Falle einer von der Basis gegen die Stammganglien vorwuchernden Geschwulst in ausgesprochener Weise antraf. Man wird auch ebenso wie beim Thalamustumor mit dem Auftreten der gleichen Zwangsbewegungen rechnen können — kurzum mit den verschiedenen extrapyramidalen Symptomenkomplexen. Indessen sind die genannten Syndrome bei autoptisch festgestellten Tumoren dieser Gegend nicht selten vermißt worden, ohne daß sich vorläufig die Gründe dieses Verhaltens mit Sicherheit erkennen ließen.

Als Nachbarschaftssymptome kommen vor allem die durch Druck auf die innere Kapsel oder den Hirnschenkelfuß bedingten hemiplegischen Störungen in Betracht, ferner Oculomotoriuslähmung durch Druck auf die Vierhügel.

Balken. Die Balkentumoren waren früher diagnostisch eigentlich nicht faßbar. Nach den Untersuchungen LIEPMANNs kann heute kein Zweifel mehr sein, daß das Herdsymptom des Balkens, wenigstens seines vorderen Teiles, eine isolierte motorische Apraxie der linken Seite ist, und auch Tumoren des Balkens sind bekannt gegeben worden, die dieses Symptom zeigten. Diesem Symptom gegenüber muß eine angeblich besonders ausgeprägte Intelligenzstörung, die in einer Anzahl von Fällen auch noch hervorgehoben, aber noch zweifelhaft ist, durchaus zurücktreten. Durch Nachbarschaftswirkung oder Übergreifen des Tumors vom Balken auf die Hemisphärenfaserung werden sich mit der einseitigen Apraxie fast immer Paresen einer oder beider Körperseiten verbinden, aber man kann auch bei nicht allzu schweren paretischen Störungen doch gewöhnlich leicht die apraktische Komponente herauserkennen. Für einen Tumor der hinteren Balkenabschnitte haben wir allerdings bisher noch kein sicheres Zeichen.

Hirnstamm. Tumoren der Vierhügelregion machen Erscheinungen von seiten der Augenmuskeln durch Schädigung des Oculomotoriuskerns neben mehr oder weniger ausgeprägten motorischen und sensiblen Störungen durch Schädigung der auf engem Raume in dieser Gegend zusammengedrängten Leitungsbahnen. Pathognomisch scheint für Vierhügeltumoren (Abb. 9) die konjugierte Lähmung der Aufwärts- und Abwärtsbewegung der Augen zu sein, deren physiologische Grundlage allerdings noch recht unklar ist.

Tumoren der Epiphysis können, wenn sie nach unten wachsen, die gleichen Symptome wie Vierhügeltumoren machen.

Die Zerstörung dieser zu den innersekretorischen Organen gerechneten Drüse im Entwicklungsalter kann auch die Erscheinungen des Dyspinealismus zeitigen: sexuelle Frühreife und abnormes Längenwachstum.

Das klassische Symptom der Tumoren des Hirnschenkelfußes ist die obere alternierende Lähmung, Oculomotoriuslähmung auf der einen, Extremitätenlähmung auf der anderen Seite (WEBERscher Typus). Die Extremitätenparese kann dabei mit einem feinschlägigen Tremor verbunden sein (BENEDICTsches Syndrom). Auch Oculomotoriuslähmung mit gekreuzter Ataxie kommt — vielleicht besonders häufig bei Affektion der Haube, aber auch bei solcher des Fußes — in dieser Gegend vor. Dadurch, daß die Tumoren, insbesondere die diese Gegend liebenden Tuberkel, sich auf beide Seiten des Hirnstammes ausbreiten, können sehr schwere und komplexe doppelseitige Störungen entstehen.

Bei einem Tumor der Bindearme in dieser Gegend hat BONHÖFFER ausgesprochene choreatische Symptome beobachtet.

Tumoren der Brücke machen, wenn sie einseitig sind, das bekannte Bild der unteren Form der alternierenden Lähmung, indem am häufigsten der Facialis (GUBLERscher Typus), seltener Abducens oder Trigeminus einer Seite die Extremitäten der anderen gelähmt sind. Ferner können gekreuzt zum Herd Sensibilitätsstörungen, manchmal dissoziiert, vorkommen. Auch Reizungen der Hirnnervenkerne, z. B. Zuckungen im Facialisgebiet, werden beobachtet. Ebenso kennzeichnend wie für die Vierhügeltumoren die Lähmung der vertikalen

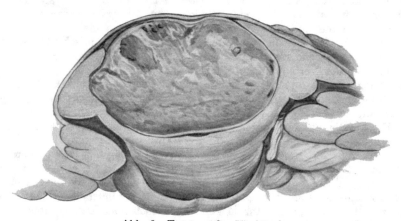

Abb. 9. Teratom der Vierhügel.
Sammlung des pathologischen Instituts des Krankenhauses Friedrichshain. (L. PICK.)

Augenbewegung ist für die einseitigen Tumoren in der Umgebung des Abducenskerns die Lähmung der konjugierten Blickwendung nach der Seite des Tumors. Es liegt in den engen Raumverhältnissen hier begründet, daß die Tumoren dieser Gegend nicht lange einseitig bleiben, und dann das klinische Bild sich entsprechend ändert.

Tumoren, die innerhalb des verlängerten Marks sich entwickeln, sind nicht häufig. Ihre Symptomatologie ist aus der Anatomie dieser Gegend leicht abzuleiten. Lokale Störungen der drei letzten Hirnnerven, motorische Störungen durch Schädigung der Pyramiden, sensible Störungen durch Schädigung der absteigenden Trigeminuswurzel einerseits und der sensiblen Bahnen von der Körperperipherie andererseits sind die wesentlichen Erscheinungen. Besonders zu erwähnen ist noch eine Miosis auf der Seite der Neubildung durch Unterbrechung der zu dem sympathischen Ursprungskern im Dorsalmark verlaufenden Bahnen. Es ist ersichtlich, daß sich der Symptomenkomplex mit dem der Syringobulbie eng berührt oder deckt.

Kleinhirn. Das Kleinhirn ist ganz besonders häufig der Sitz von Neubildungen. Das Hauptsymptom des Kleinhirntumors ist die Ataxie, die in ihren ausgesprochenen Formen den Charakter des Ganges der Betrunkenen aufweist und die so stark sein kann, daß der Kranke nicht einen Schritt gehen,

oder sich überhaupt aufrechterhalten kann. Es ist ferner charakteristisch, daß
trotz dieser Unfähigkeit des Kranken, sich im Gleichgewicht zu halten, die Ataxie
bei der Ausführung von Bewegungen, die mit der Aufrechterhaltung des Körpers,
bzw. der Koordination der Rumpfhaltung an und für sich nichts zu tun haben,
ganz erheblich geringer ist. Der Kranke kann also etwa den Kniehackenversuch
oder den Fingernasenversuch, oder das Zum-Munde-führen eines Glases ganz
leidlich, freilich in ausgesprochenen Fällen nie ganz normal, ausführen. BA-
BINSKI hat auf die paradox erscheinende Tatsache aufmerksam gemacht, daß
der Kleinhirnkranke in bestimmten Stellungen, wenn er z. B. auf dem Rücken
liegend, die im Knie gebeugten Beine durch Beugung in der Hüfte etwas gegen
den Bauch anzieht, länger als ein Normaler und ganz entgegengesetzt dem Tabiker
in geradezu kataleptischer Weise verharren kann. Die allgemeine Ataxie hohen

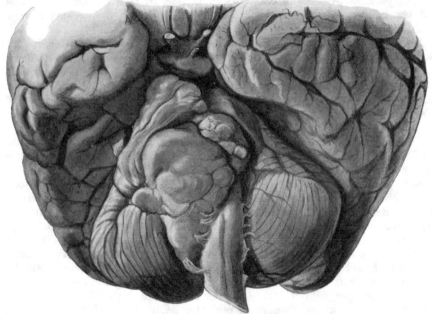

Abb. 10. Gliom des Kleinhirns.
Sammlung des pathologischen Instituts des Krankenhauses Friedrichshain. (L. Pick.)

Grades findet sich am häufigsten bei großen Tumoren, besonders solchen, welche
vom Wurm ausgehen und beide Seiten des Kleinhirns beteiligen.

In der Mehrzahl der Fälle ist es auch möglich, bei einseitigen Geschwülsten
ihre Seite zu bestimmen. Es ist zwar betont worden, daß Geschwülste der
Kleinhirnhemisphären symptomlos verlaufen können, aber wenn man einmal
die Diagnose „Tumor" überhaupt gestellt hat, wird man doch die Diagnose
eines einseitigen Kleinhirntumors, auch dann, wenn die Symptome nicht gerade
sehr typisch sind, mit einem gewissen Maß von Wahrscheinlichkeit machen
können. Von Symptomen, die auf die Schädigung des Kleinhirns selbst zu beziehen sind, sind zu nennen: das Abweichen beim Gange nach der Seite des
Tumors, besonders dann, wenn man dem Kranken die Aufgabe stellt, mit geschlossenen Augen auf ein bestimmtes Ziel gerade los zu gehen. Zweitens tritt
sehr häufig die Ataxie der Extremitätenbewegung, die hinter den hochgradigen
Gleichgewichtsstörungen der großen Tumoren, wie bemerkt, zwar quantitativ

sehr zurücktritt, doch bei einseitigem Sitz häufig deutlich hervor, und sie zeigt sich dann auf der Seite des Tumors. Drittens endlich hat Babinski als Adia-dochokinesie die Unfähigkeit beschrieben, schnell hintereinander Bewegungen zu machen, insbesondere die Hand schnell hintereinander zu supinieren und zu pronieren. Auch diese Störung findet sich auf der Seite des Tumors. Nicht ungewöhnlich ist ferner auf derselben Seite eine leichte Atonie der Extremitäten; grobe Sensibilitätsstörungen finden sich dagegen nicht.

Für die Diagnostik der Kleinhirnerkrankungen kann der Baranysche Zeige-versuch von Wert sein, und zwar sowohl das spontane Vorbeizeigen wie der Ausfall oder die Abänderung des bei experimentellem Nystagmus zu erwartenden Vorbeizeigens. Allein die Verwertbarkeit dieses Symptoms wird dadurch ein-geschränkt, daß schon der allgemeine Hirndruck die Kleinhirnfunktion im gleichen Sinne stören kann.

Als Dysmetrie (André-Thomas, Jumantié) oder Bradyteleokinese (Schilder) sind neuerdings vorzeitige Bewegungsbremsungen bei Kleinhirnerkrankungen beschrieben worden.

Ein Hauptsymptom der Kleinhirnerkrankung ist der Schwindel, und zwar der echte Drehschwindel. Nach Stewart und Holmes soll die Richtung dieses Drehschwindels in der Weise kennzeichnend sein, daß die subjektiv empfundene Scheinbewegung der Objekte immer von der Seite des Tumors nach der gesunden hin geht. Diese Angaben sind aber oft nur schwierig zu er-heben und wohl auch nicht in allen Fällen mit der Aufstellung der englischen Autoren in Übereinstimmung.

Auch der Nystagmus ist wahrscheinlich noch ein echtes Kleinhirnsymptom und kann bei einseitiger Erkrankung sich nur beim Blick nach der erkrankten Seite zeigen.

Sehr wichtig sind gerade für die Lokalisation von Kleinhirngeschwülsten die Nachbarschaftssymptome. In erster Reihe steht hier die Oppenheimsche Areflexie der Cornea, die auf der Seite des Tumors durch die Schädigung des Trigeminusstammes zustande kommt, und der erst später dann auch ausge-prägtere Sensibilitätsstörungen im Bereiche des Trigeminus folgen können. Weiter können auch Abducens-Facialis- und Hypoglossusparesen vorkommen durch Druck auf die Kerne oder die Nervenstämme. Druck vom Kleinhirn auf den Hirnstamm kann auch zu einer Pyramidenschädigung, einseitiger oder auch doppelseitiger, führen. Es ist zu bemerken, daß auch Fälle vorkommen, in denen der Druck des Tumors so gerichtet ist, daß er auf die Hirnnerven der dem Tumor entgegengesetzten Seite einwirkt. Nach vorn können in seltenen Fällen die Kleinhirntumoren den Vierhügel und sogar den Hinterhauptslappen schädigen und so die diesen Regionen entsprechenden Erscheinungen das Bild des Kleinhirntumors verdunkeln. Die Sprache ist nicht selten im Sinne einer Verlangsamung (Bradyphasie) oder des Skandierens gestört.

Nicht ungewöhnlich beim Kleinhirntumor ist eine Nackensteifigkeit, die wohl reflektorisch durch den Druck auf die Dura der hinteren Schädelhöhle unterhalten wird. Einseitige Erkrankungen bedingen häufig eine bestimmte Kopfhaltung, aus der heraus in ausgesprochenen Fällen manchmal auch passiver Änderung starker Widerstand entgegengesetzt wird. Sie ist wohl darauf zurück-zuführen, daß in ihr der Patient sich relativ beschwerdefrei fühlt.

Ein selteneres Symptom sind eigentümliche, von Jackson und Gowers beschriebene tetanische Krämpfe des Körpers. Selten sind auch halbseitige Zuckungen choreatischer oder myoklonischer Art.

Den Kleinhirntumoren sehr nahe stehen die Tumoren des vierten Ven-trikels. Durch den Druck auf die Gebilde am Boden des vierten Ventrikels machen sie Erscheinungen von seiten der Hirnnerven, und ferner können

Cerebellarerscheinungen wechselnden Grades vorhanden sein. Herdsymptome können aber auch ganz fehlen. Charakteristisch ist für die Mehrzahl der Fälle intensiver Hinterhauptskopfschmerz, steife, nach vorn gebeugte Kopfhaltung, und periodischer Verlauf, eventuell mit Intermissionen völligen Wohlbefindens. Beim Cysticercus des vierten Ventrikels, der im übrigen ganz die gleichen Symptome macht wie ein solider Tumor, ist mehrere Male Auftreten heftiger cerebraler Erscheinungen — Schwindel, Erbrechen, Hinstürzen, komatöse Anfälle und Cyanose — bei plötzlicher aktiver oder passiver Lageveränderung des Kopfes beobachtet worden: das BRUNSsche Symptom, das wohl auf die Lageveränderung des beweglichen Cysticercus zurückgeführt werden muß.

Bei Tumoren des Kleinhirns und des vierten Ventrikels tritt der Tod häufig ganz plötzlich ein durch Lähmung des Atemzentrums. Ebenso kommen alle die Allgemeinerscheinungen, die durch den Einfluß des Hirndrucks auf die Zentren des verlängerten Marks zustande kommen, bei Tumoren der hinteren

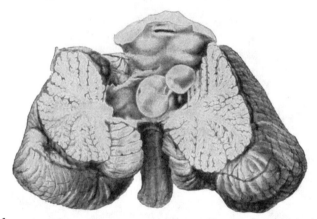

Abb. 11. Cysticercus racemosus des vierten Ventrikels nach A. STERN.
Sammlung des pathologischen Instituts des Krankenhauses Friedrichshain. (L. PICK.)

Schädelgruppe durch den lokalen Einfluß derselben zu besonders starker Ausprägung.

Tumoren der Basis. Die Geschwülste, die an der Basis beginnen, vom Knochen oder von den Hirnhäuten aus entstehen, zeichnen sich, wie in ihrer Lage begründet ist, dadurch aus, daß sie zuerst und manchmal lange Zeit hindurch ausschließlich die Hirnnerven betreffen. Von größerer Häufigkeit und typischen Symptomen sind besonders zwei Lokalisationen der basalen Tumoren, einmal der Hypophysentumor, dann der Acusticustumor. Bei den Tumoren der Hypophyse sind neben den Allgemeinsymptomen des Hirntumors, die hier oft lange Zeit fehlen oder auffällig gering sind, zwei Reihen von Symptomen zu unterscheiden, von denen die eine durch die besondere Lage des Organs und die dadurch verursachten Nachbarschaftswirkungen, die andere durch die Zerstörung der Drüse selbst bedingt ist.

Zu den ersteren gehört vor allem die bitemporale Hemianopsie, die durch den unmittelbaren Druck auf das Chiasma hervorgerufen wird. Anstatt dieses charakteristischen Symptoms oder auch in teilweiser Kombination mit ihm kommen Amaurosen des einen oder beider Augen vor. Ferner entsteht durch den Druck des Tumors eine Atrophie und Abflachung der ihn umschließenden Sella turcica, die im Röntgenbild u. U. gut erkennbar ist. Die zweite Reihe von Symptomen hängt mit der Störung der innersekretorischen Funktionen zusammen, welche der Hypophyse obliegen. In diesem Zusammenhang sei nur auf die Akromegalie, die Fettsucht bzw. Dystrophia adiposogenitalis, den Diabetes insipidus, die wir als häufige, wenn auch keineswegs konstante Begleiterscheinung der Hypophysistumoren antreffen, hingewiesen. Der Symptomenkomplex kann in größerer oder geringerer Vollständigkeit auch durch primären oder sekundären Hydrocephalus, und zwar infolge der Ausdehnung des Infundibulums und dessen Druck auf die Nachbarschaft hervorgerufen werden. Es ist daher für die Diagnose die Kenntnis und Berücksichtigung vom Beginn und Verlauf des Leidens von großer Bedeutung.

Die verhältnismäßig recht häufigen, dem intrakraniellen Verlaufsstück des Acusticus ansitzenden Tumoren pflegen ein typisches Symptombild zu entwickeln, das seine Begründung findet in ihrer Lage im Kleinhirnbrückenwinkel. Sie beginnen wohl immer mit einseitigen Hörstörungen, die dem

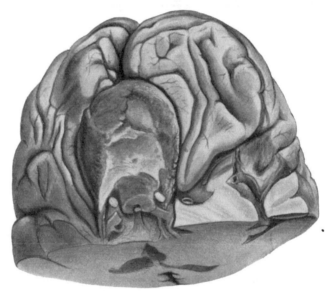

Abb. 12. Adenom der Hypophysis.
Sammlung des pathologischen Instituts des Krankenhauses Friedrichshain. (L. Pick.)

Kranken selbst aber subjektiv sehr lange entgehen können, bis dann die anderen Erscheinungen hinzukommen. Objektiv konstatiert man sehr schwere Hörstörungen oder völlige Taubheit bei normalem Ohrbefund. (In Fällen gleichzeitig bestehender chronischer Mittelohrentzündung kann die Bestimmung der Art der Hörstörung Schwierigkeiten machen.)

Auch vestibulare Störungen kommen manchmal anfallsweise (Ziehen) vor, können sogar den Störungen des cochlearen Anteils des Nerven vorangehen und sind u. U. frühzeitig an der Unerregbarkeit des Labyrinths erkennbar. Schwindel, Gleichgewichtsstörungen werden subjektiv häufig geklagt, Nystagmus objektiv nachgewiesen. Demnächst wirkt der Tumor auf seine Nachbarnerven, besonders den Facialis, der aber oft merkwürdig lange dem Druck standhält, auch die Beteiligung des Trigeminus subjektiv in Gestalt neuralgiformer Schmerzen, objektiv zuerst in einer Areflexie der Cornea ist zu beachten. Dazu treten schließlich die Druckwirkungen auf das Kleinhirn selbst und durch Kompression der Brücke Erscheinungen kontralateraler Lähmung der Glieder und manchmal Blicklähmungen nach der Seite des Tumors. Von den intrapontinen Tumoren unterscheiden sich diese Acusticustumoren dadurch, daß bei ihnen erstens die Stauungspapille sehr ausgesprochen zu sein pflegt, während sie bei dem intrapontinen gewöhnlich fehlt, und daß so hochgradige Hörstörungen wie sie bei den Acusticustumoren gewöhnlich sind, bei intrapontinen kaum vorkommen. Acusticustumoren sind in einer beachtenswerten Anzahl von Fällen auch doppelseitig beobachtet worden.

Die übrigen Tumoren der Basis machen die Symptome, welche den betroffenen Hirnnerven entsprechen. Z. B. kann einmal eine Trigeminusneuralgie durch einen Tumor der mittleren Schädelgruppe bedingt sein. Nicht so selten sind Basistumoren, welche eine ganze Reihe von Hirnnerven, indem sie an der Basis entlang kriechen, beteiligen.

Multiple Tumoren. Multiple Tumoren sind im allgemeinen nicht zu diagnostizieren; man kann sie vermuten, wenn schon in früher Zeit der Erkrankung Symptome auftreten, die durch einen einheitlichen Herd gar nicht zu erklären sind. Daß in späterer Zeit der Entwicklung durch die lokalen Symptome des Hirndrucks zwei Herde vorgetäuscht werden können, wo nur einer besteht, geht aus dem weiter oben Gesagten genügend hervor. Das Prinzip wird daher auch immer sein müssen, alle Erscheinungen möglichst auf einen Herd zurückzuführen.

Therapie. Der einzige Weg, der zur Heilung einer echten Hirngeschwulst führen kann, ist der der Operation. Seitdem WERNICKE den Gedanken der operativen Behandlung der Hirngeschwülste begründet und HORSLEY den ersten Tumor erfolgreich operiert hat, wird dieser Weg allerorts und immer wieder beschritten.

Trotz mancher glänzender Erfolge, die das Zusammenarbeiten des Neurologen und Chirurgen erringt, ist das Gesamtergebnis auf diesem Gebiet, wie wir zugeben müssen, wenig ermutigend. Einzelne günstigere Statistiken, die bis zu $25^0/_0$ Heilungen (CUSHING) gehen, dürfen darüber nicht hinwegtäuschen. Die Hoffnungen, die jeder wohl aus einer Anzahl erzielter Erfolge zu schöpfen geneigt ist, werden regelmäßig wieder durch eine Reihe von Mißerfolgen enttäuscht. Schwerlich dürfte ein günstiges Ergebnis: Heilung und weitgehende Besserung in mehr als $^1/_{13}-^1/_{12}$ der Fälle zu erreichen sein (OPPENHEIM) und diesen günstigen Beeinflussungen des Leidens stehen zweifellos eine Anzahl von offenkundigen Verschlimmerungen bzw. Todeserfolgen durch die Operation gegenüber, welch letztere allerdings in vielen Fällen nur die erlösende Abkürzung eines qualvollen und hoffnungslosen Leidens bedeuten.

Die Gründe, weshalb die Gehirnchirurgie so wenig günstige Resultate aufzuweisen hat, liegen in einer gewissen Anzahl von Fällen in der Unsicherheit der Lokaldiagnose, die zwar durch manchen Zuwachs unseres diagnostischen Könnens und durch die Einführung der Hirnpunktion gefördert ist, aber wohl immer mit einem Erdenrest behaftet sein wird. In einer zweiten Reihe von Fällen entziehen sich die Tumoren durch ihren Sitz, selbst wenn derselbe festgestellt werden kann, dem radikalen Eingriff. Freilich hat sich die Meinung von der operativen Zugänglichkeit mancher Hirnteile geändert, das gilt z. B. für die hintere Schädelgrube, die früher ein Noli me tangere darstellte, ja selbst die Geschwülste der Hypophyse sind bereits erfolgreich — besonders von der Nase aus — in Angriff genommen worden. Unangreifbar aber bleiben die meisten in der Tiefe sitzenden Geschwülste, die des Balkens, des IV. Ventrikels, des größten Teils der Basis (mit Ausnahme der Tumoren des Kleinhirnbrückenwinkels).

In einer zweiten Reihe von Fällen erweist sich die an sich richtig lokalisierte Geschwulst wegen ihrer Größe oder wegen der Unmöglichkeit ihrer Abgrenzung vom normalen Gewebe als praktisch nicht oder nicht vollkommen entfernbar.

Auch ihr Zusammenhang mit Zentren hoher funktioneller Bedeutung, wie dem der Sprache, kann den Wert der Exstirpation problematisch machen. Dennoch lassen wir fast immer operieren im Hinblick auf die Schwere des Leidens und die Trostlosigkeit seines Ausgangs, endlich auf die Möglichkeit eines für die Entfernung des Tumors günstig liegenden Falles, den versäumt zu haben man sich zum schmerzlichen Vorwurf machen muß.

Man unterscheidet die Trepanation zum Zwecke der Totalexstirpation und die Palliativ- oder Entlastungstrepanation. In Fällen, in denen die Lokaldiagnose gelingt oder wahrscheinlich ist, kommt in erster Linie die Eröffnung an der Stelle des Tumors in Betracht. Erst nach der Freilegung des Gehirns zeigt es sich, ob Größe und Abgrenzbarkeit des Tumors, der Zusammenhang mit funktionell bedeutungsvollen Gebilden (Sprachzentrum) eine Entfernung gestattet, in anderen Fällen begnügt man sich mit der Entlastung.

Gelingt die Lokaldiagnose nicht oder sitzt der Tumor an einem unzugänglichen Ort, so empfiehlt sich für die Tumoren der hinteren Schädelgrube die Entlastung über dem Kleinhirn, bei den weiter vorn gelegenen die Trepanation nach Cushing über dem rechten Schläfenlappen, unter Umständen auch die doppelseitige Entlastung (Anschütz). Es ist darauf Bedacht zu nehmen, daß für den Fall der Ausbildung eines Hirnprolapses möglichst wenig funktionswichtige Teile des Gehirns in den letzteren mit einbezogen werden. In beiden Fällen kann, wenn sich ein starker Hirndruck ergibt, der mindestens zum Teil auf bestehenden Hydrocephalus zu beziehen ist, die Verbindung der Entlastungstrepanation mit einem Balkenstich (Anton-Braumann) angezeigt sein, vor allem zur Vermeidung allzu großer und rascher Prolapsbildung. Die Entlastungstrepanation ist vor allem angezeigt, wenn bei erheblicher Stauungspapille die Gefahren der Erblindung droht oder wenn der Zustand des Patienten infolge der Schmerzen schwer erträglich ist.

Zeigt die Tumorentwicklung einen ungewöhnlich gutartigen Verlauf, so kann man sich abwartend verhalten, sei es in Anbetracht des erträglichen Zustandes, den man durch die immerhin gefährliche Operation nicht in Frage stellen möchte, sei es in der Hoffnung, daß im weiteren Verlauf die bis dahin nicht gelungene Lokaldiagnose sich noch ermöglichen lassen würde.

Selbstverständlich ist der Möglichkeit eines luetischen Tumors durch die spezifische Therapie Rechnung zu tragen. Jedoch empfiehlt es sich nicht, im Falle der Unbeeinflußbarkeit der Symptome allzu viel Zeit zu opfern, da, wie gesagt, auch manche Gummata besonders die stark bindegewebig indurierten, sich gegen die antisyphilitische Behandlung refraktär erweisen.

Metastatische Geschwülste, wenn man sie als solche erkennt, können, zumal sie nicht selten multipel sind, nur selten Gegenstand operativer Entfernung sein. Solitärtuberkel sind gelegentlich mit Erfolg operiert worden, das gleiche gilt von Cystycercen, die aber ebenfalls oft multipel auftreten.

Besonders gute Aussichten der Heilung bieten die gut abgrenzbaren, besonders die von den Meningen ausgehenden, das Gehirn nur verdrängenden Tumoren, ferner die Kleinhirncysten, endlich auch die (an sich benignen) Acusticustumoren, wenn erst einmal die erheblichen unmittelbaren Gefahren der Operation überstanden sind. Ungünstig sind meist die Gliome wegen ihres diffusen unabgrenzbaren Wachstums. Selbstverständlich gehen Defekte, die auf eine Zerstörung gewisser Hirnteile beruhen, auch nach einer gelungenen Operation nicht mehr zurück, die einmal eingeleitete Opticusatrophie schreitet nicht selten auch nach der Entlastung bis zur Erblindung fort.

Es ist aber kein Zweifel, daß die Entlastungstrepanation in einer Anzahl von Fällen die Allgemeinheitssymptome erheblich bessert und Schwerkranke für Monate und Jahre wieder arbeitsfähig machen kann.

Die Röntgenbestrahlung ist — vor allem nach Anlegung der Trepanation —
mit sehr bestrittenem Erfolge versucht worden, ebenso die Arsenmedikation,
die immerhin versucht werden kann.

Wird die Operation verweigert, so kann die Lumbalpunktion vorübergehende
Erfolge erzielen. Gegen die Kopfschmerzen versucht man zuerst die Nervina,
in schweren Fällen hilft jedoch nur Morphium.

Der Hirnabsceß.

Von

M. Lewandowsky † und G. Stertz-Marburg.

Im Unterschied von der nicht eitrigen Encephalitis, die im nächsten Abschnitt besprochen werden wird, ist die eitrige Encephalitis, der Hirnabsceß,
eine einheitliche und völlig geschlossene Erkrankungsform.

Ätiologie.

Die unmittelbare Ursache der Entstehung des Hirnabscesses ist immer
das Eindringen eitererregender Mikroorganismen in die Gehirnsubstanz.
Aseptische Eiterungen würden sich zwar im Gehirn ebenso, wie an anderen
Orten des Körpers, im Experiment künstlich erzeugen lassen, für die Erkrankung „Hirnabsceß" kommt diese künstliche Möglichkeit nicht in Betracht.
Auf der anderen Seite aber scheint es, als wenn die gleichen Mikroorganismen,
die einmal einen Hirnabsceß erzeugen können, doch ein anderes Mal nur zu
einer nicht eitrigen Entzündung, insbesondere zu einer Encephalitis haemorrhagica zu führen brauchen. Das ist wahrscheinlich z. B. für den Influenzabacillus und den Pneumokokkus. Über die besonderen Bedingungen, unter
denen unter dem Einfluß dieser Mikroben das eine Mal eine nicht eitrige, das
andere Mal eine eitrige Encephalitis zustande kommen würde, ist bisher noch
nichts bekannt.

Als eitererregende Mikroorganismen wurden im Hirnabsceß gefunden in
weitaus der Mehrzahl der Fälle die gewöhnlichen Eitererreger, die Streptokokken und Staphylokokken. Es sind ferner gefunden worden u. a. der Influenzabacillus, der Typhusbacillus, der Pneumokokkus, der Friedländersche Pneu-
moniebacillus, der Weichselbaumsche Diplokokkus. Daß auch der Tuberkelbacillus einen echten Absceß, der nicht etwa durch die Abscedierung eines
Solitärtuberkels vorgetäuscht wird, machen kann, wird von A. Fränkel und
Nonne behauptet. In seltenen Fällen kommen noch Streptothrixarten, schließlich auch der Soorpilz und Actinomyces in Betracht.

Diese eitererregenden Mikroorganismen werden der Gehirnsubstanz entweder auf dem Wege des allgemeinen Körperkreislaufs durch das Blut zugeführt,
oder sie dringen aus der Umgebung des Gehirns auf unmittelbarerem Wege in
dasselbe ein. Die viel erörterte Frage, ob es einen idiopathischen Hirnabsceß gäbe, ist im Grunde genommen eine recht nichtssagende. Sie würde
dahingehen, ob Eitererreger sich im Gehirn ansiedeln können, ohne daß sie
zuvor an anderer Stelle eine Eiterung gemacht hätten. Theoretisch ist das
ebenso möglich, wie praktisch im Einzelfall schwer zu entscheiden. Denn es
kann die primäre eitrige Infektion, etwa ein unbedeutendes Panaritium oder
eine leichte, in völlige Restitution ausgegangene Otitis media, längst vergessen
sein, wenn der Absceß manifest wird, vielleicht auch gar nicht beachtet worden
sein. Eine besondere Stelle in dieser Frage nimmt eine Beobachtung Strümpells
ein, welcher vier Fälle von Hirnabsceß während einer Epidemie von Meningitis

cerebrospinalis epidemica beobachtete. Aber auch das waren vielleicht keine idiopathischen Abscesse mehr, da hier der Hirnsubstanz der Eitererreger von der Cerebrospinalflüssigkeit zugeführt worden sein wird, wenn auch die Zeichen der Meningitis selbst bis zur Entdeckung des Abscesses längst vergangen sein können. Jedenfalls ist an der Tatsache festzuhalten, daß auch bei genauester Sektion manchmal außer dem Hirnabsceß kein Zeichen einer bestehenden oder vorangegangenen Eiterung im Körper gefunden wird.

Der Weg der Entstehung des metastatischen Hirnabscesses ist kein anderer als der metastatischer Eiterungen in anderen Körperteilen. Eine Eiterung an beliebiger Stelle des Körpers, eine Phegmone des Arms, eine Gelenkeiterung, eine eitrige Peritonitis, eine eitrige Angina, ein Karbunkel usw. kann durch Verschleppung eitrigen Materials in das Gehirn gelegentlich zur Bildung eines Hirnabscesses führen. Ebenso kommt es im Gefolge der Infektionskrankheiten, Scharlach, Masern, Erysipel, Influenza, Typhus, im Gehirn nicht anders wie an anderen Stellen gelegentlich zur Bildung von Abscessen. Der Hirnabsceß kann auch zusammen mit Absceßbildungen in anderen Organen als Teilerscheinung einer Pyämie auftreten. Von besonderer Häufigkeit und Wichtigkeit ist nur eine Art der Entstehung des metastatischen Hirnabscesses, diejenige im Gefolge eitriger Erkrankungen der Brusthöhle, ein Zusammenhang, dessen Häufigkeit zuerst Virchow erkannt hat. Am meisten ist das Gehirn gefährdet durch die eitrige Bronchitis, besonders bei Bestehen von Bronchiektasen; es folgen dann in weitem Abstand Empyema pulmonum, Lungengangrän, Lungenabsceß. Der Weg der eitrigen Metastasierung ist bei Lungenerkrankung ja ein sehr kurzer, da das infektiöse Material aus der Lunge zum linken Herzen, und von da in den großen Körperkreislauf gelangt. Ganz aufgeklärt ist es aber keineswegs, warum unter diesen Umständen das Gehirn anscheinend so viel öfter als andere Körperregionen Sitz der Metastase wird. Im Gehirn selbst ist das Ausbreitungsgebiet der Art. Fossae Sylvii, besonders der linken, der Lieblingssitz des metastatischen Abscesses. Bemerkenswert ist, daß auch die metastasischen Abscesse nicht immer multipel, sondern, sehr häufig, nach Gowers in der Hälfte der Fälle solitär sind.

Erheblich wichtiger als alle diese metastatischen Hirnabscesse ist die zweite Gruppe, welche dadurch entsteht, daß die Eitererreger auf unmittelbarem Weg an das Gehirn gelangen. Diese Gruppe zerfällt in zwei Untergruppen, eine, welche einem Trauma ihren Ursprung verdankt, eine andere, welche auf der Überleitung in unmittelbarer Nachbarschaft des Gehirns vorhandener Eiterungen des Gehirns selbst beruht.

Die traumatischen Hirnabscesse können am einfachsten so entstehen, daß unter Verletzung des Schädels die eitererregenden Mikroorganismen unmittelbar in das Gehirn eingebracht werden, also etwa durch eine Stich- oder Schußwunde. Dabei kann der grobe Fremdkörper, dem die Mikroorganismen anhingen, also die Messerklinge, der Granatsplitter, oder etwa Haare von der Kopfhaut, selbst im Gehirn stecken bleiben, kann aber natürlich auch entfernt worden sein. In der Mehrzahl der Fälle handelt es sich aber gar nicht um das Eindringen grober eigentlicher Fremdkörper, vielmehr ist es selbstverständlich, daß perforierende Schädelwunden, komplizierte Schädelbrüche u. dgl. immer Gelegenheit zum Eindringen von Mikroorganismen geben können. Dabei kann die äußere Schädelwunde anscheinend aseptisch verheilen, während in anderen Fällen erst eine Eiterung des Knochens sekundär einen Hirnabsceß entstehen läßt.

Es ist aber gar nicht nötig, daß der Schädel überhaupt verletzt ist, damit ein Hirnabsceß zustande kommt. Es müssen die Mikroorganismen von der infizierten Weichteilwunde aus durch den Schädel und die Hirnhaut hindurch das Gehirn erreichen können. Fast immer findet sich auch in diesen Fällen

der Absceß an der Stelle der Verletzung, doch gibt es seltene Fälle, in denen der
Absceß sich auch an der Stelle des Contrecoups entwickelt haben soll (GOWERS).
Es gibt mehrere Möglichkeiten, auf denen auch ohne Verletzung des Schädels
Eitererreger von den Schädeldecken in das Gehirn gelangen können. Es kann
sich in den venösen Gefäßen, die den Schädel durchsetzen, eine Thrombose
etablieren und so der infektiöse Prozeß entweder direkt auf das Schädelinnere
fortgeleitet oder durch rückläufigen Transport ohne durchgängige Thrombosierung infektiöses Material in das Gehirn verschleppt werden.

Abgesehen von den traumatischen Hirnabscessen ist die bei weitem wichtigste Ursache des Hirnabscesses die Otitis, und zwar in etwa 90% der Fälle
die chronische, in 10% die akute Otitis media purulenta. Frühestens
wurde ein manifester Absceß drei Wochen nach dem Beginn der akuten Ohr-
eiterung gefunden, während in den Fällen chronischer Otitis diese 30—40 Jahre
und darüber bestehen kann. Trotz der relativen Häufigkeit der Hirnabscesse
bei Otitis ist derselbe im Verhältnis zu der Zahl der Otitiden überhaupt doch
eine sehr seltene Erkrankung. Auf 1137 Fälle von Otitis media purulenta ent-
fallen nach CHAUVEL nur zwei Fälle von Hirnabsceß. Besonders gefährdet
das Cholesteatom des Felsenbeins. Die statistischen Angaben der Autoren,
wieviel Prozent der eitrigen intrakraniellen Folgezustände der Otitis media
der Hirnabsceß ausmache, schwanken in sehr weiten Grenzen. Jedenfalls ist
die extradurale Eiterung sehr viel häufiger und wahrscheinlich auch die Meningitis
und die Sinusthrombose.

Der otitische Hirnabsceß wird gewöhnlich durch eine Caries des Schläfenbeins vermittelt, und zwar sind die gewöhnlichen Ausgangspunkte das Tegmen
tympani und das Dach des Antrum mastoideum. Zusammen mit dem Hirnabsceß findet sich dann auch oft eine extradurale Eiterung. Der Kleinhirnabsceß nimmt seinen Ursprung entweder von den Zellen des Warzenfortsatzes
in der Fossa sigmoidea oder vom Ohrlabyrinth, das, wie zuerst JANSEN zeigte,
häufig erkrankt ist. Außer der direkten Fortleitung des Eiters von einer Caries
aus kommt noch die Leitung durch präformierte Wege in Betracht. Solche sind
Dehiscenzen im Knochen, die Fissura petrosquamosa, der Meatus auditorius
internus, der Aquaeductus vestibuli. Die otitischen Abscesse sind fast ausschließlich solche des Kleinhirns oder des Schläfenlappens, und zwar führen eben die
otitischen Erkrankungen im Bereich der mittleren Schädelgrube zu Abscessen
des Schläfenlappens, die im Bereich der hinteren zu Abscessen des Kleinhirns.
Die Abscesse des Schläfenlappens entwickeln sich zunächst gewöhnlich in den
dem Felsenbein anliegenden Windungen, der dritten Schläfenwindung und dem
Gyrus fusiformis. Die WERNICKEsche Stelle ist gewöhnlich frei.

Im Kleinhirn liegt der Absceß gewöhnlich im lateralen vorderen Teil der
Hemisphäre.

Die Abscesse können mit den Meningen oder mit dem primären Knochen-
herd durch eine Fistel in Verbindung stehen. Aber auch, wenn das nicht der
Fall ist, ist die Rinde meist erkrankt. In einigen Fällen wurde aber selbst bei
genauester Untersuchung ein unmittelbarer Zusammenhang zwischen Ohr-
eiterung und Hirnabsceß nicht gefunden, und es kann das nicht wundernehmen,
da ja auch bei den traumatischen Abscessen, worauf soeben hingewiesen wurde,
ein direkter Zusammenhang mit der Verletzung, bzw. dem Ort des Eindringens
der Mikroorganismen nicht immer nachgewiesen werden kann, vielmehr die
Vermittlung auf dem Wege der Gefäße gesucht werden muß.

Erheblich seltener als die otitischen sind die rhinogenen Hirnabscesse.
Auch hier ist fast immer eine Caries des Knochens, sei es der knöchernen Wand
des Sinus frontalis, sei es des Siebbeins usw. das verbindende Glied. Die rhinogenen Abscesse finden sich fast ausschließlich im Stirnhirn.

Pathologische Anatomie.

Der Hirnabsceß kann außerordentliche Größe erreichen (Abb. 1);[1] er kann
fast eine ganze Hemisphäre ausfüllen. Demgegenüber stehen solche von Stecknadelkopfgröße. Bei der Sektion, wenn der Absceß Todesursache geworden
ist, findet man am häufigsten im Bereiche des Großhirns hühnerei- bis apfel-

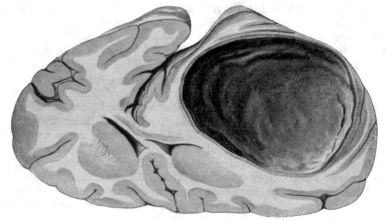

Abb. 1. Sehr großer Absceß der rechten Hemisphäre.
Sammlung des pathologischen Instituts des Krankenhauses Friedrichshain. (L. PICK.)

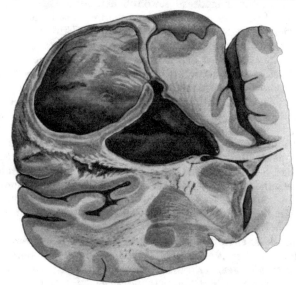

Abb. 2. Zweikammeriger Absceß.
Sammlung des pathologischen Instituts des Krankenhauses Friedrichshain. (L. PICK.)

große Abscesse, im Kleinhirn solche von geringerer Größe. Am Lebenden
wurden bis 400 g Eiter entleert.

Der Eiter ist gewöhnlich grün oder grüngelblich, gewöhnlich geruchlos,
nur selten stinkend, meist dünnflüssig.

Die Gestalt des Abscesses ist im Beginn eine unregelmäßige (Abb. 2),
mit der Bildung der Membran pflegt sich eine regelmäßige runde oder ovoide

Höhle einzustellen (Abb. 1 und 3). Indessen kommen auch nicht selten unregelmäßige und durch Zwischenwände in mehrere Kammern geteilte Höhlen (Abb. 2) vor.

Die Histogenese des Hirnabscesses dürfte von der des Abscesses in anderen Organen nicht abweichen. Die eitrige Entzündung ist eben überall das Prototyp der Entzündung überhaupt, deren Charakteristicum die Auswanderung von polynucleären Leukocyten aus den Gefäßen darstellt. Unter dem Einfluß dieser massenhaften Leukocytenauswanderung findet ein rascher Zerfall des Nervengewebes statt, das zunächst erweicht und ödematös erscheint. Die Veränderungen an der Glia sind ganz sekundär. Die Umgebung der Absceßhöhle wird häufig durch eine Zone erweichten Gewebes gebildet (Abb. 2). Es ist jedoch, wie schon WERNICKE betonte, mindestens für die Mehrzahl der Fälle nicht richtig, daß eine hämorrhagische Encephalitis ein notwendiges Vorstadium der Abscesse darstelle. Ja es ist zweifelhaft, ob die hämorrhagische Encephalitis überhaupt in einen Absceß übergehen kann.

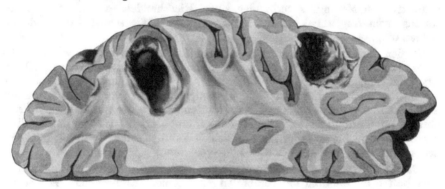

Abb. 3. Multiple Abscesse.
Sammlung des pathologischen Instituts des Krankenhauses Friedrichshain. (L. PICK.)

Bei allen älteren Abscessen bildet sich um den Absceß herum eine Membran, deren erste Andeutung sich nach den experimentellen Untersuchungen FRIEDMANNs schon am 5.—6. Tage, und nach einer Beobachtung CASSIRERs auch beim Menschen schon am 8.—10. Tage zeigen kann. Diese Membran bildet sich aus dem Gefäßbindegewebe, scheint also rein mesodermalen Ursprungs. Sie kann die Gestalt eines festen Balges annehmen, derart, daß man manchmal den ganzen Absceß mitsamt diesem Balg aus dem Gehirn herausschälen kann. Die weichen Hirnhäute können mit der Absceßmembran verschmelzen. Einen Schutz der Umgebung gegen die bakterielle Invasion bildet dieser Balg jedoch nur in beschränkter Weise, wenngleich die lange Latenz mancher Abscesse wohl nur durch den langdauernden Abschluß mittels der Membran erklärt werden kann. Die großen Abscesse können, wie Tumoren wirkend, zu erheblicher Verdrängung und Verlagerung der Hirnteile (Abb. 1) und zur Ausbildung des Hydrocephalus führen. Der otitische Hirnabsceß ist häufig mit Sinusthrombose verbunden.

Diejenigen Veränderungen, welche zur Bildung eines Abscesses Veranlassung geben, sind oben bereits erwähnt. Der Absceß führt schließlich gewöhnlich zum Durchbruch entweder in die Ventrikel oder den Subarachnoidealraum und damit zur Entwicklung einer eitrigen Meningitis. Beim otitischen Absceß kann eine Meningitis auch durch direkte Infektion der Meningen infolge des Grundleidens zustande kommen. Aber auch beim metastatischen findet man

trotz bestehender Meningitis nicht immer eine eigentliche Durchbruchstelle,
so daß man wohl auch die Möglichkeit der Entstehung der Meningitis durch
Verschleppung der Mikroben auf präformierten Wegen vom Absceß aus annehmen
muß.

Es kann sich auch eine, manchmal schon beim Lebenden festzustellende
Verbindung zwischen Absceßhöhle und Hohlräumen des Ohrs finden.

Allgemeine Symptomatologie.

Der Hirnabsceß kann in wenigen Tagen verlaufen, er kann aber bisweilen
auch jahre- und jahrzehntelang latent bleiben, man stellt ihn daher gelegentlich
als unerwarteten Nebenbefund bei der Obduktion fest. Sehr schnell, selbst
im Verlauf einiger Tage, können die traumatischen oberflächlichen Rinden-
abscesse tödlich verlaufen, wenn sie, wie häufig, fast von Anfang an mit einer
traumatischen Meningitis verbunden sind. Hier handelt es sich um eine von
Anfang, vom Augenblick der Infektion an gleichmäßig schnell fortschreitende
Erkrankung.

In den anderen Fällen pflegt man drei Stadien zu unterscheiden 1. das
Initialstadium, 2. das der Latenz und 3. das der Manifestation, eventuell bis
zum tödlichen Ausgang. Diese Einteilung ist insofern keine zwingende, als
erstens das Initialstadium ganz fehlen, wenigstens ganz symptomlos sein kann,
als zweitens, wie schon bei der oben erwähnten Gruppe der traumatischen Frühabscesse ein Stadium der Latenz fehlen kann, und als drittens sogar das Stadium
der manifesten Erkrankung insofern fehlen kann, als der Tod ganz plötzlich
aus scheinbarem Wohlsein heraus eintreten kann.

Das Initialstadium soll, wenn es vorhanden ist, durch die Zeichen einer
fieberhaften Erkrankung mit cerebralen Symptomen, Kopfschmerz, Erbrechen,
Benommenheit, ausgezeichnet sein. An exakten klinischen Beobachtungen,
welchen pathologisch-anatomischen Veränderungen dieses Stadium entsprechen
würde, fehlt es jedoch natürlich.

Das Latenzstadium ist ein vollkommenes besonders in den Fällen, in
denen die Hirnabscesse jahrzehntelang getragen wurden. Gerade in diesen
Fällen kann von Latenz gesprochen werden. In anderen Fällen sind geringfügige, wenig verdächtige Symptome immerhin vorhanden.

Die Symptome des Hirnabscesses im Hauptstadium, in dem also
die Diagnose gestellt werden muß, setzen sich, wie die des Tumors, zusammen
aus den allgemeinen und den Lokalsymptomen. Unter den Allgemeinsymptomen sind diejenigen zu unterscheiden, welche auf der Anwesenheit
eines Eiterherdes im Körper überhaupt, und zweitens diejenigen, welche auf
den Wirkungen dieses Eiterherdes auf das Gehirn als Ganzes beruhen.

Was die erste Gruppe betrifft, so besteht sie ja eigentlich nur aus einem
einzigen Symptom, dem Fieber. Es ist aber sehr wichtig, daß, und zwar in
einer sehr beträchtlichen, vielleicht der Mehrzahl der Fälle, das Fieber während
fast des ganzen Verlaufs der Erkrankung fehlen kann, und daß somit das Fehlen
des Fiebers niemals ein Grund gegen die Annahme eines Hirnabscesses sein darf.
Erst mit dem Durchbruch des Abscesses tritt immer Fieber auf; wenn man aber
darauf wartet, wird es zu spät zu einer wirksamen Therapie. In einer anderen
Gruppe von Fällen besteht jedoch auch bei ganz unkomplizierten Abscessen
Fieber, meist wohl nur von geringer Intensität und manchmal intermittierend,
aber in anderen Fällen auch hohes und dauerndes. Im Gegensatz dazu kommen
auch subnormale Temperaturen vor.

In vielen Fällen ist es natürlich schwer zu entscheiden, ob etwaiges Fieber auf den Absceß oder das Grundleiden, bzw. die begleitenden Veränderungen (akute Otitis, Sinusthrombose) zu beziehen ist.

Die allgemeinen Hirnsymptome des Abscesses sind weit weniger charakteristisch als die des Hirntumors. Wir hatten ja die allgemeinen Symptome des Hirntumors fast alle auf die Erzeugung eines Hirndrucks durch den Tumor bezogen, und, insofern auch der Absceß eine Raumverdrängung verursacht und durch seine innere Spannung einen Druck auf das Gehirn ausüben kann, kann auch er in genau der gleichen Weise wie der Tumor zu Hirndruck und zu dessen Erscheinungen führen, zu Kopfschmerz, Stauungspapille, Erbrechen, Benommenheit, Pulsverlangsamung usw. In einer sehr beträchtlichen, vielleicht in der Mehrzahl der Fälle von unkompliziertem Hirnabsceß kommt es aber nicht, wie man sich durch die Messung des Spinaldruckes mittels der Lumbalpunktion und durch das Fehlen der Stauungspapille überzeugen kann, zu ausgesprochenem Hirndruck. Aber auch in diesen Fällen bestehen oft sehr schwere Allgemeinerscheinungen, besonders sehr schwere Benommenheit und allgemeine epileptische Krämpfe, die dann wohl nur durch eine Vergiftung des Gehirns durch die bakteriellen Stoffwechselprodukte zu erklären sind. Anderseits können auch während des Stadiums der manifesten Erscheinungen — also auch abgesehen vom Latenzstadium — Allgemeinerscheinungen völlig fehlen, vielmehr nur Lokalsymptome vorhanden sein wie bei jeder anderen lokalen Erkrankung des Gehirns. Tritt eine Meningitis zu dem Absceß, so haben wir natürlich deren Allgemeinsymptome; über die Differentialdiagnose wird noch weiter unten gesprochen werden; hier sei nur bemerkt, daß eine leichte Nackensteifigkeit auch zu den Allgemeinsymptomen des unkomplizierten Hirnabscesses, besonders, aber nicht ausschließlich des Kleinhirnabscesses gehören kann.

Der Augenblick des Durchbruchs wird häufig durch eine ganz akute Verschlimmerung, manchmal durch allgemeine Konvulsionen bezeichnet, worauf dann sehr bald die Zeichen der Meningitis folgen. Manchmal tritt mit dem Durchbruch sofort der Tod ein.

Die Lokalsymptome des Hirnabscesses haben an und für sich nichts Charakteristisches. Mit den Lokalsymptomen des Hirntumors haben sie das gemein, daß sie verhältnismäßig oft als Reizerscheinungen, insbesondere auch (bei entsprechendem Sitz) als JACKSONsche Krämpfe auftreten. Dagegen spielen die Nachbarschaftssymptome beim Absceß eine weit geringere Rolle als beim Tumor. Zu erwähnen ist noch, daß die Lokalsymptome des Abscesses ganz apoplektiform auftreten, und sich trotz Fortschreitens des Abscesses zunächst bis zu einem hohen Grade wieder zurückbilden können. Es scheint das besonders bei metastatischen Abscessen vorzukommen, wo dann der Anschein der Apoplexie vielleicht durch die Zirkulationsstörung, welche im Augenblick der Embolie stattfindet, hervorgerufen wird.

Der Ausgang des Hirnabscesses ist der Tod, wenn nicht die operative Eröffnung erfolgt. Gewöhnlich tritt derselbe durch eine Meningitis ein. In anderen Fällen aber erfolgt er plötzlich, ohne daß wir bei der Autopsie eine Erklärung finden, schließlich kann er auch unter allen Erscheinungen des Tumortodes eintreten.

Spezielle Diagnostik.

Die Diagnose des Hirnabscesses gehört zu den schwierigsten und verantwortungsvollsten Aufgaben, die dem Neurologen gestellt werden können. Wie aus dem, was oben über die Ätiologie gesagt ist, sich ergibt, spielt dabei die Anamnese eine große Rolle, und praktisch diagnostisch scheiden sich die Fälle

in zwei Gruppen: eine, in welcher die Anamnese deutlich auf die Möglichkeit
eines Hirnabscesses hinweist, und eine zweite, bei denen eine solche Anamnese
oder überhaupt eine Anamnese fehlt. Denn der Praktiker muß eben damit
rechnen, daß es im Leben nicht immer so systematisch zugeht, wie es in den
Lehrbüchern dargestellt zu werden pflegt. Nicht selten sind wenig charakteristische Symptome des Leidens — zumal ja psychogene Überlagerungen nichts
Außergewöhnliches sind — im Sinne einer Hysterie verkannt worden.

Zu den Momenten, die auf die Möglichkeit eines Abscesses hinweisen, gehört
in allererster Linie das Trauma und die Otitis.

Ganz einfach sind natürlich diejenigen traumatischen Fälle, in welchen
im Zusammenhang mit einer Schädelverletzung und in unmittelbarem zeitlichen Anschluß daran sich die Zeichen eines Hirnabscesses ausbilden, die traumatischen Frühabscesse.

Nicht ganz so leicht, aber auch noch einfach sind die traumatischen
Spätabscesse, wo entweder, ohne daß der knöcherne Schädel selbst überhaupt verletzt wurde, oder nachdem eine völlige Heilung, sei es prima, sei es
secunda intentione eingetreten ist, der Absceß manifest wird. Ist ein Schädeltrauma anamnestisch erhoben, oder ist Haut- oder Knochennarbe am Schädel
feststellbar, und treten nun, am häufigsten einige Wochen oder Monate nach
dem Trauma, allgemeine oder lokale Hirnsymptome auf, so wird man immer
sofort an einen Hirnabsceß zu denken haben.

Differentialdiagnostisch kommt in Fällen traumatischen Ursprungs gegenüber dem Absceß in erster Linie wohl das epidurale oder subdurale Hämatom
in Frage. Indessen schließt sich das Hämatom gewöhnlich wenigstens unmittelbar oder fast unmittelbar an den Unfall an, während der Spätabsceß eine längere
Latenz hat. Freilich können sich auch Abscesse im Verlauf weniger Tage nicht
nur entwickeln, sondern auch bereits zu schweren Erscheinungen und zum
Exitus führen. Auch die Unterscheidung von einer Meningitis kann in Betracht
kommen, besonders in den seltenen Fällen, wo zwischen Meningitis und Trauma
ein längeres freies Intervall liegt. Auf die generelle Unterscheidung der Meningitis
vom Absceß kommen wir bei den otitischen Erkrankungen sogleich zurück.

Ferner werden wir bei bestehender Otitis, insbesondere bei der chronischen
Form, sobald Hirnsymptome auftreten, immer sogleich mit der Möglichkeit
eines Abscesses rechnen müssen. Hier handelt es sich dann in den meisten Fällen
um die Differentialdiagnose: Absceß-Meningitis oder Absceß-Labyrinth-
eiterung. Die allgemeinen sicheren Symptome der Meningitis sind in einem
anderen Kapitel dargestellt. In zweifelhaften Fällen entscheidet die Lumbalpunktion, die bei Meningitis neben erhöhtem Druck eine durch Eiterkörperchen
bedingte Trübung ergibt, oder falls die Flüssigkeit noch klar erscheint, ein
zahlreiche Leukocyten enthaltendes Zentrifugat. Schwierig kann die Abgrenzung
gegen die Meningitis serosa sein, bei welcher Drucksteigerung und nicht selten
Lymphocytose vorhanden ist — ein Befund, der auch dem Absceß zugehören
kann.

Sind überhaupt keine Lokalsymptome da, so spricht das natürlich zunächst
für Meningitis. Indessen haben doch gerade die im Gefolge der Otitis eintretenden
Abscesse des rechten Schläfenlappens und häufig auch Kleinhirnabscesse nur
sehr geringe oder keine Lokalsymptome. Bei Abscessen des rechten Schläfenlappens ist besonders, wie Koerner betont, auf die schon beim Tumor des
Schläfenlappens behandelten Nachbarschaftssymptome von seiten des Oculomotorius, Ptosis, Pupillenverschiedenheit, zu achten.

Anderseits kommen bei seröser Meningitis, besonders wenn sie mit einer
nichteitrigen Encephalitis, auf deren Häufigkeit bei Otitis Oppenheim aufmerksam gemacht hat (vgl. das folgende Kapitel) verbunden ist, auch

Herderscheinungen vor, die wieder zur Annahme eines Abscesses verführen können, wo keiner besteht. Für den Einzelfall hier Vorschriften zu geben, ist nahezu unmöglich. Auch das Bestehen oder Nichtbestehen von Fieber bietet kein sehr großes Hilfsmittel. Bei seröser Meningitis fehlt es fast immer, aber, wie oben schon bemerkt, ja auch sehr häufig beim Absceß.

Sehr schwer kann auch die Differentialdiagnose zwischen der Labyrintheiterung und dem Hirnabsceß, hier speziell dem Kleinhirnabsceß, sein, weil durch eine lokale Meningitis, besonders eine leichte Encephalitis, hier die Symptome einer Kleinhirnerkrankung vorgetäuscht werden können und ja überhaupt eine sichere Feststellung des Ursprungs gewisser bei beiden Erkrankungen vorkommenden Symptome, wie insbesondere des Nystagmus, bisher noch nicht zu geben ist.

Bei den otitischen Abscessen kommt noch die Unterscheidung von der Sinusthrombose in Frage. Sie verläuft im Gegensatz zum Absceß meist mit hohem remittierenden Fieber, wiederholten Schüttelfrösten. Ausgesprochene Lokalsymptome sprechen etwas mehr für Absceß; die Unterscheidung ist aber nicht immer zu machen, um so weniger, als Absceß und Sinusthrombose gleichzeitig vorkommen können.

Besondere Schwierigkeiten macht die Beurteilung der endokraniellen Komplikationen der Otitis bei kleinen Kindern. Hier ist immer daran zu denken, daß allgemeine Konvulsionen und meningismusähnliche Zustände auch bei reiner akuter Otitis, besonders im Beginn einer solchen vorkommen können.

Als letztes Mittel der Feststellung eines etwaigen Abscesses kommt bei bestehender Otitis die Ohroperation und dann die Verfolgung der Wege des Eiters in Betracht, ein Mittel, das freilich auch nicht immer zum Ziele führt. Die NEISSER-POLLACKsche Hirnpunktion dürfte gerade in den Fällen möglicher otitischer Entstehung wenig in Frage kommen.

An die otogenen würden sich die rhinogenen Abscesse anschließen. Ihr Ort ist der Stirnlappen, und daher können sie fast ohne lokale Symptome verlaufen. Sie sind sehr selten. Meist handelt es sich differentialdiagnostisch hier um Fälle von Stirnkopfschmerz, die auf Hirnabsceß verdächtig erscheinen. Man wird sich bei der Ablehnung der Diagnose Hirnabsceß auf das Fehlen der Allgemeinsymptome — Erbrechen, Benommenheit — verlassen und immerhin sich auch darauf stützen müssen, daß das Fehlen eines jeden Lokalsymptoms doch auch bei Stirnlappenerkrankung selten ist. Man wird auf das genaueste nach Differenzen der Reflexe suchen müssen. Sind solche vorhanden (etwa Fehlen der Bauchdeckenreflexe auf einer Seite oder Babinski), so rückt natürlich die Möglichkeit des Abscesses näher. Kaum einen Wert haben gerade in diesen Fällen die lokale Schmerz-, Klopf- und Druckempfindlichkeit.

Die nicht von Trauma oder eitrigen Erkrankungen der Schädelknochen ausgehenden Abscesse sind noch schwerer zu diagnostizieren, ebenso schwer übrigens die traumatischen, bei denen wir die Anamnese oder die Spuren eines Traumas nicht haben. Es kommen diesen Fällen insbesondere aber den metastatischen gegenüber eigentlich alle anderen lokalen Hirnerkrankungen differentialdiagnostisch in Frage. Am nächsten steht dem Absceß der Tumor, da sie beide zu den gleichen Lokal- und Allgemeinerscheinungen führen können. In diesen Fällen ist die Entscheidung durch den augenblicklichen Befund oft gar nicht zu geben. Der Verlauf ist jedoch beim Absceß meist sehr viel schneller. Besonders heimtückisch sind jene Fälle von Absceß, wo nach einigen JACKSONschen Anfällen plötzlich der Tod eintritt. Das Fehlen von Allgemeinerscheinungen spricht eher für Absceß als für Tumor, besonders wenn eine der selteneren Möglichkeiten der Absceßentstehung anamnestisch feststeht, wie insbesondere Infektionskrankheiten und eitrige Prozesse im Brustraum. Gerade bei Bestehen von Bronchiektasen kann es sehr wohl gelingen, die Diagnose eines metastatischen Hirnabscesses richtig zu stellen. Bei der Anamnese einer Infektionskrankheit kann die Differentialdiagnose gegenüber der nichteitrigen Encephalitis unüberwindliche Schwierigkeiten machen.

Gegenüber Erweichungen dient der Befund der Arteriosklerose, gegenüber urämischen Cerebralsymptomen der Nierenbefund als diagnostischer Anhalt.

Ob und in welchen Fällen die Neisser-Pollaksche Hirnpunktion bei Absceßverdacht berechtigt ist, ist noch nicht ganz ausgemacht. Daß die Chirurgen im allgemeinen nicht geneigt sind, sie bei Absceß auszuführen, aus Furcht, die Meningen eventuell mit dem Eiter zu infizieren, erscheint nicht ganz berechtigt. Denn diese Gefahr besteht doch wohl auch bei der kunstgerechten breiten Eröffnung des Abscesses, und selbstverständlich darf die Punktion nur unter Verhältnissen ausgeführt werden, unter denen, im Falle Eiter gefunden wird, sofort die Operation angeschlossen werden kann. Im Falle des Absceßverdachtes wird die Neissersche Punktion daher nur auf der chirurgischen Abteilung eines Krankenhauses ausgeführt werden dürfen, und bei dringendem Verdacht auf Absceß wird man überhaupt keine Punktion machen, sondern sofort breit eröffnen. Es ist ferner wohl nicht richtig, wenn Neisser und Pollack auch das negative Ergebnis der Hirnpunktion als beweisend gegen das Vorhandensein einer lokalen Erkrankung ansehen. Denn es kommt vor, daß von einer über dem Absceß angelegten breiten Trepanationsöffnung verschiedentlich in die Tiefe punktiert wird, ohne daß Eiter herauskommt, weil die Nadel immer gerade an dem Absceß vorbeigleitet. Das ist natürlich bei der Neisserschen Punktion noch viel eher möglich. Die Neissersche Punktion wird aber gewiß von Nutzen sein in den Fällen, in denen eine Lokaldiagnose nicht mit genügender Sicherheit gestellt werden kann, besonders in solchen, in welchen sie zwischen zwei weit auseinanderliegenden Orten, wie, was ja nicht so selten ist, etwa zwischen Stirnhirn und Kleinhirn, schwankt, und sie dürfte ferner empfehlenswert sein in einer Reihe von Fällen, in denen die Diagnose zwischen Hämatom und Absceß schwankt.

Die Lokaldiagnose. Wir können uns bei der Lokaldiagnose des Hirnabscesses sehr kurz fassen, da hier nur sehr wenig zu sagen ist, was nicht in der allgemeinen Lokalisationslehre oder dem Kapitel über den Hirntumor schon gesagt wäre. Auch macht tatsächlich die Lokaldiagnose beim Absceß im allgemeinen viel weniger Schwierigkeiten als beim Tumor. Beim Absceß ist das bei weitem Schwierigere die Allgemeindiagnose „Hirnabsceß".

Der Hirnabsceß kann gelegentlich in jedem Teil des Gehirns vorkommen, und die Lokalsymptome sind im einzelnen genau die gleichen wie beim Tumor, insbesondere ist auch außer den eigentlich nervösen Reiz- und Anfallserscheinungen auf die Zeichen der lokalen Klopf- und Druckempfindlichkeit des Schädels hinzuweisen.

Handelt es sich um einen Absceß traumatischer Entstehung, so war schon oben bemerkt, daß der Absceß fast immer in unmittelbarer Nähe des Traumas sich bildet.

Bei den otitischen Abscessen handelt es sich — mit sehr wenigen Ausnahmen, wo die Abscesse z. B. im Stamm sitzen — nur um die Differentialdiagnose zwischen Schläfenlappen- und zwischen Kleinhirnabsceß. Deutliche, wenn auch leichte Symptome von Aphasie, wie Störungen der Wortfindung und Paraphasie sind sichere Zeichen für einen linksseitigen Schläfenlappenabsceß. Der rechtsseitige Schläfenlappenabsceß ist nur an den Nachbarschaftssymptomen, d. i. Oculomotoriusstörungen, Hemianopsie, leichte kontralaterale Parese, zu erkennen.

Die cerebellaren Abscesse haben keine anderen Zeichen als die cerebellaren Tumoren. Sitzen sie in den lateralen Teilen des Kleinhirns, so können sie ganz symptomlos verlaufen, bis der Durchbruch und durch ihn der plötzliche Exitus erfolgt.

Sowohl beim otogenen Schläfenlappen-, wie Kleinhirnabsceß wird man einen Zweifel an der Seite nur dann haben können, wenn es sich um doppelseitige Otitis handelt, da bei einseitiger der Absceß sich immer auf der Seite der Otitis findet.

Therapie.

Prophylaktisch wirken der Entstehung von Hirnabscessen entgegen einmal die sachgemäße Versorgung von Schädelwunden, und zweitens die radikale Behandlung der Ohreiterungen. Es dürfte kein Zweifel sein, daß durch die Fortschritte in diesen beiden Richtungen die Häufigkeit der Hirnabscesse eine wesentliche Minderung erfahren hat.

Ist ein Hirnabsceß vorhanden, so kann nur die Trepanation und die breite Eröffnung des Abscesses helfen. Das Technische der Operation wird in einem der letzten Kapitel dieses Buches von F. Krause besprochen. Ist der Verdacht auf Absceß dem kompetenten Beurteiler dringend, so muß der Entschluß zur Operation sofort gefaßt werden und dieselbe rücksichtslos durchgeführt werden. Insbesondere begnüge man sich nicht mit Punktionen in die Tiefe, sondern spalte breit die Hirnsubstanz. Die Nadel kann auch bei wiederholten Punktionen den Absceß verfehlen, und eine Verzögerung der Operation kann infolge des Durchbruchs des Abscesses den tödlichen Ausgang verursachen. Besonders zu bemerken ist, daß auch die metastatischen Hirnabscesse operativ angegriffen werden sollen, wenn sie nicht nachweislich multipel sind, und sie sind in einem großen Prozentsatz der Fälle nicht multipel. Nachweisliche Multiplizität ist allerdings eine Kontraindikation, fast die einzige. Keine Kontraindikation ist ein schlechter Allgemeinzustand der Kranken; denn es sind Fälle, in denen im Koma operiert wurde, völlig wieder genesen. Auch eine beginnende eitrige Meningitis wird heute nicht mehr überall als eine unbedingte Kontraindikation angesehen, indessen sind die Chancen, wenn die Lumbalpunktion deutlich getrübte Flüssigkeit nachweist, doch minimal.

Die Operation bietet zwar die einzige Möglichkeit, aber keineswegs die Sicherheit der Heilung, auch dann, wenn sie zu rechter Zeit ausgeführt ist, und Komplikationen, wie Meningitis, Sinusthrombose, Pyämie, nicht vorliegen. Der Grund des Mißerfolges kann, abgesehen von den Gefahren der Operation als solcher, sein, daß nur ein Teil des Abscesses entleert wurde, oder daß ein zweiter Absceß vorhanden ist, oder daß eine fortschreitende Erweichung in die Umgebung des Abscesses sich ausbreitet. Die Prozentzahl der durch Operation geheilten Hirnabscesse schwankt so außerordentlich in den Statistiken, auch hervorragender Operateure, zwischen etwa 25% und etwa 95%, daß hier wohl das Material, bzw. dessen Auswahl zur Operation, bestimmend gewesen sein muß. Besonders schlechte Chancen bieten der operativen Heilung allgemeiner Ansicht gemäß die Kleinhirnabscesse.

Encephalitis non purulenta.

Von

G. Stertz-Marburg.

Die hier zur Darstellung gelangenden Krankheiten umfassen die entzündlichen Prozesse des Gehirns mit folgenden Einschränkungen: einmal scheidet hier aus die im vorhergehenden Abschnitt dargestellte, zur eitrigen Einschmelzung des Gewebes führende Entzündung, der Hirnabsceß, sowie die Hirnbeteiligung der eitrigen Meningitis verschiedener Ätiologie, ferner die beiden Formen spezifischer Entzündung: die Tuberkulose und die Syphilis, endlich die in sich geschlossenen Krankheitsbilder der progressiven Paralyse und der multiplen Sklerose, welche sämtlich an anderer Stelle ihre Würdigung finden.

Auch dann umfaßt der Begriff der Encephalitis vom ätiologischen Standpunkt noch eine Vielheit von Krankheitsvorgängen, und es ist obendrein nicht zu verkennen, daß manches von dem, was gewöhnlich als „Encephalitis" (oder „Myelitis") bezeichnet wird, diese Bezeichnung nicht verdient, auch wenn man in Betracht zieht, daß man sich über eine scharfe Umgrenzung des Entzündungsbegriffes vorläufig nicht hat einigen können.

Als entzündlich können nur solche Gehirnprozesse gelten, welche die drei aus der allgemeinen Pathologie bekannten Merkmale: der Alteration, d. h. der durch den entzündlichen Reiz bedingten Gewebsschädigung, der Exsudation, d. h. der Auswanderung von Zellen aus dem Blut, die dann Gefäßinfiltrate bilden oder auch frei im Gewebe liegen, und der Proliferation, d. h. der Reaktion des Gewebes, an welche sich im Gehirn die Glia und das Bindegewebe des Gefäßapparates beteiligen, erkennen lassen. Man muß hinzufügen, daß auch diese Kennzeichen nur dann eine Entzündung beweisen, wenn aus dem Zusammenhang des Geschehens zu erkennen ist, daß sie Ausdruck einer primären bzw. selbständigen Affektion des Gehirns sind, denn die gleichen morphologischen Merkmale sehen wir auch als sekundäre Folge anderer Gewebsschädigungen, z. B. traumatischer, embolischer, thrombotischer Art auftreten. In solchen Fällen können wir von einer Entzündung im engeren Sinne nicht sprechen.

Daraus läßt sich entnehmen, daß klinisch-ätiologische neben pathologisch-histologischen Merkmalen zur Abgrenzung der Encephalitiden herangezogen werden müssen. Selbst dann müssen wir nach dem heutigen Stand unserer Kenntnisse noch manche Unsicherheit in der Beurteilung dieser Prozesse in Kauf nehmen, wie wir auch in dem Kapitel „cerebrale Kinderlähmung" noch sehen werden.

Schon hier sei aber auf eine Besonderheit des kindlichen Gehirns hingewiesen, die darin besteht, daß dort auftretende Entzündungsprozesse eine große Neigung zu diffuser Verbreitung und somit zur Hervorbringung schwererer Ausfallsymptome haben, als das wenigstens im allgemeinen bei den Encephalitiden der späteren Altersstufen der Fall ist. Dazu kommt die Erfahrung, daß die eigentlichen Encephalitiden, abgesehen von den „epidemischen", überhaupt das Kindesalter bevorzugen. Ein Teil der cerebralen Kinderlähmung muß jedenfalls auf eine entzündliche Pathogenese zurückgeführt werden, wenn wir auch den Anteil nicht mit irgendwelcher Sicherheit bestimmen können (s. u.).

Die Gehirnentzündungen sind vielfach durch das Auftreten zahlreicher kleiner und kleinster Blutungen gekennzeichnet (hämorrhagische Encephalitis), jedoch muß betont werden, daß die sog. „Hirnpurpura" das Vorhandensein massenhafter über das Gehirn verstreuter Hämorrhagien nicht der Ausdruck einer Entzündung im engeren Sinne, sondern lediglich die Folge einer diffusen Gefäßschädigung meist toxischer Natur ist (P. Schroeder). Der Unterschied zwischen eitriger und nichteitriger Entzündung hängt nicht immer mit der Ätiologie zusammen, wenn diese auch bedeutungsvoll ist, es kommt dabei wohl auch ein quantitatives Moment — die Virulenz des Entzündungserregers — wie ein zirkulatorisches: etwa das Auftreten von Thrombosen im Entzündungsgebiet in Betracht. Deshalb kann die nichteitrige Entzündung unter Umständen die anfängliche Verlaufsphase einer später abscedierenden sein, wir sehen ferner in der Umgebung von Abscessen nichteitrige Entzündungsvorgänge sich abspielen, und anderseits ausnahmsweise den Typhus zu metastatischen Hirnabscessen Veranlassung geben. Unterschiede zwischen den Encephalitiden verschiedener Ätiologie sind im übrigen nicht erkennbar, abgesehen von manchen Besonderheiten, welche die epidemische Encephalitis, das Fleckfieber, die Heine-Medinsche Form in histologischer und lokalisatorischer Beziehung haben. Gerade von den primären selbständigen Encephalitiden (epidemische Encephalitis, Heine-Medinsche Spielart) gilt, daß sie wohl niemals zur Gewebseinschmelzung führen. Der makroskopische Befund ist daher im Gegensatz zu den erstgenannten gering.

Man kann im einzelnen folgende Gruppen von Encephalitiden unterscheiden:

1. Die Encephalitis als besondere Lokalisation akuter Infektionskrankheiten:

Fast alle Infektionskrankheiten können in schweren Fällen zu Hirn-symptomen führen. Am häufigsten sieht man als Ausdruck einer toxischen Allgemeinschädigung des Organs psychische Störungen vom sog. exogenen Typus: Benommenheit, Delirien, amentiaartige Bilder auftreten, daneben aber gelegentlich Herdsymptome: Monoplegien, Hemiplegien, Aphasien, Hemi-anopsien, ferner corticale Zuckungen, Tremorformen, choreaartige Zustände u. a. m., sie alle zuweilen begleitet von meningitischen Reizerscheinungen. Die Natur dieser nicht selten auf multiple Herde hinweisenden Erscheinungen ist nicht immer klar; zuweilen sind sie abortiv, rasch vorübergehend und dann am ehesten auf toxische Hirnschädigungen zu beziehen, die auch fleckweise Degenerationsherde in der Rinde (SCHROEDER, WOHLWILL) erzeugen können; wo sie aber anhaltender und gröber sind, liegt es nahe, encephalitische Herde als ihre Grundlage anzunehmen, wenn auch differentialdiagnostisch an apo-plektische und embolische Herde gedacht werden muß.

Immerhin sind encephalitische Herde, sowie auch die entsprechenden Bakterien als Ursache cerebraler Herdsymptome vielfach nachgewiesen worden, zuerst von LEICHTENSTERN und von STRÜMPELL bei der Influenza, die überhaupt — wenigstens im Geleit einzelner ihrer Epidemien — eine gewisse Vorliebe für cerebrale Komplikationen zeigt. So sind bei der Epidemie 1889/1890 wieder-holt große hämorrhagische Entzündungsherde im Gehirn angetroffen worden.

Auch beim Typhus kommen Herdsymptome encephalitischer bzw. ence-phalo-myelitischer Natur vor, seltener wohl bei der Dysenterie bzw. beim Paratyphus. Beim Fleckfieber ist das Gehirn ziemlich regelmäßig von cha-rakteristischen, mit den kleinen Gefäßen zusammenhängenden kleinsten Ent-zündungsherden durchsetzt und deshalb treten bei dieser Krankheit neben psychischen auch organische Herdsymptome häufiger als anderwärts zutage: Zittererscheinungen, Trismus, leichte corticale Zuckungen, epileptische Anfälle, endlich Paralysis agitans- und choreaartige Bilder, die auf eine Beteiligung der Stammganglien hinweisen.

Seltener sind encephalitische Komplikationen bei Masern, Scharlach, Keuchhusten, Pneumonie, Malaria, Variola, Diphtherie beschrieben worden. Sie können sich im unmittelbaren Geleit der akuten Infektion, zu-weilen aber auch in deren späteren Verlauf einstellen und in beliebiger Weise — am häufigsten im Großhirn — lokalisieren.

Die Krankheitserscheinungen entwickeln sich in den schweren Fällen meist akut. Unter hohem Fieber treten gewöhnlich Kopfschmerzen, Benommenheit, Erbrechen, unter Umständen allgemeine Konvulsionen und meningitische Reiz-erscheinungen auf. Nicht selten kommt es zu Delirien oder anderen akut psy-chotischen Syndromen. Die Benommenheit kann in Koma übergehen und unter Schwund der Reflexe und Störungen der Herztätigkeit und Atmung kann der Exitus eintreten. Manche Fälle sind durch auffällige Schlafsucht gekennzeichnet. In weniger schweren Fällen hellt sich allmählich, zuweilen unter Schwankungen, das Bewußtsein auf und nun können die Herdsymptome fest-gestellt werden, welche die spezielle Lokalisation des Prozesses verraten, am häufigsten Hemi- oder Monoplegien. Die Ausbildung der Lähmungen kann unter Reizerscheinungen von der Form JACKSONscher Krampfanfälle vor sich gehen. Die Ansiedelung des Krankheitsprozesses in tieferen Hirngebieten: Pons, Medulla oblongata, Kleinhirn verrät sich durch die entsprechenden Syndrome: Ophthalmoplegie, akute Bulbärparalyse, cerebellare Ataxie usw.

Choreatische, myoklonische, Zitter- und Rigiditätszustände der akuten Krankheitsphase sind für das nicht seltene Mitbetroffensein der Stammganglien kennzeichnend, auch den postencephalitischen Lähmungen können die extrapyramidalen Syndrome sich zugesellen (s. Kinderlähmung).

Meningitische Reizerscheinungen sind häufig. Es entspricht ihnen unter Umständen Druckvermehrung und Lymphocytose der Spinalflüssigkeit. Neuritis optica wird zuweilen beobachtet.

Neben sehr akuten kommen subakute, schubweise Verlaufsformen vor, die schließlich doch noch den tödlichen Ausgang herbeiführen können.

Anderenteils sind neben den Defektheilungen auch völlige Heilungen nicht ausgeschlossen.

2. Heine-Medinsche Krankheit und epidemische Meningitis: v. Strümpell hatte bereits die Vermutung ausgesprochen, daß der akuten Encephalitis des Kindesalters diese (d. h. die erstere) Ätiologie entsprechen könnte. Später haben epidemiologische und anatomische Tatsachen diese Annahme für einen Teil der Fälle bestätigt (Medin, Wickman). Man darf also sagen, daß es eine Spielart der akuten Poliomyelitis gibt, bei welcher sich das Virus statt im Rückenmark im Gehirn ansiedelt. Das gleiche gilt von der epidemischen Cerebrospinalmeningitis, bei welcher unter Zurücktreten der eigentlichen meningitischen Lokalisation eine solche im Gehirn selbst gefunden wird.

Außer den hier angeführten und den sporadischen Fällen der noch zu beschreibenden epidemischen Encephalitis noch eine „idiopathische" Form der kindlichen Encephalitis anzunehmen, liegt kein bestimmter Anlaß vor.

Die Symptome dieser Encephalitisformen ähneln zwar denen der ersten Gruppe, sind jedoch meist nicht so foudroyant, das Bewußtsein ist nicht so stark getrübt, die Lähmungserscheinungen treten manchmal erst nach Ablauf der akuten Symptome deutlich hervor.

Hinsichtlich der speziellen Lokalisation innerhalb des Gehirns ergeben sich ähnliche Möglichkeiten wie für die erste Gruppe. Typische Hemiplegien werden selbst bei größeren Epidemien der Poliomyelitis nur vereinzelt beobachtet, erheblich häufiger kommt die Erkrankung des Hirnstammes, die bulbäre und pontine Form vor — (Polioencephalitis superior und inferior) — seltener wieder die cerebellare Lokalisation. Die Lähmung der Hirnnerven ist gewöhnlich einseitig. Als einziges Symptom kann eine isolierte Facialislähmung zur Beobachtung kommen (E. Müller).

Das Leben ist nur selten bedroht, wenn man die in der Form der Landryschen Paralyse aufsteigenden Lähmungen ausnimmt, sowie die seltenen Fälle doppelseitiger Bulbärlähmung, welche zu Schluckpneumonien Veranlassung geben können. Auch ziemlich schwere Lähmungen können sich wieder zurückbilden. (Siehe im übrigen die betreffenden Kapitel dieses Lehrbuchs.)

Encephalitis epidemica.

Treten die bisher beschriebenen Formen nichteitriger Encephalitis zahlenmäßig wenig hervor, so ist seit dem Winter 1916/1917 in Europa wie später in den übrigen Erdteilen eine ätiologisch offenbar einheitliche, wenn auch symptomatologisch variable Encephalitisart in epidemischer Häufung wie auch sporadisch aufgetreten, die, wenngleich in ihren akuten Äußerungen bis 1921 allmählich abflauend, in ihren Nachkrankheiten noch jetzt und wahrscheinlich für längere Zeit die Zusammensetzung des neurologischen Krankenmaterials stark beeinflussen dürfte. Die epidemische Encephalitis (Encephalitis lethargica v. Economos) mag zwar zu ähnlichen Epidemien früherer Zeit in Beziehung stehen, so der Nona in Italien (1900) und der Tübinger Schlafkrankheit (1712), man wird auch rückschauend manche unklar gebliebenen Erkrankungen als sporadische Fälle des gleichen Leidens ansehen dürfen, im ganzen können wir aber sagen, daß uns hier neuartige Krankheitsbilder entgegengetreten sind, deren

Verständnis durch die in lebhafter Entwicklung befindliche Lehre vom extrapyramidalen System ermöglicht wurde, während die letztere ihrerseits durch die Encephalitis epidemica wesentlich gefördert worden ist.

Ätiologie: Gewisse zeitliche Beziehungen der Encephalitis epidemica mit den großen Influenzapandemien könnten zunächst den Gedanken an einem identischen Infektionsträger nahelegen ("Gehirngrippe"), es zeigte sich aber bald, daß die Beziehungen beider Krankheiten nicht so innig sind, der Influenzabacillus bei der Encephalitis epidemica nicht zu finden, die letztere auch symptomatologisch wie pathologisch-anatomisch von den cerebralen Komplikationen der Influenza verschieden ist, so daß sie als Krankheit eigener Art aufgefaßt werden muß.

Das letzte Wort über ihren Erreger ist wohl noch nicht gesprochen. Der von v. Economo und Wiesner aus einem experimentell infizierten Affen gezüchtete Diplostreptokokkus vermochte der Kritik nicht standzuhalten. Von größerer Beweiskraft erscheint die Entdeckung einer inneren Beziehung zwischen dem ultravisiblen Virus des Herpes corneae und der Encephalitis epidemica (Dörr und Schnabel), einer Entdeckung, die Harvier, Levaditi und Nicolau noch dahin erweiterten, daß das gleiche Virus gelegentlich im Speichel Gesunder, ferner beim Herpes labialis vorkomme, daß somit die Form der Erkrankung durch Virulenzgrade eines und desselben Erregers bestimmt werde. Allerdings wird die eigentliche Pathogenese, die besondere Lokalisation des Prozesses dadurch nicht aufgeklärt, es läßt sich vorläufig nur sagen, daß zu den aktivierenden Momenten sicherlich eine vorangegangene Influenza gehören kann.

Besonders merkwürdig ist die Erfahrung, daß die einzelnen Encephalitisepidemien örtlich und in aufeinanderfolgenden Jahren große Verschiedenheiten zeigten, während sich innerhalb der Teilepidemien gleichartige Fälle häuften. Hierin ist ein seinem Wesen nach ebenfalls dunkler Wechsel in der Affinität des Erregers zu bestimmten Hirnregionen zu sehen.

Encephalitisepidemien sind in allen Jahreszeiten beobachtet worden, die meisten jedoch im Winter und im Frühjahr. Unterschiede des Alters und Geschlechtes dürften keine wesentliche Rolle spielen.

Symptomatologie: Der Beginn der Erkrankung ist in den meisten Fällen durch Allgemeinerscheinungen einer Infektion gekennzeichnet, unter denen von vornherein solche cerebraler Natur wie Nackenschmerzen, Schwindel, Brechneigung vorherrschen, ferner Mattigkeit, häufig auch Rückenschmerzen und Gliederreißen. Fieber ist nicht regelmäßig vorhanden, nur selten hoch und ohne charakteristische Kurve. Sichere Beziehungen zwischen Höhe des initialen Fiebers und Schwere des klinischen Verlaufs bestehen nicht. Gelegentlich sind die Prodrome, wie überhaupt die akuten Symptome so geringfügig, daß sie übersehen werden können und dann die chronischen Folgezustände scheinbar unvermittelt in Erscheinung treten. In den akuten und schweren Fällen beherrschen oft psychische Störungen das Bild, als Ausdruck des toxischen Bestandteils des Gesamtkrankheitsbildes, der sich gelegentlich von den Symptomen herdförmiger Entzündung unterscheiden läßt. Sie entsprechen im allgemeinen den auch sonst zu beobachtenden Folgen schwerer Infektionen und Intoxikationen. Es handelt sich um Benommenheit (mit und ohne die noch zu erwähnende Schlafsucht), Delirien, die manchmal große Ähnlichkeit mit dem Delirium tremens haben, zum Teil in moussitierender Form die schweren Benommenheitszustände begleiten. Bemerkenswert ist oft ein rascher Wechsel von delirantem Verhalten und Klarheit des Sensoriums. Ferner kommen Amentia-Bilder verschiedener Färbung, heitere Erregungen bis zur ausgesprochener Manie und katatonische Zustände zur Beobachtung, oft lediglich eine apathische Stumpfheit. Wir beobachten Psychosen als akute Begleiterscheinung des Krankheitsbeginns, aber auch als chronische des protrahierten Verlaufs. In der großen Mehrzahl der Fälle beherrschen auf die Dauer die Herdsymptome das Bild, selten ist das Verhältnis umgekehrt, auch schwankt die Beteiligung der Psychose zwischen den schwersten und leichtesten Graden. Gelegentlich werden auch epileptische Anfälle beobachtet.

Unter den Lokalsymptomen möchte ich nicht sowohl wegen ihrer absoluten Häufigkeit als aus historischen Gründen die Schlafsucht an die Spitze stellen (E. „lethargica"). Ohne Zweifel beruht sie auf einer Funktionsstörung in den grauen Massen des Mittelhirns und hat mit Benommenheit nichts zu tun. Sie hat Ähnlichkeit mit dem normalen Schlaf, die Kranken sind relativ leicht zu erwecken, rasch orientiert, schlafen aber über jeder Verrichtung und Unterhaltung alsbald wieder ein. Sie kann sich so über Wochen erstrecken, dann aber von dem entgegengesetzten Phänomen einer hartnäckigen Schlaflosigkeit abgelöst werden (s. Folgezustände).

Die Augensymptome, die in der Hauptsache auf eine Erkrankung der Augenmuskelkerne zu beziehen sind, spielen hinsichtlich ihrer Häufigkeit und Schwere bei den Epidemien eine verschiedene Rolle. Zwischen vorübergehendem Auftreten einzelner Augenmuskellähmungen mit Doppeltsehen und dem ausgesprochenen Bild der Wernickeschen Polioencephalitis haemorrhagica superior finden sich alle Übergänge: Ptosis, Nystagmus, Blickparese, Doppeltsehen wird häufig beobachtet, etwas seltener Pupillenstörungen. Die Augensymptome konnten als einziges Lokalsymptom angetroffen werden oder als Teilerscheinung einer reichhaltigen Symptomatologie, häufig hatten sie einen nur flüchtigen Charakter, während sie zuweilen bis zum Tode bestehen blieben, oder auch, wie die reflektorische Pupillenstarre, ein Restsymptom bildeten. Als sehr selten können Erkrankungen des Opticus: Neuritis, Stauungspapille und Atrophie bezeichnet werden.

Die Erkrankung bulbärer Kerne steht gelegentlich so im Vordergrund, daß man eine besondere bulbär-myelitische Gruppe der Encephalitis herausheben könnte (Nonne). Aber ungleich häufiger sind einzelne Kerne betroffen, ein- oder seltener doppelseitig, am häufigsten der Facialis, besonders in seinem Mundast, zuweilen besteht eine Schwäche des Kau- und Schluckaktes, die Zunge wird kraftlos unter grobem Zittern bewegt. Unter den auf verschiedener Grundlage erwachsenden Sprachstörungen verdient auch eine solche bulbärer Art erwähnt zu werden. Die Herzfunktion ist zuweilen im Sinne einer Verlangsamung, oft in dem einer Beschleunigung gestört, auch Störungen der Atmung werden beobachtet, sei es in Form eines plötzlichen Aussetzens oder des Cheyne-Stokesschen Typus.

Zu den hervorstechendsten und häufigsten Symptomen der epidemischen Encephalitis gehören die als Herdläsion der Stammganglien und ihrer Verbindungen aufzufassenden extrapyramidalen Bewegungsstörungen, deren Mannigfaltigkeit am besten den drei Gruppen des akinetisch-hypertonischen, des spastisch-athetotischen und des choreatisch-myoklonischen Syndroms unterordnen läßt (s. auch den allgemeinen Teil).

1. Um mit den letzteren zu beginnen, so beobachtet man sowohl in Einzelfällen, wie in kleinen Teilepidemien (München 1920), Zustände ausgesprochener Chorea.

Die Unterscheidung von der Chorea minor ist aus der Bewegungsstörung selbst vielfach nicht möglich, zuweilen fällt allerdings eine größere Annäherung der Spontanbewegungen an Willkürbewegungen auf. Viele Bewegungen dieser Art tragen das Gepräge übertriebener grotesker Zweckbewegungen. Die besondere Beteiligung der Rumpfmuskulatur kann das Bild jaktatorischer Unruhe hervorbringen.

Fast noch häufiger als die choreatischen, ganze Muskelgruppen betreffenden Spontanbewegungen sind blitzartige Zuckungen einzelner Muskeln, die sog. Myoklonie. Ein Vorzugsort ihres Auftretens ist die Bauchmuskulatur, nächstdem sind die Extremitäten, die Halsmuskeln, das Gesicht befallen. Bald zucken die gleichen Muskeln in kurzen Zwischenräumen (20—40—60 mal pro Minute), so daß eine gewisse Rhythmik entsteht, bald dehnt sich der Aktionskreis auf größere Körpergebiete aus. Beteiligt ist oft das Zwerchfell, wodurch die Atmung wie die Sprach- und Stimmbildung (hastige, abgesetzte Sprechweise, Nachlassen der Stimmstärke) in Mitleidenschaft gezogen werden. Auch Singultusartige Phänomene treten unter Umständen in Erscheinung. Zuweilen haben die Einzelzuckungen das Gepräge einer mehr tonischen Welle. Ein ursprünglich choreatischer, dann myoklonischer Fall meiner Beobachtung bot schließlich ein der Athetosis duplex ähnliches Bild, auch eine Annäherung an den Torsionsspasmus kann auf diese Weise zustande kommen.

Gerade die Übergänge beweisen die Wesensverwandtschaft und die lokalisatorische Übereinstimmung aller dieser extrapyramidalen Bewegungsformen (Abb. 1).

2. Akinetisch-hypertonische (amyostatische) Krankheitsbilder: Ihr Vorkommen hat schon v. Economo beobachtet und als eine striäre Lokalisation des Krankheitsprozesses gedeutet. In allen Epidemien der nächsten Jahre konnten die Befunde bestätigt werden. Eine weit größere Bedeutung haben sie aber als chronische Nachkrankheit der Encephalitis epidemica erlangt (s. u.). Die Grundlage des sehr charakteristischen Krankheitszustandes bildet eine Rigidität der Körpermuskulatur, die in mehr oder minder weitgehender Analogie zur Paralysis agitans das Maskengesicht, die Starre der gesamten Körperhaltung, den wächsernen Widerstand der Muskeln bei passiven Bewegungen hervorbringt. Grad und Verteilung der Starre können dabei sehr verschieden sein, wodurch vorzugsweise, aber nicht ausschließlich die Funktionsstörungen des Bewegungsapparates bestimmt werden. Eine Prädilektionsgegend ist die Nackenmuskulatur.

Die Langsamkeit und Schwerfälligkeit der Rumpf- und Extremitätenbewegungen kann, ohne daß irgendwo eigentliche Lähmungen vorliegen, in den schwersten Fällen die völlige Hilflosigkeit des Kranken bedingen. Die schwere Funktions

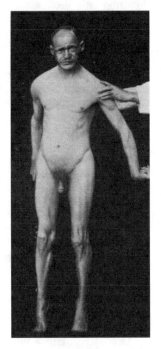

Abb. 1. Spastisch - athetotischer Folgezustand einer Encephalitis.
(Marburger Klinik.)

behinderung und allgemeine Bewegungsarmut steht zuweilen mit dem geringen Grade nachweisbarer Rigidität in Widerspruch, woraus sich auf die Mitwirkung selbständiger Innervationsstörungen schließen läßt. Es sind vor allem die feineren Bewegungsfolgen erschwert, was gegebenenfalls auch zur Störung der Sprache, des Kau- und Schluckapparates führt, und sich bei der Funktionsprüfung als Adadiochokinese zu erkennen gibt (s. auch die Paralysis agitans, Wilsonsche Krankheit und Pseudosklerose). Fixierte Contracturen entwickeln sich nur in den schweren Fällen (Spitzfuß, Schiefhals u. dgl.).

Die Veränderung kann sich auf einzelne Muskelgebiete, auf eine Körperhälfte beschränken. Zuweilen ist sie mit Zittererscheinungen verbunden, die wiederum der Paralysis agitans ähneln.

Die oft vorhandenen Schmerzen sind wohl nicht alle gleicher Genese, sie mögen zum Teil, wie angenommen wird, peripher-neuritisch oder radikulären

Ursprungs sein, für gewisse, eigentümliche, außerordentlich hartnäckige und lästige, das Bild oft ganz beherrschende Schmerzen aber ist wohl ein zentraler Ursprung — mit einiger Wahrscheinlichkeit im Thalamus — anzunehmen. Es handelt sich um ganz circumscripte, bald hier bald dort auftretende, oder auch auf gewisse Stellen besonders der Extremitäten beschränkte Schmerzen, gewöhnlich von intermittierendem, selten von mehr dauerndem Charakter, denen irgend ein peripherer Befund, ein Druckschmerz, eine Sensibilitätsstörung nicht entspricht.

Sekretorische Störungen in Gestalt einer vermehrten Talgdrüsenabsonderung (Salbengesicht) und eines Speichelflusses, der besonders in Verbindung mit dem mangelhaften Schluckakt sehr lästig wird, finden sich vor allem im Geleit des PARKINSON-Syndroms. Bei der Chorea ist eher das Gegenteil der Fall. Die Haut wird dabei trocken, spröde, die Schleimhäute der Lippen und Zunge rissig. Die Speichelsekretion versiegt, die Stimme wird rauh und aphonisch.

Trophische Störungen beziehen sich auf Decubitalgeschwüre der Haut, eine oft starke Neigung zu phlegmonöser Entzündung und einen nicht selten auffallenden Muskelschwund ohne Lähmung und Entartungsreaktion.

Symptome sicher spinalen Ursprungs werden nicht gerade häufig angetroffen, jedoch durch den gelegentlichen Befund spinaler Entzündungsherde bei der histologischen Untersuchung erhärtet. Es kommt dabei zu Extremitätenparesen mit bemerkenswertem Muskelschwund, nicht aber zu kompletten Lähmungen mit elektrischer Entartungsreaktion. Auch Reflexsteigerungen und das BABINSKIsche Zeichen kommen gelegentlich vor, relativ selten auch der Schwund der Sehnenphänomene. Das Hinzutreten ataktischer Störungen vervollständigt dann zuweilen das tabische Bild. Blasenstörungen, vor allem in Form der Harnverhaltung, werden nicht selten angetroffen, ohne daß ihre Lokalisation sicher wäre.

Sehr selten sind ausgesprochene cerebellare Syndrome (BOSTROEM) beobachtet worden, in einem meiner Fälle verband sich statische Ataxie mit einer intermittierend auftretenden Chorea. Die Miterkrankung der peripheren Nerven führt selten zu gröberen Ausfällen, doch gehören hierher wohl einzelne Fälle kombinierter Plexuslähmung, an denen sich mit Vorliebe der M. serratus ant. maj. beteiligt.

Der Symptomenkomplex der Meningitis tritt in ausgeprägter Form sehr selten auf, häufiger in Gestalt leichter Reizerscheinungen: Kopfschmerzen, Schwindel, Erbrechen; dazu finden sich oft, allerdings ohne Beziehung zu irgendwelchen anderen meningitischen Erscheinungen, Liquorveränderungen in Gestalt einer mehr oder minder erheblichen Lymphocytose, leichter Eiweißvermehrung und Drucksteigerung. Selten wurde das Auftreten von Leukocyten beobachtet. Es muß aber darauf hingewiesen werden, daß auch in schweren Krankheitsfällen der Liquor frei gefunden werden kann.

Die genannten Symptome und Symptomenkomplexe treffen wir bei der Encephalitis epidemica in verschiedener Zusammensetzung an. Immerhin können wir gewisse Typen unterscheiden, die, wie erwähnt, nicht selten die Eigenart endemischer Häufung besitzen und dann von dem dominierenden Symptom ihre Benennung empfangen haben (lethargischer, bulbärmyelitischer, choreatischer, myoklonischer, amyostatischer usw. Typus.

Verlauf und Ausgang. Wie die klinischen Bilder, so kann sich auch der Verlauf der Krankheit sehr verschieden gestalten. Es gibt zweifellos abortive Fälle, die ohne den Zusammenhang mit einer bestehenden Epidemie gar nicht zu erkennen wären und dann wieder Fälle schwersten Verlaufs, die im Laufe von Tagen oder wenigen Wochen zum Tode führen. Der letztere Ausgang ist vor allem bei den Fällen heftiger motorischer (hyperkinetischer wie psychischer) Erregung zu befürchten, aber auch bei Fällen, welche die lebenswichtigen Zentren des Herzens und der Atmung in Mitleidenschaft ziehen. Die Mortalität derartiger Fälle kann bis zu 25% betragen, durchschnittlich dürfte sie über 15% nicht hinausgehen (STERN).

Eine Besonderheit des Verlaufs ist zuweilen durch aufeinanderfolgende Schübe, die durch Zeiten mehr oder minder leidlichen Wohlbefindens voneinander getrennt sein können, gegeben. Es kommt vor, daß die freien Intervalle selbst ungefähr 1 Jahr betragen. Ich beobachtete einen Fall, der in 3 aufeinanderfolgenden Jahren je einen mehrwöchigen Krankheitsschub darbot und erst nach dem letzten einem chronischen, amyostatischen Siechtum anheimfiel. Die Prognose wird ferner getrübt durch Zurückbleiben gewisser Restsymptome, welche die Leistungsfähigkeit des Betroffenen nicht unerheblich und offenbar für lange Zeit herabsetzen können. Unter ihnen finden sich neurasthenische Beschwerden: Kopfschmerzen, Mattigkeit, Arbeitsunlust, ferner Residuen der Lokalsymptome des akuten Stadiums: choreatisch-myoklonische Bewegungen, Singultus, leichte Hirnnervenlähmungen, neuralgiforme Schmerzen (Abb. 2).

Störungen des Schlafes, dauernde Neigung zur Müdigkeit und zum Einschlafen können lange Zeit zurückbleiben, auf das lethargische Stadium folgt aber auch oft, wie bemerkt, eine hartnäckige Schlaflosigkeit. Das gilt besonders von Kindern, bei denen eine äußerst quälende und kaum zu beeinflussende Störung des Nachtschlafes, verbunden mit einer eigenartigen motorischen Unruhe, schon während der akuten Phase entsteht und, wenn auch in milderer Form, sich über Jahre erstrecken kann.

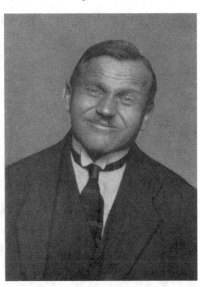

Abb. 2. Ticartiger Folgezustand der Encephalitis. (Nach F. STERN.)

Bei Kindern und Jugendlichen werden auch häufiger als bei Erwachsenen Wesensveränderungen im Sinne mehr oder minder schwerer psychopathischer Minderwertigkeiten beobachtet: Unstetheit, Hemmungslosigkeit des Trieblebens, Mangel an Verantwortungs- und Schamgefühl, Einbuße an Interesse und nützlicher Initiative, ohne daß sich vorläufig die weitere Entwicklung dieser Defektbildungen absehen ließe. Hingegen gelangen ausgesprochene Schwachsinnszustände bei dieser Form der Encephalitis wohl kaum zur Beobachtung.

Am verhängnisvollsten sind aber wohl gewisse progrediente Folgeerscheinungen der Encephalitis, welche Krankheitszustände von der Art des chronischen Parkinsonismus hervorbringen. Nur in einer Minderzahl der Fälle ist er das unmittelbare Residuum einer akuten Erkrankung, sehr häufig berichtet die Anamnese über frühere, Jahr und Tag zurückliegende, oft relativ leichte, selbst unbeachtet gebliebene Erkrankungen, denen dann eine Zeit relativen Wohlbefindens folgte, bis sich allmählich der oben beschriebene amyostatische Zustand herausstellte. Auf sehr verschiedener Höhe der Entwicklung wird das Krankheitsbild stationär, das auch zum Tode führen kann, die schwersten Grade der Hilflosigkeit können erreicht werden, aber schon die

leichteren Fälle, die nur eine genaue Kenntnis entlarvt, bedingen meist eine
erhebliche Invalidität, zum Teil durch die motorische Unbeholfenheit, zum Teil
durch die begleitenden psychischen Veränderungen in Gestalt eines eigenartigen Ausfalls an Regsamkeit und Initiative, der sich unter Umständen bis
zu schwerer stuporartigen Hemmung steigern kann (Abb. 3).

Viel seltener als die symptomatisch der Paralysis agitans sine agitatione
ähnlichen Fälle sind solche ein- oder doppelseitigen Schütteltremors, bei
denen wiederum die Rigidität mehr in den Hintergrund tritt.

Differentialdiagnose. Während der eigentlichen Epidemien macht die
Erkennung auch außergewöhnlicher Fälle meist keine Schwierigkeiten; die
sporadischen sind besonders im Anfang vielfach verkannt worden. Die akuten
Phasen] geben zur Verwechslung mit akuten Psychosen, ferner mit Chorea

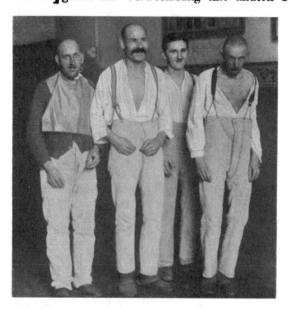

Abb. 3.   Chronischer Parkinsonismus bei Encephalitis
          epidemica. (Nach F. Stern.)

minor, mit akuten Schüben
multipler Sklerose, mit bulbärer Lokalisation der Poliomyelitis Veranlassung. Für
die chronischen Stadien ist
vor allem die große Ähnlichkeit der amyostatischen Bilder
mit denen anderer Ätiologie:
der Wilson - Gruppe, der
Paralysis agitans, von Bedeutung: die isolierten tic-
artigen und anderen spon-
tanen Bewegungen werden
oft für hysterisch gehalten.
Vor der Fehldiagnose im Sinne
endogener Psychosen, aber
auch der Chorea minor schützt
eine genaue neurologische
Untersuchung, die doch vielfach Bulbärsymptome, Ny-
stagmus u. dgl. aufdeckt,
ferner die Lumbalpunktion,
die recht oft den Befund der
Lymphocytose ergibt. Bezüglich der chronischen Folge-
zustände ist vor allem die sorgfältige Anamnese, das Aufdecken auch leichtester
akuter Krankheitsphasen von Bedeutung, die für eine Encephalitis epidemica
in Anspruch genommen werden könnten.

Die Amyostatiker werden zuweilen wegen ihrer scheinbaren Stumpfheit
und tatsächlichen Initiativelosigkeit in Verbindung mit ihrer starren Haltung
für Katatoniker gehalten. Die psychiatrische Untersuchung deckt jedoch leicht
das Fehlen aller eigentlich schizophrenen Symptome auf.

Pathologische Anatomie. Die makroskopischen Veränderungen sind
gewöhnlich sehr gering, mikroskopisch finden sich degenerative und entzündliche Veränderungen nicht eitrigen Charakters, die vor allem das Zwischen-
und Mittelhirn, auch die caudal sich anschließenden Teile betreffen, jedoch die
Rinde keineswegs verschonen. Die degenerativen Erscheinungen bestehen
meist in tigrolytischen Vorgängen an den Ganglienzellen, Entartung der Fibrillen
und progressiver Gliawucherung bei außerordentlich lebhaften Abbauvorgängen.
Als Ausdruck der eigentlichen Entzündung findet man perivasculäre Infiltrate
von Plasmazellen und Lymphocyten, sowie auch kleine Lymphocytenherde

im Parenchym. Die Meningen weisen ebenfalls nicht selten Infiltrationen auf. Seltener finden sich analoge Veränderungen auch im Rückenmark. Bei den chronischen Folgezuständen des Parkinsonismus sind zwar gelegentlich neben den Residuen früherer Entzündung auch frische Herde angetroffen worden, häufiger aber eine die Ganglienzellen der Substantia nigra betreffende schwere chronische Degeneration (GOLDSTEIN, SPATZ, CREUTZFELDT).

Therapie: Ein spezifisches Mittel kennen wir vorläufig nicht. Die Wirkung des Rekonvaleszentenserums ist nicht einigermaßen sicher, doch ist es in den akuten Stadien zu versuchen (20—50 ccm intramuskulär), ferner werden Kollargol, PREGLsche Jodlösung, innerlich Urotropin empfohlen. Im übrigen kommt nur eine symptomatische Therapie in Betracht und das gilt auch für die hartnäckigen Folgezustände.

Relativ gut beeinflußbar sind die amyostatischen Zustände durch Hyoscin, dessen wirksame Dosis (3 mal täglich 6—12 Tropfen einer $1^0/_{00}$ Lösung) auszuprobieren ist.

Polioencephalitis haemorrhagica superior (WERNICKE).

Das zuerst von WERNICKE beschriebene Krankheitsbild kommt hauptsächlich bei schweren chronischen Trinkern, oft in Verbindung mit dem Delirium tremens vor. Der Name ist nicht ganz treffend, indem es sich nicht um eine eigentliche Entzündung, sondern um kleine, mit den Gefäßen zusammenhängende Nekrosen und Blutungen in der grauen Kerngegend um den Aquaeductus Sylvii handelt, verbunden mit einer entsprechenden Gliareaktion (SCHROEDER).

Das Leiden ist beim Delirium tremens auch anatomisch nicht selten Teilerscheinung verbreiteter degenerativer Prozesse im Zentralnervensystem (BONHOEFFER). Die Gegend des Graus um den 3. Ventrikel und den Aquaeductus Sylvii bildet übrigens auch bei anderen toxischen bzw. infektiösen Prozessen eine Prädilektionsstelle für das Auftreten von Hämorrhagien, z. B. bei den Fleisch- und Wurstvergiftungen.

Die Symptomatologie wird neben den Erscheinungen der Grundkrankheit bestimmt durch die Schädigung der von den Blutungen betroffenen Nervenkerngebiete. Die Augenmuskelstörung besteht oft in einer assoziierten Blicklähmung, doch kommen auch andere ein- und doppelseitige Augenmuskellähmungen vor. Wenn der Prozeß auch auf die unteren Kerne übergreift (Polioencephalitis haemorrhagica inferior), so kommen Bulbärerscheinungen, artikulatorische Sprachstörungen u. dgl. hinzu. Das Leiden ist meist ein Signum mali ominis. Zunehmende Bewußtseinstrübung, Fieber, große Schwäche, cerebellare Ataxie, epileptische Anfälle — auch polyneuritische Symptome — treten hinzu, und im Verlauf einiger Tage oder Wochen tritt der Exitus ein.

Besserungen des schweren Gesamtzustandes kommen vor, die Lähmungen bilden sich dann teilweise oder ganz zurück, jedoch ist besonders in den Fällen von schwerem Alkoholismus der Ausgang in den KORSAKOWschen Defekt mit Wahrscheinlichkeit zu erwarten.

Cerebrale Kinderlähmung.

Von

G. STERTZ-Marburg.

Weder hinsichtlich des klinischen Symptomenkomplexes noch der Ätiologie und Anatomie handelt es sich bei der cerebralen Kinderlähmung um eine in sich geschlossene Krankheitsform, vielmehr bildet sie den Ausdruck sehr verschiedenartiger Schädigungen, die das kindliche Gehirn vor, bei oder in den ersten Jahren nach der Geburt betroffen haben. So wünschenswert es wäre, wenn man diesen Sammelbegriff ganz fallen lassen und an seine Stelle eine Anzahl ätiologisch, symptomatologisch wie anatomisch gut abgrenzbarer Krankheiten setzen könnte, unsere Kenntnisse sind dafür vorläufig nicht sicher genug begründet. Nicht nur, daß in differentialdiagnostischer Hinsicht keine genügenden Merkmale für die Unterscheidung der einzelnen Gruppen zur Verfügung stehen, selbst pathologisch-anatomisch kann man dem oft vor langer Zeit abgelaufenen Prozeß nicht mehr seine Entstehungsart ansehen und in Fällen, die im frischen Stadium ad exitum kommen, läßt sich wiederum der später zu erwartende klinische Folgezustand nicht sicher voraussehen. Vollends die Ätiologie sehr vieler hierher gehöriger Krankheitsprozesse ist uns vollkommen verschlossen.

Einige von ihnen wurden bereits herausgehoben und an anderer Stelle beschrieben, so die Gruppe des angeborenen — anamnestisch meist mit Frühgeburt verbundenen Spasmus mobilis, eines Teiles der Fälle Littlesscher Starre und der bilateralen idiopathischen Athetose.

Relativ einfach zu beurteilen sind auch die Folgezustände der im vorigen Kapitel erwähnten nicht eitrigen Encephalitis, die ebenso wie bei Erwachsenen sich auch beim Kinde entwickeln, hier allerdings durch die besonderen Verhältnisse des in der Entwicklung begriffenen Gehirns ihr Gepräge erhalten können. Es kommen dabei die Encephalitiden nach den akuten Infektionskrankheiten: Scharlach, Masern, Keuchhusten, Typhus usw. in Betracht. Zu berücksichtigen ist nur, daß die dabei auftretenden Lähmungssymptome nicht immer die Folge metastatischer Entzündungen sind, sondern ebenso oft von Blutungen und Erweichungen apoplektischen, embolischen oder thrombotischen Ursprungs, ohne daß die — übrigens praktisch bedeutungslose — Unterscheidung sich nachher treffen ließe. Ein kurzer Hinweis mag auch für die Folgezustände jener encephalitischen Prozesse genügen, die als Komplikationen verschiedener Meningitisformen von den Hirnhäuten ihren Ausgang nehmen. Die Folgezustände der Encephalitis epidemica des Kindesalters (s. d.) tragen im allgemeinen nicht den Charakter der „Kinderlähmung". Das motorische Hauptsystem, die Pyramidenbahn, wird an sich sehr selten von diesem Krankheitsprozeß in Mitleidenschaft gezogen, aber auch die schweren amyostatischen Zustände sind uns in diesem Alter sehr selten begegnet. Im übrigen ist die eigentlich entzündliche Grundlage vieler im frühen Kindesalter und schon embryonal sich abspielender Gehirnprozesse, welche als Quelle von Kinderlähmungen in Betracht kommen, sicherlich überschätzt worden, wenn auch ihr Vorkommen nicht geleugnet werden soll. Das gleiche gilt wohl von der kongenitalen Syphilis, obgleich nach den Untersuchungen Rankes an syphilitischen Föten das Nervensystem oft spezifisch erkrankt und von Spirochäten durchsetzt gefunden wird. Die Bewertung dieses Faktors für die cerebrale Kinderlähmung schwankt zwischen 100 (Fournier) und wenigen Prozenten, wobei die letztere Einschätzung wohl eher das Richtige trifft (Nonne). Es kann sich dabei um echte syphilitische Entzündungsprozesse, um die Heubnersche Endarteritis, aber auch um unspezifische Erweichungen handeln, und endlich kommen Hemmungsmißbildungen durch die blastophthorische Wirkung der elterlichen Syphilis auf die Keimzellen in Frage. Die luetische Verursachung von Kinderlähmungen kann neben dem positiven Ausfall der Blut- und Liquorreaktionen u. a. an spezifischen Begleitsymptomen: der Pupillenstarre, der Opticusatrophie erkannt werden, ebenso können die „Stigmata" der kongenitalen Lues bei verdächtiger Vorgeschichte als Wegweiser dienen.

Eine seltene Entzündungsform des kindlichen Gehirns wird durch die sog. diffuse Sklerose, besser Encephalitis periaxialis diffusa (Schilder), dargestellt. Es handelt sich dabei um eine chronische zur Sklerose neigende

Entzündung der weißen Marksubstanz, in deren Bereich die Markscheiden zugrunde gehen, während die Achsencylinder mindestens teilweise erhalten bleiben. Das Zentrum der großen gelegentlich das ganze Marklager umfassenden Krankheitsherde hat gewöhnlich den Charakter der gliösen Narbe, während an der Peripherie die Zeichen der Entzündung und des Abbaues erkennbar sind. Die histologische Struktur, die scharfe Begrenzung weist auf eine Verwandtschaft mit der multiplen Sklerose hin, die auch durch das gleichzeitige Vorkommen kleiner Herde — auch im Opticus — nahegelegt wird. Die Ursache ist völlig unklar. Die klinischen Symptome bestehen in spastischen Lähmungen, epileptischen Anfällen, Papillitis des Sehnerven neben psychischen Veränderungen im Sinne dementer, apathischer Euphorie mit läppischen Zügen. Es leuchtet ein, daß die Abgrenzung derartiger Prozesse von gliomatösen Neubildungen unter Umständen schwierig sein kann.

Häufiger als eigentliche Entzündungen spielen wahrscheinlich in der Entstehungsgeschichte der Kinderlähmung rein degenerative Krankheitsprozesse eine Rolle, die sich klinisch in frühester Kindheit durch das Auftreten von spastischen Lähmungserscheinungen, Krämpfen, oft auch meningitischen Reizsymptomen zu erkennen geben.

Soweit anatomische Untersuchungen solcher Fälle vorliegen (WOHLWILL), zeigen sie ausgedehnte Erweichungen, vor allem der Rinde, aber auch des Marks, der subcorticalen Ganglien wie des Kleinhirns, unter Umständen verschiedene Stadien der bereits eingetretenen Sklerosierung, die den Ausgang in umfangreiche Narbenbildung und Schrumpfung (lobäre Sklerose) ganzer Hemisphären oder Hemisphärenteile erwarten läßt. Gerade solche Veränderungen treffen wir als häufige Grundlage späterer stationärer Kinderlähmungen an. Vielleicht sind es analoge Fälle fötaler Entwicklungsstadien, bei denen es mangels ausreichender Gliareaktion (SPATZ) zu größeren sog. porencephalischen Defekten von Hemisphärenteilen kommt, während schmale „mikrogyrische" Konfiguration von Windungen die sklerotische Schrumpfung des Gewebes verrät. Es ist wahrscheinlich, daß die von VIRCHOW so genannten „Encephalitis congenita" zum Teil hierher gehört (während es sich bei einem anderen Teil um normale Vorgänge des Aufbaues bei der Markreifung handelt). Die Ursache dieser malacischen Prozesse liegt noch im Dunkeln. Das gelegentliche Vorhandensein von eisenhaltigen Pigmenten läßt in einem Teil der Fälle auf vorangegangene Blutungen schließen, die an die Mitwirkung des sog. Geburtstraumas denken lassen könnten, vielleicht in der Form funktioneller zur Stase führender Gefäßschädigungen. Eigentliche Endarteriitis (nicht luetischer Genese), die nur vereinzelt festgestellt wurde, konnte jedenfalls nicht als Ursache dieser Encephalomalacien in Betracht kommen.

Grobe Geburtstraumen, auch in Form von Zangenverletzungen des Gehirns können in seltenen Fällen — übrigens ein Teil der LITTLEschen Ätiologie — cerebrale Lähmungszustände veranlassen. Jedenfalls konnten gelegentlich Blutungen in den Meningen und in der Gehirnsubstanz nach schweren Geburten festgestellt werden (SEITZ, SACHS und PETERSEN u. a.), während kleine Hämorrhagien von WEYE in 12% bei den Sektionen von Säuglingen gefunden wurden. Dasselbe gilt von traumatischen Schädigungen des frühen Kindesalters, obgleich man wohl behaupten kann, daß die unklare Ätiologie der Kinderlähmungen einerseits, die Häufigkeit von Verletzungen andererseits, zu einer starken Überschätzung der traumatischen Ätiologie des Leidens führt.

Symptomatologie: Während die akuten Symptome der bisher erwähnten Krankheitszustände, abgesehen von den echt encephalitischen (s. das Kapitel über Encephalitis non purulenta), meist wenig klar und eindeutig sind, lassen sich als Folgen der entstandenen Hirndefekte eine Anzahl typischer Symptomenkomplexe herausheben, die natürlich aufs engste mit der Lokalisation der vorausgegangenen Prozesse zusammenhängen.

1. Die Hemiplegia spastica mit und ohne Beteiligung des extrapyramidalen Systems,

2. die Diplegia spastica,

3. die LITTLEschen Lähmungszustände.

Die hemiplegische Form der cerebralen Kinderlähmung, die irgendwo die Unterbrechung des kontralateralen Pyramidensystems zur Voraussetzung hat, unterscheidet sich in den meisten Beziehungen nicht wesentlich von der Hemiplegie der Erwachsenen: auch hier im allgemeinen das schwerere Befallensein des Arms als des Beins, an ersterem die gröbere Gebrauchsstörung der Hand und Finger und ebenso die Übereinstimmung hinsichtlich der Contracturbildung: Adduction und Einwärtsrotation in der Schulter, Beugung im Ellbogen, in Hand- und Fingergelenken, wobei allerdings auch Abweichungen vom Typus beobachtet werden. Anstatt der isolierten Einzelbewegung von Muskeln, wie sie zu allen feineren Verrichtungen erforderlich sind, treten bei den Willensimpulsen nur grobe Massenbewegungen der Extremität in Erscheinung, oft unter allerlei ungewollten Mitbewegungen anderer Muskelgebiete. Am Bein überwiegt die Restitution der Verlängerer die der Verkürzer. Meist findet man eine ausgesprochene Spitzfußcontractur, ferner eine fixierte Adduction in der Hüfte und leichte Beugung im Knie. Dementsprechend ist der Gang unbeholfen und schleifend [1]).

Eine Besonderheit dieser Hemiplegien liegt darin, daß durch den Fortfall eines trophischen Einflusses des Großhirnes die betreffende Seite im Wachstum mehr oder minder erheblich zurückbleibt, ein Defizit, an dem sowohl das Knochensystem wie auch die Muskulatur teilnimmt. Der zuweilen sehr beträchtlichen Muskelatrophie entspricht indessen nicmals Entartungsreaktion. Durch trophische Störungen wird wohl auch die bindegewebige Fixierung der Contracturen begünstigt. Die Sehnenreflexe sind gesteigert, gewöhnlich ist das BABINSKIsche Zeichen vorhanden, die Hautreflexe abgeschwächt. Eine Vasomotorenschwäche mit Abkühlung der Extremität vervollständigt das Bild. Nicht selten ist die Sprachentwicklung verzögert, die Artikulation dann undeutlich, durch ein spastisches Moment beeinflußt, immerhin gestattet das in Entwicklung begriffene Gehirn auch bei linksseitigen Herden die Übernahme dieser Funktion durch die rechte Hemisphäre in größerem Umfange als beim Erwachsenen. Natürlich ist die Sprachentwicklung auch von etwaigen Intelligenzstörungen abhängig (Abb. 1).

Neben diesen ausgeprägten Lähmungszuständen kommen alle leichteren Grade bis zu ganz abortiven vor, die sich vielleicht nur in geringer Unbeholfenheit einer Extremität (ein kleiner Anteil der Fälle von Linkshändigkeit gehört hierher), einer Schwäche in einem umschriebenen Muskelgebiet, einer Sprachstörung oder selbst nur in einer Verschiedenheit der Sehnenreflexe zwischen den beiden Seiten bei genauer Untersuchung zu erkennen gibt. Auch können sich neben den ausgeprägten Hemiplegien der einen, solche geringfügige Abweichungen der im übrigen intakten Seite finden.

Die Intelligenz kann je nach dem Umfang des zugrunde liegenden Hirndefektes in ihrer Entwicklung gestört worden sein, es kommen demnach alle Grade des Schwachsinns bis zur Idiotie vor.

---

[1]) Dazu tritt gewöhnlich noch eine leichte Differenz im unteren Facialisgebiet und — selten — eine Abweichung der Zunge nach der paretischen Seite.

Eine weitere häufige Komplikation ist das Auftreten epileptischer Anfälle, eine Form symptomatischer Epilepsie, die im Laufe der Zeit auch ihrerseits eine Schädigung der geistigen Leistungsfähigkeit und damit differential-diagnostische Schwierigkeiten gegenüber der genuinen Epilepsie bedingen kann, wenn eigentliche Lähmungen fehlen.

Zuweilen verbinden sich die hemiparetischen Zustände mit unwillkürlichen Bewegungen, besonders vom Charakter der Athetose, selten der Myoklonie bzw. Chorea oder schließlich des Tremors. Nach unseren neueren Kenntnissen handelt es sich dabei nicht um eine besondere Ausdrucksform der Pyramidenschädigung beim Kinde, sondern um das Mitbetroffensein des extrapyramidalen Systems, wofür auch in solchen Fällen anatomische Belege in Gestalt von Herden in den basalen Ganglien und ihren Verbindungen vorliegen.

Hier kann die Differentialdiagnose gegenüber den oben erwähnten Entwicklungsstörungen (Athetosis duplex, dem Status marmoratus VOGTS s. d.) schwierig werden. Es ist sogar theoretisch denkbar, daß ein encephalitischer Prozeß des Kindesalters vorwiegend das striäre System betrifft und damit ein dem Status marmoratus symptomatologisch gleichendes Krankheitsbild hervorruft.

2. Es gibt Fälle, in welchen sich durch das symmetrische Befallenwerden beider Hirnhemisphären eine doppelseitige Hemiplegie herausstellt, die gewöhnlich unter der Bezeichnung der Diplegia spastica infantilis aufgeführt wird. Sie ist nach Herkunft und Lokalisation wie auch nach der Symptomatologie — sofern man sie unter unseren neueren Gesichtspunkten betrachtet — streng von den

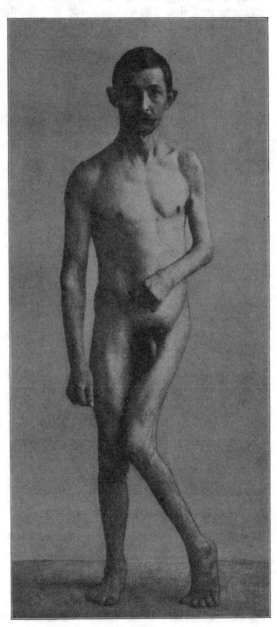

Abb. 1. Linksseitige cerebrale Kinderlähmung (im vierten Lebensjahr erworben). Der linke Arm, weniger das linke Bein, sind im Wachstum hochgradig zurückgeblieben. (Nach HEINR. CURSCHMANN.)

Zuständen doppelseitiger mobiler Spasmen und der idiopathischen Athetose zu trennen.

Über die doppelseitige Hemiplegie ist dem Gesagten kaum etwas hinzu-zufügen, nur daß naturgemäß die Beteiligung der Intelligenz, der Sprache und der bulbären Funktionen ceteris paribus hier größer ist. Zweifellos kann auf dieser Grundlage eine Form kindlicher Pseudo-bulbärparalyse entstehen.

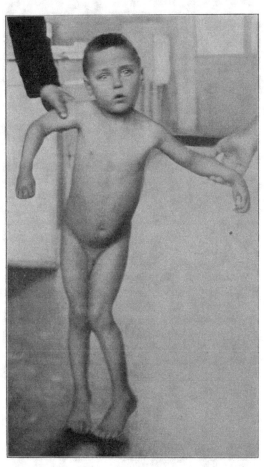

Abb. 2. Gang bei paraplegischer Starre
(Littlesche Krankheit).
Arme völlig frei. — Frühgeburt. — Verzögerte geistige
Entwicklung. — Kryptorchismus.
(Beobachtung Ibrahims an der Heidelberger
Kinderklinik.)

3. Endlich kommen hierher gehörige Fälle unter dem Bilde paraplegischer Starre u. U. nur der Beine zur Beobachtung, die deutlich die Kriterien der Pyramidenbahnläsion tragen und darum ebenfalls nicht mit der eben erwähnten extra-pyramidalen Entwicklungs-störung verwechselt werden dürfen. Unter dem Begriff der Littleschen Krankheit werden gewöhnlich beide Formen zusammengefaßt, aber nur bei dem letzteren Anteil der Fälle spielt die Frühgeburt eine Rolle (S. 547), bei dem ersteren kommen Geburts-schädigungen und vielleicht jene noch wenig bekannten degenerativen Prozesse in Be-tracht, die einleitend erwähnt wurden. Ob es auch eine primäre Aplasie der Pyramiden-bahn gibt, ist zweifelhaft. Sprachstörung, Epilepsie, In-telligenzdefekte können sich mit diesem Symptomenkom-plex verbinden (vgl. S. 549 und das Kapitel über Rückenmarks-krankheiten.) (Abb. 2.)

Zur Differential-diagnose der Lähmungs-zustände im Kindesalter wäre hier noch auf die seltenen Frühfälle der multiplen Sklerose zu verweisen, die sich bei ein-gehender Untersuchung gewöhnlich durch andere charakteristische Zeichen dieses Leidens zu erkennen geben. Das gilt mutatis mutandis auch vom Hydro-cephalus und vom Hirntumor.

Bisweilen kann die Unterscheidung zwischen cerebralen und poliomyelitischen Lähmungen nicht ganz leicht sein. Das Fehlen der Sehnenreflexe, elektrische Veränderungen im Sinne der Entartung oder des vollkommenen Ausfalles von Muskelgruppen spricht für den spinalen Sitz des Herdes.

Die FRIEDREICHsche Ataxie läßt als kombinierte Strangerkrankung unter Umständen einzelne Momente der Pyramidenläsion (BABINSKI) hervortreten, daneben aber doch auch wieder Verlust einzelner Reflexe, Ataxie und oft den Hinweis auf Beteiligung des Kleinhirns an den Ausfällen.

Die Behandlung der akuten Zustände stimmt mit allgemeinen Grundsätzen, die am entsprechenden Ort zu finden sind, überein. Die Feststellung der syphilitischen Ätiologie macht insbesondere eine spezifische Therapie erforderlich. Im übrigen liegt es, da es sich bei der cerebralen Kinderlähmung im allgemeinen um Defektzustände handelt, in der Natur der Sache, daß auf eine Besserung oder Heilung kaum gerechnet werden kann. Bei noch frischen Lähmungen ist zu berücksichtigen, daß ihr Umfang zunächst größer ist, als es der endgültigen Zerstörung im Gehirn entspricht und daß hier noch nach Monaten auf Besserung zu rechnen ist. Hierzu kommt, daß die Kinder es lernen, die ihnen verbliebenen Funktionen optimal auszunützen, was auch dem Gang, der Sprache im Laufe der Zeit zu statten kommt. Gerade die letztgenannte Selbsthilfe kann durch folgerichtige Übungen wesentlich gefördert werden. Die Voraussetzung ist einerseits eine leidliche Intelligenz, andererseits die möglichste Beseitigung der Spasmen und Contracturen, die oft genug jeden Gebrauch des betreffenden Gliedes ausschließen. Die symptomatische Behandlung: Dehnungen im warmen Bad, Elektrisieren und Massieren der Antagonisten der contracturierten Muskeln vermag nur im Beginn und in leichteren Fällen einiges zu leisten. In allen schweren Fällen kommen chirurgische Behandlungsmethoden in Frage, und zwar erfordert das Vorhandensein bindegewebiger Fixierungen operative Lösungen, z. B. Tenotomie der Achilles- bzw. der Adductorensehne usw.; womit dann Sehnentransplantationen verbunden werden können.

In schweren Fällen, besonders solchen, die auf andere Weise wegen der bestehenden Spannungen und Contracturen nicht zum Gehen gebracht werden können, kommt deren operative Beseitigung auf dem Wege der FÖRSTERschen oder der weniger eingreifenden STOFFELschen Operation in Betracht. Bei der ersteren handelt es sich um die Durchschneidung einer Anzahl hinterer Wurzeln der betreffenden Extremität, bei der letzteren um eine teilweise Durchschneidung der die betreffenden Muskeln versorgenden Nerven. Die Erfolge sind nur bei einer mühsamen und sachverständigen Übungsnachbehandlung gut und gehen nur allzu leicht bei den sich selbst überlassenen Kindern ganz oder teilweise wieder verloren.

Die Behandlung der komplizierenden Epilepsie stimmt mit der der idiopathischen überein.

Die Zirkulationsstörungen des Gehirns.

Von

G. STERTZ-Marburg.

1. Anämie, Hyperämie, Ödem.

Die Gefäßversorgung des Gehirns ist im einzelnen im allgemeinen Teil des Lehrbuches behandelt worden. Es ergibt sich daraus die Beziehung zwischen der Kreislaufstörung in bestimmten Arterien und den zu erwartenden klinischen Ausfällen. Von Wichtigkeit für das Verständnis der Symptomatologie ist die gegenseitige Unabhängigkeit zweier großer Versorgungsprovinzen: einer pialen, welche die kurzen, in die Rinde, und die etwas längeren, in das benachbarte Mark einstrahlenden Arterien umfaßt, und einer basalen, deren größere Zweige den Stammganglien und dem tiefen Marklager samt der inneren Kapsel zugehören.

Die letzteren werden als Endarterien angesehen, die Erkrankung oder Verstopfung schon eines Gefäßes dieser Art kann daher zu groben Herdsymptomen
führen, während sich die Erkrankung der Rindengefäße nur bei größerer Verbreitung und weniger durch prägnante Herdsymptome, als durch die Erscheinungen
allgemeiner cerebraler Funktionsstörungen geltend macht (s. Arteriosklerose).

Von Wichtigkeit für die Hirnpathologie sind auch funktionelle Störungen,
welche vasomotorischen Einflüssen ihre Entstehung verdanken. Die Regelung
der Blutversorgung setzt angesichts der rasch wechselnden Inanspruchnahme
der verschiedensten Regionen des Gehirns bei seinen Leistungen besonders fein
arbeitende vasomotorische Mechanismen voraus, welche es zugleich von den
Schwankungen des allgemeinen Blutdruckes bis zu einem gewissen Grade unabhängig machen und eine Selbststeuerung der Blutverteilung ermöglichen.

Über die Lage des diese Tätigkeit vermittelnden „Zentrums" wissen wir
nichts Sicheres, jedoch spricht manches dafür, daß es in den grauen sympathischen Massen des Zwischenhirns enthalten ist, wo auch die von Karplus und
Kreidl gefundene Sympathicusreizstelle gelegen ist. Sichergestellt ist eine
Wirkung auf die Hirnvasomotoren bei Reizung des Halssympathicus (E. Weber),
während die Bedeutung des allgemeinen Vasomotorenzentrums in der Medulla
oblongata für das Gehirn nicht erwiesen ist.

Sensorische Reize, Affekte und andere psychische Vorgänge haben nicht nur
einen Einfluß auf die Blutverteilung der Peripherie, sondern auch des Gehirnes
selbst, woraus sich manche Begleiterscheinungen seelischer Vorgänge erklären.

Störungen der Blutversorgung des Gehirns.

a) Anämie. Das Gehirn ist gegen Zirkulationsstörungen, die im Wesen
auf einen Sauerstoffmangel herauskommen, sehr empfindlich. Schon kurze
Zeit und oft augenblicklich nach selbst nur teilweiser Unterbrechung der Blutzufuhr kommt es zu alarmierenden Funktionsstörungen, um so mehr je plötzlicher
die Störung eintritt.

Naunyn erzielte, ausgehend von den Kussmaul-Tennerschen Tierversuchen,
durch Kompression der Carotiden bei Arteriosklerotikern Erscheinungen von
Bewußtlosigkeit, Krämpfen, Pupillenerweiterung und Pulsverlangsamung. Ein
ähnlicher Symptomenkomplex kann bei intermittierendem Herzstillstand beobachtet werden (Adam-Stokes), wie überhaupt das Versagen der Zirkulation
bei Herzschwäche ohnmachtsartige Zustände herbeiführt.

Blutverluste durch Verwundungen oder das Abströmen großer Blutmengen
bei plötzlicher Entlastung hohen intraabdominalen Druckes (Sturzgeburt,
Ablassen eines Ascites u. a.) haben die gleichen Folgen, ebenso Sauerstoffarmut
des Blutes, sei es, daß sie durch dessen pathologische Beschaffenheit (Anämie,
Chlorose) oder durch Luftveränderung: Berg- und Fliegerkrankheit bedingt ist.
Ferner können die Erscheinungen des Gehirndruckes teilweise auf Zirkulationsstörungen zurückgeführt werden, indem die Vermehrung des Hirnvolumens
durch einen Tumor, durch Schwellung oder Ventrikelhydrops in der starren
Schädelkapsel auch eine Hemmung der arteriellen Durchblutung bedingen kann.

Auch psychische Einflüsse: Schreck, Schmerz, der Anblick von Blut können —
ganz besonders bei neuropathisch Veranlagten — auf vasomotorischem Wege
Ohnmachtszustände bedingen.

Die Erscheinungen der „Synkope" sind unter allen diesen Bedingungen
einander ähnlich: Trübung des Bewußtseins, Verdunkelung des Gesichtsfeldes,
Flimmern, Ohrensausen, Brechneigung, Gähnen, Erblassen, Ausbruch kalten
Schweißes, kleiner, beschleunigter oder auch aussetzender Puls, in schweren
Fällen völliger Bewußtseinsverlust, Erweiterung der Pupillen, Auftreten
konvulsiver Erscheinungen. In den letzteren kann der Tod eintreten, während in

den leichteren und vor allem bei den Ohnmachten auf nervöser Grundlage die Erscheinungen nach minutenlanger Dauer vorübergehen.

Die Behandlung muß die Beseitigung der akuten Anämie durch Hebung der allgemeinen Zirkulation (Excitantien, Hautreize, im Fall des Blutverlustes auch Kochsalzinfusion u. dgl.) anstreben, daneben durch horizontale Lagerung eine bessere Durchblutung gerade des Gehirns. Gelegentlich kann man beobachten, daß die Ohnmacht jeweilig bei der Aufrichtung des Patienten reziviert. Beruht die Störung unmittelbar auf Sauerstoffverarmung des Blutes, so kommt die künstliche O-Zufuhr in Betracht.

Bei den schweren anämischen Zuständen, insbesondere der perniziösen Anämie, kommt es zu chronischen psychisch-nervösen Krankheitszuständen: Kopfdruck, Schwindel, Nachlassen der geistigen Leistungsfähigkeit, und anderen neurasthenischen Symptomen, schließlich auch zu deliranten und amentiaartigen, übrigens prognostisch ungünstig zu bewertenden Psychosen. Jedoch kommen bei diesen Zuständen nicht nur der Blutmangel, sondern auch toxische Vorgänge ätiologisch in Frage.

b) Hyperämie. Es wird gewöhnlich eine aktive (kongestive) und eine passive (Stauungs-) Hyperämie unterschieden. Die erstere ist in ihrer Bedeutung nicht ganz sicher. Nicht alle Kongestionen, die besonders bei plethorischen Menschen die Kopfhaut betreffen, lassen auf eine Gehirnhyperämie schließen (LEUBE); die „Wallungen" nach dem Kopf, welche im Klimakterium, bei verschiedenen nervösen Zuständen geklagt werden, verbinden sich mit Kopfdruck, Eingenommenheit, Schwindel. Seltene cerebrale Krankheitsbilder, die wohl vorwiegend auch auf aktiven Kongestionen beruhen, werden bei den verschiedenen Formen der Polycythämie (VAQUES- und GEISSBÖCKscher Typus) beobachtet. Die Kranken haben eine rote bis cyanotische Hautfärbung, bieten ein erhitztes Aussehen, klagen über Schwindel, der manchmal die Form MENIÈRE-artiger Zustände annimmt, über heftige Kopfschmerzen, Ohrensausen. Die Beschwerden pflegen in Anfällen aufzutreten, und können gelegentlich durch psychogene Überlagerungen zu schwer deutbaren Symptomenkomplexen führen. Nach BÖTTNERS Untersuchungen werden sie wahrscheinlich durch Schwankungen des Hirnvolumens verursacht. Von diagnostischer Wichtigkeit sind unter Umständen Augenhintergrundsveränderungen (UHTHOFF): Verbreiterung und Schlängelung der Venen, Cyanose der Netzhaut, leichter Grad von Stauungspapille mit Blutungen. Es scheint, daß das Leiden allmählich in Arteriosklerose mit echten apoplektischen Insulten übergeht.

Künstlich kann eine Erweiterung der Hirngefäße durch Einatmen von Amylnitrit hervorgerufen werden, wobei es zu Benommenheit und Schwindelgefühl kommt.

Die passive Hyperämie entsteht teils infolge des Daniederliegens des Gesamtkreislaufs, teils durch lokale Stauung in den großen Halsvenen infolge von Strumen und anderen Geschwulstbildungen, sowie durch deren thrombotische Verlegung, endlich auch durch Geschwülste des Gehirns selbst, welche direkt oder indirekt einen Druck auf die Vena magna Galeni ausüben. Die pathogene Wirkung dieser Stauungen ist wohl als eine mehr indirekte anzusehen, indem dabei auch die arterielle Blutzufuhr behindert ist. Die Erscheinungen sind dementsprechend ähnlich wie bei der Hirnanämie (s. o.).

Die Therapie aller dieser Zustände muß sich gegen das Grundleiden richten. Die Neigung zur Plethora ist durch mäßige Lebensweise, Verbot von Alkohol, Kaffee, geeignete Brunnenkuren zu bekämpfen. Symptomatisch können kalte Umschläge auf den Kopf, Ableitung durch heiße Fußbäder, Aderlaß versucht werden.

c) Gehirnödem. Die Beziehung des bei der Sektion nicht selten anzutreffenden Hirnödems zu vorangegangenen klinischen Erscheinungen sind vollkommen unklar. Wir finden Ödeme besonders bei allgemeiner Stauung und im Geleit entzündlicher und toxischer Prozesse (Meningitisformen, Urämie). Es liegt auf der Hand, daß der Einfluß der letzteren auch die Symptomatologie beherrscht. Eine besondere Krankheit „Hirnödem" gibt es nicht (Hauptmann). Nur das lokale Ödem, das sich in der Umgebung akuter Herderkrankungen des Gehirns (z. B. Apoplexie, Embolie, unter Umständen im Geleit der Geschwulstentwicklung) einstellt, hat insofern eine Bedeutung, als es die ursprünglichen Herdsymptome umfangreicher erscheinen läßt, als sie sich später darstellen.

Während es sich beim Ödem um die Ansammlung freien Organwassers in den Maschen der Arachnoidea und in den Lymphspalten handelt, ist die sog. Hirnschwellung (Reichardt) wohl auf eine kolloidale Quellung des Gewebes zurückzuführen, die sich aus einem Mißverhältnis von Schädelkapazität und Gehirngewicht erschließen läßt. Hirnschwellungen kommen bei grob organischen Krankheitsprozessen. z. B. beim Hirntumor, aber auch im Verlauf z. B. der Epilepsie und Katatonie vor. Sie verursachen einen akuten Hirndruck, der zum Koma und zum Tode führen kann.

Inwieweit der sog. Pseudotumor (Nonne) mit dieser Form der Hirnschwellung identisch ist, muß dahingestellt bleiben. Es handelt sich dabei um Symptome eines Hirntumors, die zum Tode führen, ohne daß ein pathologisch-anatomischer Befund erhoben werden kann, oder die sich nach einiger Zeit spontan wieder zurückbilden. In manchen Fällen dieses klinischen Verlaufs ist mit der Möglichkeit einer hydrocephalen Schwankung oder einer Meningitis serosa zu rechnen (s. a. Hirntumor).

Quinke erwähnt auch das Vorkommen eines angioneurotischen Gehirnödems als Ursache migräneartiger Anfälle.

2. Hirnblutung (Apoplexia sanguinea).

Bei der Apoplexie tritt Blut aus einem geborstenen Gefäß in die Hirnsubstanz, die dadurch in mehr oder minder großem Umfange zertrümmert wird. Die Diapedesisblutungen, welche als Folge einer Schädigung kleinster Hirngefäße aus anderen Anlässen meist in großer Anzahl das Gehirn und seine Häute durchsetzen (Purpura cerebri) sollen hier nicht Gegenstand der Besprechung sein.

Als Ursache der Apoplexie ist in der großen Mehrzahl der Fälle die Arteriosklerose anzusehen, und deren Ursachen fallen somit größtenteils mit denen des Schlaganfalles zusammen. Da die Arteriosklerose in der Hauptsache eine Folge der mit dem Alter sich einstellenden Abnutzung der Gefäße ist, so treten Apoplexien meist jenseits des 40.—50. Lebensjahres auf. Alkoholismus, vielleicht auch Tabakmißbrauch, Bleivergiftung, chronische körperliche Überanstrengung wie außergewöhnliche seelische, besonders gemütliche Inanspruchnahme wirken im Sinne einer Förderung arteriosklerotischer Abnutzung, das gleiche gilt für Krankheitszustände, die zu einer chronischen Steigerung des Blutdruckes Veranlassung geben (chronische Nephritis, Aorteninsuffizienz). In seltenen Fällen können auch Infektionskrankheiten (Typhus, Malaria, Keuchhusten u. a.) akute Gefäßschädigungen und damit Rupturen hervorrufen. In diesen letztgenannten Fällen ist das Leiden weniger an ein bestimmtes Alter gebunden und das gilt auch bis zu einem gewissen Grade von der Lues, die nicht selten schwere Erkrankungen des Gefäßsystems im Gefolge hat.

Das Schädeltrauma kann natürlich, wenn es heftig genug ist, in jedem Alter Hirnblutungen bedingen. Jedoch sind dieselben mehr in der Rinde lokalisiert. Es besteht auch die Möglichkeit, daß bei bestehender Arteriosklerose durch das Trauma eine Blutung in der Prädilektionsgegend (s. u.) hervorgerufen wird. Als traumatische Spätapoplexien werden Blutungen bezeichnet, die erst einige

Wochen bis zu $^1/_4$ Jahr nach dem Trauma auftreten. Es handelt sich dann wohl darum, daß die traumatische Hirnschädigung Gefäße im Sinne einer Nekroti-sierung oder Aneurysmen-bildung in Mitleidenschaft gezogen hat, Veränderungen, die später — evtl. unter dem Einfluß einer Blutdruck-steigerung — zur Ruptur führen.

Das Ereignis kann als recht selten bezeichnet werden. Bei der Begutachtung des ursäch-lichen Zusammenhangs zwischen Apoplexie und Trauma ist daher, wie auch die Kriegserfahrungen bewiesen haben, Zurückhaltung am Platze. Voraussetzung einer solchen Annahme ist jedenfalls, daß es sich wirklich um ein ziem-lich schweres Trauma gehandelt hat, und daß die Apoplexie inner-halb des obengenannten Zeit-abschnittes erfolgt ist. Das Vor-handensein der gewöhnlichen Ursachen einer Hirnblutung spricht mit Wahrscheinlichkeit gegen die seltene traumatische Spätapoplexie.

Die Einflüsse der Here-dität auf das Auftreten der Apoplexie fallen wiederum mit der Arteriosklerose zu-sammen. Jedenfalls kommt das Leiden nicht selten in mehreren aufeinander folgen-den Generationen vor.

Eine auslösende Wirkung haben unter den zuvor ge-nannten Bedingungen alle Umstände, welche eine posi-tive Blutdruckschwankung mit sich bringen: Pressen, Husten, körperliche Über-anstrengung, starke Affekte, Alkoholexzeß u. a. m., jedoch kann die Apoplexie auch im Schlaf eintreten.

Es muß wohl mit ana-tomischen Verhältnissen zu-sammenhängen, daß es be-stimmte Prädilektionsstellen für die Hirnblutung gibt, das ist vor allem das Gebiet der zentralen Ganglien mit der benachbarten inneren und

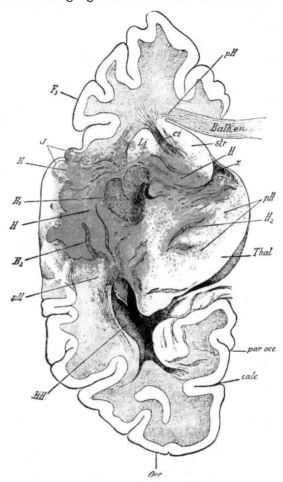

Abb. 1. Fünf Tage alter hämorrhagischer Herd. (Nach v. MONAKOW.)
Hervorgerufen durch Berstung eines Miliaraneurysmas in der lenticulo-optischen Arterie. Durchbruch in die Seitenventrikel (bei x). Horizontalschnitt durch die linke Großhirnhemisphäre. H_1 primärer festgeronnener Blutklumpen. H später erfolgter Blutaustritt mit einigen derben geronnenen Streifen (H_2). pH punkt- und strichförmige sekundäre Extravasate in der weiteren Peripherie des primären Herdes, entstanden durch Dia-pedesis. $Thal$ Sehhügel, hochgradig ödematös und über die Mittellinie nach links geschoben. ci vorderer Schenkel der inneren Kapsel, ziemlich normal. Li Putamen, Glied des Linsenkerns. str Streifenhügelkopf. HH Hinterhorn, enthält einige Cruormassen. J Insel. F_3 dritte Stirn-windung. Occ Occipitalspitze. $par occ$ Fissura parieto-occipitalis. $calc$ Fiss. calcarina.

äußeren Kapsel also das Versorgungsgebiet der Art. lenticulo-striatae der Art. fossae Sylvii. Da diese Gefäßäste rechtwinklig von ihrem Stamm abgehen und

als Endarterien anzusehen sind, sind sie allen Blutdruckschwankungen ganz
besonders ausgesetzt und erscheinen deshalb zu arteriosklerotischer Erkrankung
(„miliare Aneurysmen" CHARCOT-BOUCHARD) und zur Ruptur besonders dis-
poniert (Abb. 1).

Pathologische Anatomie. Die mechanische Wirkung des unter Druck
austretenden Blutes ist teils eine mehr oder minder umfangreiche Zertrümmerung,
teils eine Verdrängung des benachbarten Hirngewebes. Im Kern des Herdes
bildet sich sodann ein dunkelrotes Koagulum. Das umgebende Hirngewebe
scheint in frühen Stadien ödematös durchtränkt. Daran schließen sich schon
im Laufe der nächsten Tage reparatorische Vorgänge an der Grenze des zertrümmerten Gewebes. Weiße Blutkörperchen wandern aus, Gefäßsprossen treiben
vom Rande her gegen den nekrotischen Bezirk, die gewucherten Gefäßzellen
lösen sich aus ihrem Verbande los und wirken zusammen mit gewucherten und
freiwerdenden gliösen Elementen als Phagocyten, sog. Körnchenzellen, welche
den Hirndetritus wie die allmählich zerfallenden roten Blutkörperchen in sich
aufnehmen und abtransportieren.

Blutfarbstoff diffundiert auch in das umgebende Gewebe, das eine citronengelbe Farbe annimmt. Das Koagulum verflüssigt sich, wird mindestens teilweise resorbiert. Kleine Extravasate können selbst vollständig verschwinden
und von einer gliösen Narbe ersetzt werden. Um größere Herde bildet das neu-
gebildete Glia- und Bindegewebe eine Kapsel, so daß als Rest der früheren
Blutung eine Cyste gefunden wird, deren Inhalt mehr oder weniger Spuren
seiner hämorrhagischen Herkunft erkennen läßt. Dieser Vorgang dürfte eine
Anzahl von Monaten beanspruchen.

Symptomatologie. Die unmittelbare Wirkung der durch den Blutaustritt
angerichteten Zerstörung ist der apoplektische Insult, der plötzliche Verlust
des Bewußtseins, an den sich in allen schweren Fällen ein mehrstündiges bis
mehrtägiges komatöses Stadium anschließt. Insbesondere bei größeren Herden
liegt es nahe, den Insult auf eine der Commotio cerebri entsprechende Schockwirkung zurückzuführen, nach einer anderen Annahme soll die durch plötzliche
Volumensvermehrung bedingte allgemeine Anämie des Gehirns den Bewußtseinsverlust hervorrufen. Die Kranken sind aus ihrer Bewußtlosigkeit nicht zu
erwecken, reagieren auf keine Reize, das Gesicht erscheint gedunsen, der Puls
ist voll, die Atmung tief und schnarchend, oft vom CHEYNE-STOKESschen Typus.
Die Pupillen sind erweitert und starr, die Sehnenreflexe geschwunden. In diesem
Zustand kann der Tod eintreten. Anderenfalls hellt sich das Bewußtsein ganz
allmählich auf, der Pupillenreflex kehrt wieder, starke Schmerzreize werden
wieder wirksam, wobei besonders auf Differenzen in der Verziehung des Gesichtes zu achten ist, und man kann unter Umständen bereits in diesem Stadium
das Vorhandensein einer halbseitigen Lähmung auch dadurch feststellen, daß
man die Extremitäten abwechselnd passiv hebt. Die gelähmten fallen dann
schlaff herab, während auf der intakten Seite sich bereits eine Andeutung eigener
Innervation bemerkbar macht. Der BABINSKIsche Reflex ist in diesem Stadium
oft doppelseitig vorhanden, jedoch auf der geschädigten Seite deutlicher. Neben
den Lähmungserscheinungen treten gelegentlich auch Reizsymptome in Gestalt
halbseitiger Konvulsionen, Zwangshaltungen, zwangsmäßige Blickrichtung
nach der Seite des Herdes auf. Mit der weiteren Aufhellung des Bewußtseins
lassen sich nun die Herdsymptome in vollem Umfange erkennen. Jedoch übertrifft ihr anfänglicher Umfang oft den dauernden Ausfall, worin sich die Überlagerung des eigentlichen Zerstörungsgebietes durch Fernwirkung des Insultes
(Diaschisis von MONAKOW), Ödem der Herdumgebung ausspricht. Die Unterscheidung zwischen diesen „direkten" und „indirekten" Ausfallserscheinungen

ist im Anfang kaum zu treffen und erst aus dem Verlauf zu schließen. Manchmal bildet sich der ganze ursprüngliche Lähmungskomplex wieder zurück.

Die zurückbleibenden direkten Herdsymptome sind hinsichtlich der speziellen Symptomatologie naturgemäß von dem Sitze des Herdes abhängig. Auch sie sind, je nachdem andere Hirnteile bis zu einem gewissen Grade ausgleichend eintreten können, im Laufe der Zeit besserungsfähig. Der bei weitem häufigste auf die Apoplexie folgende Lähmungskomplex ist die Hemiplegie (Extremitäten, Mundfacialis, Abweichen der Zunge nach der gelähmten Seite), welche durch Blutungen aus dem oben genannten Prädilektionsgebiet des arteriellen Systems zustande kommt und auf Unterbrechung der Pyramidenbahn im Bereich der inneren Kapsel beruht. Da hier die aus der ganzen motorischen Rinde kommende Projektionsbahn auf engen Raum vereint ist, kann schon ein relativ kleiner Herd ihre totale Unterbrechung zur Folge haben. Die Einzelheiten des anfangs schlaffen, später spastischen Lähmungszustandes, die gesetzmäßige Art und Weise der Rückbildung, der Verteilungstypus und die Contracturen der residuären Hemiplegie, das Verhalten der Reflexe sind im allgemeinen Teile ausführlich geschildert.

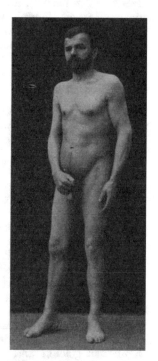

Die Restitution beginnt gewöhnlich nach einigen Tagen und schreitet im Laufe einiger Monate bis zu dem überhaupt möglichen Grade fort. Das betroffene Bein wird wenigstens so weit wiederhergestellt, daß das Gehen wieder möglich ist, wenn auch in der für den Hemiplegiker kennzeichnenden Weise, die an dem Schleifen und Circumduzieren der Fußspitze (eine Folge der mangelhaften Restitution der Beinverkürzer) leicht zu erkennen ist.

Leichte Grade hemiplegischer Störung, bei denen das nicht deutlich ist, verraten sich, abgesehen von den Reflexdifferenzen, beim Seitwärtsgehen durch Schleifen des Beines in der Richtung der gesunden Seite.

Wesentlich schlechter ist gewöhnlich die Wiederherstellung des Armes und vor allem der Hand. Die charakteristische Haltung ist hier die durch Contracturen mehr und minder fixierte Adduction des Armes im Schultergelenk, die Beugung im Ellbogen, die Pronation, sowie die Beugung im Handgelenk und den Fingern. Die lediglich vollziehbaren groben Massenbewegungen

Abb. 2. Rechtsseitige Hemiplegie nach Schlaganfall. (Aus der med. Poliklinik Marburg.)

schließen alle oder jedenfalls alle feinen Verrichtungen der Extremität aus. Die Sensibilität kann intakt sein, oft finden sich leichte Störungen der Tiefensensibilität (Lokalisation- und Bewegungsempfindung), während gröbere Hemianästhesien für Ausdehnung des Herdes auf den hinteren Teil der inneren Kapsel bzw. den Thalamus sprechen. In letzterem Falle können auch zeitweise Schmerzen das Bild komplizieren. Trophische Störungen sind selten, vor allem behält die Muskulatur, abgesehen von einer gewissen Inaktivitätsatrophie, ihr Volumen. Selten kommt es zu erheblichen Atrophien, die wohl einem trophischen Einfluß auf die Rückenmarkskerne ihre Entstehung verdanken, jedoch nicht zu Entartungsreaktion führen. Häufig sind vasomotorische Störungen: Cyanose, Abkühlung und Ödem der gelähmten Extremitäten (Abb. 2).

Die psychischen Funktionen sind bei den unkomplizierten Apoplexien nach Rückbildung der Druckerscheinungen meist nicht erheblich beeinträchtigt. Besonders große Herde sind wohl von einem gewissen Grad „postapoplektischer Demenz" gefolgt, im allgemeinen hängen etwa vorhandene Schwächezustände von einer ausgebreiteten Arteriosklerose des Gehirnes ab. Die Sprache wird bei der gewöhnlichen Kapselhemiplegie auch bei linksseitigem Sitz nur vorübergehend im Sinne einer Dysarthrie in Mitleidenschaft gezogen, deren Rückbildungsaussichten im allgemeinen gut sind.

Das Vorhandensein eigentlicher Aphasie ist auf eine Mitbeteiligung der corticalen Sprachregion zu beziehen. Je nach dem Ort der Apoplexie können auch andere Herdsymptome: Monoplegie, Hemianästhesie, Hemianopsie auftreten. Blutungen in die Stammganglien, so oft sie durch Übergreifen auf die innere Kapsel Hemiplegien verursachen, bleiben gewöhnlich ohne deutliche ihnen selbst eigene Herdsymptomen. Jedoch kommen Fälle postapoplektischer Chorea vor, und es erscheint nicht ausgeschlossen, daß sich hinter den Spasmen der Hemiplegiker auch striäre Rigiditäten verbergen können.

Selten sind Blutungen in das Kleinhirn und die distalen Hirnteile. Die ersteren verraten sich durch cerebellare Ataxie, die Blutungen in den Hirnschenkel durch gekreuzte Hemiplegie: Oculomotoriuslähmung auf der Seite des Herdes mit kontralateraler Extremitätenlähmung.

Auch Blutungen im Pons und in der Medulla oblongata können bei geringer Ausdehnung das Bild der Hemiplegia alternans, wobei der V. und VII. Hirnnerv betroffen ist, hervorbringen. Jedoch meist breiten sich diese Apoplexien über größere Teile des Querschnittes aus und führen, wenn nicht alsbald der Tod eintritt, zu doppelseitigen Lähmungen und bulbärparalytischen Erscheinungen.

Differentialdiagnose: Im komatösen Stadium kann die Unterscheidung gegenüber den verschiedenen Formen toxischen Komas schwierig sein, zumal wenn die Vorgeschichte fehlt. Besonders bei urämischen Zuständen wächst die Schwierigkeit dadurch, daß hierbei vorübergehend Herderscheinungen auftreten können. Die Feststellung der Symptome einer chronischen Nephritis ist an sich nicht beweisend, da gerade diese zu den Ursachen der Apoplexie zählt. Bemerkenswert ist aber, daß die urämischen Herdsymptome vorwiegend abortiv und vorübergehend sind.

Die apoplektiformen Attacken der Paralyse (s. d.) bilden eine weitere Schwierigkeit. Der Verdacht wird durch die Feststellung etwa vorangegangener psychischer Störungen, des jüngeren Durchschnittsalters der Paralytiker auf die Krankheit gelenkt und ist im Zweifelfalle leicht durch den Ausfall der „4 Reaktionen" zu entscheiden. Bemerkenswert ist, daß die so entstandenen paralytischen Aphasien, Mono- oder Hemiplegien im Laufe kurzer Zeit zu schwinden pflegen, im Gegensatz zur Hartnäckigkeit der durch hämorrhagische Herde hervorgerufenen. Der scheinbar günstige Verlauf hat also gerade eine ominöse Bedeutung und fordert zur genauen Untersuchung auf paralytische Symptome heraus.

Ähnliches gilt mutatis mutandis für die multiple Sklerose, die gelegentlich auch apoplektiforme Anfälle zeitigen kann. Verdächtig ist auch hier ihr Auftreten in jüngerem Alter. Die Anamnese — das Vorausgehen anderer Erscheinungen des Leidens —, die genaue Untersuchung auf seine Kardinalsymptome, z. B. temporale Opticusatrophie, schützen vor Verwechslung. Hirntumoren können zum plötzlichen Eintreten von Hemiplegien und Monoplegien Veranlassung geben unter Umständen dadurch, daß im Bereiche des Prozesses Blutgefäße arrodiert werden. Das Vorangehen von Kopfschmerzen und anderen Hirnsymptomen, das Vorhandensein von Stauungspapille (die Untersuchung des Augenhintergrundes empfiehlt sich in allen zweifelhaften Fällen)

schützt vor Verwechslungen dieser Art. Werden Hirndrucksymptome in Verbindung mit positiver Wassermannreaktion festgestellt, so liegt die Diagnose der Lues cerebri nahe. Die Unterscheidung gegenüber einem embolischen Insult ist aus dem Hirnbefund im allgemeinen nicht möglich, die genaue körperliche Untersuchung, vor allem das Bestehen einer Endokarditis oder — unter der Voraussetzung eines offenen Foramen ovale — einer Venenthrombose (Status puerperalis) gibt wichtige Hinweise.

Der encephalomalacische Insult entwickelt sich meist nach hirnpathologischen Vorboten: Kopfschmerzen, Schwindel, geistigem Rückgang, jedoch kann unter Umständen, da Blutung wie Erweichung die gleiche arteriosklerotische Grundlage haben, die Unterscheidung unmöglich sein.

Das Hämatom der Dura mater (s. d.) kann in bestimmten Verlaufsstadien (Koma und Hemiplegie) der Differentialdiagnose ebenfalls Schwierigkeiten bereiten. Endlich ist zu erwähnen, daß zuweilen die organische Hemiplegie hysterisch imitiert werden kann. Das bezieht sich natürlich nur auf die grobe äußere Erscheinung. Die Beteiligung des Mundfacialis, die organischen Reflexstörungen verraten gewöhnlich ohne weiteres die organische Natur des Leidens.

Die Prognose quoad vitam ist natürlich abhängig von der Größe des Blutaustritts und den dadurch bedingten Schockerscheinungen, ferner von seinem Ort, indem die Nähe der lebenswichtigen Zentren verhängnisvoll wird. Gewöhnlich ist auch der Durchbruch der Blutung in die Ventrikel eine tödliche Komplikation. Er gibt sich zu erkennen durch Vertiefung des Komas, Pupillenstarre, meningitische Reizsymptome, Starre der Körpermuskulatur. Nachblutungen können bei einer ursprünglich harmlos erscheinenden Blutung doch noch ein ungünstiges Ende herbeiführen. Die Lebensgefahr ist aber im allgemeinen — bei zweckmäßigem Verhalten — beseitigt, sobald das Bewußtsein sich wieder einstellt.

Die Prognose der entstandenen Herdsymptome hängt ab von dem Umfange, in dem das Substrat einer bestimmten Funktion zerstört — oder nur vorübergehend durch Fernwirkung geschädigt ist. Auch die allgemeine Rüstigkeit des Gehirns, die Möglichkeit des vikariierenden Eintretens anderer, z. B. kontralateraler Gebiete sind dabei zu berücksichtigen. Die Anhaltspunkte, die uns der einzelne Fall hierfür gewährt, sind allerdings oft ganz unzureichend, und erst der Verlauf bringt die Entscheidung. Die Besserung geht anfänglich rasch, allmählich immer langsamer vor sich. Auf Funktionen, die nach $1/_2 - 3/_4$ Jahr sich nicht wieder eingestellt haben, ist nicht mehr zu rechnen.

Therapie: Im akuten Stadium kann die venöse Blutüberfüllung bzw. das plethorische Aussehen des Kranken und der hohe Blutdruck einen Aderlaß nahe legen, der lokalen Kongestion kann auch durch eine Eisblase entgegengewirkt werden. Strenge Bettruhe ist in allen Fällen, um der Gefahr der Nachblutung zu begegnen, anzuordnen. Für Stuhl- und Blasenentleerung muß gesorgt werden. Zuweilen macht bestehende Herzschwäche die Anwendung von Kampfer erforderlich.

Die Gefahr der Pneumonien ist bei länger dauernder Benommenheit infolge der Hypostase und auch durch Verschlucken gegeben. Die Applikation von Atemreizen und Sorgfalt bei der Ernährung wirkt dieser Gefahr entgegen. Gegen die manchmal bestehende Neigung zum Decubitus ist sorgfältige Lagerung (Spreu- und Wasserkissen) und peinliche Sauberkeit geboten. Es erweist sich besonders anfänglich als zwecklos und oft sogar schädlich, die Rückkehr der motorischen Funktion durch starke Anstrengungen des Kranken fördern zu wollen. In den späteren Stadien sind sachgemäße Übungen aber notwendig. Den sich ausbildenden Contracturen kann durch passive Bewegungen, besonders im lauwarmen Bade, dessen protrahierte Anwendung sich empfiehlt ($^1/_2$ Stunde), entgegengearbeitet werden. Da die Lage der Glieder für die spezielle Anordnung der Contracturen von Bedeutung ist (Förster), ist eine zweckmäßige Lagerung und evtl. Fixierung der Glieder durch Schienenverbände erforderlich, z. B. wenn am Bein sich Neigung zur Beuge-, am Fuß zur Spitzfußcontractur bemerkbar macht.

Daneben sind natürlich die Grundkrankheiten, vor allem die Arteriosklerose zu behandeln (s. diese).

Gegen Schmerzen kann neben Antineuralgicis die Anwendung des konstanten Stromes beruhigend wirken.

Später kommen Badekuren, z. B. in Oeynhausen, Nauheim, wo zugleich Übungsbehandlung unter fachmännischer Leitung geboten wird, in Betracht. Im Fall einer luetischen Grundlage der Apoplexie ist nach Ablauf der akuten Symptome eine spezifische Behandlung neben Darreichung von Jodkali angezeigt.

Schwere Hemiplegien mit starken Contracturen, welche jede Restitution hindern, können unter Umständen operativ durch das Förstersche oder Stoffelsche Verfahren gebessert werden.

3. Gehirnerweichung durch Gefäßverschluß (Embolie, Thrombose, Endarteriitis).

Für die Gehirnembolie ist ätiologisch das Vorhandensein thrombotischer Massen im Blutgefäßsystem maßgebend, die sich loslösen und in bestimmte Arteriengebiete hineinfahren können, wo sie mit gewisser Vorliebe an den Teilungsstellen der Arterien hängen bleiben. Prädilektionsstellen thrombotischer Vorgänge sind die Herzklappen bei Endocarditis, die Aortenwand bei der Atheromatose und besonders beim Aneurysma, die Herzohren, die Lungenvenen bei kavernösen und gangränösen Prozessen. Bei offenstehendem Foramen ovale können Thrombosen von beliebigen Gegenden des venösen Gebietes (Status puerperalis) in den großen arteriellen Kreislauf und damit in das Gehirn gelangen. Für die Folgen der Hirnembolie ist der bereits erwähnte Umstand von Belang, daß die vom basalen Gefäßkranz des Gehirns abgehenden Arterien großenteils Endarterien im Cohnheimschen Sinne sind, so daß ein kollateraler Ausgleich der entstandenen Zirkulationsstörung nicht möglich ist. Das gilt nicht unbedingt für die zuführenden Äste des Circulus arteriosus, so daß z. B. der Verschluß einer Carotis interna bei sonst intaktem Gefäßsystem keine dauernden Ernährungsstörungen zu setzen braucht, und ebensowenig für die pialen Gefäße, die ein weitverzweigtes Anastomosennetz besitzen. Die Prädilektionsstelle der Embolie ist die Arteria fossae Sylvii, weil diese die unmittelbare Fortsetzung der Carotis bildet, während die Äste des Circulus arteriosus mehr oder weniger rechtwinklig von ihren Stammarterien abgehen (Abb. 3).

Bei der Thrombose der Hirnarterien handelt es sich dagegen um den meist allmählichen Verschluß eines Gefäßes, bedingt durch eine lokale Erkrankung der Gefäßwand — meist arteriosklerotischer Natur —. Das Nachlassen der Herzkraft, ebenso aber Veränderungen der Blutbeschaffenheit (Chlorose, Leukämie) fördern ihr Zustandekommen. Mit Vorliebe entwickelt sich die Thrombose im basalen Gefäßgebiet des Gehirns; das zu dem erkrankten Gefäß gehörige Versorgungsgebiet kommt — in allmählich zunehmendem Maß — unter den Einfluß der Ernährungsstörung und stirbt schließlich ab. Durch Ausdehnung der Thrombosen auf proximalere Gefäßanteile kann der Schädigungsbezirk sich mehr und mehr vergrößern.

Die gleiche Wirkung wird durch die Endarteriitis obliterans hervorgerufen, deren Ursache vor allem die Lues ist (s. diese).

Der pathologisch-anatomische Vorgang, der sich an den akuten Gefäßverschluß anschließt, ist also die rasch eintretende Nekrose ihres Versorgungsgebiets. Nach einer Anzahl von Stunden oder Tagen machen sich an der Randzone des betreffenden Bezirkes Wucherungsvorgänge an den Gefäßen und Gliazellen bemerkbar. Die erhaltenen Gefäße beginnen Sprossen zu treiben, die dabei neu gebildeten Zellen werden frei und entfalten nun phagocytäre Eigen-

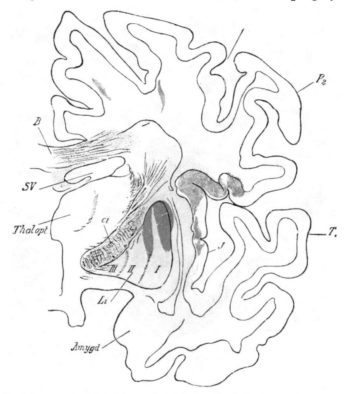

Abb. 3. Ausdehnung der Erweichung bei frischer Embolie der rechten Art. carot. int. an einem 40jährigen Individuum. Frontalschnitt durch das Großhirn in der Gegend der vorderen Zentralwindung. (Nach v. MONAKOW.)
Die erweichten Stellen sind blau wiedergegeben, die Intensität der Färbung entspricht dem Grade der Nekrose; die ganz dunklen Stellen sind breiig. Die hämorrhagischen, resp. extra-vasierten Stellen rot. *B* Balken. *Amygd* Amygdala. *Thal opt* Thalamus opticus. *Li* Linsenkern. *J* Insel. *T₁* erste Temporalwindung. *P₂* Gyr. supramarginalis. *JP* Interparietalfurche. *ci* innere Kapsel. *SV* Seitenventrikel.

schaften, d. h. sie besorgen den Abbau des nekrotischen Gewebes und führen dann als sog. „Körnchenzellen" die Zerfallsprodukte durch die Lymphräume fort. Auf diese Weise lockert sich der zugleich serös durchtränkte Nekroseherd und geht in den Zustand der Erweichung über (Encephalomalacie). Durch Blutaustritt aus den geschädigten Gefäßen der Randzone kann eine blutige Imbibierung des Bezirkes stattfinden, die seine Farbe ändert (weiße, gelbe, rote Erweichung). Der Ausgang des Prozesses ist die Bildung einer gliös-bindegewebigen Narbe, die bei den größeren Herden nur den Rand ausfüllt, während das Zentrum sich in eine Cyste umwandelt (encephalomalacische Cysten). Die an der Hirnoberfläche auf diese Weise entstehenden Einziehungen bezeichnet man als Porencephalien. Zahl und Größe der encephalomalacischen Herde kann sehr verschieden sein. Das Gehirn verliert damit wesentlich an Volumen, was einen Hydrocephalus (ex vacuo) zur Folge hat.

Symptomatologie: Die Hirnembolie tritt im allgemeinen ohne cerebrale Prodrome plötzlich ein. Ihre Symptome sind denen der Apoplexie ähnlich. Die Allgemeinerscheinungen entsprechen in ihrer Intensität der Größe des verstopften Gefäßes, die Lokalsymptome seinem Ernährungsgebiet. Anders stellen

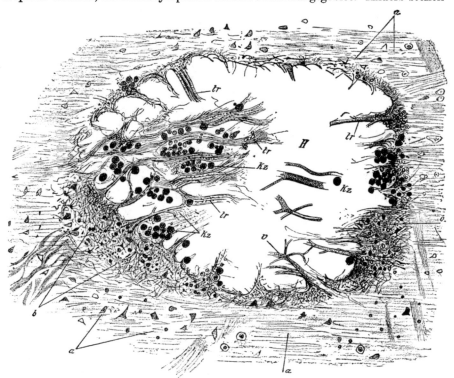

Abb. 4.   Kleiner alter ischämischer Erweichungsherd im rechten Sehhügel eines 70jährigen Mannes.   (Nach v. Monakow.)
Vergrößerung 300. *a* normale Thalamussubstanz. *b* geschrumpfte (sklerotische) Wand des Herdes; sie enthält gewucherte Gliazellen, Spinnenzellen usw. *H* Herdhöhle, mit seröser Flüssigkeit und Detritus gefüllt. *Kz* Körnchenzellen. *tr* geschrumpfte, in die Höhle tauchende Trabekel, bestehend aus Capillaren, faserig umgewandelter Glia und nekrotischen Nervenelementen.   *v* Gefäßchen.

sich meist die Symptome der Thrombose dar. Der Entwicklung des endgültigen Bildes gehen gewöhnlich schon längere Zeit Vorboten voraus, die teils auf die allgemeine Arteriosklerose (s. diese), teils auf beginnende lokale Hirnschädigungen zu beziehen sind. Neben Ohnmachten und Schwindelzuständen treten zunächst anfallsweise leichte Lähmungssymptome auf, die sich unter Umständen wieder zurückbilden können, endlich aber einen konstanten bzw. allmählich fortschreitenden Charakter annehmen. Soweit die motorische Hirnregion in Mitleidenschaft gezogen wird, können halbseitige Zuckungen bzw. Jacksonsche Anfälle sich in die Entwicklung der Lähmung einschieben. Nicht selten gehen die thrombotischen Vorgänge auch mit schweren psychischen Begleiterscheinungen einher (s. unten).

Die Herdsymptome entsprechen den im allgemeinen Teil und in dem Kapitel „Apoplexie" beschriebenen. Es handelt sich auch hier um Mono- und Hemiplegien, Hemianästhesien, Hemianopsien, sowie die verschiedenen mnestisch-assoziativen Störungen aphasischer, apraktischer, asymbolischer Art. Neue Schübe gleicher Art können die bestehenden Ausfälle an Zahl und Umfang vermehren und das psychische Bild der encephalomalacischen Demenz zur Folge haben (s. Arteriosklerose).

Ein charakteristisches Bild ruft die Thrombose der Art. cerebelli post. inf. hervor. Der Krankheit können lange Zeit — selbst jahrelang — heftige neuralgiforme Schmerzen vorangehen; dann kommt es etwa zu vorübergehendem Versagen der Extremitäten, zur Entwicklung einer gekreuzten sensiblen Hemiplegie, Schwindelsymptomen, Gleichgewichtsstörungen, endlich zu bulbärparalytischen Symptomen, welche aber auch den gekreuzten Lähmungen unter Umständen vorangehen können (WERNICKE, BONHÖFFER u. a.).

Die Therapie ist angesichts von Insulten im allgemeinen ähnlich wie bei der Apoplexie, zuweilen ist ja eine Differentialdiagnose zwischen beiden ohnehin nicht durchführbar, wie ja auch Blutungen und Erweichungen das gleiche Gehirn befallen können. Unter Umständen kann die Hebung der Herztätigkeit (Digitalis, Kampfer) bei beginnenden thrombotischen Folgezuständen von Nutzen sein. Das Hauptgewicht ist auf die Behandlung des Grundleidens zu legen und somit — nach Möglichkeit — den schweren Folgeerscheinungen der Arteriosklerose prophylaktisch entgegenzuwirken (s. das folgende Kapitel).

Arteriosklerose des Gehirns.

Von

G. STERTZ-Marburg.

In den vorangehenden Kapiteln ist bereits einiger wichtiger Folgezustände der Hirnarteriosklerose, die sich besonders prägnant herausheben, zumal wenn sie als isolierte Phänomene auftreten, gedacht worden. Hier handelt es sich darum, in kurzen Zügen ein zusammenfassendes Bild dieser wichtigen Krankheit zu entwerfen.

Die dabei entstehenden klinischen Bilder sind von der Form und vor allem der Lokalisation der Arteriosklerose abhängig. Man kann eine Erkrankung der größeren basalen Gefäßstämme und ihrer Äste von der der kleinen Rindenarterien unterscheiden. Bei den ersteren handelt es sich meist um Atheromatose, deren Wesen in einer aus Wucherungs- und Zerfallsprozessen sich zusammensetzenden Intimaerkrankung bei Aufspaltung und Entartung der Elastica

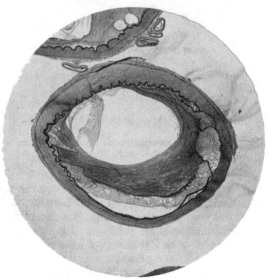

Abb. 1. Arteriosklerotisches Gefäß der Hirnbasis.

besteht. Seltener ist im Gehirn die primäre Mediaverkalkung. Während die Wandschädigung an sich schon vielfach eine Verengerung des Lumens mit sich bringt, leistet sie auch der Bildung von Thrombosen Vorschub. Neben den mehr allgemeinen Ernährungsstörungen überwiegen dann naturgemäß die ausgesprochenen, z. T. groben Herdsymptome: es entstehen mehr oder weniger zahlreiche encephalomalacische Herde (Abb. 2).

Die Erkrankung der kleinen Rindengefäße besteht in einer fibrösen und hyalinen Umwandlung der Gefäßwand, die ebenfalls zur zunehmenden Verengung des Lumens führt. Die zugehörigen kleinen Ernährungsbezirke der Rinde veröden langsam, Ganglienzellen und Nervenfasern gehen zugrunde, es entstehen unter Umständen perivaskuläre Gliosen (Alzheimer) und infolge der weiten Verbreitung dieser Veränderungen diffuse, vor allem psychische Ausfallssymptome. In — anatomisch — leichtesten Fällen fehlen herdförmige Veränderungen ganz, es findet sich lediglich eine leichte diffuse Lichtung des nervösen Parenchyms und entsprechende Wucherungsvorgänge an der Glia. Beide Prozesse — der basale und der corticale — können sich auch kombinieren. Die Erkrankung der längeren, von der Rinde in das Mark einstrahlenden Gefäße bedingt vorwiegend die Atrophie des letzteren.

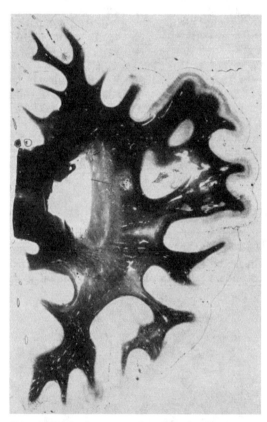

Abb. 2. Multiple encephalomalacische Herde im Marklager. (Färbung nach Weigert-Pal.)

Bei Lues treten neben Veränderungen, die der Arteriosklerose entsprechen können, auch gewaltige Wucherungen der Intimazellen auf, die schließlich ebenfalls das Lumen der betreffenden Gefäße verschließen können (Endarteriitis obliterans Heubners, s. auch das Kapitel über die Hirnlues). Nicht alle Symptome, die wir bei der Arteriosklerose auftreten sehen, müssen notwendig auf organische Gefäßveränderungen zurückgeführt werden. Im Geleit der letzteren treten zweifellos auch funktionelle, krampfartige Verengerungen des Lumens auf, die infolge ihrer flüchtigen Natur am ehesten geeignet sind, die manchmal merkwürdigen Schwankungen der Hirnfunktionen zu erklären (Analogie zum „intermittierenden Hinken"). Über die Ursachen der Arteriosklerose wurde bereits im Kapitel „Apoplexie" das Nötigste hervorgehoben.

Symptomatologie. Der Beginn des Leidens ist durch das Auftreten neurasthenischer Symptome gekennzeichnet. Die geistige Spannkraft läßt nach, die Patienten klagen über zunehmende Ermüdbarkeit, Vergeßlichkeit, Kopfdruck, Kopfschmerzen, Schlaflosigkeit, Reizbarkeit, Schwindelgefühle. Man würde in diesem Stadium aus den Symptomen die Diagnose gegenüber der eigentlichen Neurasthenie nicht stellen können, jedoch ist es verdächtig, wenn ein bis dahin gesunder Mensch etwa um das 50. Lebensjahr an solchen Erscheinungen erkrankt. Natürlich ist es nicht ausgeschlossen, daß auch ein Neurastheniker arteriosklerotisch wird, und daß dann die Symptome beider Krankheiten sich mischen. Im weiteren Verlauf treten leichteste, auch objektiv nachweisbare Defekte vor allem des Gedächtnisses und der Merkfähigkeit hinzu, hier und da ein Schwindelanfall, selten auch epileptische Anfälle, welche einen Teil der unter dem Begriff der S p ä t - e p i l e p s i e zusammengefaßten Krankheitsfälle ausmachen.

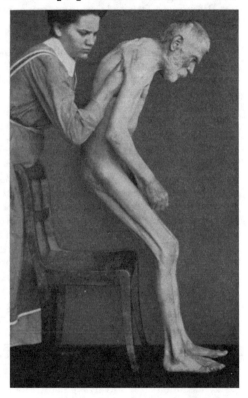

Die Patienten merken im Gegensatz zu den Paralytikern sehr deutlich die Abnahme ihrer geistigen Leistungsfähigkeit. Das führt zu hypochondrisch depressiven Verstimmungen, welche sie vermöge ihrer verminderten Spannkraft schwer zu überwinden vermögen.

Je nach den oben gekennzeichneten anatomischen Verhältnissen entwickeln sich weiterhin verschiedene Krankheitsbilder. Die Folgen einzelner encephalomalacischer Herde wurden oben bereits beschrieben. Je zahlreicher die letzteren, um so vielfältiger werden nicht nur die hirnpathologischen Ausfälle, sondern es bildet sich in ihrem Geleit eine zunehmende geistige Schwäche aus. Die doppelseitige Schädigung der motorischen Bahn führt zum Krankheitsbild der Pseudobulbärparalyse, welches sich aus mehr oder minder erheblichen spastischen Extremitätenlähmungen und einer Störung der bulbären Funktionen (der Gesichtsund Zungeninnervation, der Sprache im Sinne einer Anarthrie, des

Abb. 3. Arteriosklerotische Muskelstarre. (Nach O. FÖRSTER.)

Kauens und Schluckens) zusammensetzt. Häufung der Herde in den Stammganglien — eine Vorzugslokalisation der Arteriosklerose — führt zu Rigidität der Muskulatur, Tremor von der Art der Paralysis agitans, mimischen Störungen, Zwangsweinen usw. Bilder schwerster Rigidität der gesamten Körpermuskulatur sind von O. FÖRSTER als a r t e r i o s k l e r o t i s c h e M u s k e l s t a r r e beschrieben worden (Abb. 3).

Charakteristisch für die Demenz dieser Kranken ist oft die Labilität des Affektlebens, insbesondere ihre Rührseligkeit. Gerade die psychischen Defekte bilden im übrigen bei der Arteriosklerose lange Zeit mehr ein Mosaik von Teilausfällen, neben denen leidliche Leistungen bestehen bleiben. Sie lassen den Kern der ursprünglichen Persönlichkeit mit Einschluß der Krankheitseinsicht oft lange intakt (lacunäre Demenz).

Bemerkenswert ist, daß sich die geistige Rückbildung oft in Schüben, in offenkundigem Anschluß an die Insulte, unter schweren psychischen Syndromen exogenen Charakters: Benommenheit mit oft enormer Perseverationsneigung, apathischer Stumpfheit, Delirien, korsakow-artigen Bildern vollzieht. Jedoch sind alle Zustände dieser Reihe weitgehender Restitution fähig, so daß man sich über das Maß endgültiger Verblödung in solchen Fällen nur mit großer Zurückhaltung äußern sollte. Wenn nicht der Tod infolge encephalomalacischer oder apoplektischer Insulte eintritt, kommt es aber endlich doch Hand in Hand mit dem Umfang der eingetretenen Zerstörungen selbst zu den schwersten Graden des Blödsinns. Den gleichen Ausgang nehmen auch die Fälle von subcorticalem Markschwund („Encephalitis subcorticalis" — Binswanger, Alzheimer), in deren Verlauf ebenfalls apoplektiform schwere herdförmige Ausfälle entstehen.

Bei den mehr diffusen Rindenerkrankungen mit den vielfältigen kleinen Verödungsbezirken steht eine allmähliche Abnahme der geistigen Kräfte in Begleitung der oben erwähnten nervösen Symptome im Vordergrund, während gröbere Herderscheinungen zurücktreten.

Es kann auf der Grundlage der Arteriosklerose auch zu Psychosen melancholischen, paranoiden, katatonischen Gepräges kommen, deren Prognose ungewiß ist. Man darf vielleicht annehmen, daß hier latente Dispositionen unter dem Einfluß der arteriosklerotischen Rückbildung wirksam werden. Als Vorstadium solcher Psychosen, unter Umständen auch anderer arteriosklerotischer Erkrankungsformen können auch ungünstige Charakterentwicklungen bzw. das ungehemmte Hervortreten früher beherrschter Eigenschaften (Egoismus, Nörgelsucht, Herrschsucht, Kleinlichkeit, Eifersucht) sich bemerkbar machen.

Hinsichtlich der Differentialdiagnose ist bereits auf die Beziehungen zur eigentlichen Neurasthenie aufmerksam gemacht. Sehr große Schwierigkeiten kann es machen, Depressionszustände des höheren Alters hinsichtlich ihrer Zugehörigkeit zum manisch-depressiven Irresein oder zur Arteriosklerose richtig zu deuten, zumal Kombinationen beider Krankheiten vorkommen. Die wesentliche Beteiligung der Arteriosklerose läßt sich aus dem Nachweis von Defekten im engeren Sinne erschließen. Verdächtig ist die stark ängstliche Färbung der Depression. Da die Paralyse im späteren Alter, die Arteriosklerose schon in den 40er Jahren auftreten kann, kommt auch diese Unterscheidung in Betracht, vor allem in Fällen atypischer (Lissauerscher) Paralyse. Bemerkenswert ist, daß die Paralytiker meist frühzeitig die Kritik ihres Zustandes einbüßen. Im übrigen ist in allen irgendwie zweifelhaften Fällen die Diagnose mit Hilfe der „4 Reaktionen" (s. Paralyse) nach Möglichkeit sicher zu stellen.

Der Nachweis allgemeiner Arteriosklerose des Körpers ist stets von Bedeutung, noch weiter gehende Schlüsse gestattet die Feststellung entsprechender Veränderungen am Augenhintergrunde.

Die Prognose ergibt sich zumeist aus dem Gesagten. Es gibt auch hier Fälle, die außerordentlich mild und chronisch im Laufe vieler Jahre und andere, die ziemlich rasch verlaufen. Auf das Vorkommen weitgehender Remissionen, die dann oft vorangegangenen akuteren Schüben der Krankheit entsprechen, wurde hingewiesen.

Die Therapie deckt sich mit der der allgemeinen Arteriosklerose. Da wir es, wie betont, im wesentlichen mit einer Abnützungskrankheit zu tun haben, so ist der Patient vor geistigen und körperlichen Überanstrengungen möglichst zu bewahren, und besonders auf die schädigende Wirkung solcher Tätigkeiten hinzuweisen, welche starke gemütliche Spannungen und affektive Erregungen mit sich bringen. Aber auch die übrige Lebensweise ist zu regeln. Alkohol, Kaffee und Nicotin ist stark zu beschränken, für regelmäßige Verdauung zu sorgen. Auch vorsichtige Badekuren (Fichtennadelnextrakt, CO_2) können günstig wirken. Die nervösen und psychischen Symptome sind symptomatisch zu behandeln und stellen oft große Anforderungen an Arzt und Pflegepersonal.

Pachymeningitis haemorrhagica
(Hämatom der Dura mater), extradurales Hämatom.

Die Pachymeningitis haemorrhagica ist eine nicht seltene Begleiterscheinung der hirnatrophischen Prozesse: des schweren chronischen Alkoholismus, der Paralyse, der Arteriosklerose, des Sensiums, ferner der chronischen Nephritis, der perniziösen Anämie, Leukämie, des Skorbut, endlich auch des Traumas. Pathologisch-anatomisch besteht der Prozeß in der Bildung feiner fibrinöser Auflagerungen und vascularisierter Membranen an der Innenseite der Dura, welche eine starke Neigung zu multiplen kleineren Hämorrhagien haben. Insoweit handelt es sich um einen ziemlich unwesentlichen Nebenbefund bei der Sektion; eine klinische Bedeutung gewinnt das Leiden erst, wenn es aus der gleichen Quelle zu größeren Blutungen kommt, welche kappenförmig in einer Dicke von mehreren Zentimetern der Hirnhemisphäre aufsitzen. Diese Hämatome pflegen sich dann abzukapseln, die Blutkörperchen zerfallen, es bilden sich Cysten mit einem dunkelroten bis braunen Inhalt.

Symptomatologie. Im Beginn sind vorwiegend Reizerscheinungen festzustellen. Die Patienten klagen über Kopf- und Nackenschmerzen, es kann auch eine leichte Nackensteifheit bestehen, sodann treten, wenn das Hämatom über der motorischen Region liegt — allerdings nicht konstant —, corticale Zuckungen, unter Umständen ausgeprägte JACKSONsche Anfälle auf. Die Psyche reagiert nicht selten neben der Benommenheit des Sensoriums mit lebhaften Delirien — vor allen bei den chronischen Alkoholisten —. Der zunehmende Hirndruck kann das Symptom der Pulsverlangsamung und der Stauungspapille herbeiführen, unter Umständen bilden sich spastische oder auch mehrere schlaffe Hemiplegien, bei linksseitigem Hämatom nicht selten Aphasien aus, und endlich geht der Zustand in tiefes Koma mit völliger Reaktionslosigkeit, Schwund der Reflexe, Pupillenstarre mit Mydriasis über: die Vorstufe des Exitus letalis.

Es gibt aber auch offenbar viele chronisch verlaufende Fälle. So konnte ich zwei Patienten in rüstigem Alter ohne anderweitige Ursachen der Pachymeningitis haemorrhagica beobachten, bei welchen sich das Leiden im Anschluß an schwere Kopftraumen entwickelt hatte. Den anfänglichen Kommotionserscheinungen folgte ein monatelanges Wohlbefinden, worauf sich zunehmend Kopfschmerzen und Erscheinungen des Hirndruckes einstellten. In einem Fall traten dazu ganz geringe, im zweiten ausgesprochene hemiplegische Erscheinungen. In beiden Fällen ergab die Spinalpunktion citronengelbe Flüssigkeit. Im ersten Fall konnte die Diagnose erst nach der erfolgreichen Hirnpunktion über dem Frontalhirn sicher gestellt werden, im zweiten konnte sogleich zur Trepanation geschritten werden. In beiden Fällen zeigten sich nach Eröffnung der gespannten Dura umfangreiche Blutcysten, welche tiefe Dellen in die Hemisphäre gedrückt hatten. Während in dem ersten Fall der Patient sich rasch und vollständig erholte, war bei dem zweiten der ungünstige Ausgang nicht aufzuhalten.

Die Diagnose kann meist nur in Hinblick auf das Grundleiden mit einiger Wahrscheinlichkeit gestellt werden. Man denkt an cerebrale Blutung, Thrombose, Tumor, Absceß. Die Gelbfärbung der Spinalflüssigkeit ist bedeutsam, aber nicht eindeutig. Wo irgend der Verdacht des Hämatoms besteht, ist durchaus die NEISSER-POLLACKsche Hirnpunktion zu empfehlen. Der unter Druck ausströmende, meist schokoladenbraune Cysteninhalt sichert die Diagnose des Leidens wie seines Sitzes.

Die Behandlung jedoch wird sich nur selten mit der Punktion begnügen können, vielmehr ist die osteoplastische Resektion des Knochens mit nachfolgender gründlicher Entleerung der Cyste anzuschließen. Die Erfolge sind um so besser, je früher das Leiden erkannt und richtig behandelt wird.

Das extradurale Hämatom entsteht durch Verletzung der Art. meningea media meist im Geleit von Schädelbrüchen, zuweilen aber auch schwerer Kontusionen, die gelegentlich durch Contrecoup die Meningea der anderen Seite zur Ruptur bringen können. Nach den Erscheinungen der Gehirnerschütterung ist häufig ein freies Intervall festzustellen, das mehrere bis 24 Stunden zu dauern pflegt, worauf sich, wie oben geschildert, hier jedoch stets in akuterer Weise, die Symptome des Hirndruckes nebst cerebralen Reiz- und Ausfallssymptomen entwickeln, die ohne operativen Eingriff zum Tode führen. Am häufigsten wird die Affektion, zumal wenn eine sichere Anamnese fehlt, mit intracerebralen Blutungen verwechselt. Die Spinalpunktion kann dabei wenig für die Diagnose leisten, da in beiden Fällen Blutbeimengung gefunden werden kann. Die Hauptsache ist, in entsprechenden Fällen von vornherein an die Möglichkeit des Hämatoms zu denken. Bestehen irgendwelche Zweifel, so vermag sie wiederum die Hirnpunktion zu lösen, der dann die Trepanation anzuschließen ist. Es dürfte bei diesem Verfahren nur selten mehr vorkommen, daß infolge einer Fehldiagnose die allein rettende Therapie verabsäumt wird.

Die Thrombose der Gehirnsinus (Sinusthrombose).

Von

G. STERTZ-Marburg.

Man unterscheidet die entzündliche und marantische Thrombose der Gehirnsinus. Die erstere ist meist fortgeleitet von den Erkrankungen des Mittelohrs, bzw. der Caries des Felsenbeins, oder auch von anderen cariösen Prozessen an den Schädelknochen, z. B. tuberkulöser Natur. Es ist auch möglich, daß sich Phlebitiden von septischen Erkrankungen der Kopf- und Gesichtshaut (Karbunkel) auf dem Wege der Emissaria Santorini in das Schädelinnere fortpflanzen. Die marantischen Thrombosen entstehen durch Nachlassen der Herzkraft oder auch durch Veränderung der Blutbeschaffenheit bei zur Erschöpfung oder Kachexie führenden Prozessen, beim Typhus, schwerer Anämie, Chlorose, Blutverlusten (Partus!). Es können alle oder einzelne Hirnsinus befallen werden; bei den entzündlichen Formen die an den primären Herd (bei den Otitiden der Sin. transversus) angrenzenden, bei den marantischen vor allem der Sinus longitudinalis. Die Thrombose kann sich in die einmündenden Venen der weichen Hirnhäute fortsetzen. Die Folge ist eine enorme Behinderung des venösen Blutabflusses, die zu schweren Zirkulations- und Ernährungsstörungen und damit zu roten Erweichungsherden im Gehirn führen kann.

Die Symptomatologie ist selten so charakteristisch, daß allein aus den neurologischen Erscheinungen die Diagnose möglich ist. Es stellen sich unter meningismusartigen Erscheinungen alle Grade der Benommenheit bis zum tiefen Koma ein. Reizerscheinungen in Gestalt allgemeiner oder mehr lokalisierter Krämpfe sind häufig, wenn auch nicht immer vorhanden. Die Erweichungsherde haben lokale Ausfälle zur Folge. Nicht selten findet sich eine Neuritis optica, kaum eine ausgesprochene Stauung. Zuweilen beobachtet man vorübergehende Spannungen der Muskeln; auf psychischem Gebiet Delirien, amentia-artige Bilder. Die Spinalpunktion kann den Befund einer Meningitis serosa, bei sekundären Blutungen eine Gelbfärbung, nicht selten aber auch normale Beschaffenheit zeigen.

Die Diagnose wird demnach nur dann mit einiger Wahrscheinlichkeit zu stellen sein, wenn man aus Veranlassung der Grundkrankheit an diese Komplikation denkt und wenn gewisse Stauungssymptome, z. B. bei der Thrombose des Sinus transversus Ödem hinter dem Ohr, bei der des Cavernosus Ödem und venöse Stauungen der Gegend um das Auge und im Auge Hinweise auf die Natur des Leidens geben, oder wenn sich z. B. die Thrombose des Sinus transversus fühlbar in die Vena jugularis fortsetzt.

Die Behandlung hat vor allem das Grundleiden zu bekämpfen. Die septische Thrombose erfordert operatives Eingreifen (s. die Lehrbücher der Chirurgie und Ohrenheilkunde).

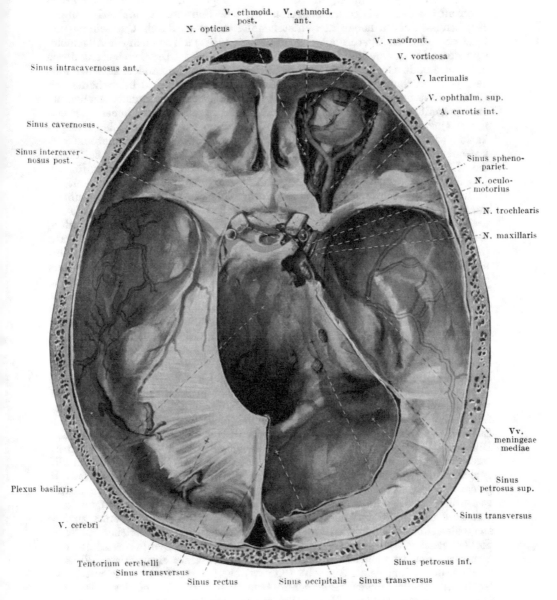

Abb. 1. Sinus durae matris. (Nach SPALTEHOLZ.)

Rechts ist die Augenhöhle und der Sinus cavernosus eröffnet, das Tentorium cerebelli abgetragen.

Die Gehirnverletzung.

Von

G. Stertz-Marburg.

Gewalteinwirkungen auf den Schädel können, auch ohne seine Verletzung und ohne erkennbare Zerstörungsherde am Gehirn grobe Funktionsstörungen des letzteren herbeiführen, die unter dem Begriff der Gehirnerschütterung (Commotio cerebri) zusammengefaßt werden. Schwere Schädelverletzungen, Kopfschüsse führen neben den entstehenden örtlichen, durch Quetschung und Splitter bedingten Zerstörungen (Contusio cerebri) um so mehr die Allgemeinsymptome der Commotio herbei. Bei Nahschüssen ist die Drucksteigerung durch das eintretende Geschoß von Belang, die sich unter Umständen zu einer ausgesprochenen Sprengwirkung steigern kann. Andererseits sind bei Schädel und Gehirn glatt durchschlagenden Schüssen Kommotionserscheinungen manchmal ganz vermißt worden. Stumpfe Gewalteinwirkungen können neben der örtlichen Quetschung die Erscheinung des Contrecoup hervorrufen. Eine Komplikation wird durch die Entstehung epiduraler und subduraler Hämatome verursacht (s. diese). Darauf ist wohl ein Teil der Schußverletzungen, bei denen die Bewußtseinsstörung erst $\frac{1}{2}$ Stunde später eintritt, zurückzuführen. Das Hauptsymptom der Gehirnerschütterung ist die Bewußtlosigkeit, in Fällen weniger schwerer Gewalteinwirkung läßt die entstehende Betäubung auf einen leichteren Grad der Commotio schließen. Dazu gesellen sich oft Erbrechen und Pulsverlangsamung. In schwersten Fällen kann der Tod eintreten, vielleicht infolge der Fortpflanzung der Erschütterung auf die Medulla oblongata (Kocher). Wie man sich im übrigen die funktionsstörende Wirkung der Commotio vorstellen soll, als unmittelbare molekulare Erschütterung der Substanz oder als Folge einer Vasomotorenlähmung, muß dahingestellt bleiben. Die Bewußtseinsstörungen können Minuten, Stunden, aber auch Tage und Wochen anhalten. Im letzten Falle sind sie wohl als eine Teilerscheinung der Meningitis serosa aufzufassen, welche zu den häufig festgestellten Folgen schwerer Kopfverletzungen gehört. Im allgemeinen vollzieht sich die Aufhellung des Bewußtseins allmählich, selten plötzlich. Gewöhnlich tritt nun der amnestische Symptomenkomplex (das Korsakowsche Syndrom) in Erscheinung: die Gedächtnisleistungen: Reproduktions- und Merkfähigkeit sind herabgesetzt, für den Unfall selbst besteht Amnesie und unter Umständen kann auch das Gedächtnis für vorangegangene Zeitabschnitte in mehr oder minder großem Umfange ausgefallen sein (retrograde Amnesie). Bisweilen vergesellschaftet sich der amnestische Zustand mit Delirien, dämmerzustandsartigen Erregungen oder auch stuporösen Bildern. Mit der Aufhellung des Bewußtseins treten die durch lokale Hirnzerstörungen bedingten Herdsymptome deutlich hervor. Sie bestätigen im allgemeinen die seit langem bekannten Lokalisationsgesetze des Gehirns (s. allgemeiner Teil), selbst die ungeheure Anzahl der Hirnschüsse hat hierin nichts wesentlich Neues zutage gefördert. An sich sind die Hirnverletzungen kein günstiges Objekt für Studien über die Beziehung des Verletzungsortes zu bestehenden Ausfallsymptomen, da sich nie ermessen läßt, an welchen anderen Stellen gleichzeitig Verletzungen entstanden sind. Die Symptomatologie der Stirnhirnläsion ist vielleicht durch das Vorkommen einer eigenartigen Willensstörung, des „Mangels an Antrieb" (Kleist) bereichert, die zuweilen mit kataleptischen Erscheinungen einhergeht. Bemerkenswert ist, daß besonders bei den Hirnschüssen sich die Herdsymptome motorischer, sensibler, sensorischer, aphasischer usw. Art weitgehend zurückbilden können; die Prognose derselben ist eben ceteris paribus desto besser, je rüstiger das Gehirn ist (Freisein von Arteriosklerose). Das gilt auch für die psychisch-nervösen Folgeerscheinungen der Hirnerschütterungen. Sie werden erstaunlich gut überstanden, vor allem dann, wenn keine Gelegenheit zu aufregenden Rentenverfahren und Begehrungskomplexen gegeben ist (z. B. sportliche Unfälle). Immerhin können nach schweren Kommotionen gewisse Residuen für mehr oder minder lange Zeit und selbst für immer zurückbleiben. Am wichtigsten ist hier ein neurasthenischer bzw. nervöser Symptomenkomplex, bestehend aus Kopfschmerzen, Schwindel, Schlaflosigkeit, Übererregbarkeit, Erschöpfbarkeit, oft noch kompliziert durch vasomotorische Symptome, die sich in Kongestionen und Schwindel beim Bücken und bei Arbeitsleistungen, in Pulsschwankungen, ohnmachtsartigen Zuständen zu erkennen geben. Auch Wesensveränderungen: Reizbarkeit, Neigung zu Verstimmungen und Erregungszuständen, Intoleranz gegen Alkohol (epileptoide Charakterveränderung) können sich entwickeln.

Ein relativ häufiges Residuum schwerer Kopfverletzungen ist die traumatische Epilepsie: das Auftreten epileptischer Anfälle, teils vom JACKSONschen, teils allgemeinen, endlich auch gemischtem Typus. Die ersteren weisen auf eine unmittelbare Schädigung der motorischen Rinde hin (bei den Anfällen sensiblen Charakters auf das Parietalhirn); sie zeigen manchmal einen protrahierten, sich über längere Zeitabschnitte erstreckenden Charakter. Die allgemeinen epileptischen Anfälle können auch von anders lokalisierten Hirnnarben ausgelöst werden, doch zeigt die Statistik, daß die Mehrzahl der traumatischen Epileptiker ihre Verletzung in der Nähe der motorischen Region hat. Die Anfälle pflegen meist erst einige Monate, selbst noch 1 Jahr nach der Verletzung sich einzustellen. Sie zeigen sonst ähnliche Bedingungen des Auftretens wie die der genuinen Epilepsie; selbst Absencen, Ohnmachten, Verstimmungen, Dämmerzustände: sog. Äquivalente sind beobachtet worden.

Von gleich einschneidender, ja unter Umständen noch größerer Bedeutung ist der unter den Begriff der traumatischen Hirnschwäche fallende Restzustand schwerer Hirnverletzungen. Sie ist abhängig von der Größe des entstandenen Hirndefektes wie von der ursprünglichen Rüstigkeit des Gehirns.

Bei Trinkern, älteren Individuen, Arteriosklerotikern ist sie daher oft ausgeprägter als bei Vollkräftigen. Selten ist daher bei den Hirnschußverletzten des Krieges schwere traumatische Demenz beobachtet worden, wobei allerdings zu berücksichtigen ist, daß die umfangreichen Verletzungen meist den tödlichen Ausgang bedingten.

Die traumatische Hirnschwäche besteht vor allem in einer Verlangsamung und Schwerfälligkeit im Ablauf der psychischen Elementarfunktionen: der Auffassung, der Konzentration, der Gedächtnisleistungen und der Denkvorgänge. Mit den gewöhnlichen Intelligenzprüfungen sind diese Minderleistungen weniger faßbar als mit den dafür ausgebildeten psychologischen Prüfungsmethoden, und diese vermögen zugleich die auf lokaler Schädigung der optischen, akustischen, sprachlichen, praktischen Sphäre beruhenden Eigenheiten der Leistungsschwäche aufzudecken. Gerade diese mehr oder minder lokalisierbaren Einschläge verleihen dem traumatischen Schwachsinn oft auch dann eine besondere Note, wenn gröbere organische Lähmungen nicht oder nicht mehr vorhanden sind. Aus diesen Defekten resultiert unter Umständen Unfähigkeit zu jeder anhaltenden Beschäftigung oder Berufsarbeit, besonders dann, wenn noch die oben geschilderten Charakterveränderungen und epileptischen Symptome hinzukommen.

Während es sich bei den bisher besprochenen Veränderungen um mehr oder minder stationäre bzw. dauernde Folgezustände handelt, gibt es auch organische Spätfolgen, die noch Monate oder selbst Jahre nach der Verletzung zu wesentlichen Verschlimmerungen führen. Dazu gehören die Spätabscesse, die meist durch Fremdkörper mit einer zunächst latent bleibenden Infektiosität oder unter Umständen auch durch nachträgliche Ansiedlung von Keimen anderer Herkunft in dem geschädigten Gewebe hervorgerufen werden. Ganz allmählich machen sich dann die unter dem Kapitel Gehirnabsceß beschriebenen Symptome geltend. Ferner gibt es seltene Fälle fortschreitenden Schwachsinns, deren Entstehungsbedingungen noch nicht vollkommen aufgeklärt sind.

Von praktisch weit größerer Bedeutung aber als diese seltenen Ereignisse ist die häufige, psychogen-hysterische Überlagerung der organisch bedingten Symptome. Je bedeutender der organische Ausfall, um so weniger ist — nach der Natur der psychogenen Störungen — Gelegenheit zu ihrem Auftreten gegeben. Aber gerade in Verbindung mit leichteren Kommotionsfolgen entwickeln sich unter den entsprechenden äußeren Bedingungen schwere und fortschreitende „traumatische oder besser Rentenneurosen" (s. diese). Die Symptomatologie organischer und hysterischer Genese kann sich dann in unentwirrbarer Weise verbinden. Zu beachten ist hier vor allem die „hysterische Pseudodemenz", die nicht selten fälschlich auf das Konto organisch bedingter Intelligenzdefekte gesetzt wird.

Die Prognose ergibt sich aus dem Gesagten.

Therapie. Die Anfangsstadien der mit Zertrümmerung von Schädelteilen oder dem Eindringen von Geschossen und Fremdkörpern verbundenen Hirnverletzungen sind Gegenstand chirurgischer Behandlung. Im Kriege machte man im allgemeinen die Wandlung von Versuchen konservativer Behandlung zur Frühoperation: der Entfernung bzw. Lüftung der eingedrungenen Knochenteile, der Reinigung des Verletzungsgebietes durch.

Später gibt vor allem die Entstehung von Abscessen, lokalen Meningitiden zur Operation Veranlassung, ebenso die traumatischen Epilepsien. Bei den letzteren wird man sich vor allem dann zu einem Eingriff entschließen, wenn die Anfälle nach Zahl und Heftigkeit dahin drängen und wenn sich die Darreichung von Luminal und Brom als erfolglos erwiesen hat. Da vielfach die epileptischen Anfälle durch Hirnnarben (zuweilen in Verbindung mit Cysten), die mit den Häuten und dem Schädel verwachsen sind, ausgelöst werden, so kommt die Loslösung des Gehirns, die Excision der Narben und die Zwischenlagerung von Fascien- oder Fettgewebe in Betracht. Der Erfolg ist oft zufriedenstellend.

Die Erregbarkeit, Reizbarkeit, Neigung zu Verstimmungen ist durch Ausspannen, Hydrotherapie, Bromdarreichung zu bekämpfen. Vor allem in diesen Fällen, aber auch sonst nach schweren Hirnverletzungen ist der Alkohol möglichst ganz auszuschalten.

Die traumatische Hirnschwäche zeigt oft spontan eine gewisse Neigung zur Besserung, die durch sachverständige Übung wesentlich erhöht werden kann. Hierin und in der Behandlung aphasischer, agnostischer und anderer Herdsymptome haben sich die Hirnverletztenschulen (Poppelreuther, Pfeifer, Goldstein, Isserlin u. a.) in der Nachkriegszeit große Verdienste erworben.

Die Erkrankungen des extrapyramidalen Systems.

Von

G. Stertz-Marburg.

1. Paralysis agitans
(Schüttellähmung, Parkinsonsche Krankheit).

Die Paralysis agitans ist eine im höherem Alter auftretende Erkrankung des extrapyramidalen Systems, welche nach Symptomatologie, Entwicklung und Verlauf so charakteristisch ist, daß sie als eine in sich geschlossene Krankheitseinheit gelten kann, obgleich der Symptomenkomplex an sich auch hier wieder einen größeren Verbreitungskreis in der Neurologie besitzt. Eine sichere Vorstellung über Ursachen und Wesen dieses Leidens besitzen wir nicht. Der Versuch, es mit endocrinen Störungen in Beziehung zu setzen (LUNDBORG), kann nicht als geglückt gelten.

Sein Auftreten in den letzten Lebensjahrzehnten, vorwiegend nach dem 50. Jahr, in Verbindung mit dem anatomischen Befund läßt an eine Aufbrauchkrankheit (Abiotrophie), gewissermaßen das vorzeitige Altern bestimmter Hirnteile denken. Erblichkeitsbeziehungen spielen bei der Paralysis agitans im allgemeinen keine große Rolle, immerhin sind eine Reihe von Fällen beschrieben, die durch familiäres Auftreten — bei Geschwistern — ausgezeichnet sind (OPPENHEIM, v. STRÜMPELL). Da es sich jedoch dabei um ein recht seltenes Vorkommnis handelt und diese familiären Fälle auch in mancher Beziehung Besonderheiten aufweisen, so kann ihre Zugehörigkeit zur Paralysis agitans im strengen Sinne nicht als erwiesen gelten. Vielleicht werden wir auch in diesem Formenkreis — wie bei der WILSON-Gruppe oder bei den hereditären Ataxien — dazu gelangen eine Krankheitsgruppe mit fließenden Übergängen zwischen den einzelnen Gliedern anzunehmen. Als „auslösende" Momente kommen besonders Trauma und schwere Gemütserschütterungen in Betracht. Das Leiden entwickelt sich meist aus unscheinbaren Anfängen ganz allmählich zum deutlich ausgeprägten Krankheitsbild.

Symptomatologie: Im Vordergrund steht die Starre der Haltung und der Mimik. Das Gesicht ist von maskenartiger Regungslosigkeit, mit der nur der lebhafte Blick kontrastiert, und hat dabei im Gegensatz zu der schlaffen Mimik muskulärer Schwächezustände etwas Steifes und Gespanntes. Und ebenso ist die Haltung statuenhaft und bekommt außerdem durch gewisse Vorzugsstellungen einzelner Muskelgebiete, die schließlich zu Contracturen sich fixieren, ein besonderes Gepräge, das die Diagnose auf den ersten Blick ermöglicht. Dahin gehören eine vornübergebeugte Haltung des Kopfes und des Oberkörpers, Adduction und Beugung der Arme, Beugung der ausgestreckten Finger im Metakarpophalangealgelenk, leichte Beugung in den Knien.

Bei der Prüfung der passiven Beweglichkeit ergibt sich in den vorgeschrittenen Stadien deutlich, in Andeutungen meist schon sehr früh eine gleichmäßige Vermehrung des Muskeltonus (Hypertonie oder Rigidität), die gleichzeitig die Agonisten wie ihre Antagonisten betrifft, bei Wiederholung der gleichen Bewegungen kaum nachläßt, und die als Hauptursache der allgemeinen Starre anzusehen ist. Prädilektionsgegend dieser Rigidität ist die Nackenmuskulatur. Zuweilen ist man erstaunt, zu finden, daß der äußerlich hervortretenden Starre eine deutliche Hypertonie der Muskeln nicht entspricht, und zu der Annahme genötigt, daß erstere eine gewisse Selbständigkeit besitzt. Eng mit diesem Phänomen ist eine eigenartige Innervationsstörung verbunden, der zufolge die Muskeln auf den Willensimpuls erschwert und verlangsamt ansprechen, auch mit Verzögerung wieder in den relativen Ruhezustand zurückkehren. Obgleich daher nirgends eigentliche Lähmungen bestehen, bedarf jeder Bewegungsakt einer besondere Aufmerksamkeit, und das automatische Spiel der Mitbewegungen geht fast vollständig verloren. Dadurch haben auch alle zusammengesetzten Bewegungen etwas Steifes, Hölzernes an sich. Aus dem gleichen Grunde sind alle feineren Bewegungsfolgen hochgradig erschwert und rasch erlahmt — eine Art Adiadochokinesis — die sich oft schon sehr früh bemerkbar macht, wenn man den Patienten auffordert abwechselnd die Finger zu spreizen und zu adduzieren oder eine Trillerbewegung auszuführen. Steif und hölzern ist auch der Gang. Er geschieht mit kleinen schlürfenden Schritten ohne Mitschwingen der Arme. Anfangs kommt auch diese Bewegungsform schwer in Gang, dann aber — wohl infolge der nach vorn gebeugten Haltung, die eine nicht schnell genug korrigierbare Verlegung des Schwerpunktes zur Folge hat, kommt es gelegentlich zu einem beschleunigten Vorwärtsschießen; Propulsion: „der Kranke läuft hinter seinem Schwerpunkt her". Beim Rückwärtsgehen kann eine entsprechende Retropulsion auftreten.

In Steigerung der erwähnten Nachdauer willkürlicher oder passiv erzeugter Muskelkontraktionen kann es auch zu einem Verharren in den auf solche Weise entstandenen Haltungen kommen: eine Art Katalepsie, die aber mit der Willensstörung psychisch Kranker keine innere Beziehung hat. Auf solche Weise ist es möglich, daß ein Patient, der gestürzt ist, regungslos in der dabei erzeugten Stellung erstarrt.

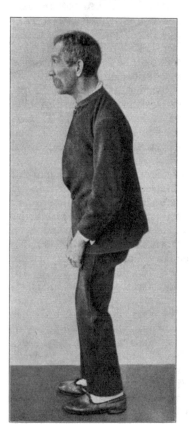

Abb. 1. Schwere Paralysis agitans mit typischer Körperhaltung und charakteristischem Gesichtsausdruck (20 Jahre bestehend). (Nach HEINR. CURSCHMANN.)

Alle Bewegungen, zuerst die feineren Verrichtungen, werden unter solchen Umständen zunehmend unbeholfen und endlich kann die Hilflosigkeit so weit gehen, daß die Patienten selbst außerstande sind, ihre Lage im Bett zu ändern.

Das Übergreifen der Störung auf die Kau-, Schluck- und Sprechmuskeln beeinträchtigt auch diese Funktionen. Das Kauen und Schlucken wird langsam und erlahmt rasch, die Sprache wird leise, monoton, auch mangelhaft artikuliert. Die Zunge wird unvollständig vorgestreckt und bewegt. Die Augenbewegungen sind meist unbeteiligt, zuweilen ist aber auch die Blickwendung erschwert und unvollkommen.

Mit diesen im ganzen unter den Begriff des akinetisch-hypertonischen Syndroms fallenden Erscheinungen verbindet sich in der Mehrzahl der Fälle ein Tremor, vor allem in den Fingern und Händen, der durch rhythmische, gleichförmige Schwingungen im Sinne der Beugung und Streckung, der Pro- und Supination ausgezeichnet ist und an den Fingern beispielsweise das bekannte „Pillendrehen" hervorruft. Der Tremor ist auch in der Ruhe vorhanden, verstärkt sich leicht bei Aufregungen, wird eher geringer bei Willkürbewegungen und besonders bei Kraftanstrengungen eines Gliedes, um aber unter Umständen dabei an einer anderen Körperstelle desto stärker aufzutreten. Häufig ist der Kopf beteiligt, bei näherem Zusehen kann man auch in anderen Körpergebieten, z. B. in den Zehen, im Facialisgebiet und im Kiefer entsprechende Bewegungen erkennen. Zuweilen beherrscht dieses Zittern längere Zeit geradezu das Krankheitsbild. Es kann vorübergehend einseitig sein, manchmal auch während des ganzen Krankheitsverlaufes vollständig fehlen: Paralysis agitans „sine agitatione" (STRÜMPELL).

Andere neurologische Symptome sind im allgemeinen nicht vorhanden. Insbesondere fehlen, wie gesagt, eigentliche Lähmungen, wenn auch zuweilen eine gewisse Schwäche des Händedrucks oder der Widerstandsbewegungen nicht zu verkennen ist. Die Muskeln sind von normalem Volumen. Die Reflexe von gewöhnlicher Stärke, das Babinskische Zeichen fehlt. Es wird zuweilen über „rheumatische" Schmerzen geklagt, die sicherlich zentralen Ursprungs sind. Meist von geringer Bedeutung oder selbst fehlend, sind sie in einzelnen Fällen von äußerst lästiger Intensität. Von Störungen der Sympathicusinnervation ist das Vorkommen von Speichelfluß und Hyperidrosis zu erwähnen. Die Psyche kann völlig intakt sein, abgesehen von den erklärlichen Gemütsreaktionen und der Einschränkung der Aktivität, welche das Leiden an sich mit sich bringt. In Anbetracht des Alters der Patienten ist die gelegentliche Kombination mit Arteriosklerose und seniler Rückbildung erklärlich.

Von dem hier gezeichneten typischen Bild begegnet man zuweilen Abweichungen, die sich z. T., soweit bisher genügend Erfahrungen vorliegen, in Gruppen einordnen lassen, z. T. aber auch einstweilen schwer zu beurteilende Einzelfälle bleiben. Die Berechtigung, sie in unser Gebiet aufzunehmen, ist jeweils aus dem Vorhandensein des akinetisch-hypertonischen Symptomenkomplexes, der endogenen, bzw. von exogenen Faktoren nicht maßgebend beeinflußten Entstehungsweise, des chronisch fortschreitenden Verlaufes herzuleiten. Zwei atypische Formen wurden bereits erwähnt: die tremorlose und die durch anfallsweise oder mehr dauernde Schmerzen (Lewy) gekennzeichnete. In einigen Fällen ist eine weitgehende Störung im Bereich der bulbären Funktionen beobachtet worden, die sich in vollkommenem Erlöschen der Sprache kundgab, in anderen stellte sich eine geistige Schwäche ein. Das Zusammenvorkommen dieser beiden Merkmale mit einer gleichförmigen Heredität hat v. Strümpell beobachtet.

Während die erstgenannten Abweichungen vielleicht nur auf Besonderheiten der Lokalisation des Krankheitsprozesses beruhen, dürfte die Heredität, bzw. das familiäre Vorkommen, das sich gelegentlich noch mit der Entstehung des Leidens in relativ jugendlichem Alter, mit einem quoad vitam ungünstigen Verlauf und einer progressiven geistigen Schwäche verbindet, zur Abtrennung einer besonderen Form berechtigen, die nur lose mit der eigentlichen Paralysis agitans zusammenhängt.

Differentialdiagnose. Wie bereits erwähnt, kann das akinetisch-hypertonische Syndrom als Erscheinungsform ganz verschiedener Krankheiten auftreten, welche zufällig eine ähnliche Lokalisation wie die echte Paralysis agitans erfahren.

1. Man hat früher das Vorkommen einer jugendlichen Paralysis agitans angenommen, wir können aber heute mit Sicherheit annehmen, daß diese Fälle zum größten Teil in das Gebiet der Wilsonschen Krankheit bzw. Pseudosklerose gehören (s. u.).

2. Symptomatisch weitgehende Ähnlichkeit zeigen auch die Folgezustände der Encephalitis, die deswegen als Parkinsonismus bezeichnet werden. Ihre Unterscheidung ergibt sich aus dem meist jugendlicheren Alter der Encephalitiker, dem grippösen Beginn, der allerdings manchmal erst nach genauer Erforschung der Anamnese festzustellen ist, und dem Umstand, daß diese Encephalitisfolgen in verschiedenen Stadien der Entwicklung stationär zu werden pflegen. Auch sind z. B. beim Parkinsonismus die bei der Paralysis agitans häufigen Fingercontracturen nicht vorhanden, die Bulbärsymptome dagegen deutlicher ausgesprochen, der charakteristische Tremor ist dort selten, hier dagegen die Regel. Psychische Veränderungen im Sinne des Ausfalls an geistiger Regsamkeit sind den Encephalitisfolgen eigen, kaum der Paralysis agitans.

3. Die Arteriosklerose kann ganz ähnliche Krankheitsbilder hervorbringen bei entsprechendem Sitz der encephalomalacischen Herde. Der manchmal festzustellende apoplektische Beginn, überhaupt das öftere Vorkommen von Schwindelanfällen und kleinen Insulten, deren Folgen schließlich das

Krankheitsbild verwaschen gestalten, endlich die arteriosklerotische Demenz sind für die Diagnose maßgebend.

4. Die syphilitische Pathogenese eines Parkinsonismus, an die stets auch gedacht werden muß, verrät sich durch die Anamnese und durch die spezifischen Reaktionen des Blutserums bzw. der Spinalflüssigkeit, sowie unter Umständen durch Pupillenstörungen u. a. m.

5. Tumoren, multiple Sklerose, Paralyse können in seltenen Fällen als am meisten ins Auge fallenden Komplex ebenfalls das hypertonisch-akinetische Syndrom darbieten, die wesentlichen Symptome dieser Krankheiten werden aber bei der genauen neurologischen Untersuchung stets deutlich genug hervortreten, um sie zu diagnostizieren.

Endlich verdient hervorgehoben zu werden, daß einzelne Gifte, vor allem das Mangan (Braunsteinindustrie) eine besondere Affinität zu dem hier in Frage stehenden Hirngebiet haben, und damit gewissermaßen experimentell ein der Parkinsonschen Krankheit ähnliches Bild hervorrufen können.

Ist der Schütteltremor das dominierende Symptom, so kann die Gefahr einer Verwechslung mit einer analogen Manifestation der Hysterie entstehen. Die charakteristischen Rigiditätsphänomene und Innervationsstörungen werden jedoch bei genauer Untersuchung bei Paralysis agitans wohl nie ganz vermißt, während sie bei Hysterie fehlen. Die Entstehungsgeschichte des Leidens und der Gesamteindruck der Persönlichkeit gibt weiterhin genügende Anhaltspunkte.

Verlauf und Ausgang. Die Paralysis agitans verläuft außerordentlich chronisch, selten sind schubweise Verschlimmerungen. Das Leben wird an sich durch die Krankheit nicht bedroht, die Unbeholfenheit aber steigert sich bis zur Hilflosigkeit, wenn nicht intermittierende Krankheiten das Leben beenden.

Pathologische Anatomie. Es kann nach den Befunden von Jelgersma, C. und O. Vogt, Lewy, Bielschowsky keinem Zweifel unterliegen, daß es sich bei der Paralysis agitans vor allem um eine Erkrankung des Striatums und des Globus pallidus — also ebenfalls wieder der mit dem extrapyramidalen System in Beziehung stehenden Hirnteile handelt, und daß mit dieser Lokalisation der Krankheit die klinische Erscheinungsform zusammenhängt. Die histologischen Veränderungen bestehen in einer Degeneration von Ganglienzellen und Markfasern in den genannten Gebieten, ferner Veränderungen der Blutgefäße unter Ausbildung perivaskulärer Verödungsgebiete, die bis zur Einschmelzung führen können, die schon makroskopisch an der siebartigen Durchlöcherung des Gewebes kenntlich wird. In den Fällen mit besonders schwerer Rigidität findet sich das Pallidum vorwiegend erkrankt. Auch in anderen Hirnteilen sind zwar Veränderungen festzustellen: in der Rinde, im Thalamus, im Luysschen Körper, in der Substantia nigra, im Pons, jedoch sind sie alle nicht konstant, so daß den erstgenannten die entscheidende Bedeutung zukommt.

Therapie. Die Behandlung kann lediglich symptomatisch sein. Die Einstellung mit körperlicher Anstrengung verbundener Berufstätigkeit ist schon in frühen Stadien nötig, seelische Erregungen wirken entschieden ungünstig. Ein Aufenthalt im Gebirge oder auf dem Lande wird angenehm empfunden. Von guter Wirkung sind auf das ausgebildete Syndrom lauwarme protrahierte Bäder mit passiven Bewegungen.

Von Medikamenten wirkt das Scopolamin und Duboisin bis 0,0015 pro die in Tropfen- oder Pillenform oft recht gut. Die Kranken fühlen sich freier, können sich behender bewegen. Das Mittel kann meist ohne schädlichen Nebenwirkungen monatelang in auf- und absteigender Dosis genommen werden

In späteren Stadien kommt es vor allem auf eine geschulte Pflege an.

2. Pseudosklerose und WILSONsche Krankheit.

Diese beiden seltenen Krankheitsformen weisen zwar in den typischen Repräsentanten manche äußere Verschiedenheiten auf, indessen lassen nicht nur Übergangsfälle, sondern auch sonst der auf das Wesentliche gerichtete Blick, sowie die Ergebnisse der anatomischen Untersuchung ihre innere Zusammengehörigkeit erkennen. Es handelt sich bei beiden um degenerative besonders den Linsenkern betreffende Veränderungen des Zentralnervensystems, welchen klinisch das Vorherrschen extrapyramidaler Symptome entspricht, und eine gleichzeitige Lebererkrankung vom allgemeinen Aussehen einer Cirrhose. Dazu gesellen sich in einer Anzahl von Fällen eigenartige Pigmentierungen, vor allem in Gestalt eines grünlichen Ringes am Rande der Cornea (FLEISCHERscher Cornealring). Die ersten klinischen Beschreibungen rühren von C. WESTPHAL 1883, STRÜMPELL 1898 und 1899 her.

Der erste für die Erkenntnis der organischen Natur des Leidens maßgebende anatomische Befund stammt von ALZHEIMER (1912), WILSON hat 1912 die Krankheitsgruppe auf eine breitere Grundlage gestellt und ihre pathophysiologischen Zusammenhänge richtig erkannt.

Die Ursache des Leidens ist noch nicht endgültig geklärt, man könnte an eine — vielleicht vom Darm ausgehende — Autointoxikation denken, die gleichzeitig Leber und Gehirn befällt (BOSTROEM). Jedoch das nicht seltene Vorkommen bei Geschwistern sowie manche anderen Umstände sprechen für eine endogene Entwicklungsstörung von der Art der sog. Abiotrophien. Jedenfalls spielen gröbere exogene Momente und vor allem die Lues dabei keine Rolle.

Das Leiden beginnt im jugendlichen Alter meist um die Pubertät herum und endet in akuten Fällen nach einer Krankheitsdauer von 4—6 Monaten tödlich, kann aber in mehr chronischen sich über eine Anzahl von Jahren erstrecken.

1. Die WESTPHAL-STRÜMPELLsche Pseudosklerose läßt in den ausgeprägten Fällen einen wackelnden Tremor erkennen, der zunächst vielleicht halbseitig ist und sich dann weiter ausbreitet, zuweilen in grobe ataktische Bewegungen übergeht, dazu treten frühzeitig Symptome einer Starre in Haltung, Bewegungen und Mimik, ohne daß eine ausgesprochene Muskelrigidität nachweisbar wäre. Die Sprache wird undeutlich, langgezogen, das Kauen und Schlucken mühsam, schließlich werden alle Bewegungen unbeholfen, der Gang durch die Starre sowohl wie durch die Ataxie beeinträchtigt, ev. ausgesprochen breitbeinig und taumelnd. Dazu treten wohl regelmäßig psychische Veränderungen degenerativer Art: erhöhte Reizbarkeit, Eigensinn, Boshaftigkeit neben ängstlichen und mißtrauischen Anwandlungen, auch apathisch-stuporöse Phasen, endlich auch intellektuelle Defekte. Das Bild ähnelt äußerlich der multiplen Sklerose, deren Kardinalsymptome aber sämtlich fehlen. Als seltene Symptome wurden schmerzhafte Muskelkrämpfe, Parästhesien, einmal das BABINSKIsche Zeichen, beobachtet, also mancherlei Zeichen dafür, daß der Prozeß über das extrapyramidale System hinausgeht. Ein relativ häufiger Befund ist der Pigmentring der Cornea.

2. Bei der WILSONschen Krankheit (progressive lentikuläre Degeneration) ist die Symptomatologie in noch höheren Graden auf die striären Motilitätsstörungen eingeengt. Es kommt zu einer Verlangsamung und Unbeholfenheit aller Bewegungen, zu einer ausgesprochenen Bewegungsarmut, welche sich sowohl in spontaner Akinese wie in dem gänzlichen Fehlen aller natürlichen Mitbewegungen äußert. Dazu gesellt sich eine gleichmäßige — Agonisten und Antagonisten umfassende — Vermehrung des Muskeltonus (Rigidität). Das Gesicht ist maskenartig, die Haltung statuenhaft, der Gang steif und hölzern. Es besteht eine Neigung in zufällig entstandenen Stellungen und Haltungen zu

verharren (Pseudokatalepsie). Durch die Innervationsstörung sind alle feineren Bewegungsfolgen hochgradig erschwert (Adiadochokinese), so daß, obgleich nirgends eigentliche Lähmungen bestehen, die Patienten fast ganz hilflos werden. Die bulbären Funktionen sind gleichzeitig in Mitleidenschaft gezogen: das Kauen und Schlucken wird immer langsamer und schwieriger, die Sprache wird ebenfalls langsam, schwerfällig, monoton und ermüdet unter Umständen bald bis zum völligen Erlöschen. Aus der Beschreibung ergibt sich die Ähnlichkeit mit der Parkinsonschen Krankheit, die in der Tat so weitgehend ist, daß die Fälle früher unter der Diagnose der juvenilen Paralysis agitans gegangen sind. Auch die Erscheinungen der Pro- und Retropulsion können vorhanden sein, desgleichen das charakteristische Zittern. Die psychischen Veränderungen treten hier weniger hervor als bei der Pseudosklerose. Gegen Ende

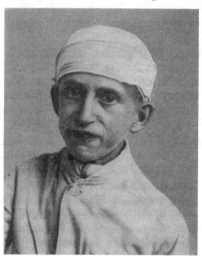

Abb. 2. Starre des Gesichts bei
Wilsonscher Krankheit.
(Breslauer Klinik.)

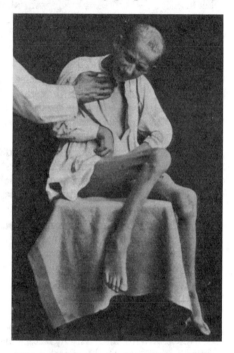

Abb. 3. Wilsonsche Krankheit, Bruder
des daneben abgebildeten Patienten.
(Breslauer Klinik.)

des Leidens bilden sich nicht selten Kontrakturzustände aus. Auch hier fehlen Pyramidensymptome fast stets, desgleichen, wie erwähnt, eigentliche Lähmungen; jedoch ist eine gewisse Schwäche (Asthenie) oft unverkennbar. Das Leiden bringt schließlich eine weitgehende Kachexie mit sich.

Der Verlauf ist bei beiden Gruppen fast stets ein chronisch-progredienter, wenn der Zustand auch zuweilen längere Zeit stationär erscheinen kann.

Pathologische Anatomie. Wilson fand in 7 der 10 von ihm beschriebenen Fälle eine eigenartige symmetrische cystische Erweichung des Linsenkernes, besonders des Putamens, deren Grund in einer völligen Degeneration des nervösen Parenchyms bei fehlender oder geringer reparatorischer Wucherung der Glia zu sehen ist, während Gefäßveränderungen fehlen. Der Nucleus caudatus zeigte oft leichtere Schrumpfungserscheinungen, der Thalamus nur den Fortfall der strio-thalamischen Fasern, während die innere Kapsel normal war.

Demgegenüber fand Alzheimer bei der Pseudosklerose keinen makroskopischen Befund, mikroskopisch Degeneration von Nervenzellen und progressive

Gliaveränderung, das Vorkommen einer eigenartigen großen Form der Gliazellen, verbreitet über größere Gebiete des Zentralnervensystems, jedoch vorwiegend im Linsenkern, Thalamus, in der Regio hypothalamica und im Nucleus dendatus.

Indessen diese scheinbar schroffen Unterschiede hielten einer vermehrten Erfahrung nicht stand (SPIELMEYER). Es wurden allerlei Übergangsformen festgestellt, wozu noch der die Pseudosklerose und WILSONsche Krankheit gleich kennzeichnende Befund der eigenartigen Lebercirrhose kommt.

Der Formenkreis dieser Erkrankungen ist damit nicht erschöpft, so konnte ich ein Geschwisterpaar mit einem klinisch ähnlichen Symptomenkomplex beobachten, wobei aber der pathologisch-anatomische Befund Abweichungen aufwies und die Leberveränderung fehlte.

3. Idiopathische Athetose (Athéthose double), bilateraler Spasmus mobilis.

Diese beiden Krankheitszustände gehören ihrem Wesen nach zusammen und beruhen, wie durch Forschungen C. und O. VOGTS zuerst sichergestellt wurde, auf einer Entwicklungsstörung im Gebiet des Linsenkerns, die klinisch das zweite der bekannten Linsenkernsyndrome, das „spastisch-athetotische Syndrom" zeitigt. Frühere Anschauungen, denen zufolge das letztere mit einer Schädigung der kindlichen Pyramidenbahn zusammenhänge, können nicht mehr aufrecht erhalten werden.

Zu der Auffassung des Leidens als einer Entwicklungsanomalie stimmen gewisse zu seinem Wesen gehörige Eigenschaften. Die Störung ist nämlich angeboren, wenn sie auch nicht immer in ihrer ganzen Bedeutung sogleich bemerkt wird, sie trifft wohl immer mit Frühgeburt zusammen, sie zeigt keine progressive, vielmehr eine eher regressive Verlaufstendenz.

Fälle, die diesen Bedingungen entsprechen, können als eine eigene Krankheitsgruppe angesehen werden, wobei wiederum im Auge zu behalten ist, daß der gleiche Symptomenkomplex auch bei anderen, zum Teil exogen bedingten Krankheiten auftreten kann.

Ursachen der Entwicklungsstörung bzw. auch der Frühgeburt sind nicht mit einiger Sicherheit erkennbar, man hat früher die bei diesen Fällen oft in der Anamnese erwähnte Asphyxie bei der Geburt als ursächlichen Faktor bewertet, es spricht aber manches dafür, daß das Verhältnis umgekehrt ist, so daß wegen der Anlagestörung im striären System die Atmung nicht prompt in Gang kommt (C. und O. VOGT). Erblichkeit ist in aufeinanderfolgenden Generationen wohl nicht feststellbar, wohl aber ist wieder gleichartige Erkrankung bei Geschwistern beobachtet worden. Die Symptome des Leidens werden deshalb anfangs leicht übersehen, weil den Bewegungen des Neugeborenen auch im Rahmen des Normalen ein spastisch-athetotischer Einschlag anhaftet. Allmählich fällt aber die verstärkte Neigung zu Spannungszuständen, die Verspätung, mit der die Kinder den Kopf halten, sitzen und dann gehen lernen u. a. m., als krankhaft auf.

Bei dem voll entwickelten Symptomenkomplex kann man zwei Reihen von Erscheinungen auseinanderhalten: das Auftreten bzw. Vorhandensein von eigenartigen Spannungszuständen der Muskulatur und damit kombiniert, aber nicht in allen Fällen nachweisbar, von unwillkürlichen Bewegungen eigenartigen Ablaufs.

In voller Ruhe kann die Muskulatur schlaff sein, bei vorsichtigen passiven Bewegungen sogar den deutlichen Eindruck der Hypotonie hervorrufen, womit auch die oft auffällige Unfähigkeit der Kranken, Kopf und Rumpf aufrecht

zu erhalten, zusammenhängt. Sobald aber Reize irgendwelcher Art auf den
Patienten einwirken: sensible, sensorische, affektive, sowie unter dem Einfluß

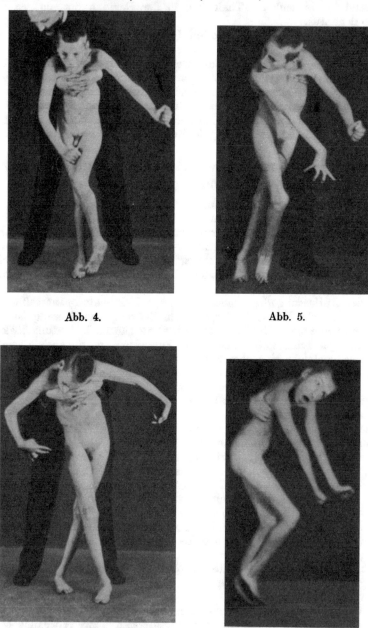

Abb. 4.   Abb. 5.

Abb. 6.   Abb. 7.

Abb. 4—7. Idiopathische Athetose. (Nach O. FÖRSTER.)

willkürlicher Bewegungsintentionen geraten — je nach der Schwere des Falles
— mehr oder minder große Anteile der Körpermuskulatur in spastische Span-
nungszustände von solcher Intensität, daß sie passiv kaum überwindbar sind.

Dabei kontrahieren sich Agonisten und Antagonisten gleichzeitig, wenn auch nicht immer in gleicher Stärke, und je nachdem der einen oder anderen der beiden Gruppen der stärkere Impuls zugeht, werden die Glieder in bestimmten, oft ganz bizarren Haltungen fixiert. Im nächsten Augenblick kann die eben noch unüberwindliche Contraktur von einer ebenfalls unwillkürlichen völligen Erschlaffung abgelöst werden, ein Verhalten, das dem Zustand die Bezeichnung des Spasmus mobilis eingetragen hat.

Indem irgend ein Bewegungsversuch diese motorische Erscheinung in benachbarten wie in entfernten, z. T. kontralateralen Muskelgebieten auftreten läßt, kann man sie auch unter dem Gesichtspunkt der Mitbewegungen betrachten. Die Haltungen, die dabei entstehen, können sehr verschiedenartig sein, während manchmal die Neigung zum Auftreten bestimmter stets wiederkehrender Vorzugsstellungen erkennbar ist. Durch den Eintritt dieser unwillkürlichen Spannungen werden die Willkürbewegungen in den betroffenen Gebieten aufs schwerste beeinträchtigt, so kann jeder Gehversuch sogleich eine krampfhafte Streckung der Beine auslösen, wobei der gleichzeitige Adductorenspasmus selbst bis zu scherenförmiger Überkreuzung der Beine wirksam werden kann, wozu sich noch Massenbewegungen im ganzen Körper gesellen, Störungen, die in ihrer Gesamtheit Gehen wie Stehen unmöglich machen können. In anderen Fällen kommt es unter allerlei grotesken, balancierenden Mitbewegungen zu einer Art hüpfender Fortbewegung. Aber auch das Aufsitzen aus dem Liegen, das Aufstehen aus dem Sitzen und ebenso die alltäglichen Verrichtungen mit den Händen können ebenso durch die reaktiven, sich sogleich einstellenden Spasmen sowie die verschiedensten Mitbewegungen vereitelt werden. Ein plötzlicher starker Reiz, ein Schreck und dergleichen kann zu einer momentanen krampfhaften Erstarrung der ganzen Körpermuskulatur führen, wobei alle vier Extremitäten des liegenden Patienten gleichzeitig in die Luft fahren können.

Zweifellos sind es zu einem Teil diese Fälle, welche als sogenannte LITTLEsche Starre beschrieben worden sind (s. im übrigen cerebrale Kinderlähmung).

Damit verbinden sich bei einem Teil der Patienten langsam ablaufende unwillkürliche Bewegungen, die als Athetose bezeichnet werden und die durch fließende Übergänge ihre Verwandtschaft zum Spasmus mobilis bekunden: Bei beiden kontrahieren sich Muskelgruppen, ohne daß ihre Antagonisten gleichzeitig erschlaffen. Geht abwechselnd bald einer Muskelgruppe, bald ihren Antagonisten der stärkere Impuls zu, so führt das zu gewissermaßen gegen einen Widerstand erfolgenden und darum langsamen Bewegungen entgegengesetzten Sinnes, die auch eine torquierende, die Gelenke überstreckende Form annehmen können. Infolge der wechselnden Lokalisation, des Überganges von dem einen Muskelgebiet auf ein anderes, kommt ein höchst sonderbares Bewegungsspiel heraus. In leichtesten Fällen sind die Bewegungen etwa in Fingern oder Zehen eben angedeutet, in den schwersten beherrschen sie vollkommen das Bild. Das Gesicht wird dann zu krampfhaften Grimassen verzogen, besonders wenn der Patient sich zum Sprechen anschickt. Wie alle Willkürbewegungen schwer in Gang kommen, so auch der komplizierte Bewegungsmechanismus der Sprache: die Silben kommen gedehnt, explosiv, auseinandergerissen, skandierend, auch artikulatorisch entstellt, heraus. Der Versuch feinerer Bewegungsfolgen in den Händen scheitert an dem Interkurrieren der unwillkürlichen krampfhaften Innervationen: ebenfalls eine Art Adiadokokinesis.

Vielfach ist eine krampfhafte Nachdauer von einmal eingeleiteten Innervationen bemerkbar, der lachende wie weinende Gesichtsausdruck fixiert sich so für eine Weile, wie auch ein Erstarren in bizarren, unbequemen Körperhaltungen möglich ist.

Bisweilen mischen sich die athetotischen Bewegungen mit rasch ablaufenden choreatischen, ja es kommen als Zeichen innerer Verwandtschaft auch Übergangsformen zwischen beiden vor.

Auch diese unwillkürlichen Bewegungen stehen wie der Spasmus mobilis stark unter dem Einfluß äußerer und innerer Reize. In der Ruhe und vor allem im Schlafe hören beide völlig auf. Sie sind meist auf die beiden Seiten ziemlich gleichmäßig verteilt, selten mehr halbseitig. Dagegen kann sich der Spasmus fast ganz auf die Beine beschränken.

Eigentliche Lähmungen fehlen in den unkomplizierten Fällen, ebenso sind die Reflexe im günstigen Augenblick auslösbar, das Babinskische Zeichen gehört nicht zum Krankheitsbild, die Sensibilität ist ungestört.

Die psychischen Funktionen können intakt sein, jedoch findet man auch verschiedene Grade des Schwachsinnes. Eine nicht ganz seltene Komplikation

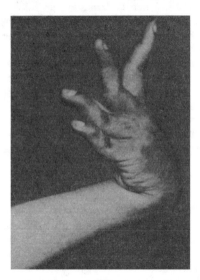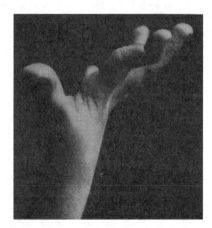

Abb. 8 und 9. Athetotische Bewegungen. (Nach O. Förster.)

sind epileptische Anfälle. Der Verlauf ist oft stationär, zuweilen tritt mit den Jahren eine wesentliche Erleichterung ein, so daß ursprünglich unmögliche Funktionen (Gehen, Sprechen) später doch noch gelernt werden. Hierin mag sich das zunehmende Übergewicht des Großhirns über die striären Innervationsstörungen ausdrücken.

Von dieser als Entwicklungsstörung gekennzeichneten Form der „idiopathischen" Athetose sind wohl sehr seltene Krankheitsfälle vorläufig unklaren Wesens zu unterscheiden, deren Hauptsymptom zwar ebenfalls die doppelseitige Athetose ist, die aber erst im 2. oder 3. Lebensjahrzehnt auftreten und dann progressiv bis zum Tode verlaufen. Eine Beobachtung Higiers betraf zwei Brüder, die mit 13 Jahren erkrankten. Ein Fall Fischers, der durch besonders groteske Bewegungen ausgezeichnet war, starb im 19. Jahre nach zweijähriger Krankheitsdauer. Es fand sich ein atrophischer Prozeß im Globus pallidus, weniger im Putamen und Thalamus, mikroskopisch bestehend in einer körnig-pigmentösen Entartung der Ganglienzellen. Eine ebenfalls hierher gehörige, wenn auch eine gewisse Selbständigkeit beanspruchende Gruppe ist der sogenannte

Torsionsspasmus (OPPENHEIM, ZIEHEN)

auch Dystonia musculorum progressiva genannt. Die wesentlichen Merkmale dieses Leidens sind folgende: Das Leiden tritt zwischen dem 10. und 20. Jahr auf, verläuft anfänglich progressiv, um dann stationär zu werden. Es beginnt in den Beinen mit wechselnden Spasmen und unwillkürlichen athetoiden, auch mehr choreiformen, torquierenden Bewegungen, die dann den größten Teil des Körpers befallen, besonders lebhaft beim Gehen auftreten, wobei die Haltung noch durch eine auffällige Lordose gekennzeichnet ist. Gesicht und Sprache, sowie die psychischen Funktionen bleiben frei. Das Leben ist nicht bedroht, jedoch eine Heilung ausgeschlossen. Vorzugsweise, aber nicht ausschließlich kommt das Leiden bei Ostjuden vor.

Ob es sich hier wirklich um eine eigene Krankheit handelt (K. MENDEL), könnte endgültig nur durch die pathologische Anatomie erwiesen werden. In einem zur Obduktion gekommenen Fall (THOMALLA) lag ein der WILSONschen Krankheit (s. o.) entsprechender Befund vor.

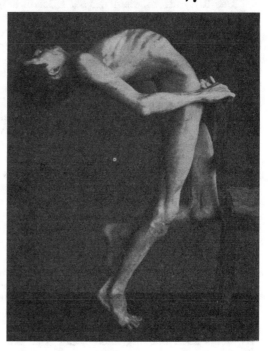

Abb. 10.   Torsionsspasmus.   (Nach O. FÖRSTER.)

Differentialdiagnose der athetotischen Gruppe: Auch hier, wie bei den anderen extrapyramidalen Symptomenkomplexen ist zu berücksichtigen, daß ganz ähnliche Zustände als Ausdruck verschiedener Krankheiten auftreten können, wenn sie nur lokalisatorisch irgendwie übereinstimmen. Stellen wir somit der idiopathischen Athetose eine symptomatische gegenüber (BOSTROEM), so erkennen wir die letzteren in manchen — allerdings seltenen — Krankheitszuständen der Encephalitis epidemica wieder (s. o.). Auch andere Entzündungs- und Degenerationsprozesse können vorzugsweise diese Lokalisation haben oder von der benachbarten Pyramidenbahn auf das extrapyramidale System übergreifen. So finden wir athetotische Bewegungsstörungen vor allem als Komplikation cerebraler Kinderlähmungen (s. o.), in diesen Fällen meist halbseitig und in Verbindung mit hemiplegischen Lähmungssymptomen. Für die in der Kindheit entstandenen Krankheitszustände dieser Art gibt uns die Anamnese meist genügende differentialdiagnostische Anhaltspunkte gegenüber den angeborenen Entwicklungsstörungen.

Pathologische Anatomie. Die anatomische Grundlage der idiopathischen Athetose ist nach C. und O. VOGT der sogenannte „Status marmoratus" des Corpus striatum. Es handelt sich dabei um eine Entwicklungsanomalie dieses Gehirnteils, bei der sich an Stelle fehlender Ganglienzellnester ein Filz feinster Markfasern findet, der dem gefärbten Schnitt ein eigenartig marmoriertes Aussehen verleiht. Es mag noch dahingestellt bleiben, ob wirklich allen Fällen idiopathischer Athetose gerade diese Lokalisation und diese Veränderung entspricht. Für die symptomatischen Fälle gilt jedenfalls, daß sie auch auf Herde in anderen Anteilen des extrapyramidalen Systems (Thalamus, roter Kern, Kleinhirnbahnen) bezogen werden konnten.

Die Therapie kann nur versuchen lindernd auf die Zustände einzuwirken, wobei Ruhe, warme Bäder, Packungen von Nutzen sind.

4. Chorea minor (SYDENHAM sche Chorea) „Veitstanz".

Das 3. Syndrom, dem wir bei Erkrankungen des extrapyramidalen Systems begegnen, ist das choreatische. Auch die Chorea, gekennzeichnet durch eine bestimmte Form unwillkürlicher, unkoordinierter, rasch ablaufender, meist über die ganze Körpermuskulatur verteilter Bewegungen, kann uns als Symptom ganz verschiedenartiger Krankheiten begegnen, sofern diese nur zufällig die entsprechenden Hirnregionen in Mitleidenschaft ziehen; sie kann aber auch auf Krankheiten beruhen, die ihrem Wesen nach daran geknüpft sind und klinisch darum auch in keiner anderen Form als in der einer Chorea in Erscheinung treten. Mit dieser letzteren als der häufigeren und wichtigeren Gruppe beginnen wir. Ihr bekanntester Repräsentant ist die Chorea minor. Sie verdient durch eine Anzahl ätiologischer, Verlauf und Ausgang sowie das Lebensalter betreffender Besonderheiten als eine Krankheitseinheit angesehen zu werden. Die Chorea minor ist meist eine Erkrankung des jugendlichen Alters, etwa vom 5.—15. Jahr. Später werden die Fälle immer seltener und es wächst mit dem Alter die Wahrscheinlichkeit, daß sie auf anderen Ursachen beruhen. Mädchen werden im Verhältnis 3:1 häufiger befallen als Knaben. Erheblich ist dabei der Anteil hereditär Belasteter und neuropathisch Veranlagter von schwächlichem Körperbau und anämischem Aussehen. In der Anamnese spielt vorangegangener Gelenkrheumatismus eine zahlenmäßig ($^1/_3$ der Fälle) so bedeutungsvolle Rolle, daß eine innere Beziehung der beiden Krankheiten unbedingt nahegelegt wird. Wie diese allerdings zu denken ist, erscheint vorläufig noch ungewiß. Man hat an das Zwischenglied der Endocarditis rheumatica gedacht im Sinne von multiplen Embolien in das pathogenetisch in Betracht kommende Mittel- und Zwischenhirngebiet. Jedoch hat die pathologische Anatomie diese Annahme kaum zu stützen vermocht. Es bleibt auch bei Zugrundelegung einer solchen gewissermaßen mechanischen Theorie die Bevorzugung einer bestimmten Hirngegend unklar. Wahrscheinlich ist es, daß irgend ein mit der Polyarthritis direkt oder indirekt in Beziehung stehendes Virus oder Toxin eine besondere Affinität zu den betreffenden Zellgruppen des Gehirns besitzt. Gerade die Pathologie der Encephalitis epidemica liefert uns dafür Analogien (s. diese).

Übrigens spielt der Gelenkrheumatismus unter den Infektionskrankheiten hinsichtlich seiner ätiologischen Beziehung zur Chorea zwar eine bevorzugte, aber keine ausschließliche Rolle. Auch nach anderen Krankheiten ist gelegentlich ihr Auftreten beobachtet worden (Scharlach, Masern, Diphtherie, Sepsis). Endlich ist nicht zu verkennen, daß jede Art von Infektion in der Anamnese fehlen kann und es besteht dann die Neigung, mehr oder minder bedeutungslosen Momenten, z. B. psychischen Einflüssen, eine ursächliche Rolle zuzuschreiben. Höchstens eine auslösende Bedeutung bei latentem Vorhandensein wird man dem Schreck und ähnlichen Momenten beimessen können. Jedenfalls sprechen diese ätiologisch ungeklärten Fälle ebenso wie das Fehlen akuter Allgemeinsymptome nicht gegen die Annahme einer entzündlich-toxischen Entstehungsweise der Krankheit, wenn wir z. B. an die Art und Weise denken, wie sich bei der Encephalitis epidemica der chronische Parkinsonismus zuweilen ohne alle Allgemeinsymptome, selbst ohne nachweisbare akute Vorläufer entwickelt.

Allerdings hinsichtlich des weiteren Verlaufes und der Prognose unterscheiden sich diese beiden Prozesse. Wir dürfen also wohl die Chorea minor als eine im histologischen Sinne besonders milde, zur vollen Rückbildung befähigte Form toxisch-infektiöser Hirnschädigung auffassen.

Eine Sonderstellung kann die Chorea gravidarum beanspruchen, von der man wohl annehmen darf, daß sie unter Mitwirkung einer Disposition durch Schwangerschaftstoxine verursacht wird. Ein Teil der Patientinnen hat in der Kindheit bereits an Chorea minor gelitten. Meist werden Erstgebärende befallen, und zwar in der ersten Hälfte der Schwangerschaft. Oft handelt es sich um schwere, unter Umständen das Leben bedrohende Fälle, so daß die Unterbrechung der Schwangerschaft indiziert sein kann. Die leichteren Fälle heilen mit dem normalen Ablauf der Gravidität. Die Wiederholung der gleichen Komplikation bei späteren Schwangerschaften kommt aber vor.

Die in höheren Altern auftretenden Formen: Chorea senilis, Chorea postapoplectica, sowie die hereditäre Form haben mit der Chorea minor ätiologisch nichts gemeinsam und gelangen an anderer Stelle zur Besprechung.

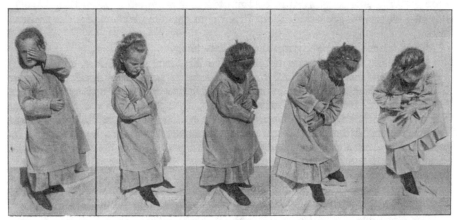

Abb. 11.   Chorea minor (Befehl zum Stillstehen).   (Medizinische Klinik, Heidelberg.)
(Nach IBRAHIM.)

Symptomatologie. Das vollentwickelte Bild der Chorea minor ist gekennzeichnet durch eine fast über den ganzen Körper verbreitete unwillkürliche Muskelunruhe, deren einzelne Bestandteile in rasch ablaufenden, unkoordinierten, z. T. ausfahrenden Bewegungen bestehen, die meist ganze Muskelgruppen: Agonisten mit ihren Synergisten umfassen und darum zu komplizierten Bewegungseffekten führen. Beteiligt sind besonders die Extremitäten, die Arme meist mehr als die Beine, der Rumpf wird hin- und hergeworfen, der Kopf bald nach rechts, bald nach links gedreht, das Gesicht in die verschiedensten Grimassen verzogen, die Zunge im Mund herumgewälzt und gelegentlich unwillkürlich vorgestreckt, selten sind die Augenmuskeln in Gestalt unruhiger Blickbewegungen beteiligt. Die Atmung ist meist in Mitleidenschaft gezogen, der regelmäßige Typus durch tiefe In- oder Exspirationen unterbrochen. Die Sprache ist teils dadurch, teils durch die choreatische Beteiligung der anderen zum Sprechakt gehörigen Muskeln gestört: hastig, gelegentlich abreißend, in der Stimmstärke wechselnd. Häufig werden unwillkürliche Laute: Prusten, Schnalzen, Schmatzen vorgebracht. Auch der Schlingakt kann beeinträchtigt sein. Der Gang wird durch die unwillkürlichen Extremitäten- und Rumpfbewegungen sehr eigenartig gestört und unter Umständen ganz unmöglich gemacht.

Psychische Einflüsse, vor allem Affekte, steigern die Unruhe, im Schlaf hört sie dagegen auf. Interessant ist das Verhältnis der choreatischen zu den Willkürbewegungen. Letztere werden oft durch unwillkürliche Impulse unterbrochen und scheinen daher ataktisch zu entgleisen, zuweilen aber versuchen die Patienten, beginnenden unwillkürlichen Bewegungen nachträglich ein willkürliches Ziel zu setzen, wodurch eigenartige, übertriebene, groteske Zweckbewegungen entstehen. Es gibt Fälle, in denen die willkürliche Beherrschung der Muskeln relativ gut gelingt, so daß die choreatische Unruhe sogar für kurze Zeit unterdrückt werden kann, Bewegungsversuche steigern sie meist.

Der Muskeltonus ist häufig vermindert, jedoch sind die Sehnenreflexe fast immer erhalten. Nicht selten fährt ein choreatischer Impuls in die Reflexzuckungen und führt zu einer kurzen Nachdauer der letzteren. Es gibt Fälle starker Tonuserschlaffung (Chorea mollis), bei welchen die choreatischen Zuckungen mehr zurücktreten, die Muskeln aber auch auf Willkürimpulse schwer ansprechen, so daß eine Art Lähmung vorgetäuscht wird (daher auch die Bezeichnung Chorea paralytica). Die motorische Kraft ist aber im übrigen nicht grob gestört. Anstrengungen in bestimmten Muskelgebieten (z. B. Händedruck) führen leicht zu weit ausstrahlenden Mitbewegungen der gleichen oder der anderen Seite.

Andere neurologische Symptome fehlen meist.

Die Psyche ist fast immer beteiligt. Die Kranken sind reizbar, empfindlich, sprunghaft in ihren Affektäußerungen, zerstreut und ohne Ausdauer, ferner fällt oft ein Nachlassen der spontanen Initiative auf, das auf sprachlichem Gebiet bis zum zeitweiligen Mutismus führt, Symptome, die das Stadium der Zuckungen noch einige Zeit überdauern können. Bei schweren Fällen des etwas vorgerückteren Alters kann es zu ausgesprochenen Psychosen kommen, die im großen und ganzen den exogenen Charakter tragen, d. h. Delirien und amentiaartige Bilder hervorbringen, zuweilen aber auch — und das gilt besonders von protrahierten die Chorea selbst überdauernden Fällen — vielleicht durch Mobilisierung latenter Anlagebestandteile — komplizierte, schwer deutbare Geistesstörungen entstehen lassen, die Schizophrenieen ähneln können.

Der Grad der choreatischen Unruhe ist verschieden. Im Beginn des Leidens sind die Zuckungen oft wenig auffällig, auf einzelne Muskelgebiete beschränkt, und unter Umständen nur bei psychischen Erregungen stärker hervortretend. Es gibt leichte Fälle, bei denen sich die Chorea dauernd in diesen Grenzen hält, andererseits sehr schwere, bei denen die Unruhe die höchsten Grade erreicht und teils durch das Übermaß der Muskelleistung selbst mit seinen Folgen, teils durch die begleitenden Störungen der Ernährung und des Schlafes rasch zu hohen Graden der Erschöpfung und selbst zum Tode führen. Die Prognose kann, übrigens auch durch Infektionen getrübt werden, welche sich an Hautverletzungen anschließen, die sich die Patienten infolge ihrer Unruhe zuziehen.

Im übrigen ist der Verlauf im allgemeinen günstig, indem die choreatischen Zuckungen im Laufe einiger Wochen oder Monate aufhören. Jedoch bleibt oft die Neigung zu Rückfällen bestehen.

Pathologische Anatomie. Der makroskopische Befund am Gehirn ist negativ. Mikroskopisch aber finden sich bei darauf gerichteter und mit verfeinerter Technik durchgeführter Untersuchung konstant Zellenveränderungen, Abbauvorgänge und Ausfälle, zuweilen mit kleinen Entzündungsherden im Corpus striatum, in der Regio hypothalamica, Thalamus, Pons, Nucleus dentatus, also vor allem im Gebiet des extrapyramidalen Systems, dessen Erkrankungen auch sonst unter bestimmten, noch nicht ganz sicher festgestellten Umständen das „choreatische Syndrom" (s. den allgemeinen Teil) zeitigen können.

Differentialdiagnose: Da an sich ganz verschiedene Krankheiten (gewisse Heredodegenerationen, Tumoren, Encephalitiden, Sepsis) bei der gleichen — soeben gekennzeichneten — Lokalisation Chorea als Symptom hervorrufen können, ist mit der Feststellung choreatischer Unruhe die Diagnose der Chorea minor noch nicht gesichert. Bei Berücksichtigung des Alters, der Entstehungsart, der Beziehungen zum Gelenkrheumatismus werden aber nur selten diagnostische Schwierigkeiten in dieser Richtung entstehen. Die Encephalitis epidemica kann unter dem Bild einer akut entstehenden, schweren Chorea auftreten, ist aber doch meist bei näherer Untersuchung durch das Vorhandensein anderer encephalitischer Symptome (Augenmuskellähmungen, Nystagmus, Facialisparese, Lymphocytose der Spinalflüssigkeit usw.), sowie durch das Bestehen schwerer Allgemeinsymptome: Kopfschmerzen, Fieber, Benommenheit, initialer Psychose, zu unterscheiden.

Gelegentlich kommen hysterische Nachahmungen des choreatischen Krankheitszustandes vor, deren Produkte aber dann bei näherem Zusehen doch einen weniger elementaren, mehr willkürlichen Eindruck machen, die Hypotonie, die Mitbewegungen vermissen lassen, während hysterische Stigmata und die Besonderheiten der hysterischen Psyche hinzukommen können. Die Verlegenheitsbewegungen psychopathisch-erregbarer Kinder haben manchmal viel Ähnlichkeit mit choreatischen, verraten aber ihre Natur durch die besonderen Verhältnisse ihres Auftretens.

Therapie. Vor allem ist Ruhe anzuordnen, in allen irgendwie schweren Fällen sogar strenge Bettruhe; Fernhaltung aller seelischen Erregungen, gute, aber leicht verdauliche Ernährung, unter Umständen Ganzpackungen, lauwarme Bäder. Von Arzneimitteln erfreut sich die Arsenkur großer Beliebtheit.

In den schweren Fällen sind außerdem Polsterungen des Bettes zur Verhütung von Verletzungen erforderlich. Die zeitweilige Beruhigung und der notwendige Schlaf kann oft nur durch Injektion von Scopolamin 0,01:10 $^1/_2$ bis 1 Spritze bei Erwachsenen erreicht werden. Bei schwerer Störung des Schluckaktes muß rechtzeitig künstliche Ernährung mit dem Schlauch — am besten durch die Nase — erfolgen. Die Herzkraft ist durch Digitalis und Excitantien aufrecht zu erhalten.

5. Chronische hereditäre (HUNTINGTONsche) Chorea.

Der amerikanische Arzt HUNTINGTON hat diese Form der Chorea im Jahre 1872 zuerst beschrieben. Es handelt sich um eine meist im Alter von 35 bis 40 Jahren beginnende, chronisch fortschreitende und mit zunehmender Verblödung einhergehende Erkrankung, auf deren Wesen ihre exquisite Vererbbarkeit ein Licht wirft. Andere Ursachen des Leidens kennen wir nicht. Als „auslösende" Momente werden gelegentlich Trauma, übermäßige Anstrengungen Puerperium genannt. Selten tritt das Leiden schon vor der oben genannten Altersgrenze und ebenso jenseits derselben auf. Die Krankheit zeigt gelegentlich die Neigung, in der folgenden Generation früher zu beginnen als in der vorangegangenen. Im übrigen folgt sie dem dominanten Vererbungstypus, dementsprechend vererbt sie sich direkt von Generation zu Generation, und die Nachkommenschaft derjenigen Familienmitglieder, die selbst frei bleiben, bleibt nun für immer frei. Gelegentlich begegnet man Fällen, deren Erblichkeit nicht ohne weiteres klar liegt. Es ist dann zunächst angesichts des großen Spielraums der symptomfreien Latenz dieser Krankheitsanlage daran zu denken, daß einer der Eltern vor Ausbruch der Krankheit gestorben ist. Ein charakteristischer Stammbaum nach ENTRESS sei im folgenden wiedergegeben (Abb. 12).

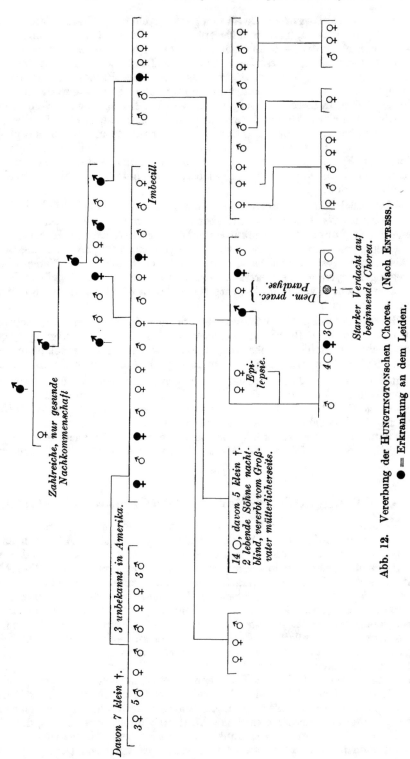

Abb. 12. Vererbung der HUNTINGTONschen Chorea. (Nach ENTRESS.)

● = Erkrankung an dem Leiden.

Das Leiden beginnt mit zunächst unbedeutenden Zuckungen im Gesicht, den oberen Extremitäten und geht erst später auf die Beine über. Eine Zeitlang können die Zuckungen halbseitig bleiben, allmählich werden immer größere

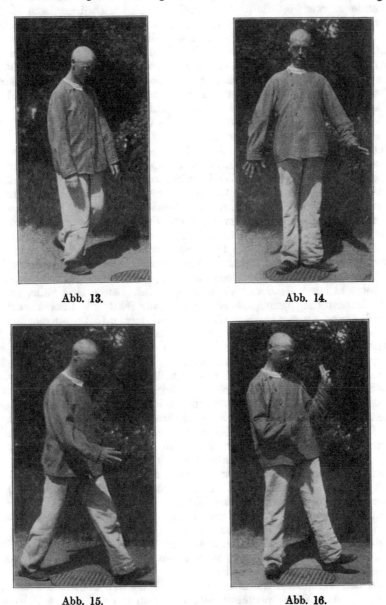

Abb. 13.   Abb. 14.

Abb. 15.   Abb. 16.

Abb. 13—16. Schwerer Fall von Chorea chron. hered. (Huntington) mit pathetischen Gesten, Gehstörung usw. (Medizinische Klinik, Heidelberg.)

Körpergebiete befallen. Sie unterscheiden sich von den blitzartig-schleudernden der Chorea minor durch ihren mehr langsamen, tonischen, torquierenden Ablauf, was z. T. durch das verschiedene Verhalten des Muskeltonus bedingt ist, der im ersteren Fall herabgesetzt ist, im letzteren nicht. Das äußere Aussehen des

Kranken in den vorgerückten Stadien ist höchst grotesk. Das Gesicht wird dauernd zu Grimassen verzogen, die Arme führen sonderbare, verschnörkelte Bewegungen aus, Rumpf und Beine ebenfalls. Der Gang wird dadurch mehr oder minder schwer beeinflußt, die Sprache immer undeutlicher, was wiederum mit der Durchbrechung der Koordination durch mannigfache unwillkürliche Impulse zusammenhängt, die auch das Kauen, Schlucken, die Atmung stören. Die Intensität der Unruhe ist sehr von dem affektiven Zustand des Patienten abhängig; in psychischen Erregungen treten auch sonst kaum bemerkbare Grade der Chorea deutlich hervor und mäßige Sprachstörungen steigern sich unter Umständen zu vollkommener Unverständlichkeit des Patienten. Auch diese Art von unwillkürlichen Bewegungen hört im Schlaf auf. Bemerkenswert ist ihre relativ gute Beherrschung durch den Willen, welche den Kranken oft für einige Zeit das Verbleiben in ihrer Berufsarbeit gestattet.

Nicht weniger verhängnisvoll wie die Bewegungsstörung ist die fortschreitende psychische Veränderung dieser Kranken. Sie spielt sich zunächst mehr im Sinne einer Charakterveränderung ab. Die Kranken werden reizbar, explosiv, mürrisch, empfindlich, sie leiden unter Umständen sehr unter ihrem Zustand, zumal sie nicht selten das über ihnen schwebende Schicksal kennen, was zu reaktiven Verstimmungen und gelegentlichen impulsiven Suicidversuchen führt. Allmählich werden die Zeichen geistiger Rückbildung deutlicher: Interesse, Gedächtnis, Urteil läßt nach, Komplexe des Mißtrauens und der Eifersucht finden leicht Eingang, es kann zur Entwicklung ausgesprochen paranoider Zustandsbilder mit Verfolgungs- und Größenideen kommen, alles aber geht schließlich in einem beträchtlichen Grad der Verblödung unter. Selten sind Fälle, in denen die Intelligenzstörung gering ist oder auch ganz fehlt, die Chorea auch eine gewisse Neigung zu stationärem Verhalten zeigt (s. u.). Im allgemeinen muß aber die Prognose als ungünstig angesehen werden. Das Leben wird durch die Krankheit an sich nicht bedroht, so können die Kranken ein ziemlich hohes Alter erreichen. Suicid, Verletzungen infolge der Ungeschicklichkeit, interkurrente Krankheiten, später auch die Schluckstörung beschleunigen das Ende.

Pathologische Anatomie: Seit den Forschungen von Jelgersma (1909), Alzheimer, C. und O. Vogt, P. Marie und l'Hermitte u. a. kann es als erwiesen gelten, daß die chronisch hereditäre Chorea in der Hauptsache auf einem Degenerationsprozeß der Ganglienzellen — und zwar vorwiegend der kleineren Form — sowie der feinen Fasern im Nucleus caudatus und Putamen beruht. Das Organ sieht schon makroskopisch geschrumpft aus, und im Markscheidenbilde erscheinen die gröberen Fasern durch den Ausfall der genannten parenchymatösen Bestandteile aneinandergerückt (Stat. fibrosus, Vogt). Die Zellerkrankung besteht in einer Art Nekrose oder Nekrobiose. Die Glia verhält sich nicht gleichartig, zeigt manchmal keine, manchmal ausgesprochene reaktive Wucherungstendenz. Das Gefäßsystem ist nicht in gröberer Form beteiligt, jedoch findet sich nach Bielschowsky eine Fibrose der Capillaren. Das Pallidum ist nur wenig und vorwiegend sekundär verändert durch den Schwund der pallidostriären Faserung.

Außer den Veränderungen des Striatums findet sich auch in der Hirnrinde ein entsprechender Degenerationsprozeß, vor allem in der 3. und 4. Zellschicht. Sind die Veränderungen des Striatums die Träger der choreatischen Bewegungsunruhe, so haben wir in den Rindenveränderungen das Substrat des fortschreitenden geistigen Verfalls zu sehen. In den — seltenen — Fällen chronischer Chorea, die ohne psychische Veränderungen verlaufen, fehlt daher auch die Rindenbeteiligung des Krankheitsprozesses. Diese in höherem Alter entstehende und — soweit bisher erkennbar — nicht erblichen Fälle sind daher wohl von der Huntingtonschen Chorea ätiologisch zu unterscheiden. Klinischer und anatomischer Befund befinden sich daher in guter Übereinstimmung und die Auffassung des Gesamtprozesses als einer Heredogeneration oder Abiotrophie wird auch von dieser Seite gestützt.

Die Therapie kann nur symptomatisch eingreifen: Brom, Bäder wirken auf die Psyche wie auf die Motilität beruhigend, in schweren Fällen muß Scopolamin in Pillen oder Tropfen versucht werden, gelegentlich ist nur mit subcutaner Anwendung des Mittels vorübergehende Linderung zu erzielen. Das Hervortreten stärkerer psychischer Störungen macht oft die Verbringung in eine geschlossene Anstalt erforderlich. Im übrigen käme nur die Prophylaxe in Betracht, die gefährdeten Mitglieder einer HUNTINGTON-Familie zum Verzicht auf Fortpflanzung zu bewegen.

6. Myoklonie.

Nach den Erfahrungen bei der Encephalitis epidemica kann es nicht zweifelhaft sein, daß es Formen der Myoklonie gibt, die nach Lokalisation und Pathogenese in den Formenkreis der extrapyramidalen Syndrome mit hineingehören. Es handelt sich dabei um kurze, blitzartig, jedoch manchmal auch mehr tonisch verlaufende Zuckungen einzelner Muskeln oder Muskelanteile, die in verschiedenen Körperteilen auftreten, jedoch gewisse Prädilektionen (s. Encephalitis) aufweisen und sich in rascher oder langsamer Folge bis zu etwa 100 pro Minute wiederholen können. Die Beziehungen derartiger Fälle zum Paramyoclonus multiplex (FRIEDREICH) und zur Chorea electrica (HENOCH) lassen sich nach dem gegenwärtigen Stand der Kenntnisse schwer übersehen. Hier sei nur kurz auf eine Form hingewiesen, deren Beziehungen zur HUNTINGTONschen Chorea auffallen, wenn auch eine Identifizierung beider Krankheiten nicht gerechtfertigt ist, die

Myoklonus-Epilepsie (UNVERRICHT).

Das Auftreten myoklonischer Zuckungen, die auch die Zunge und Schlundmuskeln, sowie das Zwerchfell beteiligen, kombiniert sich hier mit epileptischen Anfällen und einer allmählich zunehmenden Demenz. Das Leiden ist erblich, LUNDBORG hat es in einer schwedischen Familie in großer Verbreitung angetroffen, jedoch handelte es sich um einen rezessiven, kollateralen Erbgang, wobei alle Kranken gesunde, aber unter sich mehr minder verwandte Eltern hatten.

Imbezillität und Idiotie.

Von

G. STERTZ-Marburg.

Imbezillität und Idiotie bilden ein Grenzgebiet der Psychiatrie und Neurologie; ein kurzer Abriß desselben entspricht daher dem Zweck dieses Lehrbuches.

Man faßt in ihm die angeborenen und die in früher Kindheit verursachten Schwachsinnszustände zusammen. Auch in ihnen haben wir wieder einen Sammelbegriff zu sehen, Folgezustände, deren Entstehungsbedingungen ganz verschiedener Art sein können. Von der vollkommenen Auflösung derselben sind wir noch weit entfernt, immerhin ist es teils der klinischen Forschung, teils der pathologischen Anatomie gelungen, eine Anzahl mehr oder minder gut gekennzeichneter Krankheitsformen in unserem Gebiet voneinander abzugrenzen. Sind diese Bestrebungen und Ergebnisse in wissenschaftlicher Beziehung von großer Bedeutung, für die Praxis, d. h. für die Behandlung und Versorgung der Patienten, ist von meist größerer Wichtigkeit die gradweise Einteilung der Schwachsinnszustände, daneben auch eine qualitative Unterscheidung, die sich auf das psychomotorische Verhalten — stumpf oder erregt — bezieht.

Was den Grad anlangt, so stehen uns scharfe Grenzen zwischen Idiotie und Imbezillität ebensowenig zur Verfügung wie zwischen noch „normaler" Beschränktheit und leichten Schwachsinnsfällen, die gewöhnlich noch als Debilität abgetrennt werden. Idiotie bezeichnet eine Bildungsunfähigkeit, die auch die Aneignung der einfachsten Schulkenntnisse ausschließt, in den schwersten Fällen nur ein rein vegetierendes Dasein ohne nennenswerte geistige Leistungen ermöglicht. Die Imbezillen vermögen sich Wissen und Kenntnisse in mehr oder minder engem Rahmen zu erwerben, so daß sie, wenn nicht ungünstige Charaktereigenschaften — Erregbarkeit, Eigensinn, moralische Defekte — es verhindern, für einfache Berufstätigkeit brauchbar sind, Debile sind oft daran zu erkennen, daß sie in relativ einfachen und günstigen Verhältnissen gut brauchbar sind, in allen neuartigen und schwierigen Lebenslagen, die Selbständigkeit

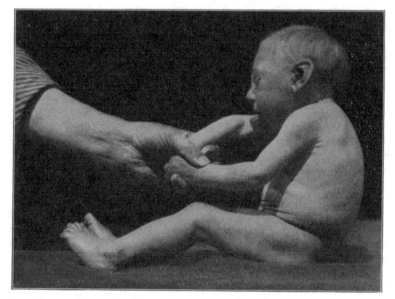

Abb. 1. Mikrocephalie mit allgemeiner Starre. 5 Monate alt. — Temporalumfang 33,3 cm. — Congenitale Schrumpfung beider Linsensysteme. Vertikaler anfallsweiser Nystagmus. (Beobachtung Ibrahims an der Heidelberger Kinderklinik.)

des Denkens und Handelns erfordern, aber versagen. Innerhalb des Schwachsinns der Kinder läßt sich ein brauchbarer Maßstab durch das Untersuchungsverfahren von Binet-Simon gewinnen (s. psychiatrische Lehrbücher).

Schwachsinnszustände aller Grade können auf endogener Grundlage, als Entwicklungsstörung infolge vererbter mangelhafter Keimanlage entstehen. Ein äußerer Befund am Gehirn braucht dem nicht unbedingt zu entsprechen. An Gewicht und Gestaltung der Windungen kann es vielmehr normal sein, während in anderen Fällen Entwicklungshemmungen und Mißbildungen sich schon makroskopisch erkennen lassen. Die schwersten Hemmungsmißbildungen können das ganze Gehirn (Anencephalus) oder große Teile (Hemicephalus) betreffen. Ihre Träger überleben die Geburt selten längere Zeit und lassen unter Umständen keinerlei geistige Regungen erkennen. Ferner kann das Gehirn eine gleichmäßige Unterentwicklung zeigen (Mikrocephalus) oder die hypertrophische bzw. mikrogyrische Beschaffenheit einzelner Windungen. Letztere Mißbildungen können allerdings in äußerlich ähnlicher Form auch durch exogene Schädigungen hervorgebracht werden (s. o.). Mikroskopisch finden sich gelegentlich Bildungshemmungen, sog. Foetalismen, d. h. persistierende Struktureigentümlichkeiten der Foetalzeit: CAJALsche Foetalzellen, mehrkernige Ganglienzellen, oder Mißbildungen, sog. Heterotopien, d. h. Einsprengung von grauer Substanz in die weiße und dergleichen. Schließlich kann in diesem Zusammenhang die mangelhafte, zu früher Entartung tendierende Anlage ganzer Fasersysteme angeführt werden. Wir sehen z. B., daß die idiopathische Athetose und die FRIEDREICHsche Ataxie sich mit Schwachsinn kombinieren können.

Mit diesen „Degenerationszeichen" am Gehirn verbinden sich oft auch solche am übrigen Körper: Polydaktylie, Polymastie, steiler Gaumen, Verbildungen des äußeren Ohrs, der Zahnstellung, der Behaarung, Kryptorchismus, Hypospadie, und zu diesen morphologischen gesellen sich auch funktionelle wie Farbenblindheit, Linkshändigkeit, Stottern und endlich evolutive: das Zurückbleiben der allgemeinen Entwicklung: „Infantilismus", oder das vorzeitige Versagen einzelner Systeme.

Die Bedeutung einzelner „Entartungszeichen" für eine Minderwertigkeit der Psyche ist sehr überschätzt worden, ihre Häufung jedoch läßt immerhin Rückschlüsse auf gleichzeitige Entwicklungsstörungen im Bereich des Zentralorgans zu. Dieser Umstand kann im Verein mit dem gehäuften Vorkommen der Idiotie, des Schwachsinns oder anderer ausgesprochen degenerativer Zustände innerhalb einer Familie ihre endogene Herkunft verraten, wenn nicht etwa Anlaß zur Annahme einer gleichsinnig wirkenden exogenen Schädigung vorhanden wäre (z. B. Lues).

Der endogenen Keimentartung läßt sich die Keimschädigung gegenüberstellen, bedingt vor allem durch Alkoholismus, Syphilis der Eltern, die beide eine große Bedeutung für geistige Minderwertigkeit der Nachkommenschaft haben. Allerdings wird man, um diese Faktoren nicht zu überschätzen, das gleichzeitige Vorhandensein endogener Entartung im Auge behalten müssen. Bei der Syphilis handelt es sich vorwiegend um eine Spirochäteninfektion der Keimzelle, bzw. des Foetus, die durch ihre Ausbreitung auch das Gehirn in Mitleidenschaft ziehen kann. Die kongenital luetische Genese eines Schwachsinnes verrät sich durch anderweitige körperliche Kennzeichen, die sog. luetischen „Stigmata" (Kümmerwuchs, radiäre Lippennarben, eigenartig prominente „olympische" Stirn, Sattelnase, HUTCHINSONsche Zähne, glatte Zungenwurzel u. a. m.) und kann oft, wenn auch nicht immer, durch den positiven Ausfall der WASSERMANNschen Reaktion sichergestellt werden (s. auch S. 572).

In einer anderen Gruppe ist die Hemmung der geistigen Entwicklung vielleicht nicht primär auf eine mangelhafte Hirnanlage, sondern auf die Rückwirkung anderer in der Anlage begründeter Konstitutionsanomalien, besonders des endocrinen Systems zu beziehen. Jedenfalls treffen wir im Geleit zweifellos endocrin bedingter Störungen der Wachstumsproportionen wie des Status thymicolymphaticus, des Eunuchoidismus, der verschiedenen Formen des dysglandulären Zwergwuchses, auch zuweilen Schwachsinnszustände an, die großenteils in das Gebiet des psychischen Infantilismus zu rechnen sind. Klar erkennbar und gesichert sind allerdings diese Beziehungen meist nicht. Eine Sonderstellung nimmt nur die Beziehung zwischen der Funktion der Schilddrüse und der geistigen Entwicklung ein. Es fehlt hier zwar nicht an Analogien zu dem Myxödem der Erwachsenen nach Schilddrüsenverlust; jedoch empfängt der kindliche Dysthyreoidismus durch seine Einwirkung auf ein frühes körperliches und geistiges Entwicklungsstadium sein besonderes Gepräge. Im einzelnen sei bezüglich des „Kretinismus" auf den Abschnitt über die endocrinen Störungen verwiesen. Hier sei nur darauf hingewiesen, daß bei der Beurteilung von

Schwachsinnszuständen schon aus therapeutischen Gründen auch auf die abortiven Zeichen kretinoider Wachstums- und Funktionsstörung zu achten ist.

Mongolismus. Auf Grund mancher äußerer Ähnlichkeiten ist vielleicht auch bei dieser Form mit einer allerdings bisher nicht ergründeten endocrinen Entstehungsweise zu rechnen. Auch hier handelt es sich wie beim Kretinismus um ein Zurückbleiben des Wachstums, eine flache, an der Wurzel eingesunkene Nase, einen kurzen Schädel, eine große rissige Zunge, die durch den meist offenen Mund sichtbar wird. Der Name stammt von einer Schrägschlitzung der Augen, die ein konstantes Merkmal bildet. Auffallend ist die Hypotonie der Muskulatur, die allenthalben starke Überdehnungen der Glieder gestattet. Die oft tiefe und fast völlige Bildungsunfähigkeit bedingende Idiotie ist manchmal durch eine gewisse heitere Lebhaftigkeit, Neigung zu kleinen Faxen gekennzeichnet. Die Gehfähigkeit entwickelt sich spät und unvollkommen, die Sprache bleibt ganz abortiv.

Die Hirnbefunde sind gering, bestehen meist nur in leichten Hemmungsbildungen, Andeutungen von fötalem Rindenaufbau, geringer Entwicklung der

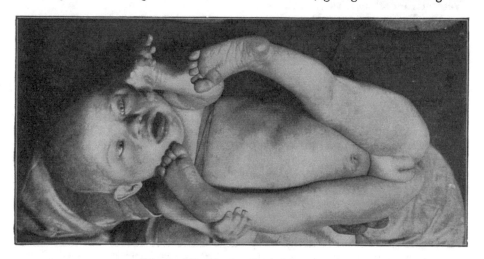

Abb. 2. Mongoloid. (Nach Pfaundler.)

tangentialen Markfasern und dergleichen und erklären das schwere Krankheitsbild nicht.

Die Therapie ist aussichtslos. Immerhin ist ein Versuch mit Schilddrüse oder jetzt aufkommenden pluriglandulären Präparaten gerechtfertigt.

Eine weitere Gruppe ist durch fötale oder früh erworbene exogene Erkrankungen des Gehirns bedingt. Es handelt sich vorwiegend um die unter der Überschrift cerebrale Kinderlähmung (s. diese) abgehandelten Zustände. Zu ihnen kämen noch die Folgen des angeborenen Hydrocephalus und der verschiedenen Meningitisformen auf das Gehirn. Bei allen diesen Krankheiten können mehr oder minder bedeutende Großhirnanteile geschädigt und damit die geistige Entwicklung in verschiedenem Umfange gehemmt werden. Gewisse Spuren der vorangegangenen Krankheiten, sei es in Gestalt hydrocephaler Schädelbildung, sei es — im Fall der Meningitis — der Funktionsstörung einzelner Hirnnerven, z. B. des Acusticus, können dann neben der Anamnese Hinweise auf die Natur des Schwachsinns geben.

Bei fortschreitenden Verblödungszuständen, die sich in der zweiten Hälfte der Kindheit und in der Adolescenz entwickeln, ist in Betracht zu ziehen, daß auch die Dementia praecox ausnahmsweise in diesem frühen Alter sich einstellen kann und daß auf dem Boden kongenitaler Lues sich um diese Zeit die progressive Paralyse (juvenile Paralyse) entwickeln kann (s. das einschlägige Kapitel). Schließlich seien hier drei eigenartige Formen angeborener bzw. früh auftretender Entartung erwähnt, bei denen es sich um zwar seltene, aber doch wohl charakterisierte und interessante Krankheitsbilder handelt.

Aplasia axialis extracorticalis congenita (PELICAEUS-MERZBACHER).

Die seltene Krankheit betrifft eine Familie, von der bisher seit 1885 im ganzen 12 Mitglieder unter den gleichen Erscheinungen erkrankten. Sie wird von MERZBACHER als eine Entwicklungsstörung aufgefaßt. Die Vererbung vollzieht sich oft so, daß die Söhne gesunder Mütter die Anomalie zeigen.

Das Leiden beginnt schon in den ersten Lebensmonaten. In ausgeprägten Stadien findet sich Tremor des Kopfes, Nystagmus, Ataxie, spastische Paresen der unteren Extremitäten, Mitbewegungen und choreatisch-athetotische Bewegungen. Bis zum 6. Lebensjahr schreitet der Prozeß ziemlich rasch, dann langsam fort, führt aber mit der Zeit auch zu geistigem Verfall. Dabei können die Kranken ein ziemlich hohes Alter erreichen.

Anatomisch findet sich nach MERZBACHER eine Aplasie der Achsenzylinder und Markscheiden in ihrem extracorticalen Verlauf, von denen nur einzelne Bündel gut erhalten sind. Die langen Assoziationsbahnen sind am schwersten, die kurzen am wenigsten betroffen. Die Rinde ist frei. Hirnstamm und Cerebellum erscheinen auffällig klein.

Tuberöse Sklerose (BOURNEVILLE 1880).

Die tuberöse Sklerose ist eine in der Fötalzeit einsetzende Entwicklungsstörung des Gehirns, mit teilweiser Neigung zur Geschwulstbildung. Heredität ist nicht nachweisbar.

Das Leiden tritt klinisch — soweit die neurologischen Symptome in Betracht kommen — so wenig typisch in Erscheinung, daß seine Diagnose intra vitam kaum möglich wäre. Jedoch läßt sich als Ausdruck einer vielseitigen Entwicklungsstörung im Bereich des äußeren Keimblattes bei diesen Patienten meist eine eigenartige Naevusbildung (Adenoma sebaceum) feststellen, die besonders im Gesicht zur Seite der Nase, etwas weniger häufig im Nacken und in der Lendengegend zwischen den Darmbeinschaufeln auftritt. Auch pendelnde Fibrome und braungelbe Flecken der Haut kommen an den gleichen Stellen vor.

Gewöhnlich findet sich ein angeborener Schwachsinn verschieden hohen Grades bis zu tiefer Idiotie, dazu treten fast immer epileptische Anfälle, gelegentlich leichte hemiparetische, paraparetische oder auch monoplegische Erscheinungen, die auf Mitbeteiligung der Zentralwindungen hinweisen. Die Kombination aller dieser Symptome ermöglicht bei darauf gerichteter Aufmerksamkeit die Diagnose. Das Leiden ist stationär oder zeigt leichte Progredienz. Das Leben würde dadurch an sich nicht bedroht sein, die Patienten sind nur anfällig gegenüber verschiedenartigen Krankheiten und erreichen selten ein höheres Alter. In einzelnen Fällen aber (KAUFMANN, SCHUSTER, BERLINER) nahm der Hirnprozeß die Beschaffenheit einer ausgesprochenen Neubildung an, welche unter den Erscheinungen des Hirndruckes den Tod herbeiführte.

Pathologisch-anatomisch fällt die plumpe, hypertrophische Beschaffenheit einzelner Windungen und Windungsgruppen und deren harte Konsistenz auf. Es findet sich im Bereich derselben eine gewaltige Gliawucherung, die z. T. auch eine weitgehende Störung des Rindenaufbaus mit sich bringt, und sich mit dem Auftreten großer, sehr eigenartiger Zellgebilde verbindet, welche teils Eigenschaften von Ganglienzellen, teils von Gliazellen tragen.

Kleine geschwulstartige Knoten sitzen oft an den Wänden der Seitenventrikel.

Auch andere Organe, besonders Herz und Nieren, zeigen die Tendenz zur Geschwulstbildung, die offenkundig auf Entwicklungsstörungen zurückgeht.

Die tuberöse Sklerose hat innere Beziehungen zur Neurofibromatose (RECKLINGHAUSEN), mit der sie sich auch kombinieren kann.

Amaurotische Idiotie.

Es handelt sich um eine seltene, familiär, d. h. bei mehreren Geschwistern auftretende zweifellos zu der Gruppe der „Abiotrophien" zu rechnende degenerative Erkrankung des Zentralnervensystems, die uns in zwei Typen, einem infantilen (TAY, SACHS), und einem juvenilen Typus (SPIELMEYER, H. VOGT) begegnet.

Der erstere zeigt abweichend von letzterem als Besonderheit das ganz vorwiegende Auftreten in polnisch-jüdischen Familien. Klinisch stellt sich der infantile Typus so dar, daß das bis dahin vollkommen unauffällige Kind etwa vom 4. Lebensmonat an — zuweilen auch später — sich verändert, indem es apathisch, matt, schläfrig wird. Dann treten Zeichen schlaffer Muskelschwäche hervor, der Kopf kann nicht mehr aufrecht gehalten werden, während die Sehkraft zunehmend abnimmt, eine Erscheinung, welcher ein charakteristischer Augenspiegelbefund entspricht, indem sich in der Umgebung der Macula lutea eine weißliche Trübung mit einem kirschroten Zentrum ausbildet. Der Opticus selbst verfällt der Atrophie. Die Paresen nehmen später zuweilen eine spastische Beschaffenheit an. Von den Hirnnerven kann sich der Acusticus, auch der Olfactorius an dem Degenerationsprozeß beteiligen, auch Strabismus, Pupillendifferenz, Nystagmus kommt vor. In völliger Verblödung, manchmal unter Hinzutreten epileptischer Anfälle und einem schweren Marasmus tritt meist vor Ablauf des 2. Lebensjahres der Tod ein.

Zwischen dieser Form und der juvenilen, die bis zum 16. Lebensjahr beginnen kann, gibt es Fälle des mittleren Kindesalters. Die Erscheinungen sind etwa die gleichen, nur fehlt der Maculabefund und der Verlauf erstreckt sich gewöhnlich über einige Jahre. In den SPIELMEYERschen Fällen, die 4 von 5 Geschwistern betrafen, erkrankten die Patienten im 6. Jahre mit epileptischen Anfällen, Sehschwäche und zunehmender Verblödung. Der Augenbefund bestand in einer Retinitis pigmentosa, die Krankheitsdauer betrug etwa 4 Jahre.

Die pathologische Anatomie (SCHAFFER, SPIELMEYER, VOGT) deckte eine schwere über das ganze Zentralnervensystem verbreitete Ganglienerkrankung auf, die vor allem das Hyaloplasma betrifft. Zellen wie Dendriten erscheinen aufgebläht, die Fibrillen an die Wand gedrängt. Vor allem ist die ganze Hirnrinde beteiligt, auch das Kleinhirn. Die Retinaveränderungen haben eine entsprechende Grundlage. Achsenzylinder wie auch Markscheiden können in erheblichem Umfang zugrunde gehen (A. WESTPHAL). Entzündungserscheinungen fehlen ganz.

Charakteristisch ist auch für diese heredodegenerative Erkrankung ihre gelegentliche Beziehung zu anderen Typen. HIGIER beobachtete in einer Familie bei 4 Mädchen von 17—24 Jahren bei 2 Schwestern Sehnervenatrophie, bei 2 anderen Kleinhirnataxie und bei der jüngsten typische amaurotische Idiotie.

Die Therapie der verschiedenen Schwachsinnsformen vermag nur ganz selten: vor allem beim Kretinismus, zuweilen vielleicht bei der kongenitalen

Lues das Leiden kausal anzugreifen. Alle progressiven Arten, die hier zur Erwähnung gelangten, können nur Gegenstand der Pflege und höchstens symptomatischer Behandlung sein. Vor allem sind die Unruhesymptome, die Schlaflosigkeit, das nächtliche Schreien, durch Bäder, Packungen, Brom nach Möglichkeit zu lindern. Die häusliche Versorgung vieler Idioten, vor allem der lebhaften, versatilen Formen stellt an die Familie oft übermenschliche Ansprüche, unter denen nicht selten die Erziehung der anderen Kinder leidet, ohne daß irgendwelche Erfolge diese Aufopferung rechtfertigen. Solche Patienten sind am besten in den dazu eingerichteten Anstalten aufgehoben, wo unter Umständen die ihnen verbliebenen Einzelfähigkeiten nützlich ausgestaltet werden können. Nachdem im übrigen Grad und — möglichst auch die Grundlage — eines bestehenden Schwachsinns ärztlich festgestellt sind, handelt es sich bei der weiteren Behandlung (Hilfsschule, Anstalten usw.) um pädagogische Probleme, auf die hier nicht näher eingegangen werden kann. Das Zusammenwirken von Schule und Arzt bleibt für die Dauer der Entwicklung wünschenswert.

Die Syphilis des Gehirns und seiner Häute.

Von

R. Gaupp-Tübingen.

Wenige Wochen nach der Ansteckung mit Syphilis haben die Spirochäten auf dem Lymph- und dem Blutwege die inneren Organe des Körpers, somit auch das Gehirn und seine Häute erreicht. Dort finden sie, namentlich in den weichen Hirnhäuten und in der Hirn-Rückenmarks-Flüssigkeit, einen besonders günstigen Boden für ihre Vermehrung. Es entsteht eine leichte meningeale Reizung, die klinisch manchmal keine oder kaum erkennbare Symptome hervorruft, aber doch im Liquorbefund sich bemerkbar macht (Wassermann positiv, Lymphocytose, bisweilen auch Vermehrung des Globulins). Diesem Vorgang entsprechen, wenn er infolge individueller Empfänglichkeit eine gewisse Stärke erreicht, gewisse allgemein-nervöse Erscheinungen als klinischer Ausdruck leicht entzündlicher reaktiver Reizung der empfindlichen Pia und ihrer Gefäße, sowie allgemeiner toxischer Wirkung: „nervöse" Kopfschmerzen (bisweilen mit nächtlicher Steigerung), gemütliche Herabstimmung, schlechtes Aussehen, Schlafstörungen, Übelkeit, Erbrechen, Ohrensausen, Abnahme der geistigen Frische und Leistungsfähigkeit bis zur Apathie („syphilitische Neurasthenie"). Dazu treten dann manchmal schon in diesem Frühstadium der Hirnsyphilis Anomalien der Pupillarreflexe (Anisokorie, Miosis, Mydriasis, Pupillenstarre) als erste klinisch unzweideutige „organische Symptome".

Von diagnostischer Bedeutung ist, daß sich die syphilitische Meningitis im Sekundärstadium der Infektion sehr häufig mit syphilitischem Haarausfall (Alopecie) vergesellschaftet.

Dieser nervöse Zustand kann bei sensitiven Personen durch das Bewußtsein der erlittenen syphilitischen Ansteckung psychogene Züge beigemischt erhalten, so daß ernste reaktive Verstimmungen mit hysterisch gefärbten Symptomen körperlicher wie psychischer Art auftreten. Es ist auch weiterhin nicht immer leicht, die Symptome der lokalen Vorgänge am Gehirn und seinen Häuten im klinischen Bilde von der allgemeinen Giftwirkung der konstitutionellen Syphilis und psychopathisch-hysterischen Zügen zu unterscheiden (Syphilis-Hypochondrie mit oder ohne zureichenden Grund).

In vielen Fällen gelingt es dann bei energischer antisyphilitischer Behandlung und starker Abwehrreaktion des Körpers der Krankheit in ihrem sekundären

Stadium Herr zu werden; das Allgemeinbefinden bessert sich durch reichliche Immunkörperbildung wieder, die Reizerscheinungen meningealer Art verschwinden, die WASSERMANNsche Reaktion wird im Blut und Liquor wieder negativ, der Kranke erscheint als „geheilt". Häufig jedoch bleibt der Liquor noch lange krankhaft verändert, auch wenn zunächst noch keine deutlichen Zeichen syphilitischer Hirnerkrankung auftreten. Ein pathologischer Liquor weist immer auf eine Gefährdung des Zentralnervensystems hin. Bei unterlassener Behandlung können schon im ersten halben Jahre nach der Ansteckung sich ernste Erscheinungen von Hirnsyphilis an den Meningen und den Gefäßen einstellen und eine unzulängliche Behandlung („Anbehandlung") gilt direkt als eine Gefahr für das Nervensystem des Syphilitikers: es kommt zu „Neurorezidiven" nach schwacher Behandlung mit Quecksilber und namentlich mit Salvarsan infolge stärkerer lokaler Reizung, die zu einer basalen luetischen serösen Meningitis Anlaß gibt. Das klinische Bild dieser Neurorezidive zeigt die Züge der Frühform der Hirnsyphilis (s. unten) und besteht vor allem in Reizung und extracerebraler Lähmung basaler Hirnnerven, von denen der Acusticus am häufigsten, nach ihm der Facialis, seltener Oculomotorius, Abducens und Trochlearis betroffen werden. Dazu treten bisweilen Stauungspapille, seltener (bei Miterkrankung der Gefäße) epileptische Krämpfe oder hemiplegische Ausfallssymptome, endlich heftige Kopfschmerzen und Störungen des Bewußtseins (Benommenheit, Apathie). Diese im Gefolge ungenügender spezifischer Behandlung auftretenden Neurorezidive, die durch Aufflackern bisher latenter und nun mobilisierter Herde bei seröser Meningitis entstehen, können durch eine energisch fortgesetzte Quecksilber-Salvarsan-Kur wieder völlig geheilt werden, sind aber wegen der Gefahr der Erblindung und Ertaubung nicht unbedenklich, gelegentlich sogar tödlich. Das Salvarsan soll dabei gleichzeitig intravenös und endolumbal an die entzündeten Hirnhäute herangebracht werden (GENNERICH).

Die Hirnsyphilis, die sich bei etwa 1,5 bis 2,5% aller Infizierten einstellt, ist nun aber in der Regel eine tertiäre Form einer allgemeinen Lues des Körpers; sie tritt in mehr als 50% der Fälle, die überhaupt Hirnsymptome zeigen, im ersten Jahre nach der Ansteckung, sehr häufig auch noch in den darauffolgenden 3—5 Jahren, dagegen seltener erst nach vielen Jahren oder Jahrzehnten in die Erscheinung. Am spätesten stellt sich die vaskuläre Form ein (s. unten). Die Krankheit befällt mit Vorliebe die Menschen auf der Höhe ihrer Kraft, am häufigsten zwischen dem 25. und 40. Lebensjahr, ist bei Frauen seltener als bei Männern; doch ist der Geschlechtsunterschied wohl nicht so groß wie bei der progressiven Paralyse.

Die anatomischen Veränderungen, die dem vielgestaltigen klinischen Bilde der Hirnsyphilis zugrunde liegen, sind

1. zellreiche gummöse Granulationsgeschwülste, die selten als isolierte Gummata bis zur Größe einer Faust, häufiger als multiple Geschwülste verschiedenster Größe (vom submiliaren Knötchen bis zur Größe von Haselnüssen oder selbst Walnüssen) auftreten (Syphilome). Ihre Form ist manchmal höckerig, gelappt, ihre Farbe grau-rot, grau-gelb oder grau-weiß, ihre Beschaffenheit bald weich, bald speckig oder hart, bisweilen mit verkästen Herden zwischen fibrösem Gewebe. Sie sitzen mit Vorliebe an der Basis des Gehirns, sind manchmal perlschnurartig aneinander gereiht, finden sich aber auch in der harten und weichen Hirnhaut, ferner im Großhirnmantel nahe der Oberfläche, im Kleinhirn, im Pons, Thalamus, in der Medulla oblongata und endlich auch bisweilen in den Scheiden der Hirnnerven. Sie gehen, wie alle spezifisch syphilitischen Gebilde, vom Mesoderm aus, entweder von der infiltrierten weichen Hirnhaut

oder von den entzündlich veränderten Gefäßen, dagegen niemals von der ektodermalen Glia.

2. akute, subakute oder chronische gummöse Meningitis von entzündlich-infiltrativem Charakter, manchmal mit Neigung zu regressiven Veränderungen, aber ohne eitrige Einschmelzung. Bisweilen handelt es sich um pachymeningitische schwartige Verdickungen, seltener um ein Hämatom der Dura mater, häufiger um infiltrative flächenhafte Erkrankung der weichen Hirnhäute, die ihren Lieblingssitz an der Basis des Gehirns, und zwar namentlich im Gebiet der Sehnervenkreuzung und im Raum zwischen den Hirnschenkeln, seltener im Ausbreitungsbereich der Arteria fossae Sylvii hat. Der Prozeß ist bald auf kleinere Strecken beschränkt, bald flächenhaft ausgedehnt; es kann zur Bildung von sulzigen oder schwartigen grau-weißen Massen kommen, die die Nerven an der Gehirnbasis umlagern, umklammern, sie nicht selten erdrücken oder in ihren verdickten Scheiden entzündlich weiterkriechen, wobei es zu erheblicher Verdickung der betroffenen Nerven kommt. Auch die Gefäße werden von den entzündlichen Infiltrationen mitergriffen. Bei der — zeitlich meist späteren — Meningitis der Konvexität des Gehirns greift der infiltrierende und proliferierende, fibrös-hyperplastische Prozeß von der Pia entlang den Gefäßen auf die Rindenschicht des Gehirns über (Meningoencephalitis gummosa corticalis) und schädigt dort das Nervengewebe. Gemäß der verschiedenen Ausdehnung dieser entzündlichen Vorgänge an Basis und Konvexität ist die sekundäre Zerstörung des Nervenparenchyms bald groß, bald gering, bald mehr herdförmig, bald mehr diffus über weite Gebiete des Hirnmantels hin. Im letzteren Falle kann es zu einer syphilitischen Gliose der Hirnrinde kommen.

3. Entzündung der Gefäße des Gehirns und seiner Häute mit starken Wucherungsvorgängen an der Intima, die zu Verengerung und schließlich sogar zum Verschluß des Gefäßrohrs führen (HEUBNERS Endarteriitis obliterans). Der Prozeß beginnt (unter der lokalen Reizwirkung der Spirochäten oder als Wirkung giftiger Eiweißabbaustoffe?) in den mittleren und äußeren Schichten der Gefäßhaut und geht von da allmählich auf das Endothel der Gefäßhaut über, das unter der Einwirkung des entzündlichen Reizes in lebhafte Zellwucherung bis zu völligem Gefäßverschluß gerät. Nicht selten treten auch gummöse Gewebsneubildungen in den Gefäßwänden auf. Da es sich bei den kleineren Gefäßen um Endarterien handelt, ist die anatomische Folge der Gefäßverengerung und schließlichen Gefäßverstopfung die Thrombose und die ischämische Erweichung der von dem Gefäß versorgten Hirnteile. Miliare Aneurysmen kommen vor und begünstigen (ebenso wie gelegentliche Früharteriosklerose) das im ganzen seltene Auftreten von Hirnblutungen durch Gefäßzerreißung. Der syphilitische Prozeß kann sich über große Gefäßbezirke (Arterien und Venen) erstrecken; er kann aber auch auf einzelne Gefäße oder selbst auf kurze Strecken einzelner Gefäße beschränkt bleiben. Auch bei dieser Form der Hirnsyphilis besteht eine Vorliebe für die Gefäße der Basis und ihre Verzweigungen; doch gibt es auch eine syphilitische Endarteriitis der kleinen Rindengefäße. Im Unterschied von der Arteriosklerose kommt es bei der syphilitischen Gefäßerkrankung nicht zu Verfettung und Verkalkung der erkrankten Teile, wohl aber bisweilen zur Umwandlung eines verstopften Gefäßes in einen derben fibrösen Strang.

4. Selten und noch nicht ganz zweifelsfrei erwiesen ist eine lokale primäre syphilitische Encephalitis des Hirngewebes selbst mit Degeneration bestimmter Kerngebiete und Fasersysteme (z. B. die progressive Kernlähmung der Augenmuskelnerven, Strangdegenerationen nicht spezifisch tabischer Art);

wahrscheinlich handelt es sich bei diesen Degenerationsvorgängen um toxische Wirkungen, nicht um entzündliche Schädigungen durch anwesende Spirochäten.

Die Unterscheidung dieser vier verschiedenen Formen der Hirnsyphilis hat vorwiegend didaktischen Wert. In der Regel finden sich im Gehirn des Syphilitikers die verschiedenen Prozesse gleichzeitig vor: gummöse Meningitis mit vereinzelten miliaren oder größeren Gummen und — bald ausgedehnt, bald mehr umschrieben — arteriitische Veränderungen namentlich im Gebiete der basalen Gefäße, endlich auch keineswegs selten eine Verbindung dieser Formen mit echter progressiver Paralyse. Bisweilen beschränkt sich der Prozeß auf das Gehirn und seine Häute; meist handelt es sich um gleichzeitiges Erkranken auch des Rückenmarks (Lues cerebrospinalis). Das Tempo des Ablaufs der entzündlichen und proliferierenden Vorgänge ist bisweilen rasch und stürmisch, bisweilen subakut, manchmal schleichend; im letzteren Falle überwiegen die Neubildungsvorgänge anatomisch über die exsudativ entzündlichen Infiltrationen. Großer Zellreichtum und Neigung zum käsigen Zerfall zeichnet die gummösen Neubildungen aus, die unter spezifischer Behandlung zu völligem Verschwinden gebracht werden können, während ein obliteriertes Gefäß durch keinerlei Behandlung seine frühere Form zurückgewinnt. Daraus erklärt sich die verschiedene Prognose der Hirnsyphilis je nach dem Überwiegen dieser oder jener anatomischen Vorgänge: Gumma und Meningitis sind leichter zu heilen als die Endarteriitis.

Die Ursache der Hirnsyphilis, der häufigsten organischen Nervenkrankheit, ist das Eindringen der Spirochaeta pallida in das Gehirn und seine Häute. Warum diese nur in einer Minderzahl der Fälle nach der Ansteckung erkranken, wissen wir nicht (Fournier fand unter 5762 Fällen von tertiärer Syphilis 1851mal eine Erkrankung des Nervensystems, Mattauschek und Pilcz unter 4134 syphilitischen Offizieren 132 Fälle syphilitischer Nervenerkrankungen). Der Einfluß erblicher nervöser Belastung, geistiger Überanstrengung, lokaler traumatischer Schädigung, von Exzessen in Alkohol und Tabak, die zu Gefäßschädigungen führen, ferner von zu schwacher oder zu starker Behandlung mit Quecksilber und Arsen ist noch strittig. Die Meningealschädigung im sekundären Stadium der Syphilis ist offenbar viel häufiger als typisch syphilitische Entzündungs- und Wucherungsvorgänge in der tertiären Periode der Krankheit, die sich nach einer Angabe Nonnes bei 5—8% aller Infizierten zeigen.

Klinische Symptome: Die Symptomatologie der Hirnsyphilis ist gemäß der Verschiedenartigkeit der entzündlichen, wuchernden und zerfallenden Prozesse und ihrer Lokalisation am und im Gehirn sehr mannigfaltig. Im Frühstadium herrschen in der Regel Zeichen basaler seröser Meningitis vor: Erkrankung des Gehörnerven in Form von Ohrensausen und zentraler Schwerhörigkeit bzw. Taubheit, Beteiligung des Vestibularis (Drehschwindel, Nystagmus), Neuritis optica mit Sehstörungen verschiedener Art, Augenmuskellähmungen, Kopfschmerzen, Neuralgie des Trigeminus, wechselnde Zustände von Benommenheit und Bewußtseinsklarheit, gelegentlich auch delirante Erregungen. Der Liquordruck ist häufig erhöht, die „4 Reaktionen" sind (s. unten) meist positiv. Die Syphilis kann weiterhin fast jedes Bild organischer Hirnschädigung hervorrufen. Das im ganzen seltene solitäre Gumma erzeugt allgemeine und lokale Tumorsymptome, deren Stärke und klinische Form natürlich vom Wachstumstempo und Ort des Gummas abhängen. Benommenheit und Schlafsucht, rauschartige Bewußtseinstrübung, starke Kopfschmerzen, lokale Klopfempfindlichkeit am Schädel, Schwindel und Erbrechen, Neuritis optica und Stauungspapille mit mehr oder weniger hochgradiger Sehstörung können sich als Allgemeinsymptome mit lokalen Reiz- und Ausfallserscheinungen verbinden. Bei der Vorliebe des Gumma für die Hirnbasis und die Brücke finden sich besonders häufig Hirnnervenlähmungen, vergesellschaftet mit monoplegischen oder hemiplegischen Symptomen, Hemiplegia cruciata alternans, Schädigung des Opticus und Acusticus. Bei corticalem Sitz der Gummigeschwulst können auch epileptische Krämpfe von JACKSONschem Typus auftreten, die sich mit monoplegischen, aphasischen oder hemianopischen Ausfallserscheinungen verbinden. Ein Gumma im Gebiete des Mittelhirns kann ein der Encephalitis lethargica ähnliches Krankheitsbild hervorrufen. Bei gummöser Erkrankung der Hypophyse zeigt sich bisweilen Glykosurie oder Polyurie (vgl. hierzu das Kapitel H. CURSCHMANNs über innersekretorische Erkrankungen).

Die basale syphilitische Meningitis macht je nach der Schnelligkeit der Ausbreitung der entzündlichen Vorgänge und je nach ihrer Verbindung mit gummösen flächenhaften Tumorbildungen bald mehr akute wechselreiche Bilder des Hirndrucks (starke Kopfschmerzen, Neuritis optica und Stauungspapille, tiefe Apathie), bald mehr chronische Veränderungen der Bewußtseinsklarheit (leichte Benommenheit, Schläfrigkeit, Delirien, Unlust zu jeder Tätigkeit) und gleichzeitig — das ist besonders charakteristisch für diese Form — typische Reiz- und Ausfallserscheinungen von seiten der gedrückten, erstickten, entzündlich durchwucherten Hirnnerven, von denen der Oculomotorius am häufigsten erkrankt (einseitige oder doppelseitige Ptosis, Ophthalmoplegia externa, interna oder totalis, während die reflektorische Pupillenstarre als allgemein-toxisches Symptom sich bei allen Formen der Hirnlues, aber namentlich bei der Tabes und Paralyse findet und einer Unterbrechung des Reflexbogens in seinem intracerebralen Verlauf entstammt). Die einseitige oder doppelseitige Lähmung der übrigen Gehirnnerven: Olfactorius, Opticus (Neuritis, Atrophie), Trochlearis, Trigeminus, Abducens, Facialis, Acusticus, Glossopharyngeus, Vagus, Recurrens und Hypoglossus macht je nach ihrem nucleären oder peripheren Sitz die bekannten Ausfallserscheinungen von wechselnder Stärke, auf deren Schilderung hier im einzelnen verzichtet werden kann. Kennzeichnend für die basale Meningitis ist das rasche Kommen und Gehen der organischen Symptome, so z. B. die flüchtige Amaurose, die rezidivierende Stauungspapille, die wechselnd starke homonyme oder bitemporale Hemianopsie, das Zurückgehen und Wiederauftreten der Ptosis. Bisweilen handelt es sich bei den Hirnnervenlähmungen um Kernlähmungen, häufiger jedoch um extracerebrale Schädigungen mehrerer Nerven durch die schwartige basale Meningitis. Wichtig ist das Auftreten von Polydipsie, Polyurie und Glykosurie bei Sitz der Erkrankung in der Hypophyse oder in der hinteren Schädelgrube. Die Mitbeteiligung der Psyche hängt bei den chronischen Verlaufsformen von der Ausdehnung der Entzündungsvorgänge, vom Auftreten eines Hydrocephalus und endlich von der Komplikation mit Erkrankung der Gefäße ab. In der Regel besteht kein Fieber, doch kommen sowohl mäßige Temperaturerhöhungen wie auch subnormale Temperaturen gelegentlich zur Beobachtung.

Die Meningoencephalitis syphilitica zieht, wenn sie sich über größere Bezirke der Konvexität des Gehirns ausbreitet, die geistigen Funktionen in weit höherem Grade in Mitleidenschaft. In der Regel führt sie zu hartnäckigen und sehr heftigen Kopfschmerzen, zu Schwindel und Erbrechen, gibt ferner Anlaß zu epileptischen Krampferscheinungen, aphasischen, paretischen, hemianopischen Symptomen, erzeugt anfangs Benommenheit, Apathie, Delirien, rauschartige Zustände, in weiterem Verlauf — nach Zerstörung wichtiger Großhirnteile — intellektuellen und moralischen Schwachsinn; sie kann auch akut-psychotische Bilder verschiedenen Gepräges auslösen (manische, hypochondrisch-depressive, halluzinatorisch-paranoide, deliriöse, Korsakow-ähnliche Zustände) und häufig symptomatisch für den Augenblick von der ihr nahe verwandten

Paralyse kaum zu unterscheiden sein, wenn auch der endgültige Defekt meist einen anderen Charakter trägt, insofern die Demenz keine so allgemeine ist wie bei der Paralyse. Der Verlauf der Meningoencephalitis ist keineswegs immer chronisch-progressiv, sondern häufig remittierend; das Leiden ist spezifischer Behandlung zugänglich. Bei der meist gleichzeitigen Ausdehnung des Krankheitsvorganges auf das Rückenmark (Lues cerebrospinalis), oft auch auf die peripheren Nerven (multiple Neuritis) und die Dura mater entstehen komplizierte neurologische Bilder mit einem Gemisch motorischer und sensibler Reiz- und Ausfallserscheinungen, die sich mit tiefgehenden psychischen Defekten (Demenz) verbinden können.

Das Krankheitsbild im Gefolge der Endarteriitis obliterans, der häufigsten Form der Hirnsyphilis, richtet sich in seiner klinischen Gestalt nach Ort und Umfang der Gefäßerkrankung. Wie schon erwähnt, ist meist die Arteria basilaris oder einer ihrer Äste befallen. Manchmal besteht ein dumpfer, nicht lokalisierter Kopfschmerz. Häufig sehen wir eine plötzliche Lähmung ohne vorangehenden schweren Insult im besten Mannesalter auftreten, bisweilen kommt es jedoch anfangs nur zu leichten, sich allmählich verstärkenden (Thrombose) monoplegischen, aphasischen, hemianopischen Ausfallserscheinungen. Nicht selten erwacht der Kranke morgens mit solchen Symptomen. Ein foudroyanter Beginn ist seltener, kommt aber auch vor, so bei Blutung durch Gefäßruptur im Erkrankungsgebiet (Aneurysma der basalen Arterien), die unter dem Bilde echter Apoplexie auftreten kann (mit den Folgeerscheinungen der spastischen Hemiplegie, der Hemianästhesie, der motorischen oder gemischten Aphasie, der Hemiplegia alternans, der akuten Bulbärlähmung). Nicht selten beobachten wir komplizierte Bilder der Triplegie, der gemischten Aphasie, der partiellen Verblödung infolge Summation von Ausfällen, die zu verschiedenen Zeiten auftreten, als klinischen Ausdruck zahlreicher nekrotischer Herde nach Gefäßverschluß. Bulbärsymptome erzeugen meist bedrohliche Bilder und können zu plötzlichem Tod führen. Der Liquorbefund ist bei der arteriitischen Form der Hirnsyphilis weit geringer als bei den anderen Formen. Wassermann ist häufig negativ, Eiweißvermehrung kann fehlen, die Pleocytose gering sein. Gewisse allgemein-toxische Symptome begleiten die meisten Formen der Hirnsyphilis. Dazu gehört vor allem die reflektorische Pupillenstarre, die allerdings bei der echten Hirnsyphilis im Unterschied von der Paralyse und Tabes seltener ist als die totale Starre. Toxisch bedingt ist wohl auch in manchen Fällen die Opticusatrophie und der Schwund der Kerne der äußeren Augenmuskeln. Die syphilitische Epilepsie entsteht vermutlich durch endarteriitische Veränderungen größerer Gebiete in der Nähe der Zentralwindungen, kommt aber auch bei tieferem Sitz der Erkrankung vor. Gemäß ihrer vaskulären Herkunft ist ihre Prognose auch bei energischer Salvarsanbehandlung zweifelhaft. Von der echten Epilepsie unterscheidet sie sich durch ihr späteres Auftreten, durch die meist vorhandenen Pupillarsymptome, durch variable Paresen und vor allem durch den serologischen und Liquorbefund.

Diagnose: Der Tatsache entsprechend, daß sich die verschiedenen Formen der Hirnsyphilis in der Regel miteinander verbinden, sich auch bisweilen mit einer Syphilis des Schädels kombinieren, sind die klinischen Symptombilder und Verlaufsformen der Hirnsyphilis außerordentlich vielgestaltig und man kann nicht von einem typischen klinischen Krankheitsbild reden. Oft ist die Zurückführung der gesamten Krankheitszeichen auf einen Herd unmöglich und dies weist dann auf Syphilis hin; manchmal gestattet nur die Untersuchung des Blutes und des Liquors die sichere Diagnose der spezifischen Erkrankung, so namentlich wenn die Anamnese, wie häufig, im Stiche läßt und wenn sichere körperliche Zeichen alter Lues fehlen. Der rasche Wechsel im Kommen und Gehen der

Symptome, ihr manchmal „unfertiges Erscheinen", die Störung in der Pupillar-
reaktion, die Augenhintergrundsveränderungen, die multiplen basalen Hirnnervenlähmungen sind von besonderer klinischer Bedeutung. Vor allem aber
weist die WASSERMANNsche Reaktion im Blute und im Liquor den Weg zur
richtigen Diagnose. Sie ist zwar im Blute des Hirnsyphilitikers nicht selten
negativ; im Liquor finden wir bei den gummösen und meningitischen Formen
die Vermehrung der zelligen Elemente und des Globulins fast regelmäßig, während
bei der Endarteriitis namentlich bei kleinen Liquormengen (0,2 ccm) Wassermann auch im Liquor häufig negativ ist. Das Verhalten der 4 Reaktionen
(Lymphocytose, Phase 1 der Reaktion nach NONNE-APELT, Wassermann im Blut,
Wassermann im Liquor) wird heute stets in erster Linie herangezogen, wenn
es gilt, die Hirnsyphilis von anderen organischen Hirnkrankheiten und von der
progressiven Paralyse zu unterscheiden.

Die neuere Forschung hat diesen 4 Reaktionen noch manches hinzugefügt (Reaktion
nach SACHS-GEORGI, PANDY, Gold-Solreaktion, Kolloidreaktion), doch überschreitet
die Erörterung dieser speziellen Forschungen den Rahmen dieses Lehrbuchs.

Spirochäten sind bei der Hirnsyphilis sowohl im Liquor als auch in den exsudativen, infiltrativen und proliferierenden Produkten der Krankheit, neuerdings auch in den endarteriitisch veränderten Gefäßen gefunden worden.
Allgemein-pathologisch ist festzuhalten, daß es sich bei der echten Hirnsyphilis
um eine rein mesodermale Krankheit, um eine primäre Erkrankung der Gefäße
und der Meningen handelt, während das eigentliche Hirngewebe nur sekundär
in Mitleidenschaft gezogen wird.

Die Prognose der Hirnsyphilis ist stets mit großer Vorsicht zu stellen.
Es gibt bösartige Formen, die jeder Behandlung spotten und nach Wochen,
Monaten oder Jahren zum Tode führen; häufiger jedoch wird wesentliche Besserung erzielt, namentlich wenn der Zeitraum seit Beginn der Symptome noch
kurz ist, wenn sich der Kranke noch im jugendlichen Alter befindet, wenn er
die spezifische Behandlung gut erträgt und den ihm schädlichen Alkohol meidet.
Die prognostisch günstigste Form ist die umschriebene basale gummöse Meningitis, deren entzündliche Produkte der Rückbildung fähig sind. Analoges gilt
auch in der Regel vom Gumma. Je mehr das Nervengewebe bereits sekundär
in Mitleidenschaft gezogen ist, je mehr namentlich die Hirnrinde an der Zerstörung
teilnimmt, desto weniger ist natürlich völlige Heilung möglich. So sehen wir
bei der Meningoencephalitis nach gründlicher Behandlung zwar oft einen Stillstand des Krankheitsvorganges, auch ein Verschwinden corticaler Reiz- und
mancher Ausfallserscheinungen, aber es bleibt nicht selten ein gewisser Schwachsinn als Dauersymptom zurück. Auch können narbige Veränderungen und
Verwachsungen von Hirnhaut und Rinde dauernde epileptische Zufälle erzeugen.
Die massiven Ausfallserscheinungen im Gefolge der Endarteriitis (spastische
Hemiplegie, Aphasie, Kernlähmungen) sind nicht völlig zu beseitigen; wird
die Medulla oblongata betroffen, so besteht immer große Lebensgefahr. Die
Neigung der Endarteriitis zu Rückfällen vermindert die Aussichten auf völlige
Überwindung der Gefäßsyphilis im Gehirn, auch wenn es noch nicht zu irre-
parablen Hirnzerstörungen gekommen ist.

Behandlung. Die Behandlung der Hirnsyphilis hat alsbald nach Feststellung sicherer Krankheitszeichen (Blut- und Liquorbefund, Pupillenveränderungen, flüchtige Lähmungen der Basalnerven) mit aller Energie einzusetzen
und muß unter wiederholter Kontrolle der Spinalflüssigkeit zu Ende geführt
werden. Man wird 3—4 Kuren mit Intervallen von 4—6 Wochen nicht
umgehen können. Während man früher bei der tertiären Syphilis des Gehirns die Jodpräparate bevorzugte, verlangt die moderne Anschauung vor allem

eine streng durchgeführte Quecksilber [1])-Salvarsankur. Über die beste Form dieser spezifischen Behandlung sind die Meinungen geteilt. Die intravenöse Einverleibung von Neosalvarsan in Dosen von 0,45 bis 0,6 bis zum Verbrauch von 5 g oder von Silbersalvarsan wird von manchen zugleich mit der Verabreichung des Quecksilbers (Cyarsal) vorgenommen. Andere bevorzugen die zeitliche Trennung der beiden Kuren und fügen eine längere Jodnachkur hinzu. Neuerdings wird die endolumbale Verabreichung des Salvarsans trotz mancher Gefahren warm empfohlen. Wo gummöse Prozesse nach dem klinischen Bilde zu vermuten sind, werden immer Quecksilber und Salvarsan in erster Linie stehen müssen; bei negativem Wassermann im Liquor und einem auf Arteriitis hinweisenden klinischen Bilde wird auch heute noch das Jod (Jodkalium, Jodnatrium, Sajodin, Jodglidine, Jodipin, Alival) von vielen bevorzugt. Man gibt Dosen von 4—8 g Kal. jod. täglich.

Über die Einzelheiten der Technik der antisyphilitischen Therapie siehe die Lehrbücher der Syphilidologie, wo auch Genaueres über die Gefahren der Salvarsanbehandlung und ihre Vermeidung zu finden ist.

Das Verschwinden der objektiven Symptome gibt noch keine Garantie für eine endgültige Heilung. Rückfälle sind häufig. Andererseits beweist positiver Wassermann in Blut und Liquor sowie geringe Pleocytose und Eiweißvermehrung nur bei hoher Auswertung (1 ccm) noch nicht das Fortbestehen einer aktiven Hirnsyphilis. So können allgemeine Regeln, wie oft und wie lange die chronisch intermittierende Behandlung fortzusetzen ist, nachdem das Leiden klinisch „geheilt" erscheint, nicht gegeben werden.

Wird die spezifische Behandlung mit Quecksilber, Salvarsan und Jod nicht vertragen, oder kommt man mit ihr allein nicht ganz zum Ziele, so mag man versuchen, durch Bäderbehandlung (Aachen, Oeynhausen, Nenndorf, Tölz) oder eine milde Kaltwasserkur dem Kranken Linderung zu bringen. Sitzt ein Gumma an einer dem Messer des Chirurgen leicht zugänglichen Stelle, so ist nach erfolgloser Quecksilber-Salvarsanbehandlung oder bei bedrohlichen Symptomen auch sofort die operative Entfernung des Tumors vorzunehmen. Auch mag gelegentlich die JACKSONsche Epilepsie, wenn sie nach gründlicher antisyphilitischer Behandlung fortbesteht und auf schädliche Hirnnarben hinweist, Anlaß zu einem chirurgischen Eingriff geben; im ganzen ist jedoch von einem solchen Eingriff nur selten wirkliche dauernde Besserung zu erhoffen.

Die kongenitale Syphilis des Nervensystems

ist jedenfalls nur selten eine „Heredosyphilis", weit häufiger eine intrauterin erworbene Infektion des kindlichen Organismus.

Ihre Entstehungsart ist umstritten. Vielen galt sie als germinativ, d. h. die elterliche Keimzelle (Spermatozoon, Ei) enthält die Spirochäte und macht so die Frucht syphilitisch, wobei dann bei krankem Vater die Mutter selbst gesund bleiben kann oder von der Frucht erst sekundär infiziert wird. Sicherer begründet ist die postkonzeptionelle Infektion, wobei die kranke Mutter den vom Keim aus gesunden Fötus durch die Placenta hindurch infiziert. Das COLLESsche Gesetz besagt, daß Mütter syphilitischer Kinder immer gegen Syphilis immun seien; dies ist aber wohl so zu deuten, daß eben die Mütter syphilitischer Kinder in allen Fällen selbst syphilitisch sind. Eine Übertragung der Spirochäte mit dem Spermatozoon ist wenig wahrscheinlich, weil die Spirochäte selbst dreimal so lang ist als der Kopf des Samenfadens. Auch ist es zweifelhaft, ob ein infiziertes Ei überhaupt entwicklungsfähig ist. So bleibt die Annahme einer germinativen Lues fraglich, und man wird die Syphilis des Fötus und des Neugeborenen als eine zwar durch den Placentarkreislauf vermittelte Infektion, nicht als eine vererbte Erkrankung ansehen müssen. Mit anderen Worten: Das von Geburt an syphilitische Kind hat auch immer eine syphilitische

---

[1]) Unguentum cinereum, Sublimat, Hg. salicyl., Calomel, Oleum cinereum, Embarin, Enesol, Modenol, Novasurol.

Mutter. Aber nicht jede syphilitische Mutter hat nur angeboren syphilitische Kinder. Bisweilen bildet die nicht syphilitisch erkrankte Placenta eine Art Schutzfilter gegen die Lues des mütterlichen Organismus. Sehr häufig führt bekanntlich die fötale Lues zu frühem Abort (meist zwischen dem 4. und 7. Monat), zu intrauterinem Absterben der Frucht.

Die kongenitale Syphilis ist nicht selten. 2—4 % aller kranken Kinder sind von ihr befallen. Das im Mutterleib infizierte Kind bringt keineswegs immer bei seiner Geburt feststellbare syphilitische Erscheinungen mit zur Welt: Die ersten Symptome können beim Säugling erst nach Wochen oder Monaten bemerkt werden. Unter diesen zahlreichen anatomischen Bildern und klinischen Symptomen der kongenitalen Lues des Säuglings seien hier die mannigfaltigen Deformitäten und periostitischen Erkrankungen des Schädels, Hydrocephalus, hyperplastische Meningoencephalitis mit massenhaften Einwanderungen von Spirochäten in die erkrankte Pia, diffuse interstitielle Entzündung im Bereich der Gefäße, Mißbildungen des Gehirns (Agenesien, Hypoplasien, Porencephalie, Mikrogyrie mit Sklerose, abnormer Schichtenbau der Rinde des Großhirns und Kleinhirns) mit Idiotie oder Imbezillität aller Grade und cerebralen Lähmungssymptomen (spastische Lähmungen, Augenmuskellähmungen) genannt. Auch eine Pachymeningitis haemorrhagica luetica kommt beim Säugling vor. Im weiteren Verlauf des postuterinen Lebens können zunächst deutliche Hirnsymptome fehlen; manchmal führt die endarteriitische Erkrankung zu Thrombosen und Erweichungen mit dem klinischen Bilde der Hemiplegie und des begleitenden Schwachsinns. Auch früh auftretende epileptische Krämpfe werden beobachtet. Das Gumma ist in diesem frühen Lebensabschnitt selten.

Die Lues congenita tarda, die erst nach dem 5. Lebensjahr auftritt, bringt neben einem häufigen allgemeinen Zurückbleiben der körperlichen und geistigen Entwicklung (Infantilismus syphiliticus) und neben den bekannten Erscheinungen der HUTCHINSONschen Trias (HUTCHINSONsche Zähne, Keratitis parenchymatosa, Erkrankung des inneren Ohres bis zur zentralen Taubheit) und der Gonitis syphilitica von seiten des Nervensystems verschiedene Formen und Grade des intellektuellen und moralischen Schwachsinns, die sich nicht selten mit organischen Herderscheinungen und epileptischen Zufällen verbinden. Bisweilen kommt es auch bei der kongenitalen Hirnsyphilis zu weiterhin progressiv verlaufenden Mischformen gummöser und endarteriitischer Herkunft, die sich in cerebralen Kinderlähmungen hemiplegischer oder paraplegischer Art, spastischem „Pseudolittle", lobären Ausfallserscheinungen und den bekannten Pupillensymptomen verraten. Nächtliche heftige Kopfschmerzen sind diagnostisch wichtig. Opticusatrophie wird beobachtet. Die Übergänge zur infantilen Form der progressiven Paralyse sind fließend. Ein großes solitäres Syphilom kann die Erscheinungen des kindlichen Hirntumors machen. Die WASSERMANNsche Reaktion ist im Blut und Liquor einige Monate nach der Geburt meistens, wenn auch nicht ausnahmslos, positiv. Spirochäten finden sich massenhaft in den erkrankten Hirnteilen. Es wird stets zweckmäßig sein, auch das Blut der Mutter zu untersuchen. Die Syphilis congenita tarda tritt mit Vorliebe in der frühen Pubertätszeit, zwischen dem 12. und 15. Lebensjahr, klinisch in die Erscheinung. Ihre Prognose ist meist nicht günstig. Völlige Heilung ist selten. Kommt es bei derart Erkrankten zur Fortpflanzung, so kann auch noch die 3. Generation Zeichen kongenitaler Syphilis aufweisen (Idiotie, Taubstummheit, Retinitis pigmentosa, Mißbildungen, allgemeine pyschopathische Degeneration). Doch ist dies keineswegs die Regel. Vielmehr sind die Nachkommen in der 3. Generation häufig von Lues oder Zeichen allgemeiner Minderwertigkeit frei.

Die Behandlung der kongenitalen Syphilis des Gehirns erfolgt beim Kinde nach den gleichen Grundsätzen wie beim Erwachsenen, natürlich unter Anpassung an die größere Empfindlichkeit des kindlichen Körpers.

Die progressive Paralyse der Irren.

Von

R. GAUPP-Tübingen.

Die progressive Paralyse der Irren ist eine sozial sehr wichtige Spätform der Syphilis des Nervensystems. Psychische Störungen, vor allem eine zunehmende Verblödung, verbinden sich in mannigfaltiger Weise mit körperlichen Lähmungserscheinungen zu einem vielgestaltigen Krankheitsbild; das Leiden führt in der Regel innerhalb weniger Jahre zum Tode. Die anatomische Grundlage der Krankheit ist ein meist chronischer, selten akuter Zerstörungsprozeß im gesamten Zentralnervensystem, vor allem in der Großhirnrinde. Das Nervenparenchym (Zellen und Fasern) wird schwer geschädigt, geht teilweise völlig zugrunde; schon vorher spielen sich an den Hirnhäuten und am Blutgefäßapparat entzündliche Erscheinungen ab, die ebenfalls an und in der Hirnrinde am stärksten ausgeprägt sind. Außerdem wuchert die Glia. Diesem unheilvollen Krankheitsprozeß liegt eine Vergiftung durch Syphilis zugrunde. Paralyse und Tabes sind spätsyphilitische Nervenleiden („Spirochätosen"). Die Krankheit wurde mit dem Wachstum der Großstädte allmählich immer häufiger; in Berlin bilden die männlichen Paralytiker 30—40% der männlichen Aufnahmen in die Irrenanstalt. Etwa 4% aller Männer sterben in den Groß-städten an Paralyse; auf dem flachen Lande ist das Leiden auch heute noch ziemlich selten. Seit 1917 wird in Deutschland eine Abnahme beobachtet.

Synonyme Bezeichnungen: Dementia paralytica, progressive Paralyse der Irren, oft kurzerhand: Paralyse. In Frankreich: Paralysie générale progressive, Maladie de Bayle. In England: general Paresis, paretic Dementia.

Die Krankheit wird in der alten Medizin nirgends geschildert; ihre genauere Beschreibung ist erst 100 Jahre alt. BAYLE (1822) erkannte zuerst die Zusammengehörigkeit und die Parallelentwicklung körperlicher und seelischer Symptome. CALMEIL behandelte 1826 die Paralyse zuerst monographisch, führte sie auf eine Periencephalitis chronica diffusa zurück. Die neuere Entwicklung der Histopathologie der Hirnrinde brachte der Paralyse eine sichere pathologisch-anatomische Grundlage; mit der Auffindung der Spirochaeta pallida im Gehirn des Paralytikers ist das Leiden als eine Spätform der Gehirnsyphilis erkannt (1913).

Die Umgrenzung des Krankheitsbegriffes der progressiven Paralyse ist auch heute noch eine verschiedene. In Frankreich wird manches zur Paralyse gerechnet, was bei uns einen anderen Namen trägt. Mit der Abgrenzung der arteriosklerotischen, alkoholischen, traumatischen, tertiär-syphilitischen Blödsinnsformen wurde der Paralysebegriff allmählich enger und schärfer gefaßt. Je mehr diese differentialdiagnostische Sonderung gelang, desto deutlicher ergab sich die Gesetzmäßigkeit des Verlaufs. Die ältere Literatur ist deshalb in ihren Ausführungen über Prognose, Heilungen, Behandlungserfolge nur mit großer Vorsicht zu verwerten. Trotz aller diagnostischen Fortschritte gibt es immer noch einzelne Fälle, in denen erst der Leichenbefund endgültige Klarheit bringt. Die sichere Diagnose der progressiven Paralyse aus dem histopathologischen Bild verdanken wir NISSL und ALZHEIMER. Das makroskopische Bild ermöglicht nicht immer eine bestimmte Entscheidung. Der Arzt sei also in seinem Urteil vorsichtig!

Ursachen und Vorkommen der Krankheit. Die Bedeutung der Rasse und Nationalität ist noch strittig. Bei manchen Völkern (Chinesen, Türken, Irländern) soll die Paralyse selten sein, bei anderen, z. B. den Magyaren, besonders häufig. Es ist aber fraglich, ob dies mit der Rassenverschiedenheit etwas zu tun hat. Nur bei etwa 40—50% der Kranken finden sich in der Familie Geistes- oder Nervenkrankheiten, Trunksucht oder andere Zeichen der Entartung. Manche Paralytiker haben von Haus aus ein kleines Gehirn; nicht selten trifft man bei ihnen auch andere Degenerationszeichen. Männer werden viel häufiger krank als Frauen; das Verhältnis schwankt zwischen 7:1 und 2:1; in Großstädten ist die Paralyse des Weibes relativ häufiger als auf dem flachen Lande. Die meisten Paralytiker erkranken zwischen dem 35. und dem 50. Jahr. Vor dem 28. und nach dem 55. Lebensjahr ist die Paralyse selten, doch kommt sie ausnahmsweise auch noch im 7. Jahrzehnt vor. Nur etwa 0,4 % erkranken vor dem 25. Jahr. Bei den Männern überwiegen die höheren Stände (Offiziere, Fabrikanten, Kaufleute, seltener Beamte, sehr selten Pfarrer), bei den Frauen die niederen. Maßgebend ist aber nicht der Beruf, sondern die Gelegenheit zu geschlechtlicher Ansteckung. Kellnerinnen erkranken oft; die früher gehörte Ansicht, daß die Prostituierten selten paralytisch werden, hat sich als Irrtum erwiesen.

Die wichtigste, niemals fehlende Ursache der Paralyse ist die Syphilis, die meist etwa 10—15 Jahre vor dem Ausbruch der Krankheit erworben war, an die sich aber manche Kranke später nicht mehr erinnern können. Der zeitliche Zwischenraum verkürzt sich um so mehr, je älter der Kranke zur Zeit seiner Ansteckung war. Weil Frauen meist früher geschlechtlich angesteckt werden als Männer, erkranken sie durchschnittlich in jüngerem Alter. Bei Ehegatten ist die Krankheit schon öfters beobachtet worden. Nicht selten ist der eine der Ehegatten paralytisch, der andere tabisch. Oft zeigt der andere Ehegatte positive WASSERMANNsche Reaktion, aber im übrigen normalen körperlichen und geistigen Befund. Aborte, tote Kinder oder Kinderlosigkeit kennzeichnen viele Ehen paralytischer Kranker. Die Paralyse der Kinder und Jünglinge entsteht auf der Grundlage der korgenitalen Syphilis. Wo viel Syphilis ist, da ist im allgemeinen auch viel Paralyse. Dagegen ist es durchaus nicht erwiesen, daß die Paralyse eine Folgekrankheit besonders schwerer, d. h. symptomreicher sekundärer Syphilis sei; man erlebt sogar recht oft, daß die frühere Infektion nur sehr wenig Symptome gezeitigt hatte. Ausgedehnte Tertiärerkrankung der Haut geht fast niemals einer Paralyse oder Tabes voraus. Hier besteht zweifellos ein Antagonismus, der für die Theorie vom Wesen der „Metasyphilis" von Bedeutung ist (Haut als Erzeugerin der Immunkörper?).

Nicht jeder Syphilitische wird paralytisch, ja es gibt Länder mit viel Syphilis und wenig Paralyse (Persien, Bosnien, Abessinien usw.). In Deutschland dürften etwa 10—15 % aller Syphilitiker später paralytisch oder tabisch werden. Neger erkranken dagegen nur selten an Paralyse, aber häufig an Hirnsyphilis. Die Krankheit bedarf also zu ihrer Entstehung noch anderer Ursachen. Lange Zeit wurde der gesteigerte Kampf ums Dasein, die Hast und Unruhe des modernen Lebens, der größere Verbrauch von Nervenkraft in der Großstadt angeschuldigt. KRAFFT-EBING schuf das vielzitierte Wort von der „Zivilisation und Syphilisation" als den Ursachen der Paralyse. Es mag sein, daß geistige und namentlich gemütliche Überanstrengung der Krankheit die Wege ebnen kann; doch sind die Erfahrungen widersprechend; wir wissen heute noch nicht, was aus einem Syphilitiker einen Paralytiker macht. Vermutlich liegt eine immunisatorische Schwäche des Hirngewebes gegenüber den Spirochäten zugrunde. Die frühere Theorie einer besonderen „Lues nervosa" gilt als verlassen; für die Annahme besonderer Spirochätenstämme als Erreger der Paralyse fehlt es an zwingenden Beweisen. Ungenügende Behandlung der Syphilis soll besonders gefährlich für spätere Paralyse sein.

Auf Grund von Erfahrungen in fremden, namentlich mohammedanischen Ländern wurde die Bedeutung des chronischen Alkoholismus als einer Hilfsursache betont. Trunksucht allein erzeugt keine Paralyse; die alkoholische „Pseudoparalyse" ist von der echten Paralyse völlig verschieden. Aber es ist immerhin auffällig, wie häufig man von Paralytikern hört, daß sie früher viel getrunken haben, und bei den Mohammedanern scheinen von den früher Syphilitischen hauptsächlich diejenigen an Paralyse zu erkranken, die westeuropäische Gewohnheiten angenommen haben und dem Alkohol zugetan sind. Ob geschlechtliche Ausschweifungen ursächliche Bedeutung haben, ist sehr zweifelhaft, aber sie vermehren natürlich die Gefahr der Ansteckung.

Schwere Kopfverletzungen können eine Geistesschwäche erzeugen, die mit der Paralyse eine gewisse äußere Ähnlichkeit hat, aber nicht progressiv zu sein pflegt (sog. traumatische Demenz). Es ist fraglich, ob ein ernstliches Kopftrauma bei einem früher Syphilitischen die Paralyse auslösen oder eine schon bestehende verschlimmern kann. Jedenfalls ist in der Praxis in der Annahme eines derartigen ursächlichen Zusammenhangs große Vorsicht geboten, zumal heutzutage aus bekannten Gründen die Neigung besteht, Unfälle als Ursachen von Krankheiten anzugeben. Auch ist das Trauma manchmal Folge, nicht Ursache der Paralyse: der Kranke stürzt in der paralytischen Ohnmacht oder infolge paralytischer Ataxie und Unaufmerksamkeit. Der Weltkrieg hat bisher keine erkennbare Häufung der Paralysefälle gebracht; auch ist nicht erwiesen, daß er einen früheren Ausbruch der Krankheit oder deren rascheren Verlauf begünstigt. Kriegsdienstbeschädigung ist in der Regel zu verneinen. Dagegen gab der Krieg Anlaß zu einer bedeutenden Zunahme der syphilitischen Ansteckungen. Es wird also wohl in 8—10 Jahren mehr Paralyse geben als heute, wenn nicht die moderne Frühtherapie der meningealen syphilitischen Reizung sie zu verhindern vermag.

Pathologische Anatomie. An der Leiche Paralytischer findet man zahlreiche Veränderungen, von denen manche bei vielen chronischen Erkrankungen des Nervensystems vorkommen, während andere in ihrer Gruppierung für die Paralyse charakteristisch sind. Zur ersteren Gruppe gehören: Verdickung des Schädeldaches mit Schwund der Diploë, Verwachsung der Dura mit dem Schädeldach, Pachymeningitis, Hydrocephalus externus und internus, Trübung und Verdickung der Pia (namentlich über dem Stirnhirn, während der Hinterhauptslappen frei bleibt), Verwachsungen der Pia mit der Hirnrinde, Rindenschälung, Ependymitis granularis, mehr weniger hochgradige Atrophie und Gewichtsabnahme des großen und kleinen Gehirns, namentlich des Stirnhirns (Verschmälerung der Windungen, Vertiefung und Klaffen der Sulci), Verkleinerung des Thalamus opticus, Verschmälerung und Atrophie des ganzen Rückenmarks. Von anderen makroskopischen Veränderungen, die sich häufig finden, sind zu nennen: flächenhafte derbe narbige Einziehungen syphilitischer Art am Anfangsteil der Aorta und an den größeren Gefäßen an der Hirnbasis, chronisch atrophische und degenerative Prozesse am Herzmuskel, an der Leber und den Nieren, allgemeine Knochenbrüchigkeit durch Osteoporose.

Alle diese Befunde sind nicht pathognomonisch für die Paralyse; sie finden sich auch bei ihr keineswegs in allen Fällen. Bei der histologischen Untersuchung erweist sich die Pia immer als krankhaft verändert; es besteht eine Infiltration sowohl der pialen wie der adventitiellen Lymphräume der zentralen Gefäße mit Plasmazellen und Lymphocyten; der Gefäßapparat zeigt Wucherungs- und Degenerationsvorgänge. Diese Infiltration der zentralen Gefäße ist in der Rinde durchschnittlich am stärksten ausgesprochen und es sind hier überwiegend Plasmazellen, die auch die Adventitialscheiden der capillaren und präcapillaren Gefäße auskleiden. Oft mischen sich Mastzellen den lymphocytären Elementen bei. Regelmäßig sind den Lymphocyten und Plasmazellen auch hämosiderinhaltige Körnchenzellen zugesellt. Die Hirnrinde selbst enthält immer erkrankte Blutgefäße; die Endothelien sind gewuchert und bilden neue Gefäße durch Sprossung und Vascularisierung der gewucherten Intima. Das elastische Gewebe ist vermehrt. Im weiteren Verlauf der Krankheit kommt es an den Gefäßen außer den proliferativen Erscheinungen am Endothel auch zu Rückbildungsvorgängen (Gefäßverödung, hyaline Entartung). In der Rinde finden sich die NISSLschen Stäbchenzellen, die teils von den Gefäßwänden, teils von der Glia herstammen. Die Ganglienzellen des Gehirns erkranken primär in verschiedener Form, zerfallen oft rasch; allmählich gehen viele zugrunde, die Zellarchitektonik der Rinde wird gestört, später zerstört. Schon früh schwinden zahlreiche Markfasern der Hirnrinde. Das Stützgewebe, die Glia wuchert, es entstehen massenhafte und abnorm große Gliazellen, die viele Fasern bilden; so kommt es zu dichteren Fasergeflechten in Rinde und Mark. Die Gliascheide der Gefäße wird verstärkt.

Nicht alle Teile des Gehirns erkranken gleich früh und gleich stark. Der Faserausfall beginnt — entweder gleichmäßig und diffus, oder mehr fleckförmig — zunächst an den feinen Geflechten der 2. und 3. MEYNERTschen Schicht; am längsten erhalten sich die Projektions- und die subcorticalen Assoziationsfasern; die oberen Schichten der Hirnrinde werden im allgemeinen früher ergriffen als die tieferen. Bei fleckförmigem Ausfall kann ein der multiplen Sklerose ähnliches Bild entstehen. Meist ist der degenerative und regressive Prozeß am stärksten im Stirnhirn, am geringsten im Occipitalhirn; der Schläfenlappen ist bald mehr, bald weniger betroffen. Ausnahmsweise kommt auch eine andere Lokalisation vor (atypische Paralyse). Das Kleinhirn zeigt ähnliche Veränderungen wie das Großhirn; regelmäßig ist auch das Corpus striatum, namentlich das Putamen, oft auch der Thalamus, ergriffen, in leichterem Grade auch andere Hirnteile (Pons, Höhlengrau, Medulla oblongata). Die Spirochäten werden im Gehirn am häufigsten da gefunden, wo auch der paralytische Krankheitsprozeß seinen Hauptsitz hat, also in den Meningen, im Liquor, in der Rinde des Stirnhirns, namentlich in deren mittleren Schichten; außerdem aber auch in fast allen anderen Teilen des zentralen Nervensystems und in der Aorta. Bisweilen finden sie sich nur vereinzelt, in anderen Fällen — namentlich nach paralytischen Anfällen — in dichten Ansammlungen (in Form eines „Bienenschwarms"), in dicken Zügen in der Umgebung der Gefäße, manchmal auch in der Wand der Gefäße. Ihr Haften im ektodermalen Gewebe der Hirnsubstanz, in die sie vom Liquor aus durch die geschädigte Pia oder nach Durchbrechung der gliösen Grenzmembran der Gefäße mit Eigenbeweglichkeit eindringen, schützt sie offenbar vor der Zerstörung durch chemische Gifte (Salvarsan, Hg). Das Rückenmark ist wohl in allen Fällen krankhaft verändert; bald überwiegen Strangdegenerationen, bald handelt es sich mehr um diffuse degenerativ-atrophische Vorgänge neben leichten infiltrativen Veränderungen an den Meningen und an den zentralen Gefäßen. Die paralytische Hinterstrangserkrankung unterscheidet sich anatomisch nicht sicher von der tabischen; die degenerativen Prozesse überwiegen im Rückenmark über die entzündlichen. Häufig sind die Seitenstränge erkrankt, noch öfter finden sich kombinierte Strangerkrankungen. Auch in der grauen Substanz des Rückenmarks kommen bisweilen degenerative Veränderungen vor. Selten und praktisch wenig belangreich sind sie in den peripheren Nerven und in den Muskeln. Verbindung von Paralyse mit Hirnlues ist keineswegs selten.

Psychische Symptome. Das Kernsymptom ist eine langsam zunehmende geistige Schwäche. Der Kranke erfährt meist ganz allmählich eine Umwandlung seiner gesamten Persönlichkeit zum Schlimmeren. Häufig beginnt das Leiden mit einem „nervösen" Vorstadium; der Kranke wird reizbar, neigt bei geringem Anlaß zu heftigen Gefühlsausbrüchen, er ermüdet leicht; eine gedrückte und hypochondrische Stimmung bemächtigt sich seiner; er verliert das Interesse an seiner Arbeit. Der mühsamste geistige Erwerb geht zuerst wieder verloren: die Selbstbeherrschung und Selbstbeurteilung, Takt und Kritik, Übersicht über die Aufgaben und Pflichten in Beruf und Familie. Die feinsten gemütlichen Regungen erlöschen schon früh, der Kranke wird auf ethischem und ästhetischem Gebiet stumpfer, sein Charakter verschlechtert sich. Manchmal verliert er schon im Beginn des Leidens den Sinn für die äußere Form, wird taktlos, in Haltung und Kleidung nachlässig, im Benehmen unmanierlich. Energische Naturen werden bisweilen mit dem Einsetzen der Paralyse weich und schlaff, sehr beeinflußbar, sind „besser zu haben als früher", feinfühlige werden stumpf oder brutal. Kommt eine gewisse Erregung hinzu, so fällt der Kranke durch Worte und Handlungen auf: er bezähmt seine Triebregungen nicht mehr, zotet, benimmt sich sexuell obszön, ißt mit Gier, verfällt der Trunksucht. Wird er gereizt, so gerät er in maßlosen Zorn, schimpft in ordinären Ausdrücken. Bei gehobener Stimmungslage und erhöhtem Wohlbefinden setzt nicht selten eine Vielgeschäftigkeit ein; der Kranke schmiedet unvernünftige Pläne, verlobt sich mit einem Mädchen aus niederem Stande, macht unsinnige Einkäufe, verschenkt wertvolle Dinge an Fremde (demente Euphorie). Die Ausführung langgewohnter Arbeit geht oft noch längere Zeit leidlich von statten, während jeder geistige Neuerwerb schwer fällt oder bereits unmöglich ist. Das Gedächtnis wird zunächst für die jüngste Vergangenheit unsicher, die Merkfähigkeit läßt nach, die zeitliche Ordnung der Erinnerungen wird mangelhaft, Erinnerungstäuschungen stellen sich ein. Früherworbene Kenntnisse, z. B. das Einmaleins, haften noch längere Zeit, doch treten oft schon frühe beim Rechnen (Zusammenzählen, Abziehen) Fehler auf. Die Auffassung wird allmählich schwerfällig, die Aufmerksamkeit unsicher, das Interesse erlischt, das Wissen

schwindet. Die zeitliche und örtliche Orientierung geht verloren, die Umgebung
wird nicht mehr beachtet; der Kranke verläuft sich, wenn er ausgeht.

Der Rückgang der geistigen Kräfte wird von dem Kranken oft gar nicht wahrgenommen, es besteht in der Regel kein psychisches Krankheitsgefühl. Nur im
Beginn des Leidens hat der Paralytiker manchmal eine unbestimmte Ahnung
des kommenden Unheils. Selbstmord ist dann nicht selten. Die Urteilsfähigkeit
leidet im Verlauf der Krankheit immer mehr; der Kranke verblödet sichtlich.
Allmählich macht sich eine leichte Benommenheit bemerkbar, der Paralytiker
lebt oft wie im Halbschlaf dahin. Je nach der Affektlage, die vielleicht mit
dem ursprünglichen Temperament zusammenhängt, kann sich nun das Bild
sehr verschieden gestalten. Manchmal ist der geistige Verfall ein ganz allmählicher; alle psychischen Leistungen nehmen langsam und stetig ab, bis
der Kranke schließlich geistig völlig leer dahinvegetiert. Bei euphorischer
Stimmungslage dagegen sehen wir Erregungen mit Plänesucht, sinnlose
Handlungen, massenhafte groteske Größenideen wechselnden Inhalts; der Kranke
schwelgt in Millionen und Milliarden, ist Kaiser, Gott, Obergott usw.; die
manisch gefärbte Erregung kann sich bis zu ideenflüchtiger Verwirrtheit steigern;
in schwerer Tobsucht springt, tanzt, lacht, schreit, zerstört der Kranke; er
schmiert mit Urin und Kot, zerreißt seine Kleider, wird gegen seine Umgebung
gewalttätig. Die Stimmung schlägt von heller Glückseligkeit plötzlich in
wilden Zorn um, in dem der Kranke brutal und sehr gefährlich werden kann.
Mit dem Nachlaß der tobsüchtigen Erregung verschwindet manchmal der
Größenwahn; oft aber bleibt er auch nach eingetretener äußerer Beruhigung,
und mit dem Fortschreiten des Blödsinns äußert der Kranke bei stumpfem
Hinbrüten verworrene Größen- und Verfolgungsideen sinnloser Art. Meist
beherrscht dann blöde Euphorie das Krankheitsbild bis zum Schluß.

In anderen Fällen ist die Stimmung lange Zeit eine vorwiegend gedrückte.
Es kommt zur Bildung von ängstlichen, hypochondrischen und melancholischen
Wahnvorstellungen, die häufig absurd sind. Der nihilistische Wahn findet sich
namentlich bei depressiven Paralytikern. Selbstmord aus Angst kommt vor.
Seltener sind eigentliche Sinnestäuschungen. Laute Zwiegespräche, die der
Paralytiker mit sich selber führt, lassen oft Halluzinationen vermuten. Bei
erblindeten Tabesparalytikern werden zahlreiche Gesichtstäuschungen beobachtet. Systematisierte Verfolgungsideen und katatonische Symptome
sind bei der Paralyse ungewöhnlich, kommen aber als vorübergehende, selten
als längerdauernde psychotische Bilder vor. Reichliches Konfabulieren ist häufig.
Bisweilen besteht der KORSAKOFFsche Symptomenkomplex als vorherrschendes
Zustandsbild. Bei weiterem Fortschreiten des Leidens wird das geistige Wesen
des Kranken immer plumper, er wird ganz untätig, dämmert in mehr weniger
benommenem Zustand apathisch vor sich hin; er muß gefüttert werden, erkennt
seine nächste Umgebung nicht mehr, kann völlig asymbolisch werden. Heitere,
zornige, ängstliche, hypochondrische Erregungen können fehlen oder sich in
buntem Wechsel ablösen. Die Verblödung nimmt schließlich alles geistige
Leben weg. Der Kranke wird kindisch, schließlich fast tierisch.

Körperliche Symptome. Die körperlichen Symptome der Krankheit ent-
stehen teils durch die lokalen Einwirkungen der Spirochäten am Orte ihrer
Wucherung im Gehirn, teils wohl durch allgemeine Hirnvergiftung durch
Eiweißgifte. Kopfschmerzen können dauernd gänzlich fehlen, sind aber
häufig, namentlich in den ersten Zeiten, vorhanden; oft sind sie fast unerträglich;
sie können den Charakter der Migräne tragen. Bisweilen besteht hartnäckige
Schlaflosigkeit, in anderen Fällen eine große Müdigkeit und Schläfrigkeit.
Appetit und Verdauung können leiden, das Aussehen schlechter werden. Der
Kranke scheint rasch zu altern; er magert ab. Der Gesichtsausdruck

verändert sich, das Gesicht wird schlaffer, leerer, die Gesichtsmuskeln sind oft einseitig paretisch (Abflachung der Nasolabialfalte); beim Lachen geht ein Wetterleuchten über das Gesicht; die Lippenmuskeln flattern, wenn der Kranke zum Sprechen ansetzt. Bei der Ausführung aufgetragener Bewegungen (Mund zu, Augen auf! — Augen zu, Mund auf!) ist der Kranke ungeschickt und schwerfällig. Die vorgestreckte Zunge weicht manchmal seitlich ab; sie zeigt oft Zittern oder fibrilläre Zuckungen. Der Stimmklang kann sich ändern, die Stimme wird monotoner, härter, meckernd, der früher musikalische Kranke singt falsch. Zuweilen besteht eine Lähmung der Glottiserweiterer. In mannigfaltiger Weise ist die Sprache und Schrift in Mitleidenschaft gezogen. Die paralytischen Sprachstörungen sind in der Regel ein Gemisch corticaler und bulbärer Ausfallserscheinungen; im Anfang überwiegt der corticale Ausfall, später dominiert die bulbäre Lähmung, zuletzt herrscht Aphasie und Asymbolie. Oft ist anfänglich die Sprache verlangsamt, eintönig, stockend, man bemerkt dabei ein Zittern der Sprachmuskeln; bisweilen tritt schon frühe Häsitieren und Silbenstolpern auf, ferner literale Paraphasie. Später wird die Sprache verwaschen, lallend, schmierend. Mit Zunahme der Demenz leidet die Satzbildung und der sprachliche Ausdruck der Gedanken (Agrammatismus).

Die Prüfung der Sprache geschehe auf verschiedene Weise. Man beobachte zunächst den Kranken beim spontanen Sprechen, beim unbefangenen Erzählen seines Lebensganges, dann gebe man ihm bestimmte Aufgaben: Nachsprechen schwieriger Worte, Zählen von 650 rückwärts bis 620, Vorlesen aus einem Buche. Dabei stelle man auch zugleich fest, ob der Kranke mit Sinn und Ausdruck liest. Je ruhiger und unbefangener er ist, um so sicherer darf die gefundene Sprachstörung als ein wesentliches Zeichen der Krankheit betrachtet werden. Nach Anfällen und im Spätstadium der Paralyse treten zu den bisher genannten Sprachstörungen noch sehr oft plötzlich aphasische, paraphasische, asymbolische Symptome hinzu; das erschwerte Wortfinden kann sich schon frühe finden. In

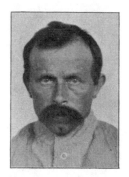

Abb. 1. Depressive Form im Frühstadium. Schlaffe Gesichtszüge.

den letzten Zeiten der Krankheit ist das Sprachvermögen manchmal ganz oder fast ganz erloschen; der Sprachschatz ist geschwunden, es werden nur noch wenige Worte in unverständlicher Weise gelallt. In Zeiten der Erregung hört man bisweilen verwaschenes, schmierendes Vorsichhinreden und Lallen.

Bei Kranken, die im Schreiben Übung hatten, zeigt oft die Schrift Veränderungen von diagnostischem Wert. Sie sind zum Teil motorische Störungen (undeutliche, ataktische Schriftzeichen, Zitterschrift), zum Teil sind sie der Ausdruck der psychischen Schwäche, namentlich der Störung der Aufmerksamkeit und des Formsinnes (Auslassungen von Buchstaben und Silben, Wiederholungen von Buchstaben, Silben, Worten, unordentliche Form des Schriftstückes mit Klexen, schiefer Stellung der Zeilen). Auch Agraphie ist nicht selten. Man vergleiche bei der Prüfung Schriftstücke aus gesunder Zeit mit den Proben aus der kranken.

Die Abnahme der Muskelkraft und die zunehmende Verschlechterung der Muskelbeherrschung, die der Krankheit den Namen „progressive Paralyse" eingetragen haben, machen sich allmählich auch bei vielen anderen willkürlichen und unwillkürlichen Bewegungen geltend. Der Gang wird plumper, ungeschickter und schwerfälliger. Ataxie und Parese kombinieren sich. Völlige Lähmungen einzelner Muskeln oder Muskelgruppen sind selten, kommen meist nur vorübergehend nach Anfällen vor; dagegen verliert die Innervation aller Muskeln an Kraft und Feinheit, es entsteht eine allgemeine motorische Erschwerung und Ungeschicklichkeit, die allmählich so weit fortschreiten kann, daß der Kranke fast unbeweglich wird und als unbeholfener Körper im Bett liegt. Oft besteht starkes allgemeines Zittern. Das Zähneknirschen gehört dem Spätstadium des Leidens an; man beobachtet es namentlich nach Anfällen und im terminalen Blödsinn. Bulbärsymptome (Schlucklähmung, Atmungslähmung) bilden häufig den Abschluß.

Neben diesen allgemeinen Störungen der willkürlichen Bewegungen finden sich nun diagnostisch wichtige, meist schon frühe auftretende Veränderungen an den Pupillen, den Haut- und Sehnenreflexen, der Sensibilität, der passiven Beweglichkeit der Glieder. Die Symptome gruppieren sich in verschiedener Weise. Die wichtigsten sind die Störungen der Pupillenreaktion. Diese kann bei

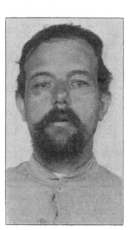

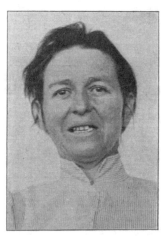

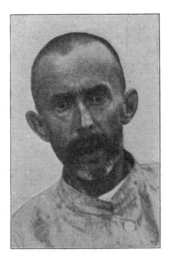

Abb. 2. Demente Form. Frühstadium. Schlaffes, leeres Gesicht.

Abb. 3. Demenz mit Euphorie.

Abb. 4. Endstadium mit starker Abmagerung.

der Paralyse dauernd normal bleiben; in der Regel jedoch (80—90%) finden sich — und zwar meist schon frühe — krankhafte Veränderungen: erhebliche Pupillendifferenz bei erhaltener, träger, abgeschwächter oder aufgehobener Lichtreaktion; Miosis oder Mydriasis, erstere namentlich bei Tabesparalyse; einseitige oder doppelseitige reflektorische Pupillenstarre, absolute Pupillenstarre. Von diesen Störungen ist die einseitige oder doppelseitige reflektorische Pupillenstarre (bzw. Pupillenträgheit) die wichtigste, da sie fast nur bei der Tabes und der Paralyse vorkommt. Nicht selten geht sie im weiteren Verlauf der Krankheit in absolute Starre über, die bei anderen Formen der Hirnsyphilis häufiger ist (Meningitis basalis). Leichtere Pupillendifferenzen bei guter Lichtreaktion wollen nicht viel besagen, da sie auch bei Gesunden und namentlich bei vielen Nervenkranken zu finden sind. Bisweilen ist bald die rechte, bald die linke Pupille weiter; manchmal besteht Entrundung. Selten ist Hippus, der ausnahmsweise auch einseitig vorkommt. Die Pupillenstörungen können den psychischen Symptomen jahrelang vorausgehen. Da der demente Paralytiker der Untersuchung seiner Pupillen oft Schwierigkeiten bereitet, so hat die Prüfung mit besonderer Sorgfalt und Vorsicht zu geschehen; es wird bei Geisteskranken oft Paralyse diagnostiziert, weil der Untersucher infolge technischer Fehler

Pupillenstarre zu finden glaubt! In zweifelhaften Fällen untersuche man im Dunkelzimmer! Noch sicherer ist die Prüfung mit einem der neueren Pupillen-meßapparate. Man hüte sich vor dem oft gemachten Fehler, aus dem Vorhanden-sein der Lichtreaktion den Schluß zu ziehen, daß keine Paralyse vorliegen könne. Bei den spastischen Formen (starke Sprachstörung, Steifigkeit der Glieder, Steigerung der Sehnenreflexe, allgemeine Parese) bleiben die Pupillen-bewegungen manchmal sehr lange oder dauernd ungestört. Oft fehlt schon frühe die konsensuelle Lichtreaktion. Der Mangel der „sekundären Lichtreaktion" (die Pupille eines beleuchteten Auges wird noch enger, wenn auch das andere Auge beleuchtet wird) ist ein besonders wichtiges Frühsymptom bei der Paralyse.

Andere Augenmuskellähmungen sind selten. Sie finden sich in der-selben Weise wie bei der Tabes (flüchtige oder dauernde Lähmungen eines oder mehrerer Augenmuskelnerven), kommen auch noch am ehesten bei der Tabes-paralyse oder bei einer Verbindung der Paralyse mit basaler luetischer Meningitis zur Beobachtung. Das gleiche gilt von der Blindheit durch Opticusatrophie.

Sehnenreflexe. Wichtig sind die Veränderungen der Kniescheiben-und Achillessehnenreflexe. Diese sind manchmal ungleich, bisweilen erloschen, oft abgeschwächt, häufiger gesteigert, bleiben selten dauernd normal. Echter Fußklonus und Patellarklonus kommt vor (namentlich nach Anfällen), ist aber doch im ganzen selten. Die Prüfung muß am entblößten Bein geschehen. Bei Miosis und reflektorischer Pupillenstarre ist Verlust der Patellarreflexe häufiger, bei Mydriasis und absoluter Pupillenstarre sind sie meist gesteigert; gleichzeitig bestehen in solchen Fällen starke Spasmen (Hypertonie der Muskeln) und ataktisch-paretische Symptome von seiten der Glieder. Doch kommen mancherlei Ausnahmen von dieser Regel vor. Manchmal sind die Sehnenreflexe anfangs lebhaft, sogar abnorm gesteigert, um später zu erlöschen (kombinierte Strangerkrankung im Rückenmark).

Hautreflexe. Sie sind nicht selten erloschen. Das BABINSKIsche Zeichen findet sich bei den spastischen Formen ausnahmsweise; häufiger sieht man es einseitig nach paralytischen Anfällen, die halbseitige Paresen hinterlassen haben. Das gleiche gilt vom OPPENHEIMschen Unterschenkelreflex.

Hautempfindlichkeit. Bei der Tabesparalyse kann sie wie bei der Tabes gestört sein. Bei den anderen Formen der Paralyse herrscht in der Regel die psychisch bedingte allgemeine Hypalgesie vor, die mit der Verblödung zunimmt.

Geschmackssinn und Geruchssinn verkümmern oft im Lauf der Krankheit.

Das ROMBERGsche Zeichen findet sich manchmal, fehlt öfter. Stärkere Ataxie der Beine bei schlaffen Gelenken fehlt meist, kommt (von den End-zuständen abgesehen) wesentlich der Tabesparalyse zu. Abnorme Schlaffheit der Gelenke bei gesteigerten Sehnenreflexen kommt vor, spricht für eine kom-binierte Strangerkrankung im Rückenmark.

Periphere Nervenlähmungen (Radialis, Peroneus) und umschriebene Muskel-atrophien sind Seltenheiten, finden sich noch am ehesten bei der Tabesparalyse.

Verlust der Geschlechtskraft kann schon früh auftreten; manchmal geht ihr eine Zeit gesteigerter Libido voran. Blasenstörung ist oft schon früh vorhanden. Im Spätstadium besteht Incontinentia urinae et alvi.

Die paralytischen Anfälle sind häufige und wichtige Symptome der Krankheit in allen Stadien. Klinisch sind sie sehr vielgestaltig: kurzdauernde Schwindelanfälle, vasomotorische Störungen, Migräneanfälle mit Flimmer-skotom, Ohnmachten mit und ohne epileptiforme Zuckungen, allgemeine oder halbseitige oder auf einen Körperteil (Gesicht, Arm, Bein) beschränkte rhyth-mische Zuckungen mit oder ohne Bewußtseinsverlust. Die Krämpfe sind aus-nahmsweise mit dem Puls synchron. Sie können tagelang andauern. Im Beginn der Krankheit sind Ohnmachten häufig. Nach dem Anfall besteht oft Aphasie oder Paraphasie, Ptosis, Hemiplegie oder Monoplegie von meist nur kurzer Dauer; auch Hemianopsie, Tastlähmung und ähnliche corticale Ausfallserscheinungen motorischer und sensibler Art werden beobachtet. Dauerndes Bestehen schwerer Herderscheinungen (Aphasie oder Hemiplegie) spricht im allgemeinen gegen Paralyse, kommt aber ausnahmsweise doch vor; es können sich dann spastische Contracturen entwickeln. Während des Anfalls besteht oft Fieber bis zu 41°. Nicht selten stirbt der Kranke im Anfall. Bleibt er am Leben, so sind meist die Symptome der Paralyse, namentlich Demenz und Sprachstörung nachher deutlicher; manchmal besteht retrograde Amnesie für Wochen oder Monate. Die einfach-demente Form mit starken spastisch-paretischen Symptomen ist besonders reich an Anfällen. Wo einmal Anfälle aufgetreten sind, pflegen sie sich in der Regel zu wiederholen und dann mit Vorliebe auch in gleicher Form wiederzukehren. Besonders gilt dies für die atypische (LISSAUER-sche) Paralyse. Die anatomische Grundlage der paralytischen Anfälle erblickt man in einem akuten Anschwellen des paralytischen Prozesses in bestimmten Gehirnbezirken, das durch eine plötzliche Überschwemmung mit Spirochäten oder einem vermuteten Eiweißtoxin verursacht werden soll.

Als Anfälle psychischer Art sind manche rasch auftretenden und oft rasch wieder vorübergehenden Zustände deliriöser Erregung oder angstvoller Verwirrtheit aufzufassen. Bisweilen entsteht dabei ein dem Delirium tremens ähnliches Bild, auch wenn der Kranke kein Trinker war. Außerdem finden sich manchmal bei Paralytikern, die infolge ihrer Krankheit der Trunksucht verfallen waren, akute psychotische Züge, die deutlich alkoholische Färbung zeigen (delirante Desorientiertheit, bewegte Sinnestäuschungen, starker Tremor); sie klingen in der Anstalt bei Abstinenz rasch ab.

Sogenannte „trophische" Störungen gehören mehr zu den Spätsymptomen. Starke Schwankungen des Körpergewichts (rasche Gewichtsabnahme trotz reichlicher Ernährung, enormer Fettansatz, „Mästungsparalyse"), Brüchigwerden der Knochen, schmerzloser Zahnausfall, Haarausfall, Herpes zoster, Ohrblutgeschwulst nach leichter mechanischer Gewalteinwirkung, blasige Abhebungen der Haut, Mal perforant, Decubitus sind hier zu nennen. Letzterer entwickelt sich oft sehr schnell während eines paralytischen Anfalls. Cyanose und Ödem einzelner Körperteile werden nicht selten beobachtet. Bei Frauen erlischt sehr häufig die Menstruation.

Störungen der Körpertemperatur kommen auch außerhalb der Anfälle vor. Im späteren Verlauf des Leidens sind subnormale Temperaturen häufig. Rasches Ansteigen der Temperatur geht manchmal dem paralytischen Anfall voraus.

Im Blute des Kranken wird bei serologischer Untersuchung fast immer die WASSERMANNsche Reaktion positiv gefunden. Die Lumbalpunktion ergibt bisweilen eine Zunahme des Liquordruckes, so gut wie immer schon bei kleinen Liquormengen (0,2 ccm) eine positive WASSERMANNsche Reaktion, eine Zunahme des Globulingehaltes und eine Lymphocytose des Liquors (über 10 Zellen im Kubikmillimeter). Die diagnostische Bedeutung dieses Befundes kann nicht hoch genug eingeschätzt werden. Manchmal finden sich Plasmazellen im Punktat.

Der Urin des Paralytikers zeigt oft Anomalien: intermittierende Albuminurie, Peptonurie, Glykosurie, Polyurie ohne Zucker.

Es ist üblich, bei der Paralyse verschiedene klinische Formen zu unterscheiden, je nachdem gewisse psychische Symptombilder im Vordergrund des Leidens stehen. Die ganz akute Form kann die Züge des Delirium acutum tragen; angstvolle Erregung mit Verworrenheit oder heitere Verwirrtheit mit blühendem Größenwahn kann sich zu wildem

Schreien, Umsichschlagen, stereotypem Hin- und Herrennen steigern; der Tod erfolgt bisweilen schon nach wenigen Wochen in schwerster Erschöpfung, nicht selten nach Hinzutreten von Eiterungen, Lungenerkrankungen oder anderen Komplikationen. Bei dieser galoppierenden Form finden sich häufig katatonische Symptome und Anfälle; wird der erste stürmische Schub überstanden, so kommt es nicht selten zu Remissionen von mehrmonatiger Dauer, die so gut sein können, daß man an der Diagnose Paralyse zweifelt, namentlich wenn die körperlichen Symptome noch wenig ausgesprochen sind. Häufiger ist die expansive Form, bei der sich nach einem nervösen oder hypochondrischen Vorstadium ein der Manie ähnliches Krankheitsbild einstellt. Gehobene Stimmung, motorische Erregung, Plänemacherei, massenhafte, rasch wechselnde Größenideen, unbesonnene Handlungen, oft plötzlicher Umschlag in maßlose Wutausbrüche verbinden sich hier mit den Lähmungssymptomen und der Urteils- und Gedächtnisschwäche. Nach Abklingen der Erregung bleibt der Größenwahn, und die Ausfallssymptome treten deutlicher hervor. Seltener ist ein Umschlag in depressive Stimmung oder gar ein Wechsel zwischen manisch und depressiv gefärbten Zuständen (sog. zirkuläre Form der Paralyse). Die agitierte und die expansive Form der Paralyse verbindet sich mit Vorliebe mit Hinterstrangerkrankung des Rückenmarks. Besonders eigenartig ist das megalomanische Konfabulieren erblindeter (Opticusatrophie) Paralytiker mit ausgesprochenen tabischen Symptomen. Etwas seltener als die expansive Form ist die häufig rasch verlaufende depressive Form. Phantastischer Kleinheitswahn, nihilistische Ideen, unsinnige hypochondrische Wahnbildungen, die bisweilen durch demente Ausdeutung tabischer Schmerzen und Parästhesien entstehen mögen, Verfolgungsideen, überraschende Angstzustände, in denen der Kranke völlig unbeeinflußbar ist, energische Selbstmordversuche, Nahrungsverweigerung, manchmal dumpfes Hinbrüten werden hierbei beobachtet. Sondenfütterung kann nötig werden. Paralytische Anfälle kommen vor, sind aber nicht häufig. Die depressive Form der Paralyse findet sich relativ oft bei Frauen. Sie verläuft ziemlich rasch.

Das häufigste Bild, unter dem die Paralyse zur Zeit auftritt, ist die einfache chronisch-progressive Verblödung, anfänglich manchmal bei leicht hypochondrischer, später meist bei euphorischer Stimmungslage, bei fehlender oder spärlicher Wahnbildung (sog. einfach-demente Form der Paralyse). Bei ihr sind Anfälle besonders häufig; die körperlichen Lähmungssymptome erreichen die höchsten Grade, die Sprache wird völlig unverständlich, allgemeine motorische spastische Parese führt oft zur äußersten Hilflosigkeit. Schließlich bildet sich ein asymbolischer Zustand aus, der als eine Summation vieler Ausfallserscheinungen aufzufassen ist. Das Rückenmark weist in diesen Fällen meist kombinierte Strangdegenerationen auf; bisweilen finden sich nur die Seitenstränge, seltener nur die Hinterstränge verändert. Der Tod erfolgt hier nicht selten im paralytischen Anfall.

Von einer paranoiden Form der Paralyse kann man sprechen, wenn Verfolgungsideen und Sinnestäuschungen auffällig hervortreten. Meist besteht dieser Symptomenkomplex nur eine kurze Zeit bei der Paralyse und geht dann unvermittelt in euphorische Demenz über. Wo systematisierte Verfolgungsideen und reichliche Sinnestäuschungen lange anhalten, wird man mit der Diagnose der Paralyse sehr vorsichtig sein müssen. Man untersuche auf alkoholische bzw. syphilitische Pseudoparalyse. Auch die Dementia praecox wird nicht selten als Paralyse verkannt, zumal es auch katatonische Zustandsbilder bei der Paralyse gibt.

Die Frühform (infantile, juvenile Form) der Paralyse ist bei Knaben und Mädchen annähernd gleich häufig, was sich leicht daraus begreift, daß bei ihr die ererbte oder in der Kindheit erworbene Syphilis die Ursache ist. In seltenen Fällen beginnt das Leiden schon vor dem 10. Lebensjahre; die Mehrzahl fällt zwischen das 13. und 18. Jahr. Die Krankheitsdauer ist länger als bei der Paralyse der Erwachsenen (4—7 Jahre). In mehreren Fällen war Vater und Mutter paralytisch; andere erbliche Belastung wurde etwa bei der Hälfte der Kranken gefunden. Manche jugendlichen Paralytiker waren von Haus aus geistig minderwertig (kongenitale Lues), viele zeigen infantilen Körperbau und allgemeine körperliche Unterentwicklung. Klinisch überwiegt die einfach demente Form; reichliche Wahnbildungen expansiver oder hypochondrischer Art kommen zwar vor, sind aber selten. Erhebliche Remissionen fehlen entsprechend dem von Anfang an chronischen Verlauf ganz. Paralytische Anfälle von epileptiformem Charakter finden sich sehr oft. Die spastischen Formen mit enormer Sprachstörung, allgemeiner schwerer motorischer Parese und Ataxie, häufigen Anfällen sind häufiger als die tabischen; bei letzteren findet sich nicht selten früh Opticusatrophie. Die Kranken bleiben meist in der körperlichen Entwicklung zurück. Der Verlauf ist kontinuierlich fortschreitend bis zum Tode in höchster Abmagerung und allgemeiner Lähmung. Oft gehen andere hirnsyphilitische Störungen der eigentlichen Paralyse zeitlich voraus. Differentialdiagnostisch kommt vor allem die Epilepsie, die multiple Sklerose, die diffuse Gliose des Großhirns und der Hirntumor in Frage. Die Art der Demenz, die Pupillenstörungen, die Sprachstörung, der Charakter der Anfälle, vor allem das Ergebnis der Blutuntersuchung und der Lumbalpunktion werden wohl in der Regel die Diagnose ermöglichen.

Die Spätform der Paralyse (senile Paralyse), bei der die ersten Zeichen erst
nach dem 60. Lebensjahr beobachtet werden, verläuft meist ohne stürmische Symptome,
ohne starke Sprachstörung, ohne schwere spastisch-paretische Erscheinungen. Anfälle
sind bei ihr selten. Paranoide Zustandsbilder kommen vor.

Die Tabesparalyse. Zu ausgesprochener Tabes tritt manchmal später die Paralyse
hinzu. Solche Fälle bieten oft gewisse Besonderheiten; die Demenz trägt andere Züge,
das Gedächtnis bleibt länger gut, Sprachstörung und andere motorische Störungen können
ganz fehlen, Anfälle sind selten, die Charakterentartung überwiegt über die Verstandes-
schwäche, der Kranke bleibt geistig regsamer. Katatonische Symptome sind nicht selten.
Der Verlauf ist ein sehr langsamer; oft ist jahrelang kein Fortschreiten der psychischen
Symptome wahrzunehmen; überraschende Remissionen der Paralyse setzen ein, sobald
die Tabessymptome (Ataxie, Krisen) rasch fortschreiten. Der Degenerationsprozeß im
Gehirn zeigt dann eine atypische Lokalisation. Nicht jede Tabespsychose ist eine Paralyse.
Es gibt chronisch-halluzinatorische Psychosen mit Wahnbildungen bei Tabes, die nichts
mit Paralyse zu tun haben. Andererseits gibt es auch Fälle von Tabesparalyse, die weder
symptomatisch noch im Verlauf etwas Ungewöhnliches zeigen. Von der Tabesparalyse
ist die gewöhnliche Paralyse mit vorwiegender Hinterstrangserkrankung
zu unterscheiden. Die tabischen Symptome bleiben hier meist sehr vereinzelt (Pupillenstörungen, Verlust der Patellarreflexe, Schlaffheit der Glieder, leichte Ataxie); die hohen
Grade der Ataxie werden kaum je beobachtet, vielleicht weil der Kranke stirbt, ehe die
Krankheit alt genug geworden ist, um schwere Tabessymptome zu produzieren. Diese
tabische Form der Paralyse verläuft durchschnittlich etwas langsamer als die spastische,
die Sprachstörung ist geringer, Anfälle sind seltener. Doch kommen zahlreiche Ausnahmen
von dieser Regel zur Beobachtung.

Kombination echter Paralyse mit anderen Krankheiten (multipler Sklerose,
Syringomyelie, Hirntumor, Gumma cerebri) kommt vor, ist aber selten. In einzelnen
Fällen sind Epileptiker später paralytisch geworden.

Diagnose. Die Paralyse wird namentlich anfangs oft verkannt; im späteren
Stadium ist die Diagnose meist leicht. Die Verbindung organisch-neurologischer
Symptome mit psychischen Reiz- und Ausfallserscheinungen kennzeichnet die
Krankheit. Wenn ein Mensch zwischen dem 35. und 50. Lebensjahr zum
erstenmal geistig erkrankt oder ohne rechten Grund sehr „nervös" wird, muß
der Arzt immer zunächst an Paralyse denken. Diagnostisch wichtige Frühsymptome können sein: Kopfschmerzen, Schlaflosigkeit, Pupillenstörungen,
Verlust der Sehnenreflexe an den Beinen, erhebliche Steigerung dieser
Reflexe, apoplektiforme und epileptiforme Anfälle mit nur flüchtigen
Lähmungen, vorübergehender Sprachverlust, Schwindelanfälle, Vermehrung
der Lymphocyten und des Eiweißes in der Spinalflüssigkeit,
spezifisch syphilitische Antistoffe in ihr, leichte Ataxie der Glieder, schlaffe
leere Gesichtszüge, Facialisparese, Zungenabweichung, grobwelliges Zittern der
Zunge, Sprachstörung. Die Sprachstörung ist außer den serologischen
und Liquorbefunden das wichtigste körperliche Symptom der Paralyse, tritt
aber oft erst später als die Pupillen- und Sehnenreflexstörungen auf. Bei
Männern ist Erlöschen der Geschlechtskraft manchmal ein auffälliges Frühsymptom; seltener sind Opticusatrophie, lanzinierende Schmerzen und andere
tabische Zeichen. Diagnostisch ausschlaggebend ist der Ausfall der vier
Reaktionen (Wassermannsche Reaktion im Blut und Liquor positiv, Pleocytose im Liquor, vermehrter Globulingehalt des Liquor).

Von psychischen Frühsymptomen sind besonders wichtig: Charakterveränderung, gesteigerte Reizbarkeit, rascher Stimmungsumschlag, Verlust
der feineren Gefühlsregungen, geistige Schwerfälligkeit, leichte Bestimmbarkeit,
Abnahme von Merkfähigkeit und Urteilskraft, Mangel an Einsicht für die
Abnahme der geistigen Kräfte, unbegründete Euphorie, demente Handlungen.
Dazu treten dann oft früher oder später die psychotischen Bilder expansiver,
hypochondrischer, agitierter, deliriöser Art.

Die Differentialdiagnose hat in verschiedenen Stadien der Krankheit
verschiedene Aufgaben. Im Vorläuferstadium kommen in Frage: die Neurasthenie und die psychopathischen Zustände mit ihrer gesteigerten

Erschöpfbarkeit, Schlaflosigkeit, Reizbarkeit, den hypochondrischen Klagen, den Kopf- und Rückenschmerzen, der nervösen Sprache, dem Zittern der Hände und der Zunge, der bisweilen vorhandenen Pupillendifferenz. In diesen Zuständen fehlen jedoch alle organisch-neurologischen Symptome, es fehlt die tiefgreifende Charakterveränderung, die Demenz; das Gedächtnis ist bei der Prüfung objektiv besser als der hypochondrische Kranke zugibt, die Urteilskraft hat nicht gelitten, das Krankheitsgefühl übertreibt die vorhandenen Mängel der körperlichen und geistigen Leistungsfähigkeit. Die Kranken, die zum Arzte kommen, weil sie glauben, verrückt oder blödsinnig zu werden, sind meistens keine Paralytiker. Ausnahmen kommen freilich vor. Plötzlicher Stimmungsumschlag spricht für Paralyse, Zwangsvorstellungen dagegen. Man vergesse nicht, daß ein Tabiker psychopathisch sein oder neurasthenisch werden kann. Die expansive Paralyse kann der Manie ähneln, die depressive der Melancholie. Das gleichzeitige Bestehen der körperlichen Symptome und die Anamnese (nervöses Vorstadium mit psychischer Schwäche und Anfällen) schützt meist vor Verwechslung. Dagegen möchte ich davor warnen, aus der Maßlosigkeit des Größenwahns bzw. der hypochondrischen oder melancholischen Wahnbildungen auf Paralyse zu schließen. Auch ist es oft völlig unmöglich, bei manischen oder depressiven Kranken Intelligenz und Gedächtnis genau zu prüfen. Ein gehemmter Manischer (im sog. Mischzustand) kann den Eindruck eines euphorischen Blödsinnigen machen. Der Inhalt der Wahnbildungen hat meist geringe diagnostische Bedeutung. Man hüte sich vor der Verwechslung von Sprachmanieren manischer oder katatonischer Kranker mit der Sprachstörung bei der Paralyse! Verbindet sich die Manie mit Alkoholismus, so kann die Diagnose im gegebenen Augenblick schwer sein. Die serologische und Liquoruntersuchung bringt die Klärung.

Die alkoholische Verblödung kann, solange der Kranke noch unter der Alkoholwirkung steht, der Paralyse fast gleichen (alkoholische Pseudoparalyse). Gemeinsam können beiden Krankheiten sein: Tremor, Ataxie, Verlust der Sehnenreflexe, abgeschwächte Pupillenreaktion, Facialisparese, Sensibilitätsstörungen, zitternde Sprache, mimisches Wetterleuchten beim Sprechen, Schriftstörung, Anfälle, Demenz, Euphorie, Reizbarkeit, Gefühlsverrohung, wechselnde Wahnbildungen, delirante Zustände. Die alkoholische Verblödung schreitet jedoch nicht fort, wenn der Alkoholmißbrauch aufhört; ferner fehlt fast immer und jedenfalls für die Dauer die reflektorische Pupillenstarre; die oft abgeschwächte Lichtreaktion bessert sich unter Alkoholabstinenz. Auch die Sehnenreflexe kehren oft wieder, weil ihr Verlust auf heilbarer Neuritis beruht. Die Merkfähigkeit ist bei der alkoholisch-polyneuritischen Psychose meist viel schlechter als bei der Paralyse, die Konfabulationen tragen mehr den Charakter deliriöser Erlebnisse; Größenwahn findet sich nur selten in Zeiten akuter, meist nicht lange dauernder Erregung. Die Lumbalpunktion ergibt beim Alkoholismus in der Regel nichts Abnormes. Die Entscheidung bringen Nonnes 4 Reaktionen.

Die Unterscheidung der Paralyse von anderen Vergiftungen (Blei, Kohlenoxyd, Ergotin, Morphium, Opium, Brom, Trional, Schwefelkohlenstoff) kann ebenfalls vorübergehend Schwierigkeiten machen. Das gleiche gilt von den psychischen Verfallssymptomen bei Urämie und schwerem Diabetes.

Die einfach-demente Form der Paralyse kann, wenn sie bei älteren Personen auftritt, mit der senilen und präsenilen Demenz verwechselt werden. Auch bei dieser kommt eine Abschwächung der Pupillenreaktion bei Miosis vor, sehr selten sogar völlige Pupillenstarre. Dagegen fehlen der senilen Demenz in der Regel: die Sprachstörung, der Verlust der Sehnenreflexe, die schwere allgemeine Verblödung und Charakterveränderung, die Unsauberkeit des Wesens. Die psychotischen Zustände Seniler (ängstliche Erregungen, Delirien) verschlimmern sich meist gegen Abend, während die ähnlichen Bilder bei der

Paralyse diese Abhängigkeit von der Tageszeit nicht zeigen. Die Lumbalpunktion ergibt bei seniler Psychose normale Verhältnisse.

Die arteriosklerotische Demenz kann, namentlich in Verbindung mit seniler Rindenerkrankung, ein der Paralyse ähnliches Krankheitsbild erzeugen. Anfälle mit leichteren oder schwereren Lähmungserscheinungen, Affektschwäche, Spracherschwerung, Abnahme von Gedächtnis und Merkfähigkeit finden sich in beiden Krankheiten. Der arteriosklerotische Demente hat jedoch meist ein deutliches Krankheitsgefühl, er leidet unter seinen Störungen, seine Demenz ist keine so allgemeine, sein Wesen weniger plump. Die Pupillenreaktion bleibt erhalten; die Lähmungserscheinungen sind meist von Anfang an schwerer und dauernder (Aphasie, Hemiplegie, Monoplegie). Auch sind die Arteriosklerotiker meist älter als die Paralytiker. Blutuntersuchung und Lumbalpunktion ergeben in der Regel normalen Befund. Eine Verbindung der Paralyse mit Arteriosklerose kommt vor.

Die größten differentialdiagnostischen Schwierigkeiten bereitet die diffuse Syphilis des Gehirns. Doch ist auch hier die Demenz meist keine so allgemeine, schwere wie bei der Paralyse, die Kritik leidet weniger, das Gedächtnis bleibt für Einzelnes intakt, die äußere Haltung des Kranken wird besser gewahrt; es besteht oft eher Benommenheit als eigentliche Demenz. Sprach- und Schriftstörung sind selten sehr ausgeprägt. Größenwahn, Delirien, Anfälle kommen bei beiden Krankheiten vor. Der Verlauf der Hirnsyphilis ist wechselvoller, nicht unbedingt progressiv; Salvarsan, Quecksilber und Jod helfen oft, aber nicht immer; nicht selten treten schwere dauernde Lähmungssymptome, Lähmungen der äußeren Augenmuskeln, Mono- und Hemiplegien, auf. Das syphilitische Gumma macht Tumorsymptome. Die Spinalflüssigkeit enthält bei der Hirnsyphilis in der Regel weniger Eiweiß als bei der Paralyse. Die neuere anatomische Forschung (Jakob u. a.) hat die häufige Kombination paralytischer und tertiärsyphilitischer Hirnerkrankung erwiesen. Anatomisch ist die Paralyse mehr eine Encephalitis parenchymatosa, die Hirnsyphilis mehr eine Lues interstitialis.

Vor der Verwechslung der Paralyse mit der multiplen Sklerose, die gelegentlich ein paralyseähnliches Bild aufweisen kann, schützt meist das andere Lebensalter, der ganz andere Verlauf, der andere Charakter der Sprachstörung, das verschiedene Verhalten der Sensibilität, des Tremors, das Fehlen schwerster psychischer Verfallserscheinungen bei der Sklerose, endlich vor allem der serologische Befund. Dagegen kann die Differentialdiagnose zwischen der diffusen Gliose des Gehirns und der infantilen Paralyse ausnahmsweise Schwierigkeiten machen.

Hirntumor und Paralyse können sich in ihren Anfängen ähnlich sehen. Bei ersterem sind die Kopfschmerzen stärker und hartnäckiger, oft auch lokalisiert, es besteht oft die bei der Paralyse fehlende Stauungspapille; langdauernde starke Benommenheit, umschriebener Kopfschmerz, Pulsverlangsamung, Erbrechen, dauernde Lähmungserscheinungen sprechen für Hirntumor, allgemeine Demenz, reflektorische Pupillenstarre, Silbenstolpern für Paralyse. Eine Verwechslung der Paralyse mit Epilepsie wird bei Kenntnis der ganzen Anamnese und bei sorgfältiger körperlicher Untersuchung wohl immer vermieden werden können.

Verlauf und Prognose. Man pflegt bei der Paralyse verschiedene Krankheitsstadien zu unterscheiden. Im Vorläuferstadium (Stadium prodromale) bestehen unbestimmte Symptome nervöser Art, die eine Abgrenzung von der Neurasthenie ohne Untersuchung des Blutes und der Spinalflüssigkeit unmöglich machen oder jedenfalls sehr erschweren können. Dieses Stadium kann Monate bis Jahre lang dauern. Daran schließt sich das Stadium initiale, in dem der beginnende geistige Verfall und einzelne körperliche Symptome (namentlich Pupillenstörungen) bei sorgfältiger Untersuchung gefunden werden, während der Kranke dem Laien vielleicht noch nicht als geisteskrank, sondern nur als nervös, aufgeregt, gealtert erscheint. Auch diese Episode kann sich über Monate und selbst Jahre erstrecken, um dann in das Stadium acmes überzugehen, in dem alle paralytischen Symptome ausgeprägt sind und das auch meist schon Anstaltsbehandlung nötig gemacht hat. Den Abschluß bildet das Stadium terminale, in dem der verblödete Kranke hilflos dahinsiecht und bei allmählichem Verfall der körperlichen und geistigen Kräfte der Auflösung entgegengeht. Der Tod erfolgt in der Regel nach 2—4 Jahren vom Beginn der ersten sicheren Symptome. Längere Dauer (4—32 Jahre) wird bisweilen beobachtet. Viele Kranke sterben im paralytischen Anfall, andere gehen an körperlichen Leiden (Pneumonie, Eiterungen, Pyelitis, Tuberkulose u. a.) zugrunde, ein kleinerer Teil stirbt im Marasmus paralyticus.

Zahlreiche Ausnahmen von dem eben skizzierten Verlauf kommen vor. Vorübergehende Besserungen (Remissionen) werden häufig (in 15—20%) der Fälle) beobachtet. Doch ist das Leiden fast immer unheilbar und, wie sein Name besagt, progressiv. Der Tod ist der fast regelmäßige Abschluß. Daran vermag bisher noch keine Therapie viel zu ändern. Freilich werden in der Literatur einzelne Heilungen berichtet, allein es hat sich dabei wohl meist um Fehldiagnosen gehandelt. Spontanes dauerndes Stationärbleiben der Krankheit kommt als große Seltenheit vor; ich selbst habe es nie erlebt.

Man unterscheidet vollständige und unvollständige Remissionen; erstere sind selten; manche körperlichen Symptome, wie die reflektorische Pupillenstarre, sind einer Rückbildung nicht fähig. In der Regel schwinden bei der Remission die psychotischen Symptome (Größenwahn, Stimmungsanomalien, Erregung), in günstigeren Fällen auch die Sprachstörung; wo diese bestehen bleibt, ist die Besserung nicht von längerer Dauer.

Remissionen sind um so häufiger, je akuter das psychotische Bild auftrat; sie fehlen bei der einfach-dementen Form fast ganz. Nach akuten fieberhaften Krankheiten sah man oft selbst noch im Spätstadium überraschende Besserungen und für einige Zeit einen Stillstand des Leidens. Von großem Einfluß darauf ist die Behandlung.

Behandlung. Die Prophylaxe ist wirkungsvoller als alle Therapie: man bekämpfe die Ausbreitung der Geschlechtskrankheiten. Hat ein Kranker sich Syphilis zugezogen, so ist er natürlich sorgfältig und energisch antisyphilitisch zu behandeln; er soll nüchtern leben und in Arbeit und Vergnügen Maß halten. Sobald die Diagnose der Paralyse feststeht, ist geistige und körperliche Ruhe geboten. Salvarsan zusammen mit Quecksilber und Jod kann im Beginne des Leidens, aber nur bei gutem Allgemeinbefinden versucht werden; meist bleibt der Erfolg aus. Capillaren und Glialymphwege lassen die chemischen Stoffe nicht zu den im ektodermalen Hirngewebe befindlichen Spirochäten durchtreten. Das Salvarsan kann nur töten, was im mesodermalen Gewebe ihm erreichbar ist. Ob die unmittelbare Einführung einer Jodlösung in die Hirnsinus, die endolumbale Zufuhr von Salvarsan (zusammen mit der intravenösen) oder dessen unmittelbare Einspritzung in die Carotis mehr erreichen, bleibt abzuwarten. Immerhin sind GENNERICHS Ergebnisse mit endolumbaler und intravenöser Neosalvarsanbehandlung sehr bemerkenswert. Bei schlechtem Ernährungszustand des Kranken sehe man von einer antisyphilitischen Behandlung ab. Letztere ist jedoch geboten, wenn die Frage, ob Paralyse oder diffuse Hirnlues vorliegt, noch nicht völlig geklärt ist.

Bei körperlich rüstigen Kranken, namentlich bei akut erregten, expansiven Paralytikern empfiehlt sich die Herbeiführung künstlichen Fiebers (mit dem Zwecke der Anregung der Immunkörperbildung und der Förderung der Phagocytose) durch Einimpfung von Tuberkulin, Malaria oder Recurrens nach den Angaben der Wiener und der Hamburger Schule. Es wird namentlich die Impfung mit der Tertiana empfohlen. Damit werden angeblich in 50 bis 60% der Fälle Remissionen erzielt. Das dem Spender aus der Vene entnommene Blut wird in einer Menge von 2—4 ccm dem Impfling unmittelbar in die Rückenhaut injiziert. Nach 8—12 Fieberanfällen wird dann die Malaria durch Chinin und Neosalvarsan (6 Einspritzungen, im ganzen 3,15 g) rezidivfrei geheilt. Man kann die Tertiana-plasmodienstämme ohne Unterbrechung von Paralytiker zu Paralytiker fortpflanzen. Virulenz, Inkubationsdauer und Fiebertypus bleiben dabei unverändert. Die neuesten Veröffentlichungen ermutigen zu zielbewußter Durchführung dieser Behandlungsform. Es wurden selbst bei der einfach dementen Form gute Remissionen von jahrelanger Dauer erzielt. FISCHER will die gleiche heilende Protoplasmaaktivierung durch Einspritzung einer 10%igen sterilen Lösung von Natr. nucleinicum in steigender Dosis erzielt haben (ca. 14 g).

Paralytiker passen meist nicht für offene Sanatorien. Kaltwasserkuren, Reisen, aufregende Vergnügungen sind schädlich. Der Alkoholgenuß werde verboten, der Tabakgenuß eingeschränkt. Bei mageren Kranken ist eine

Gewichtszunahme zu erstreben. Bei heftigen Kopfschmerzen versuche man zunächst mit kalten Umschlägen auszukommen. Werden Hypnotica nötig, so gebe man gleich mittlere Dosen, da kleine erfahrungsgemäß nichts helfen (Veronal 0,6 bis 1,0; Luminal 0,3; Paraldehyd 4—6 g. Trional 1,0—2,0). Bei plötzlichen Erregungszuständen bringt meist nur Hyoscin Erfolg (subcutan 0,001 bis 0,002! pro dosi); außerdem Bettruhe oder Dauerbad. Bei paralytischen Anfällen sorge man für Darm- und Blasenentleerung, gebe Chloral oder Amylenhydrat im Klistier, außerdem eine Eisblase auf den Kopf, Lagerung auf Wasser- oder Luftkissen, Kochsalzinfusionen.

Der erregte und vielgeschäftige Paralytiker gehört in eine geschlossene Anstalt, damit er seinen guten Namen nicht durch demente Handlungen schädigt, sein Vermögen nicht unsinnig verbraucht, seinen Kindern und der weiteren Umgebung nicht ein trauriger und erschreckender Anblick werde. Auch soll er keine Gelegenheit mehr haben, Kinder zu zeugen, da die Nachkommen von Paralytikern häufig minderwertig sind. Der verblödete Kranke leidet unter dem unfreiwilligen Anstaltsaufenthalt nicht oder wenig. Mit Zunahme des Blödsinns und des körperlichen Verfalls werden auch die Anforderungen an die Pflege so groß, daß ihnen meist nur in einer Irrenanstalt genügt werden kann. Diese ist bei Nahrungsverweigerung und Selbstmordtrieb unbedingt nötig. Frühzeitige Entmündigung wegen Geisteskrankheit kann viel Unglück verhüten. Es ist Pflicht des Arztes, die Angehörigen von Anfang an auf diesen Weg zu verweisen; oft wird er erst betreten, nachdem der Kranke Unheil angerichtet hat.

Die Epilepsie.

Von

R. Gaupp-Tübingen.

Der landläufige Begriff der Epilepsie (fallende Krankheit, Fallsucht, Morbus sacer) stammt noch aus einer Zeit, in der man in der Pathologie die Gewohnheit hatte, Symptome für Krankheiten zu nehmen. Wer an Anfällen litt, die mit Bewußtlosigkeit einhergingen, galt als Epileptiker. Die zunehmende Erfahrung lehrte, daß sog. „epileptische Krämpfe" bei ganz verschiedenen Krankheiten vorkommen und daß es andererseits eine Epilepsie ohne Krampfanfälle gibt. So hat der Begriff „Epilepsie" im Laufe der Zeit einen recht verschiedenen Inhalt gehabt; er ist neuerdings allmählich immer mehr eingeengt worden, und noch heute steht keineswegs fest, wodurch er seine Grenzbestimmung findet. Manche wollen ihn ganz fallen lassen. Vor allem ergab sich aus den Lehren der Hirnpathologie, daß epileptische Krämpfe allgemeiner und umschriebener Art jahrelang ein Symptom allgemeiner oder umschriebener Hirnkrankheit sein können. Bei der progressiven Paralyse, der multiplen Sklerose, dem Hirntumor und Hirnabszeß, bei der Hirnsyphilis, der Meningitis, der Alkohol-, Blei-, Cocain-, Morphiumvergiftung, bei Urämie, Diabetes, Myxödem können epileptische Anfälle auftreten, die rein symptomatisch sich nicht von den Anfällen der Krankheit „genuine Epilepsie" („idiopathische", „essentielle", „konstitutionelle Epilepsie") unterscheiden. Daraus ergibt sich mit Notwendigkeit der Schluß, daß der Begriff der Epilepsie als einer einheitlichen Krankheit entweder ganz aufzugeben wäre, oder daß man für die Krankheit Epilepsie außer den Anfällen noch nach anderen Kennzeichen suchen muß. So gewinnen neuerdings die psychischen Störungen und die Dauersymptome der Epilepsie eine größere nosologische Bedeutung: die geistige Eigenart des Epileptikers, die leichten periodischen psychischen Anomalien werden mehr zur Diagnose der genuinen Epilepsie herangezogen.

Zur Krankheitsgruppe „Epilepsie" rechnen wir in der folgenden Darstellung nicht: die epileptischen bzw. epileptoiden Anfälle bei akuten und chronischen Vergiftungen mit Metallgiften (Blei, Arsen), mit Alkohol, Morphium, Cocain, mit dem urämischen Gift, bei Diabetes, bei chronischen Geisteskrankheiten, wie Dementia paralytica, Dementia praecox, bei umschriebenen Hirnkrankheiten, wie Hirntumor, Hirnabszeß, multiple Sklerose, Lues cerebri, Cysticercus cerebri, traumatischer Hirnerweichung oder narbiger Veränderung einzelner Hirnteile. Ebensowenig gehören zur eigentlichen Epilepsie die Anfälle bei cerebraler Kinderlähmung (Encephalitis), bei Porencephalie, Meningitis. Dagegen ist es weder praktisch noch auch immer wissenschaftlich möglich, zu entscheiden, ob epileptische Symptome, die zusammen mit angeborenem Schwachsinn auftreten, als genuine Epilepsie oder als symptomatische Krämpfe einer nicht spezifisch-epileptischen Hirnerkrankung aufzufassen sind. Ähnliche Schwierigkeiten können auch bei der sog. traumatischen Epilepsie auftreten; zweifellos gibt es Fälle, in denen ein Trauma keine nachweisbaren umschriebenen Hirn- oder Hirnhautverletzungen, sondern nur diffuse Veränderungen erzeugte, die klinisch u. a. epileptische Anfälle bedingen oder eine epileptische Veranlagung in ausgesprochene Epilepsie umwandeln. Die Beziehungen zwischen Alkoholismus und Epilepsie erfahren unten (S. 599) eine besondere Besprechung.

Unter der Krankheit Epilepsie verstehen wir ein chronisches, oft progressives Gehirnleiden, dessen Hauptsymptome eine anfallsweise, plötzlich und von innen heraus auftretende Störung des Bewußtseins und eine zeitweilige, manchmal periodische Wiederkehr der Anfälle darstellen. Motorische und andere Reizerscheinungen sind sehr häufig, aber doch nicht von Anfang an in allen Fällen vorhanden. Neben den transitorischen Anfallsymptomen zeigt sich in der Mehrzahl der Fälle echter endogener Epilepsie eine allmähliche Umwandlung des ganzen geistigen Wesens, die manchmal mehr den Charakter, in anderen Fällen auch die Intelligenz des Erkrankten betrifft (epileptische Degeneration) und bei den schweren Formen des Leidens in hochgradigem terminalem Blödsinn von eigenartiger Färbung endet.

Die Krankheit ist keineswegs selten; man zählt in Deutschland etwa drei bis vier Epileptiker auf 1000 Einwohner. Das Leiden ist beim männlichen Geschlecht häufiger als beim weiblichen.

Symptomatologie. Der klassische Anfall (Epilepsia major, haut mal).

Vorboten. Bisweilen überfällt der Anfall den Kranken ohne alle Vorläufererscheinungen; der Kranke stürzt bewußtlos zusammen, nachdem er sich eben noch völlig wohl befunden hatte. In anderen Fällen, namentlich wenn die Anfälle selten, dann aber schwer und gehäuft auftreten, gehen dem Insult gewisse Vorboten voraus. Solche Vorboten, die sich schon einige Tage vor dem Anfall bemerkbar machen können, sind vor allem Änderungen der Stimmung und der Selbstempfindung. Der Kranke wird reizbar, mürrisch, traurig verstimmt; trübe Gedanken beherrschen ihn, er fühlt sich bedrückt, der Kopf ist schwer, müde, zur Arbeit unlustig; manchmal besteht migräneartiger Kopfschmerz; der Kranke hat Beschwerden im Leibe, abnormen Hunger oder völlige Appetitlosigkeit; seine Sinnesorgane sind überempfindlich. Vasomotorische Störungen können auftreten (Urticaria, Eryrheme, Ödeme). Seltener als die depressiven Verstimmungen ist eine unmotivierte Euphorie und frohe Erregtheit. Derartige Vorboten können sich bei einem Kranken mit solcher Regelmäßigkeit einstellen, daß seine Umgebung an ihnen merkt, daß ein Anfall nahe ist.

Aura. Unter Aura verstehen wir die dem Krampfanfall unmittelbar vorhergehenden Erscheinungen, die nur wenige Sekunden bis höchstens eine Minute dauern. Bei der Mehrzahl der Fälle genuiner Epilepsie fehlt jede Aura; am häufigsten ist sie bei den Formen, bei denen eine umschriebene Hirnerkrankung oder -verletzung dem Ausbruch der Epilepsie voranging. Die klinischen Bilder, unter denen die Aura auftritt, sind sehr mannigfaltig, doch kehrt beim Epileptiker, wenn überhaupt eine Aura vorhanden ist, diese fast immer in gleicher Form wieder. Unter psychischer Aura versteht man eine plötzliche, psychologisch unvermittelte Änderung des psychischen Verhaltens: angstvolle Erregung, unmotiviert auftauchende Furcht, strahlende Glückseligkeit, Betäubungsgefühl, die Empfindung, als ob das Denken plötzlich stille stehe, Verwirrung und Flucht der Gedanken bis zur abschließenden Bewußtlosigkeit, unvermitteltes Auftreten bestimmter Erinnerungen in scharfer Beleuchtung, eigenartiges „Klarsehen" eines früheren Erlebnisses, Gefühl, die augenblickliche Situation schon einmal durchgemacht zu haben, schmerzhafte Deutlichkeit einer Einzelvorstellung. Diese psychische Aura geht unmittelbar in völlige Bewußtlosigkeit über. Nach dem Anfall besteht manchmal Amnesie für die Aura; in anderen Fällen ist die Erinnerung erhalten (vgl. unten Dämmerzustände). Eine sensorielle Aura kann in sehr verschiedener Form auftreten; bisweilen sind es elementare Licht- bzw. Schallempfindungen (Funkensehen, Hören eines brausenden Geräusches oder Knalles), manchmal handelt es sich um deutliche Halluzinationen (Gestalten, Landschaften, vor allem rote, überhaupt sehr bunte Erscheinungen); Mikropsie und Makropsie werden beobachtet. Ein bitterer oder metallischer Geschmack, ein fremdartiger Geruch kann dem Anfall vorangehen. Als sensible Aura bezeichnet man Parästhesien, Schmerzen in einzelnen Gliedern, Kopfschmerz, viscerale Mißempfindungen. Eine motorische Aura findet sich hauptsächlich bei der symptomatischen Epilepsie infolge organischer Hirnerkrankung. Hierher gehören lokalisierte tonische und klonische Krämpfe, die der Bewußtlosigkeit vorausgehen und einen wichtigen Fingerzeig für den Sitz der Hirnerkrankung geben. Dagegen zeigen sich gewisse komplizierte Bewegungen vom Charakter der Willenshandlung auch bei der genuinen Epilepsie, so z. B. Tret- und Laufbewegungen (Aura cursativa), Aufknöpfen der Weste und ähnliches. Die Mannigfaltigkeit derartiger Formen motorischer Aura ist groß. Auch Krämpfe im Gebiet der Atmungsmuskulatur (Singultus, Nieskrampf, Gähnkrampf usw.) und Sprachstörungen (Aphasie, Lallen) wurden bisweilen beobachtet. Als vasomotorische Aura kann ein Erblassen oder Erröten, Herzklopfen mit aufsteigender Hitze, starker Schweißausbruch vor dem Einsetzen der Bewußtlosigkeit bezeichnet werden. Nicht selten verbinden sich die geschilderten Aurasymptome zu komplizierten Bildern.

Der schwere Krampfanfall selbst: Nach vorangegangener Aura oder (häufiger) ohne eine solche setzt der eigentliche Anfall ganz plötzlich ein. Das Bewußtsein erlischt, der Kranke stürzt zusammen, wobei er sich im Fallen nicht selten verletzt (Stirn, Kinn, Hinterkopf; Verbrennungen durch Fall am Herd oder Ofen; Luxation einer Schulter). Nunmehr geraten alle Muskeln des Körpers in einen langsam ansteigenden tonischen Krampf; der gelle Schrei, den viele Epileptiker im Beginn des Anfalls ausstoßen, entsteht durch den tonischen Krampf der Atmungsmuskeln. Der Kopf ist nach hinten oder nach einer Seite gerissen, die Augen starren weit geöffnet ins Leere oder stehen in extremer Seitenstellung, die Kiefer sind fest aufeinandergepreßt. In der Regel besteht Opisthotonus. Die Arme sind gestreckt und nach innen rotiert, die Hand zur Faust geballt, der Daumen in die Handfläche gepreßt. Die Beine befinden sich meist in forcierter Streckstellung. Die Atmung steht still. Alle Muskeln fühlen sich bretthart an; passive Bewegungen können vom Untersucher nicht ausgeführt werden. Dieser tonische Krampf, der wohl durch die Erregung infracorticaler (striärer?) Zentren entsteht, dauert meist 15 bis 30 Sekunden, dann löst er sich allmählich, und nunmehr setzen klonische, cortical ausgelöste Krämpfe ein, denen bisweilen ein allgemeines Gliederzittern vorangeht. Die Bewegungen sind nicht immer auf beiden Seiten gleich stark und von gleichem Charakter; im allgemeinen herrscht an den Gliedern ein Wechsel von Beuge- und Streckbewegungen; Kopf und Rumpf werden mit großer Gewalt hin und her geschleudert, der Klonus der Atmungsmuskeln erzeugt keuchende und gurgelnde Geräusche. Das Gesicht wird von wilden Grimassen verzerrt, die Augen rollen ruckartig hin und her, die Zunge wird zwischen die Zähne geworfen. In diesem Stadium sind Verletzungen häufig. Die Kontraktionen der Muskeln der Blase, des Darmes, der Geschlechtsorgane führen nicht selten zu unfreiwilligem Abgang von Urin, Kot und Samen. Am ganzen Körper tritt starkes Schwitzen auf. Das klonische Stadium dauert länger (1—15 Minuten) als das tonische; die Zuckungen lassen allmählich an Stärke nach, die Pausen werden länger, manchmal geraten die Glieder in ein lebhaftes Zittern; endlich liegt der ganze Körper wieder ruhig, die Bewußtlosigkeit dauert meist noch einige Minuten an. Bisweilen erwacht dann der Kranke nach vorübergehender Verwirrtheit, ohne eine Ahnung von dem zu haben, was mit ihm vorgegangen ist. In anderen Fällen schließt sich ein stundenlanger Schlaf an; oft besteht nur eine gewisse Schwerbesinnlichkeit, die ganz allmählich wieder in den normalen Bewußtseinszustand übergeht, was namentlich im sprachlichen Verhalten der Kranken deutlich zum Ausdruck kommt. Ist der Kranke wieder klar, so fehlt ihm in der Regel jede Erinnerung an den Anfall, manchmal auch an die Zeit kurz vorher (retrograde Amnesie). In einzelnen Fällen besteht bald wieder völliges Wohlbefinden. Häufiger sind gewisse Nachwehen vorhanden: Erschlaffung und Müdigkeit, Kopfschmerzen, Gemütsverstimmung, Muskelschmerzen, selten Erbrechen. Auch erhöhtes Wohlgefühl kommt vor. Sehr häufig finden sich bei genauer Untersuchung flüchtige Lähmungssymptome motorischer und sensibler Art (aphasische und asymbolische Störungen, namentlich Wortamnesie, Augenmuskellähmungen, Hemiparesen, Blindheit, Taubheit, Gesichtsfeldeinengung, Hypästhesien und Hypalgesien von sehr verschiedener Ausdehnung und Stärke).

Im Beginne des epileptischen Krampfanfalles wird das Gesicht des Kranken meist blaß, um schon nach kurzer Zeit dunkelrot, cyanotisch zu werden. Die Venen am Hals springen als prall gefüllte Röhren hervor. Die Augäpfel treten nach vorne; nicht selten kommt es zu kleinen Blutungen in die Conjunctiva des Auges und in die Haut (Gesicht, Hals, Brust). Eine Lieblingsstelle für solche Ecchymosen ist die Haut hinter dem Ohre (über dem Processus mastoideus).

Besondere Beachtung verdient das Verhalten der Reflexe. Die Pupillen sind während der Dauer des schweren Anfalls fast immer reaktionslos; meist sind sie anfangs eng, bald aber sehr weit. Nach dem Abklingen des Anfalls kommen manchmal oszillierende Bewegungen der Iris vor. Die Hautreflexe sind während des Anfalles erloschen; sie sind übrigens, ebenso wie die Sehnenreflexe, im Anfall selbst meist nicht sicher zu prüfen. Die Kniesehnenreflexe fehlen oft noch eine Zeitlang nach dem Anfall; in der Zwischenzeit zwischen den Anfällen sind sie beim Epileptiker meist gesteigert. In und nach schweren Anfällen kommen Fußklonus und das BABINSKISCHE und OPPENHEIMSCHE Zeichen vor. Die Körpertemperatur ist in der Regel nicht erhöht, doch finden sich geringe Schwankungen nach oben unmittelbar vor und im Anfall, für die man eine cerebrale Auslösung verantwortlich zu machen pflegt. Im Status epilepticus (s. unten) steigt die Körpertemperatur um mehrere Grade.

Unmittelbar nach dem Krampfanfall weist das Blut eine Zunahme des Reststickstoffes und Restkohlenstoffes, ein Auftreten von Milchsäure und eine Zunahme des Antitrypsins, dagegen eine Sauerstoffverarmung auf; der Urin enthält oft etwas Eiweiß, auch einzelne hyaline Zylinder, selten Aceton; die Harnmenge ist manchmal vermehrt. Im Urin ist auch in der Regel viel Harnsäure, deren Menge vor dem Anfall abnorm nieder sein kann. Die Fragen nach den chemischen Bedingungen der epileptischen Entladungen sind heute noch ungeklärt. Exakte Untersuchungen sind im Gange, haben aber noch zu keinen eindeutigen Ergebnissen geführt. Im Anfall findet sich im Blut Lymphocytose.

Häufen sich bei einem Kranken die Anfälle, folgen sie sehr rasch hintereinander, so daß Konvulsionen einsetzen, ehe der vorangehende Anfall völlig abgeklungen ist, so entsteht der sog. „Status epilepticus", während dessen die Bewußtlosigkeit andauert. In solchen Zuständen kann der Tod an Herzlähmung durch Erschöpfung eintreten. Der Status epilepticus bildet deshalb immer eine unmittelbare Lebensgefahr für den Kranken. Die Ursache einer derartigen Häufung der Anfälle ist nicht bekannt; doch lehrt die Erfahrung, daß, wenn bei der Krankheit die Anfälle längere Zeit ganz weggeblieben waren, das Auftreten des Status besonders zu befürchten ist, falls es sich nicht überhaupt um eine leichte Form der Epilepsie handelt. Auch gibt es Fälle, in denen die Konvulsionen sehr selten, aber dann immer gehäuft auftreten. Die Annahme, daß namentlich erhebliche Verdauungsstörungen den Anlaß zum Status epilepticus geben, ist noch nicht sicher bewiesen. Alle die oben geschilderten Residuärsymptome (Lähmungen, Sprachstörungen, Benommenheit) finden sich mit Vorliebe nach dem Status epilepticus.

In manchen Fällen kann der epileptische Anfall nach Ausbruch der Aura noch unterdrückt werden. Besteht die Aura in Parästhesien oder Zuckungen eines Gliedes, so hilft gelegentlich rasches Umschnüren oder Zerren des Gliedes (vgl. unten „Reflexepilepsie"). Auch sollen einzelne Epileptiker imstande sein, durch energische Willensspannung, durch die sie ihr Bewußtsein wach halten, den drohenden Krampfanfall niederzuzwingen (OPPENHEIM, PICK u. a.). Mir selbst ist ein derartiger Fall noch nicht vorgekommen. Auch andere Maßnahmen (Schlucken von etwas Kochsalz, Ausrufen eines bestimmten Wortes) sollen manchmal den Ausbruch des Krampfanfalls verhüten können.

Andere Formen des epileptischen Anfalls. Neben dem typischen Krampfanfall mit seinem tonischen und klonischen Stadium gibt es nun bei der Epilepsie zahlreiche andere Formen von Anfällen, in denen das konvulsive Element ganz fehlen oder sich auf einige kurze Zuckungen beschränken kann; auch kommen oft bei einem Kranken verschiedene Arten von Anfällen vor. Selten sind die Zuckungen bei der genuinen Epilepsie halbseitig; manchmal bestehen partielle tonische und klonische Krämpfe nebeneinander. Sehr häufig sind kurze Schwindelanfälle; dem Kranken verschwimmt plötzlich alles vor den Augen, er muß sich anhalten, wenn er nicht fallen will; dabei können ganz leichte Zuckungen, Urinabgang und andere Symptome tiefer Bewußtseinsstörung auftreten. Bisweilen sind es nur momentane Bewußtseinslücken, die dem Kranken selbst unbemerkt bleiben und auch der Umgebung entgehen können. Der Kranke unterbricht seine augenblickliche Beschäftigung für einen Moment, um dann gleich wieder weiterzumachen, als ob nichts vorgefallen wäre. Oder er hält beim Sprechen eine kleine Weile inne, um dann eventuell mitten im Satze fortzufahren, wenn der kleine Anfall (Absence, Petit mal) vorüber ist. Diese kleinen Anfälle, die sehr oft von kleinen klonischen Zuckungen begleitet werden (Schnalz- und Schmeckbewegungen, Gliederzucken), können bei einem Kranken täglich zu wiederholten Malen auftreten. Als epileptische Schlafsucht (Narkolepsie) bezeichnet man eigenartige Anfälle von plötzlichem Einschlafen bei Tage mit nachfolgender Amnesie für die dem Einschlafen unmittelbar vorangehende Zeitspanne. Periodische Schweißausbrüche bei getrübtem Bewußtsein kommen als epileptische Äquivalente vor; auch akute lokale Ödeme wurden beschrieben.

Eine seltene Form des epileptischen Anfalls stellt die sog. Epilepsia cursoria oder procursiva dar. Der Kranke führt hierbei im Anfall automatische

Tret- oder Laufbewegungen aus, die durchaus unmotiviert sind und mit tiefer Bewußtseinstrübung einhergehen; für den Anfall besteht nachher keine Erinnerung. Manchmal findet er in allgemeinen Konvulsionen seinen Abschluß. Die Epilepsia procursiva ist zweifellos eine schwere Form epileptischer Erkrankung, bei der die ernsten Dauersymptome des Leidens (Degeneration, Demenz) wohl nie vermißt werden.

Von großer praktischer Bedeutung ist die Tatsache, daß die epileptischen Anfälle häufig nur bei Nacht im Schlaf auftreten (Epilepsia nocturna) und dann lange unbekannt bleiben können, wenn der Kranke in einem Zimmer für sich allein zu schlafen pflegt. Bisweilen merkt er tags darauf an einem frischen Zungenbiß oder anderen Verletzungen, an dem Gefühl großer Abgeschlagenheit und psychischer Depression, am Feuchtsein der Bettwäsche durch Harnabgang im Schlaf, daß in der Nacht ein Anfall stattgehabt haben muß.

Manchmal treten die Anfälle nur zu ganz bestimmten Tageszeiten oder bei bestimmten Anlässen, z. B. früh beim Ankleiden, beim Essen auf.

Die transitorischen Geistesstörungen der Epileptiker. Dämmerzustände sind häufige Symptome der Epilepsie; in der Mehrzahl der Fälle treten sie im Anschluß an einen oder mehrere Krampfanfälle auf, bisweilen gehen sie einem Anfall voraus und endlich ersetzen sie manchmal den epileptischen Insult. Man hat deshalb unterschieden: postepileptische (richtiger postkonvulsive) und präepileptische (richtiger präkonvulsive) Dämmerzustände und endlich Dämmerzustände als epileptische Äquivalente. Diese Unterscheidung ist praktisch ziemlich belanglos; immerhin ist aber die Tatsache festzuhalten, daß namentlich nach gehäuften Anfällen Dämmerzustände oft auftreten. In seltenen Fällen stellt sich ein Krampfanfall im Verlauf des Dämmerzustandes ein. Tritt ein solcher vor einem Anfall auf, so erscheint der Kranke manchmal in depressiv-ängstlicher Stimmung wie „geladen". Er läuft unruhig hin und her, beachtet seine Umgebung nicht, erscheint deutlich benommen, empfindet bisweilen Kopfweh, Schwindel, Ohrensausen, Augenflimmern. Einzelne Sinnestäuschungen können sich einstellen. Dieser Zustand geht dann oft nach einer deutlichen Aura in den eigentlichen Anfall über. Meist setzen epileptische Dämmerzustände plötzlich ein und enden wieder ziemlich plötzlich. Das Bewußtsein ist stark getrübt, die Orientierung schwer gestört, die Aufmerksamkeit herabgesetzt, die Persönlichkeit erscheint gewissermaßen von ihrem normalen Zusammenhang völlig losgelöst; nach Abklingen der Psychose besteht meistens völlige oder teilweise Erinnerungslosigkeit für die ganze Zeit des Dämmerzustandes, oft auch für die der Psychose vorangehenden Stunden oder Tage, selten für längere Zeiten (retrograde Amnesie). Manchmal schließt ein tiefer und langer Schlaf den Dämmerzustand ab. Bei längerdauernden Dämmerzuständen (sie erstrecken sich ausnahmsweise über Monate, manchmal über Wochen, häufiger nur über Tage oder Stunden), ist die Bewußtseinstrübung zuweilen weniger tief, der Kranke ist anscheinend besonnen, sinnvoller und komplizierter Handlungen sehr wohl fähig, erscheint der Umgebung nicht ohne weiteres als ein Geistesgestörter. Bisweilen führt er weite Reisen ohne Zweck aus und erwacht an fremdem Orte, ohne zu wissen, wie er dorthin gekommen ist (Poriomanie).

Das klinische Bild der Dämmerzustände ist außerordentlich vielgestaltig; meist sind die einzelnen Psychosen bei ein und demselben Kranken einander sehr ähnlich; ja diese Ähnlichkeit kann sich bis auf die kleinsten Einzelheiten (Dauer des Dämmerzustandes, Beginn und Aufeinanderfolge der Symptome, Inhalt der Halluzinationen, der Wahnvorstellungen, der Triebhandlungen und Verbrechen) erstrecken. Der vorherrschende Affekt ist der der Angst, seltener ist eine ekstatische Glückseligkeit oder ein tiefer, alle Affektäußerungen hemmender

Stupor zu beobachten. Katalepsie und triebartiger Negativismus kommen vor. Das Denken ist in der Regel schwer gehemmt, die Orientierung geht verloren, die Umgebung wird im Sinne der Affektlage verkannt. Die sprachlichen Äußerungen sind manchmal inkohärent, nur ganz ausnahmsweise ideenflüchtig; die schwere assoziative Störung verrät sich in dem häufigen Auftreten von Echolalie, Perseveration, in der Mischung von Verwirrtheit mit aphasischen und paraphasischen Symptomen. Sehr häufig ist die Wortfindung erschwert. In ganz tiefer Bewußtseinstrübung kann es zu förmlicher Asymbolie und Apraxie kommen. Besteht eine ausgeprägte traumhafte Benommenheit, so herrschen meist zahlreiche Sinnestäuschungen vor, die vorwiegend schreckhaften oder ekstatischen Inhalts sind. Manchmal kleidet sich der Dämmerzustand in die Form des Nachtwandelns. Von jeher wurde hervorgehoben, daß die Halluzinationen der Epileptischen sehr häufig elementarer Art sind; bunte Farben (namentlich rot), brausende Geräusche, feurige Gestalten, Rauch, Blutlachen, scharfer Gestank werden oft wahrgenommen. Religiöse Szenen werden erlebt: Gott, Christus, Engel und Teufel erscheinen, himmlische Musik ertönt, das jüngste Gericht spielt sich vor den Augen des traumhaft verzückten Kranken ab. Die bisweilen furchtbaren Angstzustände kombinieren sich mit triebartigen Erregungen, führen zu schrecklichen Gewalttaten, so daß man die Epileptiker im Dämmerzustand als die gefährlichsten aller Geisteskranken bezeichnen kann. Das motorische Verhalten ist sehr verschieden; manchmal herrscht für die ganze Dauer des Dämmerzustandes der Stupor vor, in anderen Fällen sehen wir einen Wechsel von Stupor mit Erregung, bisweilen tritt das Bild eines ängstlichen Deliriums auf, das sich von dem Alkoholdelir namentlich durch die tiefere Bewußtseinstrübung, durch den vorherrschenden schweren Angstaffekt, die schreckhaften Sinnestäuschungen, die Veränderungen des Persönlichkeitsbewußtseins (Größenideen), die ausgedehntere Amnesie unterscheidet. Manchmal bestehen bedrohende und beschimpfende Stimmen, es zeigen sich Wahnbildungen, in denen eine gewisse Systematisierung vorkommen kann und die zu impulsiven Handlungen und Tobsuchtsausbrüchen drängen. Derartige Delirien können wochenlang andauern. Trinkt der Kranke in einem solchen Dämmerzustand geistige Getränke, so vertieft sich die Bewußtseinstrübung sehr rasch und die Gefahr heftiger Wutzustände und roher Gewalttaten wächst (pathologischer Rausch). Die Amnesie für diese Zeiten ist dann fast immer eine totale. Nicht selten macht der geängstigte Kranke seinem Leben selbst ein Ende; in anderen Fällen treten in jedem Dämmerzustand dieselben kriminellen Triebe hervor (Sittlichkeitsverbrechen, Totschlagsversuche, Selbstverstümmelungen).

Ausnahmsweise kann ein epileptischer Dämmerzustand, bei vorwiegend heiterer Stimmungslage und ideenflüchtigem Vorstellungsablauf, ein fast „manisches" Zustandsbild aufweisen (sog. „epileptische Manie"); in der Regel herrschen aber depressive und ängstliche, manchmal auch zornige Verstimmungen vor; ein Wechsel depressiver und expansiver Verstimmung ist selten. Von körperlichen Symptomen, die im epileptischen Dämmerzustand beobachtet werden, sind zu nennen: Analgesie des Körpers, Gesichtsfeldeinengung, weite, ausnahmsweise lichtstarre Pupillen, Asymmetrien im Facialisgebiet, Steigerung der Sehnenreflexe, Albuminurie, Pulsverlangsamung (Stupor) und Pulsbeschleunigung (Erregung), vermehrte Schweißabsonderung. Der Gang ist manchmal taumelnd, die Sprache schwerfällig, monoton, selbst lallend.

Bei den schwereren Formen der Epilepsie (früher Beginn des Leidens, viele Anfälle) sind Dämmerzustände häufig; sie finden sich unter den anstaltsbedürftigen Epileptikern bei etwa 60% der Fälle. Bisweilen setzen sie, ebenso wie auch die Anfälle, zur Zeit der Menses ein. In der Regel, aber nicht ausnahmslos, treten sie erst auf, nachdem die Epilepsie schon längere Zeit besteht. Manchmal geht ihrem Ausbruch eine längere anfallsfreie Zeit voraus.

Andere transitorische Psychosen bei Epilepsie. Von den eigentlichen Dämmerzuständen sind die sehr häufigen periodischen Verstimmungen zu unterscheiden, bei denen die Bewußtseinstrübung eine nur ganz leichte und die Erinnerung meist nachher leidlich erhalten ist. Derartige Verstimmungen finden sich bei etwa 75% aller Epileptiker; nicht selten treten sie zeitlich vor den Anfällen auf; sie können so typisch sein, daß sie für sich allein die Diagnose der Epilepsie ermöglichen. Sie entstehen ohne äußeren Anlaß aus innerer Ursache, erscheinen darum völlig unmotiviert, dauern in der Regel nur einige Stunden oder Tage. Oft wacht der Kranke morgens in gereizter oder ängstlicher Stimmung auf; alles ärgert ihn, eine innere Unruhe quält ihn, wehmütige Erinnerungen suchen ihn heim, ein unbestimmter Drang treibt ihn von der Arbeit weg, er wandert umher; der Soldat desertiert, weil ihn plötzlich schmerzliches Heimweh ergreift. Manchmal herrscht eine hypochondrische Verstimmung oder ein akut paranoider Symptomenkomplex mit Sinnestäuschungen, seltener sind heitere Erregungen mit eigenartigem Glücksgefühl. Meist verbinden sich mit diesen endogenen Verstimmungen ähnlich wie bei den Dämmerzuständen auch körperliche Störungen vorübergehender Art; Herzklopfen, Pulsbeschleunigung, gerötetes Gesicht, starkes Schwitzen, Zittern, weite Pupillen, Funkensehen, Kopfschmerzen, Betäubungsempfindung. Alkohol steigert die pathologische Verstimmung sehr rasch, manchmal zu einem förmlichen Dämmerzustand; trägt sie den Charakter der pathologischen Reizbarkeit, so kommt es unter Alkoholwirkung oft zu schweren Gewalttaten.

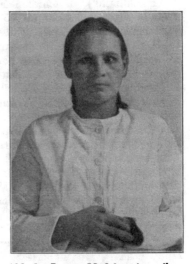

Abb. 1. Junges Mädchen in epileptischer Verstimmung (Depression, innere Spannung, Reizbarkeit, schwere Wutausbrüche).

Bisweilen äußert sich die periodische psychische Störung des Epileptikers (häufiger noch die des epileptoiden Psychopathen) in Form der Dipsomanie. Wir verstehen darunter einen periodisch wiederkehrenden pathologischen Trieb zum Trinken, der einer endogenen depressiven Verstimmung des Kranken entspringt. Das Primäre ist stets die depressive Verstimmung, meist vom Charakter der Angst und inneren Unruhe, oft mit einem qualvollen Durstgefühl verbunden. Dieser krankhafte Seelenzustand treibt den Kranken, auch wenn er sonst kein Freund geistiger Getränke ist, zum sinnlosen, oft tagelang fortgesetzten Alkoholexzeß, während dessen die Erregung immer mehr zunimmt, ohne daß die körperlichen Lähmungssymptome der Trunkenheit auftreten. Meist geht der dipsomanische Anfall allmählich unter Alkoholwirkung in einen schweren Dämmerzustand über, aus dem der Kranke mit völliger oder teilweiser Amnesie erwacht. Wird der Kranke im Anfall am Trinken gehindert (Bettruhe, Dauerwache, Brom, Veronal), so pflegt die Verstimmung meist ziemlich rasch vorüberzugehen. Manchmal wird der Dipsomane sekundär ein chronisch Trunksüchtiger.

Von dieser echten Dipsomanie sind zu trennen: die periodischen Exzesse chronischer Alkoholisten, die nach vergeblichen Versuchen, abstinent oder mäßig zu sein, unter der Wirkung des Alkohols schnell in schwere akute Trunksucht verfallen, ferner die Trinkexzesse im Beginne der vielgeschäftigen Manie, die reaktiven Selbstbetäubungsversuche psychopathischer Personen, die im Alkohol Beruhigung und Vergessenheit suchen, deren Dysphorie aber psychologisch begründet erscheint. Schwieriger ist die Unterscheidung der Dipsomanie von der hereditären Trunksucht, die ebenfalls zu periodischen Steigerungen neigt, und bisweilen auch sonst epileptoide Züge aufweist. Wenn wir uns vergegenwärtigen, daß die Epilepsie ja mit Vorliebe bei Kindern von Alkoholisten auftritt, so können wir verstehen, daß die vererbte Trunksucht gerne den epileptoiden Charakter der periodischen Steigerungen annimmt.

Die chronische Wesensveränderung des Epileptikers. In manchen leichten Fällen von Epilepsie (seltene Anfälle, später Beginn, nüchternes Leben) kann sich die Krankheit auf das zeitweise Auftreten der Anfälle beschränken, während die Persönlichkeit im übrigen unversehrt bleibt. Einige hervorragende Männer waren Epileptiker. Manchmal herrscht eine sanguinische Grundstimmung mit optimistischer Unterschätzung des Leidens (die Anfälle sind „gar nicht mehr schlimm"), in anderen Fällen mehr hypochondrische Verzagtheit vor. Weit häufiger, bei mehr als 75% der Erkrankten, sehen wir das Leiden von verhängnisvoller Bedeutung für Intelligenz und Charakter des Erkrankten (epileptische Degeneration). Freilich darf nicht alles, was der Epileptiker an auffälligen Eigenschaften bietet, ohne weiteres als Symptom der Epilepsie gedeutet werden. Die konstitutionelle Epilepsie erwächst auf dem Boden der Entartung, und manche Epileptiker haben einzelne psychische Stigmata degenerationis (Reizbarkeit, Egoismus, Alkoholintoleranz usw.) schon aufgewiesen, ehe sich die ersten Symptome der Krankheit selbst (Verstimmungen, Anfälle) zeigten. Hier grenzt die Epilepsie an die „epileptoide Psychopathie", bei der die Erregungen reaktiven Charakter haben. Außerdem ist zu beachten, daß sehr viele Idioten epileptische Anfälle haben (Encephalitis, Porencephalie, Meningitis usw.); der Schwachsinn ist hier kein epileptischer, wenn er auch dem epileptischen ähnlich ist. Meist sehen wir nun aber bei der genuinen Epilepsie nach jahrelangem Bestehen eine spezifische, nur dieser Krankheit zukommende Wandlung des geistigen Wesens. Der Charakter erfährt oft eine ungünstige Veränderung. Der Kranke ist bei frühem Beginn des Leidens manchmal kindlich-zutraulich, häufiger wird er reizbar, eigensinnig, affektiv schwerfällig, boshaft, rechthaberisch, pedantisch, kleinlich, unverträglich, schamlos, lügenhaft, er neigt zu eintönigen hypochondrischen Vorstellungen, zu kriechender Höflichkeit und Phrasenhaftigkeit, er wird allmählich immer egoistischer. Er gefällt sich darin, sich selbst und seine Familie mit schwülstigen Worten zu loben, mit seinen Erlebnissen und Leistungen zu prahlen. Dazu gesellen sich die Zeichen der progressiven Demenz. Das Gedächtnis leidet, die Merkfähigkeit nimmt ab, die Auffassung wird unsicher und sehr schwerfällig, es stellt sich Urteilsschwäche ein, der Kranke zeigt eine eigenartige Langsamkeit, Umständlichkeit, geistige Schwerbeweglichkeit und Gedankenarmut. Bestimmte Gedankengänge wiederholen sich beständig. Die Ausdrucksbewegungen tragen den Charakter des Übertriebenen, die affektiven Regungen drängen nach starker motorischer Entladung; der Geschlechtstrieb nimmt nicht selten eine krankhafte Richtung; die geistigen Interessen erlöschen; die Vorliebe für eine süßliche Frömmelei, die man bei ungebildeten Epileptikern häufig findet, kommt in wortreichen, aber inhaltsarmen religiösen Ergüssen zu eigenartigem, nicht zu verkennendem Ausdruck. Geringe Anlässe lösen bisweilen sinnlose Wutzustände aus. Auch Selbstüberschätzung bis zu naivem Größenwahn kommt vor. Mit Zunahme des Leidens erreicht die Demenz häufig sehr hohe Grade, es kann zu einer erheblichen Verarmung des Ideenschatzes, zum Verlust der einfachsten Begriffe, ja selbst der Sprache und des Sprachverständnisses kommen. Der Kranke wird unreinlich, stumpf, kann sich nicht mehr beschäftigen, lebt bisweilen in einem dauernden Dämmerzustand, in dem die Auffassung der Außenwelt völlig unmöglich geworden ist, während starke motorische Erregungen sich in wildem Schreien, Herumrennen, triebartigem Zuschlagen und Zerstören Luft machen. Derartige Kranke, die natürlich nur in gut eingerichteten Epileptikeranstalten behandelt werden können, sind für ihre Umgebung im höchsten Maße gefährlich.

Die epileptische Demenz und Charakterentartung ist unheilbar. Wohl sieht man bisweilen, wenn es gelingt, durch eine wirksame Behandlung die Zahl und Schwere der Anfälle zu vermindern, ein gewisses Aufleben der stumpf-apathischen, geistig schwerfälligen Kranken. Doch handelt es sich hierbei mehr nur um die Beseitigung der Symptome langdauernder Dämmerzustände, in denen es häufig schwer zu entscheiden ist, inwieweit der Kranke schon dauernd geistig geschädigt ist. Je früher die Epilepsie einsetzt, je häufiger die Anfälle auftreten und je mehr sich psychische Störungen (Äquivalente, Delirien, Dämmerzustände) bemerkbar machen, um so schwerer pflegt meist die epileptische Verblödung zu werden. Es ist zur Zeit noch nicht völlig geklärt, wovon es abhängt, ob ein Epileptiker verblödet oder geistig rüstig bleibt. Manche Epileptiker bleiben trotz schwerer und seit lange bestehender Anfälle von der epileptischen Degeneration verschont. Komplizierender Alkoholismus scheint mehr das Auftreten schwerer Dämmerzustände als die Tiefe des geistigen Verfalls zu beeinflussen. Häufige Petit mal-Anfälle gelten seit langer Zeit als besonders verderblich; bei ihnen bleibt die psychische Persönlichkeit fast nie intakt. Die „Affektepilepsie" führt nicht zur Verblödung.

Eine seltene Form geistiger Störung bei Epilepsie ist eine chronisch-paranoische Erkrankung, die sich bei geistig defekten Epileptikern aus den akuten paranoischen Erregungen während vorübergehender Verstimmungen herausbilden kann; die in der akuten Phase entstandenen Wahnbildungen werden nicht mehr korrigiert, es kommt zu einer dauernden Bewußtseinsver-fälschung im Sinne eines Verfolgungswahns. Doch ist eine solche Entwicklung sehr selten; meistens bleiben die Wahnbildungen rein episodische Störungen. Selten ist die Verbindung echter Epilepsie mit der Schizophrenie.

Dauernde körperliche Störungen sind bei der Epilepsie keineswegs regelmäßig vorhanden; die Kranken können außerhalb ihrer Anfälle als körperlich völlig gesund erscheinen. Am häufigsten finden sich von somatischen Symptomen Sensibilitätsstörungen (allgemeine Analgesie, fleckweise Anästhesien oder Hypästhesien) und leichte Halbseitensymptome. Manchmal erscheint die Muskelkraft im Verhältnis zur Entwicklung der Muskulatur gering. Sprach-störungen kommen vor. Sehr viele Epileptiker sind Linkshänder. Manche fallen durch massigen Körper, hünenhafte Gestalt und grobe Züge des Gesichts auf; man spricht von einem „Epileptikerhabitus" (Störungen der Funktion der Hypophyse?). Oft wird die Sprache langsamer, schwerfälliger, stockend, bei vorgeschrittener Demenz lallend. Narben, Blutungen sind Folgen, nicht Symptome des Leidens. (Über die oft zahlreichen Degenerationszeichen s. unten S. 599). Manchmal verbindet sich die Epilepsie mit der Myoklonie, selten mit der echten Migräne oder der WILSONschen Krankheit.

Ursachen. Verstehen wir unter Epilepsie, wie oben dargelegt, nur die sog. genuine, idiopathische Epilepsie, so ist über die Ursachen des Leidens selbst wenig Bestimmtes zu sagen, während die auslösenden Umstände der ein-zelnen Anfälle mannigfaltig sind.

Es empfiehlt sich vielleicht, hier eine kurze Übersicht über die Umstände zu geben, unter denen wir epileptische Anfälle auftreten sehen, ohne daß Epilepsie vorliegt. Der allgemeine Krampfanfall kommt, wie oben S. 589 erwähnt, vor als ein Symptom zahlreicher Allgemein- und Lokalerkrankungen des Gehirns: bei der progressiven Paralyse, der Dementia praecox, dem manisch-depressiven Irresein, der multiplen Sklerose, dem Hirntumor, dem Hirnabszeß, der Hirnsyphilis, der Meningitis, der tuberösen Sklerose, bei akuten und chronischen Vergiftungen (Kohlenoxyd, Alkohol,

Morphium, Blei, Arsen, Santonin, Pikrotoxin, beim Diabetes, bei Nephritis, bei Rachitis, Kretinismus, nach Entfernung der Schilddrüse und der Epithelkörperchen (Kropfoperation!), aber auch bei genuinem Hypothyreoidismus und Tetanie, relativ am häufigsten bei Kombination beider, bei der Arteriosklerose der Hirngefäße, nach schweren Hirnerschütterungen, bei akuter Hirnanämie durch Kompression der Carotiden (Erhängungsversuch). Bestehen im Gehirn selbst oder an den Hirnhäuten Narben (Encephalitis, Porencephalie, Folgen von Verletzungen des Schädels, der Hirnhäute, des Gehirns), so können sich von Zeit zu Zeit epileptoide Anfälle einstellen, die sich oft durch die Art ihrer Ausbreitung (z. B. JACKSONsche Rindenepilepsie) als Symptome lokaler Hirnerkrankung ausweisen (residuäre Epilepsie).

Die wichtigste Ursache der genuinen Epilepsie ist die angeborene abnorme Veranlagung des Gehirns; worin sie besteht, ist heute noch unbekannt (Vererbung, Keimschädigung, intrauterine Entwicklungsstörung). Epileptiker stammen meistens aus Familien, in denen Nerven- oder Geisteskrankheiten

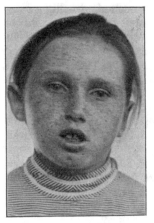 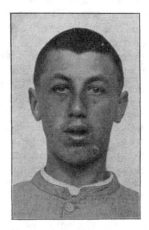 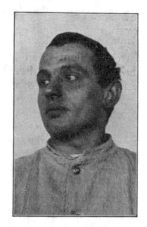

Abb. 2.   11jähr. epileptisches Mädchen.   Sehr asymmetrischer Schädel.   Zahlreiche Degenerationszeichen.   Viele Anfälle.   Verblödung.

Abb. 3.   20jähr. Kranker. Habitus epilepticus.

Abb. 4.   27jähr. Kranker. Epileptischer Charakter. Asymmetrischer Schädel. Strabismus.   Leicht benommener Gesichtsausdruck.

häufig sind, haben auch selbst nicht selten epileptische Nachkommen. Der genauere Vererbungsmodus ist noch nicht bekannt. Oft ist Vater, Mutter oder eines der Geschwister auch epileptisch gewesen; häufiger finden sich in der Ascendenz andere Nervenleiden, namentlich auch Migräne, Bettnässen, Stottern, explosive Reizbarkeit und Alkoholempfindlichkeit. Sehr häufig findet sich in Epileptikerfamilien Linkshändigkeit. Es scheint, daß die Epilepsie eine schwerere Form der Entartung darstellt, die mit Vorliebe bei konvergierender Belastung entsteht. Als besonders verhängnisvoll gilt die Keimschädigung durch Trunksucht eines der Eltern. Die Behauptung, daß Trunkenheit des Vaters oder der Mutter im Moment der Zeugung beim Kind Epilepsie hervorrufe, ist aus naheliegenden Gründen schwer zu beweisen. Ähnlich steht es mit einer Reihe anderer Annahmen: hohes Alter der Erzeuger, Gemütserschütterungen der Mutter in der Schwangerschaft, Schädigungen des kindlichen Kopfes und Gehirns während der Geburt werden als Ursachen der epileptischen Disposition angegeben. Tuberkulose, Gicht, chronische Vergiftungen mit Metallgiften (Blei, Arsen) eines der Eltern sollen bei den Kindern die Veranlagung zur Epilepsie bewirken können (sog. ,,toxikopathische Belastung"). Die Blutsverwandtschaft psychopathischer Eltern gilt ebenfalls als eine Ursache. Geht Syphilis der Eltern auf das Kind über, so können sich epileptische Anfälle einstellen, die jedoch nicht zur genuinen Epilepsie zu rechnen, sondern als Symptome kongenitaler Hirnsyphilis aufzufassen und zu behandeln sind. Infektionskrankheiten, wie Scharlach, werden auf dem Wege über die sekundäre Encephalitis zur Ursache späterer Epilepsie.

Wie sehr die Epilepsie eine Form der Entartung darstellt, geht aus zwei Reihen von Tatsachen hervor: die Kinder der Epileptischen sind sehr häufig nervenkrank, epileptisch (11%) oder geistig abnorm; die Epilepsie der Eltern belastet die Nachkommen besonders schwer; doch scheint der Vererbungsmodus rezessiv zu sein. Ferner: Epileptiker zeigen sehr häufig die körperlichen und geistigen Stigmata degenerationis. Viele sind von früher Kindheit an, ehe die Krankheit selbst in Erscheinung tritt, nervös, psychopathisch, manche angeboren schwachsinnig; körperliche Entartungszeichen (abnormer Schädel, Hydrocephalie, Mikrocephalie, Störungen im Zell- und Faserbau der Hirnrinde, Asymmetrien des Schädels und Gesichtes, abnorm hoher oder platter Gaumen, breite massige Nase, wulstige Lippen, Refraktionsanomalien der Augen, weite, oft differente Pupillen, Schielen, abnorme Ohrformen, Anomalien der Zähne, der Behaarung, Melanodermie) finden sich häufig bei Epileptischen. Die Eklampsie der kleinen Kinder ist von der Epilepsie wesensverschieden; doch neigten manche Epileptische schon in den Kinderjahren zu Krämpfen, litten an Pavor nocturnus, bereiteten der Erziehung durch Eigensinn und Leidenschaftlichkeit große Schwierigkeiten. In anderen Fällen jedoch kommt das Leiden völlig überraschend an bisher gesunde und anscheinend normale Menschen.

Besondere Erörterung verdienen die Beziehungen des chronischen Alkoholismus zur Epilepsie. Von der Bedeutung der elterlichen Trunksucht war schon die Rede. Bei ausgesprochener Epilepsie wirkt der Alkohol, wie schon erwähnt, zweifellos verschlimmernd auf die Zahl und Schwere der Anfälle, begünstigt das Auftreten schwerer psychischer Störungen, macht den Epileptiker gewalttätig und gefährlich. In anderen Fällen hat man den Eindruck, daß eine epileptische Veranlagung erst durch die Trunksucht in wirkliche Epilepsie verwandelt wurde; dies ist namentlich anzunehmen, wenn der bisher zwar psychopathische und reizbare Kranke erst als erwachsener Mensch an epileptischen Zufällen erkrankt, die sich hauptsächlich nach dem Genuß geistiger Getränke einstellen. Oft bildet hierbei wohl die Arteriosklerose der Hirngefäße das Mittelglied. Von diesen Fällen sind die Formen zu unterscheiden, bei denen die akute schwere Trunksucht und der chronische Genuß von minderwertigen alkoholischen Getränken (fuselhaltiger Schnaps, Absinth) epileptische Krämpfe als akute Vergiftungserscheinungen hervorruft. So sehen wir nicht selten, daß beim Delirium tremens epileptische Krämpfe das Symptomenbild eröffnen. In solchen Fällen, die man als Alkoholepilepsie von der eigentlichen Epilepsie abtrennen muß, treten bei Wegfall der Trunksucht keine epileptischen Symptome mehr auf; für die Alkoholepilepsie ist die Abstinenz ein absolut sicheres Heilmittel, ebenso wie für die Krämpfe der Morphiumvergiftung die Heilung des Morphinismus. Cocain und Adrenalin können Krämpfe auslösen.

Ist also die wesentliche Ursache der genuinen Epilepsie eine angeborene, ihrer Natur nach meist noch unbekannte Veranlagung, bzw. Mißbildung des Gehirns, so kommen nun im Laufe des Lebens zahlreiche Gelegenheitsursachen zur Wirkung, von denen das Auftreten des einzelnen Anfalls abhängt. Verletzungen des Kopfes oder anderer Körperteile, Schreck oder andere heftige Gemütsbewegungen, körperliche und geistige Überanstrengung, fieberhafte Erkrankungen, Masturbation, Darmwürmer, Fremdkörper in Nase und Ohr gelten mit mehr oder weniger Grund als solche auslösende Ursachen. Eine eigentliche

„Kriegsepilepsie" gibt es nicht, wenn man von der traumatischen Hirnschädigung absieht. Bisweilen treten die Anfälle beim Coitus auf. Nicht selten löst die Menstruation den Anfall aus; dies kann mit solcher Regelmäßigkeit geschehen, daß man von einem „menstrualen Typus" der Epilepsie reden kann; bisweilen stellen sich die ersten Anfälle in der Schwangerschaft ein, auch wenn keine Nephritis vorliegt. Manchmal zeigen sich die ersten epileptischen Symptome während oder nach akuten Infektionskrankheiten (Scharlach, Typhus); doch besteht hierbei immer der Verdacht, daß es sich um symptomatische Epilepsie bei infektiöser Encephalitis handelt. Manchmal werden Verdauungsstörungen ursächlich angeschuldigt. Vieles spricht dafür, daß dem Anfall eine akute Vergiftung des Gehirns mit irgendwelchen toxischen Zersetzungsstoffen des Eiweißstoffwechsels zugrunde liegt. Welcher Art diese Stoffe sind, ist heute noch nicht sicher entschieden. Freilich erklären alle diese toxischen Theorien gerade die wichtigsten Tatsachen der Epilepsielehre (Periodizität der Anfälle, Polymorphismus der Symptome, grundlegende Bedeutung der Heredität, familiäre Linkshändigkeit, symptomatologische Ähnlichkeit mit der nicht-genuinen Epilepsie nach Encephalitis, Kopftrauma usw.) durchaus nicht. Auch versteht man schwer, warum bei einzelnen Kranken der epileptische Insult immer unter den gleichen Umständen erfolgt. So werden, wie schon erwähnt, viele Epileptiker nur im Schlaf vom Anfall heimgesucht; bei anderen lösen psychische Faktoren (Schreck, Ärger) oder mechanische Reize jeweils den Anfall aus.

Die Bedeutung der Syphilis, der Arteriosklerose, mancher Herzkrankheiten für die Epilepsie ist noch nicht völlig geklärt. Bei der hereditär-syphilitischen Epilepsie handelt es sich um diffus gummöse Prozesse der weichen Hirnhäute, verbunden mit infiltrativen Gefäßerkrankungen. Zweifellos liegen bei der sog. Epilepsia tarda manchmal chronische Hirnerkrankungen auf arterio-sklerotischer oder hirnsyphilitischer Basis vor, bei denen epileptische Anfälle nur ein Symptom sind, und die von der eigentlichen Epilepsie getrennt werden müssen. In anderen Fällen aber herrscht in Symptomen und Verlauf durch-aus das Bild echter Epilepsie, so daß es bei dem heutigen Stande unserer pathologisch-anatomischen Kenntnisse nicht möglich ist, solche Fälle von Spätepilepsie als selbständige Formen klinisch abzutrennen.

Die Beziehungen der Rachitis zur Epilepsie sind noch unklar; doch wird von mancher Seite hervorgehoben, daß viele Epileptiker früher rachitisch waren und nicht selten rachitische Schädelformen aufweisen. Auch zu Er-krankungen der Schilddrüse und der Epithelkörperchen, wie überhaupt des endokrinen Systems hat man die Epilepsie in Beziehung gebracht; in der Tat sehen wir bei der Cachexia strumipriva und parathyreopriva und beim Kretinismus bisweilen epileptische Anfälle auftreten, die als Symptome schwerer Stoffwechselstörungen anzusehen sind. Es wird deshalb die Minderleistung des innersekretorischen Systems, namentlich der Schilddrüse und der Nebenniere, neuerdings pathogenetisch immer mehr betont. Man unterscheidet toleranzsteigernde und toleranzerniedrigende Stoffe des endokrinen Systems. Sie wirken auf die epileptische Reaktionsfähigkeit des Gehirns. Die Verbindung des Basedow mit Epilepsie ist selten.

Die Krämpfe bei Nierenerkrankung (Urämie), bei Leberleiden und bei Diabetes haben mit der genuinen Epilepsie nichts zu tun.

Die ersten Anzeichen der Krankheit treten bei $25-30\%$ im ersten, häufiger im zweiten Lebensjahrzehnt, nur bei etwa 30% nach dem 20. Lebens-jahr auf. Manchmal stellen sich die Anfälle erstmals zur Zeit der ersten Menstruation ein.

„Die Reflexepilepsie" bildet ein unklares Kapitel der Epilepsielehre. Der früher oft behauptete Zusammenhang der Epilepsie mit Erkrankungen des Ohres und des Nasenrachenraumes hat sich bei kritischer Nachprüfung nicht aufrecht erhalten lassen. Nach Verletzungen an den Gliedern, dem Schädel, dem Gesicht, die Narben hinterlassen, stellt sich bisweilen Epilepsie ein, wobei die dem Krampfanfall vorausgehende motorische oder sensible Aura von dem verletzten Körperteil ausgeht; der Kranke empfindet in der Gegend der Narbe einen Schmerz, eine Mißempfindung, es treten an dem Glied Zuckungen auf, und dann setzen die meist nur partiellen Krämpfe ein, deren Ausbruch bisweilen dadurch hintangehalten werden kann, daß der Kranke das Glied rasch umschnürt. Auch werden in solchen Fällen durch Druck auf die Narbe (epileptogene Zone) Anfälle ausgelöst. Bisweilen zeigt sich in der Hautnarbe ein Neurom oder ein Nervenästchen. Das Bewußtsein geht erst auf der Höhe der Konvulsionen verloren. Es ist fraglich, ob diese Form partieller Epilepsie wirklich mit der eigentlichen Epilepsie identisch ist. Manches von dem, was man unter dem Namen „Reflexepilepsie" beschrieb, gehört wohl zur Hysterie; in anderen Fällen lag symptomatische Epilepsie bei lokaler Hirnerkrankung vor, und nur bei einem Teil der Fälle erscheint die Annahme berechtigt, daß es sich wirklich um echte Epilepsie auf erblich degenerativer Grundlage handelt, bei der nur die Auslösung des Leidens und des einzelnen Anfalles, sowie der lokale Beginn der Anfallsymptome durch das Trauma beeinflußt ist. Immer, wenn der Anfall in seinem ganzen Verlauf den Charakter der Rindenepilepsie trägt, liegt die Vermutung nahe, daß er das Symptom einer umschriebenen Rinden- oder Hirnhauterkrankung ist, nicht aber der Ausdruck genuiner Epilepsie.

Pathologische Anatomie. Die Bezeichnung der Epilepsie als einer Neurose, d. h. einer funktionellen Nervenkrankheit, bei der keine anatomischen Veränderungen nachweisbar sind, ist heute nicht mehr zulässig. Doch ist zuzugeben, daß ein alle Fälle von Epilepsie kennzeichnender pathologisch-anatomischer Befund noch aussteht. Es scheint, daß wir heute noch unter dem Begriff der genuinen Epilepsie verschiedene pathologische Prozesse zusammenfassen, und es ist nicht unwahrscheinlich, daß uns die Zukunft eine Sonderung der Epilepsien auf anatomischer Grundlage bringt. Überblickt man die Gesamtheit der bei der Epilepsie beobachteten und beschriebenen anatomischen Veränderungen des Körpers, so ergibt sich ohne weiteres, daß diese im einzelnen sehr verschiedenwertig sind. Manche sind rein zufällig und belanglos, andere sind die Folgen schwerer Insulte (z. B. Haut- und Schleimhautblutungen, Narben nach Verletzungen, vielleicht auch akute Gefäßveränderungen und kleine Blutungen im Gehirn, namentlich am Boden des vierten Ventrikels), wieder andere sind allgemeine Degenerationszeichen, die in gleicher Weise bei anderen Entartungen vorkommen. Und endlich finden sich im Zentralnervensystem chronische Veränderungen, in denen man wohl die anatomische Grundlage für die Dauersymptome der Epilepsie (Charakterentartung, Demenz) erblicken darf. Dagegen ist es auch heute noch unaufgeklärt, was beim epileptischen Anfall selbst im Gehirn vorgeht. Man glaubt sich wohl zu der Annahme berechtigt, daß ein — vermutlich toxisch bedingter — Erregungsvorgang in der Hirnrinde (Bewußtseinsveränderung, klonische Krämpfe) und in den tiefer gelegenen Teilen (tonisches Krampfstadium) den anfallsartigen Symptomen der Epilepsie zugrunde liege. Die Tatsache, daß ganz verschiedene allgemeine und lokale Erkrankungen des Gehirns epileptische Anfälle hervorrufen können, beweist, daß beim Anfall ein gewissermaßen präformierter Entladungsmechanismus in Erscheinung tritt, dessen Auslösung durch verschiedene Hirnreize bewirkt werden kann. Kompliziertere motorische Störungen der Epilepsie

(Tret- und Laufbewegungen u. a.) werden mit einer Reizung subcorticaler Zentren (Thalamus opticus, Vierhügel?) in Verbindung gebracht. Das Wesen der sog. „epileptischen Veränderung" ist noch unbekannt.

Vom pathologisch-anatomischen Standpunkt aus ist ALZHEIMER zu der Auffassung gekommen, daß das, was wir heute Epilepsie nennen, eine Gruppe verschiedener Krankheiten darstellt, eine Auffassung, die bekanntlich auch FÉRÉ von rein klinischen Erwägungen aus gewonnen hat; er sprach von „den Epilepsien". ALZHEIMER unterscheidet sechs Gruppen verschiedener Prozesse. Die erste Gruppe umfaßt die genuine Epilepsie, deren Ursachen wir noch nicht kennen. Bei der zweiten Gruppe nimmt er äußere Gifte als Ursachen an (Alkohol, Blei) und findet im Gehirn Veränderungen, die für diese Giftwirkungen kennzeichnend sind. Die dritte Gruppe bildet die syphilitische Epilepsie, die durch die Endarteritis syphilitica der kleinsten Rindengefäße bedingt ist. Die vierte Form stellt die arteriosklerotische Spätepilepsie dar, bei der man den typischen Befund der Gehirnarteriosklerose erheben kann. Die fünfte Form bildet die symptomatische Epilepsie bei Herderkrankungen, namentlich bei Encephalitis. Die letzte Gruppe endlich stellt die Epilepsie bei Entwicklungshemmungen des Gehirns (Stadium verrucosum der Rinde, tuberöse Sklerose) dar. Da wir unter Epilepsie nur die genuine Epilepsie verstanden wissen wollen, so soll hier nur der anatomische Befund bei der ersten Gruppe geschildert werden. In 50 bis 60% dieser Fälle findet sich eine Sklerose der Ammonshörner, in der jedoch ALZHEIMER nur eine Nebenerscheinung der epileptischen Degeneration, nicht die eigentliche Grundlage der Epilepsie erblickt. Wichtiger erscheint ihm die Randgliose der Großhirnhemisphären. Markfasern und Ganglienzellen nehmen an Zahl ab; viele Ganglienzellen erscheinen abnorm klein; die Gefäße sind leicht gewuchert, ihre Wand manchmal stark verdickt. In den Lymphscheiden finden sich oft Mastzellen. War der Tod im Status epilepticus erfolgt, so findet man schwere akute Veränderungen an Ganglienzellen, Achsenzylindern, massenhafte Kernteilungen an Gliazellen, manchmal große amöboide Gliazellen, die mit Abbauprodukten beladen sind, ferner frische Veränderungen an den Blutgefäßen, Blutextravasate, Hyperämie und Ödem. In der Randgliose hat man wohl die anatomische Grundlage der Demenz, in den akuten Parenchymveränderungen diejenige der Anfälle zu erblicken. Seltener als diese Randgliose findet sich bei der genuinen Epilepsie eine atrophische Sklerose ganzer Windungsgebiete oder einer ganzen Hemisphäre als Summation von Ausfallserscheinungen. Man trifft alsdann in derart sklerosierten Hirnteilen das nervöse Gewebe sehr stark geschwunden, namentlich ist die dritte Rindenschicht sehr atrophisch; die Gliawucherung erstreckt sich auf die Randschicht und die Markleiste. Das Mark sieht man an frischeren Stellen mit Fettkörnchenzellen angefüllt, die aus Gliazellen hervorgehen. Im Status epilepticus sieht ALZHEIMER den klinischen Ausdruck eines Höhepunktes akuter destruktiver Rindenerkrankung. Dabei ist neuerdings in der Kleinhirnrinde das sog. Gliastrauchwerk als Ersatzwucherung an Stelle der teilweise oder ganz zugrunde gegangenen PURKINJEschen Zellen beobachtet worden. Von dieser Rindenerkrankung nahm ALZHEIMER an, daß sie auch in der anfallsfreien Zeit fortschreiten könne. Daraus würde sich die zweifellose Tatsache erklären, daß die epileptische Verblödung keineswegs immer der Zahl und Schwere der Anfälle parallel geht.

Von den zahlreichen anderen anatomischen Befunden, die man bei Epileptikern erhoben hat, seien noch folgende genannt: Manchmal sind die Schädelknochen verdickt, es finden sich Exostosen am Schädeldach, die Hirnhäute sind verwachsen. Nicht selten weist der Schädel Spuren früherer Rachitis auf. Auf die zahlreichen Degenerationszeichen, die man bei Epileptikern findet, wurde schon oben hingewiesen. Bisweilen will man eine abnorm kleine Aorta gefunden haben. Auch eine pathologische Enge der Hirngefäße wollte man für die Entstehung der Epilepsie verantwortlich machen. Doch fehlen hierfür noch alle sicheren Beweise. Sicher spielen kongenitale Störungen der Hirnrindenentwicklung manchmal eine ursächliche Rolle. Bei sehr vielen Epileptikern findet man schon im mittleren Lebensalter ausgesprochene Arteriosklerose, wobei aber zu beachten ist, daß viele Epileptiker chronische Trinker sind. Parenchymatöse Verfettungen an Herzmuskel, Leber und Niere fanden sich in Fällen, in denen der Tod unter akuten epileptischen Erscheinungen aufgetreten war. Eine Erkrankung des Sympathicus bei Epilepsie ist zwar schon wiederholt behauptet, aber noch nie anatomisch erwiesen worden. Ebenso muß es noch als fraglich bezeichnet werden, ob eine echte Hypertrophie des Gehirns (Gewicht bis 2800 g!), die zu einem Mißverhältnis zwischen Gehirn und Schädel führen soll, als Grundlage mancher Fälle von Epilepsie angesehen werden kann. Gewisse Beziehungen zur Hirnschwellung scheinen vorhanden zu sein. Manchmal ist der freie Liquor vermindert. Umschriebene Blutungen der Haut oder innerer Organe (Pleura) werden auf zentrale vasomotorische Vorgänge zurückgeführt; häufiger sind sie Stauungserscheinungen.

Die **Diagnose** der Epilepsie sieht sich vor verschiedene Ausgaben gestellt. Ist der symptomatologisch zweifellos „epileptische Anfall" Symptom der

Krankheit Epilepsie oder einer anderen Gehirnerkrankung bzw. -vergiftung? Sind die geschilderten oder beobachteten Anfälle endogen epileptischer oder reaktiver, hysterischer Natur? Ist der Schwindel ein Anfall von Petit mal oder Symptom der Neurasthenie oder einer Herzerkrankung? Wodurch unterscheiden sich die Verstimmungen und die transitorischen Psychosen der Epileptiker von andersartigen Seelenstörungen? Womit kann der dauernde Geisteszustand des Epileptikers verwechselt werden? Wie unterscheidet er sich von der Degeneration bei Hysterischen und „epileptoiden Psychopathen", wodurch vom angeborenen Schwachsinn oder der nicht epileptischen Demenz? Ein Teil dieser Fragen ist bereits bei der Symptomatologie und Ätiologie des Leidens erörtert worden, auf andere ist hier nochmals im Zusammenhang einzugehen.

Zunächst ist stets festzuhalten, daß typische epileptische Anfälle bei vielen Nerven- und Geisteskrankheiten vorkommen; die genaue neurologische und ophthalmoskopische Untersuchung des Kranken wird meist dartun, ob es sich um genuine oder symptomatische Epilepsie handelt. Besondere Schwierigkeiten kann die Diagnose des beginnenden Hirntumors machen, namentlich wenn es sich um ein Gliom des rechten Schläfenlappens handelt. Die nach Encephalitis auftretende Epilepsie kann dann leicht für eine genuine gehalten werden, wenn der akute Prozeß keine unzweideutigen Herdsymptome (Kinderlähmung) hinterlassen hat. Das gleiche gilt von manchen Fällen traumatischer Entstehung. Da die Behandlung der nach Encephalitis auftretenden Anfälle sich von der bei echter Epilepsie kaum unterscheidet, hat eine Fehldiagnose hier wenig zu besagen. Bei psychopathischen Menschen kommen bisweilen epileptoide Anfälle vereinzelt vor (OPPENHEIMS „psychasthenische Krämpfe", FRIEDMANNS narcoleptische Anfälle, BONHÖFFERS reaktive Epilepsie, BRATZ' „Affektepilepsie"). Hier muß das übrige klinische Bild, vor allem die Analyse der ganzen Persönlichkeit zur richtigen Diagnose herangezogen werden. Man hat eine solche „degenerative" Epilepsie von der „echten" „genuinen", dementen Epilepsie abgetrennt. FRIEDMANNS „gehäufte kleine Anfälle" sind wohl von der echten Epilepsie wesensverschieden. Die Labilität des Gefäßnervensystems im kindlichen und jugendlichen Alter begünstigt das Auftreten solcher vasomotorisch bedingter Bewußtseinsschwankungen, denen der organisch destruktive Charakter der Epilepsie fehlt (vagovasale, synkopale, pyknoleptische Anfälle). Beim „Affektepilepsie" fehlt die erbliche Belastung mit genuiner Epilepsie. Die Eklampsie der kleinen Kinder im ersten Lebensjahre, die auf eine Stoffwechselstörung zurückzuführen ist, wird (pathologische Steigerung der mechanischen und elektrischen, namentlich galvanischen Erregbarkeit der peripheren motorischen Nerven) von der genuinen Epilepsie völlig getrennt, obwohl die Nachuntersuchung früher eklamptischer Kinder ergab, daß viele später nervös erkranken, manche epileptisch werden. Bisweilen handelt es sich bei den Kinderkrämpfen um akute seröse Meningitis, die durch Lumbalpunktion festgestellt werden kann; häufiger bestehen Beziehungen zur Tetanie.

Bei der Spätepilepsie (Auftreten der Anfälle erst nach dem 40. Lebensjahr) ist nach den Zeichen der Arteriosklerose, der senilen Hirnrückbildung, sowie ursächlich nach Lues, Alkoholismus, Bleivergiftung, Unfällen zu forschen. Es ist zu betonen, daß auch diese Spätepilepsie unter klinisch sehr vielgestaltigen Bildern auftreten kann. Petit mal, Dämmerzustände kommen auch bei ihr vor. Vor der Verwechslung eines paralytischen Anfalles mit einem genuin-epileptischen schützt die Vorgeschichte und die genaue körperliche und geistige Untersuchung außerhalb des Anfalles.

Die Migräne kann mit epileptischen Äquivalenten verwechselt werden, und es hat nicht an Stimmen gefehlt, die auf die nahe Verwandtschaft der beiden Krankheiten hinwiesen. Es ist jedoch zu betonen, daß die Migräne keinerlei Neigung zu dauernder Progression zeigt, daß sie die geistige Persönlichkeit fast immer unversehrt läßt, daß sie (im Unterschied von der Epilepsie) bei Frauen häufiger als bei Männern ist, und daß bei ihr die gleichartige Vererbung vorherrscht (MÖBIUS). Gemeinsam ist dagegen beiden die aus innerer Ursache stammende Periodizität der Anfälle. Manchmal verbindet sich die Epilepsie mit Migräne.

Die einfache Ohnmacht unterscheidet sich von der epileptischen dadurch, daß sie häufig eine unmittelbare körperliche oder psychische Ursache hat (Herzerkrankung, Schreck, starker Blutverlust), daß der Puls in der gewöhnlichen Ohnmacht meist klein und sehr frequent ist, bisweilen ganz aussetzt; auch ist die Bewußtlosigkeit meist keine völlige. Der Schwindel des Neurasthenischen hängt in der Regel mit psychischen Erregungen zusammen und geht ohne nennenswerte Bewußtseinstrübung vonstatten, während beim epileptischen Schwindel das Bewußtsein immer deutlich getrübt ist; auch ist bei letzterem die Körperlage ohne Einfluß.

Die bei völlig erhaltenem Bewußtsein auftretenden tonischen Streckkrämpfe der Tetanie geben kaum Anlaß zur Verwechslung mit Epilepsie. Gleiches gilt von der Myoklonie, der

Myotonie, der Chorea, dem Tic convulsif. Eine Verbindung von Tetanie mit echten epileptischen Anfällen sehen wir häufig nach operativer Entfernung einiger Epithelkörperchen bei der Strumektomie.

Die Unterscheidung epileptischer und hysterischer Anfälle (HOCHE u. a.) gehört zu den wichtigsten Aufgaben der neurologischen Diagnostik, da eine Fehldiagnose zu schweren prognostischen Irrtümern und therapeutischen Fehlern führt. Eine Krankheit „Hysteroepilepsie" gibt es nicht; wohl aber können Epileptiker wie alle Entartete auch hysterische Symptome aufweisen, und der hysterische Anfall kann in seltenen Fällen dem epileptischen symptomatisch ähnlich oder vielleicht sogar gleich sein. Trotzdem sind beide ihrem Wesen nach grundverschieden. Zur klinischen Differenzierung merke man sich: Der typische epileptische Anfall entsteht sehr selten reaktiv (z. B. nach heftigem Schreck oder Ärger), meist ohne psychologisch nachweisbaren Anlaß; seine Bewegungen sind schwere „organische" Konvulsionen oder triebartige Automatismen, in denen meist keine seelischen Vorgänge zum Ausdruck gelangen. Er ist oft gekennzeichnet durch eine deutliche Aura, das Erblassen im Beginn, die darauffolgende Cyanose, den lauten inspiratorischen Schrei, das meist rücksichtslose Zubodenstürzen in völliger Bewußtlosigkeit, die Unabhängigkeit des Krampfablaufs von äußeren Einwirkungen, die Aufeinanderfolge tonischer und klonischer Krämpfe, den Zungenbiß, das Auftreten blutigen Schaumes vor dem Munde, den Verlust der Pupillenreaktion, die kurze Dauer von wenigen Minuten, das schwere Erwachen mit Kopfschmerzen, Schlafsucht, allgemeiner Muskelermüdung, die Erinnerungslosigkeit für den Anfall selbst, dann in der ersten halben bis ganzen Stunde nach dem Anfall das BABINSKI- und OPPENHEIMsche Zeichen. Durch Kompression der Carotis kann man häufig einen epileptischen Anfall auslösen. Epileptische Anfälle treten häufig nachts im tiefen Schlaf auf, hysterische nur selten, im Zusammenhang mit erregenden Träumen. Ganz anders der hysterische Anfall. Oft ist nachzuweisen, daß er die Reaktion auf eine Gemütserregung ist, daß bei seiner Auslösung und weiteren Ausgestaltung seelische Vorgänge wirksam waren. Manchmal ist er suggestiv hervorzurufen. Die Bewußtseinstrübung ist weniger tief, setzt auch nicht so brüsk ein, so daß der Kranke in der Regel Zeit findet, sich vorher zu setzen oder wenigstens sich schonend zur Erde zu werfen, wodurch Verletzungen fast immer vermieden werden. Den Bewegungen des Anfalls (s. das Kapitel über Hysterie) haftet etwas Willkürliches an, sie sind in der Hauptsache Ausdrucksbewegungen, spielen sich auf breiterem Raum ab als der epileptische Anfall. Während der Zuckungen herrscht ein Zusammenspiel des Ober- oder des Unterkörpers (Paratypus), während beim epileptischen Krampf mehr ein Synchronismus der Bewegungen einer Körperhälfte einschließlich der Gesichtsmuskeln besteht (Hemitypus). Der Kranke schreit oder spricht im Anfall selbst. Dieser ist meist einer Beeinflussung von außen wohl zugänglich, so daß der experimentierende Arzt mit dem im Anfall befindlichen Kranken in Beziehung treten, den Ablauf der einzelnen Phasen suggestiv beeinflussen kann. Die Pupillenreaktion erlischt meist nicht, doch kommen Krampfzustände im Sphincter, vielleicht auch im Dilatator pupillae während des hysterischen Anfalles vor (Miosis bzw. Mydriasis); in solchen Fällen ist dann nicht nur die Lichtreaktion, sondern auch die Konvergenzreaktion aufgehoben. Für die Mehrzahl der Fälle trifft aber der alte diagnostische Satz zu, daß die Pupillen im epileptischen Anfall nicht reagieren, wohl aber im hysterischen. Zungenbiß ist im hysterischen Anfall selten; häufiger sind kompliziertere Beißbewegungen, die deutlich seelisch bedingt sind. Die Selbstbeschädigungen des Epileptikers im Anfall sind unglückliche Zufälle, die des Hysterikers meist gewollte oder darum kompliziertere Handlungen. Unsauberkeit im Anfall ist beim Hysterischen selten. Die hysterischen Anfälle dauern viel länger, oft stundenlang; der Kranke erwacht aus ihnen mit überraschendem Wohlbefinden. Selten besteht völlige Erinnerungslosigkeit. Die Rückwirkung der Anfälle auf das Allgemeinbefinden ist bei der Epilepsie groß, wenn die Anfälle häufig auftreten, während Hysterische tägliche Anfälle von langer Dauer ohne jede Schädigung ihres Allgemeinbefindens ertragen. Bisweilen bringt der Erfolg einer antiepileptischen Behandlung die Entscheidung, ob Epilepsie oder Hysterie vorliegt. Die künstliche Hervorrufung epileptischer Anfälle mittels Alkohol oder Cocain kann nur in wichtigen forensischen Fällen in Betracht kommen.

Endlich ist — und dies ist namentlich dann von großer Wichtigkeit, wenn der Arzt keinen Anfall selbst gesehen hat — der dauernde Geisteszustand des Epileptikers ein ganz anderer als der des Hysterischen und des Psychopathen. Die Hysterie und Psychopathie führen niemals zur Verblödung. Der hysterische Charakter hat zwar mit dem epileptischen manche Symptome der Entartung gemein (moralische Depravation ist bei beiden häufig), unterscheidet sich aber doch in wesentlichen Zügen (geistige Beweglichkeit, Intelligenz, Gedächtnis usw.) von Grund aus von jenem. Das Wesen der Hysterie ist im allgemeinen gesteigerte Suggestibilität, das der Epilepsie borniere Starrheit. Wo also erwiesen ist, daß ein Kranker im Verlaufe seines Krampfleidens eine Wesensänderung erfahren hat, die der oben (S. 596) geschilderten entspricht, da nehme man Epilepsie an, auch wenn die Art der Anfälle vielleicht zunächst mehr an Hysterie denken ließe; und wo andererseits ein seit Jahren bestehendes, mit sehr häufigen Anfällen einhergehendes Krampfleiden die psychische Persönlichkeit nicht merkbar geschädigt hat, spricht die Wahrscheinlichkeit viel mehr für Hysterie, auch wenn die Anfälle symptomatisch als epileptische erscheinen. Anscheinend kann eine seelische Erregung den beim epileptischen Anfall vorauszusetzenden, seiner Art nach noch unbekannten Reizvorgang im Gehirn auslösen. Der epileptische Anfall in seiner Urform (Bewußtlosigkeit und Muskelzuckungen) setzt den Ablauf bestimmter, stets in gleicher Form wiederkehrender Vorgänge im Gehirn voraus; die Ursache des einzelnen Anfalls braucht nicht in irgendwelchen groben materiellen Hirnveränderungen zu liegen, so daß die Möglichkeit nicht von der Hand zu weisen ist, es möchte bei degenerativen Zuständen, z. B. bei Hysterischen, die erhöhte Reizbarkeit des Gehirns unter bestimmten Bedingungen in den Zustand geraten, in dem der vorgebildete Mechanismus der „epileptischen" Krampfentladung aufzutreten pflegt. Es wäre dann also möglich, daß in solchen Ausnahmefällen der Anfall des Hysterischen symptomatisch identisch mit dem klassischen Anfall der Krankheit Epilepsie wäre. Die gleiche Betrachtung mag auch für die Affektepilepsie und OPPENHEIMS psychasthenische Anfälle gelten.

Die Simulation der Epilepsie hat die Kenntnis des Ablaufs eines epileptischen Anfalls zur Voraussetzung. Im simulierten Anfall fehlt die Pupillenstarre, das transitorische Verschwinden der Sehnenreflexe, die anfängliche blasse Verfärbung des Gesichts, die weiterhin während der Krampfperiode in tiefe Cyanose übergeht, die vermehrte Ausscheidung des Stickstoffs im Urin. Zungenbiß, traumhafte Verworrenheit oder tiefer Schlaf nach dem Anfall sprechen gegen Simulation. Der Epileptiker ist im Anfall völlig analgetisch, der Ablauf der Konvulsionen ist von äußeren Einwirkungen unabhängig, während der Simulant in der Regel weder Analgesie zeigt, noch auch sonst durch äußere Maßnahmen völlig unbeeinflußt bleibt. Hat der Arzt keinen Anfall gesehen, so muß er bei der Beurteilung, ob eine ihm vorgebrachte Schilderung Epilepsie beweise, sehr vorsichtig sein; in solchen Fällen ist es besonders wichtig, nach den Dauersymptomen der epileptischen Degeneration zu suchen. Die geistige Schwerfälligkeit und Umständlichkeit des Epileptikers sticht von der überlegten und durchdachten Art, mit der ein Simulant seinen „Anfall" schildert, deutlich ab. Man ist immer wieder erstaunt, wie wenig Epileptiker, die seit vielen Jahren an Krämpfen leiden, über den Ablauf dieser Anfälle auszusagen wissen, auch wenn sie die Möglichkeit hatten, sich durch Ausfragen ihrer Umgebung genauer darüber zu orientieren.

Prognose. Die Prognose des Leidens ist mit Vorsicht zu stellen. Man pflegt im allgemeinen mit der Annahme einer Heilung viel zu voreilig zu sein; doch kommt völlige Heilung noch nach jahrelangem Bestehen des Leidens vor, vereinzelt selbst ohne jede Behandlung. Je früher die Anfälle auftreten, und je früher die geistigen Fähigkeiten Not leiden, um so schlechter ist die Prognose. Dagegen ist es falsch, aus der Schwere der Konvulsionen auf einen schlimmen Verlauf zu schließen. Die Erfahrung lehrt, daß die Kranken mit Petit mal, mit unvollständigen Anfällen, mit Dämmerzuständen genau ebenso verblöden können wie die Kranken, die an typischen großen Anfällen leiden. Ja, es scheint sogar, daß der Erfolg der Behandlung, namentlich der Brom- und Luminaltherapie bei den Fällen mit häufigen Absencen geringer ist als bei der konvulsiven Form. Die Prognose des Leidens hängt namentlich auch davon ab, ob der Kranke geistige Getränke meidet. Epileptiker, die viel trinken, dürfen auf keine Heilung ihres Leidens rechnen. Schwere erbliche Belastung, sehr frühes Auftreten der ersten Symptome, Komplikation mit Idiotie oder moralischem Schwachsinn verschlechtern die Prognose. Kommen die Anfälle bei einem geistig normalen Kranken nur alle Jahre oder noch seltener, so können die Dauersymptome ganz ausbleiben.

In der Regel treten die Anfälle annähernd periodisch auf (etwa alle 8, 14 Tage, während der Menses), manchmal bestehen aber freie Zwischenräume von Monaten und Jahren. Oft wird das Leiden im Laufe der Jahre allmählich immer schwerer, die Zwischenzeiten zwischen den Anfällen immer kürzer. In der Mehrzahl der Fälle beginnen die Krämpfe schon vor dem 16. Lebensjahr. Die Anfälle des Petit mal pflegen sich viel häufiger zu wiederholen (in manchen Fällen täglich mehrmals) als die schweren Konvulsionen. Epileptische Frauen bleiben bisweilen während der Schwangerschaft frei von Anfällen; doch verschlimmern auch manchmal Schwangerschaft und Wochenbett das Leiden. Auch ist seit langer Zeit bekannt, daß während schwerer akuter Krankheiten die Anfälle wegbleiben; ja man hat sogar schon geglaubt, daß eine Heilung der

Epilepsie durch die — ihrem Wesen nach völlig unklare — Einwirkung fieberhafter Leiden erreicht werden könne, ähnlich wie dies auch für die progressive
Paralyse behauptet wird. Etwa die Hälfte aller Epileptiker stirbt im Status
oder geht an einer im Anfall erlittenen Verletzung zugrunde, manche ersticken
im Anfall. Bei hochgradiger Verblödung und großer Unreinlichkeit können
Infektionen und Decubitus das Leben gefährden. Die mittlere Lebensdauer
ist weit kürzer als bei Gesunden. Oft tritt schon früh Arteriosklerose auf. Nur
etwa 3% erreichen das 50. Lebensjahr. Zahlreiche Epileptiker sterben an
Tuberkulose.

Behandlung. Ein sicheres Heilmittel der Epilepsie gibt es nicht. Die Ursachen des Leidens sind noch zu wenig geklärt, um eine kausale Therapie zu
gestatten. Wie überall, so ist auch bei der Epilepsie die wichtigste Aufgabe
die Verhütung ihrer Entstehung. Alles, was der Entartung Vorschub leistet,
begünstigt auch die Entstehung der Epilepsie. Die Trunksucht der Eltern
ist besonders verhängnisvoll. Wer also Kinder zeugen will, enthalte sich des
Mißbrauchs geistiger Getränke. Geistig abnorme, epileptische, hysterische
Menschen sollen nicht heiraten und Kinder zeugen; tun sie es doch, so sollen
sie wenigstens darauf sehen, daß der andere Gatte nervengesund ist. Konvergierende Belastung schafft häufig schwere Epilepsie. Die Ernährung und
Erziehung des kleinen Kindes geschehe nach den Regeln der Hygiene. Es ist
ein Verbrechen, dem Kinde geistige Getränke zu verabreichen. Zeigen sich
Symptome erblicher Belastung auf körperlichem oder geistigem Gebiete, so
ist besondere Vorsicht geboten. Pathologischen Eltern soll die Erziehung der
Kinder aus der Hand genommen werden. Die Überfütterung des Kindes mit
Fleisch steigert die Erregbarkeit des Nervensystems und begünstigt die Entstehung von Krämpfen. Wenn auch Eklampsie und Epilepsie nicht wesensgleich sind, so lehrt doch die Erfahrung, daß viele früher eklamptischen Kinder
später epileptisch werden. Man vermeide also Ernährungsstörungen im frühen
Kindesalter. Zeigen sich Spuren der Rachitis bei einem Kinde, so behandle
man diese sofort nach den Grundsätzen der Kinderheilkunde. Abhärtung des
etwas älteren Kindes, Vermeidung heftiger Gemütserschütterungen, Behütung
vor der Onanie sind wichtige Aufgaben bei der Erziehung gefährdeter Kinder.

Ist das Leiden ausgebrochen, so handelt es sich darum, sicher festzustellen,
welche Ursachen bei seiner Entstehung mitgewirkt haben. Man ermittle die
erblichen Verhältnisse mit Sorgfalt, lasse sich die Vorboten, die Aura, den
Ablauf des Anfalls genau schildern, forsche nach vorangegangenen Krankheiten und suche zunächst darüber klar zu werden, ob ein organisches Hirnleiden, eine Stoffwechselerkrankung, eine Verletzung ursächlich in Frage kommen
kann. Bei der Erhebung der Anamnese hüte man sich vor Suggestivfragen
und vergesse nicht, daß die meisten Laien schlechte Beobachter von Krankheitserscheinungen sind. Ist man sicher, daß Epilepsie vorliegt, so gilt es, ein
Urteil über die Schwere des Leidens (Häufigkeit der Anfälle, Verhalten der
geistigen Fähigkeiten) zu gewinnen. Denn die Behandlung hat sich nach der
Schwere der Erkrankung zu richten.

Die Behandlung des Anfalls. Der Kranke muß so gelagert werden,
daß er sich im konvulsivischen Stadium nicht verletzen kann; während der
Krämpfe halte man seine Glieder nicht fest. Beengende Kleidungsstücke (Halskragen, Mieder, Gürtel usw.) öffne man; wenn möglich, schiebe man ein Stück
Kork, Holz oder Gummi zwischen die Zähne, um schwere Zungen- und Lippenbisse zu vermeiden. Speichel und Schleim entferne man vom Munde. Nach
Aufhören der Krämpfe lasse man den Kranken ruhig liegen oder lege ihn vorsichtig zu Bett, wecke ihn nicht aus dem Schlafe. Den Rest des Tages, nach
schwereren Anfällen auch die folgenden Tage, soll der Kranke im Bett bleiben,

körperliche und geistige Ruhe halten. Die Umgebung vermeide es, ihm ihren Kummer und Schrecken zu zeigen.

Die Behandlung des Leidens selbst. Die Grundsätze der Behandlung der Epilepsie müssen sein: Behütung des Gehirns vor allen Schädlichkeiten, die seine Erregbarkeit steigern, Vermeidung aller Nervengifte, Regelung der geistigen und körperlichen Tätigkeit nach den Kräften des Erkrankten, Anwendung von Arzneimitteln, die erfahrungsgemäß die Erregbarkeit des Gehirns vermindern. Im einzelnen ist zu sagen: Da im allgemeinen die Häufigkeit und Schwere der Anfälle einen Maßstab für die Schwere des Leidens überhaupt gibt, da vor allem der geistige Verfall sich vorzugsweise, wenn auch nicht ausschließlich bei Kranken mit vielen Anfällen einstellt, so sah man von jeher die Hauptaufgabe der Behandlung darin, die Anfälle zum Verschwinden zu bringen oder wenigstens ihre Zahl zu verringern, obwohl nicht verschwiegen werden darf, daß bisweilen das Ausbleiben der Anfälle vom Kranken subjektiv unangenehm empfunden wird, so daß er den Anfall geradezu herbeisehnt. Da manche Epileptiker den Anfall mit Vorliebe nach bestimmten Anlässen (gemütliche Erregung, körperliche Überanstrengung, Geschlechtsakt, Magenüberladung u. a.) bekommen, so ist die Aufgabe gegeben, diese Anlässe tunlichst zu vermeiden. Der Kranke ist gezwungen, nach den Regeln der geistigen Hygiene zu leben; er braucht reichlichen Schlaf, eine seinen Kräften angepaßte Arbeit. Wenn ein epileptisches Kind häufige Anfälle bei Tage hat, ist es aus der Schule herauszunehmen; solange seine geistigen Kräfte nicht merkbar leiden, ist Privatunterricht gestattet; sobald aber ein erheblicher Nachlaß der Intelligenz eintritt, hat die geistige Ausbildung vor der körperlichen Pflege und der Anstaltsbehandlung zurückzutreten. Bei der Berufswahl ist Vorsicht geboten; Arbeiten, bei denen ein plötzlicher Anfall das Leben des Kranken gefährdet (Maurer, Dachdecker, Schmied usw.), sind zu vermeiden bzw. aufzugeben. Das gleiche gilt von Berufen, die zum Alkoholmißbrauch verleiten (Gastwirt, Brauer, Kellner), und solchen, die ein Arbeiten in starker Sonnenhitze erfordern. Da der epileptische Anfall eines Kranken andere Menschen sehr zu erschrecken pflegt, werden Epileptiker nicht gerne im Dienst behalten; es ist deshalb ratsam, einen Beruf zu wählen, bei dem der Kranke möglichst für sich arbeiten kann und dem großen Verkehr der Menschen entzogen ist. Dies empfiehlt sich auch deshalb, weil der Epileptiker häufig reizbar, im Verkehr mit den Menschen umständlich und empfindsam ist.

Von alters her gilt die Regel, daß die Kost des Kranken eine reizlose, vorwiegend vegetabilische sein soll. Milch, Gemüse und Mehlspeisen sind den meisten Epileptikern zuträglicher als Fleischkost. Bei nächtlichen Anfällen darf abends nur wenig und nur Leicht-verdauliches gegessen werden. Der Genuß geistiger Getränke ist für alle Epileptiker völlig zu verbieten. Auch Kaffee, Tee, Tabak gelten als schädlich, ebenso starke Gewürze, Bouillon. Da es möglich ist, daß Fäulnisvorgänge im Darm epileptische Anfälle auslösen, wird man Verstopfung und Darmkatarrhe bekämpfen (Kalomel, Ölklistiere u. a.).

Wenn die Anfälle nur selten sind (etwa nur alle Jahre ein Anfall), so kann man zunächst von arzneilicher Behandlung absehen. Meist wird es aber geboten sein, mit Arzneimitteln vorzugehen. Unter der großen Zahl von Mitteln, die im Laufe der Zeit empfohlen wurden, haben sich die meisten nicht bewährt, so daß sie nur noch historisches Interesse haben. Am besten wirken nach der Erfahrung der meisten Fachmänner die Bromsalze, die jahrelang fortgegeben werden können, ohne Schaden zu stiften. Ich ziehe das Natrium bromatum in $10^0/_0$iger Lösung, in viel kohlensaurem Wasser verabreicht, allen anderen Mitteln vor. Man gibt bei Kindern 3—5 g pro die, bei Erwachsenen 5—8 g, je nach der Häufigkeit und Schwere der Anfälle. Epileptische Psychosen können

Tagesgaben von 12—15 g nötig machen. Bromacne bekämpfe man mit innerlicher
Darreichung von Arsen (FOWLERsche Lösung, 5—10 Tropfen zweimal täglich).
Niemals breche man mit der Brombehandlung plötzlich ab, da sich sonst leicht
gehäufte Anfälle einstellen; man gehe vielmehr, wenn man die Brombehandlung
abschließen will, nur ganz langsam mit der Tagesdosis herab! Das Brom muß
jahrelang gegeben werden. Das ERLENMEYERsche Gemisch (Kalium bromatum
10,0, Natrium bromatum 10,0, Ammonium bromatum 5,0) und SANDOWS
brausendes Bromsalz sind ebenfalls beliebte Verordnungsformen, die aber keine
besonderen Vorzüge haben. Gleiches gilt vom Bromcalcium. Auch Borax
und Monobromcampher werden gerühmt; letzterer soll namentlich die Schwindelanfälle günstig beeinflussen. Zur Unterstützung der Bromwirkung muß die
Kost möglichst kochsalzarm gegeben werden, damit der Körper infolge Mangels
an Chlornatrium das Brom gieriger aufnehme. Die Kochsalzzufuhr muß auf
die lebensnotwendige und subjektiv erträgliche Mindestmenge eingeschränkt
werden (5—10 g täglich).

Besonders beliebt ist die Verabreichung des Broms als Sedobrol-Würfel in der Suppe
(1 Würfel enthält 1,1 g NaBr + 0,1 g NaCl) nach den Angaben von ULRICH. Man steigt
langsam innerhalb 3 Wochen von 1 auf 3—5 Würfel täglich.

Mit der jahrelang dauernden Verabreichung des Broms in großen Dosen ist
die Gefahr des Bromismus, d. h. der chronischen Bromvergiftung, verbunden,
die bei einer Übersättigung des Körpers mit Brom auftreten kann. Acne,
Obstipation, Speichelfluß, Abmagerung, Abschwächung der Haut- und Schleimhautreflexe, Erlöschen des Hornhautreflexes, Gefühl der Kraftlosigkeit, Erschwerung der geistigen Arbeit, hypochondrische Verstimmung, in hohen Graden
der Vergiftung Schwund des Gedächtnisses und Schwerbesinnlichkeit sind die
Hauptsymptome des Bromismus, dessen Auftreten zu vermehrter Zufuhr von
Kochsalz zwingt. Sorgfältige Hautpflege ist jedem Epileptiker, der Brom
nimmt, ans Herz zu legen.

Mit der Brombehandlung, deren Erfolg oft durch Bettruhe verbessert wird,
erreicht man bei der genuinen Epilepsie meistens ein Seltenerwerden der Anfälle, dagegen nur ausnahmsweise ihr völliges Verschwinden. Um die Bromwirkung zu verstärken, hat FLECHSIG zuerst die sog. Opium-Bromkur
empfohlen, durch die es bisweilen gelingen soll, die Anfälle dauernd zu beseitigen.
Die Kur ist gefährlich, darf nur bei kräftigen, noch nicht verblödeten Personen
jugendlichen Alters unter dauernder ärztlicher Aufsicht ausgeführt werden;
sie hat heute wohl nur noch historisches Interesse.

Dagegen hat in den letzten 10 Jahren die Behandlung der Epilepsie mit
Luminal mit Recht immer mehr Eingang gefunden. Man gibt es in der Regel
in Gaben von 0,08—0,2 am Tag, auf mehrere kleine Dosen verteilt (2—4mal
täglich eine halbe Tablette à 0,1). Das Luminal wirkt am besten bei echter
genuiner Krampfepilepsie, weniger sicher bei Petit mal und Dämmerzuständen,
beeinflußt die Demenz nicht. Am besten verbindet man die Verabreichung
von Luminal mit der üblichen Brombehandlung. Rückfälle nach raschem Aussetzen des Mittels sind häufig; es kann zum tödlichen Status epilepticus kommen.
Kontrolle der Niere ist ratsam.

Bei nächtlichen Anfällen empfiehlt es sich, das Brom abends in einer
Dosis (4—5 g) zu geben. Der Status epilepticus erfordert sehr große Dosen
(12—18 g) Brom oder die subkutane Injektion einer 20%igen Lösung von
Luminal-Natrium; beliebt ist bei ihm auch die Verabreichung von Amylenhydrat (6—8 g), Isopral (4 g) oder Chloralhydrat (2—4 g) im Klistier;
auch Hyoscinum hydrobromicum (subcutan 0,001—0,002) mag in schweren
Fällen versucht werden, ebenso Inhalation von Chloroform, Aderlaß, Darm-
ausspülungen.

Außer den Brompräparaten wird von manchen das Atropin (0,0003 bis 0,0005 mehrmals täglich) und das Extractum Belladonnae empfohlen. Doch ist die Wirkung sehr unsicher. Digitalis, Adonis vernalis, Strophantus hat man in solchen Fällen gegeben, in denen man die Epilepsie auf Herzerkrankung, bzw. auf arteriosklerotische und alkoholische Hirnveränderungen zurückführen zu müssen glaubte. Wo Syphilis in Frage kommt, sind Salvarsan, Quecksilber und Jodkali am Platze.

Eine operative Behandlung der genuinen Epilepsie gibt es noch kaum. Es sind zwar schon vielerlei Vorschläge gemacht worden, das Leiden durch chirurgischen Eingriff zu heilen; man hat den Sympathicus reseziert, die Carotis unterbunden, den Schädel trepaniert, Rindenpartien entfernt, häufig lumbalpunktiert. Wo mit derlei Eingriffen wirklich etwas geholfen wurde, handelte es sich nicht um genuine Epilepsie, sondern entweder um symptomatische Krämpfe bei organischer Hirn- oder Hirnhauterkrankung, um traumatische Epilepsie mit lokaler Narbenbildung oder um hysterische Anfälle. Wo die Ätiologie oder der Ablauf des Anfalls die Vermutung nahelegt, daß ein umschriebenes Hirnleiden oder eine Schädelverletzung für die epileptischen Symptome verantwortlich zu machen ist, ist natürlich, wenn tunlich, eine möglichst frühe operative Entfernung der Reizquelle geboten; ebenso wird man bei der „Reflexepilepsie" die Narbe, das Neurom beseitigen. Die Unsicherheit des Erfolgs hat aber die ganze Lehre von der Reflexepilepsie in Mißkredit gebracht.

Die Erfahrungen, daß Entfernung der Nebennieren beim Tier die Krampfbereitschaft herabsetzt, gaben Anlaß zu operativer Entfernung bzw. Resektion einer Nebenniere, um durch Verminderung des Adrenalingehalts im Blute des Epileptikers das Krampfleiden zu heilen. Der Erfolg blieb bei der nicht ungefährlichen Operation zu oft aus, als daß man zur Fortsetzung dieser Behandlungsmethode raten könnte. Auch mit der Röntgenbestrahlung der Nebenniere ist noch kein eindeutiger Erfolg von Dauer erzielt worden.

Über die Hydrotherapie der Epilepsie gehen die Meinungen der Ärzte sehr auseinander. Manche, so ZIEHEN, empfehlen eine vorsichtige Kaltwasserbehandlung, während andere alle stärkeren Hautreize als schädlich ablehnen. Kalte Kopfduschen sind verwerflich. Eine wesentliche Heilwirkung dürfte der Hydrotherapie ebensowenig wie der Elektrizität zukommen. Auch von der Hypnose ist nichts zu erwarten. Führt die Epilepsie zu schwerer Charakterveränderung, zu Verblödung, treten häufige Dämmerzustände oder längerdauernde Psychosen auf, so ist bei der großen Gefährlichkeit der Kranken Anstaltsbehandlung unumgänglich. Hier tritt dann namentlich die seelische Behandlung in ihr Recht. Große Irrenanstalten haben zweckmäßigerweise besondere Epileptikerabteilungen. Der Hauptwert der Anstaltsbehandlung liegt in der Unmöglichkeit der Kinderzeugung. Jedem Epileptiker ist das Heiraten zu widerraten, weil seine Nachkommen in hohem Maße gefährdet sind.

Für geistig noch nicht geschädigte jugendliche Kranke empfehlen sich besondere Fortbildungsschulen im Anschluß an staatliche oder kommunale Heilanstalten. In letzteren sollen die Abteilungen für die heilbaren Fälle von den Verpflegungsabteilungen für Unheilbare und Verblödete getrennt sein. Manche Kranke mit hypochondrischer Charakteranlage leiden sehr unter dem Bewußtsein ihrer Krankheit; Beruhigung und Aufmunterung, Teilnahme und eingehende Beratung sind notwendig, soll der Patient nicht aus der Behandlung des Arztes in die des Kurpfuschers getrieben werden.

Neurasthenische und hysterische Äußerungen und Konstitutionen.

Von

A. HAUPTMANN-Freiburg i. Br.

Einleitung.

Mit der Überschrift „neurasthenische und hysterische Äußerungen und Konstitutionen" möchte ich eine Gruppe von nervösen Störungen herausheben, die man früher auch unter dem Titel „Neurosen", „Psychoneurosen", „Psychasthenische Zustände" abzuhandeln pflegte. Wenn ich diese früheren Bezeichnungen fallen ließ, so tat ich es weniger, weil sie ein falsches Bild von dem Wesen der betreffenden nervösen Erscheinungen entwarfen, als vielmehr, weil ihr Inhalt nur von dem richtig erfaßt werden konnte, der sich mit dem historischen Werdegang dieser Nomenklatur beschäftigt hat. Außerdem aber legt die Beibehaltung der Bezeichnung „Neurose die Gefahr des Auftretens aller möglichen Mißverständnisse nahe, weil dieser Begriff ursprünglich nervöse Krankheitszustände umfaßte, die man einerseits den eigentlichen Psychosen, andererseits den organischen Nervenkrankheiten gegenüberstellte, und als deren wesentliches Kriterium man das Fehlen pathologisch-anatomisch nachweisbarer Veränderungen ansah, weshalb man sie auch als „Funktionelle Nervenkrankheiten" bezeichnete.

Die Abgrenzung nach beiden Seiten läßt sich aber nicht strikte durchführen: denn, wie wir sehen werden, ist der Übergang zu den Psychosen ein durchaus fließender, und andererseits haben wir uns auch mit Krankheitsäußerungen zu beschäftigen, die, wie bei der „nervösen Erschöpfung" bzw. der „akuten Neurasthenie" oder mit welchem Namen man sonst die exogen bedingte, reparable Schädigung der nervösen Zentralorgane bezeichnet hat, doch sicher einer organischen Veränderung der nervösen Substanz ihre Entstehung verdanken. Wir werden aber überhaupt die Forderung der nachweisbaren pathologisch-anatomischen Veränderung nicht zum Kriterium der Abgrenzung machen dürfen, da die Möglichkeit eines Nachweises ganz von dem Maß der einwirkenden Schädlichkeit und von dem Zeitpunkte der Untersuchung abhängig sein muß; und überdies kann eine prinzipiell reparable Schädigung sehr wohl bei zeitlicher und quantitativer Steigerung ihrer Einwirkung, sowie bei fehlender Erholungsmöglichkeit zu einem dauernden Defekt führen. Dann aber wollen wir uns doch darüber klar sein, daß jedes krankhafte Symptom als Grundlage auch irgend eine materielle Veränderung haben muß, die praktisch für unsere pathologisch-anatomische Forschung ebensowenig faßbar sein kann, wie irgend ein normales seelisches Geschehen, das aber darum doch prinzipiell mit einer biologischen, chemischen und physikalischen Umlagerung der Grundelemente im Substrat unserer psychischen Vorgänge einhergehen muß. Nur mit dieser — fast selbstverständlichen, aber doch sehr häufig nicht klar erfaßten — einschränkenden — Voraussetzung wollte man unter „funktionellen Nervenkrankheiten" solche verstanden wissen, welche die Äußerung einer vorübergehend gestörten Funktion der nervösen Elemente darstellten, im Gegensatz zu einer Funktionsanomalie auf Grund eines dauernden nervösen Defektzustandes.

Aber auch die Zusammenfassung unter der Bezeichnung „funktionelle Nervenkrankheiten" habe ich abgelehnt, weil wir uns mit nervösen Äußerungen zu beschäftigen haben werden, die gar nicht einer vorübergehend gestörten Funktion der nervösen Elemente ihre Entstehung verdanken, vielmehr Ausdruck einer bestimmten abnormen seelischen bzw. nervösen Veranlagung sind. Ich meine die Konstitutionsanomalien, die man als Neurasthenie, Psychopathie bezeichnet hat, und zu der man auch die Hysterie rechnete.

Die großen Schwierigkeiten der Darstellung gerade dieses Kapitels sind darin begründet, daß nicht nach körperlichen Symptomen und Symptomgruppierungen gegliedert werden kann, weil wir den gleichen Symptomen bei ganz verschiedenen Konstitutionstypen und Gelegenheiten begegnen. Wir müssen das Symptom bis an seine psychische Wurzel zurückverfolgen und danach die Einteilung treffen. Andererseits müssen aber gerade auch die somatischen Äußerungen zusammengestellt werden, weil der Studierende gewöhnt ist und erfahrungsgemäß nicht leicht davon abgehen kann, sein Hauptaugenmerk zunächst hierauf zu lenken, und aus ihnen die Diagnose abzuleiten. Das bedingt natürlich eine gewisse Disharmonie der Darstellung und führt zu notwendigen Wiederholungen, was aus rein praktischen didaktischen Gründen mit in Kauf genommen werden muß.

Es kann nicht genügend betont werden (was in vielen älteren Darstellungen vermißt wird), daß wir es hier mit abnormen Äußerungen zu tun haben, die nur dann richtig verstanden werden können, wenn man ihren seelischen Gehalt erfaßt hat. Eine Reflexstörung, eine Lähmung, ein sensibler Ausfall bedeuten hier etwas ganz anderes als auf dem übrigen Gebiete der Neurologie. Faßt der Untersucher nur sie ins Auge und verfolgt er sie etwa auf den ihm geläufigen Bahnen von der Peripherie des Körpers nach ihrer Zentrale im Nervensystem zurück, um ihren Sitz zu ergründen, so muß er zu einer vollkommenen Verkennung des Sachverhaltes gelangen. Es kommt eben darauf an, durch die Symptome hindurch und hinter ihnen ihre seelische Bedingtheit zu sehen. Bei der Tabes sind die Hinterstränge erkrankt, bei der Poliomyelitis die Vorderhörner; bei den nervösen Störungen unseres Kapitels aber handelt es sich um den abnormen ganzen Menschen.

Deshalb habe ich es bisher und auch in der Überschrift vermieden, von „Krankheiten" zu sprechen. Wir haben es vielmehr mit „Äußerungen" zu tun, die der Mensch von sich gibt, entweder weil er von Hause aus abnorm veranlagt ist, oder weil, bei normaler Konstitution, besondere Umstände ihn hierzu nötigen. Wir werden das neurasthenische Verhalten und die hysterische Reaktion des an sich vollwertigen Menschen zu trennen haben von der Neurasthenie bzw. Psychopathie als dauernde abnorme seelische Verfassung. Das muß von vornherein scharf beachtet werden. Denn nur dann versteht man, weshalb nicht von einer Krankheit Hysterie gesprochen werden kann, sondern nur von einer hysterischen Reaktion, einem hysterischen Verhalten; nur dann ist einleuchtend, daß man das gleiche hysterische Symptom bei einem degenerierten Psychopathen und bei einem vollwertigen „Gelegenheits-Hysteriker" finden und es doch prognostisch ganz verschieden zu bewerten, therapeutisch verschieden anzupacken hat.

Die Heraushebung des Neurasthenischen und Hysterischen aus dem großen Gebiete der abnormen psychischen Reaktionen und Konstitutionen und ihre

Darstellung in einem Lehrbuche der Neurologie hat seinen guten Grund in dem Vorhandensein körperlicher, aber doch ausschließlich (bei der Hysterie) oder teilweise (bei der Neurasthenie) seelisch bedingter Symptome. Abgrenzungsschwierigkeiten gegenüber organischen Störungen könnten sich demnach nur bei den neurasthenischen Äußerungen ergeben. Behalten wir aber im Auge, daß wir hier nicht von nervösen (fälschlich auch neurasthenisch genannten) Erscheinungen eines Organs zu reden haben — das gehört in das Gebiet der internen Medizin —, sondern von „Neurosen", d. h. vom ganzen Menschen ausgehenden psychischen Anomalien mit somatischer Auswirkung, so kann unsere Stoffeinteilung nur folgendermaßen lauten: Nervöse Erschöpfung, konstitutionelle Neurasthenie; ihr angegliedert, weil ein häufiger Bestandteil ihrer Erscheinungsform, die Zwangszustände, die Tics, die Beschäftigungsneurosen. Schließlich die hysterische Äußerung und die Konstitutionsanomalie, auf der diese am leichtesten erwachsen kann.

Über aller Scheidung in abnorme Verhaltungsweisen und abnorme Veranlagung wollen wir aber nicht aus dem Auge verlieren, daß sich praktisch infolge der Unmöglichkeit in nervöser, seelischer Hinsicht eine „Norm" aufzustellen, nur schwer im Einzelfalle das Nichtvorhandensein einer gewissen abnormen Konstitution ausschließen lassen wird, wie andererseits bei der Ubiquität aus der Umwelt einstürmender seelischer Schädlichkeiten auch der Einfluß exogener Momente nie wird abgelehnt werden können, zumal ja doch auch schon für den Normalen, je nach seinem Charakter, der Wert seiner Erlebnisse hinsichtlich ihrer verletzenden Einwirkung auf die Seele ein ganz verschiedener ist.

Das Erfassen des Ganzen beruht aber in letzter Linie doch nur darauf, die einzelnen Teile gesondert zu sehen und ihren logischen Zusammenhang zu begreifen.

1. Nervöse Erschöpfung.

Begriff, Wesen, Ätiologie. Unter nervöser Erschöpfung verstehe ich die neurasthenischen Äußerungen eines in der Anlage gesunden, vollwertigen Menschen, dessen Nervensystem durch eine aktive übermäßige Inanspruchnahme eine vorübergehende, reparable Funktionsbeeinträchtigung erfahren hat.

Man hat mit „nervöser Erschöpfung" in der Literatur sehr Verschiedenes bezeichnet, hat nervöse Äußerungen bei organischen Schädigungen auch neurasthenisch genannt, so daß Mißverständnisse unvermeidlich waren. Man sprach von „Neurasthenie" schlechthin, von „akuter Neurasthenie", von „nervöser Erschöpfung" und „akuter nervöser Erschöpfung". Am richtigsten scheint es mir noch, den Ausdruck „nervöse Erschöpfung" zu gebrauchen, da er am klarsten das Wesen des Zustandes im Gegensatz zu der eigentlichen „Neurasthenie" als Bezeichnung der entsprechenden Konstitutionsanomalie charakterisiert. Das Beiwort „akut" möchte ich vermeiden, einmal weil es mißverständlich so aufgefaßt werden könnte, als ob es sich um die Einwirkung einer akuten, d. h. einmaligen, kurzdauernden Schädlichkeit handelte; dann aber könnte man darunter die unmittelbaren Folgeerscheinungen eines seelischen oder körperlichen Traumas verstehen, also das, was man zweckmäßiger als „Schok" bezeichnet, und was ich trotz der Gemeinsamkeit mancher Symptome doch als wesensverschieden von der eigentlichen nervösen Erschöpfung abtrennen möchte.

Verworn bezeichnet als „Ermüdung" die durch Vergiftung mit den eigenen Zersetzungsprodukten eintretende Lähmung, und als „Erschöpfung" die aus dem Verbrauch und mangelndem Wiederersatz der lebendigen Substanz entspringende Lähmung. Wir können, teleologisch denkend, die Ermüdung als einen zweckmäßigen Vorgang auffassen, da diese Empfindung dazu dient, den Organismus vor der Erschöpfung zu schützen. Bei normalem Betriebe beugt der Organismus der übertriebenen Beanspruchung dadurch vor, daß die physiologische Reizbarkeit durch die entstehenden Ermüdungsstoffe herabgesetzt wird. Wird diese zweckmäßige Regulierung durchbrochen, indem eine übermäßige Inanspruchnahme einsetzt, so tritt neben zunehmender Ermüdung eine wachsende Erregbarkeit auf (Goldscheider).

Die Physiologie lehrt uns also in dem gleichzeitigen Vorhandensein zweier Erscheinungen, in der verminderten Leistungsfähigkeit und in der gesteigerten Reizbarkeit zwei Symptome der Erschöpfung kennen, die wir auch, auf den Gesamt-Organismus übertragen, als Kernpunkt des neurasthenischen Symptomenkomplexes anzusprechen haben.

Der physiologische Versuch kann aber infolge der Begrenztheit seiner Methodik natürlich nur einen Teil des Mechanismus nachahmen, wie er sich beim lebenden Menschen abspielt. Er kann durch mechanische oder chemische Reize eine Übermüdung herbeiführen, und kann die Veränderungen an der Funktion der Zelle oder eines ganzen Organs studieren. Er müßte uns aber eine unvollkommene Auffassung vom Wesen des „Neurasthenischen" geben, da seine wesentliche Komponente, das Psychische, nicht berücksichtigt werden konnte. Auf diesem unfertigen Standpunkt befand sich die Neurasthenie-Lehre recht lange Zeit, da man sich mit den Anschauungen begnügte, die BEARD im Jahre 1880 äußerte, als er zum ersten Male die „American Nervousness, with its causes and consequences" beschrieb und ihr den Namen Neurasthenie gab. Er sprach von einer „mangelhaften Ernährung des Nervengewebes, von dessen Metamorphose die Entwicklung der Nervenkraft abhängig ist" und sah als „Grundlage der Erkrankung eine Verarmung der Nervenkraft, einen exzessiven Verbrauch des Nervengewebes".

Ohne die Bedeutung der körperlichen Komponente zu unterschätzen — ich habe ja schon in der Einleitung hierauf im Gegensatz zu dem rein seelischen Erfülltsein des Hysterie-Begriffs hingewiesen — müssen wir uns nun aber darüber klar werden, daß beim Menschen jede Übermüdung nur dadurch zustande kommen kann, daß durch einen psychischen Akt, durch eine Steigerung der Willensspannung, das Ermüdungsgefühl verhindert wird, in Wirkung zu treten, das heißt die Tätigkeit aufhören zu lassen. Es sind affektive Momente, die zu einer übermäßigen Inanspruchnahme der Willensfunktion führen: Arbeit, die innerhalb einer gewissen Zeit geleistet sein muß, oder die zu erledigen ist, auch wenn sie unsere Kräfte übersteigt, veranlaßt uns, das Warnungssignal des Ermüdungsgefühls zu überwinden und die Tätigkeit bis zur Erschöpfung fortzusetzen. Eine besonders ungünstige Wirkung müssen derartige Situationen entfalten, wenn sie den durch das Ermüdungsgefühl herbeigeführten Unlustaffekt noch dadurch steigern, daß sie, etwa durch die Zwecklosigkeit der Arbeit oder die fehlende Aussicht auf Gewinn oder durch die Unzufriedenheit über die Mängel der Leistung oder durch lebensbedrohende Umstände, von vornherein einen entsprechend düster gefärbten Stimmungshintergrund schaffen; dann verringert sich der jede Willenstätigkeit begünstigende affektive Antrieb, und es muß zur Überwindung des Ermüdungs-Unlustgefühls ein entsprechend größeres Energiequantum verbraucht werden.

Auf der anderen Seite kann es dadurch zu einer Übermüdung und Erschöpfung kommen, daß die Art der Arbeitsleistung bzw. der affektiven Lagerung uns das Warnungssignal des Ermüdungsgefühls überhören läßt. Jede gewinnbringende Tätigkeit, jede Arbeit, die uns durch ihre Qualität mit Genugtuung über unsere Leistungsfähigkeit erfüllt, jede als sittliches Gebot von uns empfundene Handlung läßt aus sich immer neue Triebkräfte entstehen, die unbemerkt eine übertriebene Inanspruchnahme herbeiführen.

Diese affektiven und Willens-Momente also sind es, die wir immer wieder als wirksame Agentien an der Wurzel der nervösen Erschöpfung finden. Sie setzen einen Mechanismus in Gang, der infolge seiner inneren Konstruktion dazu verdammt ist, sich auf ein immer tieferes Niveau herabzuschrauben: denn die gesteigerte Willensspannung fordert von dem Organismus übertriebene Leistungen, die nach einiger Zeit immer minderwertiger werden müssen, da die dauernd antreibende Willens-Peitsche jede Erholungsmöglichkeit ausschließt; damit aber muß auch das Substrat der Affekt-Tätigkeit, als Teil dieses immer mangelhafter funktionierenden Organismus, notleiden, was sich in einer Zunahme der Reizbarkeit äußert, bis schließlich mit dem Versagen der die Willenstätigkeit speisenden Kräfte das Plus an treibender Energie verschwindet, wodurch zwar das ursprünglich gestörte Gleichgewicht zwischen Antrieb und normaler Leistungsmöglichkeit wieder hergestellt ist, aber doch ein in seinen einzelnen Apparaten schwer geschädigter, wenn auch reparationsfähiger Organismus zurückgeblieben ist.

Wenn wir so das Wesen der Schädigung, die wir als „nervöse Erschöpfung" bezeichneten, begriffen haben, wird es leicht, zu verstehen, welche im Dasein vorkommenden Bedingungen als ätiologisch maßgebend in Betracht kommen können. Wir werden die Umgrenzung der Entstehungsursachen nicht danach vornehmen dürfen, ob neurasthenische Symptome vorhanden sind oder nicht; denn die Symptome als solche zeigen nicht etwa eine spezifische Färbung, welche ohne weiteres gestattete, ihre ätiologische Herkunft sicher zu stellen. GAUPP hat ganz recht, wenn er sagt, daß es nicht durch die klinische Erscheinungsform des Symptoms bestimmt werden kann, ob ein Tremor, eine Tachykardie, eine Reflexsteigerung, ein Kopfschmerz neurasthenisch, endogen psychopathisch oder hysterisch ist, sondern daß dies aus dem Gesamttatbestand erschlossen werden muß. Beachten wir das nicht, so gelangten wir zu einer ungebührlichen Dehnung des Ätiologiebegriffes für den von mir als neurasthenische Äußerung des an sich vollwertigen Menschen bezeichneten Symptomenkomplex.

Das hat auch dazu geführt, einmalige, kurz einwirkende Schädlichkeiten körperlicher und seelischer Natur als ätiologisch maßgebend anzusehen und von einer „akuten Neurasthenie" oder auch „traumatischen Neurasthenie" zu sprechen. Man hat gewisse Erscheinungen nach Commotio cerebri als neurasthenisch bezeichnet und sie, ergänzt durch andere, in dem Krankheitsbild der „Kommotions-Neurose" zusammengefaßt. Und man hat klinisch ähnliche oder gleiche nervöse Symptome, die man im Gefolge akuter Infektionskrankheiten (Typhus, Influenza, Angina, Ruhr, Flecktyphus, wolhynisches Fieber usw.) und nach manchen Stoffwechselkrankheiten (Diabetes, Addison), auch bei erschöpfenden Krankheiten (Nephritis, Krebskachexie) und bei chronischem Alkoholmißbrauch („Neurasthenie der Trinker") auftreten sah, nicht von den neurasthenischen Äußerungen der eigentlichen nervösen Erschöpfung getrennt.

Dieses Zusammenwerfen der Äußerungen der nervösen Erschöpfung und der Symptome einer nervösen Läsion durch die eben genannten Schädlichkeiten hatte anscheinend zur Voraussetzung, daß es einen durch eine bestimmte Zahl von Erscheinungen charakterisierten Reaktionstypus gäbe, den man den neurasthenischen nennen könnte. So einfach ist es nun aber in Wirklichkeit eben nicht. Der Begriff des „Neurasthenischen" bekäme etwas durchaus Verschwommenes, wenn wir die nervösen Äußerungen nach Infektionskrankheiten, Commotio usw. mit einbeziehen wollten. Selbst die Gleichartigkeit einzelner Symptome in beiden Fällen darf uns nicht dazu bestimmen. Denn ebenso, wie wir das Wesen der hysterischen Äußerung nicht aus der Eigenart der Symptome ableiten können, sondern ihren seelischen Gehalt erfassen müssen, nach ihrer psychischen Herkunft zu fahnden haben, so sollten wir in den Begriff der neurasthenischen Äußerung auch das ätiologische Moment einbeziehen; allerdings nicht im gleichen Sinne wie bei der hysterischen Äußerung, sondern derart, daß das Wesen der neurasthenischen Äußerung festgelegt ist durch einen bestimmten Weg der Schädigung des Nervensystems.

Die Richtung dieses Weges ist die, daß immer eine willensmäßig oder affektiv überspannte Kraftleistung die Bedingungen zum Auftreten einer nervösen Erschöpfung schaffen. Es muß aktiv, es muß von uns etwas unsere Fähigkeiten Übersteigendes geleistet werden; es darf nicht etwa durch ein von „uns" unabhängiges Agens die Funktion irgendeines Organs bis zur Erschöpfung getrieben worden sein, um Symptome zu zeitigen, die wir dann neurasthenisch nennen wollten. Ein Fieber könnte beispielsweise rein dynamisch das Herz so weit schädigen, daß auch nach seinem Abklingen Pulsanomalien zurückbleiben, die sich objektiv von solchen echt neurasthenischer Natur bzw. Genese nicht unterscheiden lassen. Wir müssen also, um keine Verwirrung eintreten zu lassen, dem etwas konturlosen Gebilde der „neurasthenischen Äußerung" dadurch eine feste Form geben, daß wir sie beschränken auf eine aktiv zustandekommende Erschöpfung.

Bei dieser Auffassung werden wir die akuten Infektionskrankheiten als Ätiologie nicht anerkennen können, ganz abgesehen davon, daß im Krankheitsbilde der postinfektiösen Schwächezustände die neurasthenischen Symptome doch nur einen Bruchteil ausmachen, und im ganzen der mehr organische Charakter der Erscheinungen vorherrscht. Das gleiche gilt für die Stoffwechsel- und erschöpfenden Krankheiten, sowie für den Alkoholismus. In noch viel höherem Grade ist das für die „Kommotions-Neurose" der Fall. Der durchaus irreführende Ausdruck „Neurose" sollte endlich fallen gelassen werden, nachdem die schon im Frieden (Jakob) über mannigfache echt organische Gehirnschädigungen gewonnenen Erfahrungen durch den Krieg eine so umfangreiche Bestätigung erfahren haben. Auch kann nur ein ungenügendes Eindringen in die einzelnen Züge des Krankheitsbildes und ein Außerachtlassen des Verlaufs zu einer Verkennung des organischen Charakters der postkommotionellen Hirnschwäche oder des vasomotorischen Symptomenkomplexes führen. Wir müßten dann auch ganz ähnliche Erscheinungen nach Kohlenoxydvergiftung oder Strangulation „neurotisch" nennen. Und was schließlich die „akute" Neurasthenie anlangt, so darf die akute Schreckwirkung, der „Nervenschock" nach unserer Auffassung des Neurasthenischen nicht hierher gerechnet werden, da man es in den reinen Fällen gar nicht mit einer Erschöpfung, auch nicht auf affektivem Gebiete, zu tun hat. Irrtümer in der Auffassung rührten daher, daß häufig, z. B. im Kriege, gleichzeitig die Bedingungen für eine Überspannung des Willens und damit für die Ingangsetzung des zur Erschöpfung führenden Mechanismus gegeben waren, indem es galt, einer lebensbedrohenden Situation zu entfliehen. Oder der Sachverhalt war, wie Birnbaum hervorhebt, häufig der, daß nach erschöpfenden Strapazen und seelischen Überlastungen, deren schädliche Wirkungen ein fester Wille oder ein starkes Verantwortungsgefühl oder vielleicht auch bloß ein äußerer

Zwang noch zurückdämmte, eine akute seelische Erschütterung zum längst vorbereiteten Zusammenbruch führte, und so die Entstehung einer akuten traumatischen Neurasthenie vortäuschte.

Als wirkliche Entstehungsursachen der neurasthenischen Äußerungen des Gesunden kommen dagegen in Betracht alle Momente, die uns veranlassen, mehr zu wollen, als wir leisten können, und zwar natürlich nicht nur nach der Richtung der grob-körperlichen (ich meine muskulären) Leistung, sondern auch hinsichtlich der intellektuellen Leistungen, dann aber auch alle Momente, welche uns von der Gemütsseite her nicht zur Ruhe kommen lassen.

Solche Bedingungen treffen wir einerseits bei Menschen, die, auf höherem sittlichen Niveau, durch ihre besondere Pflichttreue gezwungen werden, ohne Rücksicht auf das sich auch bei ihnen meldende Bedürfnis nach Ruhe, ein bestimmtes Ziel zu erreichen, und andererseits bei solchen, welche die Not, in Form materieller oder rein körperlicher Existenzbedrohung, zu einer Überspannung ihrer geistigen und physischen Leistungsfähigkeit treibt. Die hierbei wirksamen affektiven Kräfte bedingen ihrerseits noch dadurch eine spezielle Schädigung, daß die mit solchen Situationen verbundene gemütliche Inanspruchnahme in Form von Sorge, Kummer, Erwartung, Enttäuschung die Arbeitsfähigkeit erschweren, dadurch einen gesteigerten Willensaufwand nötig machen und durch Beeinträchtigung des Schlafes eine Erholung hintanhalten.

Der Beamte, der aus Gewissenhaftigkeit seine Bureauarbeit noch ins Haus verlegt, wenn seine Dienststunden ihn nicht zum befriedigenden Abschluß seiner Tätigkeit gelangen lassen; der Arzt, den sein Pflichtbewußtsein die Nachtruhe einem schwerkranken Patienten opfern läßt, oder den die materielle Not zwingt, neben seiner beruflichen Arbeit anderem Lohnerwerb nachzugehen, oder der die wenigen freien Viertelstunden benutzt, um durch Studium der Fachliteratur wissenschaftlich auf der Höhe zu bleiben; der Bankier, der, mit Millionen operierend, durch sofortiges Benutzen wie Außerachtlassen eines Vorteils Vermögen gewinnen wie verlieren kann, und der deshalb innerhalb einer zu kurz bemessenen Frist zu viele Arbeit leisten muß, den spekulative Geschäfte nachts nicht zur Ruhe kommen lassen; der Offizier, von dessen Aufmerksamkeit und Entschlußfähigkeit im Kriege das Schicksal Hunderter von Menschenleben abhängt: sie alle können durch in ihrem Charakter oder in der Situation liegende Bedingungen zu nervöser Erschöpfung getrieben werden.

Kriegserfahrungen illustrieren das zahlenmäßig sehr deutlich: HELLPACH fand unter 300 nervenkranken Mannschaften 137 Neurastheniker und 87 Hysterische, unter 300 nervenkranken Offizieren dagegen 159 Neurastheniker und nur 22 Hysterische. Und er berechnet das Verhältnis der neurasthenischen zur hysterischen Erkrankung für die Mannschaften auf rund 2:1, für die Offiziere dagegen auf 8:1. Das zeigt — abgesehen von anderen Momenten, über die bei der Hysterie näher zu sprechen sein wird —, wie die gesteigerte Verantwortung, die aus dem Pflichtgefühl geborene, gewollte Nichtachtung des Ermüdungsgefühls, die Nichtbenutzung der Ruhepausen die Grundlagen zu neurasthenischen Äußerungen schafft, die bei den Mannschaften dank ihrer mehr umgrenzten, abhängigen Tätigkeit in geringerem Grade hervortraten. Freilich waren auch für sie genügend Bedingungen vorhanden, die, zumal in den letzten Jahren des Krieges, neurasthenische Symptome in immer größerem Umfange hervortreten ließen: weniger die Lebensbedrohung war es, an die man sich schließlich gewöhnt hatte, als das ständige In-Erwartungsein, das, was ZANGGER „andauernde Zwangssituationen ohne Betätigung" nannte, dann aber die Trennung von der Familie und die Sorge um sie, die durch die militärische Subordination im Laufe der Jahre unerträglich gewordene Ausschaltung der eigenen Willensbetätigung, die psychischen Reibungen infolge Urlaubsverweigerung oder Zurücksetzung bei Auszeichnungen und Beförderungen; alles dies und viele andere affektive Momente, auf deren Aufzählung ich hier verzichten kann, kamen ätiologisch weit eher in Frage, als rein körperliche, übermäßige Leistungen, die man fälschlicherweise immer wieder angeschuldigt findet, die aber nur dann wirklich als Schädigung von Bedeutung waren, wenn etwa die Notwendigkeit, einer lebensbedrohenden Situation zu entgehen, gleichzeitig mit der körperlichen Überanstrengung eine seelische Inanspruchnahme mit sich brachte.

Auch auf anderem Gebiete hat man in der gesteigerten Organleistung eine ungebührlich hohe Schädigung erblickt, und dabei seelische Momente außer acht gelassen. ASCHAFFENBURG hat mit Recht darauf hingewiesen, daß sexuelle Ausschweifungen als solche, d. h. als übertriebene Inanspruchnahme der Keimdrüsen viel weniger von Bedeutung sind, als die begleitenden Umstände, wie Alkoholexzesse, Schlafentziehung und gemütliche Erregung, etwa Furcht vor Entdeckung, vor Schwangerschaft, vor Ansteckung. Eine rein körperliche Hyperfunktion kann ja schon deshalb nicht in Frage kommen, weil der Spermaproduktion zeitlich Grenzen gesetzt sind, die auch ein psychischer oder manueller Anreiz nicht wesentlich verrücken kann. Und wie wenig eine unter Ausschluß der oben genannten seelischen Noxen betriebene, wenn auch exzessive sexuelle Betätigung ein neurasthenisches Zustandsbild zeigt, beweist doch recht deutlich die Seltenheit, mit der man es etwa bei Jungverheirateten nach der Hochzeitsreise antrifft. Aber auch selbst die Onanie ist in ihrer ätiologischen Bedeutung bei weitem überschätzt worden, bzw. man hat eben verkannt, daß die neurasthenischen Äußerungen vieler exzessiver Onanisten nur der Ausdruck ihrer abnormen „neurasthenischen Veranlagung" sind (s. später bei diesem Kapitel) und nicht die Folge dieser Manipulationen bei konstitutionell Normalen. Wer bei sorgfältiger Aufnahme der Anamnese seiner Patienten erfährt, daß es kaum einen Mann gibt, der in seiner Jugend nicht irgendwann eine Zeit lang und häufig sogar recht erheblich, onaniert hätte, kann unmöglich hierin, d. h. in der übermäßigen Inanspruchnahme des Organs eine ätiologisch in Betracht kommende Schädigung erblicken. Und das gilt auch für die sensible Inanspruchnahme der für den Ejaculationsreflex maßgebenden spinalen Zentren, da unter normalen Umständen, d. h. bei nicht abnorm disponierten Individuen nach vollständiger Eliminierung des Sperma mit dem allmählichen Versagen des Reflexmechanismus sowohl für die Ejaculation wie für die Erektion auch die sexuelle Reizbarkeit und das Bedürfnis nach sexueller Betätigung nachlassen, von der Natur also schon Grenzen für eine zur Läsion der nervösen Zentren führende Betätigung gesetzt sind. Als wirklich schädigend kommen bei diesen Gelegenheiten dagegen wiederum seelische Momente in Betracht: neben der übermäßigen Inanspruchnahme der Phantasie in Form der Ausmalung erotischer Situationen, auch ohne daß es dabei zu eigentlichen onanistischen Manipulationen zu kommen braucht oder nicht mehr kommen kann, sind es vor allem Gewissensbisse und dann die Angst vor den Folgen des „Lasters", die durch die unberechtigt umfangreiche, meist durchaus minderwertige, von nicht sachverständiger Seite ausgehende Literatur in Form aller möglichen, mit hochtrabenden Titeln versehene Broschüren geschürt wird, die durch ihre ständige Beunruhigung erst wirklich schädigend wirkt und neurasthenische Äußerungen zeitigt, wie sie eine — man muß schon sagen übliche — onanistische Betätigung, die beim Vollwertigen immer von selbst durch den normalen Geschlechtsverkehr abgelöst wird, nie zur Folge hat.

Besonders ungünstig gestalten sich alle genannten Bedingungen, wenn durch Reizmittel der verschiedensten Art Situationen geschaffen werden, die eine Erholung künstlich unmöglich machen. In erster Linie kommen Kaffee und Tee in Betracht, die das Ermüdungsgefühl für viele Stunden zurückdrängen können und in doppeltem Sinne schädlich wirken, indem sie nämlich einmal Leistungen ermöglichen, die für den betreffenden Organismus als seine Fähigkeiten übersteigend angesehen werden müssen, und dann auch die wenigen Stunden, welche die künstlich verlängerte Arbeitszeit für den Schlaf noch übrig läßt, noch dadurch weiter beschränken, daß sich der Schlaf durchaus nicht gleich nach dem Zubettgehen einstellt. Diese Schwierigkeit des Einschlafens ist in solchen Fällen aber nicht immer unmittelbar auf die genannten Reizmittel zurückzuführen, wir wissen vielmehr, daß auch ohne sie, bzw. bei Anwendung anderer Mittel und Maßnahmen, wenn sie nur erst einmal dazu geführt haben, die Arbeit über die erste Ermüdungsempfindung hinaus zu geleiten, ein Zustand scheinbarer Frische und Leistungsfähigkeit eintritt, der dann in eine Schwierigkeit des Einschlafens mündet. Deshalb gehört zu diesen schädlich wirkenden Mitteln auch der Tabak, der durch seine anregende Wirkung eine Nichtbeachtung des Müdigkeitssignals herbeiführt, seltener der Alkohol, der zwar das Gefühl der erhöhten Leistungsfähigkeit vermittelt, aber doch die Leistungsfähigkeit selbst und vor allem die Willenstätigkeit so sehr beeinträchtigt, daß eine länger dauernde gesteigerte Inanspruchnahme unmöglich wird. Bedenklicher sind dagegen Kaltwasser-Prozeduren, vor allem kalte Duschen, die ein beliebtes Mittel bilden, das Müdigkeitsgefühl zu verscheuchen. Die längere Anwendung dieser Mittel muß notwendigerweise zu einer Erschöpfung führen, weil mit der fehlenden Erholungsmöglichkeit die Leistungsfähigkeit an jedem folgenden Tage immer mehr sinkt, dadurch immer stärkere Reize notwendig werden und die aus dem Bewußtwerden der unvollkommenen Leistung geborene Mißmutigkeit den affektiven Antrieb zur Tätigkeit noch vermindert, so daß eine immer größere Willensspannung zur Erreichung des Zieles erforderlich wird.

Der Charakter der nervösen Erschöpfung als einer vorübergehenden, im Prinzip reparablen Funktionsstörung des Nervensystems läßt es müßig erscheinen, die Frage der pathologisch-anatomischen Grundlage überhaupt zu erörtern.

Ganz abgesehen davon, daß uns selbstverständlich kein „reines" Sektionsmaterial zur Verfügung stehen kann, wissen wir über die histologischen Veränderungen am Nervensystem bei Ermüdung noch viel zu wenig, als daß wir wagen dürften, irgendwelche Befunde, die uns etwa ein glücklicher Zufall in die Hand spielte, als das Substrat einer nervösen Erschöpfung zu deuten. Man hat zwar an Tierversuchen (PUGNAT, GUERRINI, CHIARINI, MARINESCO) Veränderungen an den Ganglienzellen des Rückenmarks und Gehirns bei Ermüdung bzw. Erschöpfung gefunden, wie z. B. Volumverminderung der Zelle und des

Kerns, Deformierung des Kerns und Dislokation desselben an die Peripherie der Zelle, Abnahme der chromatophilen Substanz (des „Kinetoplasma", wie es MARINESCO nennt), Auftreten von Vakuolen in der Zelle, Ansammlung von Leukocyten um die Zelle, doch halten alle diese Befunde meines Erachtens einer ernsten Kritik nicht stand.

Wichtiger wäre es, das biologische Wesen der nervösen Erschöpfung zu ergründen, doch müssen wir uns auch da mit Theorien begnügen, deren experimentelle Grundlagen zwar das Zustandekommen des einen oder anderen neurasthenischen Symptoms anschaulich machen, aber doch dem Wesen des Neurasthenischen in seiner Gesamtheit nicht ganz gerecht werden.

RANKE, MOSSO und namentlich WEICHHARDT haben die bei der Muskeltätigkeit entstehenden Zersetzungsstoffe studiert, und WEICHHARDT hat Ermüdungsstoffe („Kenotoxine") isoliert, die, Tieren injiziert, je nach der Menge, alle Stadien der Ermüdung herbeiführten. Er hat sogar auch ein Antitoxin gefunden, das eine Steigerung der Leistungsfähigkeit bzw. einen Schutz gegen die natürliche Ermüdung zustande bringt. Man hat demgemäß die erworbene Neurasthenie auf eine solche Vergiftung des Organismus mit den Ermüdungsstoffen zurückgeführt. GAUPP hat aber wohl ganz recht, wenn er die Ansicht vertritt, daß diese chemische Theorie doch nicht vollauf befriedigt, da wir neurasthenische Symptome doch auch ohne jegliche Ermüdung auftreten sehen, vor allem als Ausdruck einer konstitutionellen Minderwertigkeit, der eigentlichen neurasthenischen bzw. psychopathischen Veranlagung. Ganz besonders muß aber zu denken geben, daß wir manche Symptome der endogenen Neurasthenie auf psychischem Wege, z. B. durch Hypnose, zum Verschwinden bringen können, wobei wir doch wohl kaum die Wirksamkeit eines Vorganges supponieren können, wie er bei der allmählichen Eliminierung der Kenotoxine vorhanden ist. Doch ist das natürlich kein Argument, das hinreichte, die Gültigkeit der chemischen Theorie zurückzuweisen; denn im Symptomenbilde der konstitutionellen Neurasthenie gibt es eine ganze Menge von Erscheinungen rein psychischer Genese, und gerade sie sind es, die einer suggestiven Behandlung zugänglich sind, während umgekehrt suggestive Methoden bei der eigentlichen nervösen Erschöpfung unwirksam zu sein pflegen; die Symptome verschwinden eben erst allmählich, wenn die Bedingungen für eine Erholung gegeben sind. Wir werden also wohl sagen müssen, daß die chemisch-toxische Theorie wohl nicht das Zustandekommen der neurasthenischen Symptome schlechthin erklären kann, das sie aber als Grundlage der eigentlichen exogenen Neurasthenie, der „nervösen Erschöpfung" sehr wohl in Betracht kommen mag. Im übrigen erscheint es bei unserer Unkenntnis über das biologische Wesen des Psychischen recht aussichtslos, das so weit im Seelischen verankerte Neurasthenische auf eine einfache biologische Formel zu bringen.

Symptomatologie. In psychischer Hinsicht klagen die Kranken in erster Linie über Störungen der Aufmerksamkeit, der Konzentrationsfähigkeit. Sie werden zerstreut, können nicht bei der Sache bleiben, lassen sich durch äußere Eindrücke oder auch durch in ihnen aufkommende Gedankengänge von ihrer aktuellen Denkrichtung ablenken; dies prägt sich auch äußerlich in ihrer motorischen Unruhe aus. Sie können nicht stille sitzen, nicht lange im selben Raume bleiben. Jedem neuen Einfall wird sofort nachgegeben. Sie lesen mechanisch weiter, um plötzlich zu entdecken, daß sie „mit ihren Gedanken ganz wo anders" waren. Die Beeinträchtigung der Konzentrationsfähigkeit läßt bisweilen die Gedächtnis-Leistungen etwas vermindert erscheinen, eine wirkliche Gedächtnisstörung liegt aber, wie experimentelle Prüfungen ergeben haben, nicht vor. Daß die Merkfähigkeit eine Einbuße erfährt, erklärt sich ohne weiteres aus dem Mangel an Aufmerksamkeit und aus der Ermüdbarkeit; eine primäre, organische Störung des Merkens, in dem Sinne einer materiellen Unfähigkeit, die aufgenommenen Eindrücke festzuhalten, besteht aber nicht. Sehr rasch macht sich bei jeder geistigen oder körperlichen Tätigkeit ein Ermüdungsgefühl geltend, ein Gefühl der geistigen Abspannung, der Leere im Kopf, das den Kranken schon nach kurzer Zeit wieder von der Arbeit abstehen läßt. Er wird entschlußunfähig, sieht ängstlich jeder neuen Anforderung entgegen, erblickt überall Schwierigkeiten, die ihm unüberwindlich erscheinen und ihn veranlassen, nichts Neues mehr zu unternehmen.

Das Gefühl der Leistungsunfähigkeit beeinträchtigt dann sehr bald die Stimmung. Der Kranke wird mißmutig, ärgerlich, aufgeregt, reizbar. Jede

Kleinigkeit stört ihn; ein gleichgültiges Geräusch, „die Fliege an der Wand", das Rollen der Wagen auf der Straße, das Peitschenknallen. Eine harmlose Unachtsamkeit oder ein Widerspruch seiner Umgebung läßt ihn außer sich geraten, er empfindet ihn als eine persönliche Rücksichtslosigkeit und poltert gleich los; da den Kranken im allgemeinen die Kritik für ihr Verhalten nie verloren geht, merken sie das Unangemessene ihres Betragens, geraten dadurch erst recht in Affekt, was dann manchmal zu förmlichen Wutausbrüchen mit Tätlichkeiten führt. Auf der Höhe dieser Affektentladungen, aber auch bisweilen ohne entsprechenden äußeren Anlaß, kann es dann zu Ausdrucksbewegungen kommen, die von den Kranken selbst als inadäquat empfunden werden, welchen sie aber nicht widerstehen können: die Tränen treten ihnen in die Augen, sie geraten in lautes Schluchzen, wenn sie nur eine rührende Szene erleben, oder von irgendeiner edlen Tat berichten; seltener zeigt sich diese emotionelle Inkontinenz in Form von Lachausbrüchen.

Es ist zwar psychologisch verständlich, daß sich auf der Basis der mißmutigen Stimmung, veranlaßt durch die zahlreichen körperlichen Sensationen, eine hypochondrische Einstellung entwickeln könnte, doch muß ich, wie MOEBIUS schon früher meinte, und auch BUMKE neuerdings betont, im Gegensatz zu der KRAEPELINschen Anschauung auf Grund eigener Erfahrungen das Vorkommen hypochondrischer Ideen bei der reinen nervösen Erschöpfung ablehnen. Ich habe immer wieder gefunden, daß die Kranken ihren Mißempfindungen erstaunlich objektiv gegenüberstanden, ja daß sie sie sogar als relativ harmlos hinstellten. Daher kommt es ja gerade, daß die nervöse Erschöpfung häufig einen so hohen Grad erreichen kann: die Mißempfindungen werden eben nicht zum Anlaß der Befürchtung genommen, es möchte irgendein Organleiden vorliegen, ja häufig werden ärztliche Ratschläge auch gar nicht entsprechend respektiert. Nur wo auf dem Boden einer neurasthenischen Konstitution erschöpfende Momente eine akute Reaktion zustande bringen, begegnen wir fast regelmäßig hypochondrischen Befürchtungen.

Das Vorkommen eigentlich psychotischer Zustände auf der Basis von Erschöpfung kann hier natürlich nicht näher behandelt werden. Es sei nur erwähnt, daß nach den Kriegserfahrungen, allerdings immer unter Mitwirkung mangelhafter Ernährung, auch bei konstitutionell Vollwertigen Erschöpfungs-Psychosen in Form von kurz dauernden Delirien, Dämmerzuständen, Amentia- und Stupor-Bildern, also dem exogenen Reaktionstypus (BONHOEFFER) entsprechend, vorkommen.

Der Schlaf weist insofern Störungen auf, als das Einschlafen am Abend erschwert ist, die Kranken kurz nach dem Einschlafen häufig mit einem schreckhaften Zusammenfahren (bisweilen begleitet von dem Traumbild des Herunterstürzens) wieder aufwachen, und ängstliche Träume dann auch im weiteren Verlaufe der Nacht die Ruhe stören. In eigenartigem Gegensatz zu dem abendlichen erschwerten Einschlafen steht dann die Beobachtung, daß am Tage dem sich in ständigem Gähnen äußernden Müdigkeitsgefühl auffallend leicht nachgegeben werden kann: die Kranken können bei öffentlichen Anlässen, in Vorträgen, im Theater einschlafen. Morgens wachen sie meist schwer auf und fühlen sich nicht ausgeruht. Es ist das, abgesehen von dem ungenügenden Quantum an Schlaf, darauf zurückzuführen, daß infolge des späten Einschlafens morgens noch eine erhebliche Schlaftiefe vorhanden ist, aus der die Kranken dann künstlich durch ihr Tagewerk herausgerissen werden; diese morgens müden und abends abnorm frischen Kranken stellen einen Typus dar, dem wir bei den konstitutionellen Neurasthenikern wieder begegnen werden; ich möchte aber ausdrücklich darauf hinweisen, daß mir die Herausbildung eines solchen Typus der Leistungsfähigkeit auch bei Menschen begegnet ist, die früher, d. h.

vor Einwirkung der erschöpfenden Momente morgens die übliche Frische und abends die normale Müdigkeit gezeigt hatten. Nach meinen Erfahrungen darf man also aus dem Vorliegen des „neurasthenischen Schlaftypus" nicht ohne weiteres auf das Vorhandensein einer neuropathischen Konstitution schließen.

Im Vordergrunde der körperlichen Erscheinungen stehen Beschwerden auf sensiblem Gebiete.

Immer wird über Kopfdruck geklagt, über das Gefühl eines eisernen Reifens um die Stirn, andererseits auch über die Empfindung, als ob man die Schädelknochen auseinander sprengte; meist empfinden die Kranken einen intensiven Schmerz auf der Scheitelhöhe, der auf eine ganz circumscripte Stelle lokalisiert wird („ich kann es mit dem Finger zudecken"). Aber auch hinter den Augen und am Übergang des Hinterhauptes zum Nacken sitzt der Schmerz. Gar nicht selten besteht auch eine Druckempfindlichkeit des Trigeminus und Occipitalis, ohne daß sonstige Erscheinungen einer förmlichen Neuralgie bzw. Neuritis vorhanden wären. Es wird über Parästhesien in den Extremitäten geklagt: über Kältegefühl in den Händen und Füßen, andererseits auch über das Gefühl des Geschwollenseins der Glieder; Arme und Beine schlafen leicht ein, es zuckt und brennt in ihnen, es zieht von den Füßen herauf durch die Wirbelsäule bis zum Kopf und dann tritt Schwindel ein. Dieser macht sich überhaupt sehr leicht bemerkbar, z. B. schon nach kurzem Lesen, bei dem die Buchstaben verschwimmen. Häufig sind auch Klagen über Mouches volantes, was nur der Ausdruck gesteigerter Empfindlichkeit der Retina ist. BUMKE hat diese sensorielle Hyperästhesie ziffernmäßig festgestellt, indem er nachwies, daß die Lichtempfindung mit schwächeren galvanischen Strömen ausgelöst werden kann als beim Normalen. Im Gegensatz dazu fand er, daß der Pupillenreflex weniger ansprach, so daß sich also das in der Norm $1:2-4$ betragende Verhältnis dieser beiden Reaktionen auf $1:30-40$ verschob. Echte Migräne gehört nicht zum Symptomenkomplex der nervösen Erschöpfung.

Auf motorischem Gebiete finden sich:

Tic-artige Zuckungen, besonders in der Gesichtsmuskulatur, dann auch Erscheinungen, die sich auf Teilgebiete eines Muskels beschränken, nicht zu Bewegungseffekten führen, und den fibrillären Zuckungen ähneln. Behinderungen des Sprechens, in Form eines Stotterns, sind wohl immer nur psychisch bedingt, sie zeigen sich auch meist nur bei psychisch alterierenden Gelegenheiten. So gut wie nie fehlen ein Vibrieren der Lider bei kräftigem Augenschluß, ein Tremor der Zunge und ein meist feinschlägiges Zittern der Hände. Das Ermüdungsgefühl gestattet in späteren Stadien, wenn auch die Willensanspannung nachläßt, keine ausgiebigeren muskulären Leistungen; ein Spaziergang von einer Viertelstunde zwinge die Kranken schon zum Ausruhen.

Einigermaßen konstante Veränderungen der Sehnenreflexe finden sich nicht.

Man hat eine Abschwächung derselben als charakteristisches Zeichen beschrieben, EDINGER will sogar einen mehrere Tage anhaltenden völligen Verlust der Reflexe nach hochgradiger Ermüdung beobachtet haben; doch handelt es sich hierbei um Bedingungen, die mehr zu einer extremen Ermüdung der Muskeln geführt haben, so daß man wohl nicht mehr von einem neurasthenischen Symptom sprechen kann. Weit eher kann man als solches eine Lebhaftigkeit der Reflexe gelten lassen; meist ist dies allerdings ein Zeichen das auf eine neurasthenische Veranlagung hinweist.

Man begegnet vielfach der Beschreibung von „Organ-Neurosen", liest von einer „Neurasthenia cordis, vasomotorica, dyspeptica oder sexualis" einer „Neurose des Harnapparates", Bezeichnungen, die mir ungeeignet und sogar gefährlich erscheinen, weil sie den Anschein erwecken, als ob das betreffende Organ selbst geschädigt sei, während die Störung doch meist zentral sitzt, oder gar nur das System der innersekretorischen Drüsen beeinflußt, und sich dann in einer am Herzen, an den Gefäßen usw. nur zur Geltung kommenden Funktionsanomalie äußert.

Eine wie geringe Rolle echte „Organerschöpfungen" (BIACH) im subjektiven Bilde der erworbenen Neurasthenie spielen, darauf weist GAUPP hin, der fand, daß wirkliche Leistungsänderungen des erschöpften Herzens, wie dauernde oder anfallsartige Tachykardie, hochgradige Bradykardie bis zu 28 Pulsschlägen in der Minute, Blutdrucksenkung u. a. m. von den erschöpften Feldzugsteilnehmern kaum wahrgenommen und affektiv wenig beachtet wurden, während die lebhaftesten subjektiven Herzbeschwerden (Klopfen, Stechen, Herzschmerzen, Präkordialangst) ohne deutliche erkennbare Veränderung der Herzleistung angegeben wurden. Sicher kommen auch schwerere, aber doch ausgleichbare Veränderungen am Herzen und an den Gefäßen bei nervöser Erschöpfung vor; namentlich BRUGSCH fand eine Erweiterung des Herzens im Längsdurchmesser von 2—3 cm und eine Herabsetzung des Blutdrucks um 20—30 mm Hg. Man kann auch ein Geräusch an der Herzspitze und einen klingenden 2. Aortenton hören.

Aber die meisten Beschwerden und abnormen Funktionsäußerungen hat man doch wohl mit Recht auf innersekretorische Störungen zurückgeführt, die ihrerseits auf Anomalien im zentral-nervösen Regulationsmechanismus dieses Systems zu beziehen sind. An der Spitze stehen da thyreoideale Symptome, wie Tachykardie, respiratorische Arrhythmie, Anomalien des Blutdrucks, starkes Schwitzen, Zittern, rasche Schwankungen des Körpergewichtes. (Kommt es allerdings zu ausgesprocheneren basedowoiden Symptomen, wie man es im Kriege öfters beobachtet hat, so wird man an eine bestimmte Prädisposition zu denken haben und nicht mehr von nervöser Erschöpfung sprechen dürfen.) Auf eine ungenügende Bildung von Adrenalin in den Nebennieren hat BRUGSCH die vasomotorischen Störungen zurückgeführt. Dermographismus fehlt fast nie, die Kranken klagen über fliegende Hitze, über leichtes Erröten, über das Gefühl des Pulsierens im Kopf oder in den Extremitäten.

Zahlreich sind die Erscheinungen seitens des Magen-Darm-Tractus: meist wird über Appetitmangel geklagt, andererseits stellt sich bei leerem Magen leicht das quälende Gefühl des Heißhungers ein. Dann wieder beschweren sich die Kranken darüber, daß sie schon nach wenigen Bissen die Empfindung des Vollseins haben. Häufiges Aufstoßen belästigt sie. Der Leib ist aufgetrieben, der Stuhlgang bald angehalten, bald stellen sich plötzlich Durchfälle ein.

Auf sexuellem Gebiete findet sich meist eine Abnahme der Erregbarkeit, bisweilen allerdings vorübergehend eine Steigerung der Libido. Recht häufig wird über Zunahme der Pollutionen geklagt, und die Kranken fühlen nach ihnen, wie auch nach dem Geschlechtsverkehr eine besondere Zunahme ihrer Beschwerden. Die Erektion stellt sich wohl ein, hält aber nicht genügend lange an, und teils infolgedessen, teils wegen vorzeitiger Ejaculation erfährt der Geschlechtsakt Störungen. Das Gefühl der Leistungsunfähigkeit führt dann bisweilen auch zur psychischen Impotenz, doch gehört dieses Symptom im allgemeinen eher zum Bilde der konstitutionellen Neurasthenie.

Prognose und Verlauf. Die Prognose der unkomplizierten nervösen Erschöpfung ist immer günstig. Kann man die schädigenden Ursachen beseitigen und den Kranken in eine Umgebung bringen, die ihm psychische Ruhe und körperliche Erholungsmöglichkeit garantieren, so erhält er seine volle Leistungsfähigkeit wieder. Diese Erfahrung wird praktisch nur deshalb nicht immer verwirklicht, weil es sich sehr häufig nicht um einfach erschöpfte Patienten handelt, sondern um konstitutionelle Neurastheniker, die noch dazu erschöpfenden Momenten ausgesetzt waren. Weiterhin aber bestanden häufig schon früher irgendwelche Organminderwertigkeiten, die durch den nervösen Erschöpfungsvorgang ungünstig beeinflußt wurden und dann einer Restitution nicht mehr zugänglich sind. Aber auch ohne eine solche Prädisposition kann gelegentlich einmal infolge allzu langer Einwirkung der schädigenden Ursachen die Funktionsausnutzung so weit getrieben werden, daß eine irreparable Läsion der nervösen Zentralapparate die Folge ist.

Der Verlauf wird natürlich in weitem Maße abhängig sein von der prämorbiden Konstitution des Betreffenden und von der Art der Schädlichkeiten. Abgesehen hiervon aber muß die durch soziale Umstände oder charakterologische Bedingungen einmal in Gang gesetzte nervöse Erschöpfung ihrem inneren Wesen nach immer rascher fortschreitend zu immer tieferem Abbau der nervösen Widerstands- und Leistungsfähigkeit führen. Denn das Nervensystem, dem man keine Erholung gönnt, wird durch die Leistungen, die man an jedem folgenden Tage in gleichem Umfange von ihm fordert, immer früher seiner Reserven beraubt werden, und andererseits wird täglich eine zunehmende Willensspannung notwendig werden, um überhaupt noch auf dem erniedrigten Fähigkeits-Niveau eine Leistung zustande kommen zu lassen. Innerhalb dieses zunehmenden Verfalles können Schwankungen, die eine scheinbare Besserung vortäuschen, vorkommen, insofern nämlich, wenn es die äußeren Umstände fordern, vorübergehend „Haltung" angenommen werden kann, was dann für kurze Zeit die neurasthenischen Erscheinungen zurückzudrängen vermag.

Differentialdiagnose. Eine scharfe Trennung der nervösen Erschöpfung von der konstitutionellen Neurasthenie wird, wenn man nur die Symptome betrachtet, kaum möglich sein; man wird sich in erster Linie nach der Vorgeschichte zu richten haben, die uns darüber aufklärt, ob nicht schon von jeher eine nervöse Veranlagung vorlag, die auch ohne jeden äußeren Anlaß neurasthenische Erscheinungen zutage treten ließ, und ob im gegebenen Falle tatsächlich erschöpfende Momente eine Rolle spielten. Eine genaue Eruierung dieser Verhältnisse ist von großer Bedeutung, weil sich hiernach Prognose und Therapie richten.

Die ersten Anfänge einer Paralyse können so sehr dem Symptomenkomplex der nervösen Erschöpfung gleichen, daß man ja von einem „neurasthenischen Vorstadium" der Paralyse gesprochen hat. Eine Verwechslung ist um so leichter möglich, als gerade auch im paralysefähigen Alter, also zwischen dem 30. und 40. Lebensjahre, die häufigsten Anlässe zu einer nervösen Erschöpfung liegen, und die leicht euphorische Stimmungslage, gegebenenfalls eben aufkommende Größenideen, in sich die Bedingungen zu übermäßig gesteigerter Tätigkeit tragen. Meist sind diese psychischen Anomalien aber im Anfange noch nicht vorhanden, so daß wir uns differentialdiagnostisch ihrer nicht bedienen können; ein brauchbareres Kriterium ist das Vorhandensein einer Einsicht in den Krankheitszustand beim nervös Erschöpften, der wegen seiner Beschwerden den Arzt aufsucht, während die Leistungsabnahme des inzipienten Paralytikers meist nur von der Familie erkannt wird, die ihn dann zum Arzt schickt. Ausschlaggebend wird aber in letzter Linie sicher nicht das psychische Bild sein, sondern die körperliche, insbesondere die Blut- und Liquor-Untersuchung. Pupillen-Anomalien, Sprach- und Reflexstörungen werden allerdings in diesem Stadium häufig fehlen, eine Eiweiß- und Zell-Vermehrung, sowie eine positive Wassermannreaktion im Liquor, die so gut wie immer vorhanden sind, sichern aber die Diagnose. Bei Vorliegen der geringsten Verdachtmomente sollte eine Liquor-Untersuchung nie unterlassen werden!

Eine Abnahme der Leistungsfähigkeit in höherem Alter wird auch durch eine Arteriosklerose des Zentralnervensystems bedingt sein können, deren Symptome den der nervösen Erschöpfung ähneln. Anomalien im Ablauf der Denkvorgänge, Verlangsamung der Auffassung, echte Gedächtnisstörungen, Stumpfheit, andererseits Neigung zu depressiven Verstimmungen legen den Verdacht einer Arteriosklerose nahe, der dann vor allem durch körperliche Symptome erhärtet werden muß. Aus einer Rigidität der Radiales darf man allerdings durchaus noch nicht auf einen gleichen Befund an den Hirnarterien schließen, wesentlicher ist eine Erhöhung des Blutdrucks; auch der Urin muß genau untersucht werden. Viel bedeutungsvoller ist aber der Nachweis cerebraler Herderscheinungen, wie z. B. mimisches Zurückbleiben einer Gesichtshälfte, leichte Unsicherheit eines Armes, vorübergehende Schreib- oder Sprachstörung, halbseitige Reflexsteigerung, das BABINSKIsche Phänomen u. a. m.

Recht häufig werden beginnende Hebephrenien als nervöse Erschöpfungszustände verkannt, zumal das zeitliche Zusammentreffen der ersten greifbaren Krankheitserscheinungen mit einer Arbeit, der die Patienten nicht gewachsen sind, einen ursächlichen Zusammenhang im Sinne einer Überanstrengung vortäuscht. Das Überwiegen der subjektiven Phänomene über die objektiv nachweisbaren Erschöpfungs-Symptome, die hypochondrischen Befürchtungen und deren weitere abstruse wahnhafte Ausgestaltung, die in dem Fehlen einer entsprechenden Affektbegleitung das schizophrene Gespaltensein klar zutage treten lassen, führen sehr bald auf den richtigen Weg.

Ebenso häufig gibt die cyclothyme Verlaufsform des manisch-depressiven Irreseins zu Verwechslungen Anlaß. Die depressive Phase wird als nervöser Zusammenbruch verkannt, weil man die Betriebsamkeit in der vorangegangenen manischen Phase als Überarbeitung auffaßte. Doch unterscheidet sich die ängstliche Unzufriedenheit des Depressiven, der gar keinen Grund für seine gedrückte Stimmung hat, der auf äußere Ablenkung nur mit einer Verschlechterung reagiert, und jedem Zuspruch unzugänglich ist, deutlich von der psychischen Verfassung des Erschöpften, der nur verstimmt ist, weil ihm seine Leistungsunfähigkeit zum Bewußtsein kommt und weil er von Mißempfindungen gequält wird, der aber bei entsprechendem Anlaß seine Beschwerden vorübergehend verlieren kann, und der begierig jeden Ratschlag, der zu seiner Heilung führt, entgegennimmt.

Behandlung. Da es sich bei der nervösen Erschöpfung um einen aus der normalen Ermüdung herauswachsenden Zustand handelt, liegen die therapeutischen Richtlinien klar zutage. Man wird für Beseitigung aller der Momente zu sorgen haben, welche zu Leistungen antreiben und die Erholung hintertreiben. Sind die Ursachen charakterologisch begründet, so muß eine gründliche Aufklärung für eine Umstellung der Arbeitseinteilung sorgen; sind äußere Verhältnisse schuld, dann gilt es, den Kranken möglichst bald aus dem schädigenden Milieu zu entfernen. Die Erholungszeit soll tunlichst auch nicht im Kreise der Familie verbracht werden, weil affektive Momente, die sich die Kranken meist selbst nicht eingestehen, häufig doch eine wirkliche Erholung nicht zulassen, und weil die dann einsetzende familiäre und bisweilen sogar gesellschaftliche Inanspruchnahme des sonst von Geschäften absorbierten Mannes eigentlich nur eine Verschiebung der schädigenden Ursachen bedeutet. Deshalb ist auch ein Aufenthalt in der Großstadt, eine Ablenkung durch Theater, Konzerte, Museen keine entsprechende Therapie; es kommt zu einer Verdeckung der nervösen Erscheinungen durch die neuen psychischen Anregungen, aber zu keiner Beseitigung. Aufenthalt auf dem Lande, gegebenenfalls in mittlerer Höhenlage (nicht in Luxushotels) ist zu empfehlen; vielfach wirken Seereisen günstig.

Körperliche Betätigung sollte erst nach einigen Tagen völliger Ruhe gestattet werden, dann aber sind Spaziergänge, auch ein gemäßigter Sport oder Massage entschieden günstig, schon weil sie appetitanregend und stoffwechselbefördernd wirken. Auch milde hydriatische Prozeduren empfehlen sich; kurze Schwimmbäder beeinflussen namentlich die vasomotorischen Störungen. Dagegen muß vor den in Laienkreisen lebhaft angepriesenen Sonnenbädern dringend gewarnt werden; sie stellen an das Nervensystem hohe Anforderungen, steigern die Reizbarkeit und kompensieren die gute Wirkung des kalten Wassers. Gegen Luftbäder ist nichts einzuwenden, sie wirken häufig günstig. Dem Schlafbedürfnis sollte so viel wie möglich nachgegeben werden.

Eine besondere Ernährungsweise erübrigt sich; doch ist vor zu einseitiger Fleischkost zu warnen. Tabak und Alkohol sind unbedingt zu verbieten, ebenso Kaffee und Tee.

Man kann entschieden ohne Medikamente auskommen. Immerhin befördert Arsen, am besten in Form von Injektionen, die Wiederherstellung. Nur bei besonders starker Reizbarkeit kann man anfangs Brom geben, das auch das Einschlafen erleichtert. Zu stärkeren Schlafmitteln braucht man im allgemeinen nicht zu greifen. Es empfiehlt sich mehr, an deren Stelle abends ein lauwarmes Bad von der Dauer einer halben Stunde und länger zu verordnen.

2. Die konstitutionelle Neurasthenie.

Begriff, Wesen und Ätiologie. Unter „konstitutioneller Neurasthenie" verstehe ich im Gegensatz zum vorhergehenden Kapitel die abnorme nervöse Veranlagung.

Man findet in den Lehrbüchern auch andere Bezeichnungen: „Die Nervosität" (KRAE-PELIN), „konstitutionelle Nervosität" (BUMKE), „endogene Nervosität" (ASCHAFFENBURG). Wenn man in neuerer Zeit mit bestimmter Absicht von der früheren Bezeichnung Neurasthenie abgewichen ist — namentlich ASCHAFFENBURG tritt dafür ein —, so will ich die Berechtigung hierzu insofern durchaus nicht verkennen, als man unter Neurasthenie, wenn man auf die „Asthenie" in dieser Bezeichnung den Hauptnachdruck legt, etwas Verkehrtes verstehen kann; man könnte nämlich darunter eine Funktions- Schwäche des Nerven-Gewebes, eine „Verarmung der Nervenkraft", einen „exzessiven Verbrauch des Nervengewebes" verstehen, wie es BEARD ursprünglich angenommen hat. Das ist freilich falsch, aber mit einer Schwäche haben wir es doch zu tun, mit einer Herabsetzung der Widerstandsfähigkeit gegen äußere Einwirkungen und mit einer Willens-Schwäche. Falsch ist also die Bezeichnung Neurasthenie sicher nicht, und da nur der historisch bereits Informierte straucheln könnte, ein neues Lehrbuch aber zunächst für den Lernenden geschrieben wird, so mag der Name Neurasthenie beibehalten bleiben, der mir so fest eingebürgert zu sein scheint, daß man nicht unnötig an ihm rütteln sollte. Die Bezeichnung „Nervosität", selbst mit dem Attribut endogen, ist doch, wie ASCHAFFENBURG selbst empfindet, etwas zu wenig speziell, da auch andere Typen nervöser Äußerungsformen darunter fallen, die dem Kreis der psychopathischen Persönlichkeiten angehören.

Allerdings gehört eigentlich auch die konstitutionelle Neurasthenie zu diesem Kreis, und man könnte mit einem gewissen Recht für sie auch die Bezeichnung „Psychasthenie" anwenden, da die Schwächeerscheinungen im wesentlichen auf psychischem Gebiete liegen. Und doch halte ich diesen Ausdruck für verfehlt, da die Neurasthenie gerade dadurch ihr typisches Gepräge erhält, daß in ihr Symptomenbild weit mehr als bei den Psychopathien körperliche Erscheinungen eingehen, mögen diese auch in der Hauptsache psychisch bedingt sein. Aber eben auch nur „in der Hauptsache", nicht ausschließlich, und das ist ein weiterer Grund für die Sonderstellung der Neurasthenie. Denn das Wesen dieser Konstitution besteht außerdem auch noch darin, daß auch auf nervösem, nicht psychischem Gebiet eine gesteigerte Reizbarkeit vorhanden ist.

Man hat immer wieder versucht, das Wesen der neurasthenischen Veranlagung auf eine einfache Formel zu bringen. Man sprach von einem „Mangel an nervöser Widerstandskraft", von einem „Mangel an psychischem Ebenmaß", von einem „Mißverhältnis zwischen Reiz und Wirkung", von einer „Beeinträchtigung der Lebensarbeit durch unzulängliche Veranlagung auf dem Gebiete der gemütlichen und namentlich der Willensleistungen." Alle diese Definitionen treffen sicher etwas Richtiges, aber sie sind nicht erschöpfend. Wohl besteht ein Mißverhältnis zwischen Reiz und Wirkung, ob das aber an der Reizempfänglichkeit oder an der Unfähigkeit zu Willensäußerungen oder an der störenden Einwirkung irgendwelcher Zwischenmomente liegt, erfahren wir nicht. Der Mangel an psychischem Ebenmaß findet sich auch bei anderen Psychopathen, steht nicht im Mittelpunkte des neurasthenischen Wesens, er ist nichts anderes als die Folge, der Ausdruck jener Herabsetzung der Widerstandsfähigkeit gegen äußere Einwirkungen, die ich oben als eines der Charakteristika des neurasthenischen Wesens anführte. Dieses ist auch nicht mit einer unzulänglichen Veranlagung auf dem Gebiete der gemütlichen und namentlich der Willensleistungen hinreichend umgrenzt, wenn dies auch noch die treffendste Definition ist. Ich vermisse bei ihr nur die rein körperliche Komponente, die mir neben der psychischen doch auch immer vorhanden zu sein scheint.

Für mich setzt sich die neurasthenische Konstitution zusammen aus zwei Komponenten: 1. einer Überempfindlichkeit (für sensible, sensorische Reize, gemütliche Einflüsse), 2. einer Willensschwäche, wobei ich in die Überempfindlichkeit einbezogen wissen will einen erleichterten Ablauf sowohl des psychischen wie des rein-nervösen Reflexmechanismus, vor allem in seinen Äußerungen am vegetativen Nervensystem. Aus dem Ineinandergreifen dieser beiden Reihen, aus dem Einfluß der einen auf die andere läßt sich das neurasthenische Wesen verstehen. Es würde, wie ich schon in der Einleitung betonte, zu einer vollkommenen Verkennung der Neurasthenie führen, wollte man diese Erscheinungsreihen auseinanderreißen und getrennt betrachten, oder wollte man, wie es nur allzu häufig geschieht, die körperlichen Symptome allein ins Auge fassen, eine insofern naheliegende Gefahr, als rein somatisch bedingte Äußerungen ja auch neben den psychisch bedingten vorhanden sein können.

Was für das einzelne Symptom der nervösen Erschöpfung galt, hat auch hier seine große Bedeutung: seine Erscheinungsform ist unmaßgeblich, wir müssen seine psychische Bedingtheit ergründen. Deshalb will es mir nicht recht einleuchten, wenn in einem unserer führenden Lehrbücher zu lesen ist, daß eine scharfe Scheidung der Nervosität von der Hysterie angesichts der Häufigkeit einzelner hysterischer Krankheitszeichen kaum durchführbar sei. Wir müssen hier, wo es gilt, das Wesen der Neurasthenie zu definieren, dieses von dem Wesen des Hysterischen scharf unterscheiden, und zwar gerade deshalb unterscheiden, weil im Einzelfall der Neurastheniker auch hysterisch reagieren kann, ohne daß er doch darum aufhört, ein Neurastheniker zu sein. Ich muß, um begriffliche Klarheit über das Wesen der Neurasthenie zu schaffen, deshalb hier auch einiges aus dem Kapitel über die Hysterie vorwegnehmen.

Ein Beispiel macht am besten klar, warum wir das gleiche Symptom einmal neurasthenisch und ein anderes Mal hysterisch nennen müssen, und warum es ein drittes Mal nur physiologische Affektwirkung ist: wir wissen, daß ein heftiger Schreck einen akuten Durchfall zur Folge haben kann; bei einem nervös vollwertigen Menschen nennen wir dies eine physiologische Schreck-Reaktion. Bekommt ein Neurastheniker aus Angst vor einem öffentlichen Vortrag, den er halten muß, Durchfall, so trägt dieser als Symptom nicht die Kriterien einer Unterscheidungsmöglichkeit von dem reinen Schreck-Durchfall in sich. Ja, der Reflexmechanismus, dessen Funktion ihn zustande kommen läßt, ist im Grunde auch der gleiche wie im ersten Falle. Das „Neurasthenische" beruht darin, daß der Angstaffekt an sich eine größere Höhe erreicht als beim Normalen, und daß er außerdem auf Grund des erleichterten Ablaufs des psychischen und rein nervösen Reflex-Mechanismus eine weit stärkere körperliche Reaktion auslöst. (Man kann in der Willensschwäche noch eine weitere begünstigende Komponente erblicken, insofern die aufkommende Angst beim Vollwertigen willensmäßig bis zum gewissen Grade niedergehalten werden könnte.) Das Neurasthenische an dem Vorgang ist also, daß ein Erlebnis hier eine Reaktion von einer Stärke auslöste, wie sie beim Normalen nicht beobachtet zu werden pflegt. Dabei ist zu betonen, daß die neurasthenische Äußerung im gegebenen Falle nicht gerade in einem Durchfall bestehen mußte; je nach der Disposition des Betreffenden konnte der Angstaffekt auch in einem anderen körperlichen Symptom zum Ausdruck kommen. Ganz anders der Hysteriker: auch er kann den gleichen Durchfall bekommen, weil er, um sich vor dem Vortrag zu drücken, krank sein will oder möchte, oder den Wunsch hat, krank zu sein (oder wie man sich sonst ausdrücken will, um das eigenartige Wollen des Hysterikers, auf das später zurückzukommen ist, zu kennzeichnen). Er hat die Fähigkeit — das ist einer der Wesensbestandteile des Hysterischen —, vorgebildete Mechanismen seinen Wünschen dienstbar zu machen, indem die entstehenden körperlichen Erscheinungen der Erreichung seines Zieles irgendwie nützen. Bei ihm wird die Erscheinungsart des Symptoms nicht ganz unabhängig von seinem Willen sein, oder braucht es wenigstens nicht zu sein, d. h. er hat es bis zum gewissen Grade in der Hand, ob er einen Durchfall bekommen will, oder lieber eine Heiserkeit, die ihn an der Erledigung seines Vortrages hindern. Im Grunde ist es also jenseits der psychischen Motivation — wenn man von dem beim Neurastheniker noch hinzukommenden erleichterten Funktionieren des rein nervösen Reflexapparates absieht — wieder der gleiche Mechanismus, der den „hysterischen" und den „neurasthenischen" Durchfall in Erscheinung treten läßt.

Und doch sind es zwei total wesensverschiedene Vorgänge: der Angelpunkt des „Hysterischen" liegt rein im Psychischen, beim Neurastheniker teils im Körperlichen, und soweit das Psychische in Betracht kommt, sind es die veränderten Voraussetzungen, die, in Form der Überempfindlichkeit gegenüber gemütlichen Einflüssen, ihm ein abnormes Reagieren aufnötigen. Dieses „Aufnötigen" ist wesentlich, es liegt in ihm etwas Passives, während im Hysterischen etwas Aktives enthalten ist. Dieses Passive muß man in des Wortes wahrster

Bedeutung nehmen, insofern ein „Erleiden", ein „Leiden" damit verbunden ist, während der Hysteriker genießt, selbst im Leiden genießt, durch das Leiden profitiert. Der Neurastheniker ist dem Leben gegenüber schlecht gerüstet und unterliegt; der Hysteriker verlangt vom Leben oder von der augenblicklichen Situation zu viel, will sich ihr nicht unterordnen, und bedient sich, da ihm bisweilen nicht die entsprechenden Möglichkeiten zur Verfügung stehen, nicht ganz qualifizierter Mittel. Der Neurastheniker leidet unter seinen Defekten, der Hysteriker gesteht sie sich nicht ein, belügt sich über sie, verdrängt das Wissen um sie, und hält im Unterliegen seine hysterischen Krankheitsäußerungen als Schild vor sich. Deshalb haben die meisten hysterischen Krankheitsäußerungen auch etwas Demonstratives, während die neurasthenischen Symptome in der Hauptsache subjektiver Natur, nur für den Kranken selbst da sind. Mit der Einschränkung der immer nur bedingten Gültigkeit von Schlagworten könnte man, zur kurzen Charakterisierung des unterschiedlichen Wesens dieser beiden Persönlichkeitstypen, sagen, daß der Neurastheniker „nicht wollen kann", während der Hysteriker „nicht können will".

Macht man sich so das Wesen des Neurasthenikers klar, so wird man im Einzelfalle nicht in Verlegenheit kommen, auch wenn er einmal hysterisch reagiert. Das kommt auch gar nicht so häufig vor, denn das Holz, aus dem Hysteriker geschnitzt sind, ist, wie sich aus meiner Darstellung ergibt, ein ganz anderes. Aber wie bei allen Psychopathen-Typen kommen auch hier Mischungen vor, und vor allem dürfen wir nicht vergessen, daß es Situationen gibt, in welchen auch der psychisch Vollwertige hysterisch reagiert, der Neurastheniker es also auch tun kann.

Man hat auch versucht, noch tiefer psychologisch in das Wesen des Neurasthenikers einzudringen, und hat sich vor allem die Frage vorgelegt, ob die Willensschwäche primärer Natur ist. KRAEPELIN denkt daran, daß die Willensschwäche nur die Folge des Gefühls der eigenen Unzulänglichkeit darstellen könnte und daß die angeborene Neigung zu trüben, verzagten Stimmungen, zu Zweifeln und Bedenken die Ausbildung des Willens hindert. Es ist sicher, daß diese Momente alle einen Einfluß auf die Willenstätigkeit ausüben, doch glaube ich, daß man um die Annahme einer primären Minderwertigkeit der Willenssphäre nicht herumkommt. Man könnte sogar fragen, ob denn nicht beim Neurastheniker in das Gefühl der Unzulänglichkeit gerade auch ein Bewußtsein seiner Willensschwäche mit eingeht, und ob nicht die Zweifel und Bedenken nichts anderes als eine Folge des Fehlens einer einheitlich durchhaltenden Willenskraft sind. Das Insuffizienzgefühl hat ADLER in den Mittelpunkt seiner Betrachtungen gestellt, und aus ihm, aus dem Willen zur Macht, aus dem „Obenseinwollen", aus dem Bedürfnis nach Erhöhung des Persönlichkeitsgefühls („männlicher Protest"), den „nervösen Charakter" abgeleitet. So zutreffend vieles von seinen Ausführungen für den hysterischen Charakter sein mag, so wenig hat es doch für den neurasthenischen Gültigkeit, was hier besonders hervorgehoben werden muß, da die Bezeichnung „nervöser Charakter" leicht zu Irrtümern Anlaß geben kann.

Wenn wir nach der Ätiologie der Neurasthenie fahnden, so werden wir hier den Ätiologie-Begriff etwas anders zu nehmen haben, als wir es sonst gewohnt sind. Einmal müssen wir, da es sich um eine Konstitutionsanomalie handelt, die erblichen Momente ins Auge fassen. Dann aber haben wir auch unser Augenmerk auf die Einwirkungen zu richten, die das neurasthenische Individuum im Laufe seines Lebens erfährt, da das Bild jeder psychischen Persönlichkeit — bei aller Anerkennung des konstitutionellen Festgelegtseins in großen Richtlinien — doch wesentlich durch die Erlebnisse bestimmt wird. Das hat man auch schon gewußt, bevor es eine psychoanalytische Forschungsrichtung als Schule gab, aber die eingehende Beschäftigung mit solchen Fragen hat dieses Wissen nun zum Allgemeingut gemacht, hat es allerdings manchen eingeschworenen Psychoanalytikern so eingehämmert, daß sie über den Wert, den sie diesen Erlebnissen (ihren „Komplexen") beimaßen, ganz die Konstitutionsanomalie vergaßen, und daß sie an der Frage, weshalb denn die gleichen Erlebnisse bei verschiedenen Menschen nicht die gleiche Wirkung ausübten, vorübergingen, weil sie außer acht ließen, daß ein Ereignis erst dadurch zum individuellen Erlebnis wird, daß die Persönlichkeit sich in der ihr adäquaten Weise mit ihm abfindet. Wenn ich also hier den Umfang der Ätiologie in dieser Weise erweitern muß, so ist damit nicht etwa eine Einschränkung des Neurasthenie-Begriffs, wie ich ihn oben präzisiert habe, gegeben, auf der konstitutionsbedingten Basis vielmehr können erst die während des Lebens einwirkenden Momente mitbestimmend werden. Dabei denke ich nicht so sehr an unangenehme affektbetonte Erlebnisse, die, da das Individuum sie vergessen wollte, von ihm „verdrängt" wurden, und die dann, wie die FREUD-sche Schule lehrt, zum Zustandekommen zwangsneurotischer Vorgänge, welchen wir vielfach bei Neurasthenikern begegnen, Anlaß geben, als an alle die Umstände, die beim heranwachsenden Menschen die Willenssphäre beeinflussen und eine schon schwach angelegte Willensfunktion zur weiteren Verkümmerung bringen können, sowie an die übermäßige affektive Inanspruchnahme in rein dynamischem Sinne. Schließlich tragen dann natürlich auch noch rein körperliche Einwirkungen dazu bei, aus der minderwertigen Anlage eine voll ausgebildete Neurasthenie zur Entwicklung zu bringen.

Hält man sich vor Augen, welch komplizierte Verhältnisse hinsichtlich des Erbganges bei Geisteskrankheiten die breit angelegten Forschungen der letzten Jahre ergeben haben, wie weit man in der Ahnenreihe zurückgehen muß, und wie weit man auch seitlich ausholen muß, um nicht durch negative Ergebnisse zu falschen Schlüssen zu gelangen, so wird man zweifellos in der neurasthenischen Konstitution die Wirkung eines Erb-Faktors zu erblicken haben, da man schon in $^1/_3$ der Fälle unmittelbare Belastung seitens der Eltern gefunden hat; und zwar bestand diese Belastung weniger in eigentlichen Geisteskrankheiten als in psychopathischen Zuständen, die man in 27,5% (KRAEPELIN) fand. Hinter diesem erblichen Moment treten Faktoren, die auf den Keim selbst schädigend einwirken, an Bedeutung erheblich zurück, wenn natürlich auch Erkrankungen während der Schwangerschaft, mangelhafte Ernährung und gemütliche Einwirkungen geeignet sein mögen, am Zustandekommen eines minderwertigen Nervensystems mitzuwirken; meist aber werden diese Momente, wie eine exakte Familienforschung bald ergibt, ungebührlich in den Vordergrund gerückt. Auch starke Altersunterschiede zwischen den Eltern und hohes Alter eines Teils werden als ungünstig bewertet.

Daß sich, auf die Geschlechter verteilt, mehr Männer (65%) unter den Neurasthenischen finden, mag vielleicht, wie KRAEPELIN meint, damit zusammenhängen, daß die Neigung des weiblichen Geschlechts zu hysterischen Äußerungen die entsprechende klinische Einordnung bestimmt.

Eine Aufzählung der während des Lebens einwirkenden ätiologischen Momente muß notwendig unvollkommen sein, da, je nach der Persönlichkeit eben jedes Erlebnis ein Trauma bedeuten kann. Und andererseits ist einschränkend zu betonen, daß wir Manches unter der Rubrik Ätiologie angeführt finden, was nichts anderes ist als nur die Veranlassung zu einer neurasthenischen Reaktion; überdies ist auch nicht zu vergessen, daß natürlich ein konstitutioneller Neurastheniker auch einmal eine echte nervöse Erschöpfung bekommen kann.

Fraglos können schon in frühester Kindheit Schädigungen hauptsächlich psychischer Natur maßgebend sein. In erster Linie ist da an verkehrte Erziehung zu denken, sowohl nach der Seite übergroßer Milde und Verzärtelung, wie nach der übertriebener Strenge. Besonders wenn es sich um ein einziges Kind handelt, kann die übertriebene Beachtung, welche die Eltern jeder kleinsten neurasthenischen Äußerung entgegenbringen, die unnötige Sorge, mit der sie das Kind umgeben, dahin führen, daß nun auch das Kind selbst harmlosen Mißempfindungen zu große Aufmerksamkeit schenkt, während eine vernünftige

Erziehung gerade dahin hätte wirken sollen, durch Willensdisziplin solche Beschwerden überwinden zu lernen. Auch dadurch, daß man allen Affektausbrüchen freien Lauf läßt, setzt man die Toleranzgrenze immer weiter herab und versäumt in der Stählung des Willens ein Gegengewicht auszubilden. Andererseits schadet man auch mit zu hartem Zufassen, das meist durch die Verkennung einer neurasthenischen Äußerung als einer bloßen Unart veranlaßt ist, weil der ständige Angstaffekt das an sich schon reizbare Kind nicht zur Ruhe kommen läßt.

Den schädlichen Einfluß sexueller Erlebnisse in der frühesten Kinderzeit, auf den neuerdings vielfach hingewiesen wird, möchte ich entschieden in Abrede stellen. Ganz abgesehen davon, daß das Vorhandensein sexueller Empfindungen in diesen Jahren doch eine durchaus unbewiesene Behauptung darstellt, kann nur eine vollkommene Verkennung des infantilen Seelenlebens dahin führen, dem Kinde ein Verständnis für den Sinn sexueller Handlungen, deren Zeuge es gewesen sein mag, zuzutrauen. Und wer sich überlegt, wie wenig weit zurück in die Kindheit wahrheitsgetreue Erinnerungen reichen, wird die späteren Angaben von Neurasthenikern über derartige frühe Erlebnisse sicher als Erinnerungsfälschungen ansprechen müssen.

Dagegen will ich die Wirksamkeit derartiger Momente bei älteren Kindern durchaus nicht bezweifeln. Die intellektuelle Frühreife vieler Neurastheniker und ihre bisweilen früh erwachte und reizüberempfängliche Sexualität bringt sie in Situationen, in welchen sie Gegenstand oder Zuschauer sexueller Handlungen werden können; das Schädigende hierbei liegt einmal in der momentanen affektiven Inanspruchnahme, dann aber vor allem in der Anregung, die ihre an sich schon rege Phantasietätigkeit nach der Seite der sexuellen Vorstellungen bekommt. Daß sexuelle Attentate, besonders wenn irgendwelche Einschüchterungen und beängstigende Drohungen mit ihnen verbunden waren, gerade infolge der Unmöglichkeit, sich auszusprechen, eine fortdauernde Schädigung bedeuten müssen, ist einleuchtend, für mich jedenfalls einleuchtender als die Behauptung, daß sie immer vergessen, „verdrängt" werden, und später in Form von Zwangszuständen wieder zutage treten. Damit soll die Möglichkeit eines solchen Zusammenhanges und ihr gelegentliches Zustandekommen keineswegs in Abrede gestellt werden. Hierauf wird bei Besprechung der Zwangszustände zurückzukommen sein.

Die rege Phantasietätigkeit und ein frühzeitig erwachtes sexuelles Empfinden lassen Neurastheniker schon in jungen Jahren zur Onanie kommen, die infolge ihrer Willensschwäche häufig auch exzessive Formen annimmt. Es ist aber durchaus falsch, in der Onanie als solcher ein die Neurasthenie bedingendes Moment zu erblicken; sie ist eben nur Ausdruck der neurasthenischen Veranlagung; schädigend wirkt wiederum nur die dauernde affektive Inanspruchnahme durch immer regere Ausgestaltung der sexuellen Phantasieprodukte, welchen eine reale Basis zu geben versucht wird durch heimliches Nachschlagen im Konversationslexikon, durch Lektüre scheinwissenschaftlicher Werke, wobei die ständige Angst vor dem Ertapptwerden noch eine doppelte Beeinträchtigung bedeutet. Dazu kommt dann der zermürbende Kampf zwischen dem Trieb und dem Vorsatz, nicht wieder rückfällig zu werden, der meist mit dem Unterliegen endet, in dessen Gefolge Scham, Selbstverachtung, Angst vor Wiederholung und tiefe Verstimmung einherschreiten. Den Rest gibt dann schließlich die Furcht vor den Folgen des „Lasters"; meist im Interesse des regen Absatzes eines angeblichen Heilmittels oder einer Heilmethode werden die Folgen der Onanie ja in Broschüren und Zeitungsanzeigen in den schwärzesten Farben geschildert, und die ängstliche Erwartung des Einsetzens der ersten Symptome einer Gehirnerweichung oder einer Rückenmarksschwindsucht, das

Beachten jeder harmlosen körperlichen Äußerung, das ständige Prüfen der Gedächtnisleistungen usw. bildet eine unversiegbare Quelle gemütserregender und aufreibender Reize.

Auch den Pollutionen als solchen ist natürlich kein ätiologischer Wert beizumessen, sie wirken auch nur dadurch schädigend, daß sie die Basis hypochondrischer Befürchtungen abgeben. Ebenso wenig kommt der Abstinenz eine Bedeutung zu, rein somatisch schon deshalb nicht, weil die Pollutionen ja für hinreichende Entleerung sorgen. Eher kann der unter störenden Bedingungen ausgeführte Geschlechtsverkehr ungünstig wirken. Das gilt einmal für die Fälle, wo die begleitende Angst vor Ansteckung oder Schwängerung eine Rolle spielt, und dann auch für den Coitus interruptus, bei dem die Aufmerksamkeitseinstellung auf den Ablauf des automatischen Vorgangs und dessen unnatürliche Unterbrechung wohl sicher eine nervöse Beeinträchtigung mit sich bringen.

Nicht allein die Anregung der Phantasietätigkeit nach der sexuellen Seite wirkt schädlich, auch die Überfütterung der Kinder mit Räuber- und Gespenstergeschichten, mit zu frühzeitigem Theater-, ja sogar Kino-Besuch, bedeutet eine Gefährdung. Überhaupt ist die Schaulust, das Bedürfnis nach Sensation eine ständige Quelle für die Zuführung von Reizen, die das heranwachsende Gehirn, welches nicht in der Lage ist, sie in normaler Weise zu verarbeiten, übermäßig in Anspruch nehmen. So kommt es zur Schlaflosigkeit, die ihrerseits natürlich eine der schwersten Schädigungen darstellt.

In der Schule wirkt ein schablonenmäßiges Anpacken des Kindes immer ungünstig. Die erhöhte Ablenkbarkeit bedingt eine übermäßige Inanspruchnahme des Willens, um dem Unterricht überhaupt folgen zu können, und der Konflikt, der aus der Minderleistung und dem häufig stark vorherrschenden Ehrgeiz erwächst, führt, wenn ein liebevolles Verstehen, welches das Zutrauen des Kindes weckt, fehlt, zu Seelenkämpfen, zu inneren Disharmonien, die in ihrer verletzenden Bedeutung nicht hoch genug eingeschätzt werden können. Ähnliches gilt für spätere Examina oder für andere Situationen, bei welchen der Neurastheniker seine Leistungsfähigkeit öffentlich dartun soll; dabei ist hier nicht die affektive Überspannung im entscheidenden Augenblick das Wesentliche — meist stellt sich dann sogar eine erstaunlich gleichmütige Stimmungslage ein —, sondern die vorangehende ängstliche Erwartung. Eine wirkliche Überarbeitung spielt, im Gegensatz zur nervösen Erschöpfung, kaum eine Rolle, da die mangelnde Willensspannung eine solche nicht recht zuläßt. Höchstens schadet die aus dem Gefühl der Leistungsunfähigkeit erwachsende Unzufriedenheit.

Daß psychologisch einfühlbare, durch die Verhältnisse bedingte Verstimmungen und Spannungen, wie das Heimweh der zum Militär Eingezogenen, der Dienstmädchen, oder Sorgen auf Grund schlechten wirtschaftlichen Fortkommens, oder Kummer wegen familiärer Zerwürfnisse, oder Ärger durch Gerichtsverhandlungen oder durch Parteiagitation und Klassenkampf aufgepeitschte Unzufriedenheit ätiologisch von größter Bedeutung sind, bedarf keiner näheren Ausführung. Das gilt besonders dann, wenn sich noch körperliche Inanspruchnahme durch unhygienische Wohnung, ungeeignete Kost, lärmenden Fabrikbetrieb, Nachtarbeit, Akkordarbeit hinzugesellen. Im allgemeinen kommen aber diese körperlichen Schädigungen, wie auch Infektionskrankheiten, schwere Geburten, anstrengendes Stillen mehr für das Zustandekommen einer nervösen Erschöpfung auf dem Boden der Neurasthenie in Frage. Unfälle werden, wenn sie das Gehirn in Mitleidenschaft ziehen, auf dem vorbereiteten Boden natürlich besonders ungünstig wirken; im übrigen beruht ihre Bedeutung aber weit mehr auf der durch den Rentenkampf bedingten Affektspannung.

Der Alkoholismus, Morphinismus, Tabakmißbrauch (Zigaretten!) sind, wenn diese Giftstoffe natürlich auch gerade das Nervensystem angreifen, nicht so sehr Ursache eines weiteren Ausbaues der neurasthenischen Konstitution, als vielmehr Ausdruck dieser Veranlagung. Wie bei der Onanie ist aber hier die Abhängigkeit von der Sucht, das Überwundenwerden des Vorsatzes und die hieraus erwachsende Unzufriedenheit von ungünstigem Einfluß. Kaffee und Tee kommen ätiologisch insofern in Betracht, als sie die an sich schon bestehende Schlaflosigkeit noch steigern und die Erholungsmöglichkeit hintanhalten.

Symptomatologie. Psychisches Verhalten. Die von mir oben gegebene Definition des Wesens der konstitutionellen Neurasthenie als einer das Gemüts- und Willensleben betreffenden abnormen Veranlagung läßt schon erkennen, daß die Beschaffenheit der Verstandesleistungen irrelevant sein muß. Und so finden wir auch unter den Neurasthenikern intellektuell hoch und niedrig Stehende. Allerdings überwiegen die Begabten bei weitem. Die Verstandesleistungen zeigen ihrer Qualität nach aber bemerkenswerte Differenzierungen, insofern weniger Begabung für trockene, exakte, rein logisch aufgebaute Betätigung, wie etwa die Mathematik sie darstellt, vorhanden ist, auch nicht für eine mehr rezeptive, auf Beobachtung eingestellte Wissenschaft, also etwa die Naturwissenschaft; dagegen finden wir Neigung zu literarischen Gebieten, zur Schriftstellerei, zur Dichtkunst, wie überhaupt zu künstlerischer Betätigung, zur Malerei, zur Musik, zum Schauspiel. Diese Verschiebung der Verstandesleistungen nach einer Seite weist dann in sich bisweilen noch besondere Befähigungen auf, wie z. B. ein ausgesprochenes Zahlengedächtnis oder formaldialektische Begabung, Eigenschaften, welchen auf der anderen Seite ebenso erheblich Defekte gegenüberstehen.

Es ist sicher kein Zufall, daß man diesen besonders talentierten, ja bisweilen geradezu genialen Menschen, den „Dégénérés superieurs" relativ häufig unter den Neurasthenikern begegnet. Die gleichen Voraussetzungen, die für das Schaffen des Genies, für die plötzliche Konzeption ohne langsam aufbauende Denktätigkeit maßgebend sind, sie sind auch die Veranlassung für das Vorwiegen der geistig beweglichen, begeisterungsfähigen, phantasiebegabten, künstlerischen Persönlichkeiten unter den konstitutionell Nervösen. Denn sie sind alle ausgezeichnet durch eine besondere Einbildungskraft, durch eine Neigung zum Wachträumen, durch ein Fehlen des Wirklichkeitssinns. Die lebhaft und ungerufen auftauchenden Vorstellungen, welchen eine besondere sinnliche Lebendigkeit eignet, verknüpfen sich schneller und reichhaltiger, das Gewünschte und bloß Vorgestellte erscheint ihnen als erlebt, und so entschädigen sie sich in ihrer erträumten Phantasiewelt für die Befriedigungen, die ihnen die Wirklichkeit schuldig geblieben ist.

Auf diese Weise müssen Störungen der Gedächtnis-Leistungen entstehen, da die Erinnerungstatsachen im Sinne der Wünsche und Hoffnungen umgedeutet und gefälscht werden. Es kommt hinzu, daß die durch ihre Mißempfindungen heraufbeschworene depressive, mit hypochondrischen Befürchtungen ausgefüllte Verstimmung die Patienten veranlaßt, die Vergangenheit durch diese getrübte, schief zeichnende Brille zu betrachten und damit Erlebnis-Bilder zu entstellen. Eine eigentliche Störung der Gedächtnisfunktion, d. h. der Fähigkeit, Gemerktes wieder heraufzuholen, besteht aber nicht, ebenso wenig eine echte Beeinträchtigung des Merkens im Sinne einer organischen Unfähigkeit zum Festhalten des Wahrgenommenen. Die so gut wie immer vorhandenen Klagen der Kranken über Gedächtnisschwäche sind aber deshalb nicht etwa unberechtigt; sie merken wirklich schlecht und können sich deshalb an Vergangenes nur ungenau erinnern.

Das rührt einmal daher, daß die Auffassung ungenügend und dann, daß das wirkliche Festhalten durch affektive Momente beeinträchtigt ist.

Denn die erhöhte Ablenkbarkeit, teils eine Folge der sensorischen und sensiblen Überempfindlichkeit, teils durch die ungenügende Willenstension veranlaßt, läßt die Kranken unaufmerksam erscheinen, und verhindert das Auffassen des ganzen Komplexes von Geschehnissen; diese Unvollständigkeit bedingt eine zu geringe Zahl von Haftflächen für eine allseitige Verknüpfung und schränkt damit die Möglichkeiten eines umfangreichen Herangelangens an das gedächtnismäßig festgehaltene Erlebte ein. Die mangelhafte Schärfe des Erinnerungsbildes wird noch dadurch unterstützt, daß die dauernde affektive Spannung, in der sich die Kranken befinden, zu einer unvollkommenen Einordnung und dadurch zu einer mangelhaften Verfügbarkeit über das Wahrgenommene Anlaß gibt.

Die Urteilsfähigkeit an sich, d. h. die Fähigkeit zu logischen Folgerungen, pflegt nicht gestört zu sein. Man darf sich hierüber nicht dadurch täuschen lassen, daß die praktischen Erfahrungen dies auf den ersten Blick nicht ganz zu bestätigen scheinen. Zunächst einmal muß der weitgehende Einfluß gemütlicher Erregungen das Zustandekommen eines kühlen Urteils beeinträchtigen, und dann kann die besondere Phantasiebegabung, von der ich oben sprach, gewiß nicht ohne Einfluß auf die kritische Stellungnahme bleiben. Das tritt ganz besonders auffallend in der Selbstüberschätzung zutage, der wir bei den Kranken begegnen, und die uns um so widerspruchsvoller imponiert, als sie sich gleichzeitig ihrer Defekte voll bewußt sind. Die von BUMKE mitgeteilte Erfahrung, daß neurasthenische Studenten, die in der Sprechstunde erscheinen, um über Störungen des Gedächtnisses, über Unfähigkeit, geistig zu arbeiten, zu klagen, gleichzeitig von ihren Habilitationsabsichten sprechen, kann ich aus eigener Erfahrung nur bestätigen. Die träumerische Ausmalung eines Zukunftszieles, das entsprechend dem meist vorhandenen Ehrgeiz nie zu niedrig angenommen wird, und der Konflikt, in den sie dadurch geraten, daß die praktische Leistungsmöglichkeit in keinem Verhältnis zu diesen Plänen steht, treibt derartige Persönlichkeiten auch gerade zum Beruf des Dichters, Schriftstellers, Künstlers, Philosophen, weil „dabei das Maß der Betätigung ganz dem eigenen Ermessen überlassen bleibt" (KRAEPELIN), und ihnen dadurch das Eingeständnis der eigenen Leistungsschwäche erspart wird. Zu wirklichen Großtaten auf den genannten Gebieten kommt es fast nie, es bleibt mehr beim Spielen, als daß ein großer Wurf gelänge, und das „Geniale", zu dem eben doch schon ein vollwertiges Soma gehört, erschöpft sich in dem leicht karrikierten Abklatsch des „Genialischen". Weit häufiger als einer Selbstüberschätzung begegnen wir aber einem mangelnden Selbstvertrauen, das seine dreifache Wurzel in Anomalien des Empfindungs- (Willens-) und vor allem des Gemütslebens hat.

Gerade Störungen des Gemütslebens liefern die wesentlichsten Farben für das Bild der neurasthenischen Konstitution. Schon die Ablenkbarkeit, von der ich oben sprach, beruht ja in der Hauptsache auf der erhöhten Eindrucksfähigkeit, auf der affektiven Bewertung, die jeder Sinneseindruck empfängt. Würde es sich nur um das Auffassen von Sinnesreizen handeln, die ohne wesentliche Gefühlsnote rein logisch registriert werden, so käme es zu keiner so bedeutenden Beeinträchtigung der Aufmerksamkeit, der Konzentrationsfähigkeit, jedes geistigen Arbeitens, wie es tatsächlich der Fall ist. Der gemütliche Widerhall, den jede Wahrnehmung findet, ist das eigentlich Störende.

Irgend ein Geräusch, etwa das Ticken der Uhr, das regelmäßige Fallen eines Wassertropfens, das Summen einer Fliege („ich möchte lieber mit einem Löwen als mit einer Fliege allein in einem Zimmer sein". war der charakteristische Ausspruch eines meiner Patienten), kann zur wahren Qual werden; beim Schreiben stört die Farbe oder die Faser des Papiers, die Feder muß eine bestimmte Beschaffenheit haben, weil das Kratzen den Kranken aufregt; der Geruch eines Parfüms kann ihm das Zusammensein mit einer Person zur Unmöglichkeit machen, andererseits gibt ihm das Aroma einer bestimmten Zigarette erst die Möglichkeit, in dem betreffenden Raume zu arbeiten. Die Farbe einer Tasse, eines Glases ist maßgebend für den Wohlgeschmack des Inhalts. Ein Buch kann nur mit Genuß gelesen werden, wenn es einen Einband von bestimmter Farbe und von bestimmtem Material hat. Aus solch gefühlsmäßiger Überbewertung, die ein Charakteristikum derartiger „Ästheten" bildet, entwickeln sich gar nicht so selten zwangsartige Zustände, die es dem Kranken unmöglich machen, vor Erledigung aller möglichen Formalitäten irgend eine Handlung zu unternehmen.

Aber nicht nur einfache Sinneswahrnehmungen beeinflussen das Gemütsleben derart übertrieben, von weit größerer Bedeutung sind komplexe Erlebnisse, die auf den Normalen meist gar keinen Eindruck machen, den Neurastheniker aber zu lebhaftesten Affektausbrüchen veranlassen können.

Ihre Empfindsamkeit gestattet ihnen nicht, das Krankenlager eines Freundes aufzusuchen, weil das Mitleid sie zu sehr angreift, andererseits empfinden sie die jubelnde Freude als „roh". Eine rührende Szene im Theater treibt ihnen die Tränen in die Augen, eine Ungerechtigkeit, der sie zufällig als Zuschauer beiwohnen, ärgert sie derart, daß sie tätig eingreifen müssen. Der Redner einer politischen Versammlung kann sie derart begeistern und mitreißen, daß sie, die vorher einen ganz entgegengesetzten Standpunkt einnahmen, vollkommen umfallen, aus ihrer Partei austreten und fanatische Anhänger einer anderen Richtung werden. Dieser Begeisterungsfähigkeit sind schon gar manche Neurastheniker zum Opfer gefallen, indem ein geschickter Menschenkenner sie vor seinen Parteiwagen spannte.

Ihre Reizbarkeit macht den Verkehr mit ihnen manchmal zur Unmöglichkeit; nie kann man es ihnen recht machen: widerspricht man ihnen, so fassen sie es als persönliche Kränkung, als Rücksichtslosigkeit, als Mißachtung auf, widerspricht man ihnen nicht, so beklagen sie sich über Teilnahmslosigkeit. Bisweilen geraten sie auf diesem Wege in eine fast paranoische Stellungnahme hinein: der Briefträger bringt die Zeitung morgens absichtlich später, damit sie sie, bevor sie von Hause weggehen, nicht lesen können; der Kellner addiert die Rechnung falsch, um sie zu betrügen; die Buben auf der Straße pfeifen vor ihrem Fenster, die Kutscher knallen absichtlich, weil sie wissen, daß sie das stört. Dabei kommt es aber nie zur Ausbildung echter Wahnideen; die Kranken sind sich jeden Augenblick bei Abklingen des Affektes über die Unhaltbarkeit ihrer Anschuldigungen klar und bespötteln sich selbst, wie es z. B. einer meiner Kranken tat, der seine Empfindlichkeit dadurch ironisierte, daß er die Spatzen beschuldigte, absichtlich für ihn Lärm zu machen. So halten auch die Affektausbrüche nur ganz kurze Zeit an, und der Neurastheniker, der in seiner Aufwallung eben noch tätlich werden konnte, möchte sich selbst am liebsten im nächsten Augenblicke ohrfeigen, weil er sich so grundlos hinreißen ließ.

Neben dieser Bereitschaft zu affektiven Entladungen geht nun aber häufig eine Unfähigkeit einher, mit den Erlebnissen fertig zu werden. Während der Gesunde seinen Ärger durch ein Schimpfen absättigt, kann der Neurastheniker seine ärgerliche Stimmung nicht wieder los werden, er gräbt sich immer mehr in sie hinein, und so kann es kommen, daß diese affektive Note auf neue Erlebnisse übertragen wird, die in sich gar nicht den Anlaß zu einer derartigen gefühlsmäßigen Bewertung tragen. Dieses mangelhafte „Abreagieren", zu dessen Wesen dann noch ein Vergessen des auslösenden Ereignisses, ein „Verdrängen", d. h. ein Nichtwissenwollen gehört, ist nach den Auffassungen der FREUDschen Schule der Anlaß zum Auftreten mancher körperlicher Erscheinungen, die sich somatisch nicht erklären lassen, und ihre psychische Genese dadurch dokumentieren, daß ein Wiederlebendigmachen der verdrängten Erinnerungstatsachen sie zum Verschwinden bringt; auch manche Zwangszustände werden, wie wir später sehen werden, von der gleichen Schule mit einem ähnlichen Mechanismus in Zusammenhang gebracht.

Die Empfindsamkeit und Verletzlichkeit, die Unmöglichkeit, mit unliebsamen Vorkommnissen fertig zu werden, die Discrepanz zwischen den erträumten Zielen und der Leistungsunfähigkeit bildet die Grundlage für die vorwiegend trübe Färbung der Stimmung. Das Dasein wird solchen Kranken zur Last, weil jede Berührung mit der Wirklichkeit ihnen eine Quelle der Unlustempfindungen erschließt; und suchen sie ihre Wünsche in die Tat umzusetzen, so stoßen sie nur überall auf Widerstände, die ihr schwacher Wille nicht beseitigen kann, so daß sie sich schließlich häufig nach vergeblichem Kampf in die Einsamkeit zurückziehen, weil sie in die heitere Welt nicht hineinpassen.

Daß in Verfolg dieser Entwicklung zum Selbstmord geschritten werden sollte, wie behauptet wird, möchte ich nicht glauben. Der resignierende Neurastheniker bringt diesen Entschluß nicht auf. Es handelt sich in solchen Fällen vielmehr immer um einen echten endogenen Depressionszustand, dem wir bisweilen in Kombination mit einer neurasthenischen Veranlagung begegnen und der sich gerade durch die Grundlosigkeit der Verstimmung, durch ihre Unbeeinflußbarkeit von außen her von dem dauernden Grau des Neurasthenikers unterscheidet, welches sich durch äußere Anregungen (Gesellschaft, Theater usw.) sehr wohl für kurze Zeit verscheuchen läßt. Oder aber die ganze Art und Weise der Ausführung des Selbstmordes läßt deutlich die hysterische Triebfeder hinter ihm erkennen: es wird eine sicher unzureichende Dosis Gift genommen, oder der Zeitpunkt der Ausführung wird so gewählt, daß die Tat rechtzeitig verhindert werden kann u. a. m. Damit soll natürlich nicht gesagt sein, daß eine reine Neurasthenie nicht zum Selbstmord führen könnte; es handelt sich aber in solchen Fällen immer um eine im Angstaffekt begangene Tat, in dem die Situation überschätzt wird, die Widerstände riesengroß erscheinen und nur der eine Weg des Suicids als erlösend offen steht.

Die durch ihre psychische Verletzbarkeit bedingte Abkehr von der Welt führt die Kranken zur Betrachtung ihres eigenen Körpers, ihres eigenen Seelenlebens, und veranlaßt sie, auf harmlose Empfindungen und Vorgänge an sich selbst zu achten, was durch die an sich schon niedrig gelegene Reizschwelle noch begünstigt wird. Im Zusammenwirken mit der trüben Stimmung müssen sie auf diese Weise zwangsmäßig zu einer hypochondrischen Einstellung kommen. Es gibt sicher keinen Neurastheniker, den nicht, weniger der Wunsch, seine Beschwerden los zu werden, als die Besorgnis, er könnte an einer schweren, unheilbaren Krankheit leiden, zum Arzt triebe. Die Richtung seiner hypochondrischen Befürchtungen ist bestimmt durch den jeweiligen Sitz der Mißempfindungen oder auch durch die Erwartung irgend eines Leidens, von dem sie durch Unterhaltung oder Lektüre Kenntnis bekommen haben; gerade diese Einstellung auf ein bestimmtes Organ, die gesteigerte Beobachtung ruft suggestiv Empfindungen hervor und verstärkt tatsächlich vorhandene, wodurch eine psycho-physische Apparatur geschaffen ist, die in sich die Bedingungen zu immer schnellerem Ablauf trägt.

Bald ist es ein Herzleiden, auf das aus Sensationen in der linken Brustseite geschlossen wird, die in den meisten Fällen gar nichts mit dem Herzen zu tun haben, aber die Befürchtung führt zu Herzklopfen, das dann erst recht zum Anlaß der Vorstellung eines organischen Herzfehlers wird. Der Erfahrene kann häufig solche Neurastheniker in der Gesellschaft erkennen, wenn sie, unauffällig den Finger an den Puls legend, sich ängstlich beobachten. Sie führen Tabellen über ihre Herztätigkeit, die sie dem Arzt in der Sprechstunde vorlegen. Nachts hindert sie die Beachtung, die sie dem „Puls im Kopfkissen" schenken, am Einschlafen. Bald ist es die Lungenschwindsucht, die aus Bruststichen erschlossen wird, bald ein Magenkrebs, den ein Druckgefühl im Leib verrät. Kreuzschmerzen rufen die Befürchtung eines Nierenleidens hervor, das dann zur Gewißheit wird, wenn ein harmloser normaler Bodensatz im Urin festgestellt wird. Ein guter Teil der bei Apothekern verlangten Urinuntersuchungen stammt von solchen hypochondrischen Neurasthenikern her. Jeder Hautausschlag ist eine Lues, und ist der Kranke gar Medizinstudent, so tut er es sicher nicht unter einer Tabes oder Paralyse, deren Symptome er von Tag zu Tag zunehmen sieht. Jeder Schmerz wird zum „lancinierenden", jedes normale Eingeschlafensein des Fußes zur Sensibilitätsstörung, jeder Urindrang zur Inkontinenz und jedes Schwanken zur Ataxie. Immer wieder werden die Reflexe geprüft, und voller Angst stürzt

der Kranke zum Arzt, wenn die Auslösung des Reflexes einmal nicht gelang. Die „Gehirnerweichung" spielt in den Befürchtungen (auch der nicht Syphilidophoben) eine besonders
große Rolle; die bei geistiger Betätigung sich leicht einstellenden Kopfschmerzen, zusammen
mit der Abnahme des Gedächtnisses, sind für sie die sicheren Anzeichen und die täglich
von den Kranken angestellten Prüfungen des Gedächtnisses, die infolge der ängstlichen
Erwartungsspannung natürlich ungünstig ausfallen, treiben sie immer weiter in ihre schiefe
hypochondrische Einstellung. Jedes Medikament hilft, solange der suggestive Einfluß
anhält, dann wird wieder ein anderer Arzt aufgesucht, und so haben viele Neurastheniker
alle Ärzte einer Stadt durchprobiert, bis sie schließlich bei irgend einem Magnetopatben
landen. Dabei sind sich manche Kranke über die Grundlosigkeit ihrer Befürchtungen
ganz klar und entschuldigen sich, wenn sie wieder und immer wieder in der Sprechstunde
erscheinen, sofort beim Hereintreten, daß sie den Arzt aufs neue belästigen, die Angst,
deren sie nicht Herr werden können, treibt sie aber trotzdem hin. Kaum einer ist frei von
der Sorge, die früher betriebene Onanie trage die Schuld an dem jetzigen Zusammenbruch;
allem ärztlichen aufklärenden Zuspruch zum Trotz saugen sie aus den nur Geschäftsinteressen
dienenden Aufklärungsbroschüren Nahrung zur Aufrechterhaltung ihrer ängstlichen Befürchtungen.

Angst ist aber nicht nur die Begleiterin der Krankheitsbefürchtungen, sie
ist mit jeder Erwartungseinstellung des Neurasthenikers verbunden. Er kann
keinem kommenden Ereignis ruhig entgegensehen; dabei ist es nicht einmal
nur die Befürchtung, der Situation nicht gewachsen zu sein, wie z. B. in einer
Gesellschaft eine Rede halten zu müssen, oder eine längere Reise anzutreten,
oder sich zu verloben, was die Angst entstehen läßt, nein, die bloße Vorstellung
irgend eines Kommenden hält ihn in ängstlicher Erwartungsspannung. Wie
weit es eine gegenstandslose Angst bei Neurasthenie gibt, und über die Beziehungen der Angst zu den Zwangszuständen, die auf der neurasthenischen
Konstitution gar nicht so selten erwachsen, soll in einem besonderen Kapitel
gesprochen werden.

Die Angst ist es auch, die viele Neurastheniker zu Betäubungs- und An-
regungsmitteln, wie Kaffee, Tee, Alkohol, Tabak oder gar Morphium
treibt. Natürlich wird der dabei etwa eintretende günstige Erfolg bei weitem
überkompensiert durch die schädlichen toxischen Wirkungen auf das Nervensystem und, besonders bei Morphium, durch die Gewöhnung, der gerade diese
Kranken besonders ausgesetzt sind. Denn einmal veranlaßt sie die Leichtigkeit,
mit der sie in das Stadium der Euphorie gelangen, zum regelmäßigen Gebrauch
des Mittels, und dann pflegt das Fortlassen des Medikaments, selbst wenn es
nur einige Tage gebraucht wurde, schon Abstinenzerscheinungen zu zeitigen.

Das aus allen diesen Anomalien des Gefühlslebens erwachsende Insuffizienzgefühl der Kranken erfährt nun noch eine Unterstreichung durch unzureichende
Ausbildung des Willens. Neben den beeinträchtigenden Einflüssen, die von
der affektiven Seite herkommen und ein einheitliches Streben unmöglich machen,
ist die Willenstätigkeit rein dynamisch unvollkommen, insofern sie nicht stark
genug ist, die sich dem Handeln entgegentürmenden Widerstände zu durchbrechen, sich unbeeinflußt von äußeren Umständen durchzusetzen und durch-
zuhalten. Der Entschluß anzufangen, kann von den Kranken nicht aufgebracht
werden und wenn eine begeisterte Stimmung schon einmal zum Antriebsmoment
geworden ist, so erlahmt der Eifer doch sehr bald, und es fehlt die eigene Kraft
zur Vollendung. Treibt ein physisches oder psychisches Muß sie an, etwa im
Kriege eine lebensbedrohende Situation oder eine Verantwortung, die ihrem
Ehrgeiz schmeichelt, so können sie voll scheinbarer Energie Tatkraft zeigen,
um nach Aufhören dieses Zwanges um so mutloser zusammenzubrechen. Im
entscheidenden Momente, wo es aus eigener Initiative wirklich zu handeln gilt,
versagen sie, weil die auftauchenden Zweifel und Bedenken nicht beiseite
geschoben werden.

Dies drückt sich auch im psychomotorischen Verhalten der Kranken aus:
sie haben etwas Unsicheres, Verlegenes, Ungraziöses in ihrem Auftreten,

überhasten sich beim Sprechen und zeigen ungeordnete Schriftzüge. Das Ermüdungsgefühl — und nur um ein solches handelt es sich, nicht um eine wirklich materielle Leistungsunfähigkeit —, das dem schwachen Willen noch entgegenkommt, läßt ihre Haltung heute schlapp, ihren Gang lahm, ihren Gesichtsausdruck leer erscheinen, während sie morgen schon, erhitzt durch das Strohfeuer der Begeisterung, ein so blühendes Aussehen haben können, daß sie für der Gesündesten einen gelten.

Körperliche Symptome. Einen speziellen Gesamthabitus der konstitutionellen Neurastheniker gibt es nicht. Wir finden unter ihnen große kräftige Gestalten, wie auch kleine schwächliche, die auf den ersten Blick körperlich minderwertig erscheinen. Manche Erscheinungen, die wir als Ausdruck frühzeitiger Abnutzung aufzufassen pflegen, wie runzelige, abschilfernde Haut, graue Haare, geschlängelte, stark hervortretende Temporalgefäße dürfen nicht als Ausdruck einer bestimmten Veranlagung angesprochen werden, sondern sind nur die Auswirkungen der geschilderten psychischen, speziell der affektiven Inanspruchnahme. Mit einer gewissen Reserve kann man in den sog. „Entartungszeichen" Hinweise auf entsprechende Abweichungen von der Norm auch am Nervensystem erblicken; doch sollte nur eine Häufung dieser Zeichen entsprechend bewertet werden, keinesfalls ist es angängig, aus einem einzigen solchen Stigma, also etwa aus angewachsenen Ohrläppchen oder zusammengewachsenen Augenbrauen, aus einer abnormen Zahn- oder Kieferstellung, aus einem hohen Gaumen, einer Syndaktylie oder einem Kryptorchismus — es gibt noch mehr derartige Degenerationsmerkmale — auf eine Konstitutionsanomalie, und noch viel weniger auf eine neurasthenische Veranlagung zu schließen. Auch die Körperbau-Typen als Korrelat verschiedener Temperamente bzw. psychotischer Anlagen, mit welchen man sich neuerdings (KRETSCHMER) in der Psychiatrie beschäftigt, haben für unser Gebiet keine Bedeutung, da sich unter den Neurasthenikern Angehörige beider dort aufgestellten Temperament-Gruppen finden.

Eine pathologische Anatomie der konstitutionellen Neurasthenie gibt es natürlich ebenso wenig wie wir die verschiedenen Temperamente oder den verschiedenen Intellekt am histologischen Präparat erkennen können.

Der Beschreibung der körperlichen Störungen ist der Erfahrungssatz voranzuschicken, daß ihrer Mannigfaltigkeit und ihrer quälenden Intensität für den Kranken ein sehr geringer objektiver Befund gegenübersteht. Es ist ja gerade das Charakteristikum der Neurasthenie, daß die Objektivierung der Überempfindlichkeit eine viel geringere Rolle spielt, als die subjektive Beanspruchung durch sie. Der früher schon erwähnten Feststellung, daß aus der Erscheinungsform des einzelnen objektiven Symptoms die (neurasthenische, oder hysterische oder sogar rein affektive) Genese nicht abgelesen werden kann, ist als weitere Einschränkung hier hinzuzufügen, daß eine ganze Reihe von Symptomen als neurasthenische beschrieben sind, die zwar ungemein häufig auf dieser Grundlage erwachsen, die aber doch gelegentlich auch ohne sie zur Beobachtung gelangen.

Das gilt namentlich für gewisse „Idiosynkrasien", in deren Genese bei der Neurasthenie sicher ein gut Teil psychischer, affektiver Momente eine Rolle spielt, die wir aber doch auch anderwärts in Erscheinung treten sehen, wo wir sie neuerdings auf anaphylaktische Prozesse zu beziehen pflegen; ich denke an die Überempfindlichkeits-Reaktionen auf Einverleibung gewisser Nahrungsstoffe, wie Eiweiß, Kuhmilch, Fische, Krebse, Erdbeeren u. a. m. in Form von Urticaria, Ödemen, an Heuschnupfen, Asthma und vieles andere, bei dessen späterer Aufzählung wir also nicht vergessen wollen, daß sie unter den neurasthenischen Symptomen vielleicht nur deshalb figurieren, weil das Zusammentreffen ihrer Entstehungsbedingungen mit dem neurasthenischen Boden sie besonders leicht in Erscheinung treten läßt.

Die rein sensibel-sensorische Überempfindlichkeit erfährt, wie ich oben schon ausführte, in der mehr qualitativ bestimmten affektiven Komponente einen Zuwachs, so daß optische, akustische und andere Reize nicht nur als solche, d. h. schon bei einer geringeren Intensität als beim Normalen vom Auge, Ohr und den anderen Sinnesorganen wahrgenommen werden, es sind vielmehr spezifische Eindrücke, die äußerst unangenehm empfunden werden.

Zu den oben schon genannten führe ich noch als häufiger beobachtet an das Geräusch des Kratzens der Fingernägel auf der Tapete oder auf Seide, eine gleichzeitig akustisch und taktil vermittelte Empfindung, das Kratzen des Schieferstiftes und der Kreide auf der Tafel, das Anfassen von Samt, das Tragen wollener Wäsche oder auch Empfindungen, die nicht eindeutig auf ein bestimmtes Sinnesorgan zu beziehen sind, wie etwa das Unbehagen beim Hineingelangen der Milchhaut in den Mund u. a. m.

Den meisten Mißempfindungen entspricht überhaupt kein erkennbarer äußerer Reiz. Sie sind unendlich zahlreich und werden von den Kranken mit den mannigfachsten Bezeichnungen belegt: ein Kribbeln, Rieseln, Ameisenlaufen, Zucken, Kratzen, Jucken, Gefühl der Schwere, der Unruhe, ein Schneiden, Stechen, Bohren, Drängen, Drücken. Es gibt keinen anderen Kranken, der es so meisterhaft verstünde, dem Arzt ein anschauliches Bild von seinen Sensationen zu geben, wie der Neurastheniker.

Immer ist der Kopf und sein Inneres Gegenstand lebhafter Beschwerden: es besteht das Gefühl der Eingenommenheit, des Eingeschnürtseins, andererseits auch des Auseinandergesprengtwerdens, der völligen Leere, der Schwere, des Knackens, der Beweglichkeit des Gehirns in der Schädelkapsel. Alle diese Mißempfindungen stellen sich erst ein oder steigern sich bei der geistigen Tätigkeit: eine Viertelstunde lang können die Kranken einem Vortrag folgen oder schriftlich arbeiten, dann legt sich ein Reifen um den Schädel, der sich immer fester zuschnürt, je länger sie denken müssen.

Es stellt sich undeutliches Sehen (Asthenopie) ein, das eine Fortsetzung des Lesens hindert; es legt sich ein Schleier vor die Augen, die Buchstaben verschwimmen, tanzen, die Zeilen werden schief. Die normalen Glaskörpertrübungen, die der Gesunde nur bei besonderer Einstellung als „mouches volantes" bemerkt, drängen sich dem Neurastheniker beim Blick gegen das Papier des Buches, in dem er liest, oder des Heftes, in dem er schreibt, auf und stören ihn durch Ablenkung der Aufmerksamkeit. Sie bilden häufig den Anlaß zu allen möglichen therapeutischen Eingriffen von Augenärzten, die natürlich wirkungslos sind, da sie das Objekt und nicht den Rezipienten zum Gegenstande haben. Sehr quälend sind bisweilen die Erscheinungen der Mikropsie und Makropsie: die Gegenstände rücken plötzlich in die Ferne und werden ganz klein, etwa so, wie wenn man umgekehrt durch ein Opernglas sieht, oder sie nehmen eine unnatürliche Größe an. (Etwas prinzipiell Ähnliches begegnet auch auf anderen Sinnesgebieten, z. B. das Gefühl, als ob der Kopf, die Zunge, die Hand, der Fuß unförmig dick würden.) Die Pupillen sind meist sehr weit, was dem Blick etwas eigentümlich Warmes, Traumverlorenes gibt; man spricht direkt von einem „neuropathischen Auge". Die Pupillenunruhe ist gewöhnlich verstärkt; die Pupillenreaktion pflegt lebhaft, aber wenig ausgiebig zu sein.

Es kann deshalb bisweilen, wenn man die kurze unausgiebige Verengerung übersieht, der irrige Eindruck einer Lichtstarre zustande kommen. Das ist besonders dann leicht möglich, wenn man die Prüfung mit einer sehr grellen elektrischen Taschenlampe vornimmt und die Erweiterung der Pupille als Schreckreaktion (Sympathicus), die Verengerung (Oculomotorius) weniger deutlich in Erscheinung treten läßt. Bei solchen Gelegenheiten beobachtet man dann auch die sog. paradoxe Reaktion, d. h. anscheinend eine reine Erweiterung der Pupille bei Lichteinfall; tatsächlich geht ihr natürlich eine Verengerung voran, die aber wegen ihrer geringen Ausgiebigkeit und ihrer Kürze leicht übersehen wird. Man sollte es sich daher zur Regel machen, in solchen Fällen auch immer noch die Pupillenreaktion durch Einfallenlassen von Tageslicht zu prüfen.

Eine Gesichtsfeld-Einschränkung, die man bisweilen als neurasthenisches Symptom angeführt findet, ist meines Erachtens immer ein hysterisches Zeichen.

Ebenso wenig scheinen mir eine echte Migräne oder Gesichts-Neuralgien zum Symptomenbilde der Neurasthenie zu gehören. Wohl gesellt sich eine Migräne gelegentlich zu einer echten Neurasthenie, aber wir treffen sie doch auch ohne jede neurasthenische Grundlage recht häufig an, und die neurasthenischen Kopfschmerzen haben etwas viel Diffuseres, Uncharakteristisches an sich. Und ebenso wenig sind die Gesichtsschmerzen der Neurastheniker auf ein bestimmtes Nervengebiet beschränkt; man darf auch aus einer allerdings häufig vorhandenen Druckempfindlichkeit des N. trigeminus noch nicht auf eine eigentliche Neuralgie schließen, da die Überempfindlichkeit der Kranken die Druckschmerz-Schwelle überhaupt sehr niedrig rückt und nicht etwa nur gerade Druck auf den Nervenstamm Schmerzen hervorruft.

Fast regelmäßig begegnen uns Klagen über Schwindel, der in den verschiedensten Nuancierungen und bei verschiedensten Anlässen empfunden wird. Er kann rein körperlich bedingt sein, z. B. beim Bücken auftreten, bei raschem Lagewechsel, beim Sehen in die Höhe, bei schneller Fortbewegung in der Bahn, häufiger im Auto, besonders wenn auf die Umgebung geachtet wird, und auch umgekehrt, wenn der ruhende Kranke einem schnell sich bewegenden Objekt folgt. In allen solchen Fällen handelt es sich anscheinend um Überempfindlichkeitserscheinungen des labyrinthären Gleichgewichtsorganes. Ein anderes Mal, wie beim Schwindel, der bei Sonnenhitze oder in heißen Zimmern aufzutreten pflegt, mag die vasomotorische Übererregbarkeit eine Rolle spielen. Dann aber kann der Schwindel auch rein psychisch bedingt sein, z. B. beim Betreten exponierter Stellen oder bei Angst- und Zwangszuständen.

Seitens der Atmungsorgane kann es schon in den frühesten Kinderzeiten (1. bis 5. Jahr) zu Störungen kommen, die mit den verschiedensten Namen belegt sind, im Volksmunde meist mit „Wegbleiben" bezeichnet werden, die wir hier, IBRAHIM folgend, „respiratorische Affektkrämpfe" nennen wollen, und die sich etwa folgendermaßen (STIER) abspielen:

Die Anfälle werden immer durch eine plötzliche Erregung (Schmerz, Schreck, Ärger) ausgelöst; beim Versuch zu schreien kommt das Kind nicht über das Inspirieren hinaus, die Inspirationsmuskeln bleiben krampfhaft angespannt, so daß die Atmung stille steht. Die Gesichtsfarbe wird blaß, das Kind blickt hilflos um sich, stürzt meist bewußtlos hin, gewöhnlich nach hinten, verdreht die Augen, wird ganz steif am Körper und blau im Gesicht. Nach Sekunden oder vielleicht auch Minuten löst sich der Krampf, das Kind macht sich schreiend Luft und ist nun wieder bei voller Besinnung. Der Krampf betrifft lediglich die Atmungsmuskulatur, nicht eigentlich die Kehlkopfmuskulatur, wodurch er sich vom Stimmritzenkrampf unterscheidet. Ob Zungenbisse, die in einigen wenigen Fällen beobachtet wurden, wirklich zum Symptomenbilde gehören, erscheint mir äußerst zweifelhaft.

Nach dem 5. Jahre bleiben die Anfälle weg, bzw. werden in einem Teil der Fälle abgelöst von anderen Anfällen, wie einfachen Ohnmachten und psychasthenischen Anfällen, die mir noch in das Gebiet der Neurasthenie zu gehören scheinen, oder von affekt-epileptischen Anfällen, die ich mehr in die Nähe der hysterischen setzen möchte.

Von Atemstörungen im späteren Leben spielt die Hauptrolle das nervöse Asthma. Der einzelne Anfall ähnelt dem bronchialen Asthma ganz außerordentlich, und es finden sich sogar auch eosinophile Zellen, Asthmakristalle und CURSCHMANNsche Spiralen. Es handelt sich wohl um eine Bronchiolarstenose auf Grund einer vasomotorisch-sekretorischen Störung der Schleimhaut, vergleichbar auch einem neurasthenischen Symptom an einer anderen Stelle, der Darmschleimhaut, nämlich der Colica mucosa (STRÜMPELL). Die Anfälle kommen ebenso plötzlich, wie sie abklingen, und können hervorgerufen werden schon durch schlechte Luft, bestimmte Staubarten, Gerüche, Wetterumschlag, ja bisweilen auch durch rein psychische Momente, wie Ortswechsel, Reisen, Aufenthalt in bestimmten Häusern. Nicht selten sind sie ein Begleitsymptom von Angstzuständen. Bei diesen, aber auch ohne sie, begegnet man bei Neurasthenikern auch einer einfachen nervösen Dyspnoe, deren Kern wohl immer nur ein Gefühl der Atembehinderung ist, das es den Kranken z. B. unmöglich macht, im Zimmer mit geschlossenen Fenstern zu existieren. Hierher gehört auch der Gähnkrampf, ein sich abnorm häufig, schon bei geringer Ermüdung, aber auch bei Erwartung, Spannung, Angst, Hunger einstellendes besonders tiefes Gähnen. Man kennt auch einen nervösen Schnupfen, der im Gegensatz zum Erkältungsschnupfen nur mit Sekretion einer rein wässerigen Flüssigkeit einhergeht; er gehört in das Gebiet der Idiosynkrasien und wird durch die allerverschiedensten Gerüche und Staubpartikelchen (z. B. Heuschnupfen) hervorgerufen. Die Lehre von Beziehungen der Nasenschleimhaut zu den Geschlechtsorganen (FLIESS), deren Erkrankungen durch Cocainisierung oder Verätzung bestimmter Stellen der Nasenschleimhaut geheilt wurden, hat an Kredit verloren, seit man diese Heilungen auf die Wirkung von Suggestion zu beziehen gelernt hat.

Viel konstanter als seitens der Atmungsorgane finden sich Störungen seitens des Herzens. Es ist überflüssig, sie mit besonderen Namen wie „Herz-Neurose" oder „Phrenokardie" zu belegen, da man bei genauer Untersuchung immer auch noch andere neurasthenische Äußerungen findet. Die subjektiven Mißempfindungen überwiegen entschieden gegenüber den objektiven Anomalien: der Neurastheniker fühlt sein Herzklopfen, auch wenn eine Frequenzsteigerung gar nicht vorhanden ist. Besonders nachts wirkt das häufig sehr quälend, wo durch die Unterlage der Schall sich auch dem Ohr mitteilt. Es wird über ein Stechen, Drücken, Kribbeln, das Gefühl des Zusammenkrampfens, des Versagens u. a. m. geklagt, wo eine Untersuchung keinerlei objektive Veränderungen feststellen kann.

Selbstverständlich darf man sich aber nicht mit einer oberflächlichen Untersuchung begnügen, und so häufig es auch vorkommt, daß nur ein neurasthenisches Angstgefühl sich als Präkordialangst in der Herzgegend äußert, daß eine Intercostalneuralgie dem Kranken als Herzstörung imponiert, so oft hat man doch auch die Erfahrung gemacht, daß ein organisches Herzleiden, vor allem eine beginnende Arteriosklerose als „Herzneurose" verkannt wurde, da sie manche subjektiven und auch objektiven Erscheinungen gemein hatten.

Mit der hierdurch bedingten Reserve kann man zu den objektiven Herzstörungen rechnen: eine Steigerung der Pulsfrequenz schon durch ganz geringe Anlässe, z. B. eine körperliche Anstrengung oder eine psychische Erregung, durch kleine Dosen Kaffee, Tee oder Nicotin. Dann kann es auch ohne jeden äußeren Anlaß zu länger anhaltender Tachykardie kommen, oder auch zu förmlichen Anfällen von paroxysmaler Tachykardie, die plötzlich kommen und ebenso plötzlich wieder verschwinden und mit einer Steigerung der Herzaktion bis auf 200 Schläge in der Minute einhergehen. Und umgekehrt gibt es entschieden auch eine abnorme Pulsverlangsamung, eine neurasthenische Bradykardie. Nicht so selten sind ohnmachtsartige Zustände mit Schwarzwerden vor den Augen, Brechreiz, Schweißausbruch, Blässe oder Cyanose, bei welchen der Puls meist klein, leicht unterdrückbar und frequent ist. Man hat sie fälschlich als „nervöse Herzschwäche" bezeichnet, denn es handelt sich um eine nervös bedingte plötzliche Senkung des Blutdrucks bei ihnen. Besser bezeichnet man sie als nervöse Pseudoangina pectoris (DORNBLÜTH), da auch Schmerzen am Herzen und von da nach dem linken Arm und noch weiterhin ausstrahlend dabei vorkommen können. Auch Störungen des Herzrhythmus treten häufig auf, und zwar Extrasystolen, wie Ausfallen einzelner Herzkontraktionen, was meist eine ganz besondere Beängstigung bei den Kranken hervorruft und damit nur eine Zunahme der Störungen bewirkt.

Vasomotorische Störungen [1]) gesellen sich sehr häufig zu den Herz-anomalien. Das normale Erröten bei Scham, Angst, kann ganz außerordent-lich gesteigert sein, so daß die Kranken sich gar nicht mehr in Gesellschaft trauen, zumal allein schon die Angst vor dem Erröten dieses selbst herbeiführt. Hieraus können sich förmliche Phobien entwickeln, wie später bei den Zwangs-zuständen zu besprechen sein wird. Allein das Öffnen der Kleider bei der ärztlichen Untersuchung kann ein Erythem der Brusthaut bewirken, und bei ein-fachem Bestreichen der Haut mit dem Fingernagel kann es nicht nur zur Rötung (Dermographismus), sondern zu Quaddelbildung (Urticaria factitia) kommen. Auch eine gesteigerte Disposition zu Nasenbluten wird auf vasomotorische Einflüsse zurückgeführt. Ein einfacher Insektenstich kann schon ein ausgedehntes entzündliches Ödem bewirken. Auch das akute umschriebene Ödem Quinckes entwickelt sich gern auf neurasthenischer Basis, ebenso Akroparästhesien und die Erythromelalgie. Und umgekehrt findet man auch lokale Asphyxien (der sog. ,,tote Finger") oder Cyanosen, die sich aber nie bis zur ausgesprochenen Raynaudschen Krankheit steigern. Man hat auch Ohnmachtsanwand-lungen mit Schwindel, Angst, Druck in der Brust, Herzschmerzen und Herz-klopfen, bei welchem Gesicht und Extremitäten kalt und blaß werden, beobachtet und diese ,,Angina pectoris vasomotoria" als Ausdruck eines ausgebreiteten Vasomotorenkrampfes angesehen.

Bei keiner Gelegenheit erweist sich die Berechtigung meiner eingangs ge-brachten Warnung, nicht die Erscheinungsform des Symptoms zum Kriterium seiner Genese zu nehmen, deutlicher als bei der Schilderung der Magen-Darm-Störungen der Neurastheniker. Nirgends finden wir eine solch innige Mischung von psychisch unabhängigen, rein nervösen, gesteigerten Reflexäußerungen, affektiven Beeinflussungen normalen und pathologischen Ursprungs, hysterischen Wunsch- und Zweckreaktionen und rein somatischen, konstitutionellen Funk-tionsanomalien wie hier. Meine Darstellurg gibt also ein objektives Bild der im allgemeinen bei Neurasthenie beobachteten Störungen, und kann un-möglich den Anteil jedes einzelnen der genannten Momente abgrenzen, womit natürlich aber nicht etwa die prinzipielle Abgrenzbarkeit in Abrede gestellt werden soll.

Sehr häufig findet sich Appetitlosigkeit, ja direkte Abneigung gegen die Nahrungsaufnahme überhaupt oder gegen gewisse Speisen und Getränke. Umgekehrt begegnet auch eine Zunahme des Hungergefühls, ein Heißhunger, dessen quälende Erscheinungen bisweilen trotz Nahrungsaufnahme anhalten, da das Gefühl der Sättigung sich nicht einstellt. Oder aber die Leere des Magens ruft ein sehr schmerzhaftes Brennen im Magen hervor. Bisweilen macht sich ein dauerndes Bedürfnis nach Flüssigkeitsaufnahme geltend, was die Kranken veranlaßt, fortwährend kleine Schlucke Wasser zu sich zu nehmen. Die Ursache kann in einer Verminderung der Speichelabsonderung liegen, die ein quälendes Gefühl der Trockenheit im Munde bedingt. Die Zunge ist meist belegt, und es besteht eine besondere Disposition zum Auftreten von Rhagaden und Aphthen. Das Gefühl einer im Halse auf- und absteigenden Kugel (Globus) ist sicher nicht nur ein hysterisches Symptom, wie im allgemeinen gelehrt wird, sondern kommt auch bei reiner Neurasthenie vor.

Zum Zustandekommen der am häufigsten beobachteten nervösen Magen-störung, der ,,nervösen Dyspepsie" wirken gewöhnlich zusammen: eine konstitutionelle Minderwertigkeit des Magens, speziell seiner sekretorischen Fähigkeit, die sensorische Überempfindlichkeit, welche dem Neurastheniker die normalen Äußerungen des Verdauungsaktes gesteigert zum Bewußtsein

---

[1]) Nur kurz behandelt, da ihnen ein Spezialkapitel (Curschmann) gewidmet ist.

kommen läßt, und drittens der hypochondrische Angstaffekt, der seinerseits die motorischen und sekretorischen Magenfunktionen beeinträchtigt. Die Kranken klagen über Magendrücken, Gefühl von Vollsein, dann aber auch Herzklopfen, Sodbrennen, Wallungen nach dem Kopf, Schwindel, Mattigkeit. Meist treten die Beschwerden nach dem Essen auf. Die psychische Abhängigkeit erweist sich häufig dadurch, daß die Störungen bei besonderen Gelegenheiten (auf der Reise, in fröhlicher Gesellschaft) nicht auftreten, obwohl die Art der Speisen und Getränke hier viel eher dazu angetan wäre, Magenbeschwerden hervorzurufen. Die Magensaftverhältnisse können ganz normal sein, meist findet sich aber Hyperacidität und Hypersekretion.

Eine Verzögerung der Magenentleerung infolge Magenatonie gibt einerseits zu Magenbeschwerden, andererseits auch zu Erbrechen Anlaß, wenn dieses (wie auch das Regurgitieren von Speisen oder das Wiederkäuen) mir allerdings auch meist eine hysterische Erscheinung zu sein scheint. Das nervöse Aufstoßen ist die Äußerung eines Reflexes, der von dem Wunsche nach Beseitigung des Gefühls der Völle in Gang gesetzt wird. Es wird dabei auch nicht Kohlensäure entleert, sondern Luft, die von solchen Kranken häufig geschluckt wird (Aërophagie).

Am Darm macht sich eine Atonie in Meteorismus und Verstopfung geltend, die allerdings häufiger der Ausdruck einer spastischen Kontraktur des Dickdarms ist, mit heftigen Kolikschmerzen einhergeht und nur das Zutagetreten kleiner Kotballen, die mit Schleim oder Blutstreifen überzogen sind, gestattet. Bisweilen kommt es nur zur Entleerung von Schleim, der ungeformt, aber auch bandartig, röhrenförmig, häutig sein kann (Colica membranacea). Ebenso häufig veranlaßt aber auch umgekehrt eine Zunahme der Peristaltik eine nervöse Diarrhöe, in der man nur die krankhafte Steigerung der auch schon beim Normalen stattfindenden Einwirkung der Affekte auf die Darmtätigkeit zu erblicken hat.

Die Störungen seitens der Blasen-Funktion lassen sich ebenso aus dem Einfluß, den psychische Momente schon normalerweise auf diese Tätigkeit haben, ableiten.

Der Drang zum Urinieren, der durch Erwartung, Angst, durch den Anblick Urinierender, durch entsprechende Gespräche, bei manchen allein durch den Anblick oder das Anhören eines Wasserleitungsstrahles erzeugt wird, tritt beim Neurastheniker um so gebieterischer in Erscheinung. Hierzu gesellt sich häufig eine Pollakisurie, das Bedürfnis, vielmals kleine Mengen Urin zu entleeren. In das Gebiet der Zwangszustände leiten dann schon Funktionsanomalien über, wie das sog. Harnstottern, d. h. die Unmöglichkeit, in Gegenwart Anderer zu urinieren, oder umgekehrt ein gebieterischer Harndrang, der bis zum Einnässen (Enuresis diurna) führen kann, und sich immer nur dann einstellt, wenn eine durch die Situation bedingte Entleerungsunmöglichkeit besteht, wie in Eisenbahnabteilen ohne Kloset oder im Theater, bei offiziellen Tafeln, bei Spaziergängen ohne Deckung usw.

Das nächtliche Bettnässen (Enuresis nocturna) ist eine Erscheinung, der wir in der Jugendgeschichte unserer Neurastheniker immer wieder begegnen und der ich als Ausdruck einer nervös minderwertigen Anlage ganz entschieden eine große Bedeutung beimessen möchte. Zum Teil mag ja wohl auch eine gesteigerte Reizbarkeit des Nervenapparates der Blase hierbei eine Rolle spielen, wodurch der Entleerungsreflex leichter in Gang gesetzt werden kann, wichtiger ist aber wohl das zu späte Erlernen der Willenseinflüsse auf diesen Reflex. Gelegentlich kommt das Bettnässen auch noch bei erwachsenen Neurasthenikern vor.

Die auch schon normalerweise beobachtete Anregung der Nieren-Tätigkeit zur Produktion großer Mengen hellen Urins durch psychische erregende Momente macht sich auch beim Neurastheniker in gesteigertem Maße bemerkbar. Der Diabetes insipidus und, wenn auch vorübergehende Glykosurien beobachtet worden sind, der Diabetes mellitus haben aber mit der Neurasthenie nichts zu tun. Dagegen begegnet man nicht allzu selten einer Phosphaturie, d. h. dem auf einem veränderten Säuregehalt des Urins beruhenden erleichterten Ausfallen der (an sich nicht vermehrten) Phosphate. Dazu tritt bisweilen auch eine vermehrte Kalkausscheidung (Calcariurie) und eine Oxalurie.

Aus den gleichen Gründen, die mich oben zu einer Ablehnung einer „Herzneurose" veranlaßten, möchte ich auch die Abgrenzung einer besonderen Form der neurasthenischen Äußerungen der Geschlechtsorgane als „sexuelle Neurasthenie" zum mindesten für überflüssig halten. Ein besonders frühes Erwachen des Geschlechtstriebes gehört nicht unbedingt zur nervösen Konstitution. Dagegen ist eine gesteigerte Eindrucksfähigkeit sexuellen Erlebnissen gegenüber häufig die Ursache für abnorme sexuelle Betätigungen und Äußerungen. Unterstützt wird diese auf körperlichem Gebiete noch bisweilen durch eine Hyperästhesie der Sexualzone. Auf Grund der gesteigerten Phantasietätigkeit kommt es so recht häufig zur Ausmalung erotischer Situationen, der psychischen Onanie, die einerseits die Grundlage für das Versagen bei normalem Geschlechtsverkehr abgeben, andererseits zu sexuellen Perversionen führen kann, die an die Stelle der normalen Geschlechtsbefriedigung die Befriedigung durch Attribute setzen, welche bei der ersten sexuellen Betätigung eine Rolle gespielt haben (z. B. Fetischismus) oder sich in bestimmten Formalitäten äußern, ohne die der Geschlechtsverkehr nicht vorgenommen werden kann, was gelegentlich zum Zustandekommen förmlicher Zwangshandlungen führt.

Habe ich im vorhergehenden Kapitel die gelegentlich betriebene, mäßige Onanie schon zu den fast normalen Äußerungen rechnen müssen, so ist es klar, daß die eben genannten Bedingungen den Neurastheniker wohl ausnahmslos zur Onanie treiben. Hauptsächlich die Willensschwäche ist es, die ihn dem Antrieb immer wieder unterliegen läßt, so daß bisweilen ganz exzessive Grade erreicht werden; dann aber darf auch nicht außer acht gelassen werden, daß der Angstaffekt aufs engste mit dem Trieb zur Onanie verbunden ist, so daß dieser Betätigung auch hierdurch eine ergiebige Quelle erschlossen ist. Die Angaben vieler Neurastheniker über im Schlaf vorgenommene Onanie sind sicher nicht immer nur als Absicht der Kranken, dem Arzt gegenüber die Onanie nicht ganz abzuleugnen, sich selbst aber doch zu entlasten, abzutun, derartige Manipulationen sind vielmehr die Folge erotischer Träume und werden von lokalen Irritationen der Genitalsphäre durch zu weiche und zu warme Lagerung, durch starke Füllung der Blase oder des Mastdarms noch begünstigt.

Diese Momente genügen allerdings meist, um schon ohne manuelle Nachhilfe zu Pollutionen Anlaß zu geben, welche bei Neurasthenikern häufiger als beim Normalen aufzutreten pflegen, die aber auch bei normaler Frequenz im Bilde der Neurasthenie eine bedeutende Rolle spielen, insofern sich auf Grund hypochondrischer Befürchtungen und ängstlicher Selbstbeobachtung allerhand Beschwerden an sie anschließen, die in gleicher Weise auch als angebliche Folge der Onanie geäußert werden. Die Kranken klagen über Rückenschmerzen, Schwere in den Beinen, Kopfweh, Schwindel, Herzklopfen u. a. m., und glauben hierin die Äußerungen der „Entkräftung" des Körpers durch den „Samenverlust" zu sehen. Daß es sich hierbei nicht um materielle somatische Anomalien handelt, geht am besten daraus hervor, daß diese Patienten nach einer Samenentleerung bei normalem Geschlechtsverkehr nichts von allen diesen Beschwerden empfinden. Ganz besonders knüpfen sich hypochondrische Befürchtungen an die Spermatorrhöe an, d. h. an Samenabgang ohne geschlechtlichen Reiz somatischer oder psychischer Natur, sondern entweder ganz ohne äußere Veranlassung oder beim Stuhlgang oder bei der Urinentleerung. Die Befürchtungen sind übrigens auch substantiell um so unbegründeter, als es sich meist überhaupt nur um eine Prostatorrhöe handelt.

Eine primäre Herabsetzung des Geschlechtstriebes findet sich seltener bei Neurasthenie; bei der Frau ist sie schon gar nicht als abnormes Symptom anzusprechen, da die Frigidität auch bei der gesunden, nervös vollwertigen Frau weit verbreiteter ist, als im allgemeinen angenommen wird. Die männliche Impotenz in Form ungenügender oder zu kurz dauernder

Erektion ist freilich nur in den seltensten Fällen Folge einer solchen primären Herabsetzung des Geschlechtstriebes, meist ist sie rein psychisch bedingt, nämlich durch die Vorstellung der Leistungsunfähigkeit. Diese hat ihren Ursprung entweder nur in der durch ungeeignete Aufklärungsliteratur genährten Befürchtung des Kranken, da ihm die Impotenz als sichere Folge der Onanie hingestellt wurde, dann aber auch in vergeblichen früheren extramatrimoniellen Cohabitationsversuchen, die meist nur mißlingen, weil Befürchtungen aller Art (Ansteckung, Schwängerung, Entdeckung) oder Ekel einen normalen Ablauf des Aktes nicht zustande kommen lassen. Schließlich rührt die Impotenz auch bisweilen von dem ungenügenden Reiz her, den der normale Coitus bzw. die Vorbereitungen zu ihm auf den langjährigen Onanisten ausüben, der in seiner Sinnlichkeit der Phantasie immer berauschendere Feste gefeiert hat. Eine regelrechte Ausführung des Geschlechtsaktes ist in vielen Fällen auch durch die vorzeitige Ejaculation behindert, die dadurch zustande kommt, daß die sinnliche Reizbarkeit des Neurasthenikers den Ablauf des Erektions- und Ejaculationsaktes abnorm beschleunigt.

Bei der neurasthenischen Frau spielt die Onanie eine weit geringere Rolle. Sie wird bisweilen durch einen Pruritus vulvae veranlaßt, der von manchen Forschern als rein nervöse Störung aufgefaßt wird. Der Vaginismus, ein bei der Cohabitation zustande kommender reflektorischer Krampf des Constrictor cunni, des Sphincter und Levator ani und der Damm-Muskulatur kann bisweilen auf einer rein neurasthenischen Überempfindlichkeit des Scheideneinganges beruhen, ist aber meist psychisch bedingt (Angst vor dem Coitus schlechthin, vor der Gravidität, Widerwillen gegen den Mann). Gelegentlich kommt es auch zu Pollutionen (Schleimabsonderung aus dem Uterus, der Vagina und den BARTHO-LINschen Drüsen) und Erektion der Clitoris. Die mit der Menstruation schon normalerweise verbundenen Beschwerden nehmen bei der neurasthenischen Frau oft einen besonders hohen Grad an und irradiieren auf entferntere Gebiete. Bemerkenswert ist auch der psychische Einfluß, der häufig auf den zeitlichen Eintritt der Periode besteht: der Erwartungsaffekt schiebt den Zeitpunkt hinaus, oder andererseits beschleunigt die Furcht vor einer unpassenden Kollision der Periode mit irgend einem Vorhaben gerade ihr Eintreten.

An der Haut zeigt sich als Ausdruck von Funktionsanomalien im vegetativen Nervensystem (außer den schon früher genannten vasomotorischen Störungen) häufig abnormes Schwitzen, allgemein oder auch örtlich beschränkt, namentlich an den Händen. Gelegentlich findet sich auch gerade abnorme Trockenheit der Haut, was die Patienten veranlaßt, die Hände immer wieder zu befeuchten.

Störungen des Schlafes werden bei Neurasthenie wohl nie vermißt. Schon in der Kindheit macht sich eine charakteristische Erscheinung, der Pavor nocturnus bemerkbar. Die Kinder fahren in den ersten Stunden des Schlafes mit einem gellenden Aufschrei empor, zeigen heftige Angst, schwitzen, sind desorientiert, dämmerig, geben aber auf Fragen zuweilen Antwort; gelegentlich gehen diese Zustände auch mit leichten motorischen Reizerscheinungen einher. Träume ängstlichen Charakters dürfen durchaus nicht immer als die Ursache angesprochen werden, vielmehr drückt sich in dem Trauminhalt eben nur der Angstaffekt aus.

Die psychoanalytische Schule, die ja jeden Angstaffekt mit der sexuellen Sphäre in Verbindung bringt, sieht in dem Pavor nocturnus nur den ersten Konflikt mit dem sexuellen Problem (STEKEL); die Entblößungen im Anfall werden als exhibitionistische Neigung aufgefaßt, und der ganze Anfall diene überhaupt nur dem Zwecke, Eltern oder sonstige Personen im Nachtgewande zu sehen und zu erotischer Befriedigung in das elterliche Bett zu kommen. Nur wer ganz in FREUDschen Gedankengängen befangen ist, kann dieser Deutung irgendwelchen Geschmack abgewinnen.

FREUD hat ja die „Angst-Neurose", die im wesentlichen den Angstzuständen der Neurastheniker entspricht, auf aktuelle sexuelle Schädlichkeiten (Nichtbefriedigung, Coitus interruptus, Ejaculatio praecox, Abstinenz, Ablassen von der gewohnten Onanie u. a. m.) zurückgeführt; er befindet sich damit also im Gegensatz zu unseren oben gebrachten Anschauungen, wonach es sich nur um elementare Äußerungen der neurasthenischen Anlage handelt, die gelegentlich inhaltlich sexuell ausgestaltet werden. Und so wenig ich auch einen Zusammenhang von Angst und Sexualität leugne, etwa im Sinne einer unwillkürlichen Entäußerung der Angst in onanistischen Manipulationen, was ich oben schon anführte, so wenig wird man hieraus schließen dürfen, daß umgekehrt nun jede Angst ihre Wurzel in der Sexualität haben müßte. Es wird hierauf noch bei den Zwangszuständen zurückzukommen sein.

Aber auch selbst ohne das Mittelglied der Angst wird man die neurasthenische Schlaflosigkeit nicht, wie die Freudsche Schule es will, auf mangelnde sexuelle Befriedigung zurückführen dürfen. Die durch die Psychoanalyse gebrachten Beweise erscheinen mir in Anbetracht der subjektiven Verfügbarkeit über die Art der Deutungen zu wenig begründet. Und so zutreffend es auch sein mag, daß in dem Vergewaltigungs-Traum einer unbefriedigten Frau ihr geheimer Wunsch nach Vergewaltigung i. e. sexueller Befriedigung zum Ausdruck kommt, so wenig überzeugend ist für mich die gleiche Deutung, wenn etwa von Einbrechern geträumt wird, da hier die Angst irgend ein naheliegendes Erlebnis zu ihrer inhaltlichen Ausgestaltung herangeholt haben kann. Wenn ängstliche Träume bei unseren Neurasthenikern tatsächlich eine so große Rolle spielen, so befriedigt dieser Entstehungsmodus jedenfalls das Bedürfnis nach Erkenntnis der wahren Zusammenhänge mindestens ebenso, wie die psychoanalytischen Deutungen.

Da die Schlaftiefe der Neurastheniker gewöhnlich eine sehr geringe ist, können Träume durch Fortspinnen der vor dem Einschlafen aktuell gewesenen Gedankengänge oder durch äußere Sinnesreize, die noch perzipiert werden, relativ leicht zustande kommen. Der Schlaftypus ist dadurch charakterisiert, daß die Kurve der Schlaftiefe sehr langsam ansteigt, so daß sie bei ihrem Abfall gegen Morgen noch einen relativen Hochstand einnimmt, der die morgendliche Schläfrigkeit der meist nur gewaltsam aus dem Schlaf gerissenen Kranken erklärt. Dem entspricht auch die Kurve ihrer Leistungsfähigkeit am Tage, insofern ihr Höhepunkt am Abend liegt. Solche Patienten sind abends nicht ins und morgens nicht aus dem Bett zu bringen.

Allerlei körperliche Mißempfindungen hindern die Kranken am Einschlafen, dann aber auch die Überempfindlichkeit ihrer Sinnesorgane, die sie Geräusche und Lichteindrücke noch wahrnehmen läßt, die für den Normalen keine adäquaten Reize mehr bedeuten.

Der Mond darf nicht ins Zimmer scheinen, ja das Licht der Straßenlaterne stört, die Uhr darf nicht ticken, die Bäume dürfen nicht rauschen, im Hause darf sich nichts regen, schon das leise Atmen aus dem Nebenzimmer läßt sie nicht einschlafen. Vor allem aber kann der in Gang befindliche Denkmechanismus nicht einfach abgestellt werden: die Ereignisse des Tages laufen noch einmal vor ihnen ab, man entdeckt einen Fehler, macht sich über dies und das Vorwürfe, es fällt plötzlich etwas ein, was unbedingt noch notiert werden muß, und so kann es zu förmlich sich zwangsmäßig aufdrängenden Überlegungen und Befürchtungen kommen, die den Kranken sich unruhig im Bett umherwälzen lassen, bald ihn aus dem Bett heraustreiben, ihn das Fenster bald öffnen, bald wieder schließen, dann eine kalte Waschung vornehmen, bald mit, bald ohne Decke, mit oder ohne Kopfkissen sich hinlegen lassen, bis er endlich gegen Morgen Ruhe findet. Dazu kommt, daß manche rein aus Angst vor der bevorstehenden schlaflosen Nacht nicht die zum Einschlafen notwendige Gleichmut finden.

Viele wachen kurz nach dem Einschlafen mit einem Ruck wieder auf, womit meist das Traumerlebnis des Herunterstürzens verbunden ist. Andere wachen mehrfach in der Nacht auf, und schlafen dann nur schwer wieder ein. Allerdings darf man die Angaben vieler Kranker „keine Minute" geschlafen zu haben, oder „jede Viertelstunde" schlagen gehört zu haben, nicht immer für bare Münze nehmen, da die Minuten des ängstlichen Wachliegens sich leicht zu Stunden dehnen und die Ablösung der regen Denktätigkeit durch schreckhafte Träume in leichtem Halbschlaf bei den Kranken den Eindruck des Nichtgeschlafenhabens hinterläßt. Es ist deshalb unberechtigt, in diesen Angaben der Patienten eine bewußte Übertreibung zu erblicken.

Die Träume sind fast immer ängstlichen, schreckhaften Charakters. Ihren Inhalt holen sie sich bald aus aktuellen Vorkommnissen des Tages, bald aus dem früheren Leben, wobei ich unter Hinweis auf meine obigen Ausführungen dem Erlebnisinhalt hinsichtlich der Gestaltung der einzelnen Schlafstörungen nicht den Wert zubillige, wie es die FREUDsche Schule tut.

Man findet sich unvorbereitet in der Schule, weiß im Examen keine Antwort, sieht einen Wagen auf sich zukommen, dem man nicht ausweichen kann, stürzt einen Abhang herunter, läuft einem aus dem Bahnhof fahrenden Zuge nach, den man nicht erreichen kann, findet sich ohne Hose in einer Gesellschaft u. a. m. Der Psychoanalytiker würde freilich in allen diesen Träumen untrügliche Hinweise auf ihren sexuellen Kern finden, da Bahnhof für ihn den Vorhof der weiblichen Genitalien bedeutet, das Examen als Prüfung dem Coitus gleichkommt, den man nicht ausführen zu können befürchtet, was sich symbolisch in dem Nichtantwortenkönnen im Examen ausdrückt. Wer damit einverstanden ist, in dem im Traum erschauten Flugapparat den Penis, im Daumen den Penis und im Lineal wieder den Penis, im Schirm die Erektion, in einer Schachtel die Vagina — es sind das einige aus der psychoanalytischen Literatur gewählte Beispiele — zu sehen, wer diese willkürlichen Deutungen für Beweise der traumhaften Verkleidung hält, dem wird allerdings eine Auffassung der Neurasthenie oder auch nur ihres Teilgebietes, der Angstzustände, die sich nur auf nachprüfbare Tatsachen stützt, nicht beizubringen sein.

Sensible Störungen finden sich nur in Form der mehrfach erwähnten Parästhesien oder Schmerzen, ferner einer der allgemeinen Überempfindlichkeit entsprechenden Druckempfindlichkeit der Nervenstämme. Sensible Ausfallserscheinungen gehören im allgemeinen nicht zur Neurasthenie; wo sie vorkommen, sind sie entweder eine hysterische Beigabe oder durch andere psychische Mechanismen, etwa ängstliche Befürchtungen, herbeigeführt.

Die Sehnenreflexe sind so gut wie immer sehr lebhaft, so daß es zu einem Pseudoklonus kommt, der sich von dem echten durch die relativ leichte Erschöpfbarkeit und vor allem durch die Unregelmäßigkeit unterscheidet. Bisweilen fällt die Unterscheidung aber schwer, und man muß die Entscheidung von dem Vorhandensein anderer sicherer Zeichen einer organischen Störung abhängig machen; in dieser Beziehung ist eine Verwechslung nicht möglich, denn ausschlaggebende Symptome, wie etwa das BABINSKIsche Phänomen, fehlen bei Neurasthenie ausnahmslos. Eine Abschwächung der Sehnenreflexe ist meist nur durch Muskelspannung vorgetäuscht. Auch die Hautreflexe sind meist lebhafter als normal. Das Verhalten der Schleimhautreflexe ist ohne Bedeutung.

Von seiten der Motilität zeigen sich Störungen nach zwei Richtungen: einmal soweit die Psycho-Motilität in Betracht kommt, also das Benehmen der Kranken als Ausdruck ihrer seelischen Verfassung, dann aber motorische Erscheinungen, die als solche nicht unmittelbar psychisch bedingt sind, also keine Ausdrucksbewegungen darstellen. Zum Teil habe ich das psychomotorische Verhalten schon oben bei der Darstellung der psychischen Anomalien geschildert. Hier wäre nur noch darauf hinzuweisen, daß die Neurastheniker sofort durch ihre ständige Unruhe auffallen.

Sie können keinen Moment still sitzen, rutschen auf ihrem Stuhl umher, drehen sich bald rechts, bald links, schlagen die Beine übereinander oder strecken sie weit von sich, drehen die Hände ineinander, fassen alles mögliche an, trommeln mit den Fingern, zucken mit den Schultern, machen drehende und nickende Bewegungen mit dem Kopfe, wie wenn der Kragen sie störte, zupfen an den Haaren oder am Schnurrbart, schnüffeln, hüsteln, holen stöhnend Atem, kauen an den Nägeln oder zupfen sich die Haut am Nagelfalz ab.

Manche dieser Äußerungen, die auf Verlegenheitsbewegungen und den Ausdruck der Angst zurückgehen, sind nur als Angewohnheiten zu betrachten, andere gehen, wie wir sehen werden, in förmliche Zwangshandlungen und Tics über. Auch das besonders bei irritierenden Anlässen auftretende Stottern der Neurastheniker ist nur eine psychomotorische Störung.

Zu den nicht unmittelbar psychisch bedingten motorischen Äußerungen gehört zunächst das Zittern, namentlich der Finger, das auch bei völlig ruhiger Affektlage vorhanden zu sein pflegt, dann auch das Zittern der Augenlider, namentlich beim Schließen, das nicht kraftvoll wie beim Normalen ausgeführt wird. Recht häufig begegnet man auch einem fibrillären und faszikulären Muskel-Zucken und -Wogen, das sich von dem organisch (Vorderhornerkrankungen) bedingten durch sein inkonstantes Verhalten und seine Unregelmäßigkeit unterscheidet. Auch Crampi treten leicht auf, namentlich der Wadenkrampf.

Eine Disposition zu lokalisierten Muskelkrämpfen scheint überhaupt der Neurasthenie eigen zu sein; denn, wenn sie auch einmal ohne diese Veranlagung vorkommen können, so beobachtet man doch vorwiegend auf neurasthenischer Grundlage den Schreibkrampf öder entsprechende Beschäftigungskrämpfe an Armen bzw. Beinen bei Klavierspielern und anderen Musikern, Friseuren, Melkerinnen, Näherinnen, Tänzerinnen, oder Krämpfe im Gebiet der Augenmuskeln bei Beschäftigung mit intensiver Inanspruchnahme der Augen, wie bei Uhrmachern, beim Mikroskopieren u. a. m. Bei diesen Erscheinungen stellt die Neurasthenie nur den günstigen Boden dar, auf dem die verschiedensten ätiologischen Momente zu einem besonders leichten Auftreten der Krämpfe führen; die Veranlassungen liegen sowohl auf somatischem Gebiete (Überanstrengung, Schmerzen, periphere Reize), wie auf psychischem (Angst, Zwang, hysterische Wunschmomente). Es empfiehlt sich daher, besser später eine zusammenhängende Darstellung dieser auch Beschäftigungs-Neurosen genannten Muskelkrämpfe zu geben, worauf hier verwiesen werden muß.

Außer diesen Krämpfen beobachtet man auch noch ganz kurze blitzartige, wie durch einen elektrischen Reiz ausgelöste Zuckungen in einzelnen Muskeln oder Muskelgruppen, am häufigsten im Gesicht, die sich von echten Tics dadurch unterscheiden, daß ihnen der psychische Inhalt abgeht, der im Tic als einer automatisch gewordenen, zwangsmäßig auftretenden Ausdrucks- oder Abwehrbewegung enthalten ist. Die Zuckungen sind vielmehr nur der Effekt der bei Neurasthenie herabgesetzten Reizschwelle auch für alle mechanischen Reize, so daß jede Handlung, jede Muskelaktion, jede Ausdrucksbewegung den peripheren Nerven zu einer Muskelzuckung veranlassen kann.

Echte Tics spielen im Symptomenbilde der Neurasthenie aber eine weit wichtigere Rolle. Wie in der eben gegebenen Definition enthalten ist, stehen sie als wesentlich psychisch motivierte Erscheinungen den Zwangszuständen sehr nahe, weshalb sie bei diesem Kapitel dargestellt werden sollen.

Hier soll von motorischen Äußerungen schließlich noch auf anfallsartige Zustände eingegangen werden. Es sind dabei scharf auseinanderzuhalten die anfallsartigen Zustände, bei welchen die motorischen Erscheinungen als Ausdruck psychischer Vorgänge von Bedeutung sind, wie die hysterischen und affekt-epileptischen Anfälle, die deshalb auch beim Kapitel Hysterie behandelt werden sollen, und die von mir hier der Neurasthenie subsumierten Zustände, bei welchen motorische Erscheinungen nebensächlich sind, die vielmehr nur der Ausdruck einer somatischen oder nervösen Widerstandsunfähigkeit sind und in ihrer Erscheinungsform mehr der Ohnmacht gleichen. Dementsprechend handelt es sich hier auch um eine echte Bewußtseinstrübung bzw. einen Bewußtseinsverlust, dort um eine Bewußtseinsspaltung.

Zirkulatorische, vasomotorische Momente sind es, die hier eine Rolle spielen, und die Zustände herbeiführen, wie ich sie oben schon als Pseudoangina pectoris oder als Angina pectoris vasomotoria geschildert habe.

Viel verbreiteter als diese Anfälle, die durch die Beteiligung des Herzens immerhin noch eine besondere Färbung bekommen, sind nun Zustände, die im Grunde nichts anderes darstellen, als die neurasthenische Abwandlung einer physiologischen Ohnmacht als Folge etwa eines Schrecks. Solchen Ohnmachtsanfällen begegnen wir meist schon in der Kindheit unserer Neurastheniker. Sie kommen immer reaktiv zustande, und zwar werden sie ausgelöst durch affektive Momente (Schmerz, Schreck, Ärger) oder durch körperlich erschöpfende Umstände (Überanstrengung, langes Stehen, Hunger, Hitze, schlechte Luft).

Sie beginnen mit dem Gefühl des Schwarzwerdens vor den Augen, Schwindel, Brechreiz, der Empfindung eines heißen Aufsteigens von den Füßen nach dem Kopf, Kribbeln in den Händen; das Gesicht wird blaß, die Muskulatur schlaff, die Beine versagen, das Bewußtsein schwindet mehr oder minder. Das gelegentliche Vorkommen von Verletzungen hängt von der Schnelligkeit des Eintretens der Bewußtlosigkeit ab. Zungenbisse fehlen; dagegen wird Einnässen gelegentlich beobachtet. Die Dauer der Anfälle schwankt von wenigen Sekunden bis zu einer halben Stunde. Das Bewußtsein kehrt im allgemeinen langsam wieder. Bisweilen gehen solche Anfälle mit einer lokalen Synkope der Finger und Zehen einher. Der pathophysiologische Vorgang ist wohl der, daß infolge einer angeborenen Minderwertigkeit des Gefäßnervenapparates und der subcorticalen vasomotorischen Zentren eine starke plötzliche Inanspruchnahme den reflektorischen Ablauf der Erregung der Hirngefäße in der Weise stört, daß die normalerweise sofort nach der Kontraktion eintretende Dilatation ausbleibt oder sich wesentlich verzögert (STIER). Sehr wahrscheinlich spielen psychische Momente, nämlich ein Nachlassen der Willensspannung beim Zustandekommen der Anfälle doch auch eine gewisse Rolle, da sie fast nie in lebensgefährlichen Situationen auftreten. Der Wille vermag sehr wohl eine drohende Ohnmacht aufzuhalten, und die Bezeichnung des „Schlappmachens" beim Militär kennzeichnet dieses Nachlassen der Energie recht treffend. Daß diese Anfälle trotzdem mit hysterischen nichts gemein haben, ist klar. Ebenso darf natürlich keine Begriffsverwischung dadurch eintreten, daß man nicht allzu selten hysterische Beimengungen zu solchen Ohnmachtszuständen findet, indem das „körperliche Entgegenkommen" in der für den Hysteriker charakteristischen Weise ausgenutzt wird.

Solche ohnmachtsartigen Zustände mit hysterischen Beimengungen mögen es sein, die einen Teil der von OPPENHEIM so genannten „psychasthenischen" Anfälle ausmachen, zum anderen Teil gehören diese wohl zu den „affektepileptischen" Anfällen, die beim Kapitel Hysterie ihre Besprechung finden werden.

Verlauf und Prognose. Da es sich bei der Neurasthenie um eine abnorme Anlage handelt, kann von einem eigentlichen Verlauf nicht gesprochen werden. Es wird das äußere Bild eines Verlaufs nur dadurch vorgetäuscht, daß diese Anlage sich je nach den äußeren Bedingungen verschieden äußert. Es braucht, da alle diese Momente oben dargelegt wurden, hier nicht noch einmal speziell darauf eingegangen werden, daß und wie sich die Neurasthenie des Kindes von der des Heranwachsenden und Erwachsenen unterscheidet. Daß Erziehungsmaßnahmen einen gewissen Einfluß auf die Gestaltung der neurasthenischen Äußerungen im weiteren Leben haben, ist sicher, doch darf man die Erwartung in dieser Hinsicht nicht allzu hoch spannen. Wenn der als Neurastheniker Geborene im allgemeinen auch als solcher stirbt, so ist doch sicher jenseits des 40. Lebensjahres eine Abnahme der neurasthenischen Erscheinungen zu verzeichnen, die wohl auch mit äußeren Umständen zusammenhängen mag, insofern in diesen Jahren durch eine gesicherte soziale Stellung die psychischen Reibungsflächen kleiner geworden sind.

Meteorologische Verhältnisse haben sicher einen gewissen Einfluß auf die zeitliche Kurve der Neurasthenie. Man will auch einen von äußeren Umständen unabhängigen periodischen Verlauf der Neurasthenie beobachtet haben. Es dürfte wohl richtiger sein, in solchen Fällen den Zusammenhang so aufzufassen, daß das betreffende Individuum die Erbbestandteile sowohl der neurasthenischen Konstitution, wie des manisch-depressiven Irreseins bzw. seiner mildesten Form, der Cyclotymie in sich trägt. Das nimmt nicht wunder, wenn man weiß, wie zahlreich in den Familien der Cyclothymen neurasthenische, und in den Familien der Neurastheniker cyclothyme Mitglieder vorkommen.

Eine hypochondrisch-paranoische Psychose oder eine sonstige fixierte paranoische Einstellung pflegen sich im allgemeinen auf dem Boden der reinen Neurasthenie nicht zu entwickeln. Und geschieht es einmal doch, so darf man eben nicht vergessen, daß schließlich alle neuropathischen und psychopathischen Konstitutionen auf dem gleichen Beete wachsen. Daß vorübergehende psychogene oder hysterische psychotische Reaktionen vorkommen, ist, da die Bereitschaft hierzu bei jedem Menschen vorhanden ist, selbstverständlich.

Je nachdem die Lebensschicksale den einen Kranken an den Alkohol, den anderen an das Morphium geraten lassen, kann der vorbestimmte Ablauf in andere Bahnen gelenkt, und dadurch auch die Prognose wesentlich ungünstiger gestaltet werden. Ebenso kann die erhöhte Disposition zu Infektionen von der somatischen Seite her ein abruptes Eingreifen bedingen. Und schließlich trübt der aus den Angstzuständen geborene Selbstmordtrieb die Prognose. Doch möchte ich diesem Moment angesichts der großen Seltenheit von Selbstmorden bei reiner Neurasthenie keine wesentliche Bedeutung beimessen.

Die Neurasthenie, somatisch betrachtet, trägt nicht die Voraussetzungen für ein frühzeitiges Ableben in sich; der in einen sicheren Hafen eingelaufene Kranke braucht in seiner Lebensdauer hinter dem nervös Vollwertigen nicht zurückzustehen.

Differentialdiagnose: Irrtümer in der Diagnose werden am leichtesten dadurch vermieden, daß man sich nicht fragt, ob das vorliegende Krankheitsbild in den Rahmen der konstitutionellen Neurasthenie hineinpaßt, daß man vielmehr nach Symptomen und ätiologischen Momenten sucht, welche die Einordnung in eine andere Krankheitsgruppe nötig machen. Eine solche Diagnosenstellung per exclusionem ist deshalb hier angezeigt, weil das Nervensystem eben auf die verschiedensten somatischen und psychischen Einwirkungen mit Erscheinungen reagiert, die wir auch in dem buntscheckigen Bilde der Neurasthenie da und dort wiederfinden. Dann aber kann man sich nicht eindringlich genug immer wieder vor Augen halten, daß eben auch ein Neurastheniker körperlich erkranken kann. Schwerwiegende Irrtümer kommen immer wieder dadurch zustande, daß man sich durch die neurasthenischen Antecendentien eines Patienten verleiten läßt, ohne gründliche Untersuchung auch die jetzigen, durch eine nicht-nervöse Organerkrankung hervorgerufenen Beschwerden als „nervös" abzutun.

Die Zweckmäßigkeit der Diagnosenstellung per exclusionem entbebt mich der Verpflichtung einer Gegenüberstellung der konstitutionellen Neurasthenie und der differentiell in Betracht kommenden Erkrankungen im einzelnen. Ein kurzer Hinweis genügt um so mehr, als die bereits bei der nervösen Erschöpfung angeführten Kriterien für eine Unterscheidung von der Paralyse, Arteriosklerose, Dementia praecox und dem manisch depressiven Irresein auch für die Neurasthenie maßgebend sind. Differentialdiagnostische Erwägungen der Hysterie gegenüber werden nach meinen früheren Ausführungen nie am einzelnen Symptom anzugreifen haben, sondern am entgegengesetzten Ende, an der psychischen Wurzel. Nur eine eingehende Erforschung des Charakters des Kranken kann hier zum Ziele führen. Das Durchleuchten eines Zweckes, eines positiven Interesses an den Krankheitserscheinungen — wenn dieses Interesse auch durch noch so viele Schleier verdeckt ist, und durch noch so viele Beleuchtungseffekte fast bis ins Gegenteil verkehrt sein kann — ist es, was die hysterische Genese charakterisiert. Auch hier also Aufsuchen des Hysterischen und damit erst Ausschließen des Neurasthenischen. Ausschließen aber nur mit der selbstverständlichen Einschränkung, daß natürlich auch ein Neurastheniker einmal nur hysterisch reagieren kann, ohne darum aufzuhören ein Neurastheniker zu sein.

Nur auf eine Erkrankung möchte ich an dieser Stelle etwas näher eingehen, weil sie bei differentialdiagnostischen Erwägungen meist nicht herangezogen wird, während ihre Erkennung doch in therapeutischer und prognostischer Hinsicht von großer Bedeutung ist. Es ist das die Cyclothymie, von der ich oben schon ausführte, daß sie einen periodischen Verlauf der Neurasthenie vortäuschen kann.

Wir verstehen unter C y c l o t h y m i e eine bestimmte Verlaufsform des manischdepressiven Irreseins, die dadurch charakterisiert ist, daß die unmittelbar aufeinanderfolgenden manischen und depressiven Phasen nur unwesentliche Schwankungen oberhalb und unterhalb der normalen Stimmungslinie bedeuten. Manche Autoren sprechen auch nur von einer „cyclothymen Veranlagung", wie man von einer depressiven oder einer manischen Veranlagung spricht, um anzudeuten, daß die einen Persönlichkeiten, oder besser Temperamente, dauernd ihre Erlebnisse trübe bewerten, entschlußunfähig sind, kein Zutrauen zu sich haben, während die anderen alles im rosigsten Lichte sehen, unternehmungslustig, rechthaberisch, von sich überzeugt, leichtsinnig sind. Und so schwankt die Lebenskurve des cyclothym Veranlagten bald nach oben, bald nach unten, ohne jemals Höhen zu erreichen, die uns schon gestatteten, von eigentlicher Geisteskrankheit zu sprechen. Es gehört zum Begriff der Cyclothymie, als einer Verlaufsform des manisch-depressiven Irreseins, bei der die beiden entgegengesetzten Phasen zu einem Zyklus zusammengefaßt sind, daß normale Zwischenzeiten überhaupt fehlen. Das Vorkommen solcher wird nur dadurch vorgetäuscht, daß die allmählich abklingende manische und beginnende depressive Phase ein Stadium schaffen, das im Querschnitt sich von dem Seelenleben des Normalen nicht unterscheidet, und nur im Längsschnitt als abnorm erkannt werden könnte. Der enge Zusammenhang mit dem manisch-depressiven Irresein erhellt ohne weiteres daraus, daß derart Veranlagte nie vor einem Ansteigen ihrer Stimmungsschwankungen bis zum ausgesprochen manischen oder melancholischen Anfall gefeit sind. Und ebenso wie bei den unkomplizierten Fällen des manisch-depressiven Irreseins kommt es bei den Cyclothymen nie zur Ausbildung eines wirklichen psychischen Defektzustandes.

Der Seelenzustand der Cyclothymen und ihre Verhaltungsweise lassen sich unmittelbar aus den Symptomen der Manie bzw. Melancholie ableiten, wenn man diese auf ein fast normales Niveau zurückschraubt: die heitere Verstimmung, die ideenflüchtige Denkweise und der erleichterte Ablauf der Willens- und der psychomotorischen Vorgänge bei der Manie wird bei den Cyclothymen zu einer gewissen Betriebsamkeit, einer Schaffenslust, einem Betätigungsdrang, der diese Menschen ein Übermaß von Arbeit in kurzer Zeit erledigen läßt, da sie sich keine Ruhe gönnen, auch keine nötig haben, weil sie kein Ermüdungsgefühl spüren. Dies kann unter Umständen auch einmal zu einer wirklichen Überarbeitung führen, durch welche Schädigungen gesetzt werden, die eine „nervöse Erschöpfung" zur Folge haben; meist aber wird die auf die expansive Phase folgende depressive als Erschöpfung verkannt und in der manischen Betriebsamkeit ein (relativ gar nicht vorhandenes) Zuviel an Arbeit gesehen. Die innere Erregtheit kann sich auch nur in gesteigerter Reizbarkeit äußern, die dann zu allerhand Zusammenstößen Anlaß gibt; sie kann in einer Steigerung der sexuellen Bedürftigkeit zum Ausdruck kommen, die sich in einem Übermaß geschlechtlicher Betätigung Luft macht, was von dem über dieses Krankheitsbild nicht genügend informierten Arzt nur allzu häufig als wirkliche Ursache des späteren Verstimmungszustandes gebucht wird, um so leichter, als die Kranken selbst der „Ausschweifung" schuld an dem jetzigen „Zusammenbruch" geben. Sind sie in ihrer manischen Phase an den Alkohol geraten, so ist die „Trunksucht" die vermeintliche Ursache der Nervosität, und haben sie sich damals in große geschäftliche Unternehmungen eingelassen, so ist es jetzt die „Reue" über die übermäßig eingegangenen Verpflichtungen, welche angeblich die Depression verursacht. Man darf sich deshalb nie auf die Angaben der Kranken selbst verlassen, sondern muß immer versuchen, sich objektive Anhaltspunkte für die

Beurteilung zu verschaffen, ob wirklich ein äußerer Anlaß für den melancholischen Zustand vorhanden ist.

Die Unterscheidung dieses von den Äußerungen der konstitutionellen Neurasthenie ist weit schwieriger, als für den manischen Zustand; denn die manische Phase könnte ja — abgesehen von der Verkennung der während ihres Bestehens vorgenommenen Leistungen als „Ursache" der Depression — nur insofern zu Irrtümern Anlaß geben, als die Reizbarkeit mit der neurasthenischen Überempfindlichkeit verwechselt würde. Ein feineres psychologisches Verstehen unterscheidet aber doch sehr bald in der Reizbarkeit eine aktive Komponente. Der reizbare Cyclothyme faßt, gebläht durch seine Selbstüberschätzung, begierig jeden Anlaß, um zu explodieren, empfindet hierin sogar eine Befriedigung, und sucht nach neuen Gelegenheiten. Der überempfindliche Neurastheniker dagegen verfügt nicht über den inneren Turgor, Angriffe gegen seine vielen wunden Stellen abzuwehren, und seine Unzufriedenheit mit sich und der Welt zwingt ihn zum Rückzug und Verzicht. So wird der manische Zustand als solcher kaum zu Verwechslungen veranlassen. Der depressive hingegen äußert sich wie beim Neurastheniker in der Neigung nach innen und außen mit trübem Auge zu blicken, sich für minderwertig und leistungsunfähig zu halten, seinem Körper übermäßige Beachtung zu schenken und jede Mißempfindung mit hypochondrischen ängstlichen Befürchtungen zu begleiten. Erreicht die negative Schwankung des Cyclothymen keine große Höhe, so ist sie in ihren Äußerungen allein nicht von den eines Neurasthenikers zu unterscheiden; erst höhere Grade gestatten eine Abgrenzung durch die Ausbreitung der wahnhaften Vorstellungen über das hypochondrische Gebiet hinaus in das der Kleinheits- und Versündigungsideen, die nicht bei den harmlosen Beschuldigungen der Neurastheniker, wie etwa einer früheren Onanie, halt machen, sondern in wahnhaften Neuschöpfungen den Boden der nur depressiv erschauten Wirklichkeit verlassen.

Bei den gewöhnlichen Graden der cyclothymen Depression ist man darauf angewiesen, die differentialdiagnostische Entscheidung von dem Verlauf der Erkrankung abhängig zu machen, d. h. genau nachzuforschen, ob für den jetzigen Zustand irgendwelche äußere Veranlassungen vorliegen. Ist das auszuschließen, wobei besonders auf die oben erwähnte irrtümliche Auffassung des manischen Stadiums geachtet werden muß, und erfährt man gar von früheren ähnlichen Zuständen, so ist die Unterscheidung leicht. Sie ist auch nicht viel schwerer, wenn nur von früheren depressiven Phasen berichtet wird, denn dann ist der Sachverhalt meist so, daß die positiven Schwankungen von den Kranken und auch von den Angehörigen gar nicht als abnorm angesehen werden. Schwierigkeiten liegen aber vor allem darin, daß man auch für die Verstimmung eines konstitutionellen Neurasthenikers nicht immer einen äußeren Grund findet, entweder weil die Anlässe zu unbedeutend sind oder weil sie als wesentlich gar nicht erkannt werden können, da nicht sie selbst, sondern durch sie aus der Erinnerung heraufgeholte frühere Komplexe das Bestimmende waren; dann aber wissen wir, daß wie beim manisch-depressiven Irresein auch die Schwankungen der Cyclothymie nicht ganz unabhängig von äußeren Anlässen zu sein brauchen. In Anbetracht des Einflusses affektiver Erregungen auf das vegetative Nervensystem und die endokrine Drüsentätigkeit wird uns das nicht wundern, da wir nicht ganz ohne Grund vermuten können, daß die entgegengesetzten Phasen des manisch-depressiven Irreseins bzw. der Cyclothymie durch bestimmte Schwankungen in der Tätigkeit der genannten Drüsen bedingt sein möchten. Angesichts dieser Schwierigkeiten, die noch dadurch eine Steigerung erfahren, daß eben bisweilen die neurasthenischen und cyclothymen Erbfaktoren bei einem Individuum gemeinsam vorhanden sein können, bleibt in manchen Fällen nichts anderes übrig, als zunächst die Diagnose offen zu lassen und die Entscheidung von dem weiteren Verlauf abhängig zu machen, der in dem ursachlosen Auftreten expansiver Phasen dann häufig die cyclothyme Veranlagung offenbart. Nur darf man auch hier nicht der Täuschung zum Opfer fallen, der manche selbstsichere optimistische Sanatoriumsleiter erliegen, den Übergang in die manische Schwankung als glänzenden Erfolg ihrer Therapie zu buchen, und damit den Fall als Neurasthenie zu verkennen.

Behandlung. Da wir es nicht mit der Therapie einer zu einem bestimmten Zeitpunkt einsetzenden „Krankheit" zu tun haben, sondern mit einer Konstitutionsanomalie, bei welcher, wie wir oben bei Darlegung der ätiologischen Momente sahen, frühere Erlebnisse und Erziehungseinflüsse von großer Bedeutung für die spätere Gestaltung des Bildes sind, werden wir in die Behandlung auch die Vorbeugung einzubeziehen haben.

Die Vorbedingungen für das Entstehen neurasthenischer Individuen sind insofern sehr günstig, als sich Menschen mit labiler nervöser Veranlagung, Angehörige des weitgespannten Formkreises der Psychopathen, da sie häufig nur bei Gleichgearteten Verständnis finden, besonders gern zu einer Ehe zusammenfinden. Diese konvergierende Belastung führt dann in sehr vielen Fällen zum neurasthenischen Kinde. Wird der Arzt vor der Eheschließung um Rat gefragt, so hat er die Pflicht auf die möglichen Konsequenzen einer konvergierenden Belastung aufmerksam zu machen; allzu düster zu malen und allzu sicher zu prophezeien ist allerdings nicht immer am Platze, da ja doch auch eine recessive Vererbung der neurasthenischen Erbbestandteile möglich ist. Zudem ist auch nicht außer acht zu lassen, daß eine kinderlose Ehe zweier Neuropathen häufig kein gutes Ende nimmt. Exogene keimschädigende Momente spielen für die Entstehung des nervösen Kindes eine geringere Rolle; vorbeugend wirken kann der Arzt hier wohl höchstens durch Aufklärung über den Alkoholmißbrauch.

Die Erziehung des Kindes muß sich natürlich der jeweiligen Individualität anpassen, man kann aber doch gewisse Grundrichtungen angeben, die in jedem Falle zu beachten sind. Es muß alles das vermieden werden, was einen noch weiteren Antrieb des sensibilisierten Affektlebens bedeutet, und es muß eine Stärkung und Beherrschung der Willensfunktionen herbeigeführt werden. Übertriebene Nachsicht wirkt ebenso schlecht wie übertriebene Strenge. Drängt die eine das Kind nur immer weiter in den Strudel seiner triebhaften affektiven Regungen hinein, welchen es immer weniger ein sittliches Wollen entgegensetzen können wird, so muß die andere der Angst nur neue Nahrung zuführen. Zielbewußte Vernachlässigung der vielen Klagen überempfindlicher, zur Selbstbeachtung neigender Kinder, läßt diese allmählich zu einer sachgemäßen Einschätzung ihrer Beschwerden kommen und verhindert eine übermäßige Hingabe an das Schonungsbedürfnis. Das Selbstvertrauen, die Sicherheit der eigenen Leistungsfähigkeit wird dadurch gesteigert, daß man in Spielen, Turnen, Sport besonders unter Geltendmachen des Ehrgeizes im Zusammensein mit Altersgenossen die Anforderungen allmählich wachsen läßt. Dabei soll das treibende Motiv nicht etwa die Aussicht auf eine materielle Belohnung sein. Erziehung zur Ordnungsliebe und strenger Pflichterfüllung wirken der Ablenkbarkeit und der Neigung sich gehen zu lassen, entgegen. Das Bedürfnis, sich Träumereien hinzugeben und die Freude am phantasievollen Erleben aufregender Situationen soll nicht durch ungeeignete Erzählungen, Bücher oder Kinos noch genährt werden. Besonders bei intellektueller Frühreife ist ein zu großes Entgegenkommen dem Wissensdrange gegenüber zu vermeiden. Unterricht in der Schulklasse wirkt — bei verständiger Individualberücksichtigung — im allgemeinen besser, als isolierte häusliche Belehrung. Überhaupt ist dem Bestreben, sich abzusondern, entgegenzuwirken, da hierdurch die seelische Verletzlichkeit nur gesteigert und das Individuum zum späteren Kampf mit dem Leben nur um so ungeeigneter gemacht wird.

Das Schlafbedürfnis muß unbedingt befriedigt werden, dabei darf man aber nicht die Unfähigkeit, den Entschluß zum Aufstehen aufzubringen, hiermit verwechseln. Besonders zu vermeiden ist zu langes Liegenlassen im Bett ohne Schlaf, weil zu solchen Zeiten der erwachenden Sexualität in ersten onanistischen Manipulationen entsprochen zu werden pflegt. Sehr wichtig ist es, den Geschlechtstrieb von vornherein in vernünftige Bahnen zu lenken, was sowohl durch geeignete körperliche, wie psychische Beeinflussung zu geschehen hat. Reizlose Kost, nicht zu weiches Lager, vernünftig temperiertes Zimmer, kalte Bäder, Schwimmen, Sport auf der einen Seite, und auf der anderen rechtzeitige Aufklärung, die dem Intellekt des Kindes angepaßt sein muß. Strafandrohungen wirken gewöhnlich nicht, da meist doch heimlich weiter onaniert wird, und die angstvolle Einprägung des Verbotenen der Handlungsweise in manchen Fällen der Anknüpfungspunkt für spätere hypochondrische Selbstanschuldigungen sein mag. Schließlich ist auf Verführung durch Schulkameraden und ungeeignete Lektüre streng zu achten.

Sehr wichtig ist für den schulentlassenen Neurastheniker dann die Berufswahl. Freilich unter vorzugsweiser Berücksichtigung der Fähigkeiten wird man doch darauf bedacht sein müssen, seiner Neigung zu einem Beruf ohne Abhängigkeitsverhältnis, mit eigener Bestimmungsmöglichkeit über Zeit und Art der Arbeit nicht allzu leicht nachzugeben, da man dadurch nur seiner Willensschwäche und seiner Neigung zur Selbstbeobachtung entgegenkommt. Andererseits darf der Beruf nicht allzu hohe Anforderungen an den Kranken stellen, da ein späteres Versagen nur dazu dient, sein Insuffizienzgefühl zu steigern.

Zur Ehe wird man im allgemeinen wohl zuraten dürfen, da die soziale Verankerung dem Neurastheniker das Gefühl der größeren eigenen Sicherheit gibt, die Neigung, sich abzusondern und sich zu beobachten äußere Widerstände findet und die Möglichkeit einer jederzeitigen Aussprache die immer weitergehende Fixierung hypochondrischer Befürchtungen verhindert. Der sexuellen Betätigungsmöglichkeit als solcher lege ich weniger Wert bei, als dem Fortfall aller der widrigen äußeren Begleitumstände eines außerehelichen Geschlechtsverkehrs (Angst vor Schwängerung, vor Ansteckung, vor gesellschaftlicher Ächtung u. a. m.).

Bei der eigentlichen Behandlung muß man immer im Auge haben, daß der Neurastheniker ein körperlich und seelisch Kranker ist. Und wie es diagnostisch verfehlt ist, das einzelne Symptom der Beurteilung zugrunde zu legen, ebenso falsch ist es, das Symptom behandeln zu wollen. Gewiß erreicht man gelegentlich auch hierbei etwas, aber man muß sich dabei klar darüber sein, daß auch bei Anwendung einer Behandlungsmethode, die nur gegen eine einzelne Krankheitsäußerung gerichtet ist, suggestive Momente die Hauptrolle spielen können. Der Arzt soll aber wissen, ob er pharmakologisch oder psychisch heilt. Und er darf nicht vergessen, daß Heilen nicht gleichbedeutend ist mit Verschwindenmachen eines Symptomes. Gerade beim Neurastheniker muß diese Erkenntnis das A und O der Therapie sein, denn sonst beseitigt man das eine Symptom, um sofort ein anderes entstehen zu lassen. Der Plan jeder Neurastheniebehandlung muß sein: Verbindung einer (relativ nebensächlichen) pharmakologischen, hydrotherapeutischen, diätetischen Kur mit der vor allem wichtigen psychischen Beeinflussung.

Es ist eine geradezu selbstverständliche Voraussetzung jeder Psychotherapie, den Kranken psychisch kennen gelernt zu haben. Das heißt nicht: zu wissen, daß man einen Neurastheniker vor sich hat, sondern: die durchaus persönliche Note des einzelnen Neurasthenikers klar erkannt zu haben. Man fange also nicht bei der ersten Untersuchung zu behandeln an, sondern analysiere, um dann erst aufzubauen. Geht man voreilig vor, dann schlägt man nur allzu leicht Wunden, zu deren Beseitigung man dann die Zeit verwenden muß, die man sonst für die Heilung übrig gehabt hätte. Und mancher Kranke kann die anfängliche Verwundung nicht vergessen, und verliert dadurch sofort das Vertrauen zu seinem Arzt.

Damit aber hat man von vornherein das Spiel verloren. Denn nur das unbedingte Vertrauen des Patienten zu seinem Arzt ist der Kontakt, mittels dessen eine Heilung möglich ist. Und gerade dieses Vertrauen erwirbt man am raschesten dadurch, daß man mit leichtem Nachhelfen den Kranken dahin führt, die einzelnen Blätter des meist fest verschlossen gehaltenen Buches, auf dessen Seiten sein Innenleben verzeichnet steht, dem Arzt aufzuschlagen. Das große Geheimnis der therapeutischen Heilkraft mancher Ärzte besteht in dem einfachen Mittel, daß sie sich Zeit für ihre Patienten nehmen. Gewiß, es gehört häufig eine Engelsgeduld dazu, die stundenlangen Ausführungen des Neurasthenikers anzuhören, aber nur diese Geduld ist es, die dem Kranken die innere Beruhigung gibt, richtig verstanden zu sein. Es gibt eben für ihn kein nebensächliches Symptom, alles ist für ihn von Bedeutung, und muß es — zunächst wenigstens — auch für den Arzt sein.

Deshalb gehört eine äußerst exakte körperliche Untersuchung als einer der wesentlichsten Punkte an die Spitze der psychischen Behandlung gesetzt. Denn der unter körperlichen Beschwerden leidende Kranke ist ja von seinem körperlichen Leiden überzeugt, und kann durch nichts mehr verletzt werden, als wenn man ohne eingehende körperliche Untersuchung seine Beschwerden einfach als „nervös" abtut. Man vergesse nicht, daß man ja meist nicht der erste Arzt ist, den der Kranke konsultiert, und daß ihn schon mancher Pfeil mit der Devise „das ist nur nervös" getroffen hat. Ich kenne solche Neurastheniker, die deshalb vor aller Untersuchung die Bitte aussprechen, man möchte nur ja nicht von vornherein gleich von „Nervosität" reden. Man mache also ruhig alle von dem Kranken gewünschten Untersuchungen, auch wenn man sie, objektiv betrachtet, für überflüssig hält. Unterläßt man etwa eine von ihm vorgeschlagene Röntgenuntersuchung, so kann man sicher sein, daß er, allein um nach dieser Seite auch noch eine Sicherheit zu finden, zu einem anderen Arzte geht.

Freilich muß man bei diesem Vorgehen sicher sein, nur einen Neurastheniker vor sich zu haben, und nicht einen Hysteriker, dem man mit einem solchen Entgegenkommen natürlich nur schaden würde. Denn wenn man sich den psychologischen Gehalt der Behandlungsart dieser beiden Persönlichkeitstypen in kurzen Worten klar machen will, könnte man etwa sagen: der Hysteriker muß zur Heilung „gezwungen" werden, der Neurastheniker „geleitet". Die Methoden dieses Zwanges werden beim Kapitel Hysterie abzuhandeln sein; hier muß nur deshalb darauf hingewiesen werden, weil uns bei manchen Neurasthenikern eben auch hysterische Manifestationen begegnen, deren Verkennung dann zur Anwendung ungeeigneter psychotherapeutischer Mittel Veranlassung gibt. Dem Neurastheniker dürfen wir nur leichte Hilfen geben, den Weg in die Gesundheit selbst zu finden, sonst heilen wir ihn nicht. Er muß diesen Weg mit voller Bewußtseinsklarheit zurücklegen, es darf keine Strecke eingeschaltet werden, die für ihn nicht deutlich erkennbar ist. Deshalb halte ich auch die Hypnose in der Behandlung der einfachen unkomplizierten Neurasthenie nicht für nötig, ja häufig sogar für schädlich. Denn der Kranke verbindet mit dieser Prozedur meist die Vorstellung, daß man ihn nur etwas „ausgeredet" hat, daß man seine Beschwerden für „eingebildet" hielt, und ist nur unsicherer als zuvor. Damit soll nicht etwa geleugnet werden, daß die Hypnose vorübergehend auch ein neurasthenisches Symptom beseitigt; es ist das aber eben nur eine Schein-heilung, die bald von einer ungünstigen Weiterentwicklung der seelischen Gesamt-struktur gefolgt ist.

Meine Ablehnung der Hypnose im Heilplan der Neurasthenie heißt natürlich nicht eine Verkennung des suggestiven Kerns unserer sonstigen bei der Neur-asthenie angewandten psychotherapeutischen Maßnahmen. Der Kranke darf aber von der Suggestion keine Kenntnis haben. Man muß ihm ganz allmählich, Schritt für Schritt, die Überzeugung beibringen, daß seine Befürchtungen unbegründet sind, daß seine Leistungsfähigkeit größer ist, als er meint, und daß er vom Leben die gleichen Freuden verlangen — und erwarten darf wie andere Menschen, wenn die Qualität dieser Genüsse, seiner Eigenart entsprechend, auch eine andere als bei nervös robusten Persönlichkeiten sein mag. Man muß ihm das Gefühl des Ausgeschlossenseins nehmen, ohne daß man ihm aber dabei seine Defekte verdecken will. Dies wäre geradezu verkehrt, weil er ja doch von diesen Defekten, wenn man das Wissen um sie auch einmal vorübergehend eliminiert hat (etwa durch Hypnose, die ich ja darum auch verwerfe), immer wieder aufs neue Kenntnis bekommt, und ihnen dann wehrlos ausgeliefert ist. Er muß vielmehr seine Schwächen kennen und muß lernen, trotz ihres Be-stehens das Leben zu meistern. Der Neurastheniker ist nur geheilt, wenn man ihn gelehrt hat, auf eigenen Füßen zu stehen; nur ist es Sache des Arztes, ihn in den geeigneten Boden zu verpflanzen, wo er wirklich Wurzel fassen kann.

Will man das Wesen dieses hier von mir skizzierten therapeutischen Vor-gehens bei Neurasthenie den in der Literatur unter einem eingebürgerten Namen gehenden Behandlungsmethoden vergleichend an die Seite stellen, so könnte man sagen, daß es Züge der psychoanalytischen und der Persuasionsmethode (Dubois) in sich vereinigt, insofern er sich (ohne das isolierte Betonen der sexu-ellen Komponente) bemüht, die individuelle seelische Struktur in ihrem all-mählichen Aufbau aufzudecken, den Kranken zu einer Selbsterkenntnis und richtigen Selbsteinschätzung zu bringen und ihm die Herrschaft über seine, wenn auch unvollkommenen Fähigkeiten zu geben.

Aus diesen prinzipiellen Richtlinien wird sich leicht das für den einzelnen Fall geeignete Vorgehen ableiten lassen.

Man wird nach Erledigung der gründlichen körperlichen Untersuchung dem Kranken eingehend den psycho-physischen Zusammenhang seiner Beschwerden auseinandersetzen, wobei man es peinlich vermeiden muß, in ihm den Glauben zu erwecken, als ob man an der Realität seiner Beschwerden zweifelte. Sie bestehen ja auch tatsächlich zu Recht, ob sie sich nun objektiv nachweisen lassen oder nicht. In vielen Fällen schafft schon eine solche Erklärung eine wesentliche Beruhigung, welche unser weiteres Vorgehen sehr erleichtert. Manchmal ist es ganz zweckmäßig, besonders im Vordergrund stehende Erscheinungen, die den Kranken ängstigen, isoliert zu besprechen, sogar unter Entwerfen von entsprechenden anatomischen Zeichnungen, die Genese der Symptome zu erklären und auf den Unterschied zwischen ihnen und organischen Störungen hinzuweisen. Hat man das aber einmal getan, so soll man in Zukunft dem Einzelsymptom keine besondere Aufmerksamkeit mehr zu-wenden, weder durch Fragen noch durch die Untersuchung. Überhaupt muß das anfäng-liche Entgegenkommen des Arztes mit der Zunahme des Vertrauens seitens des Patienten in eine, nicht gerade ablehnende, aber doch unbeirrte Festigkeit übergehen, die darin zu bestehen hat, dem Ansinnen nach immer wieder erneuter Untersuchung nicht zu entsprechen und die Nebensächlichkeit in der Gestaltung des Einzelsymptoms zu betonen. Diese syste-matische Vernachlässigung lenkt die Aufmerksamkeit des Kranken auch sehr bald von dem betreffenden Organ ab, besonders dann, wenn man die Vorsichtsmaßnahmen, die der Patient sich meist im Laufe der Zeit angeeignet hat, nicht nur als überflüssig erklärt, sondern sie sogar in das Gegenteil verkehrt, indem man z. B. einem Kranken, der wegen Sensationen in der Herzgegend keine Bergpartien mehr zu unternehmen wagt, die Zurücklegung be-stimmter Wege direkt vorschreibt und diese Anforderungen in kurzer Zeit steigert. Man gehe ja nicht zu zögernd vor, gebe den Auftrag in sicherem Tone und lasse sich nicht etwa auf Unterhandlungen ein; jedes Nachgeben erweckt in dem Kranken sofort das Gefühl der Unsicherheit. Deshalb darf der Umfang der geforderten Leistung und ebenso auch die Art irgendeiner therapeutischen Maßnahme nie dem Patienten überlassen bleiben: die

Dauer und die Temperatur eines verordneten Bades, die Länge der Bettruhe, die Stunde der vorzunehmenden Defäkation usw. müssen exakt vom Arzt vorgeschrieben werden, und er muß auf die peinliche Einhaltung seiner Anordnungen achten.

Hat sich der Kranke dann allmählich von seiner Leistungsfähigkeit überzeugt, so muß der Kontakt mit dem Arzt immer mehr gelöst werden, der Kranke muß die Verfügung über sich allein in die Hand bekommen, und der Schluß der Behandlung muß vom Arzt, nicht vom Patienten herbeigeführt werden, indem man ihm klarlegt, daß eine Fortsetzung keine Steigerung seiner Leistungsfähigkeit mehr mit sich bringen wird. Dabei ist es zweckmäßig, mit Betonung darauf hinzuweisen, daß das gelegentliche Auftreten irgendwelcher subjektiver oder objektiver störender Erscheinungen zu erwarten sei, daß dies nur der einmal vorhandenen Konstitution entspreche, an der als solcher eben nichts zu ändern sei, und mit der sich der Patient abzufinden habe. Man verbietet gleichzeitig ein zu frühzeitiges Wiederaufsuchen des Arztes und bestellt den Kranken auf einen bestimmten, nicht zu frühen Zeitpunkt (etwa nach einem Vierteljahre) wieder.

Verfährt man nach diesen Gesichtspunkten, so braucht man für den einzelnen Fall keine besonderen Anweisungen; das Vorgehen ist das nämliche, ob man Herzbeschwerden oder Verdauungsstörungen, ob man eine Blasenschwäche oder eine Impotenz zu behandeln hat. Auf die Schilderung der Behandlungsart spezieller neurasthenischer Störungen brauche ich deshalb hier nicht einzugehen. Nur den Erscheinungen der Sexualsphäre seien einige Worte gewidmet, weil gerade sie so viele Neurastheniker zum Arzte treiben.

Die häufigen Selbstvorwürfe der Kranken wegen ihrer Onanie wird man durch vernünftige Aufklärung, vor allem durch den Hinweis auf die Ubiquität dieser Erscheinung zur Ruhe bringen. Daraus folgt natürlich nicht, daß man sie zur Fortsetzung der Onanie aufmuntert; man muß ihnen vielmehr klar machen, daß sie zur Beherrschung ihrer Triebe durchaus in der Lage wären, daß diese Selbstzucht auch allgemein ihrer Veranlagung zugute käme und daß eine sexuelle Abstinenz sicher nicht schade. Demgemäß wird man ihnen gewiß auch nicht zum außerehelichen Geschlechtsverkehr zuraten; bedenkt man die vielen, oben geschilderten, psychischen Schädigungen, welchen gerade der Neurastheniker auf diesem Wege ausgesetzt ist, so wird man sich darüber klar sein, daß man ihn durch einen solchen Rat direkt der sexuellen Impotenz in die Arme triebe. Diese heilt man durch Aufdeckung des psychischen Entstehungsmechanismus: je nach seinem Zustandekommen kläre man etwa den Kranken darüber auf, daß sein früheres Versagen einer Dirne gegenüber nur seinen ethischen und ästhetischen Hochstand beweise, und daß seine Angst vor Impotenz — und das ist ja der eigentliche Grund für sie — der Ehefrau gegenüber unberechtigt sei; oder man beruhige ihn über die vorzeitige Ejaculation dadurch, daß man ihm Besserung in Aussicht stellt, wenn erst durch weitere Cohabitationsversuche die sexuelle Erregbarkeit abgenommen habe; oder man pflege Rücksprache mit der Ehefrau, die durch verständnisvolles Entgegenkommen dem Mann das Gefühl der Beschämung nehmen und damit in den störenden psychischen Mechanismus hemmend eingreifen kann. So wird man wohl immer auf einem dieser Wege zum Ziele kommen.

Es widerspricht dem Sinn der allgemeinen, oben geschilderten, im wesentlichen psychisch orientierten Behandlungsmethode bei Neurasthenie nicht, wenn man gelegentlich auch einmal durch materielle Mittel auf den Erscheinungsort der Störungen einwirkt. Es soll damit keine direkte suggestive Wirkung ausgeübt werden, man vermeidet sogar am besten dem Kranken zu sagen, daß das betreffende Medikament etwa am Herzen oder am Magen angreift, um ihm nicht doch den Gedanken eines organischen Leidens zu imputieren, man unterbricht aber doch durch dieses Eingreifen den körperlich-seelischen Zusammenhang, indem man durch Eliminierung der Mißempfindung auch der hypochondrischen Einstellung den Boden entzieht. Eine lokale Einwirkung ist ja bisweilen schon deshalb indiziert, weil auf dem Boden des rein körperlichen Anteils der neurasthenischen Konstitution psychische Einflüsse lokale Funktionsstörungen (z. B. Änderung des Magenchemismus) auslösen können, die einer rein lokalen Behandlung wenigstens insoweit zugänglich sind, als ihre Rückwirkung auf das allgemeine oder Organ-Befinden des Patienten beeinflußt wird. So mag zwar beispielsweise die Sekretion eines hyperaciden Magensaftes durch Bicarbonate nicht nachhaltig verändert werden, aber die Magenbeschwerden oder das saure Aufstoßen verschwinden, womit die

Magenfunktionen der gesteigerten Beachtung und damit dem unzweckmäßigen psychischen Einfluß entzogen sind.

In allen solchen Fällen ist es also nicht nur erlaubt, sondern sogar indiziert, neben der psychischen eine lokale Behandlung anzuwenden.

Die Wahl der Mittel richtet sich ganz nach dem herrschenden lokalen Symptom, und demgemäß sind bald medikamentöse Anwendungen angezeigt, bald hydriatische Prozeduren, bald diätetische Vorschriften. Am sparsamsten und vorsichtigsten gehe man mit medikamentösen Mitteln vor und hüte sich, dem Patienten ein Mittel zu verordnen, das etwa als Specificum bei organischen Erkrankungen bekannt ist. Eine nervöse Tachykardie mit Digitalis zu behandeln ist das Verkehrteste, was man tun kann, denn man erreicht nichts, weil der Patient in dem Rezept den sicheren Beweis für den organischen Charakter seiner Herzbeschwerden in Händen zu haben glaubt, an den Worten des Arztes, die das Gegenteil behaupten, zweifelt und nun aus Angst nur noch neue Herzbeschwerden bekommen wird. Es hängt also ganz von der Geschicklichkeit des Arztes ab, im einzelnen Falle das Medikament zu wählen, das zum Verschwinden des Lokalsymptoms führt, aber doch die Aufmerksamkeit des Kranken nicht noch mehr auf die Stelle lenkt, die er für den Sitz seiner Erkrankung ansieht.

Ganz besonders ist auch vor der Anwendung des Morphiums zu warnen, einmal weil die konstitutionelle Neurasthenie ein so besonders günstiger Boden für die Entwicklung des Morphinismus ist, und dann, weil das Wort Morphium allzu leicht assoziativ die Vorstellung eines organischen Leidens weckt.

Die im wesentlichen zentrale Bedingtheit der meisten Symptome läßt es verständlich erscheinen, daß, welche Erscheinungen auch im Vordergrunde stehen mögen, zentral angreifende medikamentöse Beruhigungsmittel am meisten helfen. Die gebräuchlichsten, unschädlichsten und die Mittel, mit welchen man in den unkomplizierten Fällen von Neurasthenie wohl immer auskommt, sind Brom und Baldrian. Ich verzichte auf die Aufzählung der zahllosen Präparate, die mit diesem oder jenem nebensächlichen Zusatz in dieser oder jener Aufmachung im Grunde ihre Wirksamkeit doch nur diesen beiden Mitteln verdanken, weil ich durch die Hervorhebung eines einzelnen nicht den Eindruck erwecken möchte, als ob gerade dieses Präparat vor den anderen den Vorzug verdiene. Es ist gut, daß so viele Präparate zur Verfügung stehen, weil der Ersatz des einen durch das andere recht häufig doch Erfolge bringt, die zum Teil wohl sicher nur auf suggestiven Einwirkungen beruhen, zum Teil aber auch darauf zurückzuführen sind, daß eine individuell wechselnde Disposition für die Verträglichkeit des einzelnen Mittels besteht.

Vom Brom muß man täglich aber mindestens 3 g geben, um einen wirklichen Einfluß zu erzielen, und muß auf einen regelmäßigen Gebrauch dringen. Sehr viele Versager erklären sich daraus, daß der Kranke, der nach einigen Tagen noch keinen sichtbaren Erfolg erlebt, sich nicht mehr streng an die Verordnung hält. Erst wenn nach mehrwöchigen Bromgaben ein deutlicher Einfluß zu sehen ist, kann mit der Dosis auf etwa 1,5 g heruntergegangen werden und mit dieser Menge breche man nicht zu rasch ab. Ganz zweckmäßig ist es, das Brom dann durch Baldrian zu ersetzen, der in Form von Tinctura valerianae oder von Baldriantee gegeben werden kann. Meist wirkt eine Kombination von Brom und Baldrian am besten.

In Fällen, wo Angstzustände vorherrschen, kann man die bei echter Melancholie gebräuchliche Opium-Kur in gemilderter Form durchführen.

Man beginnt mit Opium pulveratum (Pillen, Tabletten) pro die 0,1 und steigt innerhalb drei Wochen auf 0,6 pro die, bleibt dann etwa zwei Wochen auf dieser Höhe, um ebenso allmählich wieder herunter zu gehen. Meist genügen diese Dosen; in schweren Fällen kann man bis auf 1,0 pro die steigen. Störend wirkt Verstopfung, gegen die mit Einläufen und Abführmitteln rechtzeitig eingewirkt werden muß. Die Gefahr der Gewöhnung ist gering, immerhin aber nicht ganz auszuschließen. Das muß auch vom Pantopon gesagt werden, das an Stelle des Opiums verwendet werden kann, wobei eine Opiumdosis von 0,1 etwa zwei Pantopontabletten von 0,01 entsprechen würden; es wird im allgemeinen vom Magen besser vertragen als das Opium. Es gibt auch noch andere Opiumpräparate, mit welchen die Kur durchgeführt werden kann; ich will hier nur das Laudanon erwähnen.

Schließlich weise ich noch auf das Codein hin, das hauptsächlich von Dornblüth in die Therapie der Neurasthenie eingeführt wurde.

Seine Kur beginnt mit 0,075 Cod. phosphor. pro die, steigt innerhalb 30 Tagen auf 0,3 pro die, um im gleichen Tempo wieder herabzugehen. In schwereren Fällen kann man bis 0,5 pro die steigen. Die Gefahr der Gewöhnung ist noch geringer als beim Opium und Pantopon.

In Fällen, wo man neben der Beruhigung durch Brom und Baldrian noch eine Anregung des Stoffwechsels herbeiführen will, empfiehlt sich vor allem die Anwendung des Arsen. Ich habe die Erfahrung gemacht, daß Injektionen eines Arsenpräparates besser wirken als Eingaben per os. Eine Aufzählung der verschiedenen Fabrikate erübrigt sich, da das in ihnen enthaltene Natr. cacodyl. die Wirksamkeit ziemlich gleichmäßig gut garantiert, und die Unterschiede mehr in der Art der Aufmachung beruhen, die nur der Bequemlichkeit in der Anwendungsweise und der Sicherheit der Sterilität dient. Bisweilen wirken auch arsenhaltige Quellen (Levikowasser, Dürkheimer Maxquelle) günstig. Immer ist dem Auftreten irgendwelcher Vergiftungserscheinungen Aufmerksamkeit zu schenken, damit rechtzeitig mit der Kur abgebrochen werden kann.

Von sonstigen Spezialindikationen in der Anwendung medikamentöser Mittel erwähne ich nur das Calc. lacticum, das bei vasomotorischen Störungen bisweilen gut wirkt. (Im übrigen muß ich auf das betreffende spezielle Kapitel verweisen.)

Die oben erwähnten Beruhigungsmittel reichen in den meisten Fällen auch aus, um der Schlaflosigkeit entgegenzuwirken, besonders wenn man die Dosierung so wählt, daß die Hauptdosis am Abend genommen wird. Stärkere Schlafmittel vermeide man so lange als möglich, zögere aber andererseits auch nicht so lange mit ihrer Anwendung, bis das ängstliche Durchwachen der Nächte die Patienten weitgehend geschädigt hat. Die schädliche Wirkung eines gelegentlich gegebenen, selbst stärkeren Schlafmittels ist sicher geringer, als die einer schlaflos verbrachten Nacht. Dabei darf man aber die Verordnung eines Schlafmittels entschieden nicht allein von der Klage des Patienten, „keine Minute geschlafen zu haben" abhängig machen, was ich oben schon als häufige Selbsttäuschung der Kranken hinstellte.

Vor Anwendung eigentlicher Schlafmittel versuche man immer erst, ob nicht andere Maßnahmen, auf die gleich eingegangen werden soll, zum Ziele führen. Gelingt das nicht und reichen auch größere Dosen Brom, Baldrian, mit Vorsicht auch Opium, Pantopon, Laudanon, Codein und ähnliches nicht, so gehe man zum Adalin, Voluntal, Medinal, Veronal, kleinen Dosen Luminal. Wo nur das Einschlafen erschwert ist, wirken Paraldehyd und Amylenhydrat günstig, die auch schon deshalb empfehlenswert sind, weil ihr schlechter Geschmack einer Gewöhnung entgegenwirkt. Immer mache man es sich zum Prinzip, ein Schlafmittel keinen Tag länger zu geben, als es unbedingt nötig ist. Man bestimme genau die Zeit, zu der es genommen werden muß, weil es sonst sehr häufig vorkommt, daß die Kranken zunächst einmal versuchen, ob sie nicht ohne das Mittel auskommen, um es dann nach ängstlich wartend verbrachten Stunden vielleicht um 2 Uhr zu nehmen, erst um 4 Uhr einzuschlafen und nun natürlich den ganzen Vormittag schlaftrunken und benommen zu sein.

Denn nichts wirkt ungünstiger als die Erwartungsspannung; und da gerade die Angst vor dem Nichteinschlafenkönnen häufig die Hauptursache der Schlaflosigkeit ist, muß alles geschehen, um diese Angst zu beseitigen. Es ist deshalb das häufig ausgesprochene Verbot der Lektüre im Bett nicht für alle Patienten aufrecht zu erhalten; sicher ist es richtig für die Fälle, wo beim Hinlegen ein Gefühl der Müdigkeit vorhanden ist, das durch die Lektüre meist verscheucht wird. Fehlt dieses aber, besteht noch ein reger Gedankenablauf, oder ist die ganze Aufmerksamkeit auf das ängstlich erwartete Einsetzen des Schlafes gerichtet, so ist die Lektüre eines nicht spannenden, erfreulichen, leicht ablenkenden Buches nicht unzweckmäßig. Sie führt häufig die gleichmütige Stimmung herbei, die das Einschlafen begünstigt, besonders wenn die Kranken — und dazu kann man sie erziehen — sich nach dem Löschen des Lichtes, anstatt mit realen, meist doch nur unlustbetonten Vorkommnissen, mit der Ausmalung ihrer Wünsche und Hoffnungen beschäftigen. Dieses Wachträumen führt sicher leichter in den Schlaf hinüber, als mehr oder minder mechanische bzw. logische Denktätigkeit, die, wie etwa das Zählen u. a. m. als Mittel, die Aufmerksamkeit von dem Akt des Einschlafens abzulenken, empfohlen sind. Daß man auch auf hypnotischem Wege bisweilen die Angst vor dem Nichteinschlafen beseitigen kann, will ich nicht in Abrede stellen;

meine prinzipiellen Bedenken gegen die Anwendung der Hypnose bei Neurasthenie werden davon aber nicht berührt.

Der für das Zubettgehen günstigste Zeitpunkt und die begleitenden und vorbereitenden Umstände, wie z. B. frühes oder spätes Nachtessen, vorausgehender kurzer Spaziergang, Art der Abendarbeit usw. müssen für jeden Fall empirisch festgestellt werden. Daß Kaffee und Tee am Abend streng zu meiden sind, wenn erschwertes Einschlafen besteht, ist nur selbstverständlich. Sehr günstig wirken hydriatische Prozeduren, die man vor Verordnung aller Schlafmittel anwenden soll und die auch neben Schlafmitteln beibehalten werden. Am besten wirken Bäder (welchen man auch Fichtennadelextrakt zusetzen kann) von einer Temperatur von 35 Grad, die bis zu zwei Stunden ausgedehnt werden können; man lagere die Patienten bequem durch Anbringung einer Stütze unter den Kopf. Nachdem Müdigkeit eingetreten ist, muß unmittelbar zu Bett gegangen werden. Wo Bäderbehandlung nicht stattfinden kann, gehe man mit Ganzpackungen vor, in welchen die Kranken etwa ³⁄₄ Stunden liegen bleiben; man vermeide dabei kaltes Wasser und lege lieber noch ein Deckbett über sie, da Kälte das Einschlafen noch mehr erschwert.

Wasseranwendungen sind auch sonst für den Neurastheniker günstig, doch muß sehr genau individualisiert werden. So günstig Aufenthalt im kalten Wasser, wenn er im Freien mit Schwimmen kombiniert wird, besonders für den Vasomotoriker, ist, so unzweckmäßig kann für ihn eine plötzlich applizierte kalte Dusche sein. Besser wirkt noch Abklatschen. Auch milde, nicht zu lange ausgedehnte Seebäder haben infolge des starken Hautreizes recht guten Erfolg, zumal durch die atmosphärischen Einflüsse auch Nahrungsaufnahme und Stoffwechsel angeregt werden. Für den Aufenthalt an der See eignen sich hauptsächlich die rasch ermüdenden Naturen, während ängstlichen, erregbaren das Gebirge besser bekommt. Luftbäder sind zu empfehlen, vor direkter Sonnenbestrahlung, namentlich im Liegen, ist, wie schon oben bei der nervösen Erschöpfung erwähnt ist, zu warnen.

Als allgemeiner Hautreiz, dann aber auch als Mittel zur Herbeiführung einer lokalen Hyperämie an dem Sitze besonderer Parästhesien dient die Anwendung des faradischen Stromes, insbesondere der Pinsel-Elektrode. Man verwechsle diese Empfehlung aber nicht mit der Anwendung des faradischen Pinsels zur Beseitigung eines hysterischen Symptoms. Bei Hysterie muß er suggestiv, erzieherisch, ja strafend wirken, bei Neurasthenie kommt es auf die Schmerzwirkung nicht nur nicht an, sie sollte sogar auf ein Mindestmaß eingeschränkt werden. Auch der galvanische Strom ist indiziert, wo es gilt, durch Anodenbehandlung schmerzhafte Sensationen zu mildern. Die Faradisation kann durch Massage ersetzt oder mit ihr kombiniert werden. In gleichem Sinne wirken günstig sportliche Betätigungen, die aber der Leistungsfähigkeit des Einzelnen genau angepaßt sein müssen und auch nicht in Spielerei ausarten dürfen.

Denn nichts ist schädlicher für den Neurastheniker als Untätigkeit, Müßiggang und programmloses Dahinleben. Ein bestimmt vorgeschriebenes Arbeitspensum muß unbedingt eingehalten werden, und die Art der Tätigkeit wird am besten so gewählt, daß ein deutlich demonstrabler Erfolg erkennbar ist, der das beste Gegengewicht für das Insuffizienzgefühl bildet. Wo sich diese Arbeitsleistung innerhalb des Berufes oder neben ihm durchführen läßt, sollte man unbedingt eine Loslösung aus dem täglichen Milieu vermeiden. Es ist also gerade das umgekehrte Verfahren am Platze, als bei der nervösen Erschöpfung. Die Entfernung aus dem täglichen Wirkungskreis veranlaßt den Neurastheniker nur häufig, sich erst recht abzusondern, über sich nachzugrübeln, und vermindert das Vertrauen in seine Leistungsfähigkeit. Man erreicht viel mehr, wenn man den Wünschen der Patienten um Ausstellung eines Attestes zwecks Erlangung eines Krankheitsurlaubes nicht nachkommt, und dafür die Verteilung von Arbeit und Ruhe über den Tag richtiger regelt, als es die Kranken selbst vermögen.

Nur wo das häusliche Milieu ungeeignet erscheint, wo schwerere Angstzustände oder sonstige bedrohliche Erscheinungen vorliegen, lasse man einen Ortswechsel eintreten. Am besten dringe man dann aber auf stationäre Behandlung in einem **Krankenhaus** oder einem sachverständig geleitetem **Sanatorium**. Die Wahl eines geeigneten Hauses mache man sich nicht leicht, denn nirgends kommt es mehr auf individuelle Behandlung an als hier. Der eine Kranke braucht Ruhe, eingehende Aussprache mit dem Arzt und Spaziergänge, der andere Werkstättenarbeit, systematische ärztliche Vernachlässigung und Zusammensein mit anderen, nicht nervösen Patienten. Das Ziel jeder Sanatoriumsbehandlung muß aber sein den Kranken ja nicht zu lange seinen täglichen Pflichten zu entziehen, ihn ja nicht an die schützenden Wände der Anstalt zu gewöhnen und ihn nicht unselbständig werden zu lassen.

Denn: **man heilt den Neurastheniker nicht, indem man ihm Krücken gibt, man muß ihn vielmehr lehren, auf seinen eigenen Beinen zu stehen.**

3. Zwangszustände.

Begriff, Wesen, Ätiologie. Wenn ich die hier zu beschreibenden Phänomene unter der etwas weniger prägnanten Bezeichnung der Zwangs „Zustände" zusammenfasse, wo sonst von Zwangs-Vorstellungen, Zwangs-Denken, Zwangs-Befürchtungen, Zwangs-Handlungen gesprochen wurde, und wenn ich auch den Ausdruck Zwangs-Neurose vermeide, so tue ich das, weil es mir darauf ankommen muß, **klinisch zusammengehörige** Erscheinungen darzustellen, ohne Rücksicht darauf, wie das Wesen und Zustandekommen der Erscheinungen, die wir psychiatrisch als Zwang bezeichnen, von den verschiedenen Autoren und Schulen aufgefaßt wurde. Bei der Divergenz der Meinungen sollte eine vorwegnehmende Festlegung in der Annahme einer primären Störung des Denkens oder des Fühlens oder des Wollens vermieden werden. Und mit der Vermeidung der Bezeichnung Zwangs-Neurose sollte zum Ausdruck gebracht werden, daß man es nicht mit einer bestimmt umgrenzten Krankheits-Einheit zu tun hat, daß vielmehr einzelne Zwangserscheinungen auf dem Boden abnormer nervöser Veranlagung, wie etwa der neurasthenischen, erwachsen können, ja daß wir sie in das normale Seelenleben zurückverfolgen können.

Die Punkte, um welche der Streit über das Wesen der Zwangszustände entbrannt ist, und noch besteht, werden am leichtesten klar, wenn man an die ursprüngliche Definition der Zwangsvorstellungen durch WESTPHAL aus dem Jahre 1877 anknüpft. Nach ihm sind Zwangsvorstellungen solche, die bei übrigens intakter Intelligenz und, ohne durch einen gefühls- oder affektartigen Zustand bedingt zu sein, gegen den Willen des betreffenden Menschen in den Vordergrund des Bewußtseins treten, sich nicht verscheuchen lassen, den normalen Ablauf der Vorstellungen hindern und durchkreuzen, welche der Befallene stets als abnorm, ihm fremdartig anerkennt und denen er mit seinem gesunden Bewußtsein gegenübersteht.

Stellt man sich auf den Boden dieser Definition, so hat man es nur mit einer primären Störung des Vorstellungsablaufs zu tun, mit einer **formalen Denkstörung**, deren Genese allerdings in keiner Weise klar gemacht wird. Diese Lehre hat immer mehr Anhänger verloren, zugunsten einer anderen Auffassung der Zwangszustände, welche gerade in der Wirkung affektiver Momente die wesentliche Vorbedingung für ihr Zustandekommen erblickt. Entsprechend dieser verschiedenartigen Einstellung wurde **entweder** das Gebiet der Zwangszustände außerordentlich eingeschränkt, indem man die Zwangs-Befürchtungen, die Phobien, nicht mit einbezog, da bei ihnen ja die Mitwirkung affektiver

Bedingungen augenscheinlich war; oder aber man mußte umgekehrt Zwangsvorstellungen erst dadurch zu krankhaften Erscheinungen werden lassen, daß
sie Bestandteile einer Zwangsbefürchtung werden, daß sich die Angst einstellt,
sie möchten wiederkehren (KRAEPELIN).

Die hauptsächlichsten Schwierigkeiten für eine klinischen Zwecken dienliche
Annäherung beider Standpunkte liegen meines Erachtens in einer nicht ganz
richtigen Auffassung der Art der Affekt-Mitwirkung beim Zustandekommen
der Zwangszustände. Über die Gültigkeit der beiden anderen Wesensbestandteile des Zwangsvorganges, nämlich des subjektiven Gefühls des Ge-
zwungenwerdens und der Einsicht, in das Krankhafte der Erscheinung
(HOCHE) besteht wohl kein Zweifel. Dem widerspricht natürlich nicht, daß
etwa gelegentlich auf der Höhe des Affektes diese Einsicht einmal vorübergehend abhanden kommen kann, denn dieses Überwältigtwerden der Kritik
durch den Affekt begegnet uns auch sonst. Wollen wir verstehen, inwiefern
Gefühlsmomente beim Zustandekommen der Zwangszustände eine Rolle spielen,
allerdings eine ganz andere als im normalen Seelenleben, so müssen wir uns
klar machen, daß wir nämlich auch sonst noch Vorstellungen kennen, die im
Gedankengang quantitativ überwiegen, objektiv zwingend sind und auch
subjektiv als lästig empfunden werden. Wir nennen sie dominierende
Vorstellungen. Sie beziehen ihre Präponderanz aber aus bestimmten Stimmungs-
lagen, aus der gefühlsmäßigen Färbung der betreffenden Vorstellung oder etwa
aus der Abschlußunfähigkeit des betreffenden Gedankenganges. Wenn sich so
ein trauriges Erlebnis, eine Enttäuschung, eine Hoffnung immer wieder ins
Bewußtsein drängen, so werden sie doch niemals als Zwangsvorstellung empfunden, weil hier aus dem normalen Erleben heraus, aus der verständlichen Gefühls-
betonung der betreffenden Vorstellung ihr im Vordergrund-Stehen logisch
hervorgeht. Die Idee mag zwar als störend imponieren, aber nicht als „krankhaft". Das Individuum empfindet sie als seine eigene, über die es „nachdenkt",
während der Zwangskranke sie nur „denkt" (BUMKE), keinen Versuch macht,
sie sich zu assimilieren, sondern sie ablehnt und aus seinem Bewußtsein auszuschalten versucht.

Es handelt sich also beim Zwang nicht um ein Dominieren der Vorstellungen
aus verständlichen Gründen, nicht um einfühlbare Befürchtungen, sondern
um ein rein dynamisches Überwältigtwerden. Von dieser Seite betrachtet,
scheint mir also die Ablehnung affektiver Momente in der WESTPHALschen
Definition durchaus berechtigt. Damit soll aber nicht etwa die Unwirksamkeit
gefühlsmäßiger Vorgänge schlechthin behauptet werden. Eine vorurteilsfreie
Beobachtung der Kranken wird ihr Vorhandensein vielmehr in der Mehrzahl
der Fälle klar erkennen lassen, und zwar nicht nur bei den Phobien, sondern
auch bei anderen Zwangszuständen, wo, wie etwa in dem Bedürfnis, sich Fragen
vorzulegen, zu rechnen, bestimmte Dinge zu beachten, affektive Momente
im Sinne konstitutionell bedingter Sicherungs-Tendenzen eine Rolle spielen.
Dem Wesen dieser emotiven Triebkräfte, vor allem ihrem Widerspiel verstandesgemäßen Vorgängen gegenüber kommen wir am raschesten nahe, wenn wir
uns nach analogen Zuständen im normalen Seelenleben umsehen.

Bei Kindern (entsprechend bei Naturvölkern), bei geistig niedrig stehenden,
bei ängstlichen, unselbständigen Persönlichkeiten haben wir in den Ahnungen,
im Aberglauben einen Tatbestand vor uns, der sich mit dem psychischen
Mechanismus des Zwangsdenkens sehr nahe berührt. Wenn das Herabfallen
eines Bildes die Ahnung eines Unglücks für eine geliebte Person aufkommen
läßt, wenn die Zahl 13 oder der Freitag abergläubische Befürchtungen herauf-
beschwören, wenn die Begegnung mit einem Schornsteinfeger ohne Leiter Unheil für den betreffenden Tag bedeutet, wenn mit dem rechten Fuß zuerst in

den Pantoffel gefahren werden muß, um Widriges zu verhüten, wenn man als Schutzhandlung unter den Tisch klopft und das Wort „unberufen" ausspricht, wenn man sich an die aus ähnlichen Befürchtungen resultierende Neigung vieler Kinder erinnert, beim Gehen bestimmte Regeln einzuhalten, bestimmte Steine nicht zu betreten, eine bestimmte Anzahl von Ladentüren zu berühren, bestimmte Zahlenoperationen innerhalb einer vorgeschriebenen Zeit vorzunehmen und was dergleichen Beispiele mehr sind, so ist allen diesen Seelenzuständen gemeinsam, daß hier etwas vom Gefühl aus ohne nähere Begründung geglaubt und doch gleichzeitig vom Urteil abgelehnt wird.

Und um etwas prinzipiell Ähnliches handelt es sich bei den Zwangszuständen, wo ein Wettstreit (FRIEDMANN) besteht zwischen Überzeugung und Wissen vom Gegenteil. Der Geltungszwang drängt uns, etwas für wahr zu halten, dessen Unmöglichkeit man zugleich einsieht (JASPERS). Man kann sich die Eigenart dieses Geltungszwanges bildlich durch den Wettstreit der Gesichtsfelder im Stereoskop (FRIEDMANN) veranschaulichen. Es ist ein dauernder Kampf zwischen Gültigkeitsbewußtsein und Falschheitsbewußtsein vorhanden, ohne daß eines von beiden zu siegen vermöchte. Das Gefühl läßt den Kranken also etwas für wahr halten, aber nicht ein Gefühl, das wie bei den dominierenden Ideen als Bestandteil des normalen Seelenlebens empfunden wird; selbst der Abergläubische ist sich darüber klar, daß seinem „Glauben" kein pathologisches Gefühlsmoment zugrunde liegt. Der Zwangskranke dagegen lehnt nicht etwa nur den Inhalt seiner Vorstellungen als falsch und unbegründet ab, er hat vielmehr auch eine Empfindung für das Abnorme der treibenden affektiven Kräfte.

An dieser Stelle scheint mir nun auch der Angelpunkt für das Verständnis vom Wesen der Zwangsvorgänge zu liegen. Wir müssen zu ergründen suchen, woher denn der Affektzustand rührt — er wird sicher am richtigsten mit „Angst" bezeichnet, denn auch da, wo er nicht ohne weiteres als Angst im landläufigen Sinne kenntlich ist, handelt es sich um prinzipiell Gleiches, nur in abgeschwächtem Maße, um Ängstlichkeit, um das instinktive Gefühl der Unsicherheit, des Schutzloseins — der also hier nicht durch den Inhalt der Zwangs-Vorstellung (Befürchtung) bedingt ist, wie bei den überwertigen, dominierenden Ideen, sondern der umgekehrt primär vorhanden war und sich erst eines Objektes bemächtigt hat. Es ist entschieden ein Verdienst der FREUDschen Schule, hier mit Erklärungsversuchen angesetzt zu haben, wenn ich allerdings auch der Meinung bin, daß sie mit ihrer vorgeschriebenen Marschrichtung zu unbewiesenen und daher unbefriedigenden Resultaten gelangen mußte.

FREUD faßt die Zwangsvorstellungen auf als „verwandelte, aus der Verdrängung wiederkehrende Vorwürfe, die sich immer auf eine sexuelle, mit Lust ausgeführte Aktion der Kinderzeit beziehen"; eine spätere Einschränkung gab nur zu, daß die verdrängten Erlebnisse nicht stets aus dem kindlichen Sexualleben herrühren. Es kommt also zu einer Trennung der dem Bewußtsein unerträglichen Vorstellung von dem begleitenden Affekt; die Vorstellung wird verdrängt, der willkürlichen Erinnerung entzogen. Der frei gewordene Affekt hängt sich an eine andere Vorstellung und macht diese zur Zwangsvorstellung. FREUD geht noch weiter und meint, daß auch der Inhalt der Zwangsidee bedeutungsvoll sei und einen Hinweis auf das verdrängte Erlebnis enthalte; das Zwangssymptom ist ihm eine erotische Wunscherfüllung, die Symptome sind Ersatzbefriedigungen für die im Leben vermißten Befriedigungen. Wo ein solcher Zusammenhang nicht aufzudecken ist, kann der Entstehungsmodus so sein, daß ein mit der verdrängten Idee lediglich zeitlich zusammenfallender Vorgang den Affekt der Idee übernimmt, und dadurch zur Zwangsidee wird.

Wäre die FREUDsche Erklärung richtig, so würde sie entschieden einen Fortschritt bedeuten, weil sie die Herkunft der für das Verständnis des Zwangsvorganges zu fordernden affektiven Triebkraft sicherstellt. Wie aber schon früher ausgeführt, ist der Beweis für die ausschließliche Gültigkeit sexueller Erlebnisse keineswegs erbracht, denn das Aufdecken eines solchen Erlebnisses durch die Psychoanalyse ist bei der Ubiquität derartiger Vorkommnisse, speziell auch bei Neuropathen, sicher noch kein Beweis für die ausschließlich verursachende Wirkung gerade dieses Ereignisses; und auch die Heilung von Kranken durch Aufdeckung des Komplexes (die übrigens nach meinen Erfahrungen an Patienten anerkannter Psychoanalytiker häufig nur sehr temporärer Natur ist, und sich rein suggestiv, ohne Komplexbeziehung erklären läßt), enthält für mich keine Beweiskraft, ist als Beweismittel überhaupt unbrauchbar, da möglicherweise auch die Aufdeckung eines ganz anderen Komplexes bzw. eines vom Psychoanalytiker zum Komplex gestempelten Erlebnisses heilend hätte wirken können.

Ich will damit die pathogenetische Bedeutung sexueller Erlebnisse keineswegs durchweg ablehnen, bin sogar überzeugt davon, daß wir die bei Neuropathen so häufig beobachteten abnormen sexuellen Triebkräfte und -Richtungen mit als Quelle des zur Erklärung der Zwangszustände geforderten Angstaffektes anzusprechen haben, aber doch nur als eine Quelle und nur in ihrem Zusammentreffen mit bestimmten Charaktereigenschaften dieser Persönlichkeit, wie etwa Pedanterie, Skrupulosität u. a. m., die auch ohne die Unterstützung durch das sexuelle Erlebnis genügt hätten, Zwangszustände entstehen zu lassen, oder zu deren Zustandekommen auch noch andere nicht-sexuelle Erlebnisse mit ängstlicher Affektbegleitung (deren es doch wahrlich genug gibt) hätten Anlaß geben können.

Es erscheint sehr viel ungezwungener, zur Erklärung der Herkunft affektiver Triebkräfte bei Zwangszuständen, statt ein Erlebnis heranzuziehen, die gesamte konstitutionelle Grundlage derartiger, meist dem weitgespannten Formkreise der Neuropathie angehörender Persönlichkeiten als maßgebend anzusehen. Wie oben bei der Neurasthenie ausgeführt, finden wir da auf psychischem Gebiete das Insuffizienzgefühl im Mittelpunkte stehend. Dieses Gefühl des schutzlos oder wenigstens ungenügend gesichert in den Lebenskampf Hineingestelltseins ist nichts anderes (oder es liegt ihm zugrunde) als das primäre, auf keine Erlebnisse sekundär zurückzuführende Angstgefühl, nach dem wir suchen wollten, um die Genese der Zwangszustände zu verstehen. Diese Angst, die ich hier meine, ist aber nicht etwa identisch mit dem Furchtgefühl, das jedem aus der Erwartung eines bestimmten Ereignisses bekannt ist, es ist vielmehr ein instinktives Wissen um die psychische und physische Vulnerabilität, ein Vorauswissen vor aller Erfahrung, was in diesem primären Angstgefühl enthalten ist. Es ist ein Schutz-Instinkt, der diesen Individuen mit auf den Weg gegeben ist. Seine Wirksamkeit drückt sich gewöhnlich schon im Charakter dieser Menschen aus, die nicht frei ihres Weges gehen, nicht großzügig Unwesentliches vernachlässigen können, die vielmehr in allen ihren Verrichtungen eine peinliche Genauigkeit, eine pedantische Gewissenhaftigkeit an den Tag legen. Das Insuffizienzgefühl läßt Sicherungsbedürfnisse entspringen, welchen in dieser Art der Lebensführung Rechnung getragen wird. Erfährt diese angeborene Instinktangst dann noch durch die individuellen Erlebnisse einen Zuwachs, so können die Sicherungstendenzen förmliche Zwangszustände veranlassen, wie etwa den Zwang zu zählen, zu rechnen, alles zu beachten, sich zu merken, auftauchende Fragen zu lösen, auch wenn die Lösung als zwecklos erkannt wird u. a. m., alles psychische Zustände, die sich aus dem Bedürfnis herleiten, nichts außer acht, nichts unerledigt zu lassen, alles zu klären, alles zum Abschluß zu bringen, da man nach allen Seiten gesichert dastehen muß. Nicht das Auftauchen einer zwecklosen Frage ist das Krankhafte — das kommt auch im normalen Seelenleben vor —, sondern die Unmöglichkeit, sie unerledigt ad acta zu legen. Und diese Unmöglichkeit resultiert daraus, daß das instinktive Sicherungsbedürfnis die Frage rein als unerledigte Frage, ohne Rücksicht auf den Inhalt, sofort mit Beschlag belegt, so daß also nicht ihr Inhalt für ihr Dominieren im Bewußtsein maßgebend ist, denn sonst würde sie logisch abgelehnt werden.

Ich habe diese Art Zwangszustände an die Spitze gestellt, weil gerade sie bisher der Erklärung durch die Affekttheorie am meisten Schwierigkeiten

bereiteten. Denn der affektive Vorgang, welcher einen Denkprozeß zum zwangs-
artigen gestaltet, wird, da es sich nur um das instinktive Sicherungsbedürfnis
handelt, in diesen Fällen (im Gegensatz zu den Phobien) nicht als eigentliche
Angst empfunden. Ja ich möchte die Angst, welche sich sekundär bei dem
Versuch, dem Zwange nicht nachzugeben, einstellt, gar nicht mehr mit dem
Zwangsvorgange in Zusammenhang bringen, wie es meist geschieht, da es sich
hier nur um die ganz verständliche Reaktion auf das Gefühl des Überwältigt-
werdens handelt, um die ganz begreifliche Angst vor der Wiederkehr des Zwangsvorganges. Deshalb kann ich auch KRAEPELIN nicht darin folgen, daß eine
Zwangsvorstellung erst dann zu einer krankhaften Erscheinung werden soll,
wenn sich die Angst einstellt, sie möchte wiederkehren; wohl aber stimme ich
mit ihm ganz darin überein, daß eine echte Zwangsvorstellung immer „Bestandteil einer Zwangsbefürchtung" ist oder besser ausgedrückt, daß die Instinktangst
die Vorstellung erst zur Zwangsvorstellung macht.

Viel unmittelbarer äußert sich die Instinktangst dann in den Phobien.
Man wird sich aber hüten müssen, in diesen Begriff, der nicht immer mit genügender Klarheit definiert ist, alle mit Befürchtung einhergehenden Seelenzustände
einzubeziehen. Hier kommt es mir vor allem darauf an, klarzumachen, daß
gerade das Insuffizienzgefühl der Neurastheniker Angst vor irgendeiner geforderten Leistung entstehen lassen kann, ohne daß wir natürlich dann von einer
Zwangs-Phobie sprechen dürfen. Das Wesen der eigentlichen Phobie besteht
vielmehr gerade darin, daß der Inhalt der Befürchtung von dem Kranken als
unsinnig erkannt wird, daß er keinen Grund für die Furcht findet. Er muß
eben fürchten, weil sich die Instinktangst irgendeiner Vorstellung bemächtigt
hat, die eine von ihm zu leistende Funktion sein kann oder auch irgendein an
sich gleichgültiges Erlebnis, das erst dadurch zu dem Kranken selbst (etwa im
Sinne einer Verschuldung) in Beziehung gesetzt wird. So kann beispielsweise
der Anblick eines eine Brücke überschreitenden Kindes zu der Phobie werden,
das Kind könnte ins Wasser fallen, was man bei genügender Aufmerksamkeit
hätte verhindern können, woraus sich dann weiter die Zwangsbefürchtung
entwickelt, an dem Ertrinken eines Kindes schuld zu sein. Häufig ist, wie wir
sehen werden, der Inhalt aber viel unsinniger, woraus dann noch deutlicher
hervorgeht, daß es sich hier nicht um eine objekt-bedingte Furcht,
sondern um ein mit Furcht belegtes Objekt handelt.

Die primäre Instinktangst braucht sich natürlich nicht gerade mit einem
an sich gleichgültigem Ereignis zu verbinden, häufig finden wir ein aktuelles
oder früheres affektbetontes Erlebnis zur Zwangsvorstellung werden, was dann
der Deutung bisweilen Schwierigkeiten gemacht hat, da man nach dem Hergang
überwertige Ideen vor sich zu haben glaubte, während das Zwangsartige des
Vorganges dem betreffenden Kranken doch evident war. Man muß sich dieses
Mechanismus bewußt sein, um nicht in den Fehler zu verfallen, wenn etwa
auf diese Weise einmal ein früheres sexuelles Erlebnis Zwangsidee geworden
ist, in ihm die Ursache für die Entstehung der Zwangsvorstellung zu sehen.

Andererseits müssen wir wohl zugeben, daß alle Erlebnisse (auch solche
sexueller Natur), wenn sie nur einen Zuwachs zu der primären Angst herbeiführen, von ätiologischer Bedeutung für die Genese von Zwangszuständen sein
können. Dabei darf sicher nicht außer acht gelassen werden, daß es auch ein
rein körperlich bedingtes Angstgefühl gibt; so wissen wir von einer Angst
bei Atembehinderung, bei Kreislaufstörungen, Vagusreizung, bei Nicotin- und
Kaffee-Abusus; vielleicht haben auch Angstzustände, die man nach manchen
Infektionskrankheiten beobachtet, eine ähnliche Genese; sicher geht in das
Insuffizienzgefühl der Neuropathen ein gut Teil solcher rein körperlich bedingten
Angst ein. Und da jede psychische Erregung, jeder Schreck, jede Erwartungs-

spannung diesen somatischen Mechanismus nur noch leichter ansprechbar macht, so kann auf dem Wege affektbetonter Erlebnisse eben leicht ein Zuwachs an dieser primären Angst zustande kommen, die dann ihrerseits durch Verknüpfung mit diesem Erlebnis (aber auch mit einem unter Umständen ganz beliebigem Objekt) zur Zwangsvorstellung wird.

Gerade das Vorhandensein einer solchen „gegenstandslosen" Angst, die häufig auch von den Kranken verkannt wird, weil das von der Angst mit Beschlag belegte Objekt fälschlich als die Angst bedingend angesprochen wird, erklärt auch, weshalb der Wille so außerstande ist, die Zwangs-Vorstellung oder -Befürchtung aus dem Bewußtsein zu verdrängen. Der Wille kann eine quälende Vorstellung nur dadurch beseitigen, daß er mit Hilfe der Logik etwa die Grundlosigkeit der Befürchtung dartut; diese verstandesgemäße Operation muß an dem Inhalt der Befürchtung angreifen und beseitigt auf diese Weise die affektive Präponderanz. Bei der Zwangsbefürchtung hat ein solcher über den Inhalt führender Weg gar keine Aussicht auf Erfolg, weil ja hier nicht der Vorstellungsinhalt die Angst bedingte, sondern eine grundlose, zum Teil körperlich begründete, nicht mehr weiter auflösbare Angst sich mit einem beliebigen Inhalt verband. Und an diese primäre Angst selbst können wir mit verstandesgemäßen Überlegungen eben nicht heran.

Haben wir uns so das Wesen der Zwangszustände klar gemacht, so werden wir nicht mehr gut von einer Denkstörung sprechen können, wie es immer noch geschieht. Es ist zwar richtig, daß durch das Hineingeschobenwerden einer assoziativ nicht begründeten Vorstellung in das Denken eine formale Denkstörung resultiert, aber das Denken ist doch nicht primär krank, das krankmachende Agens, die Instinktangst, äußert sich nur im Denken. Und so wenig wir von einer muskulären Erkrankung sprechen, wenn sich eine Hirnrindenreizung in einer Muskelzuckung äußert, ebensowenig dürfen wir auch bei den Zwangsvorstellungen von einer Denkstörung sprechen.

Symptomatologie. Die nach diesen Ausführungen verständliche unendliche Mannigfaltigkeit der verschiedenen Zwangszustände läßt es angebracht erscheinen, hier nur zur Illustration der Haupttypen einzelne aus der Literatur und aus eigener Erfahrung herstammende Beispiele anzuführen.

Die Unmöglichkeit einer einheitlichen Gliederung drückt sich am deutlichsten in den außerordentlich zahlreichen Eigenbezeichnungen aus, die namentlich von den Franzosen eingeführt sind. Wenn ich hier, entsprechend den vorhergehenden Ausführungen, zwischen den ohne eigentliche Angst auftretenden, mehr einem Sicherungsbedürfnis entspringenden, den früheren Zwangs-„Vorstellungen" im engeren Sinne entsprechenden Erscheinungen, und den eigentlichen Phobien trenne, so kann diese Scheidung begreiflicherweise keine ganz reinliche sein. Eine besondere Kategorie von Zwangs-Handlungen aufzustellen, halte ich nicht für angebracht, da von primären Zwangsbeeinflussungen des Wollens nicht die Rede sein kann, das Handeln vielmehr immer nur aus der Befürchtung bzw. der Sicherungstendenz hervorgeht.

Ob das zwangsmäßige Auftreten von Melodien, die kurz vorher gehört wurden — eine auch dem Normalen wohlbekannte Erscheinung — oder von Bildern bzw. Personen überhaupt zu den Zwangszuständen zu rechnen ist, scheint mir noch sehr zweifelhaft. Hitzig hat schon an die Beziehung zu den Sinnestäuschungen gedacht; und nach den neuesten Erfahrungen der Marburger psychologischen Schule (Jaensch) bin ich geneigt, sie für „Anschauungsbilder" zu halten.

Unmittelbarer Ausdruck der Sicherungstendenz ist der Beachtungszwang, der darin besteht, keinen Sinneseindruck außer acht zu lassen.

Jedes Laden- und Straßenschild muß gelesen werden, alle Gegenstände eines Schaufensters müssen genau angesehen werden und der Kranke muß umkehren, wenn er glaubt, einen übersehen zu haben; die Personen, welchen er begegnet, müssen genau nach Gesicht, Barttracht, Kleidung gemerkt werden und lieber versäumt der Kranke einen notwendigen Gang, als daß er von der Betrachtung der Person abläßt, in die er sich „verbissen" hat, wie mir ein Patient sagte; derselbe Kranke trug eigens einen Hut, der vorn und seitlich sein Sehfeld verdeckte, um nicht dem Beachtungszwang zu unterliegen.

Hierzu gesellt sich dann häufig die Sucht, gleichartige Gegenstände zu zählen oder sich überhaupt zwangsmäßig mit Zahlen zu beschäftigen („Arithmomanie").

Die Fenster einer Häuserfront müssen gezählt werden, die elektrischen Birnen eines Leuchters, die in einem Laden ausgestellten Postkarten, das Besteck einer Gasttafel. Ein Kranker zählte im Theater die Worte eines Schauspielers, einer meiner Patienten, ein sehr musikalischer Herr, die Zahl der Einsätze der Oboe in einer Oper. Die Nummer der Droschke oder des Hotelzimmers wird gemerkt. die Quersumme gezogen oder versucht, wodurch sie teilbar ist.

Sehr quälend werden diese Zustände, wenn noch der Erinnerungszwang die Kranken veranlaßt, sich Zahlen oder Namen („Onomatomanie") wieder ins Gedächtnis zurückzurufen.

Es kann sich dabei um ganz nebensächliche Namen, etwa eines Firmenschildes, handeln, bis zu deren Wiederauffinden qualvolle Stunden vergehen, in welchen die Kranken zu keiner anderen Tätigkeit fähig sind. Ja, manche werden gezwungen, Reisen zu unternehmen, nur um den vergessenen Namen wieder zu finden. Kraepelin berichtet von einer Kranken, welche die Wände mit Namen vollschrieb, nur um sie jederzeit parat zu haben. Ich kenne eine Patientin, welche das Konversationslexikon nach einer fremdsprachlichen Bezeichnung durchsuchte, deren Anfangsbuchstabe ihr auch nicht mehr sicher in der Erinnerung war, so daß sie viele Tage brauchte, bis sie das betreffende Wort (Ressentiment) gefunden hatte.

Diesem Erinnerungszwang nahestehend, ihn gewissermaßen einschließend, ist dann die Frage- und Grübelsucht.

Meist beschäftigen sich die Kranken mit Fragen, deren Unlösbarkeit und Zwecklosigkeit ihnen von vornherein klar ist. Recht häufig sind es solche metaphysischen Inhalts: Gibt es einen Gott? Darf man ihn sich substantiell vorstellen? Was bedeutet das Leben? Wie ist es entstanden? Dann aber hängt sich der Fragezwang an zufällig wahrgenommene Objekte: Warum heißt der Tisch Tisch? Warum hat er eine runde Platte? Warum hat der Stuhl vier Beine? Warum ist die Tapete blau? Oder der Blick auf den Kalender läßt sie fragen, warum die Wochentage gerade so heißen, weshalb ihre Reihenfolge gerade diese ist.

Läßt das Unsicherheitsgefühl zu diesem Bedürfnis sich Rechenschaft abzulegen noch den Zweifel treten, so resultiert die Zweifelsucht („Folie de doute"), eine schon meist mit dem Gefühl der Angst einsetzende, den Phobien zugerechnete Zwangserscheinung.

Hierher gehört die Unsicherheit, ob die Haustür auch wirklich geschlossen wurde, ob nicht das hierbei weggeworfene Streichholz weiter glimmen und dadurch einen Brand verursachen konnte, ob das Licht im Zimmer beim Fortgehen wirklich gelöscht wurde, ob man den Brief richtig in den Briefkasten geworfen hat, ob das Aufkleben der Marke nicht etwa vergessen wurde, ob man zwei Briefe beim Hineinstecken in das Kuvert hat verwechselt hat. Ärzte sind im Zweifel, ob sie nicht auf dem Rezept etwas Falsches verschrieben, ob sie bei Angabe der Dosierung nicht das Komma falsch gesetzt haben. Ein Bankbeamter zweifelt, ob er richtig addiert, den Kassenschrank gehörig geschlossen hat. Die Kranken fürchten, sich in einem Brief, bei einer Unterredung, mißverständlich ausgedrückt zu haben, sie zweifeln, ob sie bei einer eidlichen Aussage auch wirklich „nichts verschwiegen" haben. Aus diesen Zweifeln resultiert dann ein dauerndes Sichvergewissern, ein Wiederholen der Handlungen, ein Widerrufen, ohne daß doch eine wirkliche Beruhigung eintritt. Friedmann berichtet von einer Bureaugehilfin, die lieber absichtlich Fehler machte, um wenigstens eine wirkliche Unterlage für ihre Befürchtung zu haben.

Hieraus kann eine Beeinträchtigung der Berufstätigkeit resultieren, indem die Furcht, Dritte zu schädigen, die Kranken zu Untätigkeit verdammt; man spricht dann von „Funktions-Phobien".

Der Friseur fürchtet mit seinem Messer zu verletzen, der Maschinist, eine Explosion herbeizuführen, die Stenotypistin etwas Verkehrtes zu schreiben. Ich kenne einen Apotheker, der seinen Beruf aufgeben mußte, weil er befürchtete, sich beim Zählen der Tropfen zu irren. Er war in den Verdacht eines Morphinisten geraten, da während seiner Tätigkeit in der Apotheke eine größere Menge Morphium verbraucht wurde, als nach den Rezepten verausgabt war, was daher rührte, daß er Morphiumlösungen, die er hergestellt hatte, immer wegschütten mußte, aus der Befürchtung, sich bei der Herstellung geirrt zu haben. Die Berufstätigkeit kann auch dadurch schwer leiden, daß die Kranken mit einer Beschäftigung nicht aufhören können; sie werden daran durch die Furcht gehindert, es könnte noch irgend etwas verbessert, vervollkommnet werden. Es wird immer wieder geputzt, gerade gerückt, abgestaubt, genäht usw.

Die Furcht, ein Unheil anzurichten oder eines angerichtet zu haben, beschränkt sich natürlich nicht gerade auf die eigentliche Berufstätigkeit. Jeder beliebige Sinneseindruck kann zur Objektivierung einer solchen Verschuldung führen.

Man könnte durch eine liegen gelassene Nadel eine Verletzung verursachen oder verursacht haben, man könnte durch eine fortgeworfene Apfelschale das Hinstürzen eines Passanten veranlassen, durch ungenügendes Putzen des Kochgeschirrs eine Vergiftung herbeiführen, durch Unsauberkeit der Hände eine Krankheit übertragen, mit einem Messer seine Angehörigen verletzen, durch eine ungeschickte Bewegung die Lampe vom Tisch herunterstoßen. Die Kranken fürchten, aus dem Wirtshaus einen falschen Hut mitnehmen zu können, vom Kellner zu viel Geld herausbekommen zu haben. Kraepelin berichtet von einer sehr charakteristischen Befürchtung eines Kranken, der einige Geldstücke verloren hatte, und beim Aufsammeln von der Angst gequält wurde, es möchte auch ein anderer dort Geld verloren haben, das er sich nun widerrechtlich aneigne. Ebenso wie dieser Kranke nicht eher ruhig wurde, bis er alles Geld den Armen gegeben hatte, so sehen sich Andere zur Vornahme aller möglichen Schutzhandlungen veranlaßt: sie sammeln auf der Straße alle Apfelschalen, weil möglicherweise eine von ihnen hingeworfene dabei sein könnte; sie zählen alle Nadeln des Haushalts und vergewissern sich jeden Abend von deren vollzähligem Vorhandensein; sie essen allein, um mit dem Messer sicher Niemand zu verletzen, und was dergleichen Sicherungsmaßnahmen mehr sind.

Die Zwangsangst, eine Schuld auf sich geladen zu haben, bedient sich auch nicht so selten religiöser Objekte und Situationen: es ist gerade besonders charakteristisch, daß tief religiöse Leute gotteslästerliche Ideen in sich auftauchen fühlen, meist sogar in der Kirche, und daß sie den Zwang empfinden, diese Gedanken laut werden zu lassen (bzw. die Befürchtung, sie könnten diesen Gedanken etwa durch Worte Ausdruck verleihen). Man spricht in solchen Fällen von Kontrastideen.

Sie müssen sich die Mutter Gottes unbekleidet vorstellen, die Kirchenheiligen mit irgendwelchen Spottnamen belegen, sie fürchten die Hostie beschmutzen zu müssen, in den Abendmahlskelch zu spucken. Sie quälen sich mit dem Gedanken, nicht vollkommen gebeichtet zu haben (was natürlich streng von Vorstellungen ähnlichen Inhalts der Melancholiker getrennt werden muß, die gerade für das Begründete ihrer Befürchtungen eintreten), die Taufe der Kinder nicht ordnungsgemäß in die Wege geleitet zu haben u. a. m. Eine Patientin von mir litt unter der quälenden Vorstellung, sich mit Christus zu Bett legen zu müssen. Solche Kontrastideen bedürfen natürlich nicht gerade eines religiösen Motivs. So berichtet Friedmann von einer Patientin, die ihrer Schwester wünschen mußte „brächest Du Dir doch das Genick" und Bumke von einer Frau, der sich beim Abschied von ihrem Mann der Wunsch aufdrängte „wenn Dir doch ein Unglück zustieße".

Einen breiteren Raum als die Befürchtungen um das eigene Seelenheil nehmen die Befürchtungen für das eigene körperliche Befinden ein.

Die Kranken fürchten auf der Straße überfahren zu werden, von einem vom Dach fallenden Ziegel getroffen zu werden. Einer meiner Kranken vermochte keine Fahrstraße, auf welche Schienen der Straßenbahn lagen, zu überschreiten, weil er befürchtete, einen elektrischen Schlag zu bekommen; er war sich, als Akademiker, natürlich über das Unsinnige der Befürchtung vollkommen klar, vermied aber doch solche Straßen, oder fuhr nur mit dem Rade bzw. zog sich Gummischuhe an, weil der Gummi des Rades oder der Schuhe isoliere. Andere können im Theater nicht unter dem Kronleuchter sitzen, weil er vielleicht doch einmal herabfallen möchte; sie müssen dort oder auch in der Kirche, in Versammlungen, einen Eckplatz oder einen Logenplatz einnehmen, um jederzeit die Möglichkeit, sich zu entfernen, zu haben. Sie fürchten, sich mit dem Rasiermesser schneiden, mit Nadeln sich verletzen zu müssen („Aichmophobie"), oder sie zu verschlucken. Gélineau berichtet von einer Patientin, die schließlich auch keine Eier mehr furchtlos essen konnte, weil die Hühner vielleicht Nadeln verschluckt haben konnten, die dann in die Eier geraten wären. Auch typisch hypochondrische Befürchtungen können Zwangscharakter haben,

z. B. die Furcht, sich auf dem Klosett oder durch eine Badehose mit Syphilis infiziert zu haben. Mich besucht ein Student alle 4 Wochen, nur um mir diese Befürchtungen, deren Unsinnigkeit und Zwangscharakter er genau kennt, vorzutragen, was ihm für einige Zeit Ruhe verschafft. Auch suicidale Befürchtungen spielen eine Rolle, entweder nur die Angst schlechthin, sich etwas antun zu müssen, oder präzisere Ausführungsvorstellungen, etwa sich aufhängen, die Pulsadern aufschneiden, ins Wasser springen zu müssen. Die Befürchtung, scheintot begraben zu werden („Tafephobie") führte einen Kranken dazu, an seinem Bett eine Tafel mit der Inschrift „ich bin nur scheintot" anbringen zu lassen.

Sehr verbreitet ist die Furcht sich zu beschmutzen („Mysophobie").

Die Kranken quälen sich mit der Angst, irgend etwas Unreines angefaßt zu haben oder auch nur Infektionsstoff an ihre Kleider zu bekommen. Ich kenne eine Patientin, die, wenn sie nur einer Krankenschwester auf der Straße begegnete, sofort nach Hause gehen mußte, um sich andere Kleider anzuziehen. Die Hände werden wieder und immer wieder gewaschen, bis sich schwerste Hautschädigungen einstellen. Manche Kranken suchen sich dadurch zu helfen, daß sie sich vornehmen, sich nur eine bestimmte Anzahl von Malen zu waschen, kommen aber doch nicht zum Ziele, da sich dann der Zweifel ein- stellt, ob sie sich nicht verzählt haben könnten (ASCHAFFENBURG). Oder sie fassen alle Gegenstände nur mit Handschuhen an, öffnen die Türklinken mit dem Ellenbogen. THOMSEN erzählt von einer Patientin, welche fürchtete, durch Berührung von mit Sperma beschmierten Gegenständen schwanger zu werden.

Bei Befürchtungen, die sich bei bestimmten Situationen, welchen eine Ge- fährdungsmöglichkeit innewohnt, einstellen, spricht man auch von „Situa- tionsphobien".

Beispiele hierfür wären die Furcht, von einem Aussichtsturm herunterzustürzen, oder in den Maschinenraum von Dampfern, von einer Brücke, aus einem Fenster zu fallen. Einer meiner Patienten mußte seinen Beruf als Drucker aufgeben, weil er gleichzeitig mit der Befürchtung den Antrieb empfand, seine Hand zwischen die Walzen zu schieben. Von solchen in derartigen Situationen auftauchenden Antrieben hören wir gar nicht selten; sie sind nichts anderes als die auch aus dem normalen Seelenleben bekannten motorischen Begleiterscheinungen einer lebhaften Vorstellung, wenn diese einen Bewegungsvorgang zum Gegenstande hat.

Bisweilen liegt den Situationsphobien gar kein so entsprechender äußerer Anlaß zugrunde, wie bei den eben genannten. Das gilt z. B. für die Claustro- phobie, die Angst vor dem Alleinsein, aber auch für die Platzangst, die Agoraphobie.

Sie beruht in der Befürchtung der Kranken, einen großen freien Platz nicht überschreiten zu können. Schon beim Anblick des Platzes überfällt die Kranken eine namenlose Angst, sie fangen an zu zittern, die Beine versagen, sie schwitzen und müssen wieder umkehren, wenn sie nicht einen Menschen oder einen Wagen finden, hinter dem sie hergehen oder den sie, wenn auch nur mit ihrem Stock, berühren können. Es liegt diesem Unvermögen nicht etwa die Vorstellung einer präzisen Unfallsmöglichkeit zugrunde, es handelt sich vielmehr auch hier immer wieder nur um die Instinktangst.

Endlich kennen wir noch Befürchtungen, bei welchen die peinliche oder lächerliche Rolle, die der Kranke selbst spielen könnte, den Gegenstand der Phobie bildet. Hier sind Verwechslungen mit überwertigen Vorstellungen ganz besonders leicht möglich, da die von Hause aus linkischen, rasch errötenden Patienten an sich schon leicht in Situationen kommen, welche auf dem normalen Wege zur Entstehung affektbetonter Komplexe führen.

Gerade die Furcht zu erröten („Ereuthophobie") ist aber auch häufig ein zwangs- artiger Vorgang, der dadurch besonders störend wirkt, daß die Befürchtung nun natürlich erst recht den befürchteten Vorgang eintreten läßt (ein psycho-physischer Reflexablauf, der selbstverständlich an sich mit der Zwangsbefürchtung nichts mehr zu tun hat). Diese Erythrophobie ist übrigens auffallend häufig bei Masturbanten und schwindet mit dem Unterlassen dieser Gewohnheit. Derartiger Befürchtungen mit entsprechenden körper- lichen Auswirkungen gibt es noch viele, z. B. das Zwangs-Schwitzen der Hände, die Zwangsfurcht, bei unpassenden Gelegenheiten Stuhl oder Urin entleeren zu müssen, das Zwangs-Stottern. Die Furcht, irgend etwas Auffallendes in der Bildung ihres Körpers, etwas Unordentliches an ihrer Kleidung (offener Hosenlatz) zu haben, läßt sie Angst vor den Blicken ihrer Umgebung empfinden („Phobie du regard"), und macht ihnen das Zu- sammensein mit fremden Menschen überhaupt zur Unmöglichkeit („Anthropophobie").

Vielfach verschwindet die ursprüngliche Phobie und macht einer Angst vor dem Auftreten der Phobie Platz, was man als „Phobophobie" bezeichnet hat. Ich glaube allerdings nach meinen Erfahrungen, daß man es hier gar nicht mit einer echten Zwangsangst vor der Phobie zu tun hat, sondern nur mit einer begreiflichen objekt-bedingten Furcht auf Grund der vielen vergeblichen Kämpfe, welche die Kranken mit ihrer Phobie geführt haben.

Tics. Den Zwangszuständen schließe ich hier noch die Beschreibung der Tics an, weil sie durch die gleichen Wesensbestandteile charakterisiert sind wie der Zwang und weil ihre biologische Herkunft auch die gleiche ist. Ich habe den Tic im Kapitel Neurasthenie schon als „automatisch gewordene, zwangsmäßig auftretende Ausdrucks- oder Abwehr-Bewegung" definiert. Der Tic hat mit den Zwangszuständen gemeinsam, daß die Bewegungen im gegebenen Moment zwecklos sind, daß sie gegen den Willen des Kranken vor sich gehen, daß ein quälendes Unruhegefühl auftritt, wenn er widerstrebt und daß das Nachgeben eine befreiende Lösung schafft. Und sie sind ihnen auch insofern an die Seite zu stellen, als sie ursprünglich einem biologisch wertvollen Zwecke dienten, wie z. B. der Abwehr eines das Wohlbefinden bedrohenden Agens (entsprechend dem Sicherungsbedürfnis bei den Zwangszuständen), dann aber durch ihre Verselbständigung und Zweckgelöstheit auf pathologisches Gebiet gerieten (entsprechend den zu weit getriebenen Sicherungsbetätigungen beim Zwang).

Dem Tic als solchen, d. h. seinem motorischen Erscheinungsbilde, kann man es nicht ansehen, ob es sich um den „echten" Tic handelt, mit dem wir es hier zu tun haben, oder um den hysterischen Tic, oder gar nur um eine organisch bedingte selbständige bzw. reflektorisch auftretende Muskelzuckung. Es gilt hierfür das gleiche, wie oben bei der Unterscheidung des neurasthenischen, hysterischen oder psychogenen Ursprungs eines Symptomes dargelegt ist. Um zu entscheiden, ob wir einen hysterischen oder einen „echten" Tic vor uns haben, müssen wir nach dem Krankheitswert des Symptoms forschen, müssen wissen, welche Stellung der Kranke zu ihm einnimmt. Der Hysteriker hat ein, wenn auch noch so verborgenes Interesse an seinem Tic, der echte Tic-Kranke ist für das Zustandekommen der Affektion nicht verantwortlich zu machen, er ist am Tic uninteressiert, ja er wird nur von ihm belästigt, wie es beim Zwangskranken auch der Fall ist. Das auslösende Moment kann in beiden Fällen das gleiche sein, erst die spätere Stellungnahme bedingt den Unterschied.

Dem „echten" Tic liegt meist eine sinnvolle Abwehrbewegung zugrunde: ein ins Auge gelangter Fremdkörper löst ein Blinzeln aus; normalerweise hört nach Entfernung des Fremdkörpers und tatsächlichem Schwinden jedes Reizes das Blinzeln auf. Beim Tic bleibt es aber ohne Ursache und ohne Zweck bestehen. Ein Furunkel im Nacken veranlaßt den Kranken zu drehenden Bewegungen des Kopfes, um den Kragen nicht mit dem Furunkel in Verbindung zu bringen; hieraus kann sich ein dauernder Tic im Sinne des Kopfdrehens entwickeln.

Entsprechend dieser Genese ist der Tic immer eine koordinierte Muskelbewegung und unterscheidet sich dadurch vom Krampf, der auch einen einzelnen Muskel oder sogar nur Teile eines solchen ergreifen kann. Man hat klonische und tonische Tics (auch Haltungs-Tics genannt) unterschieden. Im 2. Falle sollte man meines Erachtens besser von Zwangs-Haltung sprechen, da man mit dem Worte Tic doch eine sich wiederholende Bewegung meint. Der seelische Gehalt des Vorganges ist allerdings der gleiche wie beim Tic. Stärke und Häufigkeit sind natürlich keiner Regel unterworfen; nachts setzt er meist aus, doch ist auch das Fortbestehen beobachtet worden. Psychische Einflüsse wirken bald verschlimmernd, bald bessernd, doch hat Unterdrückung, die eine Zeit lang wohl gelingen kann, meist eine Zunahme zur Folge.

Zahl und Form der Tics ist natürlich unbegrenzt groß; ich beschränke mich auf die Aufzählung der wichtigsten:

Am häufigsten sind die Gesichts-Tics, also der Blinzel-Tic, der Tic der Stirnmuskeln, der Schnüffel-Tic, der Lach-, Beiß- und Kau-Tic, der zum Trismus führende Tic der Kaumuskeln; auch ein Tic der Augenbeweger im Sinne eines Rollens der Augäpfel ist beschrieben worden. Der eine Anzahl von Hals-, Nacken- und Schultermuskeln betreffende, zu einer Torticollis-Haltung führende Tic gehört nach den neuesten Erfahrungen (CASSIRER) sicher in den meisten Fällen einer organischen (extrapyramidalen) Erkrankung, der Torsionsdystonie, an. Pharynx und Larynx sind betroffen durch Schluck- und Respirations-Tics (Hüsteln, Schnarchen, Seufzen, Blasen). Tics der Arme und Beine sind so mannigfaltig, wie sie zur Ausführung von Ausdrucks- und Abwehrbewegungen dienen: es wird gekratzt, geschüttelt, geschlagen, gestampft, mit kleinen oder großen Schritten gegangen, geknickst u. a. m. Vielfach werden auch Sprach-Tics, d. h. das zwangsmäßige Ausstoßen sinnvoller, häufig unanständiger, meist aber mehr oder minder sinnloser Worte, bei den Tics untergebracht. Sicher ist das nicht durchweg berechtigt, da es sich entweder um die Auswirkung der uns schon bekannten „Kontrastideen" oder nur um eine Schutz- und Gegenmaßnahme aus Anlaß einer Befürchtung handelt, ähnlich wie sich mancher Gesunde gezwungen sieht, bei entsprechender Gelegenheit „unberufen" zu sagen.

Man kennt auch eine von Gilles de la Tourette beschriebene Maladie des Tics oder den Tic général, eine übrigens sehr seltene Erkrankung, bei der sich schon sehr früh eine große Menge von Tics entwickelt, und die gerade durch das zwangsmäßige Ausstoßen unanständiger Worte (Koprolalie), durch das Wiederholen gehörter Worte (Echolalie) und andere Zwangshandlungen ausgezeichnet ist.

Beschäftigungs-Neurosen. Den Tics möchte ich hier noch die Beschäftigungs-Neurosen anschließen, auf deren Vorkommen gerade bei Neurasthenikern oben schon hingewiesen wurde. Wenn ich sie bei den Zwangszuständen abhandele, so hat das seinen Grund darin, daß sie in vielen Fällen nur Ausdruck einer Zwangsbefürchtung sind und daß sie, sofern das nicht zutrifft, wenigstens auch auf psychischem Wege zustande kommen, entweder infolge ängstlicher übertriebener Selbstbeobachtung, oder im Sinne hysterischer Zielsetzung; unbedingt sollte man in der Erscheinungsform ähnliche und selbst gleiche Funktionsstörungen organischen Charakters nicht hierher zählen, wie das häufig noch geschieht.

Denn die Störungen, welche hier gemeint sind, betreffen, wenn sie sich auch am Muskel äußern, nicht den einzelnen Muskel als physiologisches Objekt, sie behindern vielmehr eine bestimmte Handlung, und zwar eine gewohnheitsmäßig ausgeführte, während andere und selbst ähnliche anstandslos geleistet werden können. Psychische Momente also sind es, welche die an sich mögliche muskuläre Funktion beeinträchtigen. Das muß man sich, entgegen manchen Lehrbuchdarstellungen, ja vor Augen halten, um nicht aus den sekundär auftretenden Muskelfunktionsstörungen, z. B. Krämpfen, fälschlich auf den primärorganischen Charakter der Erscheinung zu schließen.

Ob es sich im einzelnen Fall um den Ausdruck einer Zwangsstörung, nämlich einer Funktionsphobie, handelt, oder ob, wie bei der Hysterie, der Wunsch, eine Arbeit nicht ausführen zu müssen, oder die Absicht, durch das Nicht-Ausführen ein bestimmtes Ziel zu erreichen, maßgebend ist, oder ob nur eine neurasthenisch-hypochondrische Befürchtung infolge der auf den automatischen Bewegungsvorgang gerichteten Aufmerksamkeit die Funktionsanomalie in Erscheinung treten läßt, ist, wie es bei den Tics und früher schon ausgeführt wurde, am Symptom selbst wieder nicht zu entscheiden. Ich kann in dieser Hinsicht auf das Frühere und auf das bei der Hysterie zu Sagende verweisen.

Die häufigste hierher gehörende Störung ist der Schreibkrampf. Der Ausdruck „Krampf" ist insofern nicht ganz richtig, als die Störung bisweilen gar nicht in einem Krampf besteht und sie kann irreführend sein, weil es sich nicht etwa um einen primären Krampf handelt. Ähnlich wie etwa bei der Agoraphobie die Beine schwach werden und zu zittern anfangen oder wie der Hysteriker eine krampfhafte Anspannung von Agonisten und Antagonisten herbeiführt, oder wie wir beim Gehen auf einem Balken infolge der besonderen Aufmerksamkeit, die wir dem automatischen Gehakt zuwenden, unsicher gehen, ebenso spannt der an Schreibkrampf Leidende die zum Halten des Federhalters nötigen Muskeln der Hand, dann aber auch des ganzen Arms unnötig an, oder umgekehrt die Muskeln versagen, oder die Hand zittert. Eine in der Literatur angegebene Unterscheidung in eine spastische, paralytische und Zitter-Form des Schreibkrampfes erscheint mir deshalb überflüssig, zumal der gleiche Kranke heute die eine und morgen die andere Form zeigen kann. Auch die Abtrennung einer vierten, neuralgischen Form ist unnötig und gleichzeitig gefährlich, weil sie die irrtümliche Vermutung aufkommen lassen könnte, es möchte eine Neuralgie die Ursache der Störung sein. Unnötig ist sie, weil Schmerzen auch bei den anderen Formen meist vorhanden sind; sie rühren von der krampfhaften Muskelanspannung her, werden bei der neurasthenischen Überempfindlichkeit nur stärker empfunden und führen schon früher zu einem Niederlegen der Feder, als ein eigentlicher Krampf aufgetreten ist. Denn ein solcher, ein echter Crampus, gesellt sich als Folge der aktiven Muskelanspannung in vielen Fällen dazu, gehört also durchaus nicht unbedingt zum Bilde des Schreib-„Krampfes". Man beobachtet dies auch bei sonstiger übermäßiger Muskelanspannung gelegentlich, und die neurasthenische Irritabilität mag sein Auftreten noch begünstigen.

Es ist ein guter Beleg für die Gültigkeit der psychischen Genese des Schreibkrampfes, daß nicht Leute, die viel schreiben, sondern solche, die schön schreiben, an ihm erkranken. Wer auf die Ausführung der Schrift achten muß, der stört eben hiermit den automatischen Ablauf der Bewegung und ist dadurch zum Auftreten der Störung prädestiniert. Irgendein psychisches Trauma läßt dann den Krampf als Zwangs-, Wunsch- oder Befürchtungs-Erscheinung aufkommen.

Da die anderen Beschäftigungskrämpfe prinzipiell dem Schreibkrampf gleichen, kann ich mich auf die Aufzählung der wichtigsten beschränken. Es sind der Telegraphisten-, Klavier-, Flöten-, Violin-, Zitherspieler-, der Schneider-, Schuster-, Schlosser-, der Rasierer-, der Zigarrenwickler- und Melkerkrampf.

Daß bei allen diesen Berufen natürlich auch echte Crampi als Folge einer Überanstrengung einzelner Muskeln auftreten können, zumal bei neurasthenischer Veranlagung, gibt sicher kein Recht, auch den Beschäftigungsneurosen eine organische Komponente beizulegen. In solchen Fällen treten die Krämpfe eben nicht nur bei der einen Beschäftigung, sondern auch bei anderen auf, sofern nur die geschädigten Muskeln in Anspruch genommen werden.

Kurz eingehen muß ich schließlich noch auf die als „Crampus-Neurose" bezeichnete Erkrankung, weil der Ausdruck „Neurose", der ursprünglich von WERNICKE nur im Sinne des Bestehens einer ausgleichbaren, aber doch organischen („subneuritischer" Zustand der intramuskulären sensiblen Nervenfasern) Störung gemeint war, im Laufe der Zeit eine etwas andere Bedeutung bekommen hat, indem man nämlich die Bezeichnung Crampusneurose anwendete für Fälle von in verschiedenen Gebieten auftretenden Crampi, die man nicht ganz sicher als „echte" Crampi anerkennen wollte, aber doch auch nicht als hysterisch gelten lassen konnte. Auch die Kriegserfahrungen haben zu keiner rechten Einigung geführt. Mir scheint folgende Auffassung die richtigste: es handelt sich um echte Crampi, die durch Vergiftungen, Infektionen, Ermüdungen, mechanische Schädigungen, meist bei einem zu Muskelkrämpfen disponierten, neurasthenischen Individuum auftreten, die aber in ihrem zeitlichen Kommen und quantitativen Ausmaß von psychischen Momenten abhängig sind, eine Erfahrung, die man bei Muskelkrämpfen auch außerhalb des Gebietes der eigentlichen Crampus-Neurose gemacht hat.

Differentialdiagnose. Die von mir gegebene Begriffsbestimmung der Zwangszustände umgrenzt diese so scharf, daß man, hält man sich an die in ihr normierten Unterscheidungskriterien, im einzelnen Falle gar nicht über die Art des vorliegenden Phänomens im Zweifel sein kann. Wie bei den überwertigen, bzw. dominierenden Ideen wird auch bei den ihnen ja wesensverwandten Wahnideen nie das Gefühl des subjektiven Zwanges, nie die Einsicht in das Krankhafte der Erscheinung vorhanden sein, die Ideen werden nicht abgelehnt, die Kranken treten vielmehr mit ihrer ganzen Persönlichkeit für sie ein. (Der Zwangskranke kämpft „gegen" seine Vorstellungen, der Wahnkranke „für" sie.) Das kommt in gleicher Weise auch bei den Phobien zum Ausdruck, die sich von den auch noch so hochgradigen Befürchtungen, etwa eines ängstlichen Neurasthenikers, eben dadurch unterscheiden, daß bei diesen die Furcht durch das Objekt begründet ist, mag das Maß des Affektes auch in keinem Verhältnis zum Gegenstand stehen. Wenn auf der Höhe des Affektes gelegentlich einmal auch dem Zwangskranken die Einsicht in diesen Zusammenhang abhanden kommen mag, so werden die sich etwa hierdurch ergebenden diagnostischen Schwierigkeiten bei Analysierung des ruhigen Kranken bald überwunden sein.

Auch die körperlichen Auswirkungen der Angst bei Phobien werden, wenn man sein Augenmerk nur auf den Zwangsvorgang selbst richtet, zu keinen Verwechslungen mit Zuständen Anlaß geben, die als Folge der neurasthenischen Angst oder auch etwa der gesteigerten neurasthenischen Erwartungs-Spannung auftreten, welch letztere KRAEPELIN übrigens als besondere „Erwartungs-Neurose" abgegrenzt hat. Ich bin auf deren psychologischen Mechanismus oben bei Schilderung der neurasthenischen Erwartungszustände schon eingegangen und kann, auch hinsichtlich der Abgrenzung von der Hysterie nur noch mals darauf hinweisen, daß die Ähnlichkeit, besser gesagt Identität, des somatischen Zustandsbildes eben darauf beruht, daß es die gleichen Mechanismen sind, welche bei den normalen Ausdrucksbewegungen, den Äußerungen der Angst, Erwartung und anderer Gemeingefühle und den von uns hysterisch genannten Symptomen in Gang gesetzt werden; nur das den Mechanismus in Gang setzende Agens ist verschieden. Das Auffinden dieses gibt uns den Schlüssel für die differentialdiagnostische Entscheidung.

Eigentümlichkeiten des Benehmens mancher Zwangskranker können eine äußerliche Ähnlichkeit mit den „Manieren" bei Dementia praecox haben, doch klärt allein schon die hier und dort gänzlich verschiedene Stellung des Patienten zu seinen psychomotorischen Äußerungen sofort über ihre Zugehörigkeit auf.

Wenn bei manisch-depressivem Irresein wirklich gelegentlich einmal Zwangsideen auftreten, wie es beschrieben ist, so ist das ja insofern verständlich, als auch hier eine primäre, gelegentlich mit Angst verbundene Verstimmung sich eines Objektes bemächtigt; aber ganz abgesehen davon, daß das Objekt meist schon aus der der Verstimmung entsprechenden Kategorie gewählt wird und deshalb logisch nie derart im Widerspruch zu dem Affekt steht, wie bei der Zwangsvorstellung, läßt der dauernd veränderte Stimmungshintergrund kaum einen Zweifel an der Diagnose aufkommen; im übrigen ist das Vorhandensein von wirklichen Zwangsvorstellungen sehr temporärer Natur, sie werden sehr bald Bestandteil der erkrankten Persönlichkeit, und damit zu Wahnideen umgewandelt.

Die oben auseinandergesetzten Beziehungen des Tics und der Beschäftigungsneurosen zu den Zwangsvorgängen bzw. zu psychogenen Mechanismen lassen auch für sie die gleichen differentialdiagnostischen Überlegungen gelten. Achten wir auf den seelischen Gehalt, so wird uns die Abtrennung einer organisch bedingten Muskelzuckung oder eines echten Crampus nicht schwer fallen; selbstverständlich wird man die Möglichkeiten auch von der anderen Seite durch Aufdeckung etwaiger somatischer Entstehungsbedingungen einzuengen haben.

Prognose. Wenn gewiß auch manchmal im jugendlichen Alter auftretende Zwangszustände von selbst wieder verschwinden, so ist doch in den meisten Fällen die Prognose keineswegs günstig. Für den, der in der konstitutionellen Anomalie die Grundlage der Störung erblickt, ist das nicht verwunderlich. So sehen wir denn auch gar nicht so selten einige Zeit nach dem etwa therapeutisch erreichten Verschwinden einer Zwangserscheinung eine andere auftreten; und bei den Phobien habe ich den Eindruck gewonnen, daß wir meist überhaupt nur die (normale) Angst vor der Phobie beseitigen und die erzielte Besserung fälschlich auf eine Beeinflussung der Phobie selbst beziehen. Eine Heilung wird häufig auch nur dadurch vorgetäuscht, daß die Kranken sich mit ihren Erscheinungen abfinden und dadurch bürgerlich nicht mehr auffallen. Gar mancher Fall aber bleibt als Opfer seines Leidens in seinem Hause oder auch in Anstalten dauernd von der Welt abgeschnitten. Daß der jahrelange vergebliche Kampf manchem Kranken auch das Messer, den Strick oder Gift in die Hände drückt, ist nur allzu begreiflich, auffallend selten aber — eigentlich ist es bei unserer Auffassung der Herkunft der Angst aber gar nicht einmal auffallend — ist ein Suicid unmittelbarer Ausdruck einer Phobie.

Die Prognose der Tics und Beschäftigungskrämpfe, soweit sie nichts mit Zwang zu tun haben, sondern etwa hysterischer oder überhaupt psychogener Genese sind, ist durchaus günstig, da eine sachgemäße Therapie hier zur Heilung führen muß.

Behandlung. Da jede Therapie an der Wurzel anzupacken hat, werden wir zunächst versuchen müssen, die Instinktangst und das Insuffizienzgefühl zu beeinflussen. Das wird uns durch psychische Maßnahmen nur zum Teil gelingen, weil wir damit nicht die tiefste, biologische Komponente, die ja in der Konstitution selbst verankert ist, zu fassen bekommen. Wir werden dabei in der gleichen Weise aufklärend vorgehen, wie ich es oben bei der Neurasthenie auseinandergesetzt habe, nur mit der speziellen Richtung einer Zergliederung der krankhaften Phänomene zum Zwecke der Beruhigung über die meist im Vordergrund stehende Befürchtung, geisteskrank zu werden. Die Beseitigung dieser sekundären Furcht bildet, wie ich es oben für die Phobophobien schon ausführte, häufig einen Weg zum Vertrauen der Kranken, die man viel länger als bei der einfachen Neurasthenie am Leitbande zu führen hat. Für ganz verfehlt halte ich es, die Kranken zum Kampf mit der Zwangserscheinung anzuhalten, es kommt dadurch immer nur zu affektiven Schädigungen; man rate ihnen anfangs viel eher, dem Zwang in seinem akuten Auftreten nachzugeben, und bemühe sich, ihnen eine ruhige Grundstimmung zu verschaffen, von der aus sie ohne ängstliche Spannung, sachlich einsichtig das Zwangs-Phänomen ruhig kommen lassen, und nicht etwa, wie bisher, erwarten. Die meist durch ihre Erkrankung einsiedlerisch gewordenen Patienten suche man durch Ablenkung in diese günstige Stimmungslage zu versetzen, indem man sie Freunden zuführt, Sport treiben, einer Lieblingsbeschäftigung nachgehen läßt. Nie reiße man sie aus ihrem Beruf, und vermeide wenn irgend möglich auch Aufnahmen in eine Krankenanstalt.

Wo Aufklärung bzw. Wachsuggestion im Laufe der längeren Behandlungsdauer nicht mehr verfangen, wird man zur Hypnose schreiten, die man aber solange wie möglich aufschieben soll, da man, wenn auch sie versagt, eigentlich alle Beeinflussungsmöglichkeiten erschöpft hat.

Denn die Psychoanalyse ist für mich in diesen Fällen auch nur eine Art der Wachsuggestion, insofern man nämlich den Kranken erst die Überzeugung beibringt, es sei ein vergessenes sexuelles Erlebnis die Ursache ihres Zustandes, und dieses dann auch tatsächlich aufdeckt. (Daß man bei jedem Neurotiker nach eifrigem Suchen ein solches aufdecken kann, ist natürlich selbstverständlich.)

Mit medikamentösen Beeinflussungen gehe man sparsam um, da man immer mit einer langen Behandlungsdauer zu rechnen hat, und vermeide vor allem stärkere Opiate. Bisweilen wirkt eine bei aufkommender Angst genommene Brom-Tablette aber doch günstig, indem sie der weiteren Entwicklung des Zustandes vorbeugt; in vielen Fällen tut sie aber auch schon von der Westentasche aus suggestiv ihren Dienst, da sie eben das Gefühl, gesichert zu sein, vermittelt.

Sind Tic und Beschäftigungskrämpfe Zwangserscheinungen, so gelten die gleichen Gesichtspunkte, nur wirken hierbei auch noch lokale, elektrische, mechanische oder hydriatische Prozeduren unterstützend. Handelt es sich um psychogene bzw. hysterische Erscheinungen, so kommen die bei der Hysterie zu schildernden Maßnahmen in Betracht. Gelangt man beim Schreibkrampf zu keinem Resultat, so können zur Ermöglichung des Schreibens eigens konstruierte Federhalter oder Manschetten angewendet werden, bei welchen wenigstens die Funktion der kleinen Handmuskeln ausgeschaltet ist.

4. Hysterische Äußerungen und hysterische Konstitution.

Begriff, Wesen. Es gibt kaum ein psychiatrisches Gebiet, das so heftig umkämpft wurde, kaum eines, in dem das instinktiv richtig Erfühlte begrifflich so falsch oder zum mindesten so unzureichend definiert wurde, wie das der Hysterie. Und hätten wir nicht das Riesenexperiment des Krieges zur Verfügung gehabt, so würden wir noch immer von einer einheitlichen Auffassung entfernt sein. Ja, es scheint mir trotzdem die Gefahr zu bestehen, die Errungenschaften unserer Kriegserfahrungen preiszugeben, wenn in neuesten Darstellungen in das „Hysterische" wieder psychische Reaktionsweisen einbezogen werden, die zwar gleiche Symptome zutage fördern, aber doch durchaus wesensverschieden sind.

Denn der Angelpunkt für das Verstehen des Hysterischen liegt in der Erkenntnis, daß wir den Mechanismus, welcher die körperlichen Symptome zustande kommen läßt, und das Motiv, das diesen Mechanismus in Gang setzt, streng auseinander halten. Wir müssen die hysterische Reaktionsweise als eine der vielen psychogenen Reaktionsweisen nach ihrem Motiv, nach ihrer Tendenz herausheben. Denn seelische Vorgänge der verschiedensten Art können zu gleichen körperlichen Äußerungen führen.

An einer ungenügend scharfen Erfassung dieses Tatbestandes kranken die meisten früheren Hysterie-Definitionen. Wenn MOEBIUS ausführt: „Hysterisch sind alle diejenigen krankhaften Veränderungen des Körpers, die durch Vorstellungen verursacht werden," so ist der Begriff „Vorstellungen" viel zu weit und allgemein gefaßt. In gleicher Weise unzureichend ist es, wenn BABINSKI das Wesen der hysterischen Erscheinungen darin sieht, daß sie „durch Suggestion" hervorgerufen und wieder zum Verschwinden gebracht werden können; denn damit hat er wohl die Wirkungsart des Mechanismus richtig gekennzeichnet, aber das Motiv außer acht gelassen. Den Mechanismus allein meint auch JANET nur, wenn er von einer Abspaltung sonst bewußter Vorgänge aus dem Zusammenhange mit dem bewußten Seelenleben spricht. Und wenn KRAEPELIN als einigermaßen kennzeichnend für alle hysterischen Erkrankungen die „außerordentliche Leichtigkeit und Schnelligkeit ansieht, mit der Gemütsbewegungen nicht nur das gesamte Seelenleben beeinflussen, sondern auch mannigfaltige körperliche Krankheitserscheinungen hervorbringen", so ist in dieser Definition auch wieder nur eine andere Seite des Reflex-Mechanismus hervorgehoben, die zwar bei der psychopathischen Konstitution, auf der eine hysterische Reaktionsweise am leichtesten erwachsen kann, vorhanden ist, aber sich doch auch bei anderen psychogenen Reaktionsarten findet, und nicht den Kernpunkt des hysterischen Verhaltens trifft.

Alle diese Definitionen enthalten also zwar etwas Richtiges, sind aber unvollkommen. Wenn wir infolge eines Schrecks zittern, wenn die Beine versagen, wenn die Stimme heiser wird; oder wenn sich vor Angst die Haare sträuben und die Zähne klappern, wenn sich Durchfall einstellt, und wir das Wasser nicht halten können; oder wenn der Zorn uns gegen Schmerzen unempfindlich macht, wenn er uns zu wütendem Toben ohne Schonung der eigenen Person veranlaßt; oder wenn der Ekel Übelkeit und Erbrechen hervorruft, so sind das körperliche Äußerungen psychischer Vorgänge, die wir nicht als hysterisch bezeichnen. Es ist im Prinzip der gleiche Mechanismus, der benutzt wird, wenn jemand durch den Anblick eines Gähnenden auch zum Gähnen veranlaßt, oder vom Lachen oder Weinen eines Dritten „angesteckt" wird, und die Suggestion, die hier wirksam war, benutzt keinen anderen Weg, wenn sie in der Hypnose die Empfindungslosigkeit einer Hautstelle, die Bewegungsunfähigkeit eines Armes zustandekommen läßt. Wiederum der gleiche Vorgang ist es, wenn ohne Hypnose, auf dem Wege der Autosuggestion der Patient mit eben geheilter Schenkel-Fraktur aus Furcht vor erneuter Schädigung nicht mehr stehen und gehen kann, oder der Neurastheniker aus Angst, etwas Vergiftetes gegessen zu haben, erbrechen muß.

Wollten wir diese Vorgänge alle hysterisch nennen, so kämen wir zu einer Gleichsetzung des Hysterischen und Psychogenen, was natürlich nicht unser Ziel sein kann, denn wir wollen ja gerade das Hysterische als Untergruppe des Psychogenen näher bestimmen. Wir kommen aber auch nicht weiter, wenn wir nur die das normale Maß übersteigende Reaktion hysterisch nennen wollten. Denn wie soll man das Verhältnis eines an sich doch nicht wägbaren äußeren Anlasses (Reizes) zu seiner psycho-motorischen Reaktion bestimmen? Die Verkennung dieser Schwierigkeit mußte dahin führen, alle möglichen psychogenen Äußerungsformen hysterisch zu nennen, die in ihrer psychischen Bedingtheit völlig wesensverschieden waren. Daß man aneinander vorbeireden mußte, wenn man eine einfache Schreckreaktion hysterisch nannte, wenn man die körperliche Äußerung einer neurasthenisch-hypochondrischen Befürchtung mit dem gleichen Wort bezeichnete, und wenn man schließlich das Wunsch-geborene Symptom auch darunter verstand, ist ja selbstverständlich.

Klarheit herrscht aber sofort, wenn wir nur eine bestimmte psychogene Reaktionsweise hysterisch nennen. Nicht etwa auf Grund eines Übereinkommens. Nein, es existiert wirklich nur eine einzige psychische Wurzel, die jeder instinktiv fühlt, der mit einem Hysteriker zu tun hat, die mit wahrem Namen zu nennen aber sonderbarerweise nur wenige wagten, während viele, wohl weil sie als Ärzte ihre Kranken moralisch nicht herabwürdigen wollten, sich den Tatbestand künstlich verschleierten.

Faßt man die Frage von einer anderen Seite an, als es bisher immer geschehen ist, geht man nicht induktiv vor, indem man aus einer Anzahl von Einzelerfahrungen das Gemeinsame herausschält, sondern geht man deduktiv vor, indem man sich einmal fragt, warum wir uns denn gewöhnt haben, eine Summe von Charaktereigenschaften als „hysterischer Charakter" zu bezeichnen, so wissen wir auch sofort über das Wesen der hysterischen Reaktion Bescheid. Sehen wir im hysterischen Charakter „das Bedürfnis der Persönlichkeit, anstatt sich mit den gegebenen Anlagen und Lebensmöglichkeiten zu bescheiden, vor sich und anderen mehr zu scheinen, als sie ist, mehr zu erleben, als sie erlebensfähig ist" (Jaspers), denken wir an ihren Drang, den Mittelpunkt der Aufmerksamkeit zu bilden, und an die Art, wie sie mit moralisch etwas anrüchigen Mitteln dieses Ziel zu erreichen sucht, so erfassen wir klar, daß wir an der hysterischen Reaktion hysterisch nur das nennen dürfen, was sie Gemeinsames mit dem hysterischen Charakter hat, nämlich die ihr zugrunde liegende Tendenz, durch die Art ihres Verhaltens (in diesem Falle also durch das hysterische Symptom) etwas für die Persönlichkeit Günstiges zu erzielen, und zwar wie wir sehen werden, durch Mittel, deren Anrüchigkeit das Individuum vor sich selbst zu verstecken in der Lage ist.

Der Mechanismus, durch dessen Benutzung das Ziel erreicht wird, spielt hierbei eine sekundäre Rolle, wesentlich ist nur die eben ganz besondere Art, wie der Hysteriker den Mechanismus in Gang setzt. Gerade der Hinweis auf den hysterischen Charakter zeigt, daß der konstitutionell-hysterischen Persönlichkeit die verschiedensten Mittel zur Verfügung stehen, ihre Bedürfnisse zu befriedigen. Es ist ja gar nicht immer nur eine Krankheit, die dazu herhalten muß, um Beachtung zu erzwingen, es wird intriguiert, gelogen, getäuscht; und wenn eine solche Täuschung einmal die Demonstration einer Krankheit zum Ziele hat, so können wir sogar dahin kommen, in dem offenkundigen Artefakt einer hysterischen Persönlichkeit, als Äußerung eben dieser abnormen psychischen Veranlagung, eine „hysterische" Äußerung zu erblicken, die sich von der „Simulation" eben dadurch unterscheidet, daß der Hysteriker handelt, aber doch durch einen eigenartigen Verschiebungsprozeß es erreicht, vor sich als leidend, oder allgemeiner ausgedrückt, als passiv dazustehen.

Die Benutzung des oben geschilderten Mechanismus, auf dem auch die normale Affekt-Reaktion, die hypnotische Suggestion, die Autosuggestion ablaufen, ist also nur einer der Wege, den der konstitutionelle Hysteriker gehen kann, es ist der Weg, auf dem die hysterische Reaktion des an sich vollwertigen „Gelegenheits-Hysterikers" abzulaufen pflegt, und es ist auch der Weg, der vom hysterisch Veranlagten am häufigsten beschritten wird. Das hat seine guten Gründe. Beim konstitutionellen Hysteriker kommt nämlich als begünstigendes Moment hinzu, daß der erwähnte Reflex-Mechanismus abnorm leicht ansprechbar ist, so daß also der Wunsch nach einem „Erlebnis" zu seiner Verwirklichung am leichtesten in die Bahn gleitet, an deren Ausgang das Zustandekommen eines körperlichen Symptoms liegt.

Es kommt noch ein zweites Moment hinzu, das uns erklärt, weshalb dieser Reflexweg so besonders häufig beschritten wird; wir verstehen damit auch, weshalb der vollwertige Gelegenheits-Hysteriker zu dieser seiner Reaktionsweise gelangt. Die Benutzung dieses ja bei jedem Menschen parat liegenden Reflex-Mechanismus verschafft ihm am mühelosesten Waffen, und gerade die Waffen, die er zum Kampfe braucht. Er hat den Wunsch, krank zu sein, will aber nicht das Odium des Simulanten auf sich laden. Ginge er als Simulant vor, nähme er sich kühl überlegend, sein Ziel im Mittelpunkte des Bewußtseinsfeldes haltend, vor, zu zittern oder den Arm nicht zu bewegen, oder nicht stehen und gehen zu können, so würde er diese Rolle je nach seiner Geschicklichkeit eine Zeit lang durchführen können, aber immer das schlechte Gewissen haben, ein Schwindler zu sein. Sein „Trick" besteht nun darin, die klare Absicht, sein Vorhaben aus der Mitte des Bewußtseinsfeldes nach dem Rande zu schieben, ins „Unbewußte", wie man fälschlich sagte — es ist nur ein weniger Bewußtes — und die Täuschungs-„Absicht" damit zum „Wunsch" herabzumildern. Die Bezeichnung „Wunsch" ist eigentlich noch viel zu plump für den tendenziösen, „intentionalen" seelischen Vorgang, der sich hier abspielt, denn es handelt sich darum, daß die Absicht so weit ins Dunkel des psychischen Blickfeldes verschoben, „verdrängt" wird, daß sie zwar noch wirksam ist, aber doch von der Persönlichkeit nicht mehr als ihr eigenes Wollen anerkannt werden soll. Das bringt nicht nur den Vorteil der eigenen moralischen Rechtfertigung, des „Sündigens ohne Schuld", es kommt auch der Darstellung des Krankheitssymptoms zugute,

indem nämlich an die Stelle des doch immer etwas plumpen simulatorisch entstandenen Artefaktes eine natürlich aussehende Äußerung gesetzt wird, da eben
der „Wunsch" nur den Reflex-Mechanismus in Gang setzt und unterhält.

Damit haben wir also das Wesen der hysterischen Reaktion, soweit es sich
um die Produktion eines somatischen Symptoms handelt, in seiner Gesamtheit
umfaßt: es gehört dazu 1. ein Willensmoment, 2. eine Verschiebung dieses aus
dem Mittelpunkt des Bewußtseins und 3. die Benutzung des psycho-motorischen
Reflexmechanismus. Nur wenn man das Ineinandergreifen dieser drei Vorgänge
erfaßt hat, wenn man versteht, wie nur durch die Verschiebung der Wille als
verdrängter Wunsch in die Lage versetzt wird, den Reflexmechanismus anzu-
treiben, hat man den Schlüssel zum Verständnis des Zustandekommens körperlicher hysterischer Symptome in der Hand.

Es genügt deshalb nicht, einen einzelnen dieser drei Vorgänge zur Definition
des Hysterischen herauszugreifen, wie es Janet tut, wenn er von einer Spaltung
des Bewußtseins spricht. Auch Freud hat zwar sicher etwas Richtiges erfühlt,
wenn er von der Wirkung verdrängter Komplexe sprach, aber er hat doch bei
seiner Zurückführung des Hysterischen auf das kindliche Sexualleben unter
Verdrängung etwas ganz anderes verstanden, als wir. Und wenn seine zu einseitige Einstellung auf das Sexuelle, die in dem Krampfanfall das Sinnbild des
Coitus oder in dem kontrakturierten Arm den erigierten Penis sieht, durch
irgendwelche untrügliche Erfahrungen ad absurdum geführt wurde, so hat dies
der Krieg getan, der uns ganz andere Verursachungen einer hysterischen Reaktion
kennen lehrte. Damit soll die sicher sehr große Bedeutung Freudscher Gedankengänge für das Zustandekommen unserer modernen Anschauungen über
das Wesen des Hysterischen durchaus nicht in Abrede gestellt werden. Wir
können den psychischen tendenziösen Kern des Hysterischen kaum prägnanter
fassen, als mit seiner „Flucht in die Krankheit", wenn diese Formulierung,
ebenso wie die von Kohnstamm geprägte des „defekten Gesundheits-
gewissens" freilich auch nur einem Teil des Hysterischen gerecht wird. Richtig
erkannt — und zwar schon im Jahr 1911 — hat meines Erachtens nur Bonhoeffer das Hysterische, wenn er das Charakteristische in einer „Abspaltung
der psychischen Komplexe unter dem Einfluß einer inhaltlich
bestimmt gearteten Willensrichtung" sieht.

Die Form der einzelnen hysterischen Äußerung richtet sich einerseits nach
der Methode, deren sich der Wunsch bedient, andererseits kann sie durch vorgebildete somatische Bedingungen beeinflußt werden. Die „Methode" liegt
darin, daß entweder durch einfache Affektanreicherung die Spannung in der
Maschine auf einen Grad getrieben wird, der eine Explosion zur Folge haben
muß, bei welcher die Auswahl des Reaktionsweges nicht vom Patienten selbst
bestimmt wird. Die Äußerungen tragen dann einen mehr elementaren Charakter,
wie z. B. in den Krampfanfällen oder im Zittern, und sie können da, wo vorgebildete somatische Bedingungen vorhanden sind, z. B. bei erleichtertem
Ansprechen des vegetativem Nervensystems, nach dieser Seite eine spezielle
Färbung erfahren. So kommen da, wo eine hysterische Reaktion mit einer
neuropathischen Veranlagung zusammentrifft, Symptome zustande, die einer
direkten Beeinflussung durch den Willensapparat überhaupt entzogen sind.
Eine andere „Methode" besteht darin, daß auf dem Wege der Autosuggestion
ein bestimmtes, der jeweiligen Krankheitsvorstellung entsprechendes Symptom
„geliefert" wird, etwa eine bestimmt abgegrenzte anästhetische Zone oder eine
Monoplegie. Doch existiert in Wirklichkeit natürlich nicht eine solch reinliche
Scheidung der beiden Wege, und es gibt eigentlich kein Symptom, das wir nicht
auch direkt ohne Zwischenschaltung einer Überlegung aus dem Affekt heraus
entstanden fänden, so daß also nur die nähere räumliche Ausgestaltung, etwa

einer empfindungslosen Hautpartie, auf das Konto der Vorstellung zu setzen wäre.

Die hysterischen Symptome stellen aber nicht etwa nur deshalb verzerrte Ausdrucksformen seelischer Erregung vor, weil der Affekt sich körperlich nicht anders zu äußern vermöchte, man kann vielmehr in den Ausdrucksbewegungen, wenn man sie in ihrem Gehalt, in ihrer Tendenz erfaßt, nahe Beziehungen zum hysterischen Wesen entdecken. KRAEPELIN hat darauf hingewiesen, daß wir es hier mit stammesgeschichtlich uralten Schutzeinrichtungen zu tun haben, die ohne weiteres in Wirksamkeit treten, sobald der Selbsterhaltungstrieb durch Gemütsbewegungen angestachelt wird. Es sind das ursprüngliche triebartig entstandene Verteidigungsmittel, die im Laufe der Höherentwicklung immer mehr zugunsten der durch zielbewußte Überlegung geschmiedeten Waffen zurücktraten, und die so allmählich ihrer ursprünglichen Bestimmung entfremdet wurden. Der hysterisch Reagierende bedient sich ihrer instinktiv, wenn der moralische Überbau zusammengebrochen ist, sei es passiv, infolge zu starker äußerer Bedrohung, sei es aktiv, weil er gewinnen und doch schuldlos dabei bleiben will. Es ist ein Zurückschrauben bzw. Sinken auf eine primitive Entwicklungsstufe, auf der wir gleichen Symptomen begegnen, wie etwa in dem Sichtotstellen kleiner Tiere, in dem übertriebenen Heulen und Hinken kleiner Hunde, die sich dadurch dem Angriff zu entziehen und das Mitleid herauszufordern suchen.

Denn ein solcher Appell an die Umgebung steckt ja in jedem hysterischen Symptom. Der auf einsamer Insel ausgesetzte Mensch reagiert nicht hysterisch, weil er kein Auditorium hat; und wenn eine Hysterica auch im stillen Kämmerlein einen Anfall bekommt, so weiß sie entweder doch, daß man vom Nebenzimmer das Geräusch hört, oder sie demonstriert vor sich selbst, um sich die für den nächsten Tag notwendige Affektanreicherung zukommen zu lassen. Die ursprünglich der Verteidigung, dem Angriff oder wenigstens der Bereitschaftstellung dienenden Phänomene mußten im Laufe der Entwicklung durch Aufkommen eines neuen Gefühls, des Mitleids, zu Symptomen eines „Leidens" werden. So erklärt sich der Widerspruch, daß man das Hysterische als „Krankheit" auffaßte, obgleich es bei Lichte besehen, eigentlich in das Gebiet der Moral gehört.

Man hat denn auch seit man über die Auffassung der Hysterie streitet, den Kampf auch mit den Waffen der Moral geführt. Der Streit ist sinnlos, da man vorher die Frage der Willensfreiheit gelöst haben müßte. Gewiß ist es das Ziel jeder Erziehung, Herr seiner Triebe zu werden, aber der konstitutionelle Hysteriker wird eben stärker angetrieben und verfügt über schwächere Zügel. Und wer will entscheiden, ob dem Soldaten, der im Felde jahrelang tapfer ausgehalten hat, ein Vorwurf daraus zu machen ist, daß er auf die Jammerbriefe seiner Frau hin, Vaterlandsliebe der Sorge um die Familie unterordnend, zu einer hysterischen Reaktion gelangt? Sicher ist vom Standpunkt rein wertender Überlegung jedes hysterische Verhalten moralisch zu beanstanden, aber der konstitutionelle Hysteriker gleicht eben einem „Kranken", und es gibt Situationen, aus welchen der Konflikt zwischen sittlicher Forderung und Selbsterhaltungstrieb den Heros nach der einen, den Menschen nach der anderen Seite treibt.

Die Berechtigung einer moralischen Bewertung erhellt übrigens schon aus der Stellung des einzelnen zu seinem hysterischen Verhalten. Die „Spaltung" der Persönlichkeit, deren Eigentümlichkeit gerade darin besteht, daß es keine vollkommene Spaltung ist, die Verdrängung des Wunsches bis zu einer Zone, die gerade noch vom Lichte des Bewußtseins erreicht werden kann, bringen es mit sich, daß der Hysteriker dauernd bereit ist, auf den zündenden Funken des „Vorwurfs" hin zu explodieren. Er „fühlt" sich schuldig und holt aus dem automatischen Zustandekommen seiner Krankheitserscheinungen immer wieder die Kraft, sich seiner Unschuld zu versichern. Es gibt in dieser Hinsicht keinen feinfühligeren Menschen, und nichts offenbart uns den Mechanismus des Hysterischen besser, als diese Offensiv-Defensiv-Stellung, dieses Angreifen zum Zwecke der Verteidigung.

Die sehr treffende Jaspersche Definition des hysterischen Charakters — ich möchte den Ausdruck „Charakter" besser meiden und nur von hysterischem Verhalten sprechen — bedarf nach meinen Ausführungen einer gewissen Ergänzung bzw. Berichtigung. Denn nach ihr könnte die hysterische Persönlichkeit ihrem Bedürfnis, mehr zu erleben, auch dadurch entsprechen, daß sie durch eigene, moralisch zu billigende Kraftanstrengung sich dieses gesteigerte Erleben verschafft. Das tut sie aber eben nicht, sondern das Wesentliche liegt darin, daß sie selbst nichts leistet, um ihrem Bedürfnis zu genügen, daß sie auf moralisch (im strengsten Sinne) nicht ganz einwandfreie Weise sich Beachtung erzwingt. Und das „vor sich mehr scheinen" scheint mir trotz des durchaus richtigen Kerns der darin steckt, daß die Persönlichkeit vor sich etwas „scheinen" will, dahin genauer zu formulieren zu sein, daß sie nicht „mehr", sondern daß sie schuldlos scheinen will, was sie durch den geschilderten Verschiebungsvorgang erreicht. Das gilt nicht etwa nur für das hysterische somatische Symptom als Äußerung eines Krankheitswunsches, sondern wie wir sehen werden, auch für das psychische Verhalten, wo z. B. das Unmoralische der Lüge durch das Fürwahrhalten des Erfundenen (in der Pseudologia phantastica) für die Persönlichkeit zum Verschwinden gebracht wird. Das hysterische Verhalten setzt sich also aus drei Komponenten zusammen, aus der Tendenz, 1. etwas für das Individuum Ersprießliches zu erreichen, 2. zu diesem Ziel ohne eigene Leistung zu gelangen, und 3. trotz dieses Verhaltens schuldlos zu erscheinen.

Es ist unmöglich, dieses trotz aller Durchschaubarkeit so verhüllte, komplizierte Getriebe in einer knappen Definition anschaulich zu machen. So wird auch der Versuch einer eigenen Fassung manche Mängel mit den bisherigen teilen, wenn ich resümiere: Das Gemeinsame im seelischen Verhalten des konstitutionellen und des Gelegenheitshysterikers ist, daß beide mehr verlangen als sie zu verlangen berechtigt wären, der eine vom Leben überhaupt, der andere von der Situation. Der Weg zur Erfüllung dieses Verlangens geht aber nicht über die eigene Kraftanstrengung, sondern über den Appell an die Umwelt. Wir nennen eine Reaktionsweise dann hysterisch, wenn die zutage geförderten Erscheinungen (körperlicher oder psychischer Natur), ohne das Produkt zielstrebiger Überlegung zu sein, im Dienste eines Zweckes, einer Wunscherfüllung stehen.

Ätiologie. Da nach unserer Auffassung „jeder Mensch hysteriefähig" ist (Hoche) und andererseits eine bestimmte Charakterveranlagung hysterische Manifestationen ohne weiteres zeitigt, hat eine Erörterung der ätiologischen Momente nur darin zu bestehen, die optimalen Bedingungen zu zeichnen, unter welchen auch ein Vollwertiger hysterisch reagieren kann, bzw. abzugrenzen, wieweit diesen äußeren Bedingungen wirklich ein maßgebender Einfluß zuzubilligen ist, da man eben früher immer wieder emotionelle Äußerungen, wie überhaupt jede psychogene Reaktion mit Hysterie identifizierte.

Die Hauptschuld an der falschen Bewertung äußerer Einwirkungen trägt entschieden die von Oppenheim inaugurierte Lehre von der „traumatischen Neurose", ein Ausdruck, den ich nur mit großer Überwindung hier gebrauche, da er weiter vergiftend wirken könnte, und den ich rein historisch aufgefaßt wissen möchte. Er hat unbedingt von der Bildfläche zu verschwinden, da er fälschlich eine Krankheitseinheit schafft, wo es sich um im Prinzip ganz verschiedene Folgen traumatischer Schädigungen somatischer und psychischer Natur handelt. Noch verfehlter ist aber die in ihm enthaltene Auffassung der körperlichen Erscheinungen als Ausdruck feinster mikrostruktureller Veränderungen der nervösen Substanz. Die letzten Anhänger der Lehre müssen schließlich durch die Erfahrungen des Krieges darüber ins Klare gekommen sein, daß nicht die gewaltigsten seelischen und körperlichen Einwirkungen als Ursache einer hysterischen Reaktion anzusehen sind, sondern „Begehrungsvorstellungen", mit welchem Ausdruck STRÜMPELL schon vor dem Krieg den der traumatischen Neurose zugrunde liegenden seelischen Tatbestand richtig charakterisiert hat, wenigstens insoweit es sich um die „traumatische" Hysterie handelt. Keiner der vielen Tausenden von Kriegsgefangenen reagierte hysterisch, denn sie waren ja gesichert; und doch hatten sie alle die gleichen Schädigungen durchgemacht, wie ihre nicht gefangenen Kameraden, die, um aus der lebensbedrohenden Situation befreit zu werden — ohne moralisch oder strafgesetzlich zu kollidieren — den einzigen gangbaren Weg über ihre hysterische „Erkrankung" fanden. Kein Schwerverwundeter reagierte hysterisch, denn er hatte es ja nicht nötig, die Berechtigung für seinen Aufenthalt im Lazarett darzutun. Aber ebenso, wie der Kriegsgefangene plötzlich mit einem hysterischen Symptom herausrückte, wenn es galt, krankheitshalber ausgetauscht zu werden, so ließ sich der Verletzte mit zunehmender Heilung und damit drohender Felddienstfähigkeit allmählich auf die hysterische schiefe Ebene gleiten.

Also nicht die Gewalt der äußeren Einwirkungen trägt die Schuld an dem hysterischen Reagieren, sondern ein moralischer Konflikt. Das hat übrigens nicht nur der Krieg gelehrt, das haben uns Erdbeben gezeigt, wo nach Abklingen der Schreckäußerungen keine hysterischen Symptome zurückblieben, das haben wir bei Bergwerkskatastrophen erlebt, das beweisen vor allen Dingen Erfahrungen in den Ländern und den Betrieben, bei welchen gewerbliche Unfälle nicht entschädigungspflichtig sind. Fehlt das verlockende Ziel einer Versorgung, so kommt es auch nicht zur Ausbildung hysterischer Unfallsfolgen. Und wo bei bestehender Entschädigungspflicht eine einmalige Kapitalabfindung alle späteren Ansprüche des Geschädigten abschneidet, da stoßen wir nie auf hysterische Folgeerscheinungen des Unfalls. Bevor es in Deutschland eine staatliche Unfallversicherung gab, hatten wir auch keine „traumatische Neurose".

Zweifel an der Gültigkeit dieser Auffassung können nur bei dem auftauchen, der die unmittelbaren Folgen eines Unfalls oder irgendeiner Schreckeinwirkung oder einer lebensbedrohenden Situation, das, was man als „Schreck-Neurose" bezeichnet hat, mit hysterischen Erscheinungen verwechselt. Das kann um so leichter geschehen, als, wie ich es oben bei den schwerverletzten Soldaten schilderte, die schreckneurotischen Symptome mit dem Auftauchen von „Begehrungsvorstellungen" hysterisiert werden. Diese Wünsche sind dann als Ätiologie anzusprechen und nicht etwa der Unfall. Wenn dies in praxi immer wieder verkannt wird, und wenn die irrige Vorstellung von der Berechtigung einer „traumatischen Neurose" sich aus manchen Köpfen nicht ausrotten läßt, so liegt das daran, daß ein Unfall — um bei diesem einen Beispiel einer exogenen Schädigung zu bleiben — auch organische Schädigungen des Nervensystems mit sich bringen kann, die sich als sog. funktionell-nervöse Störungen äußern, z. B. in Form eines Zitterns, vasomotorischer Erscheinungen u. a. m., die also der einfach schreckneurotischen und hysterischen durchaus gleichen, sich aber von ihnen durch die Dauer ihres Bestehens und durch das Fehlen der psychischen Voraussetzungen unterscheiden; dann aber kann ein Unfall, wenn er einen Neurastheniker oder überhaupt einen ängstlichen, zu hypochondrischen Befürchtungen neigenden Menschen getroffen hat, eine psychogene Reaktion auslösen, die in ihrer Erscheinungsform auch der hysterischen gleicht — wenn etwa ein solcher Mensch nach einem Beinbruch viel länger hinkt, als dem objektiven Tatbestand entspricht — aber wegen der zugrunde liegenden seelischen Bedingungen eben nicht hysterisch genannt werden darf. Und schließlich scheint mir ein Umstand viel zu wenig Berücksichtigung gefunden zu haben: ein Unfall kann als emotionelle Erschütterung eine Bereitschaft zum erleichterten Ablauf der psychomotorischen Reflex-Mechanismus zurücklassen, so daß dann ein neues schreckhaftes Erlebnis, unter Umständen auch schon das Erinnertwerden an den ersten Unfall, den Mechanismus in Tätigkeit setzt und Symptome zeitigt die, da sie ohne den Willen des Betreffenden, ja sogar häufig gegen seinen Willen zustande kommen, nicht zur Hysterie gerechnet werden dürfen. Ich habe, wie später bei den Anfällen besprochen werden soll, bei solchem Tatbestand den Ausdruck „reaktiv-psychogen" gebraucht.

Macht man sich nur ein einziges Mal diese verschiedenen Möglichkeiten der Folgeerscheinungen eines Unfalles klar, so wird man nicht im Zweifel sein, wie man ihn ätiologisch zu bewerten hat. Als Ätiologie für eine hysterische Reaktion kommt also eine Situation nur insoweit in Frage, als sie je nach der individuellen Veranlagung zum Anlaß einer solchen werden kann oder nicht.

Es ist ähnlich wie mit der Weisheit „das Spiel verdirbt den Charakter“: das Spiel enthält in sich wohl die Möglichkeiten, den Menschen zum Betrügen, zum Heucheln, zur Mißgunst zu bringen; je nach seiner Veranlagung wird der Einzelne aber verschieden reagieren.

Wir werden also für die hysterische Reaktion eine aufsteigende Skala ätiologischer Bedingungen haben: angefangen von dem konstitutionellen Hysteriker, der gar keinen äußeren Anlaß nötig hat, bzw. dem die normalen Schicksale genügender Anlaß sind, hysterisch zu reagieren, da die Bedingungen hierzu ausschließlich in ihm gelegen sind, aufsteigend bis zu dem moralisch hochwertigen nervös Gesunden, den ein Konflikt zwischen zwei Pflichten zur hysterischen Reaktion veranlaßt.

Auf der Strecke zwischen diesen beiden Eckpfeilern liegen alle die noch in den Bereich der Norm menschlicher Charakterverschiedenheiten fallenden Persönlichkeiten, die auf Grund ihrer Eigenart prädisponiert sein können, hysterisch zu entgleisen. Es bedarf deshalb keiner näheren Belege, weshalb die normale Frau ein so viel größeres Kontingent zu den Hysterischen stellt, was ja auch die Veranlassung war, die „Krankheit“ Hysterie nach der ὑστέρα (Gebärmutter) zu benennen. Die Schwierigkeiten, sich im Leben durchzusetzen, veranlassen jeden Schwächeren mit Hilfe seines „ressentiment“ sich die ihm tauglich erscheinenden Waffen zu schmieden. Daher ist es eben so richtig, wie überflüssig, von einer besonderen Entwicklungshysterie als der Hysterie der Kindheit und Entwicklungsjahre zu sprechen. Wie sehr die verkehrte Erziehung des Kindes, die übertriebene Sorge und Verhätschelung den Ausweg statt eigener Leistung an das Mitleid der anderen zu appellieren, und damit die Gewohnheit, hysterisch zu reagieren, großziehen muß, bedarf keiner näheren Ausführung. Man sollte aber auch angesichts zahlreicher hysterischer Reaktionen erwachsener Frauen als „großer Kinder“ das ätiologische Moment in Form einer falschen Erziehung durch den Ehemann nicht außer acht lassen.

Daß die Haft die Anrufung des Mitleids auf dem Wege hysterischer Manifestationen nahelegen muß, ist ebenso einleuchtend, wie die ätiologische Rolle körperlicher Erkrankungen; nur muß man gerade dabei hypochondrisch-psychogenes Verhalten und Einwirkung auf den Reflexmechanismus im Sinne einer leichteren Gangbarmachung differentialdiagnostisch sehr beachten. Die irrtümliche Bedeutung, die man Erkrankungen der Geschlechtsorgane zumaß, stammt aus der Zeit der Auffassung der Hysterie als einer nur das weibliche Geschlecht befallenden Krankheit. Daß das Sexualleben — speziell die Onanie —, sofern es psychogene Reaktionen zeitigt, meist solche hypochondrischer Natur zustande kommen läßt, habe ich bei der Neurasthenie bereits besprochen. Das schließt natürlich nicht aus, daß gerade sexuelle Erlebnisse und Wünsche sich häufig in Form hysterischen Gebarens entladen.

Je mehr wir uns aus dem Bereich der mittleren Norm der konstitutionellen Hysterie nähern, um so häufiger werden uns selbstverständlich Persönlichkeiten begegnen, die aus einer nervös schwer belasteten Familie stammen. Es ist deshalb überflüssig, Zahlen als Beleg hierfür anzuführen. Die Prävalenz einzelner Rassen für die hysterische Reaktion feststellen zu wollen, hieße das Problem nach der völkerpsychologisch-ethischen Seite verschieben.

Symptomatologie.

Da nach meinen bisherigen Ausführungen der Umkreis der hysterischen Manifestationen alles umfaßt, was als Krankheit oder Funktionsstörung vorgestellt werden kann, und alles, was uns auch als Ausdrucksform seelischer Erregung bekannt ist, mit fakultativer Einbeziehung der auf körperlichen Vorbedingungen beruhenden Äußerungen am vegetativen Nervensystem, so muß eine Beschränkung auf die Schilderung der Haupttypen jeder

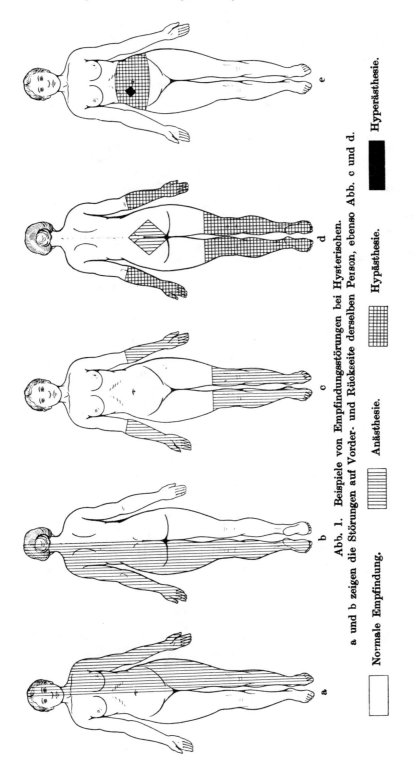

Abb. 1. Beispiele von Empfindungsstörungen bei Hysterischen.
a und b zeigen die Störungen auf Vorder- und Rückseite derselben Person, ebenso Abb. c und d.

Normale Empfindung.   Anästhesie.   Hypästhesie.   Hyperästhesie.

Kategorie von Erscheinungen notwendige Bedingung für die Unterbringung des Stoffes im Rahmen dieses Lehrbuches sein. Wer das Wesen des Hysterischen erfaßt hat, der wird zur Diagnose seines Falles nicht erst nachzusuchen haben, ob sein Symptom auch unter den folgenden aufgezählt ist.

Sensibel-sensorische Störungen.

Die große Bedeutung, die man früher dem Vorhandensein unempfindlicher Haut- oder Schleimhautpartien oder gewisser „Druckpunkte" als einem „hysterischen Stigma" zugebilligt hat, ist begreiflicherweise mit der Erkennung des Hysterischen als einer psychogenen Reaktionsweise geschwunden, oder diese Erscheinungen sind nur insoweit charakteristisch, als sie die Suggestibilität und, wenn sie unter den Augen des Arztes zum Zwecke der Krankheitsdarstellung entstehen, die hysterische Tendenz des Patienten klar beweisen. Wenn sicher auch die meisten sensiblen Störungen iatrogener Genese sind, insofern die entsprechende Fragestellung bei der Sensibilitätsprüfung den Patienten erst auf die Idee brachte, daß der Arzt eine Störung erwarte, so gibt es doch sicher auch andere Entstehungsweisen, wie etwa die hysterische Ausgestaltung einer affektiv zustande gekommenen Anästhesie durch entsprechende Vorstellungen.

Deshalb sind die hysterischen Gefühlsstörungen auch dadurch charakterisiert, daß sie nicht dem Ausbreitungsbezirk eines peripheren Nerven, nicht dem Typus eines spinal oder cerebral bedingten Ausfalls entsprechen, daß sie vielmehr laienhaften Vorstellungen folgen, insofern ein Finger, eine Hand, ein Arm, eine Körperhälfte, der Kopf oder der Bauch oder irgendwie regelmäßig (kreisförmig, oval, viereckig) begrenzte kleinere Hautpartien unempfindlich sind (Abb. 1). Ebenso unbestimmt ist die Qualität der Störung, indem Berührungs-Schmerz- und Tiefen-Sensibilität bald gemeinsam, bald eine von ihnen isoliert fehlen. Ein spontaner oder ärztlich-suggestiv herbeigeführter Wechsel der betroffenen Partien entspricht nur dem Wesen der Störung. Ebenso ist es leicht verständlich, daß eine selbst alle Qualitäten umfassende Sensibilitätsstörung eines Armes keine Gebrauchsbehinderung bedingen muß, da in der Vorstellung, die sich der Laie von einer motorischen Funktion macht, die sensiblen Empfindungen keine Rolle spielen. Und in gleicher Weise ist es möglich, daß er trotz der Empfindungslosigkeit einen Gegenstand durch Betasten erkennen kann.

Wenn HANS CURSCHMANN darauf aufmerksam gemacht hat, daß bei hysterischer Analgesie die Schmerz-Blutdruckreaktion genau so ausbleibe, wie bei organischer Analgesie, so ist das sicher ebenso richtig, wie entgegengesetzte Beobachtungen anderer Autoren, bei welchen sie wohl nur auftrat, weil die Anästhesie eben nicht dauernd vorhanden war, sondern nur jeweils bei der Untersuchung wieder entstand und bei entsprechender Versuchsanordnung (plötzliches Überraschen) der Reflex vor sich ging, bevor die Empfindungslosigkeit sich ausbilden konnte.

In gleicher Weise kann eine Anästhesie mancher Schleimhäute (Conjunctiva, Cornea, Rachen, Nase) das Fehlen der betreffenden Reflexe zur Folge haben, was man früher als charakteristisches Stigma besonders bewertete; angesichts der Inkonstanz dieser Symptome bei Hysterikern, andererseits ihres Vorkommens auch bei gänzlich Unhysterischen und der Erkenntnis, daß diese Art sensibler Störungen nicht aus dem Rahmen anderer hysterischen Anästhesien herausfällt, haben diese Stigmata an Kredit verloren.

Die Analgesien sind die Voraussetzung für die Selbstverstümmelung und Artefakte, welchen wir bei konstitutionellen Hysterikern gar nicht selten begegnen.

Weniger häufig sind überempfindliche Zonen, die im übrigen den gleichen Verteilungsprinzipien entsprechen wie die analgetischen. Häufig läßt sich der psychische Kern ihrer speziellen Gestaltung noch deutlich daran erkennen, daß sie über Organen liegen, die bei der hysterischen Erkrankung eine Rolle spielen. Freilich ist angesichts unserer neuerdings gewonnenen Kenntnis von den HEAD-schen Zonen auf den Ausschluß einer echten Organerkrankung größter Wert zu legen. Es verdient das um so größere Beachtung, als sich hysterische Symptome gern einer schon etwas defekten Stelle anheften („körperliches Entgegenkommen").

Drucküberempfindlichkeit bestimmter Hautpartien bzw. der darunter-liegenden Organe hat früher, namentlich in Form der sog. Ovarie als hysterisches Stigma eine große Rolle gespielt. Man weiß jetzt, daß die Ovarien hiermit natürlich gar nichts zu tun haben, und daß die Überempfindlichkeit dieser Gegend nur suggestiv zustande kam. Als Auslösungs- oder Unterbrechungs-punkt hysterischer Anfälle („hysterogener Punkt") kann man genau so gut jeden anderen Punkt verwenden, wenn man dem Kranken nur die geeignete Erwartungseinstellung gegeben hat.

Schmerzen und Mißempfindungen der verschiedensten Art kommen als hysterische Überbewertung tatsächlich vorhandener harmloser sensibler Ein-drücke zustande, oder sie sind rein autosuggestiver Genese; häufig dienen sie nur dazu, sich in die Rolle des Krankseins hineinzusteigern, oder den zum Jammern nötigen Affekt zu gewinnen. Wir werden sehen, daß bisweilen Stillstellung eines Gliedes, motorische Lähmung und Kontrakturen die Folge sein können. Es gibt keine Schmerzen bestimmter Art oder Lokalisation, welche die Spezial-bezeichnung „hysterischer" verdienten. Sie können an jeder Stelle, an jedem Organ auftreten; jedenfalls liegt kein Grund vor, eine bestimmte Form des Kopfschmerzes, den sog. Clavus (Empfindung, als ob man auf der Scheitel-höhe einen Nagel einschlüge) zu den eigentlichen hysterischen Symptomen zu zählen; er ist viel eher eine neurasthenische Erscheinung.

Auge: Man beobachtet ein- oder doppelseitige Sehschwäche oder sogar Blindheit, die dann natürlich auch ein Benehmen des Patienten wie das eines organisch Blinden zur Folge haben kann. Die psychische Genese der (einseitigen) Störungen zeigt sich hingegen sehr deutlich bei Prüfung mit dem Stereoskop, wo meist auch mit dem „blinden" Auge gesehen wird, da der nur auf einseitige Blindheit eingestellte Patient hierbei, wenn man ihm keine Zeit läßt, nicht auseinander zu halten vermag, was er mit dem gesunden und was er mit dem kranken Auge sieht. Etwas Ähnliches gilt für das Auftreten von Doppel-bildern, wenn man vor das gesunde Auge ein Prisma hält.

Die konzentrische Einschränkung des Gesichtsfeldes hat von jeher in der Symptomatologie der Hysterie eine große Rolle gespielt; sie ist meist doppelseitig und besteht für alle Farben. In extremen Fällen kommt es zum „röhrenförmigen Gesichtsfeld", d. h. das Gesichtsfeld bleibt auch bei verschie-dener Entfernung vom Perimeter gleich groß. Wir stellen dieses Symptom heute auch nur in die Reihe der anderen autosuggestiv erzeugten Funktionsausfälle. Das Vorstellungsmäßige der Störung ergibt sich sehr schön aus Versuchen, nach welchen eine simulierte Sehstörung meist auch diese Gestalt annahm. Daß ein Patient mit konzentrischer Gesichtsfeldeinengung sich im Raume gewöhnlich anstandslos bewegt, beweist nur die Abhängigkeit des Phänomens vom Akt der Prüfung und seine Beschränkung auf die Dauer der Prüfung.

Ohr: Während auf diesem Gebiete hysterische Störungen früher selten beobachtet wurden, hat der Krieg uns gelehrt, daß Taubheit entweder als Hysterisierung einer im Prinzip ausgleichbaren organischen Erschütterungs-taubheit oder als psychogene Aufpropfung auf ein schon lange vorhandenes defektes Gehör ein häufiges Vorkommnis war. Auch hier konnte sich das gleiche Mißverhältnis im Sinne des Fehlens einer räumlichen Orientierungsstörung feststellen lassen, wie beim Sehorgan, wenn auch im allgemeinen häufiger eine Dauereinstellung des Nichthörenkönnens vorhanden war.

Geruch, Geschmack: Es finden sich ein- oder doppelseitige Ausfälle, und häufiger Hyperästhesien mit ganz willkürlicher Heraushebung der einen oder anderen Qualität.

Motorische Störungen.

Das Hauptcharakteristikum aller motorischen Störungen besteht darin, daß nicht einzelne Muskeln oder zum Innervationsbezirk eines Nerven gehörende Muskelgruppen betroffen zu sein pflegen, daß vielmehr der praktische Gebrauch eines Gliedes oder eine bestimmte Betätigung ausgeschaltet bzw. irgendwie abgewandelt sind. Immer wieder leuchtet die „ideagene“ Genese durch, oder wir finden Beziehungen zu Ausdrucksbewegungen, zu Schutzhaltungen.

Demgemäß sehen wir Lähmungen eines ganzen Arms oder des Vorderarms, der Hand oder nur eines einzelnen Fingers, Lähmungen beider Beine bzw. meist Unfähigkeit zum Gehen und Stehen. Wenn einmal eine zu einem bestimmten motorischen Nerven gehörende, nicht der Laienvorstellung entsprechende Muskelfunktion gelähmt erscheint, so handelt es sich meist um von der Hysterie übernommene frühere organische Störungen nach Nervenverletzungen. Die gelähmten Glieder können vollkommen schlaff und frei von jeglicher Innervation bleiben, man findet aber gar nicht so selten auch, daß unwillkürliche Ausdrucksbewegungen sich ihnen mitteilen. Die Beobachtung Hans Curschmanns, daß in der hysterisch gelähmten Extremität die kontralateralen Mitbewegungen ausbleiben (im Gegensatz zu organischen Lähmungen), hat deshalb trotzdem sicher ihre Richtigkeit, da eben jede einzelne hysterische Lähmung nach Grad und Charakter ihre Besonderheiten hat.

Wenn sich der Hysteriker an seinem schlapp herunterhängenden Arm nicht verletzt, nicht stößt — und das trotz der meist mit der Lähmung verbundenen Gefühllosigkeit —, so liegt das eben wieder nur daran, daß der Arm nicht in toto für den Hysteriker nicht existiert, daß er vielmehr nur hinsichtlich der Bewegungsmöglichkeit ausgeschaltet ist.

Wenn bei ärztlicher Aufforderung, das gelähmte Glied zu bewegen, doch auch einmal Impulse hineingelangen, so beobachtet man, daß die in Aktion versetzten Muskeln deshalb keine Bewegung herbeiführen, weil gleichzeitig Agonisten und Antagonisten innerviert werden, oder man sieht, wie anstatt der für die verlangte Leistung notwendigen Muskeln andere in Funktion gesetzt werden („Innervationsentgleisung“).

Dieses gleichzeitige bzw. fast gleichzeitige Spiel der Agonisten und Antagonisten, das einerseits einen Tremor, andererseits einen (Pseudo-) Spasmus bewirkt, ist die Grundlage eines sich beim Gehakt einstellenden hysterischen Symptomenkomplexes, der sog. pseudospastischen Parese mit Tremor (Nonne). Es gibt aber außerhalb dieses Typus noch eine außerordentliche Fülle von Störungen des Gehens und Stehens, deren Erscheinungsform bestimmt wird durch die verschiedenen Vorstellungsmöglichkeiten des Nicht-Stehen- oder Gehen-Könnens beim einzelnen Menschen. Man hat dieses für den hysterischen Seelenzustand sehr charakteristische Verhalten als Astasie-Abasie zusammengefaßt: es besteht darin, daß die Kranken ihre Beine im Bett durchaus normal bewegen können, aber, wenn sie hingestellt werden, sofort haltlos zusammensinken, und nicht imstande sind, die Füße auch nur einen Schritt vorwärts zu setzen. Je nach der beherrschenden Vorstellung bewegen sich andere tänzelnd, springend, stampfend, breitbeinig, schwankend, vornübergebeugt, ja auf allen Vieren vorwärts. Die hierbei zutage tretenden Gleichgewichtsstörungen unterscheiden sich durch ihre Inkonstanz, durch den Wechsel ihrer Richtung und die hochgradige psychische Abhängigkeit meist leicht von organisch bedingten; das gilt namentlich auch von dem Schwanken beim Rom-BERG-Versuch, das fast immer auf dem Wege über die Simulation erworben ist, und, wenn es wirklich hysterisiert wurde, bei abgelenkter Aufmerksamkeit prompt verschwindet.

Hysterische Haltungsanomalien verdanken ihre Entstehung meist einem Schonungsbestreben, indem sie der Ruhigstellung einer schmerzhaften Partie dienen. (Hysterisch nennen wir sie dann natürlich noch nicht, auch nicht wenn hypochondrische Befürchtungen eine Gewohnheitshaltung daraus werden lassen.) Sie werden auch nach Schwinden der Veranlassung auf dem Wege hysterischer Fixierung beibehalten. So kommt es nach Kontusionen des Rückens zu Haltungs-anomalien des Rumpfes, was während des Krieges als „Insufficientia vertebrae" organisch verkannt wurde. Ischias oder eine rheumatische Affektion des Hüft-gelenks können zu hysterischen Skoliosen, zu Schiefstellung des Beckens, in Hüfte und Knie gebeugter Haltung des Beines Anlaß geben. Auch Torticollis, Hochstand einer Schulter und ähnliche Erscheinungen entstehen auf diese Weise.

Meist bilden sich bei solchen hysterischen Schonungshaltungen Kontrak-turen der Muskulatur aus. Wir begegnen ihnen auch an gelähmten Gliedern, und zwar befallen sie hier bald die gelähmten Partien, bald die Antagonisten. Finden wir einmal Kontrakturen in organisch determinierten Funktionsgebieten, so handelt es sich immer um hysterische Übernahme ursprünglich organisch geschädigter Muskeln.

An gelähmten und kontrakturierten Gliedern entwickeln sich häufig vaso-motorisch-trophische Störungen, wie cyanotische Verfärbung, Ödeme, Hyperhydrosis, abnormes Nagelwachstum u. a. m. Es ist wichtig zu wissen, daß auch eine SUDECKsche Knochenatrophie sich ausbilden kann, was man früher für ein Charakteristikum organischer Prozesse hielt. Sehr wahrscheinlich handelt es sich eben bei allen diesen Erscheinungen nur um die aus dem Nichtgebrauch, der Haltungsanomalie und der Kontraktur entspringenden lokalen Einwirkungen auf den motorisch-trophischen Apparat; daß daneben in einzelnen Fällen eine spezielle Prädisposition dieses Apparates und auch psychische Beeinflussung eine gewisse Rolle spielen können, wird später zu besprechen sein.

Das Verhalten der Reflexe an hysterisch gelähmten Gliedern ist inkonstant. Ebenso wie ich es oben für die Schleimhautreflexe ausführte, können Haut-reflexe, wenn sie von anästhetischen Hautpartien ausgelöst werden, fehlen. Wenn Sehnenreflexe fehlen, so beruht das meist auf der Muskelatonie ge-lähmter Glieder. Auch eine Lebhaftigkeit kommt vor, in der Hauptsache wohl eine Folge der für das Zustandekommen des Reflexes optimalen Tonusspannung infolge der Agonisten-Antagonisten-Kontraktion (natürlich bei Ausschluß maximaler Kontraktion). Demgemäß läßt sich häufig auch Klonus auslösen, der dem Organischen zwar sehr ähneln kann, sich aber doch durch eine gewisse, nur dem Erfahrenen kenntliche Unregelmäßigkeit von ihm unterscheidet. Natürlich fehlen die übrigen Charakteristica einer organischen Reflexsteige-rung, also das BABINSKIsche und die anderen Phänomene.

Von speziellen motorischen Ausfällen erwähne ich solche am Auge, wo isolierte einseitige Ptosis sicher beobachtet wurde. Lähmungen einzelner Augenmuskeln kennt man nicht, eine angesichts der Unmöglichkeit willkür-licher oder affektiver Funktionsaufhebung eines Augenmuskels selbstverständ-liche Erfahrung. Das Bild einer totalen Ophthalmoplegia externa, auch das Fehlen konjugierter Augenbewegungen ist dagegen beobachtet worden, und in seiner psychischen Entstehung begreiflich. Im übrigen muß man sich hüten, die Lähmung eines Augenmuskels mit dem Krampfzustand des Antagonisten zu verwechseln.

Am Kehlkopf können die verschiedensten Bilder von Lähmungen einzelner oder mehrerer Muskeln hysterisch zustande kommen, meist als Hysterisierung einer emotionellen Lähmung, dann aber auch als Übernahme einer Erkältungs-Heiserkeit. Die Stimmstörungen äußern sich in der Form vollkommener Aphonie, wo nur tonlos gesprochen werden kann, oder es findet sich eine Quetsch-, Fistel-, oder Falsett-Stimme.

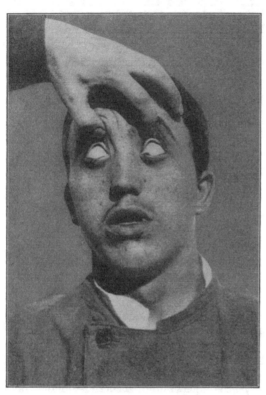

Abb. 2.   Hysterischer Konvergenzkrampf.
(Nach Schönborn und Krieger.)

Von Reizzuständen am motorischen Apparat kennen wir außer den Kontrakturen noch Tics und lokalisierte Krämpfe, die in ihrer Erscheinungsform dem gleichen, was im vorigen Kapitel hierüber gesagt wurde. Ihr psychischer Gehalt ist maßgebend dafür, ob wir sie hysterisch nennen dürfen. Es finden sich auch choreatische und Bewegungen anderer Art, die man als Gewohnheitsbewegungen, meist mit deutlich durchleuchtender Herkunft, zwischen die Tics und die Krämpfe stellen muß.

Am Auge äußern sich die Krämpfe am häufigsten in Form des Blepharospasmus, wir kennen aber auch ein krampfhaftes Aufreißen der Augen, als Fortwirkung einer Ausdrucksbewegung („krystallisierter Schrecken"). Krampf der Augenmuskeln selbst führt zu einer Imitation der Déviation conjugée oder auch zum Konvergenzkrampf (Abb. 2), der, wenn er sich mit einem allgemeinen Krampfanfall verbindet, deshalb von Bedeutung ist, weil die gleichzeitig vorhandene maximale Miosis eine fehlende Lichtreaktion der Pupillen vortäuschen kann.   Auch nystagmusartige zuckende und zitternde Bewegungen der Augen kommen vor, und müssen dem Zittern bei Pseudospasmus der Extremitätenmuskeln an die Seite gestellt werden.

Am Kehlkopf kann der Spasmus glottidis Dyspnoe und die oben genannten Stimmstörungen bedingen.   Die häufigste Form der hysterischen Sprachstörung ist aber das Stottern, das in seiner Form dem angeborenen wohl gleichen kann, sich aber doch meist durch allerhand hinzukommende „Mätzchen" und eine sehr weitgehende psychische Abhängigkeit von ihm unterscheidet.

Das hysterische Zittern hat sich, namentlich im Kriege, als eine äußerst beliebte Form der hysterischen Manifestation erwiesen, wohl weil es als unmittelbarste Affektäußerung mit geringstem Aufwand wieder in Gang gesetzt werden konnte. Es ist schon in seiner Erscheinungsform durch seine Unregelmäßigkeit, zum Teil durch das exzessive Ausmaß, dann durch die außerordentlich große psychische Abhängigkeit von organischen und auch funktionellen Zitterformen zu unterscheiden. Die oben erwähnte Entstehung aus einer „pseudospastischen Parese" ist natürlich nur eine der vielen Möglichkeiten. Meist ist es schon in der Ruhe vorhanden und nimmt bei Bewegungen eine äußerst grobschlägige Form an.

Motorische Äußerungen im weiteren Sinne sind auch die

Hysterischen Krampfanfälle.

Was sie zusammenfaßt, ist weniger das Bild der motorischen Äußerungen (die den bisher geschilderten bisweilen gleichen), als das Vorhandensein einer mehr oder minder hochgradigen Bewußtseinstrübung.

Ihre Bedeutung als Mittelpunkt des ganzen hysterischen Krankheitsbildes haben sie verloren, seit man erkannte, daß von einem typischen Ablauf in verschiedenen Phasen, wie sie CHARCOT beschrieben hatte, keine Rede sein konnte, da es sich bei den seiner Schilderung zugrunde liegenden Beobachtungen nur um ein Züchtungsprodukt der Salpêtrière gehandelt hat. Wir wissen jetzt auch, daß die einzelnen während des Anfalles hervortretenden körperlichen Symptome für die Diagnose relativ belanglos sind gegenüber dem Einblick in die psychische Dauerverfassung des Patienten und die Entstehungsursache des Anfalles.

Die im einzelnen außerordentlich verschiedene äußere Form des Anfalles ist dadurch charakterisiert, daß die motorischen Erscheinungen in ihrer Gesamtheit Ausdrucksbewegungen gleichen. Wie es sich bei den hysterischen Lähmungen nicht um gelähmte Muskeln, sondern Tätigkeiten handelte, so finden sich hier keine cerebral-motorischen Entladungen tonischer oder klonischer Form, wie bei der Epilepsie. Ein tonischer Krampfzustand im hysterischen Anfall ist der affektiven Reaktion eines Zornigen, der die Fäuste krampfhaft ballt, oder die Zähne aufeinander beißt, in Parallele zu stellen. Und eigentliche klonische Zuckungen gibt es im hysterischen Anfall gar nicht, denn das mehr oder minder rhythmische Schlagen mit den Beinen und Armen ist nichts anderes als eine Abwandlung des kindlichen Strampelns, oder wie wenn ein Wütender mit den Fäusten auf den Tisch trommelt. Und die gleichen Beziehungen treten klar zutage, wenn die Hysterischen sich im Anfall im Bett herumwälzen, durch das ganze Zimmer rollen, sich an den Bettpfosten festkrallen, ins Kissen oder ihre Hand beißen, sich die Haare raufen, die Brust zerkratzen, wenn sie prusten, schnaufen, brüllen, die Zunge herausstrecken, grimassieren, schäumen, und was es sonst an exzessiven Ausdrucksbewegungen geben mag. Häufig kommen komplexe Handlungen zur Darstellung, welche deutlich auf bestimmte Erlebnisse zurückgehen, z. B. schreckhafte Kriegssituationen, wobei man wohl besser schon von deliriösen Dämmerzuständen als von Anfällen sprechen sollte. Daß gewisse eigentümliche Stellungen wie etwa der „Arc de cercle", wobei der Körper nur auf Fersen und Hinterkopf aufgestützt, der Rücken konkav gekrümmt und die Genitalgegend vorgestreckt wird, Ausdruck sexueller Regungen sein soll, wie behauptet wird, mag ja wohl für manche Fälle zutreffen, ist aber sicher nicht durchweg so aufzufassen.

Die Bewußtseinstrübung ist nie eine so tiefe, wie etwa beim epileptischen Anfall. Das geht einmal daraus hervor, daß beim Hinstürzen, beim Herausfallen aus dem Bett, beim Herumwälzen so gut wie nie erheblichere Verletzungen vorkommen, und dann daraus, daß die Kranken auf Beeinflussungen von außen reagieren. Jedes Anreden des Patienten oder gar eine Berührung, ein Versuch, seinen „Krämpfen" mechanisch Einhalt zu gebieten, ruft eine sofortige Steigerung hervor, ebenso wie ein allzu unangenehmer Reiz, etwa das Übergießen mit großen Mengen kalten Wassers, ein Sistieren des Anfalls bewirkt. Schmerzhafte Reize können je nach dem Vorhandensein anästhetischer Gebiete empfunden werden oder nicht. Dabei werden aber überraschend angebrachte Reize, z. B. Stiche ins Nasenseptum — wenigstens das erste Mal — deutlich wahrgenommen. Allein schon die Höhe des Affektes bedingt häufig eine allgemeine Analgesie. Sie kann natürlich bei dem erregten Toben eines Hysterikers auch einmal eine Verletzung herbeiführen, doch handelt es sich dabei immer nur um leichtere Schürfungen, nie um Verletzungen wie im epileptischen Anfall, es sei denn, daß zufällig gegebene Konstellationen solche bedingen. (So zog sich einer meiner Patienten durch ungeschicktes Ausrutschen auf nassem Boden eine Blutung aus einem Ohre zu.) Deshalb gehört auch das Vorkommen von Zungenbissen nicht zum hysterischen Anfall, wenn nicht etwa gerade beim Herausfallen aus dem Bett die Zunge zufällig zwischen die Zahnreihen gerät. Dagegen kommen kleinere Defekte an der Zungenspitze, häufiger an der Schleimhaut der Lippen oder Wangen als Folge der kauenden, mahlenden, saugenden Bewegungen schon öfters vor. Daß das Prusten der Kranken gelegentlich auch einmal Schaum vor dem Munde hervorrufen kann, ist klar, doch ist dieses Symptom ja auch für die Erkennung des epileptischen Anfalls keineswegs ausschlaggebend. Urinabgang sieht man selten, und dann zuweilen gerade bei Leuten, die an Enuresis nocturna litten.

Das Verhalten der Pupillen-Reaktion ist meist ein wertvoller Hinweis auf die Art des Anfalles. Die Lichtreaktion ist nämlich beim hysterischen Anfall immer erhalten. Ist das einmal nicht der Fall, so handelt es sich meist darum, daß an den durch die affektive Erregung (Sympathicus) maximal erweiterten Pupillen (Hemmung des Sphinctertonus, bzw. Kontraktion des Dilatator) der Lichtreflex nicht zum Ausdruck kommen kann. Da jeder hysterische Anfall mit einem gewissen Plus an Affekt einhergeht, ist die Pupillenreaktion fast immer etwas weniger ausgiebig als in normalen Zeiten des gleichen Patienten. Daß eine hochgradige Miosis als Begleiterscheinung eines Konvergenzkrampfes auch einmal den Lichtreflex nicht in Erscheinung treten lassen kann, habe ich oben schon erwähnt. Ein recht charakteristisches Verhalten der Patienten ist mir immer wieder bei der Pupillenprüfung aufgefallen: daß sie nämlich, wenn man die Lider auseinanderspreizt, und erst recht, wenn man das Licht der Taschenlampe hereinfallen läßt, das Auge nach oben drehen und die Pupille unter dem oberen Lid verstecken. Diese Fluchtbewegung zeugt natürlich nur von dem geringen Grade der Bewußtseinstrübung. Deshalb gestaltet sich die Pupillenprüfung beim Hysteriker meist recht schwer, während der Epileptiker nicht den geringsten Widerstand leistet.

Sehnen- und Hautreflexe bleiben im Anfall normal. Das BABINSKIsche Phänomen tritt nie auf (im Gegensatz zum epileptischen Anfall).

Es ist charakteristisch für den hysterischen Anfall, daß nicht bestimmte äußere Momente sein Auftreten zwangsmäßig herbeiführen — das gilt eher für den von mir als „reaktiv-psychogen" bezeichneten, über den bei der Differentialdiagnose Näheres zu sagen sein wird —, daß vielmehr die gleiche Situation ihn bald auslösen kann, bald nicht. Das ist ja nicht verwunderlich, da der eigentliche Anstoß doch vom Kranken ausgeht. Wenn sich der hysterische Anfall so häufig an emotionelle Erregungen anschließt, so liegt das nur daran, daß der Hysteriker gern diesen Weg zur Gewinnung der nötigen Affektmenge benutzt. Der hysterische Anfall kommt dann, wenn der Patient ihn braucht, bzw. er kommt nicht, wenn der Patient durch ihn gestört wird. So habe ich z. B. im Kriege keinen Hysteriker bei Fliegeralarm eher einen Anfall bekommen sehen, als bis er in sicherer Deckung war. Bei der Arbeit bekommt er ihn nur, wenn er, etwa gelegentlich eines Rentenverfahrens, Zeugen für sein Vorhandensein braucht. Nachts, aus dem Schlafe heraus, kommen die Anfälle höchst selten, und die etwa nach einem schreckhaften Traum auftretenden psychogenen Zustände wird man wohl kaum hysterisch nennen dürfen. Wenn Druck auf den „Ovarialpunkt" den Anfall „auslöst", so ist das natürlich nur ein anderer Ausdruck für die Tatsache des Zustandekommens auf dem Wege der Suggestion.

Aus dem Anfall erwachen die meisten Patienten — im Gegensatz zum Epileptiker — sofort zu völliger Bewußtseinsklarheit, seltener bleibt noch für einige Zeit eine gewisse Dämmrigkeit zurück, öfters klagen sie über eingenommenen Kopf und Müdigkeit. Für die Vorgänge während des Anfalles besteht eine mehr oder minder hochgradige Amnesie.

Die Dauer des Anfalles schwankt in den weitesten Grenzen. Meist dauert er viel länger als der schwerste epileptische; halbstündige bis mehrstündige Anfälle sind keine Seltenheit. Andererseits „begnügen" sich manche Hysteriker mit ganz kurz dauernden anfallsartigen Mätzchen, wobei auch kaum eine Bewußtseinstrübung vorhanden ist. Häufig kleiden sich diese — kaum noch „Anfälle" zu nennenden— Manifestationen in die Form von Schrei-, Wein-, Lach-, Husten-, Nies-, Gähn- und ähnlichen Affektkrämpfen.

(Zu den hysterischen sollte man auch nicht mehr solche anfallsartigen Zustände rechnen, die einer bestimmten konstitutionellen Eigenart ihre Entstehung verdanken, wie die psychasthenischen, synkopalen, lethargischen, affektepileptischen, wenn sie einmal, wie es vorkommen kann, in hysterische Regie geraten.)

Vasomotorisch-trophische Störungen.

Bei allen an Haut und Schleimhäuten auftretenden Störungen wird man, wie namentlich wieder der Krieg aufs neue gelehrt hat, in erster Linie an hysterische Artefakte zu denken haben, die der seelischen Verfassung des konstitutionellen Hysterikers ihre Entstehung verdanken. Dann aber darf man allerdings auch nicht vergessen, welch weitgehende Beeinflussung vegetativer Vorgänge in der Hypnose doch möglich ist. Und wo das Ausmaß der Erscheinungen die üblichen Grenzen übersteigt, wird man um die Annahme einer besonderen Prädisposition im konstitutionell-neurasthenischen Sinne nicht herumkommen.

Da Erytheme und Quaddelbildungen hypnotisch erzeugt werden können, muß man sie und ihre Folgeerscheinungen in Form geschwüriger Prozesse auch als möglicherweise hysterisch bedingt gelten lassen. Immer aber schließe man durch sorgfältigste Überwachung artefizielle Beeinflussungen aus. Ödeme, von welchen man blaue und weiße zu unterscheiden pflegt, die ihre Entstehung einem Kontraktionszustand der die Lymphstämme aufnehmenden tiefen Venen verdanken, findet man meist an hysterisch gelähmten Gliedern und dann häufig kombiniert mit trophischen Störungen an der Haut und den Nägeln. Blutungen an Haut und Schleimhäuten („blutiges Schwitzen", „blutige hysterische Tränen") sind zwar beschrieben, aber doch ohne daß artefizielle Einflüsse einwandfrei ausgeschlossen worden wären. Daß bei vasomotorischer Irritabilität und besonderer Durchlässigkeit der Gefäße psychische Einflüsse einen Blutaustritt aber doch ermöglichen könnten, soll indessen nicht unbedingt in Abrede gestellt werden. Bekannt sind Beeinflussungen der Menstruation, sowohl im Sinne der Amenorrhöe, wie des zu frühzeitigen Eintretens. Trophische Störungen der Haare (plötzliches Ergrauen, Ausfallen) als Schreckfolge sind einwandfrei beobachtet, kaum aber als Ausdruck hysterischer Regungen.

Störungen der inneren Organe.

Wir müssen an den inneren Organen Störungen recht verschiedener Art unterscheiden, nämlich einmal solche, die alles das umfassen, was affektive Reize auf dem Wege über das vegetative Nervensystem in motorischer und sekretorischer Hinsicht zum Ausdruck bringen, und wobei noch eine autosuggestive Überbewertung sensibler Empfindungen eine Rolle spielt. Dann aber begegnen uns hier Störungen der willkürlich beeinflußbaren Teile des Brust- und Bauchraumes, die uns also, wie beim Motorium der Extremitäten in Form von Lähmungen, Spannungen und Krämpfen entgegentreten.

Die über das vegetative Nervensystem gehenden Erscheinungen decken sich größtenteils mit den bei der Neurasthenie angeführten. Sie verdanken ihre Entstehung teils einer schon bestehenden erleichterten Ingangsetzung dieser Apparate, mag diese Ausdruck einer Konstitutionsanomalie oder durch emotionelle Momente (Schreck usw.) erst geschaffen worden sein, teils handelt es sich um die Übernahme abheilender organischer Prozesse in hysterische Regie.

Am Herzen sind es Irregularitäten und vor allem eine Tachykardie, die durchaus nicht thyreotoxisch bedingt zu sein braucht, aber häufig, wenn sie mit dem oben erwähnten Symptom der weit aufgerissenen Augen kombiniert ist, zu der falschen Diagnose einer BASEDOWschen Erkrankung Anlaß gibt. Am Magen treffen wir die von der Neurasthenie her bekannten Dyspepsien, dann aber vor allem den Kardiospasmus, eine beliebte Form hysterischer Schlingstörung, die sich gerne mit den Erscheinungen des hysterischen Erbrechens und Ruminierens zu kombinieren pflegt. Das einstmals als „Stigma" der Hysterie geltende Globus-Gefühl kann, wie ich ausführte, sicher auch rein neurasthenischer Natur sein. Seitens des Darms begegnen uns Durchfälle und Verstopfungen, die bis zu ileusartigen Erscheinungen führen können.

Von Stoffwechselstörungen handelt es sich beim „Diabetes insipidus" wohl immer um hysterisch gezüchtete oder hysterisch vorgetäuschte Polydypsie (KEHRER). Ob es ein durch psychogene Beeinflussung des Wärmezentrums entstandenes hysterisches Fieber gibt, ist auch durch die Kriegserfahrungen nicht sichergestellt worden. Sie haben uns aber die enorme Häufigkeit der simulatorischen oder hysterischen Vortäuschung dieses Symptoms deutlich vor Augen geführt. Vom hysterischen werden wir das „Thermometerfieber" zu trennen haben, das bei einem hysterischen Schüttler durch Reiben des Thermometers in der Achselhöhle erzeugt wird. Auch eine abnorme starke Schweiß-Sekretion kann in hysterische Regie treten.

Von Erscheinungen der zweiten Kategorie, also den im Prinzip auch willkürlich darstellbaren, kennen wir das hysterische Husten, Veränderungen des Atemtypus in Form der „Tachypnoe", dann die oben beschriebenen Stimmstörungen, die als Ructus und Singultus bezeichneten Zwerchfellkrämpfe und als häufiges Symptom das hysterische Erbrechen. Die Hyperemesis gravidarum immer als hysterisch bedingt anzusehen, nämlich als Ausdruck des Wunsches, nach Befreiung von einer unerwünschten Schwangerschaft, ist ebenso unrichtig, wie die Auffassung einer lediglich toxischen Genese; sicher ist sie gar nicht so selten hysterisch zu nennen, wobei aber wohl auch andere Wünsche als der eben genannte eine Rolle spielen dürften. Daß der hysterische Trommelbauch (Vortäuschung einer Schwangerschaft) nicht nur nicht immer auf Luftschlucken oder Zurückhalten von Flatus beruht, sondern auf einer krampfhaften Stillegung des Zwerchfells in Kombination mit einer Anspannung der Bauchmuskeln hat KEHRER gezeigt. Eine Zurückhaltung der Flatus kann aber einmal zur „Blähsucht" führen und dann in Verbindung mit Zwerchfellkrämpfen zu eigentümlichen Bauchgeräuschen („Borborygmen"), die auch durch Mitteilung der Erschütterungen auf den mit Luft und Flüssigkeit gefüllten Magen zustande kommen können. Seitens der Blase begegnet uns am häufigsten die unwillkürliche Harnentleerung in Form der Enuresis nocturna und diurna, gewöhnlich als hysterische Übernahme einer entsprechenden konstitutionellen

Funktionsschwäche dieses Mechanismus, weniger häufig ein vermehrter Harndrang (Pollakisurie) und noch seltener eine Harnverhaltung (Retentio urinae). Eine Anurie muß immer den Verdacht auf Vortäuschung wecken; so berichtet z. B. Aschaffenburg von einer Patientin, die dadurch eine Anurie vortäuschte, daß sie für ihre Kopfschmerzen nasse Tücher auflegte, in die sie den Urin ließ.

Psychische Äußerungen.

Die Darstellung der psychischen Äußerungen des Hysterikers in einem besonderen Abschnitt könnte als Tautologie erscheinen, da ich ja doch das Wesen des Hysterischen als eine auch dem vollwertigen normalen Menschen gegebene Verhaltungsweise (also etwas Psychisches) charakterisiert und bereits beschrieben hatte. Dort wurde aber nur die psychische Tendenz geschildert, aus der alle hysterischen Äußerungen entspringen, hier sollen diese Äußerungen betrachtet werden, soweit sie seelischen Charakters sind. Für den Hysteriker sind ja die Mittel zur Erreichung seines Zieles gleichwertig, ob sie somatischer oder ob sie psychischer Gestalt sind. Das ist in den früheren Darstellungen nicht immer so klar auseinandergehalten worden, und es finden sich vor allem in vielen Lehrbüchern an dieser Stelle lange Schilderungen des „hysterischen Charakters", die meines Erachtens nicht hierher gehören, da sie gar nicht den wirklichen hysterischen Charakter meinen — nämlich das, was ich als das Wesen des „Hysterischen" beschrieben habe —, sondern das psychische Verhalten des degenerativen Psychopathen zum Gegenstande haben. Die Identifizierung mit dem hysterischen Charakter geschah, weil tatsächlich auf dem Boden dieser Konstitutionsanomalie die hysterische Verhaltungsweise besonders leicht emporschießt. Man hat aber schon früher hiergegen Front gemacht (Loewenfeld), und ich möchte bei meiner Darstellung ganz besonders betonen, daß die Eigentümlichkeiten des Seelenlebens, die ich schildere, durchaus nichts spezifisch Hysterisches an sich haben, daß sie auch ganz ohne hysterisches Verhalten vorkommen, wenn sie allerdings auch häufig bei Hysterischen angetroffen werden. Sie haben zum Hysterischen nur insofern Beziehungen, als sie einmal eine seelische Konstellation schaffen, die der Entwicklung der hysterischen Tendenz besonders entgegenkommt, und dann, weil sie der praktischen Verwirklichung dieser Tendenz Vorschub leisten, ebenso wie etwa der erleichterte Ablauf des psychomotorischen Reflexmechanismus bei diesen Konstitutionstypen das Zustandekommen somatischer hysterischer Äußerungen begünstigt.

Insofern die psychischen Funktionen der Hysteriker hier geschildert werden, decken sie sich also mit denen eines Teils der degenerativen Psychopathen; und wenn ich von den psychischen Äußerungen des Hysterikers spreche, soweit es sich um die Äußerung der hysterischen Tendenz nach der Seite der Wirkung mit Mitteln psychischer Gestaltung handelt, so umfaßt die Schilderung den „konstitutionellen" Hysteriker ebenso wie den „Gelegenheits"-Hysteriker.

Im „hysterischen Charakter" der früheren Darstellungen hatte man diese „psychischen Funktionen" und die „psychischen Äußerungen" zusammengeworfen und die hysterische Tendenz ohne präzise Begriffsbestimmung hineingearbeitet. So ergab sich ein für die Lektüre und das Verständnis unerfreuliches undurchschaubares Gemengsel psychischer Bestandteile. Die Trennung in 1. die dauernden psychischen „Funktionen" als Hintergrund, 2. den eigentlichen hysterischen Psychismus, wie ich ihn oben im Wesen des Hysterischen dargelegt habe und 3. seine „Äußerungen" psychischer Gestaltung bringt Übersicht hinein.

Der eigentliche hysterische Psychismus (Punkt 2), das hysterische Verhalten, wie es im Eingangsabschnitt geschildert wurde, ist durchaus nicht untrennbar mit der dauernden psychischen Veranlagung (Punkt 1) verbunden; ist er es, dann resultiert das, was man früher als „hysterischer Charakter" bezeichnet hat. Das hysterische Verhalten findet sich ja aber auch gelegentlich beim Vollwertigen, der also die in Punkt 1 gemeinte Veranlagung gar nicht besitzt, sondern psychisch ganz intakt ist. Das ist das Eine, was von vornherein festgehalten werden muß. Und zum Anderen müssen wir uns klar machen, daß das psychische Erscheinungsbild des Hysterikers zwar einen festen Rahmen hat (nämlich das, was ich im hysterischen „Verhalten", im „Wesen des Hysterischen" festgelegt habe), daß aber das Bild in diesem Rahmen nicht in bestimmten Formen und Farben festgelegt sein kann; aufs Psychische übertragen sind es nicht bestimmte Fähigkeiten oder Defekte, moralisch hoch oder niedrig zu bewertende Eigenschaften, die wir regelmäßig wieder finden, es kann vielmehr heute diese, morgen jene Eigenschaft, heute gemeinste Lüge, morgen übertriebene Ehrlichkeit, heute krassester Egoismus, morgen scheinbar ehrlichste Selbstaufopferung zur Ausgestaltung des Gemäldes dienen, was durch den konstanten, sich gleichbleibenden (s. v. v.) hysterischen Rahmen zusammengehalten wird. Man kann sich dieses Bild nicht farbenreich, nicht abwechslungsvoll genug vorstellen, und zwar nicht etwa nur in bezug auf die Unterscheidung verschiedener Typen, sondern gerade hinsichtlich des Wechsels bei derselben Person. Es muß daher dem Leser überlassen bleiben, sich an der Hand der einzelnen hier aufgeführten Züge, unter Würdigung der drei oben genannten Punkte, das jeweilige Zustandsbild zusammenzusetzen.

Was zunächst die Veranlagung, also den dauernden psychischen Hintergrund des hier in Betracht kommenden Bruchteils der degenerativen Psychopathen anbetrifft, so kann die Intelligenz eine ganz verschiedene sein; immerhin steht doch wohl die Mehrzahl über dem Durchschnitt. Sehr viele zeigen eine Neigung zu künstlerischer Betätigung, während sich nüchterne Verstandesmenschen viel weniger unter ihnen finden. Ihr Urteil ist sehr wenig objektiv, von der Gemütsseite durch Zu- oder Abneigung sehr beeinflußbar, von der jeweiligen äußeren Konstellation abhängig. Gedächtnis und Merkfähigkeit sind an sich nicht beeinträchtigt, es treten aber gerade auf dem Gebiete dieser Funktionen zahlreiche Störungen zutage, weil gemütliche Einflüsse, Wünsche, Hoffnungen, Erwartungen zu Erinnerungsfälschungen Anlaß geben. Die Lebhaftigkeit der Einbildungskraft führt sie zu Wachträumereien, deren Phantasiegebilde dann wie reale Erlebnisse vom Gedächtnis übernommen werden. Wir lernen hier den günstigen Boden kennen, auf dem die hysterische Pseudologia phantastica so üppige Blüten treiben kann. Diese Lebendigkeit der Einbildungskraft ist meist kombiniert mit einer übergroßen Ablenkbarkeit; sie interessieren sich für alles Neue; alles Außergewöhnliche an Menschen und Ereignissen zieht sie sofort an, sie sind neugierig, klatschbedürftig, sensationslüstern. Trotz der Ablenkbarkeit haben sie meist eine gute Beobachtungsgabe, auf Grund deren sie Eindrücke aufbewahren, die sie dann häufig viel später zum Schaden der betreffenden Person wieder ausspielen.

Alle zeigen sie Besonderheiten des Gefühlslebens. Es besteht eine außerordentlich starke Eindrucksfähigkeit, sie werden durch jedes Ereignis übermäßig stark gemütlich affiziert; es gibt nichts, was sie gleichgültig läßt. Dabei sind sie einem fortwährenden Wechsel ihrer Stimmung ausgesetzt, der keineswegs immer durch äußere Erlebnisse herbeigeführt wird. Die abnorm leichte und umfangreiche Ausstrahlung der Gefühlsregungen auf das körperliche Gebiet und ihre Umsetzung in übertriebene Ausdrucksbewegungen ist ja schon oben mehrfach erwähnt worden.

Es ist klar, daß diese Eigentümlichkeiten des Gefühlslebens auch die Willens-Sphäre beeinflussen müssen. Es fehlt die einheitliche Zielstrebigkeit, es kommt zu impulsiven, unüberlegten Handlungen. Die Wirkungsintensität gemütlicher Einflüsse und die Eindrucksfähigkeit lassen einerseits eine große Fremdbeeinflußbarkeit zustande kommen, wie sie andererseits den störrischsten Eigensinn veranlassen können.

Ein erhöhtes Selbstgefühl findet sich als Ausdruck des lebhaften Gefühlslebens gar nicht so selten und kann dann ein Beachtungsbedürfnis aus sich entwickeln, besonders wenn durch die äußere Konstellation diesem Selbstgefühl nicht Genüge geschieht. In diesem seelischen Tatbestand ist aber durchaus noch nichts Hysterisches enthalten, denn es fehlt das Sich-Überheben, das Mehr Wollen als berechtigt wäre, und es fehlt vor allem die Tendenz, die Beachtung durch unerlaubte Mittel zu erzwingen und vor der Verantwortung den Kopf in den Sand zu stecken.

Mit dem Hinzutreten dieses „Hysterischen" zu der beschriebenen psychischen „Veranlagung" bekommt das psychopathische Verhalten erst die hysterische Note, also das, was man auch „hysterischen Charakter" genannt hat, und was uns jetzt, nach meinen Darlegungen, als ein zusammengesetzter Psychismus erscheint, in den einmal die genannten psychopathischen Eigenschaften und dann die spezifische hysterische Tendenz eingehen. Erst die Tendenz macht aus den Eigenschaften Etwas, macht sie zu Etwas, zu etwas Ganzem, Neuem, indem sie sie in eine bestimmte gegenseitige Stellung bringt und Etwas aus ihnen hervorgehen läßt. Das auf Grund einer bestimmten gegenseitigen Einstellung zusammengefügte Gebilde ist der hysterische Charakter, das was hieraus hervorgeht, sind die hysterischen Äußerungen.

Der hysterische Charakter repräsentiert demnach ein feinfühliges psychisches Instrument, dessen Organe darauf eingestellt sind, Vorteile wahrzunehmen, sie zu registrieren und aufzubewahren, bis der geeignete Moment zu ihrer Verwertung da ist. Dazu dienen die oben geschilderten Eigenschaften, die gute Beobachtungsgabe, das vielseitige Interesse, die Neugierde, das Bedürfnis nach Klatsch. Ist das Wahrgenommene in der objektiv richtigen Form nicht zur Verwertung im eigenen Interesse brauchbar, so kommt die lebhafte Einbildungskraft hinzu, modelt es um und macht es zu dem Gedächtnisbestandteile, der geeignet erscheint, das Urteil in der gewünschten Art zu fälschen. Dieses Vorgehen kommt gleichzeitig der Tendenz zur eigenen moralischen Rechtfertigung entgegen; denn ein bewußtes Lügen verträgt der hysterische Charakter nicht; der Hysteriker lügt, ohne es sich einzugestehen. Er erreicht das aber nicht nur durch den genannten Fälschungsvorgang, es werden vielmehr trotz der guten Beobachtungsgabe Eindrücke nicht aufgenommen, deren Kenntnis irgendwie störend für das gutgläubige spätere Handeln sein könnte; zur Erreichung dieses Zweckes bietet sich die beschriebene gesteigerte Ablenkbarkeit an. Die an sich schon auf niedriger Reizschwelle gelagerten Affekte werden noch in besondere Bereitschaftsstellung gebracht, um jederzeit die gewünschte Explosion herbeiführen zu können. Der zähe Eigensinn wird in den Dienst einer Wunscherfüllung gestellt, um im nächsten Augenblick, wenn ein Nachgeben geeigneter erscheint, durch die Ingangsetzung der Beeinflußbarkeit abgelöst zu werden. Und zur Befriedigung des Beachtungsbedürfnisses dienen alle Register seelischer Ausdrucksmöglichkeiten, von der zornigen Erregung, die Schrecken einjagen will, über die Gleichgültigkeit, die Selbstsicherheit vortäuschen soll, bis zur märtyrerhaft duldenden Erniedrigung, die an die Pforte des Mitleids klopft.

Der durch solche, wie überhaupt alle psychischen hysterischen Äußerungen — ob sie aus dem hysterischen Charakter kommen oder aus der Situation geboren sind — gehende Grundzug ist etwas Tendenziöses; man hat sofort den Eindruck des Unechten zu einem bestimmten Zweck Daseienden; man hat das Bedürfnis, hinter die Maske zu schauen, das Visier seines Gegenüber zu öffnen, um nicht mit ungleichen Waffen kämpfen zu müssen. Man fühlt den Hysteriker lauern, seinen Vorteil erspähen, um die zu spielende Rolle dem Augenblick anzupassen. Sie ist ganz auf den Gegner berechnet und kleidet sich deshalb in immer wieder wechselnde Gewänder; bald ist es die gespielte Selbstsicherheit — denn im Grunde fühlt er sich doch unsicher —, um von vornherein jeden Zweifel an der Echtheit des Dargestellten zu beseitigen, bald eine Nichtbeachtung der Umgebung, was das Harmlose, Ehrliche, nicht auf Vorteil Ausgehende zur Darstellung bringen soll, bald — und diese Rolle liegt dem Hysteriker am besten — die Geste des Leidens. Zur Durchführung dieser Rolle gehört es, daß der Hysteriker den Hypochonder markiert, was man sich ja klar machen muß, um nicht den echt hypochondrisch auf ein Ereignis Reagierenden, der auch psychogen entstandene, den hysterischen durchaus gleichende Symptome bieten kann, mit dem nur den Hypochonder spielenden Hysteriker zu verwechseln. Für gewöhnlich ist es aber gerade das Kennzeichen des Hysterikers in der Rolle des Mitleid heischenden Leidenden, daß die Züge der ängstlichen Besorgtheit fehlen; der Hysteriker ist nicht eins mit seinem Leid, er trägt es vielmehr vor sich her, er ist mit ihm zufrieden, ja er genießt es. Man hat zur Bezeichnung dieses Seelenzustandes früher das Wort „Leidseligkeit" geprägt, das den Tatbestand treffend charakterisiert.

Damit soll aber nicht etwa nur die Freude an körperlichem Leid gemeint sein, der Hysteriker gefällt sich vielmehr in der Rolle des Leidenden schlechthin. So spielt er gern den Unterdrückten, ungerecht Behandelten, wobei es ihm gar nicht darauf ankommt, eine solche ungerechte Behandlung tatsächlich durch irgendwelche Machenschaften zu provozieren, um nachher mit unwiderleglichen Tatsachen aufzutrumpfen. Er „erniedrigt sich selbst, um erhöht zu werden." Niemand versteht es besser, als die hysterische Frau, Situationen herbeizuführen, in welchen sich der Mann ihr gegenüber ins Unrecht setzt, und eine einzige solche Verfehlung genügt ihr, um jede künftige Situation, der sie sich nicht ganz gewachsen fühlt, mit dem Hinweis „Du erinnerst Dich wohl noch ..." für sich zu retten.

Verfangen bei der Darstellung des körperlichen Leidens die psychomotorisch oder autosuggestiv herbeigeführten Symptome nicht mehr, so greift der Hysteriker zur zielbewußten Selbstbeschädigung und zur Vortäuschung der kompliziertesten Krankheitsbilder. Haut und Schleimhäute werden mit allen möglichen Mitteln lädiert, und an den wunden Stellen reiben sie Substanzen ein, welche die glatte Abheilung verhindern sollen. Es werden Nadeln tief in die Muskulatur hineingestoßen, Finger oder Unterarm werden umschnürt, um Ödeme zu provozieren, die Vagina wird irgendwie bearbeitet, um Krankheitsäußerungen zu erzeugen, Blut aus künstlich hervorgebrachtem Nasenbluten wird verschluckt, um dann demonstrativ erbrochen zu werden, oder es wird dem Stuhl und Urin beigemischt. Und so kann dieses Thema in unendlich vielen Tonarten, häufig auf die abenteuerlichste Art, variiert werden. Selbstmordversuche liegen auf der gleichen Linie, nur daß hierbei auch noch die Absicht einem davon Betroffenen Schrecken einzujagen, mit im Spiele ist. Sie sind nie auf wirkliches Gelingen eingestellt, denn das widerspräche ja der egoistischen Triebfeder des Hysterikers; wenn sie einmal gelingen, so liegt die Schuld immer an einem Fehler der Technik: der absichtlich lose eingeschlagene Nagel hält eben doch fest, oder der vorher benachrichtigte „Retter" hat den Brief zu spät bekommen, oder der Schuß traf doch, anstatt nur durch den Knall sein Ziel zu erreichen.

Der Methoden, Beachtung zu erzwingen, Mittelpunkt zu bilden, sind das aber nicht die einzigen. Es gibt „edlere", wie etwa, sich möglichst vielseitig zu betätigen, sich zu allen möglichen Ämtern zu drängen, um „unentbehrlich" zu werden. Das Unechte, eben das Hysterische dieses Gebarens, liegt darin, daß diese Menschen gar nicht das Bedürfnis haben, der Sache, der sie dienen, auch wirklich zu nützen. Sie verraten sie ebenso „glühend", wie sie sich ihr geopfert haben, wenn sie dabei nicht auf ihre Kosten gekommen sind, und durch das Übergehen in ein anderes Lager ebenso Gegenstand des Hasses von der einen wie der Umschmeichelung von der anderen Seite werden.

Denn es ist charakteristisch für das hysterische Selbstwertbedürfnis, daß es auch aus der Antipathie der Umgebung „Honig saugen" kann. So kann der Hysteriker auf sein Lügen, sein Verdrehen, auf seinen „schlechten Charakter" sogar stolz sein, wenn er ihm nur dazu dient, seine Macht zu zeigen. Um zu ärgern, zu intrigieren, Menschen gegeneinander aufzuhetzen, erfindet oder verändert er Tatsachen, phantasiert das Fehlende hinzu und glaubt nachher an das fertige Gebilde, als hätte er es wirklich so erlebt (Pseudologia phantastica). Hat er dann alles in Unordnung gebracht, so ist er auch der Erste, der sich anbietet, wieder Frieden zu stiften. Denn dies war ja der Zielpunkt seines Vorgehens: den Wert seiner Person ins rechte Licht zu rücken.

Der bei der Pseudologia phantastica wirksame Vorgang, das Verdrängen einer unliebsamen Erinnerung und das Hineinleben in eine frei erfundene Situation erklärt auch, weshalb viele Hysteriker mit innerer Überzeugung versichern, von Selbstverstümmelungen und sonstigen groben Täuschungsmanövern nichts zu wissen; man erklärte das früher mit einem Handeln im Dämmerzustande, was sicher nicht richtig ist, da das Verdrängen nach geschehener Tat den wesentlicheren Anteil an dem Vorgange hat, als das halb-triebhafte Handeln, das zum psychischen Geschehen im Dämmerzustande wenigstens in gewissen Beziehungen steht. Je nach dem Grade, in dem die Wirklichkeit abgesperrt wird, und ein Hineinleben in erträumte Situationen stattfindet, gelangen wir auf dieser Linie zu den schon den eigentlich psychotischen Zuständen näher stehenden Krankheitsbildern der hysterischen Pseudodemenz, dem Sichdummstellen, und den hysterischen Ausnahmezuständen in der Form der Haft- oder sonstiger Situationspsychosen, deren hier nur Erwähnung zu tun ist.

Schließlich wäre mit Rücksicht auf die praktische Wichtigkeit noch ein Wort über das psychische Zustandsbild der sog. traumatischen Neurose (siehe aber meine früheren Ausführungen) zu sagen. Sofern es sich nur um die traumatische Hysterie handelt, die besser als Renten-Hysterie bezeichnet wird, so ist es charakterisiert durch die pseudo-hypochondrische Einstellung auf mannigfache Beschwerden und die zu erwartenden weiteren Folgen des Unfalles, auf die Arbeitsunfähigkeit, die materielle Verarmung und das Zugrundegehen der Familie. Der Hergang des Unfalles wird mit dem Wachsen der zeitlichen Entfernung immer mehr im Sinne einer schrecklichen Gewalteinwirkung entstellt, die unmittelbaren Folgeerscheinungen gewinnen durch phantastische Ausschmückung, wobei ungeschickte ärztliche Fragestellung (Bewußtlosigkeit?) meist als Anknüpfung dient, sehr bald das Bild einer organischen Schädigung, und so ist es ohne Kenntnis des Akteninhaltes später meist unmöglich, den etwaigen organischen und psychogenen Anteil abzugrenzen. Je nach der Bereitwilligkeit des Arztes in dem Unfallsgeschädigten den „Kranken" zu sehen, begnügt dieser sich mit der Rolle des gequälten Hypochonders oder er wird aggressiv, verteidigt sich gegen den gar nicht erhobenen Vorwurf der Simulation, droht mit Selbstmord oder schließt noch häufiger seine Anklagen mit der in der Tendenz auf das Gleiche hinauslaufenden, beinahe schon stehenden

Redensart des „besser tot-Seins als so weiter Lebens" und des Wunsches „lieber durch den Unfall umgekommen-Seins".

Der allmähliche Übergang dieses Zustandsbildes in das einer Renten-Paranoia und andererseits die äußere Ähnlichkeit des Verhaltens solcher Hysteriker mit dem eines echten posttraumatischen psychogenen Hypochonders verdienen genaue differentialdiagnostische Beachtung, ebenso wie durch eingehendste Untersuchung auch geringfügige organische Unfallsfolgen sichergestellt werden müssen, da gerade durch das Übersehen eines sich gegenseitig überdeckenden, bedingenden und verstärkenden Konglomerates von organischen und psychogenen Symptomen die irrige Vorstellung von dem einheitlichen Charakter eines Krankheitsbildes „traumatische Neurose" aufgekommen ist.

Verlauf, Prognose. Der Verlauf einer hysterischen Situationsreaktion, d. h. ihre Dauer und die Art ihrer Beendigung ist ganz abhängig von äußeren Momenten, nämlich von der Erreichung des gesteckten Zieles oder von der Einsicht in das Zweckmäßigere des Aufgebens des hysterischen Verhaltens. Es können also dafür keine allgemein gültigen Normen aufgestellt werden.

Viel zu wenig beachtet wird aber der „Verlauf" einer hysterischen Reaktion, soweit sie aus einer nicht hysterischen Seelenverfassung kommt und in eine nicht mehr hysterisch zu nennende Haltung ausgeht. Eine hysterische Reaktion kann nämlich durchaus als Simulation beginnen oder die Simulation knüpft an ein bereits bestehendes Krankheitszeichen an; mit dem Hineinleben in die Vorstellung des Krankseins kommt es zu einem noch halb-absichtlichen Nachhelfen („willkürliche Reflex-Verstärkung" Kretschmers), das auf dem Wege der weiteren Verdrängung der Absicht immer mehr mechanisiert wird. Damit sind wir schon in der eigentlichen hysterischen Reaktion. Sie kann sich allmählich so einschleifen, daß auch bei Fortfall der hysterischen Tendenz das Spiel weiter läuft, wie wir es etwa auch von einer Angewohnheit wissen, die beibehalten wird, und die man trotz Bemühung nicht loswerden kann, auch wenn der Zweck, der sie einstmals in Gang setzte, längst nicht mehr vorhanden ist. Oder die hysterische Reaktion kann unter Beibehaltung ihrer äußeren Erscheinung ihres hysterischen Charakters entkleidet sein, indem sie zum „Bedingungs-Reflex" wird, wenn etwa eine bestimmte Situation, die das hysterische Symptom zum ersten Male hervorrief, bei ihrem Wiederauftreten nun jedes Mal wieder das gleiche Symptom auslöst. (Übrigens sind die meisten Angewohnheiten solche Bedingungsreflexe).

Die psychopathisch-hysterische Veranlagung zeigt als konstitutioneller Bestandteil natürlich keinen Verlauf. Die bei der Ätiologie angeführten äußeren Anknüpfungspunkte geben dieser Veranlagung nur Gelegenheit sich zu betätigen und bringen so einen scheinbaren Verlauf zuwege. Das zunehmende Alter versetzt mit seiner Dämpfung der affektiven Geladenheit und der selbstverständlichen Herbeiführung einer gewissen Anerkennung die hysterische Veranlagung in ein tieferes Stockwerk. Daß sie nicht ganz verloren geht, zeigen die genügend zahlreichen hysterischen Reaktionen alter Leute, die einsetzen, wenn das Gewicht ihrer Jahre ihnen nicht mehr die nötige Beachtung verschafft.

Die Prognose jeder hysterischen Gelegenheitsreaktion bei einem vollwertigen Menschen ist günstig. Ja es gibt an sich keine Reaktion, die nicht geheilt werden könnte. Nur fehlen uns heute die äußeren Bedingungen, um eine Heilung zu erzwingen. Könnte man alle Instanzen beseitigen, an die sich der Hysteriker „parasitär" (Küppers) anklammert, die Familie, die ihn mit falsch angebrachtem Mitleid umgibt, gar manchen Arzt, der mit den Grundlagen der Hysterieauffassung nicht vertraut ist, oder, um keine Patienten zu verlieren, nachsichtig

sein muß, könnte man die maßgebenden Stellen dahin bringen, die Unfalls-
gesetze rigoroser anzuwenden und zum mindesten Rentenhysterien nicht zu
entschädigen, so wäre es um die Prognose besser bestellt. Das haben uns die
Kriegserfahrungen deutlich bewiesen.

Differentialdiagnose. So leicht es ist, das Prinzip der Erkennung einer
hysterischen Störung anzugeben, nämlich die Ergründung der ihr innewohnenden
Tendenz, so schwer kann es praktisch sein, sie von ähnlich, ja gleich aus-
sehenden abzugrenzen. Das gilt weniger für die hysterischen Nachahmungen
organischer Krankheitszustände als für die Trennung von psychogenen Erscheinungen nichthysterischer Genese. Hier hilft nur ein geduldiges Minieren, um
eines Tages doch einen Blick hinter die Maske tun zu können. Und nie vergesse
man, daß man organisch krank sein und doch hysterisch reagieren kann; man
schließe also aus einem hysterischen Symptom ja nicht leichtsinnig auf den
nichtorganischen Charakter der gesamten Störung.

Das proteusartige Bild der Hysterie zwingt mich, hier nur die wichtigsten
großen Kategorien von Erscheinungen differentialdiagnostisch vorzunehmen.

Die sensiblen Ausfälle werden immer durch ihre oben geschilderte Begrenzung, durch ihre Inkonstanz, ihre Beeinflußbarkeit und das Fehlen der zu
erwartenden Gebrauchsbeeinträchtigung des betreffenden Gliedes von organischen leicht getrennt werden können. Das gleiche gilt von den Störungen des
Sehens und Hörens, zu deren Erkennung man sich auch bestimmter Apparate
(Stereoskop, Prismen, Lärmtrommel u. a. m.) bedienen kann. Bei den motorischen Störungen wird das Fehlen von Reflexanomalien oder Atrophien, die
Verteilung der Lähmungen, der Ausfall des Gebrauchs einer Extremität bei
Erhaltensein der muskulären Einzelfunktionen, dann wieder die affektive Mit-
benutzung eines sonst gelähmten Gliedes, die Beeinflußbarkeit eines Zitterns,
Krampfes, einer Haltungsanomalie, einer Gehstörung durch das Gefühl des
Beobachtetseins von ausschlaggebender Bedeutung sein können. Allerdings
vergesse man nie, daß auch organische Symptome affektiv eine Zunahme er-
fahren können, und daß wir umgekehrt auch in der Lage sind, eine organische
Funktionsstörung durch Energie eine Zeit lang zum Verschwinden zu bringen.

Die Unterscheidung des hysterischen vom echten großen epileptischen
Krampfanfall ist leicht, wenn man die oben angeführten Einzelsymptome
nicht als solche, sondern als Ausdruck eines noch teilweise erhaltenen Bewußtseins und einer demonstrierenden Persönlichkeit bewertet, wenn man sich ferner
bei der Diagnose nicht nur auf den Anfall, sondern auf die fast gegensätzliche
psychische Verfassung des Hysterikers und Epileptikers in der anfallsfreien Zeit
stützt, und wenn man das von der Situation weitgehend unabhängige Auftreten
des epileptischen Anfalls berücksichtigt. Größere Abgrenzungsschwierigkeiten
bereiten in dieser Hinsicht Anfälle, über deren Zugehörigkeit zur Epilepsie
bzw. Hysterie noch immer keine Einigung erzielt ist, und die, um nur die gebräuchlichsten Namen zu nennen, von BRATZ als „Affektepilepsie", von
BONHOEFFER als „Reaktivepilepsie" bezeichnet worden sind. Es handelt
sich dabei um Anfälle, die ihrer Erscheinungsform nach den epileptischen mehr
oder minder gleichen sollen und immer als Reaktion auf ein exogenes Moment
(emotionelle Erregung, Fieber, Vergiftung u. a. m.) bei Psychopathen auftreten.
Man wird sie entschieden nicht der Epilepsie subsumieren dürfen, und ich habe
auch stets den Eindruck gewonnen, daß die Anfälle, die immer eine wenn auch
noch so elementar ablaufende Affektentladung zum Ausdruck bringen, sich
von den epileptischen mit ihrem cerebralem Ausdruckscharakter wohl unterscheiden lassen. Gegenüber den hysterischen Anfällen ist die weitgehende
Unbeeinflußbarkeit des Kranken im Anfall wesentlich und die unmittelbare

Abhängigkeit des Anfalls von dem auslösenden Moment ohne Dazwischenschaltung tendenziöser Vorstellungen.

Handelt es sich hier um Menschen von psychopathischer Veranlagung, so treten die von mir als „reaktiv-psychogene" Anfälle beschriebenen bei bis dahin gesunden Personen auf, die ein erhebliches emotionelles Trauma erlitten haben, durch das der psychomotorische Mechanismus in einen Zustand erleichterten Reagierens gelangt ist, weshalb nun jede neue Erregung einen Anfall hysterischen bzw. affektepileptischen Gepräges auslöst, der „an" dem betreffenden Individuum abläuft und der wegen des Fehlens jedes tendenziösen Charakters unbedingt von dem hysterischen Anfall getrennt werden muß. Die Anfallsbereitschaft pflegt bei Erholung der Patienten bald zu schwinden.

Die Abgrenzung der vasomotorisch-trophischen und der Erscheinungen seitens der inneren Organe einerseits von den organischen, andererseits von den neurasthenischen Störungen erledigt sich nur durch gründlichste körperliche Untersuchung und durch Aufdeckung des seelischen Gehaltes der Symptome, was häufig nur durch das Experiment des psychotherapeutischen Eingreifens möglich ist.

Das gilt schließlich auch für die Unterscheidung des hysterischen psychischen Verhaltens von anderen psychogenen Reaktionsweisen, also etwa der einfachen „Schreckneurose", der Unfallshypochrondrie und der Entschädigungsparanoia. Das rasche Abklingen der Erscheinungen, die nichts Tendenziöses an sich tragen, der echte hypochondrische Affekt bei Fehlen aller Begehrungsvorstellungen und das Vorhandensein fixierter systematisierter Wahnideen gewähren früher oder später einen Einblick in den Charakter der Störungen. Am schwierigsten, ja häufig ganz unmöglich ist die Unterscheidung von der Simulation; eigentlich kann nur der Patient selbst mit seinem Eingeständnis — das er bisweilen Dritten gibt — uns eine sichere differentialdiagnostische Entscheidung ermöglichen.

Behandlung. Jede Behandlung hysterischer Erscheinungen, der nicht eine genaue Analyse des Seelenzustandes des Patienten vorausgegangen ist, und die ihn nicht psychisch zu fassen sucht, ist verkehrt. Das hysterische Symptom angehen wäre das Gleiche, wie wenn man bei Epilepsie die krampfenden Extremitäten behandelte.

Jedes hysterische Symptom ist im Prinzip zu beseitigen. Sofern es sich dabei um sein Verschwinden nach Erreichung des Zieles handelt, hat dies nichts mit ärztlicher Therapie zu tun. Verschafft man einem Rentenhysteriker die gewünschte hohe Entschädigung, so ist das keine legale ärztliche Behandlung, sondern schon fast ein Kunstfehler zu nennen. Der Arzt hat die Aufgabe, moralisch auf den Hysteriker einzuwirken, weil er nicht nur das zur Zeit vorliegende Symptom beseitigen, sondern zukünftigem hysterischen Reagieren vorbeugen soll. Diese moralische Einwirkung soll aber nicht etwa in Form moralisierender Schulmeisterei vor sich gehen. Das schlechte Gewissen jedes Hysterikers macht ein solches Vorgehen gar nicht nötig, da er aus der Art der Behandlungsmethode die Stellungnahme des Arztes zu seiner „Krankheit" sofort errät. Der Hysteriker und der kundige Arzt stehen sich vom Beginn der Behandlung an gewissermaßen mit einem Augurenlächeln gegenüber. Der Arzt hat das Wesen der Krankheit seines Patienten gut durchschaut, und der Patient ist sich im Grunde klar darüber, daß die ganze ärztliche Behandlung nur die Form darstellt, in der er sich honorig aus der Affäre ziehen kann.

Die Wahl der Behandlungsmethode ist deshalb abhängig von dem Bildungsgrade, ja man könnte sagen von dem Geschmack des Patienten, und andererseits von der Neigung des Arztes, zur suggestiven Beeinflussung auf diese oder jene Art vorzugehen. Es ist deshalb unmöglich, und es wäre auch ganz verkehrt, für die einzelne hysterische Störung ein bestimmtes therapeutisches Vorgehen empfehlen zu wollen. Die gleiche hysterische Lähmung muß bei dem einen Patienten durch Hypnose, bei dem anderen mit Wachsuggestion in der Form des Elektrisierens, beim dritten durch planmäßige Vernachlässigung behandelt werden, ja es wird unter Umständen nötig sein, beim gleichen Patienten heute dieses, morgen jenes Verfahren anzuwenden.

Allen Verfahren ist die Wurzel der suggestiven Beeinflussung gemeinsam. Damit faßt man den psychischen, den eigentlichen hysterischen Kern der Störung. Da, wo der Ablauf des psychomotorischen Mechanismus an sich, also nicht als Wirkung der hysterischen Tendenz, abnorm leicht vor sich geht, z. B. da, wo es sich um die Hysterisierung einer einfachen Schreckreaktion handelt, kann man das therapeutische Vorgehen dadurch unterstützen, daß man irgendwie sedativ einwirkt, also etwa mit den bei der Neurasthenie beschriebenen Methoden.

Oberstes Prinzip jeder Behandlung muß sein, den Kranken möglichst rasch zu heilen. Was man in der ersten Sitzung nicht beseitigt, bereitet später die größten Schwierigkeiten; ja, ein halber Erfolg ist meist viel ungünstiger zu bewerten als ein voller Mißerfolg. Denn der Kranke gewinnt dadurch den Eindruck, im Arzt nicht seinen Meister gefunden zu haben, wodurch der psychische Rapport, ohne den eine Heilung unmöglich ist, unterbrochen wird. Besteht dieser Rapport von vornherein nicht, so unterlasse man besser überhaupt jede therapeutische Beeinflussung, da man sonst nur das Vorgehen seines ärztlichen Nachfolgers erschwert. Der Patient muß an den Arzt glauben, oder er muß ihn fürchten bzw. sich vor ihm schämen.

Wo ein Subordinationsverhältnis vorliegt, wie etwa bei der kindlichen Hysterie (auch während des Krieges bei der Hysterie der Soldaten), da genügt häufig schon ein im Kommandoton gegebener Befehl, um in den gelähmten Arm wieder Beweglichkeit hineinzubringen, oder man braucht den sich sträubenden Patienten nur manuell und autoritativ auf die Beine zu stellen, um eine Abasie-Astasie sofort verschwinden zu lassen. Man fuße aber dann sofort auf dieser „Wunderheilung", übe mit dem Patienten, lasse exerzieren, um ihm den Erfolg ad oculos zu demonstrieren, lasse ihn nicht etwa „zur Erholung" wieder ins Bett gehen, sondern schließe lieber gleich einen Spaziergang an, kurz man behandle ihn wie einen völlig Geheilten, der keinerlei Schonung bedarf. Denn das geringste Nachgeben wird von dem Kranken als Brücke benützt, um sich wieder in seine Störung zurückzufinden.

Bei weniger autoritativer Beziehung zum Patienten muß man sein Ziel auf Umwegen zu erreichen suchen. Deren gibt es mannigfache. Alle beruhen sie darauf, daß man den Kranken zunächst die Überzeugung von der unbedingten Wirksamkeit der beabsichtigten Methode beibringt und diese dann anwendet. Diese Vorbereitung halte ich für viel wichtiger als das spätere Vorgehen selbst, da sie ja doch die Handhabe schaffen muß, an der man dann angreift. Ob man als Methode dann die Elektrizität, eine bestimmte Massage, ein Bad, eine Injektion, die Applikation einer Staubinde, eine Bestrahlung oder irgendwelche sonstigen kunstvoll erdachten, Eindruck machenden Prozeduren anwendet, ist relativ nebensächlich. Zur Vorbereitung gehört auch die Schaffung einer geeigneten Heilatmosphäre, was am besten dadurch geschieht, daß man den Kranken mit schon geheilten Patienten zusammenbringt oder ihn durch die Krankenschwester in die nötige gläubige Erwartungseinstellung versetzen läßt.

Wie die einzelnen eben genannten Methoden anzuwenden sind, muß dem Arzt überlassen bleiben. Nur möchte ich bei Anwendung der Elektrizität davor warnen, zu starke Ströme zu gebrauchen. Die Intensität des zur Heilung notwendig gewesenen Stromes steht im umgekehrten Verhältnis zu den psychotherapeutischen Fähigkeiten des Arztes. Der Strom soll nur dazu verwendet werden, dem Kranken die Funktionsmöglichkeit seiner gelähmten Muskeln zu demonstrieren, oder einen Tic ruhig zu stellen, oder das Fühlen an einer gefühllosen Stelle zu beweisen. Daß man hierzu unter Umständen auch einmal den faradischen Pinsel benötigen wird, und daß es die Angst vor der Wiederholung der Applikation ist, die den Kranken häufig aus seiner Störung „in die Gesundheit treibt", darf n i c h t dazu verleiten, den S c h m e r z a l l e i n als Peitsche zu benutzen. Der Patient empfindet dies Vorgehen bei späterer Überlegung als unwürdig, behält einen bitteren Nachgeschmack zurück und ist zwar von seinem Symptom geheilt, nicht aber von seiner hysterischen Einstellung, aus der heraus dann später, gewissermaßen als Protest gegen die „erzwungene" Heilung, neue hysterische Erscheinungen geboren werden.

Die H y p n o s e halte ich deshalb für ein sehr geeignetes Vorgehen, weil der veränderte Bewußtseinszustand es dem Patienten am leichtesten macht, ohne das Gefühl der Beschämung nachzugeben. Hier verdeckt der Schlafzustand das Eingeständnis des Unterlegenseins. Die Empfehlung der Hypnose bedeutet keineswegs ein Aufgeben des oben normierten Prinzips, den Hysteriker auch moralisch zu bessern, denn es gehört ja gerade zu den Eigentümlichkeiten der hysterischen seelischen Spaltung, daß der Kranke sich das Nachgeben durch die hypnotische Bewußtseinseinengung zwar verdeckt, aber doch davon weiß, und dieses Wissen auch in Zukunft immer parat hat.

Die P s y c h o a n a l y s e ist, wenn ich ihre Wirkungsweise bei Hysterie auch anders auffasse als die Schule, doch therapeutisch entschieden brauchbar. Man muß bei ihrer Anwendung aber Verschiedenes auseinanderhalten. Durch das Befragen bzw. Erzählenlassen der Patienten in der Hypnose oder in Form des „freien Assoziierens" kann man der zugrundeliegenden hysterischen Tendenz auf die Spur kommen. (Man wird es übrigens auch ohne Anwendung einer speziellen „Methode" in dieser Hinsicht nicht schwerer haben, und eigentlich treibt so jeder vernünftige Arzt, wenn er seine Kranken exploriert, Psychoanalyse.) Dies wäre also nur die Vorbereitung zur Anwendung des eigentlichen therapeutischen Vorgehens. Denn nicht das Auffinden des hysterischen Kerns, des „Komplexes", nicht das Befreien eines „eingeklemmten Affektes" scheint mir für die Heilung maßgebend zu sein, sondern der Umstand, daß der Kranke von dem psychoanalytischen Vorgehen eine Heilung seiner hysterischen Symptome e r w a r t e t. Die Wirksamkeit der Psychoanalyse in solchem Falle beruht also nur auf dem gleichen Vorgange, wie ich ihn oben bei Aufzählung der verschiedenen uns zu Gebote stehenden Heilungsmethoden dargelegt habe, und sie ist in diesem Sinne eben nur eine neue Art des suggestiven Vorgehens.

Häufig wirkt weit besser als alle diese aktiven Methoden die s y s t e m a t i s c h e Vernachlässigung der hysterischen Erscheinungen. Sie ist vor allem der Familie des Hysterikers zu empfehlen. Findet er kein Publikum, so wird ihm sein Spiel bald zu langweilig, und er gibt es auf.

Einen sehr wichtigen Bestandteil unseres therapeutischen Vorgehens bei Unfallshysterikern bildet die R e n t e n b e g u t a c h t u n g. Es ist gleicherweise ein Verbrechen an dem Unfallshysteriker wie an der Allgemeinheit, wenn man ihm eine Entschädigung, richtig ausgedrückt: eine Belohnung, für die unmoralische Ausnützung unserer sozialen Fürsorgebestimmungen verschafft. Anspruch auf Rente hat, nach Erschöpfung aller therapeutischen Maßnahmen, der Unfalls-Neurastheniker oder -Hypochonder, auch der reaktiv-labil gebliebene Kranke und wohl auch der paranoisch Festgefahrene. Keine Rente verdient dagegen der Rentenhysteriker, der nur durch sein Rentenbegehren zu seiner hysterischen Reaktion veranlaßt wurde. Leider begegnen diese prinzipiellen

Entscheidungen in der Praxis den größten Anwendungsschwierigkeiten, nicht nur weil die wenigsten Gutachter sie sich zu eigen machen, sondern weil die meisten Richter auch bei Vorliegen reiner Rentenhysterien eine Unfallsfolge konstruieren, insofern sie sagen, daß die Begehrungsvorstellungen nicht ohne den Unfall hätten auftreten können. Es wäre endlich an der Zeit, hier eine wissenschaftlich korrekte und praktisch segensreiche Auslegung der gesetzlichen Bestimmungen herbeizuführen.

Denn alle sonstigen Versuche, die Zahl der Rentenhysterien zu mindern, sind teils von vornherein nicht ausführbar, teils unzureichend. Nicht ausführbar ist der Vorschlag der **Rentenentziehung aus therapeutischen Rücksichten**, da ein solches Vorgehen gesetzlich nicht statthaft ist. Die an einzelnen Stellen schon durchgeführte Übung, **Berufungen nicht kostenlos zu erledigen**, schiebt dem sonst unbegrenzt möglichen Einspruchsverfahren wenigstens einen gewissen Riegel vor. Sehr geeignet ist das Vorgehen mancher Eisenbahndirektionen, die ihren Traumatikern **keine Rente** geben, sie aber bei **vollem Lohn** beschäftigen, was sehr bald ein Fallenlassen der hysterischen Einstellung zur Folge hat, da ja kein rechter Grund für ihre Beibehaltung mehr vorhanden ist. Das Gleiche gilt auch für die **Kapitalabfindung**, durch deren Anwendung enorme Begutachtungskosten gespart werden und jede länger dauernde rentenhysterische Haltung verhindert wird. Die **Arbeitsbehinderung** durch eine hysterische Störung wird man viel **niedriger** zu veranschlagen haben als bei entsprechender **organischer** Bedingtheit, da, wie oben ausgeführt, die praktische Gebrauchsbeeinträchtigung häufig in gar keinem Verhältnis zu dem Einzelausfall steht und der Hysteriker, sich selbst überlassen, meist viel mehr leisten kann, als es bei der ärztlichen Untersuchung scheinen will.

Alle diese Mittel zur Reduzierung der Zahl der Rentenhysteriker und der an sich unnötigen Entschädigungssummen stellen aber natürlich nur **Pflaster** dar, die wir **hinterher aufkleben**, nachdem wir selbst durch ungeeignete Auslegung der Gesetze Wunden geschlagen haben.

Anhang.

Die Migräne.

Begriff, Ätiologie, Pathogenese. Als Migräne bezeichnen wir **periodisch auftretende Kopfschmerzen**, die häufig nur halbseitig sind und mit den mannigfachsten Begleiterscheinungen (am häufigsten seitens des Magens und Auges) einhergehen.

Es ist ein ausgesprochen **erbliches** Leiden (bis 90%). Die Kopfschmerzen sind meist nur eine Äußerung der Konstitutionsanomalie; sie erwachsen aus **endogenen** Momenten auf dieser Anlage, können aber auch **exogen** ausgelöst werden.

Welches diese endogenen Momente sind, ob es spezifische sind, und welche Vorbedingungen im Gehirn für das Zustandekommen der Migräneerscheinungen maßgebend sind, darüber existieren die verschiedensten **Theorien**:

Unzureichend sind die **Reflextheorien**, die Reizvorgänge in den verschiedensten Organen, durch welche Anfälle reflektorisch ausgelöst werden sollen, für das Wesentliche halten. Magenstörungen sind meist gar nicht Ursache der Anfälle, sondern schon eines ihrer Symptome; und wenn die Menstruation auch häufig eine Migräne auslösen kann, so gehört sie doch darum noch nicht zu den Bedingungen dieses Leidens. Das Gleiche gilt von den Reizerscheinungen des Auges (Akkommodations- und Refraktions-Störungen), der Nase, ihrer Nebenhöhlen und des Rachens. Auch Muskelschmerzen beschuldigte man, und neuerdings ist diese Anschauung wieder aufgegriffen worden, allerdings um die Migräneschmerzen unmittelbar (nicht reflektorisch) hierdurch zu erklären. Rheumatische

Erkrankungen der Kopf- und Nackenmuskeln, sowie der Kopfschwarte, eine hierdurch bedingte Behinderung des venösen und des Lymphabflusses (A. Müller) oder auch eine Myositis, welche Kompressionserscheinungen an den die Muskeln durchsetzenden Nerven hervorruft (Kindborg). werden als die Grundlage der Migräne angesprochen, oder wie man sagen muß, als Migräne verkannt; denn es handelt sich hierbei um Kopfschmerzen anderer Genese. — Die meisten Anhänger zählt heute die alte vasomotorische Theorie, welche die Migränesymptome sehr wohl mit Gefäßspasmen in verschiedenen arteriellen Gebieten zu erklären vermag (H. Curschmann, J. R. Müller, Flatau, Oppenheim u. a.). Die Kopfschmerzen würden dann den bei Dysbasia arteriosclerotica vorhandenen an die Seite zu stellen sein; ob die Gefäße der Dura und Pia oder des Gehirns selbst in Betracht kommen, ist noch unentschieden. Andere Autoren haben die Schmerzen auf die Trige-minus-Verzweigungen in der Dura bezogen, auch auf die Gehirnsubstanz selbst, was angesichts der chirurgischen Erfahrungen bei Operationen wohl nicht haltbar sein dürfte. Veranlassung hierzu sollten geben Schwellung der Hypophyse (Deyl) oder auch Hirn-schwellung als Folge eines Verschlusses des Foramen Monroi (Spitzer). Diese nicht halt-baren Anschauungen von einer Zunahme des Hirndrucks sind längst verlassen zugunsten der Quinckeschen Theorie, welche die Migränesymptome auf eine akute Hirndruck-steigerung durch eine angioneurotische Beeinflussung der Plexus chorioidei im Sinne einer Liquorhyperproduktion zurückführt. Druckerscheinungen hält auch S. Auer-bach für maßgebend, aber keinen Hydrocephalus, sondern eine Hirnschwellung im Sinne Reichardts, ein Mißverhältnis zwischen Hirnvolumen und Schädelinnenraum. Auf ein solches durch knöcherne Anomalien des Schädels bedingtes Mißverhältnis als Ursache der Migräne hat Schüller hingewiesen, der sie besonders bei Turmschädel gefunden haben will; es sprechen gegen die Gültigkeit dieser Anschauung aber außerordentlich viele Überlegungen und Erfahrungen. — Es lag nahe, als Ursache der vasomotorisch-spastischen, der angioneurotischen Erscheinungen, wie überhaupt der Migränesymptome, etwa als Ausdruck einer direkten Vergiftung des funktiontragenden Nervengewebes an Stoffwechselstörungen und speziell an Substanzen endokriner Genese zu denken, zumal man (H. Curschmann) auf Beteiligung der Parathyreoidea zu beziehende Symptome, wie Chvosteksches Phänomen und galvanische Übererregbarkeit beobachtet hat. Die nahen Beziehungen zur Gicht, die man früher behauptete, konnten allerdings neueren kritischen Untersuchungen (Ulrich) nicht standhalten. Aber auch Anomalien der endokrinen Drüsen-tätigkeit fanden sich doch zu selten, als daß man hierauf schon eine toxische Theorie gründen dürfte. F. Schultze denkt deshalb auch lieber an eine „selbständige primäre Veränderung im chemischen und physikalischen Verhalten des Gehirns selbst, so daß auf verschiedenartige Reize (z. B. Blendungsmigräne), und nicht nur auf solche toxischer Natur in abnormer Weise reagiert wird". Allerdings kann er über die Natur solcher Veränderungen auch nichts angeben. Als Ausdruck eines anaphylaktischen Schocks könnte man vielleicht, wie H. Cursch-mann meint, den Migräneanfall deshalb auffassen, weil im Anfall Eosinophilie des Blutes gefunden wurde und weil Fälle bekannt sind, die auf Nahrungsreize idiosynkrasisch mit einem Anfall reagierten.

Die mit der Migräne verbundenen Sehstörungen, speziell das Flimmerskotom, bringt man mit angiospastischen Zuständen in der Occipitalrinde in Zusammenhang; daneben spielen wohl auch Beeinflussungen des peripheren Sehapparates durch allgemeine Drucksteigerung eine Rolle. Die ophthalmoplegischen Erscheinungen führt man ebenfalls auf vasomotorische Störungen im Kerngebiete des Oculomotorius zurück.

Unter allen Theorien haben also noch die größte Wahrscheinlichkeit die An-nahme angiospastischer Vorgänge in verschiedenen arteriellen Gebieten und einer angioneurotischen Beeinflussung der Plexus choriodei mit dem Erfolg einer Liquorhyperproduktion, d. h. einer Hirndruckzunahme. Die eigentliche innere Veranlassung für das Zustandekommen des einzelnen Anfalles kennt man noch nicht sicher.

Zahlreich sind dagegen die äußeren (wenn auch zum Teil im Körper ge-legenen) Momente, die mehr oder minder regelmäßig einen Anfall auslösen können. Zu ihnen gehören die Menstruation, Hunger, gewisse Nahrungsreize, physische und geistige Ermüdung, Emotionen, bisweilen der Coitus, Witterungs-verhältnisse, Kältereize, die zu peripherer Vasokonstriktion Anlaß geben. Daß es sich hier wirklich nur um auslösende Momente handelt, illustriert die Fest-stellung, daß Alkohol, der meist einen Anfall herbeiführt, in der postparoxys-malen Zeit in viel größeren Mengen vertragen wird. Auch Nicotin wirkt un-günstig. Bei manchen löst grelles Licht den Anfall aus.

Infektionskrankheiten, Tuberkulose, Lues, vielleicht auch ein Trauma (ULRICH, SCHULTZE) sollen geeignet sein, eine Migräne aus dem latenten in das aktive Stadium zu versetzen.

Symptomatologie: Je nach dem Vorhandensein von Begleitsymptomen der Kopfschmerzen hat man verschiedene Unterarten unterschieden, die ich aber hier bis auf die ophthalmoplegische Form nicht gesondert bespreche, da sich der Typus auch bei den einzelnen Anfällen des gleichen Patienten ändern kann.

Dem Anfall geht häufig eine A u r a in Form von Mattigkeit, Blässe, Frösteln, Oppressionsgefühl, Stuhl- oder Urindrang, Salivation, Schwindel, Geruchswahrnehmungen voraus. Der Anfall beginnt meist früh morgens mit heftigen Kopfschmerzen, die bei einseitigem Sitz in die Schläfe oder über das Auge lokalisiert werden, aber auch anders, sogar doppelseitig, verteilt sein können. Die Schmerzen strahlen dann in den Nacken, die Schultern und sogar die Arme aus. Die vom Schmerz befallene Seite kann im Lauf der einzelnen Anfälle wechseln.

Fast immer besteht Übelkeit und Erbrechen, das sich bis zum Erbrechen von Galle und zum „leeren" Brechakt steigern kann. Alle Sinnesorgane sind hochgradig überempfindlich, namentlich wird grelles Licht schlecht vertragen. Mannigfach sind die vasomotorischen, sekretorischen und trophischen Begleiterscheinungen. Das Gesicht ist bald blaß, bald rot, Rachen- und Nasenschleimhaut sind geschwollen, gelegentlich auch von Blutungen eingenommen, Arme und Hände sind blaß oder blau, es treten Blasen mit serös-blutigem Inhalt (H. CURSCHMANN) oder Ödeme, besonders an den Augenlidern, auf; halbseitiges Schwitzen, Tränenfluß, Salivation, ja Galaktorrhöe sind beschrieben worden (H. CURSCHMANN). Man beobachtete Menstruationsstörungen, lang dauernde Erektion, Nierenschmerzen, Albuminurie, häufiger Urindrang und Entleeren eines ganz wasserhellen Urins. Es kommt zu Diarrhöe, wässerigen Stuhlentleerungen und den verschiedensten, häufig mit Schmerz verbundenen Magen-Darm-Erscheinungen, die als „abdominale Krisen" von CURSCHMANN wohl mit Recht auf vasokonstriktorische intraabdominale Vorgänge bezogen und den entsprechenden Vorgängen an den Hirngefäßen an die Seite gestellt werden. Auf eine Angina pectoris vasomotoria (Herzklopfen, Schmerz in der Herzgegend, Todesangst) hat der gleiche Autor hingewiesen, Beobachtungen, die vor allem hinsichtlich der Pathogenese der Migräne deshalb interessant sind, weil der Anfall dadurch künstlich ausgelöst werden konnte, daß man periphere Teile (z. B. die Hände) durch Kältereize zur Vasokonstriktion brachte. Fast immer wird über S c h w i n d e l geklagt. Es kann zum Auftreten k o r t i k a l e r Reizerscheinungen in Form halbseitiger Zuckungen oder auch zu Hemi-paresen und Hemiparästhesien, auch zu Erscheinungen motorischer, (selten sensorischer) Aphasie kommen. Bisweilen, namentlich bei Kindern, ist die Temperatur gesteigert. An Stoffwechselstörungen hat man Überschuß an Harnsäure und passagere Zuckerausscheidung gefunden; auf die im Anfall festgestellte Eosinophilie habe ich oben schon hingewiesen.

Zu den charakteristischsten Symptomen der Migräne gehören die seitens der Augen: man beobachtet verschleiertes Sehen, das sich bis zu Sekunden anhaltender Amaurose steigern kann, dann das Auftreten schwarzer Punkte und bisweilen Hemianopsie; häufiger sind Flimmererscheinungen, namentlich das Flimmerskotom, die Verbindung eines Skotoms mit flimmernden glänzenden oder farbigen Figuren. Es entsteht meist aus einem leuchtenden, flimmernden Punkt in der Nähe der Mittellinie, der immer größer wird, eine Zick-Zackfigur annimmt, die sich dauernd bewegt und nach der Peripherie ausbreitet, um nach einigen Minuten bis zu einer halben Stunde zu verschwinden. Die Erscheinung ist gewöhnlich halbseitig und zugleich auf beiden Augen vorhanden.

An den Pupillen finden sich im allgemeinen keine Störungen. Bisweilen hat man aber Pupillenerweiterung auf der erkrankten Seite beobachtet; spastische Miosis ist viel seltener (H. CURSCHMANN).

Es gibt aber eine Form der Migräne, die man als ophthalmoplegische bezeichnet, und die charakterisiert ist durch das Auftreten einer Augenmuskellähmung, und zwar meist einer totalen (äußeren und inneren) Oculomotoriuslähmung. Selten sind auch noch die anderen Augenmuskeln ergriffen. Die Lähmung tritt meist erst auf, nachdem der — hier immer halbseitige — Kopfschmerz 1—2 Tage oder noch länger (8—10 Tage) bestanden hat, und sitzt auf der Seite des Schmerzes. Die Lähmungserscheinungen können nach einigen Tagen schwinden, aber auch Wochen und sogar Monate bestehen bleiben.

Bisweilen sind auch noch andere Hirnnerven mitbeteiligt, so der Trigeminus, Hypoglossus und namentlich der Facialis.

Daß sich während des Migräneanfalls psychische Störungen finden, kann eine einfache Folge der quälenden Symptome sein, wird von manchen Autoren aber als spezifische Äußerung des zugrundeliegenden Vorganges aufgefaßt. Eine gewisse Berechtigung gewinnt dies durch die Erfahrung, daß sich psychische Störungen auch als Ersatz eines Migräneanfalles finden, und daß sie den eigentlichen Anfall überdauern können. Von noch weiter reichender Bedeutung sind dann aber die Beziehungen dieser Zustände zu epileptischen Äußerungen, was dazu geführt hat, in der Migräne nur eine Äußerungsform der Epilepsie zu erblicken. Sicher spricht Manches für innige Beziehung dieser beiden Erkrankungen: Vorkommen in der Ascendenz und Descendenz der an Migräne oder Epilepsie leidenden Patienten, Verlaufsarten dergestalt, daß jahrelang bestehende Migräneanfälle von echten epileptischen abgelöst werden, oder daß Epileptiker Migräneanfälle bekommen, die man dann als „Äquivalente" auffaßt, oder daß einem epileptischen Anfall ein typisch migräneartiger Kopfschmerz vorangeht, ferner das Vorkommen von Dämmerzuständen und depressiven Verstimmungen bei beiden Erkrankungen, schließlich die günstige Beeinflussung durch Brom und vegetarische Diät. Solange wir aber noch so wenig über die Grundlagen der genuinen Epilepsie und der Migräne wissen, ist es übereilt, hier von Identifikation der beiden Erkrankungen zu sprechen, da es sich auch nur um zwei Stämme eines gemeinsamen Mutterbodens handeln könnte.

Die Migräne muß durchaus nicht mit psychischen Störungen einhergehen, führt auch kaum einmal zu dauernden Veränderungen. Abgesehen von der — wohl nur als Schmerzfolge anzusehenden — Herabminderung der psychischen Funktionen im Anfall, der gesteigerten Reizbarkeit, einer gewissen Benommenheit und gelegentlichen halluzinatorischen Erlebnissen sieht man ausgesprochene Dämmerzustände mit halluzinatorischer Erregung, deliriöses und stuporartiges Verhalten, sowie depressive Verstimmungen.

Die Dauer des einzelnen Migräneanfalles ist inkonstant. Meist dauert er 12 Stunden, geht also, da er morgens zu beginnen pflegt, am Abend zu Ende; Schlaf kürzt ihn ab. Er kann aber auch 2—3 Tage und noch länger anhalten. Die Anfälle folgen sich nach ganz verschieden langen Intervallen; eine Regel gibt es nicht. Gelegentlich kommen Häufungen im Sinne eines Status hemicranicus vor. An die Stelle des ausgebildeten Anfalles kann auch eines der mannigfachen Begleitsymptome gewissermaßen als Äquivalent treten, was große Beachtung verdient, da häufig periodisch auftretende Organstörungen verkannt werden, weil man an diesen Zusammenhang nicht denkt.

Verlauf. Auf das Vorkommen der Migräne schon in den frühen Kinderjahren (in 80 % im Schulalter) hat H. CURSCHMANN hingewiesen. Die Kindermigräne soll sich durch das Überwiegen abdominaler Symptome auszeichnen. Meist beginnt die Migräne zwischen dem 16. und 30. Jahre. Vom 50. Jahre abwärts pflegt sie abzunehmen. Treten in diesem Alter migräneartige Kopfschmerzen überhaupt erst auf, so handelt es sich wohl immer um andersartige Erkrankungen. Daß die Migräne, etwa infolge der Gefäßkrämpfe, die Entwicklung einer Arteriosklerose begünstigt, ist nicht bewiesen. Akute und Infektionskrankheiten können manchmal eine Migräne für viele Jahre zum Verschwinden bringen. Die mit Augenerscheinungen und psychischen Störungen einhergehende Form hat eine ungünstigere Prognose als die unkomplizierte.

Differentialdiagnose. Da Kopfschmerzen der verschiedensten Art die Begleiterscheinung so vieler Krankheiten, Vergiftungen und Anlageanomalien sein können, wird man häufig aus der Beobachtung des einzelnen Migräneanfalles noch keine Diagnose stellen können. Der beste Schutz vor differentialdiagnostischen Irrtümern ist: an alle anderen Möglichkeiten denken. Und wichtiger als die Beobachtung des Anfalles selbst ist die Fahndung nach drei Richtungen: Heredität, Beginn in der Jugend, anfallsweises Auftreten.

Ich muß mich natürlich hier damit begnügen, die verschiedenen anderen ätiologischen Bedingungen für das Zustandekommen von Kopfschmerzen nur anzuführen, ohne mich in Einzelheiten einlassen zu können. Wenn ich einige unterscheidende Merkmale anführe, so sind diese nicht etwa als unbedingt maßgebend anzusehen, und sie spielen diagnostisch nur neben dem Suchen bzw. Ausschließen positiver Migränesymptome eine Rolle. Neurasthenie: Keine Anfälle mit Begleiterscheinungen, Schmerz mehr druckartig, von äußeren Momenten abhängiger. Hirntumor: Anfangs mag die Unterscheidung bisweilen schwierig sein, da auch hier Schmerzen periodisch auftreten können. Dauernde Kontrolle des Augenhintergrundes ist notwendig. Druckmessung im Liquor. Hirnabsceß: Fahndung nach Ätiologie. Fieber. Ohruntersuchung. Zellvermehrung im Liquor. Meningitis und Hydrocephalus: Liquorbefund. Langsamer, progredienter Verlauf. Fieber. Dura-Hämatom: traumatische Ätiologie. Halbseitenerscheinungen, zunehmende Benommenheit. Probepunktion. Postkommotioneller Kopfschmerz: vasomotorische Erscheinungen. Lues cerebri, Paralyse: Charakteristische körperliche Symptome, Liquorbefund [Migräne kann durch Lues ausgelöst werden und Teilerscheinung hereditärer Lues sein (Nonne)]. Im Frühstadium der Lues und bei Periostitis syphilitica abendliche Exacerbation der Kopfschmerzen. Arteriosclerosis cerebri: Alter. Körperliche Symptome. Multiple Sklerose: Körperlicher Befund. Sog. Schwielenkopfschmerz (?): Ausgang vom Hinterkopf, keine Anfälle, ätiologische Bedingung und ungünstige Wirkung von Erkältungsschädlichkeiten. Palpable Veränderungen an Kopfschwarte und Nackenmuskel. Brom wirkungslos, Massage günstig. Anomalien der Augen: Abhängigkeit des Schmerzes von Überanstrengung der Akkommodation und Konvergenz (Hypermetropie, nervöse Asthenopie), von Krümmungs- und Stellungs-Anomalien, Conjunctivitis, Keratitis, Iritis, Glaukom. Erkrankungen der Nase und ihrer Nebenhöhlen: meist Trigeminus-Neuralgien oder tiefer dumpfer Druck. Erkrankungen des Ohrs (Otitis media): Druckempfindlichkeit des Tragus und Processus mastoideus, Fieber, Schmerz mit klopfendem Charakter. Erkrankungen des Magen-Darm-Kanals: Abhängigkeit der Schmerzen von Hunger, Magenkatarrh (meist mit Schwindel verbunden), Obstipation, Würmern. Erkrankungen der Nieren: bei chronischer Nephritis treten als Vorbote der Urämie Kopfschmerzen auf. Diagnose durch Untersuchung des Urins und Augenhintergrundes. Vergiftungen: Entscheidung durch ätiologische Feststellungen [Alkohol, Botulismus, Nicotin, Blei (Encephalopathia saturnina, periphere Lähmungen)]. Infektionskrankheiten. Konstitutionelle Krankheiten: Chlorose (keine Anfälle, häufig Schwindel), Diabetes (meist Neuralgien).

Behandlung. Wir haben zu trennen: 1. die allgemeine Behandlung, d. h. die Beeinflussung der Konstitutionsanomalie bzw. die Vermeidung der den Anfall auslösenden Momente, 2. die Behandlung des Anfalles selbst.

1. Allgemeine Behandlung. Die Diät soll eine ovo-lacto-vegetabilische sein (also kein Fleisch, Hülsenfrüchte und Pilze, dagegen Eier, Milch, Käse). Tritt dabei Gewichtsabnahme ein, so muß man eine Zeit lang wieder Fleisch geben. Streng verboten sind Alkohol und Tabak, unzweckmäßig auch Kaffee, Tee, Kakao, Schokolade. Als Getränk dienen alkalische Wässer.

Bewegung, Turnen, Massage, verbunden mit leichten hydropathischen Prozeduren sind angebracht. Aufenthalt im Gebirge wirkt meist günstiger als das Seeklima. Für genügende Nachtruhe ist zu sorgen, namentlich für frühes Zubettgehen. Mit Elektrotherapie erreicht man im allgemeinen wenig, ob man die Galvanisation des Halssympathicus oder die quere Kopfgalvanisation, die beide empfohlen sind, anwendet. Man achte auf regelmäßigen Stuhlgang, wofür auch eine Kur in Karlsbad, Kissingen oder ähnlich wirkenden Badeorten günstig ist.

An Medikamenten hilft entschieden am meisten eine streng durchgeführte Brom-Behandlung. Man gibt 3,0—6,0 pro die mindestens ein halbes Jahr lang. Damit kombiniert man zweckmäßig Injektionen eines Arsen-, Strychnin- oder Phosphor-Präparates. Empfohlen sind auch Cannabis indica, Jod, Belladonna, Hyoscyamus. Es wurde auch versucht, auf den Gefäßtonus einzuwirken mit Mitteln wie Nitroglycerin, Natrium nitrosum, Secale cornutum, Ergotin, Adrenalin. Eine sichere Wirkung von Organpräparaten hat man nicht gesehen, auch nicht von dem speziell empfohlenen Thyreoidin. Bei Vorhandensein tetanischer, spasmophiler Erscheinungen hat H. Curschmann vom Calcium günstige Erfolge gesehen, und bei Vorwiegen von Schwindel empfiehlt er das Chinin. Auch längere Zeit gegebene kleine (pro die 0,1) Dosen Luminal sollen bisweilen von gutem Einfluß gewesen sein.

Von chirurgischen Maßnahmen kommt die Lumbalpunktion in Frage, während man sich zur Sympathektomie und Palliativtrepanation weniger leicht entschließen wird.

2. Behandlung des Anfalles. Ein sicheres Mittel, den in der Entwicklung begriffenen Anfall zu coupieren, gibt es nicht. Ein sofort gerichtetes Abführmittel soll nach Flatau günstig wirken. Ich habe bisweilen vom Luminal 0,3 eine gewisse Beeinflussung gesehen. Man sorge für Fernhaltung von grellem Licht, Geräuschen und Gerüchen. Kalte oder auch heiße Kopfkompressen, Einreiben des Kopfes mit Mentholspiritus oder Kölnischem Wasser, heiße Fußbäder sollen bisweilen nützen. Aschaffenburg empfiehlt starken Kaffee.

Von Medikamenten wirken große Dosen Brom (5—6 g), und dann alle die Salicylpräparate und die zahlreichen Mittel, die gegen Kopfschmerzen empfohlen sind, also Aspirin, Antipyrin, Phenacetin, Coffein, Pyramidon, Trigemin, Chinin, Migränin u. a. m. Auch auf die Gefäße wirkende Mittel, wie Amylnitrit, Nitroglycerin, Ergotin und Adrenalin sind empfohlen. In manchen Fällen wird man schließlich nicht um eine Morphiuminjektion herumkommen; doch sollte man mit Rücksicht auf die durch den chronischen Charakter der Migräne nahegelegte Gefahr des Morphinismus mit dieser Anwendung möglichst zurückhaltend sein.

Die Erkrankungen des vegetativen Nervensystems.

Von

R. GREVING-Erlangen.

Einleitung und Begriffsbestimmung.

Im Verlauf des letzten Jahrzehntes hat sich mehr und mehr die Erkenntnis durchgesetzt, daß dem vegetativen Nervensystem ein hervorragender Anteil an dem geordneten Ablauf der Funktionen des Organismus zukommt. Mag es sich um Stoffwechselprozesse, um sekretorische Vorgänge in den Drüsen oder um Kontraktionen der Organe mit glatter Muskulatur handeln, überall greift das vegetative Nervensystem in unwandelbarer Gesetzmäßigkeit regulierend ein.

Die Bedeutung des vegetativen Nervensystems für das Leben des Organismus ist besonders zu ersehen aus den Folgeerscheinungen, welche bei Störungen im Bereich des vegetativen Nervensystems auftreten können. Diese in ihrem Wesen zu erfassen, ist nur möglich bei einer genauen Kenntnis der anatomischen und physiologischen Gesetze, die in diesem Teil des Nervensystems vorherrschen. Eine kurze Begriffsbestimmung möge vorausgeschickt werden.

Begriffsbestimmung: Als vegetatives Nervensystem bezeichnen wir die Gesamtheit aller Nervenzellen und Fasern, die der Innervation der inneren Organe vorstehen, soweit diese aus glatter Muskulatur aufgebaut oder zu den drüsigen Organen zu rechnen sind; sie dienen der Regulation jener Vorgänge, die normalerweise und zumeist unserem Willen entzogen sind.

1. Anatomie.

Verfolgen wir die zu den inneren Organen ziehenden Nervenfasern bis zu ihrer Ursprungsstelle, so sehen wir einen Teil der Nerven aus dem Grenzstrang, den übrigen direkt aus dem Mittelhirn, der Medulla oblongata und dem Sakralmark entspringen. Die aus dem Grenzstrang hervorgehenden Fasern fassen wir nach LANGLEY als sympathisches Nervensystem zusammen und stellen diesem den übrigen Teil der vegetativen Fasern als parasympathisches System gegenüber (vgl. Abb. 1). Die Berechtigung, das vegetative Nervensystem in diese beiden Unterabteilungen zu trennen, ergibt sich nicht aus anatomischen Tatsachen, sie beruht vielmehr auf physiologischen Gründen (s. Physiologie).

1. Sympathisches System. Der Grenzstrang steht durch die Rami communicantes albi mit dem Rückenmark in Verbindung. Demnach nimmt das sympathische System letzten Endes seinen Ursprung aus dem Rückenmark,

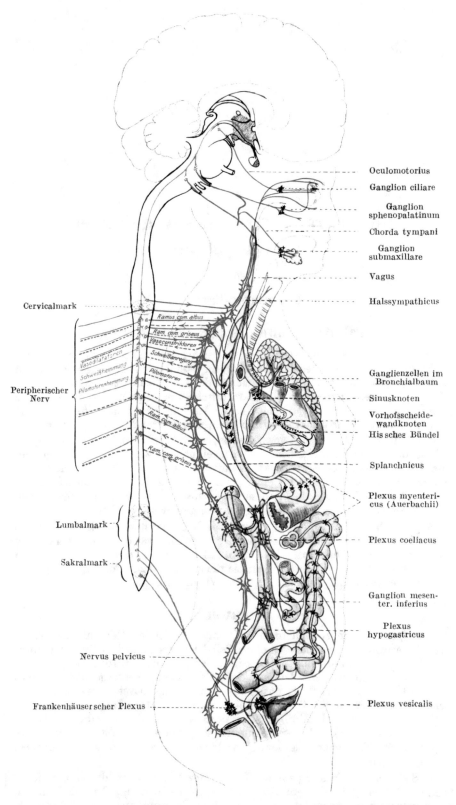

Abb. 1. Übersichtsbild der vegetativen Innervation (nach L. R. Müller). **Rot: Sympathisches System. Blau: Parasympathisches System. Lila: Zentrale vegetative Leitungsbahn vom Zwischenhirn aus.**

und zwar sind es die in den Seitenhörnern des Rückenmarks gelegenen Zellen, deren Nervenfortsätze durch die vorderen Wurzeln und die Rami communicantes albi zum Grenzstrang ziehen.

Hier splittern sich die aus dem Rückenmark kommenden Fasern unter Bildung von Endnetzen (Abb. 2 u. 3) um multipolare Ganglienzellen auf, die in den knotenförmigen Verdickungen des Grenzstranges eingelagert sind. Die histologische Form solcher Ganglienzellen ist aus dem Mikrophotogramm der Abb. 4 zu ersehen. Die von diesen sympathischen Zellen ausgehenden Fasern verlassen nunmehr den Grenzstrang zum Teil durch die Rami communicantes grisei, um sich den spinalen Nerven anzuschließen (Schweißdrüsen usw.) und mit diesen zu den vegetativen Organen der Haut zu gelangen. Zum größeren Teil ziehen sie direkt zu den inneren Organen (Herz, Lunge, Schilddrüse, Speiseröhre); hierbei folgen sie zumeist dem Verlauf der Gefäße.

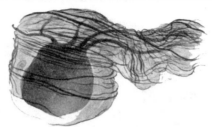

Abb. 2. Endgeflecht aus dem Ganglion cervicale supremum. (BIELSCHOWSKYsche Silberfärbung.)

Die sympathische Bahn setzt sich somit aus zwei Neuronen zusammen, deren erstes Neuron (Rückenmark — Grenzstrang) nach LANGLEY als präganglionäre Faser und deren zweites (sympathische Zelle — innere Organe) als postganglionäre Faser bezeichnet wird. Diese Unterbrechung der sympathischen Bahn muß nun nicht im Grenzstrang stattfinden, sie kann auch in den weiter peripherwärts vorgeschobenen Ganglienzellanhäufungen (Prävertebralganglien) erfolgen, deren Hauptvertreter das Ganglion solare darstellt. Damit erhalten manche den Grenzstrang verlassende Nerven wie der Nervus splanchnicus die Bedeutung eines Ramus communicans albus und führen als solche präganglionäre Fasern. Von den sympathischen Zellen des Ganglion solare entspringen dann postganglionäre Fasern, um die inneren Organe des Abdomens (Leber, Magen-Darmkanal, Urogenitalapparat usw.) zu innervieren (vgl. Abb. 5).

Die präganglionären Fasern des sympathischen Systems stammen in der Hauptsache aus dem 7. Cervical- bis 12. Dorsalsegment und aus dem oberen Lumbalmark, doch sind die sympathischen Ursprungszellen bis weit hinauf in das Cervicalmark festzustellen. Auch im Bereich des vegetativen Vaguskernes in der Medulla oblongata findet sich ein sympathischer Anteil.

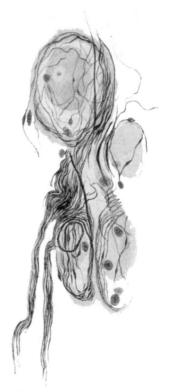

Abb. 3. Endgeflechte aus dem Ganglion cervicale supremum. Die umsponnenen sympathischen Zellen sind schwach gefärbt, ihre Fortsätze sind daher nicht sichtbar. (BIELSCHOWSKYsche Silberfärbung.)

2. Parasympathisches System. Die Fasern des parasympathischen Nervensystems entspringen aus dem Mittelhirn, dem Dorsalmark und dem Sakralmark. Aus dem Mittelhirn stammen jene parasympathischen Fasern,

die der Innervation der glatten Muskulatur des Auges dienen; sie verlassen im Nervus oculomotorius das Zentralnervensystem. Aus der **Medulla oblongata**

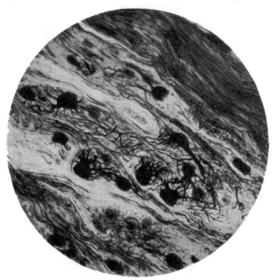

werden im Nervus facialis parasympathische Fasern zu den Tränen- und Speicheldrüsen geleitet. Die Mehrzahl der parasympathischen Fasern aus der Medulla oblongata vereinigt der Nervus vagus, dessen Nervenäste zu der Lunge, dem Herzen, der Speiseröhre, dem Magen-Darmkanal und den drüsigen Organen (Leber, Niere usw.) ziehen. Aus dem Dorsalmark entspringen die parasympathischen Fasern für die vegetativen Funktionen der Haut (Schweißsekretion, Vasomotilität, Piloarrektion); wahrscheinlich verlassen sie das Rückenmark durch die hinteren Wurzeln. Aus dem Sakralmark stammen die

Abb. 4. Ganglienzellen aus dem Ganglion cervicale supremum. (Bielschowskysche Silberfärbung.)

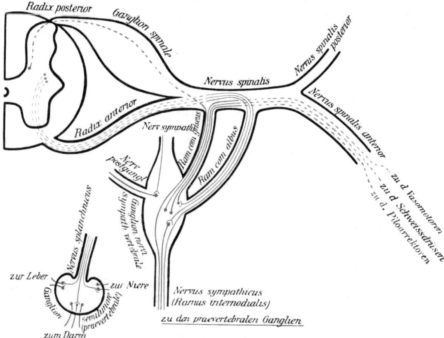

Abb. 5. Schematische Darstellung des Verlaufs der sympathischen Fasern in den Rami communicantes, dem Grenzstrang mit seinen Ganglien (nach L. R. Müller). Blau: präganglionäre Bahn, rot: postganglionäre Bahn. Die punktiert durch das Spinalganglion und in der intermediären Zone der grauen Substanz verlaufende rote Linie soll die von den inneren Organen kommende sensible Bahn darstellen.

parasympathischen Fasern für das absteigende Kolon, die Blase und die Geschlechtsorgane; sie verlaufen im Nervus pelvicus (vgl. Abb. 1).

Die aus Mittelhirn und Medulla oblongata hervorgehenden Fasern faßt man als bulbär-autonomes System zusammen, um sie den im Nervus pelvicus ziehenden Fasern als sakral-autonomes System gegenüberzustellen.

Eine Unterbrechung der parasympathischen Fasern, welche in ähnlicher Weise wie bei dem sympathischen Nervensystem eine Unterscheidung zwischen präganglionären und postganglionären Fasern gestattete, ließ sich bisher nicht feststellen, wenigstens nicht vor Eintritt der Nerven in die Organe.

3. Intramurales Nervensystem. In die Wandungen sämtlicher inneren Organe ist ein Nervengeflecht eingelagert, oder auch den Organen angelagert, das aus multipolaren Ganglienzellen und einem Flechtwerk markloser Nerven-

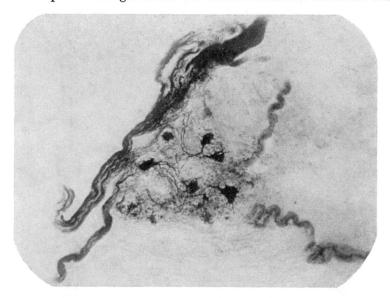

Abb. 6. Intermuskulärer Plexus aus der Speiseröhre des Menschen. (Mikrophotogramm.) (BIELSCHOWSKYsche Silberfärbung.)

fasern aufgebaut ist. Wir bezeichnen es nach L. R. MÜLLER als juxta- und intramurales Nervensystem oder Wandnervensystem. Seine Fasern sind bis zur glatten Muskulatur der Organe und bis tief in das sezernierende Parenchym der Drüsen zu verfolgen (vgl. Abb. 6).

4. Übergeordnete vegetative Zentren. Das gesamte bisher geschilderte Nervensystem besitzt im Gehirn eine Zentralstelle, von der aus die Leitung der über den ganzen Körper verstreuten vegetativen Nervenelemente erfolgt. Sie wird durch das zentrale Höhlengrau (Substantia grisea centralis), welches um den dritten Ventrikel angeordnet ist und durch eine Anzahl von Ganglienzellanhäufungen in der Zwischenhirnbasis (Nuclei tuberis, Nucleus supraopticus usw.) und im Hypothalamus (Corpus Luysii, Nucleus paraventricularis) gebildet (vgl. Abb. 12).

Der Aufbau des vegetativen Nervensystems ist in seinen Grundzügen in Abb. 1 dargestellt.

2. Allgemeine Physiologie.

Die inneren Organe stehen in einem viel geringeren Abhängigkeitsverhältnis vom vegetativen Nervensystem als dies bei der quergestreiften Muskulatur, die von cerebrospinalen Nerven versorgt wird, der Fall ist. Durchtrennt man die zuführenden Nerven, so tritt keine Degeneration der glatten Muskulatur ein; die Drüsen vermögen auch ohne zuströmenden Nervenimpuls ihre spezifische

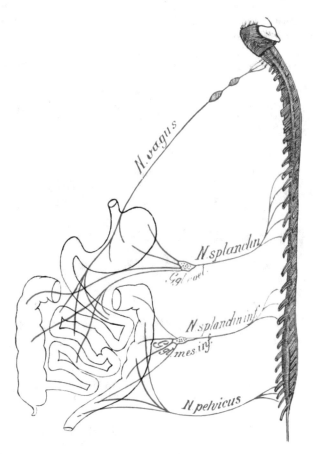

Abb. 7. Schematische Darstellung der antagonistischen Darminnervation (nach L. R. Müller). Blau: Parasympathische Bahn, rot: sympathische Bahn.

Tätigkeit auszuführen. Diese Tatsachen deuten auf eine gewisse **Automatie** der vegetativen Organe hin. Bei den Drüsen, beispielsweise der Niere, ist sie an die Zelle selbst gebunden, die einem tüchtigen Arbeiter gleich auch ohne ständige Aufsicht ihre zugewiesene Arbeit ausführt. Die Kontraktionen der glatten Muskulatur (Darm, Blase usw.) aber werden durch die in diese einge- lagerten Ganglienzellen, das murale Nervensystem, erzeugt und unterhalten. Damit sich nun die einzelnen Kontraktionen zu zweckmäßigen Bewegungen zusammenfügen, wie eine solche z. B. die Darmperistaltik darstellt, müssen in dem muralen Nervensystem **Reflexe** ablaufen. Bringt man in das Lumen eines Darmes, der vom Körper losgelöst sich in Ringerscher Flüssigkeit befindet, einen Gummiball, so löst dieser peristaltische Bewegungen aus und wird weiter befördert; wird der AUERBACHsche Plexus abgezogen, so tritt keine Peristaltik mehr auf. Hieraus ist zu folgern, daß der peristaltischen Bewegung Reflexe zugrunde liegen, die im muralen Nervensystem ablaufen; wir bezeichnen diese als murale Reflexe. Hinsichtlich der Entstehungsart der muralen Reflexe sind wir bisher nur auf Hypothesen angewiesen, weshalb auf diese Frage nicht näher eingegangen werden soll.

Den vegetativen Nerven, die aus Gehirn und Rückenmark ihren Ursprung nehmen, fällt nun lediglich die Aufgabe zu, regulierend auf den Ablauf der intramural entstehenden Reflexe und die Tätigkeit der Drüsen einzuwirken. Hierbei strömen den inneren Organen von zwei verschiedenen Stellen des zentralen Nervensystems Impulse zu. Diese vegetative Innervation ist jedoch nicht nur eine doppelte, ihre Wirkung ist zugleich eine antagonistische. Das Herz empfängt über die Nervi accelerantes die Schlagfolge beschleunigende Einflüsse, während durch den Nervus vagus eine hemmende Wirkung ausgeübt wird. Umgekehrt wirkt sich die vegetative Beeinflussung am Darm aus. Die peristaltische Bewegung des Darmes wird durch den sympathischen Splanchnicus gehemmt, durch den Nervus vagus gefördert (vgl. Abb. 7). Bei dem Glykogenstoffwechsel in der Leber führen Erregungen im Nervus vagus zu Glykogenaufbau, Impulse in den zur Leber ziehenden sympathischen Nerven zu Glykogenabbau. Dieses an einigen Beispielen gezeigte Gesetz der doppelten, antagonistischen Innervation läßt sich für fast alle von vegetativen Nerven versorgten Organe nachweisen.

Da so den inneren Organen ständig entgegengesetzte Erregungen zufließen können, ist es notwendig, daß diese durch eine übergeordnete Zentralstelle gezügelt werden. Eine solche ist im Zwischenhirn (Hypothalamus) gelegen, eine Tatsache, die zuerst von KARPLUS und KREIDL und dann von ASCHNER festgestellt wurde. Die in der Zwischenhirnbasis gelegenen Zentren haben dafür zu sorgen, daß mit einer Tonuserhöhung im sympathischen System gleichzeitig ein Tonusnachlaß im parasympathischen eintritt und umgekehrt. Weiter haben sie das Ausmaß der Funktionen in den einzelnen Organen in geeigneter Weise den Lebensnotwendigkeiten anzupassen. Ferner müssen die übergeordneten Zwischenhirnzentren für Einhaltung der physikalischen und chemischen Grundbedingungen des Körpers Sorge tragen, wie es besonders, um nur ein Beispiel zu nennen, in dem Wärmegleichgewicht zutage tritt. Auf diese Verhältnisse wird später noch einzugehen sein (vgl. Physiologie der vegetativen Zentren im Zwischenhirn).

Auf Grund der bisherigen Erörterungen sind somit drei verschiedene, einander übergeordnete Nervengebiete zu unterscheiden, das intramurale Nervensystem, sodann die im Rückenmark, Medulla oblongata und Mittelhirn gelegenen sympathischen und parasympathischen Zentren mit den von ihnen ausgehenden Nervenbahnen (aus zwei Neuronen bestehend, den prä- und postganglionären Fasern) und schließlich die übergeordneten vegetativen Zentren im Zwischenhirn. Jedes dieser Nervengebiete besitzt eine gewisse Selbständigkeit.

Für das intramurale Nervensystem wurde bereits auf diese Verhältnisse hingewiesen. Aber auch die im Rückenmark gelegenen Zentren können, wenn sie von ihrer Verbindung mit den Zwischenhirnzentren losgetrennt sind, nach kurzer Zeit die ihnen zugewiesene Aufgabe, wenigstens zum Teil wieder, erfüllen.

So entsteht nach Querschnittsläsion im Brustmark nach einigen Wochen die sogenannte „automatische Blase"; sie ist durch reflektorische, unwillkürliche Ausstoßung von annähernd gleich großen Urinmengen in regelmäßig wiederkehrenden Zeitabschnitten gekennzeichnet. Wird jedoch das Entleerungszentrum im unteren Sakralmark zerstört, so kann die Ausstoßung des Harnes nur noch vom muralen Nervensystem betätigt werden; dann kommt es zur „Polakisuria automatica", die Harnentleerung erfolgt nun in viel kürzeren Zeiträumen als dies der Fall ist, wenn das Zentrum im Sakralmark noch intakt ist, aber von seinen cerebralen Verbindungen losgetrennt ist. Ferner tritt nach Rückenmarksdurchschneidung sofort ein Absinken des Blutdruckes ein, nach einiger Zeit erholt sich dieser jedoch wieder; die Rückenmarkszentren vermögen nunmehr auch ohne Beeinflussung durch übergeordnete Zentren den Blutdruck auf einer bestimmten Höhe zu erhalten.

Wenn auch den vegetativen Zentren für einzelne Funktionen eine gewisse Selbständigkeit zukommt, so kennen wir doch andere Funktionen, die von der Intaktheit der übergeordneten Zwischenhirnzentren abhängig sind. So führt Abtrennung des Zwischenhirns vom Hirnstamme bei Säugetieren und Vögeln zu Aufhebung des Wärmegleichgewichts.

Offenbar können von den Rückenmarkszentren auch ohne cerebralen Impuls die phylogenetisch alten Funktionen reguliert werden, jene Funktionen also, die beim niederen Tier von dem hier segmental angeordneten Ganglionstrang, dem späteren Rückenmark, geleitet werden. Hingegen wird bei den höher entwickelten Lebewesen die Regelung phylogenetisch junger Errungenschaften, wie das Wärmegleichgewicht, zentraler verlegt und den neu hinzutretenden Hirnteilen zugewiesen.

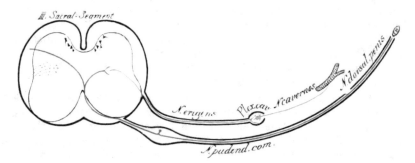

Abb. 8. Schematische Darstellung des spinalen Erektionsreflexes (nach L. R. Müller). Rot: sensible, zentripetale Bahnen, blau: zentrifugale, präganglionäre, grün: zentrifugale, postganglionäre Bahnen.

Um die im vegetativen System sich abspielenden reflektorischen Vorgänge in Gang zu halten und sie den Erfordernissen des Körpers anzupassen, ist es nötig, daß ständig eine Zuleitung von Anregungen für die einzelnen Zentralstellen im Rückenmark und Zwischenhirn zwecks Übermittlung von Zustandsänderungen und Bedürfnissen des Organismus stattfindet. Der Erfüllung dieser Aufgabe dienen mehrere Wege. Zunächst kommen hier zentripetale nervöse Bahnen in Betracht. Zwar leugnen namhafte Anatomen das Vorhandensein zentripetaler vegetativer Nerven, doch ist deren Vorhandensein eine physiologische Forderung. Die Schließung des Reflexbogens kann schon im muralen Nervensystem erfolgen, worauf bereits hingewiesen wurde, möglicherweise auch in den vertebralen und prävertebralen Ganglien, sicher aber im Rückenmark. In letzterem Fall kann der zentripetale Schenkel aus einem gewöhnlichen sensiblen Nerven der Schleimhaut oder Haut bestehen, wie dies bei dem Pupillenspiel, der Tränendrüsensekretion, der Erektion und Ejakulation, bei der Schweißabsonderung und Gefäßerweiterung nach Erwärmung der Haut zutage tritt (vgl. Abb. 8). Es könnten jedoch auch zentripetale Erregungen über vegetative Bahnen zu den Zellen des Spinalganglions geleitet werden, deren zentripetaler Fortsatz dann den Impuls durch die hinteren Wurzeln auf die vegetativen Zellen der Seitenhörner übertragen würde (Dogiel). Für diese Annahme sprechen außer anatomischen Tatsachen (feine Geflechtbildung, von Fasern wahrscheinlich sympathischer Herkunft um die Zellen des Spinalganglions) auch klinische Befunde (HEADsche Zonen).

Eine Beeinflussung des vegetativen Nervensystems findet noch statt bei jeder Erregung sensibler peripherer Nerven, insbesondere bei Auftreten einer lebhaften Schmerzempfindung. Die schmerzleitenden Fasern ziehen sämtlich zum Thalamus. Von hier gelangt ein Teil der Impulse zur Hirnrinde und tritt damit ins Bewußtsein über; zum Teil aber können sie zu den benachbarten vegetativen Zentren im Zwischenhirn geleitet werden und so die vegetativen Begleitsymptome des Schmerzes auslösen. Diese bestehen in Änderungen der Pupillen- und Gefäßweite, sowie der Herzfrequenz, in vermehrter Tränen- und Speichelsekretion, in Beeinflussung der Magendarmbewegung (PAWLOW, METZGER und AUER). Auch Blase und Uterus werden durch sensible Reize beeinflußt (E. KEHRER). Es ist hierbei hervorzuheben, daß zur Auslösung dieser vegetativen Erscheinungen eine bewußte Schmerzempfindung nicht nötig ist.

Das Übergreifen der sensiblen Erregung auf die vegetativen Zentren findet nicht notwendigerweise im Zwischenhirn statt; sie wird nach Untersuchungen von KARPLUS und KREIDL zum Teil im Mittelhirn und in der Medulla oblongata, zum Teil im Rückenmark übergeleitet.

Das Großhirn vermag schließlich noch durch psychische Vorgänge auf den im vegetativen System herrschenden Tonus einzuwirken. Stimmungen und Gemütsbewegungen können die Tätigkeit der inneren Organe anregen und hemmen. Freude, wie seelischer Schmerz führen zu Änderungen der Vasomotilität (Röte und Blässe des Gesichtes) und zu vermehrter Tränensekretion; im Angstzustande kann Schweißausbruch, häufiger Harndrang, Erbrechen und Durchfall auftreten; im Schreck kommt es zur Erweiterung der Pupille. So werden Schwankungen im seelischen Zustande von Tonusänderungen im vegetativen Nervensystem begleitet. Auch die bedingten Reflexe (PAWLOW) sind hierher zu rechnen. Ein solcher bedingter Reflex liegt vor, wenn auf psychische Eindrücke, die für gewöhnlich bestimmte Handlungen begleiten, vegetative Funktionen ausgelöst werden, auch ohne daß diese Tätigkeiten durchgeführt werden.

Der Geruch einer Speise kann Speichel- und Magensaftsekretion, der Gedanke an das herannahende Stillgeschäft kann bei der stillenden Frau das Einschießen der Milch hervorrufen. Man denke auch an das Auftreten der Erektion auf sexuell gefärbte sensorische Eindrücke hin (Bilder, Bücher, Erinnerung). Ob die Auslösung dieser vegetativen Vorgänge auf vorgebildeten nervösen Bahnen oder durch Impulse erfolgt, die im „nervösen Grau" (NISSL) verlaufen, ist bisher nicht zu entscheiden.

Außer den auf nervösen Bahnen dem vegetativen System zuströmenden Erregungen können diesem noch Reize durch das Blut zugeleitet werden. Auf diese Weise wird das Wärmegleichgewicht erhalten. Erhöhung der Blutwärme führt durch Erregung des Wärmezentrums im Zwischenhirn zu Schweißsekretion und Vasodilatation und damit zu Wärmeabgabe; Abkühlung des Blutes bewirkt auf dem gleichen Wege Anfachung der Stoffwechselprozesse und damit Wärmebildung.

Auch die Beeinflussung der vegetativen Zentren, die nötig ist, um den Zuckerspiegel und den osmotischen Druck im Blute auf einer konstanten Höhe zu erhalten, geschieht durch die Zusammensetzung des Blutes.

3. Spezielle Physiologie und Pathologie.

Es würde über den Rahmen dieses Buches hinausgehen, wenn hier die vegetative Innervation der einzelnen Organe[1]) des näheren besprochen würde.

---

[1]) Ausführliche Darstellung in L. R. MÜLLER: Die Lebensnerven. 1924.

Auch ist uns über pathologische Veränderungen des intramuralen Nervensystems und deren Bedeutung für die Funktion der inneren Organe nichts bekannt. Dagegen müssen Störungen, die durch Läsion der vegetativen Nerven, des Rückenmarks und der vegetativen Zentren im Zwischenhirn bedingt sind, ausführlicher behandelt werden. Hierbei wird sich die Gelegenheit bieten, auf einige Fragen, die in den Abschnitten über die Anatomie und die allgemeine Physiologie nur gestreift werden konnten, aber von größter Bedeutung sind, näher einzugehen.

A. Physiologie und Pathologie vegetativer Nervenfasern.

Für die Klinik haben besonders Störungen im Bereich des

Halssympathicus

Bedeutung erlangt. Dieser stellt den Halsteil des sympathischen Grenzstranges dar. Er bildet durch Ganglienzellanhäufungen das Ganglion cervicale superius, medium und inferius, welch letzteres mit dem obersten Ganglienknoten des Brustgrenzstranges zum Ganglion stellatum vereinigt wird. Die im Halssympathicus verlaufenden präganglionären Bahnen entstammen in der Hauptsache den Seitenhörnern des 8. Cervical-3. Dorsalsegmentes; sie verlassen das Rückenmark durch die entsprechenden Rami communicantes albi, ziehen zum Ganglion stellatum, um dann in einem der Halsganglien zu enden; von dort nehmen die postganglionären Fasern ihren Ausgang. Diese gelangen dann über den Plexus caroticus zu den vegetativ innervierten Organen des Kopfes. Als solche sind die glatte Muskulatur des Auges, die Tränen-, Speichel- und Schweißdrüsen sowie die Gefäße der Gesichtshaut zu nennen. Gleichzeitig empfangen diese Organe entsprechend dem allgemeinen Gesetz der doppelten und antagonistischen Innervation parasympathische Impulse durch die Gehirnnerven.

Reizung des Halssympathicus hat Erweiterung der Pupille (Kontraktion des Dilatator pupillae) und Hervortreten des Bulbus aus der Augenhöhle (Kontraktion des MÜLLERschen Muskels) zur Folge, ferner kommt es zur Verengerung der Gefäße der Gesichtshaut, der Conjunctiva und der Retina, auch wird von den Speicheldrüsen ein zäher Speichel abgesondert. Lähmung des Halssympathicus oder Erregung der entsprechenden parasympathischen Fasern ruft eine entgegengesetzte Wirkung hervor. So verlaufen im Nervus oculomotorius, Ganglion ciliare und in den Nervi ciliares breves Fasern, deren Reizung eine Verengerung der Pupille bewirkt.

Unter pathologischen Verhältnissen können wir sowohl die Symptome einer Reizung, wie die einer Lähmung des Halssympathicus beobachten. Als Ursache kommen meist entweder Verletzungen des Halssympathicus, wie sie im Kriege häufig beobachtet wurden, oder Tumoren des Halssympathicus in Betracht, die zuerst eine Reizung, dann eine Lähmung des Halssympathicus herbeiführen. Auch bei tuberkulöser Erkrankung der Lungenspitzen wurden Schädigungen des Halssympathicus festgestellt und auf Schwartenbildung der Pleura bezogen, desgleichen bei Strumabildung.

Die wichtigsten Symptome der Halssympathicuslähmung werden als HORNERscher Symptomenkomplex zusammengefaßt. Es findet sich hierbei Verengerung der Pupille und der Lidspalte, sowie Zurücksinken des Auges. Am häufigsten kommt die Miosis zur Beobachtung. Selten finden sich noch weitere vegetative Symptome: Verminderung der Tränensekretion, Erweiterung der Gefäße der Haut, der Conjunctiven und der Retina und Verminderung der Schweißsekretion. Die Haut der betroffenen Seite fühlt sich daher trocken und wärmer als die andere an. OPPENHEIM hat vorzeitiges Ergrauen der Kopfhaare auf der betroffenen Seite beobachtet.

Zu diesen meist sofort nach der Halssympathicuslähmung sichtbar werdenden Erscheinungen treten in seltenen Fällen nach einiger Zeit noch weitere hinzu. Die Haut wird atrophisch, wird dünn und glatt, das Unterhautfettgewebe schwindet; es entwickeln sich damit Veränderungen, die auf einen trophischen Einfluß des vegetativen Nervensystems hindeuten. Schließlich können sich infolge der verminderten Tränensekretion Entzündungen der Bindehäute und Hornhautschädigungen ausbilden.

Über vegetative Störungen nach Veränderungen des Brust- und Bauchsympathicus ist bisher nichts Sicheres bekannt geworden.

Ähnlich verhält es sich um unser Wissen über organische Veränderungen im parasympathischen System und deren Folgeerscheinungen. Lediglich über Störungen nach Läsion des

Nervus vagus

sind wir etwas besser unterrichtet. Von FR. KRAUS wurde in einem Fall von Kardiospasmus eine Entartung im Nervus vagus nachgewiesen. Nach Vagusreizung wurden vermehrte Peristaltik des Magens und bei längerer Reizdauer Schleimhautveränderungen festgestellt, die den typischen Magenulcera gleichen (TALMA, MARCHETTI u. a.).

Diese Befunde wurden im Hinblick auf den Mechanismus der Entstehung der Ulcera verschieden gedeutet. BERCKE dachte an eine spastische Kontraktion der Schleimhautgefäße, die zu Ischämie und nachfolgender Verdauung führt. TALMA hingegen nahm eine spastische Kontraktion der Muscularis mucosa an, die durch Abklemmung der Gefäße Schleimhautanämie erzeugen soll. Ob das Ulcus ventriculi tatsächlich letzten Endes auf eine Störung im vegetativen Nervensystem zurückzuführen ist, wie es die erwähnten experimentellen Befunde wahrscheinlich machen könnten, ist nicht sichergestellt. Der Kliniker findet jedoch häufig eine Anzahl von Symptomen, die, wie besonders VON BERGMANN betont hat, auf eine gestörte Harmonie im vegetativen Nervensystem hinweisen.

B. Physiologie und Pathologie der vegetativen Zentren im Rückenmark.

Es ist als sicher anzunehmen, daß fast in allen Rückenmarkssegmenten vegetative Zellen gelegen sind. Allerdings ist es zur Zeit noch völlig unmöglich, das spinale Zentrum für jede einzelne vegetative Funktion in eine bestimmte Zellgruppe des Rückenmarks zu lokalisieren; selbst sympathische und parasympathische Zentren vermögen wir noch nicht voneinander zu trennen. Lediglich von größeren Rückenmarksgebieten können wir aussagen, daß sie vorwiegend Zentren sympathischer oder parasympathischer Natur beherbergen. Wie schon bemerkt, liegen sympathische Zentren vorwiegend im Dorsal- und Lumbalmark, parasympathische im Sakralmark, außerdem in der Medulla oblongata und im Mittelhirn.

Am Rückenmarksquerschnitt dienen besonders die um den Zentralkanal angeordneten Zellgruppen der Regulierung vegetativer Funktionen; hierbei entsenden wahrscheinlich die den motorischen Vorderhornkernen angelagerten Zellgruppen (Seitenhorn) efferente Fasern, während die receptorischen Zellen mehr in der Gegend des Hinterhorns gelegen sind (Mittelzellen und Zellen der Substantia gelatinosa Rolandi). Die Zellen der Seitenhörner sind vom untersten Cervicalmark bis in die unteren Segmente des Lumbalmarks (Nucleus sympathicus lateralis superior nach JAKOBSOHN von $C_8 - L_3$), sowie im Sakralmark (Nucleus sympathicus lateralis inferior s. sacralis) von S_2 bis ins Coccygealmark festzustellen.

Gesonderte Zentren besitzen im Rückenmark die Gefäße, die Schweißdrüsen, die Pilomotoren und die glatte Muskulatur des Auges. Nur für letztere ist eine genaue Lokalisation im Querschnitt bisher möglich. Die spinale Zentralstelle für die vegetative Innervation des Auges, von Budge als Centrum ciliospinale bezeichnet, wird von den Zellen im Seitenhorn am Übergang zwischen Hals- und Brustmark gebildet. Wahrscheinlich gehen von diesen Zellen auch die Bahnen für die sympathische Gefäßinnervation des Kopfes und Halses aus. Daher werden Funktionsstörungen des

Halsmarkes

zu den entsprechenden Reiz- oder Lähmungserscheinungen an dem Gefäßsystem des Kopfes und am Auge führen. Weite Pupillen und Blässe des Gesichtes deuten auf Reizung, enge Pupillen und gerötetes Gesicht auf Lähmung der sympathischen Zentren und deren Bahnen. Solche Erscheinungen finden sich bei Verletzungen, bei Kompression sowie Erkrankung des Rückenmarks, seiner Häute und der Wirbelkörper. Läsionen des

Brustmarkes

führen besonders dann zu Störungen der Gefäß- und Schweißdrüseninnervation, wenn sie sich über mehrere Segmente erstrecken oder zu völliger Querschnittsdurchtrennung geführt haben. Eine pathologische Veränderung der Gefäßfunktion läßt sich klinisch aus dem Verhalten des Blutdruckes und dem Auftreten von Zirkulationsstörungen erkennen. Bei Paraplegien pflegen die Beine kalt und blaß zu sein und Ödeme aufzuweisen. Im Tierexperiment sinkt nach Durchschneidung des Rückenmarks der Blutdruck zunächst in dem gelähmten Gebiete infolge Wegfalls cerebraler gefäßverengernder Impulse, um jedoch wieder anzusteigen. Diese Tatsache ist ein Beweis dafür, daß im Rückenmark Gefäßzentren gelegen sind, die über eine gewisse Selbständigkeit verfügen. Kranke mit spastischer oder schlaffer Paraplegie zeigen sogar sehr bald nach der Verletzung eine Blutdruckerhöhung von 10—30 mm Hg an den Beinen gegenüber den Armen (Böwing). Es ist diese Erscheinung durch den Wegfall cerebraler hemmender Einflüsse zu erklären.

Es sei weiter noch auf Störungen der Schweißsekretion infolge Rückenmarksläsion hingewiesen. Erkrankungen des Rückenmarks, wie die Syringomyelie, die Poliomyelitis und die Tabes gehen nicht selten mit Vermehrung oder Verminderung der Schweißsekretion einher. Auch Querschnittsunterbrechungen des Rückenmarks führen häufig zu Veränderungen des Schwitzens. In der Literatur wird teils Vermehrung, teils Verminderung oder völliges Fehlen der Schweißsekretion angegeben (Higier, Gerstmann, Schlesinger, Andre-Thomas, Böwing). Im

Lumbal- und Sakralmark

sind die vegetativen Zentren für Blase, Mastdarm und Geschlechtsorgane gelegen. Für die Blase nimmt L. R. Müller auf Grund experimenteller Untersuchungen zwei Zentren im unteren Rückenmark an; die Kontraktion des Detrusor vesicae und damit Entleerung der Blase erfolgt durch Reize, die vom unteren Sakralmark über parasympathische Fasern des Nervus pelvicus verlaufen; hingegen werden die Kontraktionen des inneren Schließmuskels durch die sympathischen Fasern des Plexus hypogastricus vom oberen Lendenmark aus vermittelt. Gleichzeitig werden in beiden Systemen nach Art gekreuzter Innervation Hemmungsreize für die entsprechenden Antagonisten entsendet. Mit dem Kontraktionsreiz für den Detrusor vesicae verläuft im Nervus pelvicus gleichzeitig ein Hemmungsreiz für den inneren Schließmuskel, hier Erschlaffung auslösend. In ähnlicher Weise gelangt gleichzeitig mit dem Kontraktionsreiz für den Sphincter vesicae ein Hemmungsreiz zum Detrusor vesicae (vgl. Abb. 9). Die gleichen Innervationsverhältnisse sind für den Mastdarm und die Gebärmutter gegeben; für den Uterus besteht jedoch der Unterschied, daß das obere Lumbalmark über den Plexus hypogastricus in förderndem, das untere

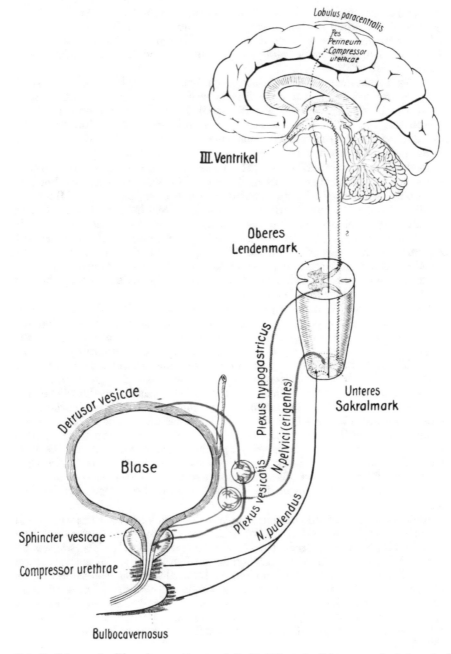

Abb. 9. Schema der Blaseninnervation (nach L. R. Müller). Schwarz: motorische spinale Fasern, rot: sympathisches System, blau: parasympathisches System.

Sakralmark in hemmendem Sinne durch den Nervus pelvicus auf dieses Organ Einfluß gewinnt.

Sympathische wie parasympathische Fasern wirken nicht unmittelbar auf die glatte Muskulatur der genannten Organe ein, sondern auf das zwischengeschaltete murale Nervensystem. Diesem entstammen letzten Endes die Bewegungsimpulse. Danach haben die spinalen Zentren die Aufgabe, einen regulierenden Einfluß auf die Bewegungsvorgänge in den Organen auszuüben. Außerdem dienen sie der Übermittlung von Reizen, die aus dem Gehirn zugeleitet werden. Hierdurch gelingt es, die Blasen- und Mastdarmfunktion dem Willen zu unterwerfen.

Außer cerebralen Reizen strömen den spinalen Zentren auf sensiblen Bahnen Impulse zu. Reizung des Nervus ischiadicus führt bei Hunden, denen das Rückenmark im Lenden- oder Brustteil durchschnitten wurde, zu Harnausstoßung. Diese tritt nicht ein, wenn das Sakralmark zerstört wird. Es handelt sich also bei der Harnausstoßung um einen echten spinalen Reflex, der im Sakralmark geschlossen wird.

Auch der normalen Blasenentleerung liegt ein solcher Reflex zugrunde. Dies haben uns Erfahrungen gelehrt, die wir bei Paraplegikern machen konnten. Hier ist die cerebrale Zuleitung unterbrochen und trotzdem wird der Harn ausgestoßen, wenn auch unwillkürlich. Der sensible Reiz für die Blasenentleerung verläuft wahrscheinlich im Nervus pudendus zum Entleerungszentrum im Sakralmark; er wird ausgelöst durch die mit der Füllung der Blase auftretende Dehnung der Blasenwand. Der sensible Impuls pflanzt sich, im Sakralmark angelangt, auf das vegetative Zentrum fort, das dann die Kontraktionen des Detrusor erzeugt und hemmend auf den Tonus des Sphincter internus einwirkt. Die Folge ist Ausstoßung des Harnes.

Krankhafte Veränderungen des Lumbal- und Sakralmarkes müssen nach dem bisher Besprochenen zu Störungen der Blasen- und Mastdarmfunktion führen. Diese sind bei Querschnittsunterbrechungen am stärksten ausgebildet. Nach einer solchen tritt zunächst völlige Harnverhaltung ein, dann bildet sich nach einigen Wochen, wenn die Läsion im Lendenmark oder einem höher gelegenen Rückenmarkssegment ihren Sitz hat, die „automatische Blase" aus. Sie ist gekennzeichnet durch reflektorische, unwillkürliche Ausstoßung von annähernd gleich großen Urinmengen in regelmäßig wiederkehrenden Zeitabschnitten. Mechanische Reize an der Haut des Bauches oder Oberschenkels vermögen den Entleerungsreflex auszulösen, wobei die zentripetalen Impulse über sensible Fasern zum Rückenmark geleitet werden, um dort auf die vegetativen Zentren im Sakralmark überzuspringen. Die Unmöglichkeit, die Urinentleerung willkürlich auszulösen oder zu hemmen, ist das hervorstechendste Merkmal der Blasenstörungen bei Querschnittsunterbrechungen im Rückenmark.

Anders geartet sind jene Blasenstörungen, die nach Verletzung des untersten Sakralmarkes, also des eigentlichen Entleerungszentrums auftreten. Zum Teil tritt hier lang andauernde Blasenretention auf, infolge Überwiegens des noch funktionsfähigen Hemmungszentrums im Lumbalmark. In einem anderen Teil der Fälle aber weisen die Kranken nach kurzdauernder Retention kräftige Miktionen auf, die in wenigen Minuten aufeinander folgen. Dieser Zustand wurde von Böwing als „Pollakisuria automatica" bezeichnet. Hier ist die Entleerung der Blase, da ja das spinale Entleerungszentrum im Sakralmark funktionsunfähig ist, lediglich auf die Tätigkeit des muralen Nervensystems angewiesen.

Bei Paraplegikern ist die willkürliche Beeinflussung des Entleerungsreflexes für den Mastdarm in gleicher Weise wie für die Blase aufgehoben. Meist besteht hartnäckige

Verstopfung. Nach einiger Zeit können automatische Stuhlentleerungen auftreten. Vorbedingung hierfür ist allerdings dünnbreiige Beschaffenheit des Stuhles.

Im Gegensatz zu Blase und Mastdarm wird die Tätigkeit der Gebärmutter durch Querschnittsverletzungen des Rückenmarks, selbst wenn die Läsion im Sakralmark sitzt, nicht gestört. Die Menstruation verläuft in normaler Weise. Auch eine Entbindung erfolgt nach ausgetragener Schwangerschaft ohne Störung.

Ähnlich wie bei Paraplegien können vegetative Störungen auch bei sonstigen Erkrankungen des Lumbal- und Sakralmarkes auftreten, so bei Tumoren dieser Gegend, bei der multiplen Sklerose und bei der Tabes; bei letzterer findet sich meist im Anfang eine Erschwerung der Harnentleerung, die sich bis zu völliger Verhaltung steigern kann. Die Kranken verspüren kaum Harndrang.

Diese Tatsache läßt darauf schließen, zumal unter Berücksichtigung unserer sonstigen pathologischen Kenntnisse von dem Wesen der Tabes, daß die Ursache für die Behinderung des Harnentleerungsreflexes in einer Erkrankung der sensiblen Fasern zu suchen ist, die das Bewußtsein von dem Füllungszustand der Blase unterrichten. Infolgedessen erhalten die spinalen Zentren auch nicht die gewohnten willkürlichen motorischen Impulse. Möglicherweise liegt die Läsion auch im zentripetalen Schenkel des spinalen Entleerungsreflexes. Die Erschwerung der Harnausstoßung ist bei Tabes fast in allen Fällen vorhanden. Beträchtliche Störungen wie völlige Harnverhaltung pflegen sich erst im späteren Verlauf einzustellen, können sich aber gelegentlich wieder zurückbilden. Auch die Stuhlentleerung kann bei Tabes krankhafte Veränderungen erkennen lassen. Inkontinenz ist häufig ein vorübergehendes Symptom, meist besteht Verstopfung.

Bei Erkrankung des untersten Teiles des Rückenmarks, bei

Konusläsionen

wurden auch Störungen von seiten der Geschlechtsorgane beobachtet. Hans Curschmann beschrieb hierbei zuerst das Symptomenbild der dissoziierten Potenzstörung, die eine Störung der Ejaculation bei erhaltener Erektion und mangelnden Orgasmus bei erhaltener Libido darstellt. Impotenz erscheint bei der Tabes zuweilen als Frühsymptom. Bei dieser Erkrankung wurden Clitoris-, Uterus- und Ovarialkrisen beschrieben; auch Priapismus kommt vor, allerdings öfter bei Querschnittsmyelitis höheren Sitzes.

Schließlich sei noch erwähnt, daß bei der Myelitis und der multiplen Sklerose neben Blasen- und Mastdarmstörungen krankhafte Veränderungen der Geschlechtsfunktionen auftreten können.

C. Physiologie und Pathologie der vegetativen Zentren in der Medulla oblongata.

Die Medulla oblongata enthält vorwiegend Zentren, die dem parasympathischen System zuzurechnen sind. Entspringt doch hier der Nervus vagus, der parasympathische Fasern für Lunge, Herz, Leber, Magendarmkanal usw. führt. Auch jene Bahnen, die im Nervus facialis und Nervus glossopharyngeus zu den Tränen- und Speicheldrüsen ziehen, nehmen in diesem Gehirnteil ihren Ursprung.

Im Nervus vagus verlaufen sehr verschiedenartige Erregungen; denn es werden in ihm Impulse für quergestreifte (Kehlkopfmuskulatur) und glatte Muskulatur (z. B. Magen und Darm) sowie sensible Eindrücke (über den Nervus laryngeus von der Pharynxschleimhaut) geleitet. Es ist daher erklärlich, daß auch das Ursprungsgebiet aus mehreren histologisch verschiedenen Zellgruppen aufgebaut ist (Abb. 10).

Der motorische Kern für die quergestreifte Muskulatur ist der Nucleus ambiguus. Er besteht aus großen multipolaren Zellen vom Vorderhorntypus und ist daher als Fortsetzung der Vordersäule des Rückenmarks anzusehen; dem entspricht auch seine ventrale Lage. Eine zweite Kerngruppe ist am Boden des vierten Ventrikels lateral vom Hypoglossuskern gelegen; von ihr nehmen die Fasern, die die Innervation der inneren Organe dienen, ihren Ursprung. Sie wird daher als Nucleus vagi visceralis bezeichnet. Die Zellen dieses visceralen Vaguskernes unterscheiden sich ganz wesentlich in Größe und Form von denen des Nucleus ambiguus. Sie sind kleiner, ihr Kern ist von einem schmalen Proto-

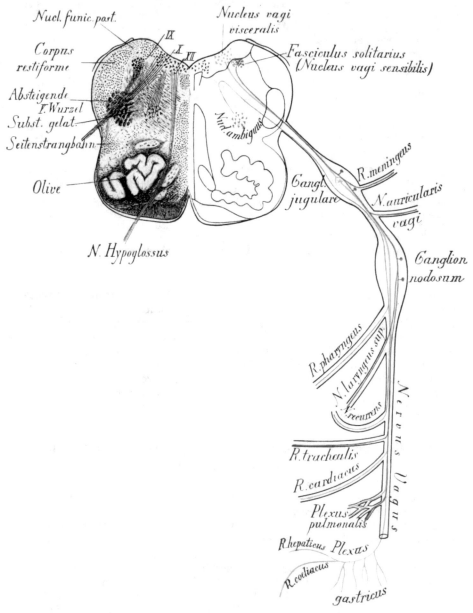

Abb. 10. Durchschnitt durch die Ursprungskerne des Vagus im verlängerten Marke (nach L. R. Müller) (motorische Bahnen blau, viscerale Bahnen grün, sensible Bahnen rot).

plasmasaum umgeben; sie besitzen ein oder zwei kurze Fortsätze und zeigen so häufig Birnform. Die sensiblen Fasern haben ihr trophisches Zentrum im Ganglion jugulare und Ganglion nodosum; von dort ziehen zentripetale Fasern in die Gegend lateral vom visceralen Vaguskern, bilden den Fasciculus solitarius und nehmen dann einen ähnlichen Verlauf wie die Bahnen des Trigeminus und Glossopharyngeus

Der Nervus vagus ist für die Steuerung der lebenswichtigen Funktionen von großer Wichtigkeit. Ein bedeutender Teil der glatten Muskulatur der inneren Organe und die Drüsen des Abdomens empfangen durch ihn nervöse Impulse. Besonders aber sind reflektorische Vorgänge bei der Atmung, sowie ein ungestörter Ablauf des Schluckreflexes von der Unversehrtheit der nervösen Elemente des Nervus vagus abhängig.

Für das Zustandekommen des Schluckreflexes ist außer dem Nervus vagus noch der Nervus glossopharyngeus von Bedeutung.

Der Schluckreflex wird durch mechanische Reizung bestimmter Schleimhautstellen der Mund- und Rachenhöhle ausgelöst. Je nach der bei den einzelnen Tierarten verschiedenen Lage dieser Schluckstellen erfolgt die zentripetale Reizleitung durch den zweiten Ast des Trigeminus, den Glossopharyngeus und den Nervus laryngeus superior, der wohl vorzüglich als zentripetaler Hauptschlucknerv in Betracht kommt. Der Nervus glossopharyngeus enthält außer Fasern für die Schluckerregung solche für die Schluckhemmung. Der zentrifugale Reiz des Schluckreflexes wird den beteiligten Muskeln durch Äste des Vagus, des Glossopharyngeus und des dritten Astes des Trigeminus zugeleitet. Die Speiseröhre selbst erhält ihre motorischen Reize einerseits durch den Nervus recurrens und Thorakaläste des Vagus, andererseits durch sympathische Zweige; dazu treten noch Impulse, die im intramuralen Geflecht zustande kommen.

Als weitere Funktion des Vaguskernes, und zwar seines visceralen Teiles, sei die Regulation des Glykogenstoffwechsels genannt. Seit den Untersuchungen von CLAUDE BERNARD wissen wir, daß Einstich in den Boden des vierten Ventrikels an genau umschriebener Stelle für kurze Zeit (meist 5—6 Stunden) zu Hyperglykämie und Glykosurie führt. Die hier gereizte Stelle entspricht dem visceralen Vaguskern. Im Bereich dieser Zellgruppe nehmen BRUGSCH, DRESEL und F. H. LEWY einen sympathischen und einen parasympathischen Anteil an. Sie konnten durch Stichverletzung teils Hyperglykämie, teils Hypoglykämie erzielen.

Die anatomische Untersuchung der Medulla oblongata von Kaninchen, an denen der Zuckerstich ausgeführt war, ergab, daß Verletzung des hinteren Teiles des visceralen Vaguskernes Hyperglykämie erzielte, während Läsion des vorderen Teiles Hypoglykämie hervorrief. Danach ist die Annahme berechtigt, daß im vorderen Teil dieses Oblongatakernes parasympathische Zellen für den Glykogenaufbau, im hinteren Teil solche für den Glykogenabbau gelagert sind. Denn Glykogenabbau führt zu Hyperglykämie, Glykogenaufbau zu Hypoglykämie.

Diese Stoffwechselprozesse werden in der Leber teils direkt auf nervösen Bahnen, teils indirekt durch Beeinflussung der inneren Sekretion von Nebenniere und Pankreas ausgelöst (vgl. hierzu den Abschnitt Physiologie und Pathologie der vegetativen Zentren im Zwischenhirn).

In der Medulla oblongata sind außer den Zentren für die im Nervus vagus und Nervus glossopharyngeus verlaufenden vegetativen Bahnen noch Zellgruppen für die Innervation der Tränen- und Speicheldrüsen gelegen. Die genaue anatomische Lage dieser Zentren ist noch unsicher. Das gleiche gilt für unsere Kenntnisse über die Lage von Zentren für Vasomotilität und Schweißsekretion, wobei es noch unsicher ist, ob diese Funktionen überhaupt eine übergeordnete Zentralstelle in der Medulla oblongata besitzen. Andererseits kann auch die Möglichkeit, daß die von cerebralen Zentren (im Corpus Luysii) nach abwärts ziehenden Bahnen in der Medulla oblongata durch Zellen unterbrochen werden, nicht geleugnet werden.

Erkrankungen der Medulla oblongata führen naturgemäß zu Störungen der von dort innervierten vegetativen Funktionen. Außer den im Verlauf eines Rückenmarkleidens, wie der Tabes, der multiplen Sklerose, der amyotrophischen Lateralsklerose oder der Syringomyelie auftretenden bulbären Symptome finden sich solche besonders bei der Bulbärparalyse, die als selbständige Krankheit in Erscheinung tritt. Bei dieser treten zunächst Störungen im Bereich der Kau- und Kehlkopfmuskulatur auf.

Die Sprache leidet und bald schließen sich Schluck- und Schlingbeschwerden an. Wenn diese Symptome auch zum größten Teil als eine Folgeerscheinung der Läsion motorischer Zentren aufzufassen sind, so können doch die naheliegenden vegetativen Zentren nicht unbeteiligt bleiben. Darauf deutet vorwiegend das Auftreten von Speichelfluß, von Störungen der Atmung und Beschleunigung der Herzaktion (infolge Zerstörung der herzhemmenden Vaguszentren) hin. Häufig werden auch starke Temperatursteigerungen beobachtet, ohne daß Komplikationen, wie infektiöse Vorgänge festgestellt werden können. Besonders finden sich diese vegetativen Störungen bei der akuten Form der Bulbärparalyse, die durch Blutung oder Erweichung in dieser Gegend zustande kommt. Thrombose der Arteria basilaris oder vertebralis auf dem Boden einer Atheromatose, seltener Embolie der Arteria vertebralis vom Herzen her sind die letzte Ursache dieser Erkrankungsform. An vegetativen Symptomen sind dann Blasen- und Mastdarmstörungen, Herabsetzung der Körperwärme und der Vasomotorenreaktion, Erbrechen und Veränderungen der Speichelsekretion festzustellen.

D. Physiologie und Pathologie der vegetativen Zentren im Mittelhirn.

Dem Mittelhirn entstammen die parasympathischen Fasern, die der Innervation der glatten Muskulatur des Auges dienen. Zu dieser ist der Sphincter der Pupille, der Ciliarmuskel und der Müllersche Muskel zu rechnen. Außer den Fasern des parasympathischen Systems beteiligen sich noch sympathische an der Regulierung der Bewegungsvorgänge der glatten Muskulatur.

Beide Faserarten gelangen auf verschiedenen Wegen zum Auge. Die parasympathischen nehmen ihren Ursprung in dem medialen, kleinzelligen Teil des Oculomotoriuskernes, dem Westphal-Edingerschen Kern, und ziehen mit dem Nervus oculomotorius. Diesen verlassend treten sie in das Ganglion ciliare, um sich hier um Ganglienzellen aufzusplittern. Die von diesen Zellen ausgehenden Nervenfasern innervieren dann die glatte Muskulatur des Auges. Die parasympathische Bahn ist demnach im Ganglion ciliare unterbrochen.

Die sympathischen Fasern entspringen im Centrum ciliospinale an dem Übergang vom Halsmark in das Brustmark, ziehen durch die Rami communicantes albi zum Grenzstrang und verlaufen im Halssympathicus aufwärts zum Ganglion cervicale supremum, wo sie um sympathische Ganglienzellen enden. Diese senden ihre Achsenzylinder über den Plexus caroticus zum Nervus nasociliaris, einem Aste des Trigeminus, mit dessen Endverzweigungen sie zur glatten Muskulatur des Auges gelangen.

Demnach kann das sympathische, wie das parasympathische System die vegetativen Bewegungsvorgänge im Auge beeinflussen, und zwar vermittelt das erstere kontraktionshemmende, das letztere fördernde Impulse. Somit übt beispielsweise Oculomotoriusreiz eine verengernde, Sympathicusreiz eine erweiternde Wirkung auf die Pupille aus. Die gleichen Verhältnisse liegen für den Ciliarmuskel und den Müllerschen Muskel vor. (Über die Beeinflussung dieser vegetativen Funktionen durch ein übergeordnetes Zentrum siehe Physiologie und Pathologie der vegetativen Zentren im Zwischenhirn.)

Der Reflex, welcher bei Belichtung des Auges zu einer Verengerung der Pupille führt, verläuft in seinem zentripetalen Schenkel über den Nervus opticus zum kleinzelligen Oculomotoriuskern. Hierbei verlassen die Pupillenfasern den Tractus opticus kurz vor dessen Eintritt in das Corpus geniculatum externum, wenden sich dem unter den Vierhügeln gelegenen zentralen Höhlengrau zu und gelangen von dort zum Oculomotoriuskern. Von diesem nimmt der zentrifugale Schenkel des Reflexes seinen Anfang und leitet die Erregungen über parasympathische Fasern (Oculomotorius-Ganglion ciliare) zum Sphincter pupillae (vgl. Abb. 11).

Der anatomische Verlauf der Bahnen des Lichtreflexes, soweit sie ihren Weg von der Abzweigungsstelle des Tractus opticus zum Oculomotoriuskern durch das zentrale Höhlengrau nehmen, ist noch nicht sichergestellt. Daher ist auch die Läsionsstelle, wo es zu der diagnostisch so wichtigen Reaktion, zur reflektorischen Pupillenstarre kommt, noch unbekannt. Von der Mehrzahl der Forscher wird die Ursache für die reflektorische Pupillenstarre in der Gegend zwischen Vierhügel und Oculomotoriuskern gesucht. Von verschiedener Seite sind im Höhlengrau des Aquaeductus Sylvii Veränderungen festgestellt worden.

Unterbrechung der Bahnen des Reflexbogens, wie traumatische Durchtrennung des Nervus opticus oder des Nervus oculomotorius, führt naturgemäß zu Störungen des Lichtreflexes. So hat nach Durchschneidung des rechten Opticus Belichtung des rechten Auges keinen Einfluß auf die Pupillenweite, während eine solche des linken Auges den Pupillarreflex beiderseits auslöst. Betrifft die Unterbrechung dagegen den Oculomotorius, so ge-

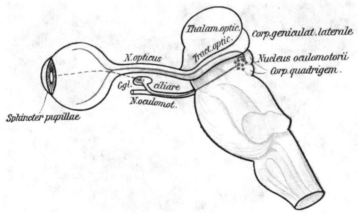

Abb. 11. Bahn des Pupillenreflexes auf Lichteinfall (nach L. R. Müller). Rot: sensorische Bahn, blau: visceromotorische, cranial-autonome Bahn.

langen keinerlei pupillenverengernde Impulse zum Auge, die Pupille ist weit, sie reagiert weder auf Licht noch auf Konvergenz.

Es sei hervorgehoben, daß Erkrankungen des Zentralnervensystems vorkommen, die als einziges organisches Symptom Pupillenstörungen zeigen. Diese können sich auf Veränderungen der Weite, der Licht- und Konvergenzreaktion beziehen, wobei jedes Symptom einseitig wie doppelseitig und in beliebiger Kombination mit einem anderen auftreten kann.

Seitdem die diagnostische Anwendung der WASSERMANNschen Reaktion Allgemeingut der Ärzte wurde und die Untersuchungsmethoden weiter ausgebaut wurden, hat sich gezeigt, daß die Mehrzahl der Pupillenstörungen luetischen Ursprungs ist. Bei der Annahme einer syphilitischen Entstehung der Pupillenstörungen ist jedoch stets zu bedenken, daß auch andere ursächliche Momente in Betracht kommen können.

Außer den schon besprochenen traumatischen Verletzungen des Nervus opticus und oculomotorius sind hier zu nennen: die multiple Sklerose, die Syringomyelie (Miosis infolge Ausfalls der erweiternden Sympathicusimpulse), Hirntumoren und Meningitis. Pupillenstörungen, allerdings meist vorübergehender Art, wurden ferner bei der Encephalitis in mannigfacher Kombination festgestellt. Häufig findet sich bei dieser Erkrankung Anisokorie, doch nach Nonne auch Mydriasis und Lichtstarre, sowie Licht- und Konvergenzstörung kombiniert. Schließlich führen noch toxische Schädlichkeiten zu Pupillenstörungen. Bei der Bromvergiftung, beim Opium- und Morphiummißbrauch kommt es zu träger Lichtreaktion, die bei der Alkaloidvergiftung mit Miosis, beim Bromismus mit Mydriasis verbunden ist. Auch beim chronischen Alkoholismus werden Pupillenstörungen beobachtet, die sich aber nach längerer Alkoholentziehung wieder zurückbilden.

Physiologie und Pathologie der vegetativen Zentren im Zwischenhirn.

Die Innervation der inneren Organe erfolgt, wie aus den bisherigen Erörterungen zu entnehmen ist, nicht von einer Zentralstelle aus, wie etwa die will-

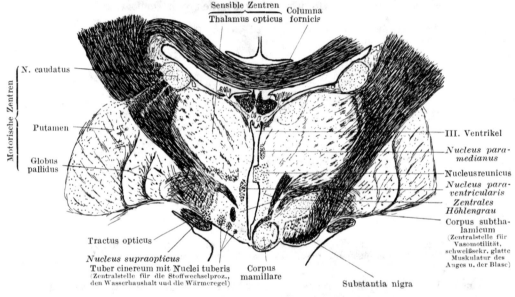

Abb. 12. Schematische Darstellung der um den III. Ventrikel gelagerten Zentren unter Berücksichtigung ihrer Funktion. Die linke Seite gibt einen oral, die rechte Seite einen mehr caudal gelegenen Frontalschnitt wieder. In Schrägdruck sind jene Kerne angegeben, die auf Grund der anatomischen Gestaltung ihrer Zellen als vegetativ zu bezeichnen sind.

kürliche Bewegung ihre nervösen Erregungen von der Hirnrinde aus empfängt. Die vegetativ innervierten Organe erhalten vielmehr ihre nervösen Impulse durch zwei Systeme, das sympathische und das parasympathische Nervensystem. Dem entsprechend sind auch die Zentren im Rückenmark, in der Medulla oblongata und im Mittelhirn teils sympathischer, teils parasympathischer Natur. Diese Zweiteilung erfordert naturgemäß eine übergeordnete Zentralstelle, sobald eine einheitliche Wirkung erzielt werden soll. Hierzu kommt, daß mit fortschreitender Entwicklung die Lebensmöglichkeit an einen bestimmten Grad der Körperwärme und ein Gleichmaß der chemischen und physikalischen Grundbedingungen gebunden ist.

Die Zentren, denen diese regulierende Aufgabe zufällt, liegen in den phylogenetisch ältesten Teilen des Zwischenhirns. Zu diesen sind das um den dritten Ventrikel angeordnete Höhlengrau, sowie der unter dem Sehhügel gelegene Hypothalamus, insbesondere seine basalen Teile (Zwischenhirnbasis) zu rechnen.

Folgende vegetative Funktionen sind mehr oder weniger von dem Einfluß der Zentren im Zwischenhirn abhängig:

a) Zwischenhirn und glatte Muskulatur des Auges, der Blase und der Gebärmutter.

Das Verdienst, zuerst auf die Bedeutung des Zwischenhirns als Zentralstelle für vegetative Funktionen hingewiesen und hierfür den experimentellen Nachweis erbracht zu haben, gebührt den Wiener Forschern KARPLUS und KREIDL. Sie zeigten, daß im Corpus subthalamicum ein Zentrum für die glatte Muskulatur des Auges gelegen ist. Reizung in dieser Gegend führt bei Hunden und Katzen zu maximaler Pupillenerweiterung.

Die Übertragung des Schmerzreflexes kommt nach KARPLUS und KREIDL nicht über die Großhirnrinde zustande, denn Ischiadicusreizung führt auch nach Entfernung der Großhirnrinde zu Pupillenerweiterung. Es ist daher anzunehmen, daß die beim Schmerz auftretenden nervösen Erregungen, sobald sie im Thalamus angelangt sind, von dort auf sympathische Zentren im Zwischenhirn überspringen und so durch zentrale Reizung vegetativer Zentren die Begleiterscheinungen des Schmerzes hervorrufen. Zu diesen gehören außer Pupillenveränderungen Beeinflussung der Vasomotilität und der Schweißsekretion, Herzbeschleunigung sowie Kontraktionen der Blase.

Außer der glatten Muskulatur des Auges empfängt wahrscheinlich noch die Blasenmuskulatur Erregungen vom Corpus Luysii (NUSSBAUM, LICHTENSTERN). B. ASCHNER konnte bei Reizung des Bodens des dritten Ventrikels Kontraktionen des schwangeren Uterus und des Mastdarms feststellen.

b) Zwischenhirn und Wärmeregulation.

Weit bedeutsamer als die zentrale Beeinflussung der glatten Muskulatur des Auges, der Blase und der Gebärmutter ist für den Organismus die Regulierung des Wärmegleichgewichtes vom Zwischenhirn aus. Auf Grund der Untersuchungen von ISENSCHMID und SCHNITZLER ist das Zentrum für die Wärmeregulation in das Tuber cinereum zu lokalisieren.

Die experimentellen Befunde, wonach durch Einstich in das Striatum Hyperthermie erzeugt wurde (ARONSON und SACHS), sprechen nicht gegen die Annahme eines Wärmezentrums im Tuber cinereum. Sie beweisen lediglich, daß diesem aus anderen Hirngebieten Impulse zufließen[1]).

Die Erfolgsorgane, durch die das Wärmezentrum über nervöse Bahnen das Wärmegleichgewicht aufrecht erhält, sind die Gefäße, die Schweißdrüsen, die Pilomotoren und die inneren Organe, deren Stoffwechselprozesse bald gesteigert (Wärmebildung), bald gehemmt (Wärmeherabsetzung) werden. Die Beurteilung dieser Innervationsverhältnisse wird dadurch erschwert, daß in die Regelung der Körperwärme die Drüsen mit innerer Sekretion eingeschaltet sind. Diese Drüsen werden einerseits durch nervöse Anregungen beeinflußt, andererseits können sie durch ihre Hormone sowohl auf den Stoffwechsel einwirken, als auch die Erregbarkeit des Wärmezentrums herabsetzen oder erhöhen. Wenn man die bei der Wärmeregulation auftretenden Einzelvorgänge überblickt, so zeigt sich, daß ständig nach den in ihrer Tätigkeit so verschiedenartigen Organen teils Anregungen, teils Hemmungen entsendet werden müssen. Fast sämtliche Teile des Körpers beteiligen sich an der Wärmeregelung und trotz der mannigfaltigsten, stets wechselnden Beanspruchung des Körpers verschiebt sich die Temperatur nur um wenige Zehntelgrade. Daraus

---

[1]) Ausführliche Darstellung in R. GREVING: Zur Anatomie, Physiologie und Pathologie der vegetativen Zentren im Zwischenhirn. Zeitschr. f. d. ges. Anat. Ergebn. d. Anat. u. Entwicklungsgesch. Bd. 24. 1922.

ergibt sich deutlich die Bedeutung und Notwendigkeit eines Zentrums für die Wärmeregulation.

Bedingung für ein geordnetes Arbeiten dieses Zentrums ist sofortige Übermittlung jeder Temperaturschwankung in der Peripherie oder im Inneren des Körpers. Es geschieht dies einmal auf nervösen Bahnen durch die Temperaturnerven der Haut, in der Hauptsache aber durch das Blut.

Die nervösen Anregungen werden in ihrem zentripetalen Schenkel über die Temperaturnerven der Haut zum Rückenmark, von dort im Tractus spinothalamicus zum Thalamus geleitet. Vom Thalamus zieht ein Teil der Fasern zur Hirnrinde, wo es zur bewußten Kälte- und Wärmeempfindung kommt. Ein anderer Teil gelangt zu den Wärmezentren des Hypothalamus und wirkt so reflektorisch auf die Wärmeregulation. Es liegen hier also die gleichen Verhältnisse vor, wie bei den mit der Schmerzempfindung auftretenden Symptomen (Pupillenerweiterung, Vasokonstriktion, Schweißsekretion).

Wichtiger noch als diese reflektorische Beeinflussung ist für die Wärmeregulation der von der Temperatur des Blutes ausgeübte Reiz auf die Wärmezentren. So fand R. H. Kahn bei Erwärmung des durch die Carotis zum Gehirn strömenden Blutes Gefäßerweiterung der Haut, Schweißsekretion und Wärmedyspnoe, also alle Symptome der physikalischen Reaktion gegen Überhitzung. Zuleitung von kühlem Blut führte dagegen zur Steigerung der Verbrennungen in den inneren Organen, d. h. zur Auslösung der chemischen Wärmeproduktion.

So ist die Temperatur des Blutes als der normale physiologische Reiz für das Wärmezentrum anzusehen.

Aus nachfolgender Übersicht mögen die zu der Aufrechterhaltung eines bestimmten Wärmegrades des Körpers beitragenden Vorgänge ersehen werden:

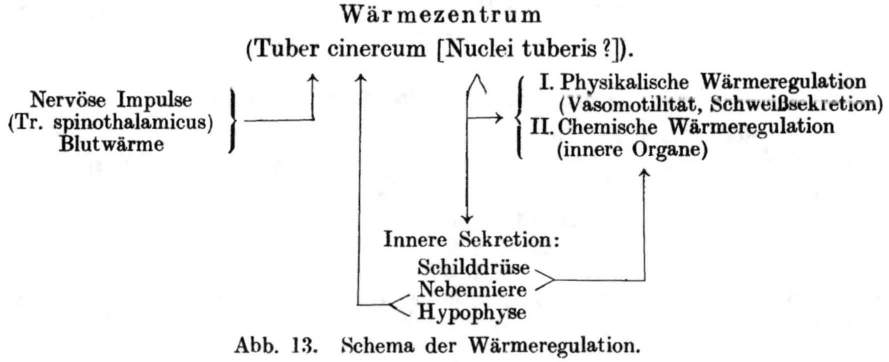

Abb. 13.   Schema der Wärmeregulation.

Infolge krankhafter Veränderungen der an der Wärmeregulation beteiligten Organe können Störungen des Wärmegleichgewichtes eintreten, die meist zu

Fieber,

mitunter auch zu Untertemperaturen führen. Die Mehrzahl der fiebererzeugenden Reize greifen direkt am Wärmezentrum an. Durch Tierversuche konnte mit mechanischen, chemischen und chemisch-physikalischen Einwirkungen Fieber ausgelöst werden. So wurde durch Einstich in das Zwischenhirn (Ott), durch Einträufeln von Quecksilber in das Infundibulum (Jakoby und Römer) und durch Betupfen der Ventrikelwand mit Carbolsäure und Silbernitrat (Walbaum) Temperaturanstieg erzielt. Diese experimentellen Ergebnisse erklären das Auftreten von Fieber in jenen Fällen von Gehirnverletzung oder von Erkrankung der Gehirnsubstanz in der Nähe des Wärmezentrums, in denen eine Infektion auszuschließen ist. So sind auf mechanische Ursachen Temperaturerhöhungen zurückzuführen, die bei Hydrocephalus internus (Mammele), Blutungen in den dritten Ventrikel und akutem

Liquorüberdruck (REICHARDT) beobachtet wurde. In allen diesen Fällen handelt es sich um eine Reizung des Wärmezentrums. In ähnlicher Weise ist auch hohes Fieber bei Apoplexien sicherlich nicht immer lediglich Resorptionsfieber, sondern häufig dadurch bedingt, daß es zu einem Durchbruch der Blutungen in den dritten Ventrikel und zur Dehnung seiner Wandungen kommt. Wir haben dann die gleiche Entstehungsursache des Fiebers, wie sie in den Experimenten von JAKOBY und RÖMER infolge Einbringens von Quecksilber in den dritten Ventrikel vorlag, eine Reizung der Ventrikelwand und damit des benachbarten Wärmezentrums.

Auch Untertemperaturen wurden bei Hydrocephalus beobachtet (STETTNER); hier ist die Erniedrigung der Körperwärme durch eine Lähmung des Wärmezentrums infolge des im 3. Ventrikel herrschenden hohen Druckes bedingt. Druckentlastung durch Punktion führte wieder zu einer normalen Erregbarkeit des Wärmezentrums.

Am häufigsten sind es toxische Reize, die temperaturerhöhend wirken; auch sie greifen am Wärmezentrum an. Diese Entstehungsursache liegt dem Fieber bei Infektionskrankheiten zugrunde. Durch Krankheitserreger oder durch den Zerfall von Eiweiß werden Gifte gebildet, die einen Reiz auf das Wärmezentrum ausüben. Störungen des Wärmegleichgewichtes werden außerdem noch beobachtet bei Erkrankungen der Drüsen mit innerer Sekretion.

c) Zwischenhirn und Vasomotilität, Schweiß-, Tränen-, Speichel- und Talgsekretion.

Die Betrachtung der nervösen Vorgänge bei der Wärmeregulation lehrte uns, daß die Gefäße und Schweißdrüsen vom Zwischenhirn regulierende Impulse empfangen. KARPLUS und KREIDL erhielten bei ihren Reizversuchen in der Gegend des Corpus subthalamicum (Corpus Luysii) außer den schon beschriebenen oculo-pupillären Symptomen allgemeine Vasokonstriktion. Danach ist das Zentrum für die Vasomotoren in den Hypothalamus zu verlegen.

Wie für die Vasomotilität, so müssen wir auch für die Schweißsekretion eine übergeordnete Zentralstelle im Zwischenhirn annehmen. KARPLUS und KREIDL erhielten bei ihren Reizversuchen am Zwischenhirn der Katze profuse Schweiße an allen vier Pfoten der Versuchstiere.

Es sei noch angefügt, daß bei Reizung der Regio subthalamica Tränen- und Speichelsekretion auftritt, daß also auch diesen von vegetativen Bahnen beeinflußten Funktionen Zentren im Zwischenhirn übergeordnet sind.

Als Beweis für die angeführten experimentellen Ergebnisse können noch Fälle aus der klinischen Pathologie herangezogen werden.

SCHROTTENBACH beobachtete eine Apoplexie mit mimischer Lähmung der linken Gesichtshälfte, spastischer Parese links, Sensibilitätsausfall der linken Körperhälfte, verbunden mit sekretorischen Störungen links und weitgehender Schädigung der Vasomotilität. Bei einem Fall von GERSTMANN blieb nach Rückgang der anfänglich auftretenden linksseitigen Lähmung im Anschluß an eine Schußverletzung des Gehirnes eine sympathische Ophthalmoplegie (enge Pupillen, enge Lidspalte) rechts bestehen. Bei einem von LESCHKE mitgeteilten Fall von Diabetes insipidus, der im Anschluß an ein Kopftrauma auftrat, zeigten sich außer Polyurie und Glykosurie Störungen der sympathischen Innervation in Form von Vasokonstriktorenlähmung in der linken Körperhälfte mit starker, klopfender Pulsation der Kopfschlagader und rechtsseitigem Schwitzen (Hemihidrosis).

In allen diesen Fällen ist für die vegetativen Störungen eine Läsion im Bereich des Corpus subthalamicum anzunehmen.

Schließlich haben uns die reichen Erfahrungen der letzten Jahre bei Erkrankungen der Basalganglien gelehrt, daß es bei diesen zu mannigfaltigen Reizungs- oder Lähmungserscheinungen von seiten des vegetativen Nervensystems kommen kann (Hyperhidrosis, Speichelfluß).

Wollenberg teilte kürzlich einen Fall von rechtsseitiger Hemichorea mit, bei dem sich außer Hypotonie und meßbarer Atrophie der rechtsseitigen Gliedmaßen Anhidrosis der rechten Kopfseite, Erweiterung der rechten Pupille und Lidspalte fand. Als Ursache dieser vegetativen Störungen nimmt Wollenberg encephalitische Herde im Zwischenhirn an. Diese sind wohl in die Gegend des Corpus subthalamicum zu lokalisieren.

Ferner kann bei Erkrankung der Basalganglien vermehrte Talgdrüsensekretion auftreten, denn wenn bei der Parkinsonschen Krankheit die Salbenhaut ein häufiges Symptom darstellt, so muß diese auf eine vermehrte Sekretion der Talgdrüsen zurückgeführt werden. Eine solche kann nur auf einem vermehrten Reiz beruhen, der vom Linsenkern auf das Zwischenhirn ausgeübt wird.

d) Beziehungen des Zwischenhirns zum Wasserhaushalt, Kohlehydrat- und Eiweißstoffwechsel.

Eine nervöse Beeinflussung des Wasserhaushaltes und des Kohlehydratstoffwechsels ist schon aus den Claude-Bernardschen Versuchen zu schließen; sie zeigten, daß Einstich in den Boden des 4. Ventrikels Glykosurie und Polyurie hervorruft. Diese Störungen des Wasserhaushaltes und des Zuckerstoffwechsels sind durch die Reizung vegetativer Kerne in der Medulla oblongata bedingt. Weitere experimentelle Untersuchungen haben erwiesen, daß im Zwischenhirn übergeordnete Zentren für diese vegetativen Funktionen gelegen sind. Reizung des Hypothalamus, und zwar des Tuber cinereum dicht am Infundibulum erzeugt Polyurie und Glykosurie (Aschner, Leschke). Den in der Zwischenhirnbasis gelegenen Zentren fällt die Aufgabe zu, den Zuckerspiegel und den osmotischen Druck im Blute unter nur geringen Schwankungen auf einer möglichst gleichen Höhe zu erhalten.

Auch der Eiweißstoffwechsel wird durch eine Zentralstelle im Zwischenhirn geregelt. Durch deren Tätigkeit wird die Beteiligung des Eiweißabbaues an der gesamten Energieerzeugung auf einen bestimmten Prozentsatz (10 bis 15%) eingestellt. Das Zentrum übt hierbei einen hemmenden Einfluß auf den Eiweißstoffwechsel aus, da nach Zwischenhirnausschaltung eine Steigerung der Eiweißverbrennung eintritt (Freund und Grafe).

Der durch Tierversuche sichergestellte Einfluß des Tuber cinereum auf den Wasserhaushalt hat unser Verständnis für das Zustandekommen des

Diabetes insipidus

wesentlich gefördert. Früher vermutete man eine Dysfunktion der Hypophyse als Ursache des Diabetes insipidus. Doch die Feststellung einer histologisch intakten Hypophyse bei manchen Fällen, sowie die Beobachtung von hypophysären Erkrankungen ohne Polyurie forderten mit Notwendigkeit das Heranziehen von extrahypophysären Ursachen. Hierzu kam noch, daß in einzelnen Fällen von Wasserharnruhr sich ein Übergreifen der Erkrankung von der Hypophyse auf das Tuber cinereum oder eine isolierte Erkrankung dieses Hirngebietes fand. Diese pathologischen Erfahrungen, sowie die hiermit übereinstimmenden experimentellen Befunde lassen es als sicher erscheinen, daß im Tuber cinereum ein Zentrum für den Wasserhaushalt gelegen ist, und daß eine dort lokalisierte Erkrankung zu Diabetes insipidus führen kann.

In ähnlicher Weise wie für die polyurischen Erscheinungen gab auch die bei der Akromegalie auftretende

Glykosurie

den Anlaß, diese Störung des Zuckerstoffwechsels auf die Hypophysenerkrankung zu beziehen. Experimentelle Untersuchungen zeigten jedoch, daß diese Annahme nicht zu Recht besteht. Einstich in die Zwischenhirnbasis führt auch nach totaler Exstirpation des Vorder- und Hinterlappens der Hypophyse zu Glykosurie, während Verletzung der Hypophyse diesen Erfolg nicht hat (ASCHNER). Somit müssen wir als Ursache für die bei Hypophysenerkrankungen mit und ohne Akromegalie auftretenden Glykosurien eine Reizwirkung auf die Zentren des Tuber cinereum annehmen. Die gleiche Entstehungsursache liegt den bei Apoplexien und Schädelbasisfrakturen häufig auftretenden Glykosurien zugrunde.

Es sei hier besonders auf den von LESCHKE mitgeteilten Fall von Schädelbasisfraktur hingewiesen, bei dem im Anschluß an einen Unfall Glykosurie (bis zu 7 %), Vasomotorenlähmung und Hemihidrosis auftrat.

Auch bei der basalen, syphilitischen Meningitis wird außer Polyurie Glykosurie beobachtet, desgleichen bei der Meningitis cerebrospinalis epidemica.

Diese Befunde zeigen, daß im Zwischenhirn ein Zentrum für den Kohlehydratstoffwechsel gelegen ist und daß eine Läsion dieses Zentrums zu Glykosurie führen kann. Allerdings muß es als höchst unwahrscheinlich bezeichnet werden, daß eine Erkrankung des Zentrums für den Zuckerstoffwechsel einen echten Diabetes mellitus verursachen könnte. Diesem liegt wohl immer eine Pankreaserkrankung zugrunde.

e) Trophische Einflüsse auf das Unterhautfettgewebe.

In neuerer Zeit konnten in zunehmender Zahl Beobachtungen gemacht werden, die darauf hinwiesen, daß Vermehrung und Schwund des Fettgewebes unter dem Einfluß des Nervensystems stehen (L. R. MÜLLER). Besonders Erkrankungen von Atrophia faciei, bei denen eine Schädigung des Halssympathicus oder des Trigeminus festzustellen war, legten diesen Gedanken nahe.

Auch die den Fettansatz regulierenden nervösen Erregungen scheinen unter dem Einfluß eines übergeordneten Zentrums im Zwischenhirn zu stehen. Hierfür sprechen pathologische Erfahrungen, die bei der Dystrophia adiposogenitalis gemacht werden. Nahm FRÖHLICH noch eine Dysfunktion der Hypophyse an, so zeigte ERDHEIM, daß die Dystrophia adiposogenitalis auch bei intakter Hypophyse entstehen kann. Nur ein Übergreifen der Geschwulstbildung auf die Gehirnbasis führt zu Fettsucht in der Genitalgegend. So folgerte ERDHEIM, daß der Dystrophia adiposogenitalis eine Erkrankung eines in der Zwischenhirnbasis gelegenen Zentrums zugrunde liegt.

In der Folgezeit wurde dann bei verschiedenen Erkrankungen der Zwischenhirnbasis mit intakter Hypophyse Dystrophia adiposogenitalis festgestellt, nämlich bei Tumoren dieser Gegend, bei Basisfrakturen. Basilarmeningitis und Hydrocephalus internus (GOLDSTEIN, LUCE, BÜSCHER, NONNE).

Von besonderer Beweiskraft für eine zentrale nervöse Beeinflussung des Fettstoffwechsels erscheinen halbseitige Störungen des Fettstoffwechsels, wie sie von BARTOLOTTI und L. R. MÜLLER beobachtet wurden.

In letzter Zeit mehren sich die Angaben, in denen von einer Dystrophia adiposogenitalis oder anderen Störungen des Fettansatzes im Anschluß an Encephalitis berichtet wurde. Hier wird wohl der entzündliche Vorgang, welcher der Encephalitis zugrunde liegt, auf die vegetativen Zentren in der Zwischenhirnbasis übergegriffen haben. Schließlich sei noch auf die außerordentlich rasche und starke Abmagerung bei Meningitis verwiesen. Der bei dieser Krankheit manchmal auftretende hochgradige Schwund des Fettgewebes ist aber sicher nicht allein eine Folge der gestörten Nahrungsaufnahme, sondern zugleich durch eine cerebrale Beeinflussung des Stoffwechsels bedingt. Zugrunde liegt dieser Stoffwechselstörung wohl meist ein Hydrocephalus internus, der durch Druck auf die trophischen Zentren im Zwischenhirn zu jener hochgradigen Abmagerung führt.

Nervenerkrankungen endokrinen Ursprungs.

Von

HANS CURSCHMANN-Rostock.

Vorbemerkungen.

Wenn wir auch heute wissen, daß kaum ein Gewebe bzw. Organ der innersekretorischen Funktion ermangelt, so müssen wir doch daran festhalten, daß
eine Reihe von Drüsen eine ausschließliche innersekretorische Aufgabe
hat (z. B. Schilddrüse, Nebenschilddrüse, Hypophyse, Epiphyse, Nebenniere,
Thymus u. a.), während anderen neben ihrer inkretorischen, auch eine exkretorische
Tätigkeit zufällt (Pankreas, Leber, Keimdrüsen u. a.). Wir verstehen dabei
unter innerer Sekretion die Absonderung spezifischer Stoffe (Reizstoffe, Hormone) von seiten dieser Drüsen direkt in die Blutbahn. Diese Hormone regulieren
normalerweise die Funktion und Reizbarkeit des vegetativen Nervensystems
(und damit der gesamten glatten Muskulatur, aber auch wahrscheinlich des
Sarkolemms der quergestreiften) und auch den Stoffwechsel und den Aufbau
(Wachstum und Formung) des Körpers (vgl. z. B. den Einfluß der Schilddrüse
und Keimdrüsen auf Knochen- und Fettgewebe, der Hypophyse auf das Wachstum). Die innersekretorischen Drüsen stehen in engen Arbeitsbeziehungen
und wirken (auf dem Wege ihres Einflusses auf Sympathicus und Parasympathicus) hemmend und fördernd aufeinander ein; sie bilden ein hormono-
poetisches System (FALTA). Die Funktionsänderung des einen Organs
bedingt zwangsläufig solche anderer inkretorischer Drüsen (vgl. z. B. Hemmung
der Keimdrüsen durch Verminderung der Schilddrüsenfunktion). Die inkretorischen Drüsen werden ihrerseits in ihrer Funktion durch das vegetative Nervensystem beherrscht; dessen Zentren im Zwischenhirn (ASCHNER) regulieren
nachweisbar die Funktion endokriner Organe. Es besteht also zwischen dem
vegetativen Nervensystem, seinen Zentren und dem glandulären hormono-
poetischen System eine Funktionsgemeinschaft, ein Regulationssystem, das bis
zu den Elektrolyten der Zellen reicht (ZONDEK).

Es ist begreiflich, daß die krankhafte Funktionsänderung eines inkretorischen
Organs stets diejenige anderer nach sich ziehen wird; dabei ist aber für die
Klinik zu betonen, daß bei vielen endokrinen Erkrankungen die monoglandulären Symptome gegenüber den (sekundären?) pluriglandulären Störungen
durchaus überwiegen; weiter, daß es experimentell tatsächlich gelingt,
jene typischen monoglandulären Syndrome durch Funktionsausschaltung des
betreffenden einzelnen Organs zu erzeugen (z. B. strumiprives Myxödem, para-
thyreoprive Tetanie, Eunuchoidismus durch Kastration). Ich erwähne das,
um die primäre monoglanduläre Genese der meisten endokrinen Krankheitsbilder ins richtige Licht zu rücken gegenüber der neuerlichen Neigung,

endokrine Syndrome überwiegend und ursprünglich als pluriglandulär bedingt aufzufassen.

Ist die Rolle endokriner Störungen für Pathogenese vieler Krankheiten so als sicher zu betrachten, so kennen wir solche Störungen auch bei manchen Krankheitsbildern, bei denen wir ihnen mehr die Rolle von koordinierten Begleitsymptomen ohne direkte ursächliche Bedeutung zuerkennen müssen (z. B. bei Myasthenie, myotonischer Dystrophie, Paralysis agitans, Wilsonscher Krankheit usw.); hier liegt es nahe, an die gleichzeitige Wirkung zentraler Störungen (Zwischenhirn?) auf das Nervenmuskelsystem und einzelne endokrine Organe zu denken.

Die Beziehungen zwischen dem innersekretorischen Apparat und dem Nervensystem sind somit unendlich vielfältig; ihrer wird in fast allen Abschnitten dieses Buches beiläufig gedacht werden. Im folgenden will ich mich begründetem Herkommen gemäß auf diejenigen typischen inkretorischen Erkrankungen beschränken, die vorwiegend als „Nervenleiden" imponieren; andere, die dies nicht tun (Diabetes mellitus und insipidus, die Nebennierenerkrankungen, die Osteopathien, Infantilismus, Hypogenitalismus, Status thymolymphaticus, Ödemkrankheit und vieles andere) müssen darum hier natürlich fortbleiben.

1. Die Basedowsche Krankheit.

Die Krankheit wurde von Parry 1786 entdeckt, von Graves und dem Merseburger Arzt Basedow (1840) der breiteren Öffentlichkeit bekannt gemacht und wird seit 1858 auf A. Hirschs Vorschlag Morbus Basedowii genannt. Ihre Kardinalsymptome sind (ihrer Bedeutung nach geordnet) die Tachykardie, Stoffwechselstörungen in Gestalt einer oft erheblichen Steigerung der Oxydationsprozesse mit sekundärer Steigerung des Eiweißstoffwechsels und entsprechender Abmagerung, der Exophthalmus (mit den Phänomen von Graefe, Stellwag und Möbius) und die meist pulsierende Struma; fast ebenso wichtig sind die psychischen Veränderungen, meist eine dauernde und akzidentelle Steigerung der Erregbarkeit, motorische Störungen in Gestalt des feinschlägigen Tremors und der Muskelschwäche und spezifische Veränderungen der Haut, Pigmentanomalien, Haarausfall usw. und schließlich sekretorische und dyspeptische Störungen in Gestalt der Hyperhidrosis und der Diarrhöen.

Chvostek, Sudeck u. a. haben eine prinzipielle Trennung folgender drei Gruppen befürwortet: 1. des klassischen Basedow, einer Dysthyreose; 2. des Thyreoidismus, einer einfachen Steigerung der Drüsenfunktion und 3. des Status neuropathicus mit einzelnen basedowoiden Symptomen. Diese Trennung ist aber weder klinisch, noch pathophysiologisch haltbar, da alle drei Formen fließende Übergänge untereinander zeigen können; der „unitaristische" Standpunkt Möbius' ist meines Erachtens beizubehalten.

Das Leiden befällt weitaus häufiger das weibliche Geschlecht als das männliche; das Morbiditätsverhältnis der beiden Geschlechter soll 6:1 betragen, wahrscheinlich ist die Zahl für die Männer damit noch zu hoch gegriffen. Kinder werden sehr selten befallen. Der Krankheitsbeginn liegt meist zwischen dem 20. und 40. Lebensjahr, seltener im Rückbildungsalter; primärer Greisenbasedow ist sehr selten. Von Bedeutung für das Zustandekommen der Krankheit sind Klima, resp. Gegend und Rasse. Die Frage, ob sog. Kropfgegenden auch entsprechend mehr Basedowfälle produzieren, ist wahrscheinlich zu verneinen. Weiter sollen temperamentvollere und vasomotorisch erregbarere Rassen (z. B. die romanische) leichter an M. Basedow erkranken als Rassen entgegengesetzten Schlages, eine Behauptung, die des Beweises wohl aber entbehrt. Die neuropathische Veranlagung spielt wahrscheinlich ätiologisch eine wichtige Rolle. Dementsprechend ist in einigen Fällen (Österreicher, Grober) ein gehäuftes familiäres Auftreten mit starker Heredität beobachtet worden; nach Chvostek und Grober kann in solchen Familien Diabetes oder alimentäre Glykosurie mit dem M. Basedow alternieren.

Als auslösende Ursachen sind die verschiedensten Dinge beschrieben worden. Zweifellos fehlt oft jegliches nachweisbare ursächliche Moment. Nicht selten finden sich dauernde Überanstrengungen, vor allem geistiger Art. Auch akute und anhaltende dysphorische psychische Einflüsse, Schreck, Angst, Trauer sind als Ursachen des M. Basedow beschrieben worden. Möbius hat in geistvoller Weise die Physiognomie des Basedowkranken mit erstarrtem „krystallisiertem Schrecken" verglichen. Die sexuelle Abstinenz ist von Charcot als nicht ganz seltenes ätiologisches Moment hervorgehoben worden. Sie mag beim weiblichen Geschlecht auf der gefährlichen Wende zwischen „jungem Mädchen" und „alter Jungfer" eine gewisse Rolle spielen.

Von organischen Ursachen sind verschiedene akute und chronische Infektionskrankheiten, Typhus, Influenza, Malaria, Gelenkrheumatismus u. a. m., beobachtet worden; für die Lues als Basedowätiologie ist Engel-Reimers eingetreten. Auch lokale Entzündungen der Schilddrüse (eitrige und nichteitrige Strumitis u. a.) hat man als Vorläufer, resp. Ursache des Leidens gesehen (Henoch, de Quervain u. a.) und aus diesem Befund weittragende Schlüsse gezogen. Über das Verhältnis von Gravidität und Puerperium zur Entstehung des M. Basedow lauten die Angaben verschieden. Fälle, in denen Ehe und Geburten den Basedow günstig beeinflußten, sind sicher nicht selten, aber auch Verschlimmerungen des Leidens durch Gravidität und Laktation kommen vor. Die Lehre vom „reflektoren" Basedow (durch Nasenleiden usw.) hat Möbius mit Recht abgelehnt.

Symptomatologie und Verlauf. Das Leiden beginnt meist ziemlich langsam mit allgemein nervösen „neurasthenischen" oder „hysterischen" Beschwerden und subjektiven Herzstörungen oder auch (selten) allein mit Durchfällen; diesen folgen die ersten objektiven Zeichen, das oft nur dem Arzte auffallende Symptom des starren Blicks, des „Glanzauges" (Fr. Kraus), der die erste Folge der Lidspaltenerweiterung ist, und die auch dem weiblichen Patienten oft auffallende Entwicklung des Kropfes; von diesen ersten Erscheinungen an gerechnet bis zur Höhe des Leidens können Wochen, Monate, selten auch Jahre verstreichen. Bisweilen bleibt das Leiden in diesem Initialstadium stehen (Formes frustes). Solche inkompletten Formen, Basedowäquivalente (Kraus) und Basedowoid sind nicht selten; die kardiovaskulären Symptome pflegen bei ihnen vorzuherrschen, desgleichen die psychischen; Struma und Augensymptome treten demgegenüber oft zurück. Die Stoffwechselstörung und die Stigmata der Sympathicotonie sind aber auch bei ihnen häufig (nicht immer) nachweisbar. Seltener ist ein akuter Beginn der Krankheit. Nach akutem oder scheinbar akutem Beginn kann das Leiden weiterhin chronisch verlaufen. Fälle mit akutem oder perakutem Beginn und Verlauf (meist letaler Art, Fr. Müller, West u. a.) bilden die seltenste Form.

Die Dauer der chronischen Form rechnet, besonders bei interner, bisweilen aber auch bei chirurgischer Behandlung, nach Monaten und Jahren (bis 20 Jahre und darüber); spontaner Stillstand des Leidens kommt — vor allem im Beginn — vor.

In der Symptomatologie ist den Herz-Gefäßsymptomen die erste Stelle anzuweisen; ohne sie gibt es, wie wir mit Möbius annehmen, keinen Basedow, ohne ein oder mehrere andere „klassische Symptome" (s. oben) recht viele Fälle des Leidens. Das wichtigste Kreislaufsymptom ist die Tachykardie, die wohl stets (im Gegensatz zu dem Verhalten anderer Herz- und Gefäßneurosen) eine permanente, nicht erst akzidentelle ist. Natürlich ist diese permanente Pulsbeschleunigung auf motorische und besonders psychische Einflüsse hin leicht einer weiteren Steigerung fähig. Die Zahl der Pulsschläge in leichten und mittelschweren Fällen beträgt 120—140 in der Minute; selten ist sie höher und kann eine Frequenz von über 200 erreichen. Arrhythmien (extrasystolischer Art) kommen in leichten Fällen selten, bei Fällen mit Herzinsuffizienz häufig vor. Sehr seltene Fälle, sog. vagotonischer Basedow, sollen auch Bradykardie mit stark ausgeprägter respiratorischer Arrhythmie zeigen. Das Herz ist meist mäßig vergrößert; scheinbar sehr beträchtliche Vergrößerungen lassen sich auf die (röntgenologisch erkennbaren) abnorm großen Unterschiede der Herzgröße (die Veränderungsbreite) bei Systole und Diastole beziehen. Der Spitzenstoß ist dementsprechend meist verbreitert, außerhalb der Mamillarlinie liegend, stark anschlagend, aber nicht eigentlich hebend. Am Herzen finden sich oft systolische Geräusche besonders über der Basis; nicht selten sind aber die Töne rein, laut und paukend.

Die großen, peripheren Gefäße (Carotis, Subclavia) pulsieren abnorm sichtbar und stark. Der Radialpuls ist dagegen meist weich, aber etwas celer. Entschieden seltener ist die von MÖBIUS konstatierte Härte und Enge des Pulses. Der systolische Blutdruck ist in der Regel erhöht auf 150—160 mm Hg, der diastolische normal oder auch vermindert. Sphygmographisch fällt eine gewisse Celerität der Pulszacke auf.

Häufig finden sich auch in der Blutversorgung der Körperhaut, besonders des Gesichts, Störungen in Gestalt von dauernder Hyperämie, von flüchtiger Röte, wechselnd mit Erblassen, Emotionserythem der Brust, Dermatographie, Urticaria factitia usw. Die plethysmographischen Gefäßreaktionen fand ich in einigen Fällen sehr ausgebildet, besonders auf Affektreize hin.

Die subjektiven Kreislaufsymptome entsprechen nun ganz den objektiven: Herzklopfen, Oppressionsgefühl, lästiges Klopfen am Hals, abnorme Pulswahrnehmungen im Bauch und an den Extremitäten sind sehr häufig, Angina pectoris-ähnliche Anfälle seltener.

Alle diese objektiven und subjektiven Herzerscheinungen können dauernd oder auch lange Zeit bestehen, ohne daß andere handgreifliche Symptome (Exophthalmus, Tremor) dazutreten, und kennzeichnen das Gros der inkompletten Basedowfälle.

Die Augensymptome sind zweifellos die eindrucksvollsten des Leidens. Der Exophthalmus (das Glotzauge), tritt meist langsam und symmetrisch, selten akut auf; bisweilen befällt er die Augen auch ungleichmäßig. In leichten Fällen und im Beginn kann er in einem kaum unschönen und unauffälligen „Glanzauge" bestehen; in schweren Fällen erinnert er in beängstigender Weise an die Stielaugen mancher Tiere. Die Resistenz des Bulbus ist dabei nicht verändert; Pulsation des Augapfels ist nicht nachweisbar. Die Erweiterung der Lidspalte und die abnorme Seltenheit des Lidschlages bilden das sehr regelmäßige STELLWAGsche Symptom. Etwas weniger konstant, aber sehr charakteristisch ist das GRÄFEsche Zeichen: beim Senken des Blicks bleibt das obere Lid, das physiologischerweise dem Bulbus folgt, zurück, und es wird ein mehr oder weniger breiter Streifen Sklera zwischen oberem Lidrand und Cornea sichtbar. Da das Symptom auch bei noch völlig erhaltener Möglichkeit des Lidschlusses auftritt, handelt es sich wohl um eine Störung des natürlichen Synergismus zwischen Lid- und Bulbusbewegung. Am inkonstantesten ist das MÖBIUSsche Symptom: die Insuffizienz der M. interni bei Blick in nächste Nähe. Das Zeichen darf aber nicht als spezifisch gelten, da sich Störungen der Konvergenz sowohl bei Refraktionsanomalien (Myopien auch leichtesten Grades), als bisweilen auch bei manchen Individuen, besonders Neuropathen, als Zufallsbefund feststellen lassen. Auch Nystagmus (besonders bei Blick nach oben) soll häufig sein (Trousseau, Stocker).

Von selteneren Augensymptomen sind Lähmungen der äußeren Augenmuskeln (gemeinsam mit anderen Hirnnervenlähmungen oder auch ohne solche) (Stellwag, Jendrassik u. a.) zu erwähnen, während die inneren Augenmuskeln, der Dilatator und der Sphincter iridis und ihre Funktionen (Licht- und Konvergenzverengerung, Schmerzdilatation) fast immer normal bleiben. Spezifische Sympathicussymptome des Auges, so der Hornersche Symptomenkomplex, finden sich bei M. Basedow selten. Als wichtiges Lokalsymptom der Sympathicotonie muß hier die recht häufige Mydriasis auf Adrenalineinträufelung (Loewy) genannt werden; bei maximaler Ausbildung hebt sie die Konvergenzverengerung auf bei Erhaltenbleiben einer verminderten und trägen Lichtreaktion (Hans Curschmann). Gesichtsfeldveränderungen (Kast und Wilbrand) (konzentrische Einengungen) werden von Möbius für das Produkt einer begleitenden Hysterie erklärt. Verschiedene Arten der Amblyopie kommen — selten genug — vor. Degenerative oder andere Veränderungen der Sehnervenpapille wurden ausnahmsweise beobachtet. Bei einem sehr malignen Fall von männlichem Basedow sah ich Sehnervenatrophie und völlige Erblindung. Zittern des Bulbus (analog dem Tremor der Hände) wurde einige Male beobachtet, bisweilen zusammen mit einem Vibrieren der Lider.

Leichtere Formen der Conjunctivitis, als Folge des

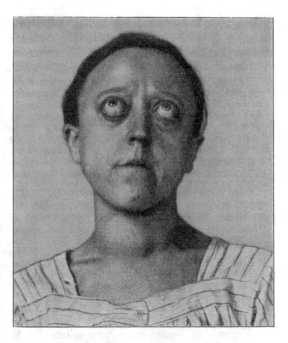

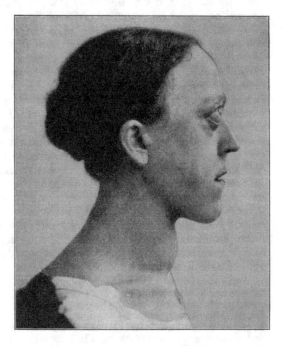

Abb. 1 und 2.
Mädchen mit schwerem Morbus Basedowii
(Exophthalmus, Struma, Abmagerung.)
(Nach Heinr. Curschmann.)

mangelnden Schutzes durch ungenügende Bedeckung des Bulbus und des zu seltenen Lidschlages, sind sehr häufig. Schwerere entzündliche oder trophische Störungen der Hornhaut, Keratitis, Vereiterung, sogar Perforation der Hornhaut wurden in seltenen, auch sonst malignen Fällen konstatiert.

Pathogenese des Exophthalmus: Da man Muskelkräfte, die den Bulbus aktiv vortreiben, nicht kannte, so haben einige Autoren in einer venösen Stase in der Orbita die Ursache der Protrusion des Bulbus gesehen; sicher mit Unrecht, denn eine solche Stauung müßte einerseits Überfüllung der kollateralen Venen (nasofrontales, supraorbitales) und andererseits Lidödem hervorrufen; beide Erscheinungen fehlen aber (als Dauersymptome) stets beim M. Basedow. Andere Autoren (HERVIEUX, T. KOCHER, KRAUS, auch MÖBIUS) haben eine intraorbitale Arterienerweiterung als Ursache angenommen. Auch diese Annahme hat wenig Wahrscheinlichkeit, wenn wir bedenken, daß arterielle Pulsationserscheinungen beim Basedowexophthalmus stets fehlen, und daß eine intraokuläre Drucksteigerung vermißt wird.

Eine einleuchtende Erklärung der Genese des Exophthalmus verdanken wir LANDSTRÖM. L. stellte an normalen Augen fest, daß der vordere Teil des Bulbus ringförmig von einem (bisher noch unbekannt gebliebenen) zylindrisch angeordneten, aus glatten Fasern bestehendem Muskel umschlossen wird, dessen Ursprung am Septum orbitale und Insertion am Aequator bulbi gelegen ist. Die Kontraktion dieses Muskels muß ein Hervordrängen des Bulbus veranlassen können. Die Innervation des LANDSTRÖMschen Muskels erscheint durch die Experimente CLAUDE BERNARDS erklärt, die ergaben, daß durch Reizung des Halssympathicus Erweiterung der Lidspalte und Vordrängen des Bulbus hervorgerufen werden kann. Auch das GRÄFEsche und MÖBIUSsche Symptom sind zum Teil durch die Wirkung dieses neu entdeckten Muskels zu erklären; beim Zustandekommen des ersteren spielt wohl auch der MÜLLERsche Muskel eine Rolle. Übrigens wird von einigen Autoren (z. B. SATTLER) diese LANDSTRÖMsche Lehre bestritten.

Neben den Symptomen von seiten des Kreislaufs und der Augen ist die Struma das konstanteste und pathogenetisch wichtigste Zeichen des M. Basedow; sie soll nur in 6% der Fälle (für die Palpation) fehlen (SATTLER). Meist entwickelt sie sich langsam und gleichmäßig; es sind aber auch Fälle von akutester Entstehung beobachtet worden. Meist handelt es sich um eine nur mäßige, das doppelte (oder wenig mehr) der normalen Drüse betragende Vergrößerung. Noch kleinere, aber auch wesentlich größere Basedowkröpfe sind jedoch keine Seltenheiten; in letzteren Fällen handelt es sich oft um eine „Basedowifikation" eines gewöhnlichen Kropfs im Sinne TH. KOCHERS. Die Vergrößerung der Schilddrüse betrifft wohl meist alle Lappen derselben gleichmäßig; aber auch asymmetrische Vergrößerung eines Lappens, besonders des rechten, ist häufig. Charakteristisch für die Basedowstruma ist vor allem ihr Gefäß- und Blutreichtum; eine Eigenschaft, die auch die starken und raschen Schwankungen der Größe der Drüse erklärt. Die Struma pulsiert fühlbar und sichtbar zum Teil infolge der Erweiterung der Thyreoideaarterien, zum Teil durch die fortgeleitete Pulsation der stark klopfenden Carotiden. Über dem Kropfe fühlt bzw. hört man ein arterielles Schwirren und Geräusch, bisweilen auch Venengeräusche (P. GUTTMANN). Subjektive Beschwerden von seiten der Struma selbst fehlen oft. Sie ist in der Regel weder spontan, noch auf Druck schmerzhaft. Auch Druckerscheinungen auf die Nachbarorgane (Trachea, N. sympathicus und N. recurrens) sind wahrscheinlich wegen der Weichheit der Struma seltener als bei dem gewöhnlichen Kropf.

Pathologische Anatomie: Anfangs hielt man die Gefäßvermehrung und -erweiterung für das einzig wesentliche und die Drüse selbst für normal. Einige Autoren haben eine chronische Entzündung, bzw. die Folgen einer akuten nichteitrigen Strumitis als das Substrat der Schilddrüsenvergrößerung angenommen und auf das angeblich häufige Auftreten des M. Basedow nach akuten Infektionskrankheiten (Typhus, Malaria usw.) hingewiesen (ROGER und GARNIER, DE QUERVAIN u. a.); ENGEL-REIMERS hat speziell eine akute luetische Strumitis mit Basedowsymptomen geschildert. Am wahrscheinlichsten und anatomisch wohl auch am besten fundiert ist die Auffassung, die eine glanduläre Hyperplasie der Basedowstruma vertritt (S. GREENFIELD, FR. MÜLLER, MC. CALLUM u. a.). Sie äußert sich in einer enormen Zunahme des sezernierenden Gewebes gegenüber demjenigen des normalen Gewebes (analog dem Verhältnis der milchenden Brustdrüse zur normalen.

GREENFIELD). Das Epithel wächst in schöne zylindrische Formen aus mit Faltung der Wand, Papillenbildung; rasche Desquamation der Epithelien, Verminderung des Kolloids usw. sind weitere typische Befunde. Diese glanduläre Hyperplasie findet sich sowohl diffus in der ganzen Drüse, als auch (seltener) auf einzelne Herde in derselben beschränkt (MC. CALLUM). Ähnliche Hyperplasien hat man experimentell erzielt durch partielle Excision der Drüse und entsprechende kompensatorische Wucherung des restierenden Teils. TH. KOCHER ist der Lehre von der glandulären Hyperplasie entgegengetreten und hat auf Grund eines anscheinend konstanten Blutbefundes bei dem M. Basedow, einer Hypoleukocytose mit relativer Hyperlymphocytose auf die Analogie des Leidens und der Schilddrüsenschwellung mit der „Pseudoleukämie" und der MIKULICZschen Krankheit hingewiesen. A. HELLWIG fand neuerdings die großfollikuläre Hyperplasie der Schilddrüse, d. i. die diffuse Kolloidstruma sowohl bei Thyreoidismus (CHVOSTEK), als beim „Voll-Basedow", beim ersteren gering, bei letzterem entsprechend stärker entwickelt; die histologischen Hauptkriterien sind: Verflüssigung des Kolloids, Vermehrung und Wucherung der Epithelzellen und Reichtum an Blutgefäßen. Es bestand ein strenger Parallelismus zwischen der Schwere der histologischen und der klinischen Veränderungen. Auch bei der Struma nodosa basedowificata (KOCHER) finden sich übrigens Übergänge zu den obigen Veränderungen. HELLWIGS Befunde stützen die unitaristische Lehre MÖBIUS' anatomisch.

Weiter beherrschen eine Fülle von nervösen Symptomen die Höhe des Leidens. Am meisten in die Augen fallend ist der bekannte, sehr rasche und feinschlägige Tremor der Hände, der oft auch an den Füßen, selten an Hals und Kopf wahrnehmbar ist. Der Tremor fehlt in der Ruhe meist, ist beim Ausstrecken der Hände am stärksten, nimmt aber auch bei (besonders feineren) Zielbewegungen zu. Erregung und auch Kälte steigern ihn sehr wesentlich. Der Basedowtremor ist nach neueren Untersuchungen über Abhängigkeit des „Tonussubstrat" des Muskels, des Sarkoplasmas, vom Sympathicus-Parasympathicus (E. FRANK u. a.) wohl als sympathicogen anzusprechen. Neben dem Tremor finden sich andere motorische Reizsymptome (z. B. choreiforme Bewegungen) recht selten; aber doch charakterisieren eine gewisse Hast und Fahrigkeit besonders die Arm- und Handbewegung der Kranken. Diesen Bewegungsstörungen gesellen sich im Laufe der Krankheit in schwereren Fällen noch hochgradige Muskelermüdbarkeit und -schwäche, besonders in den unteren Extremitäten hinzu. Es soll dabei nach kurzen Anstrengungen zu einem völligen (intermittierenden) Kraftverlust und Einknicken der Beine kommen können, sogar zum Niederstürzen. Diese Störungen können denjenigen bei Myasthenia pseudoparalytica ähnlich werden; die myasthenische Reaktion des Muskels JOLLYS fehlt aber beim M. Basedow (HANS CURSCHMANN). Auch echte, dauernde Basedowparaparesen der Beine bisweilen, mit Muskelatrophie, wurden beschrieben (CHARCOT). Auch können sich die Basedowlähmungen in sehr seltenen Fällen mit mannigfachen Hirnnervenlähmungen kombinieren. Die sensiblen Funktionen sind weit seltener gestört. Bisweilen hört man über neuralgische Schmerzen in verschiedenen Nervengebieten klagen, über typische Spinalirritation, über Parästhesien, besonders an den Körperenden u. dgl. MÖBIUS beschreibt ein häufiger vorkommendes abnormes Hitzegefühl ohne objektive Temperatursteigerung. Die Sehnenreflexe sind meist allgemein gesteigert, auch die Hautreflexe können erhöht sein. Dasselbe gilt regelmäßig von der allgemeinen und idiomuskulären Muskelerregbarkeit. Die Erregbarkeit der Nervenstämme ist dagegen meist nicht gesteigert, das Facialisphänomen selten. Störungen von seiten der Sphincteren gehören nicht zum Bilde des M. Basedow. Potenz und Menstruation sollen selten leiden; dysmenorrhoische Beschwerden und Amenorrhöe kommen aber vor. Bisweilen wird Atrophie der Brustdrüse beobachtet. Eine Steigerung der sexuellen Erregbarkeit ist (im Gegensatz zum Myxödem) nicht selten.

Die wichtigsten nervösen Symptome des M. Basedow neben dem Tremor liegen aber auf dem psychischen Gebiet. Psychische Reizerscheinungen fehlen wohl in keinem, wenn auch noch so leichten Fall und werden vor

Ausbildung der körperlichen Stigmata fast stets als hysterisch gedeutet. Meist sind sie ein getreues Spiegelbild der körperlich-nervösen Stigmata: Tremor und hastige „quecksilbrige" Beweglichkeit finden auf psychischem Gebiete ihre Analoga in einer dauernden, mehr oder weniger hochgradigen Übererregbarkeit in affektiver Hinsicht, der Neigung zu jähem Stimmungswechsel von unnatürlicher „himmelhochjauchzender" Euphorie (selten) zum Tränenausbruch. Meist sind die Kranken durch Kleinigkeiten gereizt, mißtrauisch, rasch wechselnd in ihren Neigungen und Abneigungen, vergeßlich, scheu, launenhaft usw.; so werden die in gesunden Tagen liebenswürdigen und vollwertigen Menschen oft zur Crux der Familie und sozial minderwertig. Die Ermüdbarkeit erstreckt sich natürlich auch auf das intellektuelle Gebiet, um so mehr, als sie durch schlechten und unruhigen Schlaf noch gesteigert wird.

Eigentliche Psychosen sind im Verlaufe des M. Basedow selten. Sie kommen dann einerseits vereinzelt im Finalstadium der chronisch verlaufenden schweren Fälle vor, andererseits — und zwar mit einer gewissen Regelmäßigkeit — bei jenen seltenen akuten und malignen Formen (FR. MÜLLER) als schwere halluzinatorische Verwirrtheit, maniakalische Erregung, bisweilen mit heftigen Wutausbrüchen und choreiformen Bewegungsparoxysmen. Einige Male sah ich Fälle mit Negativismus, Starre, Stereotypie und anderen Zeichen der Schizophrenie. Manchmal sind auch Schlafzustände und in leichteren Fällen abnorme Tiefe des Schlafs, ähnlich wie bei Neurasthenie, beobachtet worden.

Trophische Veränderungen, vor allem an der Haut und anderen epidermoidalen Gebilden sind sehr häufig. Die Haut der Kranken (besonders der abgemagerten) ist meist eigentümlich dünn, glatt und weich, meist hat man den Eindruck abnormer Durchfeuchtung, selten ist sie trocken. Dieser Eigenart entspricht die von VIGOUREUX und CHVOSTEK beschriebene Herabsetzung des Widerstandes der Haut Basedowkranker gegenüber dem galvanischen Strom, die durch die Hyperhidrose, Hyperämie und Dünne der Haut veranlaßt wird.

Die Vermehrung der Schweißsekretion ist, wie bemerkt, ein nahezu konstantes und darum pathognomonisches Symptom; sie findet sich bei manchen Kranken nur an Händen und Füßen, auch am Kopfe; meist sind die Schweiße ganz allgemein über den Körper verteilt; sie können auch in Form von Nachtschweißen auftreten. Halbseitige Hyperhidrosis ist selten.

Recht häufig sind Pigmentanomalien der Haut, oft finden sie sich in Form dunkler, gelblicher bis brauner, dem Chloasma gravidarum ähnlichen Verfärbung der Gesichtshaut an Stirn und Wangen, Achselfalten, Mamillen, Nabel usw.; in selteneren Fällen kann die Pigmentvermehrung allgemein werden und einen Grad, wie bei der ADDISONschen Krankheit, annehmen. Oft wechseln, wie bei vielen Pigmentvermehrungen, abnorm pigmentarme Stellen, Vitiligo, mit den dunklen Partien ab. Bisweilen finden sich allgemeine oder örtliche sklerodermische Veränderungen neben dieser Pigmentation.

Die vasomotorischen Symptome der Haut wurden schon erwähnt: die Neigung zu Dermatographismus und Urticaria factitia, Emotionserythemen des Gesichts und der Brust. Bisweilen wurden auch flüchtige Ödeme (besonders an den Augenlidern) beobachtet, seltener länger dauernder Hydrops anasarca an Bauch und Brust oder einzelnen Extremitäten. Die meines Erachtens nicht häufigen Labyrinthsymptome bei M. Basedow werden neuerdings von HELLIN und SZWARC sehr betont; sie sind wohl ebenfalls, wie bei der Migräne, vasomotorischen Ursprungs; grobe Menièrezustände habe ich dabei nie gesehen.

Ein sehr häufiges Symptom ist der Haarausfall am Kopfe, seltener der Körperhaare. Dabei sind die Haare trocken, glanzlos und spröde, meist fehlen die Zeichen der Seborrhöe. Der Haarausfall erreicht übrigens selten hohe Grade, führt wohl nie zur Kahlheit des Kopfes, ist aber doch ein Symptom, das häufig als eines der frühesten geklagt wird. Nagelveränderungen gröberer Art sind große Seltenheiten.

Unter den Störungen des Digestionsapparates sind in allererster Linie die Durchfälle zu nennen, die schon im Beginn des Leidens überaus häufig sind und unter Umständen hier die Differentialdiagnose der Hysterie mit ihrer pathognomonischen Verstopfung gegenüber entscheiden helfen. Die Durchfälle können verschiedenen Charakter haben: sie treten meist als ein- bis mehrmals sich wiederholende „Morgendiarrhöe" auf, viel seltener und in schwereren Fällen über den ganzen Tag verteilt; in schwersten Fällen wurden 30 bis 40 choleraähnliche Entleerungen und bisweilen rascher letaler Ausgang beobachtet. Oft halten die Diarrhöen wochenlang und monatelang an. Nicht selten geben die Kranken an, daß die Durchfälle „ganz von selber" schließlich standen. Meist sind die Diarrhöen ziemlich schmerzlos. Sie sind wahrscheinlich meist als direktes Produkt des durch das Schilddrüsenhormon übererregbar gemachten Parasympathicus und dessen Einwirkung auf die Peristaltik zu deuten; denn Achylie des Magens sind durchaus nicht häufig beim M. Basedow, eher Superacidität; jedenfalls findet man nur ausnahmsweise Fettstühle, zumeist bei Fällen mit Glykosurie; hier ist die pankreatogene Natur der Durchfälle klar. Erbrechen ist recht selten und wenig pathognomonisch für den M. Basedow. Der Appetit der Kranken liegt oft sehr danieder; bisweilen findet man aber auch Steigerung des Hungergefühls und dementsprechende Gefräßigkeit, die mit dem mangelhaften Erfolg der Nahrungsaufnahme, der Abmagerung, auffallend kontrastiert.

Bezüglich der Störungen des Stoffwechsels sei kurz folgendes erwähnt: Nach FR. MÜLLER, MAGNUS LEVY, STEYRER u. a. liegt eine Störung des gesamten Oxydationsprozesses sowie des Eiweißumsatzes vor derart, daß trotz genügender, ja übergroßer Calorien-, insbesondere Eiweißzufuhr N-Defizit auftritt; erst durch große Mengen Eiweiß oder fortgesetzte überreiche Fett-Kohlehydratzufuhr gelingt es, die N-Ausscheidung auf ein dem Organismus erträgliches Maß herabzudrücken. In gleicher Weise ist der respiratorische Stoffwechsel (besonders in schweren Fällen) sehr gesteigert, bis auf 140—170% des normalen; dasselbe gilt vom Grundumsatz, der um 30, ja bis 70% erhöht sein kann (MAGNUS-LEVY). Man nimmt an, daß die Steigerung der Oxydationsprozesse das Primäre, die des Eiweißumsatzes das Sekundäre sei (FR. MÜLLER). Neben dem Eiweiß tragen auch Fett und Glykogen die Kosten des erhöhten Umsatzes. Bisweilen wurde auch bei normalem Stickstoffgehalt der Entleerungen eine Vermehrung der Phosphorsäure gefunden (SCHOLZ); andere Autoren (GILLES DE LA TOURETTE u. a.) fanden dagegen normale P_2O_5-Ausscheidung.

Klinisch findet sich in der Mehrzahl der Fälle dementsprechend eine starke Reduktion des Körpers sowohl an Muskeleiweiß, als an Fett und an Wasser, die sich in enormen Gewichtsverlusten trotz leidlicher Nahrungsaufnahme ausspricht. Ich beobachtete z. B. bei einer Kranken eine Gewichtsabnahme von 210 auf 90 Pfund in 5 Monaten. Gewichtsabnahmen von 20 Pfund und mehr in wenigen Monaten finden wir meist in der Anamnese unserer Kranken.

Dagegen gibt es auch eine nicht ganz kleine Gruppe von Basedowkranken, die an Gewicht zunimmt, ja außerordentlich fettleibig wird. Meist sind es jugendliche Personen, die den chlorotisch-lymphatischen Habitus tragen. Allerdings geht auch bei diesen fetten Basedowkranken im ersten Beginn des Leidens eine gewisse Abmagerung oft voraus (MÖBIUS). Auch im Verlauf der Therapie beobachtet man trotz Weiterbestehens der Basedowsymptome bisweilen auffallende Gewichtszunahme, die den Status quo ante weit übertrifft. Es dürfte sich dabei um eine thyreogene Fettleibigkeit handeln, wie sich

der M. Basedow ja auch mit anderen Zeichen des Hypothyreoidismus vereinigen kann.

Glykosurie, sowohl echt diabetischer, wie (häufiger) alimentärer Art,
wurde in nicht wenigen Fällen beobachtet (CHVOSTEK, KRAUS); sie scheint
vor allem in sog. Basedowfamilien vorzukommen; wahrscheinlich liegen hier
adrenalinogene Glykämie und Glykosurie vor. Als wichtiges Diagnosticum
sei hier die Steigerung der Glykämie und Glykosurie nach Adrenalininjektion,
ein Stigma grober Sympathicotonie, erwähnt. Auch Polyurie ohne Zuckerausscheidung mit und ohne Polydipsie wurde beobachtet. Über das Fieber
der Basedowkranken existiert eine Anzahl von Beobachtungen; es soll als
vorübergehender Anfall oder als längerer Fieberzustand oder endlich auch als
Inauguralfieber auftreten können. Ziemlich konstant ist es in den akuten
schweren Fällen. Objektive Temperatursteigerungen werden aber trotz des
gesteigerten Hitzegefühls mancher Kranker, wie schon bemerkt, meist vermißt.
Ziemlich häufig scheint mir eine (trotz Bettruhe) relativ hohe mittlere Tages-
temperatur (über 37,2°) mit Neigung zu subfebrilen Steigerungen zu sein,
wie wir sie ähnlich auch bei Chlorosen beobachten.

Die Atmung Basedowkranker ist meist nicht auffallend verändert. Bisweilen soll eine merkliche Flachheit der Einatmung bestehen mit abnorm
geringer inspiratorischer Ausdehnungsmöglichkeit des Thorax (BRYSONSches
Zeichen). Nicht selten ist eine teils durch die subjektiven Herzbeschwerden,
teils durch nervöse, auch hysterische Einflüsse zustande kommende Tachypnoe
(RECKZEH). Eine typische Respirationsstörung der Basedowkranken in Form
von dauernden und paroxysmalen Veränderungen der Atemkurve hat neuerdings HOFBAUER beschrieben. Außerordentlich selten ist die Kombination
mit Bronchialasthma und fibrinöser Bronchitis (HANS CURSCHMANN).

Kehlkopfstörungen sind nicht häufig und wohl meist durch Druckläsionen
des N. recurrens bedingt.

Veränderungen an den übrigen endokrinen Organen sind sehr häufig. Vor
allem ist häufig Hyperplasie der Thymusdrüse in schweren Fällen gefunden
worden. In vielen Fällen fand man auch Veränderungen an Pankreas, Nebennieren, Epithelkörperchen, Hypophyse und Ovarien und nahm an, daß eine
pluriglanduläre Erkrankung vorliege, bei der die Schilddrüse nur als „prima
inter pares" erkrankt, bzw. gestört sei; eine meines Erachtens irrige Lehre.
Die Schwellung der Halslymphdrüsen und Tonsillen ist ebenfalls keine Seltenheit bei unseren Kranken. Es sind sogar Fälle von allgemeiner Lymphomatose
bei BASEDOWscher Krankheit beschrieben worden, die den Charakter der aleukä-
mischen Lymphadenose auch in bezug auf die Steigerung der Lymphocytose
des Bluts zeigten (CARO). Auch Vergrößerungen der Milz sollen nicht ganz
selten vorkommen. Daß auch die Leber gewisse Beziehungen zum Basedow-
symptomenkomplex hat, beweisen die von NEUSSER gemachten Beobachtungen
von Exophthalmus und Tremor bei atrophischer Lebercirrhose; nach meiner
Beobachtung scheint dies Syndrom gar nicht so selten zu sein.

Das Knochensystem ist relativ häufig Veränderungen ausgesetzt. KÖPPEN
u. a. beschrieben abnorme, an Osteomalacie erinnernde Weichheit der Knochen.
In einigen Fällen sah ich schwere nicht puerperale Osteomalacie mit kom-
plettem Basedow kombiniert; in nicht wenigen Fällen von seniler Knochen-
erweichung „basedowoide" Symptome. Auch eine Basedowkyphose wurde
beschrieben.

Das Blut der Basedowkranken zeigt bei normaler Menge der Erythrocyten
und normalem Hämoglobingehalt eine relative Leukopenie mit absoluter
Hyperlymphocytose (TH. KOCHER). Die Gerinnungszeit des Bluts ist meist
verzögert und die Viscosität vermehrt (KOTTMANN). DEUSCH fand die Viscosität

des Gesamtbluts normal, die des Serums aber und den Eiweißgehalt des Serums
— entsprechend der gesteigerten Eiweißverbrennung — stets vermindert, ein
Verhalten, das bei günstiger Behandlung des Falles zur Norm zurückkehrte.

Die **Pathogenese** der BASEDOWschen Krankheit ist noch immer umstritten.
Es ist MÖBIUS' Verdienst, zuerst auf die primäre Rolle der Schilddrüse in
der Pathogenese des M. Basedow hingewiesen zu haben. Durch die klinische
Erkenntnis, daß die Störungen, die durch Entfernung der Schilddrüse entstehen (Myxödem usw.), einen Gegensatz zur BASEDOWschen Krankheit bilden,
kam er zu dem Satz: ,,Das Leiden ist eine Vergiftung des Körpers, die durch
eine **krankhafte Tätigkeit der Schilddrüse** entsteht"; und zwar eine
Hyper- und Dysfunktion.

Die wesentlichste Stütze für die Hyper- und Dysfunktionstheorie lieferte
TH. KOCHER, der auf Grund eines großen Operationsmaterials zu dem Schluß
kam: je mehr Schilddrüsengewebe durch Resektion ausgeschaltet wird, desto
mehr bilden sich die Basedowsymptome zurück. Im Sinne der Hyperfunktions-
lehre sprachen auch die Erzeugung von Basedowsymptomen durch Schild-
drüsenimplantation und die Thyreoidin- und Joddarreichung (bei Disponierten);
ebenso die experimentelle Feststellung, daß die Basedowstruma, falls man
ihr Sekret nach außen ableitet, mehr Sekret liefert als die normale Drüse.
Die Annahme einer Dysfunktion (neben der Hyperfunktion) ist wahrscheinlich,
aber nicht bewiesen.

Daß die Symptome des M. Basedow nicht alle thyreogen sind, wurde bereits
erwähnt. Die neben und als Folge der Hyperthyreose bestehenden Funktionsänderungen **pluriglandulärer** Art, vor allem der Thymus, der Nebennieren
und des Pankreas, aber auch der Keimdrüsen und der Hypophyse können aber
nur selten die vorherrschende Rolle der Schilddrüsenstörung überdecken. Angriffspunkt der Hyperthyreose ist das sympathische Nervensystem; die Mehrzahl ihrer Symptome zeigt die Merkmale der **Sympathicotonie** (Exophthalmus, Tachykardie, Tremor, Lymphocytose, Diarrhöen, Psyche, Adrenalin-
überempfindlichkeit usw.); die spärlicheren vagotonischen Züge (Hyperhidrose,
Amenorrhöe, Obstipation, bisweilen Adipositas) will KRAUS durch Hyperthymisation erklären.

Es ist experimentell wahrscheinlich gemacht, daß dabei das Schilddrüsen-
inkret nicht selbst die Sympathicussymptome des M. Basedow hervorruft,
sondern daß es die Organe des Sympathicus sensibilisiert für die Einwirkung
des ihm adäquaten Hormons, des Adrenalins, das aber nicht, wie man fälschlich
annahm, in vermehrter, sondern in normaler Menge im Blute des Kranken
kreist (GOTTLIEB, O'CONNOR).

ABADIE, MORAT u. a. drehten nun den Spieß um und behaupteten auf Grund
experimenteller Ergebnisse, daß die Erkrankung des Sympathicus (spez. thoracalis) das **primäre** Moment sei: denn durch Reizung desselben glaubten sie
die Hauptsymptome, den Exophthalmus, die Tachykardie und auch eine kongestive Schwellung der Schilddrüse herbeiführen zu können. Auch OPPENHEIM
neigte im Grunde dieser Anschauung zu und spricht von einer (allgemeinen)
Neurose, die sekundär vor allem die Funktion der Schilddrüse beeinflußt. Angesichts der psychogenen Entstehung und Verschlimmerung mancher Fälle
und der für manche unverkennbaren determinierenden Bedeutung der primären neuropathischen Konstitution darf diese Lehre nicht unterschätzt
werden, auch wenn sie nur schwer mit der MÖBIUS-KOCHERschen zu vereinigen ist.

Im Gegensatz zur MÖBIUS-KOCHERschen Lehre von der Hyper- und Dyssekretion
steht diejenige von v. CYON und namentlich BLUM, die die normale Rolle der Schilddrüse
in einer **Entgiftung** des Organismus gegenüber autotoxischen und anderen Produkten

erblickten und in der BASEDOwscheh Krankheit eine Störung dieses Entgiftungsprozesses. BLUM lehrt: die Schilddrüse sondert überhaupt nichts ab, auch kein lebenswichtiges Gift, sondern es spielen sich in ihrem Innern Entgiftungsprozesse ab; die zu entgiftenden Stoffe, gegen die sich der Organismus normalerweise schützen muß, stammen meistenteils aus dem Fleisch der Nahrung und dessen durch Stoffwechsel- und bakterielle Vorgänge im Darm sich bildenden Endotoxinen. Das Hauptentgiftungsmittel der Drüse sieht er im Jod derselben. Logischerweise kommt er darum therapeutisch erstens zur Jodtherapie und zweitens zur Fleischabstinenz bei Basedowkranken und verurteilt die operative Behandlung, ungeachtet ihrer glänzenden Erfolge. Von KRAUS u. a. wurde die BLUMsche Lehre abgelehnt. Sie hat aber das Verdienst, die fleischlose Therapie begründet zu haben, deren Zweckmäßigkeit der erhebliche Rückgang der Morbidität und der Schwere des M. Basedow während der Kriegsernährung (HANS CURSCHMANN) bewiesen hat.

Alles in allem ist die MÖBIUS-KOCHERsche Lehre mit Recht die zur Zeit herrschende und durch die operative Praxis am besten begründete. Daß neben der beherrschenden Hyper- und Dysthyreose und ihrem organischen Substrat einerseits und dem mehr sekundären, pluriglandulären Syndrom die konstitutionelle (nur selten familiäre) sympathicoton-neuropathische Veranlagung die Rolle der Basis zur Erkrankung abgibt, muß für manche Fälle zugestanden werden.

Differentialdiagnose. Der ausgebildete Symptomenkomplex der „Glotzaugenkrankheit" ist so charakteristisch, daß es mit keiner anderen Krankheit verwechselt werden kann. Schwieriger in der Beurteilung sind die beginnenden und dauernd inkompletten Formen des Leidens; sie von kardio-vasomotorischen Neurosen anderer Art abzugrenzen, ist oft nicht leicht, bisweilen fast unmöglich. Das gilt vor allem von jenen Gefäß- und Herzneurosen Jugendlicher, die mit starker Neigung zur Vasodilatation (Emotionserythem, Erythrophobie, Dermatographie) und dem „Cor juvenum" verlaufen. Mit OPPENHEIM möchte ich aber der Ansicht sein, daß in solchen Fällen die Permanenz der Tachykardie ein entscheidendes Kriterium ist. Bei den genannten, nicht thyreogenen Neurosen finden wir allermeist Wechsel von normaler Pulsfrequenz mit akzidenteller, bzw. affektiver Steigerung derselben. Besonders wichtig ist ferner, daß die „gewöhnlichen" Herzneurosen die dem M. Basedow eigenen Steigerungen des Stoffwechsels, insbesondere des Gaswechsels, nicht zeigen. In manchen Fällen kann auch die positive Mydriasis auf Adrenalineinträufelung (für Basedow) entscheiden. Die Lymphocytose ist als unspezifisches Symptom ohne diagnostische Bedeutung. In vielen Fällen wird auch die Eigenart der psychischen Veränderung für Basedow und gegen eine andere Neurose verwendet werden können.

Trotzdem bleibt die Differentialdiagnose bei inkompletten Fällen des Basedow oft schwierig.

Nicht seltene Typen einer solchen sind die Kombinationen von Tachykardie mit unstillbaren Durchfällen, oder mit Haarausfall, oder mit Schweißen und Pigmentveränderungen oder endlich mit einem isolierten Tremor der Hände u. dgl.

Wichtig ist ferner, daß bei einfacher Kropfbildung Herzsymptome besonderer Art vorkommen sollen, die ihre Entstehung verschiedenen Einwirkungen verdanken (MINNICH, FR. KRAUS). Das „Kropfherz" hat aber so viel mit dem Basedowherzen gemein, daß man neuerdings keine Artverschiedenheit, sondern nur eine graduelle Differenz bei Basedow- und Kropfherz annimmt. Wie will man klinisch eine sichere Grenze ziehen zwischen einer inkompletten Form des M. Basedowii mit Vorwiegen der Kreislaufsymptome (womöglich ohne Exophthalmus) und einem Kropfherz?! Daß Kröpfe rein mechanisch durch Druck auf Vagus, Venen und Luftröhre bestimmte Herzsymptome machen können, kann nicht als spezifische Wirkung des Schilddrüsentumors gedeutet werden. Daß man auch bei Myomatose des Uterus einen dem Kropfherz nicht unähnlichen Zustand beobachtet hat (sog. Myomherz), sei hier nur kurz erwähnt.

Therapie. Es ist klar, daß bei der starken Divergenz der ätiologischen und pathogenetischen Auffassungen auch die therapeutischen auseinandergehen müssen. Als sehr wesentliches Moment möchten wir die Entfernung des Kranken aus seinem Beruf (auch in den leichten inkompletten Formen) zuerst nennen; ambulante Kuren werden bei der Basedowschen Krankheit wohl meist versagen.

Für die minderbemittelten Kranken ist das Krankenhaus oder eine Heilstätte der geeignete Ort. Liegekuren im Freien leisten hier sehr Gutes. Schwere Fälle gehören natürlich anfangs stets ins Bett. Dem bemittelten Kranken werden wir vor allem zum Aufenthalt in Höhenluft raten, vorausgesetzt, daß der Zustand kein so schwerer ist, daß er klinische Überwachung erfordert. Es empfehlen sich da je nach Konstitution des Kranken mittlere Höhen oder selbst milde Hochgebirgsorte von 1200 bis 1500 m Höhe; von letzteren sieht man sogar bei längerem Aufenthalt der Kranken ganz besonders gute Erfolge. Aufenthalt an der See wird oft nicht gut vertragen.

Angesichts der ätiologisch und symptomatisch wichtigen psychischen Störungen hat man auch zur Psychotherapie gegriffen, zur Hypnose, Psychoanalyse u. a., in manchen Fällen mit gutem Erfolg (O. Kohnstamm). Im ganzen haben diese Methoden hier nur symptomatische Bedeutung. Daß die seelische Behandlung des Arztes die überempfindliche Psyche des Basedowkranken stets berücksichtigen muß, ist dabei selbstverständlich.

Was die Diät unserer Kranken anbetrifft, so ist man sich heute wohl allgemein darüber einig, daß eine reizlose, wenig Fleisch, mehr Kohlehydrate, Fett, Milch, Gemüse usw. enthaltende Kost für die Kranken das richtige ist; es gelingt hierbei auch relativ am leichtesten das Gewicht der Kranken zu steigern. Appetenz und Toleranz des Kranken sind dabei natürlich zu berücksichtigen, vor allem die Fett-Toleranz bei Neigung zu Durchfällen. Eine Überernährung zum Zweck des Ausgleichs der Umsatzvermehrung paßt sicher nicht für alle. Im Gegenteil hat die Kriegserfahrung gezeigt, daß Basedowkranke bei niedriger Calorienzufuhr, insbesondere was Fleisch und Fett anbelangt, sich bessern. Dieser Erfolg lange fortgesetzter Fleischeiweißtemperenz bestätigt zweifellos die Blumschen Forderungen. Alkoholica, starken Tee und Kaffee schränke man tunlichst ein oder verbiete sie ganz, ebenso den Tabakgenuß.

Von hydrotherapeutischen Maßnahmen werden besonders kohlensaure Bäder oder Bäder mit anderen Zusätzen (Fichtennadelextrakt, Salz usw.) empfohlen, ebenso auch Abreibungen, Halbbäder u. dgl.; meist ist die Wirkung dieser Prozeduren wohl mehr symptomatischer oder gar suggestiver Natur. Man sei aber vorsichtig dabei. Ich habe nach energisch durchgeführten CO_2-Badekuren gefährliche Verschlechterungen gesehen. Nach Nauheim, Orb usw. gehören solche Kranke nicht. Jedenfalls scheint die Hydrotherapie keine besonderen Erfolge zu erzielen.

Dasselbe gilt wohl auch von der Elektrotherapie, wenngleich die stabile Galvanisation des Halssympathicus, die am meisten geübte Methode, sich der Fürsprache auch moderner Kliniker, z. B. Fr. Kraus', erfreut.

In medikamentöser Hinsicht sei vor allem auf das Arsen hingewiesen, das in interner oder (bei empfindlichem Magen und Darm besser) subcutaner Anwendung, z. B. als Solarson, zweifellos nicht selten Gutes leistet. Phosphorpräparate verschiedener Art werden von manchen empfohlen, besonders das Natr. phosphor. 5—10 g pro die (Kocher). Zur Herabsetzung der allgemeinen und vegetativen Erregbarkeit hat man neuerdings oft Kalksalze verordnet; meines Erachtens ohne viel Erfolg. Auch spezifisch die Gefäßnerven beeinflussende

Mittel, Atropin und Ergotin, sind empfohlen worden, erfreuen sich wohl aber keiner größeren Verbreitung. Über die Indikation der Joddarreichung bestehen natürlich sehr verschiedene Ansichten. Diejenigen Autoren, die die Hypersekretionstheorie verfechten, mußten natürlich das Jod, als einen wesentlichen Schilddrüsenbestandteil, aus der Therapie verbannen (MÖBIUS). Auch KRAUS, LANDSTRÖM und viele andere Kliniker sprechen dem Jod jeden therapeutischen Nutzen ab. Andere Autoren (KOCHER, neuerdings NEISSER) empfehlen unter Umständen kleinste Dosen auch zur Vorbereitung vor der Operation. Der Praktiker ist meines Erachtens vor der Jodbehandlung des Basedow am besten prinzipiell zu warnen; noch weit mehr gilt dies natürlich von dem groben Unfug der Thyreoidinbehandlung bei einem Hyperthyreoidismus!

Was die symptomatische Behandlung anbelangt, so werden bei erregten, schlaflosen Kranken nicht selten Sedativa nötig werden und sich oft gut bewähren, z. B. Brom, Valeriana in ihren verschiedenen alten und neuen Darreichungsformen, in schwereren Fällen auch Schlafmittel, wie Adalin, Veronal u. dgl. Die Herzsymptome, vor allem die Tachykardie, sind leider durch unsere gebräuchlichen Cardiaca Digitalis und Strophanthus nicht zu beeinflussen. Natürlich sind sie in ganz schweren Fällen mit den typischen Zeichen der Dekompensation des Herzens wieder indiziert. Weit besser wird die Pulsbeschleunigung durch Chininpräparate, besonders das Chinidin. sulf., beeinflußt (WENCKEBACH). Die Durchfälle verhalten sich, wie bemerkt, nicht selten Opium, Adstringenzien und auch dem Pancreon gegenüber refraktär; ich empfehle trotzdem neben Opiaten in erster Linie größere Dosen von Pancreon, daneben Bettruhe, Wärme und — in schweren Diarrhöefällen vor allem — baldige Operation.

Einen großen Erfolg erhoffe man von der Behandlung der BASEDOWschen Krankheit mit spezifischen Antistoffen. Das verbreitetste Mittel dieser Art ist das Antithyreoidinserum MÖBIUS (Merck), das in Dosen von 0,2, steigend bis auf 2,0, bis auf 5,0 gegeben wird. Es wird aus dem Blutserum entkropfter Hämmel gewonnen. Der Gedankengang dieser Therapie ist der, daß die toxischen Stoffe, die sich im Blut dieser entkropften Tiere anspeichern, bei Individuen, die an einem Überfluß von Schilddrüsensekret leiden, also Basedowkranken, geeignet sein sollen, dieses übermäßig produzierte Sekret zu neutralisieren. Außer dem MÖBIUSschen Mittel wird das Rodagen, ein Präparat, das aus der Milch entkropfter Ziegen hergestellt wird (LANZ), empfohlen. Bezüglich der (anfänglich sehr gerühmten) Erfolge dieser Mittel herrscht heute weitgehende Skepsis; meines Erachtens mit Recht.

Interessant sind die Erfolge, die man durch die Darreichung von Thymus- und Ovarien-Organpräparaten gesehen hat, ohne daß diese Therapie es aber zu größeren Erfolgen gebracht hat.

Alle Methoden der internen Medizin können sich jedoch nicht rühmen, derartig konstante und dauernde Erfolge zu erzielen, wie die chirurgische Behandlungsweise, die partielle Strumektomie nach TH. KOCHER u. a. Seine Methode besteht in einer mehrwöchentlich vorbereitenden allgemein roborierenden Behandlung (mit Natr. phosphor.) und später in der meist mehrzeitig ausgeführten partiellen Strumektomie in Kombination mit der Arterienligatur; womöglich operiere man in Lokalanästhesie und vermeide die Narkose. Falls eine Operation nicht zum Ziele führt, so empfiehlt eine Erneuerung des Eingriffs. Neuerdings hat SUDECK in schwersten Fällen die Totalexstirpation der Schilddrüse mit raschem, völligem Heilerfolg ausgeführt. Falls es gelingt, die Epithelkörperchen hierbei zu schonen oder zu implantieren, hat diese radikale Operation wohl keine Bedenken. Etwaige Myxödemsymptome müßten mit Thyreoidin bekämpft werden. In vielen Fällen hat man außer der Kropf-

auch eine Thymusexstirpation mit Erfolg ausgeführt. Die Fälle, in denen dies notwendig ist, sind aber sicher selten. Die Erfolge der chirurgischen Therapie haben sich von Jahr zu Jahr gemehrt.

Schon im Jahre 1906 konnte KOCHER über 167 Fälle von operativ behandeltem Morbus Basedowii berichten, unter denen 93% Heilung oder weitgehende Besserung erfuhren; dabei betrug die Mortalität nur 5,3%. Zwei Jahre später, 1908, publizierte KOCHER weitere 153 Fälle, unter denen er glatte und völlige Heilung in 76% konstatieren konnte (Mortalität dieser letzten Serie nur noch zwei Fälle). KOCHER konnte also mit Recht sagen, daß in den Händen des berufenen Operateurs die Exstirpation des Basedowkropfs nicht wesentlich gefährlicher sei, als die einer gewöhnlichen Struma. Von neueren, bestätigenden Resultaten sei hier nur noch das von LANDSTRÖM genannt, der an einem großen Material in 71% Heilung oder starke Besserung beobachtete.

Von anderen Methoden, die Basedowstruma zu inaktivieren, sei nur die Röntgenbestrahlung erwähnt. Von vielen Chirurgen wird sie abgelehnt wegen der Verwachsungen, die sie macht, die die spätere Operation erschweren sollen. Zweifellos wirkt aber eine streng dosierte moderne Röntgenbehandlung oft stark und günstig auf die Basedowstruma und den Krankheitsverlauf; oft zu stark, denn man hat Myxödem nach zu intensiven und langen Röntgenbestrahlungen auftreten sehen. Also Vorsicht bei dieser Behandlung! Neuerdings hat man neben der Struma auch die Thymus mit Erfolg bestrahlt. Schließlich ist noch der Sympathicusresektion (JONNESCU, ABADIE) zu gedenken. Die Operationen dieser Autoren wurden neuerdings wieder nachgeprüft, aber meist ohne Erfolg.

Die **Prognose** der BASEDOWschen Krankheit muß heutzutage verschieden formuliert werden, je nachdem ob der Kranke sich einer chirurgischen oder Röntgen-Therapie unterzieht oder nicht. Es unterliegt keinem Zweifel, daß viele leichte bis mittelschwere und besonders inkomplette Fälle, vor allem, wenn sie viel Zeit und Geld auf ihre klimatische und sonstige Therapie verwenden können, auch ohne Operation durch eine interne Behandlung gesunden können. Allerdings erfolgt diese Heilung fast stets nur langsam in Monaten, ja selbst in Jahren. Dabei handelt es sich oft nicht um wirkliche Totalheilungen, da ein oder das andere Symptom zurückbleibt: z. B. ein Rest des Exophthalmus oder ein leichter Tremor, psychisch-nervöse Störungen, oder endlich eine Neigung zur Tachykardie. In sehr seltenen Fällen hat man mit dem Ausgang der BASEDOWschen Krankheit in ihr Gegenteil, das Myxödem, zu rechnen. Die Mortalität des M. Basedowii schwankt nach den Angaben der Literatur zwischen 10 und 25%; ich glaube, daß diese Zahlen zu hoch gegriffen sind und die zahlreichen harmlosen, leichten und inkompletten Fälle zu wenig berücksichtigen. Vollends werden diese Mortalitätszahlen zu vermindern sein, wenn die chirurgische Behandlung noch weiteres Feld gewinnt. Jedenfalls bleibt das Wort, das KOCHER dem Kongreß für innere Medizin in München zurief: „Schicken Sie uns die Basedowkranken nicht zu spät zur Operation", sehr zu beherzigen.

2. Mxyödem.

A. Das Myxödem des Erwachsenen.

Das spontane Myxödem kann, ebenso wie das postoperative, in pathogenetischer und vielfach auch klinischer Beziehung als das direkte Gegenteil der BASEDOWschen Krankheit bezeichnet werden: während diese nach MÖBIUS-KOCHER als spezifisch hyperthyreoider Zustand aufgefaßt werden muß, handelt es sich hier um einen thyreopriven Symptomenkomplex.

Das Myxödem wurde zuerst von W. GULL (1873) beschrieben; HADDEN wies als erster auf den kausalen Zusammenhang des Leidens mit der Schilddrüse hin. Von deutschen Autoren sind VIRCHOW, EWALD, KOCHER, MAGNUS-LEVY, SCHOLZ u. a. als Bahnbrechende in der Pathologie des Leidens zu nennen.

Klinischer Begriff. Unter Myxödem verstehen wir eine im mittleren oder meist höheren Lebensalter spontan und chronisch beginnende und verlaufende Kachexie, deren augenfälligste Symptome ein chronisches, meist derbes Ödem der Haut mit Anhidrose (vor allem an Gesicht und Extremitäten), eine erhebliche Herabsetzung und Verlangsamung aller Stoffwechselvorgänge und allgemeiner körperlicher und psychischer Verfall sind; die Ursache erblicken wir in einer Funktionsverminderung bzw. Erkrankung der Schilddrüse.

Ätiologie und Pathogenese. Als auslösende Ursachen des Myxödems sind verschiedenartige Noxen geschildert worden: vor allem Aufregungen, Sorgen und andere psychische Traumen, rasch sich wiederholende Geburten, schwere Blutungen (MAGNUS-LEVY), Infektionskrankheiten (am häufigsten Erysipel, Influenza, Dysenterie u. a.); auch die Lues wurde ätiologisch beschuldigt. Bei Frauen ist die Menopause eine sehr wichtige Auslöserin des Myxödems (HANS CURSCHMANN). Bemerkenswert ist endlich, daß dauernde Unterernährung das Auftreten des Leidens begünstigt, da die Schilddrüse bei Hunger weit stärker atrophiert als alle anderen Organe (vgl. auch ihre hochgradige Hypofunktion beim hungernden Menschen und winterschlafenden Tier!). Neben diesen exogenen Faktoren sind aber die endogenen nicht zu vergessen: Auch beim Myxödem des erwachsenen und höheren Lebensalters sind nicht selten konstitutionelle Momente nachweisbar. Daß hereditäre Momente wirksam sein können, zeigen die Beobachtungen von familiärem Mxyoedema adultorum (PUTNAM, W. ORD).

Über die pathogenetische Rolle der Schilddrüsenerkrankung für das Myxödem sind sich alle Autoren einig, denn das Leiden ist dem Symptomenbild nach totaler Schilddrüsenentfernung völlig identisch (bis auf das Fehlen der Tetanie). Pathologisch-anatomisch handelt es sich nach EWALD stets um eine mehr oder minder hochgradige Atrophie der Schilddrüse. Diese wird in fast allen Sektionsfällen als in toto verkleinert bezeichnet, oft als „hart, fibrös, von gelblich-weißer Farbe". Mikroskopisch zeigt sich eine starke Wucherung des interalveolären Bindegewebes, die eine Verödung des drüsigen Parenchyms herbeiführt. Die (seltene) Vergrößerung der myxödematösen Schilddrüse ist regelmäßig auf strumöses Wachstum des Interstitiums und nicht auf Vermehrung des Drüsengewebes zurückgeführt worden. Ausgelöst wird diese Drüsenatrophie, abgesehen von anderen exogenen Momenten, wie bemerkt, besonders oft durch die Klimax; der funktionelle und somatische Rückgang der Keimdrüsen führt zu einem ebensolchen der Schilddrüse. Von anderen endokrinen Syndromen sei die Hypoplasie der Hypophyse (PONFICK) und die Unterfunktion der Nebennieren hervorgehoben. Trotzdem ist es nicht richtig, von einer pluriglandulären Insuffizienz mit vorwiegender Beteiligung der Schilddrüse zu sprechen, da Atrophie oder Entfernung dieser Drüse allein genügt, das volle Bild des Myxödems hervorzurufen.

Symptomatologie und Verlauf. Das Leiden ist im ganzen selten, in England und Belgien anscheinend häufiger als in Deutschland. Während und nach dem Kriege ist es unter der Einwirkung der Unterernährung bei uns häufiger geworden. Länder, in denen endemischer Kretinismus häufig ist, haben anscheinend keine auffällig hohe Myxödemmorbidität (MAGNUS-LEVY). Es befällt weit mehr Frauen als Männer (Morbiditätsverhältnis von 4:1, EWALD) und bevorzugt die Verheirateten und Mütter vor den Jungfrauen. Der Beginn, meist langsam und schleichend, fällt meist ins Rückbildungsalter; das Initialstadium mit seinen unklaren Symptomen kann sich über viele Monate, bisweilen über Jahre hinziehen, bis endlich der Eintritt der klassischen Hautveränderungen die Diagnose ermöglicht. Es sind aber auch Fälle beschrieben worden, in denen z. B. nach einer entkräftenden Krankheit das Leiden ziemlich akut einsetzte. Die Krankheit beginnt in der Regel mit ganz allgemeinen Störungen, einem langsamen körperlichen und psychischen Rückgang, meist einem einfachen Nachlassen der körperlichen und seelischen Kraft und Energie, viel seltener mit „neurasthenischen" oder „hysterischen" oder auch vasoneurotischen Symptomen. Früher oder später beginnt dann die Hautveränderung vor allem im Gesicht: es kommt langsam zu einer eigentümlich elastisch-ödematösen Schwellung der Augenlider, der Wangen, der Lippen, der Nase, der Ohren, kurz der ganzen Gesichtshaut. Die Schwellung ist meist blaß, bisweilen porzellanähnlich, häufig sind

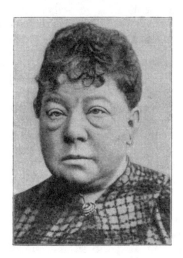 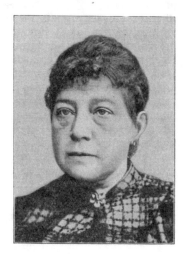

Abb. 3 und 4. Myxödem.
Vor der Behandlung.   Nach der Behandlung.
(Nach MAGNUS-LEVY.)

dabei Arocyanose und Teleangiektasien. Sie ist nicht weich und teigig wie der kardiale oder renale Hydrops, sondern praller und derber; der Fingerdruck vermag keine Dellen zu erzeugen. Die Haut der Myxödemkranken ist auf ihrer Unterlage gut, oft abnorm verschieblich.

Auf der Höhe des Leidens hängen die Wangen wie „Backentaschen" herab, die Gegend des unteren Lides bildet plumpe Säcke, die Augen werden zu schmalen Schlitzen, die Oberlippe schiebt sich rüsselförmig vor, die Stirn legt sich in unbewegliche derbe Falten. Dieser plumpe Kopf, dem der eines wassersüchtigen Eskimos ähneln müßte, sitzt auf einem ebenso plumpen, kurzen Hals, an dem vorn und seitwärts bisweilen Wülste hervortreten. Auch die Hände werden früh befallen: sie werden plump, gedunsen, schließlich hochgeschwollen wie „Fausthandschuhe" (EWALD). Dabei nehmen sie nur im Breiten- und Dickenwachstum zu, im Gegensatz zur Acromegalie; die Nägel erleiden häufig Veränderungen (Brüchigkeit, Ausfallen). An den Füßen finden sich analoge Hautveränderungen wie an den Händen. Auch die Körperhaut wird in Mitleidenschaft gezogen, wenn auch oft nicht in demselben Maße, wie Kopf und Extremitäten;

der Rumpf kann dadurch plump und faßförmig werden. Die Haut zeigt folgende
bemerkenswerte Eigenschaften, die derjenigen der Basedowkranken direkt
entgegengesetzt sind: sie ist verdickt, hyperkeratotisch und spröde, rauh abschilfernd und auffallend trocken; stets ist die Hauttemperatur erniedrigt,
es besteht auch meist subjektives Kältegefühl. Der elektrische Leitungswider-
stand der myxödematösen Haut wurde erhöht gefunden.

Die Haare des Kopfs, oft auch die des Körpers, fallen aus oder werden
spärlich, bisweilen mißfarben. Alopecia totalis des Kopfs ist ein wichtiges
Symptom des Leidens. In einzelnen Fällen wurde abnorme Behaarung (Weiber-
bart) gefunden. Auch die Schleimhäute des Mundes, der Zunge, des Rachens
und des Kehlkopfes werden bisweilen von der Pachydermie betroffen.

Mit Zunahme der Hautveränderung wird auch der ganze Mensch verändert:
die Bewegungen (vor allem der Gang) werden langsamer und schwerfälliger,
die grobe Kraft nimmt (ohne daß es zu direkten Lähmungen kommt) ab, die
Muskulatur atrophiert, die Kranken werden schließlich in schweren Fällen
invalide und hilflose Krüppel. Vielleicht noch rascher als der körperliche Verfall
vollzieht sich häufig (nicht immer) der geistige. Die Kranken verarmen
geistig; sie werden stumpf, interesse- und energielos, ihre Affekterregbarkeit
sinkt; fast immer besteht eine deprimierte Stimmung; auch das Gedächtnis
nimmt ab, ebenso die Urteilskraft. Diese einfache Abnahme der gemütlichen
und intellektuellen Kräfte ist das häufigste Bild der Seelenstörung; viel seltener
ist es mit halluzinatorischer Verwirrtheit und manischen oder melancholischen
Symptomen vermischt. In seltenen Fällen kann übrigens trotz hochgradiger
körperlicher Veränderungen jede Intelligenzstörung fehlen (Magnus-Levy).
Von subjektiven Erscheinungen sind weiter die sehr häufigen Kopf- und rheumatischen Schmerzen und Schwindel zu nennen. Von seiten der Hirnnerven
ist eine Abnahme des Gehörs nicht selten (Oppenheim). Veränderungen von
seiten des Sehnerven wurden vereinzelt beobachtet; Störungen der übrigen Hirnnerven sind sicher enorm selten. Veränderungen der Sprache scheinen fast
regelmäßig vorzukommen: die Stimme wird rauh, tief und monoton; auch die
Artikulation soll bisweilen leiden (Silbenstolpern).

Die Sensibilität bleibt, abgesehen von dem subjektiven und objektiven
Kältegefühl, meist von Störungen verschont. Außer der allgemeinen Schwerbeweglichkeit sind eigentliche motorische Veränderungen sehr selten; in einigen
Fällen wurde Tremor der Hände beobachtet. Als interessantes, aber (im Hinblick auf die Genese des Myxödems) bei der Erkrankung der Erwachsenen
auffallend seltenes Syndrom ist die Tetanie zu nennen (Kräpelin u. a.). Sie
kann mit Epilepsie, bzw. Petit mal kombiniert sein. Die Sehnenreflexe werden
meist als normal, bisweilen als herabgesetzt geschildert.

Von den inneren Organen ist vor allem der Schilddrüse zu gedenken.
Sie wird in den meisten Fällen bei der Betastung als klein oder sogar völlig
fehlend gefunden. Bisweilen ist die Drüse aber auch deutlich vergrößert und
auffallend hart.

Von den übrigen Organen sah man angeblich relativ oft die Nieren geschädigt (Albuminurie und Cylindrurie). Auf Grund großer eigener Erfahrung
bezweifle ich das und glaube an diagnostische Verwechslung mit chronischen,
milden Nephrosen, die ja auch auf Thyreoidin bisweilen entwässern (Eppinger).
Das Herz ist meist nach rechts und links erweitert, von träger Aktion, der
Puls verlangsamt, der Blutdruck oft herabgesetzt. Elektrokardiographisch
fand sich Fehlen der Vorhofzacke und Terminalschwankung; dabei völliges
Fehlen der A-Zacke auch in der Venenpulskurve (Zondeck). Die vasomotorische
Erregbarkeit der Peripherie ist gleichfalls stark herabgesetzt. Die Adrenalin-
prüfung des Sympathicustonus ergibt überall Verminderung oder Ausfall der

Reaktionen. Nicht ganz selten beobachtet man beim Myxödem Symptome der hämorrhagischen Diathese. Von Störungen des Stoffwechsels sei die Glykosurie hervorgehoben (EWALD), die aber sehr selten zu sein scheint. Im Gegenteil ist sicher, daß Mxyödemkranke vermindert oder gar nicht hyperglykämisch oder glykosurisch auf Adrenalin und Traubenzuckerzufuhr reagieren. Genaue Untersuchungen über den Gaswechsel der verschiedenen Formen des Hypothyreoidismus (MAGNUS-LEVY) ergaben: alle schweren Fälle zeigen eine hochgradige Herabsetzung des Gaswechsels auf ca. 50 bis 60% der bei Gesunden beobachteten Werte; wieder ein höchst charakteristischer Gegensatz zum M. Basedowii. Die Einschränkung der Oxydationsvorgänge äußert sich hauptsächlich in einem kleinen Eiweißstoffwechsel; es wird Eiweiß angesetzt; auch der Eiweißgehalt des Blutserums ist (zusammen mit dessen Viscosität) gesteigert (DEUSCH). Auch die NaCl- und Wasserausscheidung sind stark verzögert und vermindert (EPPINGER). Der Appetit der Kranken ist meist vermindert, der Stuhlgang stets träge, ein ungemein wichtiges, oft frühestes Symptom. Die Magensaftsekretion ist oft vermindert und sub- oder anacid; Magen sowohl als Darm, besonders der Dickdarm, zeigen hochgradige Atonie (DEUSCH). Das Körpergewicht ist auf der Höhe des Leidens stets stark vermehrt. Alterationen der Geschlechtstätigkeit sind bei unseren Kranken fast konstant. Bei Frauen finden sich meist physiologische Menopause oder Amenorrhöe und Frigidität. Bei Männern wurde Verminderung und Verlust der Potenz gefunden. Das Blut zeigt meist sekundäre Anämie und auch Leukopenie mit relativer Lymphocytose.

Von seiten des Bewegungsapparates ist die nicht seltene chronische Synovitis des Kniegelenks, die weit seltenere Polyarthritis chronica und die Kombination mit Osteomalacia tarda oder seniiis (HANS CURSCHMANN) zu nennen (vgl. die Ostheopathien der Jugendlichen).

Oft findet sich eine Nabelhernie.

Die **Differentialdiagnose** des spontanen Myxödems der Erwachsenen ist meist nicht schwierig, sobald die typischen Hautveränderungen sich eingestellt haben. In dem oft vorausgehenden Stadium der langsamen, allgemeinen körperlichen und psychischen Reduzierung ist die Diagnose natürlich oft unklar.

Auf der Höhe des Leidens sind differentialdiagnostisch folgende Zustände zu berücksichtigen: vor allem das chronische Erysipel der Nase und Lippen, das, fieberfrei verlaufend und beständig exacerbierend, äußerlich ein inkomplettes Mxyödem vortäuschen kann. Dasselbe gilt von den flüchtigen oder chronischen Ödemen verschiedensten Ursprungs und von dem syphilitischen Pseudomyxödeme (OPPENHEIM). Auch das — recht selten stärker ausgeprägte — Stadium des harten Ödems der Sklerodermie hat nur äußerliche Ähnlichkeit mit dem Myxödem. — Daß bei Dementia praecox ein dem Mxyödem nicht unähnlicher Habitus eintreten kann (MEIGE und DIDE), kann ich aus eigener Erfahrung bestätigen. Die verschiedenen Arten der pathologischen Fettansammlung (DERCUMsche Adipositas dolorosa, die Lipomatosis perimuscularis (HEINR. CURSCHMANN) u. a. können eine gewisse Ähnlichkeit mit dem Mxyödem aufweisen; es sei übrigens bemerkt, daß von manchen Autoren die DERCUMsche Krankheit ebenfalls als ein Hypothyreoidismus aufgefaßt wird.

Inkomplette Formen des Myxödems, von HERTOGHE als „Hypothyreoidie bénigne chronique" bezeichnet, sind nicht selten, recht vielgestaltig und diagnostisch wichtig. Während der Kriegsernährung traten sie besonders oft auf. Bei ihnen pflegen die pachydermischen Hautveränderungen zu fehlen; Ödeme sind inkonstant oder flüchtig. Relativ oft besteht chlorotischer oder thymolymphatischer Habitus. Thyreogene Fettsucht ist häufig, es kommt aber auch normaler Panniculus und auch Abmagerung vor. Oft überwiegen subjektive

Störungen: Schlappheit, Müdigkeit, Obstipation, Kältegefühl, psychische Reduzierung. Meist kommt es zur Hypo- oder Amenorrhöe.

Sehr häufig sind Dermatosen pustulöser, ulceröser oder ekzematöser Art von großer Hartnäckigkeit. Onychien und Paronychien, Ausfallen und Brüchigwerden der Nägel, Haarausfall, schmerzloser Verlust der Zähne und ähnliche trophische Störungen sind gleichfalls häufig.

Als Beispiele erwähne ich folgende Syndrome: flüchtiges Ödem des Gesichts, mäßige Depression, Anacidität des Magens und Obstipation, dabei Gewichtszunahme; oder: Fettsucht, Menopause, geistige Trägheit, pustulöse Dermatitis chronica, oder: Psychische Verarmung, chronisches „unheilbares" Ekzem, Obstipation, Amenorrhöe; oder: totaler Verlust des Kopfhaars, Kopfweh, Hypomenorrhöe, Müdigkeit. In allen solchen Fällen (eigenen Beobachtungen) sichert der prompte Erfolg des Thyreoidins die Diagnose.

Die Fälle betreffen meist jugendliche Mädchen und Frauen, seltener postklimakterische. Männer werden nur ausnahmsweise befallen.

In Stoffwechsel und Kreislauf, sowie im Verhalten des Blutes zeigten solche Fälle bisweilen deutliche Verwandtschaft mit echtem Myxödem.

Die Ätiologie wurzelt meist in der konstitutionellen Anlage; Infekte, psychische Einwirkungen, Unterernährung usw. können das Auftreten des Leidens veranlasesn. Die Thyreoidinbehandlung wirkt auch hier meist glänzend. Die Prognose ist demnach meist gut.

B. Die Kachexia strumipriva

stellt eine dem spontanen Myxödem meist überaus ähnliche Erkrankung dar, die sich nur dadurch von diesem unterscheidet, daß durch plötzliche Funktionsvernichtung der Schilddrüse die thyreoprive Kachexie meist rasch eintritt und oft mit Tetanie gepaart ist.

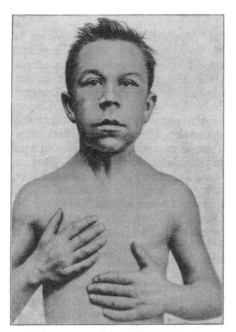

Abb. 5. Kachexia strumipriva bei 28jähr. Mann (vor der Behandlung). (Nach MAGNUS-LEVY.)

Das Verdienst, diese schwerste Folge der lokalen Schilddrüsenentfernung zuerst mit dem spontanen Myxödem als artgleich erkannt zu haben, gebührt TH. KOCHER (1883).

Das postoperative Myxödem war früher, bevor man die schweren Folgen der totalen Strumektomie erkennen gelernt hatte, nicht ganz selten (ebenso wie die strumiprive Tetanie). Sie wurde naturgemäß in Kropfgegenden und bei Kropfdisponierten (Frauen) am relativ häufigsten beobachtet.

Bald nach der Strumektomie — eine bis mehrere Wochen hinterher, seltener erst nach Monaten oder gar Jahren — erkranken die Operierten an ganz allgemeinen Symptomen: Schwere und Mattigkeit in den Gliedern, Kraftlosigkeit, Zittern, Kältegefühl u. dgl. Dazu tritt mehr oder weniger bald eine sich langsam steigernde Abnahme der psychischen Funktionen: die geistige Lebhaftigkeit, das Interesse am Beruf, das

Gedächtnis schwinden, die Kranken veröden geistig. Je jünger das betroffene Individuum ist, desto schwerer pflegen die geistigen und körperlichen Ausfallserscheinungen zu sein. Zugleich treten die dem Myxödem analogen Veränderungen der Haut auf; die Haare des Kopfes und Körpers fallen aus. Dazu stellt sich oft — nicht immer — allgemeine Fettleibigkeit ein. Die Genitalien bleiben bei Jugendlichen infantil, bei Erwachsenen zeigen sie entsprechenden Funktionsrückgang. Ebenso pflegt bei diesen Kranken das ganze Wachstum auf der kindlichen Stufe stehen zu bleiben; besonders charakteristisch zeigt sich dies an der Knochenentwicklung: die Epiphysenknorpelfugen bleiben ungeschlossen und können bei einem Dreißigjährigen den Eindruck von denjenigen eines Vierzehnjährigen machen. Auch die geistige Entwicklung dieser Individuen bleibt auf der kindlichen Stufe stehen.

Bezüglich des Stoffwechsels, des Bluts, des Kreislaufs usw. gilt das gleiche wie beim genuinen Myxödem. Infolge Mitexstirpation der Epithelkörperchen erkranken die strumipriven Fälle meist auch an Tetanie oder (seltener) Tetanie-Epilepsie.

Nicht alle anscheinend total Strumektomierten erkranken an Myxödem und Tetanie (vikariierendes Eintreten erhaltener oder verlagerter E. K. ?). Auch hat man Fälle beobachtet, in denen das Myxödem nur geringe Grade erreichte, oder Fälle, in denen anfänglich schwere Symptomenkomplexe sich spontan zurückbildeten. In manchen dieser Fälle ließ sich als Ursache dieser fehlenden Progredienz oder der Spontanbesserung das Anschwellen eines kleinen, bei der Operation zurückgelassenen Strumarestes feststellen (REVERDIN).

Beiläufig sei erwähnt, daß auch nach partieller Strumektomie Myxödem bisweilen beobachtet wurde; als Ursache dieser Erscheinung fand KOCHER eine postoperative Atrophie in den nicht exstirpierten Drüsenteilen.

Die **Prognose** des ausgebildeten spontanen Myxoedema adultorum ist, wenn nicht planmäßig therapeutisch eingegriffen wird, meist schlecht. Die Kranken erliegen nach vieljähriger Krankheit entweder der Kachexie selbst oder interkurrenten Krankheiten. Beim operativen Myxödem scheinen die Chancen ein wenig besser zu stehen; hier sind, wie wir oben sahen, spontane Stillstände und lange Remissionen bisweilen beobachtet worden: in den meisten Fällen allerdings endete früher auch diese Form in 4 bis 5 Jahren mit dem Tode (EWALD).

Die kausale **Therapie** des Myxödems hat diese infauste Prognose allerdings sehr wesentlich gebessert. Es ist klar, daß die Behandlung in einer den Defekt ausgleichenden spezifischen Organtherapie, d. i. in der Darreichung von Schilddrüsensubstanz bestehen muß. Die einfachste Form der Darreichung, die tierische Schilddrüse selbst in rohem oder gekochtem Zustande zu geben (per os oder sogar per clysma), hat zwar sichere Erfolge erzielt, ist aber doch wegen mannigfacher Übelstände (leichtes Faulen, schlechter Geschmack, Verwechslung mit anderen Drüsen) nicht durchgedrungen. Eine andere theoretisch ideale Substituierung der Drüse wäre die der Implantierung eines gesunden (womöglich artgleichen) Organs. Sie wurde zuerst von TH. KOCHER versucht (in den Hals), später von SCHIFF, BIRCHER, HORSLEY u. a. (meist in die Bauchhöhle) ausgeführt, teils mit gutem, teils mit negativem Erfolge. In neuerer Zeit haben PAYR die Implantation in die Milz und A. KOCHER die in das Knochenmark (Epiphysen) mit Erfolg unternommen.

Trotzdem bleibt einstweilen die bequemste und harmloseste Therapie diejenige mit den bewährten Organpräparaten. Von deutschen Präparaten empfehle ich als zuverlässigste die Thyreoidintabletten von MERCK (zu 0,1 und 0,3 g). Man gibt Erwachsenen täglich 1 bis 4 Tabletten (zu 0,3), womöglich langsam steigernd, und Kindern anfangs $^1/_3$ bis $^1/_2$ Tablette (also 0,1 bis 0,15 g) ein- bis zweimal pro die allmählich steigend bis zu höchstens 2 Tabletten.

Die Hauptsache bei der Organtherapie ist eine ausdauernde, aber stets vorsichtige Behandlung. Man gebe die Tabletten je nach Erfolg viele Monate lang mit Einschaltung von kurzen Pausen konsequent fort, wenn nötig, auch ein Jahr lang und länger. Dabei berücksichtige man, daß es einerseits Menschen mit Idiosynkrasien gegenüber kleinsten Dosen gibt (Auftreten von Tachykardie, Wallungen, Durchfällen, Tremor), und andererseits im Verlauf der Behandlung allmählich Intoxikationserscheinungen derselben Art auftreten können. Im ganzen sind bei vorsichtiger Steigerung die letzteren Fälle sicher sehr selten. Es empfiehlt sich schließlich, wenn die Heilung eingetreten ist, kleinste Dosen gleichsam als Prophylakticum noch lange fortzureichen.

Andere, nicht spezifische Medikamente sind überflüssig.

Meist tritt schon wenige Tage nach Beginn der Behandlung eine Veränderung der Hautbeschaffenheit, Rückkehr der Schweißbildung und normalen Hautwärme, Abnahme der Fettanhäufungen und damit sehr beträchtliche Gewichtsabnahme (z. B. 22 Pfund in 4 Wochen, Magnus-Levy), normaler Stoffwechsel und Stuhlgang, Wiederkehr des Haarwuchses und vor allem Wiederherstellung in psychischer Beziehung ein; die Patienten werden körperlich und geistig „wie neugeboren". Bei jugendlichen Patienten erfolgt (selbst jenseits der zwanziger Jahre) erneutes Knochenwachstum (Verschwinden der Knorpelfugen an den Epiphysen), Bartwuchs und normale geschlechtliche Entwicklung an Stelle des Infantilismus; ein 28jähriger Patient von Magnus-Levy konnte sich nach zweijähriger Behandlung mit Stolz eines Schnurrbarts und — einer Gonorrhöe rühmen!

Adipositas dolorosa (Dercumsche Krankheit). Bei Frauen mittleren oder höheren Alters (am häufigsten bei klimakterischen), sehr selten bei Männern, kommt es zu einer starken allgemeinen oder auch umschriebenen lipomartigen Fettansammlung, die besonders Rumpf, Nacken, Bauchdecken und die oberen Extremitätenabschnitte, vor allem die Oberschenkel, fast niemals Gesicht und Hände befällt; die Fettanhäufungen haben die merkwürdige Eigenschaft, sowohl spontan, als auf Druck enorm schmerzhaft zu sein. Das Leiden kann sich mit Konstitutionsanomalien und — anscheinend besonders oft — mit Psychoneurosen meist depressiver Färbung kombinieren. In einigen Fällen wurden regressive Veränderungen an der Schilddrüse gefunden, so daß manche Autoren das Leiden als thyreogenes bezeichnen. Gegen einen reinen Hyperthyreoidismus spricht aber der normale Gaswechsel (Grafe) und die normale Viscosität und Eiweißkonzentration des Blutserums (B. Frowein), desgleichen gelegentliches Versagen der Thyreoidinbehandlung. Trotzdem bleibt eine gewisse Mitbeteiligung der Schilddrüse (Dysthyreose) wahrscheinlich und eine Thyreoidinbehandlung stets des Versuchs wert; in einigen Fällen sah ich überraschende Erfolge von ihr. Vereinzelt hat man auch Tumoren der Hypophyse gefunden. In den meisten Fällen fehlen aber cerebral-hypophysäre Symptome. Mit Oppenheim möchte ich übrigens davor warnen, die Diagnose des Leidens zu leichtherzig zu stellen. Das Syndrom Adipositas und genuine oder klimakterische Hysterie ist so häufig, daß die Gefahr naheliegt, auf Grund von hysterischen Neuralgien, hyperalgetischen Zonen u. dgl. bei derartigen Kranken viel zu häufig die Dercumsche Krankheit anzunehmen. — Die Adipositas dolorosa hat übrigens Beziehungen zur symmetrischen Lipomatosis verschiedener Art bei Männern, die auch in statu nascendi mit Schmerzen einhergehen kann. Daß auch bei solchen Fällen Beziehungen zur Schilddrüse bestehen können, zeigte mir ein Fall, der mit Basedowsymptomen und Pigmentierungen kombiniert war.

C. Das Myxödem der Kinder und der Kretinismus.

Die Lehre vom endemischen und sporadischen Kretinismus und ihrem
Verhältnis zum Myxödem ist lange Gegenstand von eifrigen Kontroversen
gewesen. Ich schließe mich in folgendem im wesentlichen den Ergebnissen
von FRIEDRICH PINELES an. Wir unterscheiden mit PINELES im Symptomenbild
des **sporadischen Kretinismus** zwei Formen: 1. die Thyreoaplasie, das
kongenitale Myxödem, 2. das infantile Myxödem.

a) Thyreoaplasia congenita.

Das Leiden ist in seinem Auftreten nicht auf Kropf- und Kretingegenden
beschränkt, sondern kommt überall vor. Das weibliche Geschlecht soll stark

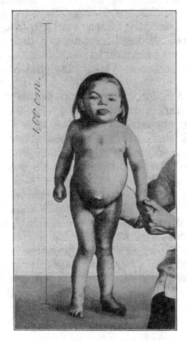 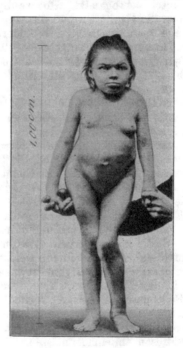

Abb. 6. Sporad. Kretinismus (Thyreoaplasia congenita). 14jähr. Mädchen vor der Behandlung.

Abb. 7. Derselbe Fall nach 4jähriger Behandlung.

(Nach MAGNUS-LEVY.)

überwiegen. Was Heredität in homologer oder anderer Beziehung anbetrifft,
so lauten die Angaben verschieden; es scheint aber, daß außer der „neuropathischen Veranlagung", der Tuberkulose und der Konsanguinität keine
Belastung, speziell mit Kropfkrankheiten vorhanden zu sein pflegt; sie kann
aber vorkommen. Der Verlauf gestaltet sich so, daß die Kinder anscheinend
normal geboren werden und sich (nach Ansicht der Mutter) auch normal entwickeln; der erfahrene Arzt vermag in solchen Fällen aber doch schon in den
ersten Monaten das beginnende Myxödem zu erkennen. Erst mit einem halben
Jahre oder später beginnen die auffälligen und groben Störungen: die körperliche
Entwicklung stockt, ebenso die psychische. Die Kinder, die munter und frisch

waren, womöglich schon Geh- und Sprechversuche gemacht hatten, verlieren diese Fortschritte wieder. Allmählich entwickelt sich das Bild des myxödematösen Kretins: die Haut wird dick, aber meist schwammig, die Lippen werden gewulstet, die Nase breit, die Augen durch Schwellung der Lider klein und schlitzförmig. Dazu kommen Fettwülste, vor allem an den Seiten des Halses, dicker Bauch und häufig ein Nabelbruch. Das Knochenwachstum bleibt zurück, die Fontanellen bleiben abnorm lange offen, die Knorpelfugen an den Epiphysen persistieren bis jenseits der zwanziger Jahre (Scholz). Die Plumpheit der Extremitäten beruht, da eigentliche Veränderungen (außer der Hypoplasie) an den Knochen fehlen, auf der Gewebszunahme der Weichteile. Stets entwickelt sich abnorme Fettleibigkeit, während das Längenwachstum stark zurückbleibt (vgl. Abb. 6 und 7). Der Stoffwechsel ist verlangsamt, der Gasaustausch herabgesetzt. Hochgradige Verstopfung ist die Regel. Regelmäßig bleiben die Genitalien und die sexuale Entwicklung früh-infantil.

Alle diese kretinösen Veränderungen sind in Fällen von Thyreoaplasie stets hochgradig ausgebildet. Trotzdem ist die Lebensdauer dieser Geschöpfe, wenn auch oft, so doch nicht immer beschränkt; es sind z. B. Fälle beobachtet, die trotz größter Hinfälligkeit und totaler Verblödung das 37. Jahr erreichen.

Die Ursache des Leidens ist nach den Forschungen von Bourneville, Pineles, Knöpflmacher, Erdheim u. a. stets in dem angeborenen totalen Fehlen der Schilddrüse zu suchen; genaueste mikroskopische Untersuchungen (Erdheim) haben stets nicht einmal mikroskopische Reste einer Anlage des Organs konstatiert. Die Tatsache erklärt die erwähnte ganz konstante maximale Schwere aller Erscheinungen. Der Umstand, daß die schweren Störungen schon bei der Geburt vorhanden waren und erst Mitte oder Ende des ersten Jahres auftreten, kann vielleicht so gedeutet werden, daß im Fötalleben dem Kinde durch das mütterliche Blut genügend Schilddrüsensekret mitgeteilt wird, und daß durch die Milch der Mutter dem Kinde ebenfalls diese Stoffe zuteil werden. Warum sterben nun nicht alle kongenital Myxödematösen rasch an ihrem Defekt? Diese eigentümliche Tatsache scheint dank der Forschungen von Pineles, Erdheim u. a. dadurch erklärt zu sein, daß in den Fällen von Thyreoaplasie die Glandulae parathyreoideae sich in der Regel normal entwickelt vorfinden, (die vielleicht vikariierend für die Schilddrüsen eintreten). Thyreoaplatische erkranken darum auch nicht an Tetanie, als deren Ursache wir ja sicher organische oder funktionelle Läsionen der Nebenschilddrüsen annehmen müssen.

Neben der Thyreoaplasie kommen auch angeborene Fälle von Thyreohypoplasie vor, die entsprechend leichtere Symptome machen und bisweilen erst zur Zeit der (ausbleibenden) Pubertät erkennbar werden.

Über Diagnose und Therapie dieser Form sei am Schlusse des Abschnitts gesprochen.

b) Das infantile Myxödem.

Im Gegensatz zur Thyreoaplasie handelt es sich hier nicht um eine angeborene Anomalie, sondern um einen im mittleren Kindesalter sich erst entwickelnden echten Krankheitsprozeß. Auch diese Kinder werden gesund geboren, entwickeln sich aber auch meist bis zum fünften oder achten Lebensjahre ganz normal. Es handelt sich eben um ein echtes Myxoedema spontaneum, nur daß es junge Kinder befällt. Dementsprechend ist auch in den Ländern des spontanen Myxödems England und Belgien besonders häufig, bevorzugt weibliche Individuen und ist in den Gegenden des Kropfes und des endemischen Kretinismus nicht zahlreicher zu finden als in anderen in dieser

Hinsicht indifferenten Ländern. In hereditärer Beziehung lauten die Angaben der Autoren verschieden; konstant ist spezifische hereditäre Belastung augenscheinlich nicht; immerhin sind Fälle von Kropf (MAGNUS-LEVY) und Akromegalie (POPE und CLARKE) bei Ascendenten solcher Kranken beobachtet worden.

Die Ursachen des infantilen Myxödems scheinen die gleichen zu sein, wie diejenigen bei Erwachsenen; in einer Reihe von Fällen werden Infektionskrankheiten, Masern, Erysipel, Lues u. a. ätiologisch beschuldigt, in sehr vielen Fällen fehlt jegliche erkennbare Ursache.

Das Leiden setzt im 5. bis 13. Jahre ein und entwickelt sich allmählich. Die Kinder, die sich bisher körperlich und geistig normal entwickelten, bleiben zurück. Es entwickeln sich langsam die kretinösen Veränderungen des Gesichts, die pachydermische Haut, die wulstigen Lippen, Haarausfall, dauernder Infantilismus der Genitalien, Ausbleiben der Menstruation, die geistige Entwicklung leidet vom leichten Schwachsinn bis zur Grenze der kompletten Idiotie. Auch bleibt das Längenwachstum zurück, der physiologische Verknöcherungsprozeß (Fontanellen, Epiphysen) leidet.

Die Stoffwechselstörungen entsprechen denen des erwachsenen Myxödems; auch hier bestehen stets Anämie, bisweilen Albuminurie, Neigung zu Blutungen u. dgl. mehr.

Es ist aber hervorzuheben, daß in den Fällen dieser Kategorie alle körperlichen und geistigen Ausfallserscheinungen meist leichterer Art sind und nicht selten spontan stark schwanken. Oft sind die myxödematösen Hautveränderungen nur auf das Gesicht beschränkt, nicht ganz selten sind die Patienten zu einem leichten Beruf fähig; der abgebildete Patient von MAGNUS-LEVY war z. B. in seiner Intelligenz „mäßig entwickelt, aber ohne Defekte".

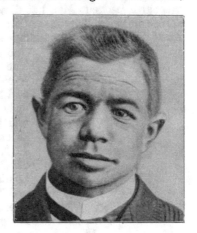

Abb. 8. Infantiles Myxödem. Beginn im 6. Jahr. Z. Zt. 24 Jahre alt (vor der Behandlung). (Nach MAGNUS-LEVY.)

Dem leichteren Grade der Erkrankung entsprechend sind auch die Heilerfolge der Organtherapie bei diesen Fällen oft besonders gut. All das weist mit Sicherheit auf die Annahme hin, daß hier keine angeborenen Defekte, sondern eine mehr oder weniger schwere Erkrankung der Schilddrüse die Ursache des Leidens ist. Es ist auch mit großer Wahrscheinlichkeit angenommen worden, daß in diese Gruppe eine nicht geringe Zahl der „thyreopriven" Äquivalente (KOCHER) oder Hypothyroidie benigne chronique (HERTOGHE) zu rechnen ist (s. o.). Die anatomischen Veränderungen der Schilddrüse entsprechen denen des Myxödems der Erwachsenen, sind aber leichter.

c) Der endemische Kretinismus.

Diese Form der hypothyreoiden Erkrankung ist wohl numerisch die häufigste von allen; sie ist auch am längsten gekannt; heutzutage wird ihre Zahl jedoch nach Ausscheidung der pathogenetisch und klinisch andersartigen obigen Formen etwas verkleinert werden müssen. Die ersten maßgebenden Forschungen verdanken wir VIRCHOW, spätere BIRCHER, KOCHER, CURLING, LOMBROSO, SCHOLZ u. a.

Der endemische Kretinismus ist, wie sein Name sagt, an bestimmte Gegenden gebunden und tritt dort gehäuft auf: so vor allem in der Schweiz, Savoyen, aber auch in den Vogesen und im Schwarzwald. Er kommt nur in solchen Gegenden gehäuft vor, wo Kropfkrankheiten endemisch sind. Im Gegensatz zu allen anderen Hypothyreosen befällt es das männliche Geschlecht etwas häufiger als das weibliche. Die Ascendenten derartiger Kranker sind oft Kröpfige; auch findet sich nicht selten familiäres und hereditäres Auftreten dieser Form. Magnus-Levy fand bei den Eltern aller seiner Fälle kretinoides Aussehen, Intelligenzstörungen u. dgl.

Das Leiden entwickelt sich wohl stets im ersten Lebensjahr und nimmt einen ungemein chronischen Verlauf. Stets findet sich dies Zurückbleiben in bezug auf das Längenwachstum: Zwergwuchs oft unter 130 und 140 cm ist die Regel. Dazu zeigt das Knochensystem rachitisähnliche Veränderungen, Verbiegungen und Verkrümmungen der langen Röhrenknochen, plattes und verengtes Becken. Man hat diese Veränderungen auch auf eine fötale Rachitis zurückführen wollen. Besonders charakteristisch sind die Schädelabnormitäten: meist finden sich eine auffallend niedrige und platycephale Form (Scholz), eine prämature Synostose der Schädelknochen und eine eigentümliche Verkürzung der Basis cranii infolge frühzeitiger Tribasilarsynostose (vorderes und hinteres Keilbein und Grundbein) (Ewald u. a.); dazu tritt die typische Veränderung des knöchernen und knorpeligen Nasenskeletts, die in vielen Fällen zu einer richtigen „Sattelnase" führt.

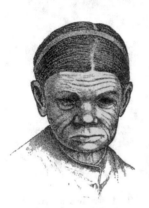

Abb. 9. Gesichtstypus bei hochgradigem endemischen Kretinismus.
(Nach Bircher-Ewald.)

Neben dem Zwergwuchs ist der Gesichtstypus das Hauptcharakteristicum des Kretins: Die Stirn ist niedrig und fliehend, die Nasenwurzel eingezogen und flach, die Nase gestülpt mit weit nach vorn offenen Nasenlöchern, die Backenknochen stehen mongolenartig vor, die kleinen Augen stehen schief, sind geschlitzt, die Lippen sind wulstig, der Mund ist breit, die Zunge groß und fleischig, der Unterkiefer breit und stark, aber niedrig; infolge der schlecht ausgebildeten Alveolarfortsätze und der breiten Runzeln der Haut entwickelt sich eine Art Greisentypus (vgl. Abb. 9). Der Hals ist kurz und zeigt an den Seiten Wülste; die Brust ist flach, der Bauch tritt vor oder ist ein Hängebauch; Nabelhernien sind häufig. Die Beine und Arme sind kurz und muskelschwach, Hände und Füße kurz und plump. Der Gang ist ungeschickt und bisweilen schwer gestört (Ewald).

Über die Beschaffenheit der Haut lauten die Beobachtungen der Autoren verschieden. Während Ewald, Bircher u. a. eigentliche myxödematöse Veränderungen der Haut vermißten und aus diesem Verhalten auch Schlüsse auf die nosologische Stellung des endemischen Kretinismus zogen, haben Magnus-Levy, v. Wagner u. a. doch stets eine typisch pachydermische Hautbeschaffenheit, wenn auch geringeren Grades, wie beim Myxödem der Erwachsenen beobachtet. Auch die Haut des endemischen Kretins ist verdickt, etwas sulzig, aber dabei doch schlaff, abnorm von der Unterlage abhebbar, „zu weit geworden". Die Farbe der Haut ist meist bleich, gelblich, seltener abnorm pigmentiert. In leichteren Fällen, aber auch im späteren Alter kann die Verdickung der Haut recht gering werden. Dasselbe gilt auch von der Vermehrung des Fettpolsters, die bei endemischen Kretins häufiger vermißt wird als bei anderen Formen des Myxödems.

Die Schleimhäute des Mundes und Rachens zeigen häufig analoge Veränderungen wie die äußere Haut. Die Haare sind meist spärlich, mißfarben und struppig; Behaarung des Körpers, speziell der Genitalien, fehlt fast stets. An den Zähnen und Nägeln sollen die Veränderungen oft relativ geringfügig sein.

In bezug auf die inneren Organe des Brustkorbes und Bauches ist nichts Besonderes zu vermerken. Fast konstant ist dagegen die Hypoplasie der Genitalien: dieselben bleiben völlig unentwickelt und auf frühinfantiler Stufe stehen; bei weiblichen Kranken kommt es nicht zur Menstruierung. In leichteren Fällen tritt aber doch bisweilen eine Spätreife und damit Zeugungsfähigkeit ein; die Periode kann sich bisweilen erst jenseits der zwanziger Jahre einstellen. In vielen Fällen besteht Anämie, in den meisten hartnäckige Obstipation. In bezug auf den Stoffwechsel ist ähnliches wie bei den anderen Formen konstatiert worden.

Das Verhalten der Schilddrüse ist beim endemischen Kretinismus ein anderes, wie bei den vorher besprochenen Arten des Leidens. Während sich beim Myxödem der Erwachsenen und Kinder und bei der Thyreoaplasie stets hochgradige Atrophie, bzw. völliges Fehlen der Drüse nachweisen läßt, findet sich hier in 60% (oder mehr) der Fälle kropfige Entartung derselben; Atrophie und (palpatorische!) Kropflosigkeit ist weit seltener (nach v. Wagner nur in 10% der Fälle); die Kropflosen sollen aus leicht begreiflichen Gründen stets die am schwersten Erkrankten sein.

Von den Veränderungen des Nervensystems stehen die psychischen Defekte im Vordergrund. Oft bestehen sie in einer kompletten Idiotie, bisweilen in einer unter der Grenze des Tierischen liegenden Verblödung; aber auch leichtere geistige Defekte sind nicht selten, die bisweilen sogar noch die Beschäftigung mit häuslicher Arbeit, mechanischer Fabrikarbeit (Spinnerei usw.) gestatten. In schweren Fällen ist die Sprache ad minimum reduziert, beschränkt sich auf tierische Affektlaute; bei leichter Kranken besteht eine geringere Verarmung des Sprachvermögens. Taubstummheit oder Schwerhörigkeit sind sehr häufig (Scholz). Bisweilen wurde auch Herabsetzung des Geruchs und Geschmacks konstatiert. Anatomische Untersuchungen des Gehirns (Scholz und Zingerle) ergaben zum Teil einfache Entwicklungshemmung, zum Teil entzündlich-degenerative Prozesse.

Die Pathogenese wurzelt zum Teil in den endemischen Schädlichkeiten, die Gegend (Wasserversorgung), Ernährung (Jodmangel!), Klima und Heredität auch für die Kropfkrankheit bedeuten. Während man nun früher endemischen und sporadischen Kretinismus ätiologisch identifizierte, müssen wir jetzt mit Ewald, Pineles, v. Wagner u. a. zu der Anschauung kommen, daß der endemische Kretinismus pathogenetisch etwas ganz anderes ist als die Thyreoaplasie und das kindliche Myxödem: niemals ist bei endemischem Kretinismus totaler Schwund einer bereits entwickelten Drüse oder Aplasie derselben anatomisch nachgewiesen worden (Pineles); es handelt sich vielmehr um eine (ihrer Natur nach nicht sicher bekannte) Schädigung des ausgebildeten Organs. Neuerdings hat Finkbeiner die besondere genetische Bedeutung des Rasseproblems betont (Ähnlichkeit des Kretinismus mit mongolischen Rassen, auch mit neolithischen Pygmäen).

Die Differentialdiagnose des kindlichen Myxödems und des endemischen Kretinismus untereinander ist aus dem Vorausgesagten zu entnehmen. Verwechslungen sind möglich, vor allem mit einfacher Idiotie und Imbezillität, die aber der Haut-, Knochen- und Schilddrüsenveränderungen entbehren. Natürlich gibt es fließende Übergänge zwischen dem klinischen Bild des Kretinismus und der Idiotie. Dasselbe gilt von gewissen schweren Fällen von Rachitis mit Anämie und Skrofulose, die manchmal oberflächlich dem Myxödem ähneln können, und vor allem von dem typischen Zwergwuchs, dem

Nanismus, der bisweilen (besonders bei älteren Zwergen) jene eigentümliche Mischung von kindlichen und greisenhaften Zügen produziert, die auch leichteren Kretins eigen sein kann. Andere seltene Knochenentwicklungskrankheiten, z. B. die (familiäre oder häufiger sporadische) Chondrodystrophie unterscheiden sich trotz des Zwergwuchses, der Fettleibigkeit und der Plumpheit durch hochgradige Defekte (nicht einfaches Zurückbleiben) des Skeletts, normale Haut und ebenso normale Psyche von dem Kretinismus. Auch der von kinderärztlicher Seite vielbeschriebene Mongolismus ermangelt der charakteristischen Haut- und Schilddrüsenveränderungen der thyreopriven Erkrankungen, wenn auch Mischformen (mongoloider Kretinismus) beobachtet wurden.

Daß nicht wenige Fälle von geschlechtlichem Infantilismus mit Fettleibigkeit als Formes frustes eines Hypothyreoidismus aufzufassen sind, wurde schon erwähnt; diese Fälle sind demgemäß diagnostisch nicht bindend von den kretinoiden Erkrankungen abzugrenzen.

Die **Therapie** der kindlichen thyreopriven Erkrankungen ist je nach Form des Leidens verschieden erfolgreich.

Zweifellos hat die Behandlung mit Schilddrüsenpräparaten (s. oben) die günstigsten Erfolge bei dem infantilen Myxödem. Hier kann man nach den Erfahrungen von Northrup, Ewald, Magnus-Levy u. a. schon nach einigen Wochen (bei Anwendung von 0,18 —0,3 pro die) überraschende Erfolge sehen.

Einen solchen glänzenden Dauererfolg zeigte ein 14jähriger Patient von Magnus-Levy, der nach kurzer Behandlung psychisch völlig normal wurde, körperlich die Zeichen des Myxödems ganz verlor und in 3 1/2 Jahren 22 cm an Länge wuchs. Auch die geschlechtliche Entwicklung wird in solchen Fällen normal. Die Kranken werden in der Tat berufsfähige Menschen.

Etwas unsicher scheinen die Erfolge der Therapie in den Fällen von Thyreoaplasie. Immerhin wird aber auch hier von raschen Besserungen berichtet (Magnus-Levy). Ob komplette Heilungen vorkommen, ist ungewiß. Wichtig ist auch hier eine gute calorien- und vitaminreiche Ernährung, da die Kriegserfahrungen gezeigt haben, daß Unterernährung die Symptome des Leidens erheblich steigert (Hans Curschmann).

Anders lauten die Thyreoidin-Resultate beim endemischen Kretinismus. Bei schweren Fällen mit völliger oder doch beträchtlicher Verblödung gelingt es nach den Erfahrungen von Scholz, Lombroso u. a. oft nicht, Besserungen zu erzielen; ja man beobachtete Verschlechterungen, sogar Todesfälle. Demgegenüber stehen aber die Erfolge von Magnus-Levy und v. Wagner, die allerdings anscheinend leichtere, zum Teil inkomplette Fälle behandelten. Diese Autoren erzielten Besserungen des körperlichen und geistigen Befindens, die denen bei sporadischem Kretinismus nicht nachstanden. Wie bei gewöhnlichen Strumen, so verdienen auch hier kleinste Joddosen, lange Zeit genommen, versucht zu werden.

Jedenfalls ergibt sich aus allen diesen Erfahrungen, daß bei jeder Form des infantilen Myxödems und Kretinismus die (stets vorsichtige!) Schilddrüsentherapie durchaus indiziert ist.

Ob die Implantation von Schilddrüse nach Kocher oder v. Payr von Erfolg sein wird, muß die Zukunft lehren; meist wird das Implantat nach ca. 1 Jahr völlig resorbiert und unwirksam.

3. Tetanie.

Die Tetanie (Steinheim, Corvisart) äußert sich in intermittierenden, unter Schmerzen und Parästhesien verlaufenden tonischen Krämpfen der oberen Extremitäten, besonders der Hände und Unterarme, weniger konstant der Beine, selten der Rumpf- und Kopfmuskeln, der Sinnesmuskulatur und der Sphincteren; das Bewußtsein ist meist nicht alteriert. Die mechanische und elektrische Erregbarkeit der motorischen Nerven ist dabei stets gesteigert.

A. Die Tetanie der Erwachsenen.

Die Tetania adultorum läßt sich in eine Reihe von Gruppen scheiden: 1. die zuerst bekannt gewordene, bisweilen akute, oft aber auch remittierende und chronisch rezidivierende Tetanie gewisser gewerblicher Arbeiter (Schuster, Schneider). 2. Die Tetanie, a) bei Magen- (seltener Darm-) kranken, b) im Beginn oder Verlauf akuter Infektionen, c) bei Intoxikationen und Stoffwechselanomalien, d) bei Graviden und Wöchnerinnen. 3. Die Tetanie bei Fehlen oder Verlust der Schilddrüse und Epithelkörperchen. 4. Die symptomatische Tetanie bei organischen Nervenleiden.

1. **Die Handwerkertetanie** befällt vor allem bestimmte Berufe, Schuster, Schneider, seltener Tischler, Drechsler und Schlosser; das männliche Geschlecht überwiegt bei weitem, wenn auch das weibliche Geschlecht nicht wenige und besonders schwere und chronische Tetanien liefert. Schuster und Schneider stellen in Wien zusammen ca. 60% aller erwachsenen Tetaniefälle. Auffallend ist die Tatsache, daß in tetaniereichen Gegenden bestimmte Monate, Januar bis April, die meisten, mitunter fast alle Tetaniefälle hervorbringen; in Gegenden mit mehr sporadischer Tetanie ist dies weniger der Fall. Ebenso wie gewisse Jahreszeiten und Berufe, so sind auch bestimmte Städte Prädilektionsorte für das Leiden, vor allem Wien, Heidelberg und Budapest.

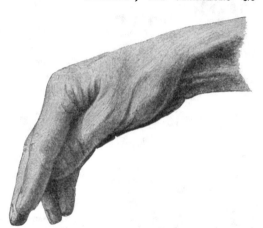

Abb. 10. Tetanie. Handstellung im Anfall. (Nach SCHÖNBORN-KRIEGER.)

Seltene Beobachtungen betreffen das familiäre resp. hereditäre Auftreten des Leidens (VANGHAUS, JAKOBI, FRANKL-HOCHWART u. a.) und Tetanieepidemien; bei letzteren überwiegen vielleicht die hysterischen Imitationen. Was das Lebensalter anbetrifft, so wird die Handwerkertetanie ganz vorwiegend bei Jugendlichen beobachtet. Bei älteren, jenseits des 40. Lebensjahres auftretenden Fällen liegt fast stets eine sekundäre (z. B. gastrogene) Tetanie vor.

Symptomatologie: Die Krämpfe beherrschen das ganze Krankheitsbild. Meist geht dem Krampf eine sensible Aura voraus, die Kranken verspüren Kribbeln, Schmerz, Elektrisiergefühl u. dgl. in den Fingern. Den Parästhesien folgt sogleich der tonische Krampf, der die Beuger und Adductoren bevorzugt. Die Hand wird im Handgelenk gebeugt, die Finger in den Grundphalangen, während die Phalangen in Streckung und Adduction geraten; der Daumen wird opponiert. So entsteht die typische „Geburtshelferhand" oder Pfötchenstellung; seltener wird der Daumen leicht abgespreizt; ebenso selten gerät die Hand in Fauststellung. Auch der Unterarm wird fast regelmäßig im Ellbogengelenk gebeugt, der Oberarm meist an den Rumpf gepreßt; in seltneren schweren Fällen wird auch die Schulter gehoben, der Oberarm seitwärts und aufwärts bewegt (Abb. 11). Auch die unteren Extremitäten beteiligen sich meist am Krampf, wenn auch durchweg geringer als die oberen; hier tritt Plantarflexion des Fußgelenkes und der Zehen, selten Beugung des Kniegelenkes ein. Infolgedessen kommt es während des Krampfes stets zu einer entsprechenden Gehstörung. Subjektiv äußern sich die Krämpfe in mehr oder weniger heftigem Spannungsgefühl, das sich zu intensiven Schmerzen steigern kann.

Wesentlich seltener beteiligen sich die Muskeln des Stammes, des Halses und Kopfes am tetanischen Anfall. Ebenso selten sind Kaumuskelkrämpfe und Beteiligung der Zunge und Krämpfe des Zwerchfelles. Mitbeteiligung des N. facialis scheint etwas häufiger zu sein.

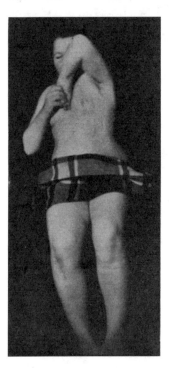

Abb. 11. Schwerer Anfall von Hemitetanie des linken Armes mit Beteiligung der Schultermuskulatur (mit der rechten Hand versucht Patient, wie gewöhnlich, den schmerzhaften Krampf zu lösen). Das linke Bein ist nur wenig beteiligt (vgl. Hebung des Knies). (Eigene Beobachtung.)

Im Gebiet der Sinnesnervenmuskulatur sind besonders die Stimmbandkrämpfe zu erwähnen, die (bei der Kindertetanie bekanntlich sehr häufig) nach Beobachtungen von Pineles auch bei Erwachsenen nicht ganz selten zu sein scheinen. Auch die Augenmuskeln können sich am Krampf beteiligen, der sich meist in asymmetrischer Konvergenzstellung ausprägt und mit Diplopie verläuft (Kunn, Verf., Schönborn u. a.). Blepharospasmus habe ich einmal beobachtet. Gähnkrämpfe scheinen sehr selten zu sein, ebenso andere Krampferscheinungen des Pharynx (Würgkrämpfe). Auch manche Fälle von Bronchialasthma konnten mit Sicherheit als Äquivalente der Tetanie (Bronchotetanie, Hans Curschmann, Lederer) gedeutet werden.

Sehr selten kommen paroxysmale Reizzustände der Geruchs- und Geschmacksfunktion (Verf.) und des N. acusticus, insbesondere des N. vestibularis bei Tetanie vor (Boenheim). Bisweilen beschränkt sich der Anfall völlig auf sensible, paroxysmale Störungen, besonders in den Gliedern.

Sphincterenkrämpfe von Blase und Mastdarm, auch des Pylorus, scheinen bei kindlicher Tetanie bisweilen vorzukommen (Ibrahim). Dieser Autor nimmt sogar eine Mitbeteiligung des Herzmuskels (tödlicher Herztetanus) an.

In der Regel treten die Tetaniekrämpfe doppelseitig und symmetrisch auf. Nur selten sind einseitige Krämpfe beobachtet worden.

Ich sah einen Fall, in dem Arm, Bein, Nacken, Gesicht, Zunge und Augenmuskeln halbseitig befallen waren. Bei solchen Hemitetanien werden die pathognomonischen Übererregbarkeitsphänomene (s. u.) ebenfalls streng halbseitig gefunden.

Die Dauer des Krampfes schwankt sehr. Kurze Krämpfe von Minutendauer sind häufig; meist dauern sie aber eine viertel oder halbe Stunde; auch mehrstündige Krämpfe und solche von tagelanger Dauer sind beobachtet. Bisweilen sieht man bei sehr chronischen Tetanien (besonders in der kalten Jahreszeit) dauernde leichte Spannung in den Händen.

Auslösende Ursachen: relativ oft werden eigentümlicherweise psychische Reize (Schreck, Angst), körperlich schmerzhafte Eingriffe, Kälteeinwirkungen, besonders oft Wärmereize als direkte Auslöser des Tetaniekrampfes beobachtet. Auch brüske Bewegungen, ungewohnte Muskelanstrengungen u. dgl. können die Anfälle hervorrufen.

Von fast noch größerer Bedeutung als die Muskelkrämpfe sind die latenten Symptome der Tetanie, die sämtlich auf der Ursache der Krämpfe, der gesteigerten Reizbarkeit des peripheren (besonders motorischen) Nervenapparates beruhen: es sind die Phänomene von CHVOSTEK sen., ERB, TROUSSEAU, J. HOFFMANN und CHVOSTEK jun.

Das augenfälligste und konstanteste Symptom ist das von CHVOSTEK sen.: die mechanische Übererregbarkeit der motorischen Nerven, vor allem des Gesichtes (Facialisphänomen), aber auch des Plexus brachialis, der Armnerven (besonders Ulnaris und Radialis), etwas seltener der Beinnerven. Das Phänomen fehlt nie bei Tetanie (wenigstens nie ganz), wechselt aber in seiner Intensität oft sehr.

CHVOSTEK hat 3 Grade des Phänomens unterschieden; die stärkeren Grade I und II sind sicher pathognomonisch für Tetanie, während III als unspezifisches nervöses Stigma anzusehen ist.

Absolut pathognomonisch für die Tetanie ist ferner das ERBsche Phänomen, die Steigerung der elektrischen Erregbarkeit der motorischen Nerven.

Die elektrische Übererregbarkeit bezieht sich vor allem auf den galvanischen Strom: die KSZ tritt abnorm früh auf, z. B. am R. mentalis N. facialis bei 0,2—0,3 MA, am N. ulnaris bei 0,3 MA; frühzeitiges Auftreten der ASZ und AÖZ häufig AÖZ > ASZ; in manchen (nur schweren) Fällen kommt es zur KÖZ, AÖTe und KÖTe. Auch die faradische Erregbarkeit ist oft gesteigert, aber nicht so konstant wie die galvanische.

Weit inkonstanter als die Phänomene von CHVOSTEK und ERB ist das TROUSSEAUsche Phänomen: Bei starkem Druck auf den Sulcus bicipitalis kommt es erst zu den typischen Parästhesien, dann zum tetanischen Krampf der Hand.

Der „Trousseau" entsteht (FRANKL-HOCHWART) ausschließlich durch Kompression der Nerven; die Kompression der Gefäße ist dabei irrelevant. Wie das ERBsche ist auch das TROUSSEAUsche Zeichen bisweilen recht flüchtig, erlischt bald nach dem jeweiligen Anfall und fällt im Latenzstadium negativ aus. Neuerdings hat H. SCHLESINGER ein dem Trousseau analoges „Beinphänomen" bei Tetanie beschrieben: Beugt man das im Kniegelenk gestreckte Bein im Hüftgelenk stark ab, so kommt es nach ca. 1—2 Minuten zu einem Streckkrampf im Kniegelenk und gleichzeitiger extremer Supination des Fußgelenkes. Bei brüsker Hebung des Arms ist neuerdings Analoges beobachtet worden.

Noch weniger konstant als das TROUSSEAU-Phänomen und oft nur flüchtig, aber bei positivem Ausfall durchaus pathognomonisch ist die elektrische Übererregbarkeit der sensiblen Nerven (J. HOFFMANN) und der sensorischen Nerven (CHVOSTEK jun.).

Das HOFFMANNsche Zeichen ist am besten am N. supraorbitalis zu prüfen und gibt z. B. folgende Werte: N. supraorbitalis KSE (K.S.-Empfindung) 0,2 (gegen 1,0 in der Norm), ASE 0,5 usw.

Das CHVOSTEK jun.-Phänomen wird meist am N. acusticus geprüft: die bei KS und AÖ normalerweise bei 4,0 oder mehr MA wahrgenommenen Töne werden hier schon bei 0,5, 0,8 usw. gehört. F. BOENHEIM hat bei einigen Fällen gesteigerten calorischen Nystagmus, also Übererregbarkeit des N. vestibularis gefunden. Auch die Geschmacksnerven sind nach FRANKL-HOCHWART bei Tetanischen bisweilen galvanisch übererregbar, der N. opticus aber wahrscheinlich nicht.

Neben den Krämpfen und Übererregbarkeitsphänomenen treten alle anderen Symptome völlig zurück. Relativ häufig sind noch trophische und vasomotorische Veränderungen. Die ersteren erinnern bisweilen an leichte myxödematöse Störungen: z. B. die leichte Gedunsenheit des Gesichtes (das Tetaniegesicht), Ausfall der Haare, Wachstumsstörungen der Nägel. Manche Symptome, abnorme Dünnheit und Glätte der Haut, rascher Muskel- und Fettschwund u. a. haben dagegen mehr das Gepräge des Hyperthyreoidismus. Das wichtigste trophische Phänomen ist die Bildung der Katarakt.

Nach FRANKL-HOCHWART und A. PETERS soll der Tetaniestar im jugendlichen Alter häufiger ein Kernstar mit oder ohne Corticalisveränderungen, im späteren Alter eher ein Corticalstar sein. Besonders häufig wurde der Tetaniestar bei Maternitätstetanien (fast immer im Verein mit anderen trophischen Störungen) beobachtet. Daß er ein echtes Produkt des Epithelkörperverlustes ist, wurde von ERDHEIM an parathyreoidektomierten Ratten festgestellt. Auch bei Altersstar hat man oft Zeichen latenter Tetanie gefunden (A. PETERS).

Veränderungen am Sehnerven wurden in Form einer Stauungspapillitis in seltenen, stets besonders schweren Fällen von Tetanie (verschiedenartiger Genese) beschrieben (v. ECONOMO).

Vasodilatatorische Phänomene (Dermatographie, Urticaria factitia, Lidödem, Vasodilatation der Hände im Anfall) kommen vor; auch vasoconstrictorische Anfälle (bis zur Angina pectoris vasomotoria) habe ich bisweilen gesehen. Paroxysmale Schweißausbrüche, Speichel- und Magensaftfluß, Durchfälle, Urina spastica wurden beobachtet. Von Stoffwechselstörungen seien die des gesteigerten Eiweißzerfalls und der verminderten Kalkretention genannt; auch der respiratorische Gaswechsel ist in einzelnen Fällen gestört gefunden worden. Alles das spricht für eine Funktionsstörung des vegetativen Systems. In der Tat hat man bei Tetanie Überempfindlichkeit gegen Adrenalin und Pilocarpin konstatiert (FALTA, KAHN). Neben diesen Sympathicotonikern gibt es auch Fälle mit überwiegender Erregbarkeit des Parasympathicus.

Sehr selten werden diese Schmerzen in bestimmte Nervengebiete lokalisiert, die dann dauernde Hypästhesie aufweisen können (VERF.). Enorm selten sind auch motorische Ausfallserscheinungen, Tetanielähmungen, die schlaffer Natur sein sollen; ich vermute in einigen der mitgeteilten Fälle Kombinationen mit anderen primären Nervenaffektionen, z. B. Neuritis toxica.

Die Sehnenreflexe zeigen bei Tetanischen keine besonderen Veränderungen, desgleichen die Haut- und Schleimhautreflexe.

Psychische Veränderungen sind nicht selten beobachtet worden, wenn sie auch bei der überwiegenden Mehrzahl der primären Tetaniefälle völlig fehlen.

FRANKL-HOCHWART hat akute halluzinatorische Verwirrtheit mit Delirien, Tobsucht usw. beschrieben. Auch zyklische Depressionen, Kombination mit Schwachsinn wurden beobachtet, letztere besonders in Mischformen von Tetanie, Hypothyreoidismus und Epilepsie. Vorübergehende Bewußtseinsstörungen sind speziell bei schweren, z. B. Maternitäts- und Magentetanien beobachtet worden. Bei den mit Hysterie gemischten Fällen findet sich entsprechende Psyche.

Die Kombination der Tetanie mit echter Epilepsie ist nicht ganz selten (REDLICH). Von großem pathogenetischem Interesse sind besonders die Fälle (J. HOFFMANN, WESTPHAL u. a.), in denen die Tetanie zusammen mit Epilepsie und myxödematösen Störungen nach Strumektomie auftrat und weiter diejenigen, bei denen (meist leichteres) infantiles Myxödem, Tetanie und Epilepsie spontan entstehen (KRÄPELIN, VERF.). Diese Fälle nötigen zu der Annahme, daß hier (sowohl spontan, als auch operativ) die Epithelkörperchen geschädigt sind. Diese Annahme wird weiter bestätigt durch die Beobachtungen an thyreoidektomierten und parathyreoidektomierten Tieren, die ebenfalls zugleich tetanisch und epileptisch werden können. — Schließlich weist FRANKL-HOCHWART darauf hin, daß latente Tetaniesymptome (CHVOSTEK I) bisweilen bei Epileptikern beobachtet werden, eine Beobachtung, die ich speziell bei jugendlichen, aus der Eclampsia infantilis hervorgegangenen Epilepsiefällen bestätigen konnte.

Die sekundäre Tetanie. Unter dem Begriff der sekundären Tetanien möchte ich diejenigen Fälle zusammenfassen, die im Gegensatz zur häufigeren Tetanie der Handwerker bestimmte typische Schädigungen bzw. Zustände krankhafter oder auch mehr physiologischer Art als Ursache der Tetanie erkennen lassen. Symptomatologisch gleichen sie der geschilderten primären Tetanie durchaus.

Die Magen-Darm-Tetanie. KUSSMAUL hat zuerst Fälle beschrieben, in denen bei schweren Fällen von Magenerweiterung mit profusem wässerigem Erbrechen (Pylorus- oder Duodenalstenosen) auf der Höhe der Erkrankung, oft direkt nach Einführung des Magenschlauches, Muskelkrämpfe in den Extremitäten auftraten. Spätere Autoren haben festgestellt, daß diese Krämpfe meist mit den typischen Übererregbarkeitsphänomen verlaufen, also echte Tetanien sind.

Die Magentetanie ist im Vergleich zur Häufigkeit der groben motorischen Insuffizienzen des Magens enorm selten. Auf eine auffällige Steigerung der Morbidität auch dieser Tetanieform in den typischen Tetaniemonaten Januar bis April macht v. FRANKL-HOCHWART aufmerksam und zieht aus ihr pathogenetische Schlüsse.

Die Magentetanie ist zweifellos eine der schwersten Formen des Leidens, sowohl was Dauer und Intensität der Anfälle, als auch was die Prognose anbetrifft; ein großer Teil der Fälle endet tödlich; das gilt nicht nur von den carcinomatösen, sondern auch von den benignen Pylorusstenosen, falls nicht rechtzeitig operiert wird.

Ebenfalls selten ist die Tetanie nach heftigen Magendarmkatarrhen mit profusen Diarrhöen, bei Appendicitis und bei Helminthiasis. Tetanie im Ileusanfall habe ich einmal beobachtet. Bisweilen finden sich auch bei Enteroptose, habitueller Obstipation und chronisch rezidivierenden leichten Darmstörungen leichte Formen der Tetanie, oft nur sog. tetanoide Zustände.

Die Tetanie im Beginne oder im Verlauf akuter Infektionskrankheiten ist gleichfalls selten. Relativ am häufigsten wurde sie beim Typhus (auf der Höhe der Krankheit), seltener bei Influenza, ganz vereinzelt bei Angina, Morbillen, akuter Tracheitis und Laryngitis, Polyarthritis und Malaria beobachtet. Es handelt sich fast durchweg um gutartige akute Fälle.

Inwiefern die typischen Muskelkrämpfe der unteren Extremitäten bei der Cholera zur Tetanie gehören, ist nicht sicher. Daß es sich um echte Tetanie handelt, ist bei dem fast ausschließlichen Befallensein der Wadenmuskulatur nicht gerade wahrscheinlich; echte Tetanie der oberen Extremitäten in der Rekonvaleszenz der Cholera hat jedoch GIESE beobachtet.

Intoxikationen mannigfacher Art können ebenfalls zur Tetanie führen; vor allem das Blei.

Auch bei Ergotin-, Phosphor-, Chloroform-, Äther-, Morphium-, Atropin- und anderen Vergiftungen ist Tetanie beschrieben worden; ich sah akute Tetanie nach Novokainlumbalanästhesie. Eine auffallende Provozierung der Krämpfe bei latenten Fällen ist auf Tuberkulininjektionen beobachtet worden (CHVOSTEK u. a.). Auch das urämische Gift soll in seltenen Fällen zur echten Tetanie führen können; daß solche „Nephritistetanien" aber nicht alle als echte Tetanien aufzufassen sind, haben mich eigene Beobachtungen gelehrt.

Die Tetanie der Graviden und Stillenden scheint etwas häufiger zu sein. Sie gehört zu den schweren Formen des Leidens und tritt meist zwischen dem 6. und 8. Monat der Schwangerschaft auf und endet mit der Geburt (FRANKL-HOCHWART); sie kann mit jeder neuen Gravidität rezidivieren. Sehr viel seltener ist die Tetanie der Stillenden. Bisweilen ist diese Tetanieform mit anderen nervösen Symptomen kombiniert. Auch bei der Maternitätstetaniemorbidität zeigt die Statistik FRANKL-HOCHWARTS das deutliche Überwiegen der Tetaniemonate Januar bis April über die übrigen Monate.

Die Kombination der Tetanie mit anderen organischen oder funktionellen Nervenerkrankungen ist nicht selten. Im Vordergrund des Interesses steht hier die schon erwähnte Komplikation mit Epilepsie; sie wird bei der Behandlung der parathyreogenen Eklampsie der Säuglinge noch weiter besprochen werden. Es sei bemerkt, daß auch bei sekundärer Tetanie (bei Magendarmleiden, Gravidität und Lactation) Epilepsie bisweilen vorkommt; bei toxischer Tetanie scheint sie selten.

Seiner endokrinen Grundlage entsprechend findet sich Tetanie nicht selten mit anderen Störungen der inneren Sekretion kombiniert, relativ am häufigsten mit Myxödem, besonders der milderen Form, z. B. der Thyreohypoplasia congenita, viel seltener mit M. Basedow. Auch bei pluriglandulärer Insuffizienz können Tetaniesymptome vorkommen, z. B. der hypothyreoiden, hypadrenalen Form mit und ohne sklerodermischen Einschlag. Auch bei Krankheiten, die notorisch oft mit pluriglandulären Zeichen verlaufen, z. B. der myotonischen Dystrophie, sieht man oft die Zeichen des latenten Hypoparathyreoidismus, selten manifeste Tetanie; ersteres wurde auch bei Myasthenie beobachtet. Entsprechend der parathyreogenen Beeinflussung des Knochenwuchses und Kalkansatzes vereinigt sich auch die Tetanie der Jugendlichen und Erwachsenen nicht selten mit Rachitis tarda (SCHÜLLER, VERF.) und Osteomalacie. Bei letzterer werden vorzugsweise die nicht puerperalen, relativ oft mit pluriglandulären Symptomen verlaufenden befallen.

Tetanische scheinen besonders zur Hysterie zu neigen; ich habe fünf Fälle von engster Kombination von Tetanie und Hysterie beobachtet. Man hat sich hier aber vor der Verwechslung mit der rein hysterischen Imitation (Pseudotetanie) zu hüten.

Auch mit anderen Hyperkinesen, z. B. der akuten Chorea, kombiniert sich bisweilen die Tetanie (Rudinger). Von organischen Spinalleiden, die vereinzelt mit Tetanie verliefen, sind die Syringomyelie und die Poliomyelitis (Hochhaus, Determann) zu nennen. Auch Meningitis, Tumoren und andere Affektionen des Gehirns können sowohl mit tetanieähnlichen, als mit echt tetanischen Anfällen verlaufen; ich beobachtete echte Tetanie bei infantiler Pseudobulbärparalyse, Martini und Isserlin sahen Hemitetanie bei Paralysis agitans mit Linsenkernherd.

Auf Grund dieser Ubiquität tetanischer Symptome sieht K. Landauer neuerdings im Tetanoid nicht nur ein parathyreogenes Syndrom, sondern auch den Ausdruck einer Hirnerkrankung und die körperliche Begleiterscheinung der Affekte Trauer und Angst; nach ihm ist das Tetanoid nur eine besondere, im übrigen ubiquitäre Form der Übererregbarkeit.

Von großer Wichtigkeit ist endlich die Tetania strumipriva. Sie wird beim Menschen meist nach Totalexstirpation der Schilddrüse (und damit auch der Epithelkörperchen) beobachtet und verläuft natürlich meist mit Myxödem und Kachexie. Nach Weiss, Frankl-Hochwart u. a. tritt die Tetanie entweder sofort oder meist erst einige Tage nach der Strumektomie auf. Ihre Prognose (auch quoad vitam) ist meist ungünstig.

In sehr seltenen Fällen wird aber auch durch partielle Strumektomie Tetanie hervorgerufen (Pineles).

Verlauf und Prognose. Der Verlauf richtet sich nach der Art und Ursache des Leidens. Die Arbeitertetanie galt früher quoad sanationem als günstig. Erst Frankl-Hochwarts Nachuntersuchungen seines Materials brachten den Beweis des Gegenteils: von 37 nachuntersuchten Fällen waren 32 chronisch oder wenigstens häufig rezidivierend krank geblieben! Auch ich habe Fälle von über 20jähriger Dauer gesehen. In der Regel verlaufen diese chronischen Fälle mit Remissionen und Exazerbationen je nach Jahreszeit und auch Berufswechsel. Quoad vitam ist ihre Prognose fast stets günstig.

Viel ungünstiger lauten die Mortalitätszahlen der Magendarm-Tetanie, zwischen 50 und 77,5% der Fälle! Hier sind es vor allem die Natur und der Verlauf des Grundleidens, die die Prognose trüben; jedenfalls ist das Auftreten der Tetanie stets ein Signum mali ominis an sich, vor allem bei Pylorusstenosen. Die schlechteste Prognose gibt die Tetania strumipriva; viele totalexstirpierte Fälle enden in wenigen Tagen oder Wochen letal. Die Tetanie bei Hypothyreoidismus und vielfachen Formen der pluriglandulären Insuffizienz verläuft meist sehr chronisch, aber gutartig, oft als relativ unwesentliches Symptom. Die Tetanie bei akuten Infektionskrankheiten und Intoxikationen verläuft meist akut und gutartig. Die Maternitätstetanie endlich scheint nicht selten in Rezidiven zu verlaufen und, wie die Arbeitertetanie, chronisch zu werden. Aber auch Todesfälle bei gehäuften Anfällen wurden beobachtet.

Prophylaxe und Therapie. Eine sichere Prophylaxe gibt es nur bei einzelnen Formen. Sie besteht bei der strumipriven Form selbstverständlich in Vermeidung der totalen Exstirpation und Konservierung der Epithelkörpergegend (vgl. Erdheim), bei der Magentetanie in frühzeitiger Beseitigung der Mageninsuffizienz, bei der Maternitätstetanie in der Verhütung einer weiteren Gravidität oder wenigstens des Stillens. Eine wirksame Prophylaxe der Arbeitertetanie kennen wir nicht. Nur vereinzelt hat Aussetzen des Berufs weiteren Anfällen vorgebeugt.

Die Tetanie ist in ihren chronischen Fällen der Behandlung bisher kaum zugänglich gewesen (die leichten akuten Fälle heilen ja bekanntlich oft genug spontan), da die üblichen Sedativa und Narkotica versagen. Auch die rationell scheinende Organtherapie mit Parathyreoidinpräparaten hat (PINELES) bisher wenig Erfolg gehabt. Bei postoperativer Tetanie sah SCHNEIDER jedoch nach Darreichung von frischen Pferdeepithelkörpern Heilung der Tetanie. Über die Behandlung mit Parathyreoantitoxin nach VASALLE liegen noch nicht genügend Nachprüfungen vor. In zahlreichen Fällen habe ich — von experimentellen Untersuchungen über die die Nervenübererregbarkeit parathyreoidektomierter Tiere herabsetzende Wirkung von Kalksalzen (LOEB und MAC CALLUM) ausgehend — mit Calcium chloratum (10% Lösung 3—6mal 1 Eßlöffel) sehr günstige Erfolge erzielt, die inzwischen von zahlreichen Autoren bestätigt worden ist. Die Kalkbehandlung muß aber eine Dauerbehandlung von vielen Wochen, eventuell Monaten sein. In schweren Fällen empfiehlt sich die intravenöse Calciumanwendung (Afenil) oder die Inhalation nach W. HEUBNER. Ob sich das von PORGES und ADLERSBERG empfohlene Ammonsulfat (30—50 g) bewähren wird, bleibt abzuwarten. In manchen Fällen hat man durch Implantation von Nebenschilddrüsen Heilung der Tetanie gesehen; ob sie von Dauer sein wird, ist aber bei der raschen Resorption des Implantats zweifelhaft. Bei parathyreopriven Fällen ist die Überpflanzung besonders indiziert.

Die Tetanie bei Infektionskrankheiten bedarf meist keiner Sonderbehandlung. Die Intoxikationstetanie verlangt ausschließlich Eliminierung des betreffenden Giftes. — Die Tetanie bei Knochenkrankheiten (Osteomalacie, Rachitis tarda) erheischt eine energische Phosphorbehandlung des Grundleidens; eventuell wäre sie mit der Calciumtherapie zu kombinieren. — Die Graviditätstetanie kann in einzelnen Fällen Unterbrechung der Schwangerschaft erfordern, die Krämpfe der Stillenden, wenn möglich, Sistierung der Stilltätigkeit.

Die Magentetanie bedarf besonderer Fürsorge: Bei hochgradiger motorischer Insuffizienz des Magens ist auf energische Schonung und Entleerung des Magens zu achten; Magenspülungen (am besten abends) sind absolut notwendig. Unter Umständen sind rectale Ernährung und subcutane Kochsalzinfusionen indiziert. Als oberstes Gesetz gelte aber, eine notwendig werdende Operation (Gastroenterostomie) nicht zu lange hinauszuschieben, sondern sie so bald wie möglich ausführen zu lassen! Die Tetanie bei Darmkatarrhen, chronischer Obstipation und Helminthiasis verlangt ebenfalls energische Behandlung des Grundleidens und ist meist rasch zu beeinflussen.

In allen schweren Fällen von Tetanie ist körperliche Ruhe, Bettruhe womöglich, der Besserung förderlich; körperliche Bewegung vermehrt meist die Anfälle. Bisweilen wirkt Wärme günstig auf die Patienten; in nicht wenigen Fällen sah ich aber auch durch Wärme Provozierung der Anfälle und durch Kälteprozeduren Milderung derselben.

Pathogenese und Ätiologie gehen seit der Entdeckung der Epithelkörperchen und ihrer Funktion ihrer Aufklärung entgegen.

Die Glandulae parathyreoideae externae et internae wurden von SANDSTRÖM und ALFRED KOHN entdeckt. MOUSSU, VASSALE und GENERALI stellten fest, daß die experimentelle Tetanie auf dem Wegfall dieser Organe beruht. PINELES wies nach, daß dieser und der klinischen Tetanie nicht nur die paroxysmalen und latenten Symptome (also die Krämpfe einerseits, die mechanischen und elektrischen Übererregbarkeitsphänomene andererseits) gemeinsam sind, sondern auch trophische Störungen der ektodermalen Gebilde, wie die Kataraktbildung, Hautveränderungen, Haar- und Nagelausfall u. a. m. ERDHEIM und PINELES zeigten weiter, daß menschliche strumiprive Tetanie nur dann zustande kommt, wenn auch die Epithelkörperchen mit exstirpiert oder schwer geschädigt worden waren. Für die Kindertetanie waren die Befunde von ERDHEIM, YANASE und

Escherich von Bedeutung (in den Epithelkörperchen tetanischer Kinder Blutungen oder Blutungsreste). Das Auftreten von Tetanie bei Tuberkulösen ließ sich in einigen Fällen durch tuberkulöse Verkäsung der Nebenschilddrüsen erklären. Bei anderen Formen der Tetanie, z. B. der Magen-Darmtetanie wurden keine gröberen Veränderungen der Epithelkörper gefunden. Es ist in solchen Fällen an die Möglichkeit funktioneller Schwäche zu denken.

Über die Funktion der Epithelkörper sind die Anschauungen noch geteilt: Vasalle und Generali, auch Pineles sehen sie in der entgiftenden Wirkung gegenüber inneren und äußeren Giften. Eppinger, Falta und Rudinger stellten dagegen experimentell fest, daß von der Nebenschilddrüse normalerweise hemmende Wirkungen auf das periphere Nervensystem ausgehen, welche sich „den von der Peripherie kommenden Erregungen entgegenstellen". Auf Grund des vermehrten Gehaltes des Blutes an Aminobasen, besonders Dimethylguanidin, bei parathyreopriven Tieren und tetanischen Kindern vergiftete E. Frank Katzen mit Dimethylguanidin und erzeugte so echte Tetanie. Er nimmt an, daß das Guanidin, indem es sich an die lebende Substanz fixiert, irgendwie die Bindung des Calciums an den Plasmakolloiden lockert, also calciopriv wirkt. Es ist anzunehmen, daß alle tetanieerzeugenden Noxen durch Verminderung der Calciumionen (gegenüber dem Kalium) in Blut und Gewebe wirken.

Für die Handwerkertetanie mit ihren periodischen Schwankungen und herdweisem Auftreten müssen irgendwelche spezifische infektiöse Krankheitserreger, die nach Sternberg wahrscheinlich der Schlafstelle anhaften, postuliert werden. Für die Schwangerschaft werden wir Störungen der inneren Sekretion heranziehen müssen. Auch bekannte bacilläre Gifte und Intoxikationen können tetanisierend wirken, ebensogut wie gewisse Autointoxikationen. Auf Toxine von seiten des Magendarmtractus ist die intestinal ausgelöste Tetanie zu beziehen.

Bei allen diesen Zuständen — sofern nicht grob organische Veränderungen der Epithelkörper vorliegen — kommen wir aber ohne die Annahme einer primären relativen Insuffizienz derselben (ererbt oder erworben) nicht aus. Ohne eine solche müßten die mannigfachen Gifte und Toxine, die Gravidität, die Magenektasie usw. usw. viel häufiger Tetanie im Gefolge haben, als dies in der Tat der Fall ist.

In Anbetracht der Annahme, daß die Vorderhornganglien der Sitz der Tetanie seien (Eppinger, Falta, Rudinger), sei bemerkt, daß sich in der Tat Veränderungen in den grauen Vorderhörnern bei Tetanischen gefunden haben (N. Weiss, Zappert u. a.). Neuerdings wurden bei parathyreopriven Menschen und desgl. Tieren und solchen mit Guanidinvergiftung vorwiegende Veränderungen im Pallidum, Neostriatum und Subst. nigra gefunden und daraus Schlüsse auf eine pallidostriäre Lokalisation des Tetanievorgangs gezogen (Urechia und Elekes). Diese Befunde und Auffassungen bedürfen aber sehr der Bestätigung!

Diagnose und Differentialdiagnose: Angesichts der typischen Übererregbarkeitssymptome (Erb, Chvostek, Trousseau u. a.) ist die Diagnose meist leicht. Am ähnlichsten kann die hysterische Pseudotetanie der echten Tetanie werden; sie kann sogar das Trousseausche Phänomen imitieren und bisweilen mit leichtem Chvostek verlaufen (Verf.). Höhere Grade der mechanischen Übererregbarkeit und vor allem die elektrische Übererregbarkeit fehlen ihr aber stets. Dasselbe gilt von anderen, äußerlich der Tetanie ähnlichen Crampis der Hände, wie sie bei Neuritis, Arteriosklerotikern, Arthritis deformans, vasomotorischen Neurosen und bisweilen auch bei Nephritis und Diabetes auftreten. Die genannten Stigmata fehlen auch immer beim Tetanus, der im Stadium incipiens oder abortiven Fällen sonst der Tetanie bisweilen ähneln kann, bei gewissen Formen von Epilepsie (Petit mal, Jacksonsche Epilepsie), bei Eclampsia gravidarum und bei chronisch-urämischen Zuständen mit Dauerspannung in den Muskeln, bei Meningitis und endlich auch bei den Krampfvergiftungen (Strychnin).

B. Die Tetanie der Säuglinge.

Die Säuglingstetanie wird von der modernen Pädiatrie meist als die eine Äußerung der „spasmophilen Diathese" (Finkelstein) angesprochen; die anderen Äußerungen dieser Diathese sind die Eklampsie und der Laryngospasmus. Das Hauptsymptom, das die drei genannten Krankheitsformen zur „Spasmophilie" im weitesten Sinne zusammenfassen läßt, ist, wie Thiemich zuerst hervorhob, die galvanische (und auch mechanische) Übererregbarkeit der motorischen Nerven, also das ERB-CHVOSTEKsche Phänomen.

Es ist bemerkenswert, daß die galvanische Reizschwelle für den kindlichen Nerven etwas höher liegt, als für den erwachsenen; so betrugen die durchschnittlichen Schwellenwerte bei manifester Tetanie nach THIEMICH am N. medianus 0,63 KSZ, 1,11 AnSZ, 0,55 AÖZ und 1,94 KÖZ. Wie so häufig bei der Erwachsenentetanie findet sich auch bei spasmophilen Säuglingen fast regelmäßig eine Prävalenz der AÖZ gegenüber der ASZ, also die Umkehr der Norm. Weiter soll die KÖZ schon bei unter 5,0 MA auftreten (THIEMICH, MANN).

Die Kindertetanie befällt Kinder von $\frac{1}{2}$ Jahre bis zum Ende des dritten Lebensjahres; am häufigsten ist sie wohl im ersten und zweiten Lebensjahr. Nach ESCHERICH erlebt die Kindertetanie genau dieselben Morbiditätsschwankungen je nach Jahreszeit, wie die der Erwachsenen: Im Februar, März und April enorme Häufung der Fälle, in den heißen Sommermonaten fast Erlöschen, vom November an wieder langsames Ansteigen der Morbidität; für die anderen Formen der Spasmophilie soll Ähnliches gelten (THIEMICH, FINKELSTEIN). Vereinzelt ist hereditäres und familiäres Auftreten beschrieben worden (SCHIFFER und RHEINDORF).

Die Symptome der Kindertetanie sind denen der Erwachsenen sehr ähnlich: in kürzeren oder längeren Attacken kommt es zu krampfhafter Schreib- oder Pfötchenstellung der Hände, meist mit Flexion des Ellbogen- und Handgelenkes und Hebung und Adduktion des Oberarmes; der Fuß gerät in Spitz- und Hohlfußstellung ebenfalls unter Anziehen des Oberschenkels und Flexion des Knies. Etwas häufiger als beim Erwachsenen findet sich Mitbeteiligung der Rumpf- und namentlich der Gesichtsmuskulatur (Karpfenmund, THIEMICH). Nach IBRAHIM sollen auch bisweilen tetanische Krämpfe der Sphincteren, der Darm- und Herzmuskulatur vorkommen. Die Dauer der Anfälle übertrifft meist die der Erwachsenen und beträgt oft viele Stunden bis mehrere Tage. Von trophischen Störungen seien vor allem das Ödem des Handrückens genannt.

Die Stigmata der Kindertetanie sind die gleichen wie die der Erwachsenen: vor allem die galvanische Übererregbarkeit der motorischen Nerven mit AÖZprävalenz, die mechanische Übererregbarkeit derselben, vor allem des Nervus facialis und — viel inkonstanter — das TROUSSEAUsche Phänomen; es besitzt, wie bei der Erwachsenentetanie, auch hier zweifellos den geringsten Wert.

Der Verlauf der Kindertetanie ist oft — viel häufiger, als wie bei der der Erwachsenen — ganz akut und heilt nach einigen Wochen bis Monaten; es gibt aber auch Fälle von ein- und mehrjähriger Dauer.

Die Prognose quoad sanationem ist darum im ganzen besser, als bei den Erwachsenen, wenn es sich nicht um schwer ernährungsgestörte oder atrophische Kinder handelt. Besonders günstig ist die Prognose der zahlreichen inkompletten Fälle, mit positivem Erb-Chvostek, aber nur ganz seltenen Anfällen, wie man sie besonders bei Brustkindern sieht.

Von Komplikationen der Kindertetanie sei in allererster Linie die Rachitis genannt, die KASSOWITZ als indirekte Ursache der Tetanie bezeichnet, zumal nach ihm die Tetanie- und Rachitismorbidität dieselben Kurven beschreiben sollen. An einem Zusammenhang der beiden Leiden ist angesichts der zweifellosen Abhängigkeit der Nervenerregbarkeit vom Kalkstoffwechsel und namentlich angesichts der sich mehrenden Fälle des Syndroms Rachitis tarda-Tetanie der Erwachsenen nicht zu zweifeln.

In noch höherem Maße gilt die Zusammengehörigkeit mit der Rachitis vom Laryngospasmus der Kinder, der ja von alters her als eigentliches Rachitissymptom angesehen wird. Meist handelt es sich um eine Behinderung der Inspiration, die sich in ziehender „jauchzender" Inspiration (THIEMICH) äußert. In schweren Anfällen kommt es zu allen Zeichen schwerer Erstickungsgefahr: extrem forcierte Atmung, allgemeine Unruhe und Angst, die sich zu

Krämpfen steigern kann, tiefe Cyanose und Blässe. Solche Anfälle können tödlich enden. Meist beenden einige tiefe, einziehende Inspirationen nach einigen Minuten den Anfall. Neben der inspiratorischen ist auch eine exspiratorische Atmungsbehinderung bei Übergreifen des Krampfes auf Zwerchfell und Atemmuskulatur beobachtet worden (Kassowitz); diese Form ist viel seltener und noch gefährlicher.

Als auslösende Ursachen gelten, wie beim Pertussisanfall, Schreck, plötzliches Aufwecken, „Ärgern", auch Überfüllung des Magens (Thiemich).

Der echte primäre Laryngospasmus soll stets mit den Übererregbarkeitssymptomen der Tetanie verlaufen. In Fällen, wo diese fehlen, soll es sich um eine sekundäre Form als Folge von zerebralen, bulbären oder meningitischen Erkrankungen handeln. Auch akute Laryngitis und Pseudocroup können natürlich das Bild des scheinbaren Spasmus glottidis erzeugen.

Die Eclampsia infantum (im Volksmund Kinderkrämpfe oder Gichtern genannt) werden ebenfalls zur Spasmophilie gerechnet, da sie meist auch die Übererregbarkeitsphänomene von Erb und Chvostek aufweisen. Die Krämpfe ähneln äußerlich der echten Epilepsie außerordentlich: auch sie beginnen mit einer längeren oder kürzeren Aura (Verstimmung, Ängstlichkeit, Unruhe) und führen dann zu Konvulsionen. Anfangs überwiegen die tonischen Symptome, „starrer Blick", Strabismus, Streck- und Drehstellungen von Rumpf und Extremitäten. Dann kommt es zu klonischen Zuckungen und Jaktationen des ganzen Körpers. Meist ist nach wenigen Minuten der Anfall beendet. Zungenbisse, „Schaum vor dem Munde" sind viel seltener, als bei der Epilepsie; ebenso fehlt der Schlaf nach dem Anfall meist. Pupillenstarre ist im Anfall wohl stets vorhanden.

Fast ebenso häufig als die ausgebildeten Anfälle sind die inkompletten, die „petits mals" der Eklampsie, die sich genau wie bei der Epilepsie in kurzem Augenverdrehen, Strecken und Verbiegen der Glieder, Schnalzen mit der Zunge oder Zähneknirschen äußern.

Die Anfälle treten ganz verschieden häufig auf, bisweilen 10—15mal am Tag, bisweilen nur alle paar Tage oder gar Wochen. Kombinationen mit Laryngospasmus und Übergänge zwischen diesem und der Eklampsie und der Tetanie kommen — wenn auch nicht allzu häufig — vor. In extrem seltenen Fällen kann es zur Häufung der eklamptischen Anfälle und zum meist tödlichen Status eclampticus kommen.

Von großem Interesse ist das Vorkommen von „Späteklampsien", die sich bis ins achte Lebensjahr und länger erhalten können (Thiemich). Diese Fälle erschweren zweifellos die noch schwebende Frage, ob echte Epilepsie Jugendlicher aus der Eklampsie hervorgehen kann. Von den meisten Pädiatern wird die Frage auf Grund der Katamnesen Thiemichs verneint, von einer Reihe Neurologen dagegen bejaht (Redlich, Potpeschnigg u. a.). Auf Grund eigener Erfahrungen zweifle ich nicht daran, daß es Fälle von Eklampsie gibt, die in Epilepsia vera übergehen können (sog. spätspasmophile Epilepsie), die durch Calcium besser beeinflußt werden als durch Brom.

Die **Prognose** der Mehrzahl der Eklampsien ist quoad vitam et valetudinem gut, jedoch zeigen die Katamnesen der Eklampsie sowohl wie des Laryngospasmus relativ häufig ein Zurückbleiben und die Entwicklung von neuropathischen Zügen mannigfaltiger Art.

In der **Pathogenese** der kindlichen Spasmophilie spielt die Ernährungsfrage eine wesentlich größere Rolle als bei der Tetanie der Erwachsenen. Angesichts der symptomatologischen Übereinstimmung, der Periodizität der Erkrankungen und der identischen Übererregbarkeitssymptome gleichen sich erwachsene und kindliche Tetanie derart, daß man geneigt sein muß, sie auch pathogenetisch zu identifizieren, also eine infektiöse oder toxische bzw. autotoxische Ätiologie auch für die letztere anzunehmen. Die Autointoxikation durch Nährschäden spielt bei der Spasmophilie nun zweifellos eine große Rolle. Vor allem gilt die Ernährung mit Kuhmilch als zur Tetanie und Spasmophilie disponierend, während bei Brustkindern diese Störungen seltener beobachtet werden, jedenfalls rasch heilen.

Nach FINKELSTEIN soll die Kuhmilchmolke das irritative Moment darstellen. Eine Störung des Kalkstoffwechsel ist zweifellos für die Entstehung der Spasmophilie von Belang. Experimentell und klinisch ist gezeigt worden, daß Kalkzufuhr die Erregbarkeit der motorischen Nerven herabsetzt und daß das Zentralnervensystem der Spasmophilen meist abnorm kalkarm ist; auch der Blutkalk wurde meist vermindert gefunden. Speziell bei parathyreoidektomierten Tieren mit hochgradigen Übererregbarkeitssymptomen wirkt der Kalk herabsetzend auf die Übererregbarkeit (MAC CALLUM u. a.). Die gute Wirkung des Phosphors auf die Spasmophilie bei gleichzeitig bestehender Rachitis ist wohl so zu deuten, daß er die Kalkretention steigert (BIRK, SCHABAD). Was bei der Tetanie über die Wirkung der Epithelkörperschädigung auf die Verminderung der Calciumionen gegenüber den Kaliumionen und von der Guanidinvergiftung gesagt wurde, gilt auch für die Spasmophilie. Bei dieser wurde neuerdings im Stoffwechselversuch eine Alkalose festgestellt, die zum Unlöslichwerden der Kalksalze im Blut, also zu einer Verminderung des Blutes an aktivem Ca' und damit zur Nervenüberregbarkeit und Tetanie führt. Um die Alkalose in Acidose umzuwandeln, hat man Salmiakkuren empfohlen oder auch Salzsäuremilch (FREUDENBERG, GYÖRGY, SCHEER).

Die **Therapie** der Kindertetanie und der Spasmophilie ist eine mehr diätetische als medikamentöse. Im Säuglingsalter gipfelt sie womöglich in der Entziehung der Kuhmilch und dem Ersatz durch Muttermilch; vorher mag der Darm durch Ricinusöl, dem eine kurze Teeschleimdiät folgen soll, entleert werden. An Stelle der Muttermilch können im Notfalle auch für kurze Zeit Mehlpräparate gegeben werden (KUFEKE u. a.). Bei Spasmophilen nach dem ersten Lebensjahr wird die Behandlung durch Phosphorlebertran die beste sein. Sie wirkt ebenso wie auf die begleitende Rachitis, so auch auf die Spasmophilie oft geradezu zauberhaft. Daneben gebe ich in schweren Fällen stets Calciumpräparate (s. o.). GYÖRGY hat als ebenso gut Salmiakkuren empfohlen. Alle anderen Mittel, wie Brom, Chloral usw. haben geringeren Wert, sind aber besonders bei Laryngospasmus und Eklampsie nicht ganz zu entbehren; bei Laryngospasmus habe ich einige Male von kleinen Veronalklysmen recht gute Erfolge gesehen. Nebenschilddrüsenpräparate haben bei Kindern ebensowenig gewirkt wie bei Erwachsenen.

Neuerdings wird von japanischen Autoren und REYHE als spasmogene Dyspepsie bzw. Nährschaden ein Krankheitsbild beschrieben, das mit den meisten nervösen und körperlich dystrophischen Störungen gewöhnlicher Spasmophilie verlaufen kann, aber meist unter Fehlen der Übererregbarkeitssymptome (ERB, CHVOSTEK usw.). Es wird auf das Fehlen des antineuritischen Vitamins B zurückgeführt und dem „Säuglingsberiberi" als nahestehend bezeichnet. Treten besondere Kalkverluste, insbesondere Rachitis, hinzu, so kann die komplette Spasmophilie mit calcipriver Übererregbarkeit resultieren.

Diese Avitaminose soll durch reichliche Zuführung von Vitamin B (besonders in der Hefe!) heilen; daneben ist Frauenmilch und Beigabe von gemischter Kost empfehlenswert.

Pathologisch-anatomisch hat man bei dieser Form neben Hydropsie degenerativ atrophische Veränderungen an Nerven und Muskeln, sowie besonders rechtsseitiger Herzdilatation und -hypertrophie gefunden; Epithelkörperschädigungen sind wohl inkonstant und nebensächlich.

4. Erkrankungen der Hypophyse.

A. Akromegalie.

Das Leiden wurde 1886 von PIERRE MARIE zusammenfassend geschildert und mit seinem Namen versehen; lange vorher hatten schon VERGA, FRIEDREICH, LANGER und viele andere ähnliche Fälle beschrieben.

Die Krankheit äußert sich in einer allmählich eintretenden Massenzunahme bestimmter distaler Teile, regelmäßig von Nase, Kinn,

Brustkorb, Händen und Füßen; innere Organe, Weichteile und Knochen sind verschieden stark beteiligt. Stets findet sich dabei eine Erkrankung der Hypophysis cerebri.

Symptomatologie und Verlauf. Meist im dritten und vierten Jahrzehnt, seltener schon im zweiten, entwickeln sich ganz allmählich und dem Kranken anfangs unmerkbar Verdickungen und (seltener) Längenzunahme der Hände und Füße, meist etwas später der Nase, des Unterkiefers, der Augenbogen und Jochbeingegend und der Zunge. Diese objektiven Veränderungen werden meist eingeleitet durch „allgemein nervöse" Symptome, Kopfdruck und -schmerz, Mattigkeit, Depression, Teilnahmslosigkeit; oft finden sich auch periphere Symptome, besonders vasomotorischer Art (Akroparästhesien, Asphyxie der Finger usw.). Bisweilen fehlen aber trotz jahrelang bestehender hochgradiger Akromegalie alle subjektiven Allgemeinsymptome, so daß die Kranken bis zum Höhepunkt des Leidens völlig arbeitsfähig bleiben. Auffallend häufig leidet ganz frühzeitig die Genitalfunktion: bei Männern erlischt die Potenz, bei Frauen die Menstruation. Im weiteren Verlaufe kommt es unter stärkerer Zunahme der hypertrophischen Veränderungen zu Störungen der Sehkraft und anderen Drucklähmungen von Hirnnerven; dabei nimmt die Anämie, Mattigkeit und physische und psychische Asthenie zu. Die Höhe des Leidens, die nach ein- bis zehnjähriger Dauer erreicht zu werden pflegt, zeigt folgenden Befund:

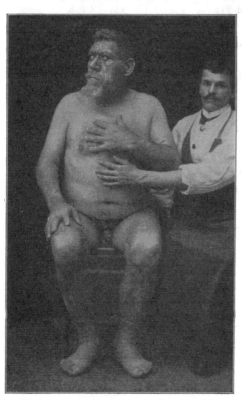

Abb. 12. Vorgeschrittene Akromegalie.
(Nach SCHÖNBORN und KRIEGER.)

Der Allgemeineindruck ist der eines matten Cyclopen. Oft — aber durchaus nicht immer — sind die Patienten von abnormer Körperlänge, besonders wenn das Leiden in den Jahren des Wachstums einsetzte. Die Züge des Gesichts sind auffallend vergröbert, die Augenbogengegend tritt abnorm hervor, während die Stirn zurückflieht, unter den Augen finden sich wulstige Säcke. Die Nase ist dick und knollig, auch etwas verlängert; die Jochbogenpartie prominiert. Während die Oberlippe meist normal bleibt, hat das Kinn stark an Volumen zugenommen; die Unterlippe schiebt sich durch die Prognathie des Unterkiefers vor; die Ohren sind groß und dick. Der Hirnschädel ist meist nicht besonders vergrößert, nur die Hinterhauptschuppe hypertrophiert. Am Rumpfe fällt eine Zunahme des Brustkorbs nach allen Richtungen, besonders nach der Tiefe, auf. Das stark vergrößerte Brustbein, die gewaltigen Schlüsselbeine markieren sich besonders. Die Wirbelsäule in ihrem oberen Dorsalteil wird stets kyphotisch.

Besonders fallen aber die Veränderungen der Hände und Füße in die Augen: die Hände werden weiche, schwammige, meist blasse Tatzen; oft nimmt allein die Breite und Dicke zu (typen large), seltener die Länge (typen long, P. MARIE). Dabei bleiben die Nägel (im Gegensatz zu den Trommelschlägelfingern) normal groß und flach, erscheinen also relativ klein; meist sind sie frei von trophischen Veränderungen. An den Füßen finden sich analoge Veränderungen. Dabei fällt das Massige der Hände und Füße noch besonders dadurch auf, daß die Arme und Beine normal bleiben, in späteren Stadien durch Muskelschwund sogar recht dünn erscheinen.

Die Haut ist im allgemeinen verdickt und bildet grobe Falten und Runzeln; meist ist sie weich, schlaff, glanzlos, feucht, oft aber auch auffallend trocken. Wesentliche trophische oder — dauernde — vasomotorische Veränderungen werden meist vermißt. Nicht selten besteht Haarausfall, bisweilen aber auch Hypertrichose an Körper und Kopf. Das Fettpolster ist in den ersten Jahren des Leidens oft vermehrt.

Von den inneren Organen tritt am Digestionstractus besonders die Makroglossie hervor; die Schleimhaut des Rachens und der Speiseröhre wurde bisweilen verdickt gefunden. Kehlkopf und Stimmbänder hyperplasieren ebenfalls, die Stimme wird meist rauh und sehr tief. Auch das Herz soll in einzelnen Fällen vergrößert gewesen sein und die peripheren Gefäße verdickt. Bisweilen nehmen auch Leber, Milz und der Verdauungsschlauch an der Hyperplasie teil. Auch die innersekretorischen Drüsen hypertrophieren zum Teil, vor allem Nebennieren, Thymus und Pankreas. Die Schilddrüse ist häufiger verkleinert und sklerosiert, als vergrößert; Basedowstrumen kommen aber in den Anfangsstadien bisweilen vor. Die äußeren Geschlechtsteile (Penis, Scrotum Labien) sind anfangs oft hypertrophisch, während die inneren stets frühzeitig atrophieren, besonders bezüglich der generativen Anteile. Dementsprechend leidet die Funktion stets. Bei entsprechender Hypophysenerkrankung im Wachstumsalter bleibt die geschlechtliche Entwicklung infantil; es kommt zum „eunuchoiden Riesenwuchs".

Als wichtigster Befund ist bei allen Akromegalen eine Veränderung der Hypophysis konstatiert worden, und zwar des glandulären Vorderlappens. Meist sind es an sich gutartige Adenome, bisweilen aber auch rasch wachsende, maligne Adenome, sehr selten Adenocarcinome. Nicht selten kommen auch strumöse Veränderungen der drüsigen Hypophyse vor (FALTA). Im ganzen überwiegen die gutartigen Geschwülste (mit erhaltener, bzw. gesteigerter Funktion). Diese Tumoren, die Walnußgröße und darüber erreichen können, usurieren langsam den Knochen, zerstören, wie sich im Röntgenbild stets zeigen läßt, die Sella turcica und weiter das Keilbein.

Die subjektiven Allgemeinerscheinungen, die der Tumor verursacht, sind die typischen des Tumor cerebri: Schwindel, Erbrechen, heftiger Kopfschmerz, Sehstörungen, Rückgang der geistigen Fähigkeiten. Objektiv am bedeutsamsten sind die Veränderungen, die die Hypophysisgeschwulst durch Druck auf den N. opticus, speziell auf das Chiasma herbeiführt. Ophthalmoskopisch (und anatomisch) finden sich meist partielle Atrophien (selten Stauungspapille) des Sehnerven. Höchst charakteristisch ist die zuerst von SCHULTZE beschriebene, durch Druck auf das Chiasma leicht erklärliche bitemporale Einschränkung des Gesichtsfeldes, die natürlich oft unvollkommen symmetrisch ist; bisweilen finden sich auch konzentrische Einengungen oder auch normales Perimetrium. Seltener leiden durch Druck der N. oculomotorius und N. trigeminus. Alle aus diesen Läsionen resultierenden Störungen der Sehfunktion sind übrigens oft auffallend wechselnd und besserungsfähig.

Sowohl an den Hirnnerven, wie den peripheren Nerven wurde auch einfache Hyperphasie und Verdickung gefunden. Periphere Lähmungen kommen nur sehr vereinzelt vor, sensible (neuritische) Störungen bis auf verschiedenartige Schmerzformen äußerst selten. Die Sehnenreflexe wurden oft gesteigert, bisweilen vermindert und erloschen beobachtet. Entsprechend der Hyperfunktion der Hypophyse und dem begleitenden pluriglandulären Syndrom kommen auch verschiedenartige Erregungsveränderungen im Bereich des vegetativen Nervensystems vor, die aber besonderer klinischer Bedeutung entbehren; einmal beobachtete ich hypophysäres Asthma bronchiale. Von den übrigen endokrinen Organen erfahren besonders die Schilddrüse (Struma, oft Sklerose) und die Keimdrüsen (Atrophie) am häufigsten gröbere Veränderungen.

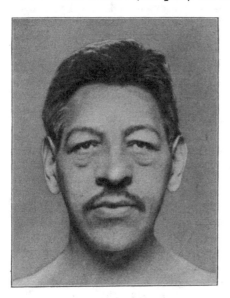

Abb. 13. Gesichtstypus bei Akromegalie.
(Nach HEINR. CURSCHMANN.)

Von den Veränderungen des Knochensystems finden sich am Schädel außer der Usurierung der Sella turcica fast konstant folgende: ungleichmäßige Verdickungen des Schädeldachs, Erweiterung der Stirnhöhlen, seltener der Kieferhöhlen, Vergrößerung der horizontalen Äste des Unterkiefers, infolgedessen Prognathie desselben (STRÜMPELL), Verdickung der Hinterhauptschuppe. Die Wirbelsäule zeigt cervicale und dorsale Kyphose mit Verdickung der Processi spinosi (STERNBERG). Am Brustkorb fallen die mächtigen, mit Exostosen versehenen Schlüsselbeine auf, weiter das verdickte Sternum mit dem meist noch besonders stark vergrößerten Schwertfortsatz. Der ganze Brustkorb wird abnorm tief und breit; auch die Rippen zeigen hypertrophische Veränderungen. An den Armen und Beinen werden nur die distalen Teile (besonders Radius und Ulna) als verdickt, aufgetrieben „bulbös" geschildert. Auch die Knochen der Finger und Zehen werden als verdickt und kompakt bezeichnet, wenn auch ihre Verdickung relativ viel geringer ist als diejenige der Weichteile. Häufig finden sich an ihnen Exostosen, die Muskelleisten sind vergröbert, die Gefäßfurchen abnorm tief. Im ganzen sind also die Knochenveränderungen hypertrophischer Natur. Es finden sich aber auch — anscheinend nur in den Spätstadien — regressive Prozesse an den Knochen; die Prädilektionsstellen dieser Atrophien sind scheinbar der distale Teil der Ulna und die Phalangen der Zehen (VERF.).

Von Störungen der Verdauungsorgane sind Heißhunger, Polyphagie und hartnäckige Obstipation zu erwähnen. Wichtiger sind die Veränderungen des Stoffwechsels, besonders der häufige Diabetes mellitus, seltener ein Diabetes insipidus. Meist handelt es sich um echten Diabetes, der aber bezüglich der Glykosurie oft Unabhängigkeit von den aufgenommenen Nahrungsstoffen zeigt (v. NOORDEN), oft auch um alimentäre Glykosurie. Bisweilen erlischt die diabetische Stoffwechselstörung spontan. In manchen Fällen ist der Diabetes pankreatogen, in anderen wahrscheinlich thyreogen (FALTA), in anderen wiederum Folge des Drucks der Hypophysengeschwulst auf die Stoffwechselzentren des

Zwischenhirns. Die letztere Entstehung wird auch für den begleitenden Diabetes insipidus angenommen (ASCHNER, LESCHKE).

Was die Oxydationsverhältnisse anbetrifft, so wird die Oxydation in manchen Fällen als vermehrt befunden (MAGNUS-LEVY), und zwar in Fällen mit Basedow-komplikation; Respirationsversuche anderer Autoren (SALOMON, SCHIFF) ergaben normales Verhalten. Neuerdings hat man — angeblich nicht so selten — schwach oder unvollkommen ausgebildete Fälle als „Akromegaloidismus" beschrieben (EHRMANN); ihrem Wesen nach sollen sie dem vollentwickelten Leiden gleich sein. Sie bleiben aber stationär und harmlos; die leichtesten Fälle von akromegaloidem Typus sollen auch familiär vorkommen. Nachgewiesen scheint mir der hypophysogene Charakter dieser Anomalie noch nicht.

Als — seltene — Komplikationen der Akromegalie wurden u. a. Epilepsie, Paralysis agitans (BRUNS), Myxödem, Morbus Basedowii, Dementia myoclonica (OPPENHEIM) u. a. beobachtet.

Prognose. Der Verlauf ist meist außerordentlich langsam; meist erstreckt er sich auf mehrere Jahrzehnte (bis 50 Jahre). Seltener wurde ein akuter maligner Verlauf in 3 bis 4 Jahren (STERNBERG) beobachtet. Bisweilen kommt es zu plötz-lichen, apoplektiformen Verschlimmerungen mit akuter Erblindung, Hirnnerven-lähmungen, z. B. des Oculomotorius (STERNBERG, VERF.). Diese akuten Störungen sind aber oft der Heilung fähig. Lange Remissionen ohne nach-weisbare lokale oder allgemeine Verschlimmerungen sind häufig. Von TAM-BURINI und später HUTSCHISON werden zwei anatomisch und klinisch abgegrenzte Stadien angenommen: das hyperplastische und das kachektische Stadium mit Rückgang der Hyperplasien. Das Ende der Kranken erfolgt entweder im diabetischen Koma oder nicht selten plötzlich unter den Zeichen der Hirn-lähmung; oft beenden auch Komplikationen (Tuberkulose, Herzleiden usw.) das Leben.

Die interne **Therapie** ist bisher machtlos geblieben. Die angeblich beobach-teten Besserungen auf Organpräparate (Thymus, Thyreoidin, Hypophysis-tabletten) sind wohl eher als spontane Remissionen aufzufassen. Bisweilen sah ich gerade unter Hypophysinbehandlung ausgesprochene Verschlechterungen. Neuerdings hat die chirurgische Behandlung, Exstirpation des Hypophysen-tumors, gute, zum Teil dauernde Erfolge gezeigt (v. EISELSBERG, HOCHENEGG, SCHLOFFER). Auch die Röntgentherapie der Hypophysengeschwulst wird von manchen Autoren als sehr wirksam, von anderen als versagend geschildert. Sie ist sicher des Ausbaus fähig.

Pathogenese. Die meisten Autoren sehen in der Vermehrung der Funktion der Hypophyse, und zwar des drüsigen Vorderlappens, die Ursache der Akro-megalie (TAMBURINI, BENDA u. a.), andere in einer veränderten Sekretion, einer Dysfunktion. Die Hypophysengeschwulst ist die Ursache der allgemeinen und örtlichen Hirnsymptome und der Veränderung ihres Lagers, der Sella turcica. Es sei übrigens die Annahme erwähnt, daß nicht der Hypophysistumor selbst, sondern sein irritierender (drückender) Einfluß auf die trophischen Zentren des Zwischenhirns die Ursache der Akromegalie sei (ERDHEIM). Auch ASCHNER glaubt, daß die Akromegalie nicht nur Folge der organischen und funktionellen Hypophysenstörung sei, sondern auch durch Erkrankung der Zwischenhirn-zentren entstehen könne; hierfür spräche das Vorkommen von einseitiger Akro-megalie, die durch endokrine Einwirkungen nicht gut erklärbar sei.

Neuerdings wird diese Zwischenhirntheorie aller bisher als hypophysär aufgefaßter Erkrankungen von BERBLINGER übrigens wieder bestritten und Funktionsänderungen der Prähypophyse als das wesentlichste bezeichnet.

Die **Differentialdiagnose** des ausgebildeten Leidens ist stets unschwierig, besonders wenn der Augenbefund und das Röntgenbild den Hypophysistumor erkennen läßt. In solchen Fällen können gewisse Formen der Syringomyelie mit starker Vergrößerung der Hände (Makrocheirie), manche Fälle von Myxödem, von lymphatischem Habitus, von Adipositas verschiedener Form, von familiärer (noch physiologischer) abnormer Größe der Hände und Füße u. a. m. differentialdiagnostisch kaum Schwierigkeiten machen.

Differentialdiagnostisch kommen ferner vor allem in Betracht der allgemeine und partielle Riesenwuchs, der erstere besonders deshalb, weil einerseits 40% aller bekannter „Riesen" Akromegalen und andererseits ein großer Teil der Akromegalen Riesen sind (Sternberg). Das Fehlen aller pathologisch-akromegalischer Symptome, vor allem cerebraler-hypophysogener Art bei den „normalen Riesen" macht aber die Unterscheidung leicht. Der partielle Riesenwuchs (meist angeboren, sehr selten erworben) befällt meist nur einzelne Extremitäten unter oft abenteuerlichster Deformierung derselben, eine Gesichtshälfte, bisweilen auch eine Körperhälfte und tritt fast nie symmetrisch auf; schon deswegen ist diese Anomalie fast stets von der Akromegalie unschwer zu trennen.

Gegenüber der beginnenden Akromegalie können weiter differentialdiagnostische Schwierigkeiten machen: die vasomotorisch-trophischen Neurosen mit Schwellung, chronisch entzündliche Zustände an Haut, Sehnenscheiden und Gelenken (z. B. Leucaemia cutis und Lepra, die beide mit Facies leonina einhergehen können), manche Formen der deformierenden Arthritis und beginnende Elephantiasis. Besonders wichtig sind schließlich eine Anzahl von Knochenerkrankungen mit Hypertrophie und Deformierung der Knochen: die Ostéoarthrophropatie hypertrophiante (P. Marie), die zu enormer kolbiger Anschwellung der Fingerenden mit starker Konvexkrümmung der Nägel (im Gegensatz zur Akromegalie) führt, sowie die gewöhnlichen „Trommelschlägelfinger" Herz- und Lungenkranker. Die Osteitis deformans (Paget), die diffuse Hyperostose (allgemein oder auf den Schädel beschränkt), von Virchow als Leontiasis ossea beschrieben, schließlich auch das Cranium progeneum (L. Meyer) das außer bei Akromegalen auch bei Kretins, Psychopathen und Degenerierten auftritt, und andere seltene Knochenleiden können mehr oder weniger Ähnlichkeit mit akromegalischen Veränderungen haben, entbehren aber stets der klassischen nervösen und hypophysogenen Erscheinungen.

B. Dystrophia adiposo-genitalis.

Die seltene, von Fröhlich (1901) zuerst beschriebene Krankheit betrifft Knaben häufiger als Mädchen, tritt (selten) familiär auf und beginnt meist im mittleren Schulalter. Es entwickelt sich meist langsam, bisweilen aber auch innerhalb weniger Wochen oder Monate eine auffallende Fettleibigkeit des weiblichen Typus, d. i. an Bauch, Hüften, Gesäß, Oberschenkeln, Mammae. Die Genitalien bleiben im infantilen Zustand oder atrophieren (selten), die sekundären Geschlechtsmerkmale bleiben aus. Die Haut ist meist infantil zart, oft blaß. Dabei fehlt eigentliche Anämie. Kurz, der äußere Eindruck ist der des Eunuchoidismus, dessen Hochwuchs aber fast immer fehlt. Gleichzeitig treten (in reinen Fällen) Hirndrucksymptome wechselnden Grades, Sehstörungen, bisweilen Hemianopsie und (im Röntgenbild) als Zeichen eines Hypophysentumors eine Erweiterung des Türkensattels auf; bei luetischen Fällen fehlt sie übrigens meist. Störungen der Intelligenz sind selten, bei Luetikern dagegen häufiger beobachtet worden (Nonne). Diabetes insipidus kommt bisweilen vor, selten Glykosurie. Vereinzelt fand sich dabei Kleinwuchs, der aber, wie die bisweilen vorkommende Pachydermie, thyreogenen Ursprungs sein dürfte.

Die Krankheit kann nach kürzerer oder längerer Zeit unter zunehmenden Hirndrucksymptomen letal enden.

Pathogenese: Früher glaubte man, daß die meist gefundenen Hypophysentumoren (Carcinome, Sarkome, Adenome usw.) oder Gummen (besonders bei kongenitaler Lues, NONNE), die die Funktion des Vorderlappens vernichten, hierdurch das Leiden verursachten, erblickte also den Sitz des Leidens in der Hypophyse selbst. Neuerdings hat man aber erkannt, daß das ganze Syndrom (experimentell und auch klinisch) durch Läsionen der Zwischenhirnbasis ohne jede Mitbeteiligung der Hypophyse hervorgerufen werden kann (ASCHNER, LESCHKE). Immerhin ist daran festzuhalten, daß in den meisten reinen Fällen Hypophysentumoren oder -gummen die Ursache dieser Läsion bilden.

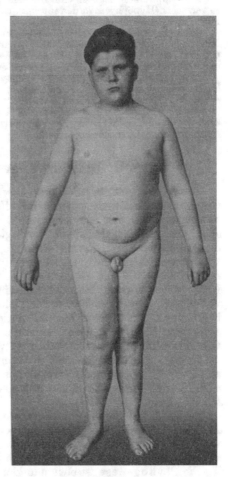

Die Diagnose hat vor allem den Eunuchoidismus zu berücksichtigen, bei dem aber meist Hochwuchs (lange Beine!) vorhanden ist, dem auch die groben cerebralen und hypophysären Symptome stets fehlen (mäßige „reaktive" Hyperplasie der Hypophyse kommt bei Eunuchoidismus vor). Die konstitutionelle, oft familiäre Fettsucht (Riesenkinder der Messen) entbehrt gleichfalls der hypophysären Zeichen und zeigt eine, wenn auch bisweilen späte, doch leidliche geschlechtliche Entwicklung. Die endogene Fettsucht weiblicher Personen mit Hypoplasie der Genitalien ermangelt ebenfalls der cerebral-hypophysären Symptome.

Die Therapie hängt von der Diagnose eines Hypophysentumors ab; im positiven Falle sollte sie, wie bei Akromegalie, operativ sein (s. o.). Bisweilen sind schon völlige Heilungen auf operativem Wege erzielt worden. Man hüte sich aber, bei nicht absolut gesicherter Tumordiagnose zu operieren. Dazu ist der Eingriff viel zu schwer! In Fällen luetischer Ätiologie ist bereits mit bestem Erfolg antiluetisch behandelt worden, auch in kongenitalen Fällen mit negativen Reaktionen (NONNE). In

Abb. 14. Dystrophia adiposo-genitalis bei einem 14jährigen Knaben. (Nach ZONDEK.)

manchen Fällen sollen Hypophysentabletten oder -injektionen sehr günstig gewirkt haben.

Weitere Erkrankungen der Hypophyse fallen eigentlich nicht mehr in den Rahmen der Nervenerkrankungen und bedürfen deshalb nur kurzer Erwähnung.

SIMMONDS und seine Schüler haben eine hypophysäre Kachexie beschrieben, die durch Atrophie oder sonstige Zerstörung (Lues!) der Drüse bewirkt wurde, und zwar des Vorderlappens, da bekanntlich völlige Entfernung des hinteren Lappens im Experiment keinerlei Ausfallserscheinungen zu erzeugen braucht. Es handelt sich dabei um eine allgemeine, höchstgradige Schwäche und Kachexie, bei der eine rasche Senescenz besonders auffällt. Cerebrale Drucksymptome oder sonstige nervöse Veränderungen können fehlen. Die Kranken sterben im Marasmus nach einer Krankheitsdauer von ein bis zwei Jahren. Vereinzelt ist es gelungen, Fälle, die man als SIMMONDsche Krankheit ansah, die aber Lues in der Anamnese oder positiven Wassermann zeigten, durch antiluetische Kuren zu heilen (REYHE). Differentialdiagnostisch ist vor allem an andere endokrine Kachexien zu denken, vor allem an Addisonfälle ohne Pigmentation oder Hypernephrome; bisweilen kommen auch in Spätstadien von Myxödem derartige Kachexien vor, bei denen das Ödem ganz zurücktreten kann.

Therapeutisch ist bei einigermaßen gesicherter Diagnose eine Organbehandlung zu versuchen (Hypophysenvorderlappenpräparate) oder auch eine Implantation, in luetischen Fällen spezifische Behandlung.

Ob es einen rein hypophysären Zwergwuchs gibt, war lange Zeit bestritten. Jedenfalls sind Hypophysenbefunde bei Chondrodystrophie, bei echtem Nanismus („Liliputaner") sowie bei dem durch spätere Einflüsse verursachten Zwergwuchs, dem rachitischen und hypoplastischen Zwerg (FALTA), nur selten erhoben worden. Der Zwergwuchs bei Mongolismus endlich hat sicher mit der Hypophyse nichts zu tun, sondern ist im wesentlichen hypothyreoiden Ursprungs. Neuerdings wird jedoch angenommen, daß es eine Form des hypophysären Infantilismus gibt, der mit Störungen der Knochenentwicklung, d. i. in seltenen Fällen (und aus unbekannter Ursache) nicht mit Riesenwuchs, sondern mit Zwergwuchs einhergeht (BIEDL). Es gibt übrigens auch vereinzelte Fälle von hypophysärem Nanismus ohne Infantilismus (LÉVI).

5. Erkrankungen der Epiphyse.

Wenn Geschwülste (Sarkome, Carcinome, Teratome, Cysten usw.) oder Gummen die Glandula pinealis betreffen, so kommt es durch Druck auf die Vierhügelgegend mit Stauung im 3. Ventrikel zu charakteristischen Hirnsymptomen: Ophthalmoplegie, konjugierte Deviation, Nystagmus, Störungen der Pupillenreaktion, Ataxie, Krämpfe, Paresen u. dgl.; auch Stauungspapille kommt vor, ebenso Pulsverlangsamung, Schlafsucht, Hörstörungen, Erbrechen und schließlich Koma (FALTA). Alle diese Störungen treten aber, wenn die Epiphysengeschwulst, wie relativ häufig, im frühen Kindesalter auftritt, zurück vor dem eigenartigen Syndrom der Pubertas praecox (bisher nur bei Knaben beobachtet!): die äußeren Genitalien kleiner Kinder von 4 bis 6 Jahren werden denen von 15jährigen gleich, es treten Erektionen auf; auch die sekundären Geschlechtsmerkmale entwickeln sich vorzeitig, vor allem Bart- und Genitalbehaarung, Stimmwechsel bei Knaben. Auch die körperliche Entwicklung an Länge, Gewicht, Muskelkraft usw. ist auffallend verfrüht, in manchen Fällen auch die der Intelligenz (FRANKL-HOCHWART). Bisweilen fand man auch auffallende Fettsucht.

Bei Erwachsenen fallen diese hypergenitalen Veränderungen fort, ja man hat Atrophie der Geschlechtsorgane beobachtet. Hier sind die Symptome dieselben wie bei Tumoren der Vierhügelgegend. Nur epiphysäre Fettleibigkeit hat man auch bei ihnen beobachtet, aber auch Kachexie.

Die Pathogenese ist darum unklar, weil über die Funktionen der Epiphyse noch keine Einigkeit erzielt ist. Früher glaubte man auf Grund des Umstandes, daß jene Tumoren die Funktion der Epiphyse vernichten, daß die Zirbeldrüse normalerweise hemmende Einflüsse auf die körperliche, insbesondere geschlechtliche Entwicklung ausübe. FALTA nahm an, daß diese Wirkung über das Nebennierensystem gehe, da analoge Symptombilder bei Nebennierenhyperplasie und -tumoren gefunden wurden. Demgegenüber werden neuerdings von F. K. WALTER (Rostock) auf Grund eingehender Untersuchungen starke Zweifel an einer innersekretorischen Funktion der Zirbel geäußert. Die Wahrscheinlichkeit, daß das ganze Syndrom, ganz wie bei der Dystrophia adiposo-genitalis, nicht durch eine Erkrankung der Epiphyse selbst, sondern durch die Wirkung des betreffenden Tumors auf trophische Zentren in der Gegend des Hypothalamus erzeugt wird, ist jedenfalls zuzugeben (LUCE u. a.).

Die Diagnose hat vor allem zu berücksichtigen, daß ganz ähnliche Pubertas praecox bei Nebennierenrindenadenomen vorkommt (LINSER) ohne alle Beteiligung von Hypophyse und Zirbel; in diesen Fällen fehlt natürlich das cerebrale Syndrom. Die hypophysäre Fettsucht unterscheidet sich von der pinealen durch den Hypogenitalismus. Nur bei erwachsenen Kranken können die Symptome beider Dystrophien außerordentlich ähnlich werden, da auch bei der pinealen Form Atrophie der Keimdrüsen vorkommt; desgl. Kachexie.

Die Therapie hat bei sicheren Geschwülsten der Zirbel den Versuch der Operation zu berücksichtigen, über deren Aussichten die Erfahrungen noch sehr gering sind. Bei Verdacht auf Lues ist natürlich antiluetisch zu behandeln.

Anhang.

Lipodystrophie.

Das zuerst von PIC-GARDÈRE und BARRAGUER, in Deutschland von SIMONS (1911) geschilderte Syndrom sei hier angefügt, da man auch bei ihm eine epiphysäre Ätiologie vermutete.

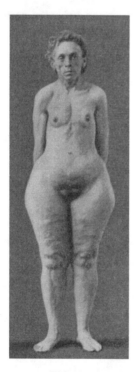 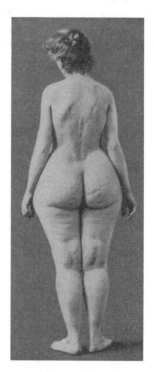

Abb. 15.   Abb. 16.

Frau mit Lipodystrophia progressiva. Hochgradige Abmagerung des Gesichtes (man beachte die Löcher in den Wangen) und des Oberkörpers und starkes Fettpolster der unteren Körperhälfte. (Nach O. B. MEYER-Würzburg.)

Die Krankheit beginnt meist um das 6. Lebensjahr (viel seltener mit oder nach der Pubertät) mit einem fortschreitenden Fettschwund im Gesicht bis zum förmlichen „Totenkopf" und der ganzen oberen Rumpfhälfte, wobei die

Mammae ziemlich gut erhalten bleiben, bisweilen auch das Fett der Arme. Dafür tritt eine relative oder auch enorme absolute Fetthyperplasie an Beinen und Gesäß, bisweilen auch im unteren Drittel des Bauchs auf; so kommt es zu Karikaturen, ,,deren untere Körperhälfte einer Venus im ultra RUBENSschen Stil gleicht, während der Oberkörper hexenhaft erscheint" (PARKES, WEBER). Die Krankheit ist recht selten und bisher nur bei weiblichen Personen beobachtet worden. Neurologische Ausfalls- oder Reizerscheinungen fehlen, vor allem Symptome einer Hypophysen- oder Zirbelgeschwulst. Man beobachtete aber Hypertrichose, Rinorhoe, Polyurie und Glykosurie. In einem meiner Fälle bestand daneben schwere Hysterie; im ganzen scheinen neurotische Begleiterscheinungen selten. Die Sexualfunktion braucht nicht zu leiden, Hypergenitalismus fehlt. Der Stoffwechsel wurde normal befunden. Der Zustand ist mehr unschön als gefährlich, die Prognose quoad vitam gut. Obduktionen liegen meines Wissens noch nicht vor.

Die Pathogenese ist unklar. KLIEN glaubte an eine Störung der Zirbeldrüse zur Zeit ihrer physiologischen Involution, indem er der Drüse einen wesentlichen Einfluß auf die Fettverteilung beimißt, eine Ansicht, die aber von F. K. WALTER bestritten wird. Da anatomische Befunde fehlen, erübrigen sich Spekulationen.

Die Therapie ist machtlos. Epiglandolinjektionen haben in einem meiner Fälle nichts geholfen. Gegen das ,,Totenkopfgesicht" sind bereits Paraffinkorrekturen (,,Fettersatz") versucht worden.

Vasomotorische und trophische Neurosen.

Von

Hans Curschmann - Rostock.

1. Die vasoconstrictorische Neurose der Peripherie.

Akroparästhesie (Schultze) und verwandte Zustände.

Das Leiden ist das gutartigste und häufigste unter den vasomotorischen Neurosen; es tritt oft als monosymptomatisches Übel auf, viel häufiger aber als Teilerscheinung der verschiedenartigsten Neurosen und Psychopathien. Es wurde zuerst von Nothnagel, später von Bernhardt, Frankl-Hochwart und Fr. Schultze, der ihm den Namen Akroparästhesie verlieh, beschrieben.

Die Akroparästhesie befällt vorzugsweise Frauen, aber auch nicht ganz selten Männer. Sie tritt vom 20.—30. Lebensjahr an auf; die Mehrzahl meiner Patienten stand im Anfang der zwanziger Jahre und dann wieder im klimakterischen Alter. Aber auch das Kindesalter und das Senium sind nicht verschont von ihm; mein jüngster Fall betraf ein 10jähriges Mädchen, der älteste eine 75jährige Frau.

Im Interesse der nosologischen Umgrenzung müssen wir uns mit der Differenz in den Auffassungen Nothnagels und Schultze-Cassirers abfinden. Während der erstere in seinen Fällen als die primäre Erscheinung stets die vasoconstrictorische Störung in Gestalt von Blässe, „Absterben", oft mit leichter Cyanose gemischt, beobachtete und die neuralgisch-parästhetischen Symptome als etwas Sekundäres betrachtete, haben Schultze und Cassirer in der Mehrzahl der Fälle objektive, vasoconstrictorische Zeichen vermißt. Cassirer will dementsprechend ziemlich scharf zwischen einer Schultzeschen Form, einer primären sensiblen Neurose, und einer Nothnagelschen Form, einer objektiv-vasomotorischen Neurose, unterscheiden. Ich möchte mit Nothnagel die vasomotorische Störung prinzipiell als das Primäre in den Vordergrund stellen und das Leiden so definieren:

Die vasoconstrictorische Neurose (Akroparästhesie) äußert sich in intermittierenden Gefäßkrämpfen an den Körperenden (am häufigsten Fingern und Zehen, seltener Nase, Ohren usw.), die diesen Teilen eine leicht bläulich-weiße bis wachsbleiche Färbung verleihen und sensible Erscheinungen mannigfacher Art zur Folge haben.

Symptomatologie. Die Prädelektionszeit für das Auftreten des Anfalls sind die Morgenstunden, meist bevor die Kranken das Bett verlassen haben, oft aber auch erst nach dem kalten Waschen. Seltener ist jene schwere Form, in denen sich die Attacken alle Stunden und häufiger wiederholen. Der Anfall selbst tritt meist ziemlich plötzlich auf: in typischen Fällen kommt es unter mehr oder weniger heftigen Schmerzen, Kribbeln, schließlich völliger Taubheit und dem Gefühl des Geschwollenseins zum „Absterben" meist mehrerer symmetrischer Finger beider Hände (am seltensten des Daumens), sehr selten der ganzen Hand; die betroffenen Teile sehen oft in toto leichenblaß aus, bisweilen leicht cyanotisch; nicht ganz selten ist die Blässe nur an der Fingerbeere oder den Nägeln deutlich ausgesprochen, während an den Phalangen und der Hand das bläuliche, oft marmorierte Kolorit überwiegt. Zu gleicher Zeit sterben unter ähnlichen subjektiven Erscheinungen die Zehen und Füße, recht häufig auch die Unterschenkel bis zum Knie herauf ab. Außer den geschilderten subjektiven Symptomen sind auch stets objektiv nachweisbare Sensibilitätsstörungen aller Qualitäten vorhanden, die nicht die Grenzen peripherer Nerven innehalten, sondern die (zuerst von Schlesinger geschilderten) der ischämischen Gefühlsstörung: sie sind an den distalen Enden am stärksten und nehmen proximalwärts ziemlich rasch ab. Neben den sensiblen finden sich auch stets — meist leichtere — motorische Störungen: entweder sind die Finger steif, „klamm", „verzogen", bisweilen bis zur tetanoiden Steifheit, oder die motorische Störung ist mehr eine Geschicklichkeitsverminderung infolge des fehlenden Tast- und Tiefengefühls. — Nicht ganz selten klagen die Kranken im Anfall über analoge Erscheinungen, Kälte, Taubheit und Schmerz auch an den peripheren Teilen des Gesichts, am häufigsten an der Nase und an den Ohren; man findet dann auch an diesen Teilen die objektiven Zeichen des Angiospasmus. Der Anfall selbst dauert oft nur wenige Minuten, durchschnittlich etwa $\frac{1}{4}$—$\frac{1}{2}$ Stunde, in seltenen Fällen, die dann meist mit tiefer lokaler Synkope und Asphyxie einhergehen, viele Stunden, halbe Tage lang. Nach Verschwinden der Anämie kommt es recht häufig zu einer reaktiven Hyperämie, Rötung, Schwellung und (subjektiver und objektiver) Hitze der betroffenen Teile, die hohe Grade erreichen und bisweilen als förmliche Erythromelalgie imponieren kann. Auch diese — abklingende — Phase des Anfalls ist natürlich von mannigfachen sensiblen Beschwerden begleitet.

Auslösende Ursachen des Anfalls selbst sind in vielen Fällen nicht zu eruieren; bemerkenswert ist es vielleicht, daß die Anfälle sehr oft in den frühen Morgenstunden, also zur Zeit der physiologisch schwächsten Herzenergie und des niedrigsten Blutdrucks aufzutreten pflegen. Häufig geben die Kranken Kältereize als Ursache an. Bisweilen treten die Angiospasmen im hysterischen Anfall auf. Eine eigentliche psychogene Auslösung peripherer vasoconstrictorischer Anfälle habe ich aber nur selten beobachtet, während sie bei der Angina pectoris vasomotoria weit häufiger vorzukommen scheint. Während der Arbeit oder sonstiger Muskelanstrengung treten die Vasoconstrictionen — im Gegensatz zum intermittierenden Hinken — sehr selten auf, meist verschwinden sie sogar während derselben.

Das wäre das Bild der typischen einfachen Fälle. Recht häufig ist eine Abart des Leidens, die Nothnagel mit einem gewissen Recht als eine Krankheit sui generis abgrenzen wollte:

Die **Angina pectoris vasomotoria.** Das Leiden tritt ebenfalls in ausgesprochenen Anfällen, vor allem in den frühen Morgenstunden, auf. Die subjektiven und objektiven Symptome des Gefäßkrampfes der Peripherie sind die gleichen, wie oben geschildert. und meist ziemlich schwer. Es kommt wohl stets zu dem auch vom Patienten beobachteten Absterben der Extremitätenenden, zu den richtigen „Leichenfingern". Im Beginne oder auf der Höhe des Anfalls treten aber ausgesprochene, oft quälende Herzsymptome hinzu: Schmerz und Enge am Herzen, heftiges Herzklopfen, Angstempfindung bis zum Vernichtungsgefühl, ausstrahlende Schmerzen in dem linken Arm, kurz alle Symptome wie bei echter Angina pectoris. Daß aber eine solche nicht vorliegt, lassen die Anamnese und der objektive Befund erkennen: es handelt sich meist um nervöse, hysterische, körperlich gesunde, junge Mädchen ohne luetische Infektion; alle Zeichen einer Aorten- oder Coronarsklerose fehlen. Das Leiden läuft demgemäß harmlos ab und endet mit völliger Genesung. NOTHNAGEL hat die anginösen Herzbeschwerden auf einen — demjenigen der Peripherie synchronen und analogen — Krampf der Coronargefäße bezogen. Daß auch andere Gefäßgebiete, vor allem die des Gehirns, in solchen gutartigen Fällen betroffen werden, habe ich bisweilen beobachtet (heftiger, halbseitiger Kopfschmerz mit Flimmerskotom, Nausea und Erbrechen, also typische Migräne, paroxysmale Amblyopie auf einem oder beiden Augen oder endlich momentane Ohnmachten). Objektiv findet sich während des Anfalls am Herzen in solchen Fällen keine auffällige Veränderung, meist ist Tachykardie vorhanden, sehr selten Irregularitäten. Ein Verschwinden des zuführenden Pulses (z. B. der Art. radialis) findet sich in gutartigen, nicht arteriosklerotischen Fällen nie. Der Blutdruck ist im Anfall stets deutlich, wenn auch nur mäßig, gesteigert, eine Folge der vermehrten Widerstände in der Peripherie. Ätiologisch habe ich für diese Form der vasomotorischen Neurose auffallend häufig psychische Traumen und besonders sexuelle Unstimmigkeiten gesehen (z. B. in vielen Fällen fortgesetzten Coitus interruptus).

Neben diesen gutartigen Fällen kommen auch andere vor, in denen die Angina pectoris vasomotoria die Teilerscheinung oder das Äquivalent einer echten coronar-sklerotischen Angina pectoris bildet. Bei solchen meist älteren Leuten, deren Herz- und Gefäßbefund die Arteriosklerose oder luetische Erkrankung der Aorta und der Kranzarterien erkennen läßt, ist meist der Blutdruck sowohl interparoxysmal, als auch besonders im Anfall erheblich gesteigert.

Wenn der Anfall noch weitere Gebiete des vegetativen Systems betrifft, kommen die bunten, vielformigen Bilder der „vasomotorischen Ataxie"zustande, bei der in wechselvoller Mischung paroxysmatische Störungen der Sekretion (Speichel, Nase, Magen, Darm, Nieren), der Blutversorgung innerer Organe (Plethora abdominalis), vasomotorische Fieber- und Frostzustände, Blutungen der Haut und innerer Organe, trophische Veränderungen (z. B. der Nägel), Bronchialasthma, Colica mucosa mit vasomotorischen und exsudativen Hautsymptomen sich vereinigen. STRAUSS hat diese Zustände neuerdings mit Recht als „vegetative Neurodysergie" bezeichnet.

Auch die psychischen Symptome des Leidens sind häufige und vielfältige. Besonders häufig ist das Syndrom Hysterie, meist allgemeiner, mit Anfällen verlaufender „femininer" Art, selten eine solche des monosymptomatischen Typus. Bisweilen sah ich, daß die vasoconstrictorischen Anfälle durch genau um dieselbe Zeit auftretende echt hysterische Attacken (Tachypnoe, Singultus usw.) substituiert wurden. Auch andere Neurosen und Psychopathien, besonders häufig Angst- und Zwangszustände und Phobien, Neurasthenie, Hypochondrie, Cyclothymie und Katatonie (sog. katatonische Anfälle, HÜFLER) können mit Akroparästhesien einhergehen. Ziemlich selten beobachtete ich ein Zusammentreffen des Leidens mit der klassischen kardio-vasculären Neurose und Psychoneurose der Adolescenten, der Tachykardie mit dem „Cor juvenum", den paukenden Herztönen, dem harten Puls, der Dermatographie, dem Emotionserythem und der Erythrophobie. Diese Fälle, deren Symptome alle auf eine abnorme Labilität des arteriellen Systems nach der Seite der Dilatation hin zeigen, sind meist von der constrictorischen Neurose verschont. Häufig ist das Auftreten der Akroparästhesien bei Sklerodermie, bei Erythromelalgie u. dgl. Auch bei Akromegalie habe ich sie bisweilen beobachtet. Die von ROSENBACH beobachtete, mit Gelenkveränderungen einhergehende Form ist selten. Bisweilen treffen wir die vasoconstrictorische Neurose auch bei echter Tetanie, besonders bei ihren inkompletten Formen, den tetanoiden Zuständen; auch bei hysterischer Pseudotetanie wurde sie von A. WESTPHAL und mir beobachtet.

Die **Differentialdiagnose** ist nie schwierig, wenn es möglich ist, die klassischen vasomotorischen Störungen, die Synkope und Cyanose festzustellen. Sind wir auf die Schilderungen der Kranken angewiesen oder treten die genannten Symptome nur wenig hervor, so können verschiedene organisch und funktionell bedingte Nervenleiden „Akroparästhesien" (im weiteren Sinn) hervorrufen: besonders häufig die Polyneuritis, die Tabes, die Mutterkornvergiftung, Lepra, Pellagra, die beginnende multiple Sklerose usw.; auch bei Prodromen eines apoplektischen Insults hören wir die Patienten über öfter wiederkehrende (meist allerdings einseitige) Parästhesien der Extremitäten klagen. Dasselbe gilt von allen Krankheitszuständen, die mit arteriosklerotischem Gefäßverschluß oder Gefäßverengerung einhergehen: auch bei der Dysbasia arteriosclerotica, bei den Prodromen der diabetischen und senilen Gangrän treffen wir parästhetische Störungen der Peripherie, die aber zumeist an Intensität den Schmerzen nachstehen. Zu erwähnen sind schließlich noch die „tetanoiden Zustände", die subjektiv der vasoconstrictorischen Neurose sehr ähneln können; bei letzterer fehlen aber stets die Übererregbarkeitssymptome der echten (Erb, Chvostek) Tetanie.

Alle die genannten differentialdiagnostisch in Betracht kommenden Zustände entbehren aber — in reinen Fällen — stets der paroxysmalen Vasoconstriction (es sei denn, daß es sich, wie bei der Tetanie, um Mischformen handle).

Am schwierigsten ist die Abgrenzung gegenüber dem Morb. Raynaud in seiner chronisch beginnenden Form, denn es gibt zweifellos fließende Übergänge zwischen diesen beiden so eng verwandten Krankheiten.

Die **Pathogenese** weist auf das vegetative Nervensystem, das allen den genannten (krankhaft veränderten) Funktionen vorsteht, hin. Die wichtigste Rolle spielt hier die konstitutionelle Anlage, wenn es auch meist nicht gelingt, sie in wohlcharakterisierten Vago- oder Sympathicotonien zu unterscheiden. Es ist anzunehmen, daß das endokrine System bei seinem innigen Wechselbeziehungen zum Sympathicus und Parasympathicus oft von pathogenetischer Bedeutung ist. Wissen wir doch, wie intensiv Störungen der Genitalfunktion auf die vasomotorischen Vorgänge wirken (Pubertät, Klimax, „Chlorose"). Auch Erkrankungen der Schilddrüse, sowohl Hyperthyreoidismus als auch hypothyreoide Zustände, wirken stark auf vasomotorische, sekretorische und trophische Zustände ein.

Den Angriffspunkt der Reizung bei der vasomotorischen Neurose sieht Cassirer bei der Schultzeschen Form in den peripheren sensiblen Haut- und Gefäßnervenendigungen, für die Nothnagelsche Form dazu noch in den gefäßverengernden peripheren Nerven (oder deren Ganglien). Bei den generalisierten Formen der vasomotorischen Neurose ist aber doch neben einem örtlichen Reizungszustand eine zentrale Stelle der Übererregbarkeit (Zwischenhirn?) sehr in Betracht zu ziehen.

Parrisius hat die konstitutionelle Anlage zu diesen Vasoneurosen neuerdings durch die Capillarmikroskopie bestätigt. Er fand monströse, aneurysmatische Ausbuchtung und Schlängelung der Capillaren, außerdem schwere Strömungsveränderungen in ihnen, sowie abnorme Durchlässigkeit gegenüber dem Blutserum.

Verlauf und Prognose. Der Verlauf der einfachen vasoconstrictorischen Neurose ist meist recht chronisch. Oft bewegen sich Ausbrüche und Remissionen in Kurven, die ihre Höhe im Herbst und Winter, ihre Tiefe im Frühjahr und Sommer haben; bisweilen finden wir auch Frühjahrs- und Herbstgipfel. Solche Fälle pflegen viele Jahre und Jahrzehnte lang zu rezidivieren. Die Prognose dieser Fälle quoad valetudinem ist also oft zweifelhaft. Eine Erwerbsbeschränkung (speziell bei Künstlern, Feinhandwerkern) kann vorkommen. Es gibt aber auch ganz sporadische Fälle, z. B. in der Rekonvaleszenz einer Infektionskrankheit, die nach ein- oder mehrmaligen Anfällen spontan dauernd gesunden. Relativ günstiger scheint die Prognose der gutartigen Angina pectoris vasomotoria, besonders, wenn diese als Syndrom oder Äquivalent hysterischer Zustände auftritt. Hier gelingt es nicht selten, auch die vasoconstrictorischen Krisen durch eine einfache Suggestivbehandlung zu beseitigen. Anders und wesentlich ungünstiger ist natürlich die Angina pectoris vasomotoria auf organischer Grundlage zu beurteilen.

Therapie. Von allen tonisierenden oder sedativen Mitteln (man hat Arsen, Phosphor, Strychnin, auch Brom und Digitalis empfohlen) habe ich sichere Erfolge relativ am häufigsten von einer länger fortgesetzten Chininbehandlung (3mal täglich 0,2 Chinin. muriat.) gesehen und möchte diese aufs wärmste empfehlen, dazu — als Kombination hydriatischer und elektrischer Prozeduren — die Anwendung elektrischer Teilbäder (etwa der Vierzellenbäder). In einzelnen Fällen kann man die nächtlichen und morgendlichen Anfälle mit gutem Erfolg dadurch verhindern, daß man die Hände nachts warm einhüllen läßt (z. B. durch Handschuhe). Auch die endokrine Komponente bedarf der Berücksichtigung (Ovarialpräparate, Thyreoidin bei Verdacht des Hypothyreoidismus); auch Calciumpräparate hat man empfohlen. In schweren Fällen wird man auch zu den Nitriten (Nitroglycerin, Natr. nitrosum) greifen. Daneben versuche man natürlich, psychisch auf die fast stets nervösen, meist hysterischen Patienten einzuwirken und hysterisierende Momente des bisherigen Lebens der Patienten zu beseitigen. Bei Angstzuständen, Phobien usw. hat man durch Psychotherapie (z. B. Hypnose) auch auf die vasomotorische Neurose günstig einwirken können. Stets denke man auch an die „Sanierung" des Geschlechtslebens (z. B. Beseitigung der Masturbation, des Coitus interruptus, der Dysmenorrhöe)!

2. Die RAYNAUDsche Krankheit.

Symmetrische Gangrän.

Das Leiden, zuerst von RAYNAUD 1862 geschildert, ist das klassische Beispiel einer schweren vasomotorischen und zugleich trophischen Erkrankung und kann kurz, wie folgt, charakterisiert werden: Anfallsweise auftretende, schmerzhafte Angiospasmen, zum Teil mit folgender venöser Stase, befallen symmetrisch die äußerste Peripherie der Extremitäten oder des Gesichts, um in längerer oder kürzerer Zeit zur Gangrän im Bereich dieser Teile zu führen.

Die Krankheit ist selten, wenigstens in ihren schweren mutilierenden Formen, und befällt zumeist das jüngere Alter, sogar das Säuglingsalter (CASSIRER); Frauen sollen häufiger erkranken als Männer, wenn auch das Vorherrschen des weiblichen Geschlechts hier entschieden nicht so hervortritt, wie bei den gutartigen Angioneurosen. In einigen Fällen wurde hereditäres und familiäres Auftreten beobachtet; häufig findet sich erbliche neuropathische (auch direkt vasomotorische) Disposition in der Vorgeschichte der Kranken.

Als auslösende Ursache wurden zahlreiche Momente angegeben, akute Infektionskrankheiten, Traumen, Gemütserschütterungen, Cessatio praecox mensium, Ergotinvergiftung, Saturnismus, Morphinismus, Lues (besonders hereditäre) u. a. m.

Die typischen, mit Gangrän von Extremitätenenden einhergehenden Fälle verlaufen gewöhnlich in mehreren, oft scharf getrennten, bisweilen konfluierenden Phasen; deren erste die Syncope locale, die zweite die Asphyxie locale und letzte die Gangrän ist (RAYNAUD).

Die erste Phase, der meist allerlei sensible und vasomotorische Prodrome vorangehen, befällt den Patienten oft urplötzlich: die Finger, besonders die

Nagelphalangen, die Zehen, oft auch Nase und Ohrläppchen werden leichenblaß, eiskalt, meist total gefühllos, bisweilen auch hyperästhetisch; die Nägel
haben einen leicht cyanotischen Farbenton; nicht selten erscheint die Haut
leicht marmoriert. Dieser Anfall wird eingeleitet und besonders gekrönt von
oft enorm heftigen, fast unerträglichen Schmerzen, die auch in die ganze Extremität ausstrahlen können. Ohnmachtähnliche oder Angina pectoris-artige
Empfindungen sollen dabei meist fehlen. Fieber besteht nie. Die lokale Synkope
soll meist kurz, wenige Minuten bis Stunden dauern und kann dann direkt
von dem zweiten Stadium der lokalen Asphyxie gefolgt sein; seltener ist das

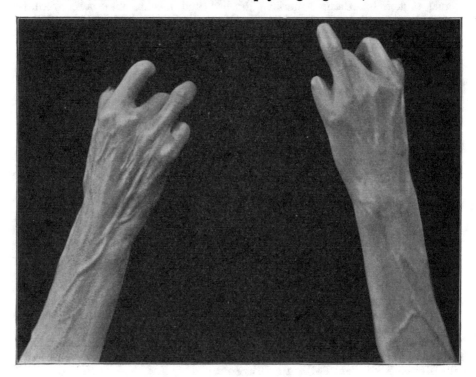

Abb. 1. Defekte der Endphalangen bei Morb. Raynaud.
(Leipziger Medizinische Klinik.)

Eintreten einer Erschlaffungshyperämie oder einer pathologischen Rötung
und Schwellung nach Art der Erythromelalgie.

Die Asphyxie, die in denselben Gebieten wie die erste Phase Platz greift,
verändert das äußere Bild — meist unter Zunahme des Schmerzes — folgendermaßen: die Finger werden cyanotisch, vom leichtesten Blaurot bis zum
schmutzigen Schiefergrau; oft sind sie fleckig; an der Vola blässer, am Dorsum
tiefer cyanotisch; nicht selten finden sich z. B. am Handrücken grellrote Partien.
Die betroffenen Teile erscheinen gedunsen, ihre Konsistenz ist vermehrt, sie
sind hart, die Haut ist gespannt, oft abnorm glänzend. Dieser Zustand kann
Stunden bis Tage dauern. Nun folgt in vielen Fällen unter Zunahme der schwarz-
blauen Verfärbung der letzte Akt: die Gangrän; nicht selten aber wiederholen sich diese rein angiospastischen Anfälle monate- bis jahrelang, ehe der
Brand eintritt.

Die Gangrän äußert sich fast stets in einer trockenen Schrumpfung und Schwarzfärbung der betroffenen Teile und endet mit der allmählichen Abstoßung (Mutilation) derselben; bisweilen beginnt der Brand auch mit dem Auftreten von großen hämorrhagischen Blasen, die in nekrotische Herde und schließlich in Totalgangrän übergehen. In der Regel betrifft die Mutilation nur die Nagelphalangen der Finger und Zehen, seltener die Nasenspitze und die Ohrläppchen; ganz ungewöhnlich ist die Gangräneszierung höher gelegener Extremitätenteile, des Fußes, eines Unterschenkels, oder von Partien des Rumpfes (z. B. Haut über dem Sternum).

Ebenso häufig — nach meiner eigenen Erfahrung sogar weit häufiger — sind aber die Fälle, in denen der akrocyanotische Zustand vom Gangrän nur kleiner und kleinster Flecken an der Haut der vorher asphyktischen Phalanx gefolgt ist: die Haut hebt sich in einer kleinen Blase ab, es entwickeln sich Geschwürchen, die mit oft oberflächlichen, eingezogenen pigmentierten Narben (besonders an der Fingerbeere!) enden. Solche kleinen, oft punktförmigen Narben finden sich dann in großer Anzahl an den Fingerbeeren derartiger Patienten; jede dieser Narben bedeutet das Produkt eines Anfalls. Diese leichten chronischen Raynaudfälle sind es, die fließende Übergänge zu der gutartigen vasoconstrictorischen Akroparästhesie, bisweilen auch zur Angina pectoris vasomotoria und vasomotorischen Ataxie (s. o.) zeigen.

Während die mit echten Mutilationen verlaufenden Formen oft nach einem oder wenigen Anfällen in einigen Wochen oder Monaten in Heilung ausgehen, scheinen die mit leichteren Anfällen und nur kleinen Gangränstellen einhergehenden wesentlich chronischer zu sein, Jahre, Jahrzehnte, ja das ganze Leben dauern zu können.

Diese mehr chronisch und auch oft gutartiger verlaufenden Formen des M. Raynaud leiten uns zu Fällen über, die CASSIRER von der typischen symmetrischen Gangrän als Sondergruppe abtrennen möchte: zu der von ihm Acrocyanosis chronica anaesthetica bezeichneten Form, die langsam und allmählich zur dauernden Asphyxie der Acra mit Anästhesien, Parästhesie und allerlei leichteren trophischen Störungen (besonders hypertrophischer Art) führt. Ich habe auch Fälle beobachtet, die als Übergangsformen zwischen der oben genannten chronischen, gutartigeren Form des M. Raynaud und der Acrocyanosis chronica CASSIRERS gelten können.

Sehr häufig verlaufen diese chronischen Fälle auch mit den trophischen Störungen der Sklerodermie: mit allmählich eintretenden Atrophien, Zuspitzung der Fingerenden, deren Haut hart, glänzend und faltenlos wird. Auch Knochen und Gelenke können — etwas seltener — an diesem langsamen Schwund teilnehmen. Solche Fälle von Raynaud und „Sklerodaktylie" werden übrigens besser der Sklerodermie eingeordnet. Häufig finden sich hierzu Nagelveränderungen verschiedener Art, Brüchigwerden, Quer- und Längsriefen, Pigmentierung der Nägel und mannigfache Deformierungen.

Von Veränderungen der nervösen Funktionen sind Sensibilitätsstörungen zu erwähnen. Meist bestehen (besonders im Anfall) beträchtliche Hypästhesien und Hypalgesien, die die Abgrenzung ischämischer Gefühlsstörungen zeigen; d. i. sie beschränken sich auf die asphyktischen Partien. In seltenen Fällen wurden kompliziertere, z. B. dissoziierte Empfindungsstörungen vermerkt. Die sensiblen Störungen wechseln mit den Schwankungen der vasomotorischen, das gilt vor allem von den, wie schon erwähnt, nie fehlenden Schmerzen. Die höheren Sinnesorgane können im Anfall, wie noch ausgeführt werden wird, affiziert sein. Die Motilität leidet im Anfall stets; die Finger sind oft steif, unbeweglich. Reflexe, Sphincteren usw. sind frei von Veränderungen. Psychisch finden wir bei den Kranken bisweilen — aber durchaus nicht konstant, wie

bei den gutartigen vasomotorischen Neurosen — Züge der Hysterie und Neurasthenie, sehr selten des M. Basedowii; auch Psychosen sind bei M. Raynaud
beobachtet worden.

Seltenere Symptome und Komplikationen. Hier ist vor allem
die Beteiligung der höheren Sinnesorgane an dem vasoconstrictorischen Anfall zu nennen: nicht ganz selten wurde ein- oder doppelseitige vorübergehende
Erblindung beobachtet, die durch vorübergehende Kontraktion der Retinal-
arterie verursacht wurde; auf analoge Störungen müssen flüchtige Ausfalls-
und Reizerscheinungen von seiten des Gehirns (Paresen, Krämpfe) bezogen
werden. Ganz vereinzelt wurde beobachtet, daß die zuführende Arterie (z. B.
die Art. radialis) im Anfall sich verengerte, ihr Puls kleiner, resp. unfühlbar
wurde.

In einigen Fällen wurde im Anfall Hämoglobinurie und Hämoglobinämie
beobachtet (CASSIRER, RIETSCHEL), bisweilen wurden auch intermittierende
Blutungen aus Nase, Genitalien und Blase, intermittierende Albuminurie,
Polyurie oder Magenachylie und Glykosurie beobachtet.

Recht selten fanden sich an den betroffenen Extremitäten Muskelatrophien.
In einigen Fällen wurden bei M. Raynaud cerebrale Störungen (Chorea, Epilepsie)
beobachtet.

Von Komplikationen der symmetrischen Gangrän, bzw. von Krankheiten, zu denen Raynaudsymptome hinzutreten, ist in allererster Linie die
Sklerodermie zu nennen: besonders die chronischen diffusen, mit starker
Atrophierung der Extremitäten und des Gesichts einhergehenden Formen
dieses Leidens zeigen häufig vasomotorische Störungen und kleinere oder größere
Gangräneszierungen; auch Mutilationen der Endphalangen habe ich dabei
beobachtet. Weiter werden in der Literatur Raynaudsche Erscheinungen
bei Tabes, Syringomyelie und anderen zu trophischen Veränderungen neigenden
organischen Nervenkrankheiten berichtet. Meist wird es sich wohl dabei aber
nicht um echte, durch spastischen Gefäßverschluß produzierte, sondern um
neurogene Gangrän gehandelt haben. Die Fälle, in denen chronische Nephritis
und Diabetes zur symmetrischen Gangrän geführt haben, sind bei der relativ
häufigen auf arteriosklerotischen Prozessen beruhenden Gangrän solcher Kranken
in bezug auf ihre Spezifität wohl mit Vorsicht zu beurteilen.

Wie die Sklerodermie — wenn auch viel seltener — kann die RAYNAUDsche
Krankheit — mit endokrinen Störungen einhergehen, z. B. mit Basedow- oder
Myxödemsymptomen, nicht selten auch mit Addisonpigmentierung.

Die Differentialdiagnose hat in erster Linie die harmlose angiospastische Akroparästhesie zu berücksichtigen, die jedoch nie zu Gangrän und Gewebsverlusten führt.
Wie bemerkt, gibt es aber fließende Übergänge zwischen dieser Form und dem chronischen,
gutartigen M. Raynaud. Die Mutilationen bei Syringomyelie (MORVAN) werden durch den
typischen spinalen Befund gekennzeichnet, diejenigen bei Lepra und Pellagra durch den
charakteristischen sonstigen Befund dieser Krankheiten. Arteriosklerotische und embolische
Gangrän ist meist einseitig, nicht remittierend und exazerbierend und betrifft fast nur die
untere Extremität, besonders die Zehen. Bei arteriosklerotischer Dysbasie findet sich
neben dem typischen subjektiven Syndrom Fehlen der Fußpulse, außerdem allgemeine
Arteriosklerose; die bei Jugendlichen vorkommende Form infolge akuter Arteriitis (ERB)
führt nicht zur Gangrän und zeigt im Beginn die Zeichen der akuten, nicht angiospastischen
Arteriitis. Die „idiopathische Hautgangrän" betrifft meist die Haut beliebiger Körperstellen, nicht der Acra, und ist meist das Produkt hysterischer Selbstbeschädigung.

Pathologische Anatomie. Die Befunde sind dürftig, dabei recht wechselnd. In
typischen Fällen wurden Gehirn und Rückenmark fast stets normal gefunden. In den
peripheren Nerven hat man mancherlei Veränderungen konstatiert, echte Neuritis, reine
Degenerationserscheinungen u. dgl. Die Befunde sind aber sehr inkonstant und mit Wahrscheinlichkeit als sekundäre oder koordinierte Veränderungen aufzufassen. Die Gefäße
zeigten sich oft frei von Veränderungen; nicht selten wurden aber allerlei Prozesse an ihnen
konstatiert, Atheromatose, Endarteritis und Endophlebitis (DEHIO) der periphersten Gefäße,
besonders auffälliger Wucherung der Intima, Thrombosen usw. Es steht dahin, ob nicht

auch diese Erscheinungen nur als Teilerscheinungen der allgemeinen Gewebsveränderungen aufzufassen sind. Veränderungen des Herzens und der großen Gefäße sind in der Literatur ziemlich selten vermerkt. Die anatomischen Veränderungen der Haut und der Unterhautzellgewebe bedürfen hier keiner näheren Beleuchtung. Daß sich fast stets Veränderungen an den Knochen der befallenen Teile finden, wurde schon erwähnt; es wurden außer totaler Nekrose Rarefizierung der Spongiosa, Aufsplitterung des Nagelbetts usw. beobachtet.

Pathogenese. Die einfache Betrachtung lehrt, daß der symmetrische Gewebszerfall in ursächlicher Beziehung zu der mangelhaften oder zeitweise völlig ausbleibenden Blutversorgung, die sich in der Asphyxie und Synkope äußern, stehen muß. Eine neuritische Ätiologie, an die manche Autoren glauben möchten, halte ich mit CASSIRER für ganz unwahrscheinlich; dasselbe gilt für die Hypothese, die Veränderungen des vorderen Graus, der trophischen Rückenmarkszentren, heranziehen möchte.

Nehmen wir die Vasoconstriction als Ursache des totalen Gewebstodes an, so erhebt sich die Frage: wie kommt es, daß hier bei oft nicht einmal totalem Gefäßverschluß durch Krampf die Gangrän eintritt, die doch, wie zahlreiche Experimente zeigen, ausbleibt, auch wenn ein zuführendes Hauptgefäß viele Stunden lang völlig verschlossen wird? Um dieser Frage Rechnung zu tragen, müssen wir für die der Gangrän entgegengehenden Teile eine gewisse Disposition zum Absterben „eine Opportunität zur Nekrose", wie VIRCHOW es ausdrückt (cf. CASSIRER), annehmen. Diese Opportunität scheint mir nun weniger in dem Allgemeinzustand, der Konstitution des Kranken oder auch erworbenen Dyskrasien zu beruhen, sondern sie dürfte durch ein anderes Moment hervorgerufen sein. Wie plethysmographische Untersuchungen an den erkrankten Gliedern M. Raynaud-Kranker zeigten, fehlen bei ihnen häufig, wenn auch nicht dauernd, die normalen Reaktionen der Arterien (auf Temperatur, Schmerz, Affekte usw.), auch in völlig anfallfreier Zeit; dies Verhalten läßt — da bei manchen der Patienten (9- und 12jährigen Knaben!) Arteriosklerose auszuschließen war — eine dauernde Tonusveränderung in Form einer Vasoconstriction annehmen. Daß nun diese dauernde Verengerung der zuführenden Gefäße eine ebenfalls dauernd mangelhafte Ernährung der peripheren Teile veranlaßt, liegt auf der Hand, und hierin möchte ich die Ursache zur „Opportunität zur Nekrose" derartiger Teile sehen, der sie verfallen müssen, wenn durch Synkope und Asphyxie der arterielle Zustrom plötzlich — wenn auch auf nicht allzu lange — ganz unterbrochen wird.

Die eigentliche Ursache der angiospastischen Disposition ist hiermit nicht berührt. Es muß sich wohl, wie RAYNAUD und nach ihm CASSIRER annimmt, um eine abnorme Reizung und Reizbarkeit der vasomotorischen Zentren und Bahnen handeln. Diese allgemeine und auch örtliche Reizbarkeit der vasomotorischen Organe scheint nicht selten konstitutionell begründet zu sein (cf. das häufige Auftreten im frühesten Kindesalter und die Fälle von familiärem Raynaud). Eine gewisse Rolle scheinen auch gewisse Gifte (Ergotin) und Infektionen spielen zu können. Die Einwirkung endokriner Störungen auf die Erkrankung ist noch strittig.

Prognose und Verlauf. Der Verlauf des Leidens ist, wie schon oben geschildert, in vielen typischen Fällen ziemlich akut: in einigen Wochen oder Monaten kann nach Eintritt der Gangrän die Krankheit zum dauernden Stillstand kommen. Viele andere Fälle, besonders die mit leichteren trophischen Folgeerscheinungen, verlaufen wesentlich chronischer und können viele Jahre lang dauern. Lange Zeit — monate-, selbst jahrelang — kann sich dabei das Leiden auf rein vasomotorische Symptome beschränken, um endlich oft nur ganz leichte, die Haut und die Nägel betreffende Gewebsverluste zu zeitigen.

Die Prognose quoad valetudinem ist also, wenn auch oft, so doch nicht immer günstig, dagegen ist die Prognose quoad vitam stets gut zu stellen.

Die **Therapie** hat sich einerseits auf allgemein tonisierende Maßnahmen klimatischer und medikamentöser Art (Eisen, Arsen, Jod) zu erstrecken, andererseits die örtlichen vasomotorischen Störungen zu bessern suchen; dem letzteren Zweck dienen warme Bäder, vorsichtige Massagen und vor allem milde elektrische Bäder (z. B. Vierzellenbad), von denen ich entschieden Nutzen sah. Auch versuche man das bei gutartigen vasoconstrictorischen Neurosen so wirksame Chinin! BIERsche Stauung hat bisweilen gut gewirkt (CASSIRER). Sehr nachahmenswert ist das Verfahren von H. NOESSKE: Man entleert durch feine Incisionen, z. B. an der Fingerbeere, das cyanotische dunkle Blut und saugt dann mittels Saugglocke mittels Wasserstrahlgebläses von 10—15 cm Hg an dem betreffenden Gliedabschnitt. Unter dieser mehrere Tage fortgesetzten Behandlung sah Noesske Asphyxie und Synkope rasch schwinden und erzielte Heilung. Falls endokrine Störungen vorhanden, versuche man auch entsprechende Organpräparate (z. B. Thyreoidin, Ovarialtabletten, Hypophysin usw.).

3. Die Sklerodermie.

Wie die meisten anderen Angio- und Trophoneurosen tritt auch dies Leiden vorzugsweise bei Frauen auf, meist im jugendlicheren erwachsenen Alter beginnend; doch sind auch Fälle bei Säuglingen und bei Greisen beschrieben worden, bei Kindern zwischen 5 und 15 Jahren ist das Leiden sogar relativ nicht selten.

Die Acme des Leidens kennzeichnet sich durch Atrophie, Induration und Pigmentanomalien der auf dem unterliegenden (ebenfalls allmählich atrophierenden) Gewebe fest fixierten Haut. In den meisten Fällen befällt das Leiden ziemlich symmetrisch Gesicht, Hals, Vorderarme und Unterschenkel (symmetrische Sklerodermie); wesentlich seltener breitet es sich diffus über den ganzen Körper aus (Scl. diffusa). Ziemlich selten ist die fleckförmige oder streifenförmige Verteilung des Prozesses, relativ häufig die auf die Unterschenkel beschränkte Form.

Es ist herkömmlich, drei Stadien des Leidens anzunehmen: 1. Das harte Ödem, 2. das Stadium indurativum. 3. das Stadium der eigentlichen Atrophie. Selbstverständlich sind diese Stadien im Verlauf nicht scharf getrennt und gehen fließend ineinander über; besonders häufig finden sich indurative und atrophische Veränderungen gleichzeitig bei den Kranken. Manche Autoren schildern vor dem Stadium 1 noch ein Stadium prodromale sive nervosum, in dem allgemein nervöse, neuralgische und rheumatoide Beschwerden im Vordergrunde stehen sollen.

Die gewöhnliche Form der Krankheit, die einigermaßen symmetrische Sklerodermie, soll meist ziemlich langsam, schleichend, fleckweise, an den Händen auch diffus, einsetzen. Oft mag das Stadium des harten Ödems vorangehen, sicher fehlt es auch bisweilen ganz; meist gelangen die Kranken erst mit indurativen Veränderungen zur ärztlichen Beobachtung. Der ödematöse Zustand scheint nicht selten recht akut zu beginnen: Gesicht, Brust und Arme, seltener Rumpf und Beine schwellen an. Die Haut zeigt von Anfang an sehr harte, glatte Beschaffenheit; es gelingt nicht, Falten aufzuheben; der Fingerdruck erzeugt keine Dellen. Die Farbe der Haut braucht sich von der normalen nur wenig zu unterscheiden, bisweilen ist sie cyanotisch oder bräunlich verfärbt; sie kann aber auch Wechsel von abnormer Röte und Marmorblässe zeigen; starke Kontraste sind die Regel. Selten ist die Hauttemperatur erhöht, meist etwas erniedrigt. Durch die abnorme Spannung der Haut wird das Gesicht der Mimik unfähig, starr. Diese Eigenschaft, zusammen mit der — die Form nicht unförmig, sondern mehr konzentrisch verändernden — Schwellung, der Marmorhärte und dem Schneeweiß- und Rosenrotkolorit können, wie ich beobachtete, Kopf und Büste das Aussehen eines dicken Puppenkopfes verleihen. — Dies ödematöse Stadium kann einstweilen restlos zurückgehen. Meist reiht sich jedoch das Stadium indurativum direkt an. Bei diesem tritt die Härte der Haut zusammen mit starken Veränderungen der Farbe und des Pigments am meisten hervor. Auch bei den später mehr symmetrisch oder diffus werdenden Fällen ist die Sklerose fleckförmig, bandartig verteilt; diese Flecken gehen entweder einfach in die normale Haut über oder sind wallartig von ihr abgegrenzt. „Die Haut springt mäßig vor, oder ist flach, oder etwas eingesunken, an der Oberfläche (meist) glatt, oder (seltener) mit gerunzelter, dünnschuppiger Epidermis bekleidet, speckartig glänzend, oder matt fahlweiß, wachsartig oder wie Alabaster, oder rosa bis braunrot, manchmal mit Sommersprossen ähnlichen, von weißen, pigmentlosen Punkten und Flecken und gelb bis dunkelbraunen Pigmentflecken (bis zum Bronzebraun) besetzt" (KAPOSI). Während die Haut an sich noch nicht verdünnt erscheint, ist sie doch schon verkürzt, zu enge: sie fixiert das Gesicht und hemmt die Bewegungen desselben, die Öffnung des Mundes, das Spiel der Nasenflügel, die ganze Mimik; sie fixiert auch Hände und Unterarme, oft in eine halbe Beugecontractur, bisweilen auch den Hals, so daß die verkürzte Haut über dem Platysma den Kopf auf die Brust herabzieht. Bisweilen ziehen „wie von einem subcutanen, strammen Bande angezogen" (KAPOSI) tiefe harte Furchen durch die Haut.

Die Temperatur der Haut ist wohl meist etwas erniedrigt, seltener ganz normal, entsprechend dem subjektiven Kältegefühl, das die Kranken oft plagt. Die sensiblen Funktionen, vor allem das Tastgefühl, sind meist überraschend wenig geschädigt, oft völlig normal (im Gegensatz zum Morb. Raynaud). Die Schweiß- und Talgsekretion soll in diesem Stadium meist nur wenig geschädigt sein, es kommt aber völlige Anhydrosis vor.

Auch in diesem indurativen Stadium des Prozesses ist noch eine zeitweilige und partielle Rückbildung möglich, wenn auch selten. Diese Aussicht schwindet naturgemäß mit dem Fortschreiten in den Zustand der Atrophie.

Diesem atrophischen Stadium gehören die meisten den Kliniken zugehenden Fälle an. Es sei aber nochmals hervorgehoben (und ist schon aus der Schilderung ersichtlich), daß sich atrophische Prozesse stets schon in der indurativen Phase finden. Jetzt bieten die Kranken ein höchst charakteristisches Bild (s. Abb. 2): das Gesicht ist in toto wesentlich verkleinert, die Nase schmal, im Knorpelteil stark verschmächtigt, der Mund ist geschrumpft, so daß bisweilen die Zähne dauernd sichtbar sind, die Lippen und Zähne sind oft nur wenig zu öffnen, das Kinn tritt zurück; der Unterkiefer wird durch häufig frühzeitigen Zahnverlust klein und niedrig. Überall liegt die papierdünne, glatte, harte, glänzende Haut fest und unabhebbar dem Knochen auf, die mannigfachsten Pigmentverluste oder -anhäufungen von Vitiligoblässe bis zum tiefen Gelbbraun zeigend; sehr häufig finden sich im Gesicht kleine Teleangiektasien. Weiter beteiligt sich die Haut des Halses, der Schultern, der Brust, seltener des Bauches an der Atrophie, überall durch Verkürzung und Spannung die Beweglichkeit hemmend. Oft entwickelt sich durch Haut- und Muskelschrumpfung eine passive Kyphose der Hals- und Brustwirbelsäule, seltener Sklosiosen. Besonders hochgradig ist der Hautschwund stets an den Fingern, die ganze Hand ist verkleinert wie eine magere Kinderhand, die Finger laufen spitz zu, geraten durch die Hautschrumpfung in dauernde Beugecontracturen; so entwickeln sich Subluxationen und andere Stellungsanomalien ähnlich der schwersten Arthritis deformans (Sklerodaktylie). Die Veränderungen der Haut sind die gleichen wie im Gesicht, bloß tritt hier die Blässe, das Leichenartige mehr hervor. An den Nägeln finden sich stets mannigfache trophische Störungen. Kleinere trockene Nekrosen, selbst schmerzhafte Gangrän an den Endphalangen sind keine Seltenheiten; man kann bisweilen ausgesprochene symmetrische Gangrän finden (z. B. bei Kindern). Ähnliche Störungen zeigen sich — allerdings weit seltener — an Beinen und Füßen.

Die Atrophie betrifft in diesem Stadium ganz regelmäßig auch das Fett- und sonstige Unterhautzellgewebe, den Bandapparat und die Knochen; auch disseminierte Atrophie und Osteosklerose wurde beobachtet, sehr selten hypertrophische Prozesse. Die Schrumpfung von Bändern, Gelenken und Knochen erzeugt ankylotische Contracturen; auch Kombination mit Wirbelsteifigkeit habe ich gesehen. Auffallend selten sind echte, d. i. mit starker Motilitäts-

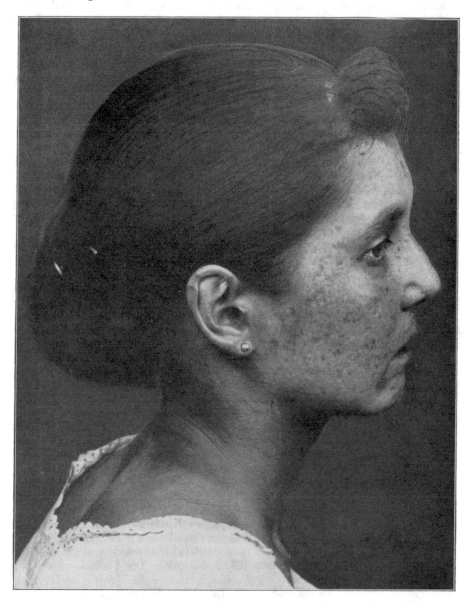

Abb. 2. Sklerodermie mit Schrumpfung der Nase, der Lippen und des Kinns, Pigmentationen und Vitiligo.
(Leipziger Medizinische Klinik.)

störung einhergehende Muskelatrophien, wenn sie auch in einzelnen Fällen, besonders bei Sklerodaktylie, beobachtet wurden (C. Westphal). Auch Myosklerosen mit quantitativen und qualitativen Veränderungen der Erregbarkeit wurden beobachtet. Aber selbst bei dem „Homme momie" GRASSETS konnte ich mich trotz der hochgradigen Muskelabmagerung von relativ guter grober Kraft, z. B. der Armmuskeln, überzeugen.

Relativ häufig äußert sich die symmetrische Sklerodermie insofern abortiv, als nur einzelne symmetrische Gliedabschnitte dauernd befallen werden, während Gesicht und die übrigen Körperteile gar nicht oder nur gering beteiligt sind; besonders habe ich dies an den Unterschenkeln (in der unteren Hälfte) mit oder ohne Beteiligung der Füße, genau im Bereich der Prädelektionsstellen der Ulcera und des Eczema varicosum cruris gesehen.

Der oben erwähnte GRASSETsche Fall, ein brauner, vertrockneter Zwerg, ist das Urbild der allgemeinen, diffusen Sklerodermie, wohl der seltensten Form des Leidens. Alle geschilderten Haut-, Knochen- und Gelenkveränderungen haben hier den ganzen Körper befallen, besonders stark sind die Pigmentierungen entwickelt. Die bedauernswerten Geschöpfe gleichen wirklich lebenden Mumien.

Selbst in solchen Fällen sind die sensiblen Störungen stets auffallend gering oder fehlen ganz. Schmerzen sind besonders bei Gelenkmitbeteiligung und beim Auftreten von Nekrose

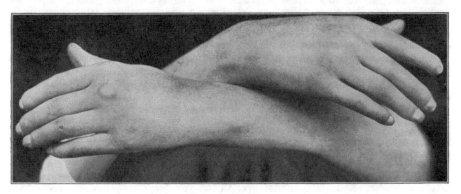

Abb. 3. Sklerodermie mit Sklerodaktylie der rechten Hand.
(Leipziger Medizinische Klinik.)

häufig. Stets besteht das Gefühl der Spannung und Beengung durch die geschrumpfte Haut. Ausfallserscheinungen von seiten der Hirnnerven und des übrigen Nervensystems finden sich fast niemals; die Sphincteren funktionieren normal; die Geschlechtsfunktion (besonders Menstruation) erlischt meistens. Die Kreislauforgane zeigen selten Störungen; Arteriosklerose ist selten. Einmal fand ich am Herzen eines älteren Patienten langdauernde, ventrikuläre Bigeminie, die schwerlich auf spezifisch sklerotische Störungen des Herzens bezogen werden durfte; dasselbe gilt wohl auch für die anderen (seltenen) in der Literatur niedergelegten Fälle von Herzstörungen bei Sklerodermie. Vasomotorische Störungen, Synkope und Asphyxie kommen dagegen — ziemlich häufig — bei Sklerodermie aller Stadien vor, auch echte RAYNAUDsche Symptome; die Kombination mit der symmetrischen Gangrän wurde schon in diesem Kapitel geschildert. Auch in bezug auf das funktionelle (plethysmographisch kontrollierbare) Verhalten der Gefäßreaktionen fand ich ähnliche Areflexie wie bei dem M. Raynaud. Von Blutveränderungen scheint nur die Eosinophilie konstant zu sein.

Die fleckförmige Sklerodermie (Morphea) ist eine seltenere und harmlose Form des Leidens. An verschiedenen meist nicht symmetrischen Stellen der Körperhaut — seltener an einer Stelle allein — treten rundliche Flecken auf von Nagel- bis Handtellergröße oder Streifen und Bänder, die anfangs etwas hervortreten, später mehr einsinken. Die Peripherie dieser Flecken zeigt alle möglichen Farbentöne, gelbliche, braune, bläuliche, graue, nicht selten lila (sog. lilac ring). Nach dem Zentrum zu werden die Flecken farbloser bis ganz weiß und zugleich härter, sklerotisch; hier ist die Haut der Unterlage fest aufgeheftet, nicht abhebbar. Wegen ihres eigentümlich transparenten Aussehens wurde sie einer Speckschwarte verglichen (Lesser). Allmählich kommt es auch bei dieser Form zur Atrophie der Haut, die dann papierdünn, glatt, glänzend und faltenlos wird. Die Haare fallen aus, die Sekretion der Hautdrüsen soll sistieren. Nicht ganz selten hält die fleckförmige Sklerose genau die Grenzen eines peripheren Nervengebietes oder die eines Wurzel- oder Segmentgebietes ein, bisweilen auch die eines bestimmten arteriellen Gebietes; in den ersteren Fällen fanden sich meist entsprechend begrenzte Gefühlsstörungen.

In seltenen Fällen sah man eine gleichzeitige Atrophie der Mucosa und Submucosa der Zunge, des Zahnfleisches, des Pharynx und Kehlkopfes mit Stenosierung derselben (Arning).

In einem Falle (Westphal) wurden sklerotische Herde auch im Gehirn gefunden.

In vielen Fällen von symmetrischer und diffuser Sklerose leidet der Allgemeinzustand erheblich; es entwickelt sich eine „sklerodermische Dystrophie" (Verf.), auch in Fällen mit quantitativ nur geringer Sklerodermie. Solche Fälle zeigen häufig endokrine Störungen. Man hat M. Basedow, Tetanie und auch Addisonsymptome dabei beobachtet; v. Noorden schilderte als Degeneratio genito-sclerodermatica bei jungen Mädchen die Kombination mit Genitalatrophie, Kachexie und hypophysären Symptomen. Auch ich beobachtete eine Reihe von Fällen von Sclerodermia symm. (geringen Grades) mit pluriglandulären Symptomen von seiten der Nebennieren, Atrophie von Schilddrüse und Hoden, auch Tetanie, Katarakt, Fettsucht, Parotishyperplasie u. a. m. Alimentäre Glykosurie soll relativ häufig vorkommen.

Im übrigen war der Stoffwechsel (in einigen untersuchten Fällen) nicht besonders gestört.

Psychische Komplikationen (Hysterie, Cyclothymie, Epilepsie, Neurasthenie) sollen nicht selten sein.

Anatomie. Das Zentralnervensystem, Gehirn und Rückenmark wurden meist normal gefunden, die in ganz vereinzelten Fällen konstatierten Veränderungen (sklerotische Herde im Gehirn, kleine Höhlen in der grauen Achse des Rückenmarks u. dgl.) kommen ätiologisch wohl kaum in Betracht. Auch die peripheren Nerven waren meist intakt, die bisweilen gefundenen Veränderungen, einfache Degeneration, parenchymatöse Neuritis, Perineuritis sind sicher eher als koordinierte oder sekundäre Erscheinungen anzusehen. Das Sympathicussystem erwies sich ebenfalls als intakt. Das Gefäßsystem, speziell die Arterien, wurden meist völlig normal, speziell frei von Atherom, gefunden; Ausnahmen hiervon kommen aber vor.

Die histologischen Veränderungen der Haut werden recht verschieden geschildert; meist fand sich eine Verdichtung und Verdickung des Bindegewebsfilzes der Haut (Kaposi), „so daß das homogen beschaffene derbfaserige und engmaschige Cutisgewebe bis dicht an Fascie und Periost reicht und ohne lockere Zwischenschicht diesen anhängt". Die elastischen Fasern wurden von vielen Untersuchern stark vermehrt geschildert; von anderen wieder normal oder gar vermindert. Im Corium wurde konstant Pigmentvermehrung beobachtet. Die Lymphbahnen und auch die Schweißdrüsen fand man verengt, zusammengedrückt; stets starker Schwund des Hautfettgewebes. Regelmäßig war eine Hypertrophie der glatten Muskulatur der Haut. Die Hautnerven waren meist normal. Häufig waren Veränderungen der Hautgefäße: einerseits einfache Verengerung derselben durch Druck des sklerosierten Bindegewebes und der Lymphzellenlagen, andererseits Erkrankungen des Gefäßes selbst, die alle drei Schichten desselben betreffen (Peri-, Mes- und Endarteritis); auch Venen und Capillaren wurden verändert gefunden.

In den an der Atrophie teilnehmenden Muskeln, Knochen, Bändern usw. wurden entsprechende Veränderungen bald einfach atrophischer, bald sekundär entzündlicher Natur gefunden.

Fast alle inneren Organe wurden vereinzelt verändert gefunden, Lungen, Herz, Leber, Nieren, Milz und besonders die endokrinen Drüsen, vor allem die Schilddrüse (ödematöse Durchtränkung, Proliferation des Bindegewebes und Schädigungen des Parenchyms; Mitbeteiligung besonders der terminalen Gefäße).

Die **Pathogenese** der Sklerodermie ist unklar. Man hat die Gefäßerkrankung, die Peri-, Mes- und Endarteritis pathogenetisch als das Primäre aufgefaßt. Andere Autoren (Wolters) sehen in dem Leiden — im Gegensatz zu Kaposi — eine echte, chronische Entzündung, wieder andere beschuldigen die chronische Lymphstörung als das ursächliche Moment. Angesichts der Ubiquität des

sklerodermischen Prozesses genügt es aber nicht, nur die Entstehung der Hautveränderungen pathogenetisch zu berücksichtigen.

Auch grob-organische Läsionen des zentralen und peripheren Nervensystems wurden ätiologisch in Betracht gezogen (BRUNS u. a.); die Beobachtung,
daß sklerodermieartige Hautveränderungen bei Erkrankung einzelner Wurzeln
und peripheren Nerven in dem Verbreitungsbezirk gefunden wurden, hat hierzu
Anlaß gegeben. Auch Erkrankung des N. sympathicus wurde als Ursache
der Sklerodermie angenommen (BRISSAND).

Die eigentliche Ursache des Leidens hat man auch in Störungen der inneren
Sekretion gesucht (Schilddrüse, Hypophyse). Aber nicht nur diese, sondern
auch die Epithelkörper, die Nebennieren, die Keimdrüsen und die Parotis
können mitbeteiligt sein. Also pluriglanduläre Störungen scheinen eine
Rolle zu spielen. Ob sie nun das Primäre sind oder die Erkrankung ihres „nutritiven Zentrums", des Sympathicus oder dessen Zentren (im Zwischenhirn),
ist noch unentschieden. Eine derartige zentrale Störung der vasomotorischen
und trophischen Funktionen ist nicht unwahrscheinlich.

Die Diagnose ist bei ausgebildeten Formen stets leicht. Schwieriger kann die Differentialdiagnose bei dem beginnenden Leiden, auch im Stadium des Ödems, sein. Hier
kann die Verwechslung mit entzündlichen Veränderungen, der Dermatomyositis, chronischem Erysipel oder mit chronisch ödematösen Veränderungen (Myxödem) vorkommen.
Die auffallende Härte und die eigentümlichen Pigmentanomalien werden aber die Sklerodermie bald erkennen lassen. Wenn die vasomotorischen Störungen sehr in den Vordergrund treten, kann die Abgrenzung gegenüber dem Morb. Raynaud Schwierigkeiten machen,
zumal, wie wir sahen, Vereinigung beider Leiden nicht allzu selten ist. Die flächenhafte
Ausbreitung der Sklerodermie (z. B. im Gesicht, auch der Brust) ist aber ein pathognomonisches Symptom, das meist die Diagnose möglich machen wird.

Der ADDISONschen Krankheit, an die man bei diffuser Pigmentierung denken kann,
fehlt stets die harte, atrophische Hautbeschaffenheit; auch sind die malignen Symptome
derselben (Magen- und Darmachylie, Blutdrucksenkung, rasche Kachexie) der Sklerodermie fremd.

Wichtig ist ferner die Differentialdiagnose gegenüber der chronischen Arthritis deformans und ihren Abarten, die ebenfalls fast gleichzeitig mit den Gelenkveränderungen
Hautatrophie, Muskelatrophie, später Atrophie der Nägel, Knochen usw. zeigen können.
Wichtig ist hier, daß die sklerodermische Härte der Haut bei der Arthritis deformans
typica nicht vorkommt, ebenso die Veränderungen der Gesichtshaut. Es gibt aber, wie
auch ich beobachtete, Fälle von Sklerodaktylie, in denen multiple Gelenk- und Hautveränderungen fast gleichzeitig auftreten.

Die fleckförmige Sklerodermie ist unter Umständen mit Keloiden, gewissen leprösen
Hautveränderungen (Morphea atrophica), den Hautveränderungen über der primären
Knochenatrophie (SUDEK) und den verschiedenen Formen der essentiellen und sekundären
Hautatrophie zu verwechseln. Allen diesen Leiden fehlt jedoch ebenfalls die Härte der
Haut. Dasselbe gilt auch von dem eventuell differentialdiagnostisch in Betracht kommenden
Xeroderma pigmentosum, das außerdem Teleangiektasien, Hauttumoren usw. aufweist.

Verlauf und Prognose. Das Leiden erstreckt sich über Jahre und Jahrzehnte.
Das atrophische Stadium ist stets irreparabel; Heilungen im indurativen Stadium
sind schon beobachtet. Im Gegensatz zu den anderen Tropho- und Vasoneurosen
führt die Sklerodermie häufig zu einer allmählich eintretenden Kachexie.
Diese kann den Exitus durch eine interkurrente Krankheit sehr begünstigen.
Die Prognose des Leidens ist darum quoad valetudinem fast stets als schlecht,
aber auch quoad vitam meist mit Vorsicht zu stellen. Die fleckförmige Sklerodermie ist prognostisch wesentlich günstiger zu beurteilen.

Therapie. Es empfehlen sich natürlich stets roborierende und tonisierende
Mittel (Eisen, Arsen, Jod, Diät, Ruhe). Gutes hat man von warmen Bädern,
Dampfbädern, Fango- und Moorpackungen usw. gesehen. Auf Grund eigener
Erfahrung möchte ich vor allem Fibrolysin regelmäßig und längere Zeit angewandt und vorsichtige Massagemaßregeln warm empfehlen; es gelingt
so zweifellos, die sklerotische Haut geschmeidiger zu machen und Contracturen zu lösen. Auch hier wird man die BIERsche Hyperämie versuchen.

Schilddrüsenpräparate werden von manchen gelobt; auch ein Versuch mit kombinierten „pluriglandulären" Präparaten ist am Platz. BUELER hat über Heilung durch Terpentininjektionen berichtet. Neuerdings wurde die periarterielle Sympathektomie (LERICHE, BRÜNING) bei Sklerodermie und M. Raynaud mit Erfolg ausgeführt.

4. Hemiatrophia facialis progressiva.

(Neurotische Gesichtsatrophie, ROMBERGsche Krankheit.)

Das sehr seltene, zuerst von PARRY (1837) beobachtete, später von ROMBERG d. Ä. klassisch geschilderte Leiden, befällt meist jugendliche weibliche, seltener männliche Personen des ersten und zweiten, seltener des dritten Jahrzehntes; sehr selten entsteht es nach dem 30. Lebensjahre. Auch kongenitale Hemiatrophie wurde beschrieben, gehört aber streng genommen nicht zur ROMBERGschen Krankheit. Vereinzelt sah man familiäres und hereditäres Auftreten. Neuropathische Heredität ist nicht häufig. Der Beginn ist gewöhnlich langsam, schleichend; recht häufig gehen jahrelang Prodrome in Gestalt neuralgischer Symptome, „Zahnschmerzen", voraus. Meist bricht das Leiden bald nach einem Trauma, einer Zahnextraktion, einer Otitis media, Diphtherie, Anginen, Pneumonien oder anderen Infektionskrankheiten aus. Es beginnt fast stets an einem relativ kleinen Fleck, am Kinn, über dem Jochbogen, vor dem Ohr und anderen Stellen; oft wird dieser Fleck als infiltriert oder „knotenförmig" geschildert. Allmählich wird nun die Haut der betreffenden Gesichtsseite atrophisch, glänzend, papierdünn, oft heller als normal, noch häufiger leicht bräunlich verfärbt. Härte der Haut und starke Adhärenz auf der Unterlage, wie bei Sklerodermie, werden nur selten gefunden. Die Hautatrophie breitet sich

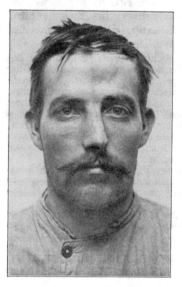

Abb. 4. Hemiatrophia facialis sinistra besonders der Stirn. (Nach SCHÖNBORN-KRIEGER.)

meist nicht gleichmäßig, sondern fleck- und streifenförmig aus; im letzteren Falle entstehen linienhafte Einsenkungen, die „Coups de sabre" der französischen Autoren.

Zugleich — oft auch scheinbar später — atrophieren die Weichteile und das Knochengerüst des Gesichts: das Fettpolster der Wange schwindet, diese sinkt tief ein; das Auge tritt weiter zurück als das normale; besonders scharf markieren sich der verkleinerte, aber durch die Weichteilatrophie noch prominierende Jochbogen und die Verschmälerung und Verkürzung der betreffenden Nasenseiten. Die erkrankte Stirnseite flieht zurück. Die Kontur der unteren Gesichtshälfte wird besonders durch die Atrophie der Mandibula stark asymmetrisch. Der atrophische Prozeß endet stets genau in der Mittellinie des Gesichts; hier findet sich als Grenze häufig ein leicht prominierender, pigmentierter Streifen. Bisweilen nimmt auch die Zunge an der Atrophie halbseitig Anteil; recht selten auch der Gaumensegel, der Kehlkopf, die Stimmbänder und die Ohrmuschel, wohl nie der Augapfel. Die Muskeln des Facialisgebiets scheinen zwar meist atrophisch, sind aber für gewöhnlich sowohl in ihrer Funktion, wie in ihrem mechanischen und elektrischen Verhalten nicht oder nur wenig (und stets nur quantitativ) verändert. Die vom N. V versorgten Kaumuskeln dagegen können schwer und bereits sehr früh geschädigt sein; sowohl Lähmungen, als im Beginn Krämpfe derselben kommen vor. Die Haare der betroffenen Seite — meist nur Wimpern, Brauen und Bart, sehr selten das Kopfhaar — fallen aus oder werden farblos, oft weiß.

Veränderungen, die als Störung der Sympathicusfunktion zu deuten sind, finden sich ziemlich selten: sie bestehen in halbseitigen vasomotorischen Störungen, paroxysmaler oder permanenter Blässe und Kühle, bisweilen im Versiegen, seltener in Vermehrung der Talgdrüsen- und Schweißsekretion; einige Male wurde auch der oculo-pupillare Symptomenkomplex HORNERS (Verengerung der Lidspalte und der Pupille) beobachtet, in einzelnen Fällen Tachykardie.

Von subjektiven Symptomen treten die sowohl prodromal, wie während des ausgebildeten Leidens vorkommenden heftigen neuralgischen Schmerzen des Trigeminusgebiets durchaus in den Vordergrund; oft bestehen auch allgemeine oder halbseitige Kopfschmerzen, stets natürlich ein deutliches Spannungsgefühl auf der erkrankten Seite. Eigentliche Sensibilitätsstörungen (Hypästhesien, Anästhesien) sind sehr selten. Der Unterkieferreflex wird als normal geschildert. Störungen der sensorischen Hirnnerven (außer dem N. V) fehlen allermeist.

Seltene Formen. Einige Male wurde eine Ausbreitung des atrophischen Prozesses auf die gleichseitigen Schultergürtel, den Oberarm, auf eine Mamma, ja auf die ganze Körperhälfte (bisweilen auch gekreuzt auf die entgegengesetzte) beobachtet. In wenigen Fällen trat zur Hemiatrophie auch eine Atrophie der anderen Hälfte, so daß eine totale Gesichtsatrophie, ganz ähnlich wie bei extremen Sklerodermiefällen, die Folge war. Äußerst selten beobachtete man eine gleichseitige Lähmung einiger Hirnnerven, Facialis, Acusticus, Recurrens usw. (GOWERS), die sekundär durch Kompression in den sich atrophisch verengernden Kanälen des Schädels entstanden war. Komplikationen des

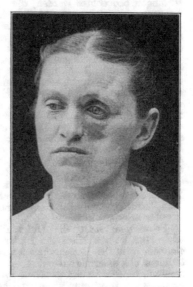

Abb. 5. Vorgeschrittener Fall von Hemiatrophia facialis sinistra. (Nach SCHÖNBORN-KRIEGER.)

Leidens mit anderen auf degenerativer Anlage entstehenden Nervenkrankheiten wurden nicht allzu selten beobachtet so mit Chorea, Krämpfen und Spasmen der Gesichtsmuskulatur, Epilepsie, Tabes, multipler Sklerose, Sklerodermie u. a. In einigen Fällen sah man auch Kombination mit endokrinen Störungen, z. B. Riesenwuchs, Akromegalie, Eunuchoidismus (BOENHEIM).

Verlauf und Prognose. Der Verlauf ist stets äußerst chronisch. Schließlich kommt es stets zum Stillstand des Prozesses. Das Leben wird durch das Leiden nie gefährdet. Die Prognose quoad sanationem ist aber fast stets schlecht: eine Besserung wurde ungemein selten beobachtet, eine Rückbildung schon bestehender atrophischer Veränderungen ist wohl ausgeschlossen.

Therapie. Der galvanische Strom mag nach den Erfahrungen J. HOFFMANNS immerhin versucht werden, wenn auch seine Wirkung in den meisten Fällen versagt hat. OPPENHEIM hat in einem Fall die Resektion des Halssympathicus von besserndem Erfolg begleitet gesehen. Von einigen Autoren wurden zur Ausgleichung der Defekte Paraffininjektionen mit gutem kosmetischen Erfolg angewandt. Interne Mittel haben stets versagt.

Die Pathogenese der Hemiatrophie ist noch dunkel. BERGSON u. a. nahmen eine Gefäßnervenalteration als Ursache an. ROMBERG erklärte das Leiden für eine reine primäre

Trophoneurose. SAMUEL vermutete, auf dem Boden der ROMBERGschen Anschauung stehend, eine Läsion der zentripetalen und zentrifugalen trophischen Nervenbahnen; er sah in dem halbseitigen Gesichtsschwund geradezu den Nachweis von der Realität spezifisch trophischer Nerven. VIRCHOW, MENDEL u. a. erklärten Affektionen des N. trigeminus, entweder des Stammes oder zentralwärts gelegener Teile, für die Ursache der trophischen Störung. MÖBIUS trat dieser Trigeminushypothese entgegen. Er nahm die Wirkung einer örtlichen Noxe an, derart, „daß durch die Haut oder Schleimhaut ein Gift eindringe, das vielleicht an Bakterien gebunden ist, vielleicht auch nicht, und daß dieses, langsam vordringend, die Haut zum Schwunde bringe". Daß diese Hypothese weder die strenge Halbseitigkeit der Affektionen, noch die sehr häufigen, oft prodromalen Trigeminussymptome (z. B. die Neuralgien) erklärt, liegt auf der Hand. Andere Autoren (SEELIGMÜLLER, OPPENHEIM) beschuldigen Störungen des Halssympathicus als ätiologisches Moment. Auch diese Erklärung erscheint wenig glaublich, wenn man bedenkt, wie relativ selten einerseits typische Halssympathicusstörungen bei den Leiden sind (F. LANGE fand sie unter 163 Fällen der Literatur nur 18mal vermerkt) und wie enorm häufig andererseits halbseitige Sympathicusstörungen beobachtet werden, die ohne alle trophische Veränderungen verlaufen. JENDRASSIK schließlich sieht den Sitz des Leidens weder im N. quintus, noch im cervicalen Sympathicus; er vermutet ihn vielmehr an einer Stelle, wo Sympathicusteile und Trigeminus nahe zusammen liegen, also an der Schädelbasis; hier sind der Carotisplexus und das Gangl. Gasseri eng benachbart.

Mir scheint die Trigeminushypothese am meisten begründet. Denn es gibt zweifellos gewisse Nerven (z. B. N. medianus), die Läsionen irgendwelcher Art ganz vorwiegend mit trophischen Störungen beantworten, gegenüber denen die sonstigen Ausfallserscheinungen motorischer und sensibler Art zurücktreten können. Aus Analogie mit dem N. medianus erscheint es mir durchaus plausibel, daß es gewisse Störungen geben mag, die regelmäßig nur die trophischen Funktionen des N. trigeminus schädigen, häufiger dabei bestimmte sensible Erscheinungen veranlassend (Neuralgien), (ohne allerdings konstant zu Hypästhesien zu führen) und dabei nur relativ selten motorische Ausfallserscheinungen hervorrufen. Allerdings ist man versucht — bei dem meist jugendlichen Alter der Patienten —, eine angeborene Schwäche der hypothetischen trophischen Zentren für die später erkrankte Gesichtsseite als disponierendes Moment hinzu anzunehmen.

Die Differentialdiagnose des ausgebildeten Leidens bedarf keiner besonderen Besprechung. Höchstens mag erwähnt sein, daß halbseitig lokalisierte Narbenflächen nach Verbrennungen oder Ulcerationen (Lupus usw.) für den ersten Anblick an die Hemiatrophie erinnern können.

Schwieriger kann die Differentialdiagnose des beginnenden Gesichtsschwundes sein. Hier ist vor allem die Sklerodermie zu nennen, die, bisweilen fleckförmig beginnend, auch das Gesicht befallen kann; jedoch ist gerade diese Lokalisation der fleckförmigen Sklerodermie äußerst selten. Meist unterscheidet sie sich von dem Gesichtsschwund dadurch, daß sie ausgesprochen symmetrisch auftritt, weiter dadurch, daß sie der atrophischen Haut eine eigentümliche Härte verleiht, und daß sie — im Anfang — die Knochen verschont. Schließlich sichern die fast stets gleichzeitig mit dem Gesicht affizierten sklerodermischen Hände und Finger die Diagnose dieses Leidens gegenüber der Hemiatrophie.

Knochenatrophien nach Trauma (SUDEK), die, sehr langsam fortschreitend, circumscripte Veränderungen der Form des Gesichts hervorrufen können, kommen weiter differentialdiagnostisch in Betracht, zumal, wie ich beobachtete, über solchen atrophierenden Knochen (z. B. auf der Stirn) die Haut etwas dünn und pigmentiert sein kann.

Zu erwähnen wären schließlich noch gewisse Krankheiten, die als Residuen oder als mechanisch bedingte Wachstumsanomalien Asymmetrien des Gesichts, auch des ganzen Kopfes, veranlassen können. Bei cerebraler Kinderlähmung (speziell Porencephalie) findet sich bisweilen ein auffallendes Zurückbleiben im Wachstum der paretischen Gesichtshälfte. Bei Torticollis congenitus werden gleichfalls ziemlich beträchtliche Asymmetrien der Gesichtshälften beobachtet. Die normal bleibende Haut und das Fehlen jeglicher Progredienz der Atrophie machen natürlich die Differentialdiagnose gegenüber dem Gesichtsschwund stets leicht. Dasselbe gilt von Asymmetrien, die durch frühzeitigen, halbseitig kompletten Zahnverlust hervorgerufen worden sind.

Daß in außerordentlich seltenen Fällen auch eine Hemihypertrophia faciei vorkommt, wurde schon bei dem Kapitel Akromegalie erwähnt. Sie ist meist angeboren, selten erworben. Die Hypertrophie betrifft Haut, Unterhaut, Haare, Fett und auch den Knochen. Motilität, Sensibilität und vasomotorisch-trophische Funktion bleiben intakt. Bisweilen findet sich gleichseitige Hypertrophie der betreffenden Körperhälfte, besonders der Extremitäten dabei. Man hat auch hier die Ursache in Störungen des Trigeminus gesucht,

z. B. in utero erfolgten Läsionen großer Quintusäste am Ganglion Gasseri (ZIEHEN).

5. Das neurotische Ödem.

(Oedema circumscriptum acutum QUINCKE und andere Formen.)

Unter den Begriff des neurotischen Ödems wollen wir diejenigen Formen von akutem oder (seltener) chronischem Ödem zusammenfassen, für die 1. eine organische allgemeine oder lokale Ursache nicht vorliegt (Herz- und Nierenleiden, Anämien, Kachexien, Inanition einerseits; Gefäßverschluß, lokale Entzündung aller Art andererseits); bei denen wir 2. organische Erkrankungen des Nervensystems (cerebrale und spinale Lähmungen, vor allem Syringomyelie, auch Tabes usw.) ausschließen können; und die uns 3. durch das oft launenhafte, flüchtige Auftreten, rasche, restlose Verschwinden, schließlich auch durch die Kombination mit psychisch nervösen Erscheinungen an die Symptome erinnern, die wir in allen Teilen und bei allen Funktionen des Körpers antreffen und als ,,funktionell'' und nervös (im weitesten Sinne) zu diagnostizieren pflegen.

Diese Ödeme sind recht vielfältiger Art. Man darf sie nicht alle unter den Begriff des QUINCKEschen Oedema circumscriptum acutum cutis zusammenfassen, da dessen Symptome auf andere Formen, besonders bezüglich der Umschriebenheit der Schwellung, nicht zutreffen. Das gilt beispielsweise von dem relativ häufigen Ödem auf dem Boden von Genitalfunktionsänderungen, vor allem Klimax und Menstruation.

Die Störung ist fast stets die Teilerscheinung einer allgemeinen Neurose hysterischer, neurasthenischer oder hypochondrischer, vor allem aber vasomotorischer Art, wie wir sie bei Frauen im klimakterischen Stadium (besonders schwer bei artifiziellem Climacterium praecox) so oft antreffen. Wie die allgemein nervösen Erscheinungen, so sind auch die Ödeme durchaus nicht an die wenigen ,,Wechseljahre'' gebunden, sondern pflegen die Cessatio mensium viele Jahre, bisweilen über ein Jahrzehnt zu überdauern. Sie können auch schon im zweiten bis vierten Jahrzehnt auftreten und pflegen dann besonders häufig zur Zeit der Menstruation zu erscheinen. Dieses menstruelle nervöse Ödem ist übrigens wesentlich seltener als das klimakterische. Das Leiden kennzeichnet sich dadurch, daß nicht circumscripte, sondern diffuse, allmählich und unmerklich in normale Hautpartien übergehende Schwellungen auftreten, die meist ziemlich blaß, bisweilen auch von normaler Farbe, aber nicht bläulich oder gerötet sind und außer geringem Gedunsenheitsgefühl und Parästhesien keine subjektiven Erscheinungen machen. Bisweilen sind sie mit typischen vasoconstrictorischen Akroparästhesien gemischt oder alternieren mit diesen. Ihr Prädelektionsort sind die Hände und Unterarme. Meist erscheinen sie in den Morgenstunden und verschwinden nach kurzem Bestehen wieder. Häufig bleibt aber ein gewisses Restödem lange Zeit bestehen, das dann zeitweise exazerbiert. Diese Ödeme sind oft so geringfügig, daß sie vom Arzt übersehen würden, wenn sie nicht — wenigstens von sensiblen Kranken — stets empfunden und als etwas Alarmierendes geklagt würden. Sie sind recht hartnäckig und rezidivieren häufig.

Bei aller Verwandtschaft mit den anderen Formen des nervösen Ödems, besonders mit dem QUINCKEschen circumscripten Ödem, müssen wir die eben geschilderte Form doch von der QUINCKEschen trennen, da sie meist das Hauptcharakteristicum des letzteren, das Auftreten in circumscripten Flecken und Flächen, vermissen läßt, und den betroffenen Teilen mehr eine häufig nur leichte, diffuse Gedunsenheit verleiht. Man muß diese Form aber kennen, um die differentialdiagnostischen Befürchtungen der Patienten gegenüber organischen Ödemen zerstören zu können. Es ist wahrscheinlich, daß dies klimakterische und menstruelle Ödem Beziehungen zur Schilddrüse hat (Hemmung der Schilddrüse durch Funktionsminderung des Ovars?).

Das **Oedema circumscriptum cutis** (Quincke 1882) zeigt folgende Erscheinungen: An umschriebenen Stellen der Haut und des Unterhautzellgewebes treten meist plötzlich (innerhalb weniger Minuten), seltener allmählich, Schwellungen typisch ödematöser Art auf; der Fingerdruck hinterläßt stets eine Delle. Diese umschriebenen Ödemflecken können in ihrer Größe vom Umfang eines Einmarkstücks bis zur Fläche eines Extremitätenabschnitts (z. B. Unterarm) schwanken; ihre Farbe ist meist etwas gerötet, besonders an der Peripherie, während das Zentrum oft blasser ist; seltener ist die ganze Ödempartie blaß oder auch normalfarben; in einigen Fällen wurden kleine Sugillationen beobachtet.

Das Leiden tritt bisweilen unilokulär auf; ebenso oft aber findet sich gleichzeitiges multilokuläres Aufschießen von Flecken und Flächen, bisweilen, ähnlich wie beim Erythema exsudativum, symmetrisch. Das Ödem lokalisiert sich mit Vorliebe auf das Gesicht (vor allem das Augenlid) und die Extremitäten, seltener auf den Rumpf. Es werden aber auch bisweilen die Schleimhäute des Mundes und des Rachens, des Kehlkopfes, die Conjunctiva, ja sogar die Magen- und Darmschleimhaut befallen. Die subjektiven Erscheinungen bestehen nur im Gefühl der Gedunsenheit, seltener in Hitze, Kribbeln u. dgl. Das Allgemeinbefinden leidet nur selten. In seltenen Fällen habe ich die Anfälle von Heißhunger und Verstopfung, Magendruck, Trockenheit im Munde und heftigen Durst begleitet gesehen. Bisweilen koinzidieren sie auch mit psychischen Symptomen (z. B. Depression), sehr selten mit tetanischen oder epileptiformen Anfällen. Bei Erwachsenen ist Fieber im Anfall sehr selten, bei Kindern ziemlich häufig. Die Ödemflecke pflegen fast stets ebenso rasch zu vergehen, als sie gekommen sind, also in Minuten bis Stunden, höchstens Tagen nach ihrem Auftreten und hinterlassen anscheinend nie Spuren.

Das Leiden bevorzugt das jugendlich erwachsene Lebensalter und das männliche Geschlecht. Sicher liegt in manchen Fällen spezifische hereditäre Belastung vor, ähnlich wie bei anderen vasomotorischen Neurosen, in anderen (der Mehrzahl) nur allgemein neuropathische Disposition. Was wir an ätiologischen Tatsachen wissen, ist gering. Bei der Ähnlichkeit des Leidens mit der idiosynkrasischen Urticaria liegt es sehr nahe, auch hier die Folge eines anaphylaktischen Vorgangs zu vermuten, wenn auch der anaphylaktogene Stoff für die meisten Fälle nicht nachweisbar ist. Jedenfalls hat der Zustand manches mit einem leichten anaphylaktischen Anfall gemein, z. B. auch häufig die Eosinophilie.

Daß endokrine Faktoren bei der Entstehung des neurotischen Ödems bisweilen wirksam sind, erwähnte ich schon; relativ häufig gilt dies von den Keimdrüsen, bisweilen auch von der Schilddrüse und vielleicht auch der Thymus.

In die Rubrik des Symptomatischen fallen die Fälle von flüchtigem oder (häufiger) längerdauerndem Ödem bei anderen vasomotorischen und trophischen Neurosen. Für die vasoconstrictorische Neurose (Akroparästhesie) wurde dies schon erwähnt. Es kommt aber auch nicht ganz selten Ödem an den vom Morb. Raynaud, Erythromelalgie und besonders von der Sklerodermie befallenen Körperstellen vor; in bezug auf das letztere Syndrom hat man von Sklerödem gesprochen.

Als seltene Symptome des Quinckeschen Ödems sind paroxysmale Sekretionsstörungen zu nennen. Man hat als Äquivalent oder Syndrom Anfälle von auffallend flüchtigem Erbrechen oder profuse Diarrhöen oder rasch auftretendem Schnupfen mit sehr wässeriger Ausscheidung beobachtet; auch Polyurie, Oligurie oder paroxysmale Hämoglobinurie wurde beschrieben. Auch im Verlauf eines Migräneanfalls habe ich öfter Ödeme (an Gesicht, Extremitäten usw.) auftreten sehen. Sogar anfallsweise auftretende, öfter rezidivierende Anfälle von Meningismus hat man als Äquivalent des QUINCKEschen Ödems aufgefaßt, ebenso manche Fälle von Migräne, MENIÈREschen Schwindel und sogar Epilepsie.

Sehr nahe Beziehungen hat das QUINCKEsche Ödem zur chronisch rezidivierenden (weniger zur akuten febrilen) Urticaria, besonders zur Urticaria gigantea. Es existieren zweifellos fließende Übergänge zwischen beiden Krankheiten. Solche Individuen zeigen dann stets vasomotorische Übererreg-

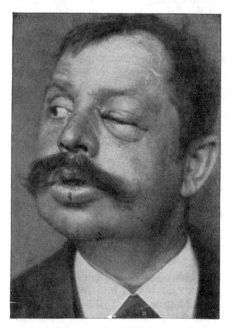 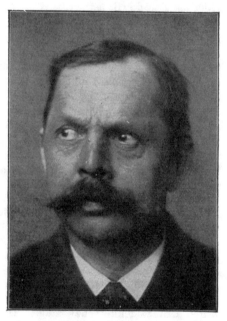

Abb. 6. Oedema cutis circumscriptum. (Nach MORITZ.) Abb. 7. Dieselbe Person wie Abb. 6 in anfallsfreier Zeit. (Nach MORITZ.)

barkeit, besonders Urticaria factitia und pflegen jeden kleinen Stoß mit einer lokalen Quaddel zu beantworten.

Als seltene Lokalisation des QUINCKEschen Ödems ist weiter die Pseudoperiostitis zu vermerken (QUINCKE, HERZ): an Röhren- oder platten Knochen, besonders am Sternum kommt es plötzlich zu einer ziemlich indolenten Schwellung, die rasch schwindet und rezidiviert.

Etwas häufiger und diagnostisch recht wichtig ist der intermittierende Hydrops der Gelenke (MOORE, SCHLESINGER). Von den beiden von ihnen unterschiedenen Formen des Gelenkhydrops (dem symptomatischen und idiopathischen Hydrops) ist nur der letztere als ein sicher nicht organisches, nervöses Syndrom zu bezeichnen. Die Affektion, die Männer und Frauen in gleicher Weise befällt und anscheinend nervöse, jugendliche Individuen bevorzugt, äußert sich in plötzlichen, raschen Schwellungen entweder eines oder (seltener) mehrerer Gelenke, die meist schmerzlos, nur mit Spannungsgefühl verknüpft sind, und rasch nach ein bis mehreren Tagen wieder verschwinden. Besonders oft scheint das Kniegelenk befallen zu werden. Fieber besteht in reinen Fällen nicht. Die Haut über dem Gelenk ist meist nicht gerötet; bisweilen findet sich aber auch akutes Ödem der betreffenden Hautpartie. Der Gelenkhydrops kehrt in vielen Fällen mit einer gewissen Regelmäßigkeit zu bestimmter Zeit wieder, z. B. in einem Fall von REISINGER jeden 13. Tag, in anderen ganz regellos. Ätiologische Momente oder auslösende Ursachen sind oft nicht festzustellen; leichte Traumen können wohl in Betracht kommen. Bisweilen wurden die Anfälle mit anderen nervösen Störungen der Vasomotoren und der Sekretion kombiniert beobachtet: mit Polyurie, allgemeiner Hyperhydrosis, Asthma nervosum, rezidivierender Iritis (OPPENHEIM) u. a. Daß der intermittierende Gelenkhydrops mit anderen Neurosen sich verknüpft, z. B. mit Hysterie und Morbus Basedowii, sei erwähnt.

Die Differentialdiagnose hat den chronisch rezidivierenden Gelenkrheumatismus vor allem zu berücksichtigen, der auch zyklisch (z. B. während der Menses!) exazerbieren kann, aber stets leichte Temperaturspitzen erzeugt. Weiter sind die Fälle von traumatischem, oft rezidivierendem Gelenkhydrops (vor allem des Knies) und einige mit indolenten Arthropathien einhergehende Spinalleiden (Tabes, Syringomyelie) zu nennen.

In eine Kategorie mit dem Gelenkhydrops ist das von H. SCHLESINGER zuerst beschriebene intermittierende Anschwellen der Sehnenscheiden zu rechnen, das ganz analog der erstgenannten Krankheit verläuft.

Daß bei Hysterischen recht selten ein anscheinend primäres Ödem vorkommt, sei hier erwähnt. Es kann als ,,Oedem bleu" oder ,,Oedem blanc" (SYDENHAM, CHARCOT) vorkommen (ohne daß natürlich dieser schematische Unterschied stets durchzuführen ist), tritt akut und chronisch verlaufend auf und ist oft mit totaler Anästhesie der Ödempartien verbunden. Daß es artifiziell (z. B. durch Strangulation des Armes) hervorgerufen oder wenigstens gesteigert werden kann, habe ich in einem Falle beobachtet. Im übrigen sei auf das Kapitel Hysterie verwiesen.

Noch seltener als die akuten Formen ist die **chronische Form des neurotischen Ödems,** die völlig spontan oder auch nach relativ leichten Traumen bei nervösen Individuen auftreten kann und die unteren Extremitätenabschnitte (Unterarme, Unterschenkel) bevorzugt. Das Ödem kann Schwankungen und Exazerbationen erleiden oder auch völlig stabil bleiben. Ich beobachtete einen Fall, bei dem nach Kälteeinwirkungen (Wäscherin) das Ödem beider Unterarme rasch auftrat und nun schon das vierte Jahr stabil bestand. Seine Farbe ist meist blaß, die Konsistenz sehr fest. Das Ödem scheint öfter mit Schmerzen, Parästhesien u. dgl. verbunden zu sein. Familiäres Auftreten wurde auch hier beobachtet.

Differentialdiagnostisch sind vor allem die Folgen der chronischen Thrombophlebitis, chronisch entzündliche Hautaffektionen (Ekzem, Erysipel u. a.), organische Nervenleiden (Neuritis, Tabes, Syringomyelie usw.) und schließlich die Elephantiasis zu berücksichtigen. Die Prognose dieser Form ist quoad valetudinem besonders ungünstig.

Bezüglich der **Pathogenese** des akuten Ödems wurde schon der Wahrscheinlichkeit eines anaphylaktischen Vorgangs gedacht, dessen Zustandekommen einerseits durch ererbte konstitutionelle Anlage (ähnlich wie bei familiärem Asthma und Migräne), in anderen Fällen durch zeitliche Umstimmung der Konstitution durch inkretorisch bedingte Entwicklungsphasen, vor allem des Genitalsystems (Pubertät, Menstruation, Klimax u. a.) zu erklären ist. Die Pathogenese der chronischen umschriebenen Ödemformen ist unklar; auch hier besteht möglicherweise eine endokrine Ursache (für manche Fälle Hypothyreoidismus ?).

Die **Therapie** hat nach den etwaigen Quellen der Anaphylaxie zu suchen (eventuell durch Hautimpfungen, wie beim Asthma) und durch Fortlassen der betreffenden Nahrungsstoffe, auch durch den Versuch einer Desensibilisierung durch spezifische Injektionen eine Heilung anzustreben; bisher sind die Erfahrungen hierüber noch sehr gering. Physikalische Prozeduren nützen kaum, verschlechtern öfter. Medikamentös habe ich mit Calciumpräparaten öfters sehr Günstiges erzielt; die Tonica (Arsen, Chinin usw.) versagen meist. Regelung des Stuhlgangs ist notwendig. Bei endokriner Bedingtheit des Leidens sind Organpräparate zu empfehlen, vor allem solche aus Keimdrüsen und Thyreoidin.

Die **Prognose** ist besonders für den Hydrops intermittens articulorum und die chronischen Formen des Ödems quoad valetudinem recht schlecht, quoad vitam (von den enorm seltenen Fällen mit Glottisödem abgesehen) stets gut; die akuten Quinckefälle heilen, besonders bei Jugendlichen, nach wenigen Anfällen oft spontan.

6. Die Erythromelalgie.

Das Leiden, die seltenste der typischen vasomotorischen Neurosen, zuerst von WEIR MITCHELL beschrieben, befällt fast nur das erwachsene Alter und Männer und Weiber anscheinend gleich häufig (im Gegensatz zu den anderen Angioneurosen). Die Ätiologie ist durchaus dunkel, bisweilen wurden professionelle Schädigungen, akute Traumen, Erkältungen und Durchnässungen, besonders Erfrierung und rheumatische Infektionen beschuldigt. Viele der Befallenen sind Neuropathen und konstitutionell Abnorme, auch die Fälle meiner Beobachtung, von denen z. B. einer zyklische Depressionen, der andere schwere Hysterie, eine relativ häufige Begleiterscheinung der Erythromelalgie, und andere endokrine Störungen, z. B. Hypothyreoidismus, aufwiesen.

Klinischer Begriff. Die Erythromelalgie kennzeichnet sich in akuten, heftigen Schmerzanfällen mit mehr oder weniger bald folgender umschriebener Rötung und Schwellung, besonders an den Extremitätenendigungen; diese tritt entweder streng anfallsweise (selten) oder (weit häufiger) in Resten fortbestehend und exazerbierend oder endlich als permanenter chronischer Zustand auf.

Symptomatologie. Das Leiden befällt im Gegensatz zu den übrigen Angioneurosen mit Vorliebe die unteren Extremitäten, die Zehen, den Fußballen, Hacken, bisweilen auch den Unterschenkel. Die Finger (Endphalangen) und Hände werden etwas seltener befallen. Ganz akut kommt es (bisweilen unter leichter Temperaturerhöhung und Frostgefühl) zu einer anfangs hellroten, später dunkleren Anschwellung der betroffenen Teile, die meist scharf gegen die normale Haut abgegrenzt sind. Später wird die Verfärbung livide, die Temperatur kühler. Die Arterien im Bereich der Rötung klopfen, die Venen scheinen erweitert. Heftiger Schmerz besteht besonders im Anfall, kann aber auch anhalten. Stets findet sich bei der Gefühlsprüfung Hyperalgesie. Nicht selten soll der anfallsweise auftretende Spontanschmerz dem Auftreten der Rötung und Schwellung wochenlang vorausgehen. Der Schmerz wird vermehrt durch Wärme, Hängenlassen der betreffenden Extremitäten und vor allem durch Bewegung, also durch Stehen und Gehen. Bisweilen wurde Knötchenbildung im Bereiche der Erythromelalgie beobachtet (Verwechslung mit Erythema multiforme exsudativum?). Stets ist die Hauttemperatur im Bereich der Affektion erhöht. Reichliche lokale Schweißabsonderung ist häufig. In vielen Fällen befällt die Affektion nacheinander erst den einen, dann den anderen Fuß und weiter die Hände. Bisweilen verläuft die Erythromelalgie in typischen, umschriebenen, kurzen Anfällen, die nach ein bis mehreren Tagen oder Wochen restlos abklingen. Diese harmlose Form soll besonders bei Hysterischen vorkommen. Viel häufiger sind aber die Fälle, in denen das Leiden entweder stationär oder progredierend chronisch wird, allerdings immer mit der Neigung zu akuten Exazerbationen; die Dauer dieser Fälle kann Monate bis Jahre betragen, auch wenn die Affektion auf eine Hautstelle beschränkt bleibt.

Neben den lokalen Symptomen finden sich bisweilen, wie auch bei den übrigen vasomotorischen Neurosen, andere vasomotorische und kardiale Symptome im Anfall, z. B. Herzklopfen, anginöse Beklemmung, Tachykardie, Ohnmachten, „hysteroepileptische" Anfälle, Kopfweh, bisweilen in Form typischer Hemikranie, und anderes. Auch Hämoglobinurie, Neigung zu Blutungen und dauernde Hyperglobulie hat man dabei beobachtet.

Trophische Störungen als Residuen und sogar auch als progredierende Syndrome, wenn auch selten, kommen vor, sowohl an der Haut („Glanzhaut"), als an Nägeln und sogar den Knochen. Auch scheint Gangrän (sehr selten und in geringem Umfang) bei diagnostisch sicheren Fällen hinzutreten zu können. Diese Tatsache führt uns zu den relativ nicht seltenen Mischformen von Erythromelalgie und anderen verwandten Neurosen: bisweilen finden sich bei Fällen von vasoconstrictorischer Neurose erythromelalgetische Flecken, besonders nach Ablauf des angiospastischen Anfalls. Auch die RAYNAUDsche Krankheit und Sklerodermie scheinen sich mit (symptomatischer?) Erythromelalgie kombinieren zu können. Daß das intermittierende Hinken bisweilen mit ähnlichen Hautveränderungen verlaufen soll, wird behauptet.

Nicht ganz selten soll die Erythromelalgie als Symptom organischer, cerebraler, spinaler oder auch peripher neuritischer Affektionen vorkommen. So wurde ihr Auftreten an den gelähmten Teilen bei cerebralen Hemiplegien, bei Paralyse, bei Sclerosis multiplex, bei Tabes, bei spinalen Muskelatrophien und bei verschiedenen Formen der peripheren Nervenschädigung (Polyneuritis, Verletzungen usw.) gefunden. Mit Recht trennt CASSIRER darum die Erythromelalgie in zwei Gruppen: 1. diejenige, in denen das Leiden mehr symptomatisch als der Ausdruck von Reizzuständen im peripheren Nerven (vor allem dessen vasodilatatorischen und sekretorischen Fasern) und 2. diejenige, in denen die Erythromelalgie als selbständiges Leiden mit zentraler (spinaler oder bulbärer?) Genese auftritt; in letzteren Fällen sollen trophische Störungen relativ häufig sein.

Die Pathogenese des Leidens ist dunkel. Gröbere Veränderungen am Zentralnervensystem lassen sich in den idiopathischen Fällen nicht nachweisen. Wir müssen jedenfalls mit CASSIRER Reizzustände in bestimmten sensiblen vasomotorischen und sekretorischen Bahnen oder Zentren annehmen. Ob es sich speziell um einen spinalen oder bulbären Reizungszustand handelt, wie CASSIRER annimmt, bleibe dahingestellt. Jedenfalls wurzelt das Leiden meist in der Konstitution, wie die vielen Fälle mit neuro- und psychopathischem Einschlag und die Fälle mit endokrinen Symptomen zeigen. Bestimmte endokrine Störungen sind aber sicher nicht konstant.

Die **Differentialdiagnose** ist bisweilen schwierig. Vor allem ist es im Beginn nicht selten schwer, lokale entzündliche Affektionen (Erysipel, Arthritis urica, Phlegmonen, auch Pes planus inflammatus usw.) auszuschließen. Besonders schwierig scheint mir das Erythema exsudativum multiforme in seiner nicht seltenen chronischen und chronisch exazerbierenden Form von der Erythromelalgie abzugrenzen. Die sehr seltene Erythrodermie PICK soll sich durch andere Lokalisation und Fehlen der Schmerzen von ihr unterscheiden.

Nicht leicht ist ferner bisweilen die Differentialdiagnose gegenüber den anderen vasomotorischen und trophischen Neurosen, der RAYNAUDschen Krankheit, der vasoconstrictorischen Akroparästhesie und dem neurotischen Ödem, besonders der QUINCKEschen Form. Es gibt, wie zwischen diesen übrigen Neurosen, so auch zwischen der Erythromelalgie und den genannten Zuständen ganz fließende Übergänge, nach meiner Erfahrung relativ am häufigsten mit der Akroparästhesie, so daß oft der erythromelalgetische Zustand mehr als Symptom der anderen Neurose erscheint, denn als ein selbständiges Leiden. Differentialdiagnostisch wichtig sind auch Folgen von lokaler Erfrierung und Frostbeulen (Perniones), die sogar manche Eigenschaften (Exazerbation bei Wärme und Hängenlassen der Glieder usw.) mit der Erythromelalgie gemein haben. Endlich kann auch die Erythrocyanosis symmetrica (VERF.) in Betracht kommen, eine harmlose, besonders bei Chlorotischen vorkommende, meist im unteren Drittel des Unterschenkels lokalisierte vasomotorische Störung, der aber die unangenehmen subjektiven Empfindungen der Erythromelalgie fehlen.

Die **Therapie** hat keine großen Erfolge aufzuweisen. Von innerlichen Mitteln wurden von Sedativis vor allem das Morphium (!) gerühmt, weiter die üblichen Antirheumatica und Tonica (Eisen, Arsen). Von äußerlichen Mitteln scheinen kühle Umschläge, Ruhigstellung des betreffenden Gliedes, eventuell galvanische Prozeduren günstig zu wirken. Bei endokrinem Syndrom kommen auch Organpräparate (Thyreoidin, Ovaraden usw.) in Betracht.

Die **Prognose** ist demnach oft recht zweifelhaft. Das Leiden verläuft von den seltenen, harmloseren, akuten Fällen abgesehen, recht chronisch und kann unter Exazerbationen und Besserungen Jahre, selbst Jahrzehnte lang dauern. Dauernde Besserungen sollen bei diesen chronischen Fällen vorkommen, Heilungen nur sehr selten. Das Leben wird durch die Krankheit nie gefährdet.

Anhang.

Dyskinesia angiosclerotica intermittens.
(Intermittierendes Hinken und Verwandtes.)

Das Leiden muß, trotzdem es den Neurosen nicht zuzuzählen ist, hier kurz besprochen werden. Zuerst von CHARCOT, später vor allem von ERB geschildert, hat es sich als klinisch häufiger und darum diagnostisch wichtiger herausgestellt, als anfangs vermutet wurde. Männer des mittleren und besonders höheren Alters werden bei weitem am häufigsten befallen; bei jüngeren Individuen und Frauen ist die Affektion viel seltener.

Das typische Bild des intermittierenden Hinkens ist das folgende: Der Patient, der an sich völlig normale Motilität seiner Beine aufweist, geht ohne wesentliche Störung einige Minuten, eine Viertelstunde, selten länger; nun empfindet er entweder plötzlich, oder mehr allmählich ein pressendes, ziehendes Gefühl in einem oder beiden Füßen und den Unterschenkeln, verbunden mit Kälte und allerlei Parästhesien, Erscheinungen, die sich oft zu heftigem Schmerz steigern und den Kranken zwingen, sich zu setzen und auszuruhen. Nachdem er einige Minuten oder länger geruht hat, vermag er ungestört weiterzugehen, bis ihn nach einer bestimmten kurzen Zeit die geschilderten Störungen wiederum befallen und zum Stillstehen veranlassen.

Während dieser typische Krankheitsvorgang an den unteren Extremitäten relativ häufig ist, ist er in selteneren Fällen auch an den oberen Extremitäten an der Zunge, an der Sprachfunktion usw. beschrieben worden (ERB, DETER-MANN u. a.). Man hat auch von entsprechenden Störungen der Herz- und Darmarterien (ORTNER) gesprochen. Der charakteristische intermittierende Ablauf der Störung ist auch hier der nämliche.

Von größter Wichtigkeit ist, daß in den typischen Fällen von Dysbasia intermittens an dem betroffenen Fuß die Fußpulse (entweder alle, oder auch nur einer, besonders oft die Arteria dorsalis pedis) nicht oder nur abnorm schwach zu fühlen sind. Man vermag meist nur ein starres, nicht pulsierendes Rohr zu palpieren. Wie auch die Röntgenuntersuchung bestätigt, handelt es sich um arteriosklerotische Veränderungen und Verengerungen der betreffenden Arterie. Im Anfall (meist in geringem Maße auch im freien Intervall) zeigt der befallene Fuß eine blässere, lividere Farbe als der gesunde und eine herabgesetzte Hauttemperatur.

Ätiologisch hat man vor allem Nicotinabusus, lokale Erkältungen und Durchnässungen, seltener Alkoholismus und Lues beobachtet. Außerdem sind ueurovasculäre Disposition und Rasse (vor allem die jüdische!) von Wichtigkeit (IDELSON).

Pathogenese. Während CHARCOT und andere das Leiden durch die — bei Bewegung und darum stärkerem Blutbedürfnis — zunehmend mangelhafte Blutversorgung infolge der Dauerstenose des sklerotischen Gefäßes erklärten, neigen ERB, OPPENHEIM, BING u. a. mehr der Annahme eines anfallsweise (als Folge der relativen Überanstrengung) auftretenden Angiospasmus zu. Es ist wahrscheinlich, daß die Kombination beider Annahmen das Richtige trifft. Für die letztere Annahme spricht die Tatsache, daß Fälle beobachtet worden sind, bei denen erst im Anfall der zuführende Arterienpuls völlig verschwand (A. WESTPHAL). Für eine vasomotorische, spastische Komponente spricht auch die Beobachtung, daß bei Vasomotorenlähmung, z. B. an einem hemiplegisch gelähmten Bein, der vorher verschwundene Fußpuls wieder fühlbar wird.

In seltenen Fällen hat man bei jugendlichen Personen ohne Arteriosklerose einen ganz entsprechenden Symptomenkomplex (auch mit Fehlen der Fußpulse) beobachtet (OPPENHEIM, VERF.) und ihn auf nachweisbare Spasmen der betreffenden Gefäße zurückführen können. Bisweilen fand sich diese angiospastische Form der Dysbasie vereinigt mit anderen Lokalisierungen der vasoconstrictorischen Neurose (s. o.). Endlich hat man bei Jugendlichen ähnliche Störungen infolge akuter Arteriitis beobachtet, Fälle, die günstig verliefen (ERB, VERF.).

Nicht ganz selten ist die Kombination des intermittierenden Hinkens mit neuritischen Symptomen derselben Extremität. Sowohl im Senium, als auch bei Leuten jüngeren und mittleren Alters, bei diesen besonders im Gefolge von akuten Infektionen (Typhus, Influenza) habe ich dies beobachtet.

Endlich hat man ein intermittierendes Hinken infolge von arteriosklerotischen Störungen der Rückenmarkswurzeln (O. FÖRSTER) angenommen und auch ein intermittierendes „Rückenmarkshinken" (DEJERINE); letzteres ist wahrscheinlich Audruck einer Lues spinalis.

Die **Diagnose** ist bei genauer Aufnahme der Anamnese nicht schwer; ohne diese werden allerdings die Kranken oft für Ischiadiker, Gichtiker oder Muskel- und Gelenkrheumatiker gehalten. Die genaue Untersuchung der Fußpulse erleichtert aber die Diagnose. Schwierig ist die Diagnose bisweilen gegenüber den Geh- und anderen Störungen bei diabetischer oder senil-arteriosklerotischer Sklerose der Beinarterien mit drohender Gangrän; hier gibt es fließende Übergänge zur intermittierenden Dysbasie.

Der **Verlauf** ist stets chronisch und zieht sich über Jahre hin. Völlige Heilungen sind sehr selten, Besserungen ziemlich häufig. Relativ oft erliegen die Patienten anderen arteriosklerotischen Störungen, besonders häufig der coronarsklerotischen Angina pectoris. Zur Gangrän kommt es nur in einem geringen Bruchteil der Fälle.

Die **Therapie** besteht in Anwendung lokaler, gefäßerweiternder Prozeduren, besonders warmer, aber nicht heißer elektrischer Fußbäder. Innerlich sind Jodpräparate und Nitrite indiziert (z. B. Sol. Natr. nitros. 0,2:10,0, tägl. $\frac{1}{2}$ bis 1 Pravazspritze, 20- bis 30mal; H. Schlesinger). Neuerdings hat man in schweren Fällen auch die von Higier zuerst angegebene periarterielle Sympathektomie nach Leriche mit gutem Erfolg ausgeführt. Körperliche Ruhe, Verbot des Nicotins und des Alkoholabusus vervollständigen die Therapie.

Die wichtigsten
Vergiftungskrankheiten des Nervensystems.

Von

F. QUENSEL-Leipzig.

Alkoholismus.

Der Alkohol ist schon der Verbreitung wegen das wichtigste aller Nervengifte. In allen geistigen Getränken ist der entscheidende toxische Bestandteil der Äthylalkohol (C_2H_5OH), der im Biere im allgemeinen zu 3—5%, im Wein zu 8—24%, im Branntwein zu 25—70% enthalten ist. Alle anderen Bestandteile: Fusel, ätherische Öle, Ester, Säuren, kommen nur nebenher in Frage.

Wie bei den meisten, zumal chronischen Vergiftungskrankheiten, spielt außer dem Gift die individuelle Disposition eine wichtige Rolle. Dem Alkoholismus verfallen besonders leicht Menschen mit angeborener, meist ererbter Anlage. Die Hauptmasse der chronischen Alkoholisten betrifft von Hause aus psychopathisch minderwertige Individuen. Ganz besonders gefährdet sind die Nachkommen von Trinkern. Nicht selten findet sich eine erworbene Anlage als Folge voraufgegangener Kopfverletzungen, anderweiter Gifteinwirkung, von Lues und sonstigen Infektionskrankheiten, Typhus, Malaria usw. Oft zeigt sich die Anlage schon frühzeitig in einer Intoleranz gegen alkoholische Getränke, die schon in unverhältnismäßig kleiner Menge Störungen nach sich ziehen. Daß auch die äußeren sozialen Verhältnisse Ursache des Alkoholismus werden können, ist unbestreitbar, nur sind es selten allein.

Über die wesentlichen Wirkungen des Alkohols auf das Nervensystem bei einmaliger oder kurzdauernder Aufnahme unterrichten uns die Erfahrungen im Experiment und in einfachen Rauschzuständen. Schon geringe Mengen (von 20—30 g aufwärts) vermögen nachweisbare Änderungen namentlich der psychischen Funktionen hervorzubringen, Abnahme der Schärfe der Sinneswahrnehmung, Unklarheit der Vorstellungen, Oberflächlichkeit des Denkens, Urteilstrübung, Abstumpfung der feineren Gefühlsregungen bei gesteigerter Erregbarkeit, Störungen der Bewegungskoordination, anfangs erleichterte Auslösung, später Hemmung der Bewegungen. In höheren Graden der Alkoholeinwirkung kommt es dann zum Wegfall aller Hemmungen, zu Bewußtseinstrübung, schließlich zu motorischer und sensibler Lähmung. Das ist das Bild der im Rausche individuell verschieden auftretenden akuten Alkoholwirkung.

Ein selbst mit leichteren Erscheinungen einhergehender einmaliger Rausch hinterläßt schon gewisse längerdauernde Nachwirkungen, von der einfachen Verminderung der körperlichen und geistigen Leistungsfähigkeit an bis zu ausgesprochenen somatischen und psychischen Störungen in schweren Fällen. Die wichtigste Nachwirkung ist ein gewisser Hunger nach erneuter Alkoholaufnahme. Nach wiederholtem Trinken entwickelt sich mit der Gewohnheit die Sucht nach geistigen Getränken. Von diesem individuell verschieden schnell eintretenden Momente an kann man von einer Trunksucht und ihrer Folge, dem chronischen Alkoholismus, sprechen.

Symptomatologie. Zu den Erscheinungen des Alkoholismus chronicus gehören auch die Folgen der anderweiten Organveränderungen im Körper. Leber-, Nieren-, Herz-, Gefäß-, Blutveränderungen usw., gedunsenes, gerötetes Gesicht, Venektasien, Acne rosacea, stumpfer Blick, schwimmende Augen, katarrhalische Schleimhautaffektionen im Larynx, Rachen, Foetor alcoholicus ex ore, Magenkatarrh, Vomitus matutinus usw. Die Kranken sind in früheren Stadien oft abnorm fettleibig, später bieten sie im allgemeinen ein vorzeitig gealtertes und verfallenes Aussehen dar, das charakteristische Bild der verkommenen Schnapslumpen.

Von somatisch nervösen Erscheinungen ist an erster Stelle zu nennen der Tremor alcoholicus, ein meist fein- und schnellschlägiges Zittern (8—12 Oscillationen pro Sekunde), das zumal bei Fingerspreizen, überhaupt bei Bewegungen auftritt, gelegentlich auch mehr als grobes unregelmäßiges Wackeln. Setzt man die Spitzen der ausgestreckten Finger des Kranken senkrecht auf die eigene Handfläche, so fühlt man ein eigentümliches Knarren (QUINQUAUD-sches Phänomen). Es ist aber nicht spezifisch für Alkoholismus. Zittern und bündelförmige Muskelzuckungen finden sich oft in der Zunge, in den Lippen und der übrigen vom Facialis versorgten Muskulatur. Alle diese Reizerscheinungen, auch Zuckungen der Körpermuskeln und eine allgemeine motorische Unruhe pflegen morgens in nüchternem Zustande am stärksten zu sein.

Schwere motorische Störungen gehören nicht zum Bilde des einfachen Alkoholismus, doch besteht nicht selten eine erhebliche Schlaffheit der Muskeln, zumal an den unteren Extremitäten. Es kommen leicht ataktische Störungen vor. Häufig sind schmerzhafte Krämpfe (Crampi), zumal in der Wadenmuskulatur.

Die Sensibilität ist bisweilen leicht abgestumpft für Berührungen, für Schmerzreize eher erhöht. Spontane Schmerzen, Reißen, Lumbago- und Ischiaserscheinungen sind bei Alkoholisten ganz gewöhnlich, anfallsweise, neuralgisch oder auch mehr dauernd. Ebenso finden sich Nacken- und Schläfenkopfschmerz. Schmerzhafte Druckpunkte finden sich häufig und in weitester Verbreitung und zwar sind nicht nur die Nervenstämme an den verschiedensten Stellen empfindlich, sondern oft besonders die Muskulatur, so an der inneren Vorderseite des Oberschenkels, als Prädilektionsort an den Waden. Vielfach finden sich Sehstörungen verschiedener Art, Abnahme der Sehschärfe, Nyktalopie, zentrale Skotome, absolut oder für Farben, auch konzentrische Gesichtsfeldeinengung.

Die Sehnenreflexe sind in unkomplizierten Fällen unverändert, sie können relativ schwach, seltener auch etwas gesteigert sein, auch die Hautreflexe verhalten sich verschieden, sie können zumal anfangs und an den Fußsohlen sehr lebhaft sein, bei ausgesprochen chronischem Alkoholismus ist eine Abschwächung gerade der Bauchdeckenreflexe bis zum Fehlen die Regel.

Die Pupillen zeigen beim einfachen Alkoholismus keine regelmäßigen charakteristischen Störungen, immerhin findet man nicht selten eine relativ langsame Lichtreaktion als Annäherung zu der ausgesprochen trägen Lichtreaktion, wie sie zumal im pathologischen Rausch vorkommt. Im tiefen Rausch kann es auch zu absoluter oder zu reflektorischer Pupillenstarre kommen, das Auftreten der letzteren beim chronischen Alkoholismus ist eine noch umstrittene Seltenheit. — Von sekretorischen Störungen findet sich hauptsächlich eine Neigung zu profusen Schweißausbrüchen, während übermäßige Speichelabsonderung wohl meist auf dem bestehenden Rachenkatarrh beruht. Vasomotorische Störungen sind häufig.

Die Psyche erfährt in der Regel beim chronischen Alkoholismus eine allmählich immer tiefergreifende Veränderung. Die geistige Leistungsfähigkeit, Auffassungsfähigkeit, Überlegung und Urteil nehmen ab, die Interessenwelt verarmt; es tritt hochgradige Ermüdbarkeit, Unstetigkeit ein. Besonders hervorstechend und regelmäßig ist die Abnahme der Merkfähigkeit und des Gedächtnisses; die völlige Einsichtslosigkeit in den eigenen Zustand wird nur selten und vorübergehend von der Reue des Katzenjammers abgelöst. Meist besteht Willensschwäche, oftmals bei erleichterter Umsetzung in motorische Äußerungen. Abstumpfung der feineren Gefühle, Verrohung, Reizbarkeit führen oft zu Gewalttaten und Leidenschaftsverbrechen, und den Beschluß bildet nicht selten eine mehr oder weniger hochgradige Verblödung. Die Beteiligung der Psyche ist aber keineswegs in allen Fällen auch bei erheblichem Alkoholkonsum gleich stark, der Verlauf auch nicht stets progredient und kann auf jeder Stufe Halt machen.

Auf diesem Boden treten nun eine Reihe umgrenzterer nervöser und psychischer Erkrankungen auf, die zum Teil nur eine Weiterausgestaltung der Erscheinungen des einfachen chronischen Alkoholismus darstellen.

Viele der somatisch nervösen Erscheinungen sind nur Vorläufer oder abortive Äußerungen einer Polyneuritis (vgl. diese). Hier sei nur auf gewisse Besonderheiten, vorzugsweises Befallensein der unteren Extremitäten, Quadriceps, Peronealmuskulatur, symmetrische Verteilung, Hyperalgesie neben Anästhesie, Schmerzen, Ataxie hingewiesen. Nicht selten sind Hauterscheinungen vasomotorisch-trophischer Art, selten polymyositische Symptome. Gegenüber der echten Tabes ist diese Pseudotabes gekennzeichnet durch das Fehlen der reflektorischen Pupillenstarre (s. aber oben), Druckpunkte und Lähmungen. Blasenstörungen fehlen meist, nicht immer. Von Bedeutung ist die Beteiligung des Nervus opticus, meist in Form der temporalen Abblassung der Papillen. Augenmuskellähmungen sind selten.

Neben der Polyneuritis, aber auch allein bzw. mit anderen Erscheinungen des Alcoholismus chronicus, findet sich wohl nur bei Schnapstrinkern bisweilen ein sehr schweres Krankheitsbild, das der Polioencephalitis haemorrhagica superior (WERNICKE). Bei diesem gesellen sich in akuter Entwicklung, bei einer Gesamtdauer von ca. 8—14 Tagen, zu cerebralen Allgemeinerscheinungen — Schwindel, Kopfschmerz, Benommenheit, Nackenstarre, Delirien, bisweilen auch Fieber — lokale Hirnsymptome, Koordinations-, Gehund Sprachstörungen, vor allem aber charakteristische Lähmungserscheinungen im Gebiet der äußeren, oft auch der inneren Augenmuskeln. Der Ausgang ist meist letal, doch kommen auch leichtere Fälle vor.

Die Pachymeningitis haemorrhagica interna, die beim chronischen Alkoholismus hin und wieder vorkommt, gibt sich intra vitam keineswegs immer in deutlichen Erscheinungen zu erkennen, tritt aber auch als selbständige Krankheit hervor. Bei größeren Blutungen aus den neugebildeten Gefäßen kommt es zu cerebralen sensiblen oder motorischen Lähmungs- und zu Reizerscheinungen. Namentlich ausgebildete epileptische oder auch JACKSONsche Anfälle, oft in sehr großer Zahl, kommen vor, der Druck in den Meningen kann zu deutlicher Stauungspapille führen, auch Nackenstarre und Fieber können sich finden.

Nicht selten nehmen die allgemeinen nervösen Störungen und subjektiven Beschwerden eine spezialisiertere Form an, wie sie dem Bilde der bekannten Neurosen entspricht, Kopfschmerz und -druck, Muskelschwäche, Ermüdbarkeit, Schlaflosigkeit, zirkulatorische und Verdauungsstörungen, gesteigerte sexuelle Erregbarkeit oder Impotenz u. dgl. ergeben das Bild einer Alkohol-Neurasthenie. Sehr deutlich ist bisweilen das Bild der Hysterie (vgl die betreffenden Kapitel) auf dem Boden des chronischen Alkoholismus. Wir finden echt hysterische Störungen der Affektivität, Suggestibilität, Aufgehen in der Krankheit, degenerativen Charakter. Sehr ausgesprochen sind oft die somatischen Erscheinungen, sensible und sensorische Anästhesien, Lähmungserscheinungen u. dgl. Nicht selten treten hysterische Anfälle auf. Bemerkenswert ist, daß außer sonstigen alkoholischen Zügen oft, und das gilt für viele andere toxische Erkrankungen ebenfalls, sich gewisse leichte organische Veränderungen finden, neuritische Störungen, Hemiplegien, deren rein funktionelle Natur oft nicht sicher zu stellen ist, u. dgl., ein Zeichen für die tiefere Grundlage des Krankheitszustandes. Wie es scheint, ergeben sich diese Symptomenkomplexe meist auf Grund einer besonderen Disposition.

Eine nicht seltene und schwerwiegende Folge der Alkoholvergiftung ist das Auftreten epileptischer Anfälle. Die Epilepsie besitzt ganz besonders innige Beziehungen zum Alkoholismus. Wir können geradezu von einer Alkoholepilepsie sprechen, bei der die Vergiftung die direkte und wesentliche, wenn nicht alleinige Ursache der Anfälle ist. Sie hat gewisse Besonderheiten, seltene aber meist typische, große Anfälle, Auftreten erst in späterem Lebensalter, in den dreißiger Jahren, in regelmäßiger zeitlicher Beziehung zu anderen Alkoholkrankheiten, in Zuständen schwerer Berauschtheit, besonders auch im Beginn des Delirium tremens. Die große Mehrzahl der bei Alkoholisten vorkommenden Fälle unterscheidet sich aber in Erscheinungen wie im Verlauf nicht von den Formen der gewöhnlichen genuinen Epilepsie, wir sehen neben schweren Anfällen Ohnmachten, Absenzen, Verstimmungen, Dämmerzustände, allmähliche typische Verblödung. Der Alkohol kann in diesen Fällen wohl nur als auslösende oder verschlimmernde Ursache bei vorbestehender Disposition oder Krankheit angesehen werden. Gefährlich wird er besonders in Verbindung mit anderweiten Schädlichkeiten, Gehirnerschütterung, anderen Vergiftungen, z. B. mit Blei, Arteriosklerose usw. Bemerkenswert ist das häufige Auftreten genuiner Epilepsie bei den Nachkommen von Säufern.

In enge Verbindung mit der Epilepsie hat man zwei weitere Krankheitsformen gebracht, die uns schon auf das Gebiet der alkoholisch bedingten Seelenstörungen führen. Die erste derselben ist der pathologische oder komplizierte Rauschzustand. Wir sehen, daß einzelne Individuen oft schon nach dem Genuß relativ geringer Alkoholmengen, ganz unverhältnismäßig schwere und eigenartige Erscheinungen darbieten. Bei geringen körperlichen Symptomen, doch gelegentlich Pupillenträgheit oder reflektorischer Starre, stellt sich eine tiefe Bewußtseinstrübung ein, ein Dämmerzustand oft mit heftigster Angst, einzelnen Sinnestäuschungen, schwerer motorischer Erregung bis zum Bilde einer furibunden Tobsucht, mit Gewalthandlungen gefährlichster Art, außer aller Beziehung zur normalen Persönlichkeit, der durch einen tiefen Schlaf alsbald, und zwar meist mit vollständigem Erinnerungsverlust, in den normalen Zustand wieder übergeht. Es handelt sich bei diesen Kranken aber durchaus nicht immer oder nur vorwiegend um echte Epileptiker, dagegen liegt wohl in allen Fällen eine mehr oder weniger schwere, meist angeborene psychopathische Minderwertigkeit dem Zustand zugrunde.

In die gleiche Gruppe gehört das Krankheitsbild der Dipsomanie. Die sonst gewöhnlich nüchternen Menschen beginnen, in der Regel nach einer einleitenden Verstimmung, sich für Tage und Wochen in ungezügeltester Weise dem Genusse alkoholischer Getränke hinzugeben. Oft zunächst relativ wenig beeinflußt, treiben sie sich umher, vertrinken, was sie besitzen. Sie hören endlich, meist doch erst total berauscht, zu trinken auf, um nach der Ernüchterung bis zum nächsten der in unregelmäßigem Abstand wiederkehrenden Anfälle so geordnet und enthaltsam zu sein wie zuvor. Man hat von diesem Zustande unterschieden eine Pseudodipsomanie, bei welcher der Kranke erst durch einen äußeren Anstoß, Gemütsbewegung, äußere Gelegenheit u. dgl. in an sich normaler Weise zum Trinken veranlaßt wird und dann in eine solche Trinkperiode hineingerät.

Die praktisch wichtigste und häufigste aller alkoholischen Seelenstörungen ist das Delirium tremens. Die Entstehungsweise ist noch nicht genau bekannt. Vorbedingung ist stets ein schon jahrelang andauernder Mißbrauch von Schnaps. Delirien bei reinen Biertrinkern sind seltener, anscheinend auch im Krankheitsbilde etwas abweichend. Bisweilen bricht das Delirium mitten im vollsten Wohlbefinden aus, meist gehen Vorboten, Schlaflosigkeit, Unruhe, leicht delirante Zustände usw. vorauf, oft (in ca. 10%), wenige Tage vor dem Ausbruch, epileptische Anfälle. Gelegenheitsursache des Ausbruchs bilden oft körperliche Krankheiten, Verletzungen, Knochenbrüche, sehr oft Magenaffektionen, fieberhafte Katarrhe, Pneumonien, andere Infektionskrankheiten usw. Die plötzliche Entziehung des gewohnten Alkoholgenusses scheint in einzelnen Fällen den Ausbruch eines Deliriums zu befördern, ist aber keineswegs eine besonders wichtige Ursache im allgemeinen. Man nimmt an, daß besondere unter dem Einfluß des im Alkoholismus veränderten Stoffwechsels sich im Körper bildende Gifte das Delirium erst hervorbringen.

Das Bild des vollentwickelten Deliriums ist unverkennbar, völlige, räumlich-zeitliche Desorientierung bei intaktem Bewußtsein von der eigenen Persönlichkeit, Illusionen und Halluzinationen, zumal des Gesichts und des Tastsinnes, meist ungemein zahlreich, klein, in lebhafter Bewegung, Mäuse, schwarze Männchen, Fäden usw., weniger solche des Gehörs und der anderen Sinne, die sich, ähnlich wie im Traum, zu einer eigenartig phantastischen Situationstäuschung zusammenschließen. In starker motorischer Unruhe reagiert der Kranke lebhaft auf seine Sinnestäuschungen, lebt in gewohnten Tätigkeiten (Beschäftigungs-, Kneipdelir), geht völlig in seiner Situation auf. Er ist hastig, unaufmerksam, leicht ablenkbar, suggestibel (Erzeugen von Halluzinationen durch Zureden, aber auch durch Verdecken der Augen, Druck auf dieselben). Dabei ist die Auffassungsfähigkeit an sich gut erhalten. Die Stimmung wechselt zwischen Heiterkeit (Trinkerhumor) und Angst, dem entspricht auch der Charakter der Sinnestäuschungen und der stets passageren Wahnideen.

Von körperlichen Erscheinungen zu nennen ist zuerst der charakteristische, oft grobschlägige Tremor, zumal an gespreizten Fingern und Zunge, oft am ganzen Körper sichtbar, lebhafte Rötung der Haut, Schwitzen. Oft bestehen vorübergehend leichte Paresen im Facialisgebiet, der Zunge, Koordinationsstörungen, Silbenstolpern, Druckpunkte, Sensibilitätsstörung infolge begleitender Neuritiden, teilweise auch psychogen bedingt.

Häufig findet sich (ob auch ohne alle begleitenden Organaffektionen, Magenkatarrh, Bronchitis usw. ist unsicher) ein mehr oder weniger hohes Fieber, die Pulsfrequenz ist fast stets gesteigert auch in der Ruhe, ebenso die Respirationszahl und der Blutdruck. Im Urin findet sich meist Albumen, meist auch hyaline Zylinder, nicht selten Zucker und Acetessigsäure. Ebenso wird eine Veränderung der Blutzusammensetzung beobachtet, Vermehrung der polynukleären Leukocyten, Schwinden der Eosinophilen.

Alle Erscheinungen wachsen rasch zu beträchtlicher Höhe an und dauern durchschnittlich 2—5 Tage. Es kommen aber sowohl protrahiertere Formen vor, als auch solche, die man nach Dauer und Entwicklung der Symptome als abortiv bezeichnen muß. Auf der Höhe der Krankheit besteht absolute Schlaflosigkeit, in der Regel tritt dann unter kritischem Schlaf, aus dem die Kranken nur schwer zu erwecken sind, die Genesung ein. Nicht selten stehen die Kranken allerdings noch tagelang unter dem Einfluß gewisser deliranter Erlebnisse und Wahnideen. Die Erinnerung an die Zeit des Deliriums ist meist großenteils geschwunden, aber nicht immer in gleichem Maße.

Der Ausgang ist in der Mehrzahl der Fälle günstig. Die Mortalität in unkomplizierten Fällen beträgt etwa 1—5%. Weitaus häufiger ist der Tod (bis zu 40%) dagegen bei Delirien, die mit schweren körperlichen Krankheiten kompliziert sind, schweren, chirurgischen Verletzungen, Pneumonien usw. Bei fortgesetztem Alkoholmißbrauch sind Rezidive, bei einzelnen Kranken bis zu 27mal, nicht selten.

Die Diagnose ist unter Berücksichtigung der Ätiologie nicht schwer, doch ist zu bedenken, daß gelegentlich die eitrige Konvexitätsmeningitis im Beginn ein ähnliches Krankheitsbild liefert, daß bei der progressiven Paralyse vorübergehende Zustände mit Symptomen gleicher Art vorkommen Verwandte Erscheinungen liefert auch der Altersblödsinn (Presbyophrenie Wernickes) bisweilen. Endlich ist stets an die Möglichkeit der Komplikation mit anderen Nervenkrankheiten (Tabes usw.) zu denken.

Eine seltenere, dem Delirium tremens nahe verwandte akute Psychose ist der Säuferwahnsinn (akute Halluzinose WERNICKES), charakterisiert durch zahlreiche Halluzinationen, besonders des Gehörs, bei erhaltener äußerer Orientierung, verbunden mit dem intensivsten Angstgefühl, wobei es zur Ausbildung eines mehr oder weniger abgeschlossenen, systematisierten Verfolgungswahns kommt. Dieser akute halluzinatorische Wahnsinn bietet bisweilen Übergangsformen zum echten Delirium, zeigt auch andersartige Halluzinationen und teilt mit ihm die körperlichen Erscheinungen in mehr oder weniger ausgesprochener Form. Er ist an sich heilbar, pflegt aber meist Wochen, ja bis zum Verschwinden residuärer Wahnideen oft mehrere Monate zu dauern. Selbstmordversuche sind bei den Kranken nicht selten.

Sehr selten sind echt melancholische Zustände auf alkoholischer Basis.

Die akuten Geistesstörungen der Trinker bieten nun Übergänge dar in bestimmte, meist ihnen in der gesamten Erscheinungsform verwandte chronische Psychosen. So sehen wir nicht selten aus einem Delirium tremens heraus einen chronischen Zustand entstehen, der nach seinem Entdecker als KORSSAKOWsche Psychose bezeichnet wird. Nicht in allen Fällen ist die Entstehung so akut, sondern vielfach entwickelt sich das Krankheitsbild ganz allmählich auf dem Boden des chronischen Alkoholismus, dessen Erscheinungen wir hier in eigenartiger Ausprägung antreffen. Am bezeichnendsten ist der Verlust der Merkfähigkeit. Die Kranken vermögen sich neue Eindrücke nicht mehr einzuprägen. Infolgedessen haben sie meist die Erinnerung für die Jüngstvergangenheit vom Krankheitsbeginn ab völlig verloren. Bisweilen geht der Erinnerungsverlust noch retrograd über diesen Zeitpunkt hinaus. Die Lücken werden ausgefüllt mit Konfabulationen; seltener sind Halluzinationen und einzelne Wahnideen. Die Kranken sind zeitlich und meist auch zumal auf der Krankheitshöhe räumlich desorientiert bei erhaltenem Bewußtsein der eigenen Persönlichkeit. Über ihre frühere Vergangenheit wissen sie gut Bescheid. Eine eigentliche Demenz braucht nicht zu bestehen, doch sind die Kranken in der Regel kritiklos. Die Stimmung ist bisweilen heiter, dem Trinkerhumor entsprechend, zeitweilig auch moros und gereizt. Wegen der häufigen Verbindung mit den Erscheinungen der Polyneuritis hat man die Krankheit auch geradezu als die polyneuritische Psychose bezeichnet. Diese Komplikation ist aber durchaus nicht regelmäßig. Auch Augenmuskelstörungen und sonstige zentrale Erscheinungen kommen bisweilen vor. Die Krankheit zeigt in manchen Fällen eine erhebliche Besserung, Heilung erfolgt nur mit starken psychischen Defekten. Meist bildet sich allmählich doch ein mehr oder weniger erheblicher geistiger Schwächezustand aus. Exitus letalis erfolgt bisweilen einfach infolge von Marasmus, sonst auch infolge von Komplikation mit Tuberkulose oder anderen inneren Krankheiten. Die Krankheitsform ist an sich nicht charakteristisch für Alkoholismus, wir finden ganz gleichartige psychische Zustandsbilder und ähnlichen Verlauf auch nach schwerer Gehirnerschütterung, bei cerebraler Lues, auch bei senilen Erkrankungen, dann aber meist ohne einleitendes Delirium und ohne polyneuritische Begleitsymptome.

Der akute halluzinatorische Wahnsinn kann ebenfalls einen protrahierten Verlauf zeigen und in ein chronisch-halluzinatorisches Irresein übergehen. Auch hier kommt von vornherein eine chronische Entstehung vor, wir hören öfters, daß bei schweren Alkoholisten von Zeit zu Zeit einzelne Halluzinationen und wahnhafte Einfälle auftreten. Ganz chronisch auf dem Boden der allgemeinen psychischen Eigenschaften des schweren Gewohnheitstrinkers entwickelt sich die praktisch überaus bedeutsame Krankheitsform des alkoholischen Eifersuchtswahns. Zu einem Teile erklärt sich derselbe aus der durch Lebensweise und Charakterdegeneration sich ergebenden schweren Zerrüttung des

Familienlebens und aus der nicht selten, bisweilen nach anfangs gesteigerter sexueller Erregbarkeit, eintretenden Impotenz. Daneben handelt es sich aber wohl auch um eine spezifische Giftwirkung. Oft kommt es dabei zu Sinnes- oder Erinnerungstäuschungen (echten und Pseudohalluzinationen). Schwere Gewaltakte gegen die Ehefrau, auch Ermordung, sind eine nicht seltene Folge. Mit völliger Abstinenz pflegt auch der Eifersuchtswahn zu schwinden, doch ist die Prognose schon wegen der Rückfallsgefahr im ganzen recht ungünstig.

Das Auftreten einer Demenz mit Merkfähigkeits- und Gedächtnisdefekten, Größen- und anderweiten flüchtigen Wahnideen neben körperlichen Störungen, Paresen, Sprachstörung, tabesähnlichen polyneuritischen Symptomen hat zur Aufstellung einer Alkoholparalyse geführt. Der Name ist aber irreführend, da eine echte progressive Paralyse lediglich infolge von Alkoholmißbrauch natürlich nicht existiert.

Pathologische Anatomie. Die Veränderungen am Nervensystem sind nach den einzelnen Krankheitsformen verschieden. Der chronische Alkoholismus führt zu Veränderungen an den Hirnhäuten, Trübung und Ödem der Pia, chronischer Pachymeningitis, Pachymeningitis haemorrhagica interna, Verdickung des Ependyms, Hydrocephalus internus. Wir finden Atrophie der Gehirnwindungen, mikroskopisch die verschiedenen Veränderungen an den Nervenzellen, Schwund derselben, Ansammlung von Abbaustoffen, Wucherung der Glia, Vermehrung und Sprossung, regressive Veränderungen an den Gefäßen, Blutungen. Beim Delirium tremens treten dazu noch akute Veränderungen an den zelligen Elementen, übrigens auch im Kleinhirn und im Rückenmark, Nervenfaserdegeneration (funikuläre Myelitis) und neuritische Veränderungen. Bei der Korssakowschen Psychose finden wir oft schwere akute und chronische parenchymatöse Veränderungen und neben polyneuritischen Zeichen Blutungen oft in ausgedehntem Maße, deren schwerstes Bild die Polioencephalitis acuta haemorrhagica superior darstellt. Natürlich kommen damit auch direkte Zerstörungen grauer Massen, zumal an den Augenmuskelkernen und sekundäre Veränderungen an den Leitungsbahnen und Nerven vor. Sicherlich werden viele Störungen auch erst sekundär vermittelt durch Veränderung der Stoffwechselvorgänge.

Therapie. Die Behandlung der einzelnen alkoholischen Nervenkrankheiten, soweit sie gleich oder ähnlich auch aus anderer Ätiologie vorkommen, richtet sich nach den allgemeinen Regeln und ist aus den betreffenden Kapiteln zu ersehen. Ebenso sind die Psychosen im ganzen nach den allgemeinen psychiatrischen Grundsätzen zu behandeln und bedürfen großenteils der Anstaltspflege.

Besonderer Erwähnung bedarf eigentlich nur das Delirium tremens, das oft Objekt der allgemeinärztlichen Behandlung wird. Auch hier soll wegen der zahlreichen möglichen Komplikationen, Gefahr der Selbstbeschädigung, des Selbstmords, von Gewalttätigkeiten, wo immer möglich, die Verbringung in eine geeignete, geschlossene Anstalt erfolgen. Im allgemeinen Krankenhause begegnet die Durchführung der Behandlung nicht selten großen Schwierigkeiten. Am meisten bewährt sich ständige Bettruhe bei dauernder Überwachung in hinreichend hellen Räumen. Ist aus äußeren Gründen eine Isolierung nicht zu umgehen, so ist auch da ständige Überwachung in geeignetem, alle Möglichkeiten der Selbstbeschädigung vermeidendem Raume erforderlich. Zur Beruhigung dienen am besten protrahierte laue oder kürzere kühle Bäder. Von der Verabreichung von Alkohol kann man fast stets und vom ersten Moment an absehen, nur bei Gefahr von Kollapszuständen ist seine Verwendung angezeigt. Im übrigen ist es zweckmäßig, von Excitantien reichlichen Gebrauch zu machen. Wir verabreichen starken Kaffee und Campher (Oleum camphoratum 1,0 subcutan oder auch Camphor. trit. 2,0, Aether sulfur. 10,0, davon 1,0 sc. oder in Pulvern, Camphor. trit. 0,1 Sacch. alb. 0,5 mehrmals täglich). Auch die Verabreichung von Digitalis (Digalen oder Digipurat. 3—4mal täglich 20 Tropfen oder im Infus) ist zu empfehlen. Für ausreichende Ernährung und Flüssigkeitszufuhr, am besten von Milch, ist Sorge zu tragen. Schlafmittel wird man bei den unruhigen Kranken oft nicht vermeiden können, man wähle die für das Herz indifferenten Veronal oder Medinal 0,5—1,0, Luminal 0,3—0,5, Trional 1,0—2,0 als Pulver oder Tabletten, Paraldehyd 4,0—6,0 (am besten Paraldehyd 10,0. Aq. menth. pip. ad 250,0, vor dem Gebrauch schütteln). In chirurgischen Fällen kann, da die Kranken in ihrer Unruhe und Gefühllosigkeit auch auf die schwersten Verletzungen keine Rücksicht nehmen, von der sonst unbedingt verbotenen mechanischen Beschränkung Gebrauch zu machen sein. Man läßt den Kranken in festen Verbänden genau überwachen.

Wie hier ist die Entziehung des Alkohols stets der wesentlichste Teil einer rationellen Behandlung. Für den Alkoholisten ist die Herbeiführung der

Totalabstinenz fast in allen Fällen die conditio sine qua non dauernder Genesung und der Verhütung noch schwererer Rückfälle. Medikamente zur Heilung der Trunksucht, etwa zur Abschreckung, gibt es nicht. Bisweilen bewährt sich die Hypnose als ausgezeichnetes Mittel zur Erziehung der Widerstandsfähigkeit und zur Erzeugung eines direkten Abscheus gegen alkoholische Getränke. In der Regel bedarf der Trinker mindestens zu Anfang für längere Zeit, für Monate, am besten für ein Jahr und länger, der Anstaltsbehandlung, denn nur wenige vermögen sich aus eigener Kraft dem Gifte zu entziehen.

Die Wahl der Heilanstalt richtet sich nach den vorhandenen Mitteln. Die Unterbringung wohlhabender Kranker in offenen Privatsanatorien für Nervöse empfiehlt sich nur in den seltensten Fällen, dann, wenn der Kranke psychisch nicht wesentlich verändert ist und der Leiter Gewähr für strenge Durchführung der Behandlung bietet. Am meisten empfiehlt sich die Aufnahme in eine der geschlossenen Heilanstalten für Geisteskranke, welche gleichzeitig über eine offene Abteilung für Nervenkranke verfügt. Diese führen sämtlich Entziehungskuren durch und bieten oft bessere Gewähr als manche reine Entziehungsanstalt, deren es aber auch einige musterhafte gibt. Für die große Mehrzahl der Alkoholisten kommt nur die aus öffentlichen, Vereinsmitteln usw. erhaltene Trinkerheilstätte in Betracht. Die Zahl derselben ist leider in Deutschland noch immer nicht dem Bedürfnis entsprechend, nur der ausgesprochen psychopathische Alkoholist eignet sich ja für Aufnahme in die Irrenanstalt, soweit nicht schon die öffentlichen Heil- und Pflegeanstalten dazu übergegangen sind, sich eine offene Abteilung anzugliedern. Von solchen Trinkerheilstätten nenne ich hier nur Waldfrieden bei Fürstenwalde, Spree, Waldesruh bei Reinbeck, Buchheide bei Finkenwalde bei Stettin, die Heilanstalten zu Lintorf bei Duisburg, zu Niesky in Schlesien, die Bodelschwingschen Anstalten bei Bielefeld, Seefrieden in Cunnertswalde, Moritzburg (Dresden) u. a. Der Kranke kommt hier in eine Umgebung von lauter Abstinenten, wo die Abstinenz etwas Selbstverständliches ist, und erträgt dieselbe leicht und ohne weiteres. Hierbei hilft ihm fleißige, zumal körperliche Arbeit und eine dauernde Beeinflussung, namentlich dahingehend, daß der Trinker selbst zum Kämpfer für die Abstinenz und gegen den Alkoholismus wird. Notwendig ist nur, daß der Aufenthalt hinreichend lange währt. Leider ergeben sich dabei mehrfache Schwierigkeiten. Schon die Einweisung ist schwer zu erreichen. Der Trinker entschließt sich freiwillig meist nur unter besonderen Umständen zum Eintritt und hält in der Anstalt ohne Zwang oft genug nicht aus. Zwangsweise Internierung setzt Entmündigung voraus, die allerdings nach § 6, 3 BGB. wegen Trunksucht erfolgen kann. Da aber der Antrag hierzu nicht vom Staatsanwalt erfolgt, sondern von den nächsten Angehörigen ausgehen muß, so unterbleibt er meist aus Furcht vor der Rache des Trinkers. Weiter reichen oft die Geldmittel für den Unterhalt des Trinkers und seiner Angehörigen nicht aus. Es bedarf daher ausgedehnter Bereitstellung öffentlicher Mittel in staatlicher Fürsorge und öffentlicher Heilanstalten. Den Vorurteilen gegen solche muß entgegengearbeitet werden. Als eine zweckmäßige und schon vielfach erfolgreiche Maßnahme hat sich die Errichtung von ärztlich geleiteten Beratungs- und Fürsorgestellen für Trinker erwiesen.

Es muß weiter vor allem gesorgt werden, daß der Trinker auch nach seiner Entlassung aus der Anstalt vor dem Alkohol bewahrt bleibt. Die Länge der Behandlungszeit ist hierfür von großer Bedeutung, noch wichtiger ist aber, daß der Kranke auch dauernd weiter im gleichen antialkoholischen Sinne beeinflußt wird. Das geschieht erfahrungsgemäß am erfolgreichsten, indem sich der Trinker einem Abstinenzverein (Guttemplerloge, Blaues Kreuz usw.) anschließt.

Alle diese Maßregeln bedürfen aber zur vollen Wirksamkeit einer Prophylaxe, die nicht nur den einzelnen Trinker, sondern das ganze Volk umfaßt. Die radikalste Bekämpfung des Alkoholismus durch eine Prohibitivgesetzgebung, wie sie in den Vereinigten Staaten von Nordamerika Erzeugung und Konsum alkoholischer Getränke verboten und wenn auch nicht ohne ungünstige Begleiterscheinungen unstreitig segensreich gewirkt hat, ist allerdings in Deutschland in absehbarer Zeit kaum zu erwarten. Auch hier hatten die Schutzbestimmungen der Kriegszeit Alkoholismus und Alkoholkrankheiten in ungeahnter Weise zurückgedrängt. Zucht- und Gedankenlosigkeit, sowie der Einfluß des Alkoholkapitals haben seither aber die Produktion gerade der starken Getränke und deren Massengenuß noch über den Stand der Vorkriegszeit erhoben und schon füllen sich Irrenanstalten und Gefängnisse wieder mit Trinkern. Hier bedarf es unbedingt staatlicher Eingriffe. Zu fordern sind Reform des Gasthauswesens nach Gothenburger System, Ausschaltung des Alkoholkapitals und Übertragung an gemeinnützige Gesellschaften, deren Überschüsse zur Bekämpfung des Alkoholmißbrauchs und der Alkoholschäden verwendet werden, Konzessionsbeschränkungen mit Bedürfnisnachweis für neue Schankstätten und Konzessionszwang für den Kleinhandel, Produktionsbehinderung durch Besteuerung, welche mit dem Alkoholgehalt ansteigt. Alkoholarme Getränke müssen den stärkeren substituiert, alkoholfreie Gaststätten geschaffen und befördert werden. Auch die allgemeinen Anschauungen über den Alkoholmißbrauch bedürfen immer weiterer Umbildung. Die gedankenlosen Trinksitten, zumal in den gebildeten Ständen, sind ja anscheinend im Verschwinden begriffen, die Jugendbewegung wendet sich in vielversprechender Weise gegen den Alkoholmißbrauch. Weitere Aufklärung und Propaganda sollte diesen Prozeß fördern und verbreiten. Leider sind die sozialen und Wohnungsverhältnisse, von deren Besserung wir früher einen günstigen Einfluß erwarten konnten, infolge unserer wirtschaftlichen und politischen Lage so trübe, daß wir wohl noch auf Jahrzehnte hinaus auf schwere Kämpfe mit dem Alkohol als Verwüster der Volksgesundheit zu rechnen haben werden.

In allen Ländern, zumal da, wo allgemeine Alkoholverbote bestehen oder aus wirtschaftlichen Gründen Alkoholerzeugung und Konsum erschwert sind, spielt der Methylalkohol (CH_3OH) eine verhängnisvolle Rolle. Das Fuselöl ist als billiger Ersatz verwendet zur Herstellung geistiger Getränke, von Konfekt. Auch Unglücksfälle durch Verwechslung des zu technischem Gebrauch bestimmten Stoffes usw. haben dabei eine Rolle gespielt. Die berauschende Wirkung ist eine weit stärkere als die des Äthylalkohols. Vor allem aber übt er eine spezifische Wirkung auf Blut und Nervensystem aus, möglicherweise dadurch, daß er sich im Körper in Formaldehyd und Ameisensäure spaltet und dann reduziert wirkt. Es kommt jedenfalls zu Herz- und Muskelschwäche, Cyanose oder eigentümlich hellroter Hautfärbung, die sogar postmortal in den Totenflecken noch fortbestehen kann. Es tritt Dyspnoe ein, Schüttelfrost, Krämpfe, Erregungszustände, Delirien, Benommenheit. Eine der häufigsten und übelsten Wirkungen, weil auch bei sonstiger Heilung irreparabel, ist die schon bei geringen Mengen (8,0 g) und nicht selten nach einer Zeit relativen Wohlbefindens eintretende Affektion des Sehnerven. Es treten zuerst auf eine leichte Sehschwäche, dann zentrale Skotome, eine konzentrische Gesichtsfeldeinengung, schließlich oft erst nach einigen Wochen totale Amaurose infolge von Opticusatrophie. Aber auch tödlicher Ausgang schon nach 30—75 g ist durchaus nichts Seltenes.

Neuerdings haben sich ausgiebige Lumbalpunktionen gegen die Sehstörungen und auch die übrigen Symptome der Methylalkoholvergiftung ganz vorzüglich bewährt.

Verhältnismäßig harmlos scheint der manchenorts an Stelle des Alkohols mißbrauchte Äther zu sein. Über Dauerschäden ist kaum etwas bekannt.

Eine größere Bedeutung kommt den Schlafmitteln zu, die in ungeheuren Mengen gebraucht werden und nicht selten Vergiftungen herbeiführen. Dem Alkohol sehr nahe steht das Paraldehyd, das auch sehr ähnliche Wirkungen entfaltet und bei chronischem Gebrauch zu ähnlichen Delirien führen kann. Am bekanntesten geworden sind die Nebenwirkungen des ältesten künstlich hergestellten Schlafmittels, des Chloralhydrats, das eben wegen derselben jetzt nur noch sehr wenig in Gebrauch ist. Es schädigt Herz und Magen und führt, chronisch gebraucht, zum Marasmus. Hauterscheinungen werden vielfach beobachtet, Erstickungsanfälle, auf psychischem Gebiete sind Delirien beschrieben, auch geistige Abschwächung nach langem Gebrauch. 10 g gelten im allgemeinen als tödliche Dosis, die aber individuell auch viel niedriger oder bei Gewöhnung viel höher liegen kann. Sulfonal, etwas weniger Trional, sind Blutgifte, wirken durch Methämoglobinbildung unter Umständen tödlich. Erbrechen, klonische Zuckungen, Nystagmus, Mydriasis, Koma sind als Folgeerscheinungen beobachtet. In ausgedehntem Maße sind in den letzten Jahren Erfahrungen gesammelt über Veronalvergiftungen, dem sehr starken Gebrauch dieses Mittels entsprechend. Die Diäthylbarbitursäure, wie Proponal, Dial, Diogenal, Luminal, ein Harnstoffderivat, führt zu Rausch- und nachfolgenden Katzenjammererscheinungen. Es finden sich nach akuter Vergiftung Kopfschmerzen, Schwindel, Benommenheit, vasomotorische Störungen, Temperaturlabilität, Albuminurie, Augenmuskelstörungen, Nystagmus, träge Reaktion der weiten Pupillen, tonische und klonische Zuckungen, epileptische Anfälle. 10—12 g gelten als tödliche Dosis. Auch beim chronischen Mißbrauch stehen Erscheinungen seitens des Vestibularis im Vordergrunde. Taumeln, Drehschwindel, Ataxie, Tremor, Sprachstörung, Reflexstörungen, psychische Veränderungen sind beobachtet. Luminal und Nirvanol sind durch unangenehme Hautreizerscheinungen ausgezeichnet, daneben finden sich ähnliche nervöse Störungen wie beim Veronal. — Chronischer Mißbrauch fordert Entziehung, unter Umständen in einer Anstalt. Bei allen Schlafmitteln ist häufiger Wechsel des Medikamentes und die Anwendung tunlichst kleiner Dosen zu empfehlen. Akute Vergiftungen erfordern zuerst die Magenspülung, dann Excitantien und Herzmittel, Coffein, Campher, Kochsalzinfusionen, künstliche Atmung, eventuell mit Sauerstoff.

Morphinismus.

Die Kenntnis des chronischen Morphinismus ist für den Arzt deshalb so wichtig, weil für die Entstehung der Krankheit ärztliche Handlungen in der Regel von ausschlaggebender Bedeutung sind. — Die beruhigende, sedative Wirkung, welche das Morphium in medizinalen Dosen, zumal bei körperlichen Schmerzen und bei seelischer Angst und Unruhe in so prompter Weise ausübt, macht es zu einem unentbehrlichen Heilmittel. Es hat aber die unangenehme Eigenschaft, bei längerem Gebrauch eine Angewöhnung zu erzeugen, welche die Anwendung immer höherer Dosen zur Erreichung des gleichen Effektes erfordert. Es ruft aber außerdem, wenn ausgesetzt, unangenehme, ja bedenkliche Störungen hervor, Abstinenzerscheinungen, die erst durch eine neue Dosis Morphium wieder beseitigt werden. Gewöhnungs- und Abstinenzerscheinungen lassen sich beherrschen und in Grenzen halten, solange noch der Arzt die einzelnen Einspritzungen bei dem Kranken vornimmt. Mit dem Moment aber, wo der Kranke, zuerst zur Beseitigung von Schmerzen, später auch ohne diesen Grund nur zur Beseitigung der Entziehungserscheinungen oder zur Hervorrufung der durch das Morphium bedingten Euphorie sich die Einspritzungen selbst macht, ist der Circulus vitiosus geschlossen, der zur Einspritzung immer größerer Mengen und damit zu den Erscheinungen des chronischen Morphinismus führt. Wir sprechen von einem solchen überall da, wo der chronische Mißbrauch des Narkoticums zu einem Zwange geführt hat, dasselbe dem Körper immer wieder einzuverleiben. Die Zahl der Morphinisten ist, zumal nach dem Kriege, eine sehr große. Sie rekrutiert sich begreiflicherweise zu einem großen Teile aus Ärzten, Apothekern, den Frauen solcher, Schwestern, Krankenpflegern und Personen, die zum ärztlichen Berufe in naher Beziehung stehen. Es gibt zweifellos eine individuell verschiedene Empfänglichkeit für den Morphinismus; manche Menschen leiden von vornherein ganz besonders stark unter den unangenehmen Nebenwirkungen des Morphiums. Die häufigste und wichtigste Vorbedingung liegt aber offenbar in der psychischen Artung. Psychopathen, angeboren Minderwertige und Haltlose stellen weitaus die überwiegende Mehrzahl der Morphinisten, sie erliegen der Versuchung schneller und widerstandsloser und kommen nicht selten aus den allernichtigsten Gründen zum Morphinismus.

Das Morphin wirkt direkt auf die nervösen Zentren ein. Im Tierexperiment führt es neben der Narkose zuerst zu einer Steigerung, dann zu einer Herabsetzung der Reflexerregbarkeit. Es bewirkt Pupillenverengerung (Miosis). Größere Dosen lähmen die

Atemzentren, bewirken Senkung des Blutdrucks, Pulsverlangsamung, wohl durch Lähmung der Accelerantes. Morphium wirkt sekretionsbeschränkend auf Schleimhäute und Drüsen, hemmt die Peristaltik und stört die Verdauung. Letzteres kommt zum Teil wohl zustande durch die Elimination des Giftes im Magendarmkanal. — Aus Versuchen am Menschen ergibt sich bei kleinen Dosen zuerst eine Anregung des Vorstellungsablaufes, der intrapsychischen Tätigkeit bei einer gewissen Abstumpfung für äußere Eindrücke, Herabsetzung der Schmerzempfindung und erschwerter Umsetzung der Vorstellungen in motorische Akte. Mit Recht wird hingewiesen auf die Ähnlichkeit der Vergiftungserscheinungen mit denen des Hypothyreoidismus, der Abstinenzerscheinungen mit denen der Thyreotoxikosen. Es ist indes unsicher ob dies auf unmittelbare toxische Schädigung der innersekretorischen Drüsen oder nicht vielmehr auf eine solche der vegetativen Nervenzentren zu beziehen ist.

Symptomatologie. Auf die Erscheinungen der akuten Vergiftung, die unter zunehmendem Koma, bei Pupillenenge, Blässe und Cyanose der Haut, Sinken von Puls, Respiration und Körpertemperatur, manchmal mit Zuckungen und epileptiformen Krampfanfällen zum Tode führt oder nach langem Schlaf in Genesung ausgeht, ist hier nicht näher einzugehen.

Beim chronischen Morphinismus haben wir zu scheiden zwischen Intoxikations- und Abstinenzerscheinungen. Die Intoxikationserscheinungen treten bei manchen Menschen schon sehr frühzeitig, ja von Anfang an auf, während in anderen Fällen durch Betäubung bestehender Beschwerden oder auch selbständig ein Zustand allgemeinen Wohlbehagens erzeugt wird. Im Vordergrunde der unerwünschten Nebenwirkungen stehen meist Störungen der Verdauung entsprechend der Wirkung auf den Magendarmkanal (Ausscheidung des Morphiums in denselben, Hemmung der Peristaltik, der Sekretion von Salzsäure und Darmsaft). Es besteht hartnäckige Obstipation, Daniederliegen des Appetits, Vollsein im Magen, Übelkeit, Erbrechen, Abneigung zumal gegen Fleischspeisen. Die Mundschleimhaut ist trocken, selten tritt Speichelfluß ein.

Die Haut zeigt zuerst oft Hyperidrosis, wird aber dann, abgesehen von der den Injektionen folgenden flüchtigen, leicht cyanotischen Hautröte, blaß, spröde, trocken, glanzlos, Schweiß- und Talgsekretion stocken, nicht selten besteht Neigung zur Furunkelbildung. Gelegentlich finden sich trophische Störungen an den Nägeln, Haaren, sowie an den Zähnen.

Die Urinmenge ist oftmals vermindert, die Entleerung beschleunigt und schmerzhaft. Regelmäßig finden sich bei längerem Mißbrauch Störungen der Sexualfunktionen, Erlöschen der Libido, bei Männern Impotenz, Fehlen der Erektionen, bei Frauen Amenorrhöe, Trockenheit der Vaginalschleimhaut. Konzeption erfolgt selten und führt dann oft zum Abort, oder Schwangerschaft und Wochenbett zeigen anderweite Störungen.

Vasomotorische Störungen, Beschleunigung und Unregelmäßigkeit des Pulses, Herabsetzung des Blutdrucks, Schwindel- und Ohnmachtsanfälle sind häufig. Das Auftreten von Albuminurie und intermittierendem Fieber rein als Folge des Morphinismus wird bestritten.

Schon frühzeitig findet sich die diagnostisch wichtige starke Pupillenverengerung mit träger, wenig ausgiebiger Lichtreaktion, auch Akkommodationsparese und Insuffizienz der Interni findet sich bisweilen. Selten ist eine gewisse allgemeine Muskelschwäche, Tremor, Koordinationsstörungen und Ataxie. Öfters sind Sensibilitätsstörungen beschrieben, einige Male auch echt neuritische Veränderungen beobachtet. Die Reflexe sind meist eher herabgesetzt.

Die initialen psychischen Symptome sind entsprechend den experimentellen Erfahrungen leicht gehobene euphorische Stimmungslage mit Anregung der intellektuellen Tätigkeit, aber Hemmung der Aktivität. Auch späterhin bleibt die intellektuelle Leistungsfähigkeit oft sehr lange auf erheblicher Höhe erhalten, wennschon die Gleichmäßigkeit und die wirkliche Produktivität abzunehmen pflegen. Wohl aber leiden die Entschlußfähigkeit und das

Gefühlsleben. Mit der Gewöhnung, sich über die Unannehmlichkeiten des Lebens durch eine neue Injektion hinwegzusetzen, mit der Störung der normalen Gefühlsabläufe, mit der sklavischen Abhängigkeit von dem Gifte erlöschen wichtige Lebensinteressen, es greift eine Indolenz gegenüber dem Wohl und Wehe der nächsten Angehörigen Platz. Meist kommt es zu ausgesprochenen ethischen oft auch ästhetischen Defekten. Die Kranken vernachlässigen sich selbst. Ihre Wahrheitsliebe erleidet ganz besonders oft schweren Schaden. Zumal in allen Fragen, die ihren Morphinismus betreffen, darf man den Kranken niemals trauen. Bedenklich besonders bei Ärzten ist ihre Neigung, andere zum Morphium zu bekehren. Bei vielen kommt es zu Verstößen selbst gegen das Strafgesetz, Diebstahl, Betrug und Urkundenfälschung (Rezeptfälschung), bei Weibern zu Prostitution, wobei freilich oft Entziehungserscheinungen eine Rolle spielen oder die vorausbestehende psychopathische Minderwertigkeit zur Geltung kommt.

Zu psychischen Störungen umschriebener Art, Angstanfällen, halluzinatorischen Zuständen, Beeinträchtigungsideen kommt es sehr selten. — Bei fortgesetztem intensiven Gebrauch stellt sich allmählich ein fortschreitender geistiger und körperlicher Verfall ein, ein Marasmus, der durch die Widerstandsunfähigkeit gegen interkurrente Krankheiten mittelbar zum Tode führen kann. Auch ein Vergreifen in der Dosis kann verhängnisvoll werden und nicht wenige Morphinisten enden durch Selbstmord.

Öfters versuchen die Kranken der mancherlei unangenehmen Erscheinungen wegen früher oder später sich selbst von dem Gifte zu entwöhnen. Der Versuch gelingt aber nur ganz ausnahmsweise, und zwar wegen der bei jeder Entziehung auftretenden Abstinenzerscheinungen. Begreiflicherweise treten solche auch auf in der Zeit, während welcher ein Kranker spritzt, angedeutet oft vor fast jeder neuen Injektion, noch mehr, wenn der Kranke aus besonderen Gründen, Schwierigkeit der Beschaffung usw., gezwungen ist, auszusetzen oder die Dosis zu vermindern. Ernstere Erscheinungen ergeben sich, sobald zufällig oder absichtlich das Morphium ganz entzogen wird. Die Intensität der Erscheinungen wechselt nach der Höhe und Dauer der früheren Injektionen. Schon wenige Stunden nach der letzten Dosis stellt sich bei den Kranken eine gewisse Unruhe ein. Die Reflexerregbarkeit ist gesteigert. Es kommt zu häufig, allmählich krampfartig wiederkehrendem Gähnen, Niesen, Husten, Würgen und Erbrechen. An Stelle der Sekretionshemmung tritt eine mehr oder weniger profuse Schleimhaut- und Drüsensekretion in der Nase, den Bronchien, im Magendarmkanal. Letztere führt unter vermehrter Peristaltik zu profusen wässerigen, zuletzt oft blutigen Diarrhöen. Oft bestehen schmerzhafter Harndrang, förmliche Blasen-, auch Gallenkoliken. Auch die Sexualfunktionen kommen wieder in Tätigkeit, das Auftreten häufiger Pollutionen und Erektionen, bei Frauen der Wiedereintritt der Menses, meist unter lebhaften Beschwerden, sind etwas ganz Gewöhnliches. An der Haut zeigen sich zahlreiche vasomotorische Erscheinungen, Blässe, Cyanose, kalte Füße, fliegende Hitze nach dem Kopfe usw. Die Kranken verfallen schnell. Sie nehmen keine Nahrung mehr zu sich. Die Pulsfrequenz steigt, der Puls wird weich, dikrot, in schweren Fällen wird er zuletzt unregelmäßig, aussetzend, unfühlbar, nicht selten kommt es zum Kollaps.

Von sonstigen nervösen Erscheinungen treten Pupillenstörungen auf, abnorme Weite, Differenz, auch Akkommodationsparesen. Regelmäßig und ungemein quälend sind Schmerzen aller Art, Kopf-, Rücken-, Wadenschmerzen, neuralgische Schmerzen im Gebiete des Trigeminus, Parästhesien, häufig Ataxie, schwankender Gang, Tremor. Eine sehr unangenehme und wichtige Entziehungserscheinung ist, daß zumeist gerade die Störungen, wegen deren das Morphium verabreicht worden war, sich mit besonderer Vehemenz geltend machen.

Auf psychischem Gebiet tritt zuerst eine hochgradige Unruhe, Angst, Beklemmungsgefühl auf, der Kranke wirft sich im Bett umher, verlangt dringend nach Morphium, zu dessen Beschaffung ihm jedes Mittel recht ist. Meist besteht völlige Schlaflosigkeit, oder es tritt nur für ganz kurze Zeit ein unruhiger, oft unterbrochener Schlaf auf. Manche Kranken liegen völlig apathisch, erschöpft da, reagieren auf nichts mehr. Bei vielen treten hysteriforme Erregungszustände auf, seltener Delirien mit Gesichtstäuschungen, traumhafter Verkennung der Umgebung. Endlich hat man delirium-tremensartige Zustände beobachtet mit Tremor, Sprachstörung, eventuell Doppelsehen, auch mit Albuminurie, außerdem ängstliche Erregungszustände mit lebhafter Selbstmordneigung.

Die Dauer der Entziehungserscheinungen und ihre Intensität richtet sich nach der vorher gespritzten Dosis und nach der Art der Entziehung. Auch bei schnellem Verlauf pflegen einzelne Entziehungserscheinungen dieselbe noch um Wochen zu überdauern. Gefahren drohen bei der Entziehung erstens durch Eintritt von Herzschwäche, Kollaps, und zweitens wegen der Möglichkeit eines Selbstmordes. Im übrigen ist die Prognose des Morphinismus abhängig davon, ob es gelingt, Rezidive des Mißbrauchs zu verhüten.

Die Diagnose ist nicht immer leicht. Wo die Anamnese im Stiche läßt, sind oft die Injektionsstellen am Körper, Abscesse und Narben von solchen, die bei dem üblichen Mangel an Sauberkeit und Sorgfalt ja oft vereitern, Wegweiser. Bisweilen ist der Wechsel im Wesen der Kranken vor und nach den Einspritzungen ein verdächtiges Symptom. Für die Diagnose ist vor allem das Verhalten der Pupillen wichtig. Erzwungene Abstinenz unter strengster Überwachung vermag natürlich das Bild schnell zu klären. Eventuell muß der chemisch-pharmakologische Nachweis des Morphiums im Urin versucht werden.

Pathologische Anatomie. Schwere und charakteristische Veränderungen sind nicht bekannt. Man hat experimentell, aber bisher nicht am Menschen, Zellveränderungen nachgewiesen. Degenerationserscheinungen im peripheren Nerven und Rückenmark sind in ihrer Bedeutung noch nicht hinreichend gesichert, doch scheinen neuritische Veränderungen vorzukommen.

Therapie. Die einzige rationelle Behandlung des chronischen Morphinismus besteht in einer systematisch durchgeführten Entziehungskur. Den Kranken selbst gelingt eine solche wohl kaum jemals allein, höchstens einmal in Fällen, wo ein wirklich chronischer Mißbrauch mit eigener Anwendung der Spritze gar nicht stattgefunden hatte, sondern wo nur aus bestimmten Indikationen heraus hin und wieder das Mittel verwendet war. Die Entziehung muß daher unter strengster Überwachung und in einer geeigneten Anstalt stattfinden. Morphinisten sind nur in den seltensten Fällen in dem Sinne geisteskrank, daß man sie zwangsweise in einer geschlossenen Anstalt internieren kann. Man ist daher auf ihre freie Entschließung angewiesen und läuft stets Gefahr, daß sie unter den Unannehmlichkeiten der Entziehung ihre Entlassung fordern. Ohne Gesetzesänderung läßt sich hierbei nichts tun, es gehört daher immer ein erhebliches Geschick dazu, die Entziehung durchzuführen. Die Auswahl der Anstalt ist von großer Bedeutung. Es kommt dabei alles auf Zuverlässigkeit des Betriebes, des Personals und die Umsicht des Arztes an. Eine Entziehung ohne Zwang und Qualen, d. h. ohne alle Unannehmlichkeiten für den Kranken gibt es nicht, es sei denn er spritzt heimlich weiter. Zweckmäßig sind die geschlossenen Privat-Anstalten, die zugleich über eine offene Abteilung verfügen und auch freiwillige Pensionäre aufnehmen, für die aus öffentlichen Mitteln zu Versorgenden die klinisch geleiteten Nervenheilanstalten, Universitätskliniken, die Irrenanstalten, wo sie, wie jetzt schon vielfach, auch Abteilungen zur Aufnahme Nervenkranker haben. Da die Entziehung, wie wir sahen, nicht ohne Gefahren ist, wird man auf die völlige Entziehung oft verzichten müssen, wo schwere körperliche Erkrankungen, Herzaffektionen oder dgl. dagegen sprechen. Vielfach muß man dies auch, wo das Grundleiden, namentlich bei schweren, schmerzhaften und aussichtslosen Krankheiten, es unmöglich macht, das Morphium zu entbehren.

Nach der Art der Ausführung unterscheidet man zwischen Entziehungs- und Substitutionsmethoden. Letztere sind jetzt indes in der Hauptsache wieder verlassen, soweit es sich nicht um eine kurze Erleichterung bei der Entziehung handelt. Jedenfalls ist es ein direkter Kunstfehler, das Morphium durch das früher einmal empfohlene Cocain ersetzen zu wollen. Es ist gefährlicher als Morphium und wird schließlich nicht selten in solchen Fällen neben dem Morphium oder statt desselben weiter gespritzt.

Vor jeder Entziehung muß unbedingt festgestellt werden, daß der Kranke kein Morphium bei sich führt, da fast stets und oft in raffiniertester Weise versucht wird, dies einzuschmuggeln. Bei den Entziehungskuren unterscheidet man eine langsame, eine plötzliche und eine schnelle Methode. Zuerst hat man stets versucht, das Morphium ganz allmählich herabzusetzen, dies Verfahren hat aber, wo es nicht etwa durch Komplikationen erfordert wird, mancherlei gegen sich. Es erspart dem Kranken die Abstinenzerscheinungen durchaus nicht, zieht dieselben aber sehr in die Länge und stumpft damit die Widerstandsfähigkeit ab. Vor allem ist aber wegen der Dauer der langsamen Entziehung die Überwachung sehr erschwert, und eine Garantie, daß die Kranken nicht doch zum Morphium gelangen, kaum zu geben. Bei der plötzlichen Entziehung wird das Morphium auf einen Schlag ausgesetzt. Damit kommt es zu sehr schweren Entziehungserscheinungen, oft zu Delirien, sehr häufig zu Kollapsen, die selbst bei Gegenwart des Arztes lebensgefährlich werden können. Dafür ist die Methode sehr sicher und bringt die Kranken relativ schnell über die Entziehung hinweg. ERLENMEYER hat demgegenüber eine Methode der sog. schnellen Entziehung befürwortet. Man läßt sofort einen sehr großen Teil, ein halb bis zwei Drittel der zuletzt gespritzten, meist viel zu hoch gegriffenen Dosis weg und entzieht den Rest ebenfalls in ziemlich großen Sprüngen im Laufe von 8—10 Tagen. Auch dabei treten recht erhebliche Entziehungserscheinungen auf, die Gefahr quoad vitam ist aber nur gering. Man wird wohl stets individuell verfahren müssen, tut aber gut, sich für gewöhnlich an die zuletzt gegebenen Vorschriften im ganzen zu halten. Man kann und muß auch in manchen Punkten die Abstinenzbeschwerden lindern. Man kann die Entziehung etwas erleichtern, wenn man das Morphium ersetzt durch ein Mittel, das, wie Dionin (in gleicher Dosis) oder Pantopon (gleich der halben Dosis Morphium) sich leichter entziehen läßt, zumal bei interner Anwendung oder als Suppositorium. Immer aber wird namentlich die Entziehung der letzten kleinen Gaben um und unter 0,01 die größten Schwierigkeiten machen. Sehr wichtig ist, da die Kranken sich das Morphium in raffiniertester Weise zu beschaffen wissen, die Kontrolle, ob sie nicht etwa doch heimlich weiterspritzen. Auch hier kann der Wechsel im Befinden Verdacht erwecken. Als ein recht gutes Hilfsmittel scheint sich dabei die Kontrolle des Blutdrucks zu erweisen, der nach Morphiumgaben sofort wieder in die Höhe geht, während er sonst bei der Entziehung stark zu sinken pflegt.

Am wichtigsten ist die Überwachung und Anregung der Herztätigkeit durch Kaffee, Campher usw. Es ist von größter Wichtigkeit gerade auch für die Gefahr eines Kollapses, sich daran zu erinnern, daß wir im Morphium selbst ein Mittel haben, welches alle Abstinenzerscheinungen sofort behebt oder doch mildert. Eine Injektion von 0,03 kann unmittelbar lebensrettend wirken. Als günstig erweist sich die Zufuhr von Alkalien, Trinkenlassen von reichlich Fachingerwasser, eventuell eine Magenspülung mit solchem oder mit einfachem

Wasser. Sicher ist dabei auch die Entfernung der im Überschuß produzierten Salzsäure günstig. Erbrechen läßt sich oft mit Eis und eisgekühlten Getränken (Milch) coupieren. Gegen die Unruhe bewähren sich oft Bromsalze, Natr. bromat. 3mal täglich 1,0—1,5 oder abends 3,0. Auch Alkohol wirkt oft günstig, doch sei man mit seiner Verwendung vorsichtig, da sonst der Morphinismus leicht durch Alkoholismus abgelöst wird. Die sehr lästige und hartnäckige Schlaflosigkeit bekämpft man mit Schlafmitteln. Bewährt sind Veronal oder Medinal 0,5—1,0, Luminal 0,3—0,5, Trional 1,0—2,0, Adalin 1,0—2,0. Häufiger Wechsel ist erforderlich. Chloralhydrat ist für das Herz nicht gleichgültig und führt wie Paraldehyd gelegentlich zu deliranten Zuständen. Pyramidon, auch parenterale Reizkörper, z. B. Novoprotin usw., können mit Nutzen angewendet werden. Nützlich erweisen sich oft lauwarme Bäder (35⁰ C) von 15 Minuten bis zu einstündiger Dauer oder auch lauwarme Halbbäder mit kühlen Übergießungen von 16⁰ C. Viele Beschwerden, auch die Schlaflosigkeit, lassen sich durch psychische Beeinflussung gut beeinflussen; die Hypnose ist systematisch bei der Entziehung erfolgreich angewendet worden.

Leider ist auch nach gelungener Entziehung die Gefahr der Rezidive eine sehr große. Psychopathen bedürfen nun erst der Erziehung. Eine hinreichend lange Behandlung, monatelanger Anstaltsaufenthalt ist daher stets erwünscht. Von der größten Bedeutung ist auch beim Morphium die Prophylaxe. Bei funktionell nervösen Zuständen sollte Morphium überhaupt nicht gegeben werden, zumal wenn dieselben auf konstitutionell neuropathischer Basis erwachsen. Auch bei allen chronischen Krankheiten suche man, es solange wie nur möglich zu vermeiden. Niemals gebe man den Kranken selbst die Spritze in die Hand. Ganz besondere Vorsicht aber erfordern frühere Morphinisten, denn hier pflegt eine erneute Injektion den Beginn eines Rückfalls zu bedeuten.

Nur kurz gedacht sei der als Ersatz für Morphium empfohlenen Mittel, die im wesentlichsten Punkte keinen Unterschied diesem gegenüber zeigen. Auch sie bringen die Gefahr der Angewöhnung und der Sucht mit sich. Sowohl vom Pantopon (Opium ohne die Harzstoffe) als auch vom Eukodal sind Folgezustände bekannt geworden, die dem Morphinismus sehr nahe stehen. Recht unangenehme Wirkungen sind endlich auch vom Trivalin mehrfach beschrieben. Es ist eine Mischung von Morphium, Cocain, Coffein, Isovaleriansäure, so daß seine Wirkungsweise von vornherein keinem Zweifel unterlag. Auch die Entziehung entspricht durchaus der des Morphiums.

Cocainismus.

Das Cocain besitzt schon in kleinen Dosen eine sedative Wirkung auf das Nervensystem vornehmlich auf die sensiblen Elemente, eine anfangs erregende, später lähmende auf die motorischen Apparate. Es bewirkt Steigerung der Atmung, Kontraktion der Blutgefäße, Pulsbeschleunigung, erhöht den Blutdruck, in großen Dosen wirkt es lähmend. Beim Menschen macht sich nach kleinen Dosen außer lokalanästhesierenden Wirkungen eine eigentümliche Euphorie, Steigerung der Denktätigkeit, eine gesteigerte Aufnahmefähigkeit für äußere Eindrücke, zumal für Farben, das Gefühl der Loslösung von der Wirklichkeit, Exaltation, Schwatzhaftigkeit, geschlechtliche Erregung bemerkbar; es kann aber schon früh zu Angst, Schwindel und Ohnmacht kommen.

Große toxische Dosen führen zu rauschartigen Zuständen, mitunter mit zornmütiger Erregung oder zu Depression, Denkhemmung, Erschwerung der Sprache, auch zu halluzinatorischen Delirien und zum Kollaps. Körperlich finden sich Pupillenerweiterung, Trockenheit der Schleimhäute, Erbrechen, Pulsbeschleunigung, -verlangsamung oder -unregelmäßigkeit, Hyperthermie. Häufig sind epileptiforme Krämpfe und es kommt nicht selten zum Exitus. Die Wirkung ist individuell verschieden, variiert auch nach der Konzentration der Lösungen. Schon nach 0,01 ist, offenbar infolge von Idiosynkrasie, das Auftreten einer spastischen Paraplegie beobachtet, nach einer einzelnen zu hohen Dosis (über 0,05—0.08) protrahierte nervöse Schwäche- und Angstzustände.

Der chronische Cocainismus entwickelte sich bisher in den allermeisten Fällen auf der Basis des Morphinismus, sei es zur Steigerung der Wirkung, sei es, daß versucht wurde, durch Substitution des in gewisser Beziehung antagonistisch wirkenden Cocains das Morphium zu entziehen. Regelmäßig wurde dann neben dem Morphium weiterhin Cocain gespritzt, und zwar in erheblicher Dosis. Seit dem Kriege hat aber der Cocainismus in fast allen Ländern eine außerordentliche Zunahme erfahren in Form des Cocainschnupfens, das von Psychopathen aller Art in der großstädtischen Lebewelt rein des Genusses wegen in größtem Umfange betrieben wird (Koks, koksen usw.).

Die Wirkung des Cocain erschöpft sich schnell, es tritt weitgehende Gewöhnung ein und der Kranke sieht sich daher genötigt, zu immer höheren Dosen zu greifen. Fälle, in denen 5—8 g verbraucht werden, sind nicht selten. Das Cocainpulver zum Schnupfen allerdings wird in einem Umfange gefälscht, daß es schwer ist, die wirklich genommene Menge festzustellen. Weit ausgesprochener als das Morphium erzeugt das Cocain eine Sucht, rein als unwiderstehlichen Trieb zu seinem Genusse, nicht infolge von Abstinenzerscheinungen.

Symptome. Schon in kurzer Zeit kommt es zu Heißhunger oder Appetitlosigkeit, Verdauungs-, Ernährungsstörungen, Abmagerung, Blässe, trophischen Veränderungen der Haut, der Nägel, zu Ödemen. Es tritt Vasokonstriktion und nachträglich Erschlaffung ein, Beschleunigung, Verlangsamung des Pulses, Herzklopfen, Beklemmung, Atemstörungen. Es findet sich Polyurie, die Libido ist manchmal zuerst gesteigert, pflegt dann mit der Potentia coeundi zu erlöschen. Es kommt zu Azoospermie, zu Amenorrhöe.

Die Pupillen sind meist weit, oft von träger Lichtreaktion. Es kommt zu Anosmie, Hypogeusie, Dyschromatopsie, zu Amblyopie. Die Muskulatur wird schlaff und schwach, der Gang schwankend und unsicher. Es findet sich Zittern der Finger, der Zunge, der Gesichtsmuskulatur, skandierende, unsichere Sprache, häufig Wadenkrämpfe, in einzelnen Fällen kommt es zu ausgebildeten epileptischen Anfällen. Die Sehnenreflexe sind meist herabgesetzt.

Auf psychischem Gebiete ist sehr bald eine Abnahme der intellektuellen Leistungsfähigkeit zu bemerken, Zerstreutheit, Vergeßlichkeit, eine charakteristische Weitschweifigkeit im Reden und Schreiben. Es gesellen sich dazu Unruhe, Aufregung, Angstzustände. Der Schlaf ist stets mangelhaft. Die Kranken sind vielgeschäftig. Auffallend ist die Abnahme der moralischen Qualitäten und der höheren Gefühle. Die Kranken verlieren das Interesse am Beruf, an der Familie, werden lügenhaft, nachlässig im Äußeren und im Handeln. Sie, sind reizbar, unzufrieden, querulant, mißtrauisch.

Bei den Schnupfern scheinen mehr kurz vorübergehende deliriöse Zustände aufzutreten, bald vom Charakter des Rausches, oft mit Halluzinationen, bei denen oft ein gewisses Bewußtsein der exogen krankhaften Natur der Erscheinungen erhalten bleibt. Diesen folgt jedesmal ein ausgesprochenes heulendes Elend. Oder es kommt habituell zu nächtlichen Angstzuständen, mit Illusionen und Halluzinationen, Sehen großer unheimlicher Gestalten u. dgl. — Bei den Cocainspritzern finden sich ausgesprochene Psychosen, die gelegentlich dem Delirium tremens alcoholicum gleichen. Häufiger sind es Zustände, die dem akuten halluzinatorischen Wahnsinn der Trinker entsprechen. Es bestehen Halluzinationen aller Sinnesgebiete. Die Kranken hören über sich sprechen, schießen, sehen Verfolger, riechen giftige Gase, schmecken Gift. Charakteristisch sind gewisse, oft kombinierte Gesichts- und Gefühlshalluzinationen. Weiße Flächen erscheinen dem Kranken durchlöchert, sie bemerken in ihrer Haut zahllose, meist mikroskopisch kleine Gegenstände, Würmer, Krystalle, Kakteenstacheln u. dgl., nach denen sie die Haut zerkratzen und zerschneiden. Sie wähnen sich beobachtet, verfolgt, wegen ihres Cocainismus beschimpft. Auch ein echter physikalischer Verfolgungswahn wird berichtet. Mit Vorliebe haben die Wahnideen sexuellen Inhalt; sie sehen obszöne Bilder, hören sich zum Coitus locken. Nicht selten ist ein echter Eifersuchtswahn wie beim Trinker, und auch der Cocainist schreckt vor gefährlichen Handlungen gegen andere nicht zurück. Wie beim Alkoholisten kommt es zu schwerer Charakterdegeneration und Verlust der moralischen aber auch der ästhetischen Gefühle.

Der Ausgang ist, wenn nicht rechtzeitig Einhalt getan wird, ungünstig. Es kommt zum Marasmus. Selbstmord ist nicht selten.

Für die Diagnose sind die geschilderten Symptome ausreichend, wenn man bei Personen, die mit dem Gift in Berührung kommen können, an die Möglichkeit denkt. Bei den Schnupfern kommt dazu die Rötung der Nase, das Auftreten von Cocainpickeln im Gesicht Schwellung der Nasenschleimhaut und sehr oft eine Perforation der Nasenscheidewand. Als charakteristisch genannt werden habituelle Kaubewegungen. Cocain kann in Taschentüchern mit Kobaltnitratlösung nachgewiesen werden.

Therapie. Die Entziehung des Cocain ist im Gegensatz zu der des Morphiums leicht und kann in allen Fällen durchgeführt werden, da so gut wie gar keine bedenklichen Entziehungserscheinungen auftreten. Man kann das Cocain unbedenklich sofort ganz weglassen. Oft allerdings folgt dann erst die schwierige Entwöhnung von dem gleichzeitigen Morphinismus.

Bei Psychosen pflegen die Sinnestäuschungen sehr schnell zu schwinden. Dagegen erfolgt die Korrektur der Wahnideen und Krankheitseinsicht oft erst nach Monaten. Es ist daher hinreichend langer Anstaltsaufenthalt der nicht selten gemeingefährlichen Kranken erforderlich. Die Gefahr von Rückfällen ist beim Cocainismus sehr groß wegen von Hause aus bestehender Minderwertigkeit, ebenso wie wegen der durch das Gift selbst erst erzeugten Depravation.

Von den Vertretern des Cocain, die im allgemeinen etwas weniger giftig sind, Novocain, Eucain B, Stovain, sind doch auch schon analoge in der Hauptsache aber akute Schädigungen bekannt geworden, so bei intravenöser Applikation. Bei intralumbaler Anwendung sind wiederholt, meist vorübergehende Störungen motorischer oder sensibler Art durch Schädigung der Rückenmarkselemente beobachtet, vereinzelte Male auch dauernde Rückenmarksschädigungen oder Exitus infolge Schädigung des Atemzentrums bei ungeeignetem Verfahren. — Daß man vereinzelt eine Kolainsucht bei Kolaessern beobachtet hat, sei kurz erwähnt. Auch der Cannabismus der Haschischraucher mit seinen schweren Rauschzuständen und dem körperlich-geistigen Verfall bei chronischem Mißbrauch hat für uns wenig praktische Bedeutung.

Nicotismus.

Die akute Vergiftung mit Nicotin, welche zu Speichelfluß, Schweißausbruch, Durchfall, Erbrechen, Pulsverlangsamung, dann -beschleunigung, Atembeschwerden, Kopfschmerz, Mattigkeit, Schwindel, Ohnmacht, weiterhin zu Krämpfen und zum Exitus führt, ist in ihrer leichten Form von der „ersten Zigarre" her ausreichend bekannt. Tabaksklistiere haben wiederholt tödliche Unfälle herbeigeführt. Uns interessiert hier die chronische Vergiftung, die meist durch übermäßiges Rauchen schwerer Zigarren, Zigaretten und Tabaksorten, weit seltener durch Tabakkauen, entsteht.

Symptomatologie. Außer katarrhalischen Erscheinungen im Rachen, den Bronchien, Magendarmkanal, Appetitlosigkeit, Vollsein, Erbrechen, Durchfall, finden sich allgemein nervöse, neurasthenische Erscheinungen. Kopfdruck, Schlaflosigkeit, Schwindel, Zittern, Zuckungen, Reflexsteigerung, besonders aber kardiale Symptome, Herzklopfen, Stechen in der Herzgegend, Unregelmäßigkeit und Aussetzen des Pulses, auch da, wo organische Veränderungen am Herzen und an den Blutgefäßen, Arteriosklerose, Myokarditis noch nicht vorliegen. Häufig sind Augenstörungen, Amblyopien mit Lichtscheu, subjektiven Lichterscheinungen, doppelseitige zentrale Skotome, retrobulbäre Neuritis, selten Netzhautblutungen und Neuritis optica, bzw. Papillitis. Nicht selten führt der Tabakmißbrauch zu Migräne, auch in der Form der Migraine ophthalmique. Endlich finden sich psychische Störungen, Gedächtnisschwäche, allgemeine Erschöpfung, Depressionszustände, hochgradige Reizbarkeit, subjektive Geräusche. Zwangsvorstellungen, selten Psychosen mit Halluzinationen und Wahnbildung, deren Beziehung zum Nicotin aber zweifelhaft ist. Eine große Bedeutung wird dem Nicotin zugeschrieben in der Ätiologie der Arteriosklerose. Insbesondere ist es das eigentümliche Syndrom des intermittierenden Hinkens und diesem verwandte Zustände auch bei Erkrankung der Gehirngefäße (Dyslexie usw.), die auf Nicotismus wesentlich zurückgeführt werden.

Therapie. Die wichtigste Indikation ist die sofortige Entziehung des Nicotins. Ausgesprochene Entziehungserscheinungen pflegen beim Aussetzen des Rauchens nicht zu entstehen, wenn auch ein lebhaftes Verlangen nach dem gewohnten Reizmittel, Unbehagen, Konzentrationsunfähigkeit u. dgl. längere Zeit geklagt zu werden pflegt. Zuerst Ruhe, dann ein Wechsel des Aufenthalts, hydrotherapeutische Prozeduren, laue Halbbäder 32 bis 35⁰ C mit Übergießungen von 16⁰ C, Kohlensäurebäder, Luftliegekur beschleunigen die Erholung. Komplikationen mit Myokarditis usw. erheischen natürlich besondere Behandlung.

Das Rauchen wird am besten ganz aufgegeben, in leichteren Fällen ist es jedenfalls stark einzuschränken. Rauchen bei nüchternem Magen, Rauchschlucken, der Genuß starker Zigarren und Tabake sind vor allem dringend zu verbieten. Auch die sog. nicotinfreien Zigarren sind nur in beschränktem Maße zu erlauben. In schweren Fällen verbiete man auch das Tabakkauen („Stiften").

Ergotismus.

Mit der gründlichen Reinigung des Getreides ist die Vergiftung mit Mutterkorn (Dauermycel von Claviceps purpurea) durch Aufnahme desselben mit dem verunreinigten Mehl, die früher epidemisch auftrat, äußerst selten geworden. Wegen der allmählichen Abnahme der wirksamen Substanzen (Sphacelinsäure, Sphacelotoxin mit vasoconstrictorischer, Cornutin mit krampferzeugender Wirkung) pflegen die Epidemien zur Zeit der stärksten Wirkung im Juli und August auszubrechen. Selten sind Vergiftungen infolge medizinaler Verabreichung, hauptsächlich des Ergotins.

Symptome. Die akute Vergiftung geht einher mit heftigen gastrointestinalen Erscheinungen, kühler, cyanotischer Haut, kleinem Puls, Ameisenkriechen am ganzen Körper, Muskelschwäche, eventuell auch Kopfschmerzen, Schwindel, Pupillenerweiterung oder -verengerung. Es kommt zu Delirien, Sopor und zum tödlichen Ausgang oder zu einer sehr langsamen Rekonvaleszenz.

Von der chronischen Vergiftung unterscheidet man meist zwei Formen:

1. den **Ergotismus gangraenosus** mit spastischer Anämie und schließlich trockener Gangrän mehr oder weniger ausgedehnter Teile der Extremitäten, der Nase, Ohren usw. und

2. den **Ergotismus convulsivus,** die eigentliche nervöse Form. Das Krankheitsbild leiten auch hier Magen-Darmsymptome ein, Durchfälle, Verstopfung, übermäßiger Durst, Heißhunger. Es stellen sich die verschiedensten Sensationen ein, Ohrensausen, Kopfweh, Schwindel, Flimmern vor den Augen, Rücken-, Gliederschmerzen und das geradezu pathognomonische Symptom, ein überaus lästiges Kriebeln in den Fingern, Zehen, auch am Rumpf, Brust und Rücken (**Kriebelkrankheit**). Hinzu treten intermittierende **krampfartige Erscheinungen,** tonisch-klonische Muskelzuckungen, zumal Beugekrämpfe (**Krallenhand**), Wadenkrämpfe, Tetanie- und choreaähnliche Anfälle, Emprostho- und Opisthotonus, schließlich oft echte epileptische Anfälle, meist große ausgebildete, seltener Absenzen. Sensibilitätsstörungen, Parästhesien in den Extremitäten, Anästhesien, Herabsetzung der Schmerzempfindung mit Gürtelgefühl, **lanzinierende Schmerzen,** Ataxie, endlich vor allem das **Erlöschen der Sehnenreflexe** vervollständigen das Bild, welches man als „Ergotintabes" bezeichnet hat.

In einer sehr großen Zahl der Fälle verbinden sich damit **psychische Störungen,** Benommenheit, Schlafsucht, Stupor, Verwirrtheitszustände, melancholische Depression und Insuffizienzgefühl, schließlich Demenz. Maniakalische Erregungen sind selten. Bezeichnend ist das oft lange erhaltene Krankheitsgefühl.

Der chronische Ergotismus führt nicht wie der akute zum Abort, übt aber eine deletäre Wirkung auf die Nachkommenschaft aus. Degeneration, Idiotie, Epilepsie sind ungemein häufig in derselben.

Die **Diagnose** ergibt sich aus der eigenartigen Symptomgruppierung und dem Verlauf, wenn man an die Ätiologie denkt. Das ergotinhaltige Brot sieht dunkel bis blauschwarz aus. Im Mageninhalt und in der Nahrung läßt sich das Ergotin nachweisen.

Pathologische Anatomie. Graue Degeneration der Hinterstränge, ähnlich wie bei Tabes, daneben noch Zell- und Gefäßveränderungen, Blutungen in die graue Substanz.

Therapie. Sofortige Beseitigung der schädlichen Nahrung, kräftigende Ernährung der meist herabgekommenen, im Elend lebenden Kranken. Empfohlen werden anfangs Abführmittel (Calomel. 0,1, Sacch. lact. 0,5 pulv.), später Adstringentien, Tannin (ac. tannic. 0,05, Sacch. alb. 0,5 pulv., Tannigen messerspitzenweise, Tct. opi. simpl. 3mal täglich 10—20 Tropfen, Extr. opi. aq. 0,3, Mass. pil. q. s. f. pil. Nr. 30, 3mal täglich 1—2 Pillen), für die Spasmen und Konvulsionen Luminal 0,1 mehrmals täglich. Das Kriebeln wird am besten mit warmen Bädern bekämpft. Die Prophylaxe erfordert strenge Vorschriften, geeignete Reinigung des Getreides und staatliche Überwachung. Vorsicht ist auch geboten bei medizinaler Verordnung von Ergotin, das in seiner Wirksamkeit sehr schwankt.

Pellagra (Maidismus).

Die Pellagra kommt fast ausschließlich vor in solchen Ländern (Italien, Spanien, Österreich, Rumänien, Südrußland), wo der Mais das wesentlichste Volksnahrungsmittel der Landbevölkerung ist, und findet sich nur bei dieser, nicht bei Städtern. Es ist aber auch gelegentlich z. B. bei Kriegsgefangenen in Ägypten beobachtet, die mit Reis ernährt wurden. Die Entstehungsweise der Krankheit ist noch nicht sicher bekannt. Angeschuldigt sind Toxine, die von Schimmelpilzen (Aspergillus- und Penicilliumarten) im feuchten, verdorbenen Mais erzeugt werden, die einseitige, Darm und Gesamtkonstitution schädigende Lebensweise (im Sinne einer Avitaminose), endlich die Einwirkung des Sonnenlichtes auf im Körper unter dieser Ernährung sich bildende Giftstoffe.

Symptomatologie. Nach dem Vorherrschen nervöser und psychischer Symptome hat man die Pellagra auch als Psychoneurosis maidica bezeichnet. Von den sonstigen für die Diagnose oft ausschlaggebenden Erscheinungen sind zu nennen:

1. Hauterscheinungen, Erytheme, zumal an den unbedeckten Körperstellen, mit rosafarbenem, etwas erhabenem Rande, die unter Schuppung, Hautverdickung, später Atrophie und mit Pigmentablagerung heilen. Auch diffuse Hautpigmentation ist nicht selten.

2. Magendarmsymptome, ohne Fieber und meist schmerzlos verlaufende, bisweilen ruhrartige Diarrhöen, Trockenheit der Schleimhäute, rissige Zunge mit Exfoliation des Epithels, Appetitlosigkeit, Speichelfluß usw.

3. Allgemeine Kachexie, Schwund der drüsigen Organe, der Muskeln, Knochenbrüchigkeit usw.

Von nervösen Symptomen treten zuerst solche funktioneller Art auf, denen sich späterhin allmählich organische Erscheinungen zugesellen, subjektive Beschwerden, Kopf-, Nacken-, Rückenschmerzen, Parästhesien in den Gliedern, Mattigkeit, Schwindel, Sehstörungen, Ohrensausen, Schlaflosigkeit, Appetitmangel, Heißhunger, Schlingbeschwerden, flüchtige Paresen in den Gesichts- und Augenmuskeln, Erblassen, Erröten.

Muskuläre Reizerscheinungen sind im Fortgang des Leidens häufig, Krämpfe in einzelnen Muskeln (Waden), tonische Spannung, aber auch myoklonieartige Erscheinungen, fibrilläre und bündelförmige Zuckungen, Steigerung der mechanischen und elektrischen Erregbarkeit, Trousseausches Phänomen. Es kommt zu Paresen vorwiegend in den Streck-, zu Spasmen in den Beugemuskeln, der Gang wird spastisch-paretisch, schließlich finden sich Contracturen an den unteren mehr als an den oberen Extremitäten. Neben allgemeiner Muskelschwäche finden sich echte degenerative Lähmungen und komplette Atrophie. Koordinationsstörungen, Rombergsches Phänomen, Ataxie der Arme mehr als der Beine sind nicht selten. Sonst überwiegen auf sensiblem Gebiete Parästhesien, doch finden sich auch Hyp-, seltener Anästhesien, meist im Gebiete der Berührungs-, thermischen, vor allem der farado cutanen Sensibilität.

Die Sehnenreflexe sind meist gesteigert, selten einmal geschwunden, die Hautreflexe meist schwach, doch tritt Babinskisches Phänomen oft schon früh auf. Meist sind die unteren Extremitäten stärker befallen, Differenzen zwischen rechts und links sind nicht selten. Pupillenstörungen treten meist erst in terminalen Zuständen ein. Auch zu Sphincterenlähmung kommt es nur in sehr schweren Fällen.

Von cerebralen Störungen wichtig sind die pellagrösen Anfälle, Ohnmachtsanfälle oder solche epileptischer Art, meist mit dem Typus der corticalen, Jacksonschen Anfälle, auch tetanische Anfälle und choreatische Zustände kommen vor.

Psychische Störungen finden sich fast regelmäßig und schon in frühen Stadien, zuerst meist als eine leichte Hemmung aller Funktionen, Arbeitsunlust, Denkträgheit, Urteilserschwerung, Konzentrationsunfähigkeit, depressive, melancholische oder hypochondrische Verstimmung, Reizbarkeit, motorische Hemmung usw.

In schwereren Fällen kommt es zu mehr oder weniger ausgeprägten Psychosen. Im ganzen überwiegen Depressionszustände mit Insuffizienzgefühl, Ratlosigkeit oder Apathie. Aber auch Verwirrtheitszustände, halluzinatorische Delirien mit lebhafter motorischer Reaktion, schwere Bewußtseinstrübungen, sowohl als selbständige Erkrankungen, wie auch als interkurrente Episoden kommen vor, ebenso katatone Bewegungsstörungen und Erscheinungen. Am häufigsten sind Zustände depressiven Stupors.

Bei chronisch verlaufenden Fällen, aber auch von vornherein in akutester Entwicklung, kann es zu äußerst bedrohlichen Zuständen von Verwirrtheit, Erregung und Prostration kommen, ähnlich dem Delirium acutum, bisweilen auch ohne Fieber, das wohl meist von Komplikationen herrührt. Wegen der begleitenden Durchfälle nennt man diese Zustände auch Pellagrotyphus. Mit dem Typhus abdominalis haben sie nichts zu tun.

Verlauf. Die Pellagra ist eine meist chronische, remittierend oder inter-mittierend verlaufende Krankheit, die gewöhnlich im Frühjahr beginnt, im Sommer zurückgeht, im Herbst exazerbiert, um nach einer winterlichen Remission im Frühjahr wieder und dann meist mit schwereren Symptomen aufzutreten. Eine völlig gesetzmäßige Reihenfolge der Erscheinungen existiert nicht, wenn auch im allgemeinen zuerst Erytheme, Magendarm- und funktionell nervöse Symptome auftreten. Man hat geradezu von einem ersten Stadium gesprochen, dem als zweites oft jahrelang dauernd ein solches mit organisch nervösen, cere-brospinalen und psychischen Erscheinungen folgt. Als drittes Stadium be-schließen Kachexie, allgemeine Lähmung, Contracturen, Demenz das Bild und führen zum Exitus. Die Krankheit kann aber auch auf einer verschieden hohen Stufe der Entwicklung stehen bleiben.

Die Diagnose ist in typischen Fällen leicht, Anamnese, Ätiologie, Erythem, die Gruppierung der nervösen Erscheinungen, funktionelle, konvulsive, spastisch-paretische, sensible Störungen, Psychosen geben ein charakteristisches Bild, doch kommen auch zahlreich abortive und abweichende Fälle vor. Die Haut-erscheinungen können unter Umständen fehlen (Pellagra sine pellagra).

Die Prognose hängt ab vom Verlauf und der Entwicklung der Erschei-nungen. Völlige Restitution ist möglich bei den funktionellen Erscheinungen der ersten Stadien. Aber auch die spinale spastische Parese ist einer weit-gehenden Rückbildung fähig. Die Psychosen sind zum guten Teil heilbar. Nach Überstehen mehrfacher Krankheitsschübe bleiben aber immer gewisse Ausfallserscheinungen zurück. Wo es zur Kachexie, zu schweren Lähmungen, degenerativen Atrophien, zur Demenz gekommen ist, kann allerdings eine wesent-liche Besserung oder Heilung nicht mehr erwartet werden.

Pathologische Anatomie. Außer diffusen, nicht charakteristischen Organverände-rungen hauptsächlich atrophischen Charakters finden sich Veränderungen im Nerven-system. Festgestellt sind periphere Neuritiden, vor allem aber Veränderungen im Rücken-mark und Gehirn. Die Nervenzellen zeigen schon früh allgemeine Schwellung, Tigrolyse, Pigmentanhäufung, zumal in akuten, Sklerose und Untergang einzelner, Erhaltensein anderer Zellen in den chronischen Fällen. Daneben kommt es zu Markscheidenzerfall, Degeneration der Achsencylinder. Man hat im Rückenmark, besonders im Lumbalteile, graue Degeneration, besonders im Seiten- und Hinterstrang, gefunden, die sich nicht scharf an die Systeme hält. Sie entspricht durchaus der sog. funikulären Myelitis, wie wir sie bei anderen Affektionen, zumal bei der perniziösen Anämie, schon lange kennen.

Therapie. Unbedingt erforderlich ist sofort Änderung der Kost, Gewährung einwandfreier Nahrung, frischer Gemüse, Fleisch, Hebung des Ernährungs-zustandes, Ruhe, Versetzung in gesunde Verhältnisse, z. B. in ein Pellagrosarium oder anderes Krankenhaus. Von Medikamenten kommen zuerst Abführmittel, Kalomel 0,1, dann Styptica, Tannin, Tannigen in Betracht. Viel verwendet werden Arsen in jeder Form, Solutio Fowleri, Levicowasser, Eisenarsenpräparate, subcutane Injektionen mit Solarson usw. Die einzelnen funktionellen und organisch nervösen sowie die p ychischen Erscheinungen sind nach den allgemeinen Regeln zu behandeln. Besonders wichtig ist die Prophylaxe, Wechsel der Kost, Anpflanzung anderer Zerealien, Trocknung und Konservierung des Maises und des daraus hergestellten Mehles, Verhütung einer ungeeigneten Polenta und deren Aufhebung für mehrere Tage, Belehrung des Volkes, Hebung der allgemeinen hygienischen und sozialen Verhältnisse. Die Aufgabe ist um so dringender, als die Pellagra der Eltern eine gewisse Disposition der Kinder gerade auch zum Auftreten pellagröser Erkrankungen zu schaffen scheint.

Ähnliche Erkrankungen kommen auch durch den Genuß anderer Pflanzen im südlichen Europa gelegentlich vor, Lathyrismus (Lathyrus sativus, Kichererbse), doch genügt es, auf diese hinzuweisen.

Botulismus (Fleisch-, Fisch-, Wurstvergiftung).

Es handelt sich hier nicht um eine einzelne einheitliche Krankheit, da neben Giftstoffen auch bakterielle Infektionen in Frage kommen. Uns interessieren die Intoxikationen, welche zustande kommen die bei der Fäulnis von tierischem oder pflanzlichem Eiweiß unter dem Einfluß verschiedener Bakterien entstehenden Gifte. Diese Ptomaine sind N-haltige basische Substanzen, die in ihrer Wirkung pflanzlichen Giften (dem Atropin) nahestehen.

Zuerst finden sich meist mehr oder weniger intensive gastrointestinale Erscheinungen, Übelkeit, Erbrechen, Magendruck. Dann kommt es zu profusen, wässerigen Diarrhöen, außerdem aber zu schweren nervösen Erscheinungen. Wir finden vor allen Dingen Lähmung der inneren, seltener auch der äußeren Augenmuskeln, also Akkommodationslähmung und Pupillenstarre. Die Kranken klagen über Trockenheit im Munde, die Haut wird trocken, es tritt Schlingstörung durch Lähmung der Gaumen- und Speiseröhrenmuskulatur ein, Kehlkopfmuskellähmung. Es erfolgt dann auch oft Darmlähmung und hartnäckige Verstopfung. Der Puls wird klein, die Atmung erschwert, und es kommt zu Erstickungsanfällen.

Der Tod erfolgt in fast der Hälfte der Fälle und schon nach wenigen Tagen (4—10). In günstig verlaufenden Fällen bleiben einzelne Störungen noch monatelang bestehen.

Behandlung. Der Versuch, die schädlichen Substanzen aus dem Magen durch Spülung zu entfernen, hat nur in der allerersten Zeit Aussicht auf Erfolg, wo in der Regel die erst nach 12—48 Stunden auftretenden Erscheinungen noch gar nicht ausgebildet sind. Es ist daher ein Versuch zur Entfernung durch Kalomel als Abführmittel und durch hohe Einläufe zu machen. Wegen der oft gleichzeitigen bakteriellen Infektion verordnet man Salol 1,0, mehrmals täglich als Pulver oder Betanaphthol 1,0 ebenso. Gegen die Kollapsgefahr sind Excitantien, Campher oder Coffein 0,1 subcutan, auch Kaffee und Cognac zu verwenden, erforderlichenfalls auch Infusionen von physiologischer Kochsalzlösung.

Pilzvergiftungen kommen durch verschiedene Pilzarten zustande, Agaricus muscarius, Fliegenpilz (Muscarin), Amanita phalloides (Phallin) usw. Sie wirken zum Teil zerstörend auf die roten Blutkörperchen, zum Teil rufen sie schwere gastrointestinale Störungen, auch Nephritis und Hämaturie, hervor, daneben kommt es aber auch zu rauschartigen Zuständen und Krämpfen. Es kommt in schweren Fällen in wenigen Stunden zum Exitus. Behandlung mit Magenspülung, Drastica und Excitantien.

Unter den meist künstlich hergestellten organischen Verbindungen sind in der Fettsäurereihe wie in der der aromatischen Körper zahlreiche Glieder von toxischer Wirkung. Sie erlangen durch ihre Verwendung in der Technik und in der chemischen Großindustrie eine erhebliche, noch immer zunehmende Bedeutung, manche haben auch gerade durch ihre Massenfabrikation zu Kriegszwecken eine große Rolle gespielt. Nur die wichtigsten sollen hier Erwähnung finden.

Benzinvergiftung.

Benzin ist das Produkt einer Destillation des Petroleums und enthält dessen bei höherer Temperatur (60--70°) übergehende Bestandteile Hexan (C_6H_{13}) und Heptan (C_7H_{16}). Es findet als Brennstoff für Motoren, außerdem als Lösungsmittel für Kautschuk, Harze und Öle ausgedehnte Verwendung und kann auch zu Unglücksfällen führen. Es wird aufgenommen durch die Atmung, unter Umständen per os, wirkt aber doch auch durch die unversehrte Haut hindurch. Teilweise ist es Blutgift, führt zu Akrocyanose, zu eigenartig hellroter Farbe des Blutes, die sogar post mortem noch in den Totenflecken bestehen kann und auf die Art der Vergiftung hinweist. Teils wirkt es durch Auflösung der Lipoidsubstanzen. Eine eigenartig ockergelbe körnige Pigmentation der roten Blutkörperchen scheint auf diese zurückzugehen. Es greift aber auf diesem Wege auch direkt das Nervensystem an.

Beobachtet sind akut rauschartige Zustände mit Euphorie, dann Kopfschmerz, Schwindel, Schläfrigkeit, Bewußtseinstrübung. Die Pupillen sind dabei eng, kontrahiert. Selbst große, zum Zweck des Abortes oder in suizidaler Absicht genommene Dosen brauchen nicht tödlich zu sein (bis 1 Liter), doch treten bisweilen schwere Folgeerscheinungen vom Charakter der Myelo- oder Encephalopathie auf. Es kommt zu Augenmuskel- und bulbären Lähmungen, Blindheit, Zittern, Adiadochokinese, spastischen Lähmungen, Koordinationsstörungen, Ataxie, Reflexsteigerungen, Babinski, auch zu Krämpfen. Es kann geradezu ein der multiplen Sklerose ähnliches Krankheitsbild resultieren. Dazu treten auch psychogene Erscheinungen. Störungen der Herztätigkeit sind nicht selten. Eine besondere Therapie ist nach Entfernung des Benzins, soweit mit Magenschlauch oder Abführmitteln geschehen kann, nicht anzugeben. In Betracht kommen Sauerstoffatmung und Analeptica.

Die Autopsie ergibt Blutveränderung, Blutungen und degenerative Veränderungen der Organe, am Nervensystem Gefäßschädigungen und deren Folgen, sowie direkte Veränderungen der Nervensubstanz, die aber im einzelnen noch nicht genau studiert sind.

Bei chronischen Vergiftungen kommt es, abgesehen von Bronchitis, Magendarmaffektionen und Hautveränderungen zu eigenartigen Demenzzuständen mit geistiger Schlaffheit, Erschwerung des Denkens, Kritiklosigkeit, Störungen der Merkfähigkeit und des Gedächtnisses.

Jodmethyl und Brommethyl (CH_3J, CH_3Br), die in der Industrie verwendet werden, wirken bei Einatmung direkt auf das Zentralnervensystem ein. Schon kleine Mengen rufen Schwindel, Dyspnoe, Störungen der Herztätigkeit, Sehstörungen, auch Doppelsehen, Rauschzustände, psychische Unruhe, Erregung, Tobsuchtsanfälle, Delirien, auch psychische Depression und mehrtägige Schwächezustände hervor.

Eine eigenartige Wirkung ist im Kriege beobachtet worden infolge der Einatmung von Trichloräthylen (C_2HCl_3). Sie führt zu einer kompletten Lähmung des sensiblen Trigeminus, nachdem Brennen in Augen und Händen, eventuell Taumeln und Erbrechen voraufgegangen ist. Man findet Anästhesie des Gesichts, der Conjunctivae, der Mund-, Wangen- und Nasenschleimhaut, Aufhebung der Conjunctival-, Corneal- und Nasenreflexe. Der Geschmack ist auf den vorderen zwei Dritteln der Zunge außer für bitter aufgehoben. Bisweilen fehlt der Geruch und es treten trophische Störungen auf, Ausfallen der Zähne, Keratitis, mehrfach fand sich Sehstörung, Polychromatopsie und auch leichte Veränderungen am Opticus. Die Affektion ist heilbar, sie hat den Anstoß gegeben, die Trigeminusneuralgie mit Einatmung von Trichloräthylen (mehrfach am Tage 10—20 Tropfen) zu behandeln.

Eine große Bedeutung kommt vielfach den Nitroverbindungen organischer Körper zu, wobei offenbar gerade die Säure die Hauptrolle spielt. Es mag darauf hingewiesen werden, daß auch die nitrosen Gase (salpetrigsaure Dämpfe, ein Gemisch von Untersalpetersäure, salpetriger Säure, Stickstoffoxyd und -oxydul), die oft entstehen, z. B. wenn auf verschüttete Salpetersäure zur Aufsaugung und Entfernung etwa Holzspäne geschüttet werden, nervöse Folgeerscheinungen nach sich ziehen können. Bei schneller Aufnahme des Giftes mit der Atmung erfolgt Resorption und Methämoglobinbildung im Blute. Zuerst zeigen sich Reizerscheinungen von seiten der Luftwege, Bronchitis, Bluthusten, Erstickungsanfälle. Nach Abklingen derselben kann es dann zu nervösen Störungen der Herztätigkeit, Pupillenstörungen, Differenz, Lichtstarre, Herabsetzung der Sehnenreflexe, neuritischen Veränderungen, Nystagmus, Tremor und zu funktionell nervösen Störungen kommen.

Auch bei den Vergiftungen mit organischen Nitroverbindungen spielt die Methämoglobin-, bisweilen vielleicht auch eine Nitrohämoglobinbildung eine große Rolle. Ernsthafte Vergiftungen mit Amylnitrit ($C_5H_{11}ONO$), dessen vasodilatatorische Wirkung hinlänglich bekannt ist, sind äußerst selten. Etwas häufiger sind solche mit dem für die Sprengtechnik so überaus bedeutsamen und deshalb im Kriege noch mehr als im Frieden verwendeten und hergestellten Nitroglycerin ($C_3H_5(NO_3)_3$). Seine Wirkung ist der des Amylnitrit verwandt. Vergiftungen sind beobachtet schon nach Einnahme relativ geringer Mengen in der Industrie teils durch Einatmung, teils durch Aufnahme durch die unversehrte Haut. Es treten auf Kopfschmerzen, Schwindel, Brechneigung, Blutandrang nach dem Kopfe. Der Puls ist erst beschleunigt, dann wie die Atmung verlangsamt, im Urin findet sich Zucker, es kommt zu Bewußtlosigkeit, Krämpfen, Lähmungen, infolge der Methämoglobinbildung auch zu sekundären Erscheinungen. Tödlicher Ausgang kommt vor. — Auch chronische Vergiftungsfolgen, Kopfschmerzen, Neuralgien, Schwächezustände sind bekannt geworden.

Am wichtigsten sind die aromatischen Nitroverbindungen des Benzols (C_6H_6) und seiner methylierten Homologen, des Toluol ($C_6H_5CH_3$), Xylol ($C_6H_4(CH_3)_2$) usw. Das Benzol selbst findet in der Industrie ausgedehnteste Verwendung in der Farbenfabrikation, als Lösungsmittel für Kautschuk, Öle, Harze, Phosphor usw. Bei der akuten Vergiftung kommt es zu Rauschzuständen mit Kopfschmerzen, Schwindelgefühl, Erbrechen, Bewußtseinstrübung, Zittern, Krämpfen. Auffallend ist die hellrote Farbe des Blutes. Die Vergiftung kann tödlich enden. Trotz des chemischen Unterschiedes ist sie der des Benzins auffallend ähnlich.

Die chronische Vergiftung führt nicht zu nervösen Erscheinungen, sondern zu Verfettung der Organe, der Gefäßendothelien und dann zu Blutungen; bei der Behandlung der Leukämie mit Benzol zeigten sich gefährliche Einwirkungen auf Leukocyten und Erythrocyten, unter Umständen Verschwinden der Leukocyten aus dem kreisenden Blut und rascher Tod.

Nitrobenzolvergiftung.

Von den Nitroprodukten der Benzolreihe ist zuerst zu nennen das Nitrobenzol ($C_6H_5NO_2$), Mirbanöl.

Wegen seines Bittermandelgeruches wird es oft als Ersatz für echtes Bittermandelöl in der Seifenfabrikation und Parfümerie verwendet, leider auch bisweilen zur Verfälschung von Eßwaren, außerdem in der Farben- und Sprengstoff-Fabrikation. Aufnahme erfolgt per os, durch Einatmung oder auch durch die unversehrte Haut. — Es ist ein Blutgift, das mit dem Hämoglobin eine dem Methämoglobin ähnliche Verbindung eingeht.

Es verursacht im Munde und Schlund ein Brennen, Leibschmerzen, Übelkeit und Erbrechen. Es besteht Cyanose und eine schiefergraue bis tiefblaue Färbung der Haut und des Gesichts. Weiter findet sich Schwächegefühl, Kopfschmerzen, Schwindel, Taumeln, lallende Sprache, dann Bewußtlosigkeit, Zuckungen, allgemeine klonische und tonische Krämpfe, Pulsbeschleunigung. Späterhin können spastische Lähmungen und ein amnestischer Symptomenkomplex folgen. Die Mehrzahl der Fälle endet aber schon nach 0,5—1,0 g tödlich.

Therapie: Magenspülung, Abführmittel, Kalomel, Glaubersalz, Einläufe. Streng zu vermeiden sind Alkohol, Fette, Milch, die durch Lösung die Resorption des Giftes nur beschleunigen würden. Kochsalzinfusion oder Bluttransfusion können die Giftwirkung ausgleichen helfen.

Auch vom Dinitrobenzol ($C_6H_3(NO_2)_2$) sind Vergiftungen schon in größerer Zahl bekannt. Seine Wirkung entspricht ganz der des Nitrobenzols, die Giftigkeit ist aber größer.

Die meisten Vergiftungen dagegen hat wohl das Trinitrobenzol ($C_6H_3(NO_2)_3$) und das Trinitrotoluol geliefert, die beide in der Sprengstofftechnik und der Anilinfarbenfabrikation ausgedehnte Verwendung finden. Aufnahme erfolgt wie beim Nitrobenzol.

Sehr wichtig ist die persönliche Disposition, Kränklichkeit, allgemeine Schwäche, Unsauberkeit, vor allem aber Alkoholmißbrauch, der auch akut direkt den Ausbruch der Krankheit herbeiführen kann. Auch die Außentemperatur ist von großer Bedeutung, die Zahl der Vergiftungen in der warmen Jahreszeit wesentlich größer. Die Auffassung, als sei die reine Substanz relativ unschädlich und die Wirkung abhängig von Beimischung des allerdings äußerst giftigen Tetranitromethans ($C(NO_2)_4$), ist falsch.

Die Vergiftung ergibt zuerst Blutveränderung, Methämoglobinbildung, Färbung des Blutplasmas, Pachydermie der Erythrocyten, Polychromasie, Aniso- und Poikilocytose. Auch gekernte rote Blutkörperchen treten auf. Der Sauerstoff ist aus dem Blute verdrängt, die Atmung also unmöglich gemacht.

Wir finden Reizerscheinungen an den oberen Luftwegen und im Magendarmkanal, Husten, Übelkeit, Erbrechen, Brustbeklemmung, Atemnot, Cyanose. Die Haut ist cyanotisch bis blauschwarz, oftmals ikterisch, das Gesicht eingefallen, mit kaltem Schweiß bedeckt. Von seiten der Zirkulation kommt es zu Bradykardie oder Pulsbeschleunigung, Herzklopfen. Anschwellung der

Hände und Füße, Blutungen in Schleimhäute und Unterhautzellgewebe. Atmung mühsam unter Rasseln, Bluthusten. Zunge belegt, es bestehen Leibschmerzen, Durchfälle. Leber geschwollen, oft druckempfindlich, ebenso der Magen, bisweilen wird über Bittermandelgeschmack geklagt. Der Stuhl ist angehalten, der Urin dunkelrot, enthält reichlich Urobilin und Hämatoporphyrin, unter Umständen auch die Giftsubstanz in kleinen Mengen. Die Menses zessieren bei Frauen.

Dazu gesellen sich zahlreiche nervöse Störungen, Reizbarkeit, Mattigkeit, Schläfrigkeit, Benommenheit, Ohnmacht, Schwindelgefühle, Kopfschmerzen, Augenflimmern, Schlaflosigkeit, rauschartiges Gefühl im Kopfe, Depression, Gedächtnisstörung, Sehstörungen von einfach funktioneller Amblyopie oder zentralen Skotomen bis zu Papillitis und Opticusatrophie, Schmerzen in den Gliedern, Empfindungsstörungen namentlich im Tasterkennen, Hyper- und Parästhesien, pelziges Gefühl in den Gliedern, Zittern, Paresen, Spasmen, Reflexveränderungen, Krämpfe, Nystagmus, Akkommodationsstörung, Retentio oder Incontinentia urinae. Nicht selten treten Delirien, Erregungszustände, Tobsucht, späterhin Koma ein.

In ganz leichten Fällen kommt es nur zu Blässe, Müdigkeit, Ernährungs- und funktionell nervösen Störungen. Schwere akute Fälle enden in 1—2 Wochen tödlich, chronische können sich $^{1}/_{4}$—$^{1}/_{2}$ Jahr hinziehen oder in einzelnen Erscheinungen auch dauernd bestehen bleiben. Die Prognose ist also ernst, doch kommen recht viele Fälle wieder zur Genesung.

Die Diagnose stützt sich außer auf die Anamnese und Gelegenheit zur Giftaufnahme auf das charakteristische Aussehen. Wichtig ist der spektroskopische Nachweis des Methämoglobins in neutraler Lösung neben den Oxyhämoglobinstreifen ein dritter im Orange.

Die Autopsie ergibt außer der Blutveränderung, das Blut ist oft geradezu schokoladenfarbig, Blutungen, fettige Degeneration der drüsigen Organe, in den Blutgefäßen, gelbe Leberatrophie. Untersuchungen über das Verhalten des Zentralnervensystems liegen noch nicht vor.

Therapie: Sofortige Entfernung aus dem Wirkungsbereich des Giftes, frische Luft, Sauerstoffatmung. Im ganzen verfährt man wie bei der Nitrobenzolvergiftung. Der größte Wert ist zu legen auf die Prophylaxe, Fernhaltung ungeeigneter Arbeiter, strengste Vermeidung von Alkohol, überhaupt Beachtung der persönlichen Disposition, Arbeiten im Freien, kurze Arbeitszeiten, zumal im Sommer und in vor Sonnenhitze geschützter Lage.

Ganz gleichartig wie die Nitroverbindungen des Benzols verhalten sich die ebenso verwendeten Chloride und das in der Kunstseidefabrikation gebrauchte Tetrachloräthan.

Anilinvergiftung.

Das Anilin ($C_6H_5NH_2$) spielt in der chemischen Industrie als Ausgangsmaterial für die Farbenfabrikation eine außerordentlich wichtige Rolle. Es kann eingeatmet, in feinsten Tröpfchen mit dem Speichel verschluckt, auch durch die intakte Haut aufgenommen werden. Auch hier steht die Methämoglobinbildung durchaus im Vordergrunde, die sich auch bei seinen Derivaten, z. B. dem Antifebrin, Antipyrin, Phenacetin bei Überschreitung der medizinalen Dosen geltend machen kann.

Mit der Methämoglobinbildung und der dadurch bedingten Cyanose geht einher allgemeines Unbehagen, Kopfschmerz, Schwindelgefühl, bisweilen eine rauschartige Erregung, es folgen taumelnder Gang, Unorientiertheit, Atembeschwerden, Pulsbeschleunigung, Verstopfung, Harndrang, Tenesmus, Herzschwäche, allgemeine Anästhesie, Krämpfe, Koma und Exitus.

Bei chronischer Vergiftung sind Blutdruckerhöhung, Pulsverlangsamung, Anämie, Muskelschmerzen und Hautveränderungen beobachtet.

Eine eigentümliche Wirkung haben die Diamine, die als Farbstoffe bei der Pelzfärberei eine große Bedeutung besitzen, z. B. das Ursol. Sie führen anfangs zu mäßigen

Schleimhautreizungen, später auf anaphylaktischem Wege zu echtem Asthma bronchiale, sowie zu funktionell nervösen Krankheitserscheinungen, die recht lange Zeit anhalten können.

Die Behandlung der Anilinvergiftung und der mit verwandten Stoffen entspricht im wesentlichen der der Nitrokörper; die Ursolanaphylaxie verschwindet mit Aufgabe der betreffenden Beschäftigung; gegen das Asthma Calcium intravenös.

Es verdient einen kurzen Hinweis, daß auch die Hydroxylverbindung des Benzols, das Phenol (C_6H_5OH), die Carbolsäure, ein Nervengift ist, dessen Resorption Koma und Krämpfe herbeiführt. Hier überwiegen aber die anderweiten lokalen und Organwirkungen durchaus. Die Nitroverbindung, insbesondere das Trinitrophenol, die Pikrinsäure wirkt wiederum als Methämoglobinbildner, ist aber durch nervöse Nachwirkungen nicht ausgezeichnet. Ein anderes Derivat, die Salicylsäure dagegen ist bekannt, weil sie in großen Dosen außer zu Ohrensausen auch zu Delirien, Somnolenz, Krämpfen, zu Herzschwäche, Nierenreizung und Respirationslähmung führen kann.

Die Blausäure (HCN) wirkt in wesentlich anderer Weise als die bisher angeführten direkten Blutgifte, indem sie lediglich die Aufnahmefähigkeit der Gewebe für den im Blute in normaler Weise zugeführten Sauerstoff aufzuheben scheint. Sie wirkt erst reizend, dann lähmend auf das Respirationszentrum, führt zu einem kurzen Prodromalstadium mit Angst, Zusammenschnüren der Brust, Herzschmerzen, dann zu angestrengter Atmung, mit kurzer Inspiration, langer Exspiration, an die sich allgemeine tonisch-klonische Krämpfe bis zum allgemeinen Tetanus anschließen. Der Tod erfolgt bei diesem äußerst gefährlichen Gift unter Asphyxie.

Schwefelkohlenstoffvergiftung (Sulfocarbonismus).

In der Hauptsache bei seiner Verwendung in der Gummiwarenindustrie (Vulkanisieren des Kautschuks) führt der Schwefelkohlenstoff durch die Inhalation seiner Dämpfe zu Intoxikationen. Störungen entstehen bisweilen auch durch Benetzung mit flüssigem Schwefelkohlenstoff, hin und wieder entstehen Intoxikationen auch durch Aufnahme per os infolge von Verwechslungen oder bei Selbstmordversuchen.

Neben somatischen Störungen durch Schleimhautreizung (Gastritis, Katarrhe des Respirationsapparates) kommt es häufig zu Neuritiden auch in multipler Form, bezüglich deren auf das spezielle Kapitel verwiesen werden muß, mit meist stärkerem Befallensein der unteren Extremitäten, Pseudotabes, nicht selten auch mit Blasen- und Pupillenstörungen.

Nicht selten führt die Schwefelkohlenstoffintoxikation zu Neurosen, bald von neurasthenisch-hypochondrischem Charakter mit Nacken-, Schläfenkopfschmerz, Rückenschmerzen, Gliederschmerzen, Mattigkeit, Schlaflosigkeit usw., bald zu hysterischen Erscheinungen, Druckpunkten, Anästhesien, Lähmungen, Contracturen u. dgl. Diese funktionellen Störungen finden sich öfters vermischt mit leichten organischen Symptomen, Veränderungen der elektrischen Erregbarkeit, leichten Muskelatrophien. Dieselben entsprechen nach den Ergebnissen der Tierexperimente wahrscheinlich sowohl peripher neuritischen als auch leichten zentralen Veränderungen im Nervensystem.

Endlich finden sich oft auch Psychosen im Gefolge der Vergiftung. Akut führt dieselbe zu Rauschzuständen. Wirkliche psychische Störungen folgen einer längeren Gifteinwirkung, in der Regel aber nach nicht allzulanger Arbeit in dem gefährdenden Betriebe (bis zu 3 Monaten), während den Nervenkrankheiten meist eine wesentlich längere Giftaufnahme vorangegangen ist. Leichtere Fälle bieten kurzdauernde Zustände einfacher psychischer Hemmung, eines mehrtägigen leichten Stupors oder vorübergehender Exaltation dar. Es kommen aber auch schwere, langdauernde Geistestörungen vor, für deren Entstehung dem Schwefelkohlenstoff eine wesentliche ursächliche Bedeutung zukommt. Die Formen an sich sind nicht charakteristisch (heilbare Amentia und Manie, meist in Verblödung ausgehende katatonische Krankheitsbilder), dagegen ist die Gifteinwirkung oft in besonderen Erscheinungen erkennbar. Einige Male sind auch sehr schwere tödlich endende Psychosen vom Charakter des Delirium acutum beobachtet worden.

Die **Behandlung** hat vor allen Dingen sofortige Entfernung aus der schädlichen Arbeit zu veranlassen. Durch prophylaktische hygienische Maßnahmen muß und kann der Möglichkeit solcher Erkrankungen vorgebeugt werden.

Kohlenoxydvergiftung.

Die praktische Bedeutung des Kohlenoxyds (CO) als Giftstoff tritt im Laufe der Jahre immer mehr zutage. Es ist ein an sich farb- und geruchloses und daher oft unmerklich wirkendes Gas, das überall vorkommt, wo Kohle ohne genügenden Luftzutritt verbrennt. Daher finden wir es nicht rein, aber als Hauptbestandteil in den Gasen der Hochöfen, als Rauchgase bei Bränden, aber auch bei mangelhaft konstruierten oder bedienten Zimmeröfen, in den schlagenden Wettern der Bergwerke, wo es bei großen Katastrophen eine besonders verheerende Wirkung entfaltet, im Generatorgas, als wichtigsten Bestandteil des Leuchtgases, in Minengasen bei Sprengungen, mit Schwefelwasserstoff vermischt im Kloakengas usw.

Die Wirkungsweise ist eine doppelte. Das CO hat eine außerordentliche Affinität zum Hämoglobin, mit dem es eine sehr feste Bindung als Kohlenoxydhämoglobin eingeht, wodurch das Blut unfähig wird, Sauerstoff aufzunehmen. Mit dem Blute gelangt es zum Nervensystem. Es wirkt dann direkt schädigend auf das Nervengewebe ein, ruft Veränderungen und Zerfall der Nervenzellen und -fasern hervor. Es kommt zu weißer Erweichung. Die Bedeutung des Sauerstoffmangels dabei im einzelnen ist umstritten. Sicher aber wissen wir, daß die Intimazellen erkranken und verfetten, die Gefäße brüchig werden und daß es nun zu Blutungen kommt, die sich außer im übrigen zentralen Nervensystem mit ganz besonderer Regelmäßigkeit im Globus pallidus des Linsenkernes finden.

Bei der **akuten** Vergiftung kommt es zunächst zu lebhaften Beschwerden, Eingenommensein des Kopfes bis zu heftigem Kopfschmerz, Blutandrang, Hämmern in den Schläfen, Augenflimmern, Ohrensausen, Schwindel. Es kommt zu Erbrechen, die Respiration ist beschleunigt, ebenso der oft irreguläre Puls, der Blutdruck gesteigert, es tritt Unruhe ein, Muskelschwäche, Ohnmachtsanwandlungen, Blässe, Bewußtlosigkeit, tonisch-klonische, tetanische Krämpfe, Lähmungen. Die Pupillen sind zuletzt erweitert, reagieren träge oder sind lichtstarr, Urin und Kot gehen unbemerkt ab. Unter röchelnder Atmung, Herzschwäche und Asphyxie kommt es im vollständigen Koma zum Exitus. Der **Verlauf** ist dabei oft nicht kontinuierlich. Wir sehen nicht selten, daß nach einem initialen, unter Umständen mit schwerer psychischer, tobsüchtiger aber auch halluzinatorisch deliranter Erregung verbundenen Zustand von Bewußtseinstrübung ein eigentümlich apathischer, gleichgültiger Zustand bei ziemlich klarer Bewußtseinstätigkeit folgt, der dann unvermittelt in das terminale schwere Stadium des Koma übergeht. Veränderungen der Pupillenreaktion sollen ein ominöses Zeichen sein.

In leichteren, aber auch in ziemlich schweren Vergiftungsfällen kann nun auch eine gewisse Restitution und Heilung mit mehr oder weniger hochgradigen Defekterscheinungen eintreten. Die Kohlenoxydvergiftung ist aber gerade ausgezeichnet durch eine Fülle schwerer, wenn auch nicht in jedem Falle vorhandener Rest- und Folgeerscheinungen. Noch nicht dahin zu rechnen ist die oft schwere initiale, rauschartige Erregung, welche oft beim Erwachen aus der ersten Bewußtlosigkeit auftritt. Neben den für uns hier wichtigsten nervösen Nachkrankheiten kommt es häufig auch zu somatischen Krankheitserscheinungen, zu Pneumonie, Netzhautblutungen, an der Haut zu Erythemen, Pemphigusblasen, zu lokaler Gangrän. Die Zuckerausscheidung im Urin dagegen wird wohl im wesentlichen durch das Nervensystem vermittelt.

Von den nervösen Folgeerscheinungen unterscheidet man kontinuierliche und verzögerte, je nachdem ob sich dieselben an die ersten akuten Vergiftungssymptome unmittelbar anschließen oder ob diese in einer gerade bei der Kohlenoxydvergiftung nicht seltenen Weise zunächst in ein Stadium scheinbarer voller Gesundheit übergehen, das von 1—5 Tagen bis selbst zu 3 Wochen dauern kann.

Bei der kontinuierlichen Entwicklung sehen wir nun oft. daß es bei relativ leichteren Erscheinungen bleibt. Wir finden Mattigkeit, Schlafbedürfnis, Gedächtnisschwäche, gedrückte Stimmung, Angst, Schwindelgefühl, Schwerbesinnlichkeit, Hitzegefühl und Kälteschauer. Daneben bestehen einfach funktionelle, nervöse körperliche Symptome, leichte den Rahmen der Neurasthenie nur wenig überschreitende Störungen, z. B. Herabsetzung der Merkfähigkeit u. dgl., die jahrelang bestehen bleiben können und nur allmählich abklingen.

Bei den verzögert auftretenden Nachkrankheiten, aber nicht nur bei diesen, sehen wir dann circumscripte Störungen der verschiedensten Art. die das zentrale oder das periphere Nervensystem betreffen, sich miteinander ver binden können und stets den Charakter organischer Affektionen tragen.

Wir sehen zunächst cerebrale Störungen diffuser oder lokaler Art. Es kommt zu Herderscheinungen aller Art seitens der Hirnrinde, Lähmungen, Mono- und Hemiplegien, Sensibilitätsstörungen, Sehstörungen, Hemianopsie, Seelenblindheit, Alexie, Aphasie, Asymbolie, Apraxie, Akinese, Störungen der Gleichgewichtshaltung durch Stirnhirn- oder Kleinhirnaffektion, die insgesamt beruhen auf corticalen oder tiefgreifenden Erweichungen der Gehirnsubstanz, oder aber auf vielfachen Blutungen.

Diese sind auch die Grundlage des ganz besonders häufigen, ja geradezu typischen striären Symptomenkomplexes, dem Parkinsonismus entsprechend, mit eigenartiger, an die Paralysis agitans gemahnender Haltung, Maskengesicht, Bewegungsarmut, Rigor und Zittern. Wir finden Zwangslachen, Zwangsweinen, bulbäre und artikulatorische Sprachstörungen. Bisweilen findet sich Glykosurie. Nystagmus, Augenmuskellähmungen, Gaumensegellähmungen, sind nicht selten. — Auch im Rückenmark kommen herdförmige Veränderungen vor, oft in multipler Zahl, und wir sehen dann durch diese bedingt ein der multiplen Sklerose außerordentlich nahestehendes Bild. Auch das periphere Nervensystem ist in Gestalt von Polyneuritiden, zumal an den unteren Extremitäten, nicht ganz selten beteiligt.

Neben diesen durch örtliche Zerstörung bedingten Symptomen finden wir auch allgemeine durch diffuse Erkrankung. Es ist in erster Linie die exogen organische Reaktionsform, der KORSSAKOWsche Symptomenkomplex mit Desorientierung, Merkfähigkeits-, Gedächtnisstörung, Konfabulationen hervorzuheben, auch retrograde Amnesie kommt vor. Multiple Zerstörungen mit Ausfallserscheinungen und allgemeiner Gedächtnis- und Aufmerksamkeitsstörung summieren sich zu einer Demenz, die durch Veränderungen des Gefühls-, Trieblebens, Indolenz, Erregbarkeit usw. ergänzt und erweitert werden kann. Bisweilen, wenn auch selten, kommt es zu einer echten Epilepsie.

Besonders zu gedenken ist endlich der Psychosen, die sich teils als akute Verwirrtheits- und Erregungszustände, teils als schwere melancholische Depressionen darstellen. Daß auch die Demenz mit psychischen Erscheinungen anderer Art, Verfolgungs-, Vergiftungs-, hypochondrischen Ideen, Halluzinationen usw. gemischt sein kann, sei nur kurz erwähnt.

Der Verlauf ist verschieden nach den Krankheitsbildern und ihren Grundlagen. In allen schweren Fällen kommt es jedenfalls zuerst zur akuten Vergiftung, initialer Bewußtlosigkeit, dann zu langsamem Erwachen oder öfter zu einer Phase der Erregung, an die sich nun eine allmähliche Rückbildung anschließt. Noch bezeichnender ist aber das Eintreten eines scheinbar freien Intervalls, dem dann die jahrelang anhaltenden sekundären Symptome folgen. Heilung ist, soweit nicht Folgen irreparabler Veränderung durch circumscripte Zerstörung vorliegen, durchaus nicht ausgeschlossen. Es verdient aber Hervorhebung, daß nicht nur nach schweren, sondern auch nach anfänglich relativ leicht erscheinenden Vergiftungen sehr hartnäckige. teils hysterische, teils und häufiger neurasthenische Krankheitszustände zurückbleiben, ohne daß organische Symptome neben denselben einhergehen müßten. Erwähnt werden mag, daß auch chronische Intoxikationswirkungen vorkommen. Wir finden dann Anämie, Eingenommensein des Kopfes, Schwindel, Übelkeit, Gedächtnisstörungen, Schlaflosigkeit, Angstgefühle, Mattigkeit, Herzklopfen, bisweilen auch eine gewisse Unsicherheit der Bewegungen, Taumeln, angeblich auch epileptische oder apoplektiforme Anfälle.

Die pathologische Anatomie ergibt nicht selten greifbare Veränderungen aller Art. Vor allem finden sich zahlreiche Blutungen verschiedenen Umfanges, die bei starker Hyperämie im ganzen Zentralnervensystem zustande kommen. Als besonders charakteristisch gelten die Blutungen in dem vorderen Teil des Globus pallidus, die vielleicht auf einer besonderen Affinität des Giftes zu diesem Gebilde beruhen, während andere die Gefäßanordnung für diesen Sitz verantwortlich machen. Außerdem finden sich noch weiße Erweichungen, die unter Umständen größere Partien der Hirnrinde zu betreffen scheinen. An den Zellen sind auch isolierte Veränderungen, Vakuolisierung, Auflösung der färbbaren Substanz usw. gefunden. Die Blutgefäße zeigen Verfettungen, hyaline Degeneration der Endothelien, auch Veränderungen in den übrigen Schichten; auch die inneren Organe, das Herz und die drüsigen Organe weisen Verfettungen und Blutungen auf. Veränderungen sind auch an den peripheren Nerven und den Muskeln gefunden.

Das Zustandekommen der einzelnen Erscheinungen ist noch nicht völlig geklärt. Offenbar spielen dabei verschiedene Momente eine Rolle, Sauerstoffmangel, direkt toxische Wirkung, Gefäßveränderungen, Blutungen, möglicherweise gibt auch die Auflösung der roten Blutkörperchen und der Zerfall von Zellen, sowie die Störung des intermediären Stoffwechsels Anlaß zum Auftreten giftig wirkender Substanzen.

Diagnose: Da das Kohlenoxyd aus dem Blute sehr schnell wieder verschwindet, sobald wieder Sauerstoff geatmet wird, so ist der spektroskopische oder der chemische Nachweis desselben, etwa mit der Tanninprobe, nur möglich, wenn der Vergiftete noch in der Kohlenoxydatmosphäre sich befindet oder eben aus ihr entfernt ist, ebenso kurze Zeit nach dem Tode. Das Aussehen des Blutes ist lackfarbig, kirschrot, zeigt spektroskopisch die zwei Streifen wie das Sauerstoffhämoglobin, die aber bei Zusatz reduzierender Substanzen nicht verschwinden. Im übrigen ist man auf die Anamnese und die Erfahrungen über den Verlauf und die Symptomatologie, intervalläre Symptomfreiheit, striäre Symptome angewiesen, die aber nicht ausschließlich dem Kohlenoxyd zukommen.

Therapie. Geboten ist natürlich die sofortige Entfernung aus der Giftatmosphäre, die Zufuhr frischer Luft, wenn möglich Sauerstoffatmung, um durch Massenwirkung CO schneller aus dem Blute zu entfernen. Unbedingt erforderlich sind in frischen Vergiftungsfällen meist auch Analeptica, Äther oder Campheröl (0,1:1,0 subcutan). Adrenalin 1—2 ccm der $1^0/_{00}$igen Stammlösung oder Strophanthin Boehringer 0,0025—0,05 (beide intravenös) werden besonders empfohlen. Laue Bäder mit kühleren Abgießungen (32 bzw. 16—18^0 C) sind ebenfalls zweckmäßig, während im allgemeinen wie bei allen Vergiftungen für Erhaltung der Körperwärme durch Einhüllen in warme Tücher usw. in erster Linie zu sorgen ist. Eine Blutentziehung und der Ersatz durch Eingießung von physiologischer Kochsalzlösung (Normosallösung) in die Venen, unter geeigneten Umständen auch eine direkte Bluttransfusion können von lebensrettender Wirkung sein. Alle chemischen Mittel erweisen sich gegen die Vergiftung als wirkungslos.

Die Nachkrankheiten der Kohlenoxydvergiftung sind nach den allgemeinen Regeln zu behandeln wie Nervenkrankheiten anderer Genese. — Von besonderer Bedeutung ist die Prophylaxe. Durch gesetzliche Vorschriften ist besonders vermeidbaren Vergiftungen, z. B. durch schlechte Heizungsanlagen, vorzubauen, es ist überall da, wo, wie in Bergwerken bei Explosion schlagender Wetter oder Grubenbränden, in Theatern und großen Versammlungssälen, mit der Möglichkeit von Katastrophen gerechnet werden kann, für Hilfsmittel,

Ventilationsmöglichkeit, Sauerstoffapparate zur Rettung, für die Bereitstellung geeigneter Analeptica Sorge zu tragen.

Schwefelwasserstoffvergiftung.

Der Schwefelwasserstoff geht mit dem Hämoglobin eine noch weit festere Verbindung (Sulfhämoglobin) ein als das Kohlenoxyd, diese ist aber im Organismus im Leben noch nie nachgewiesen, man nimmt daher eine direkt toxische die Sauerstoffaufnahme verhindernde Wirkung auf die Gewebe an wie bei der Blausäure. Dazu kommt weiter eine direkte toxische Wirkung auf das Zentralnervensystem.

Schwefelwasserstoff wirkt selten rein in der Natur ein, er findet sich im Kloakengas, in Lohgruben usw. meist nur in relativ geringer Menge, wirkt aber schon in kleinsten Mengen bei 0,5—0,8⁰/₀₀ tödlich. Die akute Vergiftung führt apoplektiform unter bewußtlosem Umstürzen und Krämpfen in wenigen Stunden zum Tode. In anderen Fällen ist der Verlauf protrahierter, es gehen Magendarmerscheinungen voraus, dann erst kommt es unter Kopfschmerzen, Schwindel zur Bewußtlosigkeit und nach Krämpfen und allgemeiner tetanischer Starre zum Exitus. Auch psychische Störungen, tobsüchtige Erregung, Lähmungen, Nystagmus, Pupillenverengerung sind bei etwas protrahierterem Verlauf beschrieben.

Die chronische Vergiftung führt zu Kopfdruck, Kopfschmerzen, Schwindelgefühl, Verdauungsstörungen, Überempfindlichkeit und Ekel schon vor dem geringsten Schwefelwasserstoffgeruch, Schlaflosigkeit. Es kommt zu Anämie, allgemeinem Rückgang des Ernährungszustandes, Gewichtsabnahme, Bronchitis, Atembeschwerden, Zittern, Unsicherheit der Bewegungen. Überstandene Schwefelwasserstoffvergiftung scheint die Empfindlichkeit gegen dieses Gift zu steigern.

Die Therapie verlangt für die akute Vergiftung Sauerstoffzufuhr, künstliche Atmung, eventuell Magenausheberung, Aderlaß, Kochsalzinfusion. Am bedeutsamsten ist auch hier die Prophylaxe. Die chronischen Vergiftungserscheinungen sind nach allgemeinen Regeln zu behandeln.

Bromismus (Bromvergiftung).

Die Bromalkalien (Natrium, Kalium, Ammonium bromatum) führen bei längerer Darreichung nicht selten zu einer chronischen Bromintoxikation, während die Aufnahme in anderer Form, in organischer Verbindung mit Fetten (Bromipin), Formalin (Bromalin), Eiweißsubstanzen (B omeigon, Bromalbacid), als Sabromin (dibrombehensaures Calcium), mit Harnstoff (Ureabromin) usw. kaum jemals zu Vergiftungen nennenswerter Art führt. Akute Vergiftungen durch übermäßige einmalige Aufnahme spielen keine Rolle. Die Bromsalze treten bei ihrer Aufnahme in einen Antagonismus zu den normalen Chlorsalzen des Organismus. Es wird den Massenwirkungen entsprechend Chlor aus dem Körper verdrängt und ausgeschieden, und es kann daher namentlich bei anämischen Individuen und bei gleichzeitiger Herabsetzung der Kochsalzzufuhr zu einer Verarmung des Körpers an Chlorsalzen kommen, die mit normaler Funktion unvereinbar ist. — Der Retention des immer nur relativ langsam ausgeschiedenen Broms braucht aber nicht immer eine absolute Kochsalzverarmung entsprechen, es muß aber dann zur Aufrechterhaltung des osmotischen Drucks Wasser im Organismus zurückgehalten werden. Dadurch kommt es zu Zirkulationsstörungen. Endlich und vor allem besitzt aber das Brom auch eine direkt toxische Wirkung auf das Nervensystem, welche mit der Bromaufspeicherung in steigendem Maße zur Geltung kommen muß.

Symptomatologie. Meist sehr bald, individuell verschieden schnell treten Exantheme auf, meist in der charakteristischen Form der Bromacne, Knoten oder Pusteln ohne entzündlichen Hof, deren Inhalt Brom enthält, bisweilen Absceßchen mit schwammigen, indolenten Granulationen. Häufig sind Katarrhe der Respirations- und Digestionsschleimhäute, Bronchitis mit einem zähen und wegen der Reflexherabsetzung oft ungenügend expektorierten Schleim, Appetitlosigkeit, Vollsein im Magen, Erbrechen, auch Durchfälle. Es kommt zum Sinken des Ernährungszustandes, zur Kachexie.

Das Brom bewirkt eine starke Herabsetzung der Erregbarkeit des Zentralnervensystems, Müdigkeit, Muskelschwäche und -schlaffheit, Unsicherheit der Bewegungen, Zittern, Herabsetzung der Sensibilität, gelegentlich auch Schmerzen in den Gliedern, Kopfschmerzen, Stirn- und Schläfendruck, Abschwächung der Reflexe an Haut und Schleimhäuten (Aufhebung des Conjunctival- und Rachenreflexes), auch die Patellarreflexe können völlig schwinden. Weiterhin treten Schlingstörungen ein, lallende Sprache, oft direktes Silbenstolpern, schleppender oder taumelnder Gang, Erlöschen der Libido sexualis. Auch die psychischen Prozesse werden verlangsamt, Auffassung, Reproduktion, Denken und Urteilen; die Stimmung ist deprimiert, später apathisch. Die Entstehung einer wirklichen dauernden Demenz durch übermäßigen Bromgebrauch ist mindestens sehr zweifelhaft und wohl mehr auf das Fortschreiten des mit ihm behandelten Leidens (meist Epilepsie) zu beziehen. Jedenfalls muß man bei der therapeutischen Verwendung eines so wichtigen Mittels seine Nebenwirkungen genau kennen. Bei fortdauerndem Gebrauche kann es meist gleichzeitig mit Störungen der Herztätigkeit, kleinem, frequentem, irregulären Pulse zu Schlafsucht und Koma, durch Störung der Expektoration zu Schluckpneumonien und dadurch oder unter Diarrhöen und zunehmender Kachexie zum Exitus kommen.

Diagnose. Bei gegebener Anamnese ist die Erkennung leicht, an die Intoxikationsgefahr muß bei Brommedikation immer gedacht werden. Im übrigen bilden die Bromacne, der eigentümliche Foetor ex ore und der Nachweis von Brom im Urin gute Hilfsmittel.

Therapie. Einschränkung oder Entziehung des Broms. In den Fällen von Chlorverarmung des Körpers, also bei anämischen, salzlos gehaltenen Kranken, kann das Brom durch Kochsalzzufuhr schnell aus dem Körper entfernt werden, doch ist Vorsicht dabei nötig wegen der Gefahr, daß ein Status epilepticus eintritt. In Fällen von gleichzeitiger Salzretention und Wasserstauung, meist erst nach sehr langem Bromgebrauch, muß Brom- und Kochsalz zugleich eingeschränkt werden. Sonst Anwendung von Excitantien, Kaffee, Campher, Bädern mit kühlen Übergießungen u. dgl.

Arsenvergiftung.

Vergiftung mit Arsen kommt vor in Hüttenbetrieben und Bergwerken, die arsenhaltiges Material verwenden, durch gesetzwidrig verwendete arsenhaltige Farbstoffe, Tapeten, Stoffe, welche dergleichen enthalten, bei Selbstmordversuchen, selten medikamentös, gelegentlich durch arsenhaltige Nahrungs- und Genußmittel. Die akute Vergiftung, oft in Form des Arsenik(As_2O_3), führt entweder in der paralytischen Form unter Schwäche, Angst, Zittern, schmerzhaften Muskelzuckungen, Krämpfen, Delirien in kürzester Zeit zum Tode im Koma, oder in der gastrointestinalen Form unter choleraartigen Durchfällen, Erbrechen zum Kollaps. Therapeutisch kommen Magenspülung mit kaltem Wasser, Brech- und Abführmittel, vor allem aber gerade hier chemische Gegenmittel in Betracht, offizinelles Antidotum arsenici, frisch gefälltes Eisenoxydhydrat oder in seiner Ermangelung Ferrum oxydatum saccharatum oder Magnesia usta in wässeriger Aufschwemmung.

Bei chronischer Einwirkung finden wir Darmerscheinungen, Übelkeit, Brechneigung, Diarrhöe, bisweilen auch Verstopfung, von seiten der Haut Hyperkeratose, Arsenmelanose, Herpes und Ikterus. Dazu gesellen sich reichliche Erscheinungen von seiten des Nervensystems. Allgemeinerscheinungen sind hartnäckige Kopfschmerzen, Abschwächung der geistigen Fähigkeiten, insbesondere des Gedächtnisses und der Merkfähigkeit bis zum ausgesprochenen Korssakowschen Syndrom, Inkohärenz der Gedanken usw. Außerdem finden wir polyneuritische Erscheinungen, Parästhesien, Hyper-, später Anästhesien in den Extremitäten, Herpes zoster. Die Nervenstämme sind druckempfindlich. Es kommt endlich zu Lähmungen, die in charakteristischer Weise die Strecker des Fußes und der Zehen (Extensor hallucis longus, interossei, externi und interni, extensor digitorum communis, zuletzt erst den Tibialis anticus befallen; auch Kehlkopfmuskellähmung kommt vor, die Libido erlischt. Der Gang wird schwach und unsicher, so daß man geradezu von einer Tabes arsenicalis gesprochen hat. Weiterhin treten Dyspnoeanfälle auf, Herzschwäche, Hydrops,

Marasmus, fettige Degeneration der inneren Organe, Herz, Leber, Nieren, und es kann zum Exitus kommen.

Die Wirkungsweise des Arsen ist eine doppelte. Es wirkt erstens akut durch periphere Lähmung der kleinsten Arterien und Capillaren, zweitens direkt toxisch auf die Gewebselemente.

Pathologische Anatomie. Festgestellt sind sowohl neuritische Veränderungen, als auch zentrale an den Nervenzellen, gelegentlich auch Blutungen.

Die Behandlung der chronischen Vergiftungen ist eine einfach physikalisch diätetische. Zur Beförderung der sehr langsam vor sich gehenden Ausscheidung läßt sich medikamentös kaum etwas tun, auch die Darreichung von Jod bietet wenig Aussicht auf Erfolg. Am wichtigsten ist die Prophylaxe.

Das Arsen erlangt neuerdings eine große Wichtigkeit durch seine Verordnung in organischen Verbindungen, die ihm viel von seiner Giftigkeit nehmen, dennoch kann es auch hier zu sogar sehr schweren Vergiftungserscheinungen kommen, die teilweise auf einer Zersetzung und dem Auftreten giftigerer Arsenverbindungen beruhen.

Salvarsanvergiftung.

Bei allen Präparaten des Salvarsans (Dioxydiamidoarsenobenzols), Alt-, Neosalvarsan, Salvarsannatrium, Silbersalvarsan usw. sind schon unangenehme Nebenerscheinungen beobachtet worden.

Abgesehen werden kann hier von den initialen Erscheinungen unmittelbar nach der intravenösen Injektion, wie sie, sei es als Steigerung des Blutdrucks, Pulsbeschleunigung, Unbehagen, Durchfälle, sei es als vasomotorischer Symptomenkomplex mit allgemeiner Blässe, Prostration, Ödem der Lider, Conjunctiven, Temperatursteigerung usw., auftreten. — Beachtung verdienen zwei andere Arten von Erscheinungen, deren erste man als Folge der Einwirkung auf schon bestehende syphilitische Erkrankungsherde im Zentralnervensystem im Sinne einer Herxheimerschen Reaktion anspricht. Es sind das die sog. Neurorezidive, von denen man am häufigsten Affektionen des Nervus facialis, acusticus, Neuritis optica antrifft, gelegentlich können sie, wie bei einem Herde im Rückenmark, in Höhe des Phrenicuskernes auch einmal zum Tode führen. Im allgemeinen heilen sie bei energischer Fortführung der spezifischen Behandlung auch mit Salvarsan, sie sind also nicht auf das Konto der Giftwirkung zu setzen.

Als direkte Vergiftungserscheinungen dagegen treten auf neben akuten Magendarmaffektionen und Nephritiden schwere Gehirnschädigungen. Einige Tage nach einer intravenösen Injektion, auch dann, wenn vorher schon mehrere Injektionen anstandslos vertragen worden sind, stellt sich plötzlich ein schwerer Zustand ein, Erbrechen, Bewußtseinstrübung, Pupillenstarre, Krämpfe. Der Liquordruck ist gesteigert. Es kommt zum tiefen Koma und zum Exitus.

Pathologisch anatomisch finden wir eine gewisse ödematöse Schwellung des Gehirns und das Auftreten zahlreicher kleiner oder auch einzelner großer Blutungen im Großhirn und im Hirnstamm (Purpura cerebri). Aller Wahrscheinlichkeit nach sind diese anzusehen als Ausdruck der vasodilatatorischen und lähmenden Einwirkung auf Capillaren, kleinste Arterien und Venen. Es kommt daher zur Zirkulationsstörung, Stauung, Diapedese und zur Ruptur der Gefäße. Auch Thrombosen in großen Gefäßen, zumal in der Vena magna Galeni, sind beobachtet worden.

Zur Vermeidung dieser zwar seltenen, aber sehr folgenschweren Zufälle ist es von größter Wichtigkeit, die Dosen nicht zu hoch zu wählen, z. B. bei Männern nicht über 0,6, bei Frauen nicht über 0,45 Neosalvarsan Empfohlen ist auch das Einhalten nicht zu kurzer Zwischenräume zwischen den Einspritzungen, also von mindestens 5 Tagen, endlich die Berücksichtigung aller Umstände, welche eine ungünstige Prädisposition annehmen lassen wie allgemeine körperliche Schwäche, fortgeschrittene Cerebralerkrankungen, körperliches Unwohlsein und Krankheiten, Nephritis, Gefäßdegeneration, allgemeine Infektionskrankheiten auch leichter Art, Tuberculosis pulmonum, Diabetes, Alkoholismus, Gravidität.

Therapie. Ist der Krankheitszustand der Vergiftung erst einmal zur Ausbildung gekommen, so ist die Prognose äußerst ungünstig. Nichtsdestoweniger wird man versuchen, durch intravenöse Injektion von Adrenalin (1—2 ccm der 1⁰/₀₀igen Stammlösung) zu wiederholten Malen der Grundschädigung, d. h. der Gefäßdilatation entgegenzuwirken. Prophylaktisch empfohlen ist die intravenöse Injektion von 5—10 ccm einer 10⁰/₀igen Lösung von Afenil (10⁰/₀ige Lösung von Chlorcalciumharnstoff).

Weitaus gefährlicher als das Salvarsan hat sich erwiesen das Atoxyl (Natrium arsanilicum), welches schon in den noch medizinalen Dosen von 0,2—0,3 subcutan schwere Vergiftungen hervorgerufen hat. Es kommt dann zu gastrointestinalen Erscheinungen, Schwäche, Somnolenz, Herzschwäche, Blasen- und Mastdarmstörungen, öfters zu Schwerhörigkeit. Vor allem finden sich sehr regelmäßig Sehstörungen, konzentrische Gesichtsfeldeinengung, Skotome, sowie Erblindung bei Verengerung der Netzhautarterien und allmählich eintretender Opticusatrophie. — Etwas weniger gefährlich, aber immer noch bedenklich genug, ist das Arsacetin (Natrium acetylarsanilicum).

Quecksilbervergiftung (Mercurialismus).

Die akute Vergiftung mit ulceröser Darmentzündung, parenchymatöser Nephritis, auch die subakute mit Salivation und einer unter Umständen äußerst schweren Stomatitis haben kein neurologisches Interesse.

Anders die chronische Vergiftung, wie sie bei der vielseitigen beruflichen Verwendung des Quecksilbers früher bei Spiegelbelegern, noch in letzter Zeit in Berg- und Hüttenwerken, bei der Luftleermachung von Glühbirnen für elektrisches Licht, in Thermometer-, Barometer-, Haarfilzfabriken, bei Kürschnern usw. vorkommt. Medikamentöse Vergiftung in dieser Form ist nicht bekannt.

Sie äußert sich zuerst durch einen Zustand, den man als Stadium des Erethismus mercurialis bezeichnet. Es zeigt sich bei den Kranken eine allgemeine psychische Erregtheit, Unruhe, Angst, deprimierte reizbare Verstimmung, Zornmütigkeit, Schreckhaftigkeit, Schwächegefühl und neurasthenische Beschwerden. Sie klagen über Kopfschmerzen, Schlaflosigkeit, Schwindel, Ohrensausen, Parästhesien in den Gliedern, Druck auf der Brust, Vergeßlichkeit, Arbeitsunfähigkeit. Dazu gesellen sich Appetitmangel, Brechneigung. Die Gesichtsfarbe ist blaß, erdiggrau, der Puls oft verlangsamt, aber labil, die Glieder sind kühl, cyanotisch, die Atmung ist beschleunigt.

Somatisch nervöse Symptome sind, abgesehen von Muskelschwäche und zuerst nur subjektiven, später oft auch objektiv darstellbaren Sensibilitätsstörungen, Hyp- bis Anästhesie und -algesie, vor allem allmählich zunehmende Zittererscheinungen, so daß man geradezu ein Stadium des Tremor mercurialis abgegrenzt hat. Zunge, Lider und die Glieder zittern, es kommt zu Zuckungen in der Gesichtsmuskulatur, späterhin zu einem andauernden Zucken und Wogen der Muskeln, so daß Glieder, Kopf und Rumpf hin und her gerissen werden können. Dieses Zittern und Wackeln erfolgt intermittierend, anfallsweise, besteht in der Ruhe, stärker bei Bewegungen und Aufregung, sistiert im Schlafen, ist symmetrisch und macht die Bewegungen geradezu ausfahrend und unsicher. Der Gang wird taumelig wie der eines Betrunkenen. Es kommen Schwindel- und Ohnmachtsanfälle vor, eventuell mit Hinstürzen und Beschädigung. Das Vorkommen echter epileptischer Anfälle als Vergiftungsfolge dagegen wird bestritten. Unter Zunahme der Erscheinungen kommt es schließlich zu einem Stadium von psychischer Verwirrtheit, Delirien, körperlich zu Stomatitis, Magen- und Darmstörungen, Durchfällen, Albuminurie, Abmagerung, schwerster Kachexie, die zum Exitus führen kann.

Der Verlauf läßt durchaus nicht stets deutliche Stadien erkennen. Es kann, solange nicht schwere Kachexie eingetreten ist, noch immer zur Heilung kommen, wenn auch gewisse Defekte oft zurückbleiben. Wird die Giftaufnahme nicht rechtzeitig unterbunden, so ist allerdings der tödliche Ausgang unabwendbar.

Pathologische Anatomie. Sichergestellt sind ausgesprochene organische Veränderungen im Zentralnervensystem, insbesondere solche an den Zellen, das Vorkommen polyneuritischer Veränderungen wird bestritten.

Die Diagnose stützt sich auf Anamnese und Verlauf, insbesondere auf die Zittererscheinungen. Quecksilber kann im Urin und Kot nachgewiesen werden.

Die Therapie besteht in erster Linie in Entfernung aus dem Wirkungsbereich des Giftes. Sonst kommen Bäder, Schwitzprozeduren, eventuell auch innerlich Jodkaliumgaben in Frage. Am wichtigsten ist die Prophylaxe. — Es ist weniger die Einatmung als die Einverleibung mit Speisen durch die beschmutzten Hände anzuschuldigen. Es gelingt aber bei strenger Durchführung entsprechender polizeilicher Vorschriften und gesetzlicher Bestimmungen durchaus, der Vergiftungsgefahr Herr zu werden, so daß die Vergiftung zu den seltenen gehört.

Bleivergiftung (Saturnismus).

Die akute Bleivergiftung verläuft wesentlich mit gastrointestinalen Störungen schwerer Art, daneben Kopfschmerzen, Schwindel, Lähmungen, Krämpfen, Koma. Sie ist an sich sehr selten.

Für die Neuropathologie spielt dagegen die chronische Vergiftung eine große Rolle. Sie ist bei der vielseitigen Verwendung des Bleies eine der häufigsten und wichtigsten. Wir finden sie im Bergwerks- und Hüttenbetriebe, bei der Fabrikation und Verwendung der Bleifarben, bei Malern, Lackierern, Töpfern, Schriftgießern, Schriftsetzern, bei Feilenhauern, in Akkumulatorenfabriken und in zahlreichen anderen Betrieben. Durch Bleiröhren kann das Leitungswasser zu Epidemien Anlaß geben, als Bleizusatz zum Wein, Verpackung für Nahrungsmittel, durch Bleigeschosse im Körper führt das Blei zu Intoxikationen. Die Aufnahme erfolgt meist durch Verunreinigung der Nahrungsmittel und vom Darm aus, bisweilen aber auch durch die unverletzte Haut.

Das Blei besitzt eine direkt toxische Wirkung auf das nervöse Parenchym, es kann im Gehirn nicht selten in ziemlich erheblichen Mengen nachgewiesen werden. Es greift sowohl die peripheren Nerven und den Sympathicus an wie die nervösen Elemente im Rückenmark und im Gehirn. Außerdem wirkt es durch Zirkulationsstörungen, durch Veränderungen des Stoffwechsels (gichtischer und infolge von Nierenerkrankung urämischer Natur), sowie durch Veränderung der Gefäße indirekt auf das Nervensystem ein.

Symptomatologie. Die ersten Erscheinungen sind ziemlich unbestimmter Natur, allgemeines Unbehagen, Schwächegefühl, Appetitlosigkeit, Blutarmut, auffallende Blässe. Schon in dieser Zeit besteht oft die diagnostisch wichtige Veränderung des Blutes, die basophile Granulierung der Erythrocyten (über 100 auf 1 Million, bzw. nach Schätzung 1 in mehreren Gesichtsfeldern), Lymphocytose. Auch findet sich der Bleisaum, ein schmaler schiefergrauer Saum am Zahnfleischrande, auch an der gegenüberliegenden Wangenschleimhaut, Blutdrucksteigerung, gespannter Puls, auch Albuminurie.

Das erste manifeste Symptom einer Bleivergiftung ist meist die Bleikolik, Auftreten äußerst heftiger, krampfartiger Schmerzen, vom Nabel ausstrahlend, bei bretthart gespannten Bauchdecken. Es besteht völlige Obstipation. Oft kommt es zu Erbrechen. Der Puls ist verlangsamt, stark gespannt. Die Schmerzen entsprechen einem tonischen Krampf der Darmmuskulatur. Der einzelne Anfall dauert bis zu einer Viertelstunde, kann sich aber tage- und wochenlang mit Intervallen wiederholen. — Die Bleiarthralgie, nicht in den Muskeln, mehr an den Gelenken, zumal der unteren Extremitäten, als heftige Schmerzen auftretend, ist zweifellos ebenfalls nervösen Ursprungs, die Art ihrer Entstehung aber noch nicht geklärt. — Strittig ist auch noch die Grundlage der Bleilähmung, da zwar neuritische Symptome vorliegen, manches aber auch für einen mindestens teilweise zentralen Ursprung spricht. Die Einzelheiten derselben, Radialislähmung mit Betroffensein zuerst der Fingerextensoren, dann der übrigen zugehörigen Muskeln mit Ausnahme des Supinator longus, später der Schultermuskulatur, eventuell auch der Musculi peronei und der Zehenstrecker bei Verschonung des Tibialis anticus, sind aus dem Kapitel Polyneuritis zu ersehen. Die Streckerschwäche ist oft ein wichtiges Frühsymptom. Eine dazu in engen Beziehungen stehende Erscheinung bildet der Tremor saturninus, teils feinschlägig, teils Wackeltremor, ähnlich dem merkuriellen, bei Aufregung zumal zunehmend.

Dazu gesellen sich nun in nicht wenigen Fällen mehr oder weniger schwere Störungen zentraler Entstehung, die man unter dem Namen der Encephalopathia saturnina zusammenzufassen pflegte. Er hat Berechtigung, insoweit es sich um direkt toxisch bedingte Erscheinungen und nicht um Folgezustände indirekter Entstehung aus einer der oben angegebenen Zwischenursachen, Gefäß-, Nierenveränderungen usw. handelt. Auch hier kommen episodisch im Bilde der chronischen Vergiftung anfallsweise auftretende kurzdauernde Krankheitszustände vor. Besonders ausgezeichnet sind gewisse, ganz akut in wenigen Tagen verlaufende Formen, deren Haupterscheinungen tiefe Bewußtseinsstörung bis zum Koma, vereinzelte oder auch in großer Zahl auftretende, meist voll ausgebildete epileptische Anfälle sind, Delirien, bei welchen Stupor und äußerste verworrene Erregung wiederholt, und zwar momentan miteinander wechseln. Alle diese Erscheinungen können isoliert oder in verschiedener Kombination auftreten. Exitus letalis ist sehr häufig, sonst tritt meist nach wenigen Tagen Heilung ein, oft allerdings auch erst nach einem wochen- bis monatelangen körperlichen und geistigen Schwächezustand. — Außerdem kommen halluzinatorische Delirien von längerer Dauer vor und Delirium tremens-artige Zustände, bei deren Genese aber wohl der Alkohol eine Rolle spielt. Auch für die echte Epilepsie kommt der Bleivergiftung zweifellos in manchen Fällen eine wichtige ätiologische Bedeutung zu, und zwar führt dieselbe sowohl zu Formen mit typischen großen Anfällen als auch zu Absences, endlich öfters zu Psychosen, vor allem schweren Verwirrtheitszuständen epileptischen Charakters.

Abgesehen auch von Herderkrankungen durch Nieren- und Gefäßveränderungen, kann es zu einer Abschwächung der allgemeinen geistigen Leistungsfähigkeit kommen, zu einer Demenz, die an das Bild der Dementia paralytica, noch mehr an das der arteriosklerotischen Demenz erinnert. Mit derselben können somatische Symptome verbunden sein, spastische Lähmungen, Mono- und Hemiplegien, Paresen des Facialis und Hypoglossus, Sprachstörungen bulbärer und aphasischer Art, cerebellare Ausfallserscheinungen, Sensibilitätsstörungen, Sphincterenlähmungen, es treten apoplektiforme Anfälle auf und es ergibt sich bisweilen ein durchaus an multiple Sklerose erinnerndes Krankheitsbild. Ebenso finden sich auch daneben oder auch alleinstehend Augenerscheinungen aller Art, Amblyopie und Amaurose, unter Umständen mit Neuritis optica, Stauungspapille, Opticusatrophie, oder retrobulbäre Neuritis mit Skotomen. Augenmuskellähmungen kommen vor. Der Liquordruck ist meist erhöht.

Nicht selten entwickeln sich auf der Basis der Bleivergiftung Neurosen neurasthenischen oder auch hysterischen Gepräges, bei deren Entstehung Disposition, Rentensucht oder auch ein begleitender Alkoholismus mitwirkt.

Der Verlauf der chronischen Bleivergiftung ist ein remittierender, anfallsweiser mit Zwischenzeiten oft scheinbar völliger Gesundheit. Die verschiedenen Störungen können miteinander abwechseln. Seit man die Natur der Krankheit kennt und der Giftaufnahme rechtzeitig Einhalt tut, sind die schwersten Formen der Encephalopathie selten geworden, während sie früher nach Kolik, Arthralgie oder Lähmungen auftretend oft zum Tode führten, wie auch die Lähmungen z. B. bisweilen einen ungünstigen Ausgang nahmen.

Pathologische Anatomie. Im Zentralnervensystem findet man Ödem der Meningen, Ventrikelhydrops, Leptomeningitis, Veränderungen der Nervenzellen, an den Nervenfasern, im gliösen und mesodermalen Stützgewebe, an den Gefäßen Blutungen, neuritische Veränderungen.

Diagnose. Die Erkennung stützt sich auf die Anamnese und die charakteristischen Erscheinungen, den Bleisaum, die basophile Körnung der roten Blutkörperchen.

Therapie. Sofortige Beseitigung der Gelegenheit zur Giftaufnahme, Verbringung in geeignete hygienische Verhältnisse. Gegen die Kolik verwendet man warme Bäder, heiße Umschläge, wegen Schmerzen Opium oder Morphin, wegen der Spasmen Atropin 0,0005—0,001 subcutan. Auch Scopolamin. hydrobromic. 0,001 sc. wird empfohlen. Außerdem sind Einläufe, Ölklistiere, auch Abführmittel, z. B. Ricinusöl, erforderlich. Bei der Arthralgie ist Morphin oft nicht zu entbehren. Gegen die Lähmungen wird Strychninum nitricum 0,002 bis 0,005 sc., Elektrizität und Massage nach den allgemeinen Regeln verwendet. — Die Behandlung der Psychosen erfolgt nach den allgemeinen Grundsätzen der Psychiatrie. Bei den schweren akuten Formen hat die Lumbalpunktion wiederholt gute Dienste geleistet und ist zu empfehlen. Im allgemeinen werden warme Bäder, auch Schwefelbäder, bei gutem Kräftezustand Schwitzprozeduren angewendet. Die Verordnung von Jodkalium, die an sich rationell ist, bedarf einer gewissen Vorsicht, da sich Jodblei bilden kann, das auf den Körper ungünstig einwirkt. Auch hier ist die gesetzliche und polizeiliche Prophylaxe, ärztliche Kontrolle und Belehrung der Arbeiter, Entfernung aller Gefährdeten, von allergrößter Bedeutung.

Manganvergiftung.

Durch die Aufnahme des Staubes bei der Aufbereitung von Braunstein in den Braunsteinmühlen kommt es zu erheblichen nervösen Krankheitszuständen infolge von chronischer Vergiftung. Andere Vergiftungsformen sind bisher nicht bekannt. Es dauert meist Monate oder Jahre bis zum Auftreten der Vergiftungssymptome.

Es zeigt sich zuerst Ödem der unteren Extremitäten, nach wenigen Wochen kommt es dann zu Schwäche im Kreuz und in den Beinen, Neigung zum Taumeln und Rückwärtslaufen, Schwäche der Arme, Stottern und leiser monotoner Stimme. — Es bilden sich einfache Paresen aus ohne Muskelabmagerung, die Bewegungsenergie ist mangelhaft, die Bewegung selbst verlangsamt. Dabei besteht eine Spannung, die bei Bewegungsversuchen zunimmt. Die Gesichtsmuskeln sind schlaff, der Ausdruck des Gesichts ist maskenartig starr, die Haltung steif und gebunden, bei Wendungen und Bewegungen droht der Kranke zu fallen. ROMBERGsches Zeichen ist nicht vorhanden. Die Schnenreflexe sind lebhaft, Babinski ist selten vorhanden, es besteht ein grobschlägiger Aktions- und Wackeltremor. Die Stimme ist leise, unsicher, monoton, die Sprache zeigt bulbäre und artikulatorische Störungen, Stottern. Es tritt Zwangslachen und Zwangsweinen auf, oft auch ein imperativer Harndrang. — Es besteht Speichelfluß.

Das Krankheitsbild kann unvollkommen entwickelt sein. Es entspricht in weitem Maße den bei Linsenkernerkrankungen, z. B. bei der Encephalitis epidemica beobachteten Zuständen, speziell den Spätformen des Parkinsonismus. Doch liegen Autopsien beim Menschen bisher nicht vor. Dagegen hat man im Tierexperiment mit Sicherheit neben chronischen und diffusen Zellveränderungen in der Rinde entzündliche Herde in den Stammganglien, insbesondere im Corpus striatum gefunden, außerdem Veränderungen an den Gefäßen, Verfettung und hyaline Degeneration der Intima.

Eine besondere Behandlung ist nicht bekannt. Durch prophylaktische Bestimmungen ist die Vergiftung zu einer äußerst seltenen geworden. Offenbar spielt bei ihrem Auftreten auch die individuelle Disposition eine große Rolle.

Auf die endogen bedingten Vergiftungen des Nervensystems bei Diabetes, Nephritis, Leberleiden, Gicht usw. kann hier nicht näher eingegangen werden. Es sei auf die betreffenden Lehrbücher und Monographien verwiesen.

Orthopädische
Behandlung der Nervenkrankheiten.

Von

H. v. BAEYER-Heidelberg.

Die Orthopädie befaßt sich mit dem Fehlgang [1]) und der Fehlform
der menschlichen Glieder (kinetische Störungen und Deformitäten einschließlich statischer Beeinträchtigungen). Es fallen der Orthopädie somit viele Aufgaben aus dem Gebiet der Erforschung und Behandlung der Nervenkrankheiten zu. Wie es für den Orthopäden unerläßlich ist, eine gründliche Kenntnis
der Neurologie zu besitzen, so sollte in gleicher Weise der Neurologe in der
Orthopädie geschult sein; zum mindesten muß er einen Überblick über die Behandlungsmethoden und Leistungen der Orthopädie besitzen und die wichtigsten Untersuchungsarten dieser Nachbardisziplin beherrschen. Die glieder-
mechanische Betrachtung der Kranken ist nicht nur sehr reizvoll, sondern gibt
auch manchen Hinweis für das therapeutische Handeln. In früheren Zeiten
war der Zusammenhang der Neurologie und Orthopädie schon einmal wesentlich enger. Ich erinnere an DUCHENNE, der grundlegende Arbeiten für beide
Fächer lieferte.

Die Aufgabe des folgenden Kapitels besteht in einer kurzen Übersicht
über die häufigsten Vorkommnisse in der orthopädischen Behandlung Nervenkranker und im Hinweis auf wichtige Untersuchungsmethoden. Die Einteilung
des Stoffes erfolgt aus Gründen der Übersichtlichkeit vorwiegend symptomatisch. Der Abschnitt soll den Neurologen in Stand setzen, den Kranken
orthopädisch zu beraten, die orthopädischen Behandlungen zu kritisieren und
zum Teil selbst durchzuführen.

1. Fehlgang und Fehlform bei schlaffer Lähmung.

Bei schlaffer Lähmung der Muskeln kommen in Betracht:

1. Kraftausfall. Man beachte schon bei der Untersuchung, daß ein Gelenk
nicht nur von den Muskeln, die es direkt beeinflussen, sondern auch unter gewissen Umständen von entfernt gelegenen Muskeln und ferner durch die Schwerkraft bewegt werden kann. Bei einer Quadricepslähmung z. B. kann der stehende

---

[1]) Das Wort „Fehlgang" ersetzt das unschöne Wort „Bewegungsstörung", dessen Eigen-
schaftswort „bewegungsgestört" noch weniger schön anmutet. Der Begriff „Fehlgang"
bezieht sich nicht ausschließlich auf das Gehen der Beine, sondern ist im Sinne des Ganges
einer Uhr oder Maschine aufzufassen; es kann somit auch ein Arm „fehlgängig" sein; der
Gegensatz davon ist „rechtgängig" anstatt normal beweglich". Auf die Form bezogen,
sage man „recht- und fehlförmig".

Patient das Knie mit Kraft strecken, wenn er beide Füße am Boden aufgesetzt hält, und zwar unter anderem vermöge des Glut. max. und der Wadenmuskulatur des krankseitigen Beines (geführte Wirkung der Muskeln). Selbst die langen Kniebeuger (ischiocrurale Muskeln) vermögen unter diesen Bedingungen den antagonistischen Effekt zu bewirken. Die Schwerkraft braucht der Kranke zum Kniestrecken, wenn er z. B. im Sitzen den hängenden Unterschenkel über die Senkrechte hinaus beugt und dann vorpendeln läßt, im Liegen, wenn er das gebeugte Knie bei aufliegender Ferse strecken soll, und beim ·Gehen und Stehen durch Vorbeugen des Rumpfes, wodurch der vorgelagerte Körperschwerpunkt dem Knie vermittelst der Beckenbeinweichteile bei aufgesetztem Fuß ein streckendes Moment erteilt. Hiermit sind aber noch nicht alle Möglichkeiten, den Ausfall zu ersetzen, erschöpft.

Der Kraftausfall äußert sich statisch und kinetisch, d. h. Haltung und Beweglichkeit sind beeinträchtigt. Bleiben wir beim obigen Beispiel der Quadricepslähmung, so ist die Standfähigkeit herabgesetzt, der Kranke knickt leicht im Knie ein, und das willkürliche Vorschwingen des Unterschenkels und Durchdrücken des Knies sind behindert. Die statischen Störungen werden im allgemeinen zu wenig beachtet, obwohl sie in vielen Fällen besonders lästig empfunden werden; ihre Beseitigung ist meist leichter als die der Fehlgänge.

Außer den durch die Nervenstörung geschädigten Muskeln atrophieren auch noch weitere Muskeln, besonders die Antagonisten, infolge der geringeren Inanspruchnahme. Andere Muskelpartien hypertrophieren wieder aus kompensatorischen Gründen.

2. Contracturen entstehen in der Mehrzahl der Fälle durch Überwiegen der erhalten gebliebenen Muskeln über gelähmte oder paretische Antagonisten, sie werden fixiert durch Schrumpfung oder Zurückbleiben im Wachstum der Muskeln, Fascien, Gelenkweichteile, Haut, Gefäße und Nerven und durch Veränderung der Knochen. In hochgradigen Fällen können auch die Insertionspunkte der Muskeln und Sehnen sich derart verschieben, daß hierin eine weitere Behinderung für die Beseitigung der Contractur liegt. Der Nachweis geringer Contracturen ist sehr wichtig. Eine leichte Beugecontractur in der Hüfte erschwert das Stehen, bedingt eine Lordose, täuscht eine Verkürzung des Beines vor und verursacht nicht selten Schmerzen im Kreuz. Zum Nachweis dieser Contractur lege man den Kranken auf den Bauch und überstrecke beide Beine, wobei die Oberschenkel in sagittalen Parallelebenen gehalten werden müssen. Eine geringe Beugecontractur im Kniegelenk bei Quadricepslähmung begünstigt die Einknickungsgefahr im Knie und kann das freie Gehen fast unmöglich machen. Man prüft das Vorhandensein dieser Contractur am auf dem Rücken liegenden Patienten; der Oberschenkel wird auf die Unterlage gepreßt und nun der Unterschenkel passiv gestreckt, normalerweise läßt er sich überstrecken. Bei der Spitzfußcontractur ist es von Wichtigkeit ·zu unterscheiden, ob die Contractur muskulär oder arthrogen ist; in ersterem Fall ist meistens die passiv korrigierte Spitzfußstellung bei gestrecktem Knie ausgesprochener als bei gebeugtem Knie, während bei arthrogen fixiertem Spitzfuß die Kniestellung keinen Einfluß auf die Contractur hat; eine Tenotomie würde hier in der Regel keinen Sinn haben.

Die Contractur bewirkt nicht nur Veränderungen der Gliedermechanik, sondern ruft auch Zerstörungen an denjenigen Knorpelpartien hervor, die ausgeschaltet sind. Endlich vermag eine Contractur eine Lähmung aufrecht zu erhalten, selbst wenn die ursprüngliche nervöse Störung gänzlich beseitigt ist. Die dauernde Dehnung eines Muskels verhindert in diesen Fällen sein Wiedererwachen, welches noch nach sehr langer Zeit eintreten kann, wenn der betreffende Muskel wieder in Entspannungslage gebracht wird (M. deltoides, Dorsalflektoren des Fußes und der Hand). Die Innenrotationscontractur im Schultergelenk nach sog. Entbindungslähmung beruht meistens auf einer Verletzung am Schultergelenk und ist nicht als Lähmungsfolge zu betrachten.

Als Begleitzustand einer Contractur sehen wir öfters eine Subluxation, besonders am Knie, wo der Unterschenkel auf den Kondylen des Femurs bei Beugecontractur nach hinten abrutscht. Diese Kniesubluxation bildet ein Hindernis für die Beseitigung der Beugestellung. Außerdem kommen hier bei teilweiser Lähmung der Kniebeuger noch abnorme Rotationssubluxationen vor.

3. **Das Schlottergelenk** ist dadurch gekennzeichnet, daß es abnorme Beweglichkeit besitzt. Gewöhnlich ist die Distraktionsfähigkeit des Gelenkes vermehrt. Am Schulter- und Hüftgelenk kann es in hochgradigen Fällen zu einer Luxation kommen. Die ligamentöse und kapsuläre Sperrung eines Schlottergelenks erfolgt erst später als beim normalen Gelenk; ein Beispiel hierfür ist das Genu recurvatum. In leichteren Fällen läßt sich an Scharniergelenken oft nur eine seitliche Wackelbewegung nachweisen. Bei der Prüfung ist zu beachten, daß auch normale Gelenke bei Mittelstellungen oft ein leichtes Wackeln zulassen; man untersuche somit das Gelenk in der normalen Endstreckstellung. Überstreckt man das veränderte Gelenk, so verschwindet auch hier das Wackeln.

4. **Vermindertes Wachstum** und Veränderungen an den Knochen selbst, z. B. die Coxa valga bei Lähmung der Beckenbeinmuskeln spielen praktisch keine besondere Rolle.

Behandlung: Nach Eintritt der Lähmung ist eine der wichtigsten Aufgaben die Verhütung der Contracturen. Der Oberarm ist im Schultergelenk rechtwinkelig abduziert und zugleich in mittlerer Rotationsstellung zu lagern. Der rechtwinkelig gebeugte Unterarm liegt also horizontal beim stehenden Patienten. Bei der sog. Geburtslähmung gebe man dem Arm größte Außenrotation im Verband. Bei Radialislähmung lagere man die Hand im Handgelenk dorsalflektiert, die Finger in den Grundgelenken gestreckt, in den Mittel- und Endgelenken gebeugt. Die Medianus- und Ulnarislähmung erfordern eine Schiene, die die Grundgelenke der 4 langen Finger rechtwinkelig beugt und die Mittel- und Endgelenke streckt. Es empfiehlt sich dringend, diese Handschienen, solange wie die Lähmung besteht, wenigstens nachts tragen zu lassen.

Zur Verhütung der Beugecontractur in der Hüfte lege man den Kranken häufig auf den Bauch und schiebe ein Kissen unter das Knie, das leicht gebeugt gestützt sein soll. Zugleich adduziere man den Oberschenkel. Das Kniegelenk muß in ganz geringer Überstreckung fixiert werden, wenn es gilt, eine Beugecontractur zu vermeiden. Einem Spitzfuß beugt man dadurch vor, daß die Fußsohle senkrecht zur Unterschenkelachse gelagert wird. Das für diese Zwecke häufig gebrauchte Einschieben einer Kiste am Fußende empfiehlt sich nicht, weil diese Vorrichtung eine ganz bestimmte Lagerung des Kranken und dauernde Streckung des Kniegelenkes bedingt. Vorzuziehen ist eine Schienung des Fußes, die unabhängig von der Lagerung wirkt. Für alle hier aufgezählten Bandagierungen genügen CRAMER-Schienen (Drahtgeflecht); um das lästige Durchdrücken der Drähte zu vermeiden, bedeckt man die Körperseite der Schiene mit einem in Wasser weichgemachten Karton. Auf Hohllagerung der Ellenbogen- und Fersengegend ist besonders zu achten.

Neben dieser Schienenbehandlung lasse man täglich mehrmals die gelähmte Extremität ausgiebig passiv und wenn möglich auch aktiv bewegen. Recht zweckmäßig ist Massage, um die Zirkulation günstig zu beeinflussen. Man hüte sich aber vor zu starkem Drücken und Kneten, weil hierdurch entartete Muskeln noch weiter geschädigt werden können.

Außerhalb des Bettes versehe man den Kranken in der Zeit, wo eine spontane Reparation noch möglich ist, mit Bandagen, die die großen Gelenke nicht völlig ruhigstellen, sondern einer Contractur vorbeugen und einen gewissen Halt geben sollen. Eine besondere Schwierigkeit der Konstruktion dieser Schienen liegt darin, daß sie die gelähmten Muskeln möglichst wenig drücken dürfen, um diese nicht noch weiter zu schädigen; vor allem gefährdet sind die eingelenkigen Muskeln und diejenigen mit mehrgelenkigen Sehnen, während die wahren mehrgelenkigen Muskeln infolge ihrer stärkeren Verschieblichkeit zum Knochen weniger empfindlich sind.

Sind die Lähmungsvorgänge zum Abschluß gekommen, besteht somit keine Aussicht auf weitere Verschlechterung oder Besserung, so kommen orthopädisch verschiedene Methoden in Betracht:

Zur Beseitigung der Contracturen findet vielfach die Osteotomie Verwendung. Besonders bei Hüftcontracturen (z. B. bei Lähmungen sämtlicher Beckenbeinmuskeln, mit Ausnahme des Tensor fasc. lat. und Sartorius) ist die subtrochantere Osteotomie allen anderen Methoden vorzuziehen. Bei Beugecontractur am Knie kann man die Fehlform durch eine suprakondyläre Osteotomie beseitigen; zu beachten ist hierbei die Gefahr einer Überdehnung der Gefäße und Nerven durch Korrektur. Am Fuß sind öfters Keilosteotomien des Tarsus am Platz, besonders bei Erwachsenen mit Hohlfuß oder Klumpfuß. Sehr befriedigende Erfolge erzielt man durch Osteotomie bei der sog. Geburtslähmung. Man durchmeißelt den Humerus etwa in der Höhe des Deltoideusansatzes und läßt nun den Knochen in Außenrotation des Armes anheilen.

In Wettbewerb mit dieser Knochenoperation stehen das forcierte Redressement und das langsame Korrigieren, bei dem durch ganz allmähliches Dehnen mittels einer Quengelvorrichtung oder durch Schrauben die eingegipsten oder sonstwie mit Hülsen versehenen Körperabschnitte in die gewünschte Lage gebracht werden. Die Gefahr eines Decubitus (besonders bei trophischen Hautstörungen) ist bei diesen Methoden stets zu bedenken und die Polsterung der Verbände und der Hülsen deswegen sehr sorgfältig vorzunehmen.

Die Arthrodese ist außer am Schultergelenk (Deltoideuslähmung) nur bei sehr hochgradigen oder vollständigen Lähmungen empfehlenswert. Im allgemeinen soll sie nicht vor dem 15. Lebensjahr gemacht werden. Die Schonung der Epiphysenlinie ist bei Jugendlichen ängstlich zu berücksichtigen, weil bei Verletzung der Wachstumszone die Extremität im Wachstum geschädigt wird; bei einseitiger Verletzung können sich schwere Fehlformen ausbilden. Sind nicht alle Muskeln eines Gelenkes gelähmt, so ist man besonders bei jugendlichen Individuen genötigt, noch längere Zeit eine Schiene nach der Arthrodese tragen zu lassen, weil selbst ein schwacher kontraktionsfähiger Muskelrest trotz Arthrodese Verkrümmungen hervorrufen kann. Wenn es die pekuniären Verhältnisse gestatten, ist eine Gelenkversteifung durch Bandagen einer Arthrodese vorzuziehen, weil hierdurch kein irreparabler Zustand geschaffen wird. Ein operativ versteiftes Ellenbogengelenk kann, mag es rechtwinkelig oder stumpfwinkelig eingestellt sein, bei vielen Verrichtungen sehr unbequem sein. Erzielt man die Versteifung durch einen feststellbaren gelenkigen Apparat, so vermag der Patient dem Gelenk die jeweils gewünschte Stellung zu geben.

Bei Lähmung beider Beine ist es zweckmäßig, das eine durch mehrere Arthrodesen in eine Stelze zu verwandeln. Läßt man bei totaler Beinarthrodese keine Stützhülse tragen, so läuft der Kranke Gefahr schon bei geringer Gewalteinwirkung sich das versteifte Bein zu brechen, weil die Kraft einen langen Hebelarm trifft, dessen Gerüst, die Knochen, noch dazu atrophisch ist.

Bei jeder Arthrodese ist die Stellung, in der das operierte Gelenk versteift werden soll, zu überlegen. Das Schultergelenk läßt man am besten bei mittlerer Rotation, Abduction um 80° und geringer Vorwärtslagerung des Oberarmes aus der Frontalebene versteifen. Das Ellenbogengelenk ist im allgemeinen rechtwinkelig zu fixieren, nur der Landarbeiter hat mehr Vorteil von einer

Streckstellung von 135° (völlig gestrecktes Ellenbogengelenk = 180°). Die Hüfte stelle man in Streckung ein, während das Knie leicht gebeugt sein soll. Ein in Streckstellung ankylosiertes Knie erschwert das Gehen und Sitzen außerordentlich. Die beste Fußstellung ist ein ganz geringer Spitzfuß, wegen des Stiefelabsatzes. Die Fußarthrodese ist komplizierten Sehnenplastiken meist vorzuziehen.

Ist man genötigt, am Bein mehrere Arthrodesen zu machen, so ist die Einstellung der Gelenke in Relation zu bringen. Beachtet man dies nicht, so zwingt man dem Kranken sehr unbequeme Haltungen auf, z. B. wenn die Hüfte in Streckstellung und das Knie in leichter Beugestellung versteift sind. Man gibt am besten diesen beiden Gelenken eine leichte Beugestellung und dem oberen Sprunggelenk eine geringe Plantarflexion.

Unbedingt ist bei jeder Einzeloperation das Zusammenspiel der statischen und kinetischen Verhältnisse des ganzen Körpers sorgfältig zu berücksichtigen.

Operationen an den Sehnen und Muskeln nebst deren Ersatz.

Die einfachste und in vielen Fällen recht gute Resultate erzielende Operation ist die Tenotomie. Bei progressiven Lähmungen ist sie mit wenigen Ausnahmen die einzig erlaubte Operation am Muskelsehnenapparat. Am häufigsten ist die Verlängerung der Achillessehne, die treppenförmig gemacht werden soll, weil bei querer Tenotomie eine Vereinigung der beiden Sehnenenden ausbleiben kann und dadurch ein Zustand geschaffen wird, der einer Lähmung der Wadenmuskulatur gleichkommt. Tenotomien in der Kniekehle sind stets offen zu machen, um die Gefahr einer Nervendurchschneidung zu vermeiden. Nach Heilung der Hautwunden gebe man stets noch auf 3 Wochen eine einfache Hülse, die die gewünschte Stellung aufrecht erhält. 4 Wochen nach der Operation beginne man mit kräftiger aktiver Gymnastik, damit der Muskel sich an die veränderten Verhältnisse anpaßt. In manchen Fällen kommen Fascien-, Bänder-, Kapseldurchschneidungen noch in Betracht.

Die Sehnenverkürzung ist weniger einfach zu machen und im Erfolg unsicherer. Sie darf nur möglichst nahe am Muskelbauch oder am peripheren Ansatz der Sehnen vorgenommen werden wegen der Verklebung der Sehnen mit der Nachbarschaft. Man sichere das Resultat durch langes Tragenlassen von Bandagen, die anfangs nur zwecks Übung abgelegt werden dürfen.

Um die durch die Lähmung verloren gegangene aktive Beweglichkeit wieder herzustellen, wird häufig eine Sehnenverpflanzung ausgeführt. Sie ergibt sehr gute Resultate, wenn man folgende Punkte beachtet:

1. Nur bei geistig vollwertigen Kranken, die das 10. Lebensjahr überschritten haben, operieren. Berücksichtigt man dies nicht, so ist die unbedingt nötige Übungsbehandlung meist nicht möglich.

2. Contracturen sind vor der Sehnenverpflanzung zu beseitigen, überdehnte Muskeln sollen sich vor der Operation erholt haben.

3. Systematische aktive Übung der Muskeln, deren Sehne verpflanzt wird, 14 Tage lang vor der Operation, und zwar Übung dieser Muskeln bei mechanischer Entspannung (z. B. Biceps bei gebeugtem Ellenbogen).

4. Nur die Sehnen von gut erhaltenen kräftigen Muskeln verpflanzen. Verwendet man teilweise gelähmte Muskeln, so ist der Erfolg meist fraglich. Bei rasch progredienten Lähmungen nicht operieren.

5. Möglichst einfachen Operationsplan ausführen und nicht alle normalen Funktionen ersetzen wollen. Rücksichtnahme auf die Mechanik der mehrgelenkigen Muskeln, damit man nach der Operation den Muskeln nicht Leistungen

an Hubhöhe und Dehnung zumutet, die sie schon normalerweise nicht ausführen
können (cf. S. 847, Quadriceps).

6. Vorsorge treffen, daß keine Verklebungen der verpflanzten Sehnen eintreten. Die beste Methode hierfür ist das Verfahren nach BIESALSKY MAYER.
das den vorhandenen Gleitapparat der Muskeln und Sehnen weitgehend aus-
nutzt.

7. Starke trophische Störungen der Haut sind häufig eine Gegenanzeige
der Operation.

8. Sehr sorgfältige Nachbehandlung, mit welcher der Erfolg der Operation
meist steht oder fällt. 10 Tage nach der Operation beginne man mit faradischer
Reizung des Muskels oder seiner Nerven. Eine passive Dehnung durch die
Schwerkraft der neuen Anheftung der Sehne am Knochen vermeide man. Vorsichtige passive Bewegungen. Nach 14 Tagen versuche der Kranke den operierten Muskel aktiv im Verband zu kontrahieren. Nach 3 Wochen Versuch,
die erstrebte Bewegung ohne Verband aktiv auszuführen unter Zuhilfenahme
starker faradischer Ströme und Auflegen der Hand des Patienten auf den Muskelbauch. Sehr zweckmäßig ist in diesem Stadium der BERGONIÉ-Apparat. Häufig
gelingt anfangs dem transplantierten Muskel das Halten besser als die Bewegung; z. B. ein als Quadricepsersatz überpflanzter Muskel kann zu einem
früheren Zeitpunkt den passiv vorher gestreckten Unterschenkel in dieser
Lage festhalten, während ihm die aktive Streckung des Unterschenkels noch
nicht möglich ist. Sobald nun der Kranke gelernt hat, mit der verpflanzten
Sehne Bewegungen hervorzurufen (sog. Umschaltung, die häufig ganz plötzlich mit voller Wirkung eintritt und die oft durch verschiedene Lagerung des
Kranken beim Einüben beschleunigt wird), übe man unermüdlich die neue
Bewegung sowohl unter Belastung als auch bei den Verrichtungen des täglichen
Lebens. Erst wenn die neue Bewegung automatisiert ist, darf man mit der
Nachbehandlung aufhören; die willkürliche Bewegung muß zu einer „unwillkürlichen" umgeformt werden. Die zentrale Umschaltung der Bewegungsimpulse
in bezug auf den motorischen Effekt beansprucht besonderes Interesse. Bei den
eingelenkigen Muskeln tritt die Umschaltung oder das Umlernen sehr viel
schwerer als bei den mehrgelenkigen ein. Dies hat seinen Grund darin, daß ein
mehrgelenkiger Muskel unter gewissen Umständen (geführte Wirkung der
Muskeln) schon normalerweise, ohne daß seine Lage zur Gelenkachse verändert
wird, antagonistisch wirken kann. Die ischiocruralen Muskeln z. B. beugen
nach hergebrachter Ansicht das Knie. Sie vermögen aber auch das Knie zu
strecken, wenn der Fuß desselben Beines den Boden berührt und das Becken
z. B. durch das andere gestreckte Bein bei der stehenden Versuchsperson
fixiert ist. Diese also schon normalerweise vorhandenen Umschaltungsfähig-
keiten erleichtern nun natürlich die Umlernung außerordentlich; es sind hier
nach der Operation keine eigentlichen neuen Assoziationen nötig.

Da es nicht im Rahmen dieses Abschnittes liegt, eine ausführliche Operations-
lehre zu geben, kann hier nur ein kurzer Überblick über die wichtigsten Plastiken
vermittelt werden.

Serratus. Ersatz durch einen Teil des Pectoralis major, der am Angulus
infer. scapulae befestigt wird.

Deltoideus. Arthrodese ist einer Sehnenplastik vorzuziehen. Sonst Verlagerung des Pectoralis major auf die Schulterhöhe nach temporärem Auf-
klappen der Clavicula, um die Gefäße und Nerven durchziehen zu können.

Triceps. Die Lähmung dieses Muskels ist nicht so harmlos, wie es gewöhnlich dargestellt wird; sie erschwert besonders das Benützen des Besteckes beim
Essen. Ersatz durch den Biceps.

Beuger des Ellenbogengelenkes. Ersatz durch einen Teil des Triceps.
Völlige Lähmung der Oberarmmuskeln (Ersatz der Ellenbogenbeuger).
Abmeißeln des Condylus medialis humeri und Implantation dieses Knochenstückchens mitsamt den hier inserierenden Handbeugern in die Vorderseite des Humerus handbreit oberhalb des Ellenbogengelenkes.

Lähmung von Fingerextensoren. Ersatz durch einen Extensor des Handgelenkes. Bei Lähmung der Beuger das Entsprechende von der Beugeseite.

Radialislähmung. Es sind verschiedene Methoden angegeben, die häufig aber in bezug auf die Finger nur eine Transmissionswirkung erzielen, und zwar infolge von sekundären Verklebungen. Sind z. B. die neuen Fingerstreckmuskeln bei Dorsalflexion der Hand mit der Umgebung verklebt, so muß eine Handgelenkbeugung eine Streckung der Finger hervorrufen, ohne daß eine Kontraktion der verpflanzten Fingerstrecker eintritt. Da dieser Mechanismus praktisch nicht ungünstig ist, verpflanzte ich die Handbeuger (Flex. carp. rad. und uln.) auf den Handrücken und fixierte die Strecksehnen der Finger an dem Unterarmknochen. Man erzielt hierdurch die Möglichkeit einer kräftigen Dorsalflexion der Hand, die mir wichtiger erscheint, als die aktive Streckung der Finger in allen Stellungen der Hand.

Glutaeus med. und min. Ihr Fehlen äußert sich durch das eigentümliche Watscheln. LANGE ersetzt diese Muskeln durch den Vastus lat. fem.

Glut. max. Seine Lähmung bringt, wenn sie beiderseitig ist, eine sehr schwere Bewegungsstörung hervor. Der Ausgleich dieser Lähmung ist ein noch ungelöstes Problem.

Quadriceps. Der Ausgleich dieser Lähmung ist eine besonders dankbare Aufgabe. Nach der klassischen Methode löst man die Kniebeuger am Unterschenkel ab, verlagert diese Enden auf die Patella und verstärkt das Ligamentum patellare. Bei diesem Vorgehen schafft man muskelmechanisch ungünstige Verhältnisse, weil die transplantierten Muskeln bei gleichzeitiger Beugung von Hüfte und Knie überdehnt und bei gleichzeitiger Streckung beider Gelenke allzu entspannt werden. Man stellt somit durch die Operation an die Muskeln Anforderungen, für die ihre Faserlänge nicht ausreicht. Ob sich die Faserlänge den veränderten mechanischen Verhältnissen nachträglich anpaßt, ist noch unentschieden. Um dieser Schwierigkeit aus dem Wege zu gehen, machte SILVERSKIÖLD den guten Vorschlag, die mehrgelenkigen ischiocruralen Muskeln dadurch eingelenkig zu gestalten, daß man ihren Ursprung am Tuber abtrennt und sie am Femur anheftet. Aus Gründen der muskulären Koordination verlagere ich den bei Poliomyelitis fast stets erhaltenen Sartorius und Tensor auf die Patella und schaffe dadurch eine straffe Verbindung zwischen Spina ant. sup. und Unterschenkel; streckt nun der Kranke das Hüftgelenk mit dem Glut. max., so erfolgt ·durch Transmissionswirkung auch eine Streckung des Kniegelenkes. Die Standsicherheit im Kniegelenk gewinnt erheblich durch diese Transplantation.

Da bei einer Quadricepslähmung häufig auch die Dorsalflektoren des Fußes geschädigt sind, so besteht infolgedessen ein Spitzfuß. Dieser Spitzfuß darf nicht völlig beseitigt werden, weil er dem Einknicken des Knies am Standbein entgegenwirkt. Bei der Quadricepsplastik darf man von der allgemeinen Regel, nur vollwertige Muskeln zur Plastik zu verwenden, allenfalls abgehen.

Lähmung der Fußmuskeln. Hier hat als Grundsatz zu gelten, nicht zu viel Funktionen durch komplizierte Plastiken anzustreben, so verlockend auch die Möglichkeiten sein mögen. Bei Fehlen der Dorsalflektoren verlagere man den Peron. long. in die Tibialisscheide. Fehlt der Triceps surae, so hefte man einen oder mehrere der meist noch vorhandenen anderen Plantarflexoren am Tuber·

calcan. an; besonders der Flex. hall. long. ist fast stets verfügbar. Alle übrigen
Plastiken. die am Fuß jeweils nötig sind, müssen in den Spezialwerken eingesehen
werden.

Operationen an den Nerven.

Die Frage der Transplantationen an Nerven selbst ist noch nicht genügend
spruchreif, um über sie hier zu berichten, wenn auch ermutigende Erfolge besonders bei der direkten Implantation in den Muskel vorliegen. Gegen die bisherigen Vorschläge ist einzuwenden, daß die Nervenoperationen schon im Zeitraum, wo noch eine Regeneration zu erwarten ist, gemacht werden sollen.

Orthopädische Apparatur.

Verspricht bei einer schlaffen Lähmung eine Operation keinen Erfolg, ist sie
nicht angezeigt oder wird sie verweigert, so kann man durch Bandagen dem
Kranken meist noch wesentlich nützen. Für Nachbehandlung nach Operationen
und zur Festigung von Schlottergelenken sind Apparate häufig unentbehrlich.
Mit einem Korsett kann man den Rumpf in jeder beliebigen Richtung stützen.
Man sieht auf keinem therapeutischen Gebiete soviel Fehler und Stümpereien.
wie bei der Verabfolgung von Korsetten. Dies hat seinen Grund darin, daß die
Ärzte die Konstruktion meist nicht einem Facharzt, sondern Kaufleuten oder
Handwerkern überlassen. Ein gutes Korsett hat folgende Bedingungen zu
erfüllen: 1. Fester Halt am Becken, so daß das Mieder weder nach unten noch
nach hinten vom Körper weggezogen werden kann. 2. Starrer, womöglich
in sich geschlossener Schulterring mit breiten kräftigen Pelotten an der Brust.
die ein Vorfallen des Brustkorbes aufhalten können. 3. Achselkrücken schmal und
in der Achselhöhle konkav gebogen, damit der Armplexus nicht gedrückt wird.
Ein übermäßiges Heben der Schultern ist außer bei Trapeziuslähmung überflüssig und lästig. 4. Schulterring und Beckenteil müssen starr untereinander
verbunden sein. 5. Der Rückenteil ist breitflächig. 6. Der Bauchteil ist nach der
Art einer Leibbinde zu gestalten. 7. Die Brust darf vorn möglichst wenig eingeengt werden, um die Atmung nicht allzusehr zu behindern.

Handelt es sich um die Bekämpfung einer Lendenlordose, wie es bei Rumpf-
lähmung häufig vorkommt, so muß das Korsett in der Gegend des Kreuzbeines
und der Schulterblätter einen kräftigen Gegenhalt bieten. Zur Ausführung eines
guten Korsettes eignet sich am besten die Kombination eines Stahlgerüstes
mit Stoff. Leder- oder Celluloid-Korsetts beeinträchtigen die Hautatmung
und sind im Sommer lästig.

Eine andere Rumpfstützvorrichtung ist die Liegeschale, die vor allem
bei spondylitischer Lähmung Verwendung findet. Die Schale soll so gearbeitet
sein, daß sie stark lordosiert und den Rumpf auch gegen seitliche Bewegungen
sichert. Besondere Sorgfalt ist darauf zu legen, daß weder die Kreuzbeingegend.
die Schulterblätter, noch die oberen hinteren Teile der Darmbeinschaufeln
gedrückt werden, wegen der Gefahr eines Decubitus. Bei Nichtverwendung
einer Liegeschale muß bei der Lagerung des Patienten ganz besonders auf folgende
Punkte geachtet werden: 1. Absolute Flachlagerung (Entfernung des Kopf-
keiles), erlaubt ist nur ein ganz dünnes Kopfkissen. 2. Aufrichten des Patienten
unter gar keinen Umständen erlaubt (z. B. beim Essen oder Stuhlgang). 3. Reinigung des Rückens oder Transport des Kranken zum Umbetten nur in Bauchlage. 4. Verwendung von Bettschüssel. Das Nichteinhalten dieser Vorschriften
bei floriden Spondylitiden stellt einen Kunstfehler dar. Die Glissonsche
Schlinge sollte endgültig aus dem therapeutischen Rüstzeug verschwinden.
Sie zur Ruhigstellung der Brust- oder Lendenwirbelsäule zu benutzen. ist gänzlich

falsch. Aber auch für die Behandlung der Halswirbelsäule ist sie unzweckmäßig, weil die distrahierende Wirkung nur gering und die Ruhigstellung unbedeutend ist.

Eine Halskravatte, die lordosiert, ist bedeutend nützlicher und weniger lästig für den Kranken.

Bandagen, die das Schultergelenk feststellen, erfüllen ihren Zweck meist nur unvollkommen und sind unbequem. Bei Oberarm-Unterarmhülsen beachte man, daß die Oberarmhülse möglichst weit hinaufreicht, damit ihr oberer Rand nicht den Radialis drückt und Lähmungen in seinem Gebiet hervorruft. Bei Lähmungen der Oberarmmuskeln bewährt sich am Apparat ein in den verschiedensten Winkelstellungen fixierbares Ellenbogengelenk besser als elastische Züge, allenfalls kann man beide Systeme kombinieren.

Bei der Fixierung des Handgelenkes beachte man, daß die Bandage den Daumenballen und die Grundgelenke der Finger auch auf der Beugeseite freiläßt, um die Beweglichkeit der Finger nicht zu beeinträchtigen. Zum Ausgleich der Radialislähmung sind eine Menge von Schienen konstruiert worden. Leider befriedigt keine nach allen Seiten. Die einfachste Radialisschiene besteht aus einem Metallband (an der Beugeseite des Unterarmes und der Hand), das an beiden Enden einen Querbügel trägt und durch eine Manschette um das Handgelenk befestigt wird. Diese Schiene beseitigt nur das Fallen der Hand. Ihr hauptsächlicher Nachteil ist, daß in der Hohlhand ein starrer Körper liegt, der unbequem für denjenigen ist, der mit Handwerkzeugen (Schaufel, Hobel usw.) arbeitet. Eine andere Konstruktionsreihe gestaltet die Schiene im Bereich des Handgelenkes beweglich und hebt die Hand durch elastische Züge. Dies künstliche Handgelenk darf aus mechanischen Gründen nicht exzentrisch am Rücken des Handgelenkes liegen, weil sonst die Bandage an der Hand bei jeder Bewegung reibt. Zur Streckung der Finger in den Handgelenken und zur Abduktion des Daumens werden den Schienen noch besondere Teile angefügt, die meistens umständlich anzuziehen sind und kosmetisch ungünstig auffallen. Alle diese Nachteile sprechen für eine operative Behandlung der Radialislähmung.

Bei Medianuslähmung kann man dadurch Nutzen stiften, daß man den Daumen in federnde Opposionsstellung bringt.

Sind die Finger zum Greifen unbrauchbar, das Handgelenk aber noch beweglich, so bringe man an einer Unterarmmanschette einen Zapfen an, der in die Hohlhand reicht. Der Kranke vermag nun leichtere Gegenstände zwischen Hand und diesen Zapfen einzuklemmen.

Hochgradige Lähmungen eines Armes können einigermaßen durch Bandagen wettgemacht werden, die nach den Prinzipien künstlicher Arme gebaut sind. Oft ist dem in dieser Art Gelähmten schon mit einem einfachen Haken an der Hand sehr gedient. Um das auffallende und sehr unschöne schlaffe Herabhängen des Armes zu verdecken, verabfolgen wir kinetische Bandagen, die Bewegungen eines nicht gelähmten Körperteiles auf den gelähmten Arm übertragen.

Handgelähmten gebe man im Winter gefütterte Fausthandschuhe. Bei Sensibilitätsstörungen an den Fingern armiere man für Raucher den Handschuh an den Fingerbeeren des Zeigefingers und Daumens mit unterfütterten Metallblättchen, um die schlecht heilenden Verbrennungen zu verhüten.

Die Lähmung eines Glut. max. erfordert meist keinen Apparat, bei doppelseitigem Ausfall dieses Muskels ist es jedoch nötig den Körper weitgehend maschinell zu stützen. Korsett und zwei Beinapparate werden kaum zu umgehen sein; die künstlichen Hüftgelenke verlagere man etwas nach vorn, statte sie mit einer Arretierungsvorrichtung aus und verbinde außerdem hinten das

Korsett mit der Oberschenkelhülse mit kräftigen Gummizügen. Eine Psoaslähmung kann man dadurch teilweise ausgleichen, daß man durch eine kinetische Bandage das Schulterheben zum Vorschwingen des Oberschenkels ausnützt. Lähmungen des Quadriceps begegnet man durch Apparate, bei denen der fehlende Muskelzug durch elastische Züge ersetzt wird, die das Knie nach hinten drücken. Die Oberschenkelhülse soll hinten flächenhaft sein und möglichst weit hinaufreichen, um den Ischiadicus nicht zu schädigen. In gewissen Fällen kann man auch kinetisch das Knie strecken. Bei kompletten Unterschenkellähmungen muß man einen Hülsenapparat geben, der den ganzen Unterschenkel und den Fuß umschließt, Fuß und Unterschenkel sind durch künstliche Knöchelgelenke und außerdem vorn und hinten durch Gummizüge verbunden. Fehlerhaft ist, die Unterschenkelhülse schon in der Mitte der Wade enden zu lassen. Bei der Peroneuslähmung genügt meist eine leichte Bandage, die an jeden gewöhnlichen Stiefel angebracht werden kann und nach außen kaum sichtbar ist. Nur bei Leuten, die auf sehr unebenem Boden gehen müssen (Bauern), ist die Verabfolgung eines Hülsenapparates angezeigt.

Da infolge Unterschenkellähmungen häufig Fußdeformitäten auftreten, muß man diese entweder durch Hülsenapparat oder durch Einlagen bekämpfen. Die letzteren müssen so gebaut sein, daß sie vor allem die Valgus- bzw. Varusstellung korrigieren, was durch die gewöhnlichen Fabrikeinlagen nicht erreicht wird. Ist ein Hohlfuß infolge einer Lähmung entstanden, so muß die Einlage die Metatarsen hinter ihren Köpfchen abstützen, um eine Metatarsalgie (vorderer Ballenschmerz) zu verhüten oder zu beseitigen.

Beinlähmungen erfordern zweckentsprechendes Schuhwerk. Das Anziehen des Stiefels kann dadurch wesentlich erleichtert werden, daß man die Schnürung weiter als gebräuchlich nach vorn gehen läßt. Niedere Absätze sind bei Schwäche oder Lähmung des Quadriceps angezeigt, weil ein hoher Absatz das Einknicken im Knie begünstigt. Zum Ausgleich von Verkürzungen erhöhe man außer dem Absatz auch den vorderen Teil des Stiefels. Die Erhöhung hier soll etwa die Form eines Tintenlöschers haben, um das Abrollen des Fußes zu erleichtern.

2. Fehlgang und Fehlform bei spastischer Lähmung.

Bei spastischen Lähmungen höheren Grades wird die Gliedermechanik symptomatisch beeinträchtigt durch Spasmen, Herabsetzung der willkürlichen Innervation der spastischen Muskeln, sekundäre Atrophie der Antagonisten der spastischen Muskeln, Kontrakturen, zentrale Koordinationsstörungen, gesteigerte Reflexerregbarkeit und Mitbewegungen, Vermehrung der muskulären Koordination und endlich in einigen Fällen durch Luxationen und Wachstumsstörungen. Da die spastische Überinnervation der Muskeln auf die verminderte Hemmung des Überspringens der sensiblen Erregungen auf die motorischen peripheren Bahnen zurückzuführen ist, so richtet sich ein Teil der therapeutischen Maßnahmen darauf, die peripheren Reflexbögen zu schädigen, um dadurch die motorischen Impulse herabzusetzen. Die hierfür vorgeschlagenen Operationen setzen insgesamt eine sehr sorgfältige und lange Nachbehandlung mit Üben und Lagerungsapparaten voraus. Die Spasmen kehren aber trotzdem, zum Teil wenigstens nach Jahr und Tag wieder, wenn man nicht sehr weitgehende Ausschaltungen gemacht hat, die aber wiederum andere Nachteile mit sich bringen (Lähmungen auf motorischem oder sensiblem Gebiet). Im ganzen zwecklos sind diese Operationen am Reflexbogen für Beseitigung von sekundären Schrumpfungen der Weichteile, ferner bei geistig Minderwertigen.

Am motorischen Neuron greift die STOFFELsche Operation an. Man reseziert hierbei entweder einzelne motorische Äste, die einen Muskel versehen, entweder dicht am Muskel oder in Verlauf eines Nervenstammes. Der Erfolg der Operation ist eine mehr oder minder ausgebreitete schlaffe Lähmung im Muskel, dessen restliche Fasern weiter spastisch bleiben. Die STOFFELsche Operation ist von Vorteil am Arm und bei leichteren Spasmen am Unterschenkel. Radikaler und deshalb für gewisse Fälle wirksamer, ist die totale Durchschneidung eines oder mehrerer motorischer Nerven. Am Arm kommen hierfür in Betracht vor allem die Nerven, die die Pronation vermitteln und am Bein die Nn. obturatorii, die unter Umständen extraperitoneal im kleinen Becken durchschnitten und reseziert werden. Wenn auch der ohnehin nach den verschiedensten Richtungen kranke Muskel durch die STOFFELsche Operation noch weiter geschädigt wird, so liegt doch ein Vorteil darin, daß der Muskel leichter dehnbar wird. Sorgt man nun dafür, daß eine Dauerdehnung zustande kommt, vor allem durch die jetzt erleichterte Tätigkeit der Antagonisten, so tritt eine Abschwächung der Spasmen im gedehnten Muskel ein.

Die Nervendurchschneidung ist besonders dort angezeigt, wo eine Teno- oder Myotomie schwer möglich ist.

FÖRSTER zeigte einen Weg, um den sensiblen Zustrom zum Rückenmark einzudämmen. Man erreicht dies durch Resektion mehrerer sensibler Wurzeln im Wirbelkanal. Der Vorteil dieses Vorgehens liegt darin, daß die paretische Komponente der spastischen Lähmung nicht wie bei STOFFEL vermehrt wird, und daß die pathologischen Mitbewegungen und störenden Fremdreflexe nachlassen. Da die Operation aber einen schweren Eingriff darstellt, soll sie nur bei sehr hochgradigen Spasmen vorgenommen werden, die nicht progressiv sind.

Um die sensiblen Erregungen herabzusetzen, kann man auch die sensiblen Perzeptionsorgane soweit ausschalten, daß die Spasmen verschwinden. MAGNUS spritzte zu diesem Zweck Novokain in die Muskulatur, wodurch nur eine Lähmung der sensiblen Endorgane erfolgt. Diese Lähmung hält aber nur kurze Zeit vor.

v. BAEYER exstirpierte zu gleichem Zweck die großen Muskelfascien, womit die zahlreichen sensiblen Empfangskörperchen in den Fascien beseitigt werden und zugleich der Binnendruck im Muskel bei jeder Kontraktion gemildert wird. Dieser Druck erregt die propriozeptiven Elemente im Muskel und erzeugt scheinbar im wesentlichen die Spasmen. Diese Methode erzielt in gewissen Fällen recht befriedigende Resultate.

Um die motorischen und sensiblen Erregungen zugleich zu mildern, isolierte v. BAEYER am Oberarm die Nn. ulnaris und medianus und legte sie, ohne ihre Kontinuität zu verletzen, in einen Hautkanal. Die beiden Nerven werden hierdurch in ihren sensiblen und motorischen Bestandteilen teilweise geschädigt und sind jederzeit weiteren Beeinflussungen durch Druck oder Kälte zugänglich. Die Untersuchungen in dieser Richtung sind noch nicht abgeschlossen, ich bringe sie jedoch, um zum weiteren Ausbau der Therapie spastischer Lähmungen anzuregen. Man sollte die Möglichkeit haben, die propriozeptiven Bahnen allein, etwa an der hinteren Wurzel schädigen zu können.

Nicht operativ kann man in nicht wenigen Fällen (besonders bei multipler Sklerose, amyotrophischer Lateralsklerose) die Spasmen dämpfen durch leichte Umschnürung der spastischen Körperabschnitte mit unelastischen Bändern. Für eine Extremität genügen etwa 4 derartige einige Zentimeter breite Gurten (v. BAEYER). Die Spannung in den Muskeln läßt augenblicklich nach und der Kranke vermag sich besser zu bewegen. Der Versuch mit diesem einfachen

Verfahren sollte bei allen leichten und mittelschweren Fällen gemacht werden. Diese Therapie gründet sich auf die Lehre Verworns, daß Hemmungen durch Interferenz zweier Reize und nicht durch besondere assimilatorische Prozesse zustande kommen. Hemmungen als solche werden übrigens auch nicht weiter geleitet, eine Tatsache, die gegen die hergebrachte Hemmungstheorie spricht.

Der eine Teil der interferierenden Reize, die die Zellen des Reflexbogens treffen, wird durch die sensiblen Erregungen aus den propriozeptiven Elementen der Peripherie dargestellt, die anderen durch Erregungen, die von höher gelegenen Zentren herabströmen. Da nun beim Spastiker die vom Zentrum herabströmenden Reize mehr oder minder fehlen, so muß man sie durch eine andere Reizserie ersetzen; bei der Bändertherapie werden diese Ersatzreize dadurch in der Haut erzeugt, daß der kontrahierte Muskel die Haut gegen die Bänder drückt und sie reizt.

Zur Linderung des Fehlganges infolge spastischer Kontraktionen kann man auch die Muskeln selbst operativ angehen. Der einfachste Eingriff, der von vielen Orthopäden besonders bevorzugt wird, ist die Tenotomie, die in der Regel in einer Verlängerung der Sehne besteht und nicht zu einer dauernden Kontinuitätstrennung führen soll. Der Wert der Tenotomie beruht darauf, daß der Muskel an Hubhöhe verliert, die spastische Kontraktur aufgehoben, die sensible Erregung (Reflexerregbarkeit) im Muskel bei Entfernung seiner Insertionspunkte herabgesetzt wird und daß endlich die dauernde Überdehnung der Antagonisten fortfällt.

Bei Tenotomie mehrgelenkiger Muskeln wird die Wirkung der muskulären Koordination, die beim Spastiker in störender Weise verstärkt ist, abgeschwächt. Streckt z. B. ein Kranker mit Spasmen im Gastrocnemius das Knie, so wird zwangsläufig durch Transmissionswirkung des verkürzten mehrgelenkigen Muskels die Fußspitze gesenkt; tenotomiert man nun die Achillessehne, so fällt die der Kniebewegung durch den Muskel koordinierte Bewegung im oberen Sprunggelenk fort. Außerdem können noch weitere mechanische Vorteile durch eine Tenotomie erreicht werden. Mit der Achillotenotomie des spastischen Spitzfußes z. B. beseitigen wir die Ursache für den sekundären Plattfuß und die Beschwerden an den Zehenballen und heben einen der Hauptgründe für die Überstreckstellung des Knies auf. Ferner kommt die scheinbare Verlängerung des Beines in Fortfall. Beim Apoplektiker sollte dieser kleine Eingriff viel häufiger ausgeführt werden. Beugekontraktur am Knie kann eine Gegenanzeige der Achillotenotomie sein, weil der Spitzfuß bis zu einem gewissen Grade kniestreckend wirkt. In manchen Fällen, wo der Fußklonus bei Aufsetzen des Fußes vorwiegend störend in Erscheinung trat, machte ich mit Vorteil eine offene Verlängerung der Sehnenzüge, die zum Soleus gehören, weil das Phänomen des Fußklonus auf rhythmischen Kontraktionen nur dieses Muskels beruht.

Über den Wert von Sehnenplastiken sind die Ansichten geteilt. Die ursprüngliche Vorstellung, daß man durch derartige Operationen die überschüssige Kraft der einen Seite auf die andere übertragen und hier nutzbringend zur Verwendung kommen lassen kann, ist wohl sicher nicht richtig, weil einerseits keine überschüssige willkürliche Kraft, sondern nur dem Willen mehr oder weniger entzogene Spasmen bestehen und andererseits die ohnehin gestörte zentrale Koordination durch eine Muskelverlagerung noch weiter erschwert wird. Die mit Plastiken erreichten Erfolge beruhen wohl im wesentlichen darauf, daß sie die Vorteile einer Tenotomie und Fascienexstirpation bieten. Durch das Vorverlagern der Kniebeuger auf die Patella erreicht man auch, daß beim Sitzen die transplantierten mehrgelenkigen Muskeln einer übermäßigen Dehnung ausgesetzt werden, wodurch die Spasmen günstig beeinflußt werden.

Will man auf rein mechanischem Wege den Spasmen entgegenwirken, so empfiehlt sich die Verwendung von elastischen Kräften, die die Antagonisten unterstützen. Bei Kniebeugespasmen z. B. ein Gummizug vom Becken zum Unterschenkel analog dem Rectus femoris oder bei Spitzfuß ein sogen. Peronaeuszug. Auch hier ist es günstiger mehrgelenkige Züge anzubringen, weil man auf diese Weise unter Umständen die Bewegung eines weniger gehemmten Gelenkes für die Funktion des spastisch fixierten Gelenkes durch Transmission ausnützen kann. In schweren Fällen kann man genötigt sein, Hülsenapparate mit Gelenksperrvorrichtungen zu verordnen.

Als Folgezustände der Spasmen treten Kontrakturen ein, die einer Behandlung große Widerstände entgegenzusetzen vermögen. Es können alle Weichteile, einschließlich der Gefäße und Nerven verkürzt sein. Die Kontrakturen weisen in ihren Erscheinungen eine gewisse Gesetzmäßigkeit auf, analog den ursprünglichen Spasmen. FOERSTER führt dies auf die anfängliche Lagerung der Gliedabschnitte zurück. Nach ihm wird in denjenigen Muskeln, deren Insertionspunkte lange Zeit hindurch einander genähert sind, der Spasmus begünstigt. Für die Prophylaxe und die Behandlung der Spasmen und Kontrakturen ist diese Beobachtung sehr wichtig.

EVERSBUSCH glaubte auf Grund von Versuchen am Lebenden, die typischen Stellungen der Glieder bei den einzelnen Spastikern auf die Wirkung schwacher und starker Reize auf die verschieden erregbaren Beuger und Strecker zurückführen zu können. Die Versuche wurden in der Weise angestellt, daß beim Narkotisierten mit abgestuften elektrischen Strömen der Plexus, z. B. am Oberarm durch die Haut hindurch gereizt und dadurch die einzelnen Stellungen erzielt wurden. Die Methode ist aber nicht beweisend, weil die Stromschleifen im Körper nicht berücksichtigt wurden und weil bei dieser Versuchsanordnung die sensiblen Bahnen in Erregung kommen mußten, wodurch nicht übersehbare Umkehrreflexe, die äußerst labil sind, auftreten können.

Außerordentlich wichtig ist die Verhütung von Schrumpfungskontrakturen. Man lagere deshalb die Extremitäten wenigstens nachts in Stellungen, die den zu erwartenden Kontrakturen entgegengesetzt sind. Dem Schultergelenk gebe man eine Schiene oder dergleichen, die den Arm in Abduktion und Außenrotation hält. Das Ellenbogengelenk bedarf zweier Lagerungsvorrichtungen, die abwechselnd getragen werden und Lagerung in völliger Streck- und Beugestellung zulassen. Die Hand bandagiere man in Dorsalflexion, die Finger in Streckung, unter Erzwingung extremer Supination des Unterarmes. Die Hüfte erfordert Streckung und Abduktion; das Knie ist analog dem Ellenbogengelenk zu behandeln und der Fuß etwa rechtwinkelig zu halten.

Ausgebildete fixierte Kontrakturen erfordern meist blutige Eingriffe, Verlängerung der Sehnen durch plastische Tenotomie oder am Unterarm durch Resektion eines Stückes beider Knochen, Myotomien, Fasziendurchschneidung, Osteotomie usw. Neben diesen Operationen ist in der Regel noch ein gewaltsames Redressement nötig. Bei nicht zu schweren Fällen erzielt man durch ganz langsames Dehnen (quengeln, schrauben) oft noch gute Erfolge.

Die Operationen an Spastikern erfordern eine besonders sorgfältige und langdauernde Nachbehandlung, andernfalls die Spasmen und Kontrakturen wieder erneut auftreten.

Die fast immer notwendige nächtliche Lagerung der operierten Körperteile entspricht in den meisten Fällen derjenigen, die wir bei der Verhütung der Kontrakturen angeführt haben, nur kann beim Ellenbogen und Knie der Stellungswechsel fortfallen. Zur Nachbehandlung von Kniebeugekontrakturen soll man eine Überstreckung in diesem Gelenk anstreben. Recht zweckmäßig für alle diese Lagerungsapparate sind die von LANGE angegebenen einfachen Celluloid-Gurt-Stahldrahthülsen, die dauerhaft und gegen Feuchtigkeit beständig sind. In schweren Fällen kommt man bei Tag nicht ohne stabile Hülsenapparate aus, die mit feststellbaren Gelenken versehen sein müssen. Der Kranke mit Spasmen an den Beinen lernt mit diesen Hilfsmitteln oft erst wieder das Stehen und Gehen und kann diese Funktionen üben, so daß er dann gegebenenfalls allmählich die Bandagen entbehren kann. Bei Kindern mit schweren Spasmen beider Beine, vor allem, wenn sehr lebhafte Beugereflexe vorliegen, verwandeln wir beide Beine und das Becken durch Schienen in ein starres Ganzes. Daneben sind noch Stöcke für beide Hände nötig, um das Fortbewegen, das in einem Drehen um das jeweilige Standbein besteht, zu erleichtern. Unerläßlich für die Behandlung und Nachbehandlung von Spastikern sind passive und aktive Übungen, ohne die nur in den seltensten Fällen Erfolge zu erzielen sind. Die Übungen müssen täglich, womöglich mehrmals, Monate, selbst Jahre hindurch mit äußerster Konsequenz durchgeführt werden. Die Resultate lohnen die Mühen.

Die passiven Bewegungen dienen dazu, den Kontrakturen entgegen zu arbeiten und Bewegungsvorstellungen zu schaffen. Der Kranke muß deshalb seine Aufmerksamkeit auf die Bewegung angespannt lenken und soll zur Ausarbeitung der zentralen Bahnen und Umschaltestellen versuchen, die passiven Bewegungen aktiv mitzumachen. Diese Übungen ergänzt man zweckmäßig durch Faradisieren, das bei empfindlichen Kindern jedoch weniger empfehlenswert ist. Bei der passiven Gymnastik beachte man die Kuppelung mehrerer Gelenke durch die mehrgelenkigen Muskeln (muskuläre Koordination). Man mache vor allem gegenläufige Bewegungen, z. B. bei gestreckter Hüfte Beugung im Knie oder bei gebeugter Hüfte Kniestreckung und Hebung der Fußspitze; an der Hand bei dorsalflektiertem Handgelenk Streckung der Finger usw. Der Ausführung dieser gegenläufigen Bewegungen kommt eine besonders dehnende Wirkung zu.

Die aktive Gymnastik dient der Bahnung der motorischen Impulse, Kräftigung der Muskeln und ihrer Unterwerfung unter den Willen. Um die spastischen Muskeln möglichst wenig zu kräftigen und doch ihre Innervation zu üben, schalte man bei den Übungen möglichst jeden Widerstand, auch den der Schwerkraft aus. Anders liegt es bei den Antagonisten spastischer Muskeln, denn hier streben wir eine Kräftigung an. Diese Muskeln sind atrophisch infolge der langdauernden Dehnung und des verminderten Reizzuflusses. Diese Verhältnisse liegen nicht durchweg vor, doch dürften sie in der Mehrzahl der Fälle vorhanden sein. Die Übung der willkürlichen Innervation der atrophischen Antagonisten ist ein weiteres Ziel der Therapie.

Bei der aktiven Gymnastik der Spastiker muß die bei diesen Kranken wesentlich erhöhte muskuläre Koordination ebenfalls berücksichtigt werden. Dem Spastiker gelingen die gegenläufigen Bewegungen nur schwer oder gar nicht, sie sind deshalb besonders zu üben, z. B. im Stehen das Beugen der Hüfte und zugleich das Vorschleudern des gebeugten Unterschenkels, oder bei gestreckter Hüfte Beugen des Knies und Senken der Fußspitze.

Außer diesen mehr oder minder isolierten Bewegungen übe man die im täglichen Leben vorkommende komplexe Gliedermechanik, also das Stehen (anfangs unter Anlehnung an eine Wand), Gehen, Laufen, Treppensteigen; mit dem Arm das An- und Ausziehen, Knöpfen, Benützen des Eßbesteckes. Sehr zweckmäßig sind Übungen, die geistig anregend sind, wie wir sie z. B. durch Spiel und Sport oder durch Handarbeit vermitteln können.

Außer durch Einschalten von Gegenkräften kann man die Übung dem Spastiker noch dadurch erschweren, daß man ihn in abnorme Lagen oder Stellungen bringt.

Bei den aktiven Übungen ist darauf zu achten, daß die unzweckmäßigen Mitbewegungen unterdrückt werden, sei es durch fremden Widerstand oder durch eigene Aufmerksamkeit des Kranken.

Zur Bekämpfung der Athetose kann man Ruheübungen versuchen. Spastische Luxationen sind undankbar in der Behandlung, sie erfordern sehr erhebliche blutige Eingriffe. Die Wachstumsstörungen am Bein gleicht man wie diejenigen bei schlaffen Lähmungen durch erhöhte Stiefel oder Verlängerungsbandagen aus. Diese Vorrichtungen können öfters auch bei scheinbarer Verkürzung des Beines als Folge von Kontrakturen guten Nutzen bringen.

3. Ataxie.

Die Ataxie bei Tabes, FRIEDREICHscher Krankheit, Neuritis und multipler Sklerose ist öfters selbst noch in ganz schweren Fällen besserungsfähig durch eine sorgfältig durchgeführte Übungstherapie, die an anderer Stelle beschrieben ist. Durch orthopädische Maßnahmen läßt sie sich weitgehend unterstützen. In nicht seltenen Fällen kann man dem Kranken durch ein leichtes Korsett, das vorwiegend dazu dienen soll, den Rumpf zu stützen, nützen. Von schweren Hülsenapparaten an den Beinen ist im allgemeinen abzuraten.

Tabes. Da die Übungstherapie in der Hauptsache eine Schulung und Ausnützung der peripheren sensiblen Merkmale anstrebt, kann man mit Vorteil die Reizung der Haut durch die Bewegungen dadurch vermehren, daß man auf die Haut einen Druck von außen wirken läßt. FOERSTER gibt aus dieser Überlegung heraus einen Beckengürtel mit Pelotte im Bereich des Trochanter major, der das seitliche Wegkippen des Beckens entschieden vermindert. In weiterem Maß kann man die Hautsensibilität zur Bekämpfung der Ataxie ausnützen, wenn man die Bewegungen distaler Körperabschnitte auf proximaler gelegene Hautpartien mechanisch überträgt, wo die Oberflächensensibilität länger erhalten bleibt (Substitution der Sensibilität). Da das Gefühl für die Bewegungen hauptsächlich durch die Haut vermittelt wird, muß man sich, bevor man einen Apparat, der die Bewegungen zentralwärts übermittelt, verordnet, davon überzeugen, wie weit die Oberflächen- und Tiefensensibilität der Haut gestört ist.

Um die Oberflächensensibilität zu prüfen, kratzt man strichförmig leicht die Haut und läßt sich die Richtung des Striches bei geschlossenen Augen des Patienten angeben. Über die Tiefensensibilität unterrichtet man sich dadurch, daß man eine Fingerkuppe kräftig auf der Haut aufsetzt und nun, ohne mit dem Finger abzugleiten, die Haut nach den verschiedenen Richtungen möglichst weit verschiebt. Der Kranke gibt nun bei geschlossenen Augen die Richtung der Hautverschiebung in den gestörten Partien in einer merkwürdig regelmäßigen Weise falsch an. In sehr vielen Fällen tritt diese Abstumpfung des Hautverschiebungsgefühles an den Unterschenkeln eines Tabikers schon in sehr frühen Stadien der Erkrankung auf. Die Störung des Hautverschiebungsgefühles reicht meist wesentlich weiter zentralwärts als die der Oberflächensensibilität (v. BAEYER).

Die ataktischen Bewegungen des Tabikers beruhen aber nicht nur darauf, daß er nicht mehr fühlt, welche Stellung seine Glieder einnehmen, sondern auch auf der Hypotonie der Muskeln. Die normalerweise durch den tonisch gespannten Muskel bedingte Bremsung der Bewegung fällt fort, die Bewegung schießt über das Ziel hinaus. Die Innervation braucht beim hypotonischen Muskel wahrscheinlich länger, um eine Gelenkbewegung hervorzurufen; um dies auszugleichen, werden die Impulse verstärkt und erzeugen schließlich eine übermäßige Kontraktion.

Von besonderer Bedeutung sind auch hier wieder die Verhältnisse an den mehrgelenkigen Muskeln. Wie schon mehrfach erwähnt, sind die Gelenke einer Extremität in ihren Bewegungen bis zu einem gewissen Grade durch die tonisch gespannten mehrgelenkigen Muskeln voneinander abhängig (die Beugung der Hüfte bedingt z. B. eine Beugung des Knies und setzt dem Strecken des Knies [Vorpendeln beim Gang] einen Widerstand entgegen). Sind nun die Muskeln hypotonisch, so fällt die muskuläre Koordination mehr oder minder fort. Der Kranke muß den nun normalerweise fast automatischen, durch die Kuppelung bewirkten Vorgang durch Einzelinnervationen ersetzen. Wenn nun diese Einzelinnervationen auch gestört sind, wie ich es oben dargelegt habe und wie es weiterhin sich aus den beim Tabiker mangelhaften Reflexvorgängen ergibt, so muß der geregelte Bewegungsablauf in besonderem Maß erschwert sein. Der Fortfall der muskulären Koordination äußert sich vorwiegend, wie mir scheint, in dem Unterbleiben der Bremsung der Bewegungen.

Da diese Störung in der peripheren Koordination ihre Ursache in dem Fehlen der Muskelspannung hat, so war der Versuch angezeigt, die notwendige Spannung durch elastische Kräfte außerhalb des Körpers zu ersetzen (Substitution des Tonus). Mit einer leichten und nicht auffallenden Bandage (Tonusbandage) kann man diesen Zweck weitgehend erfüllen. Sie dient zugleich dazu, die Bewegungen peripherer Gliederabschnitte auf höher gelegene noch empfindliche Hautabschnitte zu übertragen, wodurch in gewissem Grade neue Reflexbögen geschaffen werden und die Augenkontrolle der Bewegungen überflüssig werden kann. Ein dritter Vorteil der Bandage besteht darin, daß sie die Gelenke wieder kraftschlüssig macht, wodurch sie geschont werden. Die Tonusbandage besteht aus einem korsettähnlichen Leibchen und aus je zwei zirkulären Bändern ober- und unterhalb des Knies. Das Leibchen, die Bänder und die Stiefel sind durch kräftige Gummizüge, die großenteils die Anordnung der mehrgelenkigen Muskeln haben und durch einzelne eingelenkige Züge ergänzt sind, verbunden. Die Konstruktion richtet sich nach den jeweiligen Fehlgängen.

Der Erfolg mit dieser Bandage bestand nun in nicht wenigen Fällen darin, daß die Patienten sofort ohne Augenkontrolle und ohne Stock stehen und gehen konnten, daß das Rombergsche Phänomen verschwand und daß die Bewegungen der Beine wieder normaler wurden. Besonders gut wurden die Resultate, wenn wir mit der Substitutionstherapie Übungen verbanden. Eine Gewöhnung an die Bandage, so daß sie allmählich immer weniger nützte, wurde nicht beobachtet, im Gegenteil der Nutzen nahm zu. Sonderbarerweise zeigt sich nach Abnahme der Bandage meist eine deutliche günstige Nachwirkung derselben.

Bei erheblichem Genu recurvatum oder bei besonders starkem Umknicken des Fußes lassen sich Hülsenapparate nicht vermeiden, doch müssen sie sehr leicht gebaut sein.

Die Ataxien bei Friedreichscher Krankheit, Neuritis und bei multipler Sklerose können durch die Tonusbandage ebenfalls gemildert werden. Daß die Tonusbandage nur ein rein symptomatisches Hilfsmittel ist, braucht wohl kaum erwähnt zu werden.

4. Trophische Störungen an Knochen, Gelenken und Haut.

Die orthopädische Behandlung dieser Störungen besteht in Beschaffung von Stütz- und Entlastungsbandagen. Für die Bewegung und Stützung der Wirbelsäule gelten dieselben Grundsätze, die im vorhergehenden bei Besprechung der schlaffen Lähmung (S. 848) angegeben wurden.

Arthropathie des Hüftgelenkes.   Da die Diagnose der Bewegungen im Hüftgelenk häufig Schwierigkeiten verursacht, beachte man folgende, ziemlich regelmäßig in Erscheinung tretende differentialdiagnostische Merkmale. Bei tuberkulöser Hüftgelenkentzündung sind alle Bewegungen aufgehoben oder mindestens sehr beschränkt. Bei der Arthritis deformans sind Beugung und Streckung in weitem Umfang möglich, Rotation und Abduktion aber aufgehoben bzw. eingeschränkt. Häufig Knieschmerzen. Die Psoaskontraktur (Psoasabszeß infolge von Wirbelkaries) bedingt im wesentlichen nur eine erhebliche Einschränkung der Streckung. Bei Ischias sind alle passiven Bewegungen frei, vorausgesetzt, daß man den Unterschenkel mitläufig bewegt. Die neuropathische Arthropathie gleicht der Arthritis deformans, doch sind dabei die

Gelenke meist beweglicher. Ist sie mit einer nicht konsolidierten Schenkelfraktur oder Luxation kombiniert, so finden wir eine achsiale Verschiebbarkeit des Oberschenkels.

Der Stütz- und Entlastungsapparat bei Hüftgelenkveränderungen besteht aus einem Beckenkorb und Beinbandage; er muß eine horizontale Stützfläche für das Becken bieten. Man prüft den richtigen Sitz des Apparates dadurch, daß man den stehenden Kranken das gesunde Bein heben läßt. Bei entsprechender Bauart darf hierbei die Ferse die Sohle des Fußteiles nicht berühren. Ferner darf die Unterschenkelhülse die Gegend unter dem Knie nicht fest umfassen, um die Entlastung nicht illusorisch zu machen.

Kniegelenk. Die Entlastung dieses Gelenkes erfolgt in gleicher Weise, wie die des Hüftgelenkes, nur kann der Beckenkorb fortfallen. Um einen Erguß ins Gelenk zurückzudämmen ist es zweckmäßig, unter dem Apparat noch eine elastische Kniekappe tragen zu lassen, die bei leichten Fällen oft schon allein gute Erfolge bringt. Eine Verbiegung im Sinne eines O-Beines erfordert besonders biegungsfeste Schienen und starke Gelenke. Die Gegend des Wadenbeinköpfchens muß vor Druck geschützt sein.

Fußgelenke. Der Apparat soll seine Stützflächen am Tibiakopf, Patella und unterhalb des Fibulaköpfchens finden; im Bereich des Unterschenkels hat die Hülse eng anzuliegen. Fehlerhaft sind die Bandagen, die nur bis zur Mitte der Wade reichen; sie entlasten nicht und fixieren die Fußgelenke nur unvollkommen.

Die Arthropathien am Arm machen manchmal ebenfalls Bandagen nötig. Das Schultergelenk halten wir zusammen durch einen Oberarm-Unterarmhülsenapparat, der mit drei Gurten an einem westenähnlichen Leibchen befestigt ist. Bei schweren Zerstörungen des Ellbogengelenkes sind komplizierte Apparate notwendig, die am Rumpf Halt finden müssen, um die pathologischen Seitenbewegungen im kranken Gelenk zu verhindern. Das Handgelenk schient man durch eine Unterarm-Handschiene, ähnlich derjenigen bei Radialislähmung.

Die Frakturen behandelt man am besten anfangs mit Gipsverbänden. Eine Extension ist aus verschiedenen Gründen (Hautdecubitus, Pseudoarthrosengefahr) nicht ratsam; hat sich aber ein falsches Gelenk gebildet, so muß ein Stützapparat gegeben werden.

Decubitus und trophische Geschwüre erfordern in gewissen Fällen orthopädische Maßnahmen, die darauf hinauslaufen, die Belastung von Stellen, an denen Knochen nur von Haut bedeckt sind, fernzuhalten und sie dorthin zu verlegen, wo Muskulatur die Haut unterpolstert. Über die Vorbeugung des Wundliegens in der Kreuzbeingegend ist S. 848 berichtet. Beim Mal perforant genügt in leichten Fällen eine Einlage, die das Metatarsalköpfchen dadurch entlastet, daß sie den Bodendruck auf die Plantarmuskulatur überträgt. Kommt man mit diesem Hilfsmittel nicht zum Ziel, so muß man zu einem Unterschenkelentlastungsapparat greifen oder bei ganz schweren Fällen operieren (LERICHES periarterielle Sympathektomie oder Amputation).

5. Schmerzhaltungen.

Unter Schmerzhaltungen sind sowohl pathologische Haltungen, die Schmerz verursachen, als auch krankhafte Haltungen infolge von Schmerzen zu verstehen. Es können nun hier selbstverständlich nicht alle vorkommenden Möglichkeiten abgehandelt werden; es sollen nur die den Neurologen am häufigsten in Erscheinung tretenden Fälle erwähnt werden, außerdem solche, die streng genommen mit der Neurologie nichts zu tun haben, aber doch den Nervenarzt nicht selten aufsuchen.

Intercostalschmerzen bei Wirbelsäulenverbiegungen lassen sich nicht selten durch ein gutes Stützkorsett beseitigen. Skoliose bei Ischias behandle man nicht mit Bandagen oder Verbänden. Das gleiche gilt von hysterischen Zwangshaltungen. Rückenschmerzen infolge statischer Störungen, z. B. Skoliose, infolge eines kurzen Beines, werden häufig schon durch kleine mechanische Hilfen (hoher Absatz) beseitigt.

Metatarsalgie ist eine rein mechanisch bedingte Erscheinung, die durch Einlagen beseitigt werden kann. Die Einlage muß den schmerzhaften Metatarsus hinter den Köpfchen ausgiebig stützen und dieses vor Belastung schützen. Ist das I. Metatarsalköpfchen schmerzhaft, so hält der Kranke den Fuß beim Gehen und Stehen in Supinationsstellung, die ein Nervenleiden vortäuschen kann. Fehlerhaft sind Sohlen, bei denen die Gegend des Metatarsalköpfchens lochförmig ausgeschnitten ist, weil hierdurch der vordere Teil des Metatarsus noch weiter durchsinkt.

Operative Therapie der Nervenkrankheiten.

Von

Fedor Krause-Berlin.

Vorbemerkungen.

Seit Erscheinen der ersten Auflage im Jahre 1909 haben sich Wandlungen auch in der operativen Behandlung vollzogen. Indessen kann es nicht Aufgabe dieses Lehrbuchs sein, andere als fest begründete und physiologische Methoden, die Aussicht auf Erfolg bieten, zu erwähnen. Wie richtig diese Meinung ist, beweist z. B. die völlige Verwerfung der Nebennierenoperationen bei Epilepsie durch KÜTTNER und WOLLENBERG, während das neue Verfahren anfangs mit großen Hoffnungen begrüßt wurde. Je furchtbarer eine Krankheit ist, und je weniger sie unseren therapeutischen Maßnahmen, auch chirurgischen Eingriffen, gehorcht um so größer pflegt die Zahl neuer Heilmethoden zu sein, die leider häufig genug von vornherein als Allheilmittel gepriesen werden, um nach einiger Zeit in das Meer der Vergessenheit zu versinken. Das war von jeher der Fall.

1. Krankheiten des Gehirns und seiner Häute.

Den Zugang zum Gehirn verschaffen wir uns durch die Eröffnung der Schädelhöhle, die

Trepanation.

Erst die Einführung der antiseptischen Wundbehandlung hat in diesem Gebiete, wie sonst, gründlich Wandel geschafft. Unsere heutige aseptische Methode bietet auch hier eine so große Sicherheit, daß man in der Tat den bloßen Operationsakt für beinahe ungefährlich erklären kann. Eine Gefahr tritt im wesentlichen dann ein, wenn der Schädelöffnung, wie bei den in übertriebener Weise ausgeführten Kraniektomien, eine allzu große Ausdehnung gegeben wird. Dann können Kollaps und Blutung namentlich aus der Diploe das Leben gefährden.

Das klassische Instrument für die Eröffnung der Schädelhöhle, der Trepan, wird jetzt wenig mehr benutzt und dann nur in Fällen, in denen eine bestimmt umgrenzte Lücke in der Schädelkapsel von vornherein ausreichend erscheint, wie z. B. behufs Drainage des Seitenventrikels beim Hydrocephalus internus oder zur Einspritzung des Tetanusantitoxins in die Schädelhöhle. Aber auch für solche Zwecke besitzen wir jetzt in der DOYENschen Kugelfräse ein brauchbareres Instrument. Bei großen Eröffnungen soll meiner Ansicht nach, wenn irgend möglich, der Knochen erhalten werden. Die osteoplastische Methode zuerst am Menschen ausgeführt zu haben, ist das Verdienst von WAGNER-Königshütte. Die Ernährung des Weichteilknochenlappens erfolgt von einem, meist die ganze Lappenbreite einnehmenden Stiel aus, der im allgemeinen nach der Schädelbasis hin gelegt wird. Die Schnittführung ist aus den betreffenden Abbildungen im Text zu ersehen. Dieses osteoplastische Verfahren verwende ich bis auf seltene Fälle bei allen Schädeleröffnungen.

Da bei großen Trepanationen der Blutverlust aus den Weichteilen ein sehr beträchtlicher, sogar gefährlicher werden kann, legt man nach HEIDENHAINS Vorgang eine fortlaufende Umstechungsnaht in einem den zukünftigen Lappen umgebenden viereckigen Bezirk auf der Außenseite der Schnitte und auch unterhalb der Basis des Lappens an. Nach Vollendung der Operation, Rücklagerung des Lappens und genauer Vernähung der Wundränder werden alle Umstechungen noch vor Anlegung des Wundverbandes entfernt. Führt man die Trepanation, wie ich in der überwiegenden Mehrzahl aller Fälle, in Lokalanästhesie mit den BRAUNschen Novocain-Adrenalin- oder Tutocain-Suprarenin-Einspritzungen aus, so bedarf es der Umstechungen nicht.

Haben wir den Schädelknochen in der Richtung, in der er durchtrennt werden soll, also in einem schmalen Bezirk, vom Periost entblößt, so werden zunächst einige Bohrlöcher bis zur Dura mater durchgeführt. Hierzu benutzen wir die mit der Hand in Bewegung gesetzten DOYENschen Instrumente. Um den Knochen zu umschneiden, bedarf es ebenfalls keines Elektromotors. Praktisch wichtig ist das Aufgeben jeder Maschine deshalb, weil man die wenigen Instrumente bei sich führen kann und ein Versagen niemals eintritt. Man kommt meinen Erfahrungen nach stets mit der DAHLGRENschen Zange, deren Modell von mir verändert ist, aus. Ihr nicht zu unterschätzender Vorteil beruht ferner darin, daß man von der wechselnden Dicke des Schädels, die ja selbst in kleinen Bezirken oft große Unterschiede aufweist, unabhängig ist, die Dura also nicht der Gefahr der Verletzung ausgesetzt wird, sofern man sie vor der Knochendurchtrennung von der Lamina vitrea ablöst. Hierzu bediene ich mich der BRAATZschen Sonden, die in drei verschiedenen Krümmungen angegeben sind; zuletzt einer geknöpften federnden Sonde, die sich den Unebenheiten der inneren Schädelfläche genau anfügt und die Dura vor Schaden bewahrt.

Mit dem Herausschneiden des Weichteilknochenlappens ohne Eröffnung der Dura mater ist die eigentliche Trepanation beendet. Die Operationen am Gehirn sind häufig sehr eingreifende und das Leben unmittelbar gefährdende. Nur in solchen Fällen tut man gut, sie auf zwei Zeiten zu verteilen, vorausgesetzt, daß dadurch kein Nachteil entsteht. Allgemeine Regeln lassen sich freilich nicht aufstellen. Zuweilen zwingt uns eintretender Kollaps, die Operation nach der Trepanation zu unterbrechen; in den meisten Fällen steht die Wahl dem Chirurgen frei, es ist dann Sache des Urteils, ob man fortfahren soll oder nicht. Häufig habe ich bei Gehirnoperationen gesehen, daß Herztätigkeit und Puls lange Zeit gut blieben, um sich dann plötzlich auch ohne Blutverlust zu verschlechtern; ist erst ein solcher Kollaps eingetreten, so kann der tödliche Ausgang oft nicht einmal durch sofortiges Unterbrechen der Operation verhindert werden.

Die zu hoher Vollendung ausgebildete Lokalanästhesie (vorher bereits erwähnt) gestattet in den allermeisten Fällen die einzeitige Vollendung der Operation, die früher bei allgemeiner Narkose auf zwei Zeiten verteilt werden mußte. Indessen bedenke man stets, daß es nicht der bloße Akt der Trepanation ist, der den Organismus so schwer beeinflußt. An anderen Körperstellen führen wir ja weit eingreifendere und blutigere Operationen aus, ohne ähnliche Kollapse zu bekommen. Mit der breiten Eröffnung der Schädelhöhle werden vielmehr die intrakraniellen Druckverhältnisse vollkommen geändert, und eine solche Änderung kann nicht vor sich gehen, ohne ihre Rückwirkung auf Herztätigkeit, Blutdruck und Atmung auszuüben. Dadurch sind die schweren Schockerscheinungen zu erklären, die wir leider nicht ganz selten bei Gehirnoperationen erleben.

Die Frage nun, wie lange bei dem evtl. für notwendig befundenen zweizeitigen Verfahren die Pause zwischen den beiden Akten der Operation dauern soll, läßt sich nicht allgemein beantworten; das hängt von mehreren Umständen ab. In erster Linie kommt es darauf an, wie rasch der Kranke die Folgen der Trepanation überwunden hat, ferner welcher Art das Leiden ist, das durch die Operation beseitigt werden soll. Der Zwischenraum von 5 Tagen ist nach meinen Erfahrungen der kürzeste, den man wählen sollte. Sieht man doch dann gelegentlich, daß nach Abtupfen der festhaftenden Blutgerinnsel die alte Knochenschnittfläche ziemlich stark blutet. Besser ist es, eine Woche zu warten; auch nach so langer Zeit kann man die junge Hautnarbe mit einem stumpfen Instrument aufreißen. Man findet die Wundhöhle mit Blutgerinnseln angefüllt, die namentlich an der Dura so fest haften können, daß sie sich mit Tupfern nicht entfernen lassen, sondern mit dem Löffel abgetragen werden müssen.

Für die

Eröffnung der Dura mater

habe ich das kreuzförmige Einschneiden mit Bildung von vier Zipfeln seit langem vollständig aufgegeben; dieses Verfahren beengt den Raum, in dem das Gehirn frei vorliegen soll, wesentlich. Ich umschneide vielmehr einen recht-winkligen Lappen, dessen Basis ich durchaus nicht immer nach unten, also auch nicht stets entsprechend der Basis des Hautknochenlappens lege (siehe später Genaueres). Wenn man z. B. bis in die Nähe des Sinus longitudinalis vordringen muß, so ist es bei weitem zweckmäßiger, die Brücke des Duralappens nach der Mittellinie hin zu bilden. Der Regel nach liegt nun die Gehirnober-fläche frei. Von der Arachnoidea, deren Maschen ja zugleich mit der Dura eröffnet sind, gewahrt der Chirurg im allgemeinen nichts; sie tritt nur dann als besondere Schicht zutage, wenn sie ödematös durchtränkt oder entzündlich verdickt ist, Leptomeningitis chronica, Veränderungen, die wir besonders bei Epilepsie finden.

Die im Operationsgebiet vorliegende Hirnfläche ist stets von der Pia mater bedeckt; beide sind für den Chirurgen untrennbare Gebilde. Das Abziehen der Pia würde eine unmittelbare Zerstörung der obersten Schichten der Hirn-rinde bedingen und damit gewaltigen Schaden stiften, ferner durch die Unter-brechung der Zirkulation tiefgehende Ernährungsstörungen setzen, muß also unter allen Umständen vermieden werden.

Kraniocerebrale Topographie.

Für den Chirurgen ist es von größter Wichtigkeit, die Beziehungen der Schädeloberfläche zu den Gehirnwindungen genau zu kennen. Am schnellsten orientieren wir uns am Schädeldach, wenn wir die Lage der ROLANDOschen und SYLVIschen Furche aufzeichnen; das einfachste Verfahren hierzu bietet die KRÖNLEINsche Konstruktion, Abb. 1, S. 862.

KOCHER hält es für besser, die Präzentralfurche zu bestimmen und von ihr aus sich auf der Schädeloberfläche zu orientieren. Seine Konstruktion geht aus Abb. 2, S. 863 hervor, die zugleich die NEISSERschen Punktionsstellen wiedergibt. Auf vollkommene Zuverlässigkeit in jedem Falle kann keine der Konstruktionen Anspruch erheben; auch aus diesem Grunde sind wir immer gezwungen, die Trepanationsöffnungen recht groß anzulegen.

Für meine Tätigkeit habe ich es seit vielen Jahren völlig ausreichend gefunden, ohne jeden Apparat freihändig die Zentralfurche auf den rasierten Schädel mit Höllensteinstift aufzuzeichnen oder, was ich seit langem vorziehe, unmittelbar vor der Operation mit der Messerspitze einzuritzen. Das untere Ende, der Fußpunkt, liegt beim Erwachsenen $7^1/_2$, beim Kinde je nach dem

Alter $6^1/_2$—7 cm senkrecht über dem äußeren Gehörgang, der obere Endpunkt der Furche an jener Stelle, wo eine am hinteren Rande des Warzenfortsatzes emporgezogene Senkrechte die Sagittallinie schneidet.

Cysten des Gehirns und seiner Häute.

Für ihre Entstehung spielen ebensowohl Verletzungen wie Entzündungen eine Rolle. Bei der bekannten Elastizität des Schädeldachs braucht die Ver-

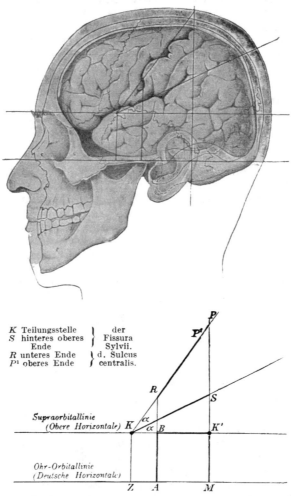

K Teilungsstelle ⎫ der
S hinteres oberes ⎬ Fissura
Ende ⎥ Sylvii.
R unteres Ende ⎰ d. Sulcus
P¹ oberes Ende ⎭ centralis.

Supraorbitallinie
(Obere Horizontale)

Ohr-Orbitallinie
(Deutsche Horizontale)

Abb. 1. KRÖNLEINsche Konstruktion, um den Sulcus centralis und die Fissura Sylvii an der Schädeloberfläche zu bestimmen. (Aus KRÖNLEIN in v. BERGMANN-BRUNS' Handbuch der praktischen Chirurgie.)

letzung nicht zu einer Splitterung oder einem Bruch des Knochens zu führen. Vielmehr kann dieser mit Gewalt gegen die Hirnoberfläche getrieben werden, dann aber in seine alte Lage zurückfedern, ohne daß auf dem Röntgenbilde oder bei der notwendig werdenden Operation die geringste Veränderung an ihm wahrzunehmen wäre. Dagegen entstehen auf diese Weise Quetschungen und

Blutungen am Gehirn und seinen Häuten, die dann im weiteren Verlaufe gelegentlich auch zur Bildung einer arachnoidealen Cyste Veranlassung geben.

Die im Gefolge von Encephalitis entstandenen Zerfallsprodukte können, wenn sie nicht resorbiert werden, die schwersten Erscheinungen hervorrufen, so daß man sogar verleitet wird, eine Neubildung zu vermuten. In besonders glücklichen und seltenen Fällen klärt die bloße Punktion und Ansaugung der

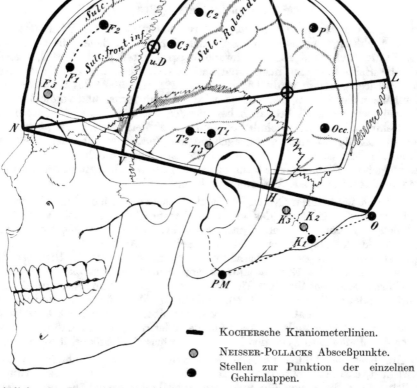

S Scheitelpunkt, Mitte zwischen N (Nasenwurzel) und O (Protuberantia occipitalis externa). NVHO Äquatorial- oder Basallinie. NSO Sagittalmeridian. SV vorderer Schrägmeridian, Präzentrallinie. SH hinterer Schrägmeridian, Linea limitans. NL Linea naso-lambdoidea, zwischen SV u. SH von KOCHER Linea temporalis I genannt. o. D oberer, u. D unterer Drittelpunkt der Präzentralfurche. PM Spitze des Processus mastoideus.
Abb. 2. (Nach NEISSER und POLLACK: Die Hirnpunktion. Mitteilungen aus den Grenzgebieten 1904, S. 823.) In das Schema zur Bestimmung der kraniocerebralen Topographie (nach POIRIER-KOCHER) sind die NEISSER-POLLACKschen Punktionsstellen eingezeichnet.

Detritusmassen nicht allein die Diagnose, sondern führt auch die endgültige Resorption und damit unmittelbar die Heilung herbei. Eine bekannte Tatsache ist es, daß durch teilwei e Entleerung von Exsudaten, mögen sie in der Pleura oder anderwärts ihren Sitz haben, die Aufsaugung angeregt wird und dann glatt von statten geht. Das gleiche ist bei gutartigen pathologischen Flüssigkeitsansammlungen innerhalb des Schädelraumes der Fall.

Cysten auf meningo-encephalitischer Grundlage, mögen sie corticalen oder subcorticalen Sitz haben, sind von mir nicht selten bei cerebraler Kinderlähmung gefunden worden, wenn ich wegen der zugleich bestehenden JACKSONschen Epilepsie die Trepanation ausführte.

Weiter haben einzelne Geschwulstformen, namentlich Sarkome, die Neigung, cystisch zu degenerieren, zuweilen große solitäre Cysten zu bilden, auch wohl in ihrer Umgebung von dünnflüssigem Blut erfüllte Hohlräume zu erzeugen, und endlich kommen im Gehirn Parasiten wie der Cysticercus und Echinokokkus vor. Bei manchen Cystenarten läßt sich die Ursache überhaupt nicht feststellen.

Die

Behandlung der Cysten

ist je nach der Art ihrer Wandungen, deren Natur wieder von der Entstehungsursache abhängt, verschieden. Bei allen Formen, in denen die Cystenwand von Bindegewebe und seinen Umwandlungsprodukten gebildet wird, erreichen wir die Heilung, wenn nach vollständigem Ablassen des Inhalts die Höhle dauernd leer gehalten wird. Die Punktion und Ansaugung des Inhalts genügen durchaus nicht immer; namentlich wird bei infiltrierten und verdickten Wandungen, wie sie doch bei lange bestehenden Flüssigkeitsansammlungen auch im Gehirn nichts Ungewöhnliches sind, jene Methode nur für kurze Zeit wirken, da die Starrheit der Umgebung das Zusammenfallen der Höhle verhindert. Das sicherste Verfahren ist die Eröffnung durch den Schnitt mit nachfolgender Drainage oder Tamponade, um die Wandungen zur Schrumpfung und den Hohlraum zur Verödung zu bringen.

Bei den parasitären Cysten — Cysticercus und Echinokokkus — stellt die Entfernung des Tiersacks das sicherste Verfahren dar und soll, wenn irgend möglich, ausgeführt werden. Cysticerkenblasen erreichen im allgemeinen keine größere Ausdehnung, daher wird hier meist die Ausschälung der Blase ausführbar sein, sofern es sich überhaupt um operativ zugängliche Hirnabschnitte handelt. Aber beim Echinokokkus könnte selbst im konvexen Gebiete des Großhirns die Ausschälung der Tierblase an deren Größe und weiten Ausdehnung scheitern; dann bliebe nur die Tamponade übrig. Man würde die Schnittöffnung der Cyste so lagern, daß sie getrennt von der übrigen Wunde sich befindet und daher für sich nötigenfalls mit Ausspülungen oder Einspritzungen dünner LUGOLscher Jod-Jodkalilösungen oder PREGLscher Flüssigkeit behandelt werden kann.

Am Kleinhirn bilden cystische Entartungen solitärer Neubildungen keine Seltenheit, und man sollte hier die Diagnose auf einfache oder seröse Cyste erst stellen, wenn die lückenlose mikroskopische Untersuchung der exstirpierten Wand keine Andeutung von Geschwulstgewebe ergeben hat. Denn mehrfach ist festgestellt worden, daß in der Cystenwand kleinere oder größere Geschwulstknoten vorhanden waren. In allen Fällen, in denen die Cyste nur eine sekundäre Degeneration von Geschwulstgewebe darstellt, ist die gründliche Entfernung der ganzen Neubildung bis weit in die gesunde Hirnsubstanz hinein erforderlich.

Am Kleinhirn kommen ferner Cysten vor, die einer sackartigen Ausstülpung des vierten Ventrikels ihre Entstehung verdanken; dann ist zwischen dem Ventrikel und dem Hohlraum ein verbindender Gang vorhanden. Die anfangs geringe Ausstülpung vergrößert sich allmählich, und schließlich kann die cystische Erweiterung vom Wurm aus weit in die Hemisphäre vordringen.

Endlich sind im Kleinhirn Dermoide, wenn auch ungemein selten, beobachtet.

Hirnhautgeschwülste,

die von der inneren Fläche der Dura mater und der Arachnoidea ausgehen und ins Gehirn hineinwuchern, sind histologisch verhältnismäßig gutartig; es handelt sich gewöhnlich um Fibrome oder Fibrosarkome. Allerdings wachsen sie ins Zentralorgan hinein und erzeugen sämtliche Erscheinungen der intrakraniellen Drucksteigerung. Aber, genauer betrachtet, drängen sie die Gehirnsubstanz nur vor sich her und bilden in ihr eine Aushöhlung, deren Grund

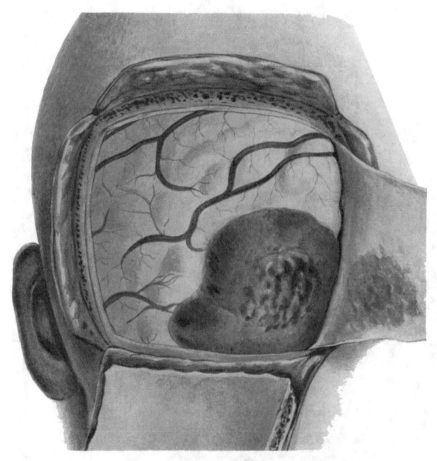

Abb. 3 [1]). Fibrosarkom des Occipitalhirns, von der inneren Durafläche ausgehend. Der zur Zeit der Operation 35jährige Mann ist seit 18 Jahren vollkommen geheilt, auch die rechtsseitige Hemianopsie ist verschwunden. Er hat als Reserve-Offizier am Weltkriege teilgenommen.

von einer aufs äußerste verdünnten Schicht der Corticalis bedeckt ist, während der Tumor selbst von einer mehr oder weniger deutlichen Kapsel überzogen zu sein pflegt. Zwischen beiden kann sogar ein schmaler Hohlraum bestehen. Die äußere Fläche der Dura wird durch das Wachstum der Geschwulst, das in diesen Fällen so gut wie ausnahmslos nach dem Gehirn zu stattfindet, gelegentlich in Mitleidenschaft gezogen. Sie wird dann zu chronisch entzündlichen

---

[1]) Abb. 3—9 nach F. Krause: Chirurgie des Gehirns und Rückenmarks. 2 Bände. Berlin und Wien 1908 und 1911 bei Urban & Schwarzenberg.

Wucherungen, und, da die harte Hirnhaut zugleich die Funktionen des
inneren Periosts der Schädelkapsel besitzt, auch der Knochen zu Neubildungen
angeregt. So kommen an der Lamina vitrea starke Unregelmäßigkeiten bis
zur Stalaktitenbildung vor, ferner an umschriebener Stelle der ganzen Schädelkapsel Verdickungen, die ich bis zu 22 mm angetroffen habe.

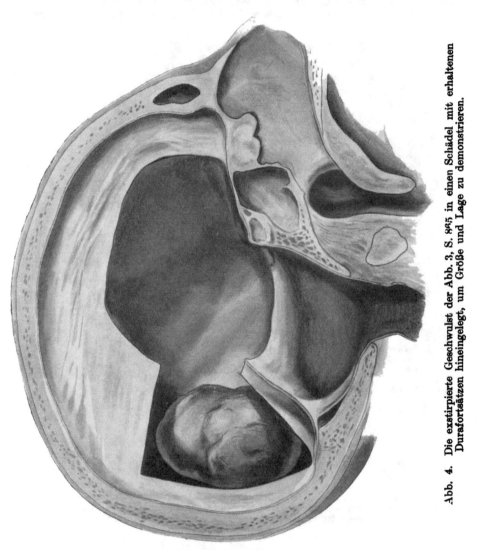

Abb. 4. Die exstirpierte Geschwulst der Abb. 3, S. 865 in einen Schädel mit erhaltenen
Durafortsätzen hineingelegt, um Größe und Lage zu demonstrieren.

Nur selten befinden sich die Geschwülste so lose im Gehirn. daß sie dem
Zuge an der harten Hirnhaut ohne weiteres folgen. Mit deren innerer Fläche
aber sind sie stets fest verwachsen, und der umschnittene Duralappen läßt sich
nicht ohne weiteres zurückschlagen. Dann soll er, um zunächst eine Übersicht
über die Gehirnoberfläche und über die Ausbreitung der Geschwulst an dieser
zu ermöglichen, an der betreffenden Stelle mit Messer oder Schere abpräpariert
oder, falls angängig, stumpf abgelöst werden, wobei natürlich Geschwulstreste an
seiner inneren Fläche zurückbleiben. Das Verfahren wird aus Abb. 3, S. 865 ohne

weiteres verständlich. Der osteoplastische Hautknochenlappen ist mit der Basis nach unten, nach dem Kleinhirn zu, umschnitten. Der quadratische Duralappen, mit seiner breiten Ernährungsbrücke medianwärts unmittelbar am Sinus longitudinalis gelegen, mußte großenteils geopfert werden. Man erkennt zugleich an diesem Beispiel, um wieviel vorteilhafter die lappenförmige Umschneidung der Dura gegenüber der früher geübten kreuzförmigen Incision mit Bildung von vier Zipfeln ist.

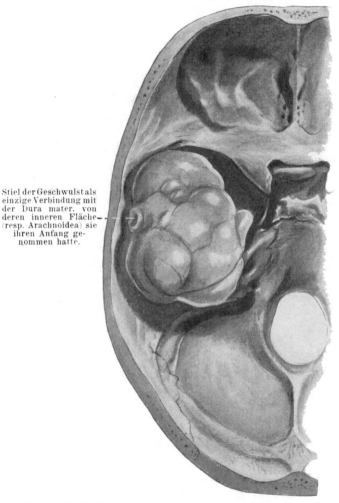

Stiel der Geschwulst als einzige Verbindung mit der Dura mater, von deren inneren Fläche (resp. Arachnoidea) sie ihren Anfang genommen hatte.

Abb. 5. Schädelbasis von oben mit der an Ort und Stelle eingelegten Geschwulst.

Solche cortical liegende abgekapselte Geschwülste können sehr wohl mit dem Finger herausgeschält werden, aber doch nur an Stellen des Gehirns, an denen die dabei unvermeidliche Druckvermehrung und Gewalteinwirkung keinen Schaden anrichtet. Die gesamte Konvexität des Großhirns darf hier genannt werden; freilich wird man mit äußerster Vorsicht und langsam palpatorisch vorgehen. So ist es auch in dem eben erwähnten Falle geschehen.

Während hier die Geschwulst breitbasig der Dura aufsaß und durch diese hindurch sogleich in ihrer Größe erkannt werden konnte, liegen die Verhältnisse bei der Operation weniger klar, wenn der Tumor nur mit einem dünnen Stiel der harten Hirnhaut anhängt; die Entwicklung geht auch dann von der inneren Durafläche aus. So habe ich im vorderen Abschnitte der Fossa Sylvii bei einer 40 jährigen Frau eine gut apfelgroße Geschwulst beobachtet, die nur mit einem erbsendicken Stiel der inneren Durafläche anhing (s. Abb. 5, S. 867), aber der histologischen Beschaffenheit nach doch von dieser ihren Ursprung genommen haben mußte. Sie reichte bis ins Gebiet der Insel und wurde aus der Tiefe der Fossa Sylvii mit Erfolg und Ausgang in Heilung ausgeschält.

So zweckmäßig in geeigneten Fällen die Ausschälung mit dem Finger ist, so darf sie doch in der Nähe des verlängerten Marks, also namentlich bei den

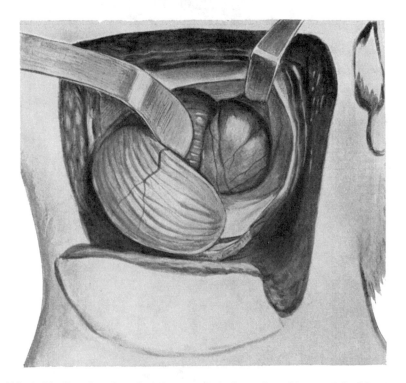

Abb. 6. Exstirpation eines Acusticustumors in der rechten hinteren Schädelgrube.

Geschwülsten am Kleinhirnbrückenwinkel (Acusticusneuromen) (s. Abb. 6) nicht zur Anwendung gelangen. Die Gefahr, durch den eingeführten Finger einen gefährlichen, ja unmittelbar tödlichen Druck auf die lebenswichtigen Nervenkerne am Boden des vierten Ventrikels auszuüben, ist allzu groß. Löffel, Schere, Kornzange und Pinzette treten hier in ihr Recht. Ja man muß gelegentlich einen dünnen Rest in der ausgehöhlten Ponshälfte zurücklassen, will man schwere Atmungsstörungen vorbeugen, die häufig genug zum Tode führen. Da diese Geschwülste außerordentlich langsam wachsen — die genaue Anamnese führt auf viele Jahre zurück —, so ist man zu solchem Verfahren berechtigt. Jedenfalls sind dadurch die Operationsergebnisse wesentlich bessere geworden.

Geschwülste der Hirnsubstanz.

Das Verfahren der Exstirpation der eigentlichen Hirngeschwülste ist ganz verschieden, je nach ihrer Art und Beschaffenheit, je nach ihrer Lage und Zugänglichkeit, je nachdem es sich am Gehirn um hervorragend lebenswichtige Teile oder wenig empfindliche Abschnitte handelt. Dagegen ist es für die Operation ziemlich belanglos, von welcher Stelle der Gehirnsubstanz die Geschwulst ursprünglich ihren Ausgang genommen, ob sie von der Rinde aus nach innen oder von der Tiefe her nach außen gewachsen ist. So wichtig diese Verhältnisse in symptomatologischer Beziehung sind, und so sehr wir bei der klinischen Beurteilung danach streben müssen, neben der Diagnose des Tumors auch die Art seiner Verbreitung und seines Wachstums zu erkennen, so wenig spielt alles dies eine Rolle für die Technik. Sie ist keine andere, ob wir nach Eröffnung der Dura mater die Neubildung an der Hirnrinde sogleich vor uns sehen, oder ob wir sie erst in der Tiefe suchen müssen.

Die cortical sitzenden Geschwülste der Hirnsubstanz

können sich an der freiliegenden und meist nicht pulsierenden Dura durch ihre durchschimmernde Färbung, auch durch eine gewisse Prominenz markieren. Seltener und nur bei erheblicherer Konsistenz liefert die Palpation ein brauchbares Ergebnis, da die straff gespannte Dura feinere Unterschiede verwischt. Nach Ablösung der harten Haut sind sie meist ohne weiteres an ihrer von der normalen Umgebung abweichenden Farbe zu erkennen; nur die diffusen infiltrierenden Gliome können eine Ausnahme bilden. Nach meinen Erfahrungen verwachsen die von der Hirnsubstanz ausgehenden Geschwülste nicht mit der inneren Durafläche, so daß die harte Hirnhaut sich leicht als Lappen zurückschlagen läßt und nicht entfernt zu werden braucht. Handelt es sich, bei diesem Sitz leider seltenerweise, um die günstigste Form, um abgekapselte Geschwülste, so lassen sie sich in gleicher Art, wie die von den Hirnhäuten aus in die Hirnsubstanz hineingewachsenen Tumoren ausschälen.

Um vieles ungünstiger für die Exstirpation verhalten sich

die nicht abgekapselten Hirngeschwülste.

Bei ihnen bleibt nichts übrig, als sie nach Unterbindung aller zuführenden größeren Gefäße mit Messer und Schere zu exstirpieren. Weicht der Tumor in der Konsistenz von der umliegenden Hirnmasse merklich ab, wie es beim Sarkom und auch noch beim Gliosarkom der Fall sein kann, so nähert sich die Entfernung der Neubildung einer Ausschälung, und man darf um so eher auf eine vollständige Exstirpation rechnen, wenn die begrenzende Hirnsubstanz in mehr oder weniger hohem Grade erweicht ist.

Die allerungünstigsten Formen aber sind zweifellos die infiltrierenden Gliome; kann man doch bei ihnen selbst auf dem anatomischen Durchschnitt des Gehirns nicht immer mit Sicherheit erkennen, wo die Geschwulst aufhört und das normale Gewebe beginnt; wie soll dies bei einer Operation, bei der doch allerhand Schwierigkeiten unterlaufen, möglich sein? Man muß mit dem Messer oder dem halbscharfen Spatel die Aftermasse möglichst weit im Gesunden umgehen und wird häufig genug Teile der Neubildung zurücklassen.

In erhöhtem Grade kommen die eben besprochenen Schwierigkeiten zur Geltung, wenn die Entwicklung der Geschwulst ausschließlich im Marklager stattgefunden hat. Ist die Dura lappenförmig zur Seite geschlagen, so beweisen die abgeplatteten Windungen und die verstrichenen Sulci, zuweilen auch eine auffallende Trockenheit und Glanzlosigkeit der Hirnoberfläche, daß die klinisch festgestellten Hirndrucksymptome durch eine Raumbeengung in der Schädelhöhle wirklich hervorgerufen sind. Zu der Erkenntnis, ob die Geschwulst an der vermuteten Stelle und in welcher Tiefe sie ihren Sitz hat, sind, da das Fühlen mit den Zeigefingern meinen Erfahrungen nach kaum je ein Ergebnis liefert, die Palpation mit der eingestochenen Nadel (Akidopeirastik), die Probepunktion und Ansaugung von Gewebsteilchen unentbehrlich. Da man bei Hirnoperationen auf alle Eventualitäten vorbereitet sein muß, so soll ein geschulter Assistent bereit stehen, um die herausbeförderten Partikel sofort mikroskopisch zu untersuchen. Nicht unerwähnt darf bleiben, daß die nach Härtung der Hirnzylinder ausgeführten Schnittpräparate um vieles deutlichere und sicherere Ergebnisse liefern. Zuweilen kann schon aus der Art der aspirierten Flüssigkeit die Entscheidung zum weiteren Vorgehen getroffen werden.

Die Akidopeirastik ist im Jahre 1856 von MIDDELDORPF-Breslau eingeführt worden und leistet in einzelnen Fällen Gutes; er hat sie zuerst bei Encephalocele, Cephalhämatom und Hydrocephalus vorgenommen. Bei weitem wichtiger aber ist die

Hirnpunktion.

Während diese früher ausgeführt wurde, nachdem die Dura oder das Gehirn freigelegt waren, haben NEISSER und POLLACK die Punktion durch die intakten Schädeldecken systematisch ausgebaut. Die klinischen Erfahrungen, die diese Autoren mitgeteilt, haben mannigfache Aufschlüsse geliefert, die auf anderem Wege nicht zu erreichen waren. Ihre positiven Ergebnisse beziehen sich, abgesehen von der Feststellung des Hydrocephalus internus, auf intrakranielle Blutergüsse und deren Überreste (Hämatoidin), auf Cysteninhalt, Eiter und serös-eitrige Flüssigkeit, weiter auf aspiriertes pathologisches Gewebe (nekrotische Hirnteile und Geschwulstpartikel), endlich auf blutiges Piaödem bei syphilitischer Leptomeningitis. Andere Male führte der negative Befund bei der Hirnpunktion und Ansaugung zur Änderung der Diagnose, die aus den klinischen Symptomen zuvor auf Hirnabsceß oder Hirngeschwulst gestellt worden war.

Nach meinen Erfahrungen ist die Punktion im ganzen Gebiete der Calvaria leicht auszuführen, da die Weichteilbedeckungen verhältnismäßig dünn sind; allenfalls kann in der Schläfengegend der stark entwickelte Muskel insofern hinderlich sein, als die Kanüle dann nicht ohne weiteres in die Bohröffnung des Knochens gelangt. Bei der Punktion des Kleinhirns aber habe ich es bei einer jungen Frau mit kurzem, sehr fettem Hals erlebt, daß durch die dicken Fettschichten hindurch das vorgebohrte Loch im Knochen trotz aller Bemühungen überhaupt nicht mit der Hohlnadel zu finden war. Da wir auf das Ergebnis der Punktion nicht verzichten wollten, blieb nichts anderes übrig, als nach Ausführung eines Längsschnittes und Abschieben des Periostes den Knochen mit der Fräse zu durchbohren und nun durch die dem Auge freiliegende Dura zu punktieren.

Die Gefahr der Blutung darf nicht unberücksichtigt bleiben. Die Äste der A. meningea media, im allgemeinen auch die Hirnarterien und die großen Sinus wird man mit der Kanüle wohl vermeiden, weil ihr Verlauf ein verhältnismäßig regelmäßiger ist. Aber wer häufiger die Gehirnoberfläche freigelegt hat, weiß, daß Verlauf und Stärke der Piavenen sich gar nicht berechnen lassen; sie sind oft dick in ganz nebensächlichen Furchen, schwach ausgebildet in der Zentralfurche. Ferner sind sie dünnwandig und leicht verletzbar. Bei gesundem Gehirn und normalen Druckverhältnissen besitzen sie freilich ein geringeres Lumen; aber wenn der Hirndruck steigt, können sie erheblich anschwellen, und ihre Verletzung ist gewiß nicht gleichgültig; auch dünnste Kanülen würden dann nicht sicher schützen. Die Duravenen habe ich bei Hirntumoren selbst die Dicke eines starken Bleistiftes erreichen sehen. Endlich werden durch wachsende

Geschwülste Arterien und Venen so erheblich verdrängt, daß jede anatomische Bestimmung im Stiche läßt.

Was die Gefahr der Infektion anbetrifft, so kann sie freilich von außen her mit Sicherheit vermieden werden, nicht aber von Eiterherden innerhalb der Schädelhöhle aus. So habe ich bei einem jungen Manne, bei dem von H. OPPENHEIM eine Geschwulst im Parietalgebiet diagnostiziert worden, einen Solitärtuberkel gefunden, der an zwei Stellen in Abscedierung übergegangen war (s. Abb. 7). Die NEISSERsche Punktion hätte die Eiterherde eröffnet,

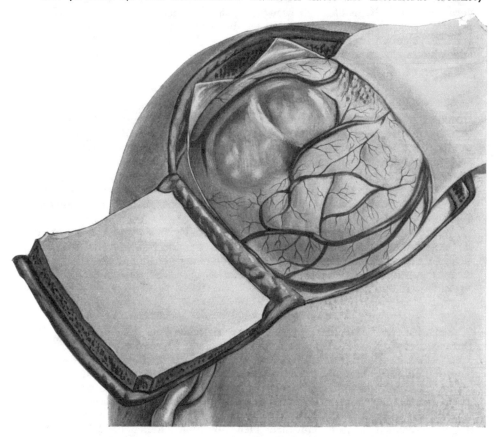

Abb. 7. In Abscedierung übergegangener Solitärtuberkel im Scheitellappen bei einem 28jährigen Mann.

die, von einer ganz dünnen Hirnrindenschicht bedeckt, dicht unter dem freien, durch keine Verklebungen abgeschlossenen Arachnoidealraum sich befanden. Dazu stand der Eiter, wie die Operation lehrte, unter starkem Druck, so daß bei der nach Freilegung der Hirnrinde vorgenommenen Punktion die Flüssigkeit neben der Kanüle hervorquoll. Das Gleiche hätte bei der Punktion durch die intakten Schädeldecken eintreten müssen. Freilich war dieser Eiter nicht septischer Natur, er enthielt keine Staphylo- oder Streptokokken, aber er wimmelte von Tuberkelbacillen in einer Weise, daß er als Reinkultur angesprochen werden durfte. Man kann es aber nicht als gleichgültig betrachten, wenn von solchen Infektionskeimen erhebliche Mengen in die Arachnoidealmaschen gelangen. Der einzige Schutz gegen dieses gefahrdrohende Ereignis

wäre im unmittelbaren Anschluß an die Neissersche Punktion die sofortige
Ausführung der Trepanation gewesen.

Aber noch andere unangenehme Erscheinungen, auf die einzugehen hier
zu weit führen würde, habe ich nach der Neisserschen Hirnpunktion auftreten
sehen. Sie soll also nur Anwendung finden, wenn al e übrigen Hilfsmittel der
Hirndiagnostik in Anwendung gezogen worden sind. Zuweilen haben wir wichtige
Aufschlüsse über Sitz und Ausdehnung der Erkrankung, auch über den histologischen Charakter einer Geschwulst gewonnen. Um allen Gefahren von
vornherein nach Möglichkeit zu begegnen, sollte, wie ich es stets tue, die Hirnpunktion nur ausgeführt werden, wenn die Vorbereitungen zur Trepanation
sämtlich getroffen sind, damit diese nötigenfalls ohne die geringste Verzögerung
angeschlossen werden kann.

Eröffnung der Hirnabscesse.

Bei Verdacht auf Hirnabsceß pflege ich Probepunktionen durch die harte
Hirnhaut hindurch nicht auszuführen. Denn aus der Punktionsöffnung des
Gehirns, die wegen des oft dicken und zähen Eiters nicht allzu eng angelegt
werden darf, kann bei intakter Dura mater Eiter in die Arachnoidealräume
dringen und hier zu Infektionen Veranlassung geben. Der Regel nach umschneide ich die Dura mater auch bei der Eröffnung der Hirnabscesse in Lappenform; man erhält auf diese Weise die beste Übersicht und Zugänglichkeit der
Absceßhöhle; zudem kann man jedes aus dem Punktionskanal des Hirns hervor-
quellende Eitertröpfchen forttupfen.

Während wir aber bei den Operationen wegen Epilepsie und Geschwülsten
ein aseptisches Gebiet vor uns haben, müssen wir im vorliegenden Falle die
Maschen der Arachnoidea vor jeder Berührung mit dem infektiösen Eiter —
möge er septischer oder tuberkulöser Natur sein — schützen. Am sichersten
erreichen wir das Ziel durch die

Schutztamponade des subduralen Raumes.

Sie wird so vorgenommen, daß wir zwischen die Schnittränder der
Dura mater und die Hirnoberfläche im ganzen Operationsgebiet Streifen
einer schmalen sterilisierten Vioform- oder Jodoformgazebinde mit gewebter
Kante einführen. Erst nach Vollendung der abschließenden Tamponade gehe
ich an die Punktion und Eröffnung des Abscesses. Letztere kann sofort vorgenommen werden, wenn es sich um ganz oberflächlich liegende Abscedierungen
handelt, die sogleich nach Eröffnung der Dura erkennbar sind. Die zu durch-
trennende Schicht besteht dann nicht mehr aus funktionierendem Hirngewebe.
Diese Verhältnisse lagen in dem Falle vor, der in Abb. 7 (S. 871) abgebildet ist.

Wenn wir aber in der Tiefe des Marklagers liegende Abscesse zu eröffnen
haben, so ist es zunächst unsere Aufgabe, den Ort des Eiterherdes genau festzustellen. Zuerst punktiere ich das freiliegende Gehirn mit der bloßen Kanüle,
und zwar benutze ich solche mit starkem Lumen bis zu 2 mm Durchmesser.
Steht der Absceßeiter unter Druck, so dringt er bei nicht zu zäher Konsistenz
aus der eingestochenen Hohlnadel hervor, ohne daß man anzusaugen braucht.
Wenn aber kein Eiter kommt, so sauge ich mit der Spritze an und ziehe während-
dessen die Kanüle langsam heraus. Bei negativem Ergebnis muß man in ver
schiedene Tiefen und in mehreren Richtungen punktieren. Der Eiter kann so
dick und zähflüssig sein, daß er nicht einmal der Ansaugung folgt. Dann soll
man bei begründetem Verdacht auf Absceß das Messer unbedenklich in die
Hirnmasse einsenken, um durch diesen weiteren Kanal dem Eiter Austritt zu verschaffen; es ist der einzige Weg, das bedrohte Leben zu retten.

Ist der Absceß durch die Punktion gefunden, so bleibt die Kanüle an ihrem Ort liegen. Dann führt man ein Skalpell an ihr entlang und schneidet die die Eiterhöhle deckende Hirnschicht entsprechend der Größe und Tiefe des Abscesses auf eine Strecke von mehreren Zentimetern durch; oder man benutzt statt des Messers eine Kornzange und drängt durch ihr Öffnen die Gehirnmasse auseinander. Für diese Maßnahmen suche man Teile des Gehirns zu benutzen, die in ihren Funktionen möglichst bedeutungslos sind, am besten natürlich stumme Gebiete. Mit rechtwinklig gebogenen stumpfen Hebeln werden die Wundränder auseinandergehalten, der Eiter wird vorsichtig ausgetupft und die ganze Höhle genau nachgesehen. Denn nicht allzu selten gewahrt man aus der Tiefe an einer kleinen Stelle von neuem Eiter hervorquellen, und die Sonde führt in eine zweite Höhle. Am zweckmäßigsten ist es dann, mit dem kleinen Finger der Sonde nachzugehen und die Zwischenwand stumpf zu durchtrennen, allerdings in schonender Weise, aber doch so ausgiebig, daß wir es schließlich mit einer einzigen Höhle zu tun haben, um möglichst günstige Verhältnisse für die Heilung zu schaffen.

Ferner erinnere man sich bei jeder Eröffnung eines Hirnabscesses, daß deren auch mehrere voneinander abgeschlossene vorhanden sein können. Ist die Höhle vom Eiter gereinigt, so soll man beim akuten septischen Absceß die infiltrierten Wandungen nicht abschaben, weil dadurch neue Infektionen herbeigeführt werden können. Ist eine richtige Absceßmembran gebildet, wie das außer bei Tuberkulose auch beim chronischen Absceß vorkommt, so soll die Membran entfernt werden. Ich lege in die Höhle bis an die tiefste Stelle je nach ihrer Größe ein oder zwei ziemlich starke Drains und tamponiere rings um diese mit Vioform-, Jodoform- oder Yatrengaze lose aus.

Meningitis.

Die septische Meningitis ist namentlich im Kriege Gegenstand chirurgischen Eingreifens gewesen. Sie kam bei weitem seltener als die Encephalitis zur Beobachtung. Diese Tatsache ist einigermaßen auffallend, wenn man bedenkt, daß wir es ja in der überwiegenden Mehrzahl der Fälle mit infizierten Wunden zu tun hatten. Aber die Meningen verkleben schnell bei Entzündungsprozessen in ihrer Nähe und verhüten auf diese Weise das Weiterwandern der Keime im lockeren Maschenwerk des Arachnoidealraumes. Rein mechanisch dürfte das nach der Verletzung in die Schädellücke vorquellende Gehirn, das wie ein Tampon wirkt, im selben Sinne eine Rolle spielen. Ferner kommt der Hirnflüssigkeit eine bactericide Wirkung zu.

Für die Entstehung der eitrigen Hirnhautentzündung ist es ohne Belang, ob das Gehirn selbst verwundet wird oder nicht. Die Eröffnung der Arachnoidealräume genügt zur Infektion. Kleine Risse in der Dura sind für die Infektion ebenso gefährlich wie große. Daher soll man sie weiter spalten und nötigenfalls die bereits oben beschriebene Arachnoidealtamponade (S. 872) ausführen.

Auch eine Duraverletzung ist für das Zustandekommen der Meningitis, z. B. bei Konvexitätsbrüchen und Impressionsfrakturen, nicht unbedingt nötig. In seltenen Fällen nimmt die Hirnhautentzündung von vereiterten Weichteilwunden des Schädels ihren Ausgang. Die Eitererreger werden auf dem Wege der thrombosierten kleinen Gefäße oder mit dem Lymphstrom in das Schädelinnere verschleppt, da ja nach experimentellen Untersuchungen die Lymphgefäße der äußeren Bedeckungen mit den intrakraniellen Lymphgefäßen in Verbindung stehen.

Selten erfolgen Infektionen der Hirnhäute von der Nase her nach Impressionen der Lamina cribrosa oder der hinteren Wand der Stirnhöhle.

Am häufigsten läßt sich die traumatische septische Meningitis auf Encephalitis und Hirnabsceß zurückführen.

Da die allgemeine eitrige Hirnhautentzündung in der überwiegenden Mehrzahl der Fälle zum Tode führt, so besteht unsere Hauptaufgabe darin, gleich beim ersten Eingreifen der gefährlichen Komplikation vorzubeugen. Natürlich sind wir unserer Sache um so sicherer, je früher die sachgemäße Wundversorgung stattfindet; Frühoperationen sind daher auch bei Schädelverletzten von Wert. Man wird also übermäßig lange Transporte vermeiden; trotzdem muß die Forderung nach dem besten Ort zur Vornahme des Eingriffes berücksichtigt werden.

Um bei der Wundrevision und während der Nachbehandlung das Auftreten der Meningitis durch unmittelbare Infektion zu verhüten, empfahl WILMS jedesmal einen in Perubalsam getränkten Gazestreifen auf das freiliegende Gehirn aufzulegen. Auf das vielfach als Vorbeugungsmittel empfohlene Urotropin (3mal täglich 0,5) kann man sich nicht verlassen; immerhin stiftet seine Verwendung keinen Schaden. Die antibakterielle Wirkung des im Liquor schon eine halbe Stunde nach dem Einnehmen nachweisbaren Formaldehyd ist zweifelhaft.

Im übrigen steht die medikamentöse Therapie der Meningitis völlig machtlos gegenüber. Ihre Aufgabe kann es nur sein, einzelne Symptome und subjektive Beschwerden zu bekämpfen und zu lindern.

Die furibunden Delirien müssen durch Narkotica gemildert werden; Morphium versagt häufig. Als wirksame Mittel kommen Chloralhydrat, Amylenhydrat, Veronal und Scopolamin, ferner Opiumtinktur (3mal 20 Tropfen oder mehr) in Betracht. Gegen die Kopfschmerzen helfen die antineuralgischen Mittel wenig, am besten wirken größere Mengen Pyramidon.

Während der Chirurg sich bis vor kurzem von einem operativen Eingriff keinen Erfolg versprach, kommt ein solcher wohl in Frage, nachdem eine Reihe von Fällen von Meningitis durch Operation geheilt worden sind. Zur klaren Übersicht über den primären Hirnherd ist dieser in weiter Ausdehnung freizulegen, damit der freie Eiterabfluß gewährleistet werde.

Allgemein bekannt ist, daß die epidemische Genickstarre gelegentlich, mit und ohne Lumbalpunktion, einen günstigen Ausgang nimmt. Auch vereinzelte Fälle von eitriger allgemeiner Meningitis sind durch wiederholte Lumbalpunktionen zur Heilung gebracht worden.

Die günstige Wirkung solcher habe ich auch im Weltkriege mehrfach festgestellt. Die Aufsaugung der pathologischen Ausscheidungen wird durch kleine Entleerungen angeregt, vorausgesetzt, daß die Resorptionsbedingungen in der Arachnoidea günstige sind. Die gleiche Erfahrung machen wir häufig bei Ausschwitzungen in den Brustfellraum, mögen sie rein wässerig oder stark mit Blut untermischt sein. Wenn bei Lungenschüssen die Aufsaugung großer pleuraler Blutergüsse gar nicht eintreten will oder nicht recht vorwärts kommt, so genügt oft die Ansaugung von 100—200 ccm. um sie dann zum Verschwinden zu bringen.

Von allen Autoren, die sich der systematischen Lumbalpunktionen bei der Behandlung der Meningitis bedienen, wird zum mindesten eine auffallende Besserung des Allgemeinbefindens, Nachlaß der oft unerträglichen Schmerzen, Wiederkehr des Bewußtseins u. dgl. mehr berichtet. Niemals sind ernste Komplikationen, selbst bei reichlicher Liquorentleerung, beobachtet worden.

BARTH hat vor dem Kriege auf Grund des günstigen Einflusses der Lumbalpunktion bei eitriger Meningitis die lumbale Laminektomie und Drainage des Durasackes an der tiefsten Stelle empfohlen und mit Erfolg ausgeführt.

Jedenfalls kann die allgemeine schwere Erkrankung, wenn überhaupt, nur durch rücksichtsloses Vorgehen im Fortschreiten gehemmt werden.

KALB hat bei seinen Fällen von Meningitis purulenta nach Schußverletzungen, bei denen der Liquor so zellreich war, daß er die Punktionsnadel schwer passierte, ebenfalls die Laminektomie der Lendenwirbelsäule ausgeführt, einen Nélaton-Katheter in den Lumbalsack eingelegt und Spülungen mit Kochsalzlösung unter geringem Druck vorgenommen. Ferner hat er die Cisterna cerebello-medullaris freigelegt, drainiert und gespült. Trotz staunenswerter Besserungen hat er mit diesen Eingriffen keine Heilung erzielt.

Was Friedenserfahrungen über die operative Heilung der allgemeinen eitrigen Hirnhautentzündung betrifft, so sind ganz vereinzelte Erfolge von MAC EWEN, KÜMMELL, WITZEL, POIRIER nach ausgiebiger, unter Umständen mehrfacher Trepanation mitgeteilt worden. Im Kriege habe ich bei einem 32 Jahre alten Gefreiten eine allgemeine Meningitis zum mindesten der linken Gehirnhälfte, wie der Befund bei der Operation ergeben hatte, durch eine große osteoplastische Trepanation über der Temporo-Parietalregion und durch fortgesetzte Binden-tamponade der eitrig infizierten Arachnoidealmaschen geheilt. Nach dem alle unsere Erwartungen übertreffenden günstigen Erfolge jenes Eingriffes hätte ich die Trepanation an einer anderen Stelle wiederholen müssen, wenn schwerere allgemeine Hirnsymptome bei fortbestehenden Herderscheinungen aufgetreten wären, die uns auf eine neue umfangreichere Eiteransammlung hingewiesen und eine Lokalisation ermöglicht hätten. Diesen Plan hatte ich sofort erwogen und besprochen; glücklicherweise brauchte er nicht ausgeführt zu werden.

Meinen Erfolg kann man bei der sonst tödlichen Art der Erkrankung als nichts anderes denn einen glücklichen Zufall bezeichnen. Seine Erklärung suche ich darin, daß bei dem Verwundeten die zarten Hirnhäute eine ganz ungewöhnlich wirksame Resorptionskraft entwickelt haben. Neben der Entleerung und Ab-saugung des Eiters beruht darauf der günstige Ausgang. Solche Erfahrungen machten wir häufiger am Bauchfell. So habe ich bei einem 26jährigen Bauch-verwundeten, der vollkommen pulslos war und sich nahezu in Agonie befand, 25 Stunden nach der Schußverletzung die Laparotomie ausgeführt, zwei Dünn-darmlöcher durch Naht geschlossen und das kleine Becken, soweit bei der gebotenen Schnelligkeit möglich, von Dünndarminhalt und Jauche mittels Austupfens gereinigt. Dieser Kranke konnte dank der ausgezeichneten Auf-saugungsfähigkeit seines Bauchfelles 3 Wochen nach der Operation geheilt aus dem Feldlazarett entlassen werden.

Der Krankheitsbegriff der

Meningitis serosa

ist noch nicht fest genug umschrieben, ihre Pathogenese nicht in allen Einzelheiten genügend geklärt. Im allgemeinen entwickelt sie sich als Folge traumatischer Einflüsse auf den Schädel recht selten, häufiger tritt sie bei eitrigen Mittelohrentzündungen als kollateral entzündliches Ödem hinzu, so daß die Erscheinungen denen der eitrigen Meningitis, selbst denen des Hirn-abscesses, ähnlich werden. Die Liquoruntersuchung muß hier Aufklärung schaffen.

Was die Therapie anbetrifft, so erfordert die Meningitis serosa, wenn all-gemeine Hirndrucksymptome in erheblichem Maße sich zeigen, eine Entlastung. Die Lumbalpunktion, die gegebenenfalls wiederholt werden muß, leistet häufig Gutes. Vollkommen versagt sie in den Fällen, in denen durch Blutansamm-lungen mit Fibrinausscheidungen in der Basalzisterne die Kommunikation zwischen dem Ventrikelsystem und dem Subarachnoidealraum aufgehoben ist. In solchen Fällen wirkt der Balkenstich günstig. Bei ihm findet man erhöhten Liquordruck, während die Lumbalpunktion normale Werte ergeben kann.

Durch die bloße Liquorspannung können Erscheinungen wie bei septischer Hirnhautentzündung oder bei Hirnabsceß vorgetäuscht werden. Die Trepanation deckt dann starke Duraspannung und keine oder sehr schwach wahrnehmbare Pulsation auf. Die oberflächliche Punktion eben durch die Dura hindurch ergibt nirgends Eiter, sondern klaren Liquor, der unter starkem Druck noch nachträglich aus der Stichöffnung ausfließt. Wenn dieser einfachste Eingriff nicht genügt, muß die Dura mit dem Messer eröffnet werden. Da ich nach beiden Maßnahmen Heilung habe eintreten sehen, so ist damit der Beweis erbracht, daß es sich in der Tat um eine Meningitis serosa acuta infolge der Verletzung, vor allem nicht um einen verborgenen Hirnabsceß, gehandelt hat.

Anhangsweise sei hier auf die

Sinusthrombosen

hingewiesen. Die befallenen Blutleiter müssen durch streifenförmige Trepanation freigelegt und bis zum blutenden, also gesunden Sinusabschnitt gespalten und von Thromben gesäubert werden. Dazu kommt die doppelte Unterbindung und Durchschneidung der V. jugularis interna, deren zentrales Ende nach einigen Tagen von der Ligatur befreit und zum Durchspülen benützt wird.

Hirnvorfall.

Nach aseptischen Hirnoperationen soll, wenn nur irgend möglich, die primäre Wundnaht ausgeführt werden. Denn ein großer Nachteil, den das Offenhalten der Trepanationsstücke und die Tamponade im Gefolge haben, ist der Hirnprolaps. Auch bei fehlender Steigerung des Hirndrucks, völliger Asepsis der Wunde und unverletzter Pia mater kann in wenigen Tagen — obschon unter solchen Vorbedingungen nur ausnahmsweise — das Gehirn derartig vorquellen, daß die sekundäre Naht Schwierigkeiten verursacht. Muß man, wie bei eitrigen Prozessen, die Tamponade längere Zeit fortsetzen, so pflegt der Hirnvorfall, namentlich wenn die Pia in erheblicher Ausdehnung entfernt wurde, zu gewaltiger Ausdehnung anzuschwellen, wie Abb. 8, S. 877 zeigt. Sie betrifft den gleichen Fall, der in Abb. 7, S. 871 wiedergegeben ist. Bei dem 28jährigen Kranken wurde der eitrig zerfallene große Tuberkelherd im Gesunden mit der geschlossenen Schere herausgelöst und die Tamponade mit Jodoformgaze ausgeführt. Das Bild ist vom Maler beim Verbandwechsel 14 Tage später angefertigt, während der Kopf mit dem Hinterhaupt auflag. Der sehr weiche Hirnprolaps hatte den Umfang von etwa $1^1/_2$ Männerfäusten erreicht und sank wie eine von Flüssigkeit erfüllte Blase über den hinteren Wundrand herunter; unten bildete er einige große Falten wie beim Doppelkinn. Aus der Excisionsstelle des Hirns, die kaum mehr unter das übrige Niveau des Prolapses vertieft war, sickerte beständig klarer Liquor cerebrospinalis in Tropfenform hervor. Der Seitenventrikel war bei der Operation mit Sicherheit nicht eröffnet worden. 18 Tage später gestatteten das Allgemeinbefinden und der Zustand der Wunde deren plastischen Verschluß. In Chloroformnarkose wurde die zusammengeschrumpfte Haut der Umgebung so weit abgelöst, daß sie an die Haut der heraufgelagerten Trepanationsklappe durch Nähte, freilich unter großer Spannung, herangezogen werden konnte; es blieben schmale Lücken unbedeckt, die nach dem sagittalen Wundgebiet zu Fingerbreite erreichten. 5 Wochen nach der plastischen Operation war die Wunde vollkommen geheilt, die Trepanationsstelle ragte nur sehr wenig vor (s. Abb. 9, S. 878).

Solche Hirnprolapse suche ich also durch die umgebende Haut zu decken. Wie das Verfahren in jenem ungewöhnlich schweren Falle gelungen, so erreicht man das Ziel bei weniger umfangreichen Vorfällen um so leichter. Zur Beseitigung kleinerer Prolapse genügt eine mäßige, aber andauernde Kompression; sie wird in geeigneten Fällen mittels Heftpflasterstreifen ausgeführt, denen einige Schichten steriler Gaze untergelegt sind. Ist die Wunde aseptisch, und besteht in der Tiefe keine Retention oder gar Abscedierung, so habe ich solche bis hühnereigroße Prolapse unter Zuhilfenahme gelegentlicher Lapisätzungen auch ohne Plastik sich überhäuten sehen — zuweilen allerdings mit einer gewissen Hervorragung, die aber im weiteren Verlauf bei zunehmender Narbenkontraktion schwindet.

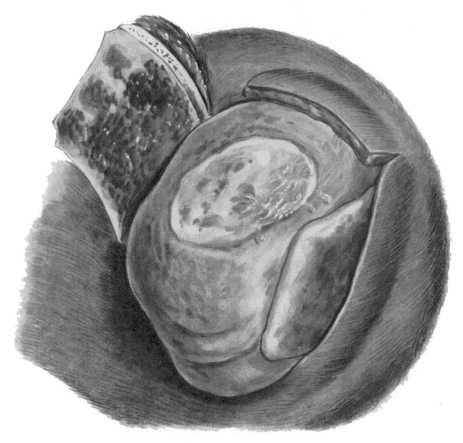

Abb. 8. Postoperativer Hirnvorfall. (Vgl. Abb. 7, S. 871 und Text.)

Vom Abtragen der prolabierten Hirnteile halte ich nichts. Freilich muß man zugeben, daß der größere Teil von ihnen aus ödematös durchtränktem und entzündlich infiltriertem Gewebe, also nicht aus reiner Hirnsubstanz besteht, und daß durch das Fortschneiden kleinerer Prolapse nicht allzu viel Schaden angerichtet wird. Aber der Vorfall pflegt sich sehr bald nach der Excision von neuem auszubilden, wenn nicht sofort eine genaue Übernähung stattgefunden hat. Allerdings kann man aus besonderen Gründen zur Abtragung gezwungen werden.

Anders und viel schwieriger gestalten sich die Verhältnisse, wenn der Hirnprolaps bei gleichzeitiger Erhöhung des inneren Hirndrucks zustande kommt, möge diese Drucksteigerung durch Geschwülste, Hydrocephalus, Blutungen,

Abscesse, entzündliche Prozesse oder andere Ursachen hervorgerufen sein. So drängt sich in manchen Fällen von weiter Schädeleröffnung, besonders wenn die angenommene Geschwulst nicht gefunden worden ist oder nicht hat entfernt werden können, schon während der Operation das Gehirn so gewaltig aus der Lücke hervor, daß es scheint, als könne es im Schädelraum nicht wieder Platz finden. Und doch ist dies dadurch zu erreichen, daß man nach Hochstellen des Oberkörpers und Zurücklagerung des freilich viel zu kleinen Duralappens die Hautnähte unter stärkstem Zuge anlegt; allmählich läßt sich auf diese Weise die ganze Wunde schließen.

Wiederholt bin ich bei umschriebenem Hirnabsceß, um der sehr unangenehmen und nicht ungefährlichen Entstehung des Prolapses vorzubeugen, mit Erfolg

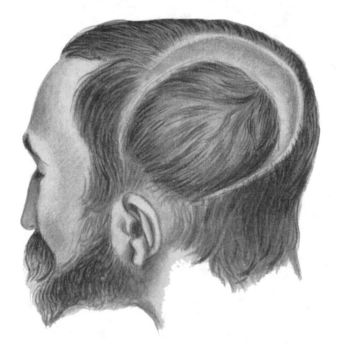

Abb. 9. (Vgl. Abb. 8, S. 877 und Text.)

folgendermaßen verfahren. Nach Eröffnung und Drainage des Abscesses bohrte ich ein großes Fraiseloch in die Knochenplatte des osteoplastischen Lappens, entsprechend dem Orte des Drains, führte dieses neben dem zurückgeschlagenen Duralappen oder durch eine in ihm neu angelegte Öffnung und durch jenes Knochenloch, sowie durch eine entsprechende Incision in der Schädelhaut samt den das Drain umgebenden Gazestreifen nach außen über die Hautoberfläche vor und nähte mit einigen Knopfnähten den reponierten Hautlappen an die umgebende Schädelhaut fest. Beim Verbandwechsel entfernte ich, um den osteoplastischen Lappen hochheben zu können, die Nähte und befestigte nach Vollendung aller zur Absceßbehandlung notwendigen Maßnahmen (Spülen unter äußerst geringem Druck, Hervorziehen und Kürzen der Gazestreifen und des Drains, eventuell nach ihrer Erneuerung) von neuem den Lappen durch einige Nähte in der ersten Art. Auf diese Weise habe ich namentlich im

Weltkriege eine ganze Anzahl von Hirnabscessen zur Heilung gebracht und bei mehreren Verwundeten den Erfolg bis heutigen Tages beobachten können.

Muß man bei fortbestehender Drucksteigerung im Schädelraum die Trepanationslücke durch Tamponade offen halten, so kommt es in kürzester Frist zu gewaltigen Prolapsen, die nur dann zu beseitigen sind, wenn die Ursache der Druckzunahme entfernt werden kann. Beim Absceß z. B. ist das sehr wohl erreichbar, sobald nach seiner Eröffnung die ihn umgebende entzündliche Infiltration zurückgeht und der ganze Prozeß der Ausheilung zuneigt.

Druckentlastende Trepanation.

Im weiteren Sinne gehören zu den Hirnprolapsen auch jene Vorwölbungen alter Trepanationsstellen, die sich bei rezidivierenden Geschwülsten, oder wenn die Entfernung des Tumors sich als unmöglich erwiesen, so gewöhnlich ausbilden. Sie sind je nach dem Verfahren, das bei der Operation eingeschlagen worden, von Haut und Knochen oder nur von Haut, in der Schläfen- und Kleinhirngegend auch von Muskulatur, an mehr oder weniger ausgebreiteten Stellen stets von gedehnten Narben bedeckt, können also sehr wohl zum Unterschied vom Prolaps als **Gehirnhernien** bezeichnet werden.

Nicht allzu selten erlebt man, daß Hand in Hand mit der zunehmenden Vorwölbung der Trepanationsstelle die quälenden Symptome des Hirndruckes nachlassen. Diese günstigen Wirkungen haben dazu geführt, bei nicht lokalisierbaren Hirngeschwülsten künstliche Gehirnhernien zu schaffen, d. h. eine sogenannte druckentlastende Trepanation auszuführen. Um eine sichere Ventilbildung zu erzielen, muß man die Knochenbresche etwas größer als den osteoplastischen Knochenlappen bilden, indem man an den drei Schnittseiten der Öffnung unter Fortnahme des Periosts einen schmalen Streifen mit der Hohlmeißelzange entfernt. Die Dura mater soll in großer Ausdehnung eröffnet, am besten als Lappen umschnitten werden.

Bei allen derartigen Operationen aber ist die starke Vorwölbung des Hirns, die sofort nach Incision der Dura einzutreten pflegt, ungemein störend; sie kann so stürmisch vor sich gehen, daß die weichen Hirnhäute und die Corticalis an den scharfen Dura- und Knochenrändern einreißen und dadurch schwere Störungen in den Funktionen bedingt werden, zumal solche Verletzungen zu Blutungen in die Hirnsubstanz mit nachfolgendem Ödem und damit wieder zu stärkerem Prolaps Veranlassung geben. Um möglichste Schonung zu üben, bilde ich den Duralappen wesentlich kleiner als die Knochenbresche, führe dann von den vier Ecken jenes Lappens mit einer kleinen stumpfen Schere Verbindungsschnitte bis zu den Ecken der Bresche und schlage die nun gebildeten drei niedrigen Duraläppchen über die betreffenden Knochenschnittränder hinüber, so daß diese vollkommen bedeckt sind.

Sehr zweckmäßig ist es, die Basis des osteoplastischen Lappens und die des Duralappens einander gegenüber, um 180° entfernt, zu legen. Dann besitzt der entstehende Hirnprolaps auf einer Seite die Haut des breiten Lappenstiels, auf der anderen die Basis des Duralappens als dauernde Deckung, während das sich vorwölbende Gehirn nun zu beiden Seiten von Narbe überzogen ist.

Die unmittelbare Gefahr der druckentlastenden Trepanation kann als gering bezeichnet werden, und die Operation hat sich, an welcher Stelle des Gehirns die unauffindbare oder nicht entfernbare Geschwulst auch ihren Sitz haben möge, als segensreiches Linderungsmittel bewährt. Sie erscheint ebenso berechtigt, wie beispielsweise die Gastrostomie beim Speiseröhrenkrebs, die Kolostomie beim inoperablen Mastdarmkrebs, die Gastroenterostomie beim inoperablen Pyluruscarcinom. Wie diese ist auch sie imstande, die Lebensdauer zu verlängern.

Noch wichtiger ist ihr günstiger Einfluß auf die Kopfschmerzen, das Erbrechen und die Sehstörungen. Erstere erreichen ja die höchsten Grade, das
ständige Erbrechen führt sehr bald zur Erschöpfung des Organismus, und beide
Symptome sind durch kein anderes Mittel zu bekämpfen. Auch die Stauungspapille geht zurück, häufig sogar auffallend rasch, die Sehschärfe bessert sich,
und wenn durch das einschnürende Ödem die Sehnervenfasern noch nicht
allzu stark gelitten haben, werden die Kranken bis zu ihrem Tode wenigstens
vor der Erblindung bewahrt. Dies ist von um so größerem Belang, als bei
einzelnen Geschwülsten die Stauungspapille schon zu sehr früher Zeit eintritt,
wenn andere schwere Krankheitserscheinungen sich noch nicht ausgebildet
haben. Endlich lassen etwa bestehende Krämpfe, auch Delirien nach, und das
Schwindelgefühl macht sich weniger quälend geltend.

Subakute Encephalitis kann die Erscheinungen der Hirngeschwulst
hervorrufen; in solchen Fällen wirkt die druckentlastende Trepanation unmittelbar heilend, ebenso bei der sog. Hirnschwellung, deren Ätiologie noch
nicht geklärt ist.

Von geringem Wert ist die Operation meist in den Fällen, in denen es sich
um schnell wachsende Geschwülste an oder nahe der Hirnoberfläche handelt.
Namentlich verhalten sich die diffusen, weite Gebiete der Rinde und des Marklagers umfassenden Gliome und Gliosarkome auch in dieser Beziehung recht
ungünstig. Nur kurze Zeit pflegt hier die Ventilbildung den Kranken Erleichterung zu verschaffen, bald wird durch das fortschreitende Wachstum
der Hautknochenlappen, wenn es überhaupt zu dessen Einheilung gekommen
war, über die Maßen emporgehoben; die Nahtlinie wird gesprengt, oder die
frische Narbe zerfällt. Rasch dringen die Aftermassen überall hervor und
lassen sich auf keine Weise in Schranken halten. Jedes Abtragen und jede
Ätzung pflegt die Wucherungen nur zu stärkerem Wachstum anzuregen. Für
solche Kranke sind große Morphiumgaben das einzige Mittel, um ihnen die
Qualen körperlicher und zuweilen die recht erheblichen seelischer Art wenigstens
zu lindern.

Die Punktion und subcutane Dauerdrainage der Hirnventrikel.

Zur

Punktion des Seitenventrikels

bevorzugt, da sein Hauptabschnitt in sagittaler Ebene eine gewisse Aus-
dehnung besitzt, TH. KOCHER solche Stellen, die mit dieser Richtung zusammenfallen. Nach seinen Erfahrungen liegt der günstigste Ort für die
Punktion oben vor dem Bregma, der Vereinigungsstelle von Sagittal- und
Coronarnaht. Er sticht 2 cm, besser des Sinus longitudinalis wegen 3 cm,
von der Mittellinie entfernt, nach abwärts und rückwärts ein; in 5—6 cm
Tiefe erreicht man den durch Flüssigkeit ausgedehnten Ventrikel. Auch die
Drainage hat KOCHER in dieser Weise ausgeführt; seiner Ansicht nach
sichert das Verfahren dann am besten gegen Verletzungen der gegenüberliegenden Ventrikelwand, wenn man das Rohr nur in den oberen Teil der Höhle
einschiebt und sein weiteres Vordringen durch Fixierung verhindert. Dagegen
punktierte v. BERGMANN den Seitenventrikel von der Stirn aus, indem er dicht
über und etwas medianwärts von der Tuberositas frontalis den Schädel durch-
bohrte und eine lange Hohlnadel nach hinten, mit geringer Neigung ab- und ein-
wärts so weit ins Gehirn vorschob, bis Flüssigkeit sich entleerte.

Bei krankhafter Ansammlung von Liquor werden die Ventrikelwandungen
je nach der Menge des Inhaltes mehr oder weniger ausgebuchtet, ja sie können
eine außerordentliche Dünnheit erreichen, so daß das Großhirn schließlich

eine Wasserblase mit schwachen Wandungen darstellt. Bei so ungewöhnlichen Verhältnissen trifft die Punktion von allen Teilen der Calvaria aus, und zwar nicht allzu weit unter der Oberfläche, auf die Flüssigkeit. Aber auch bei nicht so starkem Hydrocephalus internus habe ich es sehr bequem gefunden, oberhalb der Mitte des Sinus transversus, etwa 2 cm über der Protuberantia occipitalis externa, ein Fräseloch anzulegen und in der Horizontalebene genau nach vorn oder etwas schräg nach oben und vorn einzustechen; man gelangt dann ins Hinterhorn. Auch die Drainage des Seitenventrikels ist auf diese Weise gut auszuführen.

Man kann also, wenn der Ventrikel und seine drei Ausbuchtungen stark erweitert sind, von jeder Stelle des Schädels aus vordringen, wo größere Gefäße nicht in Gefahr kommen. Häufig habe ich bei Kleinhirnoperationen, sobald Hautknochen- und Duralappen herabgeschlagen waren und starke Hirnspannung die Verschiebung der Kleinhirnhemisphären zum Aufsuchen der Geschwulst erschwerte oder verhinderte, das Hinterhorn durch das Tentorium cerebelli hindurch von dessen unterer Fläche her — vor dem Sinus transversus mit der Hohlnadel eindringend — punktiert, entleert und während der weiteren Operation die Kanüle liegen lassen. Dieses Verfahren vermindert die intrakranielle Spannung ganz außerordentlich, schafft Raum für die weiteren Manipulationen und erleichtert die schweren Operationen in der hinteren Schädelgrube ungemein. Durch das Verfahren wird zudem ihre Gefahr wesentlich herabgesetzt.

Die Punktion des vierten Ventrikels

habe ich wiederholt vorgenommen, aber erst nachdem ich die Dura beider Kleinhirnhemisphären in ihrem mittleren Abschnitt samt dem Sinus occipitalis freigelegt hatte. Genau in dem Winkel des umgekehrten Y (Λ), das an dieser Stelle von dem Duraüberzug der Medulla oblongata und dem der beiden Cerebellarhälften gebildet wird, habe ich die Hohlnadel in der Sagittalebene in der Richtung nach vorn und, unter etwa 45° zur Horizontalen nach oben, langsam und vorsichtig so tief eingesenkt, bis Liquor abfloß. Auf diese Weise wird allerdings die Decke des vierten Ventrikels durchstochen, aber die wichtigen Kerne an seinem Boden werden nicht verletzt. Von den Punktionen habe ich niemals Nachteil, im Gegenteil einen günstigen Einfluß auf die schweren Hirndruckerscheinungen gesehen.

Der Suboccipitalstich

soll den Liquor cerebrospinalis durch Eröffnung der Cisterna cerebello-medullaris entleeren. Zu diesem Behuf muß die mit Mandrin versehene Hohlnadel zwischen Hinterhauptsbein und hinterem Atlasbogen die Membrana atlantooccipitalis durchbohren und in den Durasack eindringen. Das Verfahren ist einfach auszuführen. Niemals aber soll die Einfachheit eines Eingriffs zu dessen übertriebener und nicht streng durch die Erkrankung geforderter Anwendung Anlaß geben.

Der Kranke sitzt oder liegt auf der Seite, der Kopf ist leicht auf die Brust geneigt. Genau in der Mittellinie wird die Nadel etwa von der Haargrenze her oder ein wenig unterhalb davon etwas schräg nach oben bis zur Berührung mit dem Hinterhauptsbein nahe dem hinteren Rande des Foramen occipitale magnum vorgeschoben, wozu je nach dem Alter, der Dicke der Weichteile und der Form des Halses 3—6 cm, selbst bis zu 8 cm Länge erforderlich sind. Fühlt man den Knochen mit der Nadelspitze, so muß diese so lange gesenkt werden, bis die Knochenfühlung verloren geht. Dann befindet man sich auf jener Membran und durchdringt sie, die sich gewöhnlich durch einen beträchtlichen Widerstand bemerkbar macht, unter vorsichtigem Vorschieben bei gleichzeitigem Festhalten der Hohlnadel. Hierauf wird diese weitere 5 mm in die Tiefe geschoben, was keine Gefahr für das Rückenmark bedeutet, da die Zisterne 15 mm Durchmesser besitzt. Bei nicht erhöhtem Druck entleert sich auch nach Entfernung des Mandrins im Sitzen Liquor, entgegen dem Verhalten nach der Lumbalpunktion, erst beim Ansaugen mit der Spritze. Weicht man aus der Sagittalebene nicht seitlich ab, so besteht keine Gefahr einer Gefäßverletzung und Blutung.

In einem Falle, in dem ich bei großer Unruhe des halbbewußten und nicht zu chloroformierenden Kranken den Suboccipitalstich in rechter Seitenlage ausführte, habe ich als Wegweiser statt des in fortdauernder Bewegung befindlichen Schädelknochens den hinteren Atlasbogen gewählt. Ich stach die Nadelspitze senkrecht auf diesen ein und bin, nach oben abgleitend, ohne jede Schwierigkeit durch die Membrana atlanto-occipitalis hindurch in die Cisterna vorgedrungen, worauf der unter starkem Druck stehende Liquor ohne jede Blutbeimischung hervorspritzte.

Die Encephalographie

ist die Darstellung der Hirnventrikel auf der Röntgenplatte nach vorheriger Lufteinblasung. Letztere kann nach Hirnpunktion vom Hinterhorn aus erfolgen (Dandy) oder nach Lumbalpunktion vom Spinalkanal her (Bingel), endlich nach Ausführung des Suboccipitalstiches von der Cisterna cerebello-medullaris (Nonne). Über den diagnostischen Wert des Verfahrens vgl. S. 477.

Die Behandlung des Hydrocephalus

hat bisher recht unbefriedigende Ergebnisse geliefert, namentlich ist die offene Drainage der Hirnventrikel allzu gefährlich; denn auf die Dauer läßt sich bei der fortwährenden Durchnässung der Verbände die Zersetzung und Infektion nicht verhüten. Wochenlang freilich ist mir dies unter Anwendung allergrößter Sorgfalt gelungen, wie die wiederholte bakteriologische Untersuchung des austretenden klaren Liquors ergeben hat. Aber eine Heilung habe ich niemals erzielt.

Zur dauernden Ableitung des vermehrten Liquors verwende ich ähnlich wie Mikulicz ein dünnwandiges vergoldetes Silberröhrchen von knapp 2 mm Durchmesser. Auf die Technik einzugehen, ist hier nicht der Ort. Sie findet sich in meinem Lehrbuch der chirurgischen Operationen. Berlin-Wien 1914. II. Abteilung, S. 570 ff.

Die Ventrikelflüssigkeit sickert in der ersten Zeit, bis feste Verklebung eingetreten ist, aus der genähten Wunde und den Stichkanälen hervor, bald aber in das subcutane Gewebe, bildet hier ein Ödem oder eine Beule und kommt zur Resorption. Hat man die Drainage des Seitenventrikels in der Schläfengegend oder über ihr vorgenommen, so sieht man die Lider der gleichen Seite oder beider Augen ödematös anschwellen und nach einigen Tagen wieder abschwellen. Der Vorgang wiederholt sich, zum Zeichen, daß Liquor austritt. Auch wenn bei Verkleinerung des Ventrikels die innere Kanülenmündung durch Hirnmasse verlegt wird, kann Flüssigkeit zwischen dem Silberröhrchen und dem Hirnkanal aussickern. Gerade das langsame Abfließen ist wünschenswert.

Leider habe ich beobachtet, daß zunächst das subcutane Gewebe gut resorbierte, daß aber im weiteren Verlaufe die entstehende Wasserbeule sich nicht mehr änderte, die aufsaugende Kraft also versagte.

Für das Verfahren kommen auch jene akuten Liquoransammlungen in Frage, die bei entzündlichen Gehirnhautprozessen, z. B. tuberkulöser Basilarmeningitis, Meningitis cerebrospinalis in den Ventrikeln auftreten. Hat doch

W. Schulz von Ventrikelpunktionen bei epidemischer Genickstarre wenigstens vorübergehenden Nutzen gesehen.

Bei verknöcherten Schädelnähten, also bei vollkommen starrer Schädelkapsel füge man der Dauerdrainage zur rascheren Beseitigung des vermehrten intrakraniellen Drucks eine Ventilbildung ohne Eröffnung der Dura hinzu. Denn die Dura paßt sich den durch die Entleerung von Ventrikelflüssigkeit geschaffenen Verhältnissen an. Diese liegen hier durchaus anders wie bei der wegen inoperabler Hirngeschwülste ausgeführten druckentlastenden Trepanation. Hier kann nach meinen Erfahrungen ohne ausgiebige Eröffnung des Durasackes kein nennenswerter und vor allen Dingen kein längere Zeit anhaltender Erfolg erzielt werden, weil ja mit fortschreitendem Wachstum der Geschwulst die Dehnung der Dura und ihr Spannungswiderstand immer größer werden.

Diese Ventilbildung zugleich mit der Ventrikelentlastung oder jene allein, dann allerdings mit lappenförmiger Umschneidung der Dura, kommt auch in Fällen in Frage, in denen bei bestehender Hirngeschwulst die Liquoransammlung in den Hirnhöhlen so stark ist, daß sie eine unmittelbare Lebensgefahr bedeutet. Erst einige Zeit nach der Entlastung, wenn die gefahrdrohenden Erscheinungen beseitigt sind, wird man unter wesentlich günstigeren Verhältnissen zur Exstirpation schreiten.

O. Hildebrand hat 1923 folgende Operation ausgeführt, die eine Verbindung zwischen Seitenventrikel sowie Subarachnoidealraum und orbitalem Fettbindegewebe herstellen soll. Schnitt am Supraorbitalrand, Ablösen der Weichteile vom Orbitaldach. Ausmeißeln eines Stückes dieses Daches, das gewöhnlich sehr dünn und nach unten vorgewölbt ist. Durch die Knochenlücke wird die Punktion des Vorderhorns des Seitenventrikels vorgenommen. Im Bereich der $1-1\frac{1}{2}$ cm im Quadrat großen Knochenöffnung wird die Dura abgetragen und durch Hin- und Herschieben der Kanüle oder einer in das Vorderhorn eingeführten Sonde die Öffnung im Gehirn vergrößert. Schluß der äußeren Wunde durch Naht. Die Öffnung im Ventrikel wird also an einem sehr tiefen Punkt angelegt. Ihr dauerndes Offenbleiben soll durch die Fortnahme der Dura erreicht und nicht nur der Subarachnoidealraum, sondern auch das Fettbindegewebe der Orbita für die Resorption ausgenutzt werden.

Balkenstich nach Anton und v. Bramann.

Der Zweck des Verfahrens besteht darin, ohne wesentliche Verletzung der Gehirnsubstanz, eine wenn möglich dauernde Verbindung zwischen den Ventrikeln und dem subduralen Raum herzustellen, um auf diese Weise einen Ausgleich der Druckverhältnisse zu bewirken. Zu diesem Behuf wird der Balken in seinem vordersten Abschnitt am Dache des Vorderhorns stumpf durchtrennt, indem man etwas hinter dem Bregma und ein wenig rechts von der Mittellinie einen etwa 3 cm langen Schnitt bis auf den Knochen führt, das Periost abschiebt und den Schädel mit der stärksten Doyenschen Fräse durchbohrt. Durch ein kleines Loch der Dura wird zwischen dieser und der Hirnoberfläche eine Kanüle von der Form einer Myrtenblattsonde mit olivenförmigem Kopf — ich ziehe einen dünnen weiblichen Katheter von Metall vor — vorsichtig tastend ohne Verletzung des Sinus bis zur Falx eingeführt und durch Vorschieben nach unten der Balken perforiert, bis Liquor im Strahle ausfließt. Durch Verschieben der Kanüle oder des Katheters nach vorn und hinten verwandelt man das Loch im Balken in einen etwa $1-1\frac{1}{2}$ cm langen Längsspalt und entfernt das Instrument wieder.

Besteht wie so oft bei Hydrocephalus die große Fontanelle noch, so benutzt man diese Öffnung im Schädel. An ihrem rechten lateralen Rande wird der Hautperiostschnitt ausgeführt und die Dura an einer venenfreien Stelle eröffnet.

Die Methode soll bei Hydrocephalus, Neubildungen mit Hydrocephalus und Stauungsneuritis, ferner bei Pseudotumor und auch bei manchen Formen der Epilepsie, endlich bei nicht eitriger Meningitis und Turmschädel mit Stauungspapille Verwendung finden. Die günstigen Wirkungen äußern sich im Nachlassen der allgemeinen Hirndrucksymptome. Von größter Wichtigkeit wäre es, wenn der bei Tumoren vorkommende und die Lokalsymptome oft verschleiernde Hydrocephalus internus durch das Verfahren als Vor- und Hilfsoperation beseitigt oder gemildert werden könnte, wodurch die topische Diagnostik gefördert würde.

Die Methode ist aber weder ganz ungefährlich, noch so wirksam, wie man erwartet hatte. Zudem kann ein Erfolg überhaupt nur eintreten, wenn die Subarachnoidealräume die Fähigkeit zur Resorption der in sie gelangenden Flüssigkeitsmengen besitzen. Daß dies nicht immer der Fall ist, lehrt eine meiner Beobachtungen, wo bei einem 2¹⁄₂jährigen Kinde mit erworbenem Hydrocephalus internus der Balkenstich ausgeführt wurde und die 2 Monate später ausgeführte Sektion lehrte, daß sich an Stelle des Hydrocephalus internus ein Hydrocephalus externus von gewaltiger Größe entwickelt hatte. In diesem Falle hatte auch vom subcutanen Gewebe, in das reichlich Flüssigkeit ausgetreten war, keine Resorption stattgefunden, somit wäre hier das Verfahren der subcutanen Dauerdrainage gleichfalls nutzlos gewesen.

Als weitere druckentlastende Operation ist von Anton und Schmieden die Fensterung des Lig. atlanto-occipitale empfohlen worden. Das Verfahren ist schonender als der Balkenstich, weil der Knochen unverletzt bleibt und die Dura an einer Stelle eröffnet wird, wo sie weder der Hirn- noch der Rückenmarksubstanz anliegt. Da aber weder der Balkenstich noch der Suboccipitalstich die Ursache beseitigen, so versprechen sie beide keinen dauernden Erfolg, wirken vielmehr nur symptomatisch.

Die Entfernung kleiner Hypophysengeschwülste

gelingt nach Schloffer auf nasalem Wege, und zwar auch bei direktem Tageslicht ohne Reflektor. Nachdem die ganze Nase in der von Victor v. Bruns angegebenen Weise nach rechts herübergeklappt, die oberen Muscheln sowie der obere Abschnitt des Septum excidiert sind, werden die Siebbeinzellen eröffnet und ausgeräumt und zuletzt die Keilbeinhöhle eröffnet. Durchschnittlich 55—65 mm hinter der knöchernen Nasenwurzel läßt sich die untere Fläche der Sella turcica als eine quergestellte Knochenwand mit der Pinzette wie eine Schale losbrechen, und sofort zeigt sich dahinter die Geschwulst, die deutliche Pulsation aufweisen kann. Nachdem mit Kneipzangen die Öffnung in dieser Knochenwand nach hinten unten und nach den Seiten hin vergrößert und ein Fenster von etwa 15 mm Breite und 10 mm Höhe in den Duraüberzug des Tumors geschnitten ist, läßt sich die Geschwulst mit stumpfen Löffeln und Curetten stückweise, aber meist nicht vollständig abtragen; denn in der Gegend des Hypophysenstiels bleibt gewöhnlich ein Rest zurück. Die Ausräumung des Tumors gelingt fast ohne Blutung. Über die Form und Größe der Sella turcica kann man sich durch Sondierung gut orientieren. Die Höhle in dieser wird mit Jodoformgaze ausgefüllt und der Streifen durch die Nase herausgeleitet. Die Nase wird zurückgeschlagen und genau eingenäht.

Zur Exstirpation großer Geschwülste der Hypophyse und der benachbarten Hirnbasis muß meine fronto-parietale Methode Anwendung finden. Nach Emporheben des Stirnhirns stößt man unmittelbar auf den Tumor und kann die Exstirpation vornehmen, wie ich es wiederholt ausgeführt habe.

Freilegung der hinteren Schädelgrube und des 4. Ventrikels.

Während ERNST VON BERGMANN in der dritten Auflage seines berühmten Buches „Die chirurgische Behandlung von Hirnkrankheiten" vom Jahre 1899 noch aussprechen durfte, „daß die Zahl der glücklich gefundenen und beseitigten Geschwülste in den Zentralwindungen die aller anderen Hirngegenden um ein sehr bedeutendes übertrifft, ja es verschwinden fast vor ihnen alle übrigen Geschwulstexstirpationen" (S. 176/177), muß ich heutigentags betonen, daß die Operationen in der hinteren Schädelgrube wegen Tumoren und anderer den Hirndruck steigernder Prozesse bei weitem überwiegen. So wandeln sich die Zeiten und unsere Kenntnisse. v. BERGMANN hat diese Wandlung noch erlebt. Selbst wenn ich meine Operationen wegen Epilepsie in Rechnung ziehe, ist die Zahl der Operationen in der hinteren Schädelgrube größer als die Anzahl der Eingriffe am gesamten Großhirn.

Bereits erwähnt wurde, daß Symptome wie durch Gehirngeschwülste in ähnlicher Weise durch Cystenbildungen im Gehirn, also auch durch Tierblasen hervorgerufen werden. Unter den Parasiten des Gehirns sind die Cysticerken verhältnismäßig häufig, sie können sowohl in der Hirnsubstanz selbst als in den Hirnhäuten ihren Sitz haben. Nicht selten handelt es sich um den Cysticercus racemosus an der Hirnbasis, der unter dem Bilde der Basalmeningitis verlaufen kann.

Von besonderem Interesse sind die im 4. Ventrikel sich entwickelnden Cysticerken. Chirurgisch wichtig werden sie, wenn sie isoliert auftreten; dann würde man bei frühzeitiger Diagnose heutigentags sehr wohl an die Operation denken müssen, weil das Leiden so gut wie immer zum Tode führt. Auf eine Abkapselung der Tierblase, nachdem ihr Wachstum zum Stillstand gekommen ist, kann man nicht rechnen.

An der Hand einer eigenen Beobachtung von isoliertem Cysticercus des 4. Ventrikels gebe ich die Technik bei der Freilegung der hinteren Schädelgrube, weil sie eine recht häufige Operation darstellt.

Die einzeitige Operation führte ich in Lokalanästhesie aus.

Die Knochenklappe war am oberen Rande 12 cm breit und reichte vom linken Sinus mastoideus bis daumenbreit über die Mittellinie nach rechts hin. Nach beiderseitiger Unterbindung und Durchtrennung der A. occipitalis von den entsprechenden Längsschnitten aus wurde die Umschneidung der Knochenplatte von zwei oberen Bohrlöchern in typischer Weise mit der DAHLGREN-KRAUSEschen Zange ausgeführt, ohne daß eine nennenswerte Blutung stattfand. Die Dura lag im Bereich der ganzen linken Kleinhirnhälfte und daumenbreit über der rechten frei. Ferner war der den Wurm und die Medulla oblongata deckende Duraabschnitt bis ins Foramen occipitale magnum hinein sichtbar.

Die Dura war kaum verändert, in der Mittellinie vielleicht etwas weißlicher aussehend. Sie zeigte sich nicht gespannt, bot kaum Pulsation dar. Nach der doppelten Unterbindung und Durchtrennung des Sinus occipitalis, 1 cm unterhalb des Confluens sinuum, wurden beide Durahälften als ein Lappen umschnitten und heruntergeschlagen, so daß die Arachnoidea frei lag. Sehr auffallend war ihre weiße, derbe, fast sehnenartige Beschaffenheit in der Mittellinie (Abb. 10), und zwar begann die Veränderung fingerbreit unter dem Confluens sinuum, reichte bis ins Foramen occipitale magnum herunter und griff zu beiden Seiten auf die Kleinhirnhälften über, hier je einen reichlich daumenbreiten Raum einnehmend und allmählich in die wenig veränderten oberen seitlichen Partien übergehend. Hier zeigte die Pia-Arach oidea noch einzelne weißliche Streifen neben den Rindenvenen wie bei chronischer Leptomeningitis.

Die Arach oidea war übersät mit weißen Flecken und wölbte sich in etwa Fünfmarkstückgröße vor, so daß der Winkel zwischen Oberwurm und Medulla oblongata sowie den medialen Hemisphärenteilen völlig verstrichen war und in der Mitte vorgewölbt erschien. Jener mittlere fibrös veränderte Arach oideaabschnitt fühlte sich derb an. Die sonst zwischen den Kleinhirnhälften vorhandene tiefe Einziehung und die Gegend der Cisterna cerebello-medullaris, also die Stelle, an der die Pia sich in den vierten Ventrikel einsenkt, war völlig überbrückt, ja nach hinten vorgewölbt. Hier bestand eine cystenartige Flüssigkeitsansammlung und schwappende Fluktuation. Außer der weißlichen Verfärbung

der Arachnoidea, die mehr streifenförmig von der Mittellinie nach den Seitenteilen aus-
strahlte, sah dieses ganze Arachnoidealgebiet bläulich aus, und in dieser Bläue hoben sich
einzelne breite, durchschimmernde Venenstreifen ab.

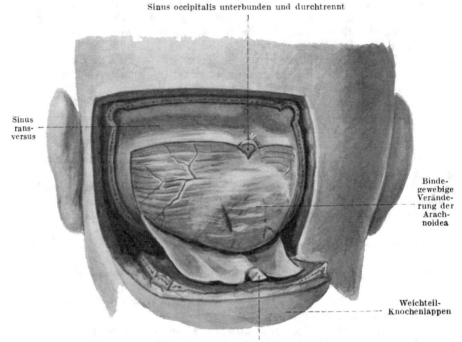

Sinus occipitalis unterbunden und durchtrennt

Sinus
rans-
versus

Binde-
gewebige
Verände-
rung der
Arach-
noidea

Weichteil-
Knochenlappen

Sinus occipitalis unterbunden und durchtrennt

Abb. 10. Freilegung der linken und des medialen Abschnittes der rechten Kleinhirnhälfte.

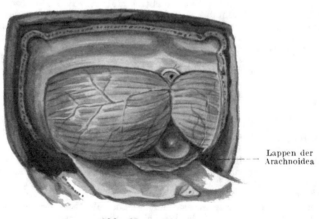

Lappen der
Arachnoidea

Abb. 11.

Die verdickte Arachnoidea wurde am oberen Rande dieser Cyste quer gespalten und
ließ sich durch Zug als verdickte Haut in Lappenform nach unten schlagen, was in der
Norm niemals möglich ist (Abb. 11). Es entleerte sich eine geringe Menge von klarem Liquor
cerebrospinalis.

Unmittelbar unterhalb der Mittellinie, dort wo die mediane Furche zwischen den Kleinhirnhemisphären dreieckig endigt, stellte sich sofort eine kirschkerngroße klare Wasserblase
wie eine Glaskugel ein (Abb. 11). Die beiden Kleinhirnhälften wurden mit einem Tupfer emporgehoben, d. h. der Raum zwischen Kleinhirn und verlängertem Mark vorsichtig unter stumpfer
Durchtrennung des Velum medullare anterius resp. der Tela chorioidea auseinandergezogen,
so daß der Zugang zum vierten Ventrikel frei wurde. Sofort quollen, namentlich beim Husten,
mehrere dünnwandige Blasen mit klarem Inhalt aus dem Raume des vierten Ventrikels
hervor (Abb. 12). Einzelne von ihnen zeigten kleine runde weiße Stellen, entsprechend
den Scolices. Im ganzen ließen sich durch vorsichtiges Hantieren mit anatomischer Pinzette

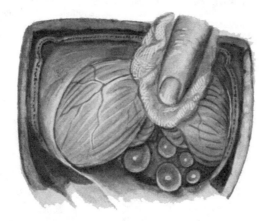

Abb. 12.

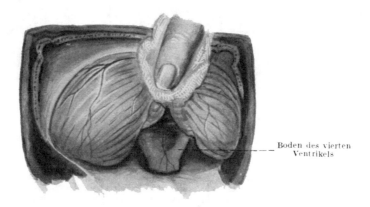

Boden des vierten
Ventrikels

Abb. 13.

vierzehn Blasen von der Größe kleiner Kirschkerne bis herunter zu Linsengröße entleeren.
Einzelne und zwar die größeren Blasen erschienen ein wenig gelblich und nicht ganz wasserklar.
Durch allmählich zunehmende Hebung des hinteren Abschnittes des Wurmes wurde
der vierte Ventrikel und damit auch die Medulla oblongata mit ihrer Rautengrube vollständig den Augen zugängig gemacht (Abb. 13), so daß der Calamus scriptorius deutlich
erkennbar war, zugleich auch die Corpora restiformia, d. h. die seitlichen Abschnitte neben
der Medulla. Als sich nirgends in diesen Buchten Blasen oder überhaupt Veränderungen
wahrnehmen ließen, konnte die Operation als beendet gelten.
Die Cysticercusblasen hatten ihren Sitz in dem Raume zwischen Medulla oblongata
einerseits und Wurm sowie medialen Kleinhirnhälften andererseits, also auch im vierten
Ventrikel. Soweit die Blasen bei der Operation zu Gesicht kamen und entfernt wurden,

handelte es sich um fluktuierende, einzeln nebeneinander liegende Cysticercusblasen. Sie quollen in der größeren Anzahl von selbst oder beim Husten hervor, zum geringeren Teil ließen sie sich mit der anatomischen Pinzette fassen und ohne jede Gewalt entfernen. Nirgends handelte es sich um verwachsene Blasen.

Zum Schluß wurde der verdickte Arachnoideallappen unten quer abgetrennt, dort wo er seinen Übergang in die normale Arachnoidea des verlängerten Markes hatte. Der Duralappen wurde mit zwei Catgutnähten an seine alte Stelle emporgeheftet, der Knochen entfernt, die Hautmuskelwunde ohne jede Drainage durch Seidenknopfnähte vereinigt.

Der Kranke hatte nach der Operation einen guten Puls von vierundachtzig Schlägen und bot, was bei weitem wichtiger ist, während und nach der Operation, wie fortwährend beobachtet wurde, eine tadellose Atmung dar. Ich betone dies besonders, weil fast alle Todesfälle, die ich nach Operationen an den Organen im ganzen Gebiet der hinteren Schädelgrube erlebt, durch Atmungslähmung hervorgerufen waren, während wir die Herztätigkeit

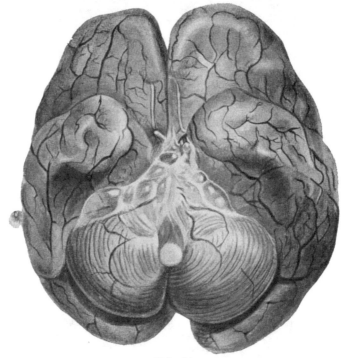

Abb. 14.

bei künstlicher Atmung in nicht wenigen Fällen noch mehrere Stunden erhalten konnten. Eine halbe Stunde nach der Operation gab der sich auffallenderweise ganz wohl fühlende Kranke auf Befragen vollkommen klare Auskunft, die Sprache war durchaus normal, die Augenbewegungen zeigten sich frei und ohne jede Spur von Nystagmus, die Pupillen reagierten. Nach drei Stunden war der Puls kräftig, regelmäßig und hatte zweiundsiebzig Schläge.

In anderen Organen und namentlich in der Haut konnten wir keine Cysticerken nachweisen. An der Wunde war der Heilungsverlauf vollkommen glatt. Die vor der Operation bestehenden intermittierenden Temperatursteigerungen bis 38,2° verschwanden 5 Tage lang, um dann wiederzukehren. Das Allgemeinbefinden und namentlich die Kopfschmerzen besserten sich wesentlich.

23 Tage nach der Operation trat ziemlich plötzlich unter zunehmendem Versagen der Herzkraft der Tod ein.

Der Sektionsbefund (Professor Dr. Ostreich) ergab das Operationsgebiet von normaler Beschaffenheit, an der Hirnbasis aber im Gebiete des Pons und des Chiasma, ebenso in beiden Fossae Sylvii eine reichliche Aussaat von Cysticercusblasen, wie sie das Bild (Abb. 14) zeigt. Nach der anatomischen Diagnose handelte es sich als Todesursache um Cysticerkose der Hirnbasis, ferner um sekundäre chronische Leptomeningitis.

Da die große Wunde durch primäre Vereinigung völlig geschlossen war, wäre ohne die eben erwähnte unheilbare Komplikation der Verlauf ein günstiger gewesen, und es hätte sehr wohl Heilung eintreten können.

Epilepsie.

Für die chirurgische Behandlung weitaus am wichtigsten ist die JACKSONsche Form der Epilepsie; sie stellt keine Krankheit sui generis, sondern einen Symptomenkomplex dar, der bei vielen Leiden des Gehirns und seiner Häute vorkommt, also durch die verschiedensten Ursachen ausgelöst werden kann. Vor allen Dingen haben wir die

traumatischen Fälle

zu sondern. Am einfachsten liegen die Verhältnisse, wenn eine Verletzung am Schädel die motorische Region betroffen hat und ein Geschoß oder Granatsplitter, ein Bluterguß, ein Knochenstückchen oder eine Depression, Cysten- oder Narbenbildung, entzündliche und eitrige Prozesse die Hirnrinde unmittelbar in Mitleidenschaft ziehen. Solche traumatischen Epilepsien sind seit langer Zeit operativ behandelt worden, indem man die Narben der weichen und knöchernen Schädeldecke herausschnitt, nötigenfalls eine Trepanation ausführte, Projektilstücke und Knochensplitter entfernte, Cysten und Abscesse entleerte, auch die narbig veränderten Hirnhäute und Hirnteile excidierte. Es gibt genug Fälle, bei denen der Befund am Schädel dem Chirurgen das Messer geradezu in die Hand drängt.

Namentlich hat der Weltkrieg eine unerhörte Fülle solcher Verletzungen geliefert. Auf die technischen Einzelheiten einzugehen, würde aus den Rahmen dieses Lehrbuches fallen. Nur so viel sei erwähnt, daß man zurückbleibende Höhlen in der Hirnsubstanz durch Einpflanzung von Fettgewebe ausfüllt, daß man ferner fehlende Dura mater durch Übertragung von Fascia lata ersetzt. Aber diese Transplantate haben nur Aussicht auf Einheilung, wenn die Wunden in einen vollkommen aseptischen Zustand versetzt worden sind, den man durch die erforderliche Behandlung zuvor erzielen muß. Auch nach vollständiger Vernarbung ist es im Interesse einwandsfreier Heilung notwendig, Monate bis zur Plastik verstreichen zu lassen.

Bei einer zweiten Reihe von Kranken ist die JACKSONsche Epilepsie durch **Intoxikationen,** wie Bleivergiftung, Alkoholismus, Urämie, oder **Infektion,** wie Pneumonie, Meningitis, erzeugt. Diese Formen gehören ebensowenig ins Bereich der Chirurgie wie jene Fälle, welche sich auf dem Boden der Hysterie entwickeln.

Dagegen muß ich unter den funktionellen Neurosen der Vollständigkeit wegen die

Reflexepilepsien

erwähnen, die zuweilen den JACKSONschen Typus darbieten. Gelegentlich kann jede Narbe an beliebiger Körperstelle den Ausgangspunkt für die Krämpfe abgeben. Namentlich werden jene Narben gefürchtet, welche mit Knochenhaut oder Nerven verwachsen und auf Druck stark empfindlich sind. Zuweilen verspüren die Kranken eine Aura, die von einer derartigen Narbe ausgeht, oder der Druck auf diese erzeugt unmittelbar den epileptischen Anfall. Die Kenntnis derartiger Zustände ist alt, und bereits DIEFFENBACH hat Excisionen von Weichteilnarben, ja Amputationen von Gliedmaßen in der Hoffnung vorgenommen, daß mit Beseitigung der Ursache auch die Krankheit schwände, eine Hoffnung, die freilich oft genug getäuscht wird. Da es sich aber bei diesen Operationen nicht um Hirnchirurgie handelt, so kann ich mich mit dem bloßen Hinweis begnügen.

Außer den traumatischen Epilepsien kommen jene Formen für die Operation in Frage, die sich an die

cerebrale Kinderlähmung

anschließen. Hier finden wir bei der Eröffnung der Dura häufig meningo-encephalitische Herderkrankungen, ausgedehntes Ödem der Arachnoidea, auch arach-

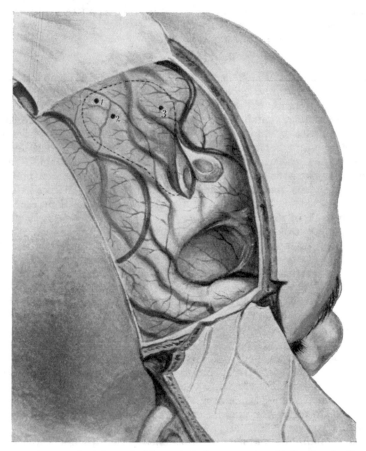

Abb. 15. Freilegung des Zentralgebietes bei JACKSONscher Epilepsie als Folge von cerebraler Kinderlähmung (Encephalitis).
10jähriger Knabe. Hautknochenlappen nach unten, Duralappen nach dem Sinus longitudinalis zu gebildet Große corticale und kleine subcorticale Cyste, Atrophie der Rinde. Excision des auf der Abbildung durch eine punktierte Linie umgrenzten primär krampfenden Zentrums der Hand und des Vorderarmes; 1, 2, 3 die faradisch durch einpolige Reizung bestimmten Foci dieser Gliedabschnitte. Heilung mit Beseitigung der Verblödung.

noideale Cysten, endlich Narbenbildungen. Die chronisch entzündlichen Verwachsungen können Arachnoidea, Pia und Corticalis in eine einzige untrennbare Narbenschicht verwandeln. Das Ödem der Arachnoidea muß stets, bevor wir in der Operation fortfahren, beseitigt werden; man erreicht es durch oberflächliches Sticheln oder Ritzen mit einem spitzen Messerchen und nimmt den kleinen Eingriff am besten an den abhängigsten Stellen des Operationsfeldes vor. Das sofort eintretende Absickern der subarachnoidealen Flüssigkeit wird durch leichte

Kompression mit Tupfergaze befördert, und bald treten Hirnwindungen und -furchen deutlich hervor. Beim Sticheln vermeide man mit größter Sorgfalt die Gefäße; denn wird ein solches, meist eine Vene, angestochen, so kann eine weitreichende Sugillation entstehen, die mit ihrer rotbraunen Deckfarbe jede Orientierung unmöglich macht.

Einige Male habe ich subcorticale Cysten gefunden (s. Abb. 15, S. 890), die meist von kleinerem Umfange waren, ganz vereinzelt aber hundert Kubikzentimeter Inhalt und mehr aufwiesen.

Meiner Meinung nach soll die Gehirnoberfläche, wenn man sich zu einem Eingriff entschließt, stets freigelegt werden. Nur auf diese Weise gewinnen wir die Möglichkeit, etwaige Krankheitsherde zu erkennen und zu beseitigen. Den Standpunkt, daß man bei normal aussehender und pulsierender Dura sich mit der bloßen Trepanation begnügen solle, halte ich für verwerflich. Ich habe bei gesunder und normal pulsierender Dura nach deren Eröffnung schwere Veränderungen am Hirn gesehen, andere Male waren diese trotz fehlender oder geringer Durapulsation unbedeutend. Findet man in der motorischen Region so erhebliche Veränderungen, daß sie den Symptomenkomplex erklären, so ist mit der gebotenen Behandlung dieses Herdes unser chirurgisches Eingreifen beendet. In diesen Fällen wird man sich durch den operativen Eingriff am meisten befriedigt fühlen; denn man kann hoffen, mit der Entfernung der Ursache auch die Folgen zu beseitigen. Schon Féré sagt in seinem Werke über die Epilepsie, daß nur diejenige Behandlung, welche die Ursache der Epilepsie angreift, auf Heilerfolg rechnen darf.

Indessen liegen so leicht zu erkennende Veränderungen durchaus nicht immer vor; andere Male sind die sichtbaren Krankheitsprodukte zu unbedeutend, wie bei einzelnen unserer Kranken die Leptomeningitis in circumscripter Ausdehnung. In allen solchen Fällen muß man die **faradische Reizung,** am besten einpolig, ausführen und das primär krampfende Zentrum bestimmen.

Ein 39jähriger Mann, bei dem ich die Operation an der linken vorderen Zentralwindung in Lokalanästhesie vornahm, hat mir einen ausführlichen Bericht über seine Wahrnehmungen niedergeschrieben, aus dem ich folgende Sätze wiedergebe.

„Im weiteren Verlauf der Operation nahm ich deutlich wahr, daß Versuche gemacht wurden, bestimmte Reize auf die einzelnen Finger der rechten Hand auszuüben. Diese Wahrnehmung erstreckte sich jedoch nur darauf, daß ich fühlte, wie die Finger der rechten Hand sich ohne meinen Willen und ohne mein Zutun bewegten. Schmerz habe ich dabei nicht empfunden."

Nach faradischer Bestimmung des primär krampfenden Zentrums punktiere ich an dieser Stelle, um nach einem subcortical liegenden Prozesse zu suchen, nötigenfalls wird incidiert. Erst wenn man einen solchen nicht findet, kommt nach dem Vorgange V. Horsleys die **Ausschneidung des betreffenden Rindenzentrums** in Frage. Die Methode ist seinerzeit mit Begeisterung aufgenommen worden, sie verdient weder diesen Enthusiasmus noch die Ablehnung, die ihr später zu teil geworden ist.

Wahre und Pseudogeschwülste (Cysten, Angiome, Meningitis serosa) rufen, selbst bei Sitz in der Zentralregion, zuweilen keinerlei andere Erscheinungen als Jacksonsche Epilepsie hervor. Das gleiche habe ich wiederholt bei Geschwülsten des Stirnhirns, namentlich des rechten, erlebt, die auf die vordere Zentralwindung einen Druck oder sonstigen Reiz ausübten. Alle diese Erkrankungen können nur durch Operation beseitigt werden. Auch aus diesem Grunde folgt, daß bei Jacksonscher Epilepsie die Freilegung der Zentralregion gefordert werden muß, sofern nicht allgemeine Ursachen (siehe S. 889) eine Gegenanzeige bilden. Wissenschaftlich so hochstehende und in der Indikationsstellung zu operativen Eingriffen so kritische Nervenärzte wie HERMANN OPPENHEIM und RICHARD CASSIRER haben sich dieser meiner Ansicht angeschlossen, ebenso eine beträchtliche Reihe anderer hervorragender Neurologen.

Wenn man die Literatur durchsieht, so kann man feststellen, daß die Mehrzahl der Chirurgen früher das Zentrum nach anatomischen Merkmalen bestimmt hat, und das ist meiner Ansicht nach durchaus zu verwerfen; daher müssen auch alle Operationen, bei denen dies geschehen, einer besonders eingehenden Kritik unterzogen werden. Selbst nach großer Schädeleröffnung sieht man oft genug das faradisch bestimmte Zentrum zum Teil noch unter Knochen verborgen liegen und muß von diesem weitere Stücke entfernen. Ebensowenig darf man sich auf die anatomischen Einzelheiten der freigelegten Hirnoberfläche verlassen; die Mannigfaltigkeit und Unbeständigkeit der Furchen und Windungen und ebenso der Piavenen sind allzu groß.

Ist nun durch faradische Reizung das Zentrum gefunden, so erfolgt die Excision im Zusammenhang mit den weichen Hirnhäuten, und zwar bis zur weißen Substanz, d. h. in einer durchschnittlichen Tiefe von 5—8 mm; die blutenden Gefäße werden in gewöhnlicher Weise unterbunden, nötigenfalls wird ein Stückchen steriler Gazebinde auf den Defekt aufgedrückt und bei Schluß der Wunde herausgezogen. Die Gefahr der Operation wird durch die Exstirpation eines kleinen Hirnrindenabschnittes nicht vergrößert, die zunächst eintretenden Lähmungen und sensiblen Störungen gehen im allgemeinen zurück.

Gegen diese Methode ist der Einwand ins Feld geführt worden, daß der gesetzte Defekt doch nur durch eine Narbe ausheilen, und daß diese wiederum zu Epilepsie Veranlassung geben könne. So naheliegend diese Schlußfolgerungen sind, so können über ihre Richtigkeit oder Unrichtigkeit beim Menschen nur praktische Erfahrungen entscheiden, und da lehren die meinigen, daß eine derartige das Rezidiv in sich tragende Wirkung der entstehenden Narbe durchaus nicht die Regel ist.

Der Physiologe TRENDELENBURG hat an Stelle der Excision der primär krampfenden Rindenstelle deren flache Unterschneidung empfohlen. Dadurch wird gleichfalls die Leitung vom Cortex her unterbrochen. Mit dieser Methode besitze ich keine Erfahrungen.

Wir können aber auch an einer anderen Stelle des Gehirns, als gerade dem primär in Reizung versetzten Rindenfelde entspricht, anatomische Veränderungen finden. Dann muß es dem Urteil des Chirurgen überlassen bleiben, ob er sich mit der Beseitigung des Erkrankungsherdes begnügen will, oder ob er dieser noch die Ausschneidung jenes Rindenabschnittes hinzuzufügen für nötig hält (s. Abb. 15, S. 890).

Was die

allgemeine genuine Epilepsie

anlangt, so hat KOCHER vorgeschlagen, ein bewegliches Ventil zu bilden. Er huldigte bekanntlich der Ansicht, daß plötzliche Drucksteigerung in der in großer Menge vorhandenen und bereits unter hohem Druck stehenden Cerebrospinalflüssigkeit augenblicklich das Bewußtsein aufhebe und allgemeine Krämpfe hervorrufe. Diese Theorie ist unrichtig, wie ich in meiner Chirurgie des Gehirns und Rückenmarks genau ausgeführt habe. Indessen auch falsche Theorien haben in den Naturwissenschaften häufig genug zu gewaltigen Fortschritten Veranlassung geboten und damit ihren Zweck erfüllt. Die KOCHERsche Ventilbildung hat eine Anzahl von Besserungen herbeigeführt, ob Heilungen, scheint mir nicht sicher, so daß bei Unwirksamkeit aller anderen Mittel und bei den zahlreichen hoffnungslosen Fällen die Methode Beachtung verdient, zumal meinen Erfahrungen nach der Eingriff ungefährlich ist.

Diese Trepanation nehme ich über der Zentralregion vor, und zwar auf der rechten Seite; Störungen in der Innervation der gegenüberliegenden Körperhälfte habe ich selten und vorübergehend beobachtet. Der osteoplastische, die ganze Breite beider Zentralwindungen einnehmende Lappen reicht daumenbreit von der Sagittalnaht entfernt bis zur Höhe des oberen Ohrrandes herab. Die nach Umschneidung heruntergebrochene Platte hängt nur an Haut und Schläfenmuskel, während das Periost des Lappenstiels am Schädelknochen verbleibt und unten am Schläfenmuskel quer eingeschnitten und fortgenommen wird. Hierauf breche ich die hier stehengebliebene Knochenpartie bis herunter zum Ursprung des Muskels weg und nehme vorn und hinten, aber nur in diesem untersten Abschnitte der Trepanationslücke, noch einen zentimeterbreiten Knochenstreifen fort. Die Seitenschnitte der Knochenlücke werden zum Schutze des Gehirns mit Dura überdeckt, wie S. 879 angegeben.

Um die mindestens daumenbreite Ventilbildung zu vollenden, und um die Zentralregion zu besichtigen, wird in ganzer Ausdehnung der Trepanation der Duralappen mit oberer Basis umschnitten. Wenn an der Gehirnoberfläche nach Heben des Duralappens sich keinerlei Veränderungen finden, die ein weiteres Vorgehen benötigen, so wird jener an seine alte Stelle heruntergeschlagen, aber nirgends eingenäht. Infolge Retraktion der elastischen Dura bleibt unten ein breiter Streifen des Gehirns frei, der nach Heraufklappen des osteoplastischen Lappens unmittelbar vom Schläfenmuskel bedeckt ist. Hier findet also die Ventilbildung statt. Die Knochenplatte muß oben mittels einer versenkten Drahtnaht festgenäht werden, damit der Schläfenmuskel sie nicht herabzieht und das Ventil schließt. Der knöcherne Verschluß der Schädellücke ist nun dauernd verhütet, das Gehirn durch Schläfenmuskel und Fascia temporalis ausreichend geschützt.

Bei einigen Epileptikern habe ich während der Operation Anfälle beobachtet und dabei das Gehirn sich wie eine aufs äußerste gespannte und dunkelblaurote Blase aus der Trepanationsöffnung hervorpressen sehen.

Verfahren bei intrakraniellen Blutungen.

Einer besonderen Erwähnung bedürfen die Verletzungen der A. meningea media. Selten ist ihr Stamm im Schädelinnern, also oberhalb des Foramen spinosum, betroffen, häufiger ihr vorderer oder hinterer Ast, einmal bei Wunden der Schläfen- und Scheitelgegend durch Geschoßteile oder durch abgesprengte scharfe Knochenstückchen, namentlich der so leicht splitternden dünnen Schläfenbeinschuppe. Ferner können auch subcutane Frakturen diese gefährlichen Verletzungen herbeiführen.

Bei vollkommen oder im wesentlichen geschlossener Schädelkapsel treten die Erscheinungen des Hirndrucks erst auf, wenn das extradurale Blutextravasat sich zu einer genügenden Größe ausgebildet hat. Da es nun immer einer gewissen Zeit hierzu bedarf, so liegt zwischen dem Tage der Verletzung und dem Klarwerden des Hirndrucks stets das sog. freie Intervall, das, naturgemäß von der Art der Gefäßverletzung abhängig, zwischen Teilen einer Stunde und mehreren Tagen schwanken, ja über eine Woche betragen kann. Während der Zwischenzeit sind bei leichten Verletzungen keine Gehirnsymptome, bei schwereren die Erscheinungen der Hirnerschütterung und Hirnquetschung vorhanden. Die Symptome gehen also ineinander über und vereinigen sich zu einem oft recht komplizierten Krankheitsbilde. Als Zeichen zunehmenden Hirndrucks treten Kopfschmerzen, Erbrechen, Schwindelgefühl, Bewußtseinsstörungen, Veränderungen des Pulses und der Atmung auf; die Stauungspapille entwickelt sich bei Blutungen nicht gerade häufig.

Was die Beteiligung des Bewußtseins anlangt, so kommt es zunächst zu Reizungen der Hirnrinde und daher zu Aufregungszuständen und Delirien. Weiterhin lassen diese Erscheinungen nach, an ihre Stelle treten Apathie, Schläfrigkeit, schließlich Bewußtlosigkeit.

Der charakteristische Druckpuls ist stark gespannt, voll, verlangsamt, anfangs regelmäßig. Führt der zunehmende Hirndruck zu Lähmungserscheinungen, so wird der Puls schnell, klein, flatternd und unregelmäßig; dazwischen kann er in seinen Eigenschaften schwanken und bald verlangsamt, bald beschleunigt sein. Entsprechend der Herztätigkeit ist auch die Atmung anfangs verlangsamt und vertieft, stertorös; später beschleunigt sie sich, wird unregelmäßig und bietet schließlich das CHEYNE-STOKESsche Phänomen dar.

Die örtlichen, von dem unmittelbar komprimierten Gehirngebiet ausgelösten Erscheinungen bestehen anfangs gleichfalls in solchen der Reizung. Erwähnt seien klonische und tonische Muskelzusammenziehungen auch vom Charakter der JACKSONschen Krämpfe, allgemeine Konvulsionen, Erhöhung der Reflexe. Der Reizung schließen sich die Erscheinungen der Lähmung mehr oder weniger rasch an. Es kommt zu Monoplegien oder Hemiplegien, Verschwinden der Reflexe, aphasischen Störungen bei linksseitiger Verletzung der Arterie.

Zur Aufsuchung der A. meningea media ist das Verfahren ein verschiedenes, je nachdem eine Knochenverletzung in der Schläfengegend vorliegt oder nicht. Im ersteren Falle wird nach Erweiterung der Hautwunde und Durchtrennung der Schläfenfascie der Muskel entsprechend seiner Faserrichtung, also konvergierend nach dem Kronenfortsatz des Unterkiefers hin, auseinander gezogen und die dünne Schuppe in genügendem Umfange fortgenommen, um den angerissenen oder zerrissenen Meningealast durch die oberen Schichten der Dura mater hindurch zu umstechen. Für den hinteren Ast muß man Teile des Scheitelbeins opfern.

Zur Versorgung des Stammes der A. meningea media dient das Verfahren, wie ich es zur Entfernung des Ganglion Gasseri angegeben habe. Aus den klinischen Erscheinungen kann man nicht mit Sicherheit schließen, ob der vordere oder hintere Ast oder der Stamm der Arterie zerrissen sind; daher wird dessen Unterbindung zuweilen notwendig. Da die Arterie extradural verläuft, muß auf jeden Fall die Dura in der mittleren Schädelgrube vom Knochen abgelöst werden, weil außerdem nur auf diese Weise das Gehirn mittels eines breiten Spatels ohne Schädigung emporgehoben werden kann, was in möglichst geringer Höhe geschehen soll. Gelingt es nicht, einen Unterbindungsfaden um den Stamm zu führen, so muß ein rechtwinkelig abgebogener halbspitzer Haken in das Foramen spinosum mit Gewalt eingepreßt, dann hin und her gedreht werden. Steht die Blutung nicht sogleich, so lasse man ihn etwa 6 Tage liegen. Das Einkeilen eines Holzstückchens oder das Einstopfen eines Gazestreifens ist bei der Tiefe der Wunde weniger zuverlässig, habe ich auch niemals für nötig befunden.

Weit seltener als durch Verletzung der Meningealarterie bilden sich Hämatome zwischen Dura und Schädelkapsel aus den zerrissenen Diploevenen. Bei dem geringen Blutdruck erreichen sie auch niemals den Umfang jener, führen also nur ausnahmsweise zu den Erscheinungen des Hirndrucks.

2. Krankheiten des Rückenmarks und seiner Häute.

Für den chirurgischen Eingriff kommen alle jene Rückenmarkslähmungen in Frage, bei denen die vollständige oder teilweise Leitungsunterbrechung durch Verletzungen oder durch Kompression des Marks bewirkt wird. Eine Drucklähmung kann durch jede Raumbeengung im Wirbelkanal veranlaßt sein, möge es sich um eigentliche Geschwülste des Rückenmarks und seiner Häute handeln, oder mögen Erkrankungen der Wirbelsäule der verschiedensten Art zu sekundärer Kompression führen.

Was zunächst die

Neubildungen der Rückenmarkshäute

anlangt, so beruht der große Fortschritt in den operativen Ergebnissen zu einem gewissen Teil allerdings auf Vervollkommnung der Wundbehandlung und chirurgischen Technik. Aber einen mindestens ebenso großen Einfluß müssen wir den außerordentlichen Errungenschaften auf diagnostischem Gebiete zuschreiben, den die beiden letzten Jahrzehnte uns gebracht, und zwar bezieht sich das nicht allein auf die Diagnose der Rückenmarksgeschwülste an sich, sondern ganz wesentlich auf die Sicherheit, mit der es in vielen, nach meinen Erfahrungen in den meisten Fällen gelungen ist, die genaue Lage des Tumors zu bestimmen (Höhen- oder Segmentdiagnose).

Für das operative Eingreifen handelt es sich ja um die Kenntnis des Wirbelbogens, unter dem die Geschwulst gesucht werden soll. Hat doch der Chirurg nur einen Wegweiser, der ihn bei seinem Vordringen in die Tiefe leitet, das ist der seinem Gefühl allein zugängliche Dornfortsatz. Mit jener Erkenntnis ist unserem operativen Eingreifen der kürzeste Weg vorgezeichnet; die Operation ist um so weniger verletzend, je geringer die Zahl der zu entfernenden Wirbelbögen wird. Wir müssen also wissen, wie die Lage der einzelnen Rückenmarkssegmente zur Lage der betreffenden Wirbel sich verhält (s. Abb. 16 und Abb. 30, S. 212). Die Segmente liegen stets höher als die die gleiche Zahl tragenden Wirbel, und zwar wird der Unterschied um so größer, je weiter wir von oben nach unten gehen; außerdem sind ziemlich beträchtliche individuelle Schwankungen vorhanden, wie Reid nachgewiesen hat.

Nun sollen ja, der Übersichtlichkeit wegen, stets mindestens zwei Wirbelbögen — ausgenommen höchstens die Lendenwirbelsäule — entfernt werden. Wenn sich aber die Geschwulst seitlich im Ligamentum denticulatum oder gar an der Vorderfläche des Rückenmarks entwickelt hat — wie ich einen Fall Richard Cassirers in der Höhe des 4.—7. Halswirbelkörpers bei einer 35jährigen Krankenschwester mit einem seit

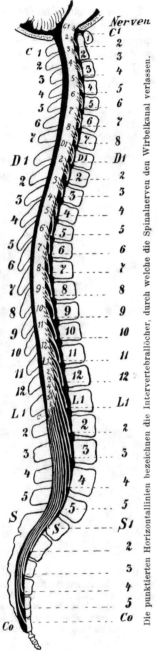

Abb. 16. Schematische Zeichnung: Lageverhältnis der Rückenmarkssegmente (der Ursprungsgebiete der einzelnen Wurzelpaare) und der aus ihnen austretenden Wurzeln zu den Wirbelkörpern und Wirbeldornen. (Nach Gowers.)

4 Jahren bestehenden vollen Erfolge operiert habe — so muß man, um zum Tumor überhaupt gelangen zu können, das Rückenmark nach Spaltung der Dura mater empor- und zur Seite heben. Das kann mit der notwendigen Schonung nur geschehen, wenn es in weiterer Ausdehnung freigelegt ist.

Die Wirbelbögen opfere ich in den hier in Frage kommenden Fällen stets; es ist eine völlig unnütze Erschwerung der Operation, wenn man darauf ausgeht,

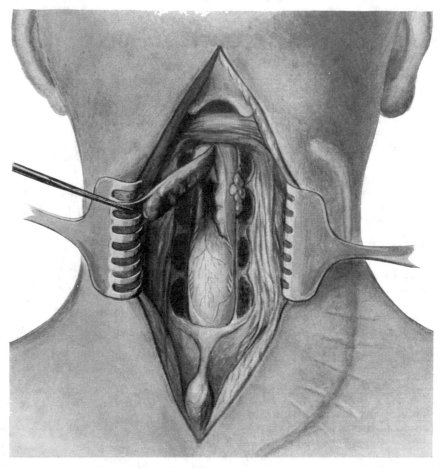

Abb. 17. 23jähriger stud. med., zweimal zuvor ohne Erfolg operiert; die von diesen Operationen herrührende Narbe verläuft bogenförmig an der rechten Nackenseite. $3^{1}/_{2}$ Monate später Resektion des 2.—5. Halswirbelbogens, wie auf der Abbildung dargestellt. Entfernung des bis zum Atlas hinaufreichenden Fibrosarkoms der Dura mater, das nach dem Rückenmark zu gewachsen war und hier eine tiefe Mulde gedrückt hatte. Vollständige Heilung mit Rückbildung der schweren Lähmungen aller vier Extremitäten. Der Operierte übt landärztliche Praxis aus.

die Bögen zu erhalten. Die Stützfähigkeit der Wirbelsäule erleidet selbst durch Entfernung von 7 Brustwirbelbögen, wie ich es bei zwei Kranken mit gutem Ergebnis habe ausführen müssen, keine Einbuße, die es rechtfertigte, die an sich schweren Eingriffe noch gefährlicher zu gestalten.

Ist der Wirbelkanal breit eröffnet, das epidurale Fett in der Mittellinie eingeschnitten und samt den Venenplexus stumpf zur Seite geschoben, so liegt die Dura mater spinalis frei zutage. Handelt es sich um eine extradurale Geschwulst, so wird sie schon jetzt erkennbar und kann nach gehöriger Erweiterung des Zuganges zum Wirbelkanal entfernt werden. So habe ich ein vom 6. Halswirbelkörper ausgehendes Enchondrom mit dem Bildhauermeißel aus seinem Knochenbett ausgegraben. Haben wir es aber, wie gewöhnlich, mit einer intradural gelegenen Neubildung zu tun, so erscheint die Dura meist bläulich und stark gespannt, Pulsation pflegt zunächst nicht sichtbar zu sein.

Aber auch wenn die Dura normal erscheint, soll sie unter allen Umständen in gleicher Weise, wie ich dies am Gehirn fordere, geöffnet werden, sofern nicht

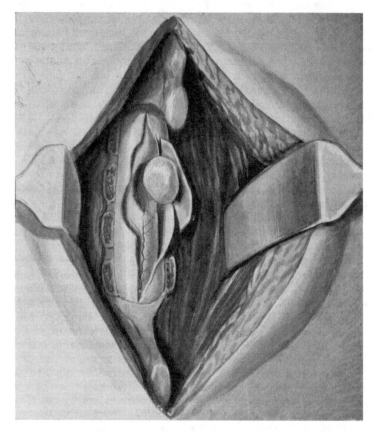

Abb. 18. Psammom der Dura mater im Dorsalteil, entfernt im Jahre 1900 bei einer 65jähr. Kranken. Sie ist ohne Rezidiv im Alter von 84 Jahren an Erschöpfung gestorben.

extradurale Veränderungen vorliegen, die das Krankheitsbild vollkommen erklären. Dreimal habe ich Kranke wiederum operieren müssen, bei denen hervorragende Chirurgen — der eine sogar zweimal bei demselben Kranken — vergeblich eingegriffen hatten, weil sie an der Dura Halt gemacht; in zweien dieser Fälle habe ich einen intraduralen Tumor exstirpiert, in dem dritten Falle die schweren, weiter unten zu besprechenden Veränderungen der Arachnitis chronica gefunden. Ich muß es für einen technischen Fehler erklären, die Dura nicht zu eröffnen. Wenn diese pralle Spannung aufweist, kann man ohne ihre Längsspaltung nur selten einen Schluß auf das Bestehen oder Fehlen eines intraduralen Prozesses ziehen. Zuweilen sieht man den intraduralen Tumor bereits durch die Dura hindurch, oder man fühlt ihn als Härte. Oberhalb und unterhalb der Geschwulst — ich habe beides beobachtet — kann die Dura Pulsation aufweisen.

Eröffnet man sie nun mit dem Messer, was immer in der Längsrichtung zu geschehen hat, so spritzt klarer Liquor cerebrospinalis häufig in starkem Strahle hervor. Bei Erweiterung des Schnittes mit der Schere ergießt sich zuweilen der Liquor im Strome, die große Wundhöhle sofort füllend und überschwemmend, und nach Absaugen mit der Spritze vollzieht sich dieser Vorgang wohl ein zweites und drittes Mal. 120 g Flüssigkeit habe ich in einem Falle aufgefangen, aber noch ein großer Teil ging verloren. Wenn der Strom sich erschöpft hat, wird die Dura mater in ganzer Ausdehnung der Wunde in der Längsrichtung gespalten, und nun zeigt sich in günstigen Fällen sofort die Neubildung, wenn sie nämlich hinten liegt, auch dann häufig nur in einem kleinen Bezirk. Eine Erweiterung der Wunde und die Fortnahme noch eines oder mehrerer Bögen wird nicht selten erforderlich.

Liegt die Geschwulst seitlich nach dem Ligamentum denticulatum hin, so fällt ganz am Rande des Marks, wie ich es vielfach erlebt, ein schmaler langer Streifen durch seine etwas ins graurötliche spielende Farbe auf. Durch einen untergeführten stumpfen Haken muß das Rückenmark von der Seite her ein wenig in die Höhe gehoben werden, dann quillt an jener Stelle die Geschwulst, welche zwischen Rückenmark und Dura fest eingeklemmt gewesen war, aus der Tiefe hervor.

Die Arachnoidea zieht nicht selten vom Rückenmark ohne Grenze auf die Geschwulst über und umgibt sie mit einer Art Kapsel; wenn jene dann mit der Schere eingeritzt ist, läßt sich die Neubildung samt Kapsel leicht vom Marke stumpf ablösen. Die Dura muß in der ganzen Ausdehnung des Tumors, sofern sie mit ihm verwachsen ist, mit der Schere entfernt werden.

Die Neubildung liegt in einer entsprechenden Grube des Rückenmarks, dieses erscheint hier plattgedrückt, nimmt aber nach Entfernung der Geschwulst wieder mehr seine zylindrische Gestalt an, obschon es an dieser Stelle zunächst erheblich dünner bleibt als der unmittelbar darüber und darunter befindliche Abschnitt. Erstaunlich ist es, wie schnell die tiefen Höhlungen, welche das Geschwulstbett darstellen, in einzelnen Fällen sich bereits während der Operation unter unseren Augen verflachen. Wenn wir einen derartigen Kranken einige Tage nach dem Eingriff zur Sektion bekommen, so ist selbst von sehr tiefen Mulden kaum eine Spur mehr wahrzunehmen. Ebenso ist die Fähigkeit des Rückenmarks, sich zu erholen, eine über alles Erwarten große; ich habe zweimal bei Männern von 23 und 28 Jahren, die infolge einer intraduralen Geschwulst im Halsmark an allen vier Gliedmaßen so gut wie vollständig gelähmt waren, in wenigen Wochen Wiederkehr der wesentlichen Funktionen eintreten sehen.

Die Rückenmarksoperationen werden, wenn irgend möglich, in einer Zeit ausgeführt. Ich habe unter 74 Laminektomien nur zweimal zweizeitig vorgehen müssen, einmal wegen unerhört starker Blutung, das andere Mal, wo ich sieben Brustwirbelbögen entfernen mußte und dieser Kranke allzu sehr geschwächt war, als daß er den gewaltigen Eingriff in einer Zeit hätte ertragen können. Besonders ungünstig sind die Fälle von

intramedullärer Geschwulstbildung.

Der Tumor kann das Rückenmark auf so große Ausdehnung hin in Mitleidenschaft gezogen haben oder so diffus infiltriert sein, daß eine Exstirpation sich als unmöglich erweist. Kleinere und eingekapselte intramedulläre Geschwülste aber sind der Exstirpation sehr wohl zugängig; denn ich habe bereits zweimal

— und zwar beide Male mit Ausgang in Heilung — eine Längsincision von 2—3 cm Ausdehnung genau in der hinteren Commissur ins Rückenmark ausgeführt und das eine Mal eine erbsengroße Cyste, das andere Mal einen bohnengroßen Erweichungsherd eröffnet.

Einmal habe ich einen gut erbsengroßen Solitärtuberkel aus der hinteren Commissurlinie im Dorsalteil entfernt. Die Kranke ist von der Operation genesen. Nach $3^1/_2$ Monaten aber ging sie an diffuser Tuberkulose der Arachnoidea zugrunde. In gleicher Weise würde ich bei exakter Diagnose auf eine intramedulläre Neubildung einschneiden. In den erst erwähnten Fällen handelte es sich um schwere Rückenmarkslähmungen mit allen Erscheinungen der intravertebralen Geschwulstbildung, bei denen die Operation nur derbe, die Dura sowohl wie die Arachnoidea und Pia in sich fassende Schwarten als Ursache der Kompression ergeben hat. Die Kranken sind von den sehr ausgedehnten Operationen, bei denen ich alle narbigen Massen excidiert, genesen. Bei einem Manne mußte ich dazu 7 Bögen im Dorsalteil entfernen. Auch die Lähmungen haben sich wesentlich gebessert.

Isolierte

Tuberkelbildungen und Gummata,

die Kompressionserscheinungen hervorrufen und auf spezifische Behandlung nicht reagieren, müssen operativ entfernt werden. Wie bekanntlich alte gummöse Prozesse der Knochen, Haut und Zunge am raschesten durch chirurgische Eingriffe heilen, so soll man auch am Zentralnervensystem — am Gehirn sowohl wie am Rückenmark — nicht warten, bis durch die Kompression die Nervenelemente in unheilbarer Weise vernichtet sind, sondern sich zur richtigen Zeit zur Operation entschließen.

Die eigentlichen

Geschwülste der Wirbelsäule

stellen nur selten einen Gegenstand der operativen Behandlung dar; es kann sich um primäre oder metastatische, dann meist Carcinome, handeln. In einem Falle von Brustkrebs z. B., bei dem sich bereits wenige Wochen nach der Exstirpation die ersten Erscheinungen der Rückenmarkskompression einstellten, zeigte sich während der ganzen Beobachtung an der knöchernen Wirbelsäule keine Deformität und nicht die geringste Schmerzhaftigkeit. Die Diagnose mußte aber auf Carcinommetastase wahrscheinlich eines Wirbelkörpers mit Hineinwuchern in den Wirbelkanal und Kompression des Rückenmarks gestellt werden. Da alle Symptome von seiten der Wirbelsäule fehlten, konnten wir den genauen Sitz der Geschwulst nur aus den nervösen Störungen erkennen. Die Sektion ergab die Richtigkeit unserer Annahme.

Schließlich kann die

Spondylitis tuberculosa

infolge der Kyphose, aber auch dadurch, daß intravertebrale Granulationen und Eiteransammlung, sowie eine gewaltige Anhäufung von Liquor cerebrospinalis das Rückenmark komprimieren, zum operativen Eingriff Veranlassung bieten. Indessen sieht man bei Spondylitis eintretende Paresen der Extremitäten unter Extensionsbehandlung sich bessern, Blasenstörungen verschwinden, Anomalien der Sensibilität und der Reflexe sich ausgleichen. Bedingt sind diese Besserungen durch Entlastung des Rückenmarks infolge Ausgleichs der kyphotischen Verkrümmung der Wirbelsäule, Resorption von intravertebralen Abscessen, Schrumpfung der hier befindlichen Granulationen; natürlich können alle diese Momente gemeinsam in Wirksamkeit treten. Aus der mitgeteilten Tatsache ergibt sich die Forderung, daß man bei spondylitischen Lähmungen einige Zeit abwarten soll; auch bei älteren Leuten von 45 Jahren und darüber bin ich wiederholt mit orthopädischen Maßnahmen ausgekommen. Man wird sich aber zur Operation entschließen, wenn diese Mittel im Stich lassen. Allerdings soll das abwartende Verhalten nicht übertrieben werden, damit die Leitungshemmungen im Rückenmark nicht zu unheilbaren Unterbrechungen sich verschlimmern.

Meningitis serosa spinalis chronica.

Es gibt nun eine Reihe von Fällen, in denen die Entwicklung des Leidens sowohl, als die vorhandenen Krankheitserscheinungen auf eine das Rückenmark komprimierende Masse hindeuten, in denen aber die Laminektomie als alleinige oder wenigstens hauptsächliche Ursache für die bedeutenden Störungen eine örtlich umschriebene, unter starkem Druck stehende Ansammlung von Liquor cerebrospinalis aufdeckt. In einigen anderen Fällen fand ich mehr oder weniger ausgedehnte Schwarten an den Rückenmarkshäuten des Dorsalteils. Meine operativen Erfahrungen haben gelehrt, daß auch bei Wirbelcaries die Erscheinungen der Rückenmarkskompression nicht bloß durch die kyphotischen Verschiebungen der Wirbelkörper, nicht allein durch die Anfüllung des Wirbelkanals mit Granulationen und Eiter bedingt zu sein brauchen. Auch die sekundär eintretende Liquorstauung in begrenzter Ausdehnung kann ihr Teil dazu beitragen, die Rückenmarkslähmungen hervorzurufen oder wenigstens zu vervollständigen.

Gewiß ist es sehr auffallend, wie sich eine solche Liquoranhäufung und Liquorspannung an einer ganz bestimmt umschriebenen Stelle der Rückenmarkshäute ausbilden soll. Denn hier erfolgt in der Norm der Flüssigkeitsausgleich sehr rasch; aber unter pathologischen Verhältnissen können mechanische Veränderungen, seien es Verlagerungen oder Verklebungen und Verwachsungen, z. B. entzündlicher Natur, eine Ursache für die Liquorstauung in einem umschriebenen Bezirk, sagen wir z. B. zwei- bis dreifacher Bogenhöhe, abgeben. Daraus folgt zugleich, daß der Liquor cerebrospinalis, wie man früher wohl annahm, nicht ausschließlich von den Plexus chorioidei, sondern zum Teil wenigstens auch von der Arachnoidea abgesondert wird.

Die Erkrankung der Arachnoidea führt aber nicht bloß zu Adhäsionsbildungen und vermehrter Exsudation, es muß zugleich auch die Resorptionsfähigkeit des Arachnoidealgewebes an den erkrankten Stellen, wenn nicht ganz aufgehoben, so doch wenigstens vermindert sein (**Arachnitis adhaesiva circumscripta**). Durch die Lumbalpunktion kann die Diagnose nicht geklärt werden, ebensowenig durch Punktion an der Stelle der Kompression.

Außer dem chronischen Auftreten dieser Form der Rückenmarkslähmung, für die ich ein völlig analoges Beispiel am Kleinhirn nachgewiesen habe, gibt es auch eine akute oder subakute, welche durch

eitrig-nekrotisierende Knochenprozesse

im Wirbelkanal hervorgerufen wird. Die Analogie zu der letzteren Form besitzen wir in der von den Ohrenärzten so genannten Meningitis serosa cerebralis acuta, wie sie bei eitrigen Prozessen des Mittelohrs und der benachbarten Knochenteile vorkommt, hier meiner Meinung nach, wie bereits S. 875 erwähnt, meist ein fortgeleitetes entzündliches Ödem darstellt und alle Erscheinungen der septischen Meningitis oder des Hirnabscesses vorspiegeln kann. Die Operation deckt dann Eiterung im Cavum tympani, im Antrum und den Mastoidzellen auf, wohl auch einen perisinuösen extraduralen Absceß. Der Schläfenlappen des Gehirns bietet starke Duraspannung und keine Andeutung von Pulsation.

Hirnpunktionen aber ergeben nirgends Eiter, sondern nur klaren Liquor, der unter starkem Druck noch nachträglich aus den Punktionsöffnungen herausquillt. Nach operativer Entfernung aller erkrankten Gewebe verschwinden die schweren Hirnerscheinungen. In gleicher Weise kann an der Wirbelsäule und am Rückenmark eine akute, auf engen Raum begrenzte Liquorstauung durch eitrige Knochenveränderungen an der Wirbelsäule hervorgerufen werden, wie ich das beobachtet habe; auch hier werden wir den Prozeß als fortgeleitetes entzündliches Ödem auffassen dürfen.

Metastatische Eiterungen

mit intravertebralem, aber extraduralem Sitz habe ich nach falsch behandelten Furunkeln und Panaritien beobachtet. Die dabei eintretenden vollkommenen Querschnittslähmungen entwickelten sich schnell und breiteten sich rasch aus.

Da bei beiden Formen der beschriebenen Rückenmarkskompression — der akuten sowohl wie der chronischen — die spontane Rückbildung nach meinen Erfahrungen nicht vorkommt, so bleibt als Therapie nur die ohne Zögern auszuführende Laminektomie übrig. Zugleich soll dann bei nicht eitrigen Prozessen die Dura mater eröffnet werden, und zwar ist dies um so mehr erforderlich, als wir bis jetzt kein Mittel besitzen, die Meningitis serosa spinalis ex Arachnitide chronica oder, wie man die Affektion sonst nennen will, von den Rückenmarkstumoren zu unterscheiden.

Indikation zur Laminektomie.

Wenn die Diagnose auf einen raumbeschränkenden Prozeß innerhalb des Wirbelkanales gestellt werden kann, so ist die Operation durchaus geboten. Vollkommen belanglos scheint es mir für diese Frage, ob das Hindernis in einer soliden Geschwulst, einer Schwartenbildung oder einer umschriebenen Flüssigkeitsansammlung besteht; eine Unterscheidung ist ja nur selten möglich. Man halte sich auch nicht unnütze Zeit mit Quecksilberkuren und ähnlichen Maßnahmen auf; die verlorenen Wochen entscheiden häufig über das Schicksal des Kranken, da noch heilbare Lähmungen in dieser Zeit zu irreparablen werden können. Besonders sind quälende Schmerzen als Indikationen für baldiges Vorgehen zu bezeichnen, vorausgesetzt natürlich, daß die Höhe, in der der Erkrankungsherd seinen Sitz hat, mit einiger Sicherheit festgestellt werden kann. So überaus wertvoll indessen die genaue Segmentdiagnose auch ist, so muß man doch zuweilen in Fällen operieren, in denen eine vollkommene Klarheit nicht erreicht ist; die nach Fortnahme eines Wirbelbogens ausgeführte intradurale Sondierung hat uns dann mehrmals auf den richtigen Weg geführt. Gelangt der Kranke in einem frühen Stadium zur Beobachtung, und ist die obere Grenze der nervösen Störungen noch nicht sicher ausgesprochen, so darf man allenfalls eine Zeitlang abwarten, um zu einer zuverlässigen Höhendiagnose zu gelangen. Diese Zeit kann man wohl zu einer Schmierkur mit Gebrauch von Jodkali verwenden.

Ich bin kein Anhänger von diagnostischen Laparotomien, geschweige denn von Trepanationen oder Laminektomien aus diesem Grunde, wie vorgeschlagen worden ist. Andererseits soll man die Hände nicht in den Schoß legen, wenn eine gewisse Wahrscheinlichkeit vorhanden, daß der sonst hilflos verlorene und einem qualvollen Ende entgegengehende Kranke durch den Eingriff gerettet werden kann. Man ist also auch bei unsicherer Diagnose berechtigt, eine Laminektomie in Erwägung zu ziehen, weil vor allem diese Operation als nicht allzu gefährlich bezeichnet werden darf. Die Differentialdiagnose zwischen extramedullärer und intramedullärer Geschwulstbildung läßt sich häufig nicht stellen. Vermutet man die letztere, so ist gleichwohl die Laminektomie geboten, weil einzelne Formen der eigentlichen Rückenmarksgeschwülste nach meinen Erfahrungen technisch wohl operabel sind und die Entfernung der Bögen mit Spaltung der Dura mater mindestens der wachsenden Geschwulst mehr Spielraum verschafft und daher als druckentlastende Palliativoperation Wert besitzt.

Verletzungen des Rückenmarks.

Jede Gewalt, die auf die Wirbelsäule einwirkt, kann auch zu Verletzung des Rückenmarks Veranlassung geben. Die bei fortbestehenden Lähmungen angezeigte Laminektomie verläuft wegen der Zerstörung der Bögen häufig atypisch. Sie soll in solcher Ausdehnung ausgeführt werden, daß die zertrümmerten Teile vollkommen zu übersehen sind. Bei subcutanen Verletzungen oder völlig aseptischen Wunden eröffne man die Dura, auch wenn sie unversehrt ist, in der Längsrichtung, da ein intraduraler Bluterguß oder abnorme Liquoransammlung die Rückenmarkskompression sonst weiter unterhalten.

Im einzelnen betrachtet, muß bei komplizierten Frakturen und Luxationen, bei Schuß- und Stichverletzungen, überhaupt bei solchen Verletzungen, bei denen die Verwundung an sich ein chirurgisches Eingreifen erfordert, die Frage der sofortigen Freilegung des Rückenmarks erörtert werden. In den anderen Fällen soll man bis auf bestimmte, gleich zu besprechende Ausnahmen zunächst unter zweckmäßiger Lagerung des Kranken auf einer horizontalen Unterlage, am besten auf Wasserkissen, bei eventueller Anwendung von Streckverbänden u. dgl. ein abwartendes Verfahren, aber nicht ins ungemessene, einschlagen, um zu beobachten, wie weit die vorhandene Rückenmarkslähmung sich zurückbildet. Von größter Wichtigkeit ist bei allen Rückenmarksverletzten die Sorge für geregelte Stuhl- und Harnentleerung, da namentlich Störungen der letzteren und unvorschriftsmäßiger Gebrauch des Katheters lebensgefährliche Komplikationen herbeiführen. Endlich ist die größte Sorgfalt auf die Haut an allen dem Druck ausgesetzten Körperstellen zu verwenden, um, soweit dies möglich ist, dem Decubitus vorzubeugen.

Auch bei Erschütterungen, leichten Quetschungen, vollends bei randständiger Verletzung des Rückenmarks sind im Anfang häufig die Symptome der vollkommenen Querschnittsläsion vorhanden. Allmählich bilden sich die ausgebreiteteren Erscheinungen zurück, und aus den wieder eintretenden Funktionen und dem Fehlen anderer läßt sich dann erst die genaue Diagnose stellen. Aus diesem Grunde wird man sich, abgesehen von äußeren Wunden, nur unter besonderen Umständen für die sofortige Operation entscheiden. Diese Indikation ist gegeben, wenn ein Knochensplitter, z. B. bei isolierter Fraktur des Wirbelbogens, oder ein Projektil die Ursache für die Kompression darstellt; in beiden Fällen ist die Röntgenaufnahme von großem Werte; ferner wenn bei Verrenkung oder Bruch der Wirbelsäule die unblutige Einrichtung sich als unmöglich erweist, oder die Dislokation alsbald wiedergekehrt ist.

Im weiteren Verlauf ist die Operation bei Fortbestehen der nervösen Störungen, vollends bei Verschlimmerung nach anfänglicher Besserung angezeigt. In letzterem Falle kann bei Frakturen die Callusbildung, bei anderen Verletzungen eine einschnürende Narbe oder eine circumscripte Ansammlung von Cerebrospinalflüssigkeit (Meningitis serosa ex Arachnitide adhaesiva) als entfernbare Ursache in Frage kommen.

Die vollständige Leitungsunterbrechung des Rückenmarks ist ein so trostloses Leiden, daß man auch bei nicht scharfer Indikationsstellung berechtigt ist, die Laminektomie mit Spaltung der Dura besonders bei jüngeren kräftigen

Leuten in Frage zu ziehen, wenn die orthopädische Behandlung sich als nutzlos erwiesen hat. Bei der Operation soll in der beschriebenen Weise der Wirbelkanal eröffnet werden. Alle komprimierenden Gebilde (Blutcoagula, abgesprengte und dislozierte Knochenstücke) sind zu entfernen oder abzumeißeln. Die Verschiebungen müssen ausgeglichen und ihrer erneuten Entstehung soll vorgebeugt werden. Diese Forderung ist nicht immer leicht zu erfüllen, und es wird ganz von den Verhältnissen abhängen, ob man mit bloßer zweckmäßiger Lagerung auszukommen hofft oder zu einer Vereinigung der benachbarten Dornfortsätze mit Silberdraht oder ähnlichen Maßnahmen seine Zuflucht nehmen muß.

Die Naht des durchtrennten Marks nach dem Vorgange der Amerikaner hat meiner Auffassung nach einen Erfolg leider nicht aufzuweisen.

Die Resektion der hinteren Rückenmarkswurzeln,

wie sie O. FÖRSTER zur Behandlung schwerer tabischer gastrischer Krisen und zur Unterbrechung des Reflexbogens bei sonst unheilbaren spastischen Lähmungen der LITTLESCHEN Krankheit eingeführt hat, wird nach Ausführung der Laminektomie und am besten nach Längseröffnung der Dura, also intradural, vorgenommen.

3. Krankheiten der peripheren Nerven.

Die Geschwülste der peripheren Nerven

können gutartig oder bösartig sein. Bei den ersteren, meist **Fibromen**, braucht eine Resektion des Nervenstammes nicht vorgenommen zu werden; es genügt das Ausschälen der Neubildung, indem man nach Längsspaltung der Nervenscheide die gesunden Zweige zur Seite präpariert und nur die mit der Geschwulst untrennbar zusammenhängenden durchschneidet. So bin ich z. B. bei einem Neurofibrom des Tibialis verfahren und habe bei dem 23jährigen Arbeiter, der an heftigsten ausstrahlenden Schmerzen litt, Heilung erzielt. Die auffallend geringen sensiblen und motorischen Ausfallserscheinungen, die der Operation unmittelbar folgten, sind vollkommen verschwunden. Aber auch die gutartigen Neurome können infolge ihres multiplen Auftretens, wobei nicht allein einzelne Stämme samt ihren Verästelungen, sondern ausnahmsweise sogar das ganze periphere System befallen wird, inoperabel werden.

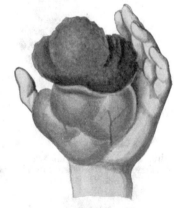

Abb. 19. Faustgroßes ulceriertes Neurosarkom im Handteller bei einem 19jährigen Mädchen. (Beobachtung RICHARD VON VOLKMANNS.)

Mit den multiplen Fibromen auf eine Stufe zu setzen ist das **Rankenneurom**, das eine Erscheinungsform der Elephantiasis darstellt und wie ein solider Tumor exstirpiert werden muß.

Infolge der oft heftigen Schmerzen sind die

Amputationsneurome

gefürchtet; sie entstehen meist, wenn die durchtrennten Nervenenden mit der Narbe verwachsen. Diesem technischen Fehler hat bereits mein Lehrer RICHARD VON VOLKMANN durch starkes Hervorziehen und ausgiebige Resektion der Nerven grundsätzlich vorgebeugt. Der Kauterisation der Nervenschnittfläche oder ihrer Vereisung wird von manchen Autoren eine besonders sichere Wirkung gegen Rückfälle zugeschrieben.

An den Nerven kommen aber auch, wenngleich selten, Neubildungen vor, die den weichsten, medullären Formen des

Sarkoms und Myxosarkoms

zugehören, eine ganz ausgesprochen maligne Natur an den Tag legen, aufbrechen, ulcerieren (s. Abb. 19) und zentripetal innerhalb des Neurilemms und des

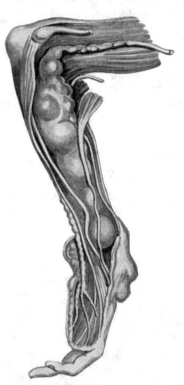

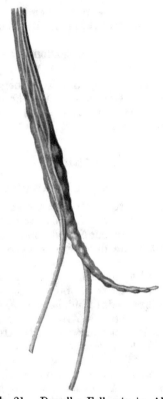

Abb. 20. Derselbe Fall wie in Abb. 19. Fortkriechen der sarkomatösen Degeneration im Nervus medianus.

Abb. 21. Derselbe Fall wie in Abb. 19 und Abb. 20. N. ulnaris mit seinen Ästen. Die knötchenartige Degeneration reicht von der Hohlhand bis 5 cm proximal vom Handgelenk.

Perineuriums fortkriechen, so daß z. B. ein zuerst am Zeigefinger entstandener und in die Vola manus hineingewucherter Knoten zu einer Reihe von Amputationen und zuletzt zur vergeblichen Exarticulatio humeri führt. Bei dem früher oder später eintretenden Tode werden die Nervenstämme, selbst bis in den Spinalkanal hinein, erkrankt und mit Geschwülsten (s. Abb. 20) besetzt gefunden. Diese Formen des Neuroms können auch von feineren Nervenstämmchen ausgehen (s. Abb. 21), so daß der nervöse Ursprung stets übersehen werden muß, wenn nicht eine besondere, gerade hierauf gerichtete Dissektion der Teile vorgenommen wird. Auch in diesen Geschwülsten findet eine Neubildung von Nervenfasern, und zwar von markhaltigen, statt.

Wegen der drohenden Gefahr des Rezidivs ist das Ausschälen einer solchen zentral im Nerven sitzenden Geschwulst entschieden zu verwerfen. Höchstens kann man bei den festeren Formen, die dem Nerven seitlich aufsitzen, sich damit begnügen, nur den dem Tumor dicht anliegenden Teil der Nervenfasern mit zu entfernen; auch dieses Verfahren erscheint gewagt. Viel sicherer ist die Resektion der Nerven, und zwar bis in weite Entfernung von dem Tumor, aber auch sie schützt nicht vor Rezidiven. Die Nervennaht oder eine Nervenplastik wird man nach der Resektion vornehmen, wenn der Fall dazu geeignet erscheint.

Die einfache Exstirpation eignet sich jedoch nur für Geschwülste, die noch von einer deutlichen bindegewebigen Kapsel umschlossen und in keiner Weise mit den Nachbarteilen verwachsen sind. Ist letzteres erst eingetreten, so darf nur die Amputation, und zwar weit von der Neubildung, in Frage kommen. Nicht einmal sie bringt immer Heilung. Bevor man dazu schreitet, soll man sich durch eine diagnostische Incision über das Verhalten der Geschwulst zur Nachbarschaft und vor allem über das der großen Nervenstämme oberhalb des Tumors orientieren. Namentlich hat man hier darauf zu achten, ob der Nerv schon irgendwelche Spuren von Erkrankung (Rötung, kleine graurote oder rote Knötchen) zeigt, um nach dem Ausfall des Befundes den Ort der Amputation zu bestimmen.

Haben wir es mit

Verletzungen eines Nerven,

durch die sein Zusammenhang ganz oder zum großen Teil aufgehoben ist, zu tun, so muß nach sorgfältigster Anfrischung die Nervennaht ausgeführt werden. Lassen sich die verletzten Enden nicht unmittelbar aneinanderfügen, weil Stücke aus dem Nerven herausgerissen sind oder wegen ihrer Quetschung reseziert werden müssen, so verwenden wir Nervenläppchen, die wir aus einem oder beiden Stümpfen bilden, um die Kontinuität herzustellen. Oder wir pflanzen ein Röhrchen aus decalciniertem, also resorbierbarem Knochen so zwischen die beiden Stümpfe ein, daß diese in der eingefügten Leitungsbahn aneinanderzuwachsen vermögen. Ist auch dieses Verfahren nicht ausführbar, so pflanzen wir das angefrischte periphere Nervenende in einen benachbarten Stamm nach Durchtrennung seiner Nervenscheide seitlich ein. Nach neueren Erfahrungen soll die Regeneration sicherer und schneller vor sich gehen, wenn man auch den zentralen Stumpf in den gleichen Nervenstamm weiter oben implantiert, so daß also eine doppelte Verbindung entsteht. In jedem Falle aber muß man Geduld haben; es dauert viele Monate, zuweilen ein Jahr und länger, bis der genähte oder implantierte Nerv im peripheren Abschnitt wieder Funktionen aufweist.

Sind periphere Nerven in Narben oder Callus eingebettet und dadurch in ihrer Leitung behindert, so müssen sie sorgfältig herauspräpariert (Neurolyse) und, damit die Schädlichkeiten nicht von neuem sich ausbilden, in normale elastische Gewebsteile unverschieblich verlagert, eventuell mit Fettgewebe umhüllt werden.

Von Wichtigkeit ist die

Nervenpfropfung.

Zeigt sich z. B. der Facialis dauernd gelähmt, sei es infolge Durchschneidung, heftiger Erkältung oder Caries des Felsenbeins, so wird sein peripheres angefrischtes Ende in den Hypoglossus, weniger gut in den Accessorius eingepflanzt. Die Implantation kann seitlich erfolgen, etwas sicherer ist das Verfahren, wenn man auch den Mutternerven quer durchtrennt und dann dessen zentrales

Stück mit dem peripheren des Facialis vereinigt. Fünfzehn Monate habe ich bei einem jungen Mädchen, dessen Facialisfunktion durch Erkältung seit 5 Jahren vollständig verloren gegangen war, warten müssen, bis nach der Verbindung des Hypoglossus und Facialis End zu End die ersten leisen Zuckungen in den Augenlidern sich zeigten; dann erfolgte allmählich eine sehr befriedigende Wiederherstellung der Facialistätigkeit.

Solche günstigen Ergebnisse haben dazu geführt, bei **spinalen Kinder-lähmungen,** bei denen ja Sehnen- und Muskeltransplantationen nicht selten ausgezeichnete Erfolge liefern, mit Hilfe der Nervenplastik das gleiche Ziel zu erreichen. Dieser Gedankengang ist durchaus physiologisch. Tibialis und Peroneus kommen hierbei in erster Linie in Betracht.

Hier seien einige wenige Bemerkungen über **Muskelüberpflanzungen** eingefügt. Bei unheilbarer Facialislähmung haben Lexer und ich mit gutem Erfolge die Muskeln des Mundwinkels durch einen Lappen aus dem vorderen Drittel des Masseter, den Orbicularis palpebrarum aus dem vorderen Abschnitte des Schläfenmuskels ersetzt. Nicoladoni aber hat als erster den Gedanken, bei unheilbarer Muskellähmung einen benachbarten gesunden Muskel und dessen Sehne zu benutzen, um die durch die Lähmung hervorgerufene Störung auszugleichen, in die Tat umgesetzt. Die Methode hat der operativen Orthopädie zahlreiche Gebiete erschlossen. Wir behandeln heutzutage, obigem Grundsatze gemäß, nicht allein paralytische Deformitäten der unteren Extremitäten, sondern auch Lähmungen am Arm und an der Hand, namentlich die Radialislähmung, ferner sogar spastische Contracturen, wie die der Little-schen Krankheit, endlich die arthrogenen Contracturen, wie sie bei oder nach chronischen Entzündungen des Kniegelenks auftreten.

Stellt die Contractur einer Muskelgruppe mit einzelner starker Sehne, wie z. B. bei der Wadenmuskulatur, das wesentliche Hindernis dar, so genügt die Verlängerung der Sehne. In anderen Fällen, wie bei Contractur der Adductoren, ist lange Zeit die Muskeldurchtrennung das gebräuchliche Verfahren gewesen: die Verlängerung ist auch hier vorzuziehen.

Einen neuen Weg hat Stoffel beschritten, der ungefährlich — soweit nicht jeder operative Eingriff eine gewisse Gefahr bedingt — und im Erfolg häufig überraschend genannt werden muß. Bei diesem Verfahren handelt es sich um die

partielle Resektion der die übermäßig gespannten Muskeln innervierenden Nervenäste.

In der Tat gelingt es, die hypertonische Muskelgruppe zu schwächen und in ihr eine genügende Entspannung herbeizuführen, so daß die Antagonisten nunmehr unbehindert in Tätigkeit treten können. Die Resektion der betreffenden Nerven kann unmittelbar vor ihrem Eintritt in den Muskel vorgenommen werden, ebensogut weiter zentralwärts vor der Auffaserung des Nervenstammes. Denn auch in diesem besitzen die Muskelnerven gleich wie die sensiblen Bahnen eine bestimmte gesetzmäßige Anordnung und liegen in trennbaren Bündeln zusammen. Diese Tatsache festgestellt zu haben, ist das Verdienst Stoffels.

Indessen haben neuere Untersuchungen die Angaben älterer Anatomen bestätigt, wonach im peripheren Nervenstamme zwischen den einzelnen Bündeln Verbindungen vorhanden sind, die stellenweise bis zu einem engmaschigen Netze sich verdichten. Daran scheitert der Versuch, einen peripheren Nerven weit in den Stamm hinein vollständig in seine Faserung zu zerlegen. Die Ansicht Stoffels von der Topographie des Nervenquerschnitts oder der inneren Topographie der Nerven hat sich nicht bestätigt. Von einer Topographie der Bahnen kann man nach SELIGS Untersuchungen nur vor ihrem Eintritt in die Muskulatur sprechen. Ferner lassen sich nach M. BORCHARDTS Angaben Verletzungen von Verbindungsbahnen der einzelnen Bündel, deren Bedeutung wir allerdings bis jetzt nicht kennen, nicht vermeiden, wenn die Trennung auf längere Strecken erfolgt. Ohne solche unter Umständen schwere Schädigung ist die Zerfaserung des Nervenstamms in seine Bündel nur auf gewisse Strecken hin ausführbar, und zwar in verschiedener Länge je nach der Entfernung vom Eintritt in die Muskulatur.

Da somit die anatomische Orientierung im Sinne der STOFFELschen Angaben unsicher erscheint, so bevorzuge ich die physiologische durch den faradischen Strom. STOFFEL hat den galvanischen Strom und eine Nadelelektrode benutzt.

Jeder operativ frei präparierte Nervenstamm läßt sich nach Längsritzung der Scheide in einzelne Faserbündel zerlegen. Werden diese Bündel durch untergeschobene dünne Drainröhren isoliert und mittels des faradischen Stroms gereizt, so löst man die betreffenden Muskelzusammenziehungen in deutlichster Weise aus und zwar völlig voneinander getrennt, kann sich also über die Bedeutung der einzelnen Nervenbündel genau unterrichten. Als Reizquelle benutze ich das gleiche Schlitteninduktorium und die auskochbare Elektrode, wie ich sie zur faradischen Reizung der vorderen Zentralwindung, sowie zum Aufsuchen und zur Begrenzung des primär krampfenden Zentrums bei JACKSONscher Epilepsie angegeben habe. Gleichfalls verwende ich bei peripheren Nerven die einpolige Reizung, während der zweite Pol mittels einer breiten Plattenelektrode an irgend einer anderen Körperstelle zur Einwirkung gelangt. Für die isolierten peripheren Nervenbündel genügt ein äußerst schwacher Strom, so schwach, daß er an der Zungenspitze kaum empfunden wird. Die physiologische Trennung der einzelnen Nervenbündel ist auch aus dem Grunde zweckmäßig, weil die operative Freilegung der Nervenstämme an den Extremitäten durch entsprechende Längsschnitte einen verhältnismäßig einfachen Eingriff darstellt.

Die Hauptschwierigkeit ruht in der Entscheidung der Frage, in welchem Maße die am meisten gespannte Muskelgruppe geschwächt werden soll, damit sie den Antagonisten keinen unüberwindbaren Widerstand mehr entgegensetze. Andererseits muß sie doch funktionsfähig bleiben, um brauchbare Gelenkbewegungen mit gehöriger Kraftentfaltung nach allen Richtungen hin zu gewährleisten. Handelt es sich beispielsweise um spastische Contractur des Quadriceps femoris, die eine aktive Kniebeugung verhindert, eine passive nur unter Aufwendung großer Kraft gestattet, so müssen vom Nervus cruralis so viele Bündel durchtrennt und demgemäß so viele Muskelabschnitte gelähmt werden, daß der Spasmus zwar verringert, aber der Quadriceps nicht paretisch wird. In letzterem Falle würde der Kranke nur benachteiligt sein, da er ja an dem steifen Kniegelenk immerhin eine sichere Stütze besitzt, mit dem vollkommen gelähmten Streckmuskel zum Stehen und Gehen unfähig wäre, in ähnlicher Weise wie bei einem Querbruch der Kniescheibe. Die Graduierung ist nicht leicht und lediglich Sache des Urteils und der Erfahrung.

O. FÖRSTER hat den glücklichen Gedanken gehabt, durch

Resektion einzelner hinterer Rückenmarkswurzeln,

die nach breiter Eröffnung des Durasackes ausgeführt wird (s. S. 903), schwere spastische Paraplegien der Beine zu bessern, und zwar einerlei, ob diese auf spinale oder corticale Erkrankung zurückzuführen sind. Mit dem Verfahren sind einige sehr beachtenswerte Erfolge erzielt worden. Selbstverständlich wird der große und nicht ungefährliche Eingriff nur bei vollkommen zum Stillstand

gelangten und in schweren Fällen, die auf keine andere Weise zu bessern sind,
Anwendung finden dürfen.

Sorgfältige und lange Zeit durchgeführte Nachbehandlung mit Massage
und warmen Bädern, besonders aber zweckmäßige Armbewegungen oder Geh-
übungen können ebensowenig nach einer der genannten Operationen entbehrt
werden, wie wir auf sie nach den älteren, im eigentlichen Sinne orthopädischen
Eingriffen jemals verzichtet haben, wollten wir gute und dauernde Ergebnisse
erzielen.

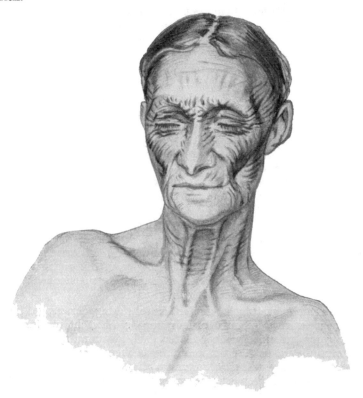

Abb. 22. Accessoriuskrampf mit weitem Übergreifen in die Umgebung.

Von

Krämpfen im peripheren Nervengebiet

werden hauptsächlich die des Facialis und Accessorius chirurgisch behandelt,
erstere durch Dehnung des Nerven oder Resektion der den Krampf auslösenden
peripheren Trigeminuszweige. Mir scheint es berechtigt, bei schwerem, auf andere
Weise nicht zu beeinflussenden Tic convulsif, wenn die quälenden Symptome dies
erheischen, den Facialis quer zu durchtrennen und sein peripheres Ende in den
Hypoglossus in der S. 905 f. erwähnten Weise einzupflanzen. Dies dürfte ein
physiologischer Weg sein, um Dauerheilung zu erzielen, da ja so schwere
Krämpfe zentral bedingt sind. Die in Reizung versetzten Facialiskerne würden
dann ausgeschaltet und durch die normal funktionierenden Hypoglossuskerne
ersetzt. Die quere Durchtrennung des Hypoglossus hat bei dem oben erwähnten
jungen Mädchen keine subjektiven Störungen hervorgerufen, freilich eine gewisse
Atrophie der betreffenden Zungenhälfte veranlaßt.

Die **Accessoriuskrämpfe** können die allerschwersten Grade zeigen und weit in die Umgebung übergreifen. Sie rufen auch heftige Schmerzen in den kontrahierten Muskeln hervor. Bei der 64jährigen Frau, deren Bild wiedergegeben ist (Abb. 22, S. 908), hatte sich vor 20 Jahren ein leichter Accessoriuskrampf mit Zucken des Kopfes eingestellt; allmählich waren im Gefolge schwerer Schicksalsschläge und großer Aufregungen die überaus heftigen und äußerst qualvollen Krämpfe auf die gesamte Körpermuskulatur bis herab zu den Bauchmuskeln übergegangen, so daß fast nur die unteren Gliedmaßen frei blieben.

In leichteren Fällen schafft die Resektion des N. accessorius, die in größter Ausdehnung vorgenommen werden muß, Linderung, ja Heilung, bei schweren Krämpfen muß man die beteiligten Muskeln (Sternocleidomastoideus und die Nackenmuskulatur) resezieren; aber in den schwersten Fällen erzielt man selbst durch so ausgedehnte Eingriffe durchaus nicht immer ein günstiges Ergebnis. Hier käme die FÖRSTERsche Resektion der betreffenden hinteren Wurzeln in Frage.

Von den

Neuralgien peripherer Nerven

kommen für die operative Behandlung hauptsächlich die des Ischiadicus, des Trigeminus und der Occipitalnerven in Betracht.

LANGE verwendet große Mengen physiologisch gespannter Flüssigkeiten, beim Ischiadicus z. B. 70—150 ccm, beim ersten und zweiten Trigeminusast 30—50 ccm, um sie unter starkem Druck in die Scheide und in seine unmittelbare Nachbarschaft zu injizieren; er will damit eine Lockerung, Dehnung oder mechanische Zerrung der Nervenfasern bewirken. W. ALEXANDER hat bei Ischias durch Einspritzung der SCHLEICHschen Lösungen nicht in die Nerven, sondern in die schmerzhaften Muskelansätze am Trochanter major und Tuber ischii gute Erfolge erzielt.

SCHLEICH hat zuerst den Versuch unternommen, die Operation durch Einspritzung seiner bekannten anästhesierenden Mischungen in die Nähe des befallenen Nervenastes oder, wenn es sich um einen starken Nerven wie den Ischiadicus handelt, in ihn hinein, zu umgehen. SCHLÖSSER verwendet 70—80%igen Alkohol und injiziert ihn unmittelbar, z. B. in den erkrankten Trigeminusast in der bewußten Absicht, ihn funktionsunfähig zu machen und zu töten; der betreffende Nervenabschnitt soll zur Degeneration und Resorption aller seiner Teile außer dem Neurilem gebracht werden. Diese Methode bezweckt also die Nervenresektion zu ersetzen.

Was besonders den

Trigeminus

anbelangt, so soll jedenfalls das Verfahren in der wesentlich besseren Form von HEINRICH BRAUN angewandt werden, der nach Punktion der Nervenäste sich durch eine Novocaineinspritzung ($^1/_2$—$^3/_4$ ccm einer 2—4%igen Lösung) und die danach eintretende Anästhesie vergewissert, weiterhin endoneural, nicht perineural vorzugehen. Zur Zerstörung des Nervenastes bedarf es dann nur einer kleinen Menge, bis zu 1 ccm Alkohols.

Vielfach ist behauptet worden, daß dieses Verfahren die peripheren Nervenoperationen völlig ersetze. Davon kann nach meinen Erfahrungen keine Rede sein, obschon ich anerkenne, daß die SCHLÖSSER-BRAUNsche Methode einen großen Fortschritt darstellt. Die Nervenresektion soll aber nicht, wie das leider noch so vielfach geschieht, als allerletzte Hilfe betrachtet und erst dann herbeigezogen werden, wenn alle anderen Mittel versagt haben. Zweifellos werden infolge dieser Anschauung viele Neuralgien, die im Beginn durch unbedeutende periphere Operationen geheilt werden könnten, durch ihr langes

Bestehen verschlimmert. Denn wenn auch die mikroskopischen Untersuchungen der resezierten peripheren Trigeminuszweige ein bemerkenswertes Ergebnis zumeist nicht geliefert haben, so müssen doch gewisse Veränderungen im Nerven vorliegen, welche den Reizzustand und damit die Neuralgie veranlassen. Schließlich wird in eingewurzelten Fällen keine extrakranielle Operation mehr von dauerndem Nutzen sein.

Bei Trigeminusneuralgien kommen für das operative Eingreifen zwei sowohl in bezug auf die Schwierigkeiten der Ausführung als die Gefahren durchaus verschiedene Hauptmethoden in Betracht: einmal die außerhalb der Schädelhöhle unternommenen Eingriffe, die extrakraniellen, und zweitens die mit Eröffnung der Schädelhöhle, die intrakraniellen.

Von einer extrakraniellen Nervenoperation wird man um so eher Erfolg erwarten dürfen, wenn die Ursache der Neuralgie in den Bereich der peripheren Ausbreitungen verlegt werden kann, oder wenn die Schmerzen sich auf einen oder wenige Endäste beschränken. Finden sich im Verlaufe der peripheren Verästelungen irgendwelche Krankheitsherde (Narben, Geschwülste usw.), von denen die Neuralgie veranlaßt sein könnte, so müssen sie zunächst entfernt werden. Dabei handelt es sich meist nicht um Nervenoperationen im eigentlichen Sinne, es wird aber gut sein, in der Wunde freiliegende Äste in weiter Ausdehnung fortzunehmen. Auf entzündliche Prozesse z. B. in der Oberkieferhöhle und dergl. muß geachtet werden.

Die peripheren Nervenoperationen haben in einer leider nicht beträchtlichen Zahl von Fällen zu dauernder Heilung geführt, häufiger sind die Erfolge vorübergehend gewesen und haben nur für Monate oder wenige Jahre die Schmerzen beseitigt. Indessen stehen mir einzelne Erfahrungen zu Gebote, laut denen schwere Gesichtsneuralgien seit 16 und 18 Jahren durch die ungefährliche Ausdrehung der Äste völlig beseitigt sind. Ferner haben sich die nach peripheren Operationen eintretenden späten Rezidive mehrfach als viel milder denn das ursprüngliche Leiden erwiesen, so daß die Kranken mit ihrem Zustande zufrieden waren und nicht nach weiterer Operation verlangten.

Die bloße Durchschneidung der betreffenden Nerven ist durchaus zu verwerfen, da wir aus vielfachen Beobachtungen am Menschen und zahllosen Versuchen am Tier wissen, daß eine sehr rasche Wiedervereinigung der Regel nach stattfindet. Da aber auch die ausgedehnte Resektion der Nerven in ihren Endergebnissen nicht befriedigt, so exstirpiere ich seit vielen Jahren die peripheren Trigeminusäste in möglichst weiter Ausdehnung, d. h. von der Schädelbasis bis in die feinsten Verästelungen, was mit Hilfe der THIERSCH-WITZELschen Nervenausdrehung sehr wohl möglich ist.

In den schwersten Fällen von Trigeminusneuralgie schafft nur die Exstirpation des Ganglion Gasseri oder die Durchtrennung der sensiblen Wurzel dauernde Heilung. Seit meiner ersten Operation sind 32 Jahre verflossen. Alle meine Geheilten schätzen sich glücklich, daß sie mit geringen Störungen von ihren furchtbaren Qualen befreit sind.

Dagegen schützt die von F. HÄRTEL eingeführte Einspritzung von Alkohol ins Ganglion Gasseri nicht immer vor schwerstem Rückfall. Diese Behauptung gründet sich einmal auf meine Erfahrungen an 8 Fällen von Exstirpation des Ganglion semilunare, in denen von technisch einwandfreier Seite, zum Teil wiederholt, intrakranielle Alkoholeinspritzungen vorgenommen worden waren. Der Erfolg blieb, wie so häufig bei den Injektionen in die peripheren Äste, ein vorübergehender.

Zweitens aber bestätigen die Veröffentlichungen in- und ausländischer Kliniken meine Ansicht. Namentlich die führenden Neurochirurgen Nordamerikas haben in den letzten Jahren über große Reihen von intrakraniellen

Trigeminusoperationen berichtet, und es ist wahrlich nicht angängig, alle Miß-
erfolge der Alkoholeinspritzungen auf mangelhafte Ausführung zurückzuführen.

Die **schweren Occipitalneuralgien** erheischen gleichfalls chirurgische Behandlung. Wegen der Unsicherheit des anatomischen Verlaufs dieser Nerven
sind Alkoholeinspritzungen weniger aussichtsvoll als beim Trigeminus. Periphere Operationen und die Exstirpation des 2. Cervicalganglions entsprechen
genau den analogen Eingriffen im Trigeminusgebiet.

Bei sehr heftigen **Intercostalneuralgien,** die aller Behandlung spotteten,
ist die Durchschneidung der hinteren Wurzeln ausgeführt worden. Die Technik
weicht von der FÖRSTERschen Operation bei Tabes (vgl. S. 903) nicht ab. Man
beachte aber die physiologische Tatsache, daß wenigstens drei Wurzeln für die
Sensibilität einer noch so kleinen Stelle in Betracht kommen. Die Resektion
muß dementsprechend, soll sie wirksam sein, die nötige Anzahl von sensiblen
Wurzeln umfassen.

4. Operationen am vegetativen Nervensystem.

In diesem Gebiete ist alles im Fluß und über den praktischen Wert der
in Frage kommenden zahlreichen Operationen zur Zeit ein abschließendes
Urteil nicht zu fällen. Daher verzichtet eine lehrbuchmäßige Darstellung vorläufig auf diesen heutigen Tages aussichtslosen Versuch. Wer sich über den
Gegenstand genau unterrichten will, sei auf das im Oktober 1924 erschienene
Werk: „F. BRÜNING und O. STAHL: Die Chirurgie des vegetativen Nervensystems" verwiesen. Da das Literaturverzeichnis bis zum August 1924 reicht,
so kann es einen gewissen Anspruch auf Vollständigkeit erheben.

Sachverzeichnis.

Handbuch der Neurologie. Unter Mitarbeit von zahlreichen Fachgenossen herausgegeben von Professor Dr. **M. Lewandowsky.**

I. Band. **Allgemeine Neurologie.** Mit 322 Textabbildungen und 12 Tafeln. (1610 S.) 1910. *Vergriffen*

II. Band. **Spezielle Neurologie I.** Mit 327 Textabbildungen und 10 Tafeln. (1167 S.) 1911. 58 Goldmark

III. Band. **Spezielle Neurologie II.** Mit 196 Textabbildungen und 8 Tafeln. (1169 S.) 1912. 58 Goldmark

IV. Band. **Spezielle Neurologie III.** Mit 56 Textabbildungen. (497 S.) 1913. *Vergriffen*

V. (Schluß-) Band. **Spezielle Neurologie IV.** Mit 74 Textabbildungen und 4 Tafeln, sowie Gesamtregister der Speziellen Neurologie (Band II—V). (1174 S.) 1914. 56 Goldmark

Ergänzungsband. Herausgegeben von O. Bumke und O. Foerster.

Erster Teil, 1. Hälfte. Mit 17 Textabbildungen. (492 S.) 1923.
Diese 1. Hälfte ist einzeln nicht mehr lieferbar.

Erster Teil, 2. Hälfte. Mit 75 Textabbildungen. (292 S) 1924. 24 Goldmark

Für diese beiden Hälften ist eine Einbanddecke (Halbleder) hergestellt, die zum Preise von 3 Goldmark vom Verlage bezogen werden kann. Der komplette I. Teil ist zum Preise von 50 Goldmark; gebunden 54 Goldmark erhältlich.

Die Lebensnerven. Ihr Aufbau. Ihre Leistungen. Ihre Erkrankungen. Zweite, wesentlich erweiterte Auflage des Vegetativen Nervensystems, in Gemeinschaft mit zahlreichen Fachgelehrten, dargestellt von Dr. **L. R. Müller,** Professor der Inneren Medizin, Vorstand der Inneren Klinik in Erlangen. Mit 352 zum Teil farbigen Abbildungen und 4 farbigen Tafeln. (525 S.) 1924. 35 Goldmark, gebunden 36.50 Goldmark

Das autonome Nervensystem von J. N. Langley. Professor der Physiologie an der Universität zu Cambridge. Erster Teil. Autorisierte Übersetzung nach dem bisher fertiggestellten 1. Teil des Werkes „The autonomical nervous system" von Dr. Erich Schilf, Privatdozent für Physiologie, Assistent am Physiologischen Institut zu Berlin. (73 S.) 1922. 2.10 Goldmark

Histopathologie des Nervensystems. Von Dr. **W. Spielmeyer,** Professor an der Universität München. Erster Band: Allgemeiner Teil. Mit 316 zum großen Teil farbigen Abbildungen. (502 S.) 1922. 43.50 Goldmark, gebunden 46.50 Goldmark

Technik der mikroskopischen Untersuchung des Nervensystems. Von Dr. W. Spielmeyer, Professor an der Universität München. Dritte, vermehrte Auflage. (169 S.) 1924. 8.70 Goldmark

Chirurgische Anatomie und Operationstechnik des Zentralnervensystems. Von Dr. J. Tandler. o. ö. Professor der Anatomie an der Universität Wien, und Dr. K. Ranzi, a. o. Professor der Chirurgie an der Universität Wien. Mit 94 zum großen Teil farbigen Abbildungen. (165 S.) 1920. Gebunden 12 Goldmark

Die extrapyramidalen Erkrankungen. Mit besonderer Berücksichtigung der pathologischen Anatomie und Histologie und der Pathophysiologie der Bewegungsstörungen. Von Privatdozent Dr. A. Jakob, Leiter des Anatomischen Laboratoriums der Staatskrankenanstalt und Psychiatr. Universitätsklinik Hamburg-Friedrichsberg. Mit 167 Textabbildungen. (429 S.) („Monographien aus dem Gesamtgebiete der Neurologie und Psychiatrie", Band 37.) 1923. 30 Goldmark

Myelogenetisch-anatomische Untersuchungen über den zentralen Abschnitt der Sehleitung. Von Dr. phil. et med. Richard Arwed Pfeifer, Oberassistent der Klinik und a. o. Professor für Psychiatrie und Neurologie an der Universität Leipzig. („Monographien aus dem Gesamtgebiete der Neurologie und Psychiatrie", Heft 43.) Mit 119 zum Teil farbigen Abbildungen. (152 S.) *Erscheint im Februar 1925*

Die Lehre vom Tonus und der Bewegung. Zugleich systematische Untersuchungen zur Klinik, Physiologie und Pathogenese der Paralysis agitans. Von F. H. Lewy, Professor an der Universität Berlin. Mit 569 zum Teil farbigen Abbildungen und 8 Tabellen. (680 S.) („Monographien aus dem Gesamtgebiete der Neurologie und Psychiatrie", Band 34.) 1923. 42 Goldmark, gebunden 45 Goldmark

Nissls Beiträge zur Frage nach der Beziehung zwischen klinischem Verlauf und anatomischem Befund bei Nerven- und Geisteskrankheiten.

Erster Band: Heft 1. Mit 34 Abbildungen. (91 S.) 1913.　　2.50 Goldmark
Erster Band: Heft 2. Zwei Fälle von Katatonie mit Hirnschwellung. Mit 48 Abbildungen. (114 S.) 1914.　　2.80 Goldmark
Erster Band: Heft 3. Ein Fall von Paralyse mit dem klinischen Verlauf einer Dementia praecox. Zwei Fälle mit akuter Erkrankung der Nervenzellen. Mit 59 Abbildungen. (107 S.) 1915.　　4.60 Goldmark
Zweiter Band: Heft 1. Herausgegeben von F. Plaut und W. Spielmeyer in München. Mit 72 Abbildungen. (132 S.) 1923.　　7.50 Goldmark
Die Beiträge erscheinen zwanglos in Heften, die in sich abgeschlossen und einzeln käuflich sind.

Neurologische Schemata für die ärztliche Praxis. Von Edward Flatau.

Textband. Mit 10 Abbildungen. Formulare in Mappe. 3 Blocks, je 20 Doppelformulare. (59 S.) 1914. Textband gebunden mit Mappe zusammen 4.80 Goldmark
Daraus einzeln: Ersatzblock: Hautgebiete peripherischer Nerven. — Sensibles Rückenmarksegmentschema. — Elektrische Reizpunkte.　　Je 0.80 Goldmark

M. Lewandowskys Praktische Neurologie für Ärzte. Vierte, verbesserte Auflage von Dr. R. Hirschfeld, Berlin. Mit 21 Abbildungen. (Fachbücher für Ärzte", herausgegeben von der Schriftleitung der „Klinischen Wochenschrift". Band I.) (412 S.) 1923.　　Gebunden 12 Goldmark

Die Syphilis des Zentralnervensystems. Ihre Ursachen und Behandlung. Von Professor Dr. Wilhelm Gennerich, Kiel. Zweite, durchgesehene und ergänzte Auflage. Mit 7 Abbildungen. (303 S.) 1922.　　9 Goldmark

Taschenbuch der praktischen Untersuchungsmethoden der Körperflüssigkeiten bei Nerven- und Geisteskrankheiten. Von Privatdozent Dr. V. Kafka, Leiter der Serologischen Abteilung der Psychiatrischen Universitätsklinik und Staatskrankenanstalt Friedrichsberg in Hamburg. Zweite, verbesserte Auflage. Mit 29 Textabbildungen. (115 S.) 1922.　　2 Goldmark

Taschenbuch zur Untersuchung von Nervenverletzungen, Nerven- und Geisteskrankheiten. Von Dr. W. Cimbal, Nervenarzt und Oberarzt der Städt. Heil- und Pflegeanstalten zu Altona. Eine Anleitung für Ärzte, insbesondere bei gerichtlichen, militärischen und Unfallsbegutachtungen. Dritte Auflage. Mit 15 Textabbildungen. (267 S.) 1918.　　Gebunden 5.25 Goldmark

Zeitschrift für die gesamte Neurologie und Psychiatrie. Begründet von A. Alzheimer und M. Lewandowsky. Herausgegeben von O. Bumke-München, O. Foerster-Breslau, R. Gaupp-Tübingen, H. Liepmann-Berlin, M. Nonne-Hamburg, F. Plaut-München, W. Spielmeyer-München, K. Wilmanns-Heidelberg. Schriftleitung: O. Foerster-Breslau, R. Gaupp-Tübingen, W. Spielmeyer-München.

Erscheint in zwanglosen, einzeln berechneten Heften von etwa acht Bogen; 5 Hefte bilden einen Band.

Zentralblatt für die gesamte Neurologie und Psychiatrie. Referatenteil der Zeitschrift für die gesamte Neurologie und Psychiatrie und Fortsetzung des von E. Mendel begründeten Neurologischen Centralblattes. Referatenblatt der Gesellschaft Deutscher Nervenärzte. Offizielles Organ der Berliner Gesellschaft für Psychiatrie und Nervenkrankheiten. Redigiert von K. Mendel-Berlin und W. Spielmeyer-München. Schriftleitung: R. Hirschfeld-Berlin. *Erscheint in Bänden von 64—66 Bogen Umfang (monatlich 2 Hefte).*　　Preis des Bandes 60 Goldmark

Jahresbericht über die gesamte Neurologie und Psychiatrie. Zugleich Fortsetzung der Bibliographie der Neurologie und Psychiatrie und bibliographisches Jahresregister des Zentralblattes für die gesamte Neurologie und Psychiatrie. Unter Mitwirkung hervorragender Fachleute herausgegeben von Dr. R. Hirschfeld. Fünfter Jahrgang. Bericht über das Jahr 1921. (741 S.) 1923.　　66 Goldmark

Den Mitgliedern der Gesellschaft Deutscher Nervenärzte und den Mitgliedern der Berliner Gesellschaft für Psychiatrie und Nervenkrankheiten werden bei direktem Bezug vom Verlag Vorzugspreise eingeräumt.
Bericht über das Jahr 1922.　　Erscheint Ende Februar 1925
Der Jahresbericht 1921 enthält außer der Bibliographie Übersichtsreferate.

Printed in the United States
By Bookmasters